HANDBUCH
DER INNEREN MEDIZIN

BEGRÜNDET VON:

L. MOHR† UND R. STAEHELIN

ZWEITE AUFLAGE

BEARBEITET VON

W. ALWENS · FRANKFURT · G. v. BERGMANN · BERLIN · E. BILLIGHEIMER · FRANKFURT
R. BING · BASEL · K. BINGOLD · HAMBURG · O. BUMKE · MÜNCHEN · C. CHAGAS · RIO DE
JANEIRO · M. CLOETTA · ZÜRICH · H. CURSCHMANN · ROSTOCK · G. DENECKE · MARBURG
R. DOERR · BASEL · H. ELIAS · WIEN · H. EPPINGER · FREIBURG · W. FALTA · WIEN · E. ST. FAUST † ·
BASEL · A. GIGON · BASEL · E. GLANZMANN · BERN · K. GOLDSTEIN · FRANKFURT · F. GÖP-
PERT † · GÖTTINGEN · C. HEGLER · HAMBURG · K. HÜBENER · LUCKENWALDE · G. KATSCH ·
GREIFSWALD · M. KLOTZ · LÜBECK · F. KÜLBS · KÖLN · F. LEWANDOWSKY † · BASEL · L. LICHT-
WITZ · ALTONA · W. LÖFFLER · ZÜRICH · F. LOMMEL · JENA · M. LÜDIN · BASEL · R. MASSINI · BASEL
EDMUND MEYER · BERLIN · ERICH MEYER † · GÖTTINGEN · ERNST MEYER · KÖNIGSBERG
P. MORAWITZ · LEIPZIG · EDUARD MÜLLER · MARBURG · M. NADOLECZNY · MÜNCHEN
y. RODENHUIS · s'GRAVENHAGE · F. ROLLY · LEIPZIG · C. SCHILLING · BERLIN · A. SCHITTEN-
HELM · KIEL · H. SCHOTTMÜLLER · HAMBURG · F. SEILER · BERN · R. STAEHELIN · BASEL
E. STEINITZ · HANNOVER · J. STRASBURGER · FRANKFURT · F. SUTER · BASEL · F. UMBER · BERLIN
R. VON DEN VELDEN · BERLIN · O. VERAGUTH · ZÜRICH · F. VOLHARD · FRANKFURT
K. WITTMAACK · HAMBURG · H. ZANGGER · ZÜRICH · F. ZSCHOKKE · BASEL

HERAUSGEGEBEN VON

G. v. BERGMANN UND R. STAEHELIN
BERLIN   BASEL

ZWEITER BAND · ERSTER TEIL
ZIRKULATIONSORGANE · MEDIASTINUM
ZWERCHFELL · OBERE LUFTWEGE

SPRINGER-VERLAG BERLIN HEIDELBERG GMBH
1928

ZIRKULATIONSORGANE
MEDIASTINUM · ZWERCHFELL
LUFTWEGE · LUNGEN · PLEURA

BEARBEITET VON

G. v. BERGMANN · H. EPPINGER · F. KÜLBS
EDMUND MEYER · R. STAEHELIN

ERSTER TEIL

MIT 347 ZUM GROSSEN TEIL
FARBIGEN ABBILDUNGEN

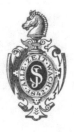

SPRINGER-VERLAG BERLIN HEIDELBERG GMBH
1928

© SPRINGER-VERLAG BERLIN HEIDELBERG 1928
URSPRÜNGLICH ERSCHIENEN BEI JULIUS SPRINGER IN BERLIN 1928
SOFTCOVER REPRINT OF THE HARDCOVER 2ND EDITION 1928

ISBN 978-3-662-40699-1   ISBN 978-3-662-41181-0 (eBook)
DOI 10.1007/978-3-662-41181-0

Inhaltsverzeichnis.

Die Erkrankungen des Mediastinum.
Von Professor Dr. Gustav von Bergmann - Berlin. (Mit 10 Abbildungen.)

Allgemeine und spezielle Zwerchfellpathologie.
Von Professor Dr. H. Eppinger - Freiburg i. Br. (Mit 38 Abbildungen.)

Inhalt des zweiten Teiles.

Erkrankungen der Trachea, der Bronchien, der Lungen und der Pleuren.

Von Professor Dr. Rudolf Staehelin - Basel.

Namen- und Sachverzeichnis des ersten und zweiten Teiles.

Erkrankungen der Zirkulationsorgane.

Von

Franz Külbs-Köln.

Mit 192 Abbildungen.

I. Anatomie und Physiologie.

A. Allgemeine und topographische Anatomie des Herzens.

Die Lage des Herzens darf, was die allgemeinen Gesichtspunkte angeht, als bekannt vorausgesetzt werden. Berührt werden soll in diesem Kapitel nur das, was bei der Topographie des Herzens praktisches Interesse hat.

Die anatomisch festgesetzten Grenzen des Herzens sind folgende: Die rechte Grenze liegt 2 cm außerhalb des Sternalrandes und verläuft dem Sternum etwa parallel in einem leichten Bogen vom 2. Interkostalraum bis zum 6. Rippenknorpel, die linke Herzgrenze geht vom 2. Interkostalraum bis zum 5. Interkostalraum in einer stark nach außen konvexen Linie, die oben ungefähr 3 cm vom linken Sternalrand entfernt ist, unten etwa 6—7 cm. Das Herz liegt mit seiner unteren Fläche, d. h. in der Hauptsache mit dem linken Ventrikel und einem Teil des rechten Ventrikels, dem Zwerchfell auf. Praktisch ist von besonderer Wichtigkeit, daß die Vorderfläche des Herzens, die wir mit Hilfe der Herzperkussion zu bestimmen in der Lage sind, zum weitaus größten Teil vom rechten Ventrikel gebildet wird. Die äußerste Grenze nach links nimmt der linke Ventrikel, die nach rechts der rechte Vorhof ein. Die hintere Fläche wird vom linken Vorhof und linken Ventrikel und einem Teil des rechten Vorhofs gebildet. Die Kenntnis dieser Beteiligung der einzelnen Herzabschnitte an den verschiedenen Herzflächen ist z. B. bei Verletzungen des Herzmuskels besonders für die Beurteilung der Herzsilhouette im Röntgenbilde (zit. S. 167) wichtig.

Was die Lage der großen Gefäße angeht, so möchte ich folgendes ins Gedächtnis zurückrufen: Die Aorta gibt nach rechts die Arteria anonyma ab, nach links die Carotis sinistra und Subclavia sinistra. Der Aortenbogen reitet auf dem linken Bronchus und auf dem rechten Ast der Arteria pulmonalis. Bei einer Erweiterung des Bogens kann es daher zu Stauungserscheinungen und zur Kompression des linken Bronchus kommen. Der höchste Punkt des Arcus aortae reicht bis zum oberen Rande des 1. Rippenknorpels. Die aufsteigende Aorta liegt an ihrem Ursprung 6 cm hinter dem Sternum, in der Höhe des Arkus nur noch 4 cm. Die Pulmonalis ist bei Erwachsenen unmittelbar dem Sternum angelagert. Bei Kindern oder bei einer Thymus persistens wird der Raum zwischen den Pleurablättern von der Thymus ausgefüllt, was bei hierdurch bedingter Dämpfung zur fälschlichen Annahme von Aneurysmen, Arteriosklerose führen kann.

Hinter dem oberen Rand des 2. linken Sternokostalgelenks teilt sich die A. pulmonalis (die zur Hälfte hinter dem Sternum liegt, zur Hälfte links von diesem) in ihre beiden Hauptäste. Aus diesem Grunde werden die Aneurysmen der A. pulmonalis immer zuerst links unterhalb der 2. Rippe eine Vorwölbung verursachen, während die Aneurysmen der Aorta je nach ihrem Sitze rechts unterhalb der 2. Rippe oder links oberhalb der 2. Rippe lokale Erscheinungen machen müssen.

Die Umschlagsstelle des Perikards liegt vorne auf der Aorta 1—1$^1/_2$ cm unterhalb des Arkus.

Das Herz ist an seiner Vorderseite zum größten Teil von der Pleura bedeckt. Wichtig sind die topographisch-anatomischen Daten der vorderen Pleuragrenzen, die jedoch im einzelnen ziemlich stark variieren können. Der gewöhnliche Verlauf derselben ist etwa folgender: Hinter der Mitte des Sternum liegen die rechte und linke Pleura dicht nebeneinander, und zwar mehr nach dem linken Sternalrande zu. Am 4. Interkostalgelenk biegt die linke Pleura bogenförmig nach links aus, entsprechend der Incisura cardiaca der Lunge. Die rechte Pleura zieht in gleicher Richtung senkrecht nach abwärts bis fast zur Basis des Processus xiphoideus und geht dann in die untere Grenze über. Will man also bei Punktionen des Herzbeutels die Pleura vermeiden, so muß man im linken 5. Interkostalraum ziemlich dicht am Sternum einstechen. Wichtig ist dieses topographische Verhalten auch bei traumatischen Verletzungen des Herzens. Ferner kann es unter Umständen vorteilhaft sein, den genauen Verlauf der Aa. mammariae zu kennen. Die Aa. mammariae internae verlaufen von der Articulatio

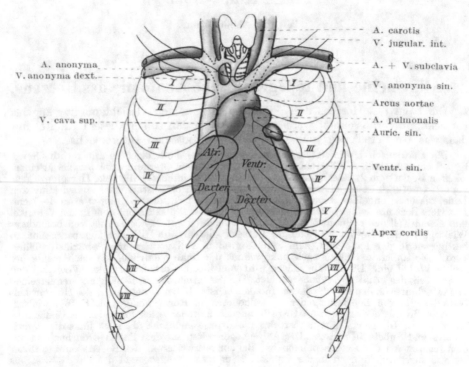

Abb. 1. Topographie des Herzens und der großen Gefäße. (Nach K. H. Corning.)

sterno-clavicularis grade nach unten, indem sie in den obersten Interkostalräumen ca. $^{1}/_{2}-1^{1}/_{2}$ cm von den Sternalrändern entfernt sind, unten $1-2$ cm. Die genauen Maße der Entfernung sind von Sandmann folgendermaßen festgestellt:

> Im 1. Interkostalraum 11 mm,
> im 2.—4. 15—16 mm,
> im 5. 17 mm und
> im 6. 20 mm.

Die Arterien sind in dem oberen Abschnitt nur von der Pleura bedeckt, unten auch vom Musculus triangularis sterni. Bei Erkrankungen des Perikards können die Nervi phrenici in Mitleidenschaft gezogen werden; sie verlaufen nämlich folgendermaßen: Der rechte liegt zwischen Perikard und Pleura mediastinalis, rechts und hinter der Vena anonyma dextra und Vena cava superior, der linke unterkreuzt die Vena anonyma sinistra und zieht dann vor dem Arcus aortae und bogenförmig zwischen Pleura und Perikard nach abwärts zum Zwerchfell (vgl. Abb. 20).

Über die topographische Beziehung der Aorta zum Ösophagus geben die beiden Abb. 21 und 22 nähere Auskunft; der Ösophagus liegt 2 cm oberhalb des Zwerchfells beginnend in einer Länge von 5—6 cm dem Perikard bzw. linken Vorhof unmittelbar an, eine Tatsache, die Minkowski, Rautenberg u. a. benutzt haben, um von hier aus die Vorhofspulsation graphisch zu registrieren.

Zu den Nerven, die an der Hinterseite des Herzens gelegen, bei Erkrankung des Herzens oder Herzbeutels befallen werden können, gehören die Nervi vagi. Der rechte verläuft von oben, wo er neben der Trachea liegt, nach unten und hinten zur rechten Seite des Ösophagus, der linke überkreuzt die linke Seite des Aortenbogens und geht dann hinter dem linken Bronchus zum Ösophagus.

Die bei Aneurysmen nicht selten auftretende linksseitige Rekurrenslähmung kommt dadurch zustande, daß der Nervus laryngeus komprimiert wird, der gleich unterhalb des Aortenbogens aus dem Vagus entspringt, die Aorta umgreift, um von hier aus nach oben zum Kehlkopf zu gelangen (vgl. Abb. 20).

B. Spezielle Anatomie und Histologie.

1. Herz.

a) Der Herzmuskel.

Leuvenhoeck war der erste, der einen grundlegenden Unterschied zwischen quergestreifter und Herzmuskulatur histologisch feststellte, indem er nachwies, daß die Muskelfasern des Herzens netzförmig verzweigt sind, also ein kontinuierliches Ganzes bilden. Koelliker nahm diese Untersuchungen auf und bestätigte die Leuvenhoekschen Ergebnisse. Damals waren weitere histologische Unterschiede noch unbekannt. Weismann wies 1861 nach, daß bei niederen Tieren die Muskelfasern sich isolieren lassen und aus einkernigen spindelförmigen Zellen bestehen. Auch für die Wirbeltiere glaubte er eine Zusammensetzung aus einkernigen Zellen annehmen zu müssen, doch sollten hier teilweise Verschmelzungen sowohl in der Längs-, wie in seitlicher Richtung vorkommen. Grundlegend waren die Arbeiten von Eberth, der 1861 mittels der Silbermethode deutlich die Grenzen der einzelnen Zellen fixieren zu können glaubte, eine kurze Zellform beschrieb, die sich gewöhnlich peripher verzweigte und mit den Nachbarzellen in Verbindung trat. Er bezeichnete als Kittlinien die (in der Querrichtung der Fasern oben und unten gelegenen) Verbindungsbrücken mit den Nachbarfasern. Diese Vorstellung hielt sich sehr lange, bis von Ebner 1900 die Silber-Kittlinien als Kunstprodukte erklärte. An ungefärbten Präparaten fand er zwar auch Querlinien innerhalb der Muskelfasern, teilweise gerade verlaufend, teilweise treppenförmig, deutete diese aber als Absterbeprodukte, durch lokale Kontraktionen entstanden. Schon sieben Jahre vorher, 1893, war es Browicze gelungen, nachzuweisen, daß sowohl in frischen Präparaten, wie bei feineren Differenzierungsmethoden fibrilläre Brücken durch die Kittlinien hindurchtraten. Heidenhain bereicherte unsere Kenntnisse über die feinere Histologie sehr wesentlich, indem er 1909 nachwies:

1. daß die Anordnung der Muskelfasern einen echten Plexus bildet,
2. daß die sog. Kittlinien wahrscheinlich keine Zellgrenzen sind,
3. daß die Kittlinien von besonderer Form, zumeist treppenförmiger Anordnung und an der Stelle der sog. Krauseschen Grundmembranen gelegen sind.

Die seltsame treppenförmige Anordnung suchte er zu erklären durch die Annahme, daß die einzelnen Absätze durch Wachstumsvorgänge zustande kommen. Die Heidenhainschen Ansichten wurden im wesentlichen gestützt durch Marceau, Renaut und Dietrich. Im Gegensatz hierzu stellen Aschoff, Arnold und Hoffmann die Kittlinien hin als Produkte abnormaler Kontraktionen, die zwar schon im Leben vorhanden sind, in der Agone vermehrt werden können. Es ist nicht unwahrscheinlich, daß den Kittlinien eine wichtige, mechanische Rolle zukommt. Dafür spricht die von Aschoff und Cohn gefundene, neuerdings von Dietrich bestätigte Tatsache, daß ihr Vorkommen in den verschiedenen Teilen des Myokards sehr verschieden ist. Am zahlreichsten findet man sie in den Papillarmuskeln, seltener im Ventrikel, am seltensten in den Vorhöfen. Sie fehlen im embryonalen Herzen, sind beim Neugeborenen spärlich und nehmen im höheren Lebensalter erheblich zu.

Diese Streitfrage, ob auch im Leben der Herzmuskel aus einzelnen Zellen zusammengesetzt ist, oder ein kontinuierliches Ganzes bildet, hat in dem letzten Jahre viele Forscher beschäftigt. K. W. Zimmermann hat sich auf den Standpunkt gestellt, daß die Kittlinien sicher im Leben vorhandene Gebilde sind, daß sie tatsächlich Zellen begrenzen aber von ganz anderer Form und Größe sind, als früher z. B. von Eberth angenommen.

Histologisch besteht also das Herz aus quergestreiften, netzartig verbundenen Muskelfasern, die mit einer Sarkolemmscheide versehen sind. Das Sarkolemm stellt nicht ein besonders isolierbares Häutchen dar, wie bei den gewöhnlichen quergestreiften Fasern, sondern besteht lediglich aus einer Verdickung des Sarkoplasmas an der Oberfläche der Fasern. Die Kerne liegen mehr in der Mitte der Faser, haben eine längliche Gestalt und werden umgeben von einer größeren Anhäufung von Sarkoplasma. Die Gestalt der Kerne ist von verschiedenen äußeren Einflüssen abhängig, sicher am meisten von dem Kontraktionszustand des Muskels. Zuweilen findet man Doppelkerne, die durch Amitose entstanden sind, Mitosen sind im erwachsenen Herzen nicht beobachtet worden. Sehr große Unterschiede zwischen den Fasern der Vorhöfe und Ventrikel gibt es nicht. Die Ventrikelfasern sind im allgemeinen etwas breiter, als die Vorhofsfasern, im Vorhof findet man häufig ein reichlicheres Sarkoplasma. Die Histologie des Reizleitungssystems bedingte eine genaue Untersuchung des Herzens auf Glykogen. Man fand den Glykogengehalt im spezifischen System ziemlich groß, dagegen die gewöhnlichen Myokardfasern des Menschen sehr arm an Glykogen.

Die Glykogengranula im Reizleitungssystem umgeben hauptsächlich die Kerne, finden sich aber weniger dicht auch im ganzen Protoplasma verteilt. Im übrigen Myokard ist selten Glykogen festzustellen, während beim fötalen Herzen Leitungs- und Myokardfasern bezüglich des Glykogens keine großen Unterschiede aufweisen (Rojas). Es lag sehr nahe, anzunehmen, daß unter bestimmten Bedingungen eine stärkere Ansammlung des Glykogens stattfinde und daß zwischen Glykogen und Leitungsfähigkeit Parallelen bestünden. Lewis glaubt, daß solche Parallelen vorhanden sind zwischen Leitungsgeschwindigkeit, Rhythmizität, refraktärer Phase usw. (s. das unten stehende Schema). Er geht soweit, die Eigenschaften der einzelnen Phasen vorher sagen zu können, wenn er an wenigstens zwei Fasernarterien sieht, ob die Reihe in auf- oder absteigendem Sinne erfolgt.

Faser	Größe	Glykogengehalt	Leitfähigkeit	Absol. refrakt. Phase	Geschwindigkeit der Erholung der Erregbarkeit	Rhythmicita	Kontraktilität
Purkinje .	1	1	1	(4)	(1)	(4)	(4)
Vorhof . .	2	2	2	3	(2)	(3)	(3)
Kammer .	3	3	3	2	(3)	2	(2)
Knoten . .	4	4	4	1	(4)	1	(1)

(Die eingeklammerten Zahlen sind hypothetisch aufgestellt.) 1 = groß, 4 = klein.

Die Verteilung der Muskulatur auf die einzelnen Herzabschnitte, die für die Dynamik des Herzens nach vielen Richtungen hin interessant ist, gestaltet sich auf Grund der von W. Müller niedergelegten Normalzahlen folgendermaßen: der linke Ventrikel beteiligt sich mit 54%, der rechte mit 28,5%, der rechte Vorhof mit 9$\frac{1}{3}$%, der linke Vorhof mit 8,5%.

Die nach den Originalzahlen von W. Müller berechnete Prozentbeteiligung der einzelnen Herzabschnitte ergibt im einzelnen folgende Werte:

Jahre	L. Ventr.	R. Ventr.	R. Atrium	L. Atrium
21—30	54,54%	30,88%	7,07%	6,85%
31—40	52,36%	29,52%	12,50%	12,17%
41—50	55,77%	28,21%	8,29%	7,75%
51—60	55,98%	27,81%	8,34%	7,68%
61—70	54,9 %	27,4 %	8,95%	8,71%
71—80	53,37%	9,88%	9,88%	9,35%
Mittel	54 %	28,5 %	9 %	8,5 %

Hinsichtlich des Fassungsvermögens der einzelnen Herzabschnitte finden sich bei Hochrein folgende Mittelwerte aus 30 Normalfällen:

L. Ventr. 121 ccm, r. Ventr. 137 ccm, l. Atrium 140 ccm, r. Atrium 163 ccm. Der rechte Vorhof hat das größte Fassungsvermögen und sammelt das venöse Blut, das er dann in der Diastole teilweise dem rechten Ventrikel abgibt.

Die Arbeiten von E. Kirch brachten neue Aufschlüsse über die Anatomie des Herzens. Kirch bestimmte mittels der Methode von W. Müller das Gewicht der einzelnen Herzabschnitte und nach eigener Methode der linealen Messung die Größe der einzelnen Herzabschnitte und das Größenverhältnis dieser Herzabschnitte zueinander. So konnte er zeigen, daß das kindliche Herz durchaus andere Proportionen hat als das des Erwachsenen und im Laufe des Lebens einen allmählichen Umbau durchmacht.

Hauptmerkmal der physiologischen Umgestaltung des Herzens ist die allmähliche Rückbildung der Spitzenteile. Die Ventrikelspitze wächst nicht nur kaum mit, sondern verkürzt sich sogar im Laufe der Zeit. Die Papillarmuskeln scheinen dabei an der Ventrikelinnenwand gewissermaßen nach unten zu rutschen, beim senilen Herzen wachsen sie fast aus der Ventrikelspitze heraus. Der Conus arteriosus verlängert sich, die Semilunarklappen rücken weit über die venösen hinaus. Das kachektische Herz könnte man als ein verkleinertes Greisenherz bezeichnen, es macht die physiologische Umgestaltung in ähnlicher Weise durch, wie das alternde Herz.

Krankhaft veränderte Herzen zeigen erhebliche Verschiebungen ihrer Proportion. Die nephrogene linksseitige „renale" Herzhypertrophie führt konstant zu einer starken Verlängerung der Einflußbahn gegenüber der Ausflußbahn. Der Index: Einflußbahnlänge zu Ausflußbahnlänge = Strombahnindex ist demnach bei linksseitiger Herzhypertrophie vergrößert. Im ganzen wird der Ventrikel verlängert und damit das ganze Herz in die Länge gezogen. Das rechte Herz kann bei der Linkshypertrophie dem Gewicht nach unbeteiligt sein. Die Innengestaltung des rechten Herzens wird sekundär jedoch auch in dem Sinne einer starken Verlängerung zunächst der Einfluß-, dann der Ausflußbahn verändert. Trifft die Hypertrophie bei irgendwelchen strombehindernden Lungenprozessen primär den rechten Ventrikel, ist sie also eine „pulmonale" Herzhypertrophie, so wird zunächst die Ausfluß- dann die Einflußbahn des rechten Ventrikels verlängert. Die Veränderungen beginnen mit einer Verlängerung des Conus pulmonalis. Im zweiten Stadium hypertrophiert der rechte Vorhof. Schließlich kann durch Venenstauung im großen Kreislauf auch der linke Ventrikel an der Hypertrophie mitbeteiligt sein. Alle vier Hohlräume des Herzens sind bei der vom rechten Herzen ausgehenden Hypertrophie nie beteiligt, während dies bei der linken Hypertrophie nicht selten der Fall ist. Die Herzdilatation beginnt meist im Konus unmittelbar vor den arteriellen Ostien und schreitet entgegen der Blutströmung fort. Kirch unterscheidet eine tonogene (aktive, barogene, kompensatorische) Dilatation von einer myogenen Dilatation und nimmt als Kennzeichen der ersteren die Verlängerung des Ventrikels, als Kennzeichen der letzteren die Erweiterung des Ventrikels an.

b) Das Zwischengewebe.

Der Raum zwischen den einzelnen Plexusmaschen wird ausgefüllt von Bindegewebe und elastischen Fasern. Die Menge des elastischen Gewebes ist am größten in den Vorhöfen, wo es häufig in Form dicker gefensterter Membranen vorkommt. Auffälligerweise fehlen in den Herzohren elastische Fasern. Die Tatsache, daß die elastische Faserbildung in den Vorhöfen außergewöhnlich groß ist, ist wohl so zu deuten, daß die Fasern im Vorhof, der eine sehr schwach entwickelte Muskulatur besitzt, die Funktionen eines festen Stützwerkes übernehmen.

Die Widerstandsfähigkeit der elastischen Fasern ist sicherlich eine außergewöhnlich große, das sieht man 1. bei autolytischen Vorgängen, wo das elastische Gewebe über Tage und Monate hindurch erhalten bleibt, 2. bei stärkerer Belastung der Gefäßwände, wie sie z. B. bei Aneurysmen auftreten. Hier halten die elastischen Fasern allein dem intensiven Druck außergewöhnlich lange Stand, dem Druck, der so stark sein kann, daß er Knochen mit Leichtigkeit usuriert. Die Muskulatur der Vorhöfe geht an der Grenze zum Ventrikel über in ein derbes Bindegewebe, das ringsförmig beide Vorhöfe von beiden Ventrinkel abschließt, also vollständige Trennung der Muskulatur bewirkt. Nur ein feiner muskulöser Strang verbindet im Säugetier- und Menschenherzen Vorhof und Ventrikel und wird der Gegenstand einer besonderen Bearbeitung (das Reizleitungssystem) werden. Dieser bindegewebige Ring (Annulus fibrosus) dient zum Ansatzpunkt für die Atrioventrikularklappen.

c) Das Endokard.

Das Endokard besteht aus einer einfachen Lage von Endothelzellen und darunter einer Bindegewebslage, die von glatten Muskelfasern und elastischen Fasern durchsetzt ist. Diese Endothellage ist verschieden dick, am dicksten in dem oberen Teile des Ventrikels, am dünnsten in der Ventrikelmitte. Das Vorkommen von glatten Muskelfasern hat die Veranlassung dazu gegeben, das Endokard als Fortsetzung der ganzen Gefäßwand (nicht nur der Intima) anzusehen. Diese Anschauung wurde zuerst von Luschka vertreten. Sie ist später aufgenommen und gestützt von Nagajo und Fawaro. Fawaro faßt das Myokard auf als eine besonders differenzierte adventitielle Gefäßscheide.

d) Das Epikard.

Das Epikard besteht ebenso wie das Endokard aus einer einfachen Lage von Endothelzellen. Diese bilden die obere Begrenzung einer Bindegewebsschicht, die von elastischen Fasern durchsetzt ist, und mehr oder weniger Fett in Form von Fettzellen enthält. Diese Epikardschicht geht oben auf die großen Gefäße über, um sich sehr bald hier umzuschlagen in das Perikard. Daß das Anfangsteil sämtlicher großen Gefäße im Bereiche des Epi- bzw. Perikards liegt, hat bei gewissen pathologischen Veränderungen, z. B. beim Aneurysma, praktische Bedeutung. In den Vorhöfen weichen die Muskelfasern vielfach so weit auseinander, daß es zu Berührungen zwischen Epikard und Endokard im größeren Umfange kommt. Bemerkenswert ist, daß die Vena cava inferior in ihrem Anfangsteil auch nur aus Endokard und Epikard besteht ohne Muskelfasern.

e) Die Herzklappen.

Die Herzklappen sind Faltenbildungen des Endokards. Sie haben als Stütze eine bindegewebige mit spärlichen, elastischen und Muskelfasern durchsetzte Grundlage. Die elastischen Fasern sind besonders reichlich an den freien Rändern der Semilunarklappen. An der Basis der Klappen befindet sich ein nicht sehr reichlich ausgebildetes Gefäßsystem. Während man früher annahm, daß die Klappen gefäßfrei sind, haben neuere Untersuchungen bewiesen, daß die Klappen zum Teil von Gefäßen durchsetzt sind, und offenbar auf diese Weise ernährt werden.

Jegorow nimmt familiäre Verschiedenheit in der Versorgung der Herzklappen an, nach ihm soll die familiäre Neigung zu Endokarditis, die ohne Vaskularisation der Herzklappen niemals gefunden wurde, auf dem Vorhandensein vererbter vaskularisierter Herzklappen beruhen.

Beitzke betont, daß man an den venösen Klappen als Grundlage eine besonders dicke Bindegewebsplatte erkennt. Nach der Vorhofsseite zu liegt dieser eine dickere, nach der Ventrikelseite zu eine dünnere elastische Schicht auf. Die Sehnenfäden liegen meist in der bindegewebigen Mittelplatte. Von der Vorhofsmuskulatur dringen einige wenige Fasern zwischen die obere elastische Schicht und die Mittelplatte ein. Ziemlich reichlich ist glatte Muskulatur vorhanden. Man muß von der Basis nach dem freien Rand der Klappen verlaufende und quere Fasern unterscheiden, diese finden sich besonders im mittleren Drittel der Klappen.

f) Das Blutgefäßsystem.

Das Blutgefäßsystem des Herzens nimmt seinen Ausgang von den Koronararterien und endet in der Vena magna cordis. Die Verteilung der Kapillaren ist so, daß die kleinsten Arterien keine Endarterien im anatomischen Sinne, wie man früher annahm, sind, sondern zahlreiche Anastomosen untereinander eingehen. Spalteholz zeigte durch Injektionspräparate, daß man zwei Netze von Anastomosen unterscheiden kann, 1. ein oberflächliches, besonders stark ausgebildetes dicht unter dem Perikard; von ihm dringen die Gefäße senkrecht durch die Muskulatur, um sich in ein zweites, weniger deutlich ausgebildetes, unterhalb des Endokards aufzulösen. Die feinsten Kapillaren umspinnen in großer Menge die einzelnen Muskelfasern und füllen die zwischen ihnen gelegenen Spalten aus. Obwohl die Kapillaren anatomisch nicht als Endarterien im Sinne Cohnheims aufzufassen sind, verhalten sie sich doch funktionell als solche, wenigsten konnte Spalteholz durch Unterbindungen von Hauptästen Infarkte im zentralen Teile des von diesen versorgten Gebietes nachweisen; auch auf dem Sektionstische sieht man bei Verschluß einer Arterie gelegentlich derartige Veränderungen. Besonders bevorzugt ist der vordere absteigende Ast der linken Koronaria.

Das Reizleitungssystem des Herzens wird von besonderen Gefäßen versorgt und zwar das Atrioventrikularsystem durch einen Ast der rechten Koronararterie. Für die durch Veränderungen im Reizleitungssystem bedingten Rhythmusstörungen spielt dies eine gewisse Rolle (s. f. S. 21).

Glaser fand bei Untersuchung der Nerven der Kranzgefäße mit Rongalitweißfärbung in der Adventitia der Koronargefäße kräftige lange Nervenbündel, zum Teil mit markhaltigen Fasern und auch Ganglienzellgruppen mit polygonalen Zellen. In der Media ziehen dünne Nerven am Rand der Muskelfaserbündel entlang und verzweigen sich auf der Oberfläche der Muskelfaserzüge. Gelegentlich findet man noch im subendothelialen Gewebe der Intima feine Nervenfasern.

g) Das Lymphgefäßsystem.

Die Zahl der Lymphgefäße im Herzen ist eine außergewöhnlich große; die Verteilung ist derartig, daß subendokardial und epikardial ein reichliches Netzwerk vorhanden ist. Diese beiden Netze stehen durch quer die Muskulatur durchsetzende Äste in Verbindung. Über die Natur des dritten Gefäßnetzes (des parenchymatösen) war man früher verschiedener Ansicht. Man nahm zuerst an, daß alle vom Bindegewebe ausgefüllten Räume zwischen den Maschen der Herzmuskelfasern als ein zusammenhängender Lymphgefäßraum anzusehen seien, erst Ebert glaubte auch innerhalb des Myokards besondere Lymphgefäße dargestellt zu haben. Der sichere Nachweis wurde erst durch Bock erbracht, dem eine gleichzeitige Injektion von Blutgefäß- und Lymphgefäßsystem am Herzen gelang. Danach ist das parenchymatöse Lymphgefäßsystem ein sehr ausgedehntes; es besteht aus sehr zahlreichen, die Muskelfasern umspinnenden, vielfach miteinander anastomosierenden feinsten Kapillaren. Die Lymphgefäße sammeln sich zu einem rechten und einem linken Hauptstamme, der rechte folgt der A. coronaria dextra bis zu ihrem Ursprung und mündet vor der Aorta in eine Lymphoglandula mediastinalis anterior. Der linke Stamm entsteht aus zwei Ästen, die je den Ramus circumflexus und den Ramus descendens anterior der linken Kranzader begleiten. Sie ziehen unter der A. pulmonalis hindurch, aufwärts hinter den Aortenbogen, um ebenfalls in eine Lymphoglandula mediastinalis anterior zu münden. Bezüglich Einzelheiten über Anlage des Lymphgefäßsystems beim Menschen und bei Säugetierherzen sei auf die mit sehr instruktiven Abbildungen ausgestattete Monographie von Otto G. Aagaard: ,,Les vaisseaux lymphatiques du coeur" verwiesen (Kopenhagen-Paris 1924).

h) Das Fasersystem.

Unsere Kenntnisse der makroskopischen Anatomie des Herzens gehen auf Lower (1669), Borelli (1680) sowie Winslow (1732) zurück, von denen der letztere die Ansicht aufstellte, daß ,,das Herz aus zwei muskulösen Säcken bestehe, die in einem dritten eingeschlossen seien". Ludwig vermochte nicht, den Verlauf der Muskelschichten zu präparieren. Er fertigte daher zahlreiche Querschnitte an und kommt zu dem Schluß, ,,daß jedes Stückchen Kammer an der äußeren Fläche eine Faserung zeigt, welche mit der Faserung der inneren Fläche in kreuzender Richtung geht", und daß dazwischen in regelmäßiger Reihenfolge alle Übergänge vorhanden seien.

Vollständig durchgearbeitet und eingehend auseinandergesetzt und besonders auf die funktionelle Bedeutung hin geprüft hat Krehl diese Systeme.

Nach ihm unterscheidet man an den Vorhöfen eine hauptsächlich aus zirkulär verlaufenden Fasern bestehende, äußere Muskelschicht und eine longitudinale, innere. Nur die Herzohren haben umgekehrt innen zirkuläre, außen der Längsachse der Aurikeln parallele Fasern. Die äußere Vorhofslage enthält einerseits Fasern, die jeden Vorhof einzeln umkreisen, anderseits solche, die von einem Vorhof zum andern übergehen. An den Kammern unterscheidet Krehl drei Schichten. Eine äußere setzt sich aus Längsfasern zusammen, die in leichten Spirallinien von den Atrioventrikularringen beginnend, zur Spitze ziehen. Sie verlaufen auf der Vorderseite des Herzens mehr von oben rechts nach unten links, und auf der Hinterseite umgekehrt. An der Spitze des Herzens dringen die Fasern in die Tiefe und bilden dort den sogenannten Herzwirbel. Sie gehen über in die innere Längsschicht, die die Innenfläche des Herzens und die Papillarmuskeln bildet. Am mächtigsten ist die mittlere Schicht; sie bildet die Hauptmasse der Muskulatur des linken Ventrikels. Ihre Fasern verlaufen zirkulär, doch nicht rein quer, sondern sie weichen zum größten Teile von rechts oben nach links unten ab, bilden förmliche Schlingen. Die mittlere Schicht faßt Krehl auf als die eigentliche Treibschicht des Herzens, sie verkleinert den Querschnitt der Herzhöhlen. Durch ihre Tätigkeit würde aber der Ventrikel sich röhrenförmig verlängern; um diesem entgegen zu wirken, sind die Fasern der äußeren und inneren Schicht da. Dieses Treibwerk umgibt beide Ventrikelhöhlen einzeln, nur einige Verbindungsfasern gehen von dem einen zum andern Ventrikel über. Albrecht hat die Untersuchungen von Krehl dahin ergänzt, daß er einen Zusammenhang zwischen Ringfaserschicht und Längsfaserschicht nachwies. Er bezeichnet diese Verbindungen als den intramuralen Teil des Papillarsystems.

Die übrigen von ihm angegebenen Erörterungen über die Beziehungen der verschiedenen Fasersysteme zu dem Ablauf der Herztätigkeit ermangeln der exakten Grundlage. Aschoff machte mit Recht vor allen Dingen den Einwand, daß diese anatomischen Befunde am Schafherzen gewonnen wurden und durchaus nicht auf das zum Teil ganz anders gebaute Menschenherz übertragen werden dürften.

Den oben skizzierten Ansichten entgegen stehen die Befunde von Mac Callum (1897), daß das Herz ein einfaches langes Muskelband sei, das an jedem Ende sehnig ende, und die von Franklin P. Mall, daß alle Muskelbündel des Herzens sehnig entspringen und ebenso enden, daß der Herzmuskel also einem Skelettmuskel mit Ursprung und Insertion gleichzusetzen sei. Eine sehr sorgfältige Arbeit der neueren Zeit von Schweizer und Ujiie (1923) kommt zu einer Einteilung der Herzmuskeln, wie sie ähnlich schon die Amerikaner vorgenommen hatten, in wohl definierte Muskelgruppen: Mm. sino- und bulbospirales superficialis und profundus, M. long. ventr. dextr., M. interventriculares, M. interpapillaris, M. circul. intermed. ventr. dextr. Sie finden in der Tat, daß das Krehlsche Triebwerk, d. h. die Annahme von in sich selbst zurückverlaufenden Muskelschichten wohl nicht zu Recht besteht, sondern auch diese Muskeln bindegewebig am fibrösen Apparat der Herzbasis enden. Die Frage, ob die Aufrollung des Herzmuskels in eine einzige Muskelplatte im Sinne Mac Callums wirklich möglich ist, muß mindestens für das Herz des Erwachsenen angesichts der ausgedehnten Anastomosen der Muskelbündel untereinander offen gelassen werden.

2. Das Reizleitungssystem.

Geschichtliches. In der Geschichte der Herzphysiologie und Pathologie muß es auffallen, daß die klinisch so häufig vorkommenden Arhythmien stets so wenig Beachtung gefunden haben. Nur einige wenige überragende Köpfe haben sich allerdings nur rein gedankenmäßig mit der Lehre der Herztätigkeit und deren Störungen befaßt. So kam schon Galen zu der Auffassung, daß der Anreiz zur Herztätigkeit in dem Organ selbst entstehen müsse (ex ipsius cordis corpore). Interessant ist vor allem seine Ansicht, daß das Herz zu seiner Bewegung keines äußeren Nerveneinflusses bedürfe. Erst viel später versuchte man eine Erklärung dieser Lehre zu erreichen, Versuche dieser Art knüpfen sich an die Namen Haller (1777), Remak (1778), Scarpa (1794) und später Stannius u. a. Sie machten zum Teil Entdeckungen und Versuche, die noch heute von ausschlaggebender Bedeutung sind. Die Zeit der eigentlichen Entdeckung des Reizleitungssystems aber beginnt viel später mit dem Auffinden der Purkinjeschen Fasern (1845), wenn auch die Bedeutung dieser Fäden, über die man sich damals vollkommen im unklaren war, erst durch die Entdeckung von His junior an einem Falle von Adams-Stokesscher Erkrankung geklärt wurde. Die weitere Erforschung des ganzen Systems schritt damit schnell voran und knüpft sich vor allem an Namen, nach denen zum Teil heute die einzelnen Teile des Reizleitungssystems benannt sind: Tawara (1906), Wenckebach, Keith und Flack. Bis in die letzten Jahre hinein sind die genauesten mikroskopischen und makroskopischen Forschungen ausgedehnt worden. Folgende kurze tabellarische Übersicht der wichtigsten Daten und Namen mögen einen Überblick über die Geschichte der Entdeckung des Reizleitungssystems geben.

Purkinje 1845
Engelmann 1875
Gaskell 1883
His junior 1893
Retzer 1904
Bräunig 1904
Tawara 1906
Wenckebach 1906
Keith und Flack 1907
Zusammenfassung von Aschoff und Hering 1910

Entwicklungsgeschichte.

Zum Verständnis der späteren Anatomie des Reizleitungssystems ist die Entwicklungsgeschichte des Herzens im ganzen von großer Bedeutung und soll deshalb in diesem Zusammenhange besprochen werden. Die Entwicklungsgeschichte des Herzens ist vor allem durch die grundlegenden Arbeiten von Preyer, Gaskell, Koelliker, His sen., His jun., Mall, Mönckeberg u. a. im wesentlichen erforscht.

Das Herz wird ursprünglich angelegt als ein einfacher Schlauch. Dieser krümmt sich später S-förmig, so daß das venöse Ende nach hinten, das arterielle nach vorn zu liegen kommt. Bei der Krümmung vollzieht sich zugleich und später eine Einschnürung des Schlauchs in zwei Abschnitte, von denen der eine durch Erweiterung zum Vorhof, der andere zur Ventrikelanlage wird. Die Abschnürungsstelle zwischen beiden Gebieten stellt der sog. Ohrkanal dar. Beim Menschen sind wir über die feineren mikroskopischen Verhältnisse, wie sie sich während der Abschnürung und während der Krümmung markieren, am besten orientiert durch die Arbeiten von His sen. und Franklin P. Mall. Besonders Mall hat über ausgedehnte histologische Untersuchungen bei sehr jungen menschlichen Embryonen berichtet und festgestellt, daß im Ohrkanal lateral von den Klappen sich schon frühzeitig (d. h. bei Embyonen von 15 mm Länge) eine Muskellage absetzt, die nach ihrer topographischen Lage und histologischen Struktur die erste Anlage des Hisschen Bündels darstellt (vgl. S. 29). Da nach Külbs Untersuchungen beim Vogel und speziell bei Hühnchen die spezifische Muskulatur sich immerhin gut genug mikroskopisch abgrenzt, lag es nahe, rückläufig zu verfolgen, wann an der Hinterwand des Herzens im Embryonalstadium zuerst sich die Anlage einer spezifischen Anlage markiert. In einer großen Reihe von Serienschnitten dieser Art konnte Külbs feststellen, daß zwischen dem 8. und 10. Bebrütungstage zuerst eine in Bindegewebe eingebettete, deutlich abgegrenzte Muskelanlage sich zeigt, die als der Ursprung der spezifischen Muskulatur anzusehen ist. Bei vollendeter Krümmung kann man also bereits die vier primitiven Abschnitte unterscheiden, nämlich den Sinus, Vorhof, Ventrikel und Bulbus.

In dieser Zeit sind Vorhof, Ventrikel und Bulbus beim Hühnchen bereits äußerlich deutlich durch Grenzen markiert, d. h. es ist aber noch nicht möglich, den Sinus vom Vorhof abzugrenzen. Diese Abgrenzung läßt sich erst nachweisen, wenn der Vorhof und Sinus ihrer späteren endgültigen Lage entsprechend, mehr nach oben (kranial) gelagert sind. Bei dieser Lagerung legt sich die Sinusmündung dicht an den hinteren Abschnitt des rechten Teiles des Vorhofs an. Das Heranrücken bedingt offenbar auch eine Ausstülpung nach innen, die erste Anlage der Sinusklappe. Inzwischen hat sich von der oberen Wand des Vorhofs her ein Zapfen, das vorstehende Vorhofseptum, eingestülpt, um den Vorhof in zwei Teile zu teilen und zugleich von dem Boden des Ventrikels (Septum intraventriculare) aus eine Einstülpung nach oben vollzogen, die erste Anlage des Ventrikelseptums. In der weiteren

Entwicklung sieht man dann zwischen diesen beiden Einstülpungen eine Falte entstehen, die gewissermaßen als Fortsetzung des oberen Vorhofseptums dem Ventrikelseptum zustrebt und dabei auch den Ohrkanal in eine linke und rechte Atrioventrikularöffnung teilt. Diese Verbindung würde eine vollständige Trennung in zwei Vorhöfe und zwei Ventrikel darstellen, wenn nicht in dem Vorhofsabschnitt das spätere Foramen ovale innerhalb der Vorhofscheidewand ausgespart wäre. Die Trennung dieser Kammer ist beim Menschen schon in der 6.—7. Woche vollendet.

Bei der ersten Anlage des Sinus entwickelt sich die rechte Sinusklappe. Nach der Ausbildung des Septums entsteht die linke Sinusklappe durch Einstülpung nach innen, so daß jetzt eine Öffnung vorhanden ist, die von beiden Seiten von Klappen begrenzt ist. Zugleich hat sich neben dem normalen Vorhofseptum eine rudimentäre Septumanlage gebildet, die als Septum spurium bis an die Sinusklappen heranreicht.

Die ursprünglich ziemlich stark ausgebildete Sinusklappe bildet sich in der Folgezeit zurück, die Mündung selbst wird breiter und länger und wird in die hintere Vorhofswand aufgenommen; bei der Rückbildung der rechten Sinusklappe teilt sich diese in zwei Abschnitte, in einen vorderen unteren, der spätere Valvula Thebesii und einen hinteren oberen Abschnitt, der späteren Valvula Eustachii. Das oben beschriebene Septum spurium hat sich inzwischen ebenfalls zurückgebildet bis auf eine geringe Leiste, die als Crista terminalis später bestehen bleibt. Am Bulbus haben sich zwei Wülste gebildet, die aufeinander zuwachsen und den ursprünglich gemeinsamen Hohlraum in zwei Abschnitte, die Aorta und Pulmonalis aufteilen.

Diese entwicklungsgeschichtlichen Daten sind deshalb für das Reizleitungssystem von Bedeutung, weil sie zeigen, daß beim Menschen von den vier primitiven Abschnitten, zwei, nämlich der Sinus- und der Bulbusabschnitt, bis auf Reste verloren gehen. Man wird also bei den Säugetieren und beim Menschen keine spezifischen Fasern oder nur geringe Reste zwischen dem 1. und 2., dann zwischen dem 3. und 4. Abschnitt erwarten (re vera wird der Bulbus vollständig später in den Ventrikel aufgenommen). während bei den niedrigen Tieren, Fischen, Amphibien, Reptilien, breitere spezifische Übergänge bestehen bleiben.

Über die Entwicklung des Reizleitungssystems selbst ist noch relativ wenig bekannt, weil die spezifischen Fasern sich im Beginne, d. h. bei den kleinsten untersuchten Embryonen, gar nicht oder nur sehr wenig histologisch charakterisieren. Am ehesten würden sich weitere Forschungen bei den Huftieren ermöglichen lassen, da hier die Fasern schon unverhältnismäßig früh eine ausgesprochene histologisch erkennbare Struktur zeigen. Am Menschenherzen haben vor allem Retzer, His jun., Keith, Tandler, Mall, Tawara, Fahr und Mönckeberg bis in die letzte Zeit versucht, an kleinsten und größeren Embryonen sich über die ersten Anlagen Klarheit zu verschaffen. Der erste. der sich eingehender mit der Frage der Entwicklungsgeschichte des A. V. Systems beschäftigte, war Retzer. Er konnte feststellen, daß die Muskulatur der linken Valvula venosa in das Septum intermedium eindringt und auf diese Weise eine muskulöse Brücke zwischen Vorhof und Ventrikel hergestellt wird. Seiner Meinung schloß sich 1909 nach ausführlichen Untersuchungen auch Tandler an. Keith lehnte die Retzersche Annahme ab, dagegen suchte Mall in einer größeren Arbeit zu beweisen, daß eine direkte Verbindung von vornherein besteht, die sich wahrscheinlich aus der Muskulatur des Ohrkanals entwickelt. Weitere Beiträge zu dieser Frage lieferten die Untersuchungen von Tandler, Tawara, Fahr und besonders von Mönckeberg, die sich auf die Histologie bei älteren Föten erstrecken. Die jüngsten Embryonen sind von Mall und Tandler beschrieben, und zwar konnte Mall einen Embryo von 7 mm und Tandler einen solchen von 10 mm untersuchen. In diesem Stadium gehen Vorhof und Ventrikelmuskulatur noch unmittelbar ineinander über. Man sieht also hier rings um den Ohrkanal eine kontinuierliche Muskellage. An der hinteren Wand kann man in diesem Stadium bereits eine Zellenanlage erkennen, die durch ihre dunklere Färbung auffällt. Mall betont, daß dieser Zellstreifen sich dort entwickelt, wo das Vorhofseptum später den Ohrkanal trifft. Während jetzt das Bündel sich nach und nach entwickelt, geht die übrige Verbindungsmuskulatur verloren, so daß also Vorhof und Ventrikel muskulatur bis auf diese kleine Brücke voneinander getrennt werden. Embryonen von 10—20 mm zeigen eine ausgedehntere spezifische Zellstruktur an der hinteren Fläche des Vorhofs und am unteren Rande des noch offenen Foramen interventriculare. Bei einem 19 mm langen Embryo konnte Tandler am oberen Rande des Septum musculare eine dreieckige Stelle finden mit folgenden färberischen Merkmalen: Die Kerne sind dunkler, die Zelleiber eosinarmer, das Ganze ähnelt einem sympathischen Ganglion, ist aber zellarmer. Besonders wichtig dürfte für diese Frage folgende Angabe von Mall sein. Mall fand bei einem 21 mm langen Embryo, daß erst mit dem Eindringen der nervösen Elemente in das Bündel seine Schenkel sich differenzierten und ihre Struktur so änderten. daß erst jetzt der spezifische Charakter hervortrat. Mönckeberg gelang es bei einem Fötus von 35,5 mm Länge im Bereich des Bündels typische Querstreifungen zu sehen Aus den umfassenden Untersuchungen von Mall, der Embryonen von 9, 11 und mehr mm untersuchte, geht hervor. daß neben der Entwicklung der hinteren Wand des Ohrkanals und oben beschriebenen

Hauptverbindungsmuskulatur noch Nebenverbindungen zu sehen sind, die vor dem rechten und linken A. V. Ostium liegen. Mönckeberg hat nun bei Mißbildungen eine Hemmung in der Entwicklung des Atrioventrikularbündels nachgewiesen und gefunden, daß die Nebenverbindungen Malls persistieren können.

Nach Beninghoff wird die Bedeutung des Ohrkanals überschätzt. Er ging in seinen Untersuchungen von der Tatsache aus, daß der Übergang der peristaltischen zur bleibenden Form der Herzbewegung mit dem Erscheinen der Trabekel im Herzkammerraum des Hühnchens zusammenfällt (His sen.). Die innersten kräftigsten Trabekel, die beim Aufbau der Kammermuskulatur als abgespaltene Reste des Herzschlauches an alter Stelle liegen bleiben und die während des Anbaues der Kammermuskulatur ungestört ihre Verbindung mit dem Vorhof unter Einschaltung des A-V-Rings behaupten, nennt Beninghoff Konturfasern. Aus diesen Konturfasern läßt sich bei Verfolgung ihrer Entwicklung in der Tierreihe die Entstehung des Reizleitungssystems herleiten, das somit trotz seiner zwei Schenkel nicht etwa durch ein aktives Hineinwachsen in das Kammerseptum entsteht. Die Konturfasern differenzieren sich funktionell dahin, daß der erste Abschnitt zu den Chordae tendineae wird, der folgende zu den Papillarmuskeln, der Rest zum Reizleitungssystem. Die Chordae werden zu mechanisch wirkenden Zügeln der Klappen, die Papillarmuskeln schließen sich als kontraktile Stümpfe an, das Reizleitungssystem hält die Verbindung dieser letzteren mit der Vorhofsmuskulatur. Alle drei besitzen in den Konturfasern eine gemeinsame Anlage.

Besonders wichtig ist in der Entwicklung die enge Abhängigkeit des spezifischen Systems von der Entwicklung der Herzklappen und zwar des Sinusknotens von den Sinusklappen, des Hisschen Bündels von den Atrioventrikularklappen, der Bulbusmuskulatur von den Aorta- und Pulmonalklappen. Aschoff und Koch haben auf diese Tatsachen häufig hingewiesen und besonders betont, daß der Sinusknoten im Bereiche der oberen Hälfte der rechten Sinusklappe, der Vorhofsknoten im Bereiche der linken Sinusklappe, der Kammerknoten im Gebiete der Atrioventrikularklappen oder der Papillarmuskulatur gelegen sei. Infolgedessen faßt Koch z. B. den Sinusknoten als einen Rest der Klappenmuskulatur auf, die den Übergang zwischen Sinus und Vorhof vermittelt, als eine sinngemäße Anordnung, um zuerst einmal einen rechtzeitigen Klappenschluß zu erzielen. Koch betrachtet den basalen Abschnitt des Vorhofs als einen in Rückbildung begriffenen Herzabschnitt, den Vorhofsknoten als einen Knoten untergeordneter Bedeutung, den Sinusknoten aber als den motorisch und funktionell wichtigsten Teil. A. und B. S. Oppenheimer stellen sich demgegenüber auf den Standpunkt, daß nach ihren Untersuchungen am Embryo der Sinusknoten genetisch dem Sinus venosus angehört, denn sie fanden an der Mündung der oberen Hohlvene noch Klappen.

Anatomie.

Der Sinusknoten.

Der von Keith und Flack zuerst beschriebene und nach ihnen benannte Sinusknoten liegt an der Grenzscheide zwischen Cava sup. und rechtem Herzohr im Sulcus terminalis. Die Entdecker betonen, daß sie den Namen Knoten gewählt haben, um die Ähnlichkeit mit dem Aschoff-Tawaraschen Knoten anzudeuten. Ihre Befunde wurden eingehend nachuntersucht von Koch, Thorel, Mönckeberg, A. und B. S. Oppenheimer und Tandler. Um die topographische Lage des Knotens zu charakterisieren, ist es notwendig, zunächst auf die Form und Ausdehnung dieses spezifischen Gebildes einzugehen. Der Knoten hat eine Spindel- oder Rübenform und nach den Messungen Tandlers eine Länge von etwa 10 mm und Breite von 5 mm. Am erwachsenen Herzen ist er makroskopisch im Sulcus terminalis besonders bei durchfallendem Lichte oft leicht erkennbar; er liegt im subepikardialen Fettgewebe und erreicht mit seinem Ausläufer das Endokard. Die Präparation und die Auffindung ist nicht schwierig, wenn man dabei von dem Verlaufe der großen Zentralarterie ausgeht und bei durchfallendem Licht arbeitet. Man unterscheidet folgende Abschnitte:

1. Den Kopfteil. Er liegt an der Stelle, wo die obere Kante des rechten Herzohrs in den Sulcus terminalis übergeht.

2. Den Stamm, der die Fortsetzung des Kopfteils bildet, schließt sich nach unten an den Knoten an und liegt am lateralen Teil des Sulcus terminalis. Die Verbindung von Kopfteil und Stamm mit der oberen Hohlvene bzw. rechtem Vorhof wird dadurch hergestellt, daß

3. die unteren Ausläufer aus dem Stamm in die Vorhofsmuskulatur ausstrahlen und dadurch, daß

4. aus dem Kopfteil Fasern in die obere Hohlvene übergehen.

Mönckeberg beschreibt 5 verschiedene Verbindungen zwischen Sinusknoten und der gewöhnlichen Herzmuskulatur:

1. Fasern, die parallel der Cava superior nach abwärts streben und in den Kopf des Knotens einmünden.

2. Fasern, die subepikardial am oberen Rande des Herzohrs verlaufen und gleichfalls in den Kopf des Knotens einmünden.

3. Ringmuskelfasern des oberen Kavatrichters, die ebenfalls in den oberen Teil des Knotens eintreten.

4. Die schon beschriebenen unteren Ausläufer des Knotens, die in schräger Richtung nach abwärts bis zur hinteren Seite des Vorhofs verfolgbar sind und

5. Fasern, die vom Stamm des Knotens aus nach abwärts verlaufen.

Histologisch gleicht das spezifische Gewebe dem des Aschoff-Tawaraschen Knotens in erster Linie durch die netzförmig angeordnete Struktur. Die Auffindung ist am leichtesten möglich wegen des reichlichen Bindegewebes um das spezifische Gebilde bei van Giesonfärbung. Auch die Bestsche Glykogenfärbung läßt die spezifischen Fasern leicht wegen ihres Glykogengehaltes von der übrigen Muskulatur unterscheiden. Die spezifischen Fasern unterscheiden sich in folgenden Punkten von den gewöhnlichen Vorhofsfasern:

Die spezifischen Fasern verlaufen nirgends in gleicher Richtung und sind auffallend schmal, eine Längsstreifung ist vorhanden, eine Querstreifung nur selten angedeutet. Sarkoplasma ist besonders um die Kerne herum in reichlicher Menge vorhanden, wodurch die einzelnen Fasern im Zentralabschnitt heller erscheinen. Die Kerne sind meist länglich. Der Reichtum des Gebildes an Bindegewebe und Glykogen ist oben erwähnt; eine eigentliche bindegewebige Scheide, wie wir sie beim Tawaraschen Knoten beschrieben haben, fehlt nach den Untersuchungen von Koch um den Sinusknoten.

Keith und Flack hatten bereits festgestellt, daß nach allen Seiten hin Verbindungen mit dem Myokard des Vorhofs bestehen. Der Übergang, der hauptsächlich in den oberen und unteren Ausläufern des Knotens stattfindet, geht in der Weise vor sich, daß die spezifischen Fasern allmählich breiter werden, und die Querstreifung deutlicher hervortritt.

Zwischen den Sinusknoten und dem benachbarten Tawaraknoten suchten schon die ersten Untersucher spezifische Verbindungsfasern nachzuweisen. Während man anfangs eine solche Verbindung leugnete, glaubte Thorel in der Wand des rechten Vorhofs ein kontinuierliches verbindendes System gefunden zu haben. Er beschrieb sarkoplasmareiche Fasern von der Struktur der Bündelfasern und fand sie hauptsächlich an der hinteren und seitlichen Fläche der Cava superior und konnte nachweisen, daß diese Fasern teilweise vom Sinusknoten ausgehen, mit der Muskulatur an der Kavabasis in Verbindung treten, hinter dem Sinusknoten nach abwärts ziehen und in großen Röhrenfaserzügen über die Vorhof-Kavagrenze nach abwärts verlaufen. Da Thorel auch unterhalb der Vorhof-Kavagrenze breite Züge spezifischer Elemente sah, nahm er an, daß hier ein System vorliege, eine spezifische Verbindung sowohl zwischen den beiden Venen, wie auch zwischen den Sinusknoten und Atrioventrikularknoten.

Diese Befunde wurden von Aschoff-Mönckeberg, W. Koch, Fahr bestritten, so daß die heutige Ansicht folgendermaßen heißt: Ein System in dem Sinne, wie Thorel es dargestellt hat, scheint nicht zu bestehen. Es finden sich wohl zerstreut und in unsystematischer Weise besonders färbbare Muskelelemente im rechten Vorhof, aber niemals derartig, daß eine spezifische Verbindung zwischen Sinus- und Atrioventrikularknoten nachweisbar ist.

Gefäße: Die erwähnte Zentralarterie im Sinusknoten, die topographisch-anatomisch von Bedeutung ist, entstammt der rechten A. coronaria. Kurz nach dem Ursprung der Arterie geht nämlich ein Vorhofsast ab, der verschiedene mehr oder weniger stark ausgebildete Gefäße zur medialen Wand des Vorhofs, zum Vorhofsseptum und zur Aorta abgibt, der aber auch mit mehreren Nebenästen den Sinusknoten versorgt. Von diesen Ästen ist die Zentralarterie die wesentliche; sie entspringt gewöhnlich aus einem von zwei Arterien gespeisten Endast, der ursprünglich am hinteren Rand des Sinus schließlich eine Zentrallage einnimmt. Daß bei dieser Gefäßversorgung Anomalien verschiedener Art vorkommen können, ist von W. Koch besonders hervorgehoben worden. Allgemein-physiologisch scheint bemerkenswert zu sein, daß der Sinusknoten außergewöhnlich gut mit Gefäßen versorgt ist.

Nerven: Der Sinusknoten ist allgemein sehr reichlich mit nervösen Elementen versehen. Man findet gewöhnlich Nerven dem Knoten angelagert oder auch durch den Knoten ziehend; man findet in unmittelbarer Umgebung des Knotens stets reichlich Ganglienzellen. Das reichliche Vorhandensein von nervösen Elementen war von Flack und Keith bei ihrer ersten Beschreibung bereits betont. Morison glaubte nachweisen zu können, daß diese Nervenfasern sich in feinste Fibrillen auffasern und in die Muskelzellen selbst übergehen. Mönckeberg betont allerdings gegenüber Koch, daß die Beziehungen zwischen Sinusknoten und Nerven nicht so eng sind, wie sie Koch angibt, sondern daß ebenso, wie Fahr aussprach, die kleine Anhäufung von Ganglien im Dach des rechten Vorhofs in der Nähe der Einmündungsstelle der Vena cava superior zu finden sei, und daß die Hauptanhäufung von Ganglienzellen von hier nach der Einmündungsstelle der Vena cava inferior hinziehe.

Der Sinusknoten im Säugetierherzen.

Ausgedehnte Untersuchungen über den Sinusknoten im Säugetierherzen verdanken wir W. Koch, G. Schwartz, Mönckeberg u. a.

Bei den Huftieren ist der Sinusknoten im allgemeinen sehr gut ausgebildet, die Bindegewebsentwicklung ist eine reichliche, die Gefäßversorgung eine große. Beim Rind und beim Schaf findet man zumeist einen großen und gut ausgebildeten Kopfteil und reichliche Ausläufer. Schwartz berichtet über eine besondere Form des Sinusknotens im Kalbsherzen, die er als Sinusschleife bezeichnet. Die große individuelle Verschiedenheit, die ich in einer größeren Reihe von mir untersuchter Herzen fand, machten es mir wahrscheinlich, daß die Schwartzsche Sinusschleife durch außergewöhnlich stark entwickelte Kopfausläufer bedingt war. W. Koch beschrieb in eingehender Weise den Sinusknoten des Hundeherzens. Hier kann man ebenso wie beim Menschen einen Kopfteil, einen Stamm und die unteren und oberen Ausläufer gut unterscheiden, an großen Organen schon makroskopisch den Knoten erkennen. Mikroskopisch sieht man in der Umgebung der spezifischen Muskulatur viel Fettgewebe, die Fasern selbst bei van Giesonfärbung heller als die umgebenden Vorhofs- bzw. Venenwandelemente, fibrillenärmer, längsgestreift mit zierlichem, spindelförmigem, intensiv gefärbtem Kern. Eine sehr gute Orientierung hat man durch die unverhältnismäßig dickwandige Zentralarterie. Mikroskopisch ist der Knoten noch besser erkennbar bei den Huftieren, weil hier die spezifische Muskulatur sich noch schärfer abhebt und die im System gelegenen Nerven und die am System gelegenen Ganglienzellen reichlicher vorhanden sind als bei den Raubtieren. Bei den Nagetieren ist der Knoten stärker ausgebildet als bei den eben erwähnten Tierklassen, insbesondere der Schwanzteil reicht mit seinen Ausläufern weit über den Sulcus terminalis hinaus.

Das Hissche Bündel.

Während, wie oben erwähnt, His die wesentliche Grundlage des Bündels beim Menschen gefunden hatte, gelang es Tawara durch ausgedehnte Serienuntersuchungen das Bündel besonders in seinem Ursprung und in seinen Ausläufern näher zu bestimmen. Tawara, der Gelegenheit hatte, mehrere Kinderherzen und Herzen Erwachsener zu untersuchen, unterscheidet nach dem topographischen Verlauf und der feineren histologischen Struktur zwei Abschnitte, die er wiederum in zwei Unterabteilungen gruppiert.

Den Vorhofsabschnitt teilt er ein in zwei Teile, nämlich den vorderen netzbildenden, d. h. den Knoten, und den hinteren, mehr parallelgerichteten Teil, d. h. den Anfangsteil des eigentlichen Hisschen Bündels. Er erwähnt, daß diese beiden Teile zusammen eine langspindelige Form bilden und fast vollständig von Fettgewebe umgeben sind. Bei dem Kammerabschnitt unterscheidet er ebenfalls wiederum 2 Abschnitte, nämlich 1. den Anfangsteil, der den Anfang des Kammerabschnittes bis zum oberen Abschnitt der beiden Schenkel umfaßt, d. h. also denjenigen Teil, der schon zu dem ursprünglichen von His beschriebenen Bündel gehörte und dann den unteren Verlauf der beiden Schenkel und der Endausbreitungen. Praktischer und übersichtlicher ist es, wenn man das Atrioventrikularsystem in 3 Abschnitte einteilt, nämlich

1. den Vorhofabschnitt oder Aschoff-Tawara-Knoten;

2. in das Hissche Bündel, d. h. denjenigen Teil des Atrioventrikularsystems, der von der Hinterwand des rechten Vorhofs durch das Septum bis zum Ventrikel reicht, um sich hier in zwei Schenkel aufzugabeln und endlich

3. den rechten und den linken Schenkel mit den Endausbreitungen.

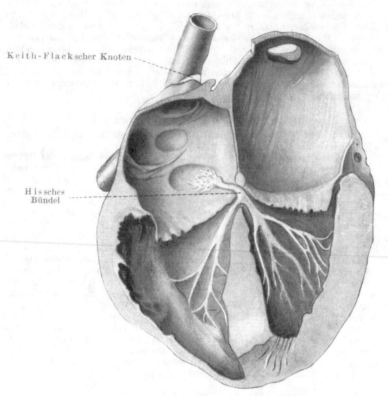

Keith-Flackscher Knoten

Hissches Bündel

Abb. 2. Das Reizleitungssystem des menschlichen Herzens. (Halbschematisch.)
Oben an der Mündung der oberen Hohlvene in den r. Vorhof der Keith-Flacksche Knoten. In der Mitte des Herzens von der Hinterwand des r. Vorhofs entspringend, durch das Septum nach vorn verlaufend, das Hissche Bündel.
(Über Aschoff-Tawaraschen Knoten und Schenkel s. Text.)

Der Aschoff-Tawara-Knoten.

Der Knoten liegt, wie schon mehrfach erwähnt, unterhalb der hinteren Aortenklappe, und zwar unterhalb der rechten Seite oberhalb des Septum fibrosum. Er umgreift die rechte Seite der Aortenwurzel und läßt sich am besten bestimmen durch das von W. Koch beschriebene und nach ihm benannte Dreieck. Dieses Dreieck wird gebildet durch den Ansatz der Trikuspidalis in dem kaudalen Teil, — durch eine Falte, die sich bildet, wenn man mit der Pinzette die Vereinigungsstätte der Valvula Eustachii und Thebesii nach rechts hin anspannt in dem kranialen Teil — und schließlich durch die Mündung des Sinus coronarius in dem hinteren Teil. Nahe der Spitze dieses Dreiecks liegt der Knoten. Diese Stelle entspricht auch der hinteren Spitze des Trigonum fibrosum dextrum.

Den Knoten kann man (die individuellen oft sehr großen Unterschiede berücksichtigend) erkennen an der grau-gelben Färbung. Er ist etwa 3—4 cm lang und 2 mm breit. Bei einiger Übung kann man ihn makroskopisch, wenigstens in seinem Hauptteil, herauspräparieren, wie Holl speziell am menschlichen Herzen nachwies. Verfolgt man diesen Knoten präparierend, so erkennt man

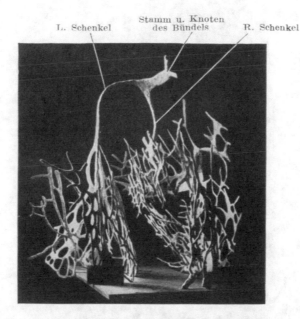

Abb. 3. Hissches Bündel im Kalbsherzen.
(Nach einer Modell-Rekonstruktion von Lydia de Witt.)

bald die unmittelbare Auffaserung des zum Sinus coronarius zu gerichteten Teiles, d. h. diejenige Stelle, wo das Gewebe des Knotens unmittelbar in die Vorhofsmuskulatur übergeht; nach der anderen Seite hin geht er kontinuierlich in das Hissche Bündel über und nimmt hier eine festere, leichter abzugrenzende und auch schon makroskopisch leichter erkennbare Gestalt an.

Das Hissche Bündel.

Die Originalbeschreibung von His auf Grund von Serienabschnitten, die er am Herzen einer ausgewachsenen Maus, eines neugeborenen Hundes, zweier Neugeborenen und zweier Erwachsenen etwa 30jährigen Menschen machte, waren folgende: ,,Das Bündel entspringt der Hinterwand des rechten Vorhofs, nahe der Vorhofscheidewand, in der Atrioventrikularfurche, legt sich der oberen Kante des Kammerscheidewandmuskels unter mehrfachem Faseraustausch an, zieht auf demselben nach vorn, bis es nahe der Aorta sich in einem rechten und linken Schenkel gabelt, welch letzterer in der Basis des Aortenzipfels der Mitralis endigt". Makroskopisch wurde dieses Bündel zuerst von Retzer 1904 abgebildet, spätere ausgezeichnete Präparationen und Abbildungen lieferten Keith, Holl, Curran. Wenn man vom rechten Vorhof aus unterhalb des Septum fibrosum atrioventriculare vorsichtig präpariert, erkennt man bald hier ein helleres, festeres, von hinten nach vorn verlaufendes Gebilde, das sich an den oben genauer beschriebenen Knoten anschließt und dem Hisschen Bündel entspricht. Dieses

Bündel verläuft in der sehnigen Substanz des Septum fibrosum atrioventriculare
in schräger Richtung von hinten oben nach vorn unten, gewöhnlich auch in

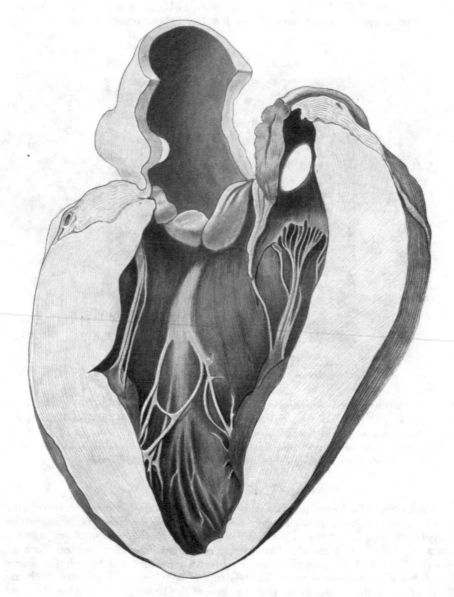

Abb. 4. Linker Schenkel des Hisschen Bündels beim Rind.
Man sieht unterhalb der Aortenklappen das Bündel in etwa 2 mm Breite subendokardial
verlaufen; es gabelt sich dann in 3 Äste, von denen der mittlere subendokardial liegt, die
beiden seitlichen in Strängen in das Lumen vorspringen (sog. falsche Sehnenfäden).

schräger Richtung von rechts nach links, indem es hinten mehr der rechten
Herzhälfte genähert ist und vorn mehr der linken. Es ist dauernd in eine dichte
Bindegewebsmasse eingebettet und pflegt bei seinem Verlauf an Umfang

zuzunehmen. Man kann es nach vorn bis zu der Stelle hin gut verfolgen, wo das Trigonum fibrosum in das Septum membranaceum übergeht. Hier, unterhalb der Pars membranacea septi, teilt es sich in zwei Schenkel, einen dünneren linken und einen dickeren kürzeren rechten. Dieses Bündel ist vom Tawara- knoten an bis zur Teilungsstelle gemessen etwa $1^1/_2$ cm lang und auf dem Quer- schnitt 1—2 mm dick. Durchschnittlich ist es, was seine Form angeht, rund, manchmal, besonders in dem Abschnitt nahe der Teilungsstelle, dreieckig mit abgerundeter Spitze. Die Teilungsstelle liegt, wie erwähnt, unterhalb der Pars membranica septi, ist aber oft, da hier individuelle, größere Verschieden- heiten vorkommen, topographisch nicht exakt festlegbar. Da unmittelbar hinter der Teilungsstelle die Schenkel einen nach abwärts und vorngerichteten Verlauf haben, kommt hier eine Figur zustande, die auf Frontalschnitten den Eindruck macht, als ob die Schenkel auf der Ventrikelmuskulatur reiten, eine Tatsache, die schon His besonders hervorgehoben hat.

Der rechte Schenkel des Hisschen Bündels.

Im allgemeinen ist der rechte Schenkel gegenüber dem linken viel schwerer sichtbar. Bei vorsichtiger Präparation und im günstigen Falle auch ohne sie, gelingt es, den Verlauf wenigstens bis zum großen Papillarmuskel zu verfolgen. Es handelt sich um ein 1—2 mm dickes weißes Bündel von rundlicher Form, das auf Querschnitten sich auch schon makroskopisch, wohl hauptsächlich deswegen, weil es von der umgebenden Muskulatur durch eine lockere Binde- gewebslage getrennt ist, so gut abhebt, daß auch derjenige, der nur ungefähr den Verlauf des Bündels kennt, sich über den Verlauf dieses Hauptstammes schnell und gut informieren kann. Keith und Flack, Fahr, Holl und Tandler haben durch Präparation bzw. an Plattenmodellen den Verlauf ausführlicher gekennzeichnet.

Der Beginn des Schenkels ist, wie schon erwähnt, gewissen offenbar indi- viduellen Unterschieden unterworfen. Wenn sich der Schenkel ziemlich hoch vom Hauptstamm abspaltet, so läuft er meistens noch einige Zeit lang parallel dem linken Schenkel an der rechten Seite des Septum musculare, um dann, d. h. an jener Stelle, an der das Trigonum fibrosum in das Septum membrana- ceum übergeht, ziemlich scharf nach unten umzubiegen. Von hier aus läuft er in einem leichten Bogen nach vorn und unten, um schließlich den trabe- kulären Hilfsschenkel des vorderen Papillarmuskels entlang zur Basis des letz- teren zu gelangen.

Nach Mönckeberg kann man drei individuelle verschieden lange Abschnitte unter- scheiden:
1. den oberen subendokardialen Abschnitt,
2. den intermuskulären Abschnitt und
3. den unteren subendokardialen Abschnitt.

Schon Mönckeberg betont, daß der erstere fehlen kann. Nach meinen Untersuchungen, die sich auf etwa 15—20 menschliche Herzen erstrecken, möchte ich annehmen, daß für gewöhnlich unmittelbar nach der Teilung der rechte Schenkel eine intramuskuläre Lage einnimmt, so daß ich es für ratsamer halten würde, zwei Abschnitte zu unterscheiden:
1. den oberen intramuskulären,
2. den unteren subendokardialen Abschnitt.

Unmittelbar nach dem Abgang aus dem Crus commune ist der rechte Schenkel dicker als der linke, gewöhnlich hat er hier einen Durchmesser von 2 mm; er verjüngt sich dann während seines intermuskulären Verlaufs ziemlich schnell. Topographisch-anatomisch liegt er hier unterhalb der Crista supraventricularis. Dieser intramuskuläre Verlauf, der ungefähr einer Länge von 2 cm entspricht, ist nach unten hin begrenzt durch die Ur- sprungsstelle des medialen Papillarmuskels. Er strebt jetzt in einem leichten Bogen nach hinten und unten, um zur Basis des vorderen Papillarmuskels oder des sog. Hilfsschenkels zu gelangen. Hier teilt es sich in mehrere Äste, „die sich von dieser Stelle entweder den Trabekeln entlang oder durch speziell dazu bestimmte ganz kleine sehnenfadenartige Fäden hindurch nach verschiedenen Richtungen hin verbreiten. Die Endäste gehen teils nach der Parietalwand, teils nach dem Septum hin" (Tawara S. 14). Sie lösen sich weiterhin in feinste Verzweigungen auf, die ein Netzwerk an der ganzen Innenfläche der Parietalwand bilden. Die Fäden pflegen in ihrem Verlauf den intertrabekulären Furchen nicht zu folgen, sondern überbrücken sie und markieren sich dann besonders gut, wenn dieses Netz gut ausgebildet ist und die Trabekeln tief sind.

Der linke Schenkel des Hisschen Bündels.

Der Verlauf des dünneren linken Schenkels ist größeren individuellen Verschiedenheiten unterworfen als der des rechten. Im allgemeinen verläuft der Schenkel nach seiner Trennung vom Bündel subendokardial, wird deutlich platter und etwas breiter und strebt schräg nach vorn unten ziehend, zum vorderen und hinteren Papillarmuskel mit einem großen Teil seiner Fasern, während kleinere Teile sich nach der Herzspitze zu ausbreiten. Die Aufsplitterung findet im Gegensatz zum rechten Schenkel sehr früh statt, so daß man also unterscheiden kann:

1. einen platten breiten Hauptstamm,
2. eine Reihe, gewöhnlich zwei, oft aber auch drei größere Äste, die sich sehr bald in viele kleine aufsplittern, so daß das Ganze die Gestalt eines Fächers mit breitem Griff bekommt.

Der Stamm findet sich direkt unterhalb der Linie, die den untersten Punkt des Septum membranicum und den untersten Punkt der rechten vorderen Aortenklappe verbindet. Der Stamm (vgl. Holl) ist etwa $1/4$ cm breit, $1/2$ cm lang und nur $1/2$ mm dick. Bei der außerordentlichen Dünne ist es natürlich sehr schwer, den Stamm zu präparieren. Wie schon erwähnt, splittert sich ungefähr $1/2$ cm unterhalb der Abgangsstelle der Stamm auf, gewöhnlich in einen vorderen und einen hinteren Schenkel, oft in mehrere Schenkel. Der vordere Ast, der gewöhnlich nicht ein einheitliches Gebilde darstellt, sondern entweder sich unmittelbar in 2 oder 3 Nebenäste aufteilt, oder nur auf eine kurze Strecke der Sammelpunkt für viele einzelne Nebenäste bedeutet, verläuft subendokardial nach vorn und unten zur medialen Seite des vorderen Papillarmuskels. Die Aufsplitterung geschieht regellos, so daß ein Netzwerk entsteht, dessen einzelne Gebilde nicht nur dem Papillarmuskel zustreben, sondern auch rückläufig in die Ventrikelwand bzw. in die Trabekel des vorderen Papillarmuskels übertreten. Hierbei überbrücken die feinen Äste, ebenso wie an der Spitze des rechten Ventrikels, die trabekulären Nischen, lassen sich dann wieder subendokardial eine Strecke weit verfolgen, nicht selten in der Weise, daß sie spitzwinklig nach oben hin ausstrahlen. Der hintere Schenkel strebt, wie erwähnt, zu der Basis des hinteren Papillarmuskels. Diese Bündel bilden, ebenso wie beide vorderen Schenkel ein regelloses Netzwerk, verlaufen teils subendokardial, teils frei im Ventrikel, die trabekulären Nischen überbrückend. Die dickeren von diesen imponieren als falsche Sehnenfäden. Will man den linken Schenkel mit seinen Ausläufern präparieren, so geht man am besten davon aus, daß man zuerst das Crus commune vom rechten Ventrikel aus freilegt bis zu der Teilungsstelle in den rechten Schenkel. Man hat dann einen besseren topographischen Anhaltspunkt für die Teilungsstelle und kann von hier aus mit den makroskopisch im mittleren und unteren Drittel des linken Ventrikels deutlich sichtbaren Ausläufern eine Verbindungslinie herstellen.

Histologie.
Allgemeine Charakteristika.

Histologisch unterscheidet sich das Atrioventrikularsystem im allgemeinen von der umgebenden quergestreiften Herzmuskulatur im mikroskopischen Bild durch zwei sehr hervorragende Merkmale, nämlich:

1. die hellere Färbung,
2. den Reichtum an Bindegewebe und elastischen Fasern.

Die hellere Färbung ist bedingt durch den geringen Fibrillengehalt und durch das reichliche Sarkoplasma. Vergleichend anatomisch betrachtet scheinen die spezifischen Zellelemente die Protoplasmafarbstoffe weniger gut anzunehmen. Die Anordnung der Fibrillen ist zwar beim Menschen nicht so in die Augen springend als beim Huftier, aber sie ist doch histologisch durchweg so gut markiert, daß man an der unregelmäßigen Anordnung speziell in der Peripherie ein gutes Charakteristikum für die Bündelfasern hat. Der Protoplasmareichtum ist am meisten ausgebildet in den Endausbreitungen, er ist aber auch noch sehr deutlich vorhanden in den Anfangsteilen der beiden Schenkel und im Crus commune. Zu den hervorstehenden Unterscheidungsmerkmalen gehört der Kernreichtum. Die Kerne sind durchschnittlich reichlicher vorhanden als in der umgebenden Muskulatur mit Ausnahme der Purkinjeschen Fasern, bei denen man eher eine Verminderung gegenüber der Umgebung feststellen kann. Weiterhin sind die Kerne dadurch ausgezeichnet, daß sie nicht so gleichmäßig geformt sind wie die des Myokards, sondern in ihrer Konfiguration stark wechseln und dadurch, daß sie Kernfarbstoffe weniger annehmen, d. h. gleichfalls heller sich tingieren als die Kerne der Herzmuskelfasern. Bei stärkster Vergrößerung imponieren die spezifischen Elemente schließlich noch dadurch, daß die Längsstreifung nur undeutlich vorhanden ist. Diese charakteristischen Merkmale treten besonders bei der Färbung nach Heidenhain auf. Das zweite wichtige allgemeine Charakteristikum der

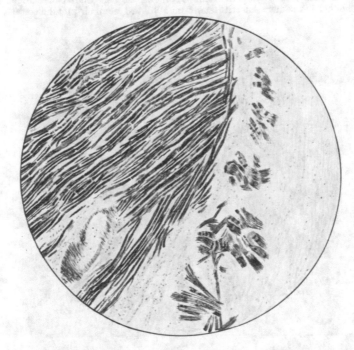

Abb. 5. Querschnitt durch die Wand des linken Ventrikels. (Mensch.)
Man sieht rechts Endokard, subendokardial spezif. Muskulatur (Purkinjesche Fasern), links gewöhnliche Myokardfasern. Die Purkinjeschen Fäden sind durch ihre Breite und durch ihre Fibrillenarmut gegenüber den gewöhnlichen Myokardfasern gekennzeichnet.

spezifischen Elemente ist, wie schon erwähnt, der Reichtum an Bindegewebe und elastischen Fasern. Das gesamte System wird einerseits durch eine fast immer deutlich vorhandene bindegewebige Scheide von der umgebenden Muskulatur getrennt, andererseits dringen zahlreiche kollagene und elastische Fasern zwischen die spezifischen Elemente ein und teilen sie in größere und kleinere Bündel. Dieser Reichtum markiert sich am deutlichsten bei der Färbung nach van Gieson, bei der Bestandteile des Reizleitungssystems stets durch die stärkere Rotfärbung schon bei schwacher Vergrößerung deutlich erkennbar sind, andererseits auch durch die Elastikafärbungen. Der Glykogengehalt, der bei den Huftieren eins der wichtigsten histologischen Merkmale darstellt, läßt sich für den Menschen, wenigstens nach den bisherigen Untersuchungen, nicht verwerten.

Obwohl sich die Fasern des Reizleitungssystems in allen Teilen durch die charakteristische histologische Struktur und Färbbarkeit sehr gut von der übrigen Muskulatur abheben, lassen sich doch zwischen den Hauptabschnitten bestimmte unterscheidende Merkmale feststellen.

Die Histologie des Aschoff-Tawara-Knotens läßt sich zusammenfassend folgendermaßen charakterisieren: Der Knoten besteht aus schmalen, fibrillenarmen, sarkoplasmareichen Muskelfasern, die netzförmig angeordnet sind. Die Maschen des Netzes sind verschieden weit und von Bindegewebe ausgefüllt. Die Fasern des Knotens gehen nach oben, nach rechts, nach links und nach unten allmählich unter Verlust ihrer spezifischen Struktur in die Muskelfasern des Vorhofs über. Man kann sagen, der Knoten entspringt mit vielen Wurzeln aus der Vorhofsmuskulatur.

Die histologischen Befunde am Hisschen Bündel sind kurz zusammengefaßt so, daß die Muskelfasern allmählich einen mehr parallelgerichteten Verlauf annehmen und von einer derben Bindegewebsscheide umgeben sind. Diese ist besonders durch breite Saftspalten ausgezeichnet. Ebenso wie der Knoten ist auch dieser Abschnitt des Reizleitungssystems frei von Glykogen. Sein Übergang zu den Endausbreitungen findet am rechten Schenkel bei seinem Austritt aus dem Myokard ziemlich plötzlich statt, im linken

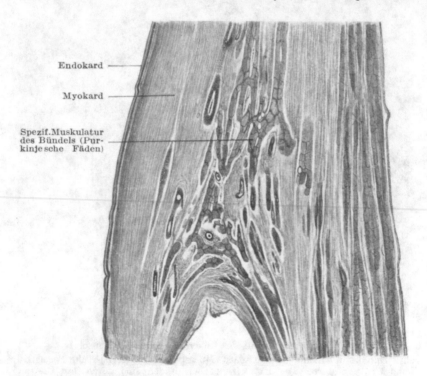

Endokard

Myokard

Spezif. Muskulatur
des Bündels (Pur-
kinjesche Fäden)

Abb. 6. Teilungsstelle des linken Schenkels des Hisschen Bündels
in die zum vorderen und hinteren Papillarmuskel verlaufenden Äste beim Schaf.

Schenkel bald nach seiner Trennung vom Hauptstamm, und in nicht so ausgeprägter Weise wie rechts.

Die Endausbreitungen des Bündels charakterisieren sich also histologisch folgendermaßen: Sie bestehen aus groben, platten, unregelmäßig konturierten Zellelementen mit peripher angeordneter, unregelmäßiger Fibrillenstruktur. Der fibrillenfreie Teil der Zellen ist gewöhnlich sehr blaß tingiert und enthält den breiten, plumpen, intensiv gefärbten Kern. Am charakteristischsten sind die an Kittlinien erinnernden dunklen Querlinien, die von Fibrillen durchzogen werden. Diese Zellelemente enthalten mehr oder weniger reichlich Glykogen. Die Fasern selbst liegen stets subendokardial und sind von einer bindegewebigen Hülle umgeben, die viel stärker als das Perimysium der Herzmuskulatur ist.

Die abnormen Sehnenfäden.

Daß im Ventrikel des Menschen und der Tiere neben den eigentlichen Sehnenfäden weiße Stränge existierten, die nicht an der Klappe ansetzten, sondern von Muskulatur zu Muskulatur durch das Ventrikulum zogen, war schon lange bekannt. Man faßte diese Stränge auf

als verlagerte Chordae tendineae oder als atrophische Trabekel. Bei der näheren Untersuchung der Ausbreitung des Hisschen Bündels durch die Aschoffsche Schule ergab
sich, daß diese abnormen Sehnenfäden zu dem Atrioventrikularbündel gehörten. Nähere
Untersuchungen durch Magnus-Alsleben und Mönckeberg zeigten dann, daß nicht
alle falschen Sehnenfäden zu dem spezifischen System gerechnet werden konnten, sondern
daß ein Teil derselben aus Bindegewebe bestände, ein Teil aus echten Myokardfasern.

Die Gefäßversorgung des Reizleitungssystems.

Unabhängig von der Frage des Reizleitungssystems wurde vor wenigen Jahren die
Frage nach der Blutversorgung des Herzens angeschnitten von Jamin, Maerkel, Hirsch,
Spalteholz u. a. Jamin und Maerkel konnten durch stereoskopische Röntgenaufnahmen

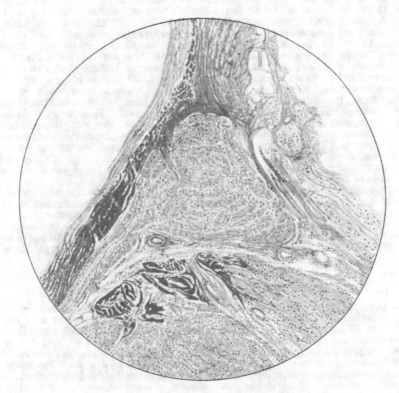

Abb. 7. Schnitt durch das Hissche Bündel beim Schaf.

an injizierten menschlichen Herzen beweisen, daß zwischen den Koronararterien an verschiedensten Stellen, am häufigsten an den Vorhöfen in der Vorhofs- und Kammerscheidewand,
aber auch in der Vorderwand des rechten Ventrikels, in den Papillarmuskeln und an der
Herzspitze Anastomosen zwischen den beiden Koronararterien existieren. Beide betonen
die „erheblichen individuellen Verschiedenheiten" in dem Vorkommen von Verbindungen
zwischen den Koronararterien. Spalteholz und Hirsch benutzten eine neue Methode,
um das Vorkommen von Anastomosen zu beweisen. Die Methode beruht darauf, die Herzmuskulatur durchsichtig zu machen, so daß die injizierten Gefäße bis in ihre feinsten Verzweigungen hin verfolgt werden können. Sie fanden eine außerordentlich große Anzahl
von Anastomosen besonders nahe der äußeren und nahe der inneren Oberfläche an den
Ventrikeln. Von den Ästen des oberflächlichen Netzes sahen sie besonders da, wo das
Myokard weit ist, senkrechte Zweige in die Tiefe ziehen. Auch in der Wand der Vorhöfe fanden
sie zahlreiche Anastomosen, die ein engmaschiges Netz bildeten, das mit dem eben erwähnten
Kammernetz in engster Verbindung stand. Diese ausgedehnte Gefäßversorgung konnten

sie sowohl beim Hund wie beim Mensch, aber auch bei allen Säugetierherzen nachweisen, fanden sie weiterhin auch bei Reptilien und am Fischherzen, so daß sie die netzartigen Verzweigungen als eine „den Herzarterien eigentümliche und charakteristische Eigenschaft auffassen, die ihnen in der ganzen Reihe der Wirbeltiere zukommt". Experimentelle Untersuchungen, die Spalteholz mit Hirsch an Hunden- und Affenherzen ausführte, waren insofern von besonderer Bedeutung, als bei Unterbindung des Ramus descendens der Arteria coronaria sinistra sich trotz der zahlreichen Anastomosen stets ein Infarkt bildete, der aber gewöhnlich von der Unterbindungsstelle entfernt lag und nicht dem ganzen Verteilungsgebiet der unterbundenen Arterie entsprach. Aus diesen Versuchen schlossen Spalteholz und Hirsch, daß die Anastomosen also trotz ihrer Länge und Größe nicht genügen, um beim Unterbinden eines Gefäßes das Auftreten eines Infarktes zu verhindern. Bei der Diskussion über diese Gefäßfrage auf dem Pathologenkongreß in Dresden erwähnte Marchand, daß die Pathologie den Begriff Cohnheims der „absoluten Endarterie" längst verlassen habe, daß aber trotz des Vorhandenseins der zahlreichen Anastomosen man doch die Herzarterien funktionell als Endarterien ansprechen müsse. Es lag sehr nahe, die Spalteholzsche Methode zu benutzen, um über die Gefäßversorgung des Reizleitungssystems nähere Aufschlüsse zu erlangen, ein Gedanke, den Mönckeberg auf dem erwähnten Pathologenkongreß bereits aussprach. Daß das Atrioventrikularbündel von einem größeren Ast der rechten Koronararterie beim Durchtritt durch den Annulus fibrosus begleitet und versorgt werde, war von Keith und Flack bereits betont worden. Mönckeberg bestätigte diese Anschauung, betonte aber, daß dieser Ast inkonstant sei und nicht als regelmäßiger Zubehör aufgefaßt werden könnte. Spalteholz hatte bereits 1909, als diese Frage, wie oben erwähnt, angeschnitten wurde, sich dahin ausgesprochen: „Das Bündel ist so klein, daß nur eine feine Arterie vom Vorhof aus hineingeht, deren Endschicksal nicht verfolgt werden könnte". Eine ausgezeichnete und eingehende Bearbeitung erfuhr diese Frage durch G. Haas, der nach dem Thierschen und Teichmannschen Verfahren die rechte Koronararterie injizierte und durch Präparation sich eine Übersicht über den Verlauf und die Konstanz der Arterie verschaffte, der weiterhin durch gleichzeitige Injektion der linken Koronararterie die Beziehungen dieser zum Bündel festlegte. Durch Serienschnitte kontrollierte Haas seine makroskopischen Befunde und stellte folgendes fest:

Das Reizleitungssystem wird beim Menschen, Hund und Kalb in seinen verschiedenen Abschnitten von verschiedenen Gefäßsystemen versorgt. Beim Menschen spielt die Hauptrolle die rechte Koronararterie, die von der hinteren Koronarfurche aus entsendet: 1. einen Ramus septi ventriculorum superior zum linken Hauptschenkel des Atrioventrikularsystems. 2. Einen Ramus septi fibrosi zum Hisschen Bündel. Beim Hund wird das Atrioventrikularsystem hauptsächlich von der linken Koronararterie versorgt. Beim Kalb sind beide Arterien ziemlich gleichmäßig an der Blutversorgung beteiligt.

Nerven des Atrioventrikular-Systems.

Alle Untersuchungen über das Atrioventrikularsystem haben sich mit dem Vorhandensein von nervösen Elementen beschäftigt. Tawara war der erste, der in dem Hisschen Bündel beim Kalb und beim Schaf nervöse Fasern mit Sicherheit nachwies. Er betont in seiner Monographie, daß die Nervenfasern sowohl mit dem linken wie mit dem rechten Schenkel des Bündels nach abwärts ziehen, läßt aber die Frage offen, ob diese Fasern mit den Zellelementen in nähere Beziehung treten. Wilson und Lydia de Witt konnten an Methylenblaupräparaten nachweisen, daß die Nerven in einem dichten Netzwerk das Bündel umspinnen und sich aus marklosen Nervenfasern zusammensetzen. J. Engel wandte ebenfalls die Methylenblaufärbung an und bewies, daß das Bündel offenbar in näherer Beziehung zu diesen zahlreichen größeren Nervensträngen steht, die vom Vorhof her mit dem Bündel zu den Papillarmuskeln ziehen, und daß sowohl marklose wie markhaltige Nervenfasern das ganze System bis zu den Papillarmuskeln begleiten. Wichtig bei diesen Untersuchungen ist besonders, daß ein Teil dieser Fasern mit der gewöhnlichen Herzmuskulatur, besonders der des Septums in Verbindung tritt. Abgesehen von diesen markhaltigen und marklosen Nervenfasern finden sich aber in dem Atrioventrikularbündel auch außergewöhnlich reichliche Ganglienzellen. Schon Remak hatte Ganglienzellen an der Ventrikelscheidewand und der Ventrikelmuskulatur des Herzens nachgewiesen. Tawara gelang es beim Kalb, und zwar im linken Schenkel des Bündels und Wilson bei vielen Säugetieren zahlreiche Ganglienzellen im Bündel nachzuweisen. J. Engel sah zahlreiche Ganglienzellen dem Bündel angelagert und konnte am rechten Schenkel drei größere Gruppen, am linken zahlreiche kleine und drei größere Ganglienzellenhaufen auffinden. Gruppen von Ganglienzellen am oberen Kavatrichter fanden Tawara, Koch, Fahr, Gruppen, die sich auf die hintere Wand des rechten Vorhofs ausdehnten, so daß sie vom Vorhofseptum bis zum Atrioventrikularknoten und um die große Arterienöffnung herum sich verfolgen ließen. Keith und Mackenzie bezeichnen diese Ganglien als sinuaurikuläre bzw. Ludwigsche (die in der Vorhofscheidewand gelegenen) und als Biddersche Ganglien (die an der Arterienöffnung lokalisierten).

Beim Menschen konnten Nervenfasern und Ganglienzellen nachweisen J. Engel und Morison. Gerade beim Menschen fehlen uns noch als Ergänzung zu den reichlichen Befunden am Tier größere systematische Untersuchungen.

Das Hissche Bündel im Säugetierherzen.

Verlauf, Ausbreitung der spezifischen Muskulatur und Färbbarkeit zeigen bei den verschiedenen Säugetieren so wesentliche Unterschiede, daß es berechtigt erscheint, diese Eigentümlichkeiten kurz wiederzugeben. Gerade die gute Färbbarkeit des Systems bei den Huftieren benutzen Aschoff-Tawara, um die genaue Ausbreitung hier zuerst festzulegen. Beim Schaf z. B. entspringt der Knoten etwa 0,2—0,5 cm vom unteren Rande des Sinus coronarius entfernt. Er haftet mit zahlreichen Fasern in der Vorhofmuskulatur,

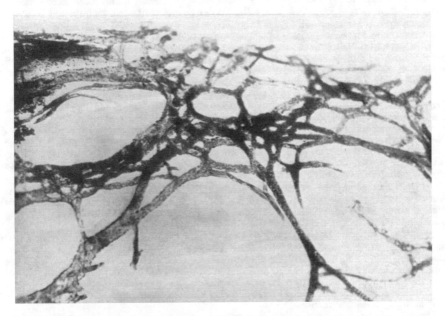

Abb. 8. Flächenpräparat des injizierten Purkinje-Netzes. L. Ventrikel. (Schafherz Nr. 22.) Mikrophotogramm. Vergr. 20. (Nach C. C. Aagard und Hall. Anat. Hefte, Bd. 51, 1914.)

geht auf der anderen Seite unmittelbar in den dicken, rundlichen, 1—1$^{1}/_{2}$ mm dicken Stamm über, der vom Knoten bis zur Teilungsstelle etwa $^{3}/_{4}$—1 cm lang ist. Der Stamm liegt anfangs dem Septum cartilagineum (identisch mit der Pars membranacea septi des Menschen) auf, durchbohrt dann dasselbe und schiebt sich in die Septummuskulatur ein. Innerhalb des Septums ist der Stamm wegen der knorpelhaften Beschaffenheit der Umgebung leicht zu präparieren. Zwischen der vorderen Zirkumferenz der hinteren Aortentasche und der hinteren Zirkumferenz der mittleren teilt sich der Stamm in einen linken und rechten Schenkel. Der linke Schenkel erreicht nach seiner Teilungsstelle in kurzer Zeit die Innenfläche des Herzens, um dann als etwa streichholzdicker, vom Endokard umgebener Strang frei in das Ventrikellumen vorzuspringen (Abb. 4). Der Strang teilt sich in der Regel in zwei kleinere Äste, die je zum linken und rechten Papillarmuskel gelangen. Diese Äste splittern sich weiter auf und besonders im unteren Teil des Ventrikels überspringen sie die Lücken zwischen den einzelnen Muskelbälkchen in Form von falschen Sehnenfäden. In den übrigen Abschnitten sieht man unter dem Endokard die Ausläufer als ein Netzwerk von feinen grau durchschimmernden Streifen. Der rechte Schenkel geht ebenfalls in Gestalt eines dicken Muskelbündels durch das Lumen des Ventrikels zur gegenüberliegenden Wand und splittert sich dann, ähnlich wie im linken Ventrikel, in eine Reihe feiner Äste auf.

Bei den Raubtieren und ähnlich beim Menschen ist die Ausbreitung der beiden Schenkel eine mehr flächenhafte und deshalb makroskopisch nicht so deutlich sichtbar. Falsche Sehnenfäden finden sich hauptsächlich nur in den unteren Teilen des Ventrikels, nur in seltenen Fällen verläuft ein Schenkel des Systems als dicker Strang ähnlich wie bei den Huftieren.

Diese abnormen starken Sehnenfäden, die bekanntlich manchmal auch zur Bildung musikalischer Geräusche Veranlassung geben können, spielen in der Literatur der 50er und 60er Jahre eine große Rolle.

Lydia de Witt und Holl haben den Verlauf des Bündels auch makroskopisch durch sorgfältige Präparation festgestellt. Wie anschaulich auf diese Weise sowohl das Bündel wie die Ausläufer wiedergegeben werden, zeigt vorstehende Abbildung, die ein Modell des Bündels und seiner Ausläufer vom Herzen des Kalbes darstellt (Abb. 3). Wie aus der Abbildung ersichtlich, läßt sich der stark ausgebildete linke Schenkel ohne weitere Präparation von seiner Teilungsstelle, d. h. von der vorderen Zirkumferenz der hinteren Aortentasche, genauer von der Verbindungslinie der tiefsten Stelle der hinteren und rechten Aortentasche, und zwar näher der hinteren Aortentasche zu verfolgen bis zur Grenze zwischen oberem und mittlerem Ventrikel. Hier teilt sich der Schenkel in einen rechten und linken Ast.

Besonders bemerkenswert ist, daß der makroskopische Verlauf in derselben Tierklasse und auch beim Menschen außerordentlich wechseln kann; speziell bei den Huftieren und beim Menschen findet man oft eine frühzeitig, d. h. oben einsetzende starke Verzweigung des Systems, so daß man mehr den Eindruck einer netzförmigen Formation hat. Außerordentlich reichliche, netzförmige oder spinngewebsartige Verzweigungen finden sich bei einigen im Wasser lebenden Säugern, speziell bei der Kegelrobbe.

Ähnlich starke Unterschiede wie im makroskopischen Verlauf findet man in der mikroskopischen Zusammensetzung des Systems bei den verschiedenen Säugerklassen. Auch hier beziehen sich diese Unterschiede namentlich auf die Ausläufer. Was spezifische Struktureigentümlichkeiten angeht, so stehen obenan die Huftiere; bei ihnen bestehen die Elemente der Ausläufer aus außerordentlich scharf charakterisierten protoplasmareichen Gebilden, die die Form von perlartig aneinandergereihten Protoplasmasträngen und Kugeln haben; nur in der Peripherie dieser Protoplasmastränge finden sich Fibrillen, die äußerst unregelmäßig angeordnet sind und von einem Gebilde zum anderen übergehen.

Im Gegensatz zu den Huftieren treten beim Menschen Protoplasmareichtum und Fibrillenstruktur etwas zurück, so daß die Fasern gewöhnlichen Herzmuskelfasern mehr ähnlich sind. Der Unterschied ist indessen auf Schnitten, die beide nebeneinander zeigen (s. Abb. 5) immer noch außerordentlich deutlich.

Auf Grund der zahlreichen Untersuchungen an Huftieren speziell nahm man an, daß die besondere histologische Struktur eine Arteigentümlichkeit sei. Wie aus den Untersuchungen von Lange hervorgeht, findet man eine den Huftieren ähnliche, sogar noch oft stärker charakterisierte Struktur auch bei Raubtieren, z. B. beim Bären. Die seltsamsten Formen beobachtet W. Lange beim Elefanten. Am wenigsten unterschieden von der gewöhnlichen Muskulatur sind die Purkinjes bei kleinen Tieren, insbesondere bei Kaninchen, Ratten und Meerschweinchen.

Zu Demonstrationszwecken eignet sich am besten das Kalb- oder Rinderherz. Gerade am Rinderherzen gelingt es leicht, das Crus commune durch Abtrennung der Vorhofsscheidewand von oben her sichtbar zu machen.

Zusammenfassung: Bei den Säugetieren verläuft ein Muskelstrang von der Hinterwand des rechten Vorhofs durch das fibröse Septum (den sehnigen Bindegewebsring, der den Vorhof vom Ventrikel trennt) nach vorne, um sich hier in zwei Hauptäste zu teilen, von denen der eine nach links in den linken Ventrikel, der andere nach rechts in den rechten Ventrikel übergeht (Abb. 4).

Des genaueren gestaltet sich Ursprung und Verlauf der Atrioventrikularverbindung bei den Säugetieren folgendermaßen: In dem hinteren Teil des Vorhofseptums hebt sich von der übrigen Muskulatur ein spindelförmiges Gebilde ab (Knoten), das unterhalb der Pars membranacea septi nach vorn in einen Strang von etwa 2 mm Dicke ausläuft. Dieser Strang durchbricht den Atrioventrikularring und gelangt so in das Ventrikelseptum. Er bleibt aber hier noch völlig von dessen Muskulatur getrennt durch eine dichte bindegewebige Scheide. Der Strang, das eigentliche Hissche Bündel, teilt sich bald in zwei Schenkel, von diesen verläuft der linke nach der Innenfläche des linken, der rechte nach der Innenfläche des rechten Ventrikels. Immer von der Muskulatur getrennt, gelangen sie subendokardial bis zur unteren Hälfte der Ventrikelmuskulatur, indem sie sich immer mehr fächerförmig ausbreiten. Dann treten sie auf die Papillarmuskeln über, um allmählich mit deren Muskulatur sich zu vereinigen. Weitere Fasern verlaufen bis zur Spitze der Ventrikel und auch rückläufig an der Innenfläche der dem Septum gegenüberliegenden Wand aufwärts. Überall findet hier ein allmählicher Übergang der Muskelfasern des

Bündels in die Fasern des Myokards statt. Die Ausläufer liegen, wie erwähnt, dicht unterhalb des Endokards, teils verlaufen sie in Gestalt feiner Fäden, der sog. falschen Sehnenfäden, durch das Ventrikellumen, indem sie die Lücken zwischen Muskeltrabekeln überbrücken. Besonders an den Sehnenfäden erkennt man schon makroskopisch die untersten Ausläufer des Systems, es gelingt bei vorsichtigem Präparieren das System nach oben hin bis in die Pars membranacea septi zu verfolgen.

Histologisch unterscheiden sich die Elemente des Reizleitungssystems zum Teil wesentlich von den gewöhnlichen Myokardfasern. Der Knoten besteht aus schmalen fibrillenarmen, sarkoplasmareichen Muskelfasern, die netzförmig angeordnet sind, die Maschen des Netzes sind weit und vom Bindegewebe ausgefüllt. Die Fasern des Knotens gehen nach oben, nach rechts, nach links und nach unten allmählich unter Verlust ihrer eigentümlichen Struktur in die Muskelfasern des Vorhofs über; man kann sagen, der Knoten entspringt mit vielen Wurzeln aus der Vorhofsmuskulatur.

Im Gegensatz hierzu ist das Hissche Bündel, d. h. die Fortsetzung des Knotens nach unten von der Umgebung durch Bindegewebe und Fett deutlich getrennt (Abb. 7). Die Muskelelemente des Bündels werden allmählich breiter, sie sind sehr protoplasmareich mit unregelmäßig angeordneten Fibrillen. Die Endausläufer des Hisschen Bündels charakterisieren sich histologisch so, daß die einzelnen Elemente denen des Bündels absolut gleichen, daß sie aber an der Peripherie, d. h. an der Herzspitze mit der umgebenden Muskulatur in eine ähnliche innige Verbindung treten, wie der Knoten oben mit der Vorhofsmuskulatur. Der Übergang geschieht in der Weise, daß die Fasern allmählich schmäler werden, protoplasmaärmer, fibrillenreicher und schließlich von gewöhnlichen Herzmuskelfasern nicht mehr zu unterscheiden sind. Es besteht also die atrioventrikuläre Verbindungsmuskulatur im wesentlichen aus besonders strukturierten Muskelfasern, die man auch als Purkinjesche Fäden bezeichnet. Interesse verdient die Tatsache, daß dieses System im Gegensatz zu der übrigen Muskulatur außergewöhnlich glykogenreich ist. Der Glykogenreichtum beschränkt sich allerdings in der Hauptsache auf das Hissche Bündel und die Ausläufer desselben.

Holmes, Johnstone und Tufts legten für die Purkinjeschen Fasern des Stammes eine zylindrische Gestalt fest und fanden ihre Breite größer, als sie den Fasern des A-V-Knotens eigen ist. Tufts konnte als strukturelle Einheit der Purkinjeschen Fasern Zellen von polygonaler Gestalt mit Membran isolieren.

Vergleichende Anatomie.

Sinusknoten.

Bei den Fischen, Amphibien, Reptilien, sowohl wie bei den Vögeln ist ein deutlicher Venensinus vorhanden, der als selbständig tätiger, d. h. sich rhythmisch kontrahierender Abschnitt durch eine breite Klappe vom Vorhof getrennt ist. Während die quergestreifte Muskulatur des Sinus von der der Vorkammer im allgemeinen räumlich oder bindegewebig sich abgrenzt, findet ein direkter Übergang statt an dem freien Rand der muskulösen Sinus-Vorhofsklappe.

Bei den Fischen, Amphibien, Reptilien ist dieser Übergang histologisch nicht besonders markiert, bei den Vögeln wird er z. T. gebildet aus Muskelfasern, die gewisse Ähnlichkeit mit den Purkinjeschen Fäden zeigen.

Hissches Bündel.

Das Atrioventrikularsystem (Hissches Bündel) ist am einfachsten gestaltet bei den Fischen, die bekanntlich nur einen Ventrikel und einen Vorhof haben. Hier wird das Reizleitungssystem dargestellt durch einen breiten Übergang der Muskulatur des Vorhofs in die der Kammer im ganzen Umkreis der Vorhofskammergrenze. Über die Atrioventrikulargrenze hinweg, die außen durch Bindegewebe markiert ist, laufen die Vorhofsfasern, um sich sehr bald mit der Ventrikelmuskulatur zu verbinden. Im Innern dieses schmalen Verbindungsringes liegen die Klappen, außen das erwähnte Bindegewebe (Abb 9). Histologisch lassen sich ausgesprochene Unterschiede dieser Verbindungsfasern gegenüber der übrigen Muskulatur nicht nachweisen, an der andersartigen Richtung und der Isolierung durch Bindegewebe erkennt man sowohl bei Querschnitten,

wie bei Längsschnitten leicht, daß es sich um einen Ring handelt, der auf der
einen Seite sich in die Vorhofsmuskulatur verfolgen läßt.

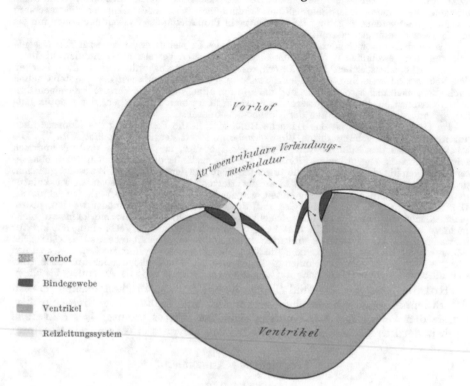

Abb. 9. Schnitt durch Vorhof und Kammer des Fischherzens. (Schematisch.)
(Wachsmodell, nach Serienschnitten rekonstruiert.)
Man sieht die atrioventrikulare Verbindungsmuskulatur unmittelbar übergehen.

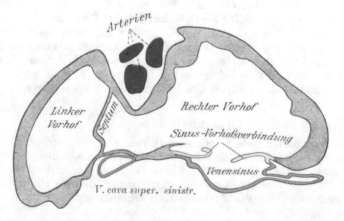

Abb. 10. Schematischer Horizontalschnitt durch die Sinus-Vorhofsverbindung
bei der Eidechse. (Wachsmodell, nach Serienschnitten rekonstruiert.)

Während bei den Fischen im ganzen Umfang der atrioventrikulären Grenze
Muskulatur in Muskulatur übergeht (also an embryonale Verhältnisse, an die

Einschnürung des Ohrkanals erinnert), werden bei Amphibien und Reptilien die Verhältnisse komplizierter (Abb. 11—16). Bei diesen finden sich bekanntlich zwei Vorhöfe und ein Ventrikel. Hier laufen die Vorhöfe nach unten in einen

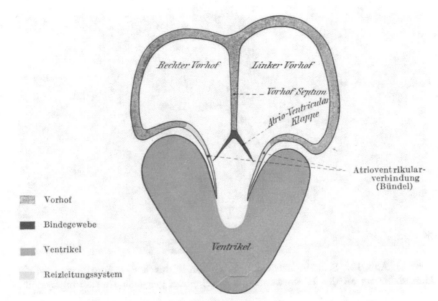

Abb. 11. Schematischer Längsschnitt durch das Eidechsenherz.
(Wachsmodell, nach Serienschnitten rekonstruiert.) Der Vorhof stülpt sich in den Ventrikel ein und bildet so den Atrioventrikulartrichter. Vgl. Abb. 12, Querschnitt.

Trichter aus, der sich in die Ventrikelhöhle hineinsenkt. Dieser Trichter ist in seinem ganzen Umfang durch das Bindegewebe der Atrioventrikularfurche und seine Ausläufer völlig von der Muskulatur des Ventrikels getrennt. Erst in der Tiefe der Ventrikelhöhle findet ein direkter Übergang seiner Fasern in

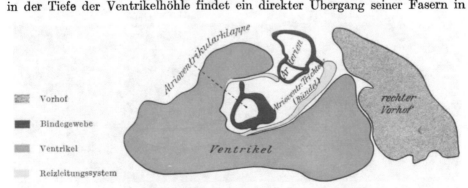

Abb. 12. Querschnitt durch das Eidechsenherz.
(Wachsmodell, nach Serienschnitten rekonstruiert.)
Das Atrioventrikularsystem ist in der Mitte getroffen, links sieht man bereits den Übergang von spezifischer Muskulatur und Ventrikelmuskulatur.

diejenigen der Kammermuskulatur statt. Da die Verbindungsmuskulatur vorn durch die großen Gefäße, hinten durch den Klappenapparat auf je eine schmale Strecke unterbrochen ist, entstehen statt des Trichters eigentlich zwei getrennte Halbrinnen.

Das Reizleitungssystem bei den Amphibien und Reptilien gestaltet sich ferner noch dadurch komplizierter, daß der Übergang in den Ventrikel nicht

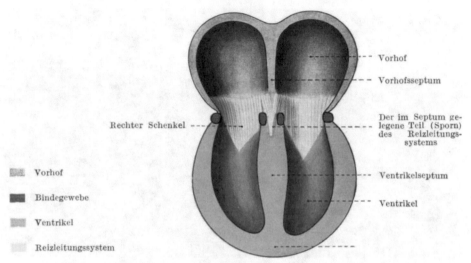

Abb. 13. Schematischer Frontalabschnitt durch das Vogelherz.
Man sieht das an der Hinterwand und im Septum gelegene Reizleitungssystem.

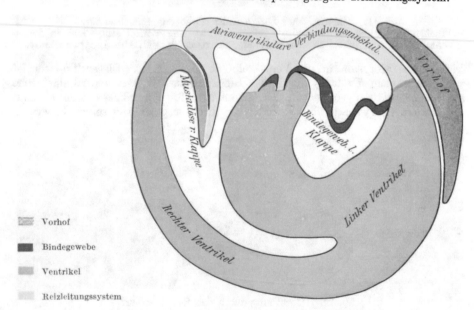

Abb. 14. Querschnitt durch das Vogelherz.
(Wachsmodell, nach Serienschnitten rekonstruiert.)
Die beiden an der Hinterwand gelegenen Halbrinnen gehen rechts und links sowohl wie in der Mitte in die Ventrikelmuskulatur über. Die Hauptverbindung findet aber unten statt (s. Abb. 13).

überall in gleicher Höhe erfolgt, sondern vorne mehr in der Tiefe, hinten schon früher (s. Abb. 15). Ein weiterer Unterschied gegenüber den Verhältnissen

bei den Fischen besteht darin, daß histologisch die Elemente der beiden Halbrinnen von denen des Myokards der Vorhöfe und der Ventrikel verschieden
sind, indem sie mehr Sarkoplasma enthalten und indem ihre Fibrillen spärlicher sind.

Eigentümlich sind die Verhältnisse bei den Vögeln. Diese besitzen bekanntlich zwei Vorhöfe und zwei Ventrikel, es besteht also schon ein Ventrikelseptum,
das hier auf das Vorhofsseptum stößt, im Gegensatz zu den Amphibien und
Reptilien, wo das Vorhofsseptum in den Klappenapparat endigt. Auch bei
den Vögeln sind Vorhof und Ventrikel in der Hauptsache bindegewebig getrennt
durch die sehnigen Atrioventrikularringe. Das Überleitungssystem wird dargestellt dadurch, daß an der Hinterseite des Herzens die Vorhöfe in Form zweier
Halbrinnen in die Ventrikel sich hineinsenken und bald direkt in die Muskulatur

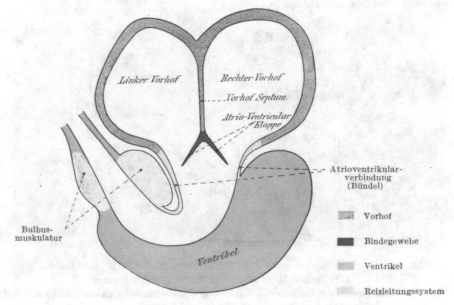

Abb. 15. Schematischer Längsschnitt durch das Schildkrötenherz.
(Wachsmodell, nach Serienschnitten rekonstruiert.)
Man sieht den vorderen Schenkel der Atrioventrikularverbindung mit der Bulbus-
muskulatur in Verbindung treten (Bulbus-Ventrikelverbindung).

übergehen (Abb. 13 u. 14). Der rechte Übergang ist breit und geht weit in die
Tiefe des rechten Ventrikels. Der linke Übergang ist kurz und verliert sich
bald in der Muskulatur. Dort, wo die beiden Halbrinnen oben aufeinanderstoßen, entspringt aus ihnen ein besonderer Zapfen, der das Bindegewebe,
welches Vorhof und Kammerseptum trennt, durchbricht und schräg von hinten
nach vorn und unten verlaufend in die Muskulatur des Ventrikelseptums sich
einsenkt.

Histologisch unterscheidet sich in dem Anfangsteil das Reizleitungssystem
nicht nennenswert von der übrigen Muskulatur, nur durch den größeren Binde-
gewebsreichtum und durch die andere Verlaufsrichtung der Fasern ist es ohne
weiteres zu erkennen. Der Übergang in der Tiefe des Ventrikels gestaltet sich
besonders kompliziert dadurch, daß die Ausläufer oft eine eigentümliche Struktur
annehmen. Die Muskelfasern sind auffällig reich an Protoplasma und enthalten wenig Fibrillen. Solche Fasern bezeichnet man wegen ihrer Ähnlichkeit

mit den später zu beschreibenden Endausläufern des Reizleitungssystems im
Säugetierherzen als Purkinjesche Fäden.

3. Ventrikel-Bulbus-Verbindung.

Auch der dritte und vierte primitive Herzabschnitt, nämlich der Ventrikel und
Bulbus, sind bei den niederen Tieren durch eine spezifische Muskulatur direkt verbunden.
Diese Muskulatur geht bei den Amphibien und Reptilien aus dem vorderen Schenkel des
atrioventrikulären Trichters hervor, indem sich die spezifische Muskulatur dieses Trichters
umschlägt und mit der Bulbusmuskulatur verschmilzt (s. Abb. 16).

Auch beim Vogel steht die lokale sehr gut entwickelte Muskulatur am Bulbus noch
in Verbindung mit dem Hisschen Bündel. Während beim Vogel aber der Bulbus schon
zum großen Teil in den Ventrikel aufgenommen ist, einen selbständigen Abschnitt nicht
mehr darstellt, ist bei Säugern und auch beim Menschen von einer isolierbaren Abgrenzung
überhaupt keine Rede mehr. Hier finden sich infolgedessen auch keine Übergangsfasern
zwischen Ventrikel und Bulbus.

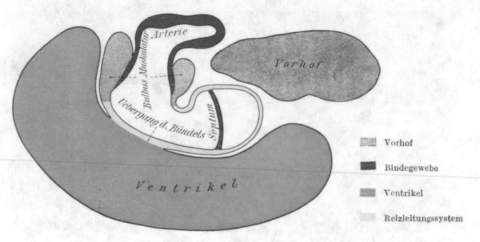

Abb. 16.   Querschnitt durch das Schildkrötenherz in der Höhe des Aortenabgang.
(Wachsmodell, nach Serienschnitten rekonstruiert.)
Man sieht die spezifische Bulbusmuskulatur und die Verbindung dieser mit dem Bündel.

4. Die Blutgefäße.

Die Wand des Gefäßsystems besteht bekanntlich aus drei Schichten, der
Intima, Media und Adventitia. Die Dicke der einzelnen Schichten nimmt zu
mit der Größe der Gefäße. Arterien unterscheiden sich prinzipiell von den Venen
dadurch, daß die Arterien mehr Muskelfasern, die Venen mehr bindegewebige
und elastische Fasern enthalten.

Die Elastizität der Arterien ist eine außerordentlich große und ist in
der Hauptsache bedingt durch das Vorhandensein der elastischen Fasern. Die
Kombination von elastischem Gewebe mit Bindegewebe gestattet eine große
Dehnbarkeit bei gleichzeitiger Festigkeit. Die Festigkeit ist so groß, daß nach
Gréhant und Quinquaud die Karotis vom Hund erst von einem Druck von
3—8,5 m Hg zerrissen wird.

Entsprechend der Belastung im Leben ist die Wandstärke der Aorta, des „Windkessels“ am größten. Man hat versucht, diese Wandstärke zu messen und glaubt, daß
sie in der Aorta etwa 20% des Gesamtradius, in allen Arterien etwa 15% beträgt, daß der
Anteil der Media an der Wandung in der Aorta 90% beträgt und von hier aus peripherwärts auf etwa 50% sinkt. Wie weit prozentual sich Bindegewebe und elastisches Gewebe

beteiligen, ist auch schätzungsweise nicht zu sagen (Heptner, Hürthle). O. Frank hat Deformation, Spannung, Dehnung versucht zu berechnen, in mathematische Formeln zu kleiden und findet hier Differenzen bis zu 100% in bezug auf die Elastizitätsverhältnisse der Gefäße.

Auch die Elastizität des venösen Gefäßsystems ist eine sehr große. Besonders bei Operationen ist man oft erstaunt, wie intensiv und wie schnell sich mittlere Venen, die angeschnitten werden, kontrahieren können. Das in den Venen vorherrschende Bindegewebe bedingt eine noch größere Festigkeit als die der Arterien. Gréhant und Quinquaud mußten einen noch größeren Druck aufwenden, um eine Vene zum Zerreißen zu bringen, als eine gleich große Arterie.

Die Venen sind gewöhnlich weiter als die entsprechenden Arterien, insbesondere ist der Gesamtquerschnitt der Venen größer als der der Arterien. Auf eine größere Arterie kommen, besonders an den Extremitäten, meist zwei Venen.

Die Verzweigung der Arterien erfolgt nach Roux unter den mechanisch zweckmäßigsten Bedingungen. Die Abgänge von Seitenästen sind so gebaut, daß dem Blut ein möglichst geringer Widerstand entgegengesetzt wird, daß Wirbelbewegungen möglichst vermieden werden.

Der Übergang vom Arterien- in das Venensystem geschieht in der Weise, daß die Arterien sich in immer dünnere Gefäße verzweigen und sich schließlich in ein Netzwerk von ganz feinen Kapillaren auflösen. Aus diesem Netzwerk entspringen dann die kleineren Venen, die sich wieder zu größeren Venen vereinigen.

Arterien, die mit ihrem Kapillarsystem einen bestimmten Körperteil ganz allein versorgen, nennt man Endarterien. Diese finden sich besonders im Gehirn, der Leber, Milz und Niere und sind die Ursache der gerade in diesen Organen so häufigen Infarkte. An anderen Stellen, besonders in den Lungen, dem Herzen und Magendarmkanal, sind zwar Verbindungen zwischen den Endästen vorhanden, die aber unter gewissen Verhältnissen nicht zur Ernährung dieser Organe genügen und gleichfalls zur Bildung eines Infarktes führen. Man nennt diese Gefäße „funktionelle Endarterien".

Meist bestehen indessen zwischen den Gefäßen offene Verbindungen, Anastomosen, die in der Peripherie des Körpers am häufigsten sind, und zwar entweder durch einen Verbindungsarm, Ramus communis, oder durch Einmündung zweier oder mehr Gefäße in ein gemeinsames Gefäßnetz, Rete vasculosum.

Neben diesen peripheren Anastomosen zwischen den Gefäßen desselben Charakters gibt es aber auch Verbindungen zwischen den drei großen Kreislaufsystemen des Körpers, dem großen, kleinen und Pfortaderkreislauf. Diese Anastomosen können praktisch von lebenswichtiger Bedeutung sein, indem sie bei Verschluß eines Hauptgefäßes die Zirkulation aufrecht erhalten, einen sog. Kollateralkreislauf bilden. Die wichtigsten Verbindungen dieser Art sind:

1. Bei wohl meist angeborener Verengerung der Aorta (Hypoplasie) kann es zu einer Erweiterung der A. mammaria interna kommen, und so das Blut für den unteren Teil des Körpers durch die Fortsetzung dieses Gefäßes, die A. epigastrica inferior der Iliaca direkt zugeführt werden.

2. Vena cava superior und inferior können bei Verengerung oder Verschluß eines Gefäßes für einander eintreten; es bestehen hier drei wichtige Anastomosen: erstens besteht eine entsprechende venöse Verbindung zu der eben beschriebenen arteriellen (V. mammaria interna und V. epigastrica inferior), zweitens führen die Lumbalvenen das Blut aus der unteren Hohlvene in die auf der rechten Seite der Wirbelsäule gelegene Vena azygos, einem Ast der oberen Hohlvene. Eine dritte Kommunikation findet zwischen den Hautvenen von Brust und Bauch (V. thoracoepigastrica und V. epigastrica superficialis) statt; diese Kollateralen sind dann deutlich unter der Haut sichtbar und geben dem Erfahrenen schon allein durch die Inspektion die richtige Diagnose (vgl. Abb. 18).

3. Bei totalem oder partiellem Verschluß der Pfortader (Leberzirrhose, Thrombose) bilden sich gleichfalls verschiedene Kollateralbahnen aus. Das Blut geht dann einerseits vom Plexus am oberen Teil des Magens in die Vena azygos, andererseits vom Plexus haemorrhoidalis in die Vena pudenda, einem Ast

der unteren Hohlvene, über. In vielen Fällen erweitert sich auch die obliterierte fötale Nabelvene wieder, geht Anastomosen mit den Hautvenen des Bauches ein, die sich in die Hohlvenen ergießen, und führt so zu dem für Pfortaderstauung pathognomonischen Bild des Caput medusae (vgl. Abb. 1 bei Umber, Bd. III dieses Handbuchs, S. 42).

Die Anatomie der Kapillaren, der kleinsten Gefäße, ist in neuerer Zeit Gegenstand reger Forschung gewesen.

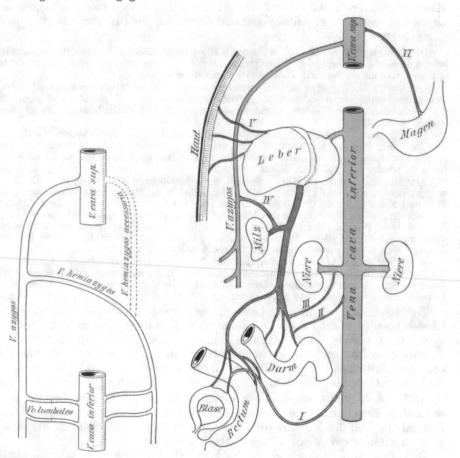

Abb. 17. Schema der Anastomosen zwischen oberer und unterer Hohlvene.

Abb. 18. Anastomosen zwischen Pfortader- und großem Kreislauf.
I und II Pfortaderäste des Dünn- und Dickdarms zur V. cava inf. III Dieselben zur V. renalis. IV Verbindungsast zwischen V. lienalis und V. azygos. V Kapselvenen der Leber. VI V. coronaria ventriculi zur V. cava sup.

„Wie die Wände der kleinsten Arterien und Venen besteht auch die Kapillarwand aus zwei verschiedenen Elementen, dem Endothelrohr und der äußeren Muskelhülle. Der wichtige Unterschied zwischen Kapillaren und größeren Gefäßen liegt in der Anordnung der Muskeln. In den Arterien und Venen bilden sie eine mehr oder weniger zusammenhängende Schicht, in den Kapillaren dagegen ist die Muskelhülle in Form eines weitmaschigen Netzwerkes angeordnet, das den größeren Teil der Endotheloberfläche unbedeckt läßt und geeignet ist, die Stoffe mit einem Minimum von Widerstand durchzulassen" (A. Krogh).

Nach Untersuchungen mit Ölimmersion an den Schwanzkapillaren junger Molchlarven sowie nach Untersuchungen an Objekten mit supravitaler Methylenblaufärbung bringt Kroghs Schüler Vimtrup ausgezeichnete Abbildungen des Baues der Kapillaren (s. Abb. 19). Die Kerne der Endothelzellen (b) sind schwach sichtbar, sehr deutlich dagegen sind die Zellkerne (a), von denen fadenartige Fortsätze um den Umfang der Kapillaren herumlaufen und die zu Muskelzellen gehören, welche mit den von Rouget entdeckten sternförmig verzweigten Muskelzellen identisch sind.

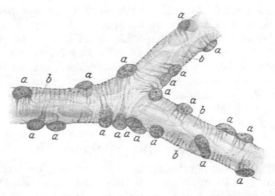

Abb. 19. Übergang zwischen Arteriole und Kapillare.
(Nach Vimtrup.)

Die Zahl der Kapillaren ist am genauesten bekannt in der Muskulatur, wo Krogh folgende Werte fand:

Tierart	Zahl der Kapillaren im cmm
Kabeljau	400
Frosch	400
Pferd	1400
Hund	2500
Meerschweinchen	3000

Es bestehen Beziehungen zwischen Intensität des Stoffwechsels und Dichtigkeit der Kapillaren sowohl hinsichtlich des Stoffwechsels verschiedener Tiere, wie auch hinsichtlich des Stoffwechsels verschiedener Organe in dem Sinne, daß die Kapillardichtigkeit immer da am größten ist, wo der Stoffwechsel am lebhaftesten ist. Sehr eindrucksvoll sind auch die Angaben desselben Forschers über die Zahl der offenen, d. h. in Tätigkeit befindlichen Kapillaren, der beispielsweise am gereizten Muskel 195 Kapillaren, am entsprechenden ruhenden Muskel weniger als 5 Kapillaren im qmm mikroskopisch auszählen konnte. Die Zahl der Kapillaren ist in der Haut relativ gering. Hier besitzen nur die Papillen Kapillarschlingen, von denen nach Miss Carrier etwa 20 Schlingen auf 0,5 qmm kommen. Sehr viel besser ist die Kapillarversorgung beispielsweise der Darmzotten (Mall, Vimtrup), noch besser die gewisser tierischer Organe (Sauerstoffdrüse des Aals, Krogh).

Die Länge der Kapillaren beträgt nach Tigerstedt 0,2 mm, Carrier 0,2 bis 0,4 mm am Handrücken, v. Höslin nimmt etwa 800 μ, d. h. zwischen 0,6 und 1 mm beim Menschen an. Dieter und Chou-Sung-Sneng geben 0,16—0,5 mm an. Die Weite der Kapillaren entspricht ungefähr der Größe der Blutkörperchen und dürfte beim Menschen bei einem Durchmesser von 7,6 μ liegen. Daß der Durchmesser der Kapillaren nach der Durchblutung wechselt, wurde schon erwähnt.

Tigerstedt gibt einen Durchmesser von 0,007—0,013 mm an. Die Strömungsgeschwindigkeit ist verschieden. Als Durchschnitt findet sich für Kaltblüter
bei Nikolai ein Wert von 0,1—0,6 mm, für Warmblüter ein solcher von 0,5 bis
0,9 mm pro Sekunde, bei Basler für die menschliche Haut finden sich Werte
von 0,3—0,4 mm pro Sekunde.

Daß die Kapillaren von feinen marklosen Nerven begleitet werden, ist sicher.
Meist sind es zwei scheinbar sympathische Fasern auf jeder Seite, die nach
Glasers Abbildungen zum Teil die Kapillaren spiralig umschnüren. Die erste
Beobachtung von Kapillarkontraktion nach Reizung des sympathischen Nerven
stammt von Steinach und Kahn. Krogh neigt der Ansicht zu, daß ,,jede
einzelne Rougetzelle von einer sympathischen Faser versorgt wird und von
ihr zur Kontraktion gebracht werden kann". Das Krankheitsbild des Herpes
zoster, das bei entzündlichen Vorgängen in den Spinalganglien zuerst eine starke
Kapillarerweiterung im befallenen Gebiet zeigt, deutet darauf hin, daß dilatatorische Impulse für die Kapillaren in den sensiblen Hinterwinkelfasern verlaufen können, eine Annahme, die von Bayliss experimentell bewiesen wurde.

C. Entwicklungsmechanik.

Die Forschungsrichtung der Entwicklungsmechanik, die sich auf Grund der
Arbeiten von Roux, Thoma u. a. anbahnte, hat neue Ergebnisse gebracht.
Man versuchte die Frage nach der Determination, die Frage nach den Faktoren,
die die Formbildung des Herzens im wachsenden Organismus bestimmen, zu
beantworten. Einer Arbeit von Ph. Stöhr jun. entnehme ich die folgenden
Experimente:

Entnimmt man einem Unkenembryo die Herzanlagen in einem Stadium,
wo sie noch aus undifferenzierten Zellen besteht, umkleidet sie mit Ektoderm
und läßt sie in Ringerlösung sich entwickeln, so zeigt der entstehende Herzschlauch immer Krümmungen in verschiedenster Richtung, trotzdem irgendwie
äußere raumbeengende Faktoren ausgeschlossen sind. Es muß daher im Anlage-
material des Herzens die Potenz liegen, irgendwelche, wenn auch atypische
Krümmungen im Bau der Herzform zu bewirken.

Herzen, die wenig mit Blut versorgt werden — z. B. dadurch, daß man dem
Wirtstier die Herzanlage eines anderen Embryo implantiert, die sich dann stark
zu entwickeln pflegt und den Blutstrom an sich reißt — bleiben an Größe zurück.
Der Blutstrom scheint unter Umständen mit als formgestaltende Kraft in Frage
zu kommen, wesentlicher dürfte seine ganz allgemein wachstumsfördernde Wirkung
auf das Herz sein.

Entfernt man bei Amphibienlarven die Herzanlagen, so entwickelt sich
dennoch ein typischer peripherer Kreislauf (Ekman, Stöhr jun.), ebenso
entwickelt sich im Explantat auch ohne Blutstrom unter Umständen eine
Herzanlage mit ihren vier Abschnitten. Diesen Ergebnissen stehen die Anschauungen solcher Forscher gegenüber, die die formbestimmende Kraft des
Blutstroms sehr stark betonen. So formuliert Thoma die vier histo-mechani-
schen Gesetze der Blutbahn: Das Wachstum des Gefäßumfangs ist abhängig
von der Stromgeschwindigkeit. Das Längenwachstum der Gefäße ist abhängig
von der longitudinalen Materialspannung der Gefäßwand. Das Dickenwachstum
der Gefäßwand ist abhängig von der Summe ihrer zirkulären und longitudinalen
Materialspannung. Die Neubildung der Kapillaren ist in einer etwas abweichenden Weise ebenfalls abhängig von den Materialspannungen der Kapillarwand.
Beneke vertritt die Anschauung, daß ,,die Form des Gefäßsystems eine Funktion
der formbestimmenden Kraft des Blutstroms sei".

Stöhr versuchte, einem Unkenembryo die eigene Herzanlage nach Drehung um 180° zu implantieren. Im Stadium der offenen Medullarplatte ist das noch möglich, im Stadium der beginnenden Schwanzknospe bleibt dieser Versuch erfolglos. In diese Entwicklungsperiode fällt also die Determination der Entwicklungsbahn, der Verlust der Fähigkeit, sich den geänderten Einflüssen der Umgebung durch Gestaltänderung anzupassen. Am Hühnerembryo hat Külbs versucht, in den ersten Tagen nach der Bebrütung das Gefäßsystem mit ganz kleinen Kupferringen abzuquetschen. Nach sorgfältigem Verschließen des Eies ging die Entwicklung ein bis zwei Tage weiter, dann trocknete der Embryo ein. Es gelang nicht, eine andere anatomische Verteilung der Gefäße zu bewirken. Auch Versuche, etwa 12 Stunden nach der Bebrütung des Eies mit einem feinen Kupferdraht die paarige Anlage des Herzens so zu trennen, daß sich etwa ein verdoppeltes Herz ergeben hätte, blieben in mehr als 100 Versuchen ergebnislos. Stets entwickelte sich ein normal ausgebildeter Herzschlauch. Auffallend groß ist die Lebenskraft des Herzens. Aus Versuchen von Ekman geht hervor, daß das Herz im Explantat an Lebenskraft die anderen Körperzellen bei weitem übertrifft und unter Umständen rücksichtslos das umgebende Gewebe zerstört.

Transplantierte Herzen schlagen immer langsamer als die Herzen der Wirtstiere gleichen Alters. Es scheinen hier noch ungeklärte Einflüsse des Gesamtorganismus auf das eigene Herz des Embryos wirksam zu sein. Stöhr fand die implantierten Herzen, soweit sich diese technisch schwierige Frage vorläufig beantworten läßt, nervenlos. Am normal sich entwickelnden embryonalen Herzen sind wir durch die eingehenden Studien von His jun. über die erste Anlage des Herznervensystems ausführlich unterrichtet. ,,Die Ganglienzellen entstehen beim Hühnchen ebenso wie beim Menschen und bei der Katze nicht innerhalb des Herzens, sondern wandern von außen her längst der großen Gefäße an das Herz heran. Am fünften Bruttage finden sich im Herzen noch keine Ganglienzellen, diese erscheinen erst am sechsten Tage in dem Raum zwischen Aorta und Pulmonalis und haben auf den Ablauf der Herzkontraktion nicht den mindesten Einfluß, wie durch Abtragen des Aortenbulbus mit seinen Ganglien leicht festgestellt werden kann.''

Die Gewebszüchtung extra corpus, die nach dem Vorgang Carells in ausgedehntem Maße für die Zellen des menschlichen Körpers angewandt wurde, ist auch bei den Herzzellen durchführbar. Interessant sind hierbei hinsichtlich des Herzrhythmus folgende Feststellungen: explantiert man Herzzellen auf die Kultur, so hat jede Zellmasse ihren pulsatorischen Eigenrhythmus. A. Fischer gelang es, auf der Kultur solche Herzfragmente zur Berührung zu bringen. Das Ergebnis war ein Aufgeben des Eigenrhythmus, eine synchrone Pulsation der ganzen Zellmasse. Es scheint die zelluläre Berührung oder Anastomose dazu zu genügen.

D. Physiologie.

1. Allgemeines.

Die Kreislauforgane bestehen aus einem Motor, dem Herzen, und einem Röhrensystem, den nebeneinandergeschalteten Blut- und Lymphgefäßen. Das Röhrensystem ist nicht ein einfaches starres System, sondern elastisch. Daß eine Abnahme der Elastizität, wie sie im Alter physiologisch ist, und eine ungenügende Mitarbeit der Gefäße unter Umständen die Arbeit des Motors wesentlich erschwert und speziell die Tätigkeit des Kreislaufs in der Peripherie erheblich beeinträchtigt, ist nach diesen Anschauungen selbstverständlich. Die Endausläufer des Röhrensystems umspinnen fast jede Zelle des Körpers, versorgen sie

mit Nahrungsstoffen und schaffen die verbrauchten Massen fort. Diese Arbeit
stellt die Hauptfunktion des Kreislaufs dar, nämlich die, den Gewebsstoffwechsel zu ermöglichen, Nährsubstanz und Sauerstoff zuzuführen und die
Schlacken zu beseitigen. Neben der Funktion des Zellstoffwechsels haben aber die
Kreislauforgane noch andere Aufgaben zu erfüllen, z. B. unterstützend zu wirken
bei der Temperaturregelung, dann den Turgor vitalis zu unterhalten, stärkere
Blutansammlungen einzelner Organe, wie z. B. bei der Verdauung, der Erektion
usw. zu ermöglichen. Wenn auch die letzten Nebenaufgaben sich zum Teil mit
dem Stoffwechsel decken, so verdienen sie doch wohl als etwas teilweise vom
Stoffwechsel Unabhängiges erwähnt zu werden.

Die Arbeitsleistung des menschlichen Herzens ist eine enorm große. Rechnet man
mit einer Pulsfrequenz von 70, so kontrahiert sich das Herz im Laufe eines Tages rund
11 000mal, im Jahre 37 000 000mal, im Laufe des Lebens in 70 Jahren $2^{1}/_{2}$ Milliarden mal.
Da zu einem Kreislauf des Blutes etwa 24 Sekunden gehören, so passiert das Blut im Laufe
des Tages 3000mal das Herz. Diese Arbeit gibt uns eine Vorstellung davon, daß Abnutzungserscheinungen bei einem derart belasteten Organ und Organsystem zu den
natürlichen Erscheinungen gehören müssen.

2. Vergleichend-Anatomisches.

Bei den einzelligen Lebewesen ist natürlich ein Kreislaufsystem nicht vorhanden;
bei ihnen findet der Stoffwechsel auf dem Wege der Endosmose statt. Ein Gefäßsystem
tritt (unabhängig von den Tierklassen) dann auf, wenn die Lebewesen eine bestimmte
Größe erlangt haben, so daß ihre Oberfläche nicht mehr genügt, um den Stoffwechsel
der Körpermasse allein zu besorgen. Schon bei den Mollusken findet man ein Herz mit
Vorkammer und Kammer und ein Arterien- und Venensystem. Bei den Fischen pumpt
der Ventrikel das Blut in den großen Kreislauf, aus den Körpervenen sammelt es sich
und durchströmt ein zweites Kapillarsystem in den Kiemen, um dann dem Vorhof zugeführt zu werden. Es besteht also hier das Herz aus einem Vorhof und einer Kammer.
Bei Amphibien und Reptilien kommt es neben dem großen Kreislauf zur Bildung eines
besonderen Kreislaufs für die Lungen respektive Kiemen. Man findet hier zwei Vorhöfe, einen, der das Blut aus dem großen Kreislauf aufnimmt, und einen, dem die
Venen des Atmungsapparates zufließen. Im Ventrikel findet eine Mischung des arteriellen und venösen Blutes statt. Bei den Vögeln ist, zum ersten Male in der Tierreihe,
der große Kreislauf völlig von dem kleinen getrennt, es bestehen für jeden je ein Vorhof
und eine Kammer. Der Kreislauf der Säugetiere entspricht dem des Menschen, d. h. es
bestehen zwei hintereinander geschaltete Kreislaufsysteme, der Lungen- und der Körperkreislauf mit zwei voneinander getrennten Herzabschnitten, dem rechten und linken
Herzen, je mit Kammer und Vorkammer. In den großen Kreislauf eingeschaltet ist hier
als ein untergeordnetes System der Pfortaderkreislauf. Die Kapillaren des Darmes
sammeln sich in der Pfortader, diese löst sich innerhalb der Leber wieder in ein Kapillarsystem auf, um dann durch die Vena hepatica in die untere große Hohlvene zu münden.

3. Die Innervation der Kreislauforgane.

a) Das Herznervensystem.

Die Nerven des Herzens und des Herzbeutels entstammen einerseits dem Sympathikus,
andererseits dem Vagus (s. Abb. 20). Über die Endigungen der Nerven weiß man erst
seit jüngster Zeit Genaueres. Michaeloff konnte in dem Perikard und Epikard sehr
schön ausgebildete, besonders sensible Endapparate darstellen.

Im Myokard unterschied man schon lange zwei Arten von Nervenendigungen, solche, die den motorischen in der glatten Muskulatur ähneln (Ranvier),
und sensible Endnetze. Erst Michaeloff zeigte, daß im Myokard auch den
motorischen Endplatten des Skelettmuskels ähnliche Endigungen vorkommen.
Durch Durchschneidungsversuche machte er es wahrscheinlich, daß diese Endigungen dem Vagus angehören. Außerdem beteiligt sich aber auch der Sympathikus an der Innervation des Herzens.

Neben dem Vagus und Akzelerans gehört zu den Herznerven auch der von Ludwig
und Cyon entdeckte und beschriebene Nervus depressor (s. Abb. 23). Durch Untersuchung

von Köster und Tschermak ist nachgewiesen, daß dieser Nerv nicht das Herz versorgt, sondern mit dem Anfangsteil der Aorta in Verbindung steht. Auch durch Degenerationsversuche ließ sich dieser Zusammenhang mit den großen Gefäßen nachweisen. Der Nerv leitet zentripetal, d. h. nach dem Gehirn zu.

A priori müßte man annehmen, daß man ein klares Bild über die Herkunft der Nerven bekäme, wenn man ihre Endigungen auf Serienschnitten verfolgt; praktisch ist diese Aufgabe jedoch so schwierig, daß es bislang nicht möglich gewesen ist, die Herkunft der Nervenendigungen sicher zu stellen. Wir wissen nur, daß es neben den Nervenendigungen im Herzen noch Gruppen von Ganglienzellen und Nervenfasern gibt. Dem quantitativen Vorkommen nach müßten die Ganglienzellen eine große Rolle spielen.

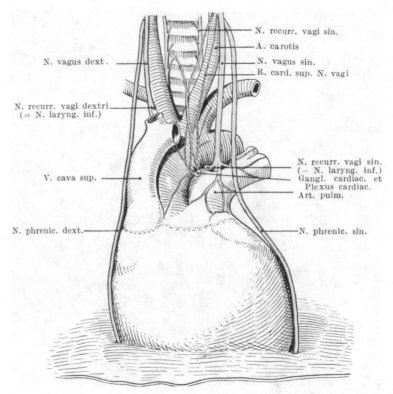

Abb. 20. Topographie der Nn. vagi und phrenici. (Nach K. H. Corning.)

Nach der Lage kann man extrakardiale und intrakardiale Ganglienzellen unterscheiden. Den Mittelpunkt der extrakardialen Ganglienzellen bildet das als Herzplexus bekannte große Netzwerk, das, teilweise oberhalb des Perikards gelegen, sich vom oberen Umfang des Arcus aortae bis zur Basis des Herzens herab erstreckt. Den Mittelpunkt bildet das Ganglion cardiacum (Wrisbergi), welches zwischen hinterer Wand des Arcus aortae und der Luftröhre über der Teilungsstelle der Pulmonalis liegt. Der ganze Plexus setzt sich zusammen aus folgenden Teilen:

a) Nervi cardiaci superiores vom Ggl. cervicale superius,

b) Nervi cardiaci medii dexter et sinister entspringen zusammen aus dem Ggl. cervicale medium und gehen in die Mitte des Geflechts, vorzugsweise zum Ganglion cardiacum.

c) Nervi cardiaci inferiores dexter et sinister zur Mitte und zum unteren Teil des Geflechts; stammen aus dem Ggl. cervicale inferius, zum Teil aus dem Ggl. thoracale I,

d) Rami cardiaci superiores des N. vagus dexter et sinister (rechts 2—3, von denen einer zu der hinteren Wand der Vena superior verläuft, links 1—2). Einer von diesen Ästen geht jederseits isolierbar, als Nervus depressor an der medialen Seite des Vagus entlang und anastomosiert mit dem Nervus laryngeus sup.,

f) Rami descendentes N. hypoglossi.

Aus dem Plexus entspringen Äste, die zur Aorta, der Arteria anonyma, den Karotiden, den Subklavien ziehen, weitere Äste, die an die Vena cava superior und an die Lungenvenen herantreten. Die beiden letzten dringen zum Teil in die Wand der Vorhöfe ein. Ferner entspringt aus dem Plexus der für das Herz

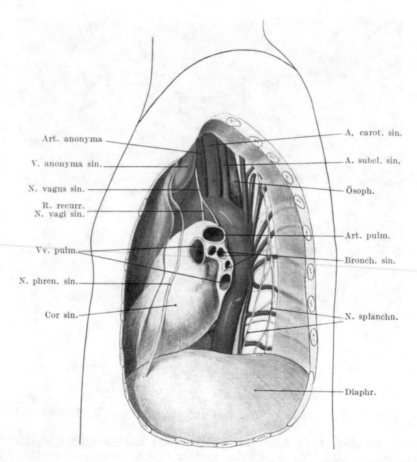

Abb. 21. Brustraum von links nach Entfernung der l. Lunge. (Nach K. H. Corning.)

selbst bestimmte Plexus coronarius cordis anterior und posterior, sowie Zweige für die Lungen. Der vordere Koronarplexus ist schwächer entwickelt als der hintere und enthält das Ggl. cardiacum. Er entsteht aus dem unteren Teil des Plexus cardiacus und geht zwischen Arteria pulmonalis und Aorta ascendens abwärts, um sich mit der Arteria coronaria dextra an der Vorderseite des Herzens, und insbesondere der Vorderwand des rechten Ventrikels aufzusplittern. Der hintere Koronarplexus entsteht aus der Mitte des Plexus cardiacus und geht vor dem linken Ast der Pulmonalarterie zur Basis des Herzens, um in Begleitung der Äste der linken Koronararterie, die Zwerchfell- und die linke Seite des Herzens zu versorgen.

Einar Perman lehnt das Vorkommen eines Plexus cardiacus in der in der Literatur beschriebenen Art ab. Man kann in der Regel die auf jeder Seite entspringenden Nerven einzeln im Herzen verfolgen. Die Nerven, die an den großen Gefäßen entlang laufen, bilden die beiden Plexus coronarii. Der Plexus coronarius dextr. innerviert die ventrale Wand der rechten Kammer außer einem kleinen Gebiet in der Nähe der vorderen Längsfurche. In den meisten Fällen schickt dieser Plexus keine Zweige zu den dorsalen Kammerwänden. Der Plexus coron. sin. innerviert den in der Nähe der vorderen Längsfurche gelegenen Teil

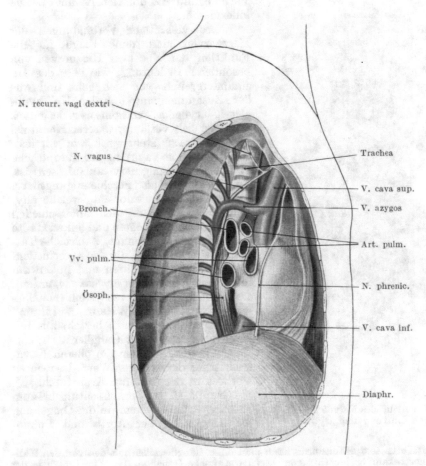

N. recurr. vagi dextri

N. vagus

Bronch.

Vv. pulm.

Ösoph.

Trachea

V. cava sup.

V. azygos

Art. pulm.

N. phrenic.

V. cava inf.

Diaphr.

Abb. 22. Brustraum von rechts nach Entfernung der r. Lunge. (Nach K. H. Corning.)

der rechten Kammer, die ventrale und laterale Wand der linken Kammer und den am weitesten lateral gelegenen Teil der dorsalen Wand dieser Kammer. Die Plexus coron. innervieren also nur einen kleinen Teil der dorsalen Kammerwände und gar nicht oder kaum die Vorhöfe. Sowohl beim Menschen wie auch bei den untersuchten Säugetieren ließen sich die Herznerven in zwei große Gruppen einteilen: die, welche ventral vom Sinus transversus an den großen Arterien entlang zu den ventralen Kammerwänden ziehen und die, welche dorsal von diesem Sinus zu den Vorhöfen und den dorsalen Kammerwänden ziehen. Die Herzganglien sind immer in die über das Herz verzweigten Nerven eingefügt. Bei ihrer Entstehung wachsen erst Nervenfäden in Richtung auf das Herz aus, dann schieben sich an diesen Nervenzellen entlang, aus denen sich später die Herzganglienzellen bilden. Diese Ganglienzellen lassen sich ebenfalls wie die Nerven in zwei große Gruppen teilen: die eine, an der Basis der großen Arterien und auf dem proximalen Teil der ventralen Kammerwände gelegen, gehört zu den die ventralen Kammerwände innervierenden Nerven. Die andere Gruppe liegt auf den dorsalen Wänden der Vorhöfe und auf dem proximalen Teil der dorsalen Kammerwände und gehört zu den Nerven, die die Vorhöfe und die dorsalen Kammerwände innervieren.

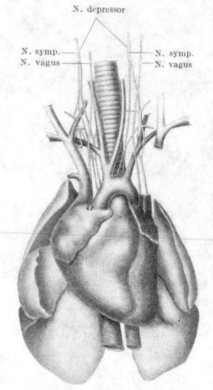

Abb. 23. Verlauf des Nervus depressor. (Nach Ludwig und Cyon.)

Diese vielseitigen Verbindungen der Herznerven sind ohne Frage für die Funktion der einzelnen Herznerven von besonderer Bedeutung; wie aber das Ineinandergreifen vor sich geht und was der Zusammenhang mit den Nn. hypoglossi, laryngeus, recurrens usw. bedeutet, entzieht sich vorläufig unserer Kenntnis. Für die Praxis steht nach wie vor fest, daß der Nervus vagus in der Hauptsache als Herzhemmungsnerv aufzufassen ist, der Akzelerans als Beschleunigungsnerv. Es ist noch nicht erforscht, welche physiologische Bedeutung den Unterschieden in der Stärke der rechten und linken Hälfte des Herzplexus zukommt. Zahlreiche Tatsachen sind bekannt, die den verschiedensten Einfluß der rechten und linken zuführenden Herznerven erweisen (s. unten). Das intrakardiale Nervensystem (von Tawara, Koch, Fahr, Wilson, Keith und Mackenzie untersucht) besteht aus folgenden Gruppen von Ganglien:

Gruppe I. Gelegen am oberen Kavatrichter an der hinteren Wand des rechten Vorhofs in der hinteren Kranzfurche;

Gruppe II. Im Vorhofsseptum bis zum Atrioventrikularsystem, in der Umgebung des Ursprungs der Aorta und Pulmonalis.

Nach Keith und Mackenzie kann man diese Ganglienzellen mit den von den Kaltblütern her bekannten identifizieren. Das Remaksche Ganglion, das beim Frosch in der Wand des Hohlveneninnern liegt, ist dasselbe wie das Sino-Aurikularganglion. Die großen Ganglien der Vorhofscheidewand sollen dem Ludwigschen, die an den Arterienöffnungen dem Bidderschen (Kammerganglion) entsprechen. Es ist strittig, ob beim Menschen, so wie es für den Frosch erwiesen ist, Ganglienzellen in der eigentlichen Kammermuskulatur vorkommen. Sicher ist, daß Ganglienzellen subendokardial im Verlauf der Ausbreitungen des Hisschen Bündels zu finden sind (Engel).

Das Zentrum für reflektorische Pulsbeschleunigung und Pulsverlangsamung liegt wahrscheinlich einige Millimeter unterhalb der Corpora quadrigemina am Boden des 4. Ventrikels (Cannon und Rapport). Nach Durchtrennung des Hirnstammes einige Millimeter unterhalb der Vierhügel bleibt Pulsbeschleunigung aus, wenn man reizt. Reizt man den zentralen Vagusstumpf, so entsteht eine Bradykardie. Diese Hemmung bleibt noch erhalten, wenn eine Gehirndurchschneidung kurz unterhalb der Vierhügel vorgenommen wird, sie setzt aus — gleich wie die beschleunigende Wirkung nach Reizung eines peripheren Nerven (Ischiadikus oder Brachialis), wenn etwa 2 mm unterhalb der Vierhügel durchtrennt wird.

Es bestehen auch offenbar Beziehungen zwischen diesen beiden Zentren zur Nebenniere und Adrenalinsekretion, die sich aus folgenden experimentell gesicherten Tatsachen ergeben. Werden zuerst die Nebennieren entfernt, so bleibt auch bei erhaltenem Zentrum die reflektorische Hemmung nach Vagusreizung aus. Es müssen also von dem Zentrum aus hemmende und fördernde Einflüsse auf die Adrenalinsekretion ausgeübt werden. Offenbar ist aber der Einfluß der Nerven vorwiegend oder nur in der Systole möglich, denn an Hunden konnte nachgewiesen werden, daß durch Akzeleransreizung nur die Systole im Verhältnis zur Diastole verkürzt wird (Wiggers). Die sofort nach Vagusdurchschneidung auftretende Verlangsamung der Systole äußert sich ebenfalls nur in der Systole, d. h. in der Dauer der Systole und nicht in der Diastole (Katz).

Früher nahm man an, daß dem gesunden Herzen die Empfindung fehlt. Harvey konnte an dem freiliegenden Herzen des Grafen Montgomery keine Schmerzempfindungen auslösen, zu welchem Resultate auch von Ziemssen bei seinen Untersuchungen an dem freiliegenden Herzen der K. Seraphini kam. Im Gegensatz zu diesen Ansichten nahm Goltz doch Sensibilität an; er sah nämlich nach Aufträufeln von Essigsäure auf das Herz des Frosches eine Reaktion des Tieres. In neuerer Zeit sind diese Annahmen nachgeprüft worden von Sano. Dieser nimmt an, daß dem Endokard, dem Perikard, sowie der Muskulatur wohl Empfindungsvermögen zuzuschreiben sei, doch handele es sich um das Reagieren auf Reize von anderer Art wie die gewöhnlichen Tastempfindungen. Gilbert bestätigte den Goltzschen Essigsäureversuch. Daß es sich dabei um Reizung sensibler Gebilde handelt, bewies das Ausfallen desselben nach Pinselung der zu reizenden Stelle mit Kokain. Sicher ist, daß durch Reizung der Nervenendapparate im Perikard, Endokard, Gefäß- und Rhythmusstörungen hervorgerufen werden können. Auf diese Tatsache und auf ihre besondere Bedeutung bei vivisektorischen Versuchen über die Tätigkeit des Herzens und bei operativen Eingriffen hat zuerst Basch hingewiesen. Man nimmt heute also an, daß sensible Nerven im Herzen vorkommen, die subendokardial und subperikardial gelegen sind. Diese sensiblen Fasern sollen qualitativ verschieden und durch den Vagus mit dem Zentralnervensystem verbunden sein. Ebenso glaubt man, daß zwischen den sensiblen und motorischen Fasern Reflexbögen vorhanden sind, uns in ihren Einzelheiten vorläufig unbekannte Schaltsymptome, die aber für die „Selbststeuerung des Herzens" in erster Linie wichtig sein sollen (Gleser).

Wenn man die einzelnen nervösen Faktoren in ihre Komponenten zerlegt, so kann man nach Engelmann unterscheiden:

1. Die Rhythmik der reizerzeugenden Apparate;
2. Die Geschwindigkeit der rein leitenden Apparate;
3. Die Erregbarkeit der motorischen Endapparate;
4. Den augenblicklichen Zustand des Herzmuskels.

Diesen vier Nervenwirkungen hat Engelmann folgende Namen gegeben:

1. Chronotrope, die das Tempo des Herzschlags modifizieren;
2. dromotrope, welche das Reizleitungsvermögen beeinflussen;
3. bathmotrope, die die Anspruchsfähigkeit für Reize und
4. inotrope, die die Kontraktilität (Kraft, Umfang, Dauer, der Bewegung) verändern.

Diese vier verschiedenen Eigenschaften können sowohl intrakardial durch die Endigungen der Nerven ausgeübt werden, als auch extrakardial vom Zentralnervensystem aus durch Vermittlung der Vagus- oder Akzeleransfasern.

Das Zentrum der herzhemmenden Fasern (Vagus) liegt in der Medulla oblongata. Der Erregungszustand des Vaguszentrums ist wesentlich abhängig von der Höhe des Blutdrucks. Experimentell weiß man, daß nach Aderlässen das Vaguszentrum für spezifische Reize weniger empfänglich ist. Durchschneidet man den Vagus, d. h. die herzhemmenden Fasern, so erhöht sich die Pulsfrequenz, das bedeutet, daß der Vagus tonisch innerviert ist. Durchschneidet man umgekehrt den Akzelerans, so wird die Pulsfrequenz langsamer, also auch dieser Nerv ist tonisch innerviert. Interessant ist, daß der Akzelerans beiderseits verschiedene Wirkungen auf das Herz auszuüben scheint. Nach den Untersuchungen von Rothberger und Winterberg am Hundeherzen beeinflußt der rechte Akzelerans vorzugsweise die Reizbildungsstätte an der oberen Hohlvene, bzw. im Sinusknoten; der linke die Reizbildung in der Vorhofkammergrenze, d. h.

also im Tawaraknoten. Diese Art von Innervation wies seltsamerweise ziemliche Abweichungen bei den verschiedenen Versuchstieren auf, indem manchmal der linke Akzelerans auch auf den Sinusknoten wirken konnte. Reizten Roth - berger und Winterberg den rechten Akzelerans allein, so wurde die Frequenz des Herzens erhöht, die Schlagfolge zwischen den einzelnen Herzabschnitten blieb unverändert; reizten sie den linken Akzelerans, so übte das eine nur geringe Wirkung auf die Frequenz aus. Dagegen trat in 30% der Fälle atrioventri- kuläre Automatie auf. Eine solche Automatie konnte durch gleichzeitige Reizung des rechten Akzelerans aufgehoben werden, wobei die Schnelligkeit der Herztätigkeit zunahm. Reizten Rothberger und Winterberg gleich- zeitig beide Nerven, so trat keine atrioventrikuläre Automatie auf. Das Aus- bleiben der atrioventrikulären Automatie in manchen Fällen nach Reizung des linken Akzelerans ist eben dadurch zu erklären, daß bei diesen Tieren, wie schon oben erwähnt, ein Teil der Fasern des linken Akzelerans ebenfalls auf den Sinus wirkt. Bei solchem Tier gelang es bisweilen präparatorisch Fasern im linken Akzelerans zu isolieren, deren Reizung atrioventrikuläre Automatie hervorrief, andererseits ließen sich durch Abklemmung der Hohlvenenmün- dung die im linken Akzelerans hierhin verlaufenden Fasern ausschalten; dann bewirkte die Reizung des linken Akzelerans immer atrioventrikuläre Auto- matie, d. h. die Reize gingen jetzt von der Gegend des Tawaraschen Knotens aus, und da von hier aus der Weg zu den Vorhöfen ebenso weit ist wie bis zu den Kammern, so schlugen Vorhöfe und Kammern gleichzeitig. Eine aus- führliche Darstellung des für die klinische Diagnose wichtigen Herz-Nerven- systems findet sich auf Seite 66.

b) Reizbildung und Reizleitung.

Viele Jahrzehnte, bevor man das anatomische Substrat der Reizleitung kennen lernte (Hissches Bündel usw.), bestanden schon grundlegende Versuche über Reizbildung und Reizleitung, die einen Überblick über diese beiden Eigen- schaften des Herzmuskels gestatteten. Im wesentlichen basierten die Vor- stellungen auf den klassischen Versuchen von Stannius.

Stannius, ein Rostocker Anatom, machte in den 50er Jahren mehrere grundlegende Versuche. Er legte am Froschherzen eine Schlinge um den Venensinus an der Einmündungs- stelle in den Vorhof und sah dann einen diastolischen Stillstand von Vorhof und Ventrikel eintreten, während der Venensinus weiter pulsierte. Ungefähr ³/₄ Stunden später fängt das Herz beim Frosch wieder an zu schlagen, aber unabhängig von der Kontraktion des Venensinus. Legte er eine zweite Ligatur in der Atrioventrikularfurche an, kurz nachdem die Venensinus-Vorhofsverbindung gestört war, so beobachtete er eine Ventrikelkontraktion, die von dem Pulsieren des Venensinus unabhängig war. Diese Versuche sind später von verschiedener Seite wiederholt und stets bestätigt worden. Unter anderem hat man ge- funden, daß bei anderen Kaltblütern, die nach der Sinusligatur auftretende Ruhezeit der Herzabschnitte kürzer ist, z. B. bei der Schildkröte nur ¼—½ Stunde dauert (Gaskell). Durch diese Versuche war eigentlich schon bewiesen, daß der Hauptreiz vom Venensinus ausgehen muß. Diese Stanniusschen Versuche sind später verschieden gedeutet worden. Eckhard betrachtet den Stillstand als eine Ausfallserscheinung, B. Heidenhain als eine Reizwirkung durch Erregung der intrakardialen Hemmungsnerven. Dieser Auffassung gegenüber betont F. B. Hoffmann, daß den intrakardialen Hemmungsnerven keine wesentliche Bedeutung zukommen könne, denn er sah den Stillstand auch nach dem Herausschneiden der Scheidewandnerven, sowie nach reizloser Ausschaltung des Venen- sinus fortdauern. Hoffmann erklärt den Stillstand als eine Folge der Unterdrückung der bisher vom Sinus gesteuerten Ventrikelautomatie durch die plötzlichen starken dauernden Reize vom Sinus her. Die Tatsache, daß der Stillstand auch am atropinisierten Herzen auftritt, wurde von Eckhard und anderen so gedeutet, daß durch die Sinusligatur die motorische Reizleitung unterbrochen sei.

Nach der heutigen Auffassung, die sich im wesentlichen auf die Engelmannschen Untersuchungen und Nachprüfungen stützt, muß man die Stanniusschen Versuche folgendermaßen deuten: Bei der ersten Ligatur wird die normale Reizleitung, die vom

Venensinus ihren Ursprung nimmt und von hier auf den Vorhof übergeht, unterbrochen. Dadurch wird ein vorübergehender, oft dauernder Stillstand von Vorhof und Ventrikel herbeigeführt. Legt man nach der Ligatur I die Ligatur II an, so wird die atrioventrikuläre, spezifische Muskulatur gereizt und dadurch die isolierte Kontraktion des Ventrikels (ventrikuläre Automatie) ausgelöst.

Daß der Sinus venosus den Rhythmus des Herzmuskels im allgemeinen beherrscht, ist durch folgende Versuche bewiesen worden. Schon Goltz (Straßburg) hatte 1850 gezeigt, daß eine Reizung des Ventrikels durch Nadelstiche mit einer einmaligen Kontraktion beantwortet wird, daß aber eine Reizung der Vorhofs- oder Sinusgegend eine Serie von Zuckungen auslöst. Daß tatsächlich der Venensinus die normale Ausgangsstelle der Reize im Herzen darstellt, wurde erwiesen durch Gaskell. Er zeigte, daß Erwärmung die Frequenz des automatisch schlagenden Herzmuskels steigert, Abkühlung sie herabsetzt. Das normaltätige Herz konnte in seiner Schlagfolge nur durch lokale Erwärmung oder Abkühlung des Sinus venosus beeinflußt werden, d. h. es schlug wesentlich schneller bei der Erwärmung und langsamer bei der Abkühlung.

Es fragt sich nun, welcher Art die Reizbildung in dem Venensinus ist. Der Herzmuskel hat die Fähigkeit, einen konstanten Reiz durch eine Reihe rhythmischer Kontraktionen zu beantworten. Die Frage, ob die Ursache der rhythmischen Bewegung des Herzmuskels in einem solchen Dauerreiz oder in rhythmischen Reizen bestehe, entschied Engelmann durch folgende Versuche: Reizt man Vorhof oder Ventrikel künstlich während der normalen Tätigkeit, so antworten diese auf den Reiz mit einer Kontraktion. Dem Extrareiz und der Extrakontraktion folgt gewöhnlich eine längere Pause, als der normalen Kontraktion. Diese lange Pause wurde von Engelmann als kompensatorische Pause bezeichnet. Bei Reizung des Sinus erfolgt keine kompensatorische Pause. Damit bewies Engelmann, daß der Sinus diese Reize nicht von außen empfängt, daß also Vorhof und Ventrikel von einem höhergelegenen Reizzentrum abhängig arbeiten. Die Analyse einer kompensatorischen Pause ergab, was die Zeitverhältnisse angeht, daß die Dauer der letzten spontanen Systole mit Extrakontraktion und kompensatorischer Pause zusammen so lang sind, wie zwei normale Systolen und Pausen (s. Abb. 30). Läßt man mehrere Extrareize hintereinander auf den Ventrikel einwirken, so beträgt die Zeit vom Anfang der letzten spontanen Systole vor der Reizung, bis zum Beginn der ersten spontanen Systole nach der Reizung immer ein grades Vielfaches der normalen Periodendauer. Engelmann nennt dieses Gesetz das Gesetz der Erhaltung der physiologischen Reizperiode. Die Eigentümlichkeit des Ausfallens der normalen Systole nach einer Extrasystole beruht auf der sogenannten refraktären Periode, d. h. auf der von Marey gefundenen Tatsache, daß während der Systole der Herzmuskel nicht reizbar ist. Der künstliche Reiz, innerhalb der systolischen Periode ausgeführt, bleibt also ohne Wirkung. Wenn nach einem künstlichen Reiz in der Diastole, also nach der durch den Extrareiz bedingten Extrasystole eine längere Pause auftritt, so geschieht das nach Engelmann dadurch, daß der nächstfolgende normale Sinusreiz in das Refraktärstadium von Vorhof und Ventrikel fällt und deshalb unwirksam wird.

Eine Beweisführung für die Richtigkeit dieser Deutung ergaben folgende Versuche Engelmanns: Kühlt man das Herz stark ab und verlangsamt dadurch seinen Rhythmus, so kann man eine Extrasystole so zwischen zwei normale Systolen einschalten, daß der auf die Extrasystole folgende normale Sinusreiz nicht in das Refraktärstadium fällt. In diesem Falle fehlt die kompensatorische Pause. Es gehen also die Reize normalerweise vom Sinus venosus aus, um von hier über die Vorhofsmuskulatur zum Ventrikel zu verlaufen. Künstliche Extrareize am Vorhof oder am Ventrikel machen kompensatorische Pause, Extrareiz am Sinus keine kompensatorische Pause. Der künstliche Reiz, in der Periode der Systole ausgeführt, verläuft ohne Wirkung, refraktär. Bei diesen experimentell erzeugten

Extrasystolen ergab sich außerdem, daß die durch den Extrareiz bedingte Ventrikelkontraktion um so intensiver ausfällt, je mehr sie an das Ende der Diastole verlegt
wurde, d. h. Extrareize im Beginn der Diastole, geringer systolischer Effekt, Extrareize
am Ende der Diastole, maximale Kontraktion.

Gestützt wird diese Anschauung neuerdings nach Untersuchungen am Löweschen
Herzstreifenapparat durch Sasaki und Takashi. Trotzdem muß man hier besonders
hervorheben, daß dieses Gesetz nicht konstant und absolut besteht, daß es wenigstens
durchbrochen wird beim ermüdeten und beim vergifteten Herzen. Bei Chloralhydrat-
und Kalziumvergiftung z. B. beginnt die Erregbarkeit schon während der Systole und sie
findet ihren Höhepunkt im Beginn der Diastole. Beim ermüdeten Herzen kann die höchste
Erregbarkeit schon lange vor dem Ende der Diastole, wo sie normalerweise am höchsten
ist, erreicht sein. Refraktäre Phase und Kontraktionsablauf sind, wie Dennig experimentell
nachwies, nicht immer fest miteinander verbunden, das scheint mir unseren allgemeinen
klinischen Anschauungen sehr zu entsprechen. Interessanter als die Einzelheiten des physikalischen Ablaufs sind die chemischen Vorstellungen über die Stoffwechselvorgänge bei der
Kontraktion des Herzens. E. Frey z. B. versucht die Milchsäuretheorie auf die Kontraktionsvorgänge am Herzen anzuwenden und glaubt, daß mit der Diastole ein Verbrennungs-
vorgang verbunden ist, bei dem Milchsäure entsteht, während in der Systole keine nennenswerte Wärmetönung stattfindet. Die während der Diastole gebildete Milchsäure wird
während der Systole nur zum Teil verbraucht und wird in ihre Vorstufe zurückgebildet,
so daß immer ein gewisser Reservevorrat von Energie bleibt. „Durch Einwirkung auf
die Oberflächenspannung oder den Quellungszustand kleiner Teilchen kommt es dann zu
einer Zuckung, zu der Entwicklung von Spannung und zu einer Verkürzung". Bei der
Entstehung der Milchsäure wird Kohlensäure frei, die hemmend auf den Wiederaufbau
wirkt; es kommt so zu einer Selbstregulierung der Stoffwechselvorgänge. Die Vorstellungen
von Frey über die Refraktärzeit, die Entstehung der Digitalisvergiftung, die Alternans-
bildung usw. sind äußerst ansprechend und können wohl die Grundlage für neuere wichtige
Forschungen werden.

Als besondere Eigentümlichkeit αer Herzkontraktion ist das Flimmern
aufzufassen; es tritt nach Anwendung sehr starker, besonders elektrischer Reize
auf. Es beruht wahrscheinlich auf einer erhöhten Reizbarkeit des Muskels,
denn es läßt sich aufheben durch Mittel, die im allgemeinen die Reizbarkeit
herabsetzen, z. B. Abkühlung. Von praktischer Bedeutung mag sein, daß experimentell dem Kampfer die Fähigkeit zukommt, das Flimmern aufzuheben.
Die Fähigkeit starker elektrischer Ströme, Flimmern zu erzeugen, verbietet die
Anwendung dieses Mittels, in den Fällen, in denen mit Wahrscheinlichkeit
ein Ventrikelstillstand durch Gifte (Chloroform und andere) erzeugt ist. Eine
ausführliche Berücksichtigung dieses Phänomens findet sich in den Kapiteln
Arhythmien unter dem Kapitel P. i. P.

Das Zustandekommen der normalen rhythmischen Tätigkeit
des ganzen Herzens und seiner Teile muß man sich auf Grund unserer heutigen
Kenntnisse folgendermaßen vorstellen. In der Gegend der Einmündungsstelle
der oberen Hohlvene in den Vorhof in einem Gebiet, welches anatomisch gekennzeichnet ist durch eine besondere Struktur (näheres siehe Kapitel Reizleitungssystem), entstehen periodische Reize von der Frequenz des normalen Rhythmus.
Diese Reize pflanzen sich auf die Vorkammern fort und bringen sie zur Kontraktion. Der Reiz geht dann durch das Hissche Bündel und seine Ausläufer
auf die Ventrikel über und bringt diese zur Kontraktion. Wir müssen annehmen,
daß normalerweise die Reizbildung im Herzen selbst entsteht, sie kann allerdings durch die extrakardialen Nerven in weitem Maße verändert werden.

Unabhängig davon, welches anatomische Substrat für die Reizbildung
und Reizleitung in Betracht kommt, kann man sich fragen, welcher Art die
Reizbildung ist. Es könnte die rhythmische Tätigkeit zustande kommen
dadurch, daß die Reize rhythmisch gebildet werden, oder aber die Reize sind
ständig vorhanden, das Herz reagiert aber nur periodisch, da die Reizbarkeit
sich rhythmisch ändert. In der Tat schwankt die Reizbarkeit abhängig von dem
Kontraktionszustand fortwährend. (Vgl. S. 59.)

c) Die Gefäßnerven.

Es ist noch nicht sicher erwiesen, ob in den Arterienwandungen selbst Ganglienzellen regelmäßig vorkommen; in der Adventitia sind solche vereinzelt gefunden worden. Sensible und motorische Fasern sind jedenfalls in der Gefäßwand reichlich vorhanden, sensible Fasern mit besonderen sensiblen Endplättchen sowohl in den Arterien wie in den Venen, motorische Fasern, die in den glatten Muskelfasern der Media endigen. Auch die Kapillaren sind von Nervennetzen umsponnen. Neben den sensiblen und motorischen Fasern nimmt man auch autonome Zentren in der Gefäßwand an, die ähnlich wie im Magendarmkanal mit dem Sympathikus in Verbindung stehen und wahrscheinlich durch den Sympathikus reguliert werden. Marklose Fasern finden sich in der Adventitia und Muskularis, in der Intima wurden nur ausnahmsweise nervöse Elemente nachgewiesen. Da der Gefäßtonus nach Durchschneidung aller Nerven rasch wieder hergestellt wird, darf man autonome Zentren, in der Gefäßwand gelegen, mit Sicherheit annehmen. Die bei der Längsdehnung eines Gefäßes auftretenden Schmerzen können natürlich nur durch die sensiblen Apparate vermittelt werden.

Die Nerven beeinflussen die Weite der Gefäße, und zwar unterscheidet man Vasokonstriktoren und Vasodilatatoren. Konstriktoren und Dilatatoren verlaufen oft zusammen. Reizt man beide gleichzeitig, so ist die Wirkung der Konstriktoren bei starker Reizung überwiegend, die Dilatatoren reagieren aber schon auf geringfügigere Reize als die Konstriktoren. Das Zentrum der Vasokonstriktoren, das vasomotorische Zentrum, liegt in der Medulla oblongata, ist doppelseitig und in stetiger Tätigkeit, um den Tonus im Gefäßsystem aufrecht zu erhalten. Neben diesem Zentrum bestehen untergeordnete Zentren im Rückenmark. Ob ein besonderes Dilatatorenzentrum besteht, ist noch unentschieden. Zwar tritt nach Reizung des peripheren Endes des Nervus depressor allgemeine Gefäßerweiterung mit Blutdrucksenkung ein, doch kann diese Gefäßerweiterung als reflektorische Hemmungswirkung auf das Konstriktorenzentrum in der Medulla oblongata erklärt werden.

Das vasomotorische Zentrum ist einerseits mit dem Depressor, andererseits mit dem Nervus vagus verbunden. Durch die Verbindung mit dem Vagus werden Reize, die dem Respirationstraktus oder dem Digestionstraktus entstammen, ihm zugeleitet.

Einen besonderen Einfluß auf die Gefäße hat das sympathische System. Zu ihm gehören die Vertebralganglien des Grenzstranges, die prävertebralen und peripheren, sympathischen Ganglien, ferner das Mittelhirnsystem, das Bulbär- und Sakralsystem.

Die Reize der Vasokonstriktoren und Vasodilatatoren wirken wahrscheinlich nicht direkt auf die Kontraktion, resp. Erweiterung der Arterienwand, sondern sie verändern die Erregbarkeit der Muskulatur. Die eigentliche Ursache des Tonus ist das Blut, resp. der Blutdruck. Selbst wenn die Gefäße völlig von den zuführenden Nerven getrennt sind, bleibt ein gewisser Tonus im Gefäßsystem zurück, der den Blutdruck und die Gefäßweite aufrecht erhält.

Durch die verschiedene Weite der Gefäße wird der allgemeine Blutdruck und die Versorgung in den einzelnen Gefäßgebieten stark verändert, entsprechend den verschiedenen Anforderungen, speziell Ernährungsbedingungen. Die Beeinflussung ist selten eine direkte, meist eine reflektorische. Als reflektorische Reize wirken besonders Kälte und Wärme, aber auch Gifte; bei dieser Wirkung ist die Beteiligung der einzelnen Gefäßgebiete eine sehr verschiedene. So macht die lokale Anwendung von Kälte auf den Bauch starke Erweiterung der Hirngefäße, bei gleichzeitiger Verengerung der Nierenarterien. Im allgemeinen verhalten sich die inneren Organe entgegengesetzt wie die Haut (Dastre-Moratsches Gesetz).

Durch die Arbeiten von Stricker, Langley, Bayliss wissen wir, daß die Vasokonstriktoren das Rückenmark durch die vorderen, die Dilatatoren durch die hinteren Wurzeln verlassen (antidrome Nervenerregung).

4. Der Körperkreislauf.

a) Energetik des Herzens.

Eine wesentliche Bereicherung haben unsere Kenntnisse über die Physiologie des Herzens durch die Arbeiten von H. Bohnenkamp über die Energetik der Herzmuskeltätigkeit erfahren. Mittels eigens konstruierter kleiner Thermosäulen, die dem Herzen rings angelegt werden, wurde mit rasch reagierendem Galvanometer die Wärmebildung bei der Arbeitsleistung des Herzens bestimmt. Es wurde gefunden, daß wenigstens in der ersten anoxybiotischen Arbeitsphase durchaus im Gegensatz zu dem Skelettmu?kel mit zunehmender Herzarbeit die Wärmebildung nicht zu, sondern abnimmt. Der Ökonomiekoeffizient der Herztätigkeit steigt damit bis auf $100^0/_0$ an und beträgt unter den einigermaßen der der natürlichen Herztätigkeit entsprechenden oxybiotischen Arbeitsbedingungen $99^0/_0$. Die Gesamtenergiemenge, die bei einer Herzrevolution umgesetzt wird, bleibt stets dieselbe. Sofern überhaupt ein Reiz wirksam wird, zerfallen „die gleiche Zahl von Molekülen Glykogen", es wechselt nur je nach den mechanischen Arbeitsbedingungen, wieviel Energie zur mechanischen Leistung und wieviel zur Wärmebildung verwandt wird. Hierdurch wird das Alles- oder Nichtsgesetz in noch höherem Maße bestätigt, als man bisher annahm, und auf die Beeinflussung der Herztätigkeit durch die Herznerven ein neues Licht geworfen. So wird unter Vaguseinfluß neben der mechanischen Arbeitsleistung auch die Wärmebildung geringer, es sinkt der gesamte Energieumsatz und das Herz arbeitet hypodynam. Unter Sympathikusreizung steigt wenigstens bei hypodynamen Herzen, wo die Reizung positiv inotrope Wirkung hat, der Energieumsatz, während der Energieaufwand bei frischem Herzen mit nur chronotroper Sympathikuswirkung unverändert bleibt (Bohnenkamp und Eichler).

b) Die Kraft des Herzens.

Die Arbeit, die das Herz täglich zu leisten hat, hängt ab von der Menge Blutes, die in der Zeiteinheit von ihm durch Aorta und Pulmonalis in den Kreislauf geworfen wird und von dem Widerstand, der dabei zu überwinden ist. Für beides haben wir am lebenden Herzen kein genaues Maß, ungefähr kann man die tägliche Arbeit des Herzens auf mindestens 20 000—30 000 mkg schätzen. Bei schwacher, langandauernder äußerer Arbeit steigt die Herzarbeit auf das Doppelte bis dreifache. Die Kraft, die dazu benutzt wird, den Widerstand im Gefäßsystem zu überwinden, ist außerordentlich viel größer als die, welche dem Blute die nötige Bewegung gibt. Je mehr der Herzmuskel ausgedehnt ist, desto mehr Kraft braucht er, um sich zu entleeren. Das Herz arbeitet gewöhnlich nur mit einem Teil seiner ihm verfügbaren Kräfte, bei erhöhten Ansprüchen vermag es jedoch mindestens das 3—4 fache auf längere Zeit hinaus zu leisten. Wie a. a. O. erwähnt, steht also eine Reservekraft dem gesunden Herzen augenblicklich zur Verfügung. Wenn z. B. beim Tier ein künstlicher Klappendefekt erzeugt wird, überwindet das Herz die hierdurch geschaffenen Widerstände in demselben Augenblick mit Leichtigkeit und vermag auch weiterhin diese Erhöhung der Leistungsfähigkeit aufrecht zu erhalten. Die zur Erzeugung der Herzarbeit nötige Energie beträgt einen wesentlichen Teil der bei dem Stoffwechsel freiwerdenden, bei angestrengter Herztätigkeit verbraucht das Herz bis zu $^1/_5$ des Gesamtumsatzes. Diese Tatsache ist bei jedem kranken Menschen, besonders beim Unterernährten zu berücksichtigen. Es ist möglich, daß manche Fälle von Herzinsuffizienz auf mangelhafte oder unzweckmäßige Ernährung zurückgeführt werden müssen.

Die Tatsache, daß man an ermüdeten Muskeln sowohl wie am ermüdeten Nerven neuerdings wesentliche histologische Unterschiede sowohl am Kern wie am Protoplasma gefunden hat, läßt vielleicht hoffen, daß man auch am ermüdeten Herzmuskel Differenzen dieser Art wird nachweisen können. Z. B. konnte Bernard bei ermüdeten Fliegen deutliche Differenzen in bezug auf Querstreifung und Tinktionsvermögen gegenüber den ausgeruhten erzielen. Korrespondierend damit gelang es Hodge, Masen, Lugaro u. a. an Ganglienzellen von Säugetieren und Vögeln ebenfalls große Unterschiede nach der Ermüdung nachzuweisen.

c) Die Mechanik des Kreislaufs.

Die Bewegung im Blutgefäßsystem wird im wesentlichen erzeugt und erhalten durch die rhythmische Tätigkeit des Herzens, d. h. durch die wechselnde Kontraktion und Erschlaffung der Vorhöfe und Kammern. Beide Teile sind getrennt durch ein ventilartig funktionierendes Klappensystem. Sehr interessant ist, daß die Verteilung der Muskelmasse in den einzelnen Abschnitten, wie aus der Tabelle von Müller (s. S. 4) hervorgeht, sehr verschieden ist. Entsprechend den größten Widerständen hat die größte Muskelmasse der linke Ventrikel. Er beteiligt sich mit etwa $54\,^0/_0$ an der Gesamtmasse, auf die Muskulatur des rechten Ventrikels entfallen $29\,^0/_0$, der rechte Vorhof nimmt mit $9\,^0/_0$ und der linke mit $8\,^0/_0$ an der Gesamtmuskelmasse Anteil. Diese nach den Original-zahlen von W. Müller berechnete Beteiligung der einzelnen Herzabschnitte macht es, wenn man die geringe prozentuale Beteiligung der Vorhöfe bedenkt, unwahrscheinlich, daß die Vorhofsmuskulatur als Druckpumpe in Betracht kommt, d. h. den Zweck hat, das Blut durch aktive Kontraktion in den Ventrikel hineinzupressen. Die mechanische Bedeutung der Vorhöfe geht hervor aus klinischen Beobachtungen; bei Vorhofsstillstand (Pulsus irregularis perpetuus) und bei Adams Stokes, wo die Vorhöfe in einen unzweckmäßigen Rhythmus schlagen, zeigen sich Störungen in der Zirkulation.

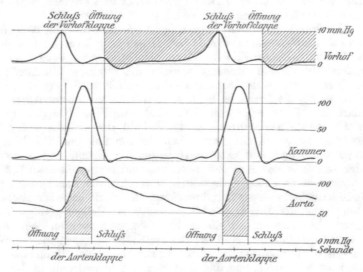

Abb. 24. Schematische Übersicht des Druckablaufs im Herzen und in der Aorta.
(Nach M. v. Frey.)

Von großer praktischer Bedeutung ist es, Genaueres über die Tätigkeit der einzelnen Abschnitte während der Herzarbeit und ihre Bedeutung für die Beförderung des Blutes zu wissen. Die einfachste Vorstellung, daß Vorhof und Kammer ein System von zwei hintereinander geschalteten Pumpen dar-stellen, hat sich nicht als richtig erwiesen. Nach unseren jetzigen Kenntnissen (Graf Spee, Keith) müssen wir uns die Tätigkeit des Herzens folgender-maßen vorstellen: Bei der Systole der Kammer dehnt der Blutdruck die an der Trachea und der Brustwand starrbefestigte Aorta und Pulmonalis, spannt und versteift sie. Die Kammern selbst werden durch ihre Kontraktionen ebenfalls versteift, an die Brustwand gedrängt und dort festgehalten (Spitzenstoß). Die beiden Atrioventrikularöffnungen werden bei dieser Tätigkeit nach der Herz-spitze zu gezogen, mit ihnen die geschlossenen Kuspidalklappen nach der Herz-spitze zu bewegt. Dies bedingt ein Ansaugen aus der oberen Hohlvenen in die sich erweiternden Vorhöfe. Ob es sich hier aber um eine reine Saugwirkung handelt oder ob in dieser Phase eine verstärkte rhythmische Tätigkeit der Venenwand die Blutbewegung wesentlich fördert, ist noch eine offene Frage. Mit Nachlaß der Kammersystole, und mit Eintritt der Vorhofssystole werden die Atrioventrikularklappen durch die Kontraktion der an der Vena cava superior und inferior und an den Pulmonalgefäßen ansetzende Vorhofsmuskulatur zurückgezogen. Das Blut wird also weniger durch die Vorhofstätigkeit in die Ventrikel hinein gepreßt (zu welchem Zweck die Vorhofsmuskulatur viel zu schwach erscheint), sondern es werden die venösen Öffnungen über das ruhende Blut hinweggezogen. So erklärt es sich, weshalb Klappen am Ende der Hohlvenen überflüssig sind.

Jede Herzaktion beginnt mit einer Kontraktion der Vorhöfe. Der erreichte Innendruck ist aber nicht groß, er beträgt beim Hund nur etwa 10 bis 20 mm Hg. Wenn aber auch dieser Druck gering ist und die mechanische Bedeutung der Vorhofskontraktion, wie oben auseinandergesetzt wurde, in anderer Richtung liegen dürfte, so hat doch die geringe Drucksteigerung zur Folge, daß der Rest des Blutes aus dem Vorhof nach dem Ventrikel ausgepreßt wird. Freilich wird der höchste Druck im Vorhof erst erreicht, wenn die Kontraktion des Ventrikels schon begonnen hat.

Etwa 0,1 Sekunde nach dem Beginn der Vorhofkontraktion fängt der Ventrikel an, sich zusammenzuziehen. Der Druck in seinem Innern steigt sehr rasch und hat nach kurzer Zeit die Höhe des Druckes im Vorhof erreicht und überschritten. In diesem Moment werden die Atrioventrikularklappen geschlossen. Der Druck in der Kammer steigt weiter, es dauert aber etwa eine 20stel Sekunde, bis der Druck so hoch geworden ist wie in der Aorta, bzw. der Pulmonalarterie. Während dieser Zeit sind sämtliche Klappen geschlossen (Verschluß- oder Anspannungszeit). Sobald der Druck in der Kammer höher geworden ist als in der Aorta, bzw. in der Pulmonalis, öffnen sich die Semilunarklappen und die Austreibungszeit beginnt. Während dieser wächst der Druck in der Kammer noch an, und erst nach etwa 0,2—0,3 Sekunden beginnt er zu sinken. Er fällt sehr rasch unter den Druck der Aorta, und deshalb schließen sich die Semilunarklappen. Es dauert aber etwas über ein 10tel Sekunde, bis der Druck so weit gesunken ist, daß er geringer ist als der Vorhofsdruck. Auch während dieser Zeit, der sogenannten Verharrungs- oder Entspannungszeit, sind sämtliche Klappen geschlossen. Wenn der Druck im Ventrikel unter den des Vorhofs gesunken ist, so öffnen sich die Atrioventrikularklappen wieder, und das Blut, das sich unterdessen in den Vorhöfen gesammelt hat, kann in die Kammern einfließen (Anfüllungszeit).

Während der Austreibungszeit fließt Blut aus den großen Venen in die Vorhöfe. In dem Moment, in dem die Atrioventrikularklappen sich wieder öffnen, beginnt das Blut nach den Kammern abzufließen, infolge dessen sinkt der Druck im Vorhof. Während sich die Kammern allmählich füllen, wird dieser Blutstrom aus den Vorhöfen langsamer und der fortdauernde Zufluß aus den Venen hat zur Folge, daß der Druck im Vorhof allmählich steigt. Aber erst mit dem Einsetzen der nächsten Atriumkontraktion erfolgt eine Drucksteigerung erheblicheren Grades. Die Druckschwankungen im Vorhof bestehen also im wesentlichen in einem raschen Anstieg (Vorhofssystole), zwei raschen Senkungen (Erschlaffung des Vorhofs nach der Kontraktion, Öffnung der Atrioventrikularklappen) und zwei langsamen Druckanstiegen (Füllung des Vorhofs während der Kammersystole und während eines Teils der Kammerdiastole).

Seit langer Zeit herrscht ein Streit darüber, ob das Herz auch die Fähigkeit habe, sich aktiv zu erweitern, das Blut anzusaugen. Auch heute ist dieser Streit noch nicht entschieden, die meisten Autoren neigen aber zu der Annahme, daß eine aktive Dilatation nicht stattfinde. Gerhardt, Straub, van den Velden u. a. vertreten diesen Standpunkt. A. Weber möchte freilich, besonders bei hypertrophischen Herzen, eine aktive Ansaugung des Blutes in der Diastole gelten lassen. Sicherlich hat der negative Druck im Thoraxraum eine Bedeutung für die Ansaugung des Blutes aus den Körpervenen in den Vorhof. Über die Bedeutung des negativen Druckes auf die Blutbewegung vgl. das Kapitel Respirationskrankheiten, Physiologische Vorbemerkungen.

Über den Ablauf der Druckschwankungen in den Herzhöhlen und in der Aorta sind wir neuerdings genau unterrichtet durch die ausgezeichneten Arbeiten von H. Piper und H. Straub. Technisch wurde diese Frage so gelöst, daß in die Hohlräume mit einem Spiegel versehene Troikartmanometer eingeführt und die Ausschläge photographisch-optisch registriert wurden.

Insbesondere H. Straub hat mit einer technisch einwandfreien und immer wieder verbesserten Methode (Spiegelmanometer) den Druckablauf in den einzelnen Teilen des Herzens dynamisch und zeitlich neu registriert und uns über das Ineinandergreifen des Herzmechanismus sehr instruktive Bilder gegeben. Diese Versuche sind in letzter Zeit besonders von K. J. Wiggers wieder aufgenommen und erweitert worden, indem Wiggers in jedem Fall mindestens zwei beschriebene Druckkurven aus dem Gefäßsystem zu vergleichenden Messungen mit aufnahm. Die nachfolgende Tabelle ergibt die Hauptergebnisse wieder, unter Berücksichtigung der Wiggerschen Phaseneinteilung und des zeitlichen Ablaufs der einzelnen Herzphasen.

Einteilung der Herzphasen:

1. Systole:	a) isometrische Phase (0,048—0,05 Sekunden).	
	b) Austreibungszeit	α Hauptaustreibung (0,05—0,11 Sekunden).
		β Zeit der geringen oder (0,063—0,144) verschwindenden Austreibung.

2. Diastole:
a) Diastolische Anfangsphase (0,022 Sekunden),
b) isometrische Erschlaffungsphase (0,048—0,050 Sekunden),
c) Phase des schnellen Einströmens (0,048—0,050 Sekunden), (nur bei langsamem Herzschlag)
d) Phase des langsamen Einströmens (?),
e) Vorhofsystole (0,085 Sekunden).

Systole: Phase I: „Zu Beginn der Ventrikelsystole haben sich die Atrioventrikularklappen schon wieder zusammengelegt durch das plötzliche Aufhören des Einstroms vom Vorhof aus. Wenn sich der Druck im Ventrikel steigert, schließen die Atrioventrikularklappen fest und der Ventrikel kontrahiert sich isometrisch bis zum Augenblick der Öffnung der Aortenklappen.

Phase II: Beginnt mit der Eröffnung der Aortenklappen; sie dauert so lange, als der Druck in der Aorta steigt (die Dauer schwankt sehr).

Phase III: Die der verminderten Austreibung. Sie beginnt mit dem Sinken des Druckes in der Aorta (die Dauer schwankt sehr).

Diastole: Phase IV: Sie dauert bis zum Schluß der Aortenklappen (Protodiastoliephase).

Phase V: Vom Schluß der Aortenklappen ab, strömt eine Zeit weder Blut in den Ventrikel hinein, noch tritt welches aus (Phase Isometric relaxation).

Phase VI: Phase des raschen Einstroms.

Phase VII: Bei langsamer Herzaktion und bei normalen Vorhofdruck folgt auf die dritte diastolische Phase eine Zeit des langsamen Einströmens (Diastasis).

Phase VIII: Ist die Periode, in der die Vorhofssystole auf den Einstrom mit einwirkt (einen Einfluß der Vorhofssystole auf den Ventrikeldruck findet Wiggers nur in 13% seiner Kurven").

(Siehe auch S. 128a die Phasen der Herzrevolution von Wilh. Weitz.)

Die Systole der Herzkammern ist die wichtigste treibende Kraft des Blutkreislaufes. Im klinischen Sinne bezeichnen wir als Systole die Zeit vom 1.—2. Herzton, d. h. die Austreibungszeit (vermehrt um die Anspannungszeit). Nach den Ergebnissen der elektrokardiographischen Untersuchungen müssen wir annehmen, daß die Phase der Aktivität des Herzmuskels etwas länger dauert, aber für die praktische Betrachtung sind die mechanischen Verhältnisse wichtiger. Als Diastole bezeichnen wir die Zeit vom 2. bis zum nächstfolgenden ersten Ton, d. h. Entspannungszeit und Anfüllungszeit. Daß Ventrikelfüllung und -entleerung einerseits, Dauer der vorhergehenden Diastole andererseits sich gegenseitig beeinflussen, wußte man schon lange. Henderson nahm an, daß das Maß der Ventrikelfüllung- und -entleerung unter normalen Bedingungen nur von der Dauer der vorhergehenden Diastole abhängig sei. Heute wissen wir, speziell durch die Untersuchungen von Wiggers, daß drei Faktoren die relative Dauer von Diastole und Systole beeinflussen: 1. die Änderung der Schlagfrequenz; 2. das Volumen des venösen Einstroms; 3. der arterielle Widerstand. Experimentell läßt sich der grundlegende Einfluß dieser drei Faktoren unabhängig voneinander nachweisen durch die Durchschneidung der Vagi (Einfluß auf die Schlagfrequenz), durch die Verminderung oder Vermehrung der einströmenden Blutmenge — (venöser Einstrom), durch Kompression der Aorta — (arterieller Widerstand). Es lag nahe, die Dauer der Ventrikelsystole und Diastole mit Hilfe des Elektrokardiogramms zu kontrollieren, und dies ist von vielen Seiten geschehen entweder nur mit dem Elektrokardiographen oder gleichzeitig mit dem Elektrokardiographen und mit der Aufschreibung des Spitzenstoßes, des Venenvolumens, Arterienvolumens usw. Viele Physiologen und Kliniker haben sich mit dieser Frage beschäftigt und das wichtigste Ergebnis ist das, daß die Dauer der Diastole am Elektrokardiogramm gemessen ziemlich konstant zu sein scheint.

Das Schlagvolumen, d. h. die Blutmenge, die ein Ventrikel bei einer Kontraktion auswirft, beträgt beim Menschen etwa 50 ccm (Loewy und v. Schrötter, Plesch). Bei vermehrten Ansprüchen an die Zirkulation wird das Schlagvolumen vermehrt, bei schwerer Körperarbeit kann es auf das 5fache steigen (Plesch, Bornstein, Müller und Zuntz).

Neuerdings gibt G. Canby Robinson mit einer zusammen mit Burwell ausgearbeiteten Methode nach dem Fickschen Prinzip 55—105 ccm als Schlagvolumen des ruhenden Menschen an. Noch höher liegen die Werte, die Mobitz angibt: für den gesunden erwachsenen Mann von 20—50 Jahren 100—163 ccm, bei einem Mittelwert von 120 ccm, für die Frau gleichen Alters 75—100 ccm. Mobitz findet das Schlagvolumen im Sitzen wesentlich, 20—30%, kleiner als im Liegen. Bei Mitral- und Aortenstenosen ist es auf etwa 60% der Norm vermindert, ebenso weist es bei kachektischen und bettlägerigen Personen eine deutliche Verminderung auf. Über die methodischen Schwierigkeiten der Schlagvolumbestimmung, die vielleicht die bei den einzelnen Autoren variierenden Angaben zu erklären vermögen, vgl. später (S. 271). Dem Handb. d. norm. u. pathol. Psychologie entnehme ich der Seite 51 obenstehende tabellarische Zusammenstellung der einzelnen Angaben.

Die Blutmenge, die bei jeder Systole in die Aorta gepreßt wird, wird zum Teil sofort weiterbefördert, zum Teil führt sie zu einer Erweiterung des Bulbus aortae und zu einer Anspannung der Wand. Vermöge ihrer Elastizität treibt diese das Blut weiter, und zwar, da der Widerstand von seiten des Herzens größer ist, peripherwärts. Der gleiche Vorgang wiederholt sich in jedem Arterienstück, und so kommt eine kontinuierliche Strömung in den Arterien nach der Peripherie zustande. Daneben laufen Druckwellen vom Herzen her über die Arterien weg, die wir als Puls sehen und fühlen. Diese Druckwellen pflanzen sich viel rascher fort, als das Blut fließt. Mit der Verzweigung der Arterien wachsen die Widerstände, aber nicht in dem Maße, wie es der Verteilung in einzelne Zweige entspricht, da mit Zunahme der Verästelung der Gesamtquerschnitt des Arteriensystems wächst. Aus diesem Grunde ist der Abfall des Druckes bis in die feinsten Arterien hinein relativ gering. Erst die kleinsten Arterien bieten einen erheblichen Widerstand, nach dessen Überwindung die lebendige Kraft der Pulswelle und des Blutstromes größtenteils erschöpft ist. Das Blut gelangt deshalb unter geringem Druck in die Kapillaren und strömt hier nicht

Das Schlagvolumen des erwachsenen Menschen in der Ruhe.

Autor	Werte in ccm
Loewy und v. Schrötter	33—55—139
Plesch	40—78
Schapals	43—84
Zuntz, Müller, Markoff	48—97
Krogh und Lindhard	39—95
Lindhard	51—117
Boothby	58
Lundsgaard	50, 5—76
Bornstein	40—43
Eppinger, v. Papp, Schwarz	33—87
M. E. Collett und Liljestrand	38—103
Barcroff und Marshall	51—116
A. Loewy und M. Lewandowsky	35, 8—99, 6
Liljestrand und Stenström (Mann) . . .	61—84
Liljestrand und Stenström (Frau) . . .	51—63
Mobitz (Mann)	100—163
Mobitz (Frau)	75—100

(B. Kisch: Handb. d. norm. u. pathol. Physiol. Bd. 7, 2.)

mehr pulsierend, sondern kontinuierlich. In den kleinen Venen, in denen das Blut aus den Kapillaren sich sammelt, herrscht nur noch ein geringer Druck. Von seiner Größe einerseits, vom negativen Druck im Thorax andererseits, hängt die Geschwindigkeit des Blutstromes in den Venen und deren Füllung ab.

Die Geschwindigkeit des Blutstroms ist abhängig von der Höhe des Blutdrucks im Anfangsteil der Aorta und von den Widerständen in der Peripherie. Die Höhe des Blutdrucks wiederum wird durch die Energie des Herzens und die Widerstände in den kleinen Arterien bedingt. Wenn diese Widerstände groß sind, so kann das Herz durch kräftigere Kontraktion eine normal große Blutmenge in die Aorta pressen und dadurch einen hohen Druck erzeugen, der trotz der Widerstände eine normale Geschwindigkeit des Kreislaufs zur Folge hat.

Hämodynamische Studien hat man sowohl am isolierten Kaltblüterherz wie isolierten Warmblüterherz in großem Umfange mit den verschiedensten Methoden ausgeführt. Besonders Ludwig und seiner Schule verdanken wir die Isolierung des Warmblüterherzens und die Ausarbeitung verschiedener Durchspülungsmethoden. Versuche, das Herz mit einem künstlichen Körperkreislauf zu verbinden und den Lungenkreislauf intakt zu lassen, sind dann von Martin, Langendorff, P. Frank in den achtziger Jahren mit Erfolg ausgeführt und so weit ausgebildet worden, daß es möglich war, das freigelegte Warmblüterherz stundenlang zu beobachten. Die am meisten angewandte Methode ist die Langendorffs, bei der die Bewegung des Herzens mit einem Suspensionshebel unter konstantem Druck und bei konstanter Temperatur unmittelbar registriert wurde [1].

Die Druckverhältnisse werden in den einzelnen Teilen des Körpers wesentlich modifiziert durch die Struktur der Organe, ihre Umgebung und ihre Lage zum Herzen. In den unteren Extremitäten kommt zum Spannungsdruck, der in den Arterien und Venen herrscht, noch der hydrostatische Druck der ganzen Blutsäule hinzu, im Kopf wird der Blutdruck um diesen hydrostatischen Druck vermindert. Damit nun trotzdem die einzelnen Organe das Quantum Blut bekommen, das sie je nach der Aktivität der Verbrennungsprozesse brauchen, wird durch die entsprechende Weite der Arterien in den einzelnen Körperbezirken der arterielle Zufluß auf das richtige Maß gebracht. Auch wenn die Lage des Körpers und die Haltung der Glieder verändert wird,

---

[1] Das Starlingsche Herzlungenpräparat gleicht sich am weitesten den natürlichen Verhältnissen an und ist für viele Versuche unentbehrlich (Abb. 25).

so leidet darunter die Blutversorgung nicht. Wird der Arm gehoben oder gesenkt, so ist der Blutdruck in der Fingerarterie verschieden, die Differenz ist aber viel geringer als der Unterschied im hydrostatischen Druck bei den beiden Stellungen beträgt. Von Wichtigkeit ist allerdings einerseits die Spannung der Gefäßwand, anderseits die Spannung im Gewebe. Technische Methoden, diese Spannungen auch nur einigermaßen exakt festzustellen, haben wir, wie unten näher ausgeführt, noch nicht.

Die Anpassung des Kreislaufs an die Bedürfnisse des Körpers, die Versorgung des ganzen Körpers und seiner einzelnen Teile mit sauerstoffhaltigem Blut je nach der Aktivität der Verbrennungsprozesse, kommt durch eine nervöse

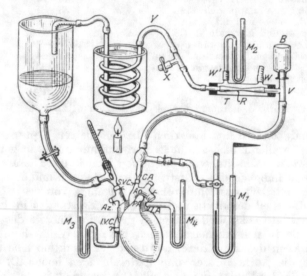

Abb. 25. Schema der Versuchsanordnung beim „Herz-Lungen-Präparat" (die einzelnen Teile sind nicht in dem gleichen Maßstab gezeichnet). P.A. Pulmonalarterie (Lungen sind nicht gezeichnet). L.A. Linker Ventrikel, I.V.C. Vena cava inferior, Az. Vena azygos, die bei ihrem Eintritt in die V. cava superior (S.V.C.) unterbunden ist. Ao. Aorta, CA. Kanüle in der Karotis, V. T-Rohr, dessen eine Öffnung zu dem mit Luft gefüllten Gefäß B führt — das Gefäß dient als elastisches Polster, es ersetzt die elastische Arterienwand — und dessen andere Öffnung mit dem künstlichen Widerstand R kommuniziert — durch Füllung des Glasrohrs mit Luft kann der künstliche Widerstand erhöht werden. X Ansatzstück für die Entnahme von Blut zur Bestimmung der Ausflußmenge. M_1, M_2, M_3 Manometer, die mit verschiedenen Teilen des Systems verbunden sind.
(Aus E. H. Starling, Gesetz der Herzarbeit, Abh. u. Monogr. a. d. Geb. d. Biol. u. Med.).

Regulierung zustande. Diese nervöse Regulierung von W. R. Hess sehr treffend „eine alle Gewebe durchsetzende spezifische Sensibilität" bezeichnet, steht sicherlich an der Spitze der Kreislaufregulierung. Die mechanische Wirkungsweise der Gefäßmuskeln beruht nach Hess aber ausschließlich auf Widerstandsveränderung, nicht auf aktiver Förderleistung. Die periphere Stromregulierung erfolgt reflektorisch unter Mitwirkung eines sensorischen Apparates, der den Blutbedarf eines jeden Organs kontrolliert. Hess glaubt dagegen nicht, daß Stoffwechselprodukte bei der Regulierung des Gefäßsystems von großem Einflusse sind.

Einige dieser Momente sind sicherlich die chemisch bzw. physikalisch-chemischen Veränderungen im Gewebe. Das Primäre sucht Kautsky in einer „Stoffwechselveränderung, die im arbeitenden Organ ihren Ausgang nimmt und die

C_x des Blutes zu steigern trachtet. Diese Erhöhung der C_x erfordert eine Mehr-leistung vom Kreislauf um die ungestörten CO_2-Abgänge der Gewebe zu gewähr-leisten, den Ausscheidungsorganen mehr Säure zuzuführen und damit die Azidose zu kompensieren. Die Wasserstoff-Ionenkonzentration ist der chemische Regula-tor der Konzentrationsgröße."

Kautsky glaubt, daß diese Azidose eine selbständige Mehrarbeit des extra-kardialen Gefäßsystems macht, eine Drucksenkung in den Arterien, eine Druck-erhöhung in den Venen auslöse. Diese Drucksteigerung steigere auch die An-fangsspannung des Herzmuskels, die beschleunigte Abfuhr nach den Arterien erniedrige den Widerstandsdruck. Es ist nicht wahrscheinlich, daß diese Frage, die heute noch relativ wenig geklärt ist, in dieser einfachen Weise sich lösen läßt. Kraus skizziert dieses Problem folgendermaßen:

„Auf rein hämodynamische Betrachtung kann sich allenfalls der Physiologe be-schränken, keinesfalls jedoch der Kliniker. Für den letzteren ist die Parallelschaltung zwischen Anregung der Gewebselemente zum Funktionieren und verstärkter Blut- und Flüssigkeitszu- und -durchfuhr das Gegebene. Immer mehr wird erkannt, daß es sich dabei durchaus nicht bloß um den Einfluß von Produkten des oxydativen Gewebsstoff-wechsels, um die Wirkung gewisser Eiweißbausteine (Histamin, Vasodilatin?) handelt, sondern vielmehr um die Organisation der Kolloidmembranen durch antagonistische Elektro-lytkombinationen resp. um sämtliche Faktoren der Durchtränkungsspannung der Organ-elemente. Gewebsdruck und Turgiditätsschwankungen übertragen in bezug auf wasser-treibende und stoffverteilende Wirkung den Druckabfall im Kapillargebiet oder wechsel-seitige Reflexe, ausgelöst durch die Funktion der Organarterien des einen Bezirks auf andere arterielle Gebiete. Spielen sich doch Ernährung, die nichts Passives ist und sein kann, und Stoffwechsel, zu welchem alle Stoffbeförderung letztlich in untrennbarer Be-ziehung steht, größtenteils nicht in den geschlossen kreisenden Säften, sondern unter Mitwirkung des allmählichen durchsichtiger werdenden Protoplasmas ab".

Schon Stokes hat offenbar diese für ihn wenig präzisierbaren Begriffe im Auge gehabt, wenn er sagte: „Die Leistungsfähigkeit des Herzens ist bis zu einem gewissen Grade weit weniger von dem anatomischen, als von dem vitalen Zustand des Herzens abhängig." Schade, der diesen Satz von Stokes zitiert, glaubt, daß jede Störung der Muskelkolloide des Herzmuskels für den Nutzwert der Muskelarbeit von Bedeutung sein muß. „Die Pathologie des Kolloidzu-standes bedarf daher auch am Herzen dringend einer Bearbeitung."

d) Die Bedeutung des Gefäßsystems für den Kreislauf.

Ganz besonders vorteilhaft für die Blutzirkulation ist die außerordentlich große Elastizität des Gefäßsystems und die Möglichkeit, vermittels Änderungen der Elastizität bestimmte Gefäßgebiete zu erweitern oder zu verengern. Infolge der Elastizität wird die an und für sich rhythmische Bewegung des Blutes in den großen Gefäßen in eine fast gleichmäßige in den kleinen Gefäßen umge-wandelt.

Nach früheren Untersuchungen (Hasebroek, Hürthle) sprach man den Gefäßen eine aktive Beteiligung an der Weiterförderung des Blutes zu, d. h. ein rhythmisches Kontrahieren und Erschlaffen synchron mit der Systole und Diastole des Herzens im Sinne einer peristaltischen Welle. Andere Autoren (Fleisch, Wacholder, Rothlin, Weis u. a.) schließen eine solche Funktion der Gefäße mit Sicherheit aus. Sie bestätigen zwar die von O. B. Meyer zuerst beobachtete spontane Gefäßkontraktion, besonders durch Tonus erhöhende chemische Agentien (KCL, Adrenalin, Hypophysin, Sauerstoff usw.), doch lehnen sie jeglichen Einfluß dieser Kontraktion auf die Blutbeförderung ab. Diese Einziehungen sind lokal und bewegen sich nicht im Sinne einer peristal-tischen Welle.

Dies beweisen deutlich u. a. die Versuche von Wacholder. Er verband ein 10 cm langes Stück der Karotis des Pferdes an einer Seite mit einer Mariotteschen Druckflasche, an der anderen Seite mit einem Manometer. Nach einer Stunde zeigten sich am Präparat, das in Ringerlösung suspendiert war, Kontraktionen von etwa 1 Minute Dauer, doch wurde nie ein Wandern dieses Schnürringes in Richtung des Blutstromes oder umgekehrt festgestellt. Zwei an dem Arterienstück angebrachte Pistonrekorder zeichneten gleichzeitig die gleiche Kurve, ein Beweis dafür, daß hier kein peristaltischer Ablauf stattfand.

Nach W. R. Hess (s. o.) beruht die Wirkungsweise der Gefäßmuskulatur ausschießlich auf Widerstandsveränderungen im Kreislauf, nicht auf einer aktiven Förderleistung. Full spricht den langsamen rhythmischen spontanen Kontraktionen, die er auch bei den Gefäßen des lebenden Organs beobachten konnte, außerdem einen fördernden Einfluß auf die Flüssigkeitsbewegung zwischen Blut und Lymphräumen zu. Pulsatorische elektrische Strömungen, die man in den Arterien bei lebenden Menschen und Tieren nachwies, glaubte man als Aktionsströme deuten zu dürfen; da sich aber bei der Durchspülung von abgestorbenen Arterien ebenfalls Aktionsströme zeigten, mußte auch diese Stütze für die Mitarbeit der Gefäße fallen gelassen werden (F. Blumenfeld).

Die Bewegung im Venensystem erfolgt zum Teil durch den Rest von Druck, der vom Arteriendruck nach der Passage der Arteriolen und Kapillaren noch übrig ist (vis a tergo), zum Teil durch den negativen Druck im Thorax, welcher ansaugend auf die Blutmasse wirkt, anderseits durch die bei jeder Muskelkontraktion erfolgende Auspressung des Blutes in zentripetaler Richtung.

Wenn das Bedürfnis eines Organs nach Blut steigt, was bei jeglicher Tätigkeit der Fall ist, so erweitern sich die zuführenden Arterien. Würde der Kreislauf im übrigen Körper dabei nicht kompensatorisch verändert, so würde eine lokale Gefäßerweiterung zur Folge haben: 1. eine bessere Blutversorgung (aktive Hyperämie) des Organs; 2. eine schlechtere Blutversorgung der übrigen Organe (kollaterale Anämie); 3. ein Sinken des Blutdrucks im ganzen Körper. Die schädlichen Folgen einer solchen lokalen Gefäßdilatation für den übrigen Organismus werden aber mit Hilfe der vorhandenen Regulationsmechanismen kompensiert. Durch Mehrarbeit des Herzens wird der Blutdruck wieder auf die ursprüngliche Höhe gebracht und in die übrigen Organe wieder gleich viel Blut gepumpt wie vorher. Sind die Ansprüche an die Blutversorgung sehr ausgedehnt, so genügt unter Umständen die einfache Erweiterung der Arterien eines Organs nicht, sondern der Blutstrom muß beschleunigt werden. Das kann dadurch erreicht werden, daß unter gleichbleibender Arterienlichtung das Herz mehr Blut auswirft, wobei der Blutdruck erhöht werden muß, oder dadurch, daß das Herz mehr auswirft, daß aber die Blutdruckerhöhung durch Verminderung der Widerstände in anderen Gefäßgebieten hintangehalten wird. In beiden Fällen wird die Geschwindigkeit nicht nur in den Organen, die einen vermehrten Sauerstoffbedarf haben, erhöht, sondern auch im übrigen Körper größer. In der Regel wird durch Gefäßerweiterung dafür gesorgt, daß der Blutdruck nicht steigt, doch kommt in vielen Fällen eine Steigerung oder Senkung zustande, weil die Kompensationsmechanismen nicht immer ganz genau spielen und auch Überkompensationen möglich sind.

Eine klinische Beobachtung, die allein schon imstande ist, zu zeigen, daß auch bei thrombosiertem Gefäßsystem eine genügende Ernährung eines ausgedehnten Gewebsgebietes möglich ist, stammt von Fahr und Hans Cohn. Diese beschrieben, unabhängig voneinander, Aneurysmen der Aorta, die zu Thrombosierung der großen Halsgefäße geführt hatten, so daß die Pulsation in der Radialis und Karotis aufgehoben war. Die Blutdruckmessung von Gärtner ergab in dem einen Falle (Cohn) einen normalen Druck. Trotz der aufgehobenen Zirkulation war in beiden Fällen eine Ernährungsstörung der Gewebe nicht vorhanden. Diese Beobachtungen korrespondieren mit denen einer ausgedehnten Arteriosklerose der unteren Extremitäten, die unter dem Bilde des intermittierenden Hinkens, des Fehlens der Fußpulse, eine sehr starke herabgesetzte Zirkulation in den zuführenden arteriellen Gefäßen erkennen lassen, die aber trotzdem keine Ernährungsstörung zeigen.

Die Beschleunigung der Zirkulation kommt teils durch Vermehrung der Pulsfrequenz, teils durch Vergrößerung des Schlagvolumens zustande. Die Frequenz kann etwa verdoppelt, das Schlagvolumen etwa auf das Fünffache gesteigert werden (Plesch, Bornstein)[1]. Dadurch ist eine Erhöhung des Minutenvolumens auf das Zehnfache möglich. Das kommt bei schwerer Muskelarbeit, die die größten Anforderungen an die Zirkulation stellt, zur Beobachtung.

Daß bei der Frequenzerhöhung die Adrenalinsekretion eine große Rolle spielt, wurde folgendermaßen experimentell bewiesen:

Bei Splanchnikusreizungen vermehrte sich die Frequenz um 30 Schläge beim entnervten Katzenherzen. Wurden die Nebennieren entfernt, so steigerte sich die Frequenz nur um 6 Schläge (Cannon und Rapport); es ist anzunehmen, daß auch bestimmte Stoffwechselprodukte der Leber unter Vermittlung der Zentren eine positive Pulsbeschleunigung auslösen könne.

Bei der Muskel (und Drüsen-) tätigkeit kommt die lokale Gefäßerweiterung zum Teil dadurch zustande, daß gleichzeitig mit dem motorischen Impuls auch eine Reizung der Gefäßnerven stattfindet, teils vielleicht auch durch eine lokale Wirkung von Stoffwechselprodukten (Gaskell). Durch die lokale Erweiterung muß, wenn sie über größere Organbezirke ausgedehnt ist, nach dem eben Gesagten der übrige Kreislauf reflektorisch beeinflußt werden. Daneben spielt auch eine zentrale Erregung des N. accelerans (vielleicht durch Stoffwechselprodukte usw.) eine Rolle, die im einzelnen noch nicht klargestellt ist.

Auch die Wärmeregulation stellt große Anforderungen an den Kreislauf. Wenn viel Wärme abgegeben werden muß, so werden die Hautgefäße stark gefüllt, das Blut muß aus anderen Körperbezirken herangezogen werden. Da keine Veränderung des Blutdrucks oder der Pulsfrequenz stattfindet, spielen offenbar die Regulationseinrichtungen sehr prompt. Bei der Erweiterung eines Gefäßgebietes erfolgt in anderen Bezirken eine Verengerung, so daß der Widerstand hier steigt und der Blutdurchfluß verringert wird. Auf diese Weise wird der Gesamtwiderstand nicht verändert, der Blutdruck in der Aorta und die Durchschnittsgeschwindigkeit des Blutstroms können gleich bleiben.

Eine besonders große Rolle für die Regelung der Druckverhältnisse spielt das Splanchnikusgebiet. Es besteht geradezu ein Antagonismus zwischen der Füllung der Abdominalgefäße und dem Blutreichtum der Haut bzw. der Muskeln und Gehirn. Die Bauchorgane stellen ein großes Blutreservoir dar, das je nach den Bedürfnissen des übrigen Körpers Blut abgeben oder aufnehmen kann. Werden die Arterien in den Gliedern erweitert, so kontrahieren sich die Abdominalgefäße, verengern sich jene, so werden diese dilatiert. Dieser Antagonismus und das prompte Spiel dieser Regulation sind von größter Bedeutung für die Aufrechterhaltung des Blutdrucks, das Versagen des Mechanismus ist lebensgefährlich.

5. Der Kapillarkreislauf.

Die Kontraktilität der Kapillaren war insofern lange Zeit ein umstrittenes Kapitel, als offenbar sehr verwickelte Vorgänge vorliegen. Die alte Anschauung, daß die Kapillarweite lediglich vom Blutdruck abhinge, ließ sich nicht bestätigen (Roy und Brown), doch ist der Innendruck der Kapillaren in seinem Verhältnis zum Außendruck des umgebenden Gewebes zweifellos ein die Kapillarweite mitbestimmender Koeffizient. Daß Sympathikusreizung die Kapillaren zur Kontraktion bringen kann, geht aus alten Versuchen von Steinach und Kahn hervor und wird von Krogh und Rehberg bestätigt. Trotz gegenseitiger Anschauungen mancher Forscher hat sich die Auffassung durchgesetzt, daß

---

[1] Mobitz hält eine Steigerung um mehr als das Zweifache für unwahrscheinlich.

den Kapillaren eine weitgehende Selbständigkeit hinsichtlich der Kontraktilität zukommt. Dafür sprechen ihre Nervenversorgung (Stöhr, Glaser), der Nachweis der früher von Rouget entdeckten Zellen als kontraktile Elemente der Kapillaren (SiegmundMayer, Vimtrup, Zimmermann, Kukulka, vgl. dagegen Marchand, Aschoff), die elektive Wirkung zahlreicher Pharmaka auf die Kapillaren (Carrier, Krogh), die Versuche von Krogh über isolierte elektrische, mechanische und chemische Reizung der Kapillaren, endlich die kapillarmikroskopischen Untersuchungen von O. Müller und Weiß, Niekau, Parrisius.

Wichtig ist vor allem, daß wir in neuerer Zeit einen sehr fein gebauten Regulationsmechanismus im Kapillarsystem kennen gelernt haben, das Sichöffnen und Sichschließen einzelner Kapillaren in ständigem Wechsel und

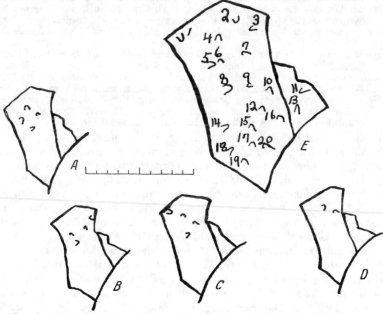

Abb. 26. Durch subpapilläre Venen begrenzter Bezirk mit Kapillarschlingen vom menschlichen Handrücken. Abb. A—D sind in Abständen von 3 Minuten gezeichnet. In E sind sämtliche vorhandenen Kapillaren durch mechanischen Reiz eröffnet. (Nach E. B. Carrier.)

abhängig von dem Grad der erforderlichen Blutversorgung. Die zeichnerisch wiedergegebene Abbildung von Carrier gibt ein gutes Bild von diesem Spiel der Kapillaren (s. Abb. 26). Welche Faktoren diese Regulation besorgen, ob Stoffwechselendprodukte, Sauerstoffmangel oder Hormone ist noch nicht bekannt.

Die Frage, ob nun auch die Kapillaren mit diesem Regulationsmechanismus imstande seien, ihrer wichtigsten Funktion, der Sauerstoffzufuhr zum Gewebe Genüge zu leisten, wird von Krogh gestellt, der zu folgenden Zahlenwerten kommt.

	Angenommen O_2 Verbrauch des Gewebes in Vol. %	Zahl der Kapillaren in qmm Ausschnitt	Gesamtoberfläche der Kapillaren in 1 ccmMuskul. qcm	Gesamtkapazität der Kapillaren in Vol. % des Gewebes
Ruhe	0,5	31	3	0,02
Arbeit	10	2500	390	5,5
Maximale Durchblutung .	15	3000	750	15

Ich gebe sie deshalb wieder, weil sie das ungeheure Ausmaß dieser im Kapillarkreislauf gelegenen Regulationsvorrichtung eindruckvoll beleuchtet. Die Berechnung im Vergleich mit dem O_2-Verbrauch tätiger Muskeln ergibt, daß die zum Gasaustausch zur Verfügung stehende Kapillarblutoberfläche unter allen Umständen auch bei schwerster Arbeit zur O_2-Lieferung an das Gewebe ausreicht. Da die Diffusionskonstante für CO_2 etwa 30 mal größer ist, so braucht der Beweis, daß die Kapillaren für den CO_2 Abtransport ausreichen, kaum mehr erbracht zu werden.

Der Austausch kristalloider Stoffe zwischen Kapillaren und Gewebe richtet sich nach den Diffusionsgesetzen, zum mindesten ist die Geschwindigkeit des Durchtritts der Geschwindigkeit der freien Diffusion z. B. in Gelatine sehr benachbart. Der Austausch kolloider Stoffe wird durch sehr komplexe Gesetze (Teilchengröße, Membrandurchlässigkeit, elektrische Ladung, kolloidosmotischer Druck) geregelt.

Die Frage, ob auch unter Umgehung der Kapillaren eine Verbindung zwischen Arterien- und Venensystem bestehe, sog. derivatorische Kanäle, muß wohl auf Grund der Tatsache, daß sicher für die Kapillarpassage zu große Teilchen in das Venengebiet eingeschwemmt werden, bejaht werden. Nachgewiesen wurden solche derivatorischen Kanäle von Heyer sowie von Jakoby. Ihre Bedeutung ist noch umstritten. In neuerer Zeit haben ihnen Eppinger und seine Mitarbeiter eine größere Rolle bei krankhaften Zuständen der Strombeschleunigung im peripheren Kreislauf gewissermaßen als periphere Kurzschlußbahnen zugesprochen.

6. Der Lungenkreislauf.

Für die Beurteilung der pathologischen Veränderungen im Gefäßsystem ist es wichtig, sich zu erinnern, daß die Gefäße des Lungenkreislaufs im allgemeinen einen kürzeren Verlauf als die des Körperkreislaufs aufweisen, daß sie sich rascher in kleinere Äste aufspalten und schließlich zu echten Endarterien werden. Die Lungenvenen besitzen keinen größeren Querschnitt als die Lungenarterien, sie haben dünnere Wandung wie jene und enthalten statt der Klappen nur halbmondförmige schmale Falten der Intima, die stets an dem inneren Winkel der Vereinigung von zwei Venen sitzen. Zu erwähnen ist noch, daß das Blut in den Lungenkapillaren schneller strömt als in den peripheren. Von klinischem Interesse ist auch für viele Kreislaufstörungen (Pulmonalthromben) wichtig die Tatsache, daß die aus der Aorta stammenden Arteriae bronchialis zahlreiche Anastomosen mit den venöses Blut führenden Pulmonalarterien eingehen. Die aus den Aa. bronchiales hervorgehenden Kapillaren gehen teils in die Vv. pulmonales über, sie mischen sich also dem arteriellen in das linke Herz strömenden Blut bei, teils fließen sie als Vv. bronchiales durch die Vena cava ins rechte Herz. Alle Venen der kleineren Bronchien münden in die Vena pulmonalis und auch die Vena bronchialis kommuniziert mit ihnen. Über die Mechanik des Lungenkreislaufs siehe „Erkrankungen der Bronchien und der Lunge, allgemeiner Teil".

7. Der fötale Kreislauf.

Beim Fötus fällt die Lungenatmung weg, das sauerstoffreiche Blut erhält er aus den Plazentargefäßen durch Vermittlung der Vena umbilicalis (dem späteren Lig. teres). Diese schickt ihr Blut zur Leber, wo es zum Teil durch das System der Pfortader in die untere Hohlvene und damit zum Herzen gelangt. Die Vene geht aber auch andererseits direkt durch Vermittlung des Ductus venosus Arantii über in die untere Hohlvene. Aus der unteren Hohlvene gelangt das Blut in den rechten Vorhof, von hier durch das Foramen ovale in den linken Vorhof, die linke Kammer und damit in den großen Kreislauf. Das Blut der oberen Hohlvene gelangt ebenfalls in den rechten Vorhof, wird aber in den rechten Ventrikel geworfen und von hieraus nimmt es seinen Weg in die Aa. pulmonales. Nur zum Teil gelangt es indessen in den Lungenkreislauf, die Hauptmenge wird durch den Duct. arteriosus Botalli direkt der Aorta zugeführt. Die Verbindung des arteriellen Gefäßsystems mit der Plazenta geschieht durch die Aa. umbilicalis (dem späteren Lig. vesicale lat.) (Abb. 27).

Nach der Geburt veröden die Umbilikalgefäße, das Foramen ovale schließt sich, der Duct. art. Botalli wird umgewandelt in einen bindegewebigen Strang, desgleichen der Ductus venosus Arantii.

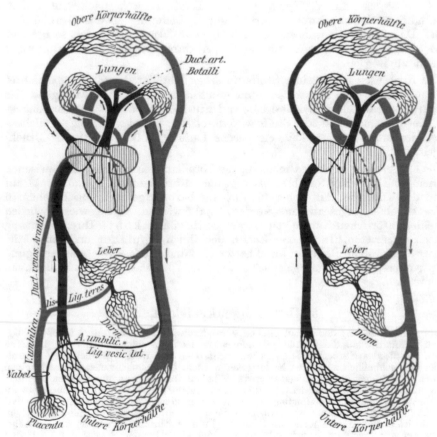

Abb. 27.
Schema des fötalen Kreislaufs und der zu Ligamenten sich zurückbildenden Gefäße.

Abb. 28.
Schema des normalen Kreislaufs.
(Nach Langendorff.)

II. Physiologie und Pathologie des Reizleitungssystems.

A. Physiologie des Reizleitungssystems.

Nachdem anatomisch der Aufbau des spezifischen Systems, in erster Linie des Atrioventrikularsystems durch W. His, festgestellt war, bedurfte es physiologischer Untersuchungen, um den spezifischen Charakter genauer zu analysieren. Schon His hatte das Experiment zu Hilfe genommen, um seine anatomischen Befunde beweisen zu können; er griff dabei zurück auf bekannte physiologische grundlegende Experimente (Stanniussche Versuche) und gab für diese eine Erklärung (S. 42). Andere an sich wichtige Vorstellungen wurden jetzt korrigiert. Während Engelmann noch annahm, daß die Muskelfasern des menschlichen Herzens die Eigenschaft der Reizleitung besäßen, konnte jetzt mit Sicherheit nachgewiesen werden, daß diese nur bestimmten Fasern zukommt. Neben der Reizleitung nahm man auch die Reizbildung für die spezifischen Muskelsysteme an und gab speziell den Fasern auch die Fähigkeit der Koordination. Hierbei ging man aus von der Volkmannschen Lehre der Koordination der Skelettmuskeln und stellte sich vor, daß Koordinationszentren auch im Herzen vorhanden seien, daß es möglich sei, von diesen

Zentren aus dauernd die Reizbarkeit sowohl des Ventrikels als auch des Vorhofs zu regulieren. Dieser Vorstellung tritt aber schon Hering 1910 entgegen, wenn er sagt: „Die Koordination der Herztätigkeit ist eine Funktion der Reizleitung, Koordinationszentren im Sinne der Volkmannschen Theorie gibt es nicht im Herzen." Gleichzeitig mit diesen anatomischen und physiologischen Untersuchungen trat auch wieder die myogene Theorie in den Vordergrund.

1. Reizbildung.

Das Herz ist im ganzen und in seinen Teilen reizbar und zwar mechanisch, chemisch, thermisch und elektrisch. Dies gilt für das embryonale Stadium, wie für das Stadium des ausgewachsenen Tieres, und soweit die geringen Beobachtungen es zu sagen gestatten, auch für das Herz des Menschen. Daß das Hühnerherz der ersten Bebrütungstage durch Erwärmen zu einer beschleunigten Tätigkeit, durch Abkühlen zu einer langsameren Tätigkeit veranlaßt werden kann, hatte schon Preyer beschrieben. Auch das Herz des erwachsenen Tieres antwortet im allgemeinen in toto, aber auch in seinen einzelnen Elementen auf mechanische, chemische, thermische und elektrische Reize mit einer Kontraktion, unter Umständen aber auch, wenn das Herz stillsteht mit einer Serie von Einzelzuckungen. A. Hoffmann ist es zuerst gelungen, am freiliegenden Menschenherzen durch elektrischen Reiz Extrasystolen auszulösen. Mit dem galvanischen Strom in einer Stärke von 20 Milliampères bewirkte er an bestimmten Stellen des linken Herzrandes, aber nur hier, Extrasystolen mit kompensatorischer Pause.

Das Problem der normalen fortwährenden Reizbildung des Herzens harrt auch noch heute seiner Klärung. Wir wissen nicht einmal, ob der Reiz, der den Ursprungsreiz auslöst, ein rhythmischer Reiz oder ein Dauerreiz ist. Die Engelmannsche Hypothese, daß es chemische, im Stoffwechsel gebildete Stoffe seien, die sich anhäuften und damit den Ursprungsreiz auslösten, und die dann bei der Herzkontraktion vernichtet werden, um sich in der Diastole erneut anzuhäufen, kann heute nach mehr als 30 Jahren nach ihrer Aufstellung weder widerlegt noch bestätigt werden.

B. Kisch verschiebt die Betrachtungsweise vom chemischen auf das physikochemische Gebiet der Membranwirkung: das elektrische Geschehen, daß die Herzreizbildung auslöst, hängt ab von den Konzentrationsverhältnissen gewisser Ionen zu beiden Seiten der Zellmembranen der Reizbildungsstellen und von den Eigenschaften dieser Zellmembran. Er fand, daß z. B. die Anionen die Herzreizbildung in der Folge der Hofmeisterschen lyotropen Reihe fördern. Ein quellender Einfluß scheint die Reizbildung zu fördern, ein entquellender sie zu hemmen. Kalzium wirkt als Ion entquellend und Reizbildung verlangsamend. Als dritten Punkt führt Kisch an die „Änderung der biogenetischen Situation der Reizbildungsstelle", wobei die entstehenden Dissimilationsprodukte und die Schnelligkeit und Art ihres Verschwindens von Bedeutung sind. Auf den Engelmannschen Anschauungen von einer „kontinuierlichen Erzeugung von Erregungsursachen" fußend, nimmt L. Haberlandt als diesen kontinuierlich gebildeten Reizstoff einen alkohollöslichen dyalisablen, ätherunlöslichen, hitzebeständigen „Automatiestoff" an, den er als Herzhormon bezeichnet. Haberlandt ging bei seinen Versuchen in folgender Weise vor: „Von meist großen Eskulentenherzen wurde der oberhalb der A-V-Grenze abgeschnittene Ventrikel an die Straubsche Kanüle gebracht, während der weiterschlagende völlig entblutete Sinus venosus samt Hohlvenen in eine geringe Menge Ringerlösung (Sinus - Ringer) eingelegt wurde. Wenn nun die Herzkammer an der mit frischer Ringerlösung gefüllten Straubschen Kanüle automatisch schlug und sodann die Normalringerlösung durch den Sinus-Ringer ersetzt wurde, trat in einem Teil der Fälle eine deutliche Beschleunigung der automatischen

Ventrikelkontraktionen auf." Er kommt zu dem Schluß, daß „der normalerweise im Sinusteil des Herzens als dem Ausgangsort der gesamten Herztätigkeit
sich bildende spezifische Erregungsstoff als auslösendes Moment für den spontanen
Herzschlag angesehen und daher als Hormon der Herzbewegung bezeichnet
werden muß." Zu sehr ähnlichen Resultaten ist unabhängig von Haberlandt
in Frankreich Demoor bei Versuchen am Warmblüterherzen gekommen, der
ebenfalls einen hormonalen Mechanismus der Herzreizbildung annimmt.

Notwendig für die Reizbildung sind vor allen Dingen gewisse mineralische
Salze. Als wichtigstes nennt Tigerstedt das Chlornatrium am besten in der
Zusammensetzung, daß „sich der Gehalt der Nährflüssigkeit mit Kochsalz
dem Normalen nähert." Natürlich müssen, was besonders Ganter betont hat,
die Reizbildungsstätten genügend mit Blut oder Nährflüssigkeit versorgt sein,
um überhaupt ihre Funktionen ausüben zu können. Ganter stellt sich vor, daß
die Reizstoffe sich in den Reizbildungsstätten ansammeln und durch Leitungs-
reize wieder vernichtet werden.

Zahlreiche Studien über bestimmte Faktoren, die zur Auslösung des Reizes und zur
Erhaltung der Automatie in Frage kommen, sind in den letzten Jahren aufgestellt worden.
Zwaardemaker, der experimentell am überlebenden Froschherzen arbeitete, betont,
daß zur Erhaltung der Automatie ein bestimmter Gehalt an radioaktiven Bestandteilen
der Durchströmungsflüssigkeit erforderlich sei; gleichgültig dabei sei es, ob es sich um
α oder β-Strahler handele. „Ein radioaktiver Antagonismus" entstehe, wenn man α- und
β-Strahler gleichzeitig zufüge in einem Verhältnis, daß es zur gegenseitigen Hemmung
komme, und damit zum Herzstillstand. Gewisse anorganische (Kalziumionen) und organische Stoffe, die durch eine hohe Oberflächenaktivität charakterisiert sind, können dieses
Gleichgewicht so verschieben, daß es wieder zum Herzschlag kommt. Zu diesen Sensi-
bilisatoren gehören u. a. auch Cholin und Adrenalin, und zwar verschiebt das erstere das
Gleichgewicht gegen β-Strahler, das letztere gegen α-Strahler. Die Entstehung des Reizes
erklärt sich Zwaardemaker so, daß durch die Wirkung der radioaktiven Strahlen geladene
Teilchen durch die Lipoidhülle geschleudert würden und so einen katalytischen Vorgang,
den Reiz, erzeugen. Er tritt einer Ansicht von Clark entgegen, der nicht die Radioaktivität,
sondern das Ionengleichgewicht als bestimmend für die Automatie ansieht. Zu einer vollständigen Ablehnung der Zwaardemakerschen Theorie kommt Zondek, der die Versuche genau nachgeprüft und als nicht stichhaltig gefunden hat. Mit ihm bestreitet Libbrecht aus folgenden Versuchen den Einfluß der Radioaktivität auf die Reizbildung.
Es konnte der durch kaliumfreie Ringerlösung aufgehobene Herzschlag ebenso wohl auch
durch nicht radioaktive Substanz wieder hergestellt werden, z. B. durch eine 1%ige
Alkohollösung. Andererseits gelang es mit dem sehr stark radioaktiven Thoriumnitrat
nach Kaliumentziehung nicht den normalen Herzschlag wieder herzustellen. Libbrecht
bestätigte außerdem den schon von Zondek gemachten Einwurf, daß das nicht radioaktive Zäsium den Herzschlag prompt wiederherstellt.

Versuche am Kaninchenherzen zeigten dagegen, daß in der Kohlensäure ein Hauptfaktor zum Reiz gegeben ist. Ein mit kohlensäurefreier Ringerlösung durchströmtes Herz
hört in wenigen Minuten zu schlagen auf; es fängt aber, sobald das Herz mit „venöser"
Ringerlösung durchflossen wird, wieder zu schlagen an (Mansfeld). Außer durch den
Koronarkreislauf soll nach Mansfeld auch ein direkter Stoffaustausch aus dem durchströmenden Blute stattfinden. In weiteren zahlreichen Versuchsreihen konnte er zusammen
mit Szent Györyi die Wirkung der Kohlensäure auf die Reizbildung am Frosch- und
Säugetierherzen gleichmäßig bestätigen. H. E. Hering betont demgegenüber, daß eine
spezifische Wirkung der Kohlensäure als solche auf die Reizbildung nicht erwiesen sei,
da ebensogut die veränderten H-Ionenkonzentration die Hauptrolle spielen könne.

Daß die bereits zum Stillstand gekommene automatische Reizbildung im
Herzen durch Sauerstoffzufuhr unter bestimmten Kautelen und bestimmtem
Druck wieder hervorgerufen werden kann, konnte E. Schott in sehr hübschen
Modellversuchen und am Leichenherzen, die elektrokardiographisch seit längerer
Zeit unerregt sich gezeigt hatten, demonstrieren.

Wie oben schon erwähnt, können auch einzelne Teile des Herzens erwachsener Tiere auf lokale Reize verschiedener Art rhythmisch reagieren. Wenn man
z. B. die Spitze des Froschherzens abschneidet, so übt dieses Muskelstück keine
spontane Kontraktion aus, wird es aber gereizt, so ragiert es mit einer Kontraktion oder einer Reihe von Kontraktionen. Daß Streifen aus der Spitze

des Herzens im Blute des Tieres spontan rhythmisch pulsieren können, hat Porter am Hundeherzen nachgewiesen. Bei dem im lebenden Organismus schlagenden Herzen ist aber offenbar der Innendruck der physiologisch wichtigste Faktor für die Reizbildung. Ob hier der Druck im Herzen selbst in erster Linie die Reizbildung beherrscht, oder ob das Blut als chemischer Faktor in der Hauptsache reizbildend wirkt, sei dahingestellt; wahrscheinlich sind beide, der mechanische und chemische Faktor wirksam. Wir müssen uns beschränken, das rhythmische Auf und Ab durch ein rhythmisch sich bildendes Reizmaterial zu erklären. Allerdings ist das Wort „Reizmaterial" vorläufig nur ein Wort, das sich nicht näher analysieren läßt.

a) Reizbildung im Sinusknoten.

Schon 1888 hatte Wiliams gefunden, daß die spontane Kontraktion des Säugerherzens von der Gegend der Einmündung der großen Venen in den rechten Vorhof ausgehen, und zwar teils direkt von der Vereinigungsstelle der Vene mit dem Vorhof, oder von der Vene aus dicht in der Nähe der Verbindungsstelle. Hering zeigte 1900, daß beim Kaninchen (dieses besitzt zwei obere Hohlvenen) beim absterbenden Herzen deutliche Kontraktionswellen von den oberen Hohlvenen ausgehen. Die Hohlvenen seien ferner der am längsten überlebende Teil des Herzens. Er beobachtete öfters, daß erst auf mehrere Pulsationen der Hohlvene eine Vorhofskontraktion folgte.

Adam (1906) konnte nur durch Erwärmung oder Abkühlung der Sinusgegend den Rhythmus des ganzen Herzens beeinflussen. Hering zeigte im folgenden Jahre, daß ein Schnitt in die Gegend des Sinusknotens imstande ist, die Automatie der supraventrikulären Teile für längere Zeit aufzuheben. Ohne von der Entdeckung des Keith-Flackschen Knotens Kenntnis zu haben, fand Lohmann bei Kaninchen, daß ein mit verdünntem Formol getränkter Wattebausch in die Gegend der oberen Hohlvene aufgelegt nach einiger Zeit atrioventrikuläre Automatie des Herzens bedingte. Hering wiederholte diese Versuche und ergänzte sie, indem er die Sinusgegend mit dem Thermokauter verschorfte. In beiden Fällen beobachtete er atrioventrikuläre Automatie des Herzens, oder wenn keine atrioventrikuläre Automatie auftrat, so war doch die Pause zwischen Vorhof- und Kammertätigkeit verkürzt. Da die Pause zwischen Vorhofs- und Kammerzuckung zustande kommt durch die Verlangsamung, die der Reiz beim Durcheilen des Knotens und des Bündels erfährt, so war durch diese Versuche erwiesen, daß nach Zerstörung des Sinusknotens er in einer Gegend auftrat, die der Kammer näher gelegen ist als sonst. Wybau suchte den Ausgangsort der Reizbildung näher zu lokalisieren, indem er bestimmte, welcher Punkt im Gebiet der Kavamündung zuerst elektronegativ wird. Ähnlich arbeitete Lewis, der seine Befunde durch sorgfältige mikroskopische Untersuchungen kontrollierte. Sie fanden, daß der Reiz normalerweise von einer Gegend ausgeht, die dem Sinusknoten entspricht. Flack glaubte, daß sowohl Sinusknoten wie Aschoff-Tawaraknoten ohne Bedeutung für die Reizbildung im Herzen seien, weil ihre Zerstörung den normalen Rhythmus des Herzens nicht beeinflußt. In gleicher Weise sind die Versuchsergebnisse von Magnus Alsleben sowohl wie von Jäger ausgelegt worden. Beide suchten den Einfluß der Zerstörung oder Entfernung des Sinusknotens auf die Reizbildung zu bestimmen und beide fanden keinen nennenswerten Einfluß auf den Rhythmus der Ventrikel. Da aber beide den Aschoff-Tawaraknoten intakt gelassen hatten, war es nicht verwunderlich, daß Frequenz und Rhythmus des Ventrikels nur wenig verändert wurden.

Die Bedeutung des Sinusknotens als normale Ausgangsstätte des Reizes, sowie die Beziehungen der spezifischen Systeme der Reizbildung überhaupt geht besonders hervor aus den Versuchen von Ganter und Zahn und von Brandenburg und Hoffmann. Brandenburg und Hoffmann arbeiteten mit der Methode der lokalen Abkühlung und der Registrierung der Herztätigkeit mittels des Saitengalvanometers. Sie fanden, daß im normalschlagenden Herzen nur die lokale Abkühlung in der Gegend des Sinusknotens die Schlagfrequenz herabsetzte. Bei sehr starker Abkühlung nahm der Rhythmus ab bis auf ein Drittel, die Beziehungen zwischen Vorhofs- und Kammertätigkeit blieben hierbei völlig ungestört, was durch das Gleichbleiben der Pause zwischen der Vorhofs- und der Kammersystole bewiesen wurde. Bei weiterer Abkühlung trat plötzlich atrioventrikulärer Rhythmus ein, d. h. Vorhof und Kammer gleichzeitig, oder die Ventrikel schlugen manchmal etwas vor den Vorhöfen.

Der Reiz mußte also von einer Stelle ausgehen, die gleichweit von Kammer und Vorhof entfernt ist (Tawaraknoten, Hissches Bündel); hörte die Abkühlung auf, so trat wieder normaler Rhythmus mit Ausgang der Reize vom Sinusknoten auf. Das Sinusgebiet behielt die Führung als Reizbildungsstätte, wie durch fortwährendes Kontrollieren, durch Abkühlung und die dadurch erzeugte Pulsverlangsamung, nachweisbar war, selbst wenn bis auf $1/2$ cm der Venentrichter von den Vorhöfen abgetrennt wurde. Erst nach Durchtrennen der letzten Brücke trat plötzlich atrioventrikulärer Rhythmus auf. Zerstörte man die Sinusgegend völlig, was daran zu erkennen war, daß lokale Reize hier keine Wirkung mehr hatten, so blieb trotzdem die Pause zwischen Vorhofs- und Ventrikelsystole unverändert. Es gelang jetzt aber nicht mehr durch Kühlung der stehengebliebenen Vorhofswandreste den Rhythmus zu verlangsamen. Die Reizbildung war also jetzt nicht mehr begrenzt.

Kühlte man bei dem im normalen Sinusrhythmus schlagenden Herzen, indem man ein Fenster in die Vorhofswand schnitt, die Gegend des Aschoff-Tawaraknotens ab, so schlugen die Vorkammern ungestört weiter, während die Kammern unabhängig davon in langsamerem Rhythmus arbeiteten. Starke Abkühlung verursachte schließlich den Stillstand der Kammer. Aus letzterem Versuch geht hervor, daß der selbständige Kammerrhythmus, der nach Aufhebung der Reizleitung eintritt, von der Gegend des Knotens ausgeht, da Kühlung dieser Stelle ihn verlangsamt und schließlich aufhebt.

Fast gleichzeitig mit Brandenburg und Hoffmann konnten Ganter und Zahn die Bedeutung des Sinuszentrums durch experimentelle Untersuchungen festlegen. Die Technik aller dieser Untersuchungen war im wesentlichen dieselbe, die Ergebnisse von Ganter und Zahn deckten sich mit denen von Brandenburg und Hoffmann ziemlich vollständig. Diese Versuche bewiesen also, daß zwar normalerweise der Reiz von der Gegend des Sinusknotens ausgeht, daß aber in den Vorhöfen noch reichlich andere fast ebenso kräftige Reizbildungsstätten vorhanden sein müssen. Dies geht zum Teil auch hervor aus den Versuchen von Hering. Beliebige Stücke der Vorderseitenwand des rechten Vorhofs, welche von der Muskulatur des übrigen Vorhofs durch Schnitte vollständig isoliert waren, aber an der Atrioventrikulargrenze mit der Kammer noch im anatomischen Zusammenhang standen, und von da aus durch die Äste der rechten Koronararterie noch ernährt wurden, schlugen lange Zeit vollkommen rhythmisch weiter. Ähnliche Versuche machten Erlanger und Blackmann. Auch die Experimente von W. D. Sansum gehören hierher, der bei Katzen und Hunden durch Einschalten künstlicher Reize fand, daß der Keith-Flacksche Knoten den Rhythmus beherrscht. Er sah nämlich bei künstlich durch Reizung des Sinusknotens erzeugten Extrasystolen keine kompensatorische Pause auftreten, Extrasystolen von anderen Vorhofsteilen hatten oft auch keine volle kompensatorische Pause, und zwar standen diese Extrasystolen in bezug auf die Länge der kompensatorischen Pause zwischen denen vom Sinus und denen vom Ventrikel ausgelösten. Daraus geht nach Sansum hervor, daß beim Warmblüter nicht wie beim Kaltblüter eine kleine Stelle des Sinus die normale Ausgangsstätte der Reize ist.

Die Beobachtung, daß oft die obere Hohlvene deutlich als erster Herzteil vor dem Vorhof sich kontrahiert, beweist nicht unbedingt, daß dann der Reiz von der Hohlvene ausgeht. Es wäre denkbar, daß doch die Erregung im Sinus beginnt, daß sie sich aber schneller nach der Vene als nach dem Vorhof hin ausbreitet.

Die vergleichenden physiologischen Beobachtungen an niederen Wirbeltieren, besonders den Kaltblütern, dürfen nur mit Vorsicht auf das Säugerherz übertragen werden. Die erwähnten Befunde von A. und von B. S. Oppenheimer, daß der Sinusknoten der Wirbeltiere vergleichend anatomisch nicht zum Vorhof, sondern zum Venensinus gehört, sprechen für seine Bedeutung als Ausgangspunkt der normalen Herzreize. Der Ort, von dem nach Ausschaltung des Sinusknotens die Reize ausgehen, ist wahrscheinlich in der Vorhofsmuskulatur zu finden und dort insbesondere in den Purkinje ähnlichen Fasern, die Thorel als Bestandteile einer besonderen Sinus- und Tawaraknotenverbindung angenommen hat. Aus Durchschneidungsversuchen von Langendorf und Lehmann, von Erlanger und Blackmann und von Hering ergibt sich, daß namentlich der rechte Vorhof größere Fähigkeit zur Automatie besitzt als der linke.

Es lag nahe, durch exakte Ortsbestimmung das Optimum der Reizbildung im Sinusknoten zu bestimmen. Mit Hilfe der Methode von Clement, die eine punktförmige Ableitung tierischer Aktionsströme gestattet, fand Sulze, daß die Erregungsvorgänge im ganzen Sinusknoten nahezu gleichzeitig auftreten. Sulze glaubt, daß zuerst eine Stelle nahe dem Ohr-Kavawinkel in Erregung gerät. Sulze war infolgedessen wohl der erste, der den Sinusknoten als Schrittmacher im normal schlagenden Herzen nachwies.

Von besonderer Bedeutung mußte sein, die Reaktion des Sinusknotens auf die uns am meisten geläufigen Gifte zu prüfen. Rothberger und Winterberg zeigten, daß Strophantin den Knoten anfangs reizt, die Frequenz erhöht, später die Reizbildungsfähigkeit und die Frequenz herabsetzt, schließlich den Knoten lähmt. Zymarin wirkt wie Strophantin; Gallensäure macht eine Bradykardie ohne Reizleitungsstörung, wenn sie lokal auf den Sinusknoten einwirken (Nobel). Wurde der Sinusknoten durch Formalin ausgeschaltet, so erfolgte die Reizbildung von der Gegend des Koronarsinus aus (Koronarsinus-Rhythmus nach Zahn). Wichtig in diesem Zusammenhang sind Versuche von R. Kolm, R. und E. Pick, die ergaben, daß Kalisalze die Reizerzeugung der primären Herzzentren im Vorhof erregten, die tertiären Zentren des automatisch schlagenden Ventrikels in gleicher Dosierung aber lähmten. Diese verschiedene Wirkung der Kalisalze auf Oberherz und Kammer ist wichtig zur „Selbststeuerung" des Herzens, da die Reizerzeugung im Sinus und im Vorhof so ein großes Übergewicht über heterotope Herzreize im Ventrikel erhält. Der Rhythmus dieser Gegend beherrscht so alle anderen Herzabschnitte. Es können aber auch andere Teile des Herzens, d. h. der Aschoff-Tawara-Knoten und die Endausläufer als Reizbildungsorte führen, wenn der Sinusknoten ausgeschaltet ist, oder wenn der Reiz im Hisschen Bündel unterbrochen wird. Durch Verschorfen oder durch lokale Vergiftung des Hauptzentrums des Sinusknotens kann man eine atrioventrikuläre Automatie auslösen (Hering u. a.); in diesem Falle wird der Reiz vom Aschoff-Tawara-Knoten erzeugt und weitergegeben (vgl. unten S. 64). Die atrioventrikuläre Automatie kann aber auch durch Vagus- oder Akzelerans-Reizung hervorgerufen werden; dies ist später ausführlich besprochen.

Ist das Bündel durchtrennt, dann kann trotzdem die Kammer automatisch unabhängig vom Vorhof weiter arbeiten. Der Ort dieser Automatie ist wahrscheinlich in der weiteren Ausbreitung des System zu suchen. Hering nimmt an, daß die Ursprungsreize bei der Kammer-Automatie von verschiedenen Stellen aus erfolgen könnte (heterope Reizbildungsstörung). Das Auftreten heterotoper Systolen kann nach Hering dann erfolgen, wenn die Reizbildung an einer anderen Stelle früher erfolgt als an der normalen, und zwar kann dies geschehen:

1. wenn die normale Reizbildung seltener wird oder aufhört;

2. wenn bei normaler Reizbildung die Reizleitung vom normalen Reizbildungsort zu einer Herzabteilung oder auch nur ein Teil derselben zeitweilig oder dauernd aufgehoben ist;

3. wenn auch bei normal nomotoper Reizbildung unter dem Einfluß direkt auf heterotope Stellen einwirkender reizbildender Koeffizienten (Akzeleranswirkung) es zu einer rascheren Reizbildung an der heterotopen Stelle kommt;

4. wenn die unter 1 und 2 angegebenen Koeffizienten sich mit dem unter 3 angeführten kombinieren (Hering).

Ob die heterotopen Reize anderer Qualitäten sind als die Ursprungsreize läßt Hering dahingestellt.

b) Reizbildung im Atrioventrikularknoten.

Wie erwähnt kann der Atrioventrikularknoten als Reizbildungsort eintreten, wenn der Sinusknoten ausgeschaltet ist. (Näheres siehe auch unter Arhythmien Seite 76.)

Daß nach Ausschaltung des Sinusknotens die verschiedensten Teile des atrioventrikulären Knotens die Führung übernehmen können, ist nach dem oben Erwähnten erklärlich. Der Atrioventrikularknoten ist aber topographisch-anatomisch sehr ausgedehnt und funktionell offenbar nicht von derselben Gleichmäßigkeit. Dementsprechend unterscheidet man auch bei dem Atrioventrikularknoten zwei anatomisch und physiologisch verschiedene Abschnitte, deren Grenze der Vorhofskammergrenze entspricht.

Der Vorhofsabschnitt des Aschoff-Tawaraschen Knotens ist identisch mit dem von Zahn am Koronarvenenentrichter nachgewiesenen isolierten Zentrum. Dieses Zentrum kann nach den experimentellen Untersuchungen von Zahn mit einer gesteigerten Reizbildungsfähigkeit in Erscheinung treten, so daß ein Rhythmus entsteht, den Zahn als Koronarsinusrhythmus benennt. Aus den Zahnschen Untersuchungen ging aber weiterhin hervor, daß bei der Ausschaltung des Sinusknotens es von Bedeutung war, ob der Knoten reizlos oder nicht reizlos ausgeschaltet wurde. Erfolgte die Ausschaltung reizlos, so trat atrioventrikuläre Automatie ein. Wurden gleichzeitig mit der Ausschaltung Reizungen gesetzt, so entwickelte sich der Koronarsinusrhythmus, d. h. eine vermehrte Reizbildung und dementsprechend eine vermehrte Frequenz, ausgehend vom Aschoff-Tawara-Knoten.

Die Führung kann nun auch nur im Hisschen Bündel oder nur in den beiden Schenkeln des Atrioventrikularsystems liegen, denn beide Teile sind reizbildende Zentren. Die infolge der isolierten Reizbildung in diesen Zentren ausgelöste Atrioventrikularautomatie charakterisiert sich durch die stark herabgesetzte Frequenz, eine Frequenz, die dem Eigenrhythmus des Ventrikels entsprechend gewöhnlich um etwa 30—40 gelegen ist.

2. Reizleitung.

Das beschriebene System von histologisch besonders charakterisierten Fasern im Herzen dient der Reizbildung und der Reizleitung. Daß die Durchschneidung des Atrioventrikularbündels Dissoziation bedingt, d. h. daß nach der Durchschneidung Vorhof und Ventrikel unabhängig voneinander arbeiten, hat zuerst W. His jun. gezeigt. Nach His haben Hering, Erlanger u. a. diese Tatsache bestätigt. Erlanger insbesondere konstruierte eine Zange, mit der es ihm möglich war, am lebenden Tier allmählich das Hissche Bündel zusammenzuquetschen. Er konnte zeigen, daß bei leichter Zusammenpressung des Bündels zuerst nur Überleitungsstörungen auftraten, derart, daß die Pause zwischen Vorhof und Kammer verlängert wurde, daß zuweilen Kammerschläge gänzlich ausfielen; schließlich folgte erst auf jede 2., auf jede 3. oder 4. Vorhofssystole eine Kammersystole. Bei völliger Zerquetschung des Bündels schlug die Kammer völlig unabhängig vom Vorhof. Nach der ersten Hisschen Beschreibung schien es so, als ob die Verbindung zwischen Bündel und Kammer an der Basis des Herzens stattfinde, bei der Reizübertragung vom Vorhof hätte also die Kontraktion des Ventrikels an der Basis beginnen müssen. Nachdem Aschoff-Tawara den isolierten Verlauf des Bündels bis herab zu den Papillarmuskeln festgestellt hatten, mußte man annehmen, daß dieser Teil des Ventrikels zuerst durch den Reiz erregt wurde. Hering wies tatsächlich nach, daß sich während der Ventrikelsystole die Papillarmuskeln zuerst kontrahieren, dann erst die Herzspitze und schließlich die Basis des Herzens. Der Verlauf der Erregung im Herzen hält sich also durchaus an die Bahnen, die im Reizungssystem ihm gewiesen sind.

Engelmann nahm an, daß die zwischen Beginn der Vorhofssystole und Beginn der Kammersystole vorhandene Pause durch eine langsamere Leitung in der Atrioventrikularverbindung bedingt sei (vgl. S. 65). Er stellte sich vor, daß die spezifischen Fasern die

Reizleitung blockieren könnten und nannte sie, wie Gaskell, Blockfasern. Für die Fähigkeit der Blockfasern, den Reiz langsamer leiten zu können, sprach die eigentümliche, an embryonale Verhältnisse erinnernde, histologische Struktur der Purkinje-Zellen.

Fano hat nachgewiesen, daß embryonale Herzmuskulatur den Reiz langsamer leite als das Myokard des erwachsenen Herzens. Im Gegensatz zu Engelmann sprach Tawara sich dahin aus, daß die Bündelfasern schneller leiten müssen als gewöhnliche Muskelfasern; nur so sei es möglich, daß der Reiz sich gleichmäßig bis in die letzten Endigungen verteilt.

⎧Hering zeigte, daß das Intervall zwischen der Vorhofs- und Kammerzuckung durch eine Verzögerung der Überleitung wahrscheinlich im Knoten bewirkt wird.

In zahlreichen Versuchen an sich entwickelnden Hühnerherzen konnte Külbs folgendes feststellen. Mechanische Reizungen in der Ventrikelgegend machten Extrasystolen; ein nennenswerter Druck auf den Sinusknoten hatte jedesmal einen vorübergehenden Stillstand von Vorhof und Ventrikel zur Folge. Nach der Pause machte die Tätigkeit des Herzens wieder einen langsamen aber regelmäßigen Rhythmus aller Teile. Alsbald zeigten sich Überleitungsstörungen in der Form, daß auf 2, später 3, 4 und 5 Vorhofskontraktionen eine Ventrikelkontraktion erfolgte; dann stellte sich Dissoziation und schließlich ein Stillstand aller Teile ein. Die Reizung des Ohrkanals verhielt sich verschieden, je nachdem die dorsale oder ventrale Krümmung getroffen wurde. Leichte Berührung sowohl, wie tiefere Inzision waren an der ventralen Krümmung belanglos, an der dorsalen machten sie Dissoziation und Ventrikelstillstand. Obwohl erst mit dem 8. bis 12. Bebrütungstage das Bündel charakteristisch färbbar ist, waren schon vor dem 6. Bebrütungstag an denjenigen Stellen, an denen sich später das Bündel entwickelte, typische Überleitungsstörungen durch mechanische Reizung auslösbar. Thermische Reizung der Sinusgegend machte nie Rhythmus- oder Frequenzveränderungen. Thermische Reizung des Ohrkanals machte gelegentlich ventrikuläre Kontraktion.

Während die Überleitung zwischen Vorhof und Ventrikel im Hisschen Bündel erfolgt, scheint sie zwischen Venensinus und Vorhof durch den Keith-Flackschen Knoten und seine Ausläufer zu gehen.

Störungen zwischen Keith-Flackschen Knoten und dem Vorhof nennt man Überleitungsstörungen erster Ordnung; sie sind unter Arhythmien (S. 94) ausführlicher beschrieben. Setzt man voraus, daß die Erregung in der Gegend des Sinusknotens beginnt und von hieraus durch die Vorhofsmuskulatur zum Knoten und dann weiter verläuft, so müßten die einzelnen Herzabschnitte sich folgendermaßen nacheinander kontrahieren:

Zuerst die obere Hohlvene, dann der rechte Vorhof, der linke Vorhof, der rechte und der linke Ventrikel. Genauere Untersuchungen von Fredericq haben ergeben, daß der linke Vorhof sich 0,0—0,3 Sekunden später zusammenzieht als der rechte, daß dann eine Pause von 0,08—0,1 Sekunden entsteht, während welcher die Erregung durch das Hissche System verläuft. Dann zieht sich der rechte Ventrikel zusammen und 0,02 Sekunden später der linke (Lewis).

Diese Versuche von Fredericq wurden von anderen Seiten nicht ganz bestätigt, insofern als verschiedene Forscher eine gleichzeitige Kontraktion des rechten und linken Vorhofs wahrnahmen. Erlanger konnte an den falschen Sehnenfäden junger Ochsen die Fortpflanzungsgeschwindigkeit messen und konstatierte, daß diese etwa 73—74,01 cm in der Sekunde betrug, daß die Leitfähigkeit nach beiden Richtungen hin dieselbe war.

Vielfache experimentelle Untersuchungen am Herzen in situ oder auch am ausgeschnittenen Herzen der verschiedensten Tiere haben bezüglich des Kontraktionsablaufs keine eindeutigen Resultate ergeben. Darüber, welche Kammer und welche Stelle der Kammer sich nacheinander kontrahieren, faßt Tigerstedt sich nach einer Besprechung der Versuchsresultate folgendermaßen zusammen: „Angesichts der vielfachen Unsicherheit und der großen Lücke dürfte es sich zur Zeit nicht lohnen, die anatomisch-physiologischen Daten näher zu bezeichnen".

Das Atrioventrikularintervall. Zwischen der Kontraktion der Vorhöfe und der der Ventrikel liegt, wie erwähnt, eine Pause von 0,08—0,1 Sekunde. Offenbar durchläuft während dieser Zeit der Reiz das Atrioventrikularbündel. Da Erlanger experimentell nachwies (siehe oben), daß die Geschwindigkeit innerhalb des Reizsystems durchschnittlich 0,75 m in der Sekunde betrug, also außerordentlich groß war, so hätte man im Vergleich mit der Länge des

Bündels eine viel kürzere Pause erwarten müssen. Man mußte also annehmen, daß eine Verlangsamung der Reizleitung innerhalb des Bündels stattfinde. Ob es sich hier um eine Verlangsamung der Leitungsgeschwindigkeit oder um eine Abschwächung der Reizstärke handelt (Straub), ist doch wohl eine Frage von untergeordneter Bedeutung. Interessant und wichtig ist auch die Tatsache, daß der Atrioventrikularintervall mit abnehmender Dauer des Reizintervalls zunimmt, daß also die Ermüdbarkeit sich in der Reizleitung innerhalb des Atrioventrikularbündels ausdrückt. Obwohl die Möglichkeit einer rückläufigen Erregungsleitung innerhalb des Reizleitungssystems von verschiedenen Seiten abgelehnt wurde, so geht doch mit Sicherheit aus den experimentellen Untersuchungen von Kohn, Masern und Magnus-Alsleben hervor, daß eine rückläufige Reizleitung sicher möglich ist.

Ebenso wie bei der Reizbildung mußte den Kliniker die Frage interessieren, wie weit es möglich sei, die Reizleitung im spezifischen System durch die uns bekannten Gifte zu beeinflussen, zu unterbrechen oder aufzuheben. Von einer Reihe von Giften (Chloroform, Morphium, Muskarin, Digitalis) wissen wir, daß sie isolierte Froschherzen zum Stillstand bringen können, daß sie aber auf die automatisch schlagende Kammer sehr viel schwächer einwirken. Daraus folgt, daß die Herzlähmung eine Lähmung der Erregungsleitung ist (Fröhlich, Pick). Einen Herzblock kann man experimentell durch Injektion verschiedener Gifte (besonders Digitalis, Akonitin, Physostigmin) erzeugen. Durch Sauerstoffmangel, Kohlensäureüberladung des Blutes kann ebenfalls ein Herzblock erzielt werden beim Menschen. Sowohl am Menschen wie experimentell ist die Wirkung der Digitalis auf das Herz häufig beobachtet und die allgemeine Vergrößerung des Atrioventrikularintervalls, das Entstehen eines partiellen, dann eines kompletten Herzblockes oft nachgewiesen worden. Auch das Morphium kann Überleitungsstörungen zwischen Sinus und Vorhof und zwischen Vorhof und Kammer, einen partiellen oder auch einen totalen Block machen (Eyster, Meek). Auch die Injektion artfremden Eiweißes (Serum) kann Dissoziation auslösen. Ebenso wichtig ist, daß die Injektion von Hypophysenextrakt Überleitungsstörungen bedingen kann, eine Tatsache, die bei der Verwendung dieses Extraktes in der Geburtshilfe Berücksichtigung finden sollte; ebenfalls steht fest, daß Chloroform im Experiment Vorhofstillstand macht (Rasche), daß der Chlorcformtod infolgedessen durch Vorhofs-, vielleicht auch durch Herzkammerflimmern ausgelöst werden kann. E. Agdulir konnte bei Kälbern durch mehrmonatliches Verfüttern von Dorschlebertran elektive Schädigung des Reizleitungssystems erzeugen.

3. Reizleitung und Herznerven.

Wie auf S. 36 ausführlich erörtert, entstammen die Herznerven in der Hauptsache einerseits dem Sympathikus, andererseits dem Vagus. Die nervösen Elemente (Ganglienzellen und Nervenfasern innerhalb des Herzens selbst) bestehen vorwiegend aus zwei großen Gruppen, die am oberen Kavatrichter bzw. am Vorhofseptum gelegen sind. Das Zentrum der extrakardialen Nerven befindet sich in der Medulla oblongata (S. 40). Der Vagus wurde von den Brüdern Weber im Jahre 1845 entdeckt und seine hemmende Wirkung auf die Herzschlagfolge erkannt. Eine Reihe von Nachuntersuchern (Budge, Schiff, Brown-Séquard) erkannten zwar anfangs die spezifische Wirkung des Vagus nicht an, bestätigten aber später die Weberschen Anschauungen. Daß der Nervus vagus aber nicht allein die Frequenz des Herzschlages vermindert, sondern auch auf die Stärke der Kontraktion des Herzens einen Einfluß ausübt, wurde etwa 20 Jahre später von Ludwig, Coatz, Luciani u. a. beschrieben. Gaskell, der ausgedehntere Untersuchungen über die Beeinflussung des Herzens durch den Vagus vornahm, konnte nachweisen, daß der Vagus bei allen Wirbeltieren auf den Vorhof, bei den Amphibien und Säugern auch auf den Ventrikel einwirkt. Gaskell und Engelmann beobachteten dann die auch klinisch wichtige Tatsache, daß Vagusreizung die Erregbarkeit des Herzmuskels erheblich herabsetzt, d. h. infolge der Vagusreizung das Herz für direkte Reize weniger empfänglich ist, daß das Leitungsvermögen des Herzens von dem Intaktsein des Vagus abhängig ist, daß Vagusreizung z. B. den Block an der Atrioventrikulargrenze verstärkt. Gaskell schloß sich der von Luciani festgestellten diastolischen Vaguswirkung an, der Tatsache, daß unter Vaguswirkung die diastolische Erweiterung des Herzens größer wird. Für die Klinik von Bedeutung war die Tatsache, daß der Vagus sowohl direkt als auch auf reflektorischem Wege beeinflußt werden kann. Wenn z. B. auf den Nervus trigeminus mechanische oder chemische Reize wirken, so können diese auf das Vagusgebiet übergeleitet werden und die herzhemmende Wirkung auslösen. Direkte Beeinflussung der Nervus vagus beobachtete Tschermak (Tschermakscher Druckversuch), der nachwies, daß Druck auf den Nervus vagus am Hals peripher von der Karotis starke Pulsverlangsamung auszulösen imstande ist. In neuerer Zeit hat Hering gezeigt, daß Extrasystolen leichter auftreten bei Vagusreizung, daß Vagusreizung auch zu Systolenausfall führen kann. Über die experimentelle gleichzeitige Beeinflussung von Vagus- und Akzeleransreizung, die durch Rothberger und Winterberg ausgeführt wurde, s. u. Wieweit das Herz vom Vaguskern in der Medulla oblongata aus beeinflußt werden kann, ist a. a. O. näher analysiert worden. Für die Auffassung der Tätigkeit des Herzens und die Abhängigkeit von den Herznerven sind nicht ohne Bedeutung die Versuche, die gemacht wurden, um die nutritive Wirkung des Vagus nachzuweisen. Eichhorst war der erste, der an Vögeln nach Durchschneidung der Vagi fettige Degeneration des Myokards beobachtete. Diese Tatsache wurde von Fantino bestätigt. Pawloff und später Friedenthal berichteten aber, daß es ihnen gelungen war, bei Hunden nach doppelseitiger Vagotomie die Tiere lange Zeit am Leben zu erhalten und daß sie anatomische Veränderungen am Herzmuskel nachzuweisen nicht imstande waren. Friedenthal nimmt wohl gewisse funktionelle Schädigungen an, wenn er sagt, daß der Hund körperlich weniger leistungsfähig sei und sein Herz schon durch kleinere Dosen von Giften geschädigt wurde[1]. Diese Frage, die wie erwähnt, nicht ohne Bedeutung für die Auffassung der Herztätigkeit im allgemeinen ist, dürfte noch nicht als abgeschlossen zu betrachten sein.

Die Reizung des Vagus mit faradischen Strömen führt entweder zu einer Herzverlangsamung oder zu einem Herzstillstand. Die Wirkung ist leichter auslösbar bei Kaltblütern als bei Warmblütern und durchweg bei den Säugetieren leichter auszulösen als bei den Vögeln.

O. Löwi durchspülte Frosch- und Krötenherzen mit Ringerlösung bei Vagus- und Akzeleransreizung. Die Lösung wurde jeweils abpipettiert und untersucht. Löwi stellte fest, daß unter dem Einfluß der Nervenreizung Stoffe von gleichem Charakter, wie er der Nervenreizung zukommt, in die Spülflüssigkeit übergehen, und zwar nur unter dem Einfluß der Nervenreizung, nicht aber bei normaler Herztätigkeit entstehen. Als Vagusstoff kommt das Cholin, das in den Herzinhalt normalerweise und unter Vagusreizung diffundiert, nicht in Betracht evtl. aber das Neurin. Der Akzeleransstoff, der organischer Natur sein muß, wird beim Veraschen zerstört und ist noch unbekannt. Die fördernde Substanz wird sonach primär im Anschluß an die nervöse Erregung produziert und ist nicht etwa als Stoffwechselprodukt der gesteigerten Herztätigkeit aufzufassen.

Einen Beweis für die humerale Übertragung von Herznervenreizstoffen geben uns interessante Versuche von R. Brinkmann und E. van Dam. Sie schalteten das überlebende Herz eines ersten Frosches und den Magen eines zweiten Frosches hintereinander und durchströmten sie. Reizung des Vagosympathikus des 1. Frosches mit Vaguseffekt wurde von Magenvaguskontraktionen des 2. Frosches gefolgt; bei Reizung mit Sympathikuseffekt kam es zur Hemmung am 2. Frosch.

Vom Vagus wissen wir ferner experimentell, daß die Durchschneidung der beiden Vagi fast bei allen Tieren eine Erhöhung der Herzfrequenz hervorruft, daß der Nerv also im normalen Zustand ständig eine Hemmung auf die Frequenz

---

[1] Enderlen und Bohnenkamp entfernten in Herznähe die Herznerven einschließlich der Ggl. stellata. Die operierten Hunde verhielten sich in der Ruhe wie normale Tiere, zeigten aber bei geringster Anstrengung Insuffizienzerscheinungen des Herzens.

des Herzschlages ausübt. Dieser Vagustonus ist schon bei den niedrig stehenden Tieren, z. B. bei den Fischen, deutlich nachweisbar. Auch bei Reizung des Vagus durch elektrischen Strom reagiert das Herz, und zwar mit Abnahme seiner Frequenz unter Umständen auch mit einem vorübergehenden Stillstand. Versuche, durch Vagusreize die Wirkung des linken oder rechten Vagus zu analysieren, ergaben, daß im allgemeinen der rechte einen größeren Einfluß auf die Frequenz, d. h. auf die Reizwirkung im Sinusknoten ausübt. Die Wirkung der Vagusreizung auf das Herz ist insofern keine einheitliche, als man bei Vagusreizung oft eine verlangsamte Tätigkeit der Vorhöfe bei gleichzeitigem Stillstand der Kammern sah (Hindersen). Das Atrioventrikularintervall erfährt unter der Vagusreizung eine allmähliche Zunahme (Ganter und Zahn). Versucht man vom linken und vom rechten Vagus aus stärker zu reizen, so ergibt sich, daß es vom linken Vagus aus leichter möglich ist, alle Übergänge von der einfachen Verlangsamung des Atrioventrikularintervalls bis zum vollständigen Herzblock auszulösen als vom rechten (Cohn). Der Vagus scheint also gereizt auf den Sinus und auf das Hissche Bündel einzuwirken; der rechte mehr auf den Sinus, der linke auf das Hissche Bündel, d. h. auf die Reizleitung in dem Atrioventrikularknoten.

Obwohl die feineren Verbindungen zwischen dem extrakardialen und intrakardialen Nervensystem anatomisch nicht sicher festgelegt sind, darf man doch wohl annehmen, daß der Vagus durch Vermittlung von Ganglienzellen auf das spezifische System und auf die Herztätigkeit einwirkt. Wie weit aber den zwischengeschalteten Ganglienzellen eine vermittelnde oder auch selbständig mitwirkende Tätigkeit zukommt, wissen wir nicht. Aus den experimentellen Untersuchungen speziell von Marschall und Meyer geht hervor, daß Reizungen der intrakardialen Ganglienapparate immer einen Hemmungseffekt zeigten, also sicherlich Vagusfunktion ausübten. Wahrscheinlich erstreckt sich der Einfluß des Vagus vornehmlich auf die kranialen Herzabschnitte des Sinus und Atrioventrikularbündels, während der Akzelerans mehr das ganze Herz rhythmisch beeinflußt.

Neben den hemmenden Nerven besitzt das Herz aber auch beschleunigende Nerven, die von Betzold durch Reizung der Medulla oblongata nach vorheriger Durchschneidung der Nervi vagi erkannt wurden. Betzold sah bei diesen experimentellen Versuchen eine Beschleunigung des Herzschlages und eine Steigerung des Blutdrucks. Durch weitere Versuche derart, daß das Rückenmark zwischen dem ersten und zweiten Wirbel durchschnitten wurde, konnte Betzold nachweisen, daß die Blutdrucksteigerung durch Vasokonstriktion zustande kam, daß den intakten Nerven eine einwandsfreie Beschleunigung innewohnt; auf anderem Wege dadurch, daß der Vagus durch Atropin und Nikotin ausgeschaltet wurde, konnte Schmiedeberg die Betzoldsche Entdeckung der Nervi accelerantes bestätigen. Diese Nerven entstammen dem Sympathikus und vereinigen sich im ersten Brustganglion mit dem Vagus.

Der Akzelerans ist ebenso tonisch innerviert wie der Vagus. Durchschneidet man den Akzelerans, so wird die Pulsfrequenz langsamer, reizt man den Akzelerans, so erhöht sich die Pulsfrequenz mehr oder weniger erheblich. Beim kräftigen Herzen ist im allgemeinen die Beschleunigung größer, je stärker die Reizung ist. Der Nerv ermüdet nicht leicht. Über die verschiedene Wirkung der beiden Nerven, des linken und des rechten, ist oben S. 36 bereits verschiedenes gesagt worden. Das Wichtigste ist, daß bei der Reizung des Akzelerans eine atrioventrikuläre Automatie herbeigeführt werden kann, daß mehr die Reizung des linken als die des rechten diese Fähigkeit besitzt. Reizt man gleichzeitig Vagus und Akzelerans, so ist es entschieden leichter die Automatie auszulösen, offenbar deshalb, weil der Vagus die Reizbildung des Sinus hemmt, der Akzelerans die Erregung im Atrioventrikularknoten steigert. Die durch die doppelte Innervation des Herzens bedingte gegenseitige Beeinflussung drückt sich in diesen experimentellen Versuchen am besten aus und zeigt uns, daß jedenfalls oft auch klinisch bei der Einwirkung von toxischen und anderen Faktoren, die durch

Vermeidung des extrakardialen Nervensystems auf das Herz einwirken, mit einem solchen doppelten Effekt gerechnet werden muß. Von besonderer Bedeutung ist es, daß es durch Akzeleransreizung gelingt, Flimmern der Vorhöfe (Rothberger und Winterberg) oder auch der Kammer (Hunt) auszulösen. Der Angriffspunkt des Akzelerans am Herzen selbst vollzieht sich anscheinend gegenüber dem Vagus ohne Vermittlung von Ganglienzellen.

Über inverse Herzwirkung parasympathischer Gifte berichten Kolm und Pick. Vagusreizende Gifte wie Azetylcholin, Muskarin und Pituitrin bringen bei Sommereskulenten das mit kalkreicher Nährlösung gespeiste Herz nicht zum diastolischen Stillstand, sondern zur Kontraktion. Es erklärt sich das dadurch, daß diese Vagusmittel auch auf den Sympathikus wirken und durch den Kalküberschuß die Sympathikuswirkung so gesteigert, andererseits die Vaguswirkung so verringert wird, daß die eine die andere überwiegt.

Neben dem Vagus und Akzelerans ist als wichtiger Nerv anzusehen der von Ludwig und Cyon entdeckte und beschriebene Nervus depressor. 1866 fanden Ludwig und Cyon diesen Nerv beim Kaninchen. Reizt man den Nerv en zentral, so sinkt der Blutdruck und der Herzschlag verlangsamt sich, reizt man ihn nach vorheriger Durchschneidung der Vagi, so sinkt wiederum der Blutdruck, aber die Pulsverlangsamung bleibt aus. Daraus schlossen die Entdecker, daß der Nerv ein zentripetaler sensibler Nerv sein müsse. Dieser Nerv sollte seinen Ursprung im Herzen haben. Köster und Tschermak haben aber später nachgewiesen, daß der Nerv vom Anfangsteil der Aorta ausgeht. Sie bewiesen, daß Steigerung des Aortadrucks den Depressor reizt, daß die Depressoren gewissermaßen Regulatoren für den Blutdruck, Zentralnerven des Herzens seien. Diese Tatsache ist neuerdings von verschiedener Seite verwertet worden (Eppinger u. a.), um bei der Angina pectoris durch Resektion des Nerven die Schmerzen zu beseitigen (s. Angina pectoris).

Wichtiger sind die Beziehungen der Nerven untereinander, über die bereits oben einiges gesagt ist. Während dem Vagus eine negative dromotope Wirkung zukommt, sind die Akzeleratoren dromotop in positivem Sinne tätig, d. h. sie fördern die Leitfähigkeit. Man ist unter Umständen imstande, einen künstlich erzeugten Herzblock durch Akzeleransreizung aufzuheben. Durch gleichzeitige Vagus- und Akzeleransreizung konnten Rothberger und Winterberg das Herz stillstellen. Durch einseitige Akzeleransreizung konnten sie schwere Rhythmusstörungen auslösen (vgl. unter Reizleitung). Wie oben erwähnt, stehen die einzelnen Herznerven ständig in einem gewissen Tonus, d. h. in einer Dauererregung. Dieser Erregungszustand kann ein gegensinniger sein oder ein gleichsinniger. Hering hebt hervor, daß Tonus und Reizbarkeit nicht dasselbe ist, und daß eine große Reizbarkeit bei schwachem Tonus vorhanden sein kann und umgekehrt. Wir müssen uns also vorstellen, daß offenbar ein Pendeln um eine gewisse physiologische Gleichgewichtslage besteht bei wechselnder Reizbarkeit. Dieser nervöse Doppeltonus, der Vagus- und der Akzelerans-tonus, macht es verständlich, daß die Prüfung des Herzens durch bekannte Gifte so verschieden ausfällt.

Daß die Abnahme des Kalkgehaltes der Ernährungsflüssigkeit des Herzens zu Verlust der Erregbarkeit des Vagus führt, daß bei Überschuß an Kalk eine Beschleunigung eintritt, ist bereits oben erwähnt und erklärt worden. Ein durch Überschuß an Kalisalzen gelähmtes Herz wird durch Kalksalze in Kontrakturbereitschaft und durch Überschuß an Kalksalzen zum systolischen Stillstand gebracht. Dagegen führt Kalisalzzusatz bei mäßig erhöhter Kalkwirkung nicht zu diastolischem Stillstand, sondern zu systolischer Kontraktur. Die Wirkung des Strophantins ist an den Kalkgehalt des Blutes gebunden.

Adrenalin wirkt im kalkarmen Herzen paradox, d. h. es führt zum diastolischen Stillstand, bei Kalküberschuß zur systolischen Kontraktur. Somit ist die Wirkung des Giftes, ob erregend oder hemmend, auf das sympathische

Nervensystem ebenfalls abhängig von Kalkgehalt der Ernährungsflüssigkeit. Für die Therapie sind diese und folgende Versuche Picks wichtig, indem die Tonusschwankungen der beiden Nervenapparate auch die Empfänglichkeit des Herzens für verschiedene Pharmaka in ihrer Wirksamkeit oft ganz verschieben. Das sympathikotrope Adrenalin z. B. wirkt auf ein durch Muskarin, Neurin oder Pituitrin vaguserregtes, also gehemmtes Herz ebenfalls hemmend, vagotrop. Dieser Zustand kann durch Atropin beseitigt werden. Diese paradoxe Wirkung findet ihre Erklärung darin, daß die Anspruchsfähigkeit der sympathischen Nervenendigungen durch die gleichzeitige Erregung des Vagus so stark herabgesetzt wird, daß das Adrenalin als Vaguserreger wirkt. Desgleichen kann das Adrenalin eine Steigerung der Erregbarkeit des Vagus zur Folge haben bei Lähmung der Sympathikusendigungen mit Ergotamin, Nikotin oder durch Kalkmangel (siehe oben). Ebenso gelingt das Umgekehrte d. h. vagotrope Gifte können unter Umständen sympathikotrop wirken. Nach Sympathikusreizung mit Adrenalin oder Kalkzusatz führen die oben erwähnten vaguserregenden Mittel zur systolischen Kammerkontraktur, sie wirken also wie das Adrenalin amphotrop.

Den Nervenendigungen kommt somit ein wesentlicher Anteil an der Erhaltung des Tonusgleichgewichts zwischen Förderungs- und Hemmungsnerven zu. Die Elektrolyte spielen dabei die Hauptrolle. Aus den Versuchen Picks lassen sich vielleicht Veränderungen an der Erregbarkeit des Vagus bei Myokardinfektionen und des Sympathikus bei thyreotoxischen Herzstörungen erklären.

Über die Funktionsprüfung der Herzvagi hat Hering schon 1910 gesagt: Fällt der Atropinversuch positiv aus, so zeigt er das Bestehen eines Herzvagustonus an, fällt er aber negativ aus, so darf man nicht daraus den Schluß ziehen, daß der Vagustonus fehlt". Ein Effekt kann nur zustande kommen, wenn eine gegensinnige Beeinflussung der beiden Herznerven resultiert, d. h. wenn das Herz gleichsinnig beeinflußt wird.

Die Beziehungen des Blutdrucks zu den Erregungszuständen des Herznervensystems sind auch für den Kliniker von besonderer Wichtigkeit. Aus Tierexperimenten wissen wir schon lange, daß Steigerung des arteriellen Druckes eine Bradykardie durch Vermittlung des Vagus machen kann, daß Steigerung des venösen Druckes im Sinne einer Akzeleransreizung eine Vermehrung der Pulsfrequenz bewirkt. Diese Tatsachen sind, wie aus dem oben erwähnten Doppelspiel von Vagus und Akzelerans hervorheht, nur dann feststellbar gewesen, wenn es sich um eine gegensinnige, bzw. gleichsinnige Wirkung des Herznervensystems auf das Herz handelte. Es ist daher verständlich, daß die experimentellen Ergebnisse verschiedene Resultate ergaben, weil Steigerung des Vagustonus gleichzeitig Herabsetzung des Akzeleranstonus sein muß, um in dem Sinne der Vagotonie zu wirken. Da bei arterieller Hypotonie nicht selten eine venöse Hypertonie besteht (Herzinsuffizienz), so ist eine gegensinnige Beeinflussung des Herznervenapparates gegeben.

Eppinger und Heß haben eine pharmakologische Reaktion für Vagustonus ausgearbeitet, die auf dem Antagonismus zwischen dem Tonus des Vagus und dem des Sympathikus beruht. Bei einer erhöhten Reizbarkeit des Vagus (Vagotonie) erhält man auf Pilokarpininjektion starken Speichelfluß und Schweißausbruch, auf Adrenalininjektion keine Glykosurie. Bei einem erhöhten Tonus im Sympathikus reagiert der Patient auf Adrenalininjektion mit einer Glykosurie (Sympathikotonie). Die Forscher sehen die Ursache in einer Störung der inneren Sekretion und in einem Zusammenhang von vagotonischer Disposition und lymphatischer Konstitution. Obwohl die Einblicke, die wir durch diese Untersuchungsmethoden in dem Erregungszustand der Herznerven gewonnen haben, keine Zuverlässigkeit und feste Form bei Nachprüfungen ergeben haben, so haben sich unsere Vorstellungen doch insofern gefestigt, daß wir folgendes sagen dürfen: Beim Kinde überwiegt der Sympathikustonus, beim erwachsenen Menschen das Vagustonus. Es finden sich bei den Frauen mehr Sympathikotoniker, bei den Männern mehr Vagotoniker. Der

Vagotoniker ist blaß, hat einen niedrigen Blutdruck und eine verminderte Pulsfrequenz, enge Pupillen, trockene Haut. Der Sympathikotoniker hat eine gut durchblutete Gesichtshaut, einen schwankenden Blutdruck, eine erhöhte Pulsfrequenz, weite Pupillen, Neigung zu Schweiß.

4. Vergleichende Physiologie.

Engelmann, Gaskell und viele andere hatten sich seit den 80er Jahren mit der Physiologie des Herzens bei Amphibien und Reptilien beschäftigt und in grundlegenden Versuchen wichtige Tatsachen für die Reizbildung und Reizleitung festgelegt. Nachdem His 1893 das nach ihm benannte Bündel anatomisch gefunden hatte, war es notwendig, dieses spezifische Muskelsystem bei den einzelnen Tierklassen näher zu verfolgen. Lange und Külbs fanden an der Hand von Modellrekonstruktionen das Bündel bei der Eidechse und konnten entgegen der damaligen Ansicht nachweisen, daß ausschließlich eine mechanische Verletzung der Bündelfasern Reizleitungsstörungen bewirkte, daß eine Durchschneidung der Herznerven keine Rhythmusstörungen auslöste. Lange und Külbs fanden bei der Eidechse und Schildkröte eine aus zwei Halbrinnen bestehende trichterförmige Einstülpung, die oben näher beschrieben ist. Bei der weiteren Bearbeitung dieser Frage zeigte sich, daß das Bündel noch einfacher gestaltet war bei den Fischen, denn hier sah man einen unmittelbaren breiten Übergang von Vorhofsmuskulatur zur Ventrikelmuskulatur, d. h. eine allseitig geschlossene trichterförmige Einstülpung. Da bei der Klasse der Vögel von diesem geschlossenen oder fast geschlossenen Trichter nur zwei an der Hinterseite der Ventrikel gelegene Halbrinnen nachweisbar waren (Külbs), so war der Gedanke gegeben, daß das beim Menschen und Säugetier vorhandene Hissche Bündel ein Überrest dieses Trichters darstellt. Tatsächlich markiert sich auch in der Übergangsklasse der Vögel das Bündel insofern, als man dort, wo die beiden Halbrinnen im Vorhofseptum zusammenstoßen, einen Sporn erkennt, der „durch die bindegewebigen Grenzen die Vorhöfe vom Kammerseptum trennt, hindurchtritt, schief von hinten oben nach vorn unten verläuft, um in der Muskulatur des Ventrikelseptums zu verschmelzen" (Külbs, London 1913). Nach diesen anatomischen Kenntnissen durfte man annehmen, daß bei jeder höheren Tierklasse sich eine größere Empfindlichkeit dort zeigen würde, wo in der nächsten Klasse das spezifische System sich topographisch einengt. Dementsprechend haben vergleichende physiologische Untersuchungen festgestellt, daß bei der niedrigsten Tierklasse, bei den Fischen, das Überleitungssystem zwischen Vorhof und Kammer in allen Teilen gleichmäßig leitet. Bei den Amphibien und Reptilien hatte Gaskell bereits grundlegende Untersuchungen gemacht, wenn auch in erster Linie von dem Gedanken ausgehend, ob das Nervensystem bei der Reizleitung eine besondere Rolle spielte und welche Teile des Herzens durchtrennt werden mußten, um Reizleitungsstörungen herbeizuführen. Nakano war der erste, der systematisch Durchtrennungsversuche des Atrioventrikulartrichters machte, indem er vom ventralen zum dorsalen Teile Schritt für Schritt den Trichter einengte. Hier zeigte sich, daß die dorsalen und lateralen Teile, im Gegensatz zu dem ventralen, die größte Funktionstüchtigkeit hatten.

Die Zahl der Forscher, die sich mit der Erregungsleitung des Atrioventrikulartrichters im Herzen der Amphibien und Reptilien beschäftigt haben, ist außerordentlich groß. Die meisten gingen von dem Gesichtspunkte aus, festzustellen, ob das Nervensystem sich an der Überleitungsstörung beteilige und fanden nach Durchtrennung der Nerven keine Reizleitungsstörungen. Bei den Vögeln haben Mangold und Kato nachgewiesen, daß die Reizleitungsstörung offenbar da am größten und empfindlichsten war, wo an der Basis der rechten Muskelklappen die Vorhofsmuskulatur in die Kammermuskulatur übergeht. Obwohl die Autoren hervorheben, daß ihre physiologischen Resultate besser mit den anatomischen Befunden von Mackenzie als denen von Külbs übereinstimmten (Mackenzie wies nur regellos zerstreute Purkinjesche Fasern nach, keine zusammenhängende Muskulaturverbindung), so entsprechen doch die Resultate dem anatomischen Befunde des Bündels insofern, als an der oben bezeichneten Stelle die spezifische Muskulatur in besonders breiter Weise angelegt ist. An dem sich entwickelnden Hühnerherzen konnte Külbs mit Hilfe des Elektrokardiographen schon am dritten Bebrütungstage, d. h. nach 58- bis 60stündiger Bebrütung ein aus 3 Zacken bestehendes Elektrokardiogramm aufnehmen; in dieser Zeit war es bereits möglich an einer Stelle, an der sich später das Hissche Bündel entwickelte, durch mechanische Läsion Reizleitungsstörungen auszulösen, während an den übrigen Teilen des Herzens Läsionen keine Reizleitungsstörung bedingten. Da histologisch sich beim Hühnchen das Hissche Bündel erst zwischen dem 8.—12. Bebrütungstage differenziert, so wäre also damit bewiesen, daß eine vollendete physiologische der anatomischen Differenzierung weit vorausgeht.

Man darf vergleichend physiologisch zusammenfassend folgendes sagen: Bei den Fischen ist das Reizleitungssystem in allen seinen Teilen ungefähr gleichwertig. Bei den Amphibien und Reptilien sind die dorsalen Teile empfindlicher als die ventralen. Bei den Vögeln scheint der rechte Schenkel des Atrioventrikularsystems mehr für die Reizleitung zu bedeuten als der linke. Beim Menschen macht die Kontinuitätstrennung des Stammes oder eines Schenkels typische Reizleitungsstörungen, die oben näher charakterisiert worden sind.

5. Zusammenfassung über die Reizbildung und Reizleitung.

Die normale Herztätigkeit kommt also dadurch zustande, daß Reize in der Gegend des Sinusknotens entstehen, daß sie auf die Vorhöfe und von diesen auf die Ventrikel fortgeleitet werden. Die Sinusgegend ist aber nicht die einzige Reizbildungsstätte im Herzen, es können, wie erwähnt, wirksame Reize ausgehen auch von anderen Stellen, so besonders vom Tawaraknoten, vom Bündel und seinen Ausläufern. Reize, die von der Sinusgegend ausgehen, nennt man nomotope, solche, die an einer anderen Stelle ausgelöst werden, heterotope. Die nomotop entstandenen Reize werden vom Sinusknoten durch die Vorhöfe zu dem Tawaraknoten und dann durch das Hissche Bündel den Ventrikeln zugeführt. Heterotope Reize laufen entweder denselben Weg wie normale, oder können auch in umgekehrter Richtung, oder endlich nach zwei entgegengesetzten Richtungen verlaufen, sie können aber auch unabhängig vom Reizleitungssystem, ungebahnt im Myokard, nach allen Seiten sich ausbreiten. Wenn z. B. ein heterotoper Reiz im Bündel entsteht, so kann er auf dem gewöhnlichen Wege zur Herzspitze verlaufen, er kann aber auch sowohl vorwärts zur Spitze, als auch rückwärts zum Vorhof weiter geleitet werden. In diesem Falle kontrahieren sich Vorhof und Ventrikel gleichzeitig. Reize, die nicht in normalem Sinne verlaufen, nennt man allodrome (die dadurch bedingten Rhythmusstörungen Allodromien).

Als Ursache für das Auftreten und Wirksamwerden von heterotopen Reizen spielt eine Rolle:

1. Das Ausbleiben des nomotopen Reizes, sei es infolge Zerstörung des Sinusknotens, sei es durch Hemmung der Reizbildung im Sinusknoten infolge nervöser Einflüsse,

2. das Überwiegen heterotoper Reize über die schwächeren nomotopen Reize.

Am häufigsten gehen heterotope Reize von der Gegend des Hisschen Bündels aus. Da hierbei der Reiz ungefähr gleichzeitig Vorkammern und Kammern erregt, so arbeitet das Herz in atrioventrikulärem Rhythmus, es kann aber auch nur ein ventrikulärer Rhythmus ausgelöst werden. Auch das Flimmern des Herzens ist wahrscheinlich, wie Hering besonders betont, auf das gleichzeitige Auftreten zahlreicher heterotoper Ursprungsreize zurückzuführen.

Die Anatomie und Physiologie des Reizleitungssystems ist von Wichtigkeit gewesen für die Erklärung der Rhythmusstörungen im Herzen, ist also praktisch heute von großer Bedeutung. Der normale Rhythmus kommt, wie ausgeführt, dadurch zustande, daß

1. regelmäßige Reize im Sinusknoten entstehen, daß

2. diese Reize auf Vorhof und Kammer durch das Reizleitungssystem fortgepflanzt werden und daß

3. Vorhof und Kammern auf die Reize ansprechen.

Störungen des Rhythmus können zustande kommen, wenn eine von diesen drei Bedingungen nicht erfüllt ist. Es kann also

1. die Reizbildung gestört sein in der Weise, daß der Reiz zwar an normaler Stelle, also im Sinus entsteht, aber unregelmäßig gebildet und demzufolge unregelmäßig fortgeleitet wird. Die Folge davon wird ein zeitlich unregelmäßiger Puls sein. Es kann

2. auch die Reizbildung in der Weise gestört sein, daß der Reiz an anormaler Stelle, also nicht im Sinusknoten entsteht. Eine solche Reizbildung kann ausgelöst werden sowohl im Hisschen Bündel wie in den Ausläufern des Bündels, also an zwei Stellen, die als untergeordnete Reizbildungsstätten angesehen werden müssen. Diese Reizbildung in den beiden untergeordneten Zentren kann erfolgen bei noch tätigem und intaktem Sinuszentrum. Die dadurch bedingten Herzkontraktionen sind identisch mit der bekannten Extrasystole. Sie können dann als Ersatz für das Sinuszentrum eintreten, wenn dieses mechanisch und experimentell zerstört oder anatomisch bzw. funktionell außer Tätigkeit gesetzt ist.

Eine zweite Gruppe von Arhythmien wird bedingt durch Störungen der Reizleitung in dem spezifischen System. Als wesentlichste Reizleitungsstörungen kommen in Betracht

1. die Verlangsamung der Reizleitung, die zu einer verspäteten Kammersystole bzw. zu einem Systolenausfall führt und

2. die dauernde Unterbrechung der Reizleitung. Diese bedingt das selbständige Auftreten von Reizen in den untergeordneten Zentren und dementsprechend entweder eine ventrikuläre oder atrioventrikuläre Automatie.

Rhythmusstörungen des Herzens können allerdings auch unabhängig von Reizbildung und Reizleitung, also unabhängig von den spezifischen Muskelsystemen zustandekommen dadurch, daß einerseits die Erregbarkeit des Herzmuskels seine Anspruchsfähigkeit auf die ihm zugeleiteten Reize aufgehoben ist, endlich dadurch, daß die Kontraktilität des Herzmuskels vermindert oder vollständig gestört ist (s. a. Kap. III, Arhythmien).

Diese theoretische Vorstellung über Störungen der Reizbildung, Reizleitung, Reizbarkeit und Kontraktilität gestatten allerdings ein Unterordnen sämtlicher praktisch vorkommenden Arhythmien unter einen Gesichtspunkt, der uns Auskunft darüber gibt, welche Grundfunktion des Herzens gestört ist. Aber ebenso wie die heute allgemein übliche Einteilung der Arhythmien nach dem Heringschen Schema gewöhnlich in der Praxis auf Schwierigkeiten stößt, weil sich oft mehrere Arhythmien miteinander kombinieren, ist es auch bei einer die Grundfunktion berücksichtigenden Einteilung praktisch fast unmöglich eine Arhythmie einseitig unterzuordnen. Es gehören eben zum Zustandekommen der normalen Kontraktion nicht eine, sondern mehrere Bedingungen. Man darf wohl annehmen, daß in der menschlichen Pathologie nur selten eine Bedingung allein geändert ist.

I. Störungen der Reizbildung.

a) Störungen im Sinus, Pulsus irregularis perpetuus (Arhythmia vera),

b) Reizbildung in untergeordneten Zentren, Extrasystolen, ventrikuläre und atrioventrikuläre Automatie.

II. Störungen der Reizleitung.

a) Der Sinusvorhofsleitung,

b) der Vorhofs-Kammerleitung,   Überleitungsstörungen,   Dissoziation, Hemmung.

III. Störungen der Reizbarkeit.

a) Erhöhung, Extrasystolen,

b) Abnahme, Hemmung.

IV. Störungen der Kontraktilität.

Pulsus alternans, lokale Störungen infolge anatomischer, toxischer usw. Myokardveränderungen.

6. Die myogene und die neurogene Theorie.

Über die geschichtliche Entwicklung dieser Frage ist oben Näheres gesagt. Von vorneherein möchte ich betonen, daß meines Erachtens nach schlagende Beweise für keine der beiden Theorien nach dem jetzigen Stand der Frage gebracht worden sind. Vieles spricht allerdings für myogene Theorie. In erster Linie die schon von His hervorgehobene Tatsache, daß das embryonale Herz bereits schlägt in dem auch für das erwachsene Herz typischen Rhythmus, ehe Ganglienzellen in das Herz hineingewachsen sind. Beim Hühnchen z. B. ist dieser Rhythmus schon am vierten Bruttage vorhanden, die Ganglienzellen erscheinen aber erst am sechsten Tage. His sagt: „Diese Tatsache beweise unwiderleglich, 1. daß zum Ablauf der Herzkontraktionen, auch in der Form wie sie beim Erwachsenen gefunden wird, ein nervöses Koordinationszentrum nicht notwendig ist, 2. daß das Zustandekommen der Pause zwischen Vorhof und Ventrikelkontraktion durch die Beschaffung und Ausdehnung der Muskulatur nicht durch Verzögerung der Leitung in einem Reiz vermittelnden Ganglienkomplex (Marchand) bedingt sein kann. In ähnlicher Weise wie hier beim Hühnchen beschrieben, geht die Entwicklung des Herzens auch bei den übrigen Wirbeltieren vor sich. Beim Haifisch, bei der Forelle, bei den Fröschen und beim Kaninchen kann ich mit Sicherheit angeben, daß das Auftreten der Herzkontraktion der Entwicklung der Ganglien vorausgeht. Daß sich dieses beim Menschen ebenso verhält, geht aus einer Beobachtung von Pflüger hervor, der das Schlagen des Herzens bei einem Embryo von 3 Wochen wahrnahm. Die ersten Ganglien treten aber beim Menschen erst am Ende der 4. Woche auf."

Wenn demgegenüber behauptet wird, daß diese embryonalen Herzmuskelzellen keine Herzmuskulatur sind, sondern nur ein kontraktiles Protoplasma, so kann man entgegnen, daß bereits am 3. Bruttage quergestreifte Muskeln vorhanden sind.

Hooker erzeugte ganglienzellenlose Herzen, indem er bei ganz jungen Larven die Anlage der Herznerven entfernte. Solche Tiere zeigten in bezug auf den Rhythmus und das Verhalten ihres Herzens keinerlei Unterschiede gegenüber den nicht behandelten. Burros kultivierte embryonale Hühnerherzen nach dem Verfahren von Karrell. Es entwickelten sich in der Nährlösung neue Muskelzellen, die, obwohl sie keine Nerven enthielten, in gleichem Rhythmus wie die übrige Herzmuskulatur pulsierten. Wenn Bethe Ganglienzellen und marklose Nervenfasern in allen Teilen des Herzens fand, so ist andererseits wieder durch F. B. Hofmann nachgewiesen, daß hier histologische Irrtümer vorliegen. Der von His erhobene Befund, daß das embryonale Herz ohne Ganglienzellen schlägt, bleibt also noch immer eine der wichtigsten Stützen der myogenen Theorie.

Ein weiterer Punkt, der für diese Theorie zu sprechen scheint, ist die Tatsache, daß das Hissche Bündel durch mehrere Nachuntersuchungen und Erweiterungen im ganzen Tierreich sich auffinden ließ, d. h. daß von den Fischen bis zu den Menschen die Reizleitung durch ein besonders begrenztes mehr oder weniger histologisch differenzierbares System vollzogen wird. Der histologische Aufbau spricht entschieden dafür, daß diese spezifischen Fasern zur Muskulatur gerechnet werden müssen. Wenn nun auch neuere Untersuchungen neben diesen spezifischen Muskelfasern nervöse Elemente sogar in reichlicher Menge nachgewiesen haben, so muß man doch stets im Auge behalten, daß die Reizleitungsfasern an sich schon wegen ihrer eigenartigen Struktur eine besondere Funktion beanspruchen, und daß, wenn Nerven die Reizleitung besorgen würden, das spezifische System überflüssig wäre. Viele andere Punkte, die früher als beweisend für die myogene Theorie angeführt waren, z. B. das Fehlen von Ganglienzellen in anderen Organen, sind heute nicht mehr stichhaltig.

Für die neurogene Theorie wird im wesentlichen angezogen der Reichtum an Nerven und Ganglienzellen und der Einfluß des Zentralnervensystems. Was die Nerven und Ganglienzellen angeht, so fanden die hierauf basierenden Anschauungen eine besondere Stütze durch die zitierten Arbeiten Bethes, Dogiels u. a.; vor allem aber durch die ausführlichen Untersuchungen Bethes. Die von Bethe und wohl von vielen Physiologen vertretenen Anschauungen, daß jede Zelle des Körpers durch feinste nervöse Verbindungen mit dem Zentralorgan vereint sei, kann man nicht unbedingt ablehnen. Selbst wenn das aber bewiesen wäre, würde es immer noch nicht die eigenartige Selbständigkeit des spezifischen Systems im Herzen erklären und die myogene Anschauung umstoßen. Denn als Analogie andere Organe heranzuziehen, von denen man auch weiß, daß sie noch längere Zeit nach dem Tode selbständig arbeiten (z. B. den Darm), geht deswegen nicht, weil hier die histologischen Verhältnisse ganz andere sind. Die Beteiligung nervöser Elemente bei der Leitung von Erregungs- und Kontraktionsvorgängen von einem Herzteil auf einen anderen ist nach Skramlik im Gegensatz zu der Theorie Engelmanns nicht auszuschließen; nach seinen Versuchen am Froschherzen geht der Kontraktionsvorgang nämlich nicht gleichmäßig bei normaler oder umgekehrter Richtung.

Auch der Einfluß des extrakardialen Nervensystems und speziell der Einfluß des Gehirns bzw. der normalen Hirnfunktionen auf die Tätigkeit des Herzens (z. B. gestützt durch die Untersuchungen von Cyon) vermag die myogene Theorie nicht umzustoßen, denn selbstverständlich muß man anerkennen, daß das extrakardiale Nervensystem und das Gehirn imstande sind, in die Herztätigkeit einzugreifen.

Eine wichtige Stütze für die neurogene Theorie schienen die Versuche am Herzen von Limulus. Carlson gelang es nachzuweisen, daß das Herz nur abhängig von den isoliert an der hinteren Seite des Herzens gelegenen Ganglienzellen schlägt. Entschieden dürfte die Frage durch diese Versuche aber auch nicht sein, denn allein aus vergleichend anatomisch-physiologischen Überlegungen ist es nicht gestattet, die Verhältnisse bei den Wirbellosen auf die Wirbeltiere zu übertragen. Carlson hat außerdem den Beweis nicht erbracht, daß histologisch das Herz dem der Wirbeltiere gleicht. Daß hier beim Limulus nicht ein Synzytium in dem Sinne vorliegt wie bei den Wirbeltieren, hat W. Lange nachgewiesen. Auch aus den Untersuchungen von Lawarzin über das Herz der Äschaallarven geht hervor, daß die anatomischen Verhältnisse bei diesen Arthropoden anders liegen. Schließlich werden die Beobachtungen Carlsons noch angegriffen durch Hofmann, der nachweisen konnte, daß das Elektrokardiogramm des Limulusherzens eine andere Form zeigt als das der Säugetierherzen.

Die Untersuchungen am Limulusherzen sind neuerdings nochmals aufgegriffen worden von Nukada, der nach sehr ausführlichen Untersuchungen zu der Überzeugung kommt, daß die Reizbildung, Reizleitung und Koordination beim Limulus durch das Nervengewebe ausgeführt werden, daß die spezifischen Muskelfasern, die äußeren longitudinalen und die eigentlichen Myokardfasern gar keinen Anteil daran nehmen. Die Tätigkeit des Limulusherzens wird von den hemmenden und fördernden Nerven reguliert, wie dies beim vertebralen Herzen der Fall ist. Das Elektrokardiogramm ist dem des Säugetierherzens sehr ähnlich. Herzgifte und Temperaturveränderungen wirken auf das Limulusherz so wie auf das vertebrale Herz. Nach diesen Tatsachen kommt Nukada zu dem Schluß, daß „keine prinzipiellen Verschiedenheiten des Herzmechanismus zwischen Limulus- und Wirbeltierherz bestehen, daß Reizbildung, Reizleitung und Koordination mit größter Wahrscheinlichkeit der Funktion des Nervensystems und nicht der spezifischen Muskulatur zuzuschreiben sind.“

Romeis zitiert Versuche von Levaditi und Muttormilch, aus denen hervorgeht, daß die Tätigkeit des Herzmuskelgewebes zu eigener Reizbildung und Reizleitung um so mehr zurückgeht, je dichter das Muskelgewebe von den einsprossenden Nerven umsponnen wird.“

Romeis hat in Konsequenz dieser Versuche Herzstückchen erwachsener Kaninchen in arteigenem Plasma gezüchtet, dieses Gewebe lange Zeit am Leben halten und zum Wachstum bringen, niemals aber die Rhythmizität längere Zeit erhalten können. Mit diesen Versuchen scheint mir nicht viel bewiesen zu sein, denn es ist schließlich etwas anderes, ob ich am embryonalen Herzen oder mit einem Teil eines ausgebildeten Herzens operiere.

1910 hat Külbs bereits mit Babitsch folgende Versuche gemacht (Babitsch, Diss. Berlin 1911). Es wurden Froschherzen steril bei Zimmertemperatur oder auf Eis aufbewahrt. Die Herzen, in einer feuchten Kammer an einem Seidenfaden aufgehängt, waren noch nach 8 Tagen in Ringerlösung wiederbelebungsfähig, d. h. gleichmäßig rhythmisch schlagend. In diesen Herzen fanden sich schon nach 24 Stunden hochgradig veränderte Ganglienzellen, nach 8 Tagen in den Ganglienzellen keine Spur mehr von Kern und normalem Protoplasma, starke Vakuolisation, während man in der Ventrikelmuskulatur noch ausgeprägte Querstreifung, gut färbbaren Kern und normale Zellstruktur erkennen konnte. Im allgemeinen war die Struktur der Ventrikelmuskulatur und des Atrioventrikulartrichters widerstandsfähiger als die Vorhofsmuskulatur. Diese Versuche schienen mir zu beweisen, daß die Veränderungen am Nervensystem sehr weit denen der Muskulatur vorausgehen und daß eine gute und gleichmäßige Reizleitung und Reizbarkeit dann noch besteht, wenn die Ganglienzellen und das Nervensystem bereits so erheblich mikroskopisch verändert sind, daß man ihnen eine physiologische Funktion nicht mehr zumuten kann.

L. Haberlandt hat dann mit Hilfe der von Bernstein zuerst ausgeführten Abklemmung an der Froschherzenspitze nachgewiesen, daß schon nach 3—4 Wochen die Endfasern des intramuskulären Plexus degeneriert sind, obwohl die Erregungsleitungen erhalten blieben. Außerdem versuchte er durch chemische und thermische Reize, verschiedene Gifte (Strychnin, Koffein, Chinin) den Vagusendapparat auszuschalten, um eine Trennung der intrakardialen Vagusfunktion von der motorischen Leistung des Herzens zu erreichen. Trotzdem nach Haberlandt die Endapparate vollständig in den verschiedenen Versuchen ausgeschaltet waren, war eine Wiederbelebung des Herzens dennoch möglich, obwohl sich das Herz extra- wie intrakardialen Vagusreizen gegenüber refraktär verhielt.

Haberlandt schließt daraus, daß die „Reizbarkeit, die refraktäre Phase und die motorische Erregungsleitung rein muskuläre Erscheinungen darstellen und von dem Bestande des intrakardialen Nervenendnetzes vollkommen unabhängig sind.“ Auch diesen Versuchen Haberlandts kann man entgegenhalten, daß sie deshalb nicht beweisend sind, weil unsere Kenntnisse über das intrakardiale Nervensystem und besonders über die Verbindung zwischen Nerven, Ganglienzellen und spezifischer Muskulatur sehr unsichere sind. Diese Tatsache läßt immerhin die Möglichkeit offen, daß bei allen derartigen Versuchen uns die außerhalb des spezifischen Systems gelegenen degenerativen Elemente auffallen, während die anatomisch und physiologisch normalen spezifischer Muskelfasern einschließlich des Nerven die motorische Erregungsleitung vermitteln.

Zusammenfassung.

Es dürfte zur Zeit gleichgültig sein, ob man myogen oder neurogen sich einstellt, denn die klinisch wichtigen Fragen tangieren nicht die Fragestellung. Die überwiegende Zahl der Forscher steht heute auf der Seite der myogenen Theorie. Jeder Physiologe und Kliniker wird erkennen, daß alle Funktionen des Herzens durch das extrakardiale Nervensystem dauernd beeinflußt werden, und wird zugeben, daß das isolierte Herz unabhängig vom extrakardialen Nervensystem rhythmisch weiter schlagen kann, wie auch alle Formen der Arhythmien annehmen kann, die bislang am lebenden beobachtet worden sind. Das eine bleibt fest bestehen, daß das Reizleitungssystem sowohl den normalen Rhythmus des Herzens beherrscht, wie auch für die Arhythmien aller Art verantwortlich ist. Ob hierbei die spezifischen Muskelfasern oder die sie begleitenden nervösen Elemente die Träger der Funktionen sind, ist von untergeordneter Bedeutung.

B. Störungen der Schlagfolge des Herzens.

Die Arrhythmien sind erst in den 70er und 80er Jahren des vorigen Jahrhunderts von Traube, Riegel, später von His jun., Wenckebach, Hering und vielen anderen so weit analysiert worden, daß es möglich war, die vielen verschiedenen Formen einem Schema unterzuordnen. Während man vor Riegel hauptsächlich nur das Aussetzen des Pulsus und die groben Irregularitäten des Pulsus inaequalis und intermittens kannte, gruppierte Riegel die Arhythmien folgendermaßen: er unterschied den Pulsus bigeminus von dem Pulsus alternans in der Weise, wie wir auch heute noch im großen und ganzen diese beiden charakterisieren und führte als dritte Form an den Pulsus irregularis, als vierte den Pulsus inaequalis und als fünfte den Pulsus intermittens. Bei dieser Einteilung betonte er aber die Häufigkeit von Übergangsformen „von den einfachsten Unregelmäßigkeiten bis zu den höchsten Graden". Durch das Studium des Venenpulses und durch die vergleichend physiologischen Untersuchungen am Tierherzen, speziell von Gaskell und Engelmann, schließlich durch die experimentellen und die physiologischen Untersuchungen, von H. E. Hering, Cushny und Matthews, Frédéricq u. a. wurde die Lehre von den Arhythmien in den 80er und 90er Jahren so weit gefördert, daß Hering auf dem Kongreß für innere Medizin 1906 eine Einteilung geben konnte, die damals eine gute Übersicht bedeutete. Im Anfange dieses Jahrhunderts bildeten dann der weitere Ausbau der anatomischen Unterlagen des Reizleitungssystems (Aschoff, Keith und Flack, Wenckebach) die Grundlage für physiologisch-experimentelle Untersuchungen mancherlei Art und für die Verwertung dieser anatomischen und physiologischen Ergebnisse in der klinischen Medizin.

Unterstützt wurden diese Untersuchungen sehr wesentlich durch die von Einthoven inaugurierte Elektrographie des Herzens. Cremer, Kraus und Nicolai, A. Hoffmann, Lewis u. a. gebührt das Verdienst, diese elektrische Untersuchungsmethode weiter ausgebaut und für klinische Zwecke nutzbar gemacht zu haben. Durch den Venenpuls wurden schon eine Reihe von Arhythmien erkannt und differenziert und besonders auch festgestellt, daß die Schlagfolge von Vorhof und Ventrikel unabhängig voneinander möglich ist. Doch bot das Elektrokardiogramm eine bequemere und wesentlich fördernde Methode der Registrierung der Herzteile. Wenn aber auch die Phlebographie von Engelmann, His, Mackenzie, Wenckebach u. a. uns sehr viel Neues und Grundlegendes brachte, so war doch die Ausarbeitung der elektrokardiographischen Methode für die Erkennung der Arhythmien insofern von unschätzbarem Vorteil, weil wir hier zum ersten Male das Vorhofsflimmern und die Häufigkeit dieses Phänomens kennen lernten. Die technischen Schwierigkeiten, die die Phlebographie bot, waren beseitigt, man erkannte die häufige Unabhängigkeit der Schlagfolge von Vorhof und Ventrikel, aber darüber hinaus erkannte man überrascht, das Vorhofsflimmern- und Flattern zu sehen. Keinen wesentlichen Fortschritt haben wir erzielt in der Beantwortung der klinisch so wichtigen Frage, wie groß bei rhythmischen Störungen der dynamische Effekt ist. Klinisch drängt sich in dieser Frage sofort folgende Überlegung auf. Wir sehen eigentlich leichte Rhythmusstörungen (Extrasystolen) im Leben bestehen ohne nachteilige Wirkung, wir sehen sogar schwere Rhythmusstörungen, den Pulsus irregularis perpetuus bei älteren Leuten Jahre lang ohne Folgen, lediglich als ein Symptom. Andererseits gehen rasch fortschreitende Insuffizienzerscheinungen mit Stauungen usw. oft mit Rhythmusstörungen untergeordneter Bedeutung einher oder verlaufen ohne jede Rhythmusstörung. Trotzdem ist die Frage, wie weit Rhythmusstörungen und wie weit der Pulsus irregularis perpetuus unter bestimmten Bedingungen einen dyna‑ mischen Effekt haben kann und haben muß, klinisch wichtig. Den Beginn, in dieser Richtung zu arbeiten, haben Eystert und Starthout unternommen, indem sie mit Hilfe des Plethysmographen den Effekt von Extrasystolen, Vorhofsflattern und Flimmern und Block nachzuweisen versuchten. Sie fanden, daß Extrasystolen die mechanische Wirksamkeit der Herzaktion nur wenig vermindern, daß Vorhofsflimmern das Minutenvolumen bis zu 35% herabsetzen kann. Diese Ergebnisse stimmen überein mit denen von Allan, der nachwies, wie Vorhofsflimmern infolge der vielen frustranen Kontraktionen das Herz erschöpft. Diese Resultate sind, wie gesagt, der Beginn und ein Versuch, die obige Fragestellung zu beantworten. Obwohl die technischen Schwierigkeiten bei der Anlegung eines Herzplethysmographen groß sind, die gleichmäßige Registrierung der Druckschwankungen schwierig ist, wird doch dieser Weg uns voraussichtlich klinisch wichtige Ergebnisse liefern.

Die Störungen der Schlagfolge des Herzens möchte ich in teilweiser Anlehnung an Wenckebach von folgenden Hauptgruppen aus betrachten:

1. **Die Arhythmien mit Störungen des Herzmechanismus.**
   a) Der Pulsus irregularis perpetuus.
   b) Extrasystolen,
   c) Überleitungsstörungen.

   α) Überleitungsstörungen zwischen Sinusknoten und Vorhöfen (Überleitung 1. Ordnung).

   β) Überleitungsstörungen zwischen Vorhöfen und Kammer (Überleitung 2. Ordnung).

   γ) Überleitungsunterbrechung (Dissoziation).

   δ) Überleitungsstörungen zwischen rechter und linker Kammer (Hemisystolie).

2. **Rhythmusschwankungen ohne Störung des Herzmechanismus.**
   a) Vagus- und Herzrhythmus,
   b) Atmung und Herzrhythmus, respiratorische Arhythmie.

3. **Von der Atmung unabhängige Rhythmusschwankungen.**
   a) Tachykardie,
   b) Bradykardie.

4. **Größenunterschiede des Pulses.**
   a) Pulsus alternans,
   b) Pulsus paradoxus.
   c) Pulsus differens.

5. **Paroxysmale Tachykardie.**

In der letzten Ausgabe des von Wenckebach und Winterberg gemeinsam herausgegebenen Werkes über die unregelmäßige Herztätigkeit wählt Wenckebach eine etwas andere Einteilung, indem er die Extrasystolen in den Begriff der heterotopen Reizbildung aufteilt. Das Schema lautet:

1. **Passive Heterotopien.**
   a) heterotope Einzelschläge (Escaped beats),
   b) heterotope Ersatzrhythmen:
   Atrioventrikularrhythmus (nodal rhythm).
   Kammereigenrhythmus (idio-ventricular-rhythm).

2. **Aktive Heterotopien.**
   a) heterotope Einzelschläge (Extrasystolen),
   b) heterotope Tachykardien.

Man sieht, daß in dieser Einteilung zwei Typen gut charakterisiert sind: die passiven Heterotopien, d. h. die Störungen, bei denen durch Versagen des normalen Schrittmachers irgendein anderes Zentrum — praktisch kommen Atrioventrikularknoten und Stamm des Hisschen Bündels in Frage — notgedrungen zum Ersatzschrittmacher wird und andererseits die Heterotopien, bei denen der von irgendeinem Zentrum ausgehende Reiz gewaltsam in die normale Sinustätigkeit einbricht und dem vom Sinus ausgehenden Reiz zuvorkommt. Wenckebach selbst betont schon, daß aktive und passive Heterotopien zuweilen ineinander übergehen können und führt einen Grenzfall dieser Art (vgl. Abb. 37) an. Der Übergänge sind also viele. Noch aus dem zweiten Grund möchte ich es bei der oben gegebenen Unterteilung bewenden lassen, daß nämlich klinisch zwei nicht völlig gleichwertige Dinge nebeneinander gestellt werden: neben dem Heer der Extrasystolen und extrasystolischen Arhythmien, also den aktiven Heterotopien, kommt praktisch dem Auftreten der Ersatzrhythmen, der passiven Heterotopie, nur eine relative untergeordnete Bedeutung zu.

1. Die Arhythmien mit Störung des Herzmechanismus.

Mit Hilfe der eben erwähnten feineren Untersuchungsmethoden, insbesondere der Phlebographie und dem Elektrokardiogramm war es möglich gewesen, in den letzten 10—20 Jahren sich einen guten Überblick über die verschiedenen Rhythmusstörungen am Herzen zu verschaffen. Je eingehender man sich mit diesem Problem beschäftigte, um so mehr erkannte man aber auch, daß die zahlreichsten und klinisch wichtigsten Arhythmien zur Gruppe der Arhythmia perpetua gehören und daß diese einem Übererregungszustand der Vorhöfe ihre Entstehung verdanken. Am meisten gestützt wurde diese Anschauung durch die exakten experimentellen Arbeiten von Wenckebach, Lewis, Ganther und Zahn, Rothberger und Winterberg u. a. Das Wesen der Arhythmia perpetua war wenigstens dadurch klar gestellt. Ungeklärt blieb, wieweit die Extrasystolen, die kombiniert mit der Arhythmia perpetua vorkommen, eine Bedeutung haben oder nicht, wieweit diese Extrasystolen als Abortivform der Arhythmia perpetua angesprochen werden dürfen. Vielleicht wird es uns gelingen, die große Gruppe der Extrasystolen in den nächsten Jahren so zu analysieren, daß wir die vielfach klinisch harmlosen Extrasystolen trennen lernen von denjenigen, die zu einer Arhythmia perpetua überleiten. Vorläufig müssen wir eingestehen, daß wir in dieser Frage keine genügende Basis haben. Auch ungeklärt sind unsere Anschauungen über manche Tachykardien und Tachysystolien. Wir nehmen an, daß in vielen Fällen von Tachykardie das Vorhofsflimmern am wesentlichsten beteiligt ist; wir wissen, daß in anderen Fällen Extrasystolen die Tachykardie einleiten und zu einer extrasystolischen Vorhofs- oder Kammertachysystolie überleiten. Aber in vielen Fällen von Tachykardie gelingt es uns nicht, die Genese dieser erhöhten Schlagfolge zu klären.

Hatte man bei den Überleitungsstörungen vielfach in dem damals bekannten Reizleitungssystem histologische Veränderungen verschiedener Art nachgewiesen (vgl. S. 102), so schien die Hoffnung berechtigt, auch bei der Arhythmia perpetua anatomische Grundlagen festzulegen. Hier hat aber die pathologische Histologie versagt, so daß Lubarsch zu der resignierenden Feststellung kam, „daß wir bisher genügende anatomische Befunde zur Erklärung der Arhythmia perpetua nicht besitzen, und daß vor allem die Frage nach einer einheitlichen Entstehungsweise dieses Rhythmus durch die anatomischen Untersuchungen noch nicht im mindesten gelöst ist". Ein gleiches Versagen der anatomischen Unterlagen müssen wir heute auch für die bis zum Anfang dieses Jahrhunderts noch vorherrschende myogene Auffassung zahlreicher Schlagstörungen des Herzens auf Grund des heute vorliegenden unendlich großen kasuistischen Materials feststellen, eine Tatsache, die ganz von selbst dazu führt, daß der nervöse Faktor im allerweitesten Sinne des Wortes gerade für die Erklärung der Herzunregel- mäßigkeiten immer mehr an Bedeutung gewann. Auch vom Vorhofflimmern kann man im gewissen Sinne als von einer nervösen Störung sprechen, da wir im Flimmern einen Reizzustand der Vorhofmuskulatur vor uns haben, der auf die verschiedensten Ursachen zurückzuführen sein dürfte.

Zu den sicher rein nervösen Störungen gehört die respiratorische Arhythmie, die man als ein reines Vagusphänomen ansprechen darf, weil sie nach Durch- schneidung des Vagus und nach Atropindarreichung fortfällt. Eine rein myogen bedingte Kontraktilitätsstörung des Herzens ist der Herzalternans, eine Arhyth- mie, die aber streng genommen nicht zu den Rhythmusstörungen zu rechnen ist. Klinisch sind aber alle diese Rhythmus- und Kontraktilitätsstörungen von untergeordneter Bedeutung gegenüber der am häufigsten vorkommenden und am wichtigsten Arhythmia perpetua. In der Ätiologie letzthin und in der Entwicklungsweise ist uns auch die Arhythmia perpetua heute noch in vielen Fällen vollständig unklar, mit großer Wahrscheinlichkeit dürfen wir aber wohl annehmen, daß in allen Fällen von Arhythmia perpetua Vorhofsflimmern vor- handen ist. Wie weit hierbei feinere chemische Veränderungen am Myokard, wie weit der Einfluß des Vagus, der Ganglienzellapparate usw. eine Rolle spielt, ist vorläufig noch eine offene Frage. Der Kliniker sieht täglich große Schwierig- keiten bei dem Versuch, diese Arhythmie mit Herzgröße, Blutdruck, Leistungs- fähigkeit des Herzens in Übereinstimmung zu bringen. Er sieht auch oft genug eine ausgesprochene Arhythmia perpetua so verschwinden, daß er an seiner ersten Diagnose zweifelt oder oft ist es ihm unmöglich, sich in Anbetracht der bisherigen Leistungsfähigkeit des Organismus von dem plötzlichen Auf- treten der Arhythmia perpetua ein richtiges Bild zu machen, da alle jene Schäd- lichkeiten fehlen, die in der Regel als ursächlich wichtig angeführt werden.

2. Arhythmia perpetua.

a) Pulsus irregularis perpetuus.

Arhythmia perpetua oder Pulsus irregularis perpetuus heißt diejenige Arhythmie, die darin besteht, daß die Größe und die Intervalle der Einzel- pulse stark regellose Differenzen zeigen. Diese Arhythmie entspricht dem inäqualen und irregulären Puls der alten Kliniker. Dem Pulsus irregularis perpetuus sind nicht selten Extrasystolen oder frustrane Kontraktionen ein- geschoben. Nach Hering soll diese Arhythmie stets mit einem positiven Venen- puls einhergehen. Hering hebt hervor, daß der Kammervenenpuls gewöhn- lich deutlich in zwei Wellen gespalten zu sein pflegt.

Klinisch sieht man diese Arhythmien bei Klappenfehlern, besonders bei der Mitralstenose, bei Myokarditis, Myodegeneratio, endlich bei Vergiftungen mit Digitalis. Die Prognose ist nicht in jedem Falle eine schlechte.

D. Gerhardt stellte zuerst fest, daß beim Pulsus irregularis perpetuus die Vorhöfe stillstehen. Diese Gerhardtsche Annahme wurde später be- stätigt (durch Rautenberg, Hering, Mackenzie, Wenckebach). Magnus- Alsleben zeigte, daß nicht immer völliges Versagen des Vorhofs bei der Arhyth- mia perpetua vorliegt, sondern daß zuweilen einzelne Vorhofszuckungen nachweis- bar sind, auf die in normaler Distanz die Kammersystole folgt. Zur Erklärung des Pulsus irregularis perpetuus entwickelte Wenckebach und unabhängig von ihm Mackenzie die Ansicht, daß es sich um eine Blockierung in der Über- leitung von Vene auf Vorhof handle. Unterstützt wurde diese Ansicht durch anatomische Befunde insofern, als Schömberg u. a. wie oben erwähnt (vgl.

S. 83), bei dieser Irregularität Veränderungen im Sinusgebiet nachwiesen. Hering meinte, der Pulsus irregularis perpetuus wäre eine durch Extrasystolen bedingte Störung in der Bildung der Ursprungsreize. Cushny, Edmunds und Lewis nahmen an, daß der Vorhof nicht völlig stillstände, sondern flimmere. Dieses Flimmern war in der Physiologie schon lange bekannt und von Gaskell u. a. zurückgeführt auf das Auftreten zahlreicher abnormer Reize in den verschiedensten Stellen. Daß das Flimmern der Vorhöfe für den Pulsus irregularis perpetuus eine große, vielleicht fundamentale Bedeutung hatte, machten die experimentellen Beobachtungen wahrscheinlich. Schon Frédéricq zeigte experimentell bei Hunden, daß Vorhofsflimmern durch starke Reizung mit faradischen Strömen erzeugt, eine unregelmäßige und beschleunigte Ventrikeltätigkeit bedingt. Daß das Wesentlichste die Überleitung von unregelmäßigen Reizen vom Sinus auf das Hissche Bündel ist, bewies er dadurch, daß er in diesen Experimenten das Bündel durchschnitt. Nach der Durchschneidung trat eine ventrikuläre Automatie auf, d. h. der Ventrikel schlug regelmäßig und langsam. Winterberg und Rothberger nahmen an, daß der Pulsus irregularis perpetuus auf Vorhofsflimmern beruhte, weil auch sie bei experimentell erzeugtem Vorhofsflimmern Pulsus irregularis perpetuus der Kammer fanden, dessen Elektrokardiogramm mit dem menschlichen übereinstimmt.

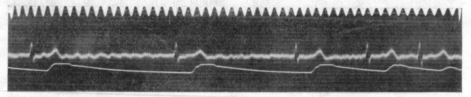

Abb. 29. Pulsus irregularis perpetuus. Vorhofsflimmern.

Die Annahme einer gleichzeitigen Kontraktion von Vorkammer und Kammer bei dem Pulsus irregularis perpetuus veranlaßte Mackenzie eine besondere Pulsform unter dem Namen nodal rhythm anzunehmen. Er stellte sich dabei vor, daß der Reiz, der gleichzeitig auf Kammer und Vorkammer wirkte vom Knoten (node) ausging.

Die heutige Anschauung (im wesentlichen gestützt durch die Untersuchungen von Hering, Wenckebach, August Hoffmann, Winterberg und Rothberger, Lewis) ist die, daß es sich bei dem Pulsus irregularis perpetuus um Vorhofsflimmern handelt, daß es also eine Reizleitungs- oder Reizbildungsstörung im Vorhof ist. Man würde sich mit dieser Definition begnügen können, wenn man nicht so häufig Übergänge zum Block, zu paroxysmaler Tachykardie und Extrasystolen neben dem irregulären und inäqualen Puls fände. Insbesondere die Kombination mit Extrasystolen und die Häufigkeit von isolierten Extrasystolen überhaupt bei herzgesunden Menschen drängen die Frage auf, ob die Extrasystolie und der Pulsus irregularis perpetuus dieselbe ätiologische Basis haben oder haben können. Auf die Frage werden wir weiter unten nochmals eingehen.

Der normale Erregungsablauf im Herzen ist in dem Kapitel Reizleitungssystem ausführlich besprochen worden. Heute wissen wir, daß beim Pulsus irregularis perpetuus dieser normale Ablauf unterbrochen wird durch das Flimmern der Vorhöfe. Experimentell war dieser Zustand in der Physiologie, wie oben erwähnt, schon lange bekannt. Am einfachsten gelingt es Flimmern hervorzurufen durch Tetanisierung des Herzens. Man sieht hierbei schon makroskopisch ein „Wühlen und Wogen", das aber mit der besseren Untersuchungstechnik als Flimmern angesprochen wurde. Nicht allein auf diesen elektrischen Reiz, sondern auch auf mechanische, chemische und thermische Reize kann der Vorhof mit Flimmern antworten. Abgesehen von diesen äußeren Faktoren hat Hering dem inneren „Koeffizient" besonderen Wert beigelegt, bestehend in: 1. rasche und starke arterielle Drucksteigerung, 2. stärkere Anhäufung von Kohlensäure, auch lokale Gewebsdyspnoe, 3. erhöhte Vaguserregungen, 4. erhöhte Akzeleranserregungen.

Bei den experimentellen Untersuchungen erkannte man aber auch, daß eine Abtrennung oder Verstopfung der Koronararterien flimmern machen könne, eine Tatsache, die korrespondierte mit der Flimmerarhythmie bei der Koronarsklerose und die den Schluß berechtigt erscheinen ließ, daß die Verstopfung eines Koronargefäßes Kammerflimmern und damit einen plötzlichen Herztod auszulösen imstande sei. Als disponierend sah man neben diesen Faktoren an: die Dilatation des Herzens, den Morphium-Kalzium- und Adrenalingehalt des Blutes und die Einwirkung vieler therapeutischer Mittel, wie besonders Digitalis, Chloroform, Äther. Auch diese Annahme fand in der klinischen Medizin insofern eine Unterlage, als man den Chloroformtod oder auch den plötzlichen Tod bei einem unter Digitalis stehenden Herzklappenfehler, den Strophantintod nach intravenöser Injektion von Strophantin sich nicht anders als durch Herzkammerflimmern in dem Sinne des Sekunden-Herztodes (Hering) erklären konnte.

Die älteren Beobachtungen an Tieren beruhten lediglich auf makroskopischen Beobachtungen. Die neueren Beobachtungen am Elektrokardiogramm sicherten den Begriff der Flimmerbewegung im Vorhof technisch so gut, daß der klinische Beweis der Identität erbracht ist durch das übereinstimmende Elektrokardiogramm, das im Experiment beim Vorhofsflimmern, klinisch bei der Arhythmia perpetua gewonnen werden konnte.

Die Begriffe Vorhofsflattern und Vorhofsflimmern sind heute so aktuell und für den Arzt so wichtig, daß es mir notwendig erscheint, auf diese Begriffe und die experimentell begründeten Unterschiede einzugehen. Besonders haben Lewis, Drury und Buger experimentelle Untersuchungen nach dieser Richtung hin vorgenommen und auch die Theorie der Kreisbewegung experimentell zu klären versucht.

Vorhofsflattern.

Unter Vorhofsflattern versteht man eine regelmäßige gehäufte Bewegung an der Vorhofsmuskulatur, die ohne Diastole einhergeht. Bedingung für den Begriff ist die absolute Regelmäßigkeit der einzelnen Perioden, die nicht weiter als 0,001—0,003 Sekunden von einander abweichen. Die Vorhöfe zeigen dabei keine Diastole. Der Weg der Erregungswelle läßt sich durch Aufnahme eines Elektrokardiogramms auf lokaler Ableitung am Vorhof bestimmen. Er ist unabhängig von der Reizstelle. Die Welle läuft kontinuierlich in derselben Richtung durch den Vorhof und folgt dabei dem natürlichen Muskelreiz um die obere oder untere Hohlvene entweder im Sinne des Uhrzeigers oder umgekehrt. Zentrifugal gehen von diesen Hauptwellen die Erregungen auf die oberen Teile des rechten und linken Vorhofs über. Die Leitungsgeschwindigkeit als solche ist beim Flattern geringer als beim normalen Rhythmus. Eine regelmäßige Tätigkeit ist nur gewährleistet so lange, als die Reizfrequenz 300—500 pro Minute nicht übersteigt. Bei steigender Reizfrequenz bleibt bis zu einer kritischen Grenze die Leistungsgeschwindigkeit konstant, um dann plötzlich um 50—100% abzunehmen. Jetzt kommt es zum Flimmern der Vorhöfe s. u.

Th. Lewis hat noch den Begriff des unreinen Flatterns eingeführt, ein Flattern, das an Störungen des Rhythmus in der lokal abgeleiteten Kurve und an der Form der Ausschläge erkannt wird. Bedingt ist dieses Flattern durch lokale Leitungsstörungen in den von der zentralen Welle ausgehenden zentrifugalen Wellen. Ist jedoch die Blockierung in der zentralen Welle lokalisiert, so kommt es zum Flimmern.

Vorhofsflimmern.

Vorhofsflimmern ist die mit einer erhöhten Zahl von Einzelbewegungen (500—700 pro Minute und mehr) vollständig unregelmäßig und in der Form der Ausschläge wechselnde Tätigkeit der Vorhöfe. Bei diesem Begriff steht im Vordergrund die Zunahme der Frequenz der Einzelbewegungen. Die Ausschläge können bis zu 3500 pro Minute betragen (Rothberger und Winterberg). Daneben ist charakteristisch gegenüber dem Flattern die Unregelmäßigkeit der Ausschläge.

Versucht man experimentell Vorhofflimmern zu erzeugen, so ist der Effekt der faradischen Reizung am Ort des Reizes und entfernt davon ein verschiedener, wie man am bloßgelegten Vorhof des Hundeherzens durch lokale Ableitung nachweisen kann. An der Reizstelle kommt es als Nachwirkung zu sehr raschen Oszillationen, die der Frequenz der faradischen Reizung fast gleichkommen, verschiedene Richtung haben und arhythmisch sind. Die entferntere Vorhofsmuskulatur dagegen arbeitet langsamer. Bei der Ableitung des Elektrokardiogramms von der Körperoberfläche entsteht so das Bild des Flimmerns. Die Ursache für die hohe Frequenz an der Reizstelle wird auf eine Mitreizung der Vagusendigungen in der Vorhofsmuskulatur bezogen, die die refraktäre Phase abkürzen. Demnach ist die hohe Frequenz an das Überdauern der Vagusreizung gebunden.

Die Bestimmung der refraktären Phase gelang durch Einschieben von Extrareizen in verschiedenen Abständen vom rhythmischen Reiz. Sie beträgt bei Vagusreizung 0,025", bei Vagushemmung am atropinisierten Tier 0,125". Mit steigender Frequenz (etwa bis zu 250) nimmt die refraktäre Phase bei atropinisiertem Tier ab, wird aber die Frequenz höher (250—400 pro Minute), dann kommt es zu Verlängerung der Refraktärphase und sprunghafter Änderung, sowie zu unregelmäßigem Elektrokardiogramm und Abnahme der Leitungsgeschwindigkeit infolge Ablenkung der Erregungswelle durch lokale Blockstellen.

Vagusreizung bei einer Frequenz von 200 bleibt ohne Einfluß, wird die Frequenz größer, 300—350, so wird die refraktäre Phase verkürzt und dadurch die Blockstellen entfernt.

Vagusreizung verursacht also

1. Frequenzsteigerung durch Verkürzung der refraktären Phase und dadurch Aufhebung von hemmenden Blockstellen.

2. Übergang in Flimmern durch sehr rasch erfolgende Frequenzsteigerung (500—3000) infolge Verkürzung der refraktären Phase.

3. Übergang in normale Schlagfolge durch Wegfall der hemmenden Blockstellen.

Bei allen drei Arten der Änderung ist die Verkürzung der refraktären Phase die Hauptsache.

Diese Versuche bildeten die Unterlage und Stütze, der

Theorie der Kreisbewegung.

Durch experimentelle Untersuchungen bei einem Kranken mit Vorhofflattern konnten Th. Lewis und seine Mitarbeiter eine Kreisbewegung der Erregungswelle feststellen. (Rotieren der Welle um 360°.) Dabei läuft die zirkuläre Welle vermutlich um die Mündungen der beiden Hohlvenen.

Die gleichen Untersuchungen wie beim Vorhofflattern wurden beim Vorhofflimmern vorgenommen und es ergab sich, daß auch beim Vorhofflimmern die Erregungswelle in einer Kreisbahn verläuft. Aber diese Bewegung ist nicht so regelmäßig wie beim Flattern. Es ist wahrscheinlich, daß die Ebene, in der der Kreis liegt, stark wechselt, oft abgelenkt wird, jedoch immer wieder in den alten Kreis zurückkehrt.

Bei der Kreisbewegung, die beim Vorhofsflattern die Erregungswelle ausführt, kommt es zu einer Verkürzung der refraktären Phase und Herabsetzung der Leitungsgeschwindigkeit, die darauf beruhen soll, daß die Erregungsbahn nicht geradlinig verläuft, sondern gewunden, infolge der nur partiellen Erregbarkeit der Fasern. Beim Vorhofsflimmern besteht der Unterschied nur darin, daß der Kreis, den die Erregungswelle beschreibt, kleiner ist.

Dies ist wahrscheinlich nur darauf zurückzuführen, daß die refraktäre Phase beim Flimmern infolge der hohen Frequenz kürzer ist als beim Flattern, da die Länge der rotierenden Welle direkt von der Länge der Refraktärphase abhängt.

Ein weiterer Unterschied besteht darin, daß die dem Fortschreiten der Flimmerwelle sich entgegenstellenden Hindernisse größer sind als beim Flattern, die Welle also größere Umwege macht und dadurch die größere Unregelmäßigkeit der Zacken im Elektrokardiogramm bedingt.

Diese Pulsarhythmie, die man heute Pulsus irregularis perpetuus bezeichnet, ist, so oft sie auch vorkommt, doch in ihrem klinischen Entstehungsverlauf noch recht wenig geklärt. Wir stehen meistens vor der vollendeten Tatsache, einen Pulsus irregularis perpetuus zu finden, sehen aber selten unter unseren Augen den Pulsus irregularis perpetuus und den übrigen damit zusammenhängenden Symptomenkomplex sich entwickeln. Haben wir die Arhythmie vor uns, so fahnden wir auf einen Klappenfehler, oder auf eine durch Arteriosklerose, oder durch Lues verursachte Myodegeneratio cordis. Der Pulsus irregularis perpetuus ist häufig. Man darf sagen, daß ungefähr $30-50^0/_0$ derjenigen Fälle, die einer Herzerkrankung wegen das Krankenhaus aufsuchen, den Pulsus irregularis perpetuus haben. In der Regel handelt es sich um Männer von 50—60 Jahren. Interessant ist, daß aber Flimmerarhythmien schon bei 5-, 9- und 11jährigen Kindern beobachtet wurden (Semerau). Anderseits interessant ist aber auch, daß man bei vielen alten Leuten Flimmerarhythmien findet als ein klinisch unwichtiges Symptom. Ein Patient Wenckebachs wurde 96 Jahre alt. Wie schon erwähnt, handelt es sich vorwiegend um Männer, die sich im Verhältnis zu Frauen mit einem Prozentsatz von 3 : 2 oder 3 : 1 an der Arhythmie beteiligen. Vielleicht sind die Berufstätigkeit und die körperlichen Anstrengungen die Ursache für das Überwiegen des Pulsus irregularis perpetuus bei Männern, vielleicht aber auch die Genußmittel, besonders der Tabak und der Alkohol. Neben den körperlichen Anstrengungen und den Genußmitteln spielen sicherlich auch die Infektionskrankheiten bei der Ätiologie eine Rolle, insbesondere sieht man in zeitlichem Zusammenhang mit dem akuten oder besonders auch dem subakuten Gelenkrheumatismus, mit Grippe, Typhus, Scharlach, Diphtherie den Pulsus irregularis perpetuus sich entwickeln. Verständlich ist das Auftreten des Pulsus irregularis perpetuus sicherlich auch, wenn man die durch die Wassermann-Kontrolle heute mehr zahlenmäßig faßbare Verbreitung der Lues in Rechnung stellt. Offenbar durch Vermittlung von Toxinen kommt der Pulsus irregularis perpetuus bei den Thyreotoxikosen insbesondere beim Basedow zustande.

Die Häufigkeit des Pulsus irregularis perpetuus bei Herzklappenfehlern, bei Mitralfehlern und hier wiederum besonders bei der Mitralstenose wurde schon von älteren Beobachtern (Riegel, C. Gerhardt) betont. Nach unserer heutigen Anschauung liegt es nahe, dieses Zusammentreffen entweder auf eine Überdehnung des Vorhofs und somit eine Reizbildungsstörung oder auf eine Störung im Hisschen Bündel und damit eine Reizleitungsstörung zurückzuführen, denn gerade bei der Mitralstenose sind anatomisch die Veränderungen oft nicht ausschließlich im Endokard, sondern auch subendokardial bis in das Myokard und bis an das Hissche Bündel verfolgbar.

Für erstere Annahme sprechen die histologischen Untersuchungen von Vorhofwandstücken und Teilen, die den Sinusknoten enthalten, durch Flystrup. Sie ergaben bei Vorhofflimmern verschiedenartige Veränderungen. Aus den Untersuchungen ist hervorzuheben, daß Veränderungen im Sinusknoten, wie Bindegewebsvermehrung, fettige Infiltration und Degeneration, kleinzellige Infiltration, kaum als Ursache des Vorhofflimmerns angesehen werden können, da dieselben Veränderungen ebenso oft im Herzen, die geflimmert haben, zu finden sind, und anderseits kann in Fällen mit Vorhofflimmern der Sinusknoten normal sein. Auffallend dagegen ist, wie oft flimmernde Vorhöfe dilatiert waren, wobei betont werden muß, daß Flimmern und Dilatation nicht immer zusammen vorkommen. Genauere Untersuchung der Nerven zeigte, daß anatomische Veränderungen derselben als Ursache des Flimmerns keine Rolle spielen. Nach F. beruht das Flimmern mit Wahrscheinlichkeit darauf, daß die Steigerung des Entleerungswiderstandes der Vorhöfe zur Dilatation führt und die Muskulatur reizt.

Die Dehnung des Vorhofs bei der Mitralinsuffizienz und besonders bei der Mitralstenose, die an sich dünne leicht dehnbare und in der Kontinuität leicht verletzbare Wand machen es eben möglich, daß hier die Reizbildung vom Sinus auf das Hissche Bündel unterbrochen wird, daß hier eine heterotope Reizbildung im Vorhof einsetzt und damit der Vorhof zum „Schrittmacher" wird. Klinisch ist dieses Zusammentreffen besonders verständlich, wenn man im Gegensatz dazu sieht, wie selten bei den Aortenfehlern speziell bei der Aorteninsuffizienz der Pulsus irregularis perpetuus in Erscheinung tritt, d. h. bei einem Klappenfehler, bei dem die kräftige Muskulatur des linken Ventrikels den Ausgleich herstellt, bei dem der Vorhof zur Kompensation nicht gebraucht wird.

Im klinischen Bild steht von den Symptomen im Vordergrunde die charakteristische Irregularität des Pulses. Daß der Puls, wie der alte Ausdruck sagt, inäqual ist, läßt sich häufig sehr gut mit dem Blutdruckapparat darstellen. Wenn man 10—20 cm unterhalb des maximalen Blutdruckes den Druck einstellt, so sieht man das Federmanometer verschieden stark ausschlagen. Dieses Symptom kann diagnostisch wichtig sein. Es war in vielen Kliniken Deutschlands üblich, die hörbaren Herzkontraktionen bei der Arhythmia perpetua auf der Pulskurve neben den fühlbaren Pulsen zu registrieren, um dadurch die Differenz zwischen diesen und dem fühlbaren Puls zu kennzeichnen. Diese Kurven geben ein ganz anschauliches Bild und gewöhnlich sieht man mit der besseren Herztätigkeit auch eine geringere Differenz oder ein Verschwinden des „Pulsdefizits". Es ist sehr empfehlenswert und für die Praxis eine gute Kontrolle, das Pulsdefizit bei der Arhythmia perpetua mit zu berücksichtigen.

Mit dem Pulsus irregularis perpetuus sind sehr häufig verbunden Extrasystolen und frustrane Kontraktionen. Es ist eine alte klinische Erfahrung, daß man bei Männern und Frauen jenseits der 50er Jahre die Extrasystolen als ein Übergangsstadium zum Pulsus irregularis perpetuus anspricht. Wie weit man den subjektiven Beschwerden, die mit den Extrasystolen gelegentlich auftreten, eine Bedeutung zumessen darf, scheint noch unklar zu sein. Aber gerade das Zusammentreffen von Pulsus irregularis perpetuus mit Extrasystolen drängt die Frage auf, was ist beiden gemeinsam, sind beide vielleicht auf dieselbe Ursache zurückzuführen? Diese Extrasystolen aber, die kombiniert mit dem Pulsus irregularis perpetuus vorkommen, sind fast immer ventrikuläre Extrasystolen. Bisweilen sah man neben dem Pulsus irregularis perpetuus eine periodisch auftretende Extrasystolie in Form von Bigeminie (Lewis, A. Hoffmann).

Der Ausgangspunkt der Extrasystolen kann aber bei demselben Patienten wechseln. Jedenfalls findet man im Elektrokardiogramm den Typus A und B vertreten, bisweilen auch den Typus C, ohne daß sich eine Regel über diese Kombination geben ließe. Seltener als die ventrikulären sieht man aurikuläre Extrasystolen, sehr selten auch atrioventrikuläre.

Unterstützt wird die Diagnose Pulsus irregularis perpetuus wesentlich durch das Elektrokardiogramm, das Phlebogramm, d. h. durch diese Kontrolle, die das Vorhofsflimmern und den positiven Venenpuls uns objektiv darstellen.

Da die Frequenz des Pulses wechselt, hat man versucht zu unterscheiden eine langsame Form mit einer Pulszahl von 60—90, von einer schnellen Form mit einer Pulszahl von 110—140 und mehr. Häufiger sieht man die rasche Form, aber oft genug ist man erstaunt, einen außerordentlichen Wechsel in der Frequenz nachzuweisen auch ohne therapeutische Beeinflussung und ohne besondere ätio-

logisch wichtige Faktoren (psychische Erregung usw.). Die ausgesprochen langsame Form wird vielleicht mit einer Veränderung im Hisschen Bündel einhergehen, indem nur wenige Kontraktionen des Vorhofs imstande sind, an das
Hissche Bündel zu gelangen und dieses zu durchlaufen. Diese Arhythmia
bradycardiaca genauer histologisch zu verfolgen, dürfte für die Erkennung des
Pulsus irregularis perpetuus vielleicht am wichtigsten sein.

Der Pulsus irregularis „perpetuus“ ist entweder eine dauernde oder eine vorübergehende Erscheinung. Obwohl die allgemeine Ansicht besteht, daß das
vorübergehende Auftreten von Pulsus irregularis perpetuus sehr selten sei,
möchte ich doch glauben, daß die Irregularität bei vielen Infektionskrankheiten,
z. B. beim Typhus, Erysipel, Pneumonie, bei der Sepsis besonders bei älteren
Leuten eine relativ häufige Erscheinung ist. Jedenfalls erinnere ich mich einer
sehr großen Anzahl von Patienten, bei denen ausgesprochener Pulsus irregularis
perpetuus nur einige Tage oder einige Wochen nachweisbar war, später verschwand und, soweit eine Kontrolle möglich war, nicht wieder auftrat. Unter
258 Fällen von Vorhofflimmern fand V. R. Mason etwa 7%, in welchen die
Arhythmie vorübergehend oder in Anfällen auftrat. Vorhofflimmern geht nach
Ansicht des Verfassers, sobald es einmal auftritt, nicht wieder vorüber; es gibt
aber Leute, bei welchen sich ein längeres, manchmal 10—20 Jahre dauerndes
Übergangsstadium einstellt, in welchem die normale Schlagfolge immer wieder
von Vorhofflimmern unterbrochen wird. Von den 7% befanden sich mehr als
²/₃ im Alter von 50—60 Jahren. In der Regel allerdings wird der Kliniker von
dem Pulsus irregularis perpetuus überrascht, d. h. er konstatiert ihn und kann
nach der Anamnese sagen, daß die Arhythmie wahrscheinlich schon monate-
oder jahrelang bestanden haben muß, ohne von dem Träger bemerkt worden zu
sein, oder daß die Arhythmie nicht selten im Anschluß an ein außergewöhnliches
Ereignis (psychisches oder körperliches Trauma) sich innerhalb kurzer Zeit
entwickelt. Obwohl klinisch oft der Pulsus irregularis perpetuus nur ein Symptom ist, d. h. Herzinsuffizienzerscheinungen noch nicht bestehen, darf man in
der Regel (vorausgesetzt, daß nicht die oben erwähnte vorübergehende Form
vorliegt) sagen, daß sich innerhalb relativ kurzer Zeit die Symptome der Herzinsuffizienz entwickeln werden. Es galt früher als Regel, bei ausgesprochenem
Pulsus irregularis perpetuus vorauszusagen, daß voraussichtlich in 1—2 Jahren
der Exitus eintreten werde. Diese Regel ist sicherlich nicht ohne Ausnahme.
Besser beurteilen wird man den Verlauf, wenn man die Leistungsfähigkeit des
Herzmuskels berücksichtigt, die Größe der Silhouette des Herzens im Röntgenbilde und die durch längere Kontrolle festgestellte Herzfrequenz. Dann sieht
man, daß die Prognose besser ist bei einem körperlich leistungsfähigen Menschen,
bei einer mittelgroßen Herzsilhouette und bei einer mittleren Frequenz der
Herzkontraktionen. Infolgedessen sind auch die Beobachtungen nicht so gering,
(Wenckebach, Heitz u. a.), die ein jahrzehntelanges Andauern des Pulsus
irregularis perpetuus nachweisen. Natürlich fehlten bei diesen Beobachtungen
Vitien, nennenswerte Zeichen von Arteriosklerose, hohe Blutdruckwerte und
Symptome einer Herzinsuffizienz überhaupt. Stehen Herzinsuffizienzerscheinungen im Vordergrunde, dann ist gewöhnlich der Verlauf ein progredient
schlechter. Anscheinend ist in prognostischer Beziehung das Verhalten des
Blutdrucks insofern von Bedeutung, als bei einem höheren Druck von 140 bis
160 mm Quecksilber und mehr die Prognose besser ist als bei einem niedrigen
Druck. Falls man nach dem Verlauf aber eine Dauerform des Pulsus irregularis
perpetuus vor sich hat, ist es immer richtig, mit der Prognose vorsichtig zu
sein, da selbstverständlich ein Übergang des Flimmerns von dem Vorhof
auf die Kammer möglich und der plötzliche Herztod beim Pulsus irregularis
perpetuus klinisch nicht so selten ist. Im Anschluß an psychische Erregungen,

verhältnismäßig große körperliche Anstrengungen, auch im unmittelbaren Anschluß an eine überreichliche Mahlzeit, besonders Abendmahlzeit, sieht man klinisch ein plötzliches Versagen des Herzens. Die Prognose ist aber, wenn die obigen Voraussetzungen zutreffen, bei älteren Leuten besser als bei Leuten im mittleren Lebensalter; deshalb soll man gerade bei 60—70 jährigen, wenn keine Herzinsuffizienzsymptome bestehen und wenn der Herzmuskel sich als genügend leistungsfähig bisher erwies, in seinem Urteil zurückhaltend sein.

Vielleicht ist für die Prognose nicht unwichtig das Verhalten des Herzens nach Vagusdruck. Obwohl wir wissen, daß beim Druck auf den Vagus häufig keine Reaktionen ausgelöst werden, obwohl in dem einen Falle der Vagusdruck rechts, im anderen Falle der linke eine bessere Gewähr bietet, sollte man doch immer versuchen, das Flimmern durch Druck auf den Vagus aufzuheben, d. h. sich davon zu überzeugen, ob die Irregularität gebessert bzw. vorübergehend aufgehoben wird. Wenn das Herz nicht auf den Vagusdruck reagiert, scheint die Prognose schlechter zu sein und die Digitaliswirkung bleibt entweder aus oder ist unwirksamer. Es ist möglich, daß ausgedehnte klinische Untersuchungen nach dieser Richtung hin uns neue Fingerzeige für die Prognose und Therapie geben werden.

Zusammenfassung: Der Pulsus irregularis perpetuus geht für uns mit einem klinisch eindeutigen Bilde einher. Das Bild kann wesentlich wechseln, d. h. wir haben einerseits als einziges Symptom der klinischen Erscheinungen den Puls, wir haben anderseits daneben ausgesprochene Stauungssymptome. Pathologisch-anatomisch ist der Begriff wenig oder gar nicht gestützt. Wir suchen uns bei unseren Vorstellungen an die klaren experimentellen Resultate anzulehnen, dürfen aber dabei nicht vergessen, daß beim Menschen im Leben sicherlich häufig die Ätiologie des Pulsus irregularis perpetuus eine durch mehrere oder viele Faktoren ausgelöste Störung ist.

Therapie: Digitalis wurde bei dem Pulsus irregularis perpetuus schon empfohlen, als man sich über die Irregularität keine klare Vorstellung machen konnte. „Das" Mittel, das beim Pulsus irregularis perpetuus nicht allein auf die Irregularität einwirkt, sondern auch die allgemeinen Störungen beseitigt, ist auch heute noch die Digitalisdroge. Neben der Digitalis wird neuerdings, vorwiegend auf Grund der Empfehlung von Wenckebach, Chinidin angewandt. Experimentell sowohl (vgl. S. 287) wie auch klinisch kann man durch das Chinidin die Irregularität beseitigen und eine regelmäßige Vorhofskontraktion erzielen; aber offenbar hat das Chinidin auch oft ungünstige Nebenwirkungen und Versager. (Näheres siehe später unter Therapie.)

b) Extrasystolen.

Unter Extrasystolen versteht man Kontraktionen vom Ventrikel oder vom Vorhof, oder dieser beiden Herzteile, die zumeist sporadisch, selten gehäuft auftreten und den regelmäßigen Herzrhythmus unterbrechen. Die Definition von Wenckebach heißt: „Solche Kontraktionen des ganzen Herzens oder von Herzabteilungen, die nicht zum regelmäßigen Herzrhythmus gehören". Diese Rhythmusstörung ist gewiß sehr vielen Menschen zum Bewußtsein gekommen, auch ohne daß sie einen Arzt darum gefragt haben, denn in der Regel hat auch der Laie, der schon einmal den Arzt aufgesucht, sich ein gutes Bild von den Rhythmusstörungen gemacht, die er an sich selbst konstatierte. Jeder, der ein schlagendes Tierherz beobachtet, kennt diesen Begriff, weil man in der Regel hier Extrasystolen beobachten kann.

Experimentell kann man bekanntlich Extrasystolen auf verschiedene Weise erzeugen: mechanisch, chemisch, thermisch, elektrisch; die Ausschläge sind am größten, wenn man am Ende der Diastole den Herzmuskel reizt. Gewöhnlich folgt auf den Extrareiz und die Extrasystole eine kompensatorische Pause. Während der Systole nimmt der Herzmuskel einen Reiz nicht an, er verhält sich

refraktär. Man unterscheidet ventrikuläre, aurikuläre und Sinusextrasystolen, je nach dem der Angriffspunkt im Ventrikel, im Vorhof oder im Sinus
erfolgt. Wenn der Reiz im Hisschen Bündel so erfolgt, daß er nach oben und
unten gleichmäßig fortgeleitet wird und gleichzeitig Vorhof und Ventrikel zur
Kontraktion bringt, so spricht man von atrioventrikulären Extrasystolen.
Außer diesen kann man noch unterscheiden retrograde und interpolierte
Extrasystolen.

Experimentelle Auslösung von Extrasystolen.

	Systole:	Diastole:	Pause:
Reizerfolg:	keine E. S. (refraktäre Periode)	kleine Extra- systole	große Extra- systole.

a) Ventrikuläre Extrasystolen. Der Angriffspunkt findet am Ventrikel
statt. Der Extrasystole folgt stets eine kompensatorische Pause. Wenn der
Extrareiz derart verläuft, daß er mechanisch
wenig wirksam ist, so fühlt man keinen Puls,
hört aber die systolische Kontraktion. Man
spricht dann mit Quincke und Hochhaus
von einer frustranen Kontraktion.

Die ventrikulären Extrasystolen scheinen
beim Menschen am häufigsten vorzukommen
(s. Abb. 31).

b) Aurikuläre Extrasystolen. Der Angriffspunkt liegt im Vorhof und bedingt eine
Kontraktion des Vorhofs mit nachfolgender
Ventrikelkontraktion. Da diese Vorhofskontraktion „das am Reizentstehungsort ange-
häufte Reizmaterial vernichtet", folgt der
Kontraktion keine kompensatorische Pause.
Wenckebach erklärte das Fehlen der kompensatorischen Pause dahin, daß der am
Venenende des Vorhofs einsetzende Reiz das
hier entstandene Reizmaterial vernichtet,
während dann, wenn der Reiz mehr ven-
trikelwärts erfolgt, er sich retrograd zur Vene
hinausbreitet, und dort erst später auf das
Reizmaterial trifft, so daß jetzt eine längere
Pause folgt.

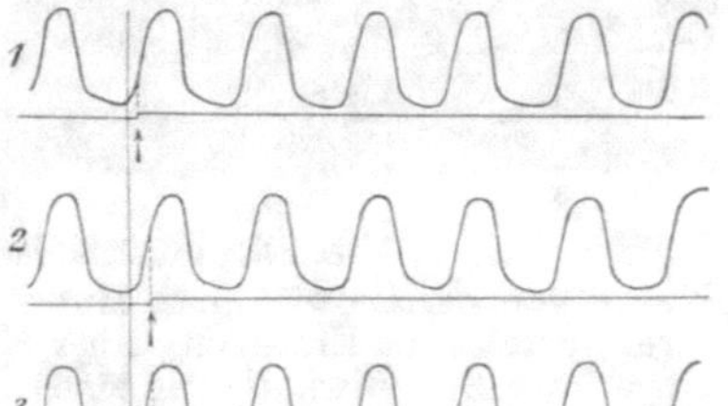

Experimentelle Untersuchungen über die Pause
nach Vorhofextrasystolen durch Bestimmung der
Rückleitungszeit, d. h. der Zeit, die der Extrareiz
braucht, um vom Reizort zum Sinus zurückzu-
laufen, zeigten, daß die Pause nach Vorhofextrasystolen nicht nur von der Rückleitungszeit abhängig ist, sondern auch vom Tonus der extrakardialen Nerven. Hoher Vagustonus verzögert das
Auftreten des ersten Normalschlages, verlängert
mithin dadurch die Pause (Rothberger). Diese
Pause ist nach Hering oft kürzer, als sie rein
kompensatorisch sein müßte, aber doch länger als ein normales Pulsintervall. Die aurikulären
Extrasystolen sind beim Menschen selten.

Abb. 30.
Extrasystole und kompensatorische
Pause. (Nach Engelmann.)
Myogramme eines Froschherzens, bei
Reizung durch einen
Öffnungsinduktionsschlag.

c) Sinusextrasystolen. Der Angriffspunkt liegt im Sinus, also im Ursprungsort der Herztätigkeit. Die Extrasystolen werden vom Sinus auf den
Vorhof und den Ventrikel so fortgeleitet, daß der Sinusknoten den folgenden

Normalkontraktionsreiz in regelmäßigem Abstand bildet. Praktisch sind diese
Extrasystolen ohne Bedeutung.

d) **Atrioventrikuläre Extrasystolen**, d. h. diejenigen, bei welchen
sich Vorhof und Kammer in kurzer Aufeinanderfolge oder gleichzeitig kontrahieren. Diese Extrasystolen unterscheiden sich von den aurikulären dadurch,
daß das Intervall zwischen Vorhof und Kammersystole kürzer ist oder Vorhof
und Ventrikel sich gleichzeitig kontrahieren. Sie kommen beim Menschen nicht

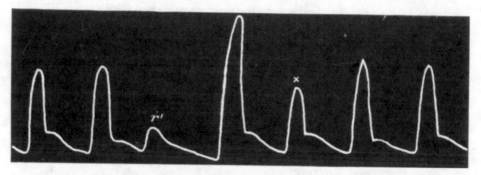

Abb. 31. Ventrikuläre Extrasystole. (Nach Mackenzie.)
Kurve von der Karotis eines Hundes. Das Herz war freigelegt und die Kammer wurde
direkt gereizt zur Erzeugung einer Extrasystole r'. Der langen Pause nach derselben folgt
ein starker Ausschlag, der von einem Puls (×) gefolgt ist, welcher kleiner ist als die übrigen.
Seine geringere Größe ist durch die vorausgegangene kürzere Ruheperiode bedingt und
bedeutet eine schwere Erschöpfung der kontraktilen Kraft des linken Ventrikels.

selten vor (Hering) und sind experimentell erzeugt worden durch Reizung des
Vagus, oder Reizung des Hisschen Bündels (Abb. 32).

e) **Interpolierte Extrasystolen** (s. Abb. 33). Wie oben erwähnt, kann
man bei langsamer Schlagfolge Extrasystolen auslösen, denen eine kompensatorische Pause nicht folgt, d. h. Extrasystolen, bei denen die refraktäre Pause

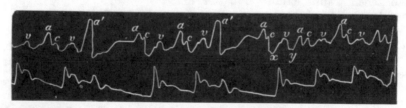

Abb. 32. Zwei nodale Extrasystolen. (Nach Mackenzie.)
(a'), die Vorhofszacken a' erscheinen vorzeitig und zu gleicher Zeit wie die Extrasystole
in der Radialis.

bereits verschwunden ist, wenn der nächste Reiz erfolgt. Daß diesen interpolierten Extrasystolen oft außergewöhnlich langsame Ventrikelzuckungen folgen,
wurde bereits oben erwähnt. Pan hatte zuerst auf das Vorkommen dieser Reizerscheinungen, die beim Menschen gelegentlich beobachtet werden, aufmerksam
gemacht. Prognostisch ist das Vorkommen von interpolierten Extrasystolen
ohne Bedeutung.

f) **Retrograde Extrasystolen** am Kaltblüterherzen, d. h. vom Ventrikel
auf den Vorhof rückläufig übertretende Extrasystolen wurden von Engelmann
beobachtet. Auch am Säugetierherzen sind Extrasystolen retrograder Art selten
beobachtet. Voraussetzung für das Auftreten im Tierexperiment ist, daß nur

zahlreiche Kammerextrasystolen den Vorhof- und Sinusrhythmus durch rückläufige Reizleitung zu stören imstande sind. Ob diese retrograden Extrasystolen
beim Menschen sich finden, ist nicht sicher zu sagen. Wenckebach beschreibt
einen Fall, bei dem er eine retrograde Reizleitung vermutet, ebenso Samet.

Die Extrasystolen können experimentell ausgelöst werden: 1. Lokal durch
mechanische, chemische (Digitalis, Kalzium), thermische, elektrische Reize (vgl.
Abb. 31). Danielopulo konnte bei einem Manne mit Mitralfehler, dessen
hypertrophisches Herz durch Mißbildung des Thorax im Epigastrium fühlbar
war, durch Druck auf den Ventrikel Extrasystolen auslösen. 2. Durch Aorten-
abklemmung, also durch Drucksteigerung im Ventrikel, durch Perikardver-
letzung und Zerrung. 3. Durch Reizung der Herznerven (Akzelerans).

Klinisch kommen sie hauptsächlich unter 2 Bedingungen vor, 1. als Ausdruck
einer erhöhten nervösen Erregbarkeit nach psychischen Erregungen, nach forcierten körperlichen Anstrengungen, nach einer vorübergehend intensiven, oder
dauernd geringen Einwirkung von Genußgiften. 2. Als Begleitsymptom bei
organischen Herzerkrankungen, beim Pulsus irregularis perpetuus, oder bei
Überleitungsstörungen. Die Entscheidung, ob die Extrasystole als rein nervös

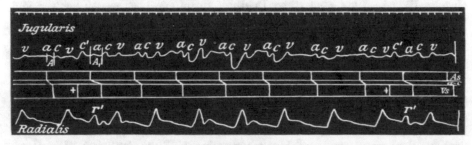

Abb. 33. Interpolierte ventrikuläre Extrasystolen. (Nach Mackenzie.)
(c,, c′ und r′, im Schema durch die Zeichen ++ dargestellt. Die Striche in dem Zwischenraum As stellen die Vorhofszacken a in der Jugularis und die Striche in dem Zwischenraum Vs die Karotiszacken c dar, während die sie verbindenden schrägen Linien das
a-c-Intervall repräsentieren.)

oder als Begleiterscheinung einer organischen Herzerkrankung aufzufassen ist,
liegt also einerseits in der genauen Pulsanalyse, d. h. in dem Vorhandensein
oder Fehlen eines Pulsus irregularis perpetuus oder Überleitungsstörungen,
andererseits in der Anamnese. Wenn hier jene Momente im Vordergrunde stehen,
die nicht selten Extrasystolen nach sich ziehen, besonders die übermäßige Aufnahme von Genußgiften, Tabak, Kaffee, mit oder ohne erhöhte körperliche Anstrengungen, dann ist man wohl berechtigt, diese Störung als vorübergehend,
nicht organisch, hinzustellen und dem Patienten eine günstige Prognose zu
versprechen. Offenbar mechanisch sind die Extrasystolen ausgelöst, die man
bei Magen-Darmkrankheiten, speziell bei der chronischen Gastritis und bei der
Kolitis sieht. Auch die bei fetten Leuten mit stark hochgedrängtem Zwerchfell
auftretenden Extrasystolen scheinen im wesentlichen mechanisch ausgelöst zu
sein, denn sie verschwinden hier mit der Körpergewichtsabnahme und mit dem
Tiefertreten des Zwerchfells, ebenso wie die oben genannten verschwinden, wenn
durch eine geeignete Behandlung der starke Luftgehalt des Magen-Darmkanals
vermindert wird. In der Praxis sieht man sehr häufig Extrasystolen, die längere
Zeit bestehen, keine objektiven und nur ausnahmsweise einmal subjektive
Störungen machen. Gerade bei jungen, kräftigen und herzgesunden Leuten
habe ich sie monate- und jahrelang hindurch beobachten können. Ich möchte
glauben, daß sportliche Überanstrengungen geeignet sind, Extrasystolen sowohl

wie respiratorische Arhythmien auszulösen. Aber man findet die Rhythmus-störungen durchaus nicht regelmäßig, sondern oft längere Pausen, in denen das Herz keinerlei Abweichungen der Schlagfolge zeigt, oft wird dann nach einer körperlichen Überanstrengung, nach einem Abusus nicotini, nach psychischen Erregungen der Symptomenkomplex wieder ausgelöst. Bei Herzklappenfehlern findet man, wie erwähnt, gelegentlich Extrasystolen, es scheint mir, daß sie häufiger bei den Mitralfehlern als bei den Aortenfehlern, und daß sie am häufigsten bei der Mitralstenose vorkommen. Extrasystolen, wie sie zugleich mit dem Pulsus irregularis perpetuus sich kombiniert finden, sind prognostisch insofern von Bedeutung, als das gehäufte Vorkommen fast immer mit schwereren Insuffi-zienzerscheinungen sich verbindet. In solchen Fällen sieht man oft die Rhyth-musstörungen fortbestehen, wenn unter einer geeigneten Behandlung die Kreis-laufstörungen zum Teil verschwunden sind. Gerhardt hat darauf aufmerksam gemacht, daß die subjektiven Empfindungen differentialdiagnostisch insofern wichtig sind, als fast immer die mit intensiven subjektiven Beschwerden, d. h. Angstgefühl in der Herzgegend, besonders bei der ruckweise auftretenden Er-schütterung, einhergehenden Extrasystolen nervös bedingt sind. Für ver-einzelte Extrasystolen mag diese Deutung zutreffen, aber es ist schwer von vereinzelten Extrasystolen zu sprechen, wenn man nicht Gelegenheit hat, den Patienten längere Zeit unter den verschiedenen Bedingungen zu beobachten. Hier ist man oft überrascht zu sehen, daß, obwohl derartige ruckweise mit unan-genehmen Empfindungen einsetzende Extrasystolen vorliegen, doch daneben eine große Zahl von Extrasystolen bestehen, die keine subjektiven Empfin-dungen machen und bei der weiteren Beobachtung gelingt es dann Vorhofs-flimmern nachzuweisen. Die unangenehme subjektive Empfindung wird nicht durch den extrasystolischen Schlag ausgelöst, sondern durch den bei der ventri-kulären Extrasystole auf die kompensatorische Pause folgenden Herzschlag, der ein übernormal großes Schlagvolumen in die Blutbahn wirft. Die Herz-größe, auch die röntgenologisch festgestellte, ergibt differentialdiagnostisch häufig keinen Anhaltspunkt, da sie auch bei beginnendem Pulsus irregularis perpetuus oft normal ist.

Bei der Kombination mit Reizleitungsstörungen macht die Diagnose im allgemeinen keine Schwierigkeiten. Beim Zusammentreffen mit dem Pulsus irregularis perpetuus, aber auch isoliert, sieht man nicht selten bei Leuten in den 40 er—50 er Jahren die ersten Symptome von Myodegeneratio cordis mit Extra-systolen einhergehen. Es ist dann wichtig eine möglichst genaue Pulsanalyse vorzunehmen, speziell festzustellen, ob ein inäqualer und unregelmäßiger Puls besteht. Daß man sich hier mit Vorteil des Blutdruckapparates bedient, ist a. a. O. gesagt worden (vgl. S. 84). Auch in der Rekonvaleszenz nach Infektions-krankheiten, speziell nach Diphtherie, können Extrasystolen als Begleiterschei-nungen von Myokardstörungen auftreten. In diesen Fällen ist es sehr vorteilhaft mit der Beurteilung der Extrasystolen vorsichtig zu sein, und sie mehr als ernste Symptome zu bewerten. Daß die frustrane Kontraktion, d. h. diejenige Extrasystole, die zu einer Ventrikelkontraktion ohne fühlbare Erhebung des Pulses führen, so entstehen, wie Quincke es seinerzeit gedeutet hat, haben neuerdings Kurven des Elektrokardiogramms bewiesen.

Quincke erklärte sich das Zustandekommen so, „daß ein Reiz in der Ventrikel-muskulatur selbst einsetzt, und zwar nicht wie der normale an der Atrioventrikulargrenze, sondern an mehreren Stellen gleichzeitig, oder doch an einer ganz anderen Stelle, z. B. an der Herzspitze beginnt" (Quincke, von Leydens Festschrift Bd. 1, S. 10). Die Kurven des Elektrokardiogramms machen diese Deutung wenigstens z. T. wahrscheinlich.

Sicher ist heute wohl, daß wir früher Extrasystolen häufig mit Vorhofs-flimmern verwechselt haben, deshalb sollte man in zweifelhaften Fällen stets ein Elektrokardiogramm aufnehmen. Ich war häufig überrascht zu sehen, daß bei Fällen in denen ich nach den sporadischen Irregularitäten Extrasystolen vermutete, Vorhofsflimmern vorlag, andererseits habe ich in vielen Fällen, in denen ich nach den zahlreichen Irregularitäten einen Pulsus irregularis perpetuus annahm, im Elektrokardiogramm nur Extrasystolen nachweisen können. Offenbar ist es für den tastenden Finger, auch wenn man den Blutdruckapparat zu Hilfe nimmt, sehr schwer, Extrasystolen von sporadischem Vorhofsflimmern zu unterscheiden und offenbar sind unsere klinischen Kenntnisse noch sehr mangelhaft über die Entwicklung des Pulsus irregularis perpetuus (siehe oben), speziell über das Ineinanderlaufen von Extrasystolen mit einem sich entwickelnden Pulsus irregularis perpetuus. Von allen Seiten wird betont, daß man Extrasystolen hauptsächlich sieht bei körperlich oder nervös erschöpften Menschen, körperliche und geistige Ruhe genügen in solchen Fällen meistens, um relativ schnell die Extrasystolen zum Verschwinden zu bringen. Daß gehäufte Extrasystolen daher verminderte körperliche Leistungsfähigkeit bedeuten können (vgl. Romberg), darf man aus dem Erfolg der Therapie logischerweise ableiten.

Auskultatorisch markieren sich die Extrasystolen insofern, als man einen lauten paukenden Ton hört, und zugleich einen stark hebenden Spitzenstoß fühlt. Zeitig ist das Auftreten der Kontraktion zumeist unmerklich verfrüht. Bei den rein nervös bedingten findet man oft die Angabe, daß die Kontraktionen in den Vormittagsstunden nach körperlicher Anstrengung auftreten und nach dem Essen, besonders dann, wenn der Patient ruht, und vor allen Dingen, wenn er auf der linken Seite liegt.

Als Pulsus bigeminus war schon lange eine Arhythmie bekannt, bei der vorzeitig ein zweiter Puls jedesmal dem ersten folgte. Hering hat zuerst nachgewiesen, daß dieser Bigeminus als Extrasystole aufzufassen ist, und daß zwischen dem sporadisch auftretenden und dem kontinuierlichen Bigeminus kein prinzipieller Unterschied besteht. Auch der Trigeminus und der Quadrigeminus gehören zu den Extrasystolen. Wenn in rascher Reihenfolge Extrasystolen kontinuierlich aufeinanderfolgen, so bedingen sie extrasystolische Tachykardien. Daß solche Tachykardien bestehen, haben Hering und Pan bewiesen.

Experimentell und klinisch konnten Rothberger und Kaufmann diese Tatsache dahin erweitern, daß die rhythmischen Reize, die den Extrasystolen zugrunde liegen, zu einer Tachykardie führen können, wenn die Reize sämtlich wirksam werden, daß ein Pulsus Bi-, Tri- oder Quadrigeminus entsteht, wenn die Reize nur periodisch wirksam werden. Wichtig ist in derartigen Fällen das Verhalten des Vagustonus, denn experimentell konnte Rothberger nachweisen, daß die Erregung des Vagustonus verhinderte, alle Reize zum Herzmuskel durchzuführen.

Pan und Gerhardt beobachteten eine Tachykardie, bei der die Frequenz von 66 auf 114 infolge von interpolierten Extrasystolen stieg. Ob die paroxysmalen Tachykardien immer als durch Extrasystolen bedingt aufzufassen sind oder nicht, ist vorerst noch nicht absolut sicher gestellt. Wenckebach will diese Form der Tachykardie nicht als extrasystolisch, sondern als nervös bedingte Vermehrung der Reizbildung und Erhöhung der Reizempfindlichkeit auffassen. Neuerdings haben Rothberger und Winterberg und ihre Mitarbeiter, u. a. Kaufmann, sich eingehender mit dem Problem der Extrasystolen beschäftigt. Sie fanden vor allem in der überwiegenden Mehrzahl ihrer Beobachtungen ein Verschwinden der Extrasystolie bei Erhöhung des Vagustonus, nur selten konnte das umgekehrte Verhalten von ihnen festgestellt werden. Sie bestätigten u. a. die lange bekannte klinische Erfahrung von dem häufigen Verschwinden der Extrasystolen unmittelbar nach körperlichen Anstrengungen. Der Extrareiz, um den es sich bei der Extrasystolie handelt, wird nach ihrer Analyse rhythmisch gebildet und unterliegt dem Tonus der extrakardialen Nerven (vgl. das unter aurikulären Extrasystolen Gesagte). Es kann, wie eine eingehend analysierte Beobachtung der gleichen Autoren zeigt, zur gegenseitigen Blockierung beim Auftreten verschiedener Reizsymptome kommen, wodurch die außerordentliche Mannigfaltigkeit der gerade für Extrasystolie charakteristischen Arhythmie bedingt ist. Daß die klinischen Kurven nur selten die Regelmäßigkeit der von ihnen im Tierexperiment erzielten, sich gegenseitig in der mannigfaltigsten Weise beeinflussenden Bilder aufweisen, ist bei der oft klinisch unübersehbaren Reizbildung erklärlich. Am absterbenden Säugetierherzen beobachtete Kisch das Vorkommen interpolierter Vorhofsextrasystolen, bei denen es sich einige Male um ausgedehnte partielle Extrasystolen des Vorhofs handelte, d. h. wo nur ein Teil der Vorhofsmuskulatur auf den Extrareiz reagierte. Bei diesen interpolierten Extrasystolen war der Abstand zwischen Anfangs- und Nachschwankung gegenüber den normalen Schlägen vergrößert. Die interpolierten Extrasystolen können auf einen Teil der Vorhofsmuskulatur beschränkt bleiben (Differential-elektrokardiogramm nach Marten-Clement).

c) Überleitungsstörungen.

Durch das von His beschriebene atrioventrikuläre Muskelbündel, und durch den Nach-weis, daß dieses Muskelbündel der Reizleitung diente, gewannen die seit dem Anfange des 19. Jahrhunderts bekannten Bradykardien ein besonderes Interesse. Anfallsweise auf-tretende Bradykardien mit Bewußtlosigkeit, Krämpfen, Atmungsstörungen, waren zuerst 1827 von Adams, später von Stokes beschrieben worden. Diesem Anfall gab Huchard 1889 den Namen Maladie de Stokes Adams. Einen solchen Fall beobachtete His 1897. Die nähere Analyse, besonders des Venenpulses, ergab, „daß Vorkammern und Kammern des Herzens in ungleichem Tempo schlugen, und daß auch zu Zeiten, als die Kammern still-standen, die Vorhöfe in fast unverändertem Rhythmus fortpulsierten". His schlug für diese Arhythmie, bei der jede Korrespondenz zwischen Vorhof und Kammer aufgehoben war, den Namen „Herzblock" vor. Den Physiologen waren diese Erscheinungen vom Tierexperiment her bekannt, hauptsächlich durch die Arbeiten von Gaskell, Engelmann und Fano (vgl. S. 64). Letzterer hatte den „Block" am embryonalen Herzen beobachtet.

Heute wissen wir, daß im Hisschen Bündel und seinen Ausbreitungen, d. h. im Reiz-leitungssystem durch anatomische, vielleicht auch funktionelle Veränderungen eine vor-übergehende Störung in der Überleitung vorkommen kann, oder eine dauernde Unter-brechung. Die dauernde Unterbrechung führt zur völligen Dissoziation, d. h. zur selb-ständigen Funktion des Ventrikels, unabhängig vom Vorhof.

Wenn man von dem Reizleitungssystem insgesamt ausgeht, kann man unter-scheiden Überleitungsstörungen (Hemmung oder Unterbrechung) zwischen dem Sinusknoten und Vorhöfen und Überleitungsstörungen zwischen den Vorhöfen und den Kammern, schließlich auch noch Überleitungsstörungen im Bereiche einer Kammer. Im ersten Falle muß gleichzeitig ein Vorhof- und Kammer-systolenausfall erfolgen, im zweiten Falle ein Kammersystolenausfall, im dritten Fall ein Systolenausfall einer Kammer (Hemisystolie). Diese Überleitungs-hemmungen (oder Unterbrechungen) können experimentell mechanisch durch Druck auf die Überleitungsfasern in exakter Weise ausgelöst werden. Eine geringe Schädigung macht Hemmung, eine stärkere Block. Offenbar mechanisch wirken beim Menschen Tumoren, Schwielen, die anatomisch in dem Hisschen Bündel gelegen die Überleitung erschweren oder unterbrechen (s. u.). Eine be-sonders wichtige Rolle spielen aber daneben die herzhemmenden Vagusfasern. Die Bedeutung des Vagus für die Reizleitung überhaupt ist schon oben bei dem Pulsus irregularis perpetuus angezogen worden. Experimentell gelingt es nach einer Schädigung des Reizleitungssystems in einem so geringen Maße, daß Überleitungsstörungen noch nicht auftreten, durch Reizung des Vagus Überleitungsstörungen auszulösen. Beim Menschen kann bei stark geschädigtem Herzmuskel ein geringer Druck auf den Vagus schon Überleitungsstörungen bewirken. Wenckebach möchte sogar den Vagusdruckversuch benutzen, um sich über den Zustand des Herzmuskels ein Bild zu verschaffen und sagt: „Ist bei Krankheiten des Zirkulationsapparates der Effekt des Vagusdruckversuchs bei leisem Druck stark positiv, so spricht das sehr für einen schlechten Zustand des Herzmuskels."

Hering sagt: „Offenbar durch Vermittlung des Vagus sieht man unter der Einwirkung der Digitalis auch Überleitungsstörungen auftreten, d. h. die Überleitung wird „sensibilisiert" durch Digitalis, indem die Digitalis die Überleitung von den Vorhöfen zu den Kammern beeinflußt. Die Digitalis kann aber auch die Überleitung vom Sinus zu den Vorhöfen so erschweren, daß ein totaler Block entsteht."

Für den Kliniker kommen praktisch im wesentlichen nur die oben erwähnten beiden Fälle von Reizleitungsstörungen in Frage, die Überleitungshemmung oder die Überleitungsunterbrechung.

„Ist die Reizleitung im Hisschen Bündel herabgesetzt, so entwickelt sie sich in der Diastole nicht so schnell wieder und nicht zu dem Optimum des normalen Zustandes. Reiz und Kontraktion durchlaufen dadurch das Herz langsamer und diese Verlangsamung macht sich erfahrungsgemäß zuerst im Verbindungsbündel zwischen A und V bemerkbar. Wir finden somit als erstes Zeichen gestörter Leitung eine Verlangsamung des Intervalles As.-Vs." (Wenckebach). Straub lehnt diese Wenckebachsche Ansicht ab und glaubt beweisen zu können, daß die Verlangsamung des P.-R.-Intervalls bei Schädigung des Reizleitungssystems darauf beruht, daß in der erkrankten Zone die Stärke des Reizes, nicht die Schnelligkeit der Reizleitung herabgesetzt wird. Die Reizleitungshemmung erklärt Straub durch: „Abschwächung der Stärke des Reizleitungsreizes durch Schädigung des Bündels, relativ längere refraktäre Phase für den schwachen Reiz, Abhängigkeit der Latenzzeit von Reizstärke und Grad der Reizbarkeit". Offenbar sind aber, wie auch Edens sagen will, die Faktoren der Reizübertragung sehr verwickelt, zumal da wir die Einflüsse des intra- und extrakardialen Nervensystems vorläufig kaum übersehen können.

Die experimentelle Erzeugung einer Art von partiellem Herzblock am Herzkammerstreifenpräparat des Frosches gelang Schellong durch Abquetschen der Streifen mit einer Pinzette. Durch die Läsion einer umschriebenen Stelle ließ sich so ein Zustand schaffen, der je nach der Reizfrequenz experimentell applizierter Reize die gleiche Besonderheit aufwies, wie sie bei partiellem Block das Reizleitungssystem aufweist, nämlich verlangsamte Erholung nach jeder Systole. Im lädierten Bezirk verläuft damit die Erregung mit Dekrement, d. h. der Erregungsvorgang ist verzögert und abgeschwächt. Stärke der Erregung und Fortleitung der Erregung sind untrennbar miteinander verbunden und an den Zustand der Faser geknüpft. So kommt Schellong dazu, den alten Engelmannschen Begriff der Reizleitung als besondere Grundeigenschaft des Herzmuskels abzulehnen, und sie als der Erregbarkeit koordiniert bzw. mit ihr identisch zu betrachten.

Daß eine Überleitungsstörung, die bei normaler Frequenz der Sinusreize nicht in Erscheinung tritt, bei gesteigerter Frequenz der Sinusschlagfolge manifest werden kann, geht aus den Mitteilungen verschiedener Autoren über entsprechende klinische Beobachtungen hervor und ist auch experimentell gut gestützt.

Klinisch beobachtet man die Überleitungsverzögerung und Reizleitungshemmung besonders in der Rekonvaleszenz von Infektionskrankheiten bei Diphtherie, Rheumatismus, dann bei Digitalisintoxikation und bei anderen Schädigungen des Herzens; dann kann aber auch diese Überleitungserschwerung die Einleitung sein von einem typischen Block.

Überleitungsstörung I. Ordnung. Daß diese Veränderungen am Sinusknoten, anatomisch Überleitungsstörungen erster Ordnung, einen sinoaurikulären Block bedingen können, ist oben erwähnt worden.

Die durch anatomische Veränderungen am Sinusknoten entstehenden Reizleitungsstörungen nennt man Überleitungsstörungen erster Ordnung. Man spricht auch von einem sinoaurikulären Block oder von einem Sinusvorhofblock. Theoretisch ist es verständlich, daß durch die Ausschaltung des Sinusrhythmus Störungen entstehen müssen, die sich in demselben Sinne, wie eine Überleitungshemmung oder Überleitungunterbrechung im Hisschen Bündel so auch hier entwickeln. Wenckebach hat auf diese Möglichkeit bereits hingewiesen. Straub hat dann mehrere Fälle von sicherem sinoaurikulärem Block beschrieben und klinisch analysiert. Das Wesentliche an dieser Überleitungsstörung ist, daß Vorhof und Ventrikel auf einen zugeleiteten Sinusimpuls nicht anspricht. Straub nimmt an, daß es sich hier um eine Störung der Reizbarkeit des Vorhofs handelt, weniger um eine Hemmung der Reizleitung, und „daß nach einer größeren Anzahl von Kontraktionen der Vorhof offenbar mit einer größeren Verspätung auf den Sinusreiz antwortet, während die Sinusfrequenz sich nicht wesentlich verändert hat". Der Block ist ferner dadurch ausgezeichnet, daß er in seiner Rhythmizität sehr wechselt, z. B. von einem Frequenzverhältnis von 3 : 2 in 2 : 1 wechseln kann, so daß dann ein regelmäßiger Rhythmus resultiert. An der Radialis fühlt man, wenn der 3 : 2 Block zwischen Sinus und Vorhof besteht, einen Pulsus bigeminus, wenn der Rhythmus 2 : 1 besteht, einen regelmäßigen Puls. Die Bedeutung dieser Beobachtung für die Verhältnisse der paroxysmalen Tachykardie und der kontinuierlichen Bradykardie hebt Straub hervor. Es ist möglich, daß dieser Block durch Digitalismedikation beeinflußt oder eine bestehende Rhythmusstörung durch Digitalis erheblich verschlimmert wird.

Hering spricht in Erlangen 1910 bereits über drei als Überleitungstörung erster Ordnung zu deutende Fälle (Wenckebach, Hevlett, Rihl, Riebold). Einen totalen sinoaurikulären Block glaubte Riebold in vielen Fällen vom Pulsus irregularis perpetuus annehmen zu müssen. Zwei Beobachtungen von partiellem Block beschrieb A. W. Meyer, zwei weitere Fälle Laslett. Lewin schlug vor, drei Stadien zu unterscheiden: Verzögerung der Überleitung, partieller Block und kompletter Block. Alle Beobachtungen stimmen darin überein, daß Digitalis eine wesentliche Rolle bei der Entstehung des Blocks spielt.

Überleitungsstörungen II. Ordnung. Wenn im Hisschen Bündel die Reizleitung vorübergehend unterbrochen wird, so kann es zu dem Ausfall einzelner Ventrikelkontraktionen kommen. Es schlägt in solchen Fällen also der Vorhof und der Ventrikel rhythmisch, nur hier und da fehlt eine Ventrikelkontraktion, so daß die dadurch entstehende Pause dieselbe Länge hat wie zwei normale Pulsperioden. Diese Rhythmusstörung kann bei oberflächlicher Beurteilung mit einer frustranen Kontraktion verwechselt werden, der auskultatorische Befund oder das Elektrokardiogramm werden hier immer mit Sicherheit die Hemmung erkennen lassen. Diese Reizleitungsstörung kann, was die Aufeinanderfolge der Ventrikelkontraktion auf die Vorhöfe angeht, auch so entstehen, daß die atrioventrikuläre Pause infolge Reizleitungsverlangsamung von Schlag zu Schlag etwas größer wird, bis plötzlich eine Kammersystole vollständig ausfällt. Es findet also dann eine allmähliche Schädigung des Reizleitungssystems statt. Analog den Luzianischen Perioden können hier, da nach der Pause die Überleitung rascher sich vollzieht, um allmählich wieder langsamer zu werden, Gruppen von Pulsperioden entstehen, die etwas Typisches zeigen, d. h. bei denen der Abstand zwischen zwei allmählich größer wird.

Die Überleitungshemmung kann sich auch allmählich entwickeln in der Weise, daß das Intervall As.-Vs. sich nach und nach vergrößert; gewöhnlich entwickelt sich eine solche Störung systematisch in der Weise, daß nach allmählicher Vergrößerung des Intervalls jede 3., 4. oder 5. Kammersystole ausfällt. Solche Überleitungsstörungen kommen offenbar bei gesunden Menschen vor. Erkennbar

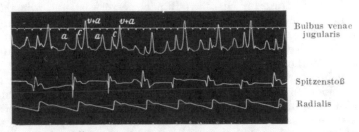

Abb. 34. Überleitungsstörung. (Nach Roth l. c.)

Es handelt sich bei einem 19jährigen Mann um anfallsweise auftretende Überleitungsstörungen. Die Vorhofsfrequenz betrug in den hier gezeichneten Anfällen 132, die Ventrikelfrequenz 66. Bemerkenswert ist der Fall deshalb, weil die subjektiven Beschwerden auf eine Neurosis cordis hindeuteten und weil durch eine Atropininjektion während des Anfalles die partielle atrioventrikulare Überleitungsstörung zum Verschwinden gebracht werden konnte, also die Arhythmie wenigstens im wesentlichen auf den Nervus vagus zurückgeführt werden mußte.

ist die Überleitungsstörung, abgesehen von der Verlängerung des A-V-Intervalls (vgl. Abb. 34), auskultatorisch auch häufig an dem Galopprhythmus. Die

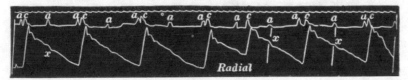

Abb. 35. Partieller Herzblock.

Langsamer unregelmäßiger Puls nach Influenza. Die Jugulariskurve zeigt, daß der langsame Puls dadurch bedingt ist, daß die Kammer auf den Reiz vom Vorhof nicht antwortete. Bemerkenswert ist, daß nach der kurzen Pulskurve in der Radialis das a-c-Intervall viel länger ist als in den anderen Perioden. Das rührt daher, daß die Fasern nur kurze Zeit geruht haben, und daß infolgedessen die Leitungsfähigkeit nicht vollständig wiederhergestellt war. Ferner ist eine leichte Senkung bei x in der Radialiskurve beachtenswert, welche dadurch bedingt ist, daß die Systole des linken Vorhofs die arterielle Blutsäule beeinflußt (siehe Abb. 36). (Nach Mackenzie.)

Verlängerung der refraktären Phase bei erschwerter Überleitung kann bedingen, daß nur jeder zweite vom Vorhof kommende Reizimpuls eine Ventrikelkontraktion auslöst (H. Straub). Bei der Überleitungsstörung vom Sinus auf den

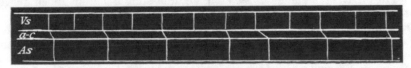

Abb. 36. Schema zu Abb. 34: partieller Herzblock.

Nach jeder zweiten Vorhofssystole Blockierung des Reizes, ein einziges Mal ausgenommen, wo der Reiz durchgeht, aber das a-c-Intervall verlängert ist. (Nach Mackenzie.)

Vorhof sieht man infolge Abschwächung des Reizes eine ähnliche Unfähigkeit der Vorhöfe und damit auch der Kammern auf die Erregungswelle anzusprechen. Die auffallende Erscheinung, daß beim Herzblock die Kammer fast genau die halbe Schlagzahl der Vorhöfe aufweist, findet so eine ungezwungene Erklärung.

Diese Reizleitungshemmung ist verschieden gedeutet worden. Von den einen so, daß die Leitung im Hisschen Bündel gestört ist und allmählich schlechter wird und schließlich versagt, von den anderen so, daß die Leitung zwar intakt ist, aber die Kammer auf die Reize nicht anspricht.

In sehr charakteristischer Weise tritt eine solche Störung der Reizleitung zwischen Vorhof und Ventrikel in der unten wiedergegebenen elektrokardiographischen Kurve hervor. Die Kurve stammt von einem 21jährigen Patienten, der an einer Struma erkrankt war und infolge eigenmächtiger Jodüberdosierung ein akutes, sehr schweres Bild Basedowscher Krankheit aufwies. Man sieht, wie bei dem ersten Schlag der infolge der Überleitungsstörung sich bildenden Wenckebachschen Perioden zu jeweils 11 Schlägen der Abstand $P_1 - R_1 = 1,9$ Zeiteinheiten bzw. $^1/_{10}$ Sekunden beträgt, wie er dann im Laufe der nächsten Schläge wächst, um bei der Überleitung $P_{10} - R_{10} =$ drei Zeiteinheiten zu erreichen. P_{11} wird nicht mehr übergeleitet. Statt dessen setzt bei R_{11} ein automatischer Ventrikelschlag von idioventrikulärem Typ ein. Die nächste Vorhofssystole P_{12} fällt in die Refraktärphase des Ventrikels, bei der dann folgenden Vorhofssystole hat sich die Überleitung so weit wieder hergestellt, daß sie mit der

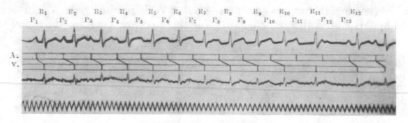

Abb. 37. Wenckebachsche Periode. Die Überleitungszeit wächst von 1,9 beim ersten auf 3,0 Zeiteinheiten beim 10. Schlag. P_{11} wird nicht mehr übergeleitet, statt dessen atrioventrikulärer Extrasystole. Fall von Basedowscher Krankheit.

früheren Zeit von 1,9 Zeiteinheiten erfolgt und da mit dem Beginn einer neuen Periode einleitet. Es kommen also hier 12 Vorhofschläge auf 11 Ventrikelschläge.

Prognostisch sind diese Rhythmusstörungen im allgemeinen günstig aufzufassen nur dann, wenn sie sporadisch auftreten. Wenn sie längere Zeit bestehen oder periodisch sich wiederholen, ist die Prognose schlechter, weil man dann mit dem Auftreten schwererer Kreislaufstörungen rechnen muß. Wenn die Überleitungshemmung sich mit einem Pulsus irregularis perpetuus kombiniert und wenn bei einer besonderen äußeren Veranlassung auch ein Block ausgelöst wird, ist die Prognose stets als ernst aufzufassen.

Obwohl bislang eine größere Reihe anatomischer Unterlagen fehlt, die uns über das Wesen dieser Rhythmusstörung eine bessere Auskunft geben könnten, so kann man doch nach allem annehmen, daß es sich um leichtere Veränderungen im Hisschen Bündel und seinen Ausbreitungen handeln muß. Für den Rheumatismus und verwandte Erkrankungen kommen hier die von Aschoff beschriebenen rheumatoiden Knötchen in Frage, die sich bekanntlich auch gerne in der Nähe des Bündels lokalisieren, für Diphtherie isolierte Verfettungen in den Ausläufern des Bündels, für den Adam-Stokes akut oder chronisch entzündliche Prozesse, Tumoren.

Es ist aber nach den experimentellen Erfahrungen auch durchaus möglich, daß durch Vermittlung des Vagus Überleitungshemmungen entstehen, die schließlich zu Unterbrechungen und dann auch zu einem plötzlichen Herztod durch Herzkammerflimmern führen.

Reizleitungsstörungen im Hisschen Bündel in der Art einer Hemmung oder völligen Unterbrechung sind anatomisch natürlich deshalb relativ leicht festzustellen, weil das Bündel in großer Ausdehnung lokalisierbar ist. Bei dem Übergangsbündel zwischen Sinus und Vorhof ist es anatomisch außerordentlich schwer, hier lokale Prozesse aufzudecken, da wir über die Art der Überleitung zwischen Sinus und Hisschem Bündel nicht genügend unterrichtet sind. Wenckebach war wohl der erste, der eine zwischen Sinus und Vorhof gelegene Reizleitungsstörung aus einer Kurve von D. Gerhardt analysierte.

Überleitungsunterbrechung (Dissoziation). Bei dem totalen Herzblock ist die Reizleitung im Hisschen Bündel vollständig aufgehoben. Der Vorhof schlägt in seinem Eigenrhythmus weiter, der Ventrikel unabhängig vom Vorhof in einem erheblich langsameren Rhythmus, da der Eigenrhythmus des Ventrikels sich, wie wir wissen, zu dem des Vorhofs wie 30 zu 60—70 verhält.

Die regelmäßige Vorhoftätigkeit drückt sich durch eine gleichmäßige Aufeinanderfolge der a-Welle im Phlebogramm aus, ebenso regelmäßig ist der Abstand zwischen den einzelnen Ventrikelkontraktionen, erkennbar am Spitzenstoß oder am Karotispuls. Aber es bestehen zwischen diesen beiden Hauptzacken, der a-Zacke des Phlebogramms und dem Karotispuls keinerlei Beziehungen. Es kann infolgedessen die c-Zacke des Phlebogramms entsprechend der Ventrikelkontraktion in eine Venenpulswelle hineinfallen oder auch in eine Pause.

Experimentell wurde dieser totale Block zuerst 1883 von Gaskell im Schildkrötenherzen erzeugt (Journ. of physiol. Bd. 4, S. 69). Gaskell fand, daß eine Überleitungshemmung an der Atrioventrikulargrenze sich dadurch kenntlich macht, daß auf 2—3 Vorhofskontraktionen nur eine Kontraktion der Kammer erfolgte. Er bezeichnete diese Erscheinung als partiellen Block, wenn ein Teil der Vorhofskontraktion zum Ventrikel übergeleitet wurde, als totalen, wenn die Verbindung zwischen Vorhof und Ventrikel völlig unterbrochen war. Daß diese Beobachtung auch für Säugetier und Mensch zutreffen kann, bewies zuerst His (s. u.). H. E. Hering belegte mit Kurven, daß bei Durchschneidung des Bündels die Kammer automatisch wieder in einem langsameren Tempo als die Vorhöfe schlagen. Tawara bestätigte diese Heringsche Auffassung insofern, als er bei den Versuchstieren, die Dissoziation gezeigt hatten, das Bündel als tatsächlich durchschnitten nachwies. Erweitert wurden diese experimentellen Beobachtungen von Erlanger, der zeigte, daß bei der Bündeldurchschneidung zugleich mit der Pulsverlangsamung der Blutdruck sinkt, daß nach Durchtrennung des Bündels der Ventrikel durch Vagusreizung in seiner Frequenz abnimmt.

Die Reizung des Nervus accelerans macht, auch wenn das Bündel durchtrennt ist, eine Beschleunigung der Ventrikelkontraktion, und zwar eine sehr intensive, gegenüber der geringen Verlangsamung bei Vagusreizung. Wird das Bündel nur verletzt, dann der Akzelerans gereizt, oder durch Atropin der Vagus ausgeschaltet, so steigert sich die Frequenz des Vorhofs wesentlich, der Ventrikel dagegen steht vorübergehend still, um später im Eigenrhythmus weiter zu schlagen. Es entsteht also ein „relativ kompletter Herzblock", der beim Abklingen der erhöhten Reizbarkeit des Vorhofs in einen partiellen Herzblock zurückkehrt. Diese Versuche Erlangers sind 1. insofern klinisch wichtig, als sie zeigen, daß ein partieller Block infolge gesteigerter Reizbarkeit des Vorhofes in einen totalen übergehen kann und beim Nachlassen der Vorhofsreize wieder der partielle Block sich einstellen kann, 2. insofern, als auch bei völliger Überleitungsstörung nervöse Reize, und zwar eher die Akzelerans als Vagusreize den Ventrikelrhythmus beeinflussen.

Klinisch wurde dieser Block zuerst von His richtig gedeutet.

Es handelte sich um einen 54jährigen Arbeiter, bei dem typische Anfälle von Adams-Stokesscher Krankheit bestanden, bei dem His auf Grund der Analyse des Venenpulses annahm, daß Vorkammern und Kammern des Herzens in voneinander völlig unabhängigem Rhythmus schlugen (Abb. 38).

Sechs Jahre vorher hatte Chauveau bei einem Patienten, der außer anderen Beschwerden hauptsächlich an Schwindel- und Ohnmachtsanfällen mit Bradykardie litt, nachgewiesen, daß während der bradykardischen Anfälle der Venenpuls in seinem Eigenrhythmus weiter ging, der Ventrikel dagegen unabhängig davon, in einem außergewöhnlich langsamen Tempo schlug.

Besonders interessant ist der Fall von C. Gerhardt, der bei einem Klappenfehler mit 40 Pulsen raschere perikardiale Reibegeräusche über dem rechten Vorhof gehört hatte. Er erklärte sich diese Differenz durch die Annahme mehrfacher Zusammenziehungen des rechten Vorhofes und fand bei der Sektion einen großen rauhen Sehnenfleck an der vorderen Seite des rechten Vorhofes.

Diese Beobachtungen häuften sich, als man über den Verlauf des Hisschen Bündels näher orientiert war, und wurden besonders von I. Mackenzie, Wenckebach, A. Hoffmann, D. Gerhardt u. v. a. bestätigt. Hering stellte 1910 auf dem Pathologenkongreß den Satz auf, daß die Dissoziation stets die Folge einer Läsion des Übergangsbündels sei. Er nahm an, daß die Dissoziation als reine Folge einer Vagusreizung weder experimentell, noch klinisch bis jetzt 1910 beobachtet sei. Nicolai glaubt experimentell bewiesen zu haben, daß echte Dissoziation auch infolge von Vagusreizung vorkommen kann. Er betont dies besonders im Gegensatz zu Aschoff und Nagajo, die bei den zentral bedingten Bradykardien niemals Dissoziationen beobachteten.

Man hat versucht die Überleitungsstörungen als eine Schutzmaßregel des Körpers hinzustellen. Wenckebach glaubt, daß das Herz, dessen Kontraktionskraft gelitten hat, infolge der geringen Frequenz die Möglichkeit hat, sich auszuruhen, es sich daher unter der Dissoziation erholen kann.

Frey und Schittenhelm berichten über einen Fall von Ventrikelautomatie mit stillstehenden Vorhöfen und nehmen als Ursache anatomische Veränderungen myokarditischer Natur im Sinus und Tawaraschen Knoten an, die die Reizleitung zu den Ventrikeln unterbrochen haben. Angeborene ventrikuläre

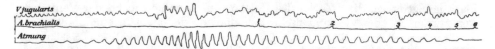

Abb. 38. Überleitungsunterbrechung in einem Falle von Adams-Stokes.
Kurve im Anfall aufgenommen von His jun., der damals für diese Arhythmie den Namen „Herzblock" vorschlug.

Dissoziationen sind von vielen Seiten beschrieben. Graphisch registrierte Fälle gibt es 7 und 6 von diesen waren mit anderen angeborenen Herzfehlern kombiniert. Eine angeborene Vorhofskammerdissoziation war nur einmal nachweisbar, bei dieser fehlte eine Beeinträchtigung der körperlichen Leistungsfähigkeit (Carter, Perkins, Howland).

Klinisch hat man vollständige Dissoziation bislang ausschließlich beobachtet beim Adams-Stokesschen Symptomenkomplex, also bei einer ausgesprochenen Bradykardie, die mit charakteristischen Anfällen von Atemstillstand, Ohnmacht, epileptiformen Krämpfen einhergeht. Die Anfälle bilden das Wesentliche des Symptomenkomplexes, die Bradykardie besteht gewöhnlich schon längere Zeit.

Als Intervallensdissoziation bezeichnet Mobitz Reizleitungsstörungen im Hisschen Bündel, die dadurch erklärt werden sollen, daß der Aschoff-Tawarasche Knoten rascher arbeitet als der Sinus.

Morgagni-Adams-Stokesscher Symptomenkomplex.

Definition und Geschichtliches. Der Symptomenkomplex dokumentiert sich durch Bradykardie, die auf einer Dissoziation, d. h. einem unabhängig voneinander Arbeiten des Vorhofs und Ventrikels beruht, weiterhin durch Anfälle, gewöhnlich epileptiforme Anfälle, die mit einer Bewußtseinsstörung einhergehen.

Dieser Symptomenkomplex wurde von Morgagni bereits 1765 beobachtet, später von Adams (1819) und dann von Stokes (1846) näher beschrieben.

Morgagni hat bereits bei der Obduktion einer seiner beiden Beobachtungen das Herz genauer untersucht und dieses gesund befunden. Es war aber eine allgemein verbreiterte Arteriosklerose vorhanden, die er auch in den Bulbärgefäßen vermutete, und auf diese führte er den Symptomenkomplex zurück.

Sowohl Adams wie Stokes glaubten die Erkrankung durch eine fettige Degeneration des Herzmuskels erklären zu müssen. Charcot, der später sich mit dieser Frage beschäftigte und den Symptomenkomplex als Pouls lent permanent bezeichnete, vermutete Reizzustände in der Medulla oblongata, während Huchard eine Arteriosklerose der Koronararterien, zugleich aber Veränderungen der Gefäße der Medulla oblongata als ursächliches Moment hinstellte. His, der im Jahre 1899 einen typischen Symptomenkomplex (cf. Abb. 38, S. 98) genau klinisch beobachtete, schlug dafür den Namen „Herzblock" vor. Dieser Name war von Gaskell angewandt bei experimentellen Rhythmusstörungen des Herzens der Schildkröte. Da His kurz vor seiner Beobachtung das Reizleitungssystem im Säugetier- und Menschenherzen genauer beschrieben und insbesondere bei der experimentellen Zerstörung desselben typische Dissoziation, so wie sie beim Adams-Stokes vorkommt, beobachtet hatte, lag es für ihn nahe, den klinischen Symptomenkomplex mit diesen experimentellen Tatsachen zu verbinden. His sagt: „Falls die Leitung der Erregung wirklich durch derartige Muskelbündel geht, was bisher als sehr wahrscheinlich, aber nicht endgültig bewiesen gelten muß, so ist es klar, daß eine lokalisierte Erkrankung solcher Bündel ebenfalls Ursache des Blocks werden könnte". Im Anschluß daran sind in den letzten Jahren eine sehr große Anzahl von Beobachtungen mit vielen interessanten Einzelheiten wiedergegeben worden, bei denen sich in den meisten Fällen eine anatomische Veränderung am Hisschen Bündel nachweisen ließ. Die Frage, ob auch durch Vaguswirkung typische Dissoziation zustande kommen kann, ist noch nicht völlig geklärt. Es scheint allerdings so, als ob gelegentlich auch durch Wirkung auf den Vagus (z. B. durch maligne Tumoren, Kompression) oder durch zentral bedingte Reizung des Vaguskerns typische Dissoziation ausgelöst werden kann.

Symptomatologie. a) Subjektive Beschwerden. Die zumeist älteren Patienten männlichen Geschlechts klagen über das Gefühl des Unbehagens, oft über Druckgefühl in der Brust, über Kurzluftigkeit bei körperlichen Anstrengungen und über anfallsweise auftretende Bewußtlosigkeit. Diese subjektiven Beschwerden können in der anfallsfreien Zeit vollständig fehlen. Die Anfälle sind bei den Patienten sowohl, wie von Anfall zu Anfall, sehr verschieden. Im wesentlichen handelt es sich, wie schon oben erwähnt, um Bewußtseinsstörungen, die mit epileptiformen Krämpfen, mit Veränderungen des Atmungsmechanismus und mit verstärkter Bradykardie einhergehen.

Die Bewußtseinsstörungen können sich in leichten Fällen nur durch ganz vorübergehende geistige Abwesenheit äußern (formes frustes nach Huchard). Da Bewußtseinsstörungen bei älteren Leuten mit Arteriosklerose der Zerebralgefäße nicht selten sind, werden wohl manche hierher gehörige Beobachtungen als arteriosklerotisch aufgefaßt und daher nicht näher analysiert worden sein. Den ausgesprochenen Anfällen, d. h. denjenigen, die mit vielen Minuten anhaltender Bewußtlosigkeit einhergehen, gehen nicht selten Prodromalerscheinungen voraus, die sich im wesentlichen in Kopfschmerzen, Oppressionsgefühl in der Brust und vasomotorischen Störungen verschiedener Art äußern.

Beim Einsetzen des Anfalls wird der Patient gewöhnlich blaß, fällt bewußtlos hin, die Atmung sistiert, der Puls setzt aus oder ist kaum fühlbar, Gesicht und besonders Lippen und Schleimhäute werden zyanotisch, die Augen starr; tonische und klonische Zuckungen, die in den Extremitäten auftreten, können das Bild eines typischen epileptischen Anfalls vortäuschen. Dieser Symptomenkomplex dauert gewöhnlich einige Minuten, einzelne Symptome, besonders die Bewußtlosigkeit können sich aber mehrere Stunden hinziehen; gewöhnlich allmählich läßt der Anfall nach, alle Symptome schwinden, und man merkt nur noch an der starken Röte des Gesichts und an dem Schweißausbruch, daß hier

vorher abnorme Zirkulationsvorgänge vorhanden gewesen sind. Der Kranke
selbst weiß nichts von dem, was vorging.

Bemerkenswert ist, daß die Atmung nicht immer völlig sistiert, sondern ein
ausgesprochen Cheyne- Stokesscher Atemtyp während des Anfalls gelegentlich
vorkommt. Waren die Anfälle von längerer Dauer, so ist der Patient gewöhnlich
sehr mitgenommen und matt und bedarf längere Zeit absoluter körperlicher
Ruhe.

Ebenso wie die zerebrale Arteriosklerose ähnliche Bewußtseinsstörungen
auslösen kann, die an einen Adams-Stokes erinnern, so kann es auch differentialdiagnostisch schwer sein, epileptische oder epileptiforme Anfälle auf arteriosklerotischer Basis von denen, die beim Adams-Stokes vorkommen, zu unterscheiden. Nur die genaue Beobachtung der einzelnen oben erwähnten Symptome
vermag hier die Diagnose zu sichern.

Zahl und Dauer der Anfälle sind außerordentlich verschieden. Man
beobachtet in dem einen Falle nur sehr selten und nur vorübergehende, in einem
anderen häufig aufeinanderfolgende und stets ausgesprochene Anfälle. His sah
bei seinen Kranken an einem Tage sogar 143 Anfälle, O. Connor 20—30 Anfälle
an einem Tage, die jedesmal genau dem petit mal glichen.

His konnte in seinem Fall drei Typen unterscheiden:

„Der 1. Typus begann mit Aussetzen des Pulses, danach Blässe, Dyspnoe, Konvulsionen, Pupillenerweiterung, Benommenheit. Hier könnte man vermuten, daß der Herzstillstand die Veranlassung der übrigen Erscheinungen sei. Dem widerspricht aber der

2. Typus, bei dem der Puls regelmäßig blieb oder nur kurze Zeit aussetzte, die Atmung
dagegen andauernd irregulär, das Bewußtsein geschwunden war.

Der 3. Typus begann mit Apnoe, dann erst setzte nachträglich der Puls aus.

Der 2. und 3. Typus weisen deutlich auf die Medulla oblongata als den Sitz der Erkrankung hin. Am wahrscheinlichsten ist, daß eine primäre Störung des Herzens durch
mangelhafte Blutversorgung, vielleicht mit Unterstützung der zerebralen Gefäße, die
Oblongata in jenen abnormen Zustand versetzt hat, indem sie periodischer Reizung anheim-
fiel, und daß die Oblongata wieder auf dem Wege des Vagus das Herz beeinflußte, und an
diesem anämischen und durch Myokarditis geschädigten Organ die Bedingungen für partiellen
und totalen Block vorfand.“

Die Hauptursachen für das Zustandekommen der Anfälle sind psychische
Erregungen, körperliche Anstrengungen; oft genügen leichte Bewegungen, z. B.
das Aufrichten des Patienten im Bett, um einen Anfall auszulösen, oft lassen sich,
besonders wenn die Anfälle nachts auftreten, keine direkten Ursachen feststellen.

b) Objektive Symptome. Die objektiven Symptome von seiten des
Zirkulationsapparats sind folgende: am auffälligsten ist die exquisite Bradykardie, die auch dann, wenn sie vorher vorhanden war, gewöhnlich sich im Anfall
noch weiter steigert.

Der Puls, der in der anfallsfreien Zeit seine normale Frequenz innehaben
kann, sinkt durchweg auf 20—40 Schläge, es sind sogar bis zu 5 Pulsschläge in
der Minute beobachtet worden. v. Hoesslin beschreibt einen Fall, wo während
der Anfälle von A.-St. längere Zeit hindurch Kammerwühlen mit hohen Fre-
quenzen auftrat, als deren Ausgangspunkt der Kammerteil des A.-V.-Knotens
anzusehen war.

Die Herzkontraktionen können einige Sekunden, gelegentlich auch sogar
1—2 Minuten völlig aussetzen. Das Charakteristische liegt aber nicht in der
Bradykardie und dem Aussetzen des Pulses, sondern darin, daß Vorhof und
Ventrikel unabhängig voneinander sich kontrahieren. Die durch den Venenpuls
wiedergegebenen Vorhofskontraktionen haben meistens einen Rhythmus von
etwa 2—4: 1, aber in dem Sinne, daß der Vorhof niemals in einem bestimmten
proportionalen Verhältnis zum Ventrikelrhythmus steht. Nähere Einzelheiten
sind im Kap. Störungen der Schlagfolge (S. 97 ff.) ausgeführt. Diese Pulsveränderungen sind natürlich sehr viel einfacher durch das Elektrokardiogramm

als mit dem Venenpuls nachweisbar. Im Elektrokardiogramm findet sich die P-Zacke unabhängig vom Ventrikelkomplex, im Venenpuls die a-Welle unabhängig von der Erhebung des Herzspitzenstoßes.

An kasuistischen Beiträgen zu dem Kapitel Herzblock möchte ich folgende Beobachtungen der letzten Zeit erwähnen, die mir besonders eindrucksvoll waren:

Sch. W., 40 J. Der bis dahin völlig gesunde Mann brach auf der Straße vor 2 Jahren mit einem Schwindelanfall zusammen. Er gibt an, vorher eine leichte Halsentzündung durchgemacht zu haben, die das Allgemeinbefinden weiter nicht störte. Das Herz habe plötzlich mit rasender Geschwindigkeit geschlagen. Als er wieder zu sich kam, habe der Arzt einen Puls von 30 in der Minute festgestellt. Seitdem blieb der Puls stets niedrig und überschritt nicht 44 Schläge, zunächst bei völligem Wohlbefinden. Das Ekg. ergibt

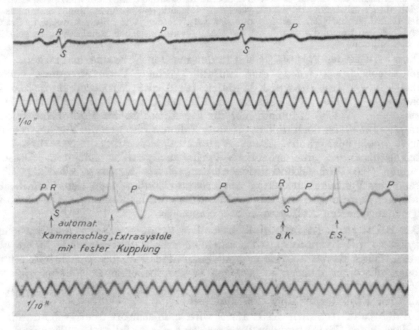

Abb. 39. Fall E. R. Totaler Block. Oben: Elektrokardiogramm in der Ruhe. Vorhoffrequenz 61, Kammerfrequenz 43. Unten: Elektrokardiogramm nach Arbeit. Extrasystolen mit fester Kupplung nach jedem Ventrikelschlag. Vorhoffrequenz 86, Kammerfrequenz 32, Extrasystolenfrequenz 32 Schläge pro Minute.

eine Vorhofstachykardie von 120 Schlägen, eine Ventrikelbradykardie von 40 bei vollkommener Dissoziation. Exitus nach 2 Jahren. Autoptisch Aneurysma des linken Ventrikels, starke Schwielenbildung im Bereich des Reizleitungssystems.

H., 52 J. Der Block wurde vor fast 10 Jahren festgestellt. Der Patient bewohnt eine Wohnung im zweiten Stock und ist als Beamter tätig, bei ruhiger Lebensweise ohne wesentliche Störung seines Wohlbefindens. Der Exitus erfolgt ganz plötzlich bei einem Spaziergang, als er versucht, eine abfahrende Elektrische noch zu erreichen. Bei der Obduktion Myokardschwielen. Das Ekg. hatte ein Verhältnis von Vorhof zu Ventrikel = 2 : 1 ergeben bei vollkommenem Block.

N. K., Kaufmann im mittleren Lebensalter. Kongenitales Vitium, Block. Seit 2 Jahren häufig Anfälle von Adam Stokes. Da der Pat. eine erhebliche Blutdrucksteigerung hatte, machte ich einen ausgiebigen Aderlaß mit dem Erfolg, daß in den folgenden Monaten der Beobachtung die Anfälle völlig sistieren.

Fräulein E. R., 46 J. Mit 27 Jahren fieberhafter Rheumatismus. Mit 36 Jahren Enzephalitis, vor 2 Jahren Tonsillektomie mit Entfernung der rechten Rachenmandel nach Angina. Etwa 7 Wochen nach der Halsoperation traten Beschwerden von seiten des

Herzens auf. Im folgenden Jahr dreimal schwere Schwindelanfälle, die mit einem eigenartig kalten Gefühl imHinterkopf und in Armen und Beinen begannen, als ob diese absterben würden; sie wird nach einem solchen Anfall eingeliefert. Das Ekg. (s. Abb. 39) zeigt in der Ruhe einen kompletten Block, wobei der Vorhof in einer Frequenz von 61, die Kammer in einer Frequenz von 43 schlägt. Besonders interessant ist hier das Verhalten des Herzens nach Belastung, wie es aus der unteren, nach Ersteigen der Treppe bis zum zweiten Stockwerk aufgenommenen Kurve ersichtlich ist. Die Vorhoffrequenz steigt auf 86, die Kammerfrequenz dagegen sinkt ab auf 32 Schläge. Dagegen schalten sich nunmehr regelmäßig nach jedem automatischen Kammerschlag Extrasystolen von rechtsventrikulärem Typ ein, die durch feste Kuppelung mit der vorangehenden Systole verbunden sind. Offenbar wird also hier ein sekundäres heterotopes Reizzentrum aktiviert, das nach Ablauf der Refraktärperiode des Ventrikels zu Herzkontraktion führt und damit in Wirklichkeit zu einer Steigerung der Ventrikelschlagfrequenz auf 64 Schläge in der Minute führt. Die Tatsache, daß der Abstand zwischen kammerautomatischem Schlag und Extrasystolen um vieles kleiner ist als der Abstand der Extrasystole von dem darauffolgenden Schlag, ist wohl so zu erklären, daß sich dieser Abstand von Extrasystole zu folgendem Kammerschlag zusammensetzt aus der Refraktärphase der Kammer und der Zeit, die der Reiz braucht, um vom Ort der extrasystolischen Reizbildung zum Ort der kammerautomatischen Reizbildung zu gelangen (Verschiebungszeit).

Die Frequenz des Vorhofs scheint in den meisten Fällen normal zu sein. Von einigen Beobachtern wurde eine auffällig geringe Vorhofsfrequenz hervorgehoben, wie von Leuchtweiß, Welski. Heinicke, Müller und von Höslin beobachteten Adams-Stokessche Anfälle, bei denen auch der Vorhof langsamer schlug. Welche Momente hier für die Abnahme der Vorhofskontraktion in Frage kommen, ist noch unklar. In dem Fall von His war die Vorhofsfrequenz dauernd wesentlich erhöht. Auch Welski sah, allerdings nur während des Ventrikelstillstandes, eine erhebliche Vorhofstachykardie auftreten. Dasselbe Phänomen (120 Vorhofskontraktionen) beobachtete Krause, allerdings nicht während der Ventrikelautomatie, sondern unmittelbar nach dem Anfall. Die Vorhofstachykardie wird von His zurückgeführt auf Ischämie oder Überdehnung infolge mangelhaften Abflusses in den Kammern.

Der Blutdruck ist im Anfall, besonders dann, wenn eine ausgesprochene Bradykardie mit Zyanose eintritt, erheblich erhöht. Seine Größe hängt aber im wesentlichen davon ab, wie er vor dem Anfall war. Da es sich sehr oft um Personen mit einer mehr oder weniger ausgesprochenen peripheren Sklerose handelt, so findet man Werte von 140—180 mm Hg in der anfallsfreien Zeit, im Anfall aber Erhöhungen über 200 und mehr.

Bei der Auskultation des Herzens wird man sehr oft überrascht durch die Veränderung des Charakters der Töne während des Anfalls. Die Töne sind sehr viel leiser, dumpf, oft nur eben hörbar, gelegentlich sind systolische Geräusche nachgewiesen worden.

Die Perkussion bietet nichts Besonderes. Die wahrnehmbaren Veränderungen beruhen auf dem Leiden, dem der Symptomenkomplex zugrunde liegt. Hat man Gelegenheit eine Dissoziation auch außerhalb des Anfalls weiterhin zu beobachten, so kann man die von dem Ventrikel unabhängige Kontraktion der Vorhöfe unter Umständen im Röntgenbilde sehen.

Pathologische Anatomie und Physiologie. Die pathologisch-anatomischen Grundlagen kann man von zwei Gesichtspunkten aus analysieren:

1. Fälle mit pathologischen Veränderungen am Herzen und Gefäßsytem,

2. Fälle mit Veränderungen am Vagus.

Pathologisch-anatomische Veränderungen im Hisschen Bündel wurden bisher von folgenden Untersuchern beschrieben.

1. Fettige Degeneration und Fettinfiltration im Bündel: Aschoff-Tawara, Butler, Fahr, Gibson.

2. Fibröse Veränderungen: Schmoll, Fahr, Gibson, Barr, Mönckeberg, Karscher und Schaffner, Sendler, Heinicke, Müller und von Höslin und Beeson.

3. Spezifisch-syphilitische Veränderungen: Fahr-Luce, Vaquez, Esmein, Ashton-Norris-Lavenson, Handforth, Robinson, Keith-Miller, Heinicke, Müller und von Höslin.

4. Arteriosklerose (Sklerose der Koronararterien): Aschoff, Stengel, Hay-Moore.

5. Kalkherde: Mönckeberg, Aschoff, Beeson, Vickery, Löwenstein, Heinicke, Müller und von Höslin (Fall 2).

6. Alkute Veränderungen: a) Zellige Infiltration D. Gerhardt, b) anämische Nekrose infolge artieller Thrombose: Jellik-Coper-Ophüls.

Die Lokalisation dieser erwähnten Prozesse war fast stets der Tawarasche Knoten, oder der Stamm des Bündels. Eine vollständige Kontinuitätstrennung fanden: Aschoff, Nagajo, Keith und Miller, Ashton-Norris-Lavenson, Vaquez-Esmein, Heinicke, Müller und von Höslin (Fall 2), Mönckeberg, Fahr. Die übrigen Fälle zeigten histologisch eine nicht vollständige Unterbrechung.

Im Gegensatz zu diesen lokalisierten Veränderungen des Hisschen Bündels sind auch Beobachtungen mitgeteilt worden, bei denen anatomische Veränderungen im Reizleitungssystem fehlten, aber Vagusveränderungen vorhanden waren, die für die Reizleitungsstörungen verantwortlich gemacht werden mußten. Hierher gehört z. B. der Fall von Lepine, bei dem Veränderungen in der Medulla oblongata, Kompression des Pons, mit Bradykardie und vorübergehendem Ventrikelstillstand verbunden waren.

Die Ursache der Anfälle ist noch unklar. Hering glaubt, daß sie hauptsächlich dann ausgelöst werden, wenn der partielle Block in einen totalen übergeht. Diese Heringsche Anschauung wird durch das Experiment gestützt. Bei völliger Durchtrennung des Bündels steht zuerst der Ventrikel still, nach einiger Zeit beginnt er automatisch zu schlagen.

Krüskemper beschreibt einen Fall von neurogen bedingtem Adams-Stokes, bei dem es im Gefolge einer medullären Enzephalitis zu einer Schädigung des Vaguszentrums gekommen war und anfallsweise gleichzeitig Temperatursteigerungen mit Anfällen von Adams-Stokes auftraten. Von Höslin und Klapp berichten über einen Fall von Adams-Stokes, der nach rechtzeitiger Tonsillektomie auftrat und durch Resektion des Halsvagus geheilt werden konnte.

Weiter ist hier zu nennen ein Fall von Heinicke, Müller und v. Höslin, bei dem offenbar mechanischer Druck auf den Vagus Herzstillstand auslöste. Besonders aber beweisend erscheint der Fall von Thayer und Peabody und der Fall von D. Gerhardt. Gerhardt fand in einem Fall mit typischen Anfällen nur sehr geringfügige Veränderung in der Nähe des Hisschen Bündels, dagegen aber den rechten Stamm des Nervus vagus in Karzinomgewebe eingebettet. Er ist geneigt, die Attacken von Herzstillstand mit Blässe und Ohnmacht auf diese Kompression des Vagus zurückzuführen und betont besonders, daß den Anfällen jedesmal heftige Schmerzparoxysmen im Tumor vorangingen.

Daß auch Veränderungen in der Medulla oblongata oder Druckveränderungen allgemeiner Art im Gehirn einen als typisch anzusehenden Symptomenkomplex auslösen können, beweisen die Fälle von Neubürger und Edinger und Brissauds. Dieser beobachtete ein Gumma im mittleren Kleinhirnschenkel, bei dem die Anfälle durch eine druckentlastende Operation kupiert werden konnten. Die Obduktion bestätigte die Diagnose.

Aus diesen abweichenden pathologisch-anatomischen Befunden hat man zwei verschiedene Formen der Erkrankung gruppieren wollen, die neurogene und die kardiogene Form. Nagayo und nach ihm Pletnew haben die neurogene Form als den Morgagnischen Typ, die kardiogene als den Adams-Stokesschen Typ bezeichnet. Nagayo unterscheidet mit Aschoff:

I. Kardiale Form und hierbei wieder:
1. Reizleitungstypus.
    a) schwere Form, vollkommene Dissoziation, vollkommene Unterbrechung des Hisschen Bündels.
    b) leichte Form, unvollkommene Dissoziation, Schädigung des Bündels.

2. Muskulärer Typus.

Unvollkommene Dissoziation, Schädigung des Bündels. Ausgedehnte Veränderungen des Herzmuskels.

II. Neurogene Form:

3. Zentraler Typus.

Bradykardie usw. ohne Dissoziation, Veränderungen besonders der Medulla oblongata.

4. Peripherer Typus.

Bradykardie usw. ohne Dissoziation, Veränderungen besonders des Vagus.

Daß typische Dissoziation experimentell ausgelöst werden kann, war schon durch die Gaskellschen Untersuchungen wahrscheinlich, ist später durch His, Hering, Fredericq und durch Erlanger bewiesen worden. Näheres s. S. 64.

Differentialdiagnostisch kommt vor allen Dingen in Betracht, daß man unbedingt bei jeder Bradykardie die Dissoziation nachweist; offenbar gibt es aber auch Bradykardien familiären Ursprungs (s. S. 112) und Bradykardien, die ohne Dissoziation entstehen und von Mackenzie als Nodal rhythm bezeichnet werden. Die Epilepsie und die Arteriosklerose der Hirngefäße von dem Adams- Stokesschen Symptomenkomplex zu unterscheiden, ist bei genauer Beobachtung des Anfalls, besonders dann, wenn Anfälle von Bewußtlosigkeit längerer Dauer vorhanden sind, leicht.

Die **Prognose,** die nach den früheren Beobachtungen offenbar deshalb, weil eben nur schwerere Fälle beobachtet und analysiert wurden, als absolut ungünstig gestellt werden mußte, ist, wie die Beobachtungen von Volhard zuerst bewiesen, nicht unter allen Umständen als schlecht zu bezeichnen. Natürlich werden bösartige Neubildungen und Schwielen ausgedehnter Art stets als prognostisch ungünstig anzusprechen sein. Aber die entzündlichen Veränderungen können zurückgehen und speziell auch die Syphilis sich unter einer spezifischen Therapie offenbar so weit zurückbilden, daß sowohl die subjektiven Beschwerden wie die objektiven Symptome verschwinden. Fälle völliger Rückbildung finden sich bei Volhard (Fall 9 und 12), A. Hoffmann (Fall 1) und Gossage, Magnus Alsleben (Fall 1) u. a.

Therapie. Bei der Therapie hat man zuerst nach allgemeinen Grundsätzen zu verfahren. Besonders die Beobachtungen Volhards beweisen, daß man bei ruhiger Lebensweise und beim Fernhalten aller herzschädigenden Reize unter Umständen ohne jede weitere Behandlung ein Zurückgehen der Erscheinungen sieht. Ergeben Anamnese und objektiver Befund Anhaltspunkte für eine Syphilis, so ist eine spezifische Behandlung am Platze (vgl. S. 576). Bei allen älteren Patienten kommen natürlich auch immer die für die Arteriosklerose geltenden allgemeinen und speziellen Grundsätze in Frage (vgl. S. 431). Die neurogen ausgelösten Anfälle können unter Umständen durch Entfernung eines evtl. vorhandenen Tumors oder durch Druckentlastung des Gehirns beseitigt werden. Im Anfall ist eine symptomatische Behandlung natürlich notwendig. A. Hoffmann hat sehr das Einatmen von Sauerstoff empfohlen. Man wird durch Herzanaleptika, die schnell zugänglich sind, Kaffee, Tee, Wein evtl. durch Kampferinjektionen versuchen, den Anfall zu kupieren. Digitalis ist wohl immer kontraindiziert.

Dagegen soll Adrenalin in einzelnen Fällen den Herzblock beseitigen, die Kammerschlagzahl erhöhen und Anfälle von Kammerstillstand verhindern können (Parkinson). Strychnin und Strophanthin sollen nach Versuchen von van Egmond die Leitung zwischen Vorhof und Kammer verbessern, desgleichen soll Kalziumchlorid in kleinen Mengen günstig wirken, in größeren Mengen dagegen Schädigungen setzen, Koffein, Kampfer und Physostigmin dagegen schädigen die Leitung, Koffein durch die Zunahme der Vorhofsfrequenz.

Überleitungsstörungen zwischen rechter und linker Kammer (Hemisystolie).

Wird die Reizleitung in einem Schenkel des Hisschen Bündel unterbrochen, so kann der zu diesem Schenkel gehörende Ventrikel sich später kontrahieren, als der andere normal arbeitende. Auskultatorisch ist das an einer Spaltung des 1. und 2. Tones erkennbar. Es entsteht dann das, was wir schon seit längerer Zeit unter dem Begriff der Hemisystolie kennen.

Nach den experimentellen Untersuchungen von Eppinger und Rothberger, die bei der Durchschneidung eines Schenkels jedesmal charakteristische Elektrokardiogramme nachweisen konnten, war anzunehmen, daß auch klinisch ein derartiger Symptomenkomplex zu finden war. Eppinger und Störk publizieren dann zwei Beobachtungen, von denen der erste dauernd beim P. i. p. linksseitige Extrasystolen zeigte, der zweite „ein Nachhinken" des rechten Ventrikels, das als Galopprhythmus imponierte. Im ersten Falle fand sich anatomisch im rechten Schenkel eine Schwiele, im zweiten Falle war der rechte Schenkel vollständig von einer Myokardschwiele ersetzt. Ähnliche Beobachtungen stammen von Wyß, Metheweson, Parkins, Thallen Jurak u. a.

Der Begriff Hemisystolie ist alt. Physiologisch wurde zwar angenommen, daß die linke und rechte Herzhälfte absolut gleichzeitig arbeitet; wie aber schon im physiologischen Teil erwähnt, ist diese symmetrische Gleichzeitigkeit keine vollständige. Der erste, der über klinisch beobachtete Störungen in dem Synchronismus beider Herzhälften geschrieben hatte, ist Chavéclay (Arch. génér. de med. 1838). Später hat Scoda die Doppeltöne am Herzen erklärt als ungleichzeitiges Zusammenarbeiten der beiden Herzhälften. Die Frage ist schon frühzeitig auch experimentell untersucht worden, besonders hat man beobachtet, daß Unterbindungen der Koronararterien von verschiedenem Einfluß auf das zeitliche und dynamische Zusammenarbeiten von rechtem und linkem Herzen ist. Ähnlich tritt Dissoziation zwischen rechter und linker Herzhälfte auf am Experiment stets während der Asphyxie. Praktisch von Bedeutung ist die Feststellung Knolls, daß bei Helleborein- und Digitalisvergiftung das rechte Herz zuerst geschädigt wird, was sich in schnellerer Tätigkeit und größerer Dilatation gegenüber dem linken kundgibt. Übereinstimmend wird berichtet, bei Vagusreizung wäre der Einfluß der Hemmung auf die rechte und linke Herzhälfte verschieden und führe zu longitudinaler Dissoziation. Kraus sah die künstlich durch direkte Reizung ausgelösten Extrasystolen, während Vagusstillstand des Herzens meist schwächere Kontraktion der nicht gereizten Kammer nach sich ziehen. Es wäre denkbar, daß auch beim Menschen ähnliche Erscheinungen auftreten, bedingt z. B. durch stärkere Ermüdung einer Herzhälfte. In der Tat ist mittels des Elektrokardiogramms auch die Hemisystolie sicher erwiesen. Zu erwähnen ist, daß die Ausbildung von Lungenödemen im Endstadium mancher Herzerkrankungen zurückgeführt wird auf ein vorzeitiges Erlahmen des rechten Ventrikels bei noch guter Kontraktionsfähigkeit des linken Ventrikels. Anatomisch vorwiegende Erkrankungen eines Herzteiles u. a. sind beobachtet worden von Radezewski und Nagajo. Rautenberg sah bei Anwendung seiner Methode der Aufzeichnung der Vorhoftätigkeit von der Speiseröhre aus ein ungleichmäßiges Arbeiten (Asynergie) beider Vorhöfe, das oft bis zum Stillstand eines Vorhofes führte. Solche Zustände konnten sich allmählich entwickeln und wieder bessern. Sie traten meist auf bei typischer Irregularität des Pulses irregularis perpetuus. (Vgl. S. 196 u. f.).

2. Rhythmusschwankungen ohne Störung des Herzmechanismus.

a) Vagus und Herzrhythmus[1].

Der früher sog. „Vagusdruckversuch" ist alt und die Kliniker am Ausgang des 19. Jahrhunderts benutzten ihn häufig. Offenbar durch unangenehme Nebenwirkungen, wie Ohnmachtsanfälle, Kollapszustände und durch das Zusammentreffen (vielleicht zufällige Zusammentreffen) mit schwerer Herzinsuffizienz und Tod wagte man nicht mehr den Druckversuch zu benutzen, zumal, da man einen Ausblick in bezug auf Prognose und Therapie nicht fand. Erst Wenckebach wies nach, daß bei sorgfältiger Methode Störungen nicht auftreten und daß der Versuch prognostisch verwertbar sei. Wenckebach gebührt das Verdienst,

---

[1] Über Anatomie und Physiologie der Herznerven s. S. 36 u. 66.

die klinische Bedeutung der Vagusreizung beim Menschen ausgearbeitet zu haben (vgl. unten S. 108).

Von den anwendbaren Methoden der „Vagusreizung" wurden bisher in der Hauptsache zwei angewandt.

1. Druck der Fingerkuppe auf die Karotisgegend, parallel dem Sternokleidomastoideus.

2. Druck auf den geschlossenen Bulbus oculi (Aschnerscher Bulbusdruckreflex).

Um falsche Ergebnisse zu vermeiden, sollte der Druck mindestens $1^1/_2$ Minuten einwirken; praktisch ist das nicht immer möglich. Die gewöhnlichste und nie fehlende Folge der Vagusreizung ist die Verlangsamung der Schlagfolge. Der rechte Vagus verteilt sich im Gebiet des Sinus venosus, hat daher Einfluß auf Reizbildung und Schlagfrequenz, der linke Vagus gibt seine Äste im Vorhofkammergrenzgebiet und im Septum ventriculorum ab, beherrscht mithin die Reizleitung. Wie bereits auf S. 41 erwähnt, ist die Wirkung des Vagus auf die Herztätigkeit nach Engelmann und Gaskell einzuteilen in

1. chronotrope,
2. dromotrope,
3. bathmotrope,
4. inotrope Eigenschaften.

Die chronotrope Wirkung der Vagusreizung hat Pulsverlangsamung, eventuell sogar kurzdauernden Herzstillstand zur Folge. Die Unterdrückung der Sinusreizbildung läßt in vielen Fällen atrioventrikuläre Automatie auftreten. Lewis nannte diese dem Sinusrhythmus gewissermaßen entwischten Schläge „escaped beats", Wenckebach spricht von „Ersatzsystolen" und gliedert diese Ersatzrhythmen in die passiven Heterotopien ein, weil sie im Gegensatz zu den aktiv in den Herzrhythmus hineinschlagenden Extrasystolen lediglich passiv durch das Versagen der nomotopen Reizbildung zustande kommen. Wie groß freilich die Pause des Sinus sein muß, um die Ersatzsystole auszulösen, ist recht verschieden. Jenny fand auf Bulbusdruck bei Kindern bis zu 8 Sekunden langes Aussetzen der Sinusreizbildung, 4—5 Sekunden waren mehrfach zu beobachten. Bei dem einen Individuum treten schon nach 1—2 Sekunden Intervall irgendwelche sekundären Zentren in Funktion, in anderen Fällen werden bis 8 Sekunden Unterdrückung des Sinusschlages vertragen, ohne daß ein Ersatzzentrum eingreift. Welches sekundäre Zentrum bei dem durch Vagusreizung bedingten Ausfall der Sinusreizbildung die Führung übernimmt, ist individuell verschieden, scheint aber im Einzelfalle konstant zu sein. Von den einzelnen Autoren werden Koronarvenensinusautomatie, Automatie des mittleren Teils des Aschoff-Tawara-Knotens und idioventrikulärer Rhythmus mit dem Crus commune des Hisschen Bündels als Schrittmacher beobachtet. Kleemann bildet das Ekg. eines 64jährigen Arteriosklerotikers ab, bei dem sich durch Vagusdruck die normale Reizbildung bis zum Auftreten automatischer Kammerschläge vom idioventrikulären Typ unterdrücken ließ.

Von Uhlenbruck wird der Fall eines 16jährigen Jungen publiziert, bei dem spontan nach psychischer Erregung unter Anstieg des Blutdruckes von 125 auf 185 mm Hg ein plötzliches Absinken der Herzfrequenz auf 38—45 Schläge beobachtet wurde. Dabei starker Kopfschmerz, Erbrechen, im Liquor erhebliche Druckerhöhung. Das Ekg. zeigte eine offenbar zentral durch Vermittlung des Vagus ausgelöste hochgradige Verlangsamung der Sinusschlagfolge, eine zunehmende Verkleinerung der P-Zacke, Kammerautomatie von idioventrikulärem Typ. Außerhalb der Anfälle war der Heringsche und Aschnersche Druckversuch stark positiv.

Das in dem oben skizzierten Fall deutlich hervortretende Kleinerwerden der P.-Zacke bis zu ihrem vollkommenen Verschwinden wurde unter Vaguswirkung schon von Kleemann sowie von Jenny beobachtet. Es beruht wahrscheinlich darauf, daß die vom Sinus kammerwärts laufenden und die von der

Atrioventrikulargrenze sinuswärtslaufenden Erregungswellen sich gegenseitig kompensieren.

Die dromotrope Vaguswirkung wird im allgemeinen seltener beobachtet. Sie ist meist von der chronotropen begleitet, während umgekehrt chronotrope

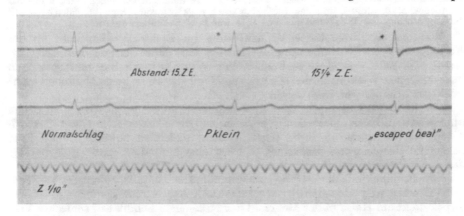

Abb. 40. Oben Abl. II, unten Abl. I. Elektrokardiogramm eines 16jährigen Jungen mit hochgradiger Bradykardie. Normalschlag (erster Schlag), Kleinerwerden der P-Zacke beim zweiten Schlag, fehlende P-Zacke beim dritten Schlag (escaped beat).

Wirkung oft ohne dromotrope beobachtet wird. Einen Anhalt mag die Angabe von Jenny geben, daß unter 120 Fällen von negativ chronotroper Vaguswirkung bei Kindern nur 17 Fälle mit negativ dromotroper Wirkung festgestellt werden

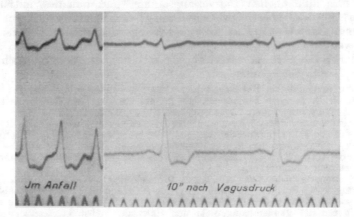

Abb. 41. Oben Abl. II, unten Abl. I, l. Elektrokardiogramm im Anfall von paroxysmaler Tachykardie (170 Schläge), r. unmittelbar anschließend aufgenommenes Elektrokardiogramm nach Druck auf den r. Karotissinus. (60 Schläge, 0,15 Sekunden Überleitungszeit.)

konnten. Die unten wiedergegebene Kurve zeigt die Kuppierung eines Anfalls von paroxysmaler Tachykardie bei einem 50jährigen Arteriosklerotiker mit Myodegeneratio cordis durch Druck auf den rechten Sinus caroticus. In dieser Kurve ist die Beeinflussung der Frequenz durch Absinken von 170 Schlägen in der Minute auf 60 Schläge besonders deutlich, daneben tritt nicht weniger instruktiv die dromotrope Vaguswirkung in einer Verlängerung der Überleitungszeit auf 0,15 Sekunden hervor (Abb. 41).

Ein von Holtmeier beobachteter Fall von stark dromotroper Vaguswirkung durch Vermittlung des Karotissinus betraf einen 67jährigen Förster, bei dem wegen Tonsillarkarzinom eine Tonsillektomie vom Halse vorgenommen war und die rechte Art. carotis unmittelbar nach dem Abgang von der Teilungsstelle unterbunden wurde. Der geringste zufällige Druck auf die Narbe löste Anfälle von Schwindel und Ohnmacht aus, wobei der Blutdruck stark absank und das Ekg. eine stark negativ dromotrope Vaguswirkung mit Verlangsamung des P-R-Intervalls von 0,11 auf 0,23 Sekunden aufwies.

Während die dromotrope Vaguswirkung im Elektrokardiogramm an der Verlängerung der Vorhofkammerüberleitungszeit ohne weiteres kenntlich ist, lassen sich nach den Untersuchungen von Wenckebach die inotropen und bathmotropen Wirkungen des Nervus vagus auf das Herz beim Menschen nicht oder nur sehr schwer nachweisen.

Vergleichende Untersuchungen über Vaguswirkungen auf das Herz bei Druck am Halse und Druck auf die Augen ergaben, daß diese beiden Arten der reflektorischen Vaguserregung in ihrer Wirkung nicht gleich zu bewerten sind. Eine zu starke Reaktion auf Halsdruck soll auf eine besonders große Erregbarkeit der Nervenzentren im Herzen selbst hindeuten, während der Augendruck eine erhöhte Empfindlichkeit des Vaguszentrums in der Medulla oblongata anzeigen soll (Vinnes und Göteling). Wenckebach hat ermittelt, daß ein starker Druckeffekt am Halse in der Mehrzahl der Fälle einen Schluß auf schlechte Verfassung des Herzmuskels gestattet, besonders dann, wenn schon ein leiser Druck zur Auslösung des Effektes genügt, während eine starke Wirkung bei Augendruck kein ungünstiges Zeichen zu sein scheint. Von mehreren Autoren wird das Überwiegen des Halsvaguseffektes bei älteren Leuten, des Augeneffektes bei jüngeren Leuten angegeben. So fand Jenny unter 250 Fällen nur in 4,4% den Bulbusdruckversuch negativ, so daß man für das Kindesalter diesen Vaguseffekt wohl als physiologisch ansehen darf. Das Sphygmogramm ließ zwei Typen, den Typ der allmählichen Pulsverlangsamung und den des initialen Pulsausfalls erkennen. Bemerkenswert ist, daß er den Druckversuch am Hals nie positiv fand. Nach Hering ist die Herzschädigung einer der Koeffizienten für den positiven Ausfall des Drucks auf den Karotissinus, ein anderer ist die lokale Arteriosklerose der Arteria carotica, wie E. Koch es durch klinische Untersuchungen bestätigen konnte.

Mit den experimentellen Unterlagen dieses klinisch wichtigen Versuchs hat sich in der letzten Zeit H. E. Hering beschäftigt. Er konnte zunächst im Tierexperiment (Hund und Kaninchen) am freigelegten Vagus nachweisen, daß starker Druck, ja sogar Quetschung des Nerven keine wesentliche Wirkung auf das Herz zur Folge hatte. Nach seiner Ansicht handelt es sich um eine reflektorische Erregung der herzhemmenden Vagusfasern, die vom periarteriellen Nervennetz der Arteria carotis ausgehen. Diese reflektorische Erregung kommt aber durch Druck auf die Karotis und nicht, wie bisher allgemein angenommen wurde, durch Vagusdruck zustande.

Hiermit stimmen überein die klinischen Beobachtungen Wenckebachs, der starke Vaguswirkung selbst bei leisester Berührung des Halses sah. Vorsichtiges Abheben der Haut und starkes Kneifen derselben ließ jeden Vaguseffekt vermissen, so daß er für das Zustandekommen der Vagusreizung nicht den Halsvagus selbst, sondern den afferenten Nerven die wesentliche Bedeutung zuschreibt.

Bemerkenswert ist, daß Druck auf die Teilungsstelle der Karotis starke Bradykardie, dagegen Druck unterhalb der Karotisgabelung Tachykardie hervorruft. Die an der Teilungsstelle der Carotis com. liegende bulbäre Erweiterung, die bis in den Anfangsteil der Carotis interna hineinreicht, Sinus caroticus genannt, bezeichnet Hering als den Ursprung des Karotis- bzw. Sinusreflexes. Er fand durch die Untersuchung lokaler Kompression an dieser Stelle, daß das Herz nicht nur seltener schlug sondern auch, daß der in der Arteria femoralis gemessene Druck stark absank, womit das Vorhandensein zweier Sinusreflexe, eines hemmenden Herz- und eines depressorischen Gefäßreflexes bewiesen werden konnte.

Koch untersuchte dann die Wirkung des Karotisdruckes auf den Blutdruck beim Menschen und fand unter 50 Fällen 28 mal Blutdrucksenkung, die nicht durch die herzhemmende Vaguswirkung erklärt werden konnte, sondern durch einen selbständigen depressorischen Reflex der Gefäße, da wesentliche Beeinflussung der Drucksenkung ausblieb, auch wenn die Vaguswirkung durch Atropin ausgeschaltet wurde.

Durch experimentelle Untersuchungen konnte Hering den Nachweis erbringen, daß die vom Sinus ausgehenden Sinusreflexe durch einen Nerven vermittelt werden, der ein Ast des Nervus glossopharyngeus ist und den Hering als Sinusnerv bezeichnet. Durchschneidung dieses Nerven unmittelbar nach Abgang vom Nervus glossopharyngeus bewirkt Ansteigung des Blutdruckes und bringt die Sinusreflexe zum Fortfall.

b) Atmung und Herzrhythmus, respiratorische Arhythmie.

Der Pulsus irregularis respiratorius ist diejenige Arhythmie, bei der die Einzelpulse normal sind, das Intervall zwischen ihnen aber mit der Atmung differiert, in der Weise, daß das Intervall kleiner ist in der Inspiration, größer in der Exspiration, mit anderen Worten: der gleichmäßig gespannte Puls wird während der Inspiration schneller, während der Exspiration erheblich, oft um die Hälfte langsamer. Diese Arhythmie ist bei Tieren physiologisch. Da sie nach Durchschneidung des Vagus und nach Atropindarreichung fortfällt, ist sie als nervös bedingt zu erklären.

Die Erklärung der respiratorischen Arhythmie nach Traube durch Übergreifen der Impulse vom Atem- auf das Vaguszentrum, ferner die Annahme Herings, der als Ursache dieser Arhythmie einen von den Lungen auf das Vaguszentrum ablaufenden Reflex annahm, konnte durch die Versuche von J. A. Bainbridge widerlegt werden. Durch experimentelle Untersuchungen an Hunden und Katzen kam er zu dem Ergebnis, daß weder die veränderte Tätigkeit des Atemzentrums noch der wechselnde Grad der Dehnung der Lungen

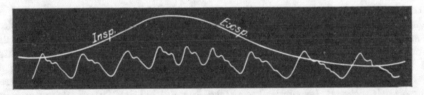

Abb. 42. Pulsus irregularis respiratorius.

für die respiratorische Arhythmie verantwortlich zu machen ist. Ausschlaggebend ist die Beeinflussung des Kreislaufs durch die Atembewegungen. Wenn diese inspiratorisch kräftiger werden, dann wird der Zufluß zum rechten Herzen vermehrt und die Frequenz steigt, da jede Inspiration die Füllung des Herzens fordert. Die dadurch bedingte Steigerung des arteriellen Druckes und das Größerwerden des Schlagvolumens bewirkt Erregung des Depressor, so daß die Frequenz während der Exspiration wieder herabgesetzt wird. Beim Menschen findet sich eine Änderung der Frequenz angedeutet sehr oft, ausgesprochen besonders bei Kindern, in der Rekonvaleszenz nach akuten Infektionskrankheiten (vgl. S. 573). Bei Neurasthenikern, bei Reizung des Vaguszentrums durch Hirnerkrankungen (von Mackenzie Sinus Irregularität genannt). Die in der Rekonvaleszenz auftretende Bradykardie kann oft mit dem Pulsus irregularis respiratorius kombiniert vorkommen und einen Pulsus irregularis perpetuus vortäuschen. Lommel hat auf diese Schwierigkeit aufmerksam gemacht, und warnt davor, die Rekonvaleszenten-Bradykardie mit Herzschwäche zu verwechseln. Hering sah bei Herzfehlern, die mit Digitalis oder Strophantus behandelt waren und eine leichte Bradykardie bekommen hatten, besonders stark ausgesprochen den Pulsus irregularis respiratorius auftreten.

Zu den respiratorischen Arhythmien muß man auch jene Irregularitäten rechnen, bei denen in Gruppen die Frequenz des Pulses sich ändert. Auch diese Arhythmien finden sich in der Hauptsache bei nervösen Leuten, kombinieren sich oft mit vasomotorischen Störungen verschiedenster Art, können nach meiner Erfahrung vorübergehen, in ausgesprochener Weise vorhanden sein und dann auch Monate hindurch fehlen.

Die Ursache also dieses Pulsus irregularis respiratorius liegt in einer erhöhten Erregbarkeit des Nervensystems, und darauf beruht es auch, daß Atropin subkutan gegeben, die Arhythmie zum Verschwinden bringt. Versuche dieser Art machten Brun und Huchs, Hering.

Die Diagnose ist einfach. Mehrere tiefe Atemzüge mit besonders langsamer Ausatmung lassen die mit der Inspiration bzw. Exspiration sich ändernde Frequenz im allgemeinen schnell erkennen. Die Feststellung des Pulsus irregularis respiratorius ist in vielen Fällen der Schlußstein für die Diagnose „nervöse Herzstörung".

Eine neue Art von Sinusrhythmus, gleich intermittierender Steigerung der Sinusfrequenz, fand J. de Meyer hauptsächlich beim Hypothyreoidismus zugleich mit einer Hypoplasie des Herzens. Das Primäre soll in einem zu kleinen Schlagvolumen bestehen. Die Arhythmie ist unabhängig von der Atmung. Der Puls ist während der Frequenzbeschleunigung kleiner als während der Verlangsamung, der systolische Druck ist stark herabgesetzt. Vielleicht ist das, was man schon seit Jahrzehnten nannte: Rhythmusstörung in Gruppen, identisch mit dieser von J. de Meyer näher analysierten Arhythmie.

3. Von der Atmung unabhängige Rhythmuserkrankungen.

a) Tachykardie.

In der Praxis kommen vorübergehende Pulsfrequenzerhöhungen auf der Basis psychischer Erregungen, Einwirkungen von Genußmitteln, in der Rekonvaleszenz nach Infektionskrankheiten usw. nicht selten vor. Diese Tachykardien können ausgelöst sein entweder durch eine Reizung des Akzelerans, oder durch eine Lähmung des Vagus, oder schließlich durch eine direkte Einwirkung auf den Herzmuskel bzw. auf das Reizleitungssystem. Die Reizung des Akzelerans spielt eine Rolle z. B. bei der Tuberkulose, speziell bei der Tuberkulose der Hilusdrüsen, wie im Kapitel Tuberkulose und Herz besonders erwähnt. Auch von den Koffein- und Theobrominpräparaten nimmt man an, daß sie den Akzelerans in seinen Endigungen reizen. Eine Lähmung des Vagus kommt in Frage z. B. bei der Neuritis alcoholica, dann auch bei der Pulsbeschleunigung, die bei der Druckerhöhung im Gehirn durch Tumoren, Exsudate usw. anfangs auftritt.

Zu den direkten Wirkungen auf den Herzmuskel muß man die Tachykardien rechnen, die beobachtet werden nach Infektionskrankheiten (Bakterien, Toxine), nicht so selten gerade auch bei der Lues des Gefäßsystems, nach Erkrankung der Gefäßdrüsen (gestörte innere Sekretion, Morbus Basedowii usw.), nach der Einwirkung von Genußmitteln.

Zu den durch innere Sekretion bedingten Tachykardien gehört auch sowohl die im Klimakterium häufig entweder periodisch oder dauernd auftretende, als auch die in der Pubertätszeit beobachtete Tachykardie. Ebenso wie es gelingt, die klimakterischen Beschwerden, darunter auch die klimakterische Tachykardie durch Ovarialsubstanzen günstig zu beeinflussen, so gelingt es auch bisweilen in der Pubertätszeit, die Tachykardie durch Drüsenextrakte zum Verschwinden zu bringen. Bei einem 17jährigen Mädchen, bei dem in der Pubertätsperiode eine schwerere Uterusblutung aufgetreten, sah ich z. B. die erhebliche Tachykardie zugleich mit der Blutung unter der Einwirkung mehrerer Asthmolysininjektionen prompt verschwinden. Die Tachykardie, die man bei den organischen Erkrankungen des Herzens, bei der Endo-, Myo- oder Perikarditis auftreten sieht, ist entweder als eine direkte Wirkung auf das Herz aufzufassen oder sie entsteht indirekt durch Vermittlung von Toxinen auf das Nervensystem. Daß die nach psychischen Erregungen auftretende Tachykardie und die durch

Erschütterung des Zervikalmarks bedingte ihren Angriffspunkt im Gehirn hat, ist selbstverständlich. Der Mechanismus der Vorgänge ist komplizierter.

In manchen Fällen handelt es sich sicherlich um reine Sinustachykardien; diese werden als prognostisch günstig aufgefaßt, in anderen Fällen läßt sich durch das Elektrokardiogramm ein abnormer Reizursprung nachweisen; dann scheint die Prognose ungünstig zu sein. Findet man im Elektrokardiogramm Vorhofsflattern oder auch Flimmern, dann hängt die Prognose von der Zugänglichkeit des Herzens auf entsprechende Behandlung ab. Bei organischen Erkrankungen allgemeiner Art wie z. B. Infektionskrankheiten, Basedow usw. ist eine anhaltende wesentliche Tachykardie prognostisch immer ernst aufzufassen. Bei der terminalen Tachykardie handelt es sich, wie das Elektrokardiogramm ergibt, um ventrikuläre, atrioventrikuläre Tachykardie oder um Vorhofsflattern. Bei alten Leuten sieht man nicht selten entweder paroxysmal oder dauernd eine aurikuläre Tachykardie, die durch eine Sklerose der Koronargefäße bedingt ist. Die paroxysmal auftretende aurikuläre Tachykardie kann sich mit ventrikulärer Extrasystolie verbinden. Für die Praxis folgt daraus, daß das Auftreten von Tachykardie im höheren Lebensalter prognostisch als ein ernsteres Symptom angesprochen werden muß. Selten findet man die Tachykardie mit Hypertonie vereinigt. Besonders bei Frauen, hier offenbar bedingt durch innersekretorische Störungen, sieht man das.

Auch familiär sieht man Tachykardien, d. h. Pulsbeschleunigungen bei den meisten Personen derselben Familie auf 100 und darüber, die kontinuierlich bestehen und unabhängig von der Körpergröße sind.

Praktisch wichtig ist die bei Arbeitern in heißen Fabrikräumen beobachtete Tachykardie, die korrespondierend mit der Erhöhung von Blutdruck und Körperwärme Pulswerte von 100—120 ergab. Dieser Tatsache entsprechen vielleicht auch die Tachykardien in den Tropen und die Tachykardie in heißen Bädern, wenn man die Erhöhung der Außentemperatur hier als wichtigstes Moment in den Vordergrund stellt. Gewerbehygienisch ist von Bedeutung die nach Einatmen von Benzoldämpfen und anderen hochwertigen Kohlenstoffen beobachtete Tachykardie. Besonders bemerkenswert ist aber auch die Feststellung, daß es Menschen gibt, die willkürlich eine Pulsbeschleunigung hervorrufen können, indem sie daran denken.

Die Diagnose (vgl. die Tabelle der Tachykardien S. 510) sollte immer berücksichtigen

1. ob es sich um eine wirkliche Tachykardie handelt, oder ob nur vorübergehend durch besondere Momente die Pulsfrequenz erhöht war,

2. ob es sich um eine Sinustachykardie, d. h. eine gleichmäßige Erhöhung der Frequenz sämtlicher Herzabschnitte oder um eine extrasystolische Tachykardie handelt. Bei der Diagnose ist besonders zu berücksichtigen die familiäre Tachykardie, dann aber auch die in der Absicht zu simulieren durch Genußmittel hervorgerufene.

Therapeutisch kann von Bedeutung sein der Atropinversuch. Wird durch Atropin der Puls nicht verändert, so kann man annehmen, daß eine Vaguslähmung nicht vorliegt.

Zusammenfassung: Die Tachykardie ist ein Symptom, das unter mancherlei Bedingungen entstehen kann und das daher sehr verschieden bewertet werden muß.

Tachykardie kommt vor, hervorgerufen durch körperliche Bewegung und psychische Vorgänge — durch akute Infektionskrankheiten — besonders durch die akuten Entzündungen des Herzens Myo-, Endo- und Perikarditis — infolge von Anämien (perniziöse Anämie) auch nach größeren Blutverlusten — chronischen mit Kachexie einhergehende Erkrankungen — bei allen Veränderungen der inner-sekretorischen Drüsen, besonders der Thyreoidea (Basedow), der Ovarien (Klimakterium) — nach Erschütterungen des Gehirns oder bei Drucksteigerungen im Gehirn.

b) Die Bradykardie.

Begriff. Unter Bradykardie versteht man im allgemeinen eine Verlangsamung der Herzaktion. Diese läßt sich nicht immer einfach folgern aus einer Verlangsamung des Pulses, denn eine solche kann auch vorgetäuscht sein: 1. durch dynamisch unwirksam bleibende Ventrikelkontraktionen (frustrane Kontraktionen), 2. durch völligen Ausfall von einzelnen Ventrikelschlägen, sei es infolge Störung der Überleitung, sei es, weil die Kammer nicht genügend erregbar ist, um auf den anlangenden Reiz anzusprechen. Nicht selten wird eine Bradykardie vorgetäuscht dadurch, daß die Herzaktion bei jedem zweiten Schlage dynamisch unwirksam ist. Dann kann man von einem Bigeminus des Herzens sprechen. Ein langsamer Puls kann zunächst beruhen auf einer Herabsetzung der Frequenz aller Herzschnitte an sich, hierbei ist also die Reizbildung verlangsamt.

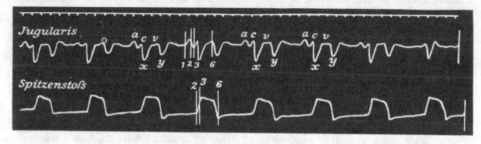

Abb. 43. Echte Bradykardie.
Beteiligung von Vorhof und Kammer (Puls 50 in der Minute). (Nach Mackenzie.)

Die einzelnen Bradykardien. 1. Die Herabsetzung der Frequenz an sich kommt sowohl physiologisch als auch pathologisch vor. Die Bradykardie als habituelle Eigentümlichkeit wird indessen von Krehl angezweifelt. Von anderer Seite wird aber betont, daß hier und da eine Bradykardie bei gesunden Menschen beobachtet ist (Gibson), z. B. hatte Napoleon I. dauernd eine Pulsfrequenz von 40 Schlägen in der Minute. Zu dieser physiologischen Bradykardie gehört auch die bei gesunden Wöchnerinnen stets beobachtete Verminderung der Pulszahl auf 60—44 Schläge. Man führt zu ihrer Entstehung an: Die Vermehrung des arteriellen Drucks nach der Entbindung, die vermehrte Fettresorption und den damit verbundenen vermehrten Fettgehalt des Blutes, die geistige und körperliche Ruhe der Wöchnerin, schließlich die Arbeitsverminderung des Herzens und die Zunahme der Lungenkapazität. Zu der physiologischen Bradykardie gehört auch offenbar die bei Sportsleuten und zwar besonders bei denen, die große Dauerleistungen ausführen, beobachtete dauernde Pulsverlangsamung auf abnorm niedrige Werte in der Ruhe. Im Gegensatz zu diesen sieht man bei denjenigen Sportsleuten, die auf kurze Maximalleistung eingestellt sind, eher eine Pulsfrequenzerhöhung. Zu den pathologisch-physiologischen Beobachtungen gehört die Hungerbradykardie, d. h. die bei hungernden Menschen und Tieren beobachtete Pulsverlangsamung.

Die unter pathologischen Bedingungen beobachteten Bradykardien kann man folgendermaßen einteilen:

a) Die Bradykardie durch Gifte. Hierher gehören die Bradykardien bei Tabak-, Blei- und Kaffeevergiftung, ferner bei Autointoxikation durch Stoffwechselgifte.

Bei der während des Krieges so oft beobachteten Ödemkrankheit, für deren Ursache man Stoffwechselschädigungen besonderer Art festgestellt hat, fanden sich konstant ausgesprochene Bradykardien mit Pulsfrequenz von 40—50, sogar von 30 Schlägen. Im allgemeinen war diese Bradykardie durch Digitalis nicht beeinflußbar. Auf intravenöse Strophantin-Injektion verstärkte sich der Vagusdruckversuch, Atropin subkutan blieb ohne Einfluß. Mit dieser Bradykardie verband sich ein abnorm niedriger Blutdruck d. h. ein Druck von 50/70 mm, Hg. (Schittenhelm und Schlecht, Maase und Zondek).

b) Reflektorisch bedingte Bradykardien. Hier sind zu nennen die bei funktionellen Neurosen, bei Erkrankung des Magen- und Darmkanals, bei Nieren- und Lebererkrankungen beobachteten Pulsverlangsamungen. Wahrscheinlich wirken diese Reizzustände durch Erregung des Vagus reflektorisch auf das Herz (vgl. S. 66).

c) Bradykardien durch Reizung auf das Vaguszentrum, oder lokal durch Druck auf den Vagus bedingt. Hier kann man einreihen die für Hirndruck, Hirntumoren, Meningitis und Erkrankungen des Vagus charakteristischen Pulsverlangsamungen; auch die von Czermak durch Druck auf den Nervus vagus künstlich hervorgerufene Bradykardie. Oft sieht man sehr langsame Sinus-Schlagfolge mit reichlich eingestreuten „escaped beats".

d) Bradykardien, die vorläufig nicht oder nur ungenügend erklärt werden können. Das sind diejenigen Pulsfrequenzherabsetzungen, die man bei Erkrankungen des Herzmuskels, bei Emphysem, bei Arteriosklerose, bei chronischer Myokarditis im Anfangsstadium häufig auftreten sieht. Auch die in der Rekonvaleszenz vieler Erkrankungen schon lange beobachteten Bradykardien sind z. T. in ihrer Entstehungsweise unklar. Mackenzie hat allerdings nachgewiesen, daß diese vielfach durch Überleitungsstörungen bedingt sind. Bei den Infektionskrankheiten z. B. handelt es sich oft nicht um eine absolute Bradykardie, sondern um eine relative, d. h. um eine Differenz zwischen Pulsfrequenz und Fieberhöhe. Hierher gehört die Bradykardie bei Typhus, die im Gegensatz zu der Diphtherie eine echte Bradykardie ist. Bei der Diphtherie wird namentlich (s. Herz und Infektionskrankheiten) die Bradykardie vorgetäuscht zumeist durch frustrane Kontraktion oder Überleitungsstörungen.

e) Bradykardie durch dynamisch unwirksame Ventrikelkontraktion. Wie oben erwähnt kommt diese Bradykardie vor, entweder in einem gewissen Rhythmus, oder regellos. Wenn es sich um rhythmisch auftretenden Ausfall jedes zweiten Pulses handelt, so kann man von einem Herzbigeminus sprechen. Sowohl in diesem Falle wie dann, wenn mehr oder weniger regellos ein Puls infolge dynamisch unwirksamer Ventrikelkontraktion ausfällt, handelt es sich um Extrasystolenbildung, bzw. frustrane Kontraktionen. Diese Erscheinungen können überall da auftreten, wo man überhaupt Extrasystolen erwarten kann, d. h. hauptsächlich als Ausdruck einer erhöhten nervösen Erregbarkeit des Herzens nach psychischen Erregungen, nach Genußgiften, Tabak, Kaffee, nach körperlichen Anstrengungen; dann als Begleitsysteme bei organischen Herzerkrankungen besonders beim Pulsus irregularis perpetuus, seltener bei Überleitungsstörungen (s. S. 92 ff.).

f) Es gibt auch Bradykardien des Pulses, die nicht vorgetäuscht werden durch frustrane Kontraktionen, Überleitungsstörungen und mangelhafte Erregbarkeit des Herzmuskels, die vielmehr bedingt sind durch veränderte Reizbildung bei normaler Reizleitung. Wenn namentlich die Frequenz an normaler Stelle sehr groß wird, kann es vorkommen, daß diese Reize die Kammer treffen dann, wenn der Muskel physiologisch noch unerregbar ist, sich in der refraktären Phase befindet.

g) Bradykardie durch Veränderung der Reizleitung im Reizleitungssystem. Diese Störung kann, wie erwähnt, zustande kommen dadurch, daß der Reiz im Hisschen Bündel während mehrerer aufeinanderfolgender Schläge so sehr verlangsamt wird, daß er schließlich in die refraktäre Phase der Kammermuskulatur fällt und diese ihn nicht mehr erregen kann. Es kommt bei einer Störung dann zu einem periodischen Ausfalle einer Systole. Die Verlangsamung der Reizleitung kann auch nach jeder Systole schon so groß sein, daß es zu einem regelmäßigen Ausfall jeder zweiten Systole kommt. Wenn die Reizleitung im Reizleitungssystem so erschwert ist, daß zeitweise die Reize nicht übergeleitet werden, so ist ebenfalls zeitweiliger Systolenausfall die Folge. Eine besondere Stellung nimmt die Bradykardie infolge völliger Aufhebung der Reizleitung ein. Dabei müßte die Kammer eigentlich stillstehen, weil ja kein Reiz von der Vorkammer mehr zu ihr gelangt. Als Ersatz für den fehlenden Reiz kann sie jetzt selber Reize bilden, automatisch schlagen. Der Kammerautomatismus unterscheidet sich von dem Vorhofs- und Venensinusautomatismus durch die geringere Fähigkeit zur Reizbildung. Statt 60—70 Reizen in der Minute entstehen hierbei 40—30 und selbst noch weniger. Diese Veränderungen der Reizleitungsfähigkeit im Reizleitungssystem können sowohl durch organische Erkrankungen des Systems, wie auch durch ungewöhnliche nervöse Beeinflussung bedingt sein. Die organischen Veränderungen bestehen, wie an anderer Stelle ausgeführt, gewöhnlich in Entzündungserscheinungen, Blutungen, speziell luetischen Erkrankungen, Tumoren u. a. Die nervös bedingten Bradykardien werden gewöhnlich hervorgerufen durch Störungen im Vagus; es ist zweifelhaft, ob durch rein nervöse Einflüsse es zu völliger Reizleitungsunterbrechung kommen kann. Wahrscheinlich gehören stets schon geringfügige Veränderungen im System dazu.

Zusammenfassung. Bradykardien kommen vor:
1. Als Bradycardia vera. Regelmäßiger Abstand aller Pulsperioden, Herabsetzung der Frequenz in sämtlichen Herzabschnitten.
   1. Man sieht dies physiologisch familiär (familiäre Bradykardie) sehr oft bei großen Leuten, bei Wöchnerinnen, bei Sportsleuten.
   2. Man sieht dies pathologisch bedingt durch Gifte (Tabak, Kaffee, Autointoxikation), reflektorisch durch Reizung des Vaguszentrums.
2. Als vorgetäuschte Bradykardie (Pulsbradykardie, keine Herzbradykardie), bedingt durch dynamisch unwirksame Ventrikelkontraktion, frustrane Kontraktionen.
3. Durch Störungen der Reizbildung im Sinne einer Vermehrung an normaler Stelle, aber eines Auftreffens auf den Ventrikel in der refraktären Pause.
4. Durch Verlangsamung innerhalb des Reizleitungssystems,
   a) Erschwerung (Hemmung),
   b) Unterbrechung (Dissoziation).

4. Größenunterschiede des Pulses.

a) Pulsus alternans.

Der Pulsus alternans ist eine Pulsunregelmäßigkeit, die darin besteht, daß abwechselnd einem großen Puls ein kleinerer folgt. Die Abstände der einzelnen Pulse sind im allgemeinen gleich (s. u.) und dadurch unterscheidet sich diese Arhythmie vom Pulsus bigeminus, bei dem auch jedesmal der zweite Puls kleiner ist als der erste, bei dem aber die Abstände wechseln.

Traube hat 1872 den Pulsus alternans beschrieben, aber erst Engelmann betont 1896, daß der typische Pulsus alternans in dem regelmäßigen Abwechseln eines großen und eines kleinen Herzschlages bestehe. Eine genaue

Analyse dieser Arhythmie erfolgte durch Hering, der den Herzalternans von durch Extrasystolen (Bigeminus) bedingtem Pseudoalternans schied. Es kann aber vorkommen, daß ein Herzalternans besteht, ein Pulsus alternans aber nicht in Erscheinung tritt und zwar dann, wenn das Alternieren der Herztätigkeit zu gering ist, um sich im Pulse bemerkbar zu machen, oder wenn beim

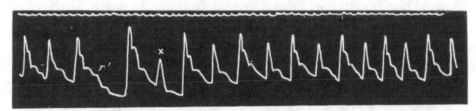

Abb. 44. Pulsus alternans.
Deutlicher nach der langen Pause, welche der Extrasystole r' folgt.
Der zweite Puls nach der Pause (×) erscheint zur normalen Zeit, ist aber bedeutend kleiner.
Fall vorgeschrittener Herzsklerose. (Nach Mackenzie.)

Alternieren des Herzens der kleine Puls vollständig ausfällt, also eine Bradykardie vorgetäuscht wird. Im letzteren Falle wird man auskultatorisch die Diagnose stellen können. Aus dem oben Gesagten ergibt sich, daß die Diagnose nicht immer leicht ist, daß es aber unter Zuhilfenahme des Stethoskops, des Elektrokardiogramms und des Aufschreibens von Herzstoß und Puls immer möglich ist, eine exakte Diagnose durchzuführen. Es ergibt sich aber auch, daß der Alternans sicherlich sehr häufig übersehen wird, weil man sich auf den

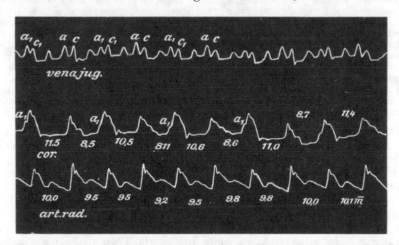

Abb. 45. Pseudoalternans bigeminus durch ventrikuläre Extrasystolen. (Nach F. Volhard.)
Deutliche Vorhofszacke am Herzstoß bei der Extrasystole. Karotiszacke der Extrasystole nach dem rechtläufigen Vorhofspuls verfrüht. Arterienpulse in gleichem Intervall oder mit Verfrühung des kleineren Schlages.

tastenden Finger verläßt, nicht immer gleichzeitig den Puls palpiert und auskultiert und weil man in vielen Fällen eben nur durch das Pulsschreiben die Arhythmie erkennt.

Das Alternieren der Herztätigkeit kann die Vorhofsmuskulatur, die Kammermuskulatur oder beide betreffen; die experimentellen Beobachtungen zeigen wenigstens ein derartiges Verhalten.

Der Pulsus alternans wurde bislang beobachtet vorwiegend bei Männern, bei denen Angina pectoris, Myodegeneratio cordis, Mitralstenose, Digitalisintoxikation oder akute Infektionskrankheiten bestanden. Die Patienten waren gewöhnlich im Alter von 50 Jahren. Bei der Obduktion fand sich eine Degeneration des Myokards, Sklerose der Koronargefäße, Endokarditis der Herzklappen, Herzhypertrophie, Schrumpfnieren. Mackenzie und A. Hoffmann sahen den Alternans auch bei paroxysmaler Tachykardie. Von den bisher beobachteten klinischen Begleitsymptomen ist hervorzuheben, daß nicht selten der Pulsus alternans mit einer Hypertrophie einhergeht, eine Tatsache, die wohl vereinbar ist mit dem experimentellen Befund, wonach der Pulsus alternans bei künstlicher Blutdrucksteigerung auftritt. Man sieht den Pulsus alternans namentlich auftreten in der Agone.

Diagnose und Prognose. Gelegentlich gelingt es den Pulsus alternans mit dem tastenden Finger zu diagnostizieren. Nach Rihl kann sicher die Diagnose gestellt werden nur durch Registrierung des Kardiogramms; denn auch bei einem Bigeminus kann die erzeugende Extrasystole schwächer sein und demgemäß eine schwächere Pulswelle in der Radialis hervorrufen. Diese müßte allerdings entsprechend der Vorzeitigkeit der Extrasystole auch vorzeitig zu fühlen sein, doch kommt es vor, daß die kleinere Pulswelle beim Bigeminus sich langsamer fortpflanzt, wodurch der Unterschied in der Verspätung sehr gering werden kann, um so mehr dann, wenn die erzeugende Extrasystole selbst nur geringe Vorzeitigkeit hat (Pseudoalternans Abb. 45). Daß aber bei demselben Kranken ein typischer Alternans und ein typischer Bigeminus abwechselnd vorkommen können, ist eine Tatsache, die zuerst Edens beobachtet hat.

Anderseits ist zu berücksichtigen, daß nach Rihl auch ein Herzalternans mit Rhythmusstörungen vorkommen kann, bei dem die kleinere Kontraktion nachzeitig fällt. Diese Nachzeitigkeit ist hauptsächlich durch die längere Dauer der Anspannungszeit der Ventrikel auf den kleinen Puls bedingt (R. H. Kahn). Es ist erklärlich, daß in einem solchen Falle es sehr schwer sein kann, trotz guter Pulsgraphik den Pulsus alternans von dem Bigeminus zu unterscheiden, aber eine genaue Analyse des Venenpulses und des Elektrokardiogramm muß die Diagnose sichern. Speziell die Differentialdiagnose gegenüber den von Pan beschriebenen interpolierten Extrasystolen ist mit Hilfe des Venenpulses möglich. Auch die Registrierung des Spitzenstoßes zugleich mit der Registrierung des Pulses an der Radialis zeigt einerseits die regelmäßige Schlagfolge, andererseits das Alternieren der Pulswelle.

Von praktischer Bedeutung ist, daß man den Alternans oft deutlicher fühlen kann, wenn man die Arterie proximal vom untersuchenden Finger leicht komprimiert: Deutlicher wird der Alternans meist bei Frequenzsteigerung. Am Froschherzen konnte Koch nach Abkühlung der Herzspitze erst bei Frequenzzunahme den Alternans hervorrufen. Fast stets ist der Pulsus alternans mit Extrasystolen kombiniert. Praktisch von Wichtigkeit ist auch, daß Digitalis den Pulsus alternans oft verschwinden läßt und zwar ist hierbei die Pulsverlangsamung allein das Wirksame. Relativ selten schlägt auch der Vorhof alternierend, infolgedessen kann man bei einem Pulsus alternans gelegentlich alternierenden Venenpuls beobachten, zumeist ist aber der Venenpuls normal.

Man hätte annehmen können, daß der feine Registrator der Herztätigkeit, das Elektrokardiogramm, den Pulsus alternans in charakteristischer Weise registrieren würde. Das ist aber anscheinend nicht der Fall. Wenigstens konnte A. Hoffmann kein Alternieren im Elektrokardiogramm beobachten und auch Kahn äußert sich dahin, daß es nicht immer gelingt, aus dem Elektrokardiogramm die Diagnose Herzalternans zu stellen. Beobachtet man aber im Elektrokardiogramm ein regelmäßiges Alternieren in den Zacken R und T, so ist man wohl berechtigt, einen Pulsus alternans anzunehmen. Jedenfalls scheint es nach den bisherigen Beobachtungen notwendig zu sein, in jedem Falle mit verschiedenen Ableitungen das Elektrokardiogramm aufzunehmen, da mitunter nur in einer Ableitung das Alternieren zum Ausdruck kommt.

Auskultatorisch kann das Alternieren dadurch zum Ausdruck kommen, daß die starken und schwachen Kontraktionen lauter bzw. leiser werden. Mackenzie und übereinstimmend damit Magnus-Alsleben sahen bei Patienten, bei denen ein lautes systolisches Geräusch über der Aorta bestand, daß das Geräusch bei der schwachen Kontraktion an Intensität deutlich abnahm. Im Gegensatz dazu beobachtete Galli jedesmal bei dem kleineren Puls ein Geräusch über der Herzspitze, das bei den großen Pulsen fehlte. A. Hoffmann konnte in seinem Falle Unterschiede auskultatorisch nicht feststellen. Mackenzie dagegen spricht von einer Ungleichheit der Herztöne und fand diese Differenz besonders deutlich dann, wenn ein musikalisches Geräusch am Herzen vorlag. Romberg hörte bei der schwächeren Kontraktion zuweilen ein Geräusch über der Mitralis.

Vor dem Röntgenschirm konnte A. Hoffmann Unterschiede zwischen der großen und kleinen Herzkontraktion nicht erkennen.

Experimentelles über das Wesen des Alternans. Am Kaltblüterherzen hatte Gaskell 1882 die Beobachtung gemacht, daß sich bei jeder zweiten Kontraktion nur ein Teil der Herzmuskelfasern zusammenziehe, ein anderer nicht. Diese Beobachtung wurde später von Trendelenburg bestätigt, indem dieser feststellte, daß sich bei der kleinen Kontraktion nur an bestimmten Stellen der Herzmuskulatur die Spiegelreflexe der Herzoberfläche änderten. Diese experimentellen Beobachtungen wurden erweitert dadurch, daß es gelang, den Pulsus alternans künstlich durch Digitalis und Glyoxylsäure zu erzielen (Starkenstein). Hering beobachtete bei glyoxylsäurevergifteten Hunden mittels des Engelmannschen Suspensionsverfahrens, daß bei der kleineren Kontraktion gewisse Teile der Kammermuskulatur sich schlechter kontrahierten; daß der Alternans auf eine alternierende Hypo- bzw. Asystolie eines Teiles der Ventrikelmuskulatur beruhe. Es sollen zur Zeit der kleineren Systolie ein Teil der Fasern nicht auf die ankommenden Reize genügend reagieren. Hering hält diese Entstehungsart auch für den Pulsus alternans des Menschen für wahrscheinlich. B. Kisch konnte bei experimentell erzeugtem Alternans, der ohne Veränderungen des Ekgs. einherging, nachweisen, daß gewisse Teile des Herzmuskels keinen Aktionsstrom erzeugten, daß also zum mindesten an diesen Stellen eine vollkommene Asystolie der Muskelfasern vorlag. Hoffmann weist darauf hin, daß man sehr oft den Alternans nach einer Extrasystole auftreten sieht. Der Extrasystole folgt bekanntlich eine verstärkte normale Kontraktion. Diese schädigt infolge ihrer Größe die Kontraktilität des Herzmuskels in so hohem Maße, daß die ihr wieder folgende Systole schwächer ausfällt (vgl. Abb. 44). Ein solches Verhalten des Herzmuskels bei Erschöpfungszuständen ist an und für sich nicht unwahrscheinlich und durch die Versuche von F. B. Hoffmann über hypodyname Zustände gestützt. Die oben erwähnte alternierende Mitralinsuffizienz, d. h. das Auftreten von Geräuschen während der schwächeren Kontraktion spricht andererseits wieder für die Anschauungen Herings von der partiellen und ungenügenden Kontraktion des Herzmuskels.

Nach de Boer bildet der Alternans einen Übergang vom Normalrhythmus mit gleichen Ausschlägen zum halbierten Rhythmus durch das Zusammentreffen mehrerer Veränderungen entstanden. Die Kontraktilität nimmt ab, die Reizleitung durch die Kammer wird verzögert und die Dauer der Refraktärphase nimmt so zu, daß sie sich fast der Dauer einer Sinusperiode nähert. Diese Veränderungen zeigen, daß der metabolische Zustand der Kammer verschlechtert ist und aus diesem Grunde ist die Frequenzhalbierung für das Herz wohl günstiger als der Vollrhythmus.

Einen Unterschied zwischen Alternans der Herztätigkeit und Alternans des Arterienpulses nimmt Kisch an. Ein Herzalternans ohne Pulsalternans kommt dann vor, wenn der Alternans des Herzens zu schwach ist, um sich im Arterienpuls auszudrücken, oder aber, wenn der Alternansschlag frustan ausfällt. Beim Herzalternans kann ein Alternans der Vorhöfe ohne Kammeralternans beobachtet werden und umgekehrt.

Die Prognose des Alternans ist ein umstrittenes Kapitel. Wenckebach hatte früher den Pulsus alternans als Ausdruck herabgesetzter Kontraktilität der Herzmuskelfasern angesehen und ihn demzufolge prognostisch ungünstig beurteilt. Mackenzie kam auf Grund seiner Mortalitätsstatistik der Patienten mit alternierendem Puls ebenfalls zu einer prognostisch sehr ungünstigen

Auffassung, während Wenckebach neuerdings dazu neigt, ihn als weit harmloser zu beurteilen und insbesondere auf Grund der Feststellung, daß 90 % der Fälle von Pulsus alternans eine arterielle Hypertonie haben, Art und Grad dieser Hypertonie für die Prognose als ausschlaggebend ansieht. Zweifellos kann der Pulsus alternans harmlos sein und ist es beispielsweise bei der paroxysmalen Tachykardie sicher, er kann relativ unwichtig sein bei Hypertonien, er kann aber auch im Angina pectoris-Anfall und in Verbindung mit Cheyne - Stokes-schem Atmen, wo insbesondere Mackenzie ihn beobachtete, ein Symptom sein, welches das Versagen des Herzens anzeigt. Die unten stehende Kurve wurde von einem solchen Falle aufgenommen, bei dem bei bestehender Myo-degeneratio cordis mit Hypertonie der letale Ausgang durch das Auftreten von Cheyne - Stokesschem Atmen mit alternierendem Puls eingeleitet wurde. Immerhin ist ein derartiges regelmäßiges Alternieren der Zacken im Elektro-kardiogramm ein recht seltener Befund.

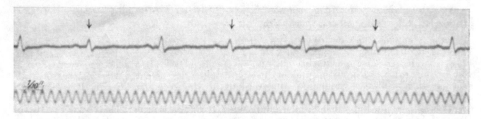

Abb. 46. Herzalternans. Abl. II bei Cheyne-Stokesschem Atmen. (Nach Uhlenbruck.)

Die Therapie des Alternans. Traube hatte schon auf die alternansverstärkende Wirkung der Digitalis aufmerksam gemacht. Starkenstein empfiehlt auf Grund tierexperimen-teller Erfahrungen Chloralhydrat und Chinin, verbietet Digitalis. Mackenzie sah trotz des Auftretens von Alternans unter Digitalismedikation eine Besserung im Zustande seiner Patienten und Romberg spricht sich eher für wie gegen Digitalismedikation aus. v. Tabora sah nach Atropin (1 mg) und Chinin keinen Einfluß auf den Alternans, dagegen eine Besserung bei Anwendung von Kampfer. Münzer hingegen beobachtete nach Chinin (3 mal 0,2) ein Verschwinden des Alternans. Alles in allem kann man sagen, daß der Alter-nans ein seltenes Symptom ist. Es wird immer berechtigt sein mit allen Mitteln zu arbeiten, die die Leistungsfähigkeit des Herzens zu verbessern geeignet sind und sich je nach Lage des Falles dem Mittel zuwenden, das am schnellsten und am besten Erfolg verspricht.

b) Pulsus paradoxus.

Als Pulsus paradoxus hat Kußmaul ein Phänomen bezeichnet, das in einem inspiratorischen Kleinerwerden bzw. Verschwinden des Radialispulses besteht und von ihm an einem Patienten mit Mediastinoperikarditis beobachtet wurde. Diese Irregularität der Pulsfüllung ist aber offenbar ein weit komplexeres Symptom, als lediglich ein pathognomonisches Zeichen der Perikarditis. Schon beim Gesunden läßt sich dadurch, daß der Schultergürtel durch Anklammern der Hände unter den Sitz fixiert wird und dann eine tiefe Inspiration ausgeführt wird, der Radialispuls in der Inspiration fast völlig zum Schwinden bringen. Der Grund liegt in der Kompression der Arteria subclavia zwischen dem sich inspiratorisch hebenden Brustkorb und dem Schultergürtel. Thoraxdefor-mationen, Tumoren, Narben, aber auch lediglich besondere Haltungen können auf diese Weise zum Pulsus paradoxus führen, den Wenckebach als die extra-thorakal bedingte Form des Pulsus paradoxus von Hoppe abtrennt. Wenn ich Wenckebach bzw. seinem Schüler van der Mandele weiter folge, so würde der dynamisch bedingte Pulsus paradoxus scharf abzutrennen sein: Der inspiratorisch im Thorax erzeugte negative Druck saugt Blut in den

Thorax ein und verhindert die Entleerung der Venen nach dem Herzen, des Herzens in das Arteriensystem und dieses um so mehr, wenn etwa der Lufteintritt in die Lunge behindert ist — daher der Pulsus paradoxus beim Krupp —, wenn das Herz atonisch ist, wenn die Aortenwand schlaff ist. Im Sphygmogramm sinkt inspiratorisch das Niveau, die Halsvenen schwellen inspiratorisch ab. Der eigentliche Kußmaulsche Pulsus paradoxus ist der mechanisch bedingte Pulsus paradoxus. In solchen Fällen von exsudativer Perikarditis oder adhäsiver Mediastinoperikarditis ist das Symptom zwar nicht konstant, aber bei seinem Auftreten diagnostisch wichtig. Es handelt sich dabei um Herzen, die schon auf Grund ihrer Einmauerung im Narbengewebe unter sehr ungünstigen Verhältnissen arbeiten und bei denen der inspiratorisch ausgeübte Zug nicht durch seine dynamische Saugwirkung, sondern durch seine mechanische Zugwirkung die Bedingungen der Herztätigkeit weiterhin so verschlechtert, daß das inspiratorische Verschwinden des Radialispulses auftritt. Dabei schwillt die Vena jugularis inspiratorisch an. Ob man neben den genannten Formen noch einen Pulsus paradoxus annehmen muß, der durch erhöhte Labilität des Gefäßsystems, besonders bei nervösen jungen Leuten auftritt, ob man mit Curschmann bei chlorotischen Mädchen, bei Leuten mit Habitus asthenicus, ausgeprägter kostaler Atmung, Hypotension einen konstitutionell bedingten Pulsus paradoxus annehmen soll, mag dahingestellt bleiben. Differentialdiagnostisch sei darauf hingewiesen, daß man die Fälle respiratorischer Arhythmie, die inspiratorisch mit starker Pulsbeschleunigung und damit Pulsverkleinerung einhergehen, nicht mit dem Pulsus paradoxus verwechseln darf und diese Verwechslung nach van der Mandele dadurch ausschließen kann, daß beim echten Pulsus paradoxus die Grundlinie des Sphygmogramms inspiratorisch mit dem Kleinerwerden der Pulse absinkt, bei der respiratorischen Arhythmie dagegen die Grundlinie ansteigt.

c) Pulsus differens.

Edens zitiert aus Hallers Elementa physiologiae 1778 den Satz: „huc forte referas pulsum in una manu maximum, qui in altera non percipiatur". Es handelt sich also um eine Inäqualität des Pulses beider Radialarterien. Vorgetäuscht werden kann eine solche Inäqualität durch anatomische Veränderungen des Verlaufs einer Radialis, insbesondere durch eine abnorm hohe Teilung der Arteria radialis auf einer Seite. Ist das nicht der Fall, so ist der Pulsus differens immerhin ein diagnostisch wichtiges Symptom. Am häufigsten trifft man ihn bei Aneurysmen des Arcus aortae, die die abgehenden großen Gefäße, also Arteria anonyma bzw. subclavia sinistra, komprimieren oder zerren. Meist ist der Puls nicht nur auf einer Seite kleiner, sondern auch weicher und sehr oft verspätet eintreffend. Daraus das Aneurysma zu lokalisieren, ist indes kaum möglich. Corvisart fand den Pulsus differens auch bei Geschwülsten, die die Gefäße komprimieren. Es ist klar, daß jede einseitige Verengerung der Gefäßabgänge einen Pulsus differens hervorrufen muß.

Pal beschreibt eine zerebrale Form des Pulsus differens, dessen Ursache nicht in einer Einengung der Blutstrombahn auf einer Seite, sondern in zerebral bedingten Tonusänderungen der Gefäßwand gelegen ist. Dieser Pulsus differens wird bei Hämorrhagien und Embolie im Bereich der Capsula interna und des Corpus striatum beobachtet und kann entweder durch eine kontralaterale arterielle Hypertonie als Reizsymptom oder häufiger Hypotonie als Lähmungssymptom hervorgerufen sein. Er bietet unter Umständen diagnostische und prognostische Anhaltspunkte.

5. Die paroxysmale Tachykardie.

Begriff. Unter paroxysmaler Tachykardie versteht man eine anfallsweise auftretende exzessive Pulsbeschleunigung auf 200 und mehr, die mit besonderen Symptomen einhergeht, meistens plötzlich beginnt und plötzlich endigt. Der Symptomenkomplex dieser Tachykardie ist ein so umschriebener, daß man wohl berechtigt ist, sie als eine besondere Art von Herzstörung abzugrenzen. Die Anfälle können minuten- oder stundenlang dauern und sind bisher beobachtet bei Patienten von 15—50 Jahren.

Diese paroxysmalen Anfälle sind differentialdiagnostisch zu unterscheiden von Herzbeschleunigung, wie sie anfallsweise bei nervösen und anderen Erkrankungen zuweilen vorkommen. Charakteristisch für die paroxysmale Tachykardie ist der ganz plötzliche Anfang und das meist ebenso plötzliche Aufhören des Anfalls. Ebenso unterscheidet sich die Tachykardie durch die sonst nicht in diesem Grade gesteigerte Frequenz.

Die ätiologisch in Betracht kommenden Komponenten gruppiert A. Hoffmann in seiner Monographie über die Tachykardie folgendermaßen:

a) Heredität,
b) nervöse Erkrankung,
c) Aufregung und Schreck,
d) organische Erkrankung des Zentralnervensystems,
e) Gifte, schwächende Momente, chronische und Infektionskrankheiten,
f) Erkrankungen der Abdominalorgane,
g) Überanstrengung,
h) mit Herzkrankheiten komplizierte Fälle,
i) unbekannte Ursachen.

Die wichtigsten Grundkrankheiten sind die organischen Herzkrankheiten, insbesondere die Koronarsklerose, auch die Lues des Herzens, die organischen Erkrankungen des Zentralnervensystems, besonders die Hirnsyphilis, und die organischen Erkrankungen der Abdominalorgane. Auch während der Geburt ist die paroxysmale Tachykardie beobachtet worden. Man würde hier an die Möglichkeit einer Blutung in das Reizleitungssystem denken können. Martinez betont die Beziehungen des Auftretens der paroxysmalen Tachykardie zur Pubertät und Menopause bei weiblichen Patienten. Auffallend oft, in 75%, fand er Störungen der endokrinen Drüsen, insbesondere der Schilddrüsenfunktion. Er findet in 35% Erkrankung der Aorta, in 27% organische Erkrankung des Herzens, während Willius bei 75% seiner Fälle Veränderungen am Herzen (Myodegeneratio, Aorten- oder Koronarerkrankungen) feststellen konnte. Am häufigsten aber scheint dieses Symptom auf rein nervöser Basis sich zu entwickeln.

Lewis hat neuerdings berichtet über Tachykardie ventrikulären Ursprungs, die er beim Tier (Hund) durch Koronararterienverschluß erzeugen konnte. Kurze Zeit nach Unterbindung namentlich der rechten Koronararterie treten zuerst ganz vereinzelte Extrasystolen der Kammern auf, diese folgen sich bald in immer kürzerer Zwischenpause, häufen sich, es kommt schließlich zur Gruppenbildung von 2, 3—4. Während der ganzen Zeit schlägt der Vorhof ganz gleichmäßig in seinem alten Rhythmus. Erst wenn die Extrasystolengruppen auf Reihen von 7—10 Einzelkontraktionen angestiegen sind, wird der Vorhofsrhythmus gestört, indem die Extrasystolen der Kammern rückläufig Vorhofssystolen auslösen. Damit beginnt der Anfall, der also in der Bildung von ventrikulären Extrasystolen besteht, die rückläufig auch die Vorhöfe erregen. Diese Rückleitung erfolgt, wie man sieht, mit einer gewissen Schwierigkeit, erst wenn die Extrasystolen ziemlich zahlreich geworden sind. Aber auch selbst im Anfalle kommt es vor, daß manche ventrikuläre Extrasystolen nicht auf den Vorhof übergeleitet werden: Rückläufige Reizleitungshemmung. Ein solcher Anfall endet plötzlich, dem letzten Schlag folgt eine längere Pause, die sich als kompensatorische erweist. Sie ist dementsprechend wechselnd lang, je nachdem, in welche Phase der Vorhofstätigkeit die letzte Ventrikelkontraktion fällt. Nach Lewis gibt es Anfälle von paroxysmaler Tachykardie beim Menschen, die ganz ähnlich wie die experimentell erzeugten verlaufen. Sie dauern nur kurze Zeit und werden sehr selten beobachtet. Lewis glaubt, daß klinisch häufiger die Vorhofstachykardien vorkommen, die als aurikuläre Extrasystolenbildung zu deuten sind, oft nur kurz dauern, aber auch zu langen Anfällen führen.

Das Hauptsymptom ist der anfallsweise beschleunigte Puls. Analysiert man diese Beschleunigung näher, so findet man, daß sie bedingt ist durch verschiedene Störungen der Herztätigkeit. In dem einen Falle ist der Ablauf der Kontraktion der einzelnen Herzabschnitte unverändert, dann handelt es sich wohl um reine Vermehrung der von normaler Stelle ausgehenden Reize. In anderen Fällen kommt die Häufigkeit der Pulse durch das Auftreten von Extrasystolen zustande, und zwar können diese aurikuläre, ventrikuläre und atrioventrikuläre sein. Z. B. kann im Anschluß an eine gewöhnliche Vorhofssystole, wenn diese nach einer längeren Pause bei einer Extrasystole oder bei Reizleitungsstörungen auftritt, eine paroxysmale Tachykardie entstehen. Nach einer solchen ist die Dauer der Systole verlängert, der nächste Sinusreiz kann dann sogleich nach Ablauf des Refraktärstadiums die Kammer treffen und eine Tachykardie oder auch Flimmern auslösen.

Insbesondere hat Mackenzie die Ansicht vertreten, daß bei der paroxysmalen Tachykardie die Bildung der Herzreize in der Gegend des Knotens erfolge. Sicher trifft dies nicht für alle Fälle zu, scheint aber in der Tat am häufigsten zu sein. Gallavardin, Gravier und Veil fanden in 16 Fällen von paroxysmaler Tachykardie bei 15 Fällen einen supraventrikulären Ursprung und nur einmal ventrikuläre Entstehung der Reize, bei der als Typ Bouveret bezeichneten Form der paroxysmalen Tachykardie. Hering hat freilich experimentell gezeigt, daß durch Akzeleransreizung bei Tieren, deren Vagustonus durch Dyspnoe oder Morphium erhöht war, atrioventrikuläre Tachykardie, ausgehend vom Knoten, auftrat. Diese Anfälle, die wie bei der echten paroxysmalen Tachykardie des Menschen unvermittelt auftraten und ebenso plötzlich aufhörten, konnten durch starke Vagusreizung beseitigt werden. Dieser Effekt entspricht dem Einfluß, den Vagusdruck bzw. Vagusreizung durch den Valsalvaschen Versuch auf die Anfälle beim Menschen haben können. Die Versuche erklären auch den Einfluß nervöser Momente bei der Entstehung und der Kupierung der Anfälle. Gelegentlich beobachtet man Vorhofsflimmern. Daß hierbei gehäufte Reizbildung in den Vorhöfen auftritt, ist erklärlich, wie auch die Ventrikel in beschleunigtem Rhythmus schlagen. Wie schon erwähnt, hat Fredericq zuerst gezeigt, daß künstliche Erzeugung von Vorhofsflimmern zuweilen paroxysmale Tachykardie der Ventrikel zur Folge hat. Diese Art der paroxysmalen Tachykardie scheint in naher Beziehung zu stehen zu dem Pulsus irregularis perpetuus mit Vorhofsflimmern. Bei diesem werden unregelmäßig beschleunigte, bei jenen regelmäßig beschleunigte Reize gebildet und den Kammern übertragen. Es ist klar, daß diese beiden Arten von Rhythmusstörungen ineinander übergehen können, wie A. Hoffmann betont. Interessant ist, daß Hoffmann während eines Anfalles von paroxysmaler Tachykardie durch Druck auf den Vagus und tiefes Atemholen die Pulse zeitweilig verlangsamen konnte und dann jedesmal im Elektrokardiogramm eine Vorhofszacke an normaler Stelle auftreten sah, während sie vorher fehlte. (Diese Beobachtung korrespondiert mit den schon erwähnten Versuchen von Hering, der durch Vagusreizung Vorhofsflimmern erzeugen konnte.) In allen Fällen muß man annehmen, daß eine Tachykardie nur dann möglich ist, wenn der Herzmuskel sehr erregbar ist, und so auf die zahlreichen Reize immer ansprechen kann. Die refraktäre Phase muß sehr verringert sein.

Dieser Entstehungsursache entsprechend hat man die Tachykardie eingeteilt: 1. in atrioventrikuläre (Reizursprung im Hisschen Bündel), 2. ventrikuläre (Reizursprung am Stamm oder in den Schenkeln des Reizleitungssystems), 3. aurikuläre (Reizursprung im Keith-Flackschen Knoten). Brury beschreibt

einen Fall von paroxysmaler Tachykardie mit Wechselrhythmus: Reizursprungsort ist der A.-V.-Knoten, der Vorhof und Kammer zur Kontraktion bringt.
Daneben besteht eine Überleitungsstörung im Hisschen Bündel so, daß in bestimmten Intervallen ein nomotoper vom Vorhof ausgehender Reiz mit folgender
Ventrikelkontraktur einfällt.

Experimentell ist die paroxysmale Tachykardie neuerdings von de Boer in Angriff
genommen worden. Aus Versuchen an Froschherzen zeigt de Boer, daß eine kreisende
Welle folgenden Weg einschlagen kann: Kammer, Bulbus, Kammer, Vorhof, Kammer.
Auch vom Vorhof aus kann die Welle in folgender Weise weiter laufen: Vorhof, Kammer
(der Reiz erregt nur an einer zirkumskripten Stelle) und läuft zurück zum Vorhof. Eine
paroxysmale Tachykardie kann beendet werden, wenn man dieser kreisenden Erregungswelle eine Kontraktionswelle in umgekehrter Richtung entgegen schickt. Interessant ist
diese Erklärung besonders deshalb, weil sie in einer einfachen Weise dartut, wie wenigstens
in der ersten Form auf eine Vorhofskontraktion zwei Kammerschläge kommen.

Symptomatologie. Subjektive Beschwerden: In der Regel haben die
Patienten die Empfindung eines stark flatternden Herzklopfens, gelegentlich
daneben eigentümliche Sensationen in der Herzgegend, die als Angst- oder Druckgefühl bezeichnet werden; oft fehlen jegliche subjektive Symptome, dann tritt
im Anfall nur die Pulsbeschleunigung auf. Neben den lokalen Beschwerden
klagen einige Patienten über Mattigkeit, Kopfschmerzen, Schwindelgefühl,
Ohrensausen, Kurzatmigkeit und unbestimmte ziehende Schmerzen in den
Extremitäten, besonders in den Beinen. Nicht selten hört man die Angabe,
daß im Liegen sich die Beschwerden steigern, im Sitzen sie am geringsten sind.
Sowohl Anfang wie Ende des Anfalls werden häufig von unangenehmen subjektiven Sensationen begleitet; bemerkenswert ist, daß manche Patienten das
Aufhören des Anfalls, den Übergang zu normaler Herztätigkeit, als die unan-
genehmste Empfindung vom ganzen Anfalle hinstellen.

Objektiver Befund. Die Pulsfrequenz beträgt im Anfall meistens etwa
200. A. Hoffmann gibt eine Frequenzsteigerung von 150—300 an. Mackenzie
betont dagegen, nie Fälle gesehen zu haben, bei denen eine Frequenzerhöhung
auf 300 auch nur annähernd erreicht wurde. Im Gegensatz zu Mackenzie
liegen aber viele einwandsfrei beobachtete Fälle vor, bei denen im Anfall die
Pulsfrequenzerhöhung etwa 250 betrug, z. B. die Beobachtung von Moon, der
in zwei Fällen Frequenzerhöhungen von 224—240 fand.

Der Puls ist in der Mehrzahl der Fälle klein und weich, oft nicht zu zählen,
manchmal arhythmisch, gelegentlich z. B. in einem von Nothnagel beschriebenen Fall stark gespannt. Im Beginn des Anfalls sah A. Hoffmann oft einen
Pulsus alternans auftreten.

Über das Elektrokardiogramm bei der paroxysmalen Tachykardie siehe S. 107.

Der Blutdruck scheint meist normal, gelegentlich aber auch etwas erniedrigt
zu sein (Pal). Der systolische Druck kann auch nennenswert sinken, der diastolische zugleich ansteigen, der Pulsdruck daher klein werden, so klein, daß er
z. B. in einem Falle von Levine nur 8 mm betrug.

Die Größe des Herzens im Anfall scheint nach den bisherigen Untersuchungen
sehr verschieden zu sein, gewöhnlich dürfte die Herzgröße unverändert sein,
gelegentlich ist sie entschieden kleiner und macht, wie im Röntgenbild von
Dietlen, A. Hoffmann und Th. Groedel beobachtet werden konnte, weniger
ausgiebige Kontraktion. Daß im Anfall auch eine erhebliche Erweiterung auftreten kann, wurde von Martius, Hochhaus, Freyhan u. a. betont. Auch
Romberg bildet in seinem Lehrbuch ein Orthodiagramm ab mit einer Erweiterung des Vorhofs um 1 cm.

Die Herztöne sind rein, die normalen auskultatorischen Differenzen zwischen
dem ersten und zweiten Ton verschwinden (Embryokardie); waren vorher endo
kardiale Geräusche vorhanden, so sind sie im Anfalle bisweilen nicht mehr

nachweisbar. Mitunter ist während des Anfalls ein schabendes Geräusch beobachtet worden. Da es vor und nach dem Anfalle fehlte, kann man es nicht als ein perikardiales auffassen. Nach Jürgensen soll es ein Muskelgeräusch sein, bedingt durch die Veränderung des Muskeltones im Herzen.

Anderweitige Symptome. Gelegentlich, besonders bei häufigen und lange dauernden Anfällen, besteht eine mehr oder weniger ausgesprochene Dyspnoe ohne objektive Erscheinungen über der Lunge. Riegek sah in mehreren Fällen im Anfalle starken Tiefstand der Lungengrenzen sich entwickeln mit gleichzeitigem Kleinerwerden der absoluten Dämpfung. Die Halsvenen sind mehr geschwollen, pulsieren stark, daneben sieht man fast stets eine Schwellung der Leber und gelegentlich Ödeme der unteren Extremitäten bzw. Aszites und endlich noch Albuminurie. Diese letzteren Symptome gehen nicht mit dem Aufhören des Anfalls zurück, sondern zumeist einige Tage später. Mehrfach ist während des Anfalls Polyurie beobachtet worden. A. Hoffmann beobachtete sie in allen seinen Fällen.

Interessant ist, daß bisweilen ein Temperaturanstieg bis 38⁰ und eine Leukozytose bis zu 20 000 Leukozyten beobachtet wurde (Levine).

Komplikationen. Zu den an den inneren Organen gefundenen organischen Erkrankungen gehören in erster Linie Mitralinsuffizienz und Aorteninsuffizienz, dann Aneurysmen, ferner durch Infektionskrankheiten bedingte Myokarditiden, Anämie, allgemeine Neurasthenie. Auffällig häufig sah man die Anfälle bei Patienten, die zugleich an Störungen der Abdominalorgane, besonders des Magen-Darmkanals, litten.

Verlauf. Es sind vereinzelt gebliebene Anfälle paroxysmaler Tachykardie beobachtet worden, die sich nicht wiederholten, zumeist jedoch haben die Patienten, wenn sie zum Arzt kommen, schon mehrere Anfälle durchgemacht. Aus den längere Zeit hindurch beobachteten Fällen geht hervor, daß in der Regel die Anfälle allmählich länger und subjektiv unangenehmer werden, daß mit jeder neuen Attacke die Disposition gesteigert wird; bei längerem Bestehen entwickeln sich meistens Zeichen von Herzinsuffizienz. Schwangerschaft, inkurrente, besonders fieberhafte Erkrankungen, Narkosen scheinen nicht günstig auf die Anfälle zu wirken. Andererseits scheint ruhiges Leben, Enthaltsamkeit von Genußmitteln ihre Häufigkeit herabzusetzen. Als veranlassende Momente werden angegeben: Gemütserregungen, körperliche und geistige Anstrengungen, rasche Bewegungen, Eintritt in die Menses, Blutungen, allgemein schwächende Erkrankungen. Häufig haben die Patienten schon vorher an Herzklopfen gelitten und die bisherigen Anfälle kaum beobachtet.

A. Hoffmann betont besonders, daß man bei Leuten mit Tachykardie sehr oft eine abnorme Beweglichkeit des Herzens konstatieren kann; es ist möglich, daß die durch rasche Bewegungen bewirkten Zerrungen solcher Herzen die plötzliche Steigerung der Pulsfrequenz auslösen können.

Ich habe bei einem 60jährigen Manne typische Anfälle paroxysmaler Tachykardie beobachtet, die seit dem 28. Lebensjahre bestanden und etwa 10—20 mal jährlich auftraten. Der Patient gab an, daß bei der überwiegenden Mehrzahl der Anfälle es ihm gelungen sei, den Anfall nach wenigen Minuten durch das Einnehmen eines Brausepulvers zu kupieren. Zeichen irgendwelcher organischen Erkrankungen am Herzen fanden sich nicht.

Bei einem anderen von mir beobachteten Fall handelt es sich um typische Anfälle, die bei einer 32jährigen Frau, seit 6 Jahren bestanden, mit verschieden großen Intervallen sich wiederholten. Die Frau starb in einem Anfall, nachdem sich ungefähr seit Jahresfrist gelegentlich Zeichen von Herzinsuffizienz ausgebildet hatten. Da mit 18 Jahren eine Lues akquiriert worden, der Wassermann im Blut stark positiv war, war vielleicht die Annahme einer Lues des Reizleitungssystems berechtigt.

Prognose. Die Prognose ist bei der Möglichkeit einer Wiederholung in jedem Falle unsicher; quoad vitam ist sie im Einzelfalle fast immer eine gute, allerdings kann der Anfall in Ausnahmefällen in eine tödliche Herzinsuffizienz übergehen (Krehl).

Die ventrikuläre Tachykardie ist prognostisch ungünstiger als die aurikuläre. Erstere kann durch Übergang im Kammerflimmern plötzlichen Tod herbeiführen. Hinsichtlich der Prognose ist die Statistik von Willius und Barnes über 102 Fälle von paroxysmaler Tachykardie bedeutsam, da bei den Fällen von paroxysmaler Tachykardie, die ohne erkennbaren organischen Herzbefund auftraten, eine Mortalität von $10^0/_0$ fanden, gegenüber $42^0/_0$ bei solchen Patienten, bei denen Aorten- oder Koronarerkrankungen oder Endokarditiden bestanden.

Gallaverdin (Contribution à la l'étude de la myocardite rheumatismale, Lyon médic. Tome 11. 1908) untersuchte anatomisch einen Fall, der klinisch ausgezeichnet war durch täglich mehrere Anfälle mit 240 Pulsschlägen, und fand interstitielle Myokarditis. Der Patient starb im Anfalle ohne Insuffizienzerscheinung.

Therapie. Wie schon erwähnt, kann ein ruhiges regelmäßiges Leben, Enthaltung von Genußmitteln, vorsichtiges allgemeines Abhärten imstande sein, die Häufigkeit der Anfälle herabzusetzen. Die Tatsache, daß es möglich ist, psychisch den Einzelfall zu kupieren oder durch eine indifferente Arznei (Klemperer) dasselbe zu erreichen wie vorher durch ein Digitalisinfus, sprechen dafür, daß vielleicht bei manchen im Anfall wirksamen Mitteln die suggestive Wirkung eine Rolle spielt.

Tiefe Inspiration, der Valsalvasche Versuch (Aug. Hoffmann), Druck auf das Abdomen (v. Dusch), den Bulbus oculi, den Nervus supraorbitalis, die Ovarien (Brieger) oder auf den Vagus (Czermak, Quincke) können den einzelnen Anfall zum Verschwinden bringen (s. Elektrokardiogramm auf S. 107).

Das Kupieren erfolgt dann zum Teil durch Vermittlung eines zweiten Nerven, z. B. des Trigeminus über den Vagus. Von den medikamentösen Mitteln sind empfohlen worden Amylnitrit, Belladonna in großen Dosen, Chinin, Chloralhydrat, Kampfer und anderes. Ferner empfiehlt sich im Anfall eine Eisblase auf das Herz zu legen oder einen Äther-Spray in den Nacken zu machen. Neuerdings wird zur Behandlung der paroxysmalen Tachykardie von Stepp und Schliephake das Cholin (Merck) empfohlen. In der Dosierung von 0,025 bis 0,03 g intravenös scheint es das beste Mittel im tachykardischen Anfall zu sein. Die Wirkung greift am Vagus an und kann zu Überleitungsstörungen führen.

III. Untersuchungsmethoden.

A. Inspektion.

Bei allen Erkrankungen des Kreislaufes ist es notwendig, auch die allgemeinen Verhältnisse zu berücksichtigen, d. h. Haut und Hautfarbe, Thoraxformation, Körpergröße usw. Von diesen Allgemeinsymptomen ist wichtig die Farbe der Haut, weil sich in dieser oft Stauungszustände durch eine mehr oder weniger ausgesprochene Zyanose bestimmter Bezirke oder durch ein subikterisches Hautkolorit erkennen lassen. Auch die Elastizität der Haut ist zu berücksichtigen. Ein welker Gesichtsausdruck sowohl, wie leichte Ödeme können unter Umständen für die Auffassung des gesamten Krankheitsbildes, speziell für die Prognose und Therapie von entscheidender Bedeutung sein. Auch die Körpergröße ist, da die Größe des Herzens für die Diagnose eine Rolle spielen kann und diese abhängig ist von der Körpergröße, in Betracht zu ziehen. Daneben dürfen Veränderungen der Wirbelsäule nicht übersehen werden, weil diese erfahrungsgemäß oft sich mit Herzbeschwerden kombinieren. Hat man sich auf diese Weise einen allgemeinen Überblick verschafft, so wendet man sich zur genaueren Untersuchung des Herzgegend. In erster Linie hat man hier sein Augenmerk zu richten auf Deformationen des Thorax in der Herzgegend und auf Lage und Ausdehnung des Spitzenstoßes. Die breit sichtbare Tätigkeit des Herzens, nicht allein in der Gegend des Spitzenstoßes, sondern auch in den darübergelegenen Interkostalräumen, kann diagnostisch von Bedeutung sein. Lokale Einziehungen sind für die Diagnose Perikarditis verwertbar. Die Berücksichtigung der Thoraxform und der Atmung ist auch bei Herzkranken nicht gleichgültig, speziell z. B. wird sie bei der häufigen Kombination von Emphysem mit Herzbeschwerden Bedeutung haben können, andererseits können lokale intensive Vorwölbungen, die man bekanntlich als voussure oder Herzbuckel bezeichnet, auf das schon im Kindesalter entstandene Herzleiden hindeuten. Erweiterte obere geschlängelte Gefäße, die z. B. auf der Thoraxwand vorhanden sein und auf die Kompression der Vena cava hindeuten können, sind wichtige Anhaltspunkte. Auch die Schlängelung der Arterien (Arteriosklerose) in der Temporalgegend oder an der Innenseite des Oberarmes, das starke Pulsieren (Aorteninsuffizienz) der normalen sichtbaren Arterien soll beobachtet werden. Diese kurzen Bemerkungen mögen genügen, um anzudeuten, daß die Inspektion schon gewisse Richtlinien für die Diagnose geben kann.

B. Palpation.

Die Betastung des Spitzenstoßes wird sich der Inspektion unmittelbar anschließen. Man kann oft durch die Palpation sich schnell und besser über die Ausdehnung des Spitzenstoßes informieren. Die Fixierung des Spitzenstoßes ist auch heute noch von einer gewissen Bedeutung, weil daraus Rückschlüsse auf die Größe des Herzens möglich sind und weil

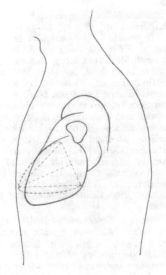

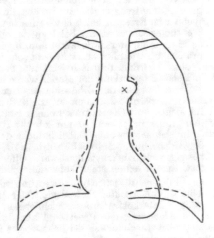

Abb. 47. Schematische Darstellung des Spitzenstoßes. (Nach R. Staehelin.)

Abb. 48. Röntgenogramm eines 56j. ♂ mit Enteroptose. Punktierte Linie zeigt Haltung der Organe nach Anlegung einer Glénardschen Bauchbinde. (Nach Wenckebach.)

jedenfalls diese Fixierung die Perkussion wesentlich unterstützt. Zu berücksichtigen ist allerdings, daß auch normalerweise der Spitzenstoß sehr intensiv sein kann, besonders bei mageren Leuten, ohne daß man eine pathologisch veränderte Herztätigkeit annehmen dürfte. Der Spitzenstoß befindet sich allgemein bei Erwachsenen im 5. Interkostalraum 1—2 cm einwärts von der Mamillarlinie. Er ist durchschnittlich etwa 1—2 cm breit palpierbar. Bei Kindern ist der Spitzenstoß gewöhnlich im 4. Interkostalraum am deutlichsten fühlbar und bis zum 4. oder 5. Lebensalter außerhalb der Mamillarlinie gelegen. Daß er beim Vorwärtsbeugen des Patienten stets besser fühlbar ist als bei Rückenlage, kann wichtig sein. Bei paralytischem Thorax und beim Emphysem ist der Spitzenstoß oft in der Paramamillarlinie oft im 6. Interkostalraum fühlbar. Alles in allem kann man also sagen, daß die Lage sehr variiert, abhängig von der Lage des Herzens und abhängig von der Wand des Thorax. Durch die neueren Untersuchungen mit Röntgenstrahlen hat man festgestellt, daß die als Spitzenstoß bezeichnete Stelle im allgemeinen nie der Herzspitze entspricht, sondern oberhalb derselben gelegen ist. Obwohl es also richtiger wäre, von einem Herzstoß und nicht von einem Spitzenstoß zu sprechen, mag die alte Bezeichnung unter Berücksichtigung der röntgenologischen Ergebnisse beibehalten werden. Über das Zustandekommen des Spitzenstoßes oder des Herzstoßes sind die verschiedensten Theorien aufgestellt worden, am meisten anerkannt ist immer noch die Theorie von Ludwig, der eine hebelartige Erhebung der Herzspitze annahm, bedingt durch die Formveränderung des Herzens in der Brusthöhle (s. Abb. 47).

Der Spitzenstoß muß sich nach unten verlagern in allen den Fällen, in denen entweder von oben her das Herz nach unten gedrängt wird, z. B. durch Mediastinaltumoren, Aneurysmen, oder dadurch, daß das Zwerchfell tiefer tritt wie beim Lungenemphysem, Enteroptose (Abb. 48) u. a. Auch bei den Herzklappenfehlern, bei denen eine Hypertrophie und Dilatation des linken Ventrikels stattfindet, ist diese gewöhnlich mit einer Verlagerung des Spitzenstoßes nach unten verbunden, am häufigsten bei der Aorteninsuffizienz, oft aber auch bei der Mitralinsuffizienz. Eine Verlagerung nach oben kann bedingt sein durch Hochdrängen des Zwerchfells (Aszites, Meteorismus, Tumoren im Abdomen, Gravidität), durch Zug nach oben bei pleuritischen Verwachsungen. Eine Verlagerung des Spitzenstoßes nach außen kommt zustande bei rechtsseitigem Pleuraexsudat oder Pneumothorax, durch Verziehung nach links, wenn Adhäsionen nach einer linksseitigen Pleuritis zurückblieben, gelegentlich bei perikardialem Exsudat, dann bei Dilatation und Hypertrophie des linken Ventrikels (Mitralinsuffizienz, Aorteninsuffizienz). Eine Verlagerung nach rechts wird ausgelöst bei Verdrängung des Herzens infolge linksseitiger Pleuritis oder linksseitigem Pneumothorax, bei Verziehung nach rechts infolge Adhäsionen (abgelaufenes Exsudat), bei angeborener Dextrokardie.

Wie schon erwähnt, kann die Intensität des Spitzenstoßes diagnostisch von Bedeutung sein. Man darf hier wohl Ausdehnung identifizieren mit Stärke, da gewöhnlich beide korrespondieren. Der Spitzenstoß ist verstärkt, wie erwähnt, physiologisch bei nach vorn gebeugter aufrechter Haltung und bei linker Seitenlage. Er ist vorübergehend verstärkt bei psychischen Erregungen, tachykardischen Anfällen, nach forcierten Körperbewegungen. Er ist pathologisch verstärkt bei Hypertrophie des linken Ventrikels, bei allen Prozessen, die das Herz mehr der Brustwand andrängen (Mediastinaltumoren, Pleuritis, im Fieber). Er kann außergewöhnlich stark hebend sein bei Aorteninsuffizienz und beim Morbus Basedowii. Man darf den Begriff hebend nur dann identifizieren mit Herzhypertrophie, wenn der Spitzenstoß außerhalb der Mamillarlinie und auf Druck und Gegendruck außergewöhnlich resistent ist. Bei der Dilatation des Herzens ohne wesentliche Hypertrophie markiert sich der Spitzenstoß zwar auch außerhalb der Mamillarlinie, ist dann aber weniger hebend und auf Druck und Gegendruck weniger resistent. Nach Perikardverwachsungen und Adhäsionen an der Brustwand kommen breite Erschütterungen vor, die man als ,,Brustwandschaukeln" bezeichnet hat. Dabei braucht das Herz nicht vergrößert zu sein, wie im Falle von J. Schreiber. Schreiber sah, daß der Rhythmus der Brustwanderschütterung unabhängig vom Herzrhythmus war. Offenbar täuschten hier Kontraktionen der Mm. intercost. extern. einen stark hebenden Spitzenstoß vor.

Der Spitzenstoß ist abgeschwächt abgesehen von physiologischen Bedingungen, d. h. Rückenlage, rechter Seitenlage, tiefer Inspiration, relativ kleinem Herzen (Tropfenherz), engen Interkostalräumen, reichlichem Fettpolster und gut ausgebildeter Muskulatur, wenn das Herz von der Brustwand abgedrängt ist, also bei perikarditischem Exsudat, Pneumoperikard, schließlich bei linksseitiger Pleuritis, er ist weiterhin abgeschwächt dann, wenn Herz und Herzbeutel verwachsen sind, bei allen Zuständen geringer Intensität der Herztätigkeit (Myodegeneratio cordis, Kollaps, Mitralstenose).

Zu den ersten Versuchen, Pulsationen des Herzens und des Gefäßsystems graphisch zu registrieren, gehört auch die Aufnahme des Herzspitzenstoßes. Es war von vornherein zu erwarten, daß es nicht möglich sein würde, mit Hilfe dieser graphischen Methode sich genauer über die feineren Bewegungsvorgänge des Herzens zu orientieren. Trotzdem hat man vor 30—50 Jahren auf viele Weise versucht, die Kardiographie auch klinisch zu verwerten. Alle hier angegebenen Methoden und Apparate haben aber nicht zu Ergebnissen geführt, die klinisch brauchbare Schlüsse zulassen. Bedeutung hat die Kardiographie allerdings dann, wenn sie zugleich mit den Arterien- und Venenpulsen aufgezeichnet ist, weil es hier unter Umständen möglich ist, Arhythmien des Herzens näher zu analysieren. Ferner ist auch bei der Mediastinoperikarditis die Kardiographie unter Umständen brauchbar, um die systolischen Einziehungen und das diastolische Vorschleudern zu registrieren und zu veranschaulichen.

Neben diesem Spitzenstoß oder Herzstoß fühlt und sieht man nicht selten die Bewegung der Vorhöfe, die sich besonders markieren kann bei Mitral-, gelegentlich auch bei Trikuspidalinsuffizienz. Ebenso kann man unter Umständen die Pulsation der Arteria pulmonalis und Aorta sehen; wenn auch die Pulsation der A. pulmonalis nur selten, und zwar nur bei Retraktion der Lunge oder bei ausgiebigen Erweiterungen der Pulmonalis selbst, sichtbar und fühlbar werden kann, so ist andererseits die Pulsation der Aorta ein häufigeres Symptom. Man findet die Aorta stärker pulsieren bei Aneurysmen der Aorta descendens oder bei Erweiterungen der Aorta, besonders dann, wenn diese sich mit einer

Aorteninsuffizienz kombinieren. Den Klappenschluß der großen Gefäße kann man nicht selten auch im zweiten linken oder rechten Interkostalraum deutlich fühlen.

Ein hervorspringendes Symptom kann die sog. epigastrische Pulsation sein, d. h. die mehr oder weniger starke rhythmische Bewegung unterhalb des Processus xiphoideus. Diese Pulsation kommt hauptsächlich vor bei Vergrößerung des rechten Herzens und bei Tiefstand des Zwerchfells und ist nicht immer etwas Pathologisches, sondern kann bei lebhafter Herztätigkeit auch physiologischerweise auftreten.

Starke Pulsationen der Bauchaorta sind besonders bei mageren Frauen oft intensiv fühlbar, oft auch sehr gut sichtbar. Hier wird man immer wieder überrascht darüber, wie nahe die Aorta abdominalis oft der Bauchwand und dem tastenden Finger liegt und wie stark die Pulsationen sein können, ohne daß eine anatomische Veränderung im Gefäßsystem vorliegt. Daß bei vorhandener Perikarditis sich die Reibegeräusche palpatorisch deutlich markieren können, ist in dem Kapitel Perikarditis ausführlicher beschrieben. Man fühlt aber auch das präsystolische Schwirren bei Mitralstenose, das systolische Schwirren bei Aortenstenose, gelegentlich auch bei Mitralinsuffizienz, das systolische Schwirren beim Aortenaneurysma nicht selten deutlich mit dem tastenden Finger, eine Tatsache, die daran erinnern sollte, diese Untersuchungsmethode immer wieder zu benutzen.

Ösophagokardiographie.

Nach Einführung einer Pelotte in den Ösophagus konnte Minkowsky und später Rautenberg die Tätigkeit des linken Vorhofs registrieren. Durch diese Ösophaguskardiogramme konnte Rautenberg ein ungleichmäßiges Arbeiten beider Vorhöfe, das oft bis zum Stillstand eines Vorhofs führte, nachweisen (s. unter Hemisystolie). Edens und dann auch Weitz und Schall haben neuerdings mit dieser Methode, aber unter Benutzung der Frankschen Herztonkapsel die Vorhofspulsation beim Normalen und bei den verschiedensten Arhythmien aufgenommen und folgendes gefunden: Bei der respiratorischen Arhythmie entsprachen die Kurven dem Normalen, bei den Extrasystolen sahen sie aurikuläre und ventrikuläre Extrasystolen, beim Pulsus irregularis perpetuus das vollständige Fehlen jeder Vorhofsschwankung, beim Adam Stokes zeitweilige völlige Dissoziierung, zeitweilig auf jede zweite Vorhofskontraktion in regelmäßigen Abständen eine Ventrikelkontraktion.

Die Palpation der Gefäße ist unter Pulsuntersuchung näher abgehandelt.

1. Die Registrierung des Herzspitzenstoßes.

Die tastbaren Bewegungen am Herzen hat man mit dem Sphygmographen schon in der Mitte des vorigen Jahrhunderts versucht, wiederzugeben. Die Registrierung ergab aber, weil der Technik zu viel Fehlerquellen anhafteten, keine klinisch verwertbaren Ergebnisse. Diese Kardiographie ist neuerdings mit verbesserter Technik wieder aufgenommen worden und hat unsere Kenntnisse wesentlich erweitert. Daß es möglich war, Herzstoß und Herztöne gleichzeitig aufzunehmen, war ebenfalls von Wichtigkeit, weil es auf diese Weise gelang, das Einsetzen der Herztöne im Vergleich zum Herzstoß festzulegen (vgl. S. 128). Die auf diese Weise gewonnene Herzstoßkurve zeigt nach Wenckebach, Edens, Weitz u. a. folgende Wellen (s. Abb. 49.)

Die Kurve beginnt mit einer kleinen Zacke, die der Vorhofsystole entspricht. Diese

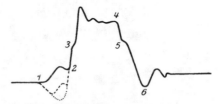

Abb. 49. Vollständiges Kardiogramm.

(Schematisiert.) 1—2 Vorhofssystole mit positiver oder negativer A-Zacke oder Kombination beider. 2—3 Anspannungszeit. 3 Öffnung der Semilunarklappen. 4 Ende der Systole (der aktiven Phase des Herzmuskels). 5 Schließungszacke der Semilunarklappen. 6 Ende des Zurückfallens des Herzens. Anfang der diastolischen Füllung der Ventrikel. 2—4 Dauer der Ventrikelsystole. 3—4 Austreibungszeit.
(Nach Wenckebach.)

Zacke kann physiologisch positiv oder negativ sein. Der Zacke schließt sich an ein steil aufsteigender Schenkel, diesem folgt eine ungefähr horizontale Linie, die horizontale geht dann in einen mehr oder wenig steil absteigenden Schenkel über.

Der Beginn des aufsteigenden Schenkels entspricht dem Beginn der Kammersystole, dem Beginn der Anspannungszeit, dem ersten Herzton. In dem aufsteigenden Schenkel

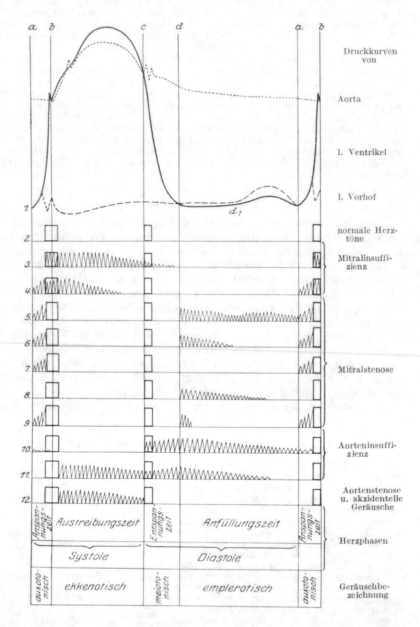

Abb. 50. Verhältnis der Herzphasen zu Herztönen und Herzgeräuschen auf Grund kardiographischer Untersuchungen. (Nach W. Weitz: Studien zur Herzphysiologie und -Pathologie
auf Grund kardiographischer Untersuchungen. Ergebn. d. inn. Med. Bd. 22. 1922.)

markiert sich die Öffnung der Semilunarklappen durch eine Knickung. Die Anspannungs-
und Austreibungszeit, die Systole des Herzens dauert bis zum Schluß der Semilunarklappen.
Die Spannung der Semilunarklappen, die den Schluß der Systole, den Beginn der Diastole
bedeutet, markiert sich im absteigenden Schenkel des Kardiogramms, zumeist unmittelbar

nachdem der Schenkel aus der Horizontale in die absteigende übergegangen ist (Abb. 49, Nr. 5). Die Diastole besteht aus der Entspannungszeit und der Anfüllungszeit, die Anfüllung markiert im absteigenden Schenkel wiederum durch eine Erhebung, die auf der beifolgenden Figur mit Nr. 6 bezeichnet ist. Edens berechnet, daß die Anspannungszeit im Durchschnitt 0,086 Sekunden beträgt. Weitz gibt 0,06 Sekunden an. Der erste Herzton fängt nach Weitz 0,03—0,04 Sekunden später an als die Ventrikelkontraktion. Die Entspannungs- und Anfüllungszeit beträgt nach Weitz 0,011 Sekunden. Wie sich der Druck und die Töne bei den Herzklappenfehlern verhalten, illustriert in ausgezeichneter Weise die Kurve von Weitz, die beifolgend wiedergegeben ist.

Die wichtigsten Ergebnisse der Weitzschen Untersuchungen sind folgende: „Der erste Herzton fällt nicht in den Anfang der Anspannungszeit, sondern in den letzten Teil der Anspannungszeit. Der zweite Ton fällt in den Beginn der Entspannungszeit. Das Geräusch bei der Mitralinsuffizienz dauert so lange an, als der Ventrikeldruck den Vorhof- druck überschreitet, von der Mitte der Anspannungszeit bis zum Ende der Entspannungszeit. Bei der Mitralstenose fällt das Geräusch in den Anfang der Anspannungszeit; der häufig hörbare dritte Herzton ist ein kurzes Geräusch, bedingt durch die Strömung des Blutes an den Rändern der sich zögernd öffnenden Mitralklappen. Das Geräusch bei der Aorten- insuffizienz beginnt unmittelbar nach dem zweiten Herzton in der Entspannungszeit und hört gewöhnlich im letzten Teil der Ausfüllungszeit auf. Das Aortenstenosengeräusch fällt in die Austreibungszeit.

C. Perkussion.

Auenbrugger (1761) war der erste, der mit einer besonderen Methode, durch direktes Klopfen mit der gekrümmten Hand gegen die Brustwand, die Größe des Herzens fest- stellte und mit dieser Methode eine größere Ausdehnung der Herzdämpfung bei Herzbeutel- wassersucht und bei Herzerweiterung fand. Diese direkte unmittelbare Perkussion läßt die Größe und Form des Herzens bestimmen auf Grund der Tatsache, daß durch die feste Masse des Herzens der über der lufthaltigen Lunge laute Perkussionsschall lokal abgeschwächt wird.

Praktisch hat die unmittelbare Perkussion zwei Nachteile, zuerst den, daß es auf einer empfindlichen Brustwand nicht immer möglich ist, sie auszuführen, denn es bedarf einer gewissen Intensität des Stoßes, um Schalldifferenzen nennenswerter Art hervorzurufen, zweitens den, daß es nicht möglich ist, feinere Grenzen festzulegen. Die unmittelbare Perkussion wurde, nachdem Piorry das Plessimeter eingeführt hatte, durch die mittelbare ersetzt, d. h. durch die Perkussion, die mit Hilfe eines aufgelegten Plessimeters oder Fingers ausgeführt wird. Gegenüber der direkten Perkussion hat diese Methode den Vorteil, daß die Schallerscheinungen lauter, topographisch besser abgrenzbar sind, und daß es gelingt, größere Erschütterungen hervorzurufen, ohne dem Patienten Schmerzen zu verursachen.

Die Kliniker aus der Mitte des vorigen Jahrhunderts haben sich gewöhnlich der mittel- baren Perkussion bedient und eine absolute und relative Herzdämpfung unter- schieden. Sie perkutierten entweder mit dem Hammer, Plessimeter oder Finger. Je nach der Intensität des Anschlages unterschied man eine starke, mittelstarke und leise Perkussion und benutzte durchweg bei der Feststellung der absoluten Herzgrenze die leise Perkussion, bei der der relativen die mittelstarke oder starke. Schon durch die Auenbruggersche mittelbare Methode ist es möglich, neben den Schallerscheinungen das Tastgefühl zur Fest- stellung der Grenzen zu benutzen. Daß es durch eine besondere Form des Tastens gelingt, die Herzgrenzen festzulegen, bewies Ebstein durch die nach ihm benannte Ebsteinsche Tastperkussion.

Neuerdings hat Goldscheider den Einfluß, den die Thoraxkrümmung auf die Form der Perkussionsgrenze ausübt, ausschalten wollen dadurch, daß er mit dem Finger oder mit dem Hammer nicht wie sonst üblich, senkrecht auf die Thoraxwand klopft, sondern stets in sagittaler Richtung. Von Moritz ist ferner eine besondere Modifikation der indirekten Finger-Fingerperkussion angegeben.

1. Absolute und relative Herzdämpfung.

Unter absoluter Herzdämpfung versteht man den Bezirk der Brust- wand, in dem der Lungenschall vollständig aufgehoben, absolut gedämpft ist. Er entspricht dem Teil des Herzens, der der Thoraxwand unmittelbar anliegt, infolgedessen stimmt die linke Grenze der absoluten Herzdämpfung ungefähr überein mit der Incisura cardiaca der linken Lunge.

Die relative Herzdämpfung stellt einen Bezirk dar, in dem der Lungenschall nicht mehr ganz laut, sondern etwas abgeschwächt, relativ gedämpft ist. Die relative Dämpfung kommt dadurch zustande, daß der Lungenschall modifiziert wird durch das darunterliegende Herz. Diese relative Grenze ist verschieden nach den verschiedenen Perkussionsmethoden. Es ist das Ziel aller Vorschriften gewesen, sie so zu gestalten, daß sie der wahren Herzgröße entspricht.

Die Größe der absoluten Herzdämpfung hat unter physiologischen Bedingungen, d. h. unter Berücksichtigung von Alter, Körpergröße und Ernährungszustand ein bestimmtes Maß, sie ist aber in pathologischen Zuständen, besonders beim Emphysem, aber auch bei leichten emphysematösen Erweiterungen, d. h. bei physiologisch-pathologischen Grenzfällen, abhängig von dem Verhalten der Lungen insofern, als sie bei einer intensiveren Ausdehnung derselben bedeutend kleiner werden kann. Schon physiologisch wird sie von der Inspiration und Exspiration insofern beeinflußt, als sie durch Inspiration kleiner, durch forcierte Exspiration größer wird. Bei Bettruhe, d. h. bei oberflächlicher Atmung und ungenügender Spannung der Lunge, besonders bei dauernden fieberhaften Allgemeinzuständen, kann sich die absolute infolge Retraktion der Lungenränder vergrößern und eine Dilatation vortäuschen (Chlorose, Infektionskrankheiten usw.). Ebenso kann ein Erguß in das Perikard die absolute Dämpfung vergrößern.

Da das Verhältnis von absoluter zu relativer Dämpfung im allgemeinen ein ziemlich feststehendes, da andererseits die Perkussion der absoluten Dämpfung gegenüber der relativen technisch sehr einfach ist, so hat die Perkussion der absoluten Herzgrenze namentlich zum Zweck der raschen Orientierung großen Wert.

Normalerweise entspricht die Perkussionsform der absoluten Dämpfung einem rechtwinkligen Dreieck, bei dem die Spitze rechts unten gelegen ist und die Hypotenuse durch einen Kreisbogen gestellt wird, während die rechte Grenze für gewöhnlich eine gerade Linie bildet. Bei einer Vergrößerung des Herzens kann sie treppenförmig aussehen, die Form der sog. Krönigschen Stufe annehmen. Die Verdrängung des rechten unteren Lungenrandes durch das vergrößerte rechte Herz bewirkt den rechtwinkligen Absatz und die Ausbuchtung der unteren Hälfte der rechten Grenze.

Die Grenzen der absoluten Herzdämpfung sind: Rechts der linke Sternalrand, unten der fünfte Interkostalraum und links die erwähnte bogenförmige Ausbuchtung derart, daß von dem Ansatz der vierten Rippe zum fünften Interkostalraum innerhalb der Mamillarlinie die linke Grenze verläuft. Die Maße sind, was Breite und Höhe angeht: 6:5 oder 5:4$^{1}/_{2}$ cm.

Durch die relative Herzdämpfung will man eine möglichst genaue Projektion der wirklichen Herzgröße auf die Brustwand erzielen. Die Hauptschwierigkeit bei der Perkussion der relativen Dämpfung liegt in der möglichst genauen Erkennung geringer Schallveränderungen. Diese Erkennung wird durch die Intensität der Perkussion wesentlich beeinflußt. Es ist an sich wahrscheinlich, daß durch starke Perkussionsschläge möglichst tiefe Lungenteile mit in Schwingung versetzt werden und so auch die tiefergelegenen Teile des Herzrandes sich erkennen lassen. Andererseits ist zu bedenken, daß bei leisem Schall für das Ohr geringfügige Veränderungen leichter erkennbar werden als bei lautem, ebenso werden für das Tastgefühl bei leisem Perkutieren Veränderungen eher bemerkbar als bei lautem.

1. Die früher mit Vorliebe ausgeführte sehr starke Perkussion ergab durchweg zu große Werte. Indem man die Perkussionsbefunde postmortal mittels eingestochener Nadel mit den wahren Herzgrößen verglich, erkannte man, daß eher eine mittelstarke Perkussion die richtigen Grenzwerte gibt.

Nach der Entdeckung der Röntgenstrahlen, und besonders nach der Einführung des Orthodiagraphen hat man dann in großem Maßstabe Vergleiche zwischen der relativen und wahren Herzgröße angestellt und gefunden, daß die mittelstark perkutierten Grenzen am ehesten den wirklichen nahe kommen.

2. Eine Modifikation der mittelstarken Perkussion stammt von Moritz und besteht darin, daß man die Intensität der Perkussion verschieden gestaltet, je nach den einzelnen Teilen des Herzens, und daß man den Einfluß der Atmung auf die Perkussion genauer berücksichtigt. Moritz' Grundsätze lauten: Man perkutiert 1. die rechte Grenze von rechts (Mamillarlinie) nach links in tiefster Exspirationsstellung mit mittelstarken Schlägen und parallel zur Körperlängsachse gehaltenem, festaufgesetztem Finger; man perkutiert 2. den Finger senkrecht zur Körperlängsachse am linken Sternalrand von oben bei flacher Atmung, um die obere Grenze festzustellen; man perkutiert 3. den Finger parallel zur Körperlängsachse von links, um die Grenze links festzustellen. Grundbedingung ist, vorher die Lungenlebergrenze bestimmt zu haben.

3. Die Goldscheidersche Schwellenwertsperkussion und Orthoperkussion. Die Goldscheidersche Perkussionsmethode (Schwellenwertsperkussion) stützt sich einerseits darauf, daß ein Schallunterschied von nichts zu etwas und umgekehrt leichter wahrgenommen wird, als zwischen stark und stärker. Deshalb perkutiert Goldscheider so leise, daß er über der Lunge eben noch einen Schall hört, über Herz und Gefäßen aber nichts mehr.

Die Perkussionsmethode stützt sich andererseits darauf (Orthoperkussion), daß der Perkussionsstoß senkrecht zur Frontalebene ausgeübt wird. Goldscheider stellt sich vor, daß sich auf diese Weise die Schallstrahlen in sagittaler Richtung fortpflanzen, daß die Dämpfungsfigur dementsprechend nicht von den Krümmungen der Brustwand abhängig ist, sondern einer parallelstrahligen Projektion des Herzens auf die Brustwand entspricht. Bei diesem Perkussionsverfahren geht man praktisch folgendermaßen vor: Man perkutiert auf einem gebogenen, mit Gummiüberzug versehenen Glasgriffel, den man nicht senkrecht zur Brustwand, sondern immer parallel zur Sagittalrichtung aufsetzt. Um unabhängig zu sein von den Schallunterschieden, die durch die knöchernen Rippen erzeugt werden, perkutiert man zweckmäßig immer in den Zwischenrippenräumen. Der Glasgriffel läßt sich ersetzen durch den Finger, wenn man diesen im ersten Interphalangealgelenk gekrümmt gebraucht und dann, senkrecht aufgesetzt, auf einem Gelenk perkutiert. Wenn man mit dieser Art der Perkussion von der Lunge auf das Herz zu perkutiert, so hört man bei leisem Anschlag über der Lunge „etwas", während über dem Herzen „nichts" zu hören ist. Man perkutiert am besten in Exspirationsstellung besonders wenn es sich um die rechte Grenze handelt. Goldscheider empfiehlt stärkere Perkussion anzuwenden. Die Methode erfordert eine sehr ruhige Umgebung, und ist daher in der Praxis nicht immer durchführbar.

Zur Ausübung der Orthoperkussion bedient sich Hirschfelder eines besonderen Plessimeters, es besteht aus einem Stäbchen mit keilförmiger Zuspitzung, das oben in einen Ring ausläuft. Bei der Anwendung streckt man den Zeigefinger und perkutiert senkrecht oben auf das Stäbchen.

4. Ebsteins Tastperkussion. Ebstein ging von der Überlegung aus, daß bei jeder Perkussion nicht nur das Gehör, sondern auch das Gefühl des perkutierenden Fingers eine große Rolle spielt. Ebstein schaltet deshalb das Gehör ganz aus und versucht die Herzgrenzen zu fühlen. Er unterscheidet zwei Methoden, die mittelbare und unmittelbare Tastperkussion (S. 173, Leitfd. d. ärztl. Untersuchung).

Bei der unmittelbaren benutzt er die Hand in der Stellung, wie man sie beim Schreiben einnimmt und stößt „senkrecht zu einer Tangente, welche man sich in transversaler Richtung an die zu perkutierende Stelle der Brustwand gelegt denkt, d. h. also senkrecht zur Wand des Thorax, und zwar mit dem vorderen Ende der Beugefläche der dritten Phalanx der betreffenden Finger".

Bei der mittelbaren Tastperkussion benutzt er als Unterlage den Finger oder das Plessimeter.

Im allgemeinen ist es wohl ziemlich gleichgültig, welcher Perkussionsmethode man sich bedient; die besten Resultate wird man immer erzielen, wenn man eine bestimmte Methode erlernt, und insbesondere sich bei der Erlernung häufig durch die sicheren Werte der Orthodiagraphie kontrolliert. Durch das Ausschalten kleiner „Nachlässigkeiten" ist es sehr wohl möglich, sich in jede Methode so einzuarbeiten, daß man richtige Werte bekommt.

In den Perkussionskursen, speziell in den Kursen für Geübtere, zeigt es sich, daß die Studenten immer noch am leichtesten die alte Methode der absoluten und relativen Herzdämpfung erlernen, vielleicht hauptsächlich deshalb, weil gerade die absolute zu perkutieren die geringsten Schwierigkeiten macht.

Groedel hat neuerdings versucht, die absolute Herzdämpfung im Orthodiagramm durch Aufzeichnung eines „absoluten Orthodiagramms" abzugrenzen. Praktisch ist die Methode noch nicht spruchreif.

Friedrich Müller und seine Schule (Selling, Eden, Martini) haben versucht, dem Problem der Perkussion mit Hilfe exakter Messungen näher zu kommen. Die durch Messung mit dem Mikrophon, mit dem Phonographen und mit Hilfe großer Resonatoren erzielten Ergebnisse, sind folgende: Der über den luftleeren Organen entstehende Schall, der dem Schenkelschall und auch der absoluten Herzdämpfung entspricht, dauert nur 0,28 Sekunden, d. h. etwa die Hälfte der Zeit, die der Lungenschall andauert, der 0,42 Sekunden anhält. Diese Vergleichszahlen charakterisieren in interessanter Weise die Größenunterschiede in dem Perkussionston, die Unterschiede, die wir durch unsere klinischen Untersuchungsmethoden kannten, die wir aber jetzt physikalisch erst näher zu analysieren imstande sind. Martini speziell, der die Hilfsmethoden noch weiter ausbaute, fand, daß die Lungenschwingungen z. B. beim Kind am frequentesten sind und 160—174 Schwingungszahlen in der Sekunde haben, d. h. dem Tone e—f entsprechen, bei Erwachsenen 100 bis 130 Schwingungs-Sek. = A—c, bei Emphysematikern 70—95 Schwingungs-Sek. = D—G. Martini fand, daß das Herz im weiten Umkreise die Perkussionsschwingungen dämpft und die Frequenz vermindert, daß sich bei der Perkussion des Herzens ein höherer oberer Ton ausbildet, der Schall höher, leiser und kürzer wird, daß auch bei der Bestimmung der relativen Herzdämpfung diese veränderten Schwingungen entstehen, eine Schallerhöhung aber nicht immer im Bereich der relativen Herzdämpfung nachweisbar war.

2. Veränderungen der Herzdämpfung.

a) Änderung der Lage. Da das Herz im Thorax an dem Aufhängeband der Gefäße hängt, im übrigen aber frei ist, so ändert jedes Herz seine Lage bei Änderungen der Körperstellung und bei tiefer Atmung. Bei tiefster Atmung tritt das Herz tiefer, besonders die Herzspitze, seine Konturen werden kleiner. Die Exspiration schiebt besonders die Herzspitze nach oben, dadurch wird das Organ mehr quergestellt. Diese Veränderungen äußern sich dadurch, daß die absolute Dämpfung bei tiefer Exspiration kleiner wird, bei der relativen besonders dadurch, daß die linke obere Grenze bei der Inspiration höher steigt. Die Stellung des Herzens ist im allgemeinen auch vom Lebensalter abgängig. Bei Kindern ist das Herz mehr quergestellt und höher stehend, die linke obere Grenze der relativen Dämpfung beginnt im zweiten Interkostalraum und reicht bis zum Spitzenstoß, der im vierten Interkostalraum liegen kann, beim Säugling sogar 1—2 cm außerhalb der Mamillarlinie; beim Erwachsenen ist die Form und Größe der Herzdämpfung abhängig von der Körpergröße, von der Ausbildung der Körpermuskulatur, von der Konfiguration des Thorax. Durchweg geht die Herzgröße parallel zur Körpergröße, bzw. zur Skelettmuskulatur. Das gewöhnliche Maß ist bekanntlich die Faust.

Was die Thoraxkonfiguration angeht, so findet man oft bei dem paralytischen Thorax ein mehr steilgestelltes, schmales Herz, bei dem faßförmigen Thorax ein breit dem Zwerchfell aufliegendes Herz.

Wie erwähnt, ändert sich die Lage des Herzens je nach der Körperstellung. Diese Differenz ist beim gesunden Menschen sehr gering, es rückt das Herz z. B. bei einem Übergang von der Rückenlage in die linke Seitenlage, bei dem Gesunden kaum $1/_2$ cm nach links. Es gibt allerdings Personen, bei denen diese Verschieblichkeit eine außergewöhnlich große ist, bei denen Differenzen von mehreren Zentimetern auftreten, es sind sogar 8—10 cm als Extreme beobachtet worden. Nicht selten kombiniert sich diese abnorme Beweglichkeit mit subjektiven Beschwerden von seiten des Herzens (cf. Neurosis cordis und paroxysmale Tachykardie). Beim Beugen des Körpers nach vorn legt sich das Herz mehr der Brustwand an, es vergrößert sich deshalb hauptsächlich die absolute Dämpfung.

Es ist selbstverständlich, daß man, ebenso wie bei anderen Organen, z. B. bei der Leber, so auch bei Veränderungen am Herzen versucht hat, am vornüber gebeugten Körper bessere Resultate zu bekommen als am aufrecht stehenden. Schon die Kliniker in der Zeit Gerhards und Quinckes haben dieses empfohlen. Tornay schlägt nun vor, die Knieellenbogenlage zu benutzen. Der Vorschlag wäre gut, wenn die technische Ausführung immer möglich wäre, aber bei schwereren Herzinsuffizienzzuständen stößt man hier doch, wie ich mich überzeugt habe, häufig auf Schwierigkeiten. Immerhin sollte man in den Fällen, in denen eine Röntgenuntersuchung unmöglich ist, in denen anderseits aber eine exakte Grenzenbestimmung wünschenswert erscheint, die Knieellenbogenlage heranziehen, besonders deshalb, weil in dieser Lage nicht nur das Herz im ganzen der Thoraxwand anliegt, sondern auch die linke Kammer nach vorne gedreht wird.

Unter pathologischen Bedingungen kann eine Veränderung der Lage des Herzens dann eintreten, wenn z. B. ein pleuritischer Erguß das Herz verdrängt, oder wenn eine Schwarte das Herz verzieht. Bei Deformitäten des Brustkorbes, besonders bei Skoliosen, die mit Kyphosen verbunden sind, findet man oft das Herz wesentlich nach rechts oder links verlagert.

b) Vergrößerungen der Herzdämpfung. Vergrößerungen der Herzdämpfung infolge reiner Herzhypertrophie sind selten (s. S. 183). Vergrößerungen werden leicht vorgetäuscht durch Lagewechsel des Herzens, besonders durch Andrängen des Herzens gegen die Brustwand, durch Vergrößerung des Herzens selbst und durch Veränderungen im Herzbeutel.

Deutliche Vergrößerungen werden erzeugt nur durch die Dilatation von Herzteilen, und zwar macht die Erweiterung des linken Ventrikels Verbreiterung der Herzdämpfung nach links, gleichzeitig tritt der Spitzenstoß sehr weit nach links und unten. Erweiterung des rechten Ventrikels macht in erster Linie eine Verbreiterung der rechten unteren absoluten Herzdämpfung (z. B. bei Mitralstenose, Krönigsche Stufe). Gleichzeitig tritt eine Verbreiterung nach links und ein Höhertreten des Spitzenstoßes auf.

Erweiterung des linken Vorhofes wird nur bemerkbar, wenn es sehr hohe Grade angenommen hat (z. B. bei Mitralstenose), es entsteht eine Ausbuchtung am linken oberen Herzrand neben dem Sternum.

Erweiterung des rechten Vorhofes macht deutliche Verbreiterung der absoluten Herzdämpfung nach rechts.

Die relative Herzdämpfung geht unmittelbar über in die Dämpfung der großen Gefäße. Diese Gefäßdämpfung fällt rechts mit dem rechten Sternalrand zusammen, ist links $1-1^{1}/_{2}$ cm vom Sternalrand entfernt. Man sollte sich immer bemühen, auch die Gefäßdämpfung zu perkutieren, weil nennenswerte Veränderungen perkussorisch oft leicht festgestellt werden können. Diagnostisch und prognostisch wichtig ist die Gefäßdämpfung immer bei Herzbeschwerden, einerlei welcher Art, im mittleren oder jugendlichen Lebensalter, bei jeder Blutdruckerhöhung und insbesondere bei der Aorteninsuffizienz. Wesentliche Verbreiterung der Gefäßdämpfung bedeutet in der Regel Aneurysma, doch sind differentialdiagnostisch Struma substernalis, Mediastinaltumoren heranzuziehen. Praktisch verfährt man so, daß man im ersten und zweiten Interkostalraum rechts und links von außen nach innen perkutiert, bis eine Dämpfung auftritt. Wenn man hierbei die Goldscheidersche Orthoperkussion anwendet und senkrecht zur Frontalebene, nicht senkrecht zur Brustwand perkutiert, so erreicht man mit sehr seltenen Ausnahmen eine exakte, den wirklichen Grenzen entsprechende Perkussionsfigur (Methode ausführlich beschrieben S. 131).

Bei der durch einen Erguß in das Perikard vorgetäuschten Herzvergrößerung nimmt die Dämpfungsfigur die Form eines nahezu gleichseitigen Dreieckes an mit einem oberen abgerundeten Winkel (s. S. 337).

c) Verkleinerungen der Herzdämpfung. Beim paralytischen Thorax findet man oft eine kleine Herzdämpfung (Tropfenherz), beim Emphysem kann sich die absolute Dämpfung sehr wesentlich verkleinern, gelegentlich das sehr seltene Pneumoperikard die Herzdämpfung zum Verschwinden bringen (s. S. 393).

D. Auskultation.

1. Methoden.

Die Auskultation wurde 1819 von R. Th. H. Laennec in seinem berühmten Werk „Traité de l'auscultation médiate des maladies des poumons et du coeur" in die klinischen Untersuchungsmethoden eingeführt.

Ob man bei der Auskultation des Herzens das Ohr oder das Stethoskop anwendet, ist im allgemeinen gleichgültig. Das Stethoskop empfiehlt sich der besseren Lokalisation wegen.

Die Registrierung der Herztöne ist in neuerer Zeit möglich geworden durch die Methoden von Roos, Gerhartz und Einthoven.

Einthoven bedient sich zur Aufnahme der Herztöne eines Telephons, dessen Strom er mit einem Saitengalvanometer verbindet. Roos benutzt das Prinzip der Königschen Flamme und Gerhartz zur Registrierung die Bewegungen einer Membran auf photometrischem Wege. Die Ergebnisse sind physiologisch interessant, haben aber für die Klinik

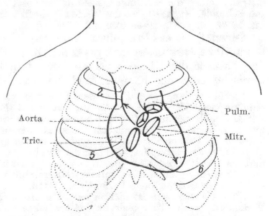

Abb. 51. Anatomische Lage der Herzklappen und der Auskultationsstellen (→).

vorläufig keine nennenswerte Bedeutung (näheres s. S. 53 und Abb. 53).

2. Normale Herztöne.

Man hört über dem Herzen zwei Töne, einen im Beginn der Systole, einen im Beginn der Diastole. Der erste soll durch die Kontraktion der Muskulatur und die Anspannung der Atrioventrikularklappen entstehen.

Daß es sich um keinen reinen Klappenton handelt, schien durch die Versuche von Ludwig, Dogiel u. a. bewiesen zu sein, die auch am klappenlosen Herzen einen Ton wahrnehmen konnten. Andererseits ist aber sicherlich auch die Kontraktion der Atrioventrikularklappen bei der Bildung des Tones von Bedeutung. Die Registrierung hat ergeben, daß sich der erste Ton aus mehreren Einzelstößen zusammensetzt. R. Geigel vertritt die Ansicht, daß auch in den großen Gefäßen durch den Anprall des Blutes ein Ton gebildet wird, der bei dem ersten Herzton mitwirkt.

Die Anschauungen von Ludwig sind neuerdings von W. R. Heß auf folgende Weise ausgenutzt worden. Heß sah, indem er die Herztöne graphisch aufzeichnete, bei Tieren mit so stark blutüberfülltem Herzen, daß ein Klappenschluß nicht mehr möglich war, daß der erste Herzton erst dann auftrat, wenn das Herz mit dem Beginn der Systole sich der Kugelgestalt genähert hatte. Es entsteht also, wie schon mehrfach erwähnt, der Ton nicht zugleich mit dem Beginn der Kontraktion, sondern dann, wenn über dem schwer kompressiblen Inhalt die forcierte Anspannung plötzlich stattfindet. Heß sagt: „Es ist im Prinzip ein ähnlicher Vorgang, als wenn man ein lockeres Band plötzlich strafft."

Der zweite Herzton ist ein reiner Klappenton und entsteht durch den Verschluß der Semilunarklappen. Ebenso wie es eigentlich zwei erste Herztöne gibt, gibt es auch zwei zweite Herztöne und ebenso wie bei zeitlichem nicht unmittelbarem Zusammenarbeiten der Atrioventrikularklappen ein verdoppelter erster Herzton entstehen kann, kann auch bei einer Differenz in dem Klappenschluß der Semilunarklappen ein verdoppelter zweiter Herzton entstehen.

Die Dauer- und Schwingungszahl der beiden Herztöne sind von Kanner und Straehl berechnet worden in folgenden Werten: der erste Herzton dauert 0,16 Sekunden, der zweite

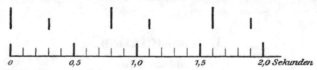

Abb. 52. Zeitliche Folge der Herztöne bei einer Pulsfrequenz von 73. (Nach R. Staehelin.)

0,10 Sekunden; die Schwingungszahl des ersten Herztones beträgt 47, die des zweiten 55 pro Sekunde. Straehl gibt die Werte für die Totaldauer an, für den ersten Ton auf 0,125 bis 0,175, für den zweiten Ton auf 0,062—0,10.

Obwohl, wie erwähnt, man heute den ersten Ton zum Teil als einen Muskelton auffaßt, auskultiert man praktisch die Töne hauptsächlich um Auskunft über den Zustand der Klappen zu erhalten; deshalb ist es von Bedeutung, die anatomische Lage der Klappen und den Ort ihrer Auskultation zu vergleichen.

Die Mitralklappe liegt hinter dem Sternalansatz der vierten linken Rippe, die Trikuspidalklappe in der Höhe der Ansatzstelle der 5. Rippe, hinter der Mitte des Sternums. Die Aortenklappen und Pulmonalklappen liegen hinter der Ansatzstelle der 3. linken Rippe, und zwar liegt die Pulmonalis am oberen Ansatzwinkel, die Aorta am unteren. Man auskultiert die Pulmonalis und Trikuspidalis an den anatomischen Punkten, die Mitralis am besten über der Herzspitze, weil hier der von hier ausgehende Ton am deutlichsten zu hören und am besten von den übrigen Tönen zu trennen ist. Die Aortenklappen auskultiert man am besten nicht im dritten Interkostalraum links, sondern im zweiten Interkostalraum rechts, entsprechend dem Verlauf der Aorta.

Zu berücksichtigen ist hierbei nur, daß öfters die Töne, besonders aber pathologische Veränderungen der Töne nicht an den typischen Auskultationsstellen, sondern in der Nähe derselben deutlicher sind. Deshalb ist es notwendig, stets die ganze Oberfläche des Herzens gleichmäßig gut zu auskultieren.

Aus dem eben Gesagten erklärt es sich auch, warum man die Unterscheidung zwischen dem ersten oder zweiten Ton nicht auf Grund der Intensität allein stellen kann. Wichtiger ist hierfür die Tatsache, daß der Abstand zwischen dem ersten und zweiten Ton geringer ist, als die dem zweiten Ton folgende Pause (Abb. 52). Dieses Unterscheidungsmerkmal wird ungenau bei sehr frequentem Puls und bei der sog. Embryokardie, wobei die Einzeltöne in völlig gleichmäßigem Rhythmus einander folgen. Zur Unterscheidung benutzt man dann den Spitzenstoß, der mit dem ersten Ton zusammenfällt (eventuell die Karotis, aber niemals die Radialis!).

3. Veränderte Herztöne.

Die Veränderungen der Herztöne beruhen einerseits in Änderungen der Intensität, andererseits in Änderungen des Charakters. Änderungen der Intensität kommen nicht selten vor. Leise werden die Töne zumeist aus äußeren Ursachen, wenn das Herz überdeckt ist, sei es durch die Lungen (Emphysem), sei es bei fetten Leuten, oder schließlich durch einen Erguß im Herzbeutel. Laut können die Töne werden dadurch, daß eine dünne Thoraxwand vorliegt bei Kindern und bei mageren Leuten, dann dadurch, daß das Herz der Wand angedrängt wird und schließlich bei beschleunigter Herztätigkeit.

Der erste Ton ist ferner verstärkt bei raschem Ablauf der Kontraktion, der zweite bei Steigerung des Drucks in der Pulmonalis und in der Aorta. Die Verstärkung des zweiten Tones beurteilt man meist dadurch, daß man die Intensität von rechts und links vergleicht; zweckmäßig und richtig ist das nicht immer.

Verstärkung des zweiten Aortentones bedeutet demnach Steigerung des Drucks in der Aorta; man findet sie besonders bei Nephritis und Arteriosklerose. Bei ausschließlich zentraler Arteriosklerose und Übergreifen des Prozesses auf die Aortenklappen findet man oft ein musikalisches Klingen des zweiten Tones.

Verstärkung des zweiten Pulmonaltones tritt ein bei Druckerhöhung im Lungenkreislauf, also besonders bei Mitralinsuffizienz und Stenose, bei Emphysem, bei ausgedehnter Infiltration und bei allen Zuständen in der Lunge, die den Widerstand im kleinen Kreislauf vermehren.

Gespaltene oder verdoppelte Töne können dann vorkommen, wenn sich die Atrioventrikularklappen bzw. Semilunarklappen nicht genau gleichzeitig schließen. Eine Verdoppelung des zweiten Tones findet man in erster Linie bei Mitralklappenfehlern, da sich hier infolge der Druckerhöhung im Lungenkreislauf die Pulmonalklappe früher schließt als die Aortenklappe.

Wenn in der Diastole, also in der dem zweiten Ton folgenden Pause, ein abnormer dritter Ton auftritt, so entsteht ein dreiteiliger Rhythmus, der als Galopprhythmus bezeichnet wird, bei dem man einen präsystolischen und einen protodiastolischen Typus unterscheidet.

Beim präsystolischen Typus scheint die Entstehung des dritten Tones bedingt zu sein durch das plötzliche Aufprallen der durch die Vorhofskontraktion in den Ventrikel geworfenen Blutmasse. Die Ursache dieser Abnormität liegt entweder in einer intensiven Kontraktion des Vorhofs oder in einer ungewöhnlichen Erschlaffung des Ventrikels.

Der protodiastolische dritte Ton ist mit Hilfe der graphischen Methode genauer studiert worden. Es hat sich gezeigt, daß er dem zweiten Herzton nach 0,1—0,2 Sekunden nachfolgt. Diese Distanz findet man sowohl beim dritten Ton der Mitralstenose und beim protodiastolischen Galopprhythmus als auch gelegentlich beim Gesunden, bei dem ja schon Einthoven die Existenz eines dritten Herztones aus den Schallkurven festgestellt hatte. Es ist höchst wahrscheinlich, daß der Ton in allen Fällen auf gleiche Weise zustande kommt, nämlich infolge der Anspannung der Klappen oder der Herzwand durch das Blut, das nach der Öffnung der Atrioventrikularklappen wieder aus dem Vorhof einschießt. Bei der Mitralstenose läßt sich die plötzliche Anspannung leicht durch die Überfüllung des linken Vorhofs erklären, ebenso gut aber auch in den Fällen von protodiastolischem Galopprhythmus, der wohl immer nur bei starker Überfüllung der Vorhöfe zustande kommt.

Ein diastolischer Galopprhythmus muß dann entstehen, wenn die Kontraktion der Vorhöfe dem zweiten Herztone näher liegt als dem ersten. Das kann eintreten bei der Verlängerung der Überleitungszeit vom Vorhof auf den Ventrikel oder dann, wenn die Dauer der Ventrikelsystole so groß ist, daß der zweite Herzton gegen die nächste Kontraktion der Vorhöfe geschoben wird. Dies sah Gallavardin bestätigt in einem Falle von Lues. Der Mechanismus bei der Entstehung des präsystolischen oder protodiastolischen Galopprhythmus ist aber, wie aus dem Elektrokardiogramm hervorgeht, nicht immer ein und derselbe; der präsystolische zeigt eine Spaltung der R-Zacke, der protodiastolische nicht.

Den Galopprhythmus findet man experimentell bei Erhöhung des Blutdrucks (Aortenkompression), bei Herzmuskelschädigung, z. B. durch Magnesiumsulfat, dann bei Reizung des Herzhemmungsnerven. Den Galopprhythmus findet man klinisch vorwiegend bei Schrumpfnieren, dann bei Myodegeneratio cordis, Arteriosklerose, schweren Infektionskrankheiten, nach schweren Blutungen. Er ist im allgemeinen prognostisch ungünstig aufzufassen, besonders der protodiastolische. Diese prognostische Stellung des Galopprhythmus macht es notwendig, besonders zu betonen, daß ein physiologischer dritten Ton beim herzgesunden Menschen vorkommen kann, besonders bei jugendlichen und nervösen Personen. Es handelt sich um einen gespaltenen ersten Ton oder um eine Modifikation derart, daß man den dritten Ton unmittelbar vor dem zweiten und nur an der Spitze hört. Novosa Satos und Lyon betonen dies neuerdings.

Ein merkwürdig lauter erster Ton über dem Herzen so laut, daß man den zweiten nur andeutungsweise oder gar nicht hört, beobachtet man bei schweren Infektionskrankheiten gelegentlich; man spricht von Spechtschlagrhythmus und H. Müller jun. macht auf die absolut schlechte Prognose bei diesem Rhythmus aufmerksam.

4. Herzgeräusche.

Obwohl die Herztöne physikalisch als Geräusche aufzufassen sind (in vielen Geräuschen ist allerdings nach Hermann ein Ton vorherrschend), so spricht man praktisch nur dann von Herzgeräuschen, wenn außergewöhnlich reichliche und laute Nebengeräusche den Ton verdecken oder neben dem Ton hörbar sind. Die Geräusche über dem Herzen hört man einerseits bei Veränderungen im Inneren des Herzens, andererseits bei solchen, die die Oberfläche betreffen. Alle Geräusche im Inneren des Herzens entstehen durch Veränderungen im physikalischen Verhalten, einerseits des strömenden Blutes, andererseits der Wand. Veränderungen im strömenden Blute finden sich z. B. weitaus am häufigsten bei allen Prozessen, die zu einer Verdünnung des Blutes führen, daher bei Anämien. Veränderungen der Wand können auf sehr verschiedene Weise zustande kommen, z. B. durch Wachstumsstörungen, durch entzündliche oder degenerative Prozesse (Thromben), durch Kontinuitätstrennung infolge von Trauma. Letzten Endes handelt es sich bei diesen Veränderungen der Strombahn immer um eine Stenosenwirkung. Die außergewöhnlich lauten musikalischen Geräusche werden nicht selten ausgelöst durch frei in der Blutbahn flottierende Wandbestandteile, z. B. abgerissene Papillarmuskeln. Die Geräusche können in allen Phasen der Herztätigkeit entstehen, sie werden allerdings hauptsächlich in der Systole gehört.

Die Analyse der einzelnen Herzphasen macht es möglich, die Herztöne und Geräusche diesen vier Phasen entsprechend neu zu gruppieren. Weitz tut dies, indem er vorschlägt, von auxotonischen (Ausspannungs-) ekkenotischen (Austreibungs-) meiotonischen (Entspannungs-) emplerotischen (Anfüllungszeit) Tönen und Geräuschen zu sprechen.

Für die **endokardialen Herzgeräusche** insbesondere ist es wichtig, vorerst zu entscheiden, in welcher Phase der Herztätigkeit das Geräusch auftritt, dann nach welcher Richtung hin sich das Geräusch fortpflanzt. Die endokardialen Herzgeräusche sind oft so stark, daß sie über allen Ostien des Herzens gehört werden, auch wenn sie ganz lokal entstehen. Insbesondere ist zu merken, daß sie häufig nicht am Ort ihres Entstehens, sondern besser in Richtung des Blutstromes, der sie hervorbringt, deutlicher wahrzunehmen sind.

Praktisch kann es wertvoll sein, den Entstehungsort eines Geräusches nach seiner Hörbarkeit genau zu lokalisieren, doch stützt man sich hierbei meistens auf die übrigen klinischen Merkmale des Klappenfehlers.

Bei der Anwesenheit systolisch oder diastolisch endokardial bedingter Geräusche sind verschiedene Entstehungsmöglichkeiten vorhanden; ein systolisches Geräusch kann bedeuten:

1. Mitralinsuffizienz; das Geräusch lokalisiert sich vorwiegend an der Spitze oder links oberhalb der Spitze, in der Richtung zum linken Vorhof,

2. Trikuspidalinsuffizienz; das Geräusch lokalisiert sich vorwiegend im vierten Interkostalraum am rechten Sternalrand,

3. Aortenstenose; das Geräusch ist am lautesten über der Aorta, d. h. im zweiten Interkostalraum rechts und pflanzt sich in der Richtung der Gefäße fort,

4. Pulmonalstenose; das Geräusch ist am lautesten über der Pulmonalis.

Ein diastolisches Geräusch kann bedeuten:

1. Mitralstenose: das Geräusch ist am lautesten oberhalb der Spitze; es ist immer präsystolisch bzw. protodiastolisch;

2. Trikuspidalstenose; das Geräusch ist am lautesten über der Trikuspidalis;

3. Aorteninsuffizienz; das Geräusch ist oft am lautesten über der Basis des Herzens, d. h. in der Mitte des Sternums;

4. Pulmonalinsuffizienz; das Geräusch ist am lautesten über der Pulmonalis.

Aus dem verschiedenen Charakter der Geräusche (blasend, musikalisch klingend, mehr reibend usw.) können diagnostische und besonders prognostische Schlüsse nicht gezogen werden. Im allgemeinen sind die Stenosengeräusche mehr rauh und kurz, sie werden dementsprechend auch fühlbar; sie füllen meistens nur einen Teil der betreffenden Herzphase aus. Bei Klappeninsuffizienzen ist das Geräusch mehr weich und gießend. Bei komplizierten Klappenfehlern handelt es sich natürlich meistens um ein Auftreten mehrerer Geräusche nebeneinander, die oft nur schwierig einzeln zu analysieren sind. Wieweit daneben Lokalisation und Fortpflanzung eine Rolle spielen, ist im einzelnen an anderer Stelle erwähnt worden.

Herzfern- oder Distanzgeräusche, d. h. am Herzen entstandene Geräusche, die man in einiger Entfernung vom Patienten selbst noch hören kann, beobachtet man bisweilen bei organischen Erkrankungen des Herzens, bei Klappenfehlern, relativ oft bei angeborenen Klappenfehlern. Noch lauter als diese Geräusche, die in der Regel nur auf $1/2$ m Entfernung noch vernommen werden können, ist das Mühlengeräusch des Herzens.

Durch Gundermann ist experimentell erwiesen, daß dieses Geräusch im Herzen entsteht, denn Gundermann konnte bei Hunden das Geräusch durch Lufteinblasen in die Vena cava inf. erzeugen. Es trat ein 2—3 m weit hörbares rauschendes, synchron mit der Herztätigkeit arbeitendes Geräusch auf. Daß dieses Mühlengeräusch auch beim Menschen durch Eintritt von Luft in das Herz entsteht, ist durch klinische Beobachtungen (Specht, J. Wagner) sicher gestellt. J. Wagner hörte es bei der Operation einer substernalen Struma, als er den retrosternalen Pol herausluxierte und offenbar dabei eine der in die Ven. anonyma einmündende Vv. thyr. inf. verletzte. Das Geräusch war periodisch hörbar, synchron mit der Herztätigkeit und verschwand beim Aufsetzen des Kranken. Schwere Zirkulationsschädigungen, Hemiparese deuteten auf eine Hirnembolie und Kreislaufsstörungen hin, die Wagner als multiple Embolie der Art. coronaria anspricht. Ob Ansammlung von Luft oder Flüssigkeit außerhalb des Herzens im Perikard oder Mediastinum auch diese Geräusche hervorrufen können, ist immerhin möglich; verschiedene klinische Beobachtungen lassen auch diese Deutung zu.

Das Mundhöhlengeräusch. Bei geöffnetem Munde hört man bisweilen bei gesunden, häufiger bei herzkranken Menschen, bei Herzklappenfehlern Nebengeräusche, die mit verschiedenen Namen bezeichnet werden: pulsatorisches Atmungsgeräusch, systolisches Vesikuläratmen, pulsatorisches sakkadiertes Atmen, kardiopulmonale Geräusche, orale pulsatorische Geräusche und schließlich Mundhöhlengeräusche. Diesen Geräuschen kommt eine diagnostische Bedeutung nicht zu.

Perikardiale Herzgeräusche. Um ein gleichmäßiges Verschieben des Herzens innerhalb des Herzbeutels zu ermöglichen, müssen die Oberflächen glatt und feucht sein. Bei entzündlichen Erkrankungen besonders dann, wenn nennenswerte Fibrinauflagerungen sich gebildet haben, erfahren die Bewegungen des Herzens an den Rauhigkeiten einen Widerstand und dieser Widerstand ist hörbar, mitunter auch fühlbar. Man hört über den Rauhigkeiten synchron mit der Herzaktion ein Reibegeräusch, das nicht selten insofern charakteristisch ist, als es dem Herzton nachschleppt und stets beim Anhalten des Atems nach tiefer Inspiration deutlicher wird. Das Geräusch kann am deutlichsten über der Herzbasis oder über der Herzspitze sein, es hat gewöhnlich einen schabenden oder knarrenden, unregelmäßig absetzenden Charakter und ist wesentlich abhängig von der Lage des Patienten, insofern, als es beim Aufrichten und besonders beim Vornüberbeugen gewöhnlich lauter wird, beim Liegen leiser, oft sogar verschwinden kann. Zu berücksichtigen ist hier aber, daß die perikardialen

Geräusche überhaupt die Eigenschaft haben, spontan in ihrer Intensität zu wechseln. Abgesehen von einem als perikardiales Reiben bezeichneten Geräusch gibt es noch ein Nebengeräusch, das als extraperikardiales oder pleuroperikardiales sich dadurch von dem eben erwähnten unterscheidet, daß es zugleich abhängig ist von der Herztätigkeit und von der Intensität der Atmung. Dieses Reiben kommt zustande zwischen der Pleura pulmonalis und pericardiaca oder zwischen der pulmonalis und der costalis.

Akzidentelle Geräusche. Nicht immer bedeutet ein Geräusch über dem Herzen Veränderungen des Klappenapparates, oder des Perikards, sondern es gibt auch (und das sieht man bei sonst gesunden Menschen nicht so selten) Geräusche, denen sicher eine organische Unterlage nicht zukommt, und die, trotz der Verschiedenheit ihrer Ätiologie, gemeinsam als akzidentelle bezeichnet werden. Meist handelt es sich um systolische Geräusche, vorwiegend um Geräusche an der Spitze oder über der Pulmonalis. Diese Geräusche sind auf verschiedene Weise erklärt worden und erklärbar. Sie sind praktisch wichtig, weil sie relativ häufig vorkommen.

Erstaunlich ist es, daß am gesunden Herzen so selten Geräusche gehört werden, obwohl das anatomische Substrat oft sehr verschieden ist. Erklärlich ist dieses wohl dadurch, daß das gesunde Herz in ausgesprochenstem Maße sich allen Anforderungen anzupassen in der Lage ist. Nach Sahli liegt dies daran, daß gewöhnlich die Blutgeschwindigkeit nicht groß genug ist, um genügend starke Wirbelbildungen zu erzeugen. Wenn nun, wie z. B. in fieberhaften Erkrankungen, die Blutgeschwindigkeit eine größere ist, dann ist es verständlich, daß hier vorübergehend Geräusche auftreten können oder schon bestehende verstärkt werden. Eine weitere Möglichkeit für das Entstehen von akzidentellen Geräuschen soll nach Romberg und Krehl in einer ungenügenden Kontraktion des Herzmuskels bestehen. Der normale Klappenschluß wird bekanntlich dadurch erleichtert, daß während der Systole die Klappen einander stark genähert werden. Unterbleibt diese Annäherung, so kommt es zu einer relativen Insuffizienz und damit zur Entstehung des Geräusches. Daß ungleichmäßige Kontraktion der Papillarmuskeln, daß ungenügende oder ungleichmäßige Füllung der Ventrikel vorübergehend Geräusche erzeugen können, ist möglich. Geringe Mißbildungen im Herzen, besonders am Insertionsring der Klappen, falsche Sehnenfäden, können natürlich auch akzidentelle Geräusche erzeugen. Solche Geräusche haben häufig einen musikalisch klingenden Charakter.

Da die Ursachen dieser sog. akzidentellen Geräusche oft nur vorübergehend in Erscheinung treten, so hört man dementsprechend das Geräusch auch nur zeitweise; andererseits ändert sich der Charakter des Geräusches oft von Minute zu Minute sehr, so daß man allein auf Grund dieser Beobachtung immer schon berechtigt ist, ein akzidentelles Geräusch anzunehmen. Schließlich, und das ist das wesentlichste Moment, erkennt man das Geräusch als ein akzidentelles daran, daß die dynamisch notwendigen Folgeerscheinungen des Klappenfehlers fehlen. Der Wechsel in dem Klangcharakter der Geräusche ist praktisch insofern von Wichtigkeit, als es sich empfiehlt, in zweifelhaften Fällen stets die Patienten in verschiedener Körperlage zu untersuchen und vor und nach körperlichen Anstrengungen zu auskultieren. Bei der veränderten Strömungsgeschwindigkeit des Blutes ändert sich der Charakter des akzidentellen Geräusches leichter und schneller als der des organischen. Im allgemeinen lassen sich sichere Unterschiede, was Klang, Farbe und Dauer des Geräusches angeht, zwischen akzidentellen und organischen Geräuschen nicht aufstellen.

Besonders hervorheben muß man aber, daß die akzidentellen Geräusche häufig vorkommen bei Personen, die konstitutionell weniger widerstandsfähig sind, d. h. bei Leuten, bei denen man auch im übrigen diese oder jene Zeichen einer konstitutionellen Schwäche findet. Der Zusammenhang zwischen Herzbeschwerden, akzidentellen Geräuschen und Konstitutionsfehlern ist offenbar ein sehr inniger. Kraus hat die konstitutionelle Schwäche des Herzens ontogenetisch zu stützen versucht und sagt, daß funktionelle Momente „den für das konstitutionell schwache Herz charakteristischen Thorax vorbereiten und vollenden." Auch D. Gerhardt betont den Zusammenhang mit dem Habitus asthenicus bei der Besprechung militärärztlicher Richtlinien.

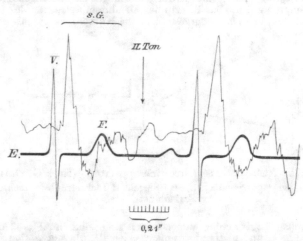

Abb. 53. Kurve der Herztöne, im Vergleich zum Elektrokardiogramm. (Nach Gerhartz.)

Ein besonderes Interesse haben seit vielen Jahren die überaus häufigen akzidentellen Geräusche über der Pulmonalis gehabt. Schon Lüthje hatte auf die Häufigkeit dieser Geräusche bei jugendlichen Personen hingewiesen. Durch röntgenologische Untersuchungen wurde die Annahme Lüthjes bestätigt, daß es sich hier wohl um eine direkte mechanische Wirkung infolge Abplattung des Pulmonalostiums bei jugendlichen Individuen handelt, daß die Segel einer so abgeplatteten Pulmonalöffnung sich nicht gleichmäßig aneinander legen können.

Zu den Hilfsmitteln in der Diagnose kann unter Umständen der Müllersche und Valsalvasche Versuch beitragen. Der Müllersche Versuch besteht darin, daß man nach völliger Ausatmung Mund und Nase schließt, und sich anstrengt, tief Atem zu holen. Hierdurch wird der negative Druck im Thorax vergrößert, dies bewirkt Ansaugung des Blutes, namentlich in das rechte Herz. Hierdurch werden endokarditische Geräusche im rechten Herzen stärker, solche im linken dagegen schwächer. Beim Valsalvaschen Versuch versucht man bei geschlossenem Mund und Nase nach vorheriger tiefster Inspiration stark auszuatmen, hierdurch staut sich das Venenblut zurück, die Geräusche im rechten Herzen nehmen ganz ab, solche im linken werden anfangs stärker, bald auch schwächer.

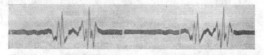

Abb. 54. Kurve der Herztöne. (Nach O. Frank.)

Nicht selten hört man ein systolisches Geräusch über der Herzspitze, bei Patienten, besonders älteren Leuten, die im übrigen die Symptome einer Myodegeneratio cordis haben. Wenn es in solchen Fällen möglich ist, postmortal den Klappenapparat in Augenschein zu nehmen, so findet man oft keinerlei Veränderungen, so daß der Anatom die Diagnose Klappenfehler nicht anerkennt. Klinisch hatte vorher ein Klappenfehler mit allen seinen Folgeerscheinungen bestanden. Solche Beobachtungen lassen sich nur so deuten, daß eine **relative Klappeninsuffizienz**, d. h. eine Dehnung des Insertionsringes und die dadurch bedingte Schlußunfähigkeit der Klappen ohne lokale Veränderungen am Endokard, als Ursache anzusehen ist. Auch Veränderungen in den Papillarmuskeln, z. B. bei Hypertrophie, scheinen Klappeninsuffizienz dieser Art hervorzurufen. Man ist wohl berechtigt, diese Insuffizienzen den endokarditisch bedingten Klappenfehlern gleichzustellen.

Die Registrierung des Herzschalls hat man in der Weise graphisch darzustellen versucht, daß man die Schallschwingungen durch Membranen auf einen elektrischen Registrierapparat übertrug. Es scheint ziemlich gleichgültig zu sein, ob man Kautschukmembranen nimmt (O. Frank) oder Gelatine- bzw. Kollodiumhäutchen (Ohm, Gerhartz) oder Seifenblasenlamellen (O. Weiß). All diese schallempfangenden Membranen werden durch den Herzschall in Bewegung gesetzt, müssen aber, um möglichst ihre Eigenschwingungen auszuschalten, gedämpft werden. Das Prinzip der Membranübertragung des Gerhartzschen Registrierapparates ist in Abb. 55 dargestellt. Zwei Kurven, wie sie mit der Frankschen

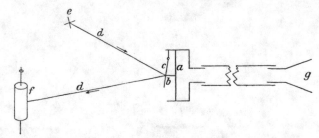

Abb. 55. Schema des Schallregistrierapparates. (Nach Gerhartz.)
a Membran, b Übertragungsstäbchen, c Spiegel, d Lichtstrahl, e Lichtquelle, f Film,
g Aufnahmetrichter.

und Gerhartzschen Registrierung aufgenommen sind, sind in Abb. 53 und 54 wiedergegeben. Die beim 1. und 2. Herzton auftretenden Schwingungen sind in den Kurven deutlich erkennbar. Durch Ohm insbesondere wurde mit Hilfe der Herzschallregistrierung festgestellt, daß man den „diastolischen Ruck" mit dem von Einthoven beschriebenen 3. Herzton identifizieren kann, d. h. daß in der Diastole, sobald das einströmende Blut an der Wand des Ventrikels einen Widerstand gefunden hat, ein graphisch registrierbarer Ruck entsteht, ein Bewegungsvorgang, der gegen Ende der Diastole gelegen ist und sich auch mit der Venenpulsregistrierung deutlich markiert. Mit dem Ohmschen Verfahren läßt sich in jedem Falle auch bei gesunden Menschen der Venenpuls deutlich nachweisen. Die Registrierung hat den Vorteil, daß sie den pathologisch positiven Venenpuls auch dann schon deutlich wiedergibt, wenn andere Symptome (Zyanose, Dyspnoe usw.) noch nicht das Versagen des Herzens kenntlich machen.

5. Arterientöne und Arteriengeräusche.

Die akustischen Erscheinungen an den Gefäßen spielen praktisch für die Diagnose keine nennenswerte Rolle. Über der Karotis und Subklavia hört man bei fast allen Gesunden in der Mehrzahl der Fälle zwei Töne, der erste ist meist als fortgeleitet vom Herzen aufzufassen, der zweite stärkere, fortgeleitet von den Aortenklappen. Diese Töne werden besonders laut bei beschleunigter Stromgeschwindigkeit, man hört sie infolgedessen bei Untersuchungen, besonders über den Lungenspitzen, sehr oft bei psychischen Erregungen. Besonders bei nervösen Leuten werden sie in der Karotis von den Patienten selbst oft als lästige Nebengeräusche empfunden. Bei der Aorteninsuffizienz sind zuweilen die Geräusche stromabwärts an der Art. anonyma bzw. Karotis deutlicher als unmittelbar in Klappenhöhe.

Bei sehr starker Herztätigkeit, bei Hypertrophie, bei Aorteninsuffizienz und bei erhöhtem Blutdruck entsteht der erste Ton infolge der plötzlichen Anspannung des Gefäßes selbst. Man hört ihn deshalb um soviel später als den Spitzenstoß auftreten, als die Zeit dauert, die vergeht, bis die Pulswelle in das Gefäß gelangt. In den übrigen Arterien sind normalerweise Töne nur zu hören, wenn man mit dem Stethoskop stärker aufdrückt, und zwar ist gewöhnlich nur ein diastolischer Ton zu hören, bei schwächerem Druck entsteht ein Geräusch.

Die pathologischen Veränderungen der Gefäßtöne bestehen einerseits im Verschwinden der Töne über Karotis und Subklavia und in dem Auftreten von Tönen oder Geräuschen über den übrigen Gefäßen.

Bei Aorteninsuffizienz kann durch die plötzliche An- und die darauf folgende Entspannung des Gefäßes ein Doppelton entstehen, der als Traubescher Doppelton bekannt ist. An der Arteria cruralis hört man gelegentlich einen Doppelton bei Morbus Basedowii, bei Mitralstenose, Chlorose und im Fieber.

Arteriengeräusche kommen spontan vor über der offenen Fontanelle von Säuglingen, dann als Uteringeräusche bei Schwangeren in den letzten Monaten, unter pathologischen Bedingungen erstens bei Gefäßverengerungen und Erweiterungen, z. B. bei Isthmusstenose und zweitens bei Aneurysmen. Wenn bei Aorteninsuffizienz die Spannung über der Kruralis sehr groß ist und man unter zunehmendem Druck auskultiert, so kann man mitunter den Traubeschen Doppelton übergehen hören in ein Doppelgeräusch, das als Duroziersches Doppelgeräusch bekannt ist. Arteriengeräusche finden sich ferner bei lokalen Rauhigkeiten der Gefäßwand, z. B. in aneurysmatischen Erweiterungen.

6. Venentöne und Venengeräusche.

Venentöne sind nur bei Trikuspidalinsuffizienzen hörbar, wenn das Blut bei jeder Systole sich zurückstaut und die Venenklappen des Bulbus zum plötzlichen Schluß bringt.

Venengeräusche kann man über allen größeren Venen bei Druck mit dem Stethoskop wahrnehmen. Spontan entsteht ein Venengeräusch auch bei Gesunden über den Halsvenen bei starkem Drehen des Kopfes. Bei Anämischen macht das bei diesen unter erhöhter Geschwindigkeit erfolgende Einströmen von Blut in den erweiterten Jugularbulbus wahrscheinlich durch Wirbelbewegungen an den Jugularklappen ein lautes Geräusch, das als Nonnensausen oder Nonnengeräusch bezeichnet wird; das Geräusch ist systolisch und diastolisch.

E. Die Pulsuntersuchung.

1. Der Arterienpuls.

Die exponierte Lage der Arteria radialis mit der festen Unterlage des Knochens hat offenbar dazu geführt, daß man Füllung und Spannung des Gefäßsystems ebenso wie den Rhythmus des Herzens an dieser Stelle zu kontrollieren versuchte. Mit Hilfe dieser Untersuchungsmethode kann man sehr verschiedene Eigenschaften des Pulses feststellen, die unter Umständen bei genügender Übung auch einen größeren Einblick in das Getriebe des Gefäßsystems gestatten. Abgesehen von der Frequenz, die noch zu dem einfachsten gehört, was sich sicher und schnell feststellen läßt, kann man sich informieren über den Rhythmus, über die Stärke, über den Anstieg und Abfall der Pulswelle, über die Spannung, über die Beschaffenheit der Gefäßwand, über die Differenz des Pulses der Arteria radialis rechts und links. Neben diesen palpatorisch feststellbaren Ergebnissen kommen auch heute die graphischen Methoden in Betracht, die bei Rhythmusstörungen oft unerläßlich sind, um die vorhandene Arhythmie zu analysieren.

a) Palpation.

Wie palpiert man? Mit den auf die Arteria radialis aufgesetzten Spitzen des 2., 3. und 4. Fingers versucht man die oben angegebenen Eigenschaften einzeln zu analysieren. Notwendig ist es, die Fingerspitzen leicht aufzusetzen und durch Tasten und durch stärkeren Druck sich zu informieren. Da Anomalien im Verlauf der Arteria radialis nicht gerade zu den Seltenheiten gehören, ist es mitunter notwendig, die Arteria brachialis zu Hilfe zu nehmen. Hier verfährt man in derselben Weise wie bei der Radialis, zumeist aber sind diese Anomalien nur an einem Arm vorhanden, so daß der Puls des anderen die Aufschlüsse in der genügenden Weise gibt. Vorteilhaft ist es, die Arteria radialis, brachialis, dann aber auch die Arteria dorsalis pedis und am Maleolus internus die Tibialis postica abzutasten. Veränderungen in der Wand der Arterien dokumentieren sich oft in der Dorsalis pedis oder auch in der Brachialis besser als in der Radialis (vgl. unter Arteriosklerose und unter juvenile Arteriosklerose). Das erste, was man am Puls feststellt, ist die Frequenz.

Die Pulsfrequenz ist von sehr verschiedenen Faktoren abhängig. Die von Weber in der jüngsten Zeit gemachten Beobachtungen betonen den außerordentlich großen Einfluß psychischer Momente und diese dürften im praktischen Leben nur selten ganz auszuschalten sein.

Die normale Pulsfrequenz beim Mann beträgt 71—72 pro Minute.

1. Einfluß von Geschlecht, Körpergröße und Alter. Beim weiblichen Geschlecht ist die Pulsfrequenz durchweg um 1—4 Schläge größer als beim männlichen. (Dalquen nimmt im Minimum 3, im Maximum 10 Schläge an.)

Die Frequenz sinkt von 144 bei Neugeborenen allmählich bis auf 71 im 20. bis 25. Lebensjahre. Sie ist abhängig in erster Linie von der Körpergröße. Große Menschen haben durchwegs einen langsameren, kleine einen beschleunigteren Puls. Nach der Tabelle von Volkmann schwankt diese Differenz zwischen 151 und 71, d. h. die Dauer eines Pulses in der Sekunde schwankt zwischen 0,4 + 0,84 Sekunden. Daß hierbei, d. h. bei gleicher Körpergröße die jüngeren Leute eine größere Pulsfrequenz haben, ist nach dem oben Gesagten selbstverständlich. Dieses Gesetz, die Abhängigkeit der Pulsfrequenz von der Körpergröße, findet sich auch im Tierreich bestätigt. Der Elefant hat 28 Pulse in der Minute, das Kamel 30, der edle Hengst gegen 30, Löwe 40, Stute und Arbeitspferd 40 und mehr (Ellinger), das Schaf 70, der Hund 100, das Kaninchen 150, Vogel bis 400 (Buchanan).

Herrmann erklärt diese Differenz folgendermaßen: Da mit zunehmender Körper- und Herzgröße das Fassungsvermögen des Herzens rascher wächst als der Aortenquerschnitt, so ist die Entleerung bei großen Tieren (z. B. beim Elefant) sehr viel schwieriger. Sie muß daher in einem größeren Zeitraum vor sich gehen, das Herz schlägt langsamer.

2. Einfluß der Muskeltätigkeit. Beim Gehen in der Ebene fand Nick, abhängig von der Geschwindigkeit und der Dauer des Gehens, eine Vermehrung der Pulsfrequenz um 26—28 Schläge, beim Steigen auf steileren Wegen um 40 Schläge. Starkes Laufen erhöht die Pulsfrequenz auf 140 und mehr. Nach 10 Kniebeugen fand Leitensdorfer (Dtsch. militärärztl. Zeitschr. 1899) eine Pulsvermehrung um 12,6 Schläge, nach 10 maligem Stuhlsteigen innerhalb 30 Sekunden sieht man gewöhnlich eine Pulsfrequenzerhöhung von 70—80 auf 96—112. Nach dieser Leistung geht beim Normalen die Frequenz innerhalb einer halben Minute auf die Norm zurück.

Staehelin fand nach einer 10000 kgm betragenden Arbeit am Ergostaten eine Frequenzerhöhung auf 156, der Puls ging in 2 Minuten, oft schon nach 20—30 Sekunden auf die Norm zurück. Bei forcierten körperlichen Übungen, z. B. beim

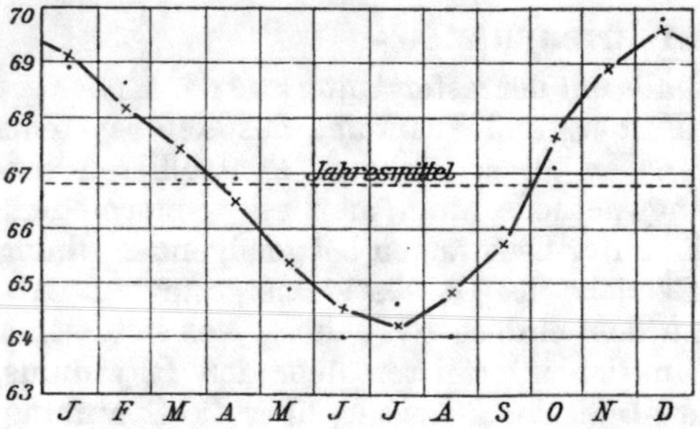

Abb. 56. Jahreskurve der Pulsfrequenz.
(Nach Nicolai, Mechanik des Kreislaufes.)

sportlichen Schnellaufen über 100 m, sieht man meistens Erhöhungen auf 160—200, die je nach der Übung in sehr verschiedener Zeit, zumeist in 10—20 Minuten, zur Norm zurückgeht.

3. Einfluß der Körperhaltung und Tageszeit. Der Puls ist im Stehen frequenter als im Liegen. Die Steigerung findet auch statt, wenn der Mensch passiv aus der horizontalen Lage in die vertikale Lage übergeht. Die Frequenzänderung im Laufe des Tages ist nur gering, beträgt etwa 1—4 Schläge, sie soll parallel den Temperaturschwankungen steigen und fallen. Nach v. Bärensprung soll das Wärmemaximum dem Pulsmaximum vorausgehen. Also steigt die Pulsfrequenz am Tage anhaltend bis gegen 6 Uhr, fällt nachts, um ein Minimum gegen 4 Uhr morgens zu erreichen.

4. Ob ein Einfluß der Jahreszeit auf die Pulsfrequenz sich nachweisen läßt, ist nicht sicher festgestellt. Haun meint, das Maximum falle in den Winteranfang, das Minimum in den Sommeranfang (s. die Kurve von Nicolai in Abb. 56).

5. Einfluß der Nahrungsaufnahme. Durch die Hauptmahlzeit scheint eine Steigerung der Pulsfrequenz um durchschnittlich 2—8 Schläge, beim Aussetzen dieser eine Verminderung um 1—2 Schläge (Vierordt) aufzutreten.

Der Rhythmus des Pulsus. Folgen die einzelnen Pulse regelmäßig hintereinander, so spricht man von einem rhythmischen Puls, folgen sie nicht mit einer bestimmten Regelmäßigkeit, von einem arhythmischen. Während man früher alle Arhythmien als etwas Pathologisches und ihre Prognose deshalb immer als eine ernste ansah, hat man sich heute davon überzeugt, daß Arhythmien nennenswerter Art, z. B. reichlich Extrasystolen, auch vorübergehend bei gesunden und speziell herzgesunden Menschen vorkommen können. Starke

Irregularitäten speziell dann, wenn sie mit einer Inäqualität des Pulses einhergehen, sind aber immer als pathologisch aufzufassen. Man kann zwischen einem vollkommen unregelmäßigen und einem partiell unregelmäßigen Puls unterscheiden, gelegentlich sieht man ein Kleinerwerden des Pulses während der Inspiration oder sogar ein Verschwinden des Pulses, eine Anomalie, die man als Pulsus paradoxus (Kußmaul) bezeichnet hat. Diese Anomalie kommt vor besonders bei perikarditischen Verwachsungen, gelegentlich auch bei einer Stenose der Luftwege. Näheres über die Rhythmusstörungen siehe in dem besonderen Kapitel: Störungen der Schlagfolge.

Pulsqualität. Neben Frequenz und Rhythmus spielt eine Rolle, wie schon erwähnt, die Völle des Pulses, die Höhe des Pulses (Größe), der An- und Ablauf der Pulswellen und die Spannung. Die Völle des Pulses muß natürlich während jeden Pulsschlages wechseln und muß auch wechseln nach dem Füllungszustand des peripheren Gefäßsystems, der natürlich nicht konstant sein kann.

Die mittlere Füllung kann man nur dann erkennen, wenn man sowohl die Füllung in der Systole wie auch in der Diastole beobachtet und durch eine gleichmäßige Kompression sich über die mittlere Füllung ein Urteil zu verschaffen sucht. Während der Puls gewöhnlich in der Ruhelage eine mittlere Füllung hat, kann er voll werden z. B. bei kräftiger Muskelarbeit des Armes, kann seine Völle sehr abnehmen und sehr leer werden (Pulsus inanis), z. B. nach einem Aderlaß oder nach stärkeren Blutverlusten. Man findet oft einen leeren Puls im Kollaps, bei Anämien, bei chronischen Kachexien.

Die Größe des Pulses muß ebenso wie die Völle auch bei gesunden Menschen, da ja das Herz verschieden beansprucht wird, wechseln, denn die Größe, d. h. die Exkursionsgröße der einzelnen Pulswellen ist abhängig von dem Schlagvolumen des Herzens und von der Spannung der Gefäße.

Einen großen Puls findet man dementsprechend nach körperlicher Arbeit, bei Herzhypertrophie (Nephritis, Aorteninsuffizienz), einen kleinen Puls dahingegen, wenn wenig Blut in den Kreislauf geworfen wird, z. B. bei Aorten- und Mitralstenose, beim Kollaps.

Fühlen kann man weiterhin die Schnelligkeit, mit der das Arterienrohr sich erweitert und kontrahiert; man bezeichnet einen Puls als Pulsus celer, wenn dieser Ablauf der Welle sehr schnell vor sich geht, im Gegensatz dazu einen Puls als Pulsus tardus, wenn der Ablauf der Welle sehr langsam verläuft.

Charakteristisch ist der Pulsus celer für Aorteninsuffizienz, man kann aber auch einen sehr schnellen Ablauf der Welle sehr oft beim Morbus Basedowii und bei Neurosis cordis fühlen. Einen Pulsus tardus findet man bei Arteriosklerose, bei Mitral- und Aortenstenose, gelegentlich bei Myodegeneratio cordis.

Die Spannung des Pulses (Härte) kann man ebenfalls tasten; man versteht darunter die Intensität, die notwendig ist, um den Puls zu unterdrücken.

Ist der Puls sehr gespannt, so spricht man von einem Pulsus durus, einer Pulsanomalie, die charakteristisch ist für Nephritis (Schrumpfniere), für Bleikolik, die nicht selten auch vorkommt bei Arteriosklerose. Ist der Puls sehr wenig gespannt, so spricht man von einem Pulsus mollis, der sich findet im Fieber, bei Anämien, bei Herzschwäche.

Die Beschaffenheit der Arterienwand sollte man bei Leuten im mittleren und höheren Lebensalter stets mitberücksichtigen; abgesehen davon, daß es notwendig ist, dies auszuschalten, um die übrigen Eigenschaften des Pulses genauer analysieren zu können, ist es klinisch sehr oft von Wichtigkeit, ob die peripheren Gefäße weich und elastisch oder hart und rigide sind. Man prüft diese Beschaffenheit so, indem man die Arterienwand ziemlich stark komprimiert und dann unter den Fingern hin- und herrollt. Bei Arteriosklerose der peripheren Gefäße fühlt man die Arterienwand mehr oder weniger rigide, gelegentlich auch stark geschlängelt. Wichtig ist auch die Berücksichtigung der Wand der übrigen peripheren Gefäße, speziell der brachialis, temporalis und dorsalis pedis. Auch die Arteria tibialis posterior ist häufig am inneren Knöchel sehr gut fühlbar. Unter Umständen kann man größere Differenzen zwischen beiden Radialarterien für die Diagnose Aneurysma oder zentrale Arteriosklerose verwerten. Wenn nämlich der anatomische Prozeß sich speziell in den Ostien der abführenden größeren Gefäße etabliert, bringt dies mitunter eine Differenz derart, daß Größe und Spannung auf der einen Seite normal, auf der anderen Seite sehr klein sind.

Die Bestimmung der arteriellen Blutgeschwindigkeit ist mittels des v. Kriesschen Flammentachographen möglich, aber schwierig. Brömser hat neuerlich eine Apparatur angegeben, die Geschwindigkeits- und Druckkurve des Pulses registriert. Sie besteht aus einem Keil, der zu beiden Seiten eine Aufnahmemembran besitzt und auf die Arterie aufgedruckt wird. Auf die Membranen wirkt stromaufwärts ein positiver, stromabwärts ein negativer Druck, deren Verhältnis zueinander den Grad der Stromgeschwindigkeit anzeigt. Hochrein und Meier, die mit dem Brömserschen Verfahren Untersuchungen anstellten, legen besonderen Wert auf die zeitlichen Beziehungen zwischen Puls-Druckmaximum und Puls-Geschwindigkeitsmaximum, wobei das letztere immer vorangeht. Diese Zeitdifferenz T ergab beim Normalen einen Mittelwert von 0,035 Sekunden und scheint bei der Kreislaufinsuffizienz deutlich verlängert zu sein.

Die Geschwindigkeit in der arteriellen Pulswelle zu messen, hat man mit noch weiteren Methoden versucht. Mit einer sehr subtilen Technik unter Mitbenutzung des Elektrokardiographen berechneten Lundsgaard und Beyerholm die Differenz zwischen den beiden Pulswellen zu $^2/_{23}$ Sekunden. Weitz und Hartmann fanden eine starke Beschleunigung der Pulswellengeschwindigkeit bei Hypertension, eine Verringerung bei Aorteninsuffizienz, zumeist eine Verringerung, gelegentlich aber auch eine Beschleunigung bei Extrasystolen.

b) Sphygmographie.

Während man bis zur Mitte des vorigen Jahrhunderts nur imstande war, sich durch Tasten mit dem Finger Aufklärung über diese Werte zu verschaffen, suchte man sich damals von den vielen subjektiven Momenten durch geeignete Instrumente frei zu machen. Neben dem Röhrensphygmometer von Hérisson

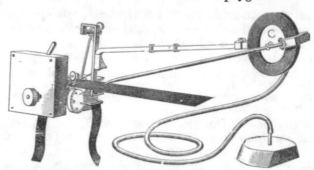

Abb. 57. Der klinische Polygraph, bestehend aus einem Tambour in Verbindung mit einem Dudgeonschen Sphygmograph. (Nach Mackenzie.)

und Chelius, das aus einer mit Quecksilber gefüllten, am unteren Ende mit einer elastischen Membran verschlossenen Glasröhre bestand, verdient als erster brauchbarer Apparat der Vierordt - Mareysche Sphygmograph genannt zu werden. Der Apparat bestand im wesentlichen, ebenso wie die neueren Konstruktionen, aus einer elastischen Feder, die die Rhythmus- und Druckschwankungen in vergrößertem Maßstabe auf eine rotierende Trommel übertrug.

Der Mareysche Sphygmograph wurde wesentlich verbessert durch Dudgon. Bei diesem Sphygmographen wird ein Doppelhebel zur Vergrößerung der

Pelottenexkursion angewendet (siehe Abb. 57 und 58). Abgesehen davon, daß die Trägheitsmomente bei diesem Apparat wesentlich ausgeschaltet werden, besteht ein Hauptvorteil darin, daß der Apparat gegenüber dem Mareyschen bequem gelagert werden kann und darin, daß das Uhrwerk und die metallischen Massen sehr tief, d. h. nahe der Gefäßwand gelagert sind. Jacquet hat das System

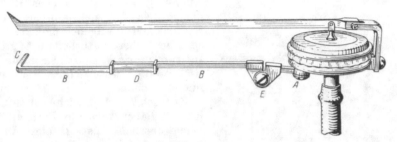

Abb. 58. Tambour mit Stange zur Verbindung mit dem Dudgeonschen oder Jacquetschen Sphygmographen. (Nach Mackenzie.)

des Dudgeonschen Sphygmographen übernommen, aber die Anordnung weiterhin so verbessert, daß sein Sphygmograph entschieden den Vorzug verdient, zumal er mit einem gut funktionierenden, zugleich eingebauten Uhrwerk kombiniert ist. Der vollkommenste Apparat ist aber heute der von Frank-Petter, der zwar ebenfalls das Dudgeonsche Prinzip übernommen hat, aber bei dem die Hebel kürzer gehalten sind als beim Dudgonschen. „Bei diesem wird im

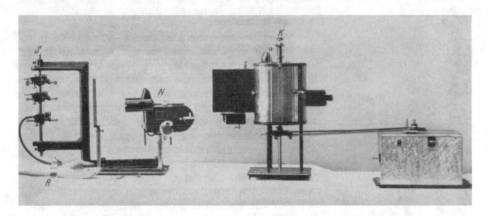

Abb. 59. Spiegelregistrierung mit Kymographion. (Nach O. Frank.)
K Photokymographion, N Nernstlampe, R Radialispelotte, S Spiegel.

Gegensatz zur Dudgeonschen Pelotte an einem langen Hebelarm ein starrer Hebel befestigt, während an einem kurzen Arm eine Spiralfeder wirkt. Der Drehungspunkt des Hebels liegt an dem Teil des Gestells, der das Uhrwerk trägt. Man erhält einen genügend großen Druck bei niedrigen Elastizitätsquotienten.“ O. Frank hat optisch mit Hilfe eines Pulsspiegels die Bewegungen der Arteria radialis registriert. Diese Methode hat einen Vorläufer in dem Versuch von Bernstein, der bereits 1890 durch ein der Arterie aufgeklebtes Spiegelchen die Tätigkeit aufzuschreiben versuchte. Cowl hat dann später kinematographisch den Schatten eines der pulsierenden Stelle aufgeklebten Papierblättchens photographiert. Die Franksche Vorrichtung (s. Abb. 59 und 60) besteht darin, daß der Aufnahmepelotte ein Spiegelchen aufgeklebt ist, und der auf dieses Spiegelchen geworfene und von hier aus reflektierte Lichtstrahl photographisch registriert wird. Die so entstehenden

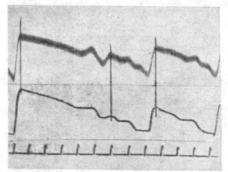

Abb. 60. Sphygmogramm einer Extrasystole, unten: mit dem Frankschen Spiegelsphygmographen, oben: mit dem Jacquetschen Sphygmographen aufgenommen.
(Nach Veil.)

Kurven geben ein ähnliches Bild wie die mittels der mechanischen Hebelregistrierung aufgenommenen, beanspruchen aber natürlich ein größeres Instrumentarium, so daß sie kaum praktisch werden ausgedehnte Verwendung finden können.

Mit solchen Pulszeichnern erhaltene Kurven haben folgende Formen: Nach einem raschen Anstieg folgt ein langsamerer Abfall mit mehreren kleinen Erhebungen. Von diesen zeichnet sich gewöhnlich eine durch ihre Größe aus.

Durch die Registrierung des Pulses genaue Aufschlüsse über Fülle, Spannung und Rhythmus zu erhalten, hatte man anfangs gehofft. Wir sind aber nur in geringem Grade imstande, aus dem Pulsbild die Spannung zu beurteilen, können die Füllung auch nicht herauslesen, wohl aber uns über den Rhythmus (auch hier nur zum Teil) informieren. Hervorzuheben ist allerdings, daß bei der Klassifizierung der Reizleitungsstörungen des Herzens, die in den 90er Jahren sehr wenig gewürdigte Sphygmographie wieder große Dienste geleistet hat, indem es durch sie möglich war, eine Einsicht in die Reizleitungsvorgänge zu bekommen.

Die Kurve eines Arterienpulses (s. Abb. 60 u. 62) besteht, wie erwähnt, aus einem auf- und absteigenden Schenkel. Der Anstieg der Welle entsteht durch die plötzliche Vortreibung des Blutes infolge der Ventrikelsystole. Schwierigkeiten machte es anfangs, die in den absteigenden Schenkel auftretenden Erhebungen richtig zu deuten. Die größte dieser Erhebungen wurde früher erklärt als eine durch Reflexion in der Peripherie entstandene Welle. Dagegen spricht, daß auch die Hämautographie nach Landois diese Welle deutlich abgesetzt zeigt. Heute nennt man diese Erhebung Rückstoßelevation und deutet sie so, daß durch Rückstoß von den plötzlich sich schließenden Aortenklappen her eine Welle über das Gefäßsystem bis zur Peripherie hinläuft. Die kleineren Erhebungen und Senkungen, die neben dieser R-Welle in mehr oder weniger ausgesprochenem Maße zu sehen sind, werden sowohl auf elastische Schwingungen des Gefäßsystems wie auf fortgeleitete Schwankungen der Herzbewegung, wie schließlich auf Reflexion von den Endverzweigungen her, zurückgeführt.

Abb. 61.
Hämautographische Kurve aus der Arteria tibialis eines großen Hundes.
p pimäre Pulswelle,
d Rückstoßelevation.

Die Größe des Pulsbildes ist natürlich abhängig von der Spannung und Füllung des Gefäßsystems. Da aber die Übertragung mittels eines federnden Schreibapparates notwendig ist, so spielt in der Praxis eine wesentliche Rolle für die Form der Kurve die Elastizität des Hebels.

„Das Sphygmogramm ist eine Blutdruckkurve, bei welcher indessen der Maßstab, mit welchem die Ordinaten gemessen werden, stets unbekannt bleibt (v. Frey)." Die Definition v. Freys ist, wie Sahli gezeigt hat, nicht ganz zutreffend. Es handelt sich nicht nur um Druck-, sondern um Energiewerte, und Sahli hat sogar die Pulskurve bei bekannter Federspannung zur Messung der Pulsenergie, zur sog. Sphygmobolometrie benützt. Trotz

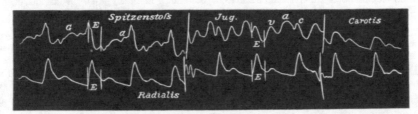

Abb. 62. **Kurven des Spitzenstoßes, des Jugularis- und Karotispulses** (obere Kurve), zu gleicher Zeit mit dem Radialispuls aufgenommen. (Nach Mackenzie.) Die Spitzenstoßkurve ist durch den rechten Ventrikel verursacht und zeigt eine Depression (E) während des Kammerausflusses. Der E vorausgehende steile Anstieg ist durch den Schock der sich kontrahierenden Kammern bedingt. Ihm geht eine kleine Welle a voraus, welche durch den sich kontrahierenden Vorhof verursacht ist, der die Kammer ausdehnt. Sie stimmt der Zeit nach genau überein mit der Welle a im Jugularispuls, welche durch den sich kontrahierenden Vorhof bedingt, der eine Blutwelle rückwärts in die Venen sendet.

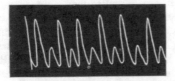

Abb. 63[1]. Dikroter Puls.

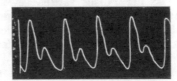

Abb. 64. Unterdikroter Puls.

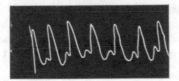

Abb. 65. Überdikroter Puls.

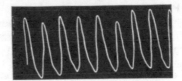

Abb. 66. Monokroter Puls.

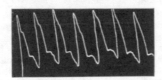

Abb. 67. Pulsus celer.

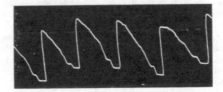

Abb. 68. **Pulsus durus** bei stark gespannterArterie.

dieser Instrumentalfehler kann bei verändertem Blutdruck das Pulsbild ein ganz anderes, oft ein charakteristisches werden.

Bei niedrigem Blutdruck wird die zweite Welle unter Umständen so groß, daß sie fast die Höhe der Hauptwelle erreicht. Man spricht dann von einem **dikroten Puls**, bzw. von einer dikroten Welle. Ist die dikrote Welle genügend groß, so gelingt es oft auch dem

---

[1] Abb. 63—68 nach Aug. Hoffmann.

tastenden Finger, sie zu erkennen. Für die Beurteilung von Pulskurven kann wichtig sein, daß die dikrote Welle auch verspätet auftreten, unter Umständen sogar in den aufsteigenden Schenkel des nächsten Pulses fallen kann. Man spricht dann von einem unterdikroten bzw. überdikroten Puls (s. Abb. 64, 65). Die Dikrotie ist am deutlichsten bei niedrigem Blutdruck, bei genügend großer Herzkraft und bei nicht zu frequentem Puls. Man findet sie bei allen fieberhaften Infektionskrankheiten, besonders beim Typhus. Wenn bei erhöhter Pulsfrequenz die dikrote Welle mit der nächsten zusammenfällt, spricht man von einem monokroten Puls (s. Abb. 66).

Die Größe des Pulses kann nur verwertet werden beim Zeichnen mit demselben Apparat, in derselben Lage, an derselben Person unter Berücksichtigung aller technisch möglichen Fehlerquellen.

Der Anstieg und Abstieg der Pulswelle ist von der Pulsfrequenz und von der Tätigkeit (Kraft) des Herzmuskels im wesentlichen abhängig. Das typische Beispiel für ein extremes Pulsbild, d. h. für einen steilen An- und Abstieg bildet der Puls der Aorteninsuffizienz (Abb. 67). Der Puls ist celer, weil die Kontraktion des Herzmuskels eine intensive ist, und weil der Nachlaß der Kontraktion rapide vor sich geht. Der Puls ist altus, d. h. hoch, vom Fußpunkt abgerechnet, weil mit dem steilen Anstieg auch die Welle eine größere Höhe erreicht.

Sinkt die Pulsfrequenz, wie z. B. bei einer Aortenstenose, so findet man einen trägen Anstieg und Abfall (Pulsus tardus, das Gegenteil von celer). Da bei dieser Erkrankung die Erhebungen vom Fußpunkt ab gerechnet gering sind, ist der Pulsus tardus gewöhnlich auch ein parvus.

Der Spannungszustand des Gefäßsystems kann insofern aus dem Pulsbild ersichtlich sein, als bei der erhöhten oder abnorm niedrigen Spannung es zu einem Pulsus durus bzw. Pulsus dicrotus kommt. Während bei der abnorm niedrigen Spannung die dikrote Welle stark hervortritt, fehlt sie in der Regel bei erhöhter Spannung, statt dessen können die anderen Zacken stärker hervortreten, der Hauptgipfel aus zwei nebeneinanderliegenden Zacken bestehend erscheinen (Abb. 68).

Der Füllungszustand des Gefäßsystems drückt sich nur dann auch im Pulsbild aus, wenn er, mit dem Spannungszustand korrespondierend, zu- oder abgenommen hat. Da diese Eigenschaften nicht immer zusammenfallen, ist es nicht möglich, aus dem Pulsbild auch über den Füllungszustand etwas zu sagen.

Wie schon oben gesagt, hat die Pulsgraphik am meisten geleistet in der Aufklärung der Arhythmien, d. h. der Störungen in der zeitlichen Aufeinanderfolge der Pulse. Da es mit einem Zirkel möglich ist, die Abstände der einzelnen Wellen genau abzumessen, so konnte man natürlich bei mehr oder weniger großen Differenzen hier pathologische Störungen feststellen. Diese Störungen verbinden sich oft mit Differenzen in der Pulsgröße und in diesem Falle war man berechtigt, die Größendifferenzen als wirklich vorhandene anzusehen, weil ja die Fehler, die sonst die Größe zu beeinflussen imstande sind, hier in gleicher Weise auf alle aufeinander folgenden Pulswellen wirkten.

Bei der Beurteilung der zeitlichen Abstände muß man freilich berücksichtigen, daß geringe Differenzen physiologisch sein können, andererseits entsprechen die Abstände zwischen den einzelnen Abschnitten der Pulskurve nicht unbedingt den zeitlichen Verhältnissen der Herztätigkeit. Die Fortpflanzungsgeschwindigkeit der Pulswellen hängt im wesentlichen ab von der Kraft, mit der das Herz arbeitet. Da aber der Herzmuskel zeitlich geregelt arbeiten kann, dabei qualitativ ungleichmäßig (z. B. beim P. alternans), so können auf diese Weise Arhythmien vorgetäuscht werden, die in Wirklichkeit nur Störungen in der Herzkraft bedeuten.

2. Der Kapillarpuls.

Pulsatorische Bewegungen des Blutstromes in den Kapillaren sind bei normalem Kreislauf weder makroskopisch noch mikroskopisch zu sehen. Sie werden normalerweise vor dem Eintritt in die Kapillaren schon in den Schleusen der Arteriolen abgedrosselt, um nur bei Störungen der normalen Kreislaufverhältnisse aufzutreten. Man sieht sie in der Schwimmhaut des Frosches nach künstlicher Erzeugung von Stase oder Abklemmung der zuführenden Arterie auftreten. Neue Beobachtungen von Scherf und Urbanek an der menschlichen Konjunktiva kommen freilich zu der Anschauung, daß beim Normalen die Kapillarströmung nie gleichmäßig ist, sondern Kapillaren, kleine Venen und die Verbindungsstücke der Venen normalerweise, begünstigt durch geringe Abflußbehinderung, pulsatorische Schwankungen der Strömung zeigen.

Die Bedingungen beim Menschen für einen penetrierenden Kapillarpuls können unter Umständen dann gegeben sein, wenn unter Hitzeeinwirkung oder Einwirkung von Giften (Pilokarpin, Histamin) die Widerstände in den Kapillaren und Arteriolen gelöst werden. Eppinger, von Papp und Schwarz fanden in solchen Fällen, daß das Blut erheblich schneller das Kapillarsystem durcheilte, sauerstoffgesättigter in den Venen ankam, und nicht nur die Kapillaren, sondern auch die Venen einen dem Arterienpuls synchronen Puls erkennen ließen. An die Möglichkeit, daß der Arterienpuls unter Umgehung der Kapillaren auf derivatorischen Gefäßbahnen sich fortpflanzt, muß dabei freilich gedacht werden.

Eine weitere Möglichkeit für ein Durchdringen des Arterienpulses in das Kapillargebiet ist dann gegeben, wenn die pulsatorischen Druckschwankungen im Arteriengebiet sehr groß und sehr schnell verlaufend sind. Das klassische Beispiel dafür ist der Pulsus celer et altus der Aorteninsuffizienz. Quincke hat zuerst auf dieses Symptom aufmerksam gemacht. Man macht diesen Kapillarpuls sichtbar, indem man entweder durch mechanischen Reiz die Kapillaren erweitert und an der Übergangsstelle der entstehenden Rötung die Pulsation beobachtet, oder indem man den Fingernagel leicht andrückt und so unter dem Nagel einen blutleeren Bezirk erzeugt, dessen Rand in den genannten Fällen pulsatorisch schwankt. Auch an der Uvula und an der Retina kann man den Kapillarpuls beobachten. Über das Tasten des Kapillarpulses berichtet Berliner (Dtsch. med. Wochenschr. 1919. Nr. 22), über seine photographische Registrierung Weiß (Dtsch. Arch. f. klin. Med. Bd. 119. 1916).

3. Der Venenpuls.

Während es bei dem Arterienpuls möglich ist, sich mit dem Finger über den Rhythmus, teilweise auch über die Fülle und Spannung Auskunft zu verschaffen, ist das am Venenpuls unmöglich. Die Druckschwankungen in diesem System sind normalerweise so gering, daß sie dem tastenden Finger kaum zugänglich sind. Sie werden unter Umständen auch bei normalen Menschen sichtbar, wenn die Vene unmittelbar unter der Haut gelegen ist, sie werden fast stets sichtbar bei Stauungszuständen im Venensystem, besonders dann, wenn bei insuffizienter Trikuspidalis die Kontraktion des rechten Ventrikels den Hals- und Gesichtsvenen mitgeteilt wird. Da die obere Hohlvene oberhalb des Bulbus Klappen hat, so ist normalerweise der Puls nur bis zum Bulbus, besonders günstige Vorbedingungen vorausgesetzt, sichtbar. Die Vena cava inferior besitzt keine Klappen, es müßte infolgedessen die Venenpulsation auch nach unten hin bis zur Leber fortgeleitet werden. Da das Organ zu groß und träge, die Intensität der fortgeleiteten Welle zu gering ist, kommt eine praktische Ausnutzung dieser Tatsache nicht in Frage.

Wenn bei Stauungen im rechten Vorhof oder bei insuffizienter Trikuspidalis und entsprechend intensiverer Stauung im gesamten System der oberen und unteren Hohlvene die Rhythmusschwankungen des Vorhofs bzw. Ventrikels besser fortgeleitet werden, kann man diese Schwankungen graphisch registrieren.

Man benutzt dazu gewöhnlich einen flachen Trichter, den man auf den Bulbus jugularis bzw. auf die Vena jugularis interna aufsetzt. Es ist nicht leicht, die Pulsation mit einem runden Trichter gut aufzufangen, deshalb bedient man sich meistens des Mackenzieschen Trichters, der sich der Klavikula besser anpaßt, oder des neuen von Henkel angegebenen Aufnahmeapparates (s. Abb. 69).

Wenn der Ventrikel sich zu kontrahieren beginnt, müssen die Atrioventrikularklappen geschlossen, die Gefäßklappen offen sein. Das Blut, welches der Ventrikel austreibt, hat er vorher in der Diastole durch die Kontraktion des Vorhofs empfangen. Die Systole des Vorhofs geht also der Systole des Ventrikels voraus. Da Vorhof und Venensystem nicht durch Klappen getrennt sind, da gewissermaßen die Venen als Reservoir des Vorhofes mit diesem, unabhängig von der Phase der Vorhofsaktion, kontinuierlich in Verbindung stehen, so teilt sich die Systole des Vorhofs auch dem gesamten Venensystem mit, d. h. während der Systole dehnt sich der Bulbus aus (negativer Venenpuls, s. Abb. 70). Die dadurch entstehende Welle wird infolgedessen a- oder Atriumwelle genannt. Wenn nach erfolgter Vorhofssystole, nach Austreibung des Blutes aus dem Vorhof in den Ventrikel die Ventrikelsystole erfolgt, wird die Atrioventrikularklappe mehr oder weniger weit in den Vorhof hinein getrieben. Hierdurch entsteht eine kleinere Welle, die man, weil sie mit der Ventrikelsystole oder mit dem Klappenschluß zusammenfällt, als v_k-Welle bezeichnet hat. Die v_k-Welle fällt in die Zeit, in der in der Karotis die Pulswelle anlangt. Deshalb wurde sie früher als mitgeteilte Karotispulsation aufgefaßt und c-Welle genannt. In manchen Fällen wird sie vielleicht auch tatsächlich durch den Karotis-

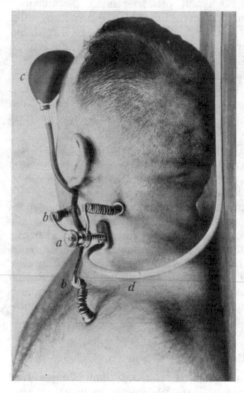

Abb. 69. Der Venenpulsschreiber a wird dadurch fixiert, daß drei Saugnäpfe b an der Haut vom Hals, Nacken und Gesicht ansaugen mit Hilfe des Gummiballon c. Der Schlauch d überträgt den Venenpuls auf das Kymographium. (Nach Henkel)
Dtsch. med. Wochenschr. 1912. Nr. 42.

puls hervorgerufen. Hering hat aber gezeigt, daß sie nicht verschwindet, wenn man die Karotis vollständig isoliert, so daß deren Pulsation unmöglich der Vene mitgeteilt werden kann. In einzelnen Fällen kann man die beiden Wellen nebeneinander nachweisen. Der Zeitpunkt, in dem sie an der Anfnahmestelle anlangen, wird einerseits durch die verschiedene Fortpflanzungsgeschwindigkeit der Welle in der Arterie und der Vene, andererseits durch die Anspannungszeit des Ventrikels modifiziert, da die v_k-Welle durch die geschlossene Trikuspidalklappe hindurch, bevor die Arterienklappen sich öffnen, zustande kommt, die Arterienpulswelle aber erst nach der Öffnung der Aortenklappe. Diese beiden Umstände haben zur Folge, daß die Wellen beinahe gleichzeitig ankommen und daß man die Zacke zur Orientierung benützen und zeitlich mit dem Beginn der Ventrikelkontraktion identifizieren kann.

Infolge der Drucksenkung im Vorhof nach dessen Systole (vgl. oben, Mechanik des Kreislaufes) erfolgt nach der a- und v_k-Welle eine Senkung in der Venenpulskurve, dann kommt eine Welle, die breiter und flacher ist als die v_k-Welle. Sie ist der Ausdruck der Stauung im Vorhof während der Ventrikelsystole und wird daher Ventrikelstauungswelle, v_s, genannt (Hering). Früher nannte man sie einfach v-Welle, weil man die „c-Welle" nicht auf die Tätigkeit des rechten Ventrikels bezog. Die der v_s-Welle folgende kleine zweite Welle wird speziell von Hering als v_d (ventrikeldiastolische Welle) gedeutet und dadurch erklärt, daß nach erfolgter Systole des Ventrikels, d. h. nachdem die Kammern entleert und die Semilunarklappen geschlossen sind, das Herz nach unten und hinten zurückfällt. Dieses Zurückfallen bedingt natürlich in dem Zufluß von Venenblut zum rechten Vorhof eine vorübergehende Unterbrechung, erkennbar an dem Auftreten einer kleinen Welle, die als ventrikeldiastolische Einsenkung oder Welle bezeichnet wird.

Das normale Bild des Venenpulses ist also charakterisiert durch die hohe a-Welle, die ihr folgende v_k- resp. c-Welle und die flachere v_s-Welle, der noch eine v_d-Welle (bis-

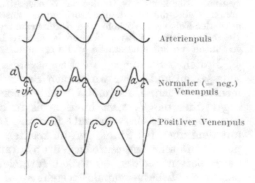

Abb. 70. Schematischer Ablauf der Arterien- und Venenpulswelle.

weilen sogar noch eine S-Welle, vgl. Edens und Wartensleben) folgen kann. Ferner fallen zwei Senkungen auf, von denen die erste, nach der Welle a auftretende (x nach Mackenzie), die tiefere ist. In ihren absteigenden Schenkel fällt gewöhnlich die v_k-Welle. Die zweite Senkung (y nach Mackenzie) folgt der Welle v und ist beim Normalen weniger tief. Durch die tiefe Senkung x kommt der Eindruck des negativen Venenpulses zustande, indem vor allem der Kollaps der Venen während der Kammersystole in die Augen fällt.

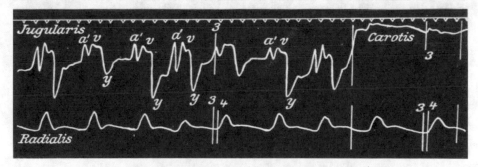

Abb. 71. Ventrikulärer Venenpuls.
Es sind zwei Wellen (a' und v) im Jugularispuls vorhanden und die Welle a' erscheint um ein weniges vor dem Karotispuls (Senkrechte 3); sie ist dadurch bedingt, daß der Vorhof sich zu der gleichen Zeit zu kontrahieren beginnt wie die Kammer. (Nach Mackenzie.)

In pathologischen Zuständen entsteht ein positiver Venenpuls. Dieser kann auf zwei Wegen zustande kommen. Ohne weiteres ist verständlich, daß bei einer Trikuspidalinsuffizienz durch die Kammersystole eine Welle erzeugt wird, die in gleicher Weise nach der Jugularis fortgepflanzt werden muß wie die Pulswelle vom linken Ventrikel in die Karotis. Die Welle entspricht zeitlich der v_k-Welle, ist aber viel größer. Ihr folgt gewöhnlich eine große und breite v_s-Welle, die infolge der Stauung im Vorhof und in den Venen durch das zurückgeworfene Ventrikelblut sehr ausgiebig gestaltet wird. Je nach dem Zustand des Vorhofs geht ihr eine mehr oder weniger deutliche a-Welle voraus, die in der v_k-Welle aufgehen kann, aber selbst wenn sie von dieser deutlich getrennt ist, so ist die v_k-Welle immer viel größer.

Auch ohne Trikuspidalinsuffizienz kann ein positiver Venenpuls zustande kommen, zunächst wenn der Vorhof sich gar nicht kontrahiert oder flimmert, sodann bei gleichzeitiger Kontraktion von Vorhof und Ventrikel, wie bei der atrioventrikulären Extrasystole. Hier kommt es infolge der Superposition der a- und v_k-Welle zu einer besonders hohen Welle, die mit dem Karotidenpuls zusammenfällt (vgl. Abb. 70). Aber auch bei normaler Folge von Vorhofs- und Kammerkontraktion kann eine starke Stauung im rechten Herzen zu einem positiven Venenpuls führen. Durch die Kammerkontraktion wird in dem gestauten Vorhof eine starke Welle erzeugt.

Bestehen Stauungen im Venensystem längere Zeit, so werden die ohnehin sehr zarten und wenig wirksamen Bulbusklappen insuffizient, so daß auch entferntere Venen, Hals- und Gesichtsvenen, pulsieren. Die Pulsation kann sich sogar über die V. cava inferior bis in die Leber fortpflanzen und zu einem sog. **positiven Lebervenenpuls** führen. Dieser darf nicht verwechselt werden mit dem auch bei Stauungen im rechten Herzen und bei schlußfähiger Trikuspidalis oft sehr ausgesprochenen epigastrischen Pulsation, d. h. der vom vergrößerten rechten Ventrikel fortgeleiteten Pulsation. Bei ausgeprägtem positivem Lebervenenpuls besteht wohl immer eine Trikuspidalinsuffizienz. Der positive Lebervenenpuls und die vom rechten Ventrikel fortgeleiteten epigastrischen Pulsationen sind durch die Palpation allein oft schwer zu unterscheiden. Graphisch korrespondieren die epigastrischen Pulsationen mit dem Spitzenstoß bzw. schleppen ihm etwas nach, während beim positiven Lebervenenpuls die Haupterhebung vor dem Spitzenstoß resp. vor der Karotiszacke sich zeigt (vgl Abb. 70 und 49, S. 127).

Während die a-Welle bei der beginnenden Trikuspidalinsuffizienz kontinuierlich abnimmt, um oft vollkommen zu verschwinden bzw. in die c-Welle aufzugehen, muß sie zunehmen, wenn bei einem Hindernis an der Trikuspidalis der Vorhof zu ausgiebigeren Kontraktionen gezwungen wird. Eine außergewöhnlich stark ausgesprochene a-Welle kann daher ein charakteristisches Merkmal für Trikuspidalstenose werden. Mackenzie erklärte den aurikulären Leberpuls als sicheres Zeichen der Trikuspidalstenose, doch kommen, wie Joachim gezeigt hat, auch Fälle mit (freilich schwächerem) aurikulärem Leberpuls auch ohne Trikuspidalstenose vor.

4. Erkennung der Arhythmien aus dem Sphygmogramm.

Der Arterienpuls gibt über die rhythmische Tätigkeit des Ventrikels Auskunft, der Venenpuls hingegen ist ein Spiegelbild für den Ablauf der Vorhofstätigkeit, oder, da gewöhnlich beide Vorhöfe synchron schlagen, für die Tätigkeit beider Vorhöfe. Bei Rhythmusstörungen, speziell bei Reizleitungsstörungen kann daher der Venenpuls uns sagen, ob die Störung sich auf den Ventrikel beschränkt oder auf den Vorhof übergeht. Für die Erkennung des Herzblocks

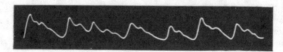

Abb. 72. Pulsus irregularis perpetuus (irregulärer und inäqualer Puls).

ist die Aufnahme des Venenpulses besonders wichtig und instruktiv, weil sie uns deutlich zeigt, wie Vorhof und Kammer in voneinander völlig unabhängigem Rhythmus schlagen. Störungen des Rhythmus, die zwar nicht im Reizleitungssystem des Herzens angreifen, aber seit Traube gewöhnlich zu den Arhythmien gerechnet werden, sind die Pulsinäqualitäten, wie der Pulsus alternans und der Pulsus paradoxus. Zu ihrer Erkennung dient das Sphygmogramm ergänzt durch die Herzspitzenstoßkurve und das Phlebogramm auch da, wo, wie z. B.

beim Alternans, das Elektrokardiogramm nicht eindeutig ist. Andererseits gibt uns das Sphymogramm keinen Aufschluß über den Entstehungsort von Extrareizen und den Sitz von Reizleitungsstörungen, wo wieder das Elektrokardiogramm Aufklärung schafft. Oft wird deshalb gleichzeitige Aufnahme von Sphygmogramm und Elektrokardiogramm bevorzugt. Nach der auf. S. 77 gegebenen Einteilung der Arhythmien soll hier besprochen werden, wie die sphygmographische Registrierung die Erkennung der verschiedenen Bilder ermöglicht.

a) **Arhythmien mit Störung des Herzmechanismus. Pulsus irregularis perpetuus, Arhythmia perpetua.** Das Sphymogramm zeigt völlige Unregelmäßigkeit der Aufeinanderfolge der Pulse, die sich weder in Extrasystolie noch in eine Allorhythmie auflösen läßt. Daneben ist eine Inäqualität der Pulse zu registrieren. Der Venenpuls zeigt oft eine hohe systolische Welle, der kurz danach ein systolischer Kollaps folgt (A. Hoffmann). Nach D. Gerhardt ist dieser Kollaps nicht auf die vorhergehende Vorhofkontraktion zu beziehen, sondern die dem Kollaps vorhergehende Welle gehört der Kammersystole an. Statt dieses positiven Venenpulses, der keineswegs immer auf eine vorhandene Trikuspidalinsuffizienz hinzuweisen braucht, findet sich in anderen Fällen eine mehr oder weniger ausgesprochene Wellenbewegung des Venenpulses im Phlebogramm. Bei sehr frequentem Flimmern der Vorhöfe ist die Wellenbewegung nicht mehr registrierbar, die Vorhofszacke fehlt. Entsprechend dem verschiedenen Verhalten des Vorhofs beim Pulsus irregularis perpetuus ist das Verhalten des Phlebogramms ein sehr verschiedenes.

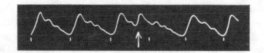

Abb. 73. Extrasystole.

Extrasystolische Arhythmien. Ventrikuläre Extrasystolen. Sie sind im Arterienpuls kenntlich durch das Auftreten einer vorzeitigen Welle mit darauf folgender kompensatorischer Pause, d. h. Systole, Extrasystole und kompensatorische Pause entsprechen zeitlich zwei normalen Systolen mit normalen Pausen. Beim Venenpuls fehlt zunächst die Vorhofzacke, die dieser Systole entsprechen würde. Im übrigen hängt das Verhalten des Venenpulses von der Zeit des Einfallens der ventrikulären Systole ab. Wenn nämlich die Kammerextrasystole so einsetzt, daß sie mit der nächsten Vorhofssystole zusammentrifft, so findet der sich kontrahierende Vorhof die Trikuspidalis geschlossen. Die Folge ist eine Rückstauung des Blutes in die Venen, kenntlich an einer abnorm hohen Zacke a. Man spricht von

Vorhofpfropfung. Diese hohen a-Zacken können auch dadurch hervorgerufen werden, daß zwar nicht der Vorhof sich kontrahiert, daß aber die Extrasystole sehr bald nach der Spontansystole einfällt. Die geringe noch in der Kammer vorhandene Blutmenge bringt die Trikuspidalis nicht zum dichten Schluß und der Kammerdruck pflanzt sich rückläufig auf die Venen fort. Am sphygmographisch registrierten Arterienpuls imponiert die zweite Welle, d. h. die extrasystolische, oft als kleinere Welle, da der Extrareiz das Herz in weniger gefülltem Zustande trifft. Außerdem tritt dadurch, daß diese kleinere Welle die Widerstände der Gefäße schlechter überwindet, eine

Extraverspätung dieser Welle auf. Diese Verspätung ist unter Umständen derart, daß die kleinere extrasystolische Erhebung im Sphygmogramm in der

Mitte zwischen zwei systolischen Erhebungen liegt und die Pulskurve das Bild eines Pulsus alternans vortäuscht.

Frustrane Kontraktionen. Ist der extrasystolische Puls sehr klein oder fehlt er, indem die Herzkontraktion nicht ausreicht, das Blut aus dem Herzen gegen den Aortendruck auszutreiben, so spricht man mit Quincke und Hochhaus von frustranen Kontraktionen. Das Sphygmogramm bietet lediglich das Bild einer Bradykardie, sofern der Ausfall ein regelmäßiger ist, oder das Bild des Ausfalls von Systolen, wie es einer Überleitungsstörung entsprechen würde. Aufnahme der Herztöne oder des Herzspitzenstoßes klärt über die Pulsanomalie auf.

Aurikuläre Extrasystolen. Das Wesentliche des Pulsbildes bei den aurikulären Systolen ist die in der Vorkammer einsetzende Extrazuckung. Man erkennt diese am Venenpuls als fortgeleitet vom Vorhof her durch eine Extraerhebung zwischen zwei normalen Pulsperioden. Die aurikulären Extrasystolen haben also im Gegensatz zu den ventrikulären Extrasystolen eine ihnen entsprechende Vorhofszacke im Venenpuls. Die Pause im Sphygmogramm, die einer aurikulären Extrasystole folgt, ist im Gegensatz zu der bei der ventrikulären Extrasystole nicht kompensatorisch, sondern beträgt die Dauer einer normalen Pause zuzüglich der Zeit, die der heterope Reiz braucht, um von seinem Entstehungsort im Vorhof zum Sinus zu gelangen. Mit einer extrasystolisch einsetzenden a bzw. a c v-Welle der Venenpulse korrespondieren natürlich extrasystolische Erhebungen des Arterienpulses, da der Vorhofsreiz auf den Ventrikel übergeleitet, auch hier eine Extrasystole auslöst.

Sinusextrasystolen. Normalerweise gehen die Reize für die Herzkontraktionen vom Sinus als dem Teil des Reizleitungssystems aus, das die schnellste zeitliche Aufeinanderfolge der Reizabgabe hat und daher die Führung übernimmt. Der einfallende Extrareiz kann also nur ein vorzeitiger sein, die Extrasystole rückt an die vorhergehende Systole heran. Ihr entspricht ein normaler Venenpuls und normales Kardiogramm.

Atrioventrikuläre Extrasystolen. Diese Arhythmie ist graphisch in der Hauptsache erkennbar am Venenpuls, besonders bei gleichzeitiger Registrierung des Arterienpulses. Das Intervall zwischen a und c-Zacke des Venenpulses, oder wenn die c-Welle nicht deutlich ausgesprochen ist, zwischen dem Auftreten der kleinen a-Zacke im Venenpuls und dem Karotispuls fehlt gänzlich oder es ist kleiner als bei der vorhergehenden Systole; je nachdem der vom Aschoff-Tawaraknoten ausgehende Reiz Vorhof und Kammer zu gleicher oder zu etwas verschiedener Zeit trifft.

Nodalen Rhythmus nennt man das gleichzeitige Schlagen von Vorhof und Kammer, wobei man nach Frey einen tachykardischen und bradykardischen Typ unterscheidet. Der Venenpuls zeigt Vorhofpfropfung.

Interpolierte Extrasystolen. Die interpolierten ventrikulären Extrasystolen machen graphisch dieselben Erscheinungen wie die gewöhnlichen, nur daß, wie schon erwähnt, die kompensatorische Pause fehlt. Auch diese Extrasystolen sind wie die übrigen nur einwandfrei nachweisbar, wenn man neben dem Arterienpuls über eine gute Venenpulsaufnahme verfügt. Da auf die interpolierte Extrasystole keine kompensatorische Pause folgt, scheint eine solche Extrasystole einfach zwischen zwei in normalem Abstand stehenden Systolen eingeschaltet. Der Abstand zwischen Extrasystole und folgender Systole ist aber kleiner als der zwischen den vorhergehenden normalen Systolen. Auch die aurikuläre Extrasystole kann interpoliert sein, hat aber die entsprechende Vorhofzacke im Phlebogramm.

Allorhythmien. Zu den Extrasystolen, im weiteren Sinne wohl besser und allgemeiner zu den Störungen der Reizerzeugung, gehören eine Reihe von Allorhythmien, d. h. solchen Rhythmusstörungen, die mit der Bildung von in regelmäßigen Abständen aufeinander folgenden Pulsgruppen einhergehen.

Der Pulsus bigeminus ist dadurch gekennzeichnet, daß jeder normalen Systole eine ventrikuläre Extrasystole mit kompensatorischer Pause folgt. Folgen mehrere Extrasystolen, so resultiert ein Pulsus trigeminus, quadrigeminus usw. Die Ausmessung der Pulskurven läßt oft scheinbar regellos gehäufte Extrasystolen als Allorhythmien erkennen, für deren Entstehung Kaufmann und Rothberger die experimentellen Grundlagen beigebracht haben. Es wird bei der Besprechung der Veränderungen des Elektrokardiogramms bei den Reizleitungsstörungen des Herzens noch auf diese Befunde einzugehen sein.

Rhythmusstörungen durch Störung der Reizüberleitung.

Überleitungshemmung. Die einfachste Form der Überleitungsstörung, die Überleitungshemmung, ist beim Vergleich von Radialis und Venenpuls kenntlich durch das allmähliche Größerwerden des Intervalles a bis v so, bis daß die v-Zacke nicht mehr auftritt, also die Systole des Ventrikels und dabei das Kardiogramm ausfällt. (Wenckebachsche Perioden.) Im Gegensatz zur frustranen Kontraktion erkennt man diese Überleitungsstörung abgesehen von dem auskultatorischen Verhalten des Herzens an dem Fehlen der kompensatorischen Pause in der Ventrikeltätigkeit.

Überleitungsunterbrechung. Bei der völligen Überleitungsunterbrechung (Dissoziation, Herzblock) arbeiten Vorhof und Ventrikel unabhängig voneinander. Die regelmäßige Vorhofstätigkeit drückt sich durch eine gleichmäßige Aufeinanderfolge der a-Wellen im Phlebogramm aus, ebenso regelmäßig ist der Abstand zwischen den einzelnen Ventrikelkontraktionen, erkennbar am Spitzenstoß oder am Karotispuls. Aber es bestehen zwischen den beiden Hauptzacken, der a-Zacke des Phlebogramms und dem Karotispuls keinerlei Beziehungen. Es kann infolgedessen die a-Zacke des Phlebogramms entsprechend der Ventrikelkontraktion in eine Venenpulswelle hineinfallen oder auch in eine Pause. Am Arterienpuls zeigt das Sphygmogramm meist eine starke Verlangsamung der Frequenz der Pulse, zuweilen Störungen der Regelmäßigkeit der Schlagfolge. A. Hoffmann macht darauf aufmerksam, daß die Verlangsamung bei der Kammerautomatie auch fehlen kann.

b) Rhythmusstörungen ohne Störung des Herzmechanismus. Bei den Beziehungen zwischen Herz und Vagus wird man sich im allgemeinen sphygmographisch auf die Registrierung der chronotropen Vaguswirkung beschränken und die Feststellung der in manchen Fällen differentialdiagnostisch wichtigen dromotropen Vaguswirkung dem Elektrokardiogramm überlassen.

Der Pulsus irregularis respiratorius. Das Sphygmogramm der Arterien ist auch ohne daß man die Atmung mitschreibt, gewöhnlich leicht als typisch erkennbar, indem gruppenweise bald kürzere, bald längere Pulsbilder sich folgen. Es handelt sich um eine von der Atmung abhängige Rhythmusstörung, bei der die Verlangsamung des Pulsschlages bei der Exspiration die Beschleunigung bei der Inspiration entspricht. Der Venenpuls korrespondiert hinsichtlich Größe und zeitlicher Folge der Pulsperioden mit dem Arterienpuls. Wenn man, was nicht selten vorkommt, bei den langsamen Schlägen die Pause zwischen Vorhofstätigkeit und Kammertätigkeit, wie sie sich in dem Intervall a—v kundgibt, vergrößert findet, so bedeutet das, daß der Atmungsreiz nicht nur verlangsamend auf die Herzfrequenz wirkt, sondern auch die Reizüberleitung verlängert.

Juvenile Arhythmie ist eine von Mackenzie eingeführte Bezeichnung für den Pulsus irregularis respiratorius.

c) **Tachykardie und Bradykardie.** Sofern es sich um einfache Sinus-
tachykardien und Bradykardien handelt, lassen sie sich ohne weiteres aus dem
Sphygmogramm erkennen. Arterien- und Venenpuls stimmen in normaler
Weise überein. Für die extremen Formen das Herzjagen auf der einen, die
Kammerautomatie auf der anderen Seite, gilt das nicht. Beim Jagen der Herzkammern ist nach A. Hoffmann das Symptom der Vorhofpfropfung im
Phlebogramm sehr häufig, auch dann, wenn die Tachykardie von normalen,
vom Vorhof zugeleiteten Reizen ausgeht: zu jeder Vorhofkontraktion gehört
eine Kammerkontraktion, bei der hohen Frequenz der Schläge öffnen sich die
Vorhofkammerklappen nicht schnell genug wieder und die Vorhöfe treiben
einen Teil ihres Inhalts in die Venen zurück.

d) **Pulsus alternans und Pulsus paradoxus.** Graphisch unterscheidet
man im Arterienpuls den **Pulsus alternans** von der oft ähnlichen Extrasystolie durch das Fehlen der kompensatorischen Pause, es folgt jedesmal
dem größeren Puls ein kleinerer, aber die kompensatorische Pause, die bei
der Extrasystole nach den kleineren auftritt, fehlt. Gelegentlich macht auch
die Vorkammer die alternierende Kontraktion mit, so daß man auch im Venenpuls eine typische Alternanskurve bekommt. Hoffmann weist darauf hin,
daß man oft nach Anstrengungen oder bei Herzbeschleunigung den Alternans
deutlicher werden sieht z. B. im Beginn von Anfällen von Herzjagen. Er gibt
ferner zur besseren Erkennung des Alternans an, den Oberarm durch eine

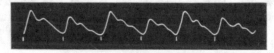

Abb. 74. Pulsus alternans.

v. Recklinghausenschen Manschette zu komprimieren: Die großen Pulse des
Sphygmogramms bleiben fast unverändert, die kleinen Pulse überwinden den
Außendruck schlechter und werden deshalb noch weiter verkleinert. Volhard
macht auf den Verlauf der Kurve des Herzspitzenstoßes beim Alternans aufmerksam: Die Kurve des kleineren Schlages steigt weniger steil an als Zeichen
dafür, daß die Zusammenziehung des Herzmuskels träger erfolgt. Nach Kisch
ist die kleine Welle im Sphygmogramm nicht nur weniger hoch, sondern auch
von kürzerer Dauer. Nach Extrasystolen pflegt der Alternans meist erheblich
verstärkt zu sein. Es kann in diesem Falle zum

Pulsus intermittens kommen, d. h. der zweite kleinere Schlag ist zwar
an der Herzspitzenstoßkurve nachzuweisen, die Palpation und das Sphygmogramm lassen ihn jedoch nicht erkennen.

Pulsus pseudoalternans. Wenn im Arterienpuls größere und kleinere
Wellen in genau gleichen Abständen abwechseln, so kann auch ein Pulsus
bigeminus vorliegen und einen Alternans vortäuschen. Da nämlich der Puls
einer Extrasystole später in der Peripherie anlangt als der einer normalen Systole,
so kann die Pulswelle einer wenig verfrühten Extrasystole zu gleicher Zeit
in der Radialis ankommen, in der der normale Puls erscheinen sollte. Deshalb
ist der Arterienpuls ohne Venenpuls nur dann für Alternans beweisend, wenn
die kleine Welle regelmäßig etwas verspätet kommt, d. h. wenn der Abstand
zwischen der großen und der nächstfolgenden kleinen Welle etwas größer ist
als die Distanz zwischen einer kleinen und der demnächst folgenden größeren
Welle. Der Venenpuls ist zur Aufdeckung eines Pseudoalternans nicht immer
eindeutig verwertbar: Spät nach der Systole einfallende Extrasystolen zeigen
normales Phlebogramm und legen eine Verwechslung mit dem echten Alternans

nahe. Nur Fälle mit vergrößerter Vorhofswelle während der Extrasystole lassen den Pseudoalternans aus dem Phlebogramm erkennen.

Der Pulsus paradoxus (S. 118) ist ebenfalls eine Pulsinäqualität, keine eigentliche Irregularität, deren Diagnose aus dem Sphygmogramm erfolgen kann. Der Puls wird inspiratorisch kleiner bis zum Verschwinden. Der Pulsus paradoxus kommt zuweilen einseitig vor (D. Gerhardt, Reineboth). Eine Unterscheidung zwischen dem extrathorakal bedingten, dem dynamischen, und dem klinisch wichtigen mechanischen Pulsus paradoxus ist in gewisser Weise durch die Festlegung der zeitlichen Beziehungen zwischen Puls und Atmung möglich (vgl Matthes)[1].

Der Pulsus differens, d. h. ein bei beiden Arteriae radiales ungleich großer und zeitlich verschiedener Puls kann an dieser Stelle der Reihe der Pulsinäqualitäten angegliedert werden. Er führt in vielen Fällen zum Pulsus paradoxus (Reineboth). Gerhardt beschreibt zwei Fälle, bei denen nicht nur die zeitliche Folge der Pulse an den beiden Sphygmogrammen der Arteria radialis verschieden waren, sondern auch durch Auftreten eines einseitigen Pulsus paradoxus bzw. Pulsus intermittens eine verschiedene Schlagzahl an beiden Pulsstellen verzeichnet wurde.

F. Untersuchung des Blutdrucks.

Das Herz unterhält den Kreislauf des Blutes, indem es einen Druckunterschied zwischen dem Anfang und Ende des Gefäßsystems erzeugt. Da die Kraft, mit der die Bewegung erfolgt, um so größer ist, je größer der Druckunterschied, so glaubte man einen Maßstab für die Herztätigkeit, für die Vorgänge im Kreislauf zu gewinnen, wenn es gelang, den Druck, unter dem das Blut steht, zu messen. Physikalisch ist der Blutdruck zu definieren als der Druck, den an irgendeiner Stelle das Blut auf die vor ihm gelegene Blutsäule ausübt, oder da in Flüssigkeit der Druck sich nach allen Seiten gleichmäßig ausbreitet, als der Druck auf die Gefäßwand.

Beide sind nicht ganz gleich. Der Druck gegen die Wandung ist etwas geringer als der Druck in der Richtung des strömenden Blutes. Der letztere setzt sich zusammen aus dem eigentlichen Druck und der in der Eigenbewegung des Blutes gelegenen Kraft.

Der Blutdruck muß natürlich am größten sein in der Nähe des Herzens. Er nimmt nach den Kapillaren und nach den Venen zu immer mehr ab. Um zu vergleichen, muß man ihn deshalb stets an derselben Setlle messen. So versteht man klinisch unter Blutdruck den Druck in den mittleren Arterien. Wenn man diesen mißt, so hat man leider im weiteren an einer absoluten Größe keinen Maßstab über die Vorgänge im Kreislauf, über die Kraft des Herzens. Denn die Bewegung des Blutes ist ja nicht allein abhängig von dem Druck, unter dem es steht, sondern auch von den Widerständen, die sich seiner Bewegung entgegenstellen. Die Widerstände werden für gewöhnlich in der Hauptsache dargestellt durch die Reibung des Blutes in den kleineren Gefäßen, besonders in den Kapillaren. Werden sie enger, so wächst der Widerstand; damit die Bewegung des Blutes gleich bleibt, muß der Blutdruck steigen. Von geringem Einfluß ist die Blutmenge. Ihre Vermehrung bedeutet erhöhten Widerstand, einmal weil dadurch die fortzubewegende Masse vergrößert wird, andererseits weil es sehr viel mehr Arbeit erfordert, sie durch die gleiche Zahl von Kapillaren hindurchzutreiben. Bei gleichbleibenden Widerständen kann der Blutdruck erhöht werden

---

[1] Die differentialdiagnostisch wesentliche Unterscheidung des echten Pulsus paradoxus von dem durch inspiratorische Frequenzsteigerung mit Kleinerwerden der Pulse vorgetäuschten liegt nach v. d. Mandele darin, daß die Grundlinie des Sphygmogramms beim echten Pulsus paradoxus durch die schlechte Füllung absinkt.

durch vergrößerte Herztätigkeit, sei es durch Beschleunigung oder Verstärkung der einzelnen Kontraktionen.

1. Methodik.

Historisches. Der Blutdruck ist direkt im Herzen wie im Gefäßsystem meßbar. Schon 1727 hat man beim Pferd zuerst durch Einbinden einer Glasröhre in ein Gefäß den Blutdruck gemessen an der Höhe, bis zu welcher das Blut in dieser Röhre emporstieg. Kontinuierliche Schwankungen zu messen war erst möglich, als Ludwig im Jahre 1847 ein Quecksilbermanometer benutzte, das er mit einem Schwimmer verband. Dieses Manometer hatte zwar den Nachteil, daß es die pulsatorischen Schwankungen infolge der Trägheit des Materials auf ein Minimum reduzierte, aber den Vorteil, daß es den mittleren Druck ziemlich genau anzeigte. Die unblutige Messung beim Menschen haben zuerst Faivre und Vierordt zu bestimmen versucht, indem sie die zur Unterdrückung des Pulses notwendige Belastung bestimmten. Marey benutzte den Plethysmographen zur unblutigen Messung, indem er den Druck des Wassers allmählich so lange erhöhte, bis keine pulsatorischen Schwankungen mehr zu beobachten waren. Faivre bestimmte den Druck dadurch, daß er bei einer Armamputation eine Kanüle in die Arteria brachialis einführte.

Marey benutzte später nicht den ganzen Arm, sondern nur die Finger zur Registrierung des Blutdrucks. Dieser Idee trägt am besten der Apparat von Mosso Rechnung, der heute immer noch zur Registrierung der peripheren Blutdruckschwankungen benutzt wird. Die mit diesem Apparat von E. Weber gefundenen interessanten Werte sind an verschiedenen Stellen gestreift worden.

Dem Mossoschen Apparat folgte das Sphygmanometer von Basch. Dieses bestand aus einem mit Wasser gefüllten Kautschuksack (die flüssige Pelotte), der auf die Arterie gedrückt wurde und mit einem Manometer in Verbindung stand. Die Höhe der Flüssigkeit im Manometer zeigte die Flüssigkeitsspannung innerhalb der Pelotte an. Wenn man die Pelotte so fest aufsetzte, daß der distalwärts fühlende Finger keinen Puls mehr verspürte, entsprach dieses Moment der Höhe des Blutdrucks. Einige Jahre später konstruierte einen Blutdruckmesser (Tonometer genannt) Gärtner, Wien (1899). Dieses Tonometer bestand aus einem pneumatischen Ring, einem Gummiball und einem Manometer, drei Bestandteile, die an die drei Schenkel eines Rohres mittels dickwandiger Gummiröhren angeschlossen waren. Man schob den Ring über die zweite Phalange eines Fingers, machte die Endphalange blutleer, komprimierte den Ball und verminderte diese Kompression allmählich. Wenn jetzt das Fingerglied plötzlich purpurrot sich färbte, gleichzeitig der Patient ein synchrones Klopfen in der Fingerbeere verspürte, wurde der Druck am Manometer abgelesen und als Blutdruck eingetragen. Alle diese Apparate wurden sehr bald verdrängt durch das Sphygmanometer von Riva-Rocci (1896), das aus einer am Oberarm anzulegenden Manschette, einem Quecksilbermanometer und einem Gummigebläse bestand. Auch bei diesem Manometer ging man wie bei dem Manometer von Basch und dem von Gärtner davon aus, den Puls zum Verschwinden zu bringen und den Augenblick zu bestimmen, wo der Radialpuls beim Nachlassen des Drucks wieder fühlbar wurde. Wenn später v. Recklinghausen statt des Quecksilbermanometers einen Federmanometer benutzte, so war doch damit das Prinzip des Riva-Rocci beibehalten.

Die mit dem Riva-Rocci gefundenen Werte zeigten 100—120 mm Hg in den mittleren Gefäßen. Schon bald sah man, daß zwischen dem zentralen und peripheren Ende der mittleren Gefäße ein wesentlicher Unterschied in der Druckhöhe nicht vorhanden war. Die direkte blutige Druckmessung ist natürlich für die Praxis belanglos. Für klinische Untersuchungen kommt nur die indirekte, unblutige Druckmessung in Betracht. Heute ist diese so weit ausgebaut, daß wir mit relativ einfachen Apparaten an den mittleren Gefäßen den Druck messen können.

Während in Deutschland die Blutdruckmessung mit der Recklinghausenschen Manschette und dem Hg-Manometer bzw. dem Federmanometer die allgemein übliche geworden ist, werden in außerdeutschen Ländern teilweise Methoden oszillatorischer Blutdruckmessung bzw. graphischer Registrierung verwandt, in Frankreich die Methode und Apparatur von Pachon, in England die Apparatur von Erlanger u. a.

Abb. 76 zeigt rechts das Hg-Manometer von Riva-Rocci angeschlossen an die Recklinghausensche Manschette (v. R.), links und oben das Prinzip des Erlangerschen Apparates, wobei die Armmanschette mit einem Gummiballon B in Verbindung steht. Der Ballon ist in einem zweiten Glasballon untergebracht, von dem aus die Oszillationen des Gummiballons auf eine Membrankapsel weitergeleitet werden. Gleichzeitig ist schematisch das Prinzip des Plethysmographen mit Luftübertragung eingezeichnet, wie das später noch zu besprechen sein wird (s. S. 221).

Bei dem Apparat von Riva-Rocci ließ sich bequem neben der palpatorischen Methode die auskultatorische und die oszillatorische als Kontrolle verwenden. Insbesondere v. Recklinghausen hat diese verschiedenen Kontrollmethoden näher ausgebaut.

Die auskultatorische Methode besteht darin, daß man nach dem Aufblasen der Armmanschette die Kubitalis auskultiert, d. h. diejenige Phase feststellt, in der man unterhalb der Manschette ein leises Geräusch bei jedem Puls hört. Läßt man nun den Druck weiter absinken, so wird das Geräusch zunächst lauter, um schließlich ganz zu verschwinden. Es beginnt zu verschwinden in dem Augenblick, in dem die Oszillationen des Federmanometers kleiner werden. Es ist also mit Hilfe dieser auskultatorischen Methode möglich, beim langsamen Aufblasen den Minimaldruck oder nach dem vollständigen Kompressieren den Maximaldruck zu bestimmen. Die Methode besitzt den Wert, daß sie die palpatorische und oszillatorische Messung unterstützt. Sie hat sich mir in zweifelhaften Fällen und besonders bei Blutdruckschwankungen gelegentlich als brauchbar erwiesen.

Vor dem Geräusch hört man einen leisen Ton, d. h. schon dann, wenn das Blut noch nicht unter der aufgeblasenen Manschette durchgepreßt wird, und in dem Augenblick, in dem das Blut sich durchzwängt, ein Geräusch (Korotkowsches Phänomen). Der systolische Druck liegt also nicht in der Phase, in der man einen Ton hört, sondern in der Phase, in der der anfangs leise Ton in ein lautes Geräusch übergeht. Der diastolische Druck liegt ungefähr da, wo die noch deutlich hörbaren Töne in leise übergehen.

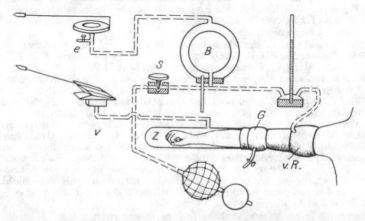

Abb. 75. Unten Prinzip des Plethysmographen mit luftgefülltem Hohlraum (Z), Abschlußmanschette (G) und Blasebalgrekorder (v). Oben rechts Quecksilbermanometer mit Gebläse und Armmanschette (v. R.), oben links Prinzip der oszillatorischen Blutdruckmessung nach Erlanger mit Gummiballon (B) in einem Glasballon, Mareyscher Kapsel (e) und Auslaßventil (S).

Dieses Phänomen besteht also aus drei Phasen: 1. Auftreten eines Geräusches nach Verminderung des Manschettendruckes; 2. Stärkerwerden des Geräusches bei weiterer Verminderung; 3. plötzliches Nachlassen des Geräusches. Minervi stellte nun fest, daß bei einem Maximaldruck von 100 das Geräusch in der Phase 1 eine Fortleitungsfähigkeit von 5 cm hat, bei einem Druck von 150 10 cm, von 200 mm Quecksilber 15 cm. Auf diese Weise glaubt er, nur durch die Messung der Entfernung durch einfachen Druck auf die Kubitalis den Blutdruck ziemlich genau abschätzen zu können.

Die ersten von Riva-Rocci verwendeten Manschetten waren sehr schmal und gaben ungleichmäßige Werte. Jetzt werden fast ausschließlich Manschetten von 12 cm Breite gebraucht, für die die oben angegebenen Zahlen die normalen sind.

Als Manometer benutzt man entweder ein Quecksilbermanometer (Riva-Rocci) oder ein Federmanometer (v. Recklinghausen). Das Federmanometer hat den Vorteil, daß man pulsatorische Schwankungen bei höheren Drucken besser sehen und gegebenenfalls zur weiteren Kontrolle benutzen kann. Es ist auf Zentimeter Wasser geeicht, weil 1 cm Druckhöhe einem Gramm Gewicht entspricht. Wenn also der Wasserdruck bekannt ist, so kennt man gleichzeitig die Druckhöhe in Gramm. Da der Unterschied im spezifischen Gewicht des Blutes und des Wassers nur 5% beträgt, kann man den gefundenen Wasserdruck meist gleich einer ebenso hohen Blutsäule angeben. Überdies läßt sich leicht berechnen, wie hoch der Druck in einem Gefäßgebiet sein wird, das in einer bestimmten Höhe ober- oder unterhalb des Ortes der Druckmessung gelegen ist. Es ist nur nötig, die Anzahl Zentimeter, die der Unterschied beträgt, zuzuzählen oder abzuziehen.

Die mit Hilfe dieser Apparate und in der angegebenen Weise bestimmten Druckwerte werden als maximaler Blutdruck bezeichnet. Dieser stellt den höchsten Druck dar, der während der Systole im Gefäßsystem herrscht, und der, wie Kontrollversuche durch blutige Druckmessung gezeigt haben, ungefähr dem wahren maximalen Druck entspricht. Die oszillatorische Methode gibt in der Regel etwas höhere Werte als die palpatorische.

Neuerdings kommen R. Staehelin und Al. Müller auf Grund von Versuchen am Schlauchmodell, am Tier und am Menschen zum Schluß, daß der palpatorisch gemessene „Maximaldruck" nicht den wirklichen Maximaldruck der ungestauten Pulswelle darstellt, sondern den Maximaldruck der gestauten Welle (Maximaldruck der ungestauten Welle + „Wasserschlag"), vermehrt um den Kompressionswiderstand der Arterie, während der Maximaldruck der ungestauten Pulswelle durch den Druck ausgedrückt wird, bei dem die bolometrisch bestimmten Energiewerte der Pulswelle am größten sind.

Unter **minimalem Blutdruck** versteht man den niedrigsten Blutdruck, der im Gefäßsystem nach Aufhören der Systole vorhanden ist. Man hat versucht, auch diesen Druck mit Hilfe der angegebenen Apparate zu bestimmen. Masing war der erste, der, von der Beobachtung ausgehend, daß bei zunehmendem Druck der Radialpuls plötzlich kleiner zu werden beginnt, dieses Moment des Kleinerwerdens als diastolischen Blutdruck anzusehen geneigt war. Es ist das der Moment, wo durch den größer werdenden Außendruck die Arterie leicht komprimiert wird.

Wenn der Außendruck in der Manschette zunimmt, wird natürlich das vorher gespannte Gefäß entspannt. Seine Wandung macht deshalb bei jedem Puls größere Exkursionen, diese Bewegungen pflanzen sich bis auf den Luftinhalt der Manschette fort und äußern sich dem tastenden Finger. Während der Systole genügt die Kraft des Herzens, um die Pulswellen durch den Widerstand der Manschette durchzutreiben, während der Diastole fällt die gespannte Gefäßwand ziemlich stark zusammen. Die auf diese Weise erzeugte Druckdifferenz drückt sich nun sowohl beim Quecksilbermanometer, wie beim Federmanometer dadurch aus, daß größere Ausschläge auftreten. Man sieht das sehr viel deutlicher am Federmanometer und wohl aus diesem Grunde hat Recklinghausen als minimalen Blutdruck jenen Augenblick bezeichnet, wo bei allmählich zunehmendem Druck die Ausschläge des Manometers größer zu werden beginnen. Sahli und Bingel versuchten durch Registrierung der Pulsschwankungen den Moment des Kleinerwerdens genauer und objektiver zu bestimmen. Um neben dem Radialpuls den Blutdruck zu registrieren, hat Jaquet dann einen Apparat konstruiert, der als Jaquetscher Sphygmomanograph bekannt ist.

Die gefundenen Werte haben praktisch geringe Ergebnisse gezeitigt. Masing, Sahli, Strasburger u. a. fanden den Minimaldruck ungefähr bei 70—80% der Höhe der Systole. Der so bestimmte Minimaldruck ist nicht identisch mit dem wirklichen nach dem blutigen Verfahren bestimmten Minimaldruck im Gefäßsystem. Nach Müller und Blauel ist er mindestens um 28% zu hoch. Von verschiedenen Seiten wird allerdings dem diastolischen Druck eine entscheidende Bedeutung für die Beurteilung des Kreislaufs zugebilligt; speziell Mackenzie glaubt in dem diastolischen Druck den Ausdruck der eigentlichen arteriellen Spannung annehmen zu können. Es ist möglich, daß die Ausarbeitung dieser Methode uns über die Prognose bei akuten Infektionskrankheiten wertvolle Aufschlüsse geben wird. Mackenzie betont auch, daß die Erhöhung des diastolischen Blutdruckes uns meistens eine Mitbeteiligung der Niere anzeigt.

Die Bestimmung des maximalen Blutdrucks. Die unblutige Druckmessung bedient sich eines Manometers. Die älteren Kliniker, Traube u. a., suchten sich schon, besonders bei außergewöhnlichen Differenzen, die der tastende Finger an der Arteria radialis fühlte, ein Bild zu machen von den großen Verschiedenheiten des Druckes im Gefäßsystem. Daß dieses einfache Abtasten aber sehr ungewisse Resultate zeitigen muß, kann man heute mit Sicherheit sagen. Es ist selbstverständlich, daß die Spannung des Pulses, die ungefähr gleichbedeutend mit Blutdruck ist, je nach dem Füllungszustand des Gefäßes eine ganz verschiedene Beurteilung erfordert, und daß der tastende Finger nicht ausreicht, diese und andere Momente (Dicke der Wand, Kontraktionszustand usw.) zu berücksichtigen. Einen großen Fortschritt bedeutete es daher, als v. Basch s. o. einen brauchbaren Blutdruckapparat konstruierte und durch zahlreiche Messungen bei gesunden und kranken Menschen zum ersten Male normale und pathologische Werte festlegte.

Das Prinzip der heute am meisten gebrauchten Apparate ist im wesentlichen dasselbe. Man benutzt aber nicht mehr eine kleine Pelotte zur lokalen

Kompression, sondern eine elastische Manschette, die durch Druck aufgeblasen werden kann, mit einem Manometer in Verbindung steht, und die in der Regel am Oberarm angelegt wird. Hat man mit zunehmendem Druck die Arteria brachialis komprimiert und dann auch den Puls in der Arteria radialis zum Verschwinden gebracht, so fühlt man, wenn der Druck nachläßt, den Puls zumeist ziemlich plötzlich wieder erscheinen; dieses Moment des Wiederauftretens des Pulses wird mit Blutdruck oder mit maximalem Druck im allgemeinen identifiziert. **Bei gesunden Menschen im mittleren Lebensalter zeigt das Manometer gewöhnlich beim Wiederauftreten des Pulses Werte von 100—120 mm Hg oder 130—160 cm Wasser.**

Während nach erfolgter Kompression beim Ablassen des Drucks der Puls gewöhnlich plötzlich sehr kräftig am Finger fühlbar wird, fühlt man umgekehrt beim langsamen Ansteigenlassen des Drucks in der Manschette ein allmähliches Verschwinden des Pulses. Bei diesem langsamen Kleinerwerden ist es schwerer, den genauen Zeitpunkt des völligen Verschwindens zu beurteilen als bei dem plötzlichen Wiederauftreten. Man ist infolgedessen aus praktischen Gründen übereingekommen, die erste Methode in der Klinik zu gebrauchen. Die Manschette muß, um gleichmäßig zu wirken, eine bestimmte Breite haben.

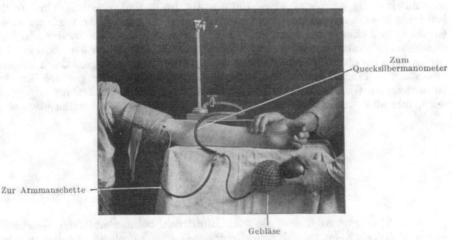

Zum
Quecksilbermanometer

Zur Armmanschette

Gebläse

Abb. 76. Blutdruckapparat nach Riva-Rocci.

Dehon, Dubus, Heitz haben die Methode der direkten und indirekten Blutdruckmessung in der Arterie ~eim Menschen gelegentlich von Amputationen verglichen und in Übereinstimmung mit Müller und Blauel gefunden, daß die Methode von Riva-Rocci zur Bestimmung des Maximaldrucks Werte angibt, die um 15% zu hoch sind. Bei der oszillatorischen Methode von Pachon betrugen die Fehler bis 47%. Großen Wert legen sie auf die Feststellung, daß die Minimalbestimmung Zahlen ergab, die nur um 5 mm im Durchschnitt von dem tatsächlich in der Arterie vorhandenen Blutdruck abwichen.

Pulsdruck, Pulsamplitude, Mitteldruck. Diese klinischen Beobachtungen gaben die Veranlassung, aus den Blutdruckwerten ein direktes Maß für die Größe des Schlagvolumens des Herzens zu bestimmen. Strasburger glaubt, das in der Größe der Pulsamplitude (Pulsdruck) gefunden zu haben und versteht darunter die Differenz zwischen maximalem und minimalem Blutdruck. Das arithmetische Mittel dieser Differenz wird als Mitteldruck bezeichnet, doch entspricht der auf diese Weise berechnete Mitteldruck nicht dem tatsächlich in den Gefäßen herrschenden mittleren Druck und dies namentlich deswegen, weil eben die Methoden zur Bestimmung des Minimaldruckes zu ungenau sind. Der wirkliche Mitteldruck läßt sich nach der oszillatorischen Methode ungefähr bestimmen als der Zeitpunkt, in dem die Nadeln oder das Quecksilber die größten Ausschläge machen.

2. Faktoren, die physiologisch den Blutdruck beeinflussen.

Die durchweg mit der unblutigen Methode der Blutdruckmessung vorgenommenen Messungen lassen folgende Abhängigkeiten des Blutdruckes erkennen, die sich vorwiegend auf die Lage des systolischen maximalen Blutdruckes beziehen, meist auch auf den diastolischen Druck anwendbar sind.

Lage. Die Mittelwerte sind im Stehen etwas höher als im Liegen (Schneider und Truesdell).

Stelle der Messung. Der Blutdruck ist distalwärts geringer als proximal, an den Enden der Extremitäten geringer als weiter herzwärts (Samuel).

Der Blutdruck ist aus hydrostatischen Gründen in den unteren Extremitäten höher als in den oberen (Deutsch).

Körpergröße. Der Blutdruck und zwar der systolische wie der diastolische variiert gleichsinnig mit der Körpergröße.

Körpergewicht. Der Blutdruck steigt mit ansteigendem Körpergewicht (Burlage).

Lebensalter. Der Blutdruck steigt von den ersten Monaten (60—70 mm Hg) allmählich stetig an bis zu etwa 100 mm Hg im 4. und 5. Lebensjahr. In der Pubertät kommt es zu einem Anstieg des Blutdruckes, scheinbar sogar zu einem Gipfel systolischer Erhebung, die nach dem 20. Lebensjahr wieder abklingt. (Zusammenstellung von Fleisch.) Der Verlauf bleibt mit großen individuellen Streuungen bis etwa 30 Jahre konstant um 115—125 mm Hg, um dann langsam anzusteigen. Nach dem 70. Lebensjahr scheint wieder eine gewisse Tendenz zu niedrigeren Werten zu bestehen, was indes nicht von allen Autoren angegeben wird, mir aber wahrscheinlich ist. Die Durchschnittswerte dürften etwa sein:

10—20 Jahren	90—120	mm Hg
20—30 ,,	110—125	,, ,,
30—40 ,,	115—135	,, ,,
40—50 ,,	125—145	,, ,,
50—60 ,,	130—150	,, ,,
60—70 ,,	135—150	,, ,,
über 70 ,,	130—145	,, ,,

Geschlecht. Allgemein ist der Blutdruck beim weiblichen Geschlecht etwas tiefer als beim männlichen Geschlecht, eine Regel, die nach der tabellarischen Zusammenstellung von Fleisch scheinbar zur Zeit der Pubertät eine Durchbrechung erleidet. Zwischen 13 und 15 Jahren ist beim Einsetzen der Menstruation der Blutdruck der Mädchen höher als der gleichalterigen Knaben.

Rasse. Als Rasseneigenunterschied scheinen z. B. bei den Chinesen die Blutdruckwerte niedriger zu liegen als es die entsprechenden Vergleichszahlen bei Europäern und Amerikanern ergeben.

Tageszeit. Die durchschnittlichen Tagesschwankungen sind 10—20 mm Hg. Das Minimum des Druckes liegt in den ersten Stunden des Schlafes. Das Maximum in den späteren Nachmittagsstunden. Beim künstlichen Veronalschlaf fand ich den Blutdruck stärker erniedrigt, während ich im Normalschlaf etwa 10 bis 20 mm Hg Senkung feststellen konnte (vgl. Wiechmann und Bamberger).

Innersekretorische Zyklen. Es gibt prämenstruelle und menstruelle Steigerungen des Blutdruckes, die regelmäßig auftreten und als Sonderfall der starken Einwirkung innersekretorischer Faktoren auf den Blutdruck anzusehen sind.

Körperliche Arbeit. Der Blutdruck steigt in Parallele zu der Stärke geleisteter körperlicher Arbeit, wenigstens trifft dies unter normalen Bedingungen bei nicht übermäßiger Arbeit und suffizientem Herzen zu.

Nahrungsaufnahme. Nach der Nahrungsaufnahme steigt der Blutdruck, vielleicht unter dem Einfluß der Verdauungsarbeit, um Werte von etwa 8 mm Hg.

Akzidentelle Faktoren. Der Blutdruck kann mehr weniger andauernde Steigerungen unter dem Einfluß inkretorischer Einflüsse, der Psyche, der Zusammensetzung der Atmungsluft, wirksamer Reize, besonders Hautreize usw. erfahren. Im umgekehrten Sinne wirkt die Bettruhe und es kann nicht genug betont werden, einen diagnostischen Schluß nie auf einer einmaligen Blutdruckmessung eines etwa eben dem Krankenhaus eingelieferten Patienten aufzubauen. Man wird bei sehr vielen Patienten unter dem Übergang zur Bettruhe in wenigen Tagen ein Absinken des Blutdruckes feststellen können. (Über periodische Schwankungen des Blutdruckes beim normalen und kranken Menschen vgl. das Kapitel Hypertonie.)

3. Praktische Ergebnisse.

Trotz der heute sehr vereinfachten, aber physiologisch immerhin rohen Methode, hat man im Laufe weniger Jahre eine Reihe von Tatsachen festgestellt, die für die Diagnose sowohl wie für die Therapie von ausschlaggebender Bedeutung geworden sind. Die Hoffnung, aus dem Blutdruck die Herzkraft berechnen zu können, hat sich nicht erfüllt. Der Druck ist, wie oben angegeben, zu sehr abhängig von zahlreichen, ganz außerhalb des Herzens liegenden Momenten.

Das, was die Klinik aus den zahllosen Einzeluntersuchungen hat verwerten können, ist folgendes.

Der Blutdruck kann dauernd erhöht sein bei Nephritis, Bleivergiftung, Arteriosklerose, chronischer Dyspnoe, Hyperglobulie, Morbus Basedowii, Herzfehlern. Die höchsten Werte findet man wohl bei der Nephritis, speziell bei der Schrumpfniere. Man kann hier in der Regel 200 bis 250 mm Hg erwarten, besonders bei Bleivergiftungen, bei chronischen Bleiintoxikationen und bei beginnender Urämie können so hohe Werte vorhanden sein, daß die gebräuchlichen Manometer nicht ausreichen, den Druck zu messen.

Die essentielle Hypertonie ist offenbar nicht zu identifizieren mit der Arteriosklerose, auch nicht mit der Nephrosklerose, sondern eine selbständige Erkrankung, die auf S. 446 näher charakterisiert ist.

Bei Arteriosklerose kann, wie S. 423 erwähnt, trotz ausgedehnter peripherer Sklerose der Blutdruck normal sein, in der Regel ist aber der Blutdruck erhöht und zwar findet man bei ausgesprochener Sklerose Werte von 150 bis 200 mm Hg. Bei Hyperglobulie und gelegentlich bei Herzfehlern, besonders bei den arteriosklerotisch bedingten, sind nur geringere Erhöhungen des Druckes vorhanden, bei schwereren Fällen von Basedow oft erhebliche.

Der Blutdruck kann vorübergehend erhöht sein bei Herzfehlern im Beginn der Kompensationsstörung, bei Schmerzen, tabischen Krisen, Angina pectoris, Muskelarbeit, Neurasthenie, Alkoholvergiftung (Delirium), allgemeinen Gefäßkrisen, Kohlensäurebädern, in der Schwangerschaft und im Puerperium.

Bei diesen vorübergehenden Druckerhöhungen findet man die höchsten Werte bei den Gefäßkrisen und bei Angina pectoris. In mäßigem Grade erhöht ist sehr oft der Blutdruck bei der Neurasthenie, besonders wenn psychische Momente eingewirkt haben, bei kühleren Kohlensäurebädern, am Ende der Schwangerschaft oder im Puerperium.

Die individuellen Schwankungen sind bei Frauen relativ größer als bei Männern, im ganzen aber sehr gering. Interessant ist, daß bei Prostatikern der vorher erhöhte Blutdruck sich erniedrigt, wenn man einen Dauerkatheter einlegt, oder durch eine Operation die Retention beseitigt.

Der Blutdruck kann erniedrigt sein:

1. dauernd bei manchen Fällen von Herzinsuffizienz und bisweilen bei Klappenfehlern, bei chronischen Infektionskrankheiten, besonders bei schwerer Tuberkulose und bei Morbus Addisonii,

2. dauernd als konstitutionelle Eigentümlichkeit (s. später unter Hypotonie S. 450),

3. vorübergehend bei akuten Infektionskrankheiten, Peritonitis, im Kollaps, bei Neurasthenie, starkem Schwitzen, Einwirkung stärkerer Laxantien, nach einer Venae sectio, größeren Blutverlusten, im Coma diabeticum.

Einen auffälligen Wechsel in der Höhe des Druckes sieht man nicht selten bei Neurasthenikern, speziell bei der Neurosis cordis, oft ohne nachweisbare äußere Momente, oft unmittelbar nach größeren Mahlzeiten, nach Kaffee- oder Nikotingenuß und nach psychischen Störungen.

Eine Differenz im Blutdruck beider Armgebiete findet man gelegentlich bei ausgedehnter Sklerose der zentralen Aorta, besonders dann, wenn die Subclavia sklerotisiert ist, nicht selten bei Aortenaneurysma.

Bei Herzfehlern, speziell bei Aorteninsuffizienz, gelegentlich bei Mitralinsuffizienz, kann die Differenz zwischen dem minimalen und maximalen Blutdruck außergewöhnlich groß sein. Bei der Myodegeneratio cordis und bei Herzinsuffizienz im allgemeinen drückt sich die Inäqualität des Pulses oft auch in dem Wechsel des maximalen Blutdruckes aus. Wenn man in solchen Fällen das Quecksilber auf eine bestimmte Höhe 5—10 mm unterhalb des höchsten Wertes einstellt, so sieht man, wie einzelne Pulse Bewegung des Quecksilberspiegels verursachen, andere nicht, ebenso fühlt man einzelne Pulse an der Radialis, andere nicht.

Interessant ist das Verhalten des Blutdruckes bei einseitigen operativen Eingriffen. Hierbei ließ sich unmittelbar nach dem Eingriff an der operierten Seite ein höherer Druck nachweisen, später sank der Druck, und erst allmählich trat ein Ausgleich ein. Man darf dies Verhalten wohl so auffassen, daß der Körper zuerst an der operierten Seite mit einem höheren Druck als Symptom partieller Vasokonstriktion reagiert, daß dann ein Druckabfall erfolgt, vielleicht aus zweckmäßigen Gründen, daß also im ganzen der Organismus imstande ist, auch in größeren Gefäßgebieten halbseitige Druckerhöhungen und Druckerniedrigungen vorzunehmen.

Für den täglichen Gebrauch empfiehlt sich am meisten ein Blutdruckapparat nach Recklinghausen, d. h. ein Federmanometer, Armmanschette und Gummigebläse. Handliche Modelle dieser Art sind heute in jedem Instrumentengeschäft zu haben.

4. Der Kapillardruck.

Der erste Versuch zur Messung des Kapillardruckes stammt von v. Kries. Die von ihm und späteren Autoren angegebenen Werte differieren bei der Unvollkommenheit der Methoden sehr stark. So gibt v. Recklinghausen 750 mm Wasser, Basler 100 mm Wasser, Krauss mit dem Baslerschen Apparat, dem sog. Ochrometer 10 mm Quecksilber als mittleren Kapillardruck an.

Eine blutige Methode zur Messung des Kapillardruckes wurde von Miss Carrier und Rehberg ausgearbeitet, die unter Leitung des Kapillarmikroskops mit der fein ausgezogenen Spitze eines dünnen kochsalzgefüllten Glasrohres die einzelnen Kapillarschlingen punktierten. Mit dieser vervollkommneten, aber recht schwierig zu handhabenden Technik ergaben sich folgende Werte; wenn man von über Schlüsselbeinhöhe (minus) die Hand nach unten senkte (plus):

Stellung z. Schlüsselbein (cm)	— 20	+ 1	+ 7	+ 8	+ 12	+ 19	+ 33,5	+ 36
Kapillardruck in cm Wasser	4,5	4,5	4,5	6	10	17	29	32

Von den neueren unblutigen Methoden hat die Methode, die Kylin unter Benutzung der Kammer von Roy und Brown und unter Heranziehung der Kapillarmikroskopie ausgearbeitet hat, eine Nachprüfung von verschiedenen Autoren erfahren, die die Brauchbarkeit des Apparates für die Klinik zu bestätigen scheinen.

Der technisch einfach zu handhabende Apparat (s. Abb. 77) besteht aus einer luftdicht geschlossenen Kapillardruckkammer, die 5 mm hoch ist, Metallwände hat, oben von einem Glasdach bedeckt ist und unten einen Boden besitzt, der aus gut geölter lichtdurchsichtiger dünner Goldschlägerhaut besteht und mittels einer Schraubvorrichtung vorsichtig auf die Fingerhaut gesenkt wird. Kylin nimmt den Kapillardruck da an, wo die obersten 5—6 Kapillaren durch die Goldschlägerhaut komprimiert werden und etwa gleichzeitig verschwinden. Die einzelnen Ablesungen sollen um höchstens 30 mm differieren. Als Manometer wird ein Wassermanometer benutzt. Der Apparat zeigt unten eine Vorrichtung zum Festhalten des Fingers. Die Beobachtung des Verschwindens der Kapillaren erfolgt mit dem Kapillarmikroskop.

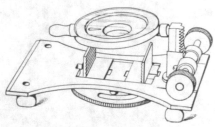

Abb. 77. Kapillardruckmesser nach Kylin.

Die von Kylin und seinen Mitarbeitern angegebenen Werte schwanken beim normalen zwischen Mindestwerten von 80 bis 140 mm H_2O, Mittelwerten von 93 bis 149 mm, Höchstwerten von 100—165 mm H_2O. Rominger findet mit der Kylinschen Methode Tagesschwankungen des Kapillardruckes, deren Mittelwerte um 40—50 mm Wasser differieren, dagegen geben Kylin wie auch Rominger die immerhin auffallende Beobachtung an, daß der Kapillardruck vom Lebensalter unabhängig sei. Aus den Untersuchungen von Klingmüller geht hervor, daß der Kapillardruck unter Umständen bei erhöhtem Venendruck unter dem Venendruck liegen kann, während das Normale ein Druckabfall von den Kapillaren zu den Venen ist. Daß der Kapillardruck stark von dem hydrostatischen Druck abhängt, wurde bereits erwähnt. Man pflegt ihn deshalb bei Messung am Finger auf Schlüsselbeinhöhe zu beziehen. Interessant ist hier die Beobachtung Kylins, daß bei erheblicher Senkung der Hand unter Herzhöhe zunächst der kapillare Kompressionsdruck sehr hoch ist, dann aber langsam absinkt, so daß also offenbar durch irgendwelche Kräfte eine Kompensation des hydrostatischen Druckes bewirkt wird.

5. Der Druck im Venensystem.

Um den Druck in den Venen zu messen, war schon von Frey in den 90er Jahren eine Methode angegeben worden, die aber praktisch sich als nicht brauchbar erwies. Gärtner hatte dann darauf aufmerksam gemacht, daß bei Stauung im rechten Herzen das Zusammenfallen der Handvenen später erfolge als bei normalem Kreislauf, d. h. daß die Venen im ersteren Falle erst dann kollabierten, wenn der Arm bis zum Jugulum oder höher erhoben würde. In ausgesprochenen Fällen ist diese Methode zur oberflächlichen Orientierung zwar geeignet, sie genügt aber nicht, um geringere Veränderungen in den Druckverhältnissen zu fixieren.

Moritz und Tabora haben 1913 einen Apparat konstruiert, mit dem man den Druck in den oberflächlichen Venen messen kann, auf die Art, daß man eine Kanüle in die Medianvene einsticht und das Venenblut unmittelbar mit dem Manometer in Verbindung bringt

(s. Abb. 78). Mit dieser Methode haben in den letzten Jahren verschiedene Autoren gearbeitet und Erfahrungen gesammelt, die auf folgenden Seiten wiedergegeben sind.

Den Druck hat man mit Hilfe des oben beschriebenen Apparates von Moritz und Tabora bei Gesunden und bei vielen Erkrankungen durchuntersucht und folgendes gefunden. Der Druck liegt bei Gesunden um 77 mm H_2O; er ist erhöht bei Hypertonie, in allen Fällen schwerer Herzinsuffizienz, besonders aber auch bei nicht kompensierten Klappenfehlern, speziell bei der Mitralstenose. Er ist normal, aber in großen Grenzen schwankend, bei kompensierten Herzklappenfehlern. Er ist subnormal bei Arteriosklerose, und zwar auch dann, wenn arterieller Druck über der Norm liegt. Trotz dieser im großen und ganzen

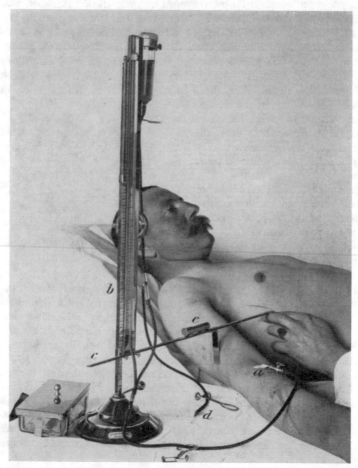

Abb. 78. Blutdruckmessung in der V. mediana superior. (Nach Moritz und Tabora.) a Kanüle durch Heftpflaster fixiert, b Manometer, c Nivellierstab, d Schlauch mit zugespitztem Glasrohr.

zu Recht bestehenden und wichtigen Richtlinien ist doch der praktische Wert der Venendruckmessung ein beschränkter, da die Druckwerte keinen Maßstab für die Beurteilung der Leistungsfähigkeit des Herzens abgeben. Wie Kroetz betont, ist ausschlaggebend für die Höhe des Venendruckes immer neben dem Vorhofsdruck der intrathorakale Mitteldruck und durch die „Abhängigkeit des Venendruckes von des individuell variabeln Unbekannten des intrathorakalen Druckes, wird die klinische Venendruckmessung in vielen Fällen ihres diagnostischen Wertes beraubt." Wie sehr der intrathorakale Druck auf den Venendruck einwirkt, zeigen die Untersuchungen von Kroetz, der beim Valsalva einen Anstieg des Venendruckes auf 400 mm, im Mittel auf 100 mm sah, der beim Müllerschen Versuch ein Absinken des Venendruckes um maximal 25 mm H_2O feststellen konnte.

G. Die Röntgendiagnostik.

Die von der Antikathode der Röntgenröhre ausgehenden Strahlen sind nicht Parallel-strahlen, sondern divergieren. Infolgedessen sieht man, wenn man den Patienten un-mittelbar vor die Röntgenröhre stellt, die Herzsilhouette nicht in ihrer normalen Kon-figuration, sondern verzeichnet, und zwar ist sie vergrößert. Um eine der normalen Herz-größe entsprechende Silhouette auf dem Röntgenschirm zu erhalten, muß man 2 m von der Antikathode entfernt durchleuchten und den Schirm unmittelbar der Thoraxwand anlegen. Durch experimentelle Vergleiche mit Bleiobjekten konnte man feststellen, daß diese Entfernung genügt, um die wahre Größe des Objektes auf dem Schirm sichtbar zu machen. Die Untersuchung des Herzens in dieser Entfernung führte zur Verwendung besonderer Vorrichtungen (abgestumpfte Pyramide von Albers-Schönberg u. a.), zu den sog. Teleaufnahmen.

In einfacherer Weise hat bereits vorher Moritz mit Parallelstrahlen gearbeitet durch die Konstruktion eines Apparates, auf dem die Antikathode zwangsläufig dem Leuchtschirm bzw. Schreibstift folgt (Orthodiagraphie).

Durch die Untersuchungen von Moritz, Rieder, Dietlen, de la Camp, Groedel, Otten und anderer, haben wir genaue Aufschlüsse über die Größe,

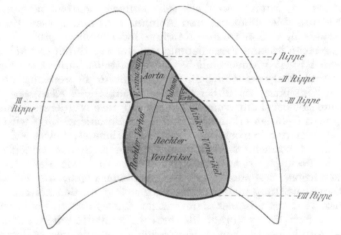

Abb. 79. Beteiligung der Herzabschnitte an der Röntgensilhouette des Herzens.

Lage und Form des Herzschattens bekommen. Der Schatten hebt sich im allgemeinen von den lufthaltigen Lungen so gut ab, daß es nicht schwierig ist, ihn genau zu umgrenzen und auszumessen. Nach oben hin geht er in den Gefäß-schatten über, nach unten wird er begrenzt durch das Zwerchfell. Zur Unter-suchung bedient man sich des fluoreszierenden Schirmes oder der photogra-phischen Fernaufnahme. Die Untersuchung mit dem Schirm hat den Vorteil, daß man sich sehr schnell orientieren kann über die Herzfigur, wie sie sich im dorsoventralen Durchmesser sowohl, als auch in dem sog. ersten schrägen Durchmesser darbietet. Bekanntlich versteht man unter dorso-ventral: Röntgen-röhre im Rücken des Patienten, Schirm vorn, unter erstem schrägem Durch-messer: Röhre links hinten, Schirm rechts vorn. Man stellt die Röhre am besten ungefähr auf die Höhe des 5. Brustwirbels ein und erkennt dann einen birn-förmigen Schatten, der an der linken Seite zwei, an der rechten einen einfachen Einschnitt zeigt (s. Abb. 79). Von den drei links vorhandenen Ausbuchtungen entstehen der obere durch den Arcus aortae, der mittlere durch die Arteria pul-monalis und das linke Herzohr, der untere durch den linken Ventrikel. Die zwei rechten Ausbuchtungen sind bedingt, der obere durch die Vena cava, der untere durch den rechten Vorhof. Der rechte Ventrikel ist zwischen der rechten unteren und linken unteren Ausbuchtung eingeschlossen, und wird unten durch das Zwerchfell begrenzt. Man sieht infolgedessen Veränderungen an ihm im dorso-ventralen Durchmesser bei normalem Herzen nicht. Groedel macht neuerdings darauf aufmerksam, daß man bei tiefer Inspiration und bei tiefstehendem Zwerchfell „einen ziemlich geradlinig begrenzten und schräg nach rechts außen zum Zwerchfell strebenden Schatten" erkennt, der auf die Vena cava inferior zu beziehen sei. Da Stauungen an der Vene und Vergrößerungen dieses Schattens wohl jedesmal mit einer Vergrößerung des Herzens im allgemeinen einhergehen, scheint mir die Bedeutung dieses Bogens gering zu sein. Im Vergleich mit dem knöchernen Thorax sind die Grenzen für den oberen linken Bogen die 1. bis 2. Rippe, für den mittleren die 2. bis 3., für den unteren die 3. bis 6. Rippe; für den oberen rechten Bogen die 1. bis 3. Rippe, für den unteren rechten Bogen die 3. bis 5. Rippe. Die Herzspitze wird bei der Durchleuchtung in dorso-ventraler Richtung und bei ruhiger Atmung zumeist vom linken Zwerchfell verdeckt, bei tiefer Atmung tritt sie infolge Tiefertreten des Zwerchfelles zutage. Falls die exakte Umgrenzung der Herzspitze für die Beurteilung der Größe von Bedeutung ist, kann man diese sehr einfach sichtbar machen dadurch, daß man Natrium bicarbonicum und Acidum tartaricum, also Brausepulver, oder auch dadurch, daß man nur Natrium bicarbonicum gibt. Bei geringen Mengen von Natron ist eine Verschiebung des Herzens durch das höher tretende linke Zwerchfell nicht wahrscheinlich. Da unmittelbar unterhalb des Zwerch-felles Leber und Eingeweide liegen, ist die untere Begrenzung des Herzens (des rechten Ventrikels) auch bei tiefer Atmung nicht sichtbar. Im ersten schrägen Durchmesser kann man die hinteren und vorderen Konturen von Herz und großen Gefäßen erkennen. Bei dieser Durchleuchtung wird der Herz-schatten von dem der Wirbelsäule durch ein schmales, helles Feld getrennt, das als Mittelfeld bezeichnet wird. Diese Strahlenrichtung ermöglicht Form-und Lageveränderungen des Gefäßschattens, sowohl wie des Herzschattens genauer festzulegen, besonders jene Formveränderungen, die bei der dorso-ventralen Durchleuchtung nicht zugänglich gemacht werden können. Praktisch bedeutet dies, daß man immer dann, wenn Aorta, Arteria pulmonalis, oder linkes Herzrohr bzw. linker Vorhof dilatiert sein können, auch im ersten schrägen Durchmesser durchleuchten muß. Hauptsächlich handelt es sich um aneurys-matische Verbreiterungen der Aorta, um Stauungserscheinungen im linken Vorhof bei Mitralfehlern, um Stauungserscheinungen im linken Vorhof bei Mitralfehlern, um Stauungserscheinungen in der Arteria pulmonalis bei an-geborenem Herzfehler.

1. Die Röntgensilhouette des Herzens.

a) Form und Lage des Herzens.

Die Form der Silhouette ist abhängig von der Thoraxform und vom Alter des Patienten, d. h. von der Elastizität der Aorta. Bei einem langen, schmalen, spitzwinkeligen „paralytischen" Thorax sieht man gewöhnlich eine schmale und lange Herzsilhoutte mit einer langen und schmalen Aorta. Es macht den Eindruck, als ob an dem langen Aortenbande das schmale Herz aufgehängt sei. Die extremen Formen hat man als Tropfenherz bezeichnet (s. Abb. 80). Bei dem breiten, zylindrischen, stumpf-winkeligen, „emphysematösen" Thorax hingegen ist die Silhouette des Herzens gewöhnlich breit. Das Herz liegt dem Zwerchfell auf und oberhalb desselben sieht man eine kurze und relativ breite Aorta. Im Gegensatz zu dem mehr steilgestellten Herzen im schlanken Thorax ist hier das Herz quergestellt, so daß der Winkel sich mehr einem rechten nähert, während er bei dem Tropfenherz stumpf ist, oft fast 180⁰ beträgt (s. Abb. 80). Wenn bei Greisen die Herzmuskulatur atrophisch geworden ist, das Herz infolge Elastizitätsverlustes der Aorta stark dem Zwerchfell aufliegt, so kann sich eine besondere Silhouette entwickeln, die man als Greisenherz bezeichnet hat, d. h. ein mehr liegendes, relativ kleines Herz mit mehr oder weniger verbreitertem Aortenschatten. Bei dieser Herzform sieht man oben auch stets eine Ausbuchtung des Aortenbogens nach links.

Bei Eventeratio diaphragmatica findet man oft eine ausgesprochene Rechtsverlagerung des Herzens. Auch bei der Trichterbrust kann das Herz verlagert

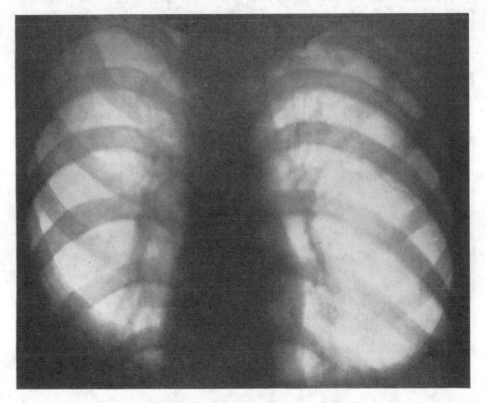

Abb. 80. Tropfenherz.

sein. Bei Skoliosen liegen Herz und Aorta nicht immer abhängig von der Krümmung der Wirbelsäule mehr rechts oder links, oft folgt hier der Aortenschatten der gekrümmten Wirbelsäule, oft springt er ziemlich weit im Thorax vor, der zweite linke Bogen kann wie Brugsch hervorhebt ausgeprägt sein. Aßmann führt das auf eine Hypertrophie des rechten Ventrikels und eine Erweiterung der Arteria pulmonalis infolge Erhöhung der Widerstände im kleinen Kreislauf zurück. Interessant ist zugleich mit der Entwicklung des kindlichen Thorax die Silhouette des kindlichen Herzens zu verfolgen. Die Silhouette des Herzens liegt beim Kind höher und ist breiter im Verhältnis zur Thoraxbreite, daher sind die Maße (s. Tabelle S. 174) relativ groß. Ist man gewöhnt, fast ausschließlich Erwachsene vor dem Röntgenschirm zu sehen, so wundert man sich jedesmal über die breite Silhouette und überschätzt den Transversaldurchmesser. Praktisch heißt das, man soll bei Bewertung akzidenteller

Geräusche, die ja im Kindesalter häufig vorkommen, vorsichtig sein, wenn die
Silhouette an der oberen Grenze der Normalzahl liegt.

Zu berücksichtigen ist auch, daß Unterschiede nach dem Geschlecht beim
Kinde nicht vorhanden sind, sondern erst nach der Pubertätszeit auftreten
und daß bestimmte Parallelen zwischen Körpergröße, Körpergewicht, Alter
und Herzsilhouette nicht in dem Maße gefunden werden wie beim Erwachsenen.

b) Größe des Herzens.

Vermittels der Orthodiagraphie oder der Röntgenfernaufnahme
haben nun in der Hauptsache Moritz und seine Schüler die für eine normale
Herzsilhouette in Frage kommenden Maße durch ein besonderes Verfahren

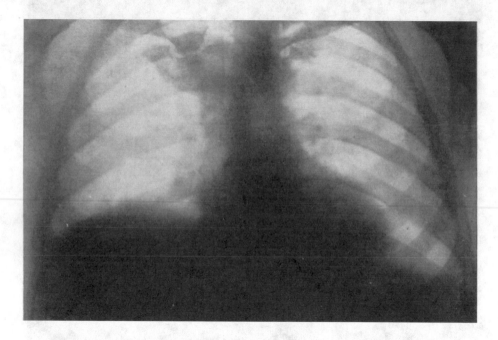

Abb. 81. Liegendes Herz.

festgestellt (s. Abb. 82). Die Technik war dabei folgende: Im Liegen (Moritz)
oder im Stehen und in mittlerer Respirationsstellung wurden die Grenzen des
Herzschattens auf der Brustwand des Patienten, oder auf der Glasplatte des
fluoreszierenden Schirmes markiert. Die Ausmessung dieser Silhouette in qcm
geschah durch ein Planimeter.

Diese Ausmessung wird heute wenig mehr geübt, da sie technisch schwierig
und zeitraubend ist.

Moritz empfahl neben dieser Ausmessung der Oberfläche in qcm folgende Maße festzustellen:

1. Den größten Längsdurchmesser vom oberen Teil des rechten Herzrandes, dem Vor-
hof-Kava-Winkel, nach der Herzspitze ziehend (L auf der Abb. 82),

2. den größten Querdurchmesser von rechts unten nach links oben ziehend; er stellt
meist die Breite des rechten Ventrikels dar (Q),

3. die größte Entfernung des rechten Herzrandes von der Mittellinie, Medialabstand
rechts (Mr),

4. die größte Entfernung des linken Herzrandes von der Mittellinie, Medialabstand
links (Ml).

Die wichtigsten Maße sind:

1. Der Transversaldurchmesser. Dieser wird dadurch ermittelt, daß die rechts und links am weitesten von der Mittellinie entfernten Punkte nicht in derselben Horizontalen verbunden werden, sondern mit einer horizontalen Linie, die nur bis zur Mittellinie durchgeführt wird. Der rechte Medianabstand wird als M. r., der linke M. l. bezeichnet, die Summe der beiden ist der Transversaldurchmesser Tr. Das Verhältnis dieser Zahlen ist ein konstantes und bedeutet beim Manne im Liegen 1 : 2,1, bei der Frau im Liegen 1 : 2,4 (s. Abb. 82).

2. Der Längsdurchmesser, d. h. die Verbindungslinie von der Herzspitze zur Grenze zwischen rechtem Vorhof und Aorta ascendens. Der Winkel, den diese Linie mit der Horizontalen bildet, nennt man Herzneigungswinkel.

3. Der Querdurchmesser, d. h. die Verbindungslinien vom linken Herzohr zum rechten Herzrand. Aßmann macht darauf aufmerksam, daß bei der Hypertrophie des linken Ventrikels man nicht den Punkt zwischen dem linken Herzohr und linken Ventrikel, sondern einen tieferen, d. h. zur Spitze gelegenen nehmen soll, um den größten Abstand zu erzielen. Aßmann glaubt, daß der Querdurchmesser eine größere Beachtung verdiene, zumal da, wie bereits Otten betonte, die Berücksichtigung dieses Maßstabes bei denselben Personen zu verschiedenen Zeiten „am ehesten einen Hinweis auf eine eingetretene Herzveränderung gibt."

Bei dem Orthodiagraphen sind Röhre und Leuchtschirm bzw. Schreibstift so verbunden, daß der Stift jedesmal von dem senkrechten Strahl der Antikathode getroffen wird. Da der von der Mitte der Antikathode ausgehende Strahl senkrecht zur Projektionsebene verläuft, arbeitet man mit parallelen Strahlen. Daß die mit diesem Apparat gewonnenen Größen den wahren entsprachen, ließ sich experimentell durch Vergleichsobjekte aus Metall leicht feststellen.

Die mit der Moritzschen Orthodiagraphie gewonnenen Werte kann man objektiv festhalten, indem man auf 2 m Entfernung das Herz photographierte. In dieser Entfernung arbeitet man mit Parallelstrahlen, so daß die Photographie die normalen Werte wiedergeben muß. Diese Methode ist wegen der dazu nötigen Platten teuer, hat aber gegenüber der Orthodiagraphie den Vorteil, daß subjektive Momente vollständig ausgeschaltet werden, und daß die durch die Krümmung des Brustkorbes entstehenden Fehlerquellen noch geringer sind als bei der Orthodiagraphie. Durch die Verbesserung der Röntgenschirme gelingt es aber auch gut auf 2 m Entfernung die Herzsilhouette auf ihnen mit freiem Auge genau abzugrenzen. Die Nachteile der Fernaufnahme liegen in der Schwierigkeit, die Herzspitze scharf darzustellen, in der Abhängigkeit des Aufnahmemoments von der jeweiligen Atemphase und der jeweiligen Phase der Herzrevolution.

Da man bei den Herzfernaufnahmen gewöhnlich in der Inspirationsstellung arbeitet, da andererseits bei der immerhin längere Zeit dauernden Orthodiagrammausmessung die Zwerchfellstellung dauernd wechselt, ist es verständlich, daß zwischen Orthodiagramm und Röntgenfernaufnahme geringe Unterschiede bestehen, die beim Vergleich der beiden Methoden berücksichtigt werden müssen.

Telekardiographie.

Huismans hat zuerst versucht, die Herzgröße in einer bestimmten Phase der Herzbewegung festzulegen. Der Pulsschlag löst automatisch die Einschaltung der Röhre aus, so daß eine Aufnahme in der Systole und in der Diastole auf derselben Platte möglich ist. Diese Methodik ist natürlich an ein bestimmten komplizierten Apparat gebunden, technisch nicht leicht und hat vorläufig eine Reihe von Ergebnissen gezeigt, die physiologisch von Interesse sind. Das Schattenbild der Herzrandaufnahme bei einem sich bewegenden Film hat Gött versucht mit der von ihm angegebenen Kymographie festzuhalten.

Ob die Röntgenkymographie des Herzens uns viel Neues bringen wird, wage ich zu bezweifeln. Über die Kenntnis der normalen Herzbewegung sind wir, vergleichend anatomisch genügend gut unterrichtet. Es ist nicht wahrscheinlich, daß hier die im übrigen äußerst mühsame, von Groedel mit besonderem Fleiß ausgebaute Untersuchungstechnik unsere Kenntnisse wesentlich bereichern wird.

Das praktische Ergebnis der zahllosen orthographischen Untersuchungen ist folgendes: Die Größe der Silhouette ist in erster Linie abhängig von der Körpergröße und vom Körpergewicht und nimmt unter normalen Bedingungen

parallel mit der Körpergröße und dem Körpergewicht zu. Sie verändert sich
bei forcierter Inspiration und Exspiration erheblich. Die Herzmasse des Mannes
übertrifft um ein geringes diejenige der Frau. Die von Moritz und Dietlen
festgestellten Normalzahlen haben sich bei den verschiedensten Nachuntersuchungen als richtig erwiesen. Diese Normalzahlen sind aber Durchschnitts-
masse zwischen Minimal- und Maximalwerten und schwanken nach Otten
gegebenenfalls um 2,5 cm.

Ob man bestimmte Parallelen feststellen kann zwischen Herzsilhouette
und Blutdruck so, wie Th. Groedel es will, möchte ich bezweifeln, da ich oft
bei ausgesprochenen Hypertonien mit Dauerwerten von 180 bis 200 mm Quecksilber überrascht wurde durch eine untermittelgroße Silhouette.

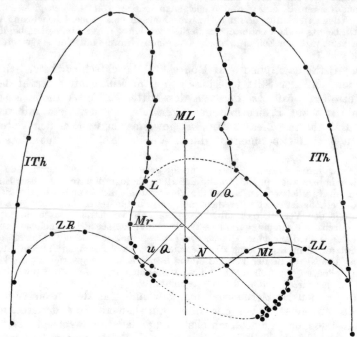

Abb. 82. ML Medianlinie, Mr, Ml Medianabstand r. und l., N Neigungswinkel, L Längsdurchmesser, uQ und oQ unterer und oberer Querabstand, ZR, ZL Zwerchfell r. und l.,
ITh innere Thoraxwand. (Nach Dietlen.)

Die Herzsilhouette ist im Liegen größer als im Stehen und zwar handelt
es sich hierbei, wie Moritz und Dietlen nachwiesen, um ein Veränderung
der Blutfülle. Im Liegen ist das Herz besser mit Blut gefüllt. Auch bei den
Veränderungen der Herzsilhouette mit den verschiedenen Phasen der Atmung
spielt die Blutfülle eine Rolle. Bei Aufnahme des Herzens in Inspirationsstellung
kann durch Steigerung des intrathorakalen Druckes, also durch eine Art von
unwillkürlichem Valsalvaschen Versuch, eine Hemmung des Venenzuflusses
eintreten und dadurch ein zu kleines Herz vorgetäuscht werden.

Von den Veränderungen des Zwerchfellstandes wird am meisten der Transversaldurchmesser betroffen. Wenn man überhaupt bei Massenuntersuchungen
das bequeme aber ungenaue Maß des Transversaldurchmessers zugrundelegen
will, darf man nur Messungen in gleicher Atemphase, gewöhnlich in Inspirationsstellung des Thorax, vergleichen. Beim Fettleibigen und bei solchen Patienten,
bei denen durch irgendeinen Prozeß in abdomine das Zwerchfell hochgedrängt

ist, werden durch diesen veränderten Zwerchfellstand erhebliche Änderungen der Herzsilhouette hervorgerufen.

Die untenstehenden Abb. 83a u. 83b stammen von einer 40jährigen Frau mit dekompensierter Mitralinsuffizienz und Stenose. Sie sind bei gleichem Atemstand, gleicher Körperlage

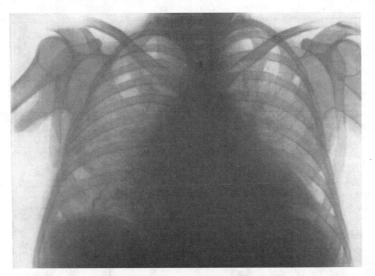

Abb. 83a. 40jähr. Frau mit Myodegeneratio cordis und kombiniertem Mitralvitium. Starker Aszites. (Herzfernaufnahme.)

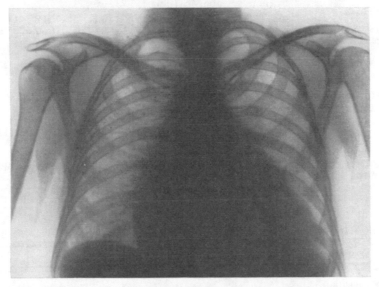

Abb. 83b. Gleicher Fall wie a. Einige Stunden nach Entleerung von 14 Litern Aszites. (Herzfernaufnahme.)

und gleicher Einstellung der Röntgenröhre 24 Stunden vor und einige Stunden nach einer Aszitespunktion, mit Entleerung von 14 Litern gemacht. Man sieht im Vergleich die Senkung des Zwerchfelles, die jederseits 2,5 cm beträgt, die Verkleinerung des Herzschattens im Transversaldurchmesser von 18,5 auf 17 cm, das Verschwinden der durch Stauung bedingten Verschattung des Lungenfeldes und die Verlängerung und Verschmälerung des Gefäßbandes.

Durchschnittswerte für Horizontalorthodiagramme. (Nach Dietlen.)
Männer erwachsen (über 20 Jahre).

Größenklasse		Mr cm	Ml cm	Tr cm	L cm	Br cm	Fl qcm
I.	min.	3,1	8,2	11,9	12,1	8,5	91
145—154 cm				149 41 55	=	=	=
Größe Mittel 151 cm	mitt.	**3,7**	**8,5**	**12,2**	**13,4**	**9,6**	**103**
Gew. „ 47 kg	max.	4,4	8,8	12,6	14,1	10,5	112
Alter „ 48 J.				153 50 58	154 48 27	154 48 27	153 50 58
II.	min.	3,3	7,4	11,0	12,3	9,1	97
155—164 cm				159 52 20	159 52 20	160 65 45	159 52 20
Größe Mittel 159 cm	mitt.	**4,2**	**8,7**	**12,9**	**14,0**	**10,2**	**111**
Gew. „ 57 kg	max.	5,9	10,4	14,5	15,3	11,0	130
Alter „ 24 J.				164 65 20	162 60 24	164 68 50	161 58 22
III.	min.	3,0	6,8	11,3	12,5	9,2	96
165—174 cm				169 63 55	172 53 35	165 62 30	168 62 29
Größe Mittel 170 cm	mitt.	**4,3**	**8,8**	**13,1**	**14,2**	**10,3**	**117**
Gew. „ 64 kg	max.	5,7	9,7	15.3	15,9	11,7	138
Alter „ 34 J.				171 84 37	171 61 60	170 55 21	172 61 60
IV.	min.	3,5	8,1	13,1	13,4	10,0	111
175—187 cm				182 68 44	176 53 63	177 59 21	176 53 63
Größe Mittel 182 cm	mitt.	**4,5**	**9,3**	**13,8**	**14,9**	**11,0**	**131**
Gew. „ 71 kg	max.	5,8	11,0	15,0	16,2	11,4	149
Alter „ 29 J.				184 78 22	184 74 20	182 68 44	184 74 20

Frauen erwachsen (über 17 Jahre).

		Mr cm	Ml cm	Tr cm	L cm	Br cm	Fl qcm
I.	min.	2,4	7,2	10,3	12,1	8,6	86
145—154 cm				154 42 29	154 42 29	150 55 42	154 60 19
Größe Mittel 152 cm	mitt.	**3,5**	**8,3**	**11,8**	**12,8**	**9,5**	**94**
Gew. „ 54 kg	max.	4,0	9,2	12,8	13,3	10,2	105
Alter „ 26 J.				153 62 17	152 57 19	152 48 45	15 362 17
II.	min.	2,6	6,8	10,9	11,7	8,6	83
155—164 cm				163 48 18	160 52 21	163 55 18	155 50 18
Größe Mittel 159 cm	mitt.	**3,5**	**8,5**	**12,0**	**13,3**	**10,1**	**102**
Gew. „ 57 kg	max.	5,2	10,3	13,7	15,0	10,6	116
Alter „ 26 J.				161 62 20	161 62 20	159 67 60	162 59 31
III.	min.	3,2	6,8	11,3	12,8	9,5	103
165—174 cm				166 56 26	167 70 19	165 63 17	167 70 19
Größe Mittel 168 cm	mitt.	**3,9**	**8,8**	**12,7**	**13,6**	**10,2**	**109**
Gew. „ 62 kg	max.	4,5	9,7	12,9	14,0	10,6	116
Alter „ 22 J.				165 65 18	165 65 18	167 70 19	172 65 23

Durchschnittswerte beim Kind (nach Groedel).

Größe	M. r.	M. l.	Tr.	L.
102—110 cm Mittel	2,55	5,45	8,0	8,4
111—120 „ „	2,85	5,97	8,82	9,3
121—130 „ „	3,04	6,35	9,4	10,1
131—140 „ „	3,08	6,8	9,9	10,9

Die Silhouette des Herzens ist, wie schon betont, mehr steilgestellt bei jungen Männern und Frauen mit schlankem Thorax — mehr quergestellt, d. h. auf dem Zwerchfell liegend, bei älteren Männern und Frauen mit einem breiten Thorax.

Entsprechend dieser allgemein gültigen Regel sieht man auch bei Sportsleuten bei den Kurzstreckenläufern gewöhnlich eine lange, schmale Herzsilhouette, bei den Langstreckenläufern gewöhnlich ein breites, dem Zwerchfell
aufliegendes Herz. Der Spitzenstoß liegt für gewöhnlich höher, als der eigentlichen Herzspitze entspricht, die Herzspitze liegt meistens unterhalb der linken
Zwerchfellkuppe. Die Silhouette wechselt mit der Ein- und Ausatmung insofern,
als bei der Inspiration, also beim Tiefertreten des Zwerchfelles die Silhouette
schmaler und länger, bei der Exspiration breiter und kürzer ist.

Da die Silhouette abhängig ist von der Gestalt des Brustkorbes, so ist sie natürlich
auch abhängig vom Brustumfang. Das Verhältnis zwischen dem Transversaldurchmesser
des Herzens und dem Querdurchmesser der Lunge beträgt nach Groedel 1,95, nach
Hammer 1 : 1,92 mit Schwankungen zwischen 1,70 und 2,20. Diese Verhältniszahlen
ohne weiteres als eine feste Zahl zu berücksichtigen, ist unmöglich. Auch Aßmann macht
auf die Schwierigkeiten aufmerksam, die der Bewertung dieser Verhältniszahlen entgegen-
stehen; Alter, Körpergröße, Figur, insbesondere Konfiguration des Brustkorbes, Sterno-
vertebraldurchmesser, Breitendurchmesser usw. sind hier von Fall zu Fall so verschieden,
daß es wohl kaum praktischen Wert erlangen wird, wenn man selbst auf Grund vielfacher
und vielseitiger Untersuchungen hier Normenzahlen aufstellt. Physiologisch sind allerdings
sicherlich die Feststellungen der Verhältnismaße von großer Bedeutung und es wäre zu
wünschen, wenn nach dieser Richtung hin mehr kasuistisches Material aufgebracht würde.

c) Herzbewegungen.

Von Criegern war wohl der erste, der bei dem Aktionstypus des Herzens
einen schwachen und starken Typ unterschied und darauf aufmerksam machte,
daß bei Myodegeneratio cordis und stark dilatiertem Herzen besonders schwache
und wenig ausgiebige Bewegungen vorhanden waren. Rasch ablaufende Kontraktionen sieht man bei Herzneurosen und beim Basedow, langsame und doch
abnorm kräftige Kontraktionen bei gut kompensierten Aortenfehlern, bei
Hypertonien, bei Schrumpfnieren. Kräftige und äußerst langsame Kontraktionen
des linken Ventrikels, wie zu erwarten war, bei der Bradykardie überhaupt
(cf. S. 112), dann bei der Aortenstenose. Auffällig starke Pulsationen des linken
Vorhofbogens sah ich häufig bei der Mitralstenose, bisweilen aber auch bei der
Mitralinsuffizienz jugendlicher Personen. Extrasystolen und Arhythmien durch
Reizleitungsstörungen bedingt, sind im Röntgenbilde oft sehr gut erkennbar,
auch läßt sich nicht selten aus der Art der Kontraktionen von Vorhof und
Ventrikel der Typ der Extrasystolen ermitteln. Auch der Pulsus alternans
kann mitunter am Röntgenschirm gut beobachtet werden. Daß bei der Trikuspidalinsuffizienz eine starke systolische Vortreibung des rechten Herzrandes
stattfindet, glaubten v. Criegern und Groedel gesehen zu haben. Aßmann
macht aber darauf aufmerksam, daß oft auffallend schwache Bewegungen
sowohl am rechten wie am linken Herzrande bei diesen Klappenfehlern vorhanden sind. Bei angeborenen Klappenfehlern oder anderen Mißbildungen
sieht man besonders kräftige Pulsationen; bei Verwachsungen der Herzbeutelblätter untereinander oder auch des Perikards mit der Pleura sind alle Bewegungen des Herzmuskels weniger ausgiebig (vgl. Abb. 91, S. 184). Abnorm
starke Verschieblichkeit des Herzens bei Rechts- und Linkslage findet man
nicht selten bei asthenischem Habitus. Determann hat diesen Zustand auf
eine Lockerung des Aufhängeapparates an den großen Gefäßen zurückgeführt
und als Kardioptose bezeichnet.

d) Herzsilhouette bei Klappenfehlern.

1. Bei Mitralinsuffizienz und besonders bei Mitralstenose findet
man fast stets ein deutliches bogenförmiges Hervortreten des mittleren linken
Bogens, d. h. desjenigen Teiles, der durch Pulmonalis und linkes Herzohr

anatomisch bedingt ist. Man spricht dann von einem mitralkonfigurierten Herzen (s. Abb. 85). Das Hervortreten des mittleren Bogens muß auf die bei der Insuffizienz, besonders aber bei der Stenose auftretende Dilatation des linken Vorhofes und Stauung im Gebiete der Arteria pulmonalis zurückgeführt werden. Da diese mechanischen Folgen bei der Mitralstenose durchweg intensiver in Erscheinung treten, sieht man hier meistens eine deutlichere Mitralkonfiguration, als bei der Insuffizienz. In den Fällen, in denen das für Mitralstenose charakteristische präsystolische Geräusch wenig oder gar nicht zur Geltung kommt, kann die Durchleuchtung von ausschlaggebender diagnostischer

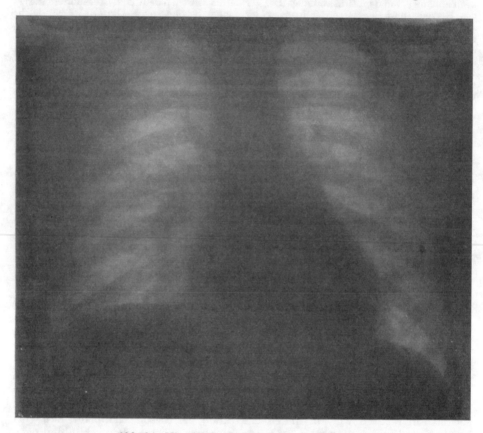

Abb. 84. Mitralstenose. Deutlicher Vorhofsbogen.

Bedeutung sein. Beim Valsalvaschen Versuch insbesondere sieht man den linken mittleren Bogen außergewöhnlich stark hervortreten. Ich möchte im Zweifelsfalle empfehlen, diesen Versuch im dorsoventralen oder ersten schrägen Durchmesser anzustellen.

Nicht als Mitralkonfiguration auffassen darf man die leichte Vorbuchtung des mittleren Bogens, die man z. B. beim Tropfenherz oft sieht. Auch abnorme Bewegungserscheinungen können bei der Mitralinsuffizienz durch das Röntgenbild sichtbar gemacht werden. Man sieht bei ruhigem Licht und gutem Schirm stets einen positiven Puls des linken Vorhofs, d. h. während der Systole des linken Ventrikels eine außergewöhnlich starke diastolische Vorbuchtung des linken mittleren Bogens. Zu den abnormen Bewegungserscheinungen gehört auch eine systolische, mit der Kontraktion des linken Ventrikels korrespondierende Verkleinerung am rechten unteren Bogen, d. h. an demjenigen Teil, der normalerweise nur durch den rechten Vorhof gebildet wird. In diesen Fällen hat der dilatierte bzw. hypertrophierte rechte Ventrikel sich so weit nach rechts verschoben, daß er am unteren Drittel des rechten Vorhofsbogens sichtbar wird.

Bei beiden Klappenfehlern ist die Durchleuchtung oft zur Unterstützung der Perkussion wertvoll, wenn die Perkussion nicht einwandfrei gelingt, wie dies bei Männern mit starkem Fettpolster, oder bei Frauen mit stark entwickelten Mammae vorkommt. Man hat dann wenigstens die Möglichkeit, sich über die

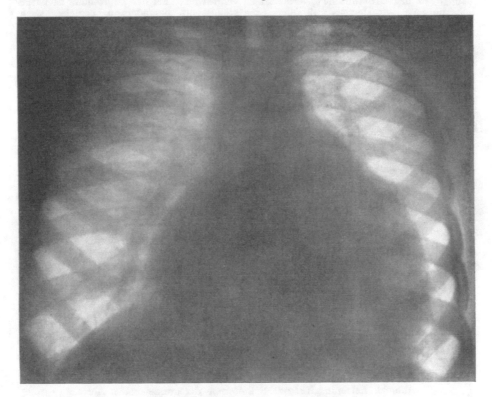

Abb. 85. Mitralinsuffizienz. Kugelherz.

Größe schnell und sicher zu informieren. Besonders bei Insuffizienz erkennt man sofort die Hypertrophie des linken Ventrikels durch ein starkes seitliches Hervorspringen des dritten Bogens links.

Eine Stauung im Lungenkreislauf ist relativ leicht erkennbar und praktisch von großer Bedeutung. Man erkennt die Stauung in erster Linie an den fächerartig von der Lungenwurzel ausstrahlenden Schatten. Diese Schatten sind im wesentlichen durch die pralle Füllung der Gefäße hervorgerufen. Neben diesen Gefäßschatten spielen die Veränderungen in der Konfiguration der Vorhöfe eine wichtige Rolle. Ist die Stauung wesentlich, so tritt der rechte Vorhofsbogen mit einer stark nach außen konvexen Krümmung hervor, so daß die gesamte Konfiguration mehr oder weniger Kugelgestalt annimmt, einem sog. „Kugelherzen", ähneln kann (vgl. Abb. 85). Bei hochgradiger Stauung kann der linke Vorhof nicht am linken, sondern am rechten Herzrand bei sagittaler Durchleuchtung sichtbar werden (Assmann). Ich möchte die Bedeutung dieser Stauungssymptome besonders hervorheben, weil sie therapeutisch wichtig ist. Hat man im Röntgenbilde bei länger bestehenden Bronchialkatarrhen, deren Ätiologie bekanntlich oft Schwierigkeiten macht, derartige Stauungs-erscheinungen, so erreicht man durch kleine Aderlässe und durch Anregung des Herzens mit Digitalis, Koffein, Kampfer oft in kürzester Zeit mehr als durch Expektorantien und andere Maßnahmen.

Bei der Beantwortung der Frage, ob eine nennenswerte Hypertrophie oder Dilatation vorliegt, ist eine orthodiagraphische Ausmessung angebracht und muß man die gewonnenen Zahlen mit den Dietlenschen Normalzahlen vergleichen. Bei der Beurteilung ist natür-lich die Lage des Herzens, ob quer- oder steilgestellt, besonders zu berücksichtigen. Bei der so häufigen Kombination von Mitralinsuffizienz mit Mitralstenose entscheidet

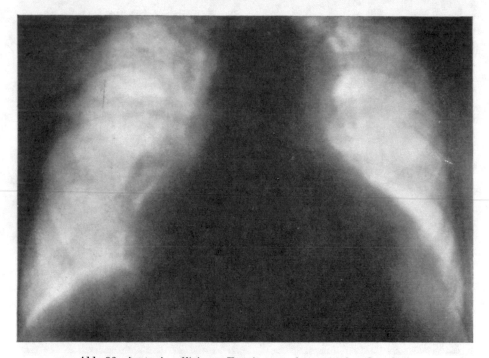

Abb. 86. Aorteninsuffizienz. Erweiterung der aufsteigenden Aorta.

im Zweifelsfalle die Verbreiterung nach links, denn bei reinen Mitralstenosen fehlt diese Verbreiterung. Die Ausdehnung des linken Vorhofes kann nicht entscheidend sein, denn auch bei der reinen Mitralinsuffizienz kann der Bogen verbreitert und stark pulsierend sein. Bei der reinen Mitralstenose kann der Hilusschatten wesentlich verbreitert sein.

2. Aorteninsuffizienz und Stenose. Bei der Aorteninsuffizienz sieht man meistens eine charakteristische Silhouette, d. h. einen nach links und unten verbreiterten dritten Bogen (linker Ventrikel), einen mehr oder weniger verbreiterten Aortenschatten und eine normale Konfiguration des rechten unteren Bogens (s. Abb. 86). Die Silhouette ist insofern von der der Mitral-insuffizienz verschieden, als das Vorspringen des Pulmonalis- und Vorhofsbogens fehlt, und infolgedessen mehr winkelig sich absetzend der Ventrikelbogen mit einer scharfen Linie nach links und unten vorspringt. Die Herzspitze wird hier mehr wie bei der Mitralinsuffizienz vom linken Zwerchfell verdeckt, und verliert sich gewöhnlich tief in der Magenblase. Die Konfiguration kann bei

einem mehr liegenden Herzen eine besonders plumpe Gestalt haben, die man mit den Umrissen der Schafsnase verglichen, und deshalb als „Schafsnasenherz" bezeichnet hat. Andere Namen sind: Entenform, Schuhform, liegende Eiform. Falls sich die Aorteninsuffizienz mit einer nennenswerten Verbreiterung des aufsteigenden Aortenastes, oder mit einem hier lokalisierten Aneurysma verbindet, ist es oft schwer, die Grenzen zwischen Herzsilhouette und Gefäßsilhouette zu erkennen, besonders bei breitschulterigen kleinen Leuten sieht man die beiden Schatten breit ineinander übergehen.

Bei der Aortenstenose hat die Silhouette zumeist nichts Charakteristisches. Die Pulsationen des linken Ventrikels sind zwar kräftig, aber sehr langsam ablaufend.

Die Kombinationen von Aorteninsuffizienz mit Mitralinsuffizienz oder von Aorteninsuffizienz mit Mitralstenose sind häufig; es ist erklärlich, daß bei diesen Kombinationen der linke Ventrikel sich stark vorbuchtet, aber der Winkel zwischen Ventrikel und Vorhof, die Taille, ausgefüllt ist, wie bei Mitralfehlern. In der Regel sieht man eine, von der 2. Rippe abwärts nach links unten schräg verlaufende gleichmäßige Begrenzung des Herzens, d. h. vom Aortenbogen bis zur Herzspitze eine fast gleichmäßige Linie oder eine linksseitige Konfiguration, die aus drei untereinander liegenden Bögen besteht: 1. Bogen: etwas ausgebuchteter Aortenbogen, 2. Bogen: stärker vorspringender Vorhofsbogen, 3. Bogen: stark nach links vorspringend: linker Ventrikel.

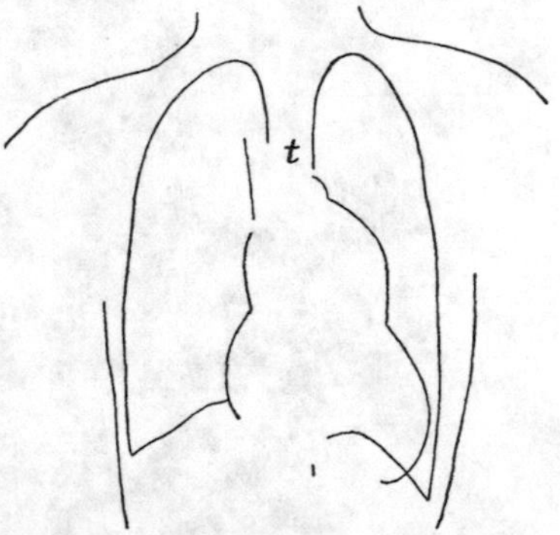

Abb. 87. Orthodiagramm, bei dem Th. u. Fr. Groedel Persistenz des Duct. arteriosus Botalli annahmen.

3. Trikuspidalinsuffizienz. Bei der Trikuspidalinsuffizienz, die ja fast stets als relative Insuffizienz bei Mitral- oder Aortenfehlern, bei Myokarditis, auftritt, erweitert sich der rechte untere Bogen (Vorhofsbogen) gewöhnlich sehr erheblich, so daß das Herz, wie erwähnt, die Konfiguration des Kugelherzens annimmt. Bei dieser Gestaltung ist sehr oft der Breitendurchmesser des gesamten Herzschattens ein enorm großer, die Silhouette der Aorta verbreitert, durch die Stauung in der Vena cava superior entstehen abnorme Bewegungserscheinungen, man erkennt einen positiven Puls des rechten Vorhofes und der Vena cava. Wenn Klappeninsuffizienz sich kombiniert mit einer adhäsiven Perikarditis, so deuten oft zackenartige Vorsprünge auf diese Kombination hin besonders an dem Herzzwerchfellwinkel, daneben eine verwischte „flatternde Herzaktion" (Lehmann und Schmoll, Fortschritte der Röntgenstrahlen Bd. 9. 1905) und eine verringerte Bewegung des Zwerchfelles.

4. Kongenitale Herzfehler. Die Diagnose des angeborenen Herzfehlers aus dem Röntgenbild kann außerordentlich schwierig sein. Erfahrungsgemäß sind Fehldiagnosen recht häufig. Der Ductus Botalli apertus zeichnet sich röntgenologisch durch ein Hervortreten des Pulmonalbogens und eine Hypertrophie des linken Ventrikels aus. Der rechte Ventrikel ist ebenfalls hypertrophisch. Indes warnt Assmann mit Recht davor, die Bedeutung eines stark hervortretenden Pulmonalbogens zu überschätzen, da unter Umständen die Pulmonalstenose bei hochsitzender Stenose mit Erweiterung des stromabwärts liegenden Anfangsteils der Arteria pulmonalis röntgenologisch das gleiche Bild machen kann. Daneben findet sich eine solche Vorbuchtung des zweiten Herzbogens bei Ventrikelseptum und Vorhofseptumdefekten (H. Müller, sen., Assmann), sowie bei Aneurysmen der Arteria pulmonalis.

Röntgenologisch etwas besser charakterisiert ist die Pulmonalstenose mit Septumdefekt: Rechtsverlagerung und Verbreiterung des Aortenschattens als

Zeichen der sog. hohen Rechtslage der Aorta, wie sie beim Reiten der Aorta auf dem Septum besonders hervortritt, Zweizipfligkeit der Herzspitze, die dadurch, daß sie vom rechten und linken Ventrikel gemeinsam gebildet wird, besonders stumpf ist und an der Grenzstelle eine Interventrikularkerbe zeigt. Der rechte untere Herzbogen tritt hervor. Die Stelle des Pulmonalbogens zeigt statt des hervortretenden Bogens eine Eindellung. (Autoptisch kontrollierte Fälle von Raab, Arkusski, Uhlenbruck).

Schwerer abzugrenzen ist die reine Pulmonalstenose. Oft ist das Röntgenbild durchaus uncharakteristisch und vom normal konfigurierten Herzen kaum zu unterscheiden. Daß der Pulmonalbogen stark ausgeprägt sein kann, wurde schon erwähnt. Assmann meint — und die später publizierten Fälle stützen diese Annahme durchaus — daß „steile Schrägform und Erweiterung des Pulmonalbogens mehr für reine Pulmonalstenose, quere Herzlage mit tiefeinspringender Herzbucht für die häufigere Kombination mit Ventrikelseptumdefekt und reitender Aorta sprechen". Assmann macht auf das nicht so seltene Vorkommen von kongenitalen Vorhofsseptumdefekten aufmerksam. Klinisch fand sich: Zyanose, klappender 2. Pulmonalton, systolisches und diastolisches Geräusch. Röntgenologisch fand sich: sehr weite Ausbuchtung des Vorhofsbogens, d. h. der Arteria pulmonalis, starker Hilusschatten, enge Aorta.

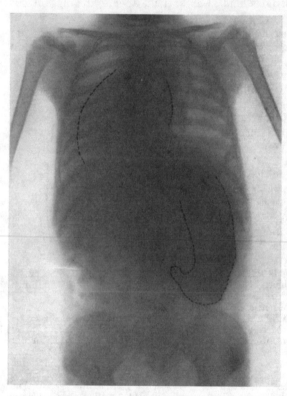

Abb. 88. Situs inversus des Herzens. (3jähr. Kind.) Lage des Magens durch Bariumfüllung kenntlich. Grenzen des Herzschattens und Magens punktiert.

Bei Ventrikelseptumdefekt besteht in ausgesprochenen Fällen eine Verbreiterung des Herzschattens nach rechts und links, wobei scheinbar dem von Deneke angegebenen Symptom von stoßweisen, dem linken Herzrand synchronen pulsatorischen Bewegungen des rechten Herzrandes eine gewisse Bedeutung zukommt. Die Anomalie der Dextrokardie als Teilerscheinung eines Situs inversus der Eingeweide oder auch isoliert (s. Abb. 88) gibt ein röntgenologisches Spiegelbild der normalen Herzlage und ist leicht zu erkennen. Die kongenitale Stenose des Isthmus aortae wird man aus der Erweiterung des Anfangsteiles der Aorta mit Hervortreten des linken Ventrikelbogens mit großer Wahrscheinlichkeit annehmen können.

e) Herzsilhouette bei Herzmuskelerkrankungen.

Mit dem Ausbau der Röntgentechnik hat man mehr als früher Herzerweiterungen nach Infektionskrankheiten gesehen. Bei der akuten

Polyarthritis, bei Diphtherie, Skarlatina und Typhus hat Dietlen nicht geringe Erweiterungen der Herzsilhouette orthodiagraphisch festgestellt und nachgewiesen, daß diese Dilatationen sich nur langsam und zumeist nicht vollständig zurückbilden. Auch bei Pneumonien sah Dietlen Dilatationen besonders vor der Krise in der Zeit des schlechten Allgemeinbefindens gelegentlich entstehen (vgl. Abb. 194, S. 574). Neuerdings hat Dorner diese Frage an einem großen Material verfolgt, mit dem Ergebnis, daß Erweiterungen speziell bei Diphtherie häufig vorkommen und oft auch nach Monaten noch vorhanden sind (cf. akute Dilatation des Herzens S. 397).

Bei der Myodegeneratio cordis ist die Silhouette des Herzens allseitig vergrößert. Praktisch wichtig ist, daß man bisweilen beim Pulsus irregularis perpetuus mit ausgesprochenen Stauungserscheinungen keine Vergrößerung des Transversaldurchmessers findet. In der Regel aber ist der Transversaldurchmesser entweder etwas übermittel- oder erheblich vergrößert; bei mittelgroßen Leuten sind Werte von 15 cm und mehr (d. h. bis 20 cm) keine Seltenheiten. Bei sehr fetten Leuten ist ebenfalls die Silhouette des Herzens außerordentlich wechselnd. Mittelgroße Männer im Alter von 50—60 Jahren mit einem Körpergewicht von 200 Pfund und mehr haben oft einen normalen Transversaldurchmesser des Herzens im Röntgenbilde; die fetten Männer und Frauen, die im höheren Lebensalter Dyspnoe, Tachykardie, Ödeme usw. bekommen, haben aber immer einen vergrößerten Transversaldurchmesser und je nach dem Zustande ihres Herzmuskels Werte, die 2 cm, 3 cm und mehr über der Normalzahl liegen.

Knud Secher berechnet bei Patienten mit Adipositas den Rauminhalt des Herzens nach dem Vorgang von Brugsch als Kugel, deren Radius der röntgenologisch bestimmte halbe Transversaldurchmesser ist. Wenn dieser Rauminhalt des Herzens zum Rauminhalt des Körpers (= Körperlänge + Quadrat des Brustumfanges dividiert durch 4π) in Beziehung gesetzt wird, so fand Secher sehr häufig (49% der Fälle) zu kleine Relationszahlen, d. h. das Herz der Adipösen war in vielen Fällen im Verhältnis zum Körpervolumen zu klein. Eine eingehende Erörterung der Beziehung zwischen Herz und Fettleibigkeit findet sich bei Romberg [1].

Bei jedem übermittelgroßen Herzen drängt sich die Frage auf, ob es sich um eine Hypertrophie oder um eine Dilatation handelt. Beträchtliche allgemeine Vergrößerung bedeutet immer Dilatation. Man findet z. B. bei dem Pulsus irregularis perpetuus nicht selten Werte von 16—18 cm im Transversaldurchmesser. Der Obduktionsbefund ergibt dann zwar ein der Muskulatur nach gut mittelkräftiges Herz, aber nicht eine Muskulatur, die einem Transversaldurchmesser von 16—18 cm entspricht. Man muß dann eine wesentliche Dilatation annehmen, um den Transversaldurchmesser im Leben und die Dicke des Herzmuskels beim Toten vergleichend beurteilen zu können. Aber es ist oft unmöglich, Hypertrophie und Dilatation zu unterscheiden. Die Hypertrophie des linken Ventrikels führt natürlich stets zu einer starken Rundung des linken unteren Herzbogens, die Hypertrophie des rechten Ventrikels hingegen, da der rechte Ventrikel sich an dem rechten sichtbaren Herzrand nur in geringem Maße beteiligt, kann nur vermutet werden, wenn eine stärkere Einbuchtung am Herzleberwinkel vorhanden ist. Bei reinen Hypertrophien findet man lediglich diese Veränderungen in der Form, nicht aber wesentliche Vergrößerungen der Herzsilhouette. Besteht neben der Hypertrophie eine Dilatation, so ist dies klinisch im allgemeinen leicht erkennbar, insbesondere aber ist der Vergleich der therapeutischen Maßnahmen mit orthodiagraphischen Kontrollen geeignet,

---

[1] Klin. Wschr. 1927.

die Annahme einer Dilatation zu stützen insofern, als gerade bei geringeren Dilatationen man unter der Behandlung die gesamte Silhouette und den Transversaldurchmesser an Größe abnehmen sieht.

Eine Methode von Moritz zur Unterscheidung von Hypertrophie und Dilatation beruht auf folgendem: Man mißt ein Orthodiagramm in frontaler und in sagittaler Richtung aus und gewinnt so zwei Seitenflächen, aus denen man ein Wachsmodell des Herzens konstruieren kann. In gleicher Weise wird nach Übergang vom Liegen zum Stehen und nach Anstellung des Valsalvaschen Versuchs in beiden Richtungen orthodiagraphiert. Formt man aus der gleichen erstmalich unter Annahme eines normalen Verhältnisses von Herzhohlraum zu Herzmuskelmasse benötigten Wachsmenge nunmehr die Herzformen unter den veränderten Bedingungen auf Grund der Orthodiagramme, so ist ersichtlich, da die Muskelmasse die gleiche bleiben muß, wie stark die Füllung der Herzhohlräume schwankt. Moritz gibt auf Grund dieser Methode an, daß sich der Rauminhalt des linken Herzens beim Übergang vom Liegen zum Stehen von 260 auf 100, beim Valsalvaschen Versuch noch weiter auf 40 ccm verkleinert.

Die Frage, ob bei vorher gesunden Leuten durch körperliche Anstrengung eine Dilatation ausgelöst werden kann oder nicht, ist S. 549 näher besprochen.

Zusammenfassend darf man heute sagen, daß bei vorher gesunden Herzen auch nach forcierten körperlichen Anstrengungen Dilatationen röntgenologisch nicht nachgewiesen worden sind. Nach großen Sportsleistungen bildet sich besonders bei den muskelkräftigen Leuten mit gedrungenem Körperbau und breitem Brustkorb offenbar eine Hypertrophie des Herzens heraus, eine Hypertrophie, die sich aber von der Hypertrophie auf der Basis eines Herzklappenfehlers, insbesondere eines Mitralfehlers, schwer unterscheiden läßt, zumal der linke mittlere Bogen bei den Mitralfehlern nicht immer vorspringt. Trotz großer sportlicher Leistungen ist aber oft die Herzsilhouette im ganzen relativ klein, speziell bei den auf kurze Höchstleistungen eingestellten Leuten, so daß man erstaunt ist, hier nicht in einer Parallele zu sehen Muskelleistung und Herzmuskelmasse. Diese Frage ist in einer interessanten Arbeit von W. Lange ausführlich angezogen.

Herzaneurysma. Obwohl ein Herzaneurysma nicht so selten vorkommt und obwohl das klinische Krankheitsbild sich mitunter relativ gut skizzieren läßt, ist doch ein Herzaneurysma im Röntgenbilde bisher nur selten, so z. B. von Kraus beschrieben worden. Kraus sah an der Herzspitze „einen lokalen, kaum bewegten, allerdings wenig ausgeprägten Buckel". Dieser Stelle entsprechend hörte er ein lautes systolisches Geräusch.

Bei Herzinsuffizienzerscheinungen, insbesondere bei akuter Herzinsuffizienz, dann bei stenokardischen Anfällen sollte man darauf achten, ob sich bei der Durchleuchtung, speziell auch bei der Durchleuchtung im ersten schrägen Durchmesser eine lokale Vorbuchtung kenntlich macht, die als Aneurysma angesehen werden könnte.

Die Differentialdiagnostik zu Tumoren kann schwer, bisweilen unmöglich sein, zumal da ein mit Thromben ausgefülltes Herzaneurysma keine Pulsationen zeigen wird.

f) Herzsilhouette bei Perikarditis.

1. **Pericarditis exsudativa.** Für die Diagnose der exsudativen Perikarditis, ebenso wie für die des Hydro- und Hämoperikards kann die Röntgendurchleuchtung sehr wertvoll sein. Hier verschwindet die normale Konfiguration mit den 3 bzw. 2 deutlich abgrenzbaren Bögen und es bildet sich eine mehr oder weniger breite dreieckige Figur, die dem Zwerchfell breit aufliegt, und besonders rechts bis in die Mamillarlinie oder darüber hinausragt, so daß der rechte Herzzwerchfellwinkel vollkommen verschwindet (s. Abb. 90). Die dreieckige Silhouette verschiebt sich bei tiefer Atmung weniger oder gar nicht, die Bewegungen des linken und besonders des rechten Zwerchfelles sind auf ein Minimum beschränkt. Dietlen bezeichnet diese Form als die eines breiten gefüllten Beutels, der dem Zwerchfell aufsitzt, rechts einen stumpferen, links einen spitzeren Winkel mit den Zwerchfellkonturen bildet und oben in einen dünnen, bei großem Exsudat sehr kurzen Hals übergeht. Bisweilen ist aber auf der Platte das Exsudat

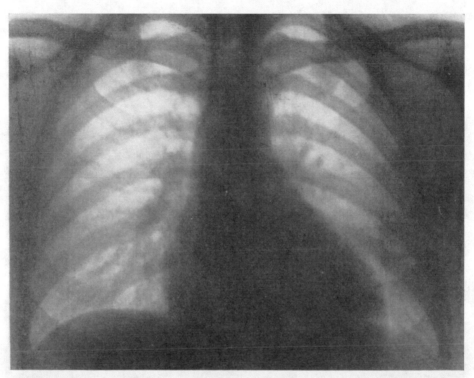

Abb. 89. Relativ großes Herz bei einem Sportsmann (Ruderer).

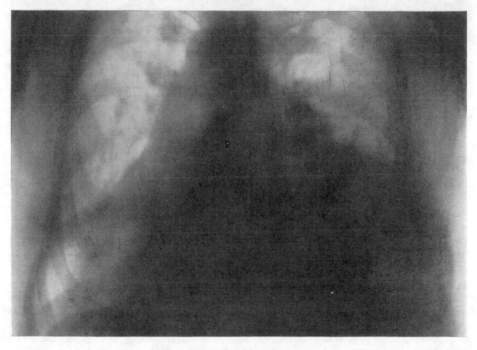

Abb. 90. Perikarditisches Exsudat.

nicht zu erkennen, sondern die Kontur sieht aus wie ein hypertrophisches Herz mit deutlichen Winkeln.

Fortgeleitet sieht man gewöhnlich die Pulsation des Herzens, aber sie ist 1. nur eben angedeutet und 2. im Gegensatz zu dem normalen Typus nicht als abgesetzte Kontraktion der einzelnen Abschnitte erkennbar, sondern als gleichmäßige Pulsation des gesamten Herzschattens. Bei einer nennenswerten

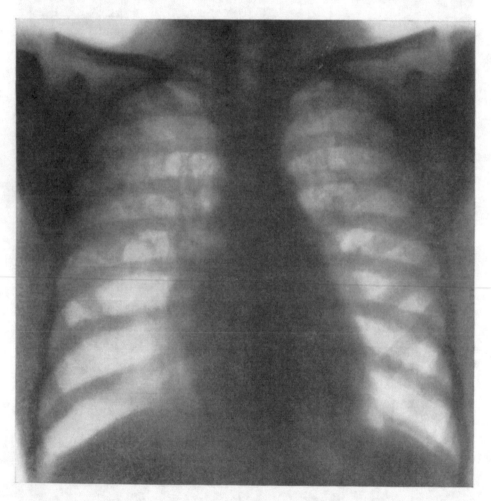

Abb. 91. Lokale Adhäsion rechts nach Perikarditis.

Flüssigkeit im Herzbeutel ist das Bild so charakteristisch, daß differential-diagnostische Schwierigkeiten nicht entstehen können. Die Aneurysmen der absteigenden Aorta, Mediastinaltumoren, oder lokale eitrige Mediastinitiden, schließlich lokale Synechien besonders im Herzleberwinkel lassen sich differential-diagnostisch leicht von der Pericarditis exsudativa im Röntgenbilde ab-grenzen. Die Konturen der verschiedenen Bögen, die deutliche Pulsation dieser, besonders des linken unteren Ventrikelbogens, dann die Verschieblichkeit des Zwerchfelles bei tiefer Atmung, und die Veränderung der Herzsilhouette bei tiefer Atmung sind hier hauptsächlich differentialdiagnostisch verwertbar.

In diagnostisch schwierigen Fällen kann es außerdem vorteilhaft sein, den Patienten im Liegen und Stehen hintereinander zu untersuchen. Bei dem Vorhandensein eines größeren Exsudates wird man immer im Stehen eine stärkere Verbreiterung der unteren Herzsilhouette haben.

2. Pericarditis adhaesiva. Bei der adhäsiven Perikarditis kann man bandartige Stränge oder zackenförmige Ausbuchtungen an den verschiedensten Stellen des Herzschattens finden, gewöhnlich lokalisieren sich diese Zacken oder Stränge im Herzzwerchfellwinkel, oder an der Grenze zwischen dem ersten und zweiten Bogen rechts (vgl. Abb. 91) seltener links. Bei forcierter Atmung sieht man im Schirm deutlich lokale Bewegungshindernisse, entsprechend dem Sitz dieser Stränge. Das Zwerchfell zeigt gewöhnlich rechts oder links oder beiderseits eine mangelhafte, mehr lokale Beweglichkeit, die bei breiteren Adhäsionen zu einer winkligen Absetzung der Zwerchfellkonturen führt. Handelt es sich um eine totale Synechie des Perikards, so sieht man nur eine undeutliche Kontur und Aktion der einzelnen Schattenbögen ohne „flatternde Herzaktion". In diesen Fällen ist fast stets auch die gesamte Silhouette des Herzens verbreitert. Differentialdiagnostisch kommen gelegentlich vom Mediastinum ausgehende Tumoren in Frage, die sich aber stets durch den intensiveren Schatten und durch ihre mehr rundliche Kontur sowie ungewöhnlich starke „Begleitschatten" unterscheiden lassen. Perikardiales Fett läßt sich röntgenologisch nachweisen (s. u.).

3. Pneumoperikard. Das seltene Vorkommen von Luft im Herzbeutel ist S. 339 beschrieben.

Differentialdiagnostisch wichtig ist die Tatsache, daß man bei Fettleibigen durch Anhäufung des extraperikardialen Fettgewebes bedingt, an der Grenze zwischen linkem Zwerchfell und linkem unteren Herzbogen einen dreieckigen Schatten sieht (perikardialer Fettbürzel).

2. Die Röntgensilhouette der großen Gefäße.

Wie im vorigen Kapitel erwähnt, hebt sich von dem Herzschatten sehr deutlich ab der Schatten, der durch die Aorta bedingt ist. Man sieht also einen schmalen, oben rundlich begrenzten Streifen, dessen rechte Seite von der aufsteigenden Aorta eingenommen wird, dessen Kuppe von dem Aortenbogen herrührt und dessen linke Seite die Aorta descendens erzeugt.

Zu erwähnen ist hier, daß die rechte Grenze der Silhouette zum Teil wahrscheinlich auch dargestellt wird durch die Vena cava superior. Es fehlen noch ausgedehntere Untersuchungen über den Vergleich der Silhouette, speziell was die Vena cava superior angeht, mit anatomischen Unterlagen. Abgesehen davon deckt sich der Schatten der Aorta mit dem der Wirbelsäule. Daß dies unter Umständen berücksichtigt werden muß, wird unten besonders besprochen.

Die Technik der Untersuchung ist folgende:

Der Patient wird ebenso wie bei der Herzuntersuchung vor den Schirm gestellt. Hat man sich ein Bild von der Größe und der Form der Silhouette gemacht, kann man durch Drehung des Patienten oder auch durch Verschiebung der Röhre feststellen, ob eine eventuelle Verbreiterung den aufsteigenden Teil, den Bogen oder den absteigenden Teil betrifft, speziell im schrägen Durchmesser wird eine wesentliche Verbreiterung der Silhouette dadurch auffallen müssen, daß der sog. Mittelfeldraum (s. S. 168 u. Abb. 93, S. 187) nach oben hin sich verjüngt. Technisch ist notwendig, sich stets einer Blende zu bedienen, um feinere Veränderungen sehen zu können, speziell auch, um sich über die Intensität der Pulsation einen Einblick zu verschaffen. Gerade dann, wenn differentialdiagnostisch (s. unten) in Frage kommt, ob Pulsation vorhanden ist oder nicht, ist eine möglichst kleine Blende notwendig. Da erfahrungsgemäß alle Teile der Aorta erweitert oder verschoben sein können, muß man sich oft

näher über die Lokalisation der Veränderung im Brustraum informieren.
Hier sei daran erinnert, daß jede mehr vorn liegende Veränderung, bei Röhre
hinten und Schirm vorn, bei Drehung des Patienten kleinere, jede mehr hinten
liegende Veränderung größere Exkursionen macht; wenn man den Patienten
Kehrt machen läßt, verhält sich die Verschieblichkeit natürlich umgekehrt.

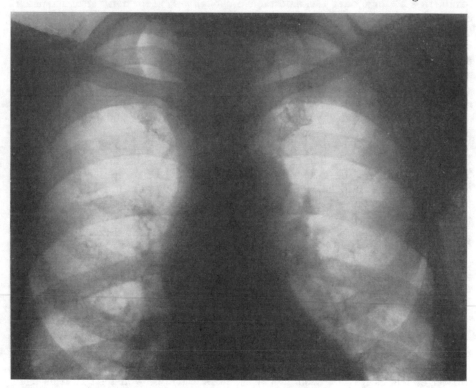

Abb. 92. Breite Aorta. (Arteriosklerose.)

Verschiebungen kommen nicht selten vor, und können, auch ohne daß
Erweiterungen der Aorta vorliegen, die Silhouette wesentlich ändern. Verschiebungen sieht man erstens nicht selten bei Kyphose: oft folgt die Aorta
der kyphotisch und nicht selten ja zugleich skoliotisch veränderten Wirbelsäule,
oft folgt sie ihr nicht. Verschiebungen findet man ferner immer dann, wenn
durch Hochstand des Zwerchfelles das Herz aus seiner Lage verdrängt ist,
also bei Aszites, Meteorismus, Abdominaltumoren, Gravidität usw. Drittens
sieht man seitliche Verschiebungen bei Verlagerung des Herzens, Verziehung
des Herzens infolge Lungenveränderungen usw.

Verbreiterung und Verengerung der Aorta thoracica.

Geringe und mehr diffuse Verbreiterungen der Aorta (s. Abb. 93, 94
u. 95) sieht man sehr oft bei älteren Leuten mit oder ohne nennenswerter
Arteriosklerose, bei Patienten, bei denen eine Steigerung des Blutdruckes seit
längerer Zeit besteht (Nephritikern), und bei Leuten mit einer Lues des zentralen
Gefäßsystems. Diese Verbreiterung ist nicht selten mit einer Knickung des
Aortenschattens verbunden, so daß der Bogen etwas nach links hin abgeknickt
oder knopfförmig vorspringend erscheint.

Verlängerung des Aortenschattens ohne wesentliche Verbreiterung ist wohl im Alter immer vorhanden. Daß diese Verlängerung u. a. eine wesentliche Lageveränderung der Herzsilhouette bedingt, ist S. 168 erwähnt. Die Ursache dieser Verlängerung ist ebenso wie die der Verbreiterung nicht selten zu suchen in Abnahme der Elastizität, Arteriosklerose, Lues, erhöhtem zentralem Druck usw. Differentialdiagnostisch wird man klinisch am häufigsten vor der Frage stehen Arteriosklerose oder Lues. Beide Prozesse können dieselben Veränderungen am Aortenbogen machen, d. h. lokale Erweiterung an der Umschlagstelle. Bei der Lues sieht man aber auch dann, wenn sich kein Aneurysma in kürzerer Zeit entwickelt, eine Erweiterung der Aorta im Bereiche der Aorta ascendens und eine starke Pulsation an dieser Stelle, d. h. der Schatten oberhalb des rechten Vorhofes springt bogenförmig in die rechte Lunge vor und pulsiert stark. Von diesen oft nur geringen Veränderungen in der Kontur bis zu den ausgesprochenen aneurysmatischen Erweiterungen und wahren Aneurysmen findet man fließende Übergänge. Deswegen ist es nahe liegend, daß man sich bemüht hat, ebenso wie am Herzen so auch an der Aorta Normalmaße festzustellen, um von dieser Basis aus zu urteilen.

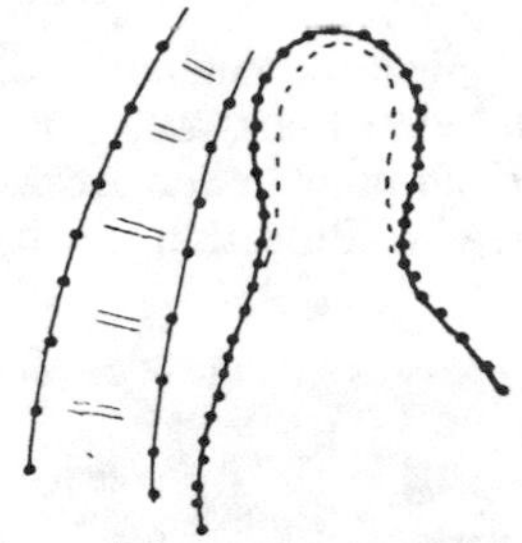

Abb. 93.
Sklerotische Aorta im I. schrägen Durchmesser. Punktiert: normale Aorta. Gleichmäßige Erweiterung des Aortenbogens. (Nach Otten.)

Diese Frage ist nun infolge der anatomischen Schwierigkeiten bisher nur ungenügend beantwortet worden. Es ist erklärlich, daß die Aorta schwer meßbar ist, da es sich um ein kleines Organ handelt, dann um ein Organ, das in seinem Längen- und Breitendurchmesser schon große physiologische Unterschiede aufweist, schließlich um ein Organ, das im Thorax topographisch anatomisch nicht in so fixierter Stellung gelegen ist, als das Herz. Aus diesem Grunde sind die Zahlen, die man durch Ausmessung der Aortenbreite gewinnt, so wechselnd, daß es unmöglich erscheint, eine Mittelzahl anzugeben. Aus diesem Grunde erklärt sich aber auch, daß man versucht hat, die Breite der Aorta z. B. dadurch zu beurteilen, daß man als Basis den Schatten nahm, der sich bei der Füllung des Ösophagus mit Kontrastbrei bildet. Vaquez und Bordet z. B. haben versucht, den rechten und linken Medianabstand, den Abstand vom Scheitelpunkt der Aorta zur Verbindungslinie der unteren Schlüsselbeinränder und schließlich die Breite der Aorta im ersten schrägen Durchmesser auszumessen. Diese und viele andere Versuche zeigen die Schwierigkeiten, zumal, da nicht das absolute Maß, sondern das Verhältnis dieses Maßstabes zur Breite des Herzens, zum Stand des Herzens, zur Breite des Thorax usw. in Betracht kommt. Trotzdem ist es wünschenswert, beim Herzdurchmesser unter Umständen die Aorta auszumessen, da man bei späterer Kontrolle immerhin die Möglichkeit hat, das erste Maß mit dem zweiten zu vergleichen. Gewöhnlich genügt das Ausmessen der Aortenbreite 1—2 cm oberhalb des rechten Herzrandes und dann die Entfernung des Aortenbogens von der Mittellinie. Wenn man hier exakt verfährt, findet man normalerweise im mittleren Lebensalter eine Breite von 4—5 cm. Bei den Abweichungen von diesem Grundmaß sollte man sich immer im ersten schrägen Durchmesser informieren, ob die Verbreiterung mit einer nur im ersten schrägen Durchmesser sichtbaren wesentlichen Verbreiterung der Aorta einhergeht. Man sollte andererseits bedenken, daß pathologisch anatomisch die Lues der Aorta hauptsächlich den aufsteigenden Teil betrifft und wie erwähnt sich oft röntgenologisch schon im Beginne kennzeichnet. Neben diesem lokalen Vorspringen sieht man aber röntgenologisch eine mehr diffuse spindelförmige Erweiterung des Aortenschattens, auch wohl eine ausschließlich lokale Erweiterung des Aortenschattens am Aortenbogen, schließlich einen größeren Schattenteil der gesamten Aorta. Daß man in allen diesen Fällen die übrigen differentialdiagnostischen Momente, insbesondere die Wassermannsche Reaktion mit heranziehen soll, ist selbstverständlich.

Bei der zentralen Arteriosklerose kann die Aorta diffus verlängert und verbreitert sein, häufig springt der Aortenbogen knopfförmig in das linke Lungenfeld vor, die Pulsation kann dann lokal erheblich verstärkt sein. Lokale Kalkablagerungen im Bereiche der Aorta, die sich durch längere sichelförmige, mehr oder weniger breite Schatten kennzeichnen, sind nicht selten; diese

Veränderungen haben klinisch im allgemeinen nur eine geringe Bedeutung. Charakteristisch ist auch die breite aber nicht immer breite, oft nur lange Aorta über dem relativ kleinen und schmalen Herzen.

Lokale Verengerungen der Aorta sind bislang nicht beschrieben, obwohl sicherlich Isthmusstenosen usw. gelegentlich vorkommen. Wieweit diese im Röntgenbilde eine bestimmte Silhouette liefern und charakteristische Merkmale abgeben, kann daher vorläufig nicht festgestellt werden.

Aneurysmen.

Das Aneurysma der Aorta thoracica.

Im allgemeinen äußert sich das Aneurysma durch einen scharf abgegrenzten lokalen Schatten, der lebhaft pulsiert, ziemlich dunkel ist und einen fließenden Übergang in den Aortenschatten zeigt (s. Abb. 94 u. 169, S. 429). Die dilatatorische Pulsation nach allen Seiten ist charakteristisch, gelegentlich kann sie

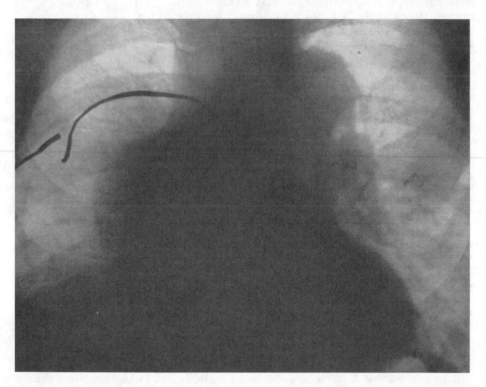

Abb. 94. Aneurysma der aufsteigenden Aorta. (Der Bleidraht markiert die Stelle der Brustwand, bis zu der die Pulsationen des Aneurysmas gefühlt werden konnten.)

jedoch fehlen. Die Verschiebung der Nachbarorgane, die nicht selten durch eine größere Erweiterung dieser Art hervorgerufen wird und meist besonders die Trachea betrifft, kann sich auch im Röntgenbilde deutlich markieren.

Will man sich näher informieren, welchem Teile der Aorta thoracica die Ausbuchtung angehört, so ist eine Durchleuchtung in einem schrägen Durchmesser, speziell im ersten, notwendig. Daß auch nennenswerte Aneurysmen vorkommen, die im ersten schrägen Durchmesser keine Veränderungen des Mittelfellraumes zeigen, sei besonders betont. Es kann eben die Ausbuchtung so lokalisiert und so sehr nach vorn gerichtet sein, daß die

Durchleuchtung im ersten schrägen Durchmesser keine näheren Erklärungen gibt. Notwendig ist aber immer die Durchleuchtung in verschiedenen Ebenen in Verbindung mit starken Verschiebungen des Patienten oder der Röhre, um sich über den Sitz Aufklärung zu verschaffen. Bei dorsoventraler Durchleuchtung wird man, wenn die Ausbuchtung mehr vorn gelegen ist, eine geringere, wenn sie mehr hinten gelegen ist, eine größere Exkursion wahrnehmen können.

Differentialdiagnostisch ist es nicht immer leicht, Tumoren, speziell Drüsentumoren, die der Aorta unmittelbar anliegen und die mitpulsieren, von einem Aneurysma zu trennen. Im allgemeinen gelingt das noch durch exakte Einstellung der Ausbuchtung in der Blende; man sieht dann beim Aneurysma einen gleichmäßigen und fließenden Übergang des Schattens in die Aorta, eine gleichmäßige allseitige Pulsation und scharfe Grenzen am freien Rand.

Das Aneurysma der Arteria anonyma.

Die nicht seltenen Aneurysmen der Arteria anonyma haben meistens insofern eine charakteristische Silhouette, als sie hoch rechts gelegen sind, die Trachea nicht selten nach links verschieben und sich dem Aortenbogen schornsteinartig aufsetzen. Eine leichte Verschiebung des Arcus aortae ist hierbei häufig zu sehen und markiert sich durch ein scharfes, nasenartiges Vorspringen des Arcus aortae in das linke Lungenfeld (s. Abb. 94 u. 196).

Im allgemeinen genügt die Betrachtung vor dem Röntgenschirm vollständig, um sich über Verbreiterungen, Verschiebungen, Aneurysmen usw. der Aorta zu informieren; gelegentlich, besonders bei dicken Leuten und schwierigen Untersuchungsverhältnissen, kann es jedoch notwendig sein, durch eine Platte das Bild näher zu fixieren. Im Gegensatze dazu wird man nur mit einer Platte feststellen können

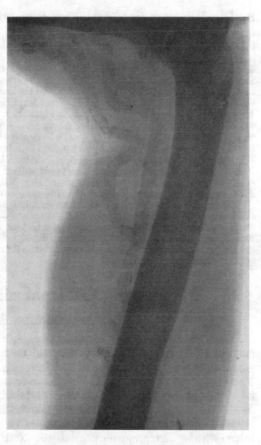

Abb. 95. Parallel dem Humerus verlaufend, l. ein kleineres, r. ein größeres Gefäß (die A. brachialis, die sich ziemlich weit oben in die beiden Hauptäste [radialis und ulnaris] teilt). Sehr deutliche Einlagerung von Kalk. Starke Schlängelung der Gefäße.

das Aneurysma der Aorta descendens.

Hier sind meistens die Verhältnisse selbst bei dünnen Bauchdecken und mageren Leuten derartige, daß es nicht gelingt, das Aneurysma einwandfrei darzustellen und damit die Differentialdiagnose gegenüber Tumoren durch das Röntgenbild zu sichern.

Das Aneurysma der Arteria pulmonalis.

Die Diagnose des Aneurysmas der Arteria pulmonalis macht im Röntgenbilde große Schwierigkeiten. Der Schatten lokalisiert sich meistens im rechten zweiten Interkostalraum, seine Abgrenzung von der Aorta ist selten möglich. Zur Sicherung der Diagnose kann mitunter der Valsalvasche Versuch wichtig sein, durch welchen eine Vergrößerung des Tumors eintritt.

F. A. Hoffmann betont allerdings, daß in einem von ihm beobachteten Falle auch dieses Merkmal ihn im Stich ließ.

3. Die Röntgendiagnostik an den mittleren und kleinen Gefäßen.

Die klinisch interessante und wichtige Frage, ob es möglich ist, durch das Röntgenbild Anhaltspunkte für eine vorhandene Koronarsklerose zu bekommen, kann vorläufig noch nicht sicher beantwortet werden; es scheint als ob es im Leben nicht möglich ist, hier sichere Unterlagen zu bekommen. Daß es an der Leiche gelingt, Verkalkungen auf der Platte darzustellen, hat Simmonds zuerst bewiesen. Offenbar ist die dauernde Verschiebung des Herzens und die Tatsache, daß bei vorhandener Koronarsklerose zumeist nennenswerte Kalkablagerungen fehlen, dem photographischen Nachweis hinderlich. Die dauernde Bewegung von Herz und Aorta macht eben auch die Darstellung sklerotischer oder lokal sklerotischer Veränderungen an der Aorta fast unmöglich. Dagegen ist es leicht, nennenswerte Kalkablagerungen der peripheren Gefäße auf der Platte zu fixieren. Es kann das differentialdiagnostisch von Wichtigkeit sein bei Krankheitsbildern wie intermittierendes Hinken, Gefäßkrisen in den Armen usw. (s. Abb. 94 u. Abb. 95, S. 188 u. S. 189). Zu betonen ist allerdings, daß bei dem intermittierenden Hinken speziell man die charakteristischen Schatten sehr oft vermißt hat. Der Nachweis sklerotischer Veränderungen der Nierengefäße scheint gelegentlich gut zu gelingen.

Auch die Blutströmung hat man versucht röntgenologisch darzustellen. Nach Einführung des Wismutbreies zum Sichtbarmachen des Magens lag es nahe, daß man Wismut auch in das Blutgefäßsystem einführte, um Gefäße und Herz hervortreten zu sehen. Alwens und Franck versuchten das mit einer 10—35%igen Wismutölemulsion. Auf diese Weise gelang es, die Herztätigkeit kinematographisch zu registrieren. Diese Versuche sind offenbar später nicht weiter ausgebaut.

H. Elektrokardiographie.

1. Technik und Physiologie.

Das Prinzip der Elektrokardiographie beruht auf der Tatsache, daß ein erregter Teil irgendeines Organes, sei es nun Nerv, Muskel oder Drüse, sich gegenüber dem unerregten elektrisch-negativ verhält. Schreitet nun eine Erregung, wie es bei dem Ablauf der Kontraktionen im Herzen oder im Muskel ist, gradlinig von einem Ende zum anderen fort, so wird zuerst das eine Ende, dann das andere Ende negative Elektrizität aufweisen. Verbindet man einen parallelfaserigen Muskel mit einem Galvanometer, so äußert sich das Fortschreiten der Erregung darin, daß die Nadel zuerst nach der einen, dann nach der anderen Seite ausschlägt. Bei graphischer Registrierung dieser Bewegung der Nadel entsteht eine Kurve von folgender Gestalt: Abb. 96. Eine solche Erscheinung nennt man einen diphasischen Strom. Nimmt man an, wie es die myogene Theorie lehrt, daß die Erregung vom Vorhof kommt und auf die Kammer übergeht, so müßte man auch bei der Registrierung der elektrischen Erscheinungen während der Herztätigkeit einen solchen diphasischen Strom nachweisen können. Tatsächlich hat Engelmann dies festgestellt und er stützt darauf seine Annahme, daß die Erregung im Herzmuskel sich von jeder Stelle aus gradlinig ausbreiten kann. Nachdem es nun Einthoven gelungen war, die Ströme des normal tätigen Herzens beim Lebenden abzuleiten, erwies sich eine Herzkurve nicht als der einfache Ausdruck eines diphasischen Stromes, sie zeigte vielmehr eine sehr komplizierte Form.

Um sie zu analysieren, hat man erneut auf die zwei monophasischen Stromschwankungen bei der Erregung eines parallelfaserigen Muskels zurückgegriffen und zur Erklärung zwei monophasische Stromschwankungen angenommen, die zeitlich gegeneinander verschoben sind und deren zeitliche Verschiebung der Dauer der Fortleitung der Erregung entspricht. Am klarsten kommt diese Anschauung in dem Schema von Starling und Bayliss zum Ausdruck, wo eine Interferenz solcher monophasischer Ströme graphisch dargestellt wird. Je nach Dauer und Stärke der beiden monophasischen Ströme, je nach Lage der erregten Stelle in Beziehung zu den Ableitungsstellen, je nach Entfernung der erregten Stelle von den Ableitungsstellen resultieren Ströme, deren algebraische Summation positive Anfangs- und negative Endschwankung oder auch positive Anfangs- und ebenfalls positive Endschwankung zeigen würde. Dieses Schema erhält durch neuere Untersuchungen von F. B. Hofmann eine Ergänzung dahin, daß in der Tat Basis und Spitze des Herzens gewissermaßen als Enden eines Muskels angesehen werden können, daß aber an der Herzbasis die Erregung wegen der Abkühlung dieser Muskelteile durch die Lungenluft länger andauere als an der Herzspitze. Damit würde eine Erklärung des Ablaufes des Kammerelektrokardiogramms gegeben sein, wie sie etwa der Abb. B des Starling-Baylissschen Schemas entsprechen würde (Abb. 97). Hierhin gehören auch Versuche von Wiechmann, der durch Gefrieren der Herzspitze beim Froschherzen ein monophasisches Elektrokardiogramm erzeugen konnte.

Zur Registrierung der Aktionsströme des Herzens für klinische Zwecke benutzt man gewöhnlich das von Einthoven konstruierte Saitengalvanometer. Dies

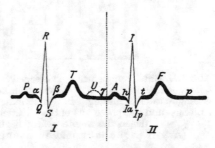

Abb. 96. Schema des normalen Elektrokardiogramms. I nach Einthoven, II nach Kraus-Nicolai bezeichnet. Einthoven bezeichnet die Zacken fortlaufend nach dem Alphabet von P an und die Strecken mit α bis γ, Kraus-Nicolai geben in ihren Bezeichnungen gleichzeitig ihre Erklärungen; nach ihnen bedeuten:

A = P Atriumzacke
I = R Initialzacke } Ventrikelschwankung
F = T Finalschwankung }
h = α Zeit, in der die Erregung im Hisschen Bündel verläuft (Abb. 2)
t = β Zeit des Verlaufs der Erregung im Treibwerk
p = γ Herzpause.

beruht auf der Tatsache, daß ein elektrischer Strom, der sich in einem Magnetfelde befindet, abgelenkt wird. Der Grad der Ablenkung hängt ab von der Stärke des elektrischen Stromes und von der Stärke des Magnetfeldes. Bei dem Saitengalvanometer wird das Magnetfeld erzeugt durch einen sehr starken Elektromagneten, der zwei Polschuhe besitzt, die an den einander zugekehrten Seiten keilförmig zugespitzt sind. In dem dünnen Spalt zwischen den Keilschneiden befindet sich ein möglichst dünner Leiter, in den die Herzströme geschickt werden. Da die Ablenkung eines Leiters auch abhängig ist von dem Widerstand, den er einer Ausbiegung entgegenstellt, d. h. von seiner Masse und Spannung, nimmt man einen möglichst leichten Faden. Dieser bestand früher aus versilbertem Quarz, jetzt meistens aus Platin oder Silber; seine Dicke beträgt $1-3\ \mu$. Die Spannung des Fadens kann durch eine Mikrometerschraube verstärkt oder vermindert werden; je stärker die Spannung, um so schneller reagiert der Faden, um so geringer ist aber auch seine Ablenkung. Bei geringerer Spannung nimmt die Empfindlichkeit der Saite zu, dafür reagiert sie langsamer. Die Bewegung der Saite wird auf photographischem Wege registriert. Zu dem Zwecke sind die Polschuhe des Magneten in der Mitte senkrecht zum Faden durchbohrt. Durch die eine Durchbohrung wird die Ebene des Fadens hell beleuchtet, in der anderen ist ein Projektionssystem angebracht, bestehend aus einem starken mikroskopischen Objektiv und einem

Okular, durch welches ein Schattenbild des Fadens auf eine weiße Fläche geworfen wird. Das Schattenbild des Fadens fällt auf einen senkrecht dazu
gestellten Schlitz, hinter dem ein Streifen lichtempfindlichen Papiers oder ein

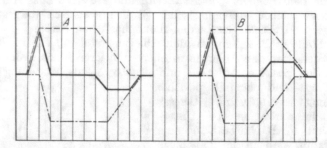

Abb. 97. Entstehung einer diphasischen Schwankung aus zwei zeitlich gegeneinander ver-
schobenen monophasischen Aktionsstromkurven von gleicher Stärke und Dauer, aber entgegengesetzter Richtung. B. Entstehung einer Aktionsstromkurve mit gleichgerichteter
Anfangs- und Endphase aus entgegengerichteten monophasischen Stromschwankungen, von
denen die zweite später beginnt und früher endet als die erste.
(Aus Wenckebach und Winterberg, Unregelmäßige Herztätigkeit. 1927.)

photographischer Film vorbeizieht. Während der Bewegung des Papiers wird
dieses in dem ganzen Bereich des Schlitzes beleuchtet mit Ausnahme der Stelle,
wo das Schattenbild der Saite hinfällt. Bei Bewegungen der Saite entsteht so

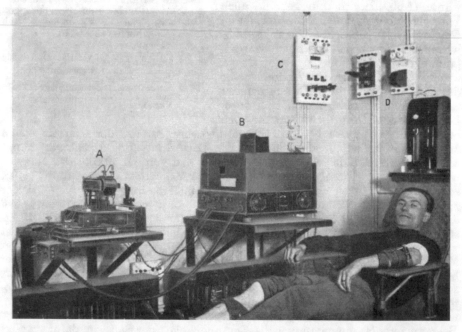

Abb. 98.   Elektrokardiograph. (Modell der Firma Siemens und Halske.)

eine Kurve. Im einzelnen haben die von verschiedenen Firmen gebauten
Apparate sehr verschiedene Gestaltung erhalten, so daß eine eingehende Beschreibung zu weit gehen würde.

Die gebräuchlichsten deutschen Modelle sind die von Edelmann-München und von Nikolai-Huth, in England von der Cambridge-Comp., in Frankreich von Boulitte, in Amerika von Hindel. Der zweite Typ der zur Registrierung der Herzströme verwandten Instrumente ist nach Art der Drehspulengalvanometer gebaut, wobei der Aktionsstrom durch ein kleines bewegliches aufgehängtes Solenoid geleitet wird, das sich in einem starken Magnetfeld befindet. Das Solenoid trägt ein kleines Spiegelchen, dessen Bewegungen durch einen Lichtstrahl auf einem Film die Herzkurve aufzeichnen. Einschlägige Instrumente werden in Deutschland von Bock-Thoma bzw. Schaerer sowie von Siemens und Halske in den Handel gebracht. Die Abbildung zeigt das letztere Modell in der in der medizinischen Klinik Augustahospital in Köln gewählten Aufstellung.

Der Komplex A enthält auf Luftkissen gelagert die beiden zwischen 3 starken Magneten schwingenden Drehspulen, denen das Spiegelchen aufgekittet ist, außerdem den Regulierwiderstand für die Magneten und den Zeitschreiber. Komplex B trägt, in einem geschlossenen Kasten eingebaut, die elektrische Birne zur Beleuchtung der Spiegelchen, den Motor mit Geschwindigkeitsregulation und Tachometer, den Eichkreis, die Regulationsvorrichtung für Empfindlichkeit und Dämpfung, endlich den vom Motor bewegten photographischen Filmstreifen, der in 1 m Abstand von den Spulen den von den Spiegelchen reflektierten Strahl auffängt und der nach seiner Belichtung in einem in der Mitte der Vorderwand eingebauten Kasten aufgerollt wird. Bei C befindet sich der Anschluß an das Stadtnetz zur Speisung der Beleuchtungsbirne, darunter nicht sichtbar Regulierungswiderstände zur Kompensation des Körperruhestromes. Bei D Ladevorrichtung für die unter den Komplexen A und B sichtbaren Akkumulatorenbatterien.

Die Konstruktion des Edelmannschen Apparates als Modell des Saitengalvanometers und des Siemens-Halskeschen Apparates als Modell des Drehspulengalvanometers und die Technik der Aufnahme des Elektrokardiogramms findet sich bei A. Weber in kompendiöser Form beschrieben. Eine vergleichende Untersuchung zwischen Saiten- und Spulengalvanometer mit Angabe der Widerstände und Empfindlichkeitsgrade der Instrumente ist von Schrumpf und Zöllich durchgeführt. Der Spulengalvanometer besitzt eine sehr hohe elektrische Empfindlichkeit und eine durch Stromregelung bequem einregulierbare Dämpfung, während beim Saitengalvanometer Eigenfrequenz und Empfindlichkeit mittels der Saitenspannung eingestellt werden, die Dämpfung aber nicht selbständig zu verändern ist. Einthoven hat Bedenken gegen den relativ geringen Widerstand der Spulengalvanometer und Wenckebach hält die schwarz auf weiß zeichnenden Kurven der Spulengalvanometer für weniger gut ausmeßbar, doch steht außer Zweifel, daß den gewöhnlichen klinischen Anforderungen beide Typen vollauf entsprechen.

Die Ableitung der Aktionsströme wird entweder durch Gefäße mit schwacher Kochsalzlösung vorgenommen, in die man die Hände bzw. einen Arm und einen Fuß eintaucht, oder auch durch angefeuchtete Tuchelektroden, die um Hand oder Fuß gelegt werden. W. Straub hat Stahlnadeln zur Ableitung empfohlen, die indes von Weber hinsichtlich ihrer Polarisation nicht für einwandfrei gehalten werden. Platinnadeln dürften hinsichtlich der Unpolarisierbarkeit allen Ansprüchen genügen. Dem Vorteil der Umgehung des Hautwiderstandes und der Anbringbarkeit an beliebiger Stelle steht der Nachteil der Schmerzhaftigkeit ihrer Applikation und der Notwendigkeit ihrer Sterilisierung entgegen, so daß ihre Anwendung besonderen Fragestellungen vorbehalten bleiben wird. Weber empfiehlt Feinsilberbleche von 6×25 cm Größe, die jedenfalls besser als die üblichen Zinkbleche sind. Theoretisch am besten begründet ist die Anwendung von Elektroden, wie sie von Drury sowie von Schellong angewandt werden: Kupferscheiben zu 5 cm Durchmesser, die über einem mit $20^0/_0$iger Kochsalzlösung getränkten Wattebausch mittels Leukoplast auf der

entfetteten Haut aufgeklebt werden. Da im Körper außer den Herzaktions-
strömen ein ständiger Körper- oder Ruhestrom vorhanden ist, so wird nach
Einschaltung des Körpers in den Kreis des Meßinstrumentes ein Ausschlag
des Instrumentes erfolgen. Man gleicht diesen Körperstrom aus, indem man
entweder durch einen entgegengesetzt gerichteten Strom gleicher Stärke ihn
kompensiert oder indem man in den Körperstromkreis einen Kondensator
einschaltet, der alle langsam verlaufenden Stromschwankungen abfängt, während
er die raschen Stromstöße des Herzaktionsstroms nicht beeinflußt. Bei quantitativer Ausmessung des Elektrokardiogramms hinsichtlich der manifesten
Spannung (s. u.), insbesondere ist die exakte Kompensation des Ruhestromes
erforderlich. Die Empfindlichkeit des Galvanometers kann bei allen Apparaten
jederzeit durch eine Eichvorrichtung, bestehend aus einem Normalelement
und Widerständen bestimmter Größe, genau bestimmt werden, indem man
einen Strom von bekannter Stärke durch das Instrument sendet. Da die Form
der Herzkurve abhängig ist von der Lage des Patienten, wählt man zweckmäßig
immer dieselbe Stellung, nach Hering am besten die symmetrische Rückenlage. Unter Umständen kann Aufnahme des Elektrokardiogramms in zwei
verschiedenen Lagen, etwa im Sitzen und im Liegen, diagnostisch wichtig sein.
Klinisch kommt man meist mit einer Ableitung aus, also etwa mit Ableitung II
(vom rechten Arm zum linken Bein). Zur Analyse von Unregelmäßigkeiten
der Vorhoftätigkeit oder zur Bestimmung des Ausgangspunktes von Extrasystolen wird man oft gezwungen sein, auch Ableitung I (vom rechten Arm zum
linken Arm) oder Ableitung III (vom linken Arm zum linken Bein) mit heranzuziehen.

Die Analyse der so erhaltenen komplizierten elektrokardiographischen Kurve
auf Grund der oben gegebenen physiologischen Grundlagen über das Entstehen
von Aktionsströmen ist nicht leicht. Das Elektrokardiogramm ist als Ausdruck
des Fortschreitens der Erregung im Herzen anzusehen. Die Frage, ob es mit
der Kontraktion des Herzens, also mit dem Myogramm, zeitlich zusammenfällt,
ist viel diskutiert worden. Während Wenckebach den Standpunkt vertritt,
daß die elektrischen Erscheinungen den Manifestationen des Myokardiogramms
um wenn auch sehr kurze Zeiten vorangehen, und Weber annimmt, daß die
elektromotorischen Erscheinungen lediglich auf die Erregung des spezifischen
Systems im Herzen bezogen werden müssen und daß Q und R abläuft, bevor
irgendeine Muskelkontraktion nachweisbar wird, glaubt Einthoven und
ebenso De Jongh mit sehr fein registrierenden Instrumenten eine völlige
zeitliche Kongruenz beider Phänomene nachweisen zu können. Klinisch ist
die Frage weniger wichtig und dürfte sich allgemein mit der Frage decken,
ob die elektrischen Erscheinungen am Membranen durch Ionenänderung beiderseits der Membran zeitlich mit den mechanischen Erscheinungen der Kontraktion
bzw. Quellung und Entquellung zusammenfallen.

Es steht außer Zweifel, daß die P-Zacke der Erregung des Vorhofes zuzuschreiben ist, die Vorhofssystole fällt zeitlich mit P zusammen. Der Q-R-S-
Komplex ist Ausdruck der fortschreitenden Kammererregung. Weber hält
im Anschluß an die Untersuchungen von Fahr Q für den Ausdruck der Reiz-
ausbreitung im subendothelialen System an der Spitze, R im aufsteigenden
Teil für den Ausdruck der basalen Erregung des spezifischen Systems von den
Papillarmuskeln zur Basis, die Spitze von R entspräche dann dem Negativ-
werden wesentlicher Teile des Myokards näher der Spitze, S dem Wiedereintreten
basaler Erregung, T dem längeren Überdauern basaler Erregung gegenüber
der Spitze. Sehr eingehende Untersuchungen über das Fortschreiten der
Erregung und das Eintreffen der Erregung an bestimmten Stellen der Herzoberfläche sind von Wedd und Stroud und von Lewis und Rothschild

angestellt worden. Sicher ist, daß die Erregung immer von innen nach außen fortschreitet, ohne Bindung an bestimmte anatomische Faserzüge, daß immer jeder Punkt der Herzinnenfläche früher negativ wird als der entsprechende Punkt der Herzaußenfläche. Am linken und rechten Ventrikel ist es, wie aus den Abbildungen von Lewis hervorgeht, schwer, eine Gesetzmäßigkeit im Aktivwerden der einzelnen Punkte der Herzoberfläche herauszufinden. Mit dieser in neuester Zeit gelungenen Festlegung des Eintreffens der Erregung an bestimmten Punkten des Herzens und dem Nachweis ihrer, man möchte sagen, gesetzmäßigen Unregelmäßigkeit, fallen alte Streitfragen, ob Basis oder Spitze des Herzens, oder ob rechtes oder linkes Herz zuerst erregt werden, weg. Man wird sich mit Wenckebach summarischer dahin ausdrücken müssen, daß „in seiner Gesamtheit sich das Elektrokardiogramm nur so erklären läßt, daß an seiner Bildung bzw. an der Entstehung der einzelnen Schwankungen nicht eine bestimmte Kammer und nicht eine bestimmte Stelle und auch nicht dieser oder jener Muskelzug allein beteiligt ist, sondern daß das Elektrokardiogramm sowohl als Ganzes wie auch in seinen Einzelheiten sich aus den Erregungen zahlreicher, nicht unmittelbar zusammenhängender Bezirke zusammensetzt."

Eine Spezialisierung ist vielleicht dahin erlaubt, daß der Q-R-S-Komplex der Ausbreitung der Erregung in der Kammer und zwar von innen nach außen mit großer Oberfläche entspricht und somit Q-R-S dem Eintritt der Erregung, die Finalschwankung T dagegen dem Abklingen der Erregung zugeschrieben werden darf.

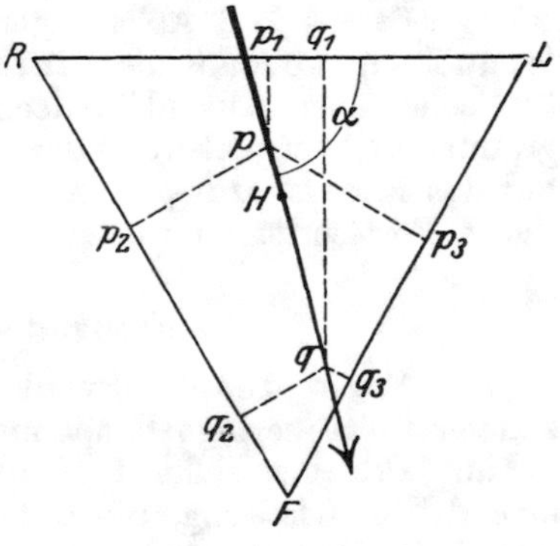

Klinisch eine gewisse Bedeutung gewonnen hat das von Einthoven zur Erklärung des Elektrokardiogramms herangezogene Dreieckschema. Einthoven geht von folgender Überlegung aus: betrachtet man den menschlichen Körper als gleichseitiges Dreieck aus leitendem Material, dessen Ecken die Ableitungsstellen rechter Arm, linker Arm und Füße sind, so kann man als Modell etwa eine gleichseitige, mit Kochsalzlösung ge-

Abb. 99.
Dreieckschema von Einthoven zur Erklärung des Elektrokardiogramms.

tränkte Tonplatte nehmen, in deren Mitte eine bestimmte elektrische Potentialdifferenz angelegt ist.

Sie entspreche der Strecke p bis q. Leitet man von je zwei Ecken des Dreieckes zu je einem Galvanometer ab, so erhält man Potentialdifferenzen, die sich verhalten, wie die Projektionen von p q auf die Dreieckseiten (p_1 q_1; p_2 q_2; p_3 q_3). Diese Ausschläge ändern sich, wenn die Größe und Richtung der in der Mitte angelegten Spannung sich ändert. Es ist der jeweils größte Ausschlag gleich der Summe der beiden anderen Potentialdifferenzen. Wir können daher aus zwei Ableitungen durch den am Galvanometer erhaltenen Ausschlag den rückläufigen Weg gehen und konstruktiv Richtung und Größe der medial angelegten Spannung bestimmen. Die Richtung wurde von Einthoven durch den von ihm als α bezeichneten Winkel festgelegt, der die Richtung der elektrischen Achse durch den Winkel, den diese Achse mit der Horizontalen bildet, für jeden Augenblick anzeigt. α ist positiv für alle Winkel, bei denen sich die elektrische Achse von der Wagerechten, Pfeilspitze nach rechts um 180° bis zur Wagerechten, Pfeilspitze nach unten durchgehend bis nach links, dreht, negativ für die Winkel, bei denen die Richtung des Pfeils nach oben zeigt. Während somit die Richtung der erzeugten elektromotorischen Kraft durch

die Lage der elektrischen Achse gegeben ist, ist die Größe dieser Kraft gekennzeichnet durch die Projektionen von p q auf die Dreieckseiten. Diese Spannungen,
von Einthoven als manifester Wert der in der Mitte angelegten bzw. der im
Herzen erzeugten Potentialdifferenz bezeichnet, stehen zur wirklichen im
Herzen erzeugten Spannung in einem konstanten Verhältnis. Für ihre Größe
gelten die von Einthoven, Fahr und De Waart abgeleiteten Beziehungen:

$$p_1 \, q_1 = e_1 = E \cdot \cos \cdot a.$$
$$p_2 \, q_2 = e_2 = E \cdot \cos (a - 60).$$
$$p_3 \, q_3 = e_3 = E \cdot \cos (120 - a) \text{ (wobei } E = p \, 9).$$

Es folgt daraus, daß $e_2 = e_1 + e_3$ oder in Worten: die manifeste Größe der
vom Herzen erzeugten elektrischen Spannung in Ableitung II ist = dieser
Größe in Ableitung I + Ableitung III. Fahr und Weber haben versucht,
durch Nachmessung an der Leiche die Gültigkeit des Dreieckschemas für den
Menschen zu beweisen. Sie legten mit wagerecht eingestochenen Zinknadeln
zwischen Spitze und Sinusknoten ein Potential von $^1/_5$ Volt an und leiteten
nach einander in Ableitung I, II und III zu einem Galvanometer ab. Die erhaltenen Ausschläge ergaben in Ableitung I = 10 mm, in Ableitung II =
46 mm, in Ableitung III = 36 mm, womit der Satz II = I + III voll bestätigt
wäre. Die aus je 2 Ableitungen berechneten Werte für a waren 77 bzw. 78⁰.
Wenn auch zweifellos die Einthovenschen Erwägungen noch manches Hypothetische haben, so sind sie doch dem klinischen Verständnis des Elektrokardiogramms und beispielsweise der Einwirkung von Lageveränderungen des Herzens
auf das Elektrokardiogramm in hohem Maße dienlich gewesen und als wesentlicher Fortschritt zu werten.

2. Form des Elektrokardiogramms.

Die Form des Elektrokardiogramms ist folgende: Man beobachtet
zunächst eine geringe Erhebung über der Grundlinie, dann eine stärkere Erhebung, der eine leichte Senkung unter die Grundlinie folgen kann, schließlich
eine dritte Erhebung, die durchschnittlich etwas größer ist als die erste (s.
Abb. 100). Diese Form kann im einzelnen ziemlich stark variieren, ohne weitere
Schlüsse zu gestatten. Die 3 Hauptzacken werden nach Einthoven als P-,
R- und T - Zacke bezeichnet. Q und S nennt er 2 kleine abwärts gerichtete
Zacken vor und nach der großen R-Schwankung. Kraus und Nicolai wählten
die Bezeichnungen A (= P), J (= R), F (= T) - Zacke.

Einthoven hält die von Kraus und Nicolai angegebene Veränderung
der Nomenklatur für die einzelnen Zacken des Elektrokardiogrammes für verfehlt. Die Bezeichnung Initialschwankung für die Zacke R (= I) ist für die
meisten Elektrokardiogramme unrichtig, weil sie eben nicht die erste Schwankung des Kammerelektrogramms darstellt. Die Bezeichnung Finalschwankung
ist für die häufigen Fälle nicht angebracht, wo auf die Zacke (T = F) noch eine
Schwankung U folgt. Die Häufigkeit dieser U-Zacke geht hervor aus Untersuchungen von Lewis und Gilder, die bei 49 Menschen bei Ableitung I 32mal
eine U-Zacke fanden, bei Ableitung II 44mal. Unter 30 Fällen war diese Zacke
auch bei Ableitung III 14mal anzutreffen.

Da diese U-Zacke, auch Schlußwelle genannt, bis zur nächsten Vorhofszacke andauern kann, so ist damit die Kontinuität zwischen der Finalschwankung
und der Vorhofszacke gewahrt. Während T als Begleiterscheinung der Systolen-
deformation angesehen wird, kann man die Schlußschwankung U als Begleiterscheinung der durch die Diastole erfolgten Ventrikelneufüllung ansprechen.
Hering glaubt, daß die U-Zacke der elektrische Ausdruck einer Aktion der
Arterien sei.

J. de Meyer unterscheidet zwei Stromarten: den Aktionsstrom (Q-R-S-Zacke) und den Deformationsstrom (Nachschwankung und Diastole) und glaubt, daß der Deformationsstrom der Ausdruck der Potentialdifferenz sei, die sich infolge der ungleichen Dehnung der sich kontrahierenden oder erschlaffenden Muskelteile bildet. Er bezeichnet die Anspannungszeit als Tonosystole (O-R-S-Zacke), die Austreibungszeit als Ergosystole. Der absteigende Schenkel entspricht nach ihm der Protodiastole.

Die Bedeutung der dem Ventrikel angehörigen Zacken Q, R, S und T ist bereits gekennzeichnet worden. Die stark voneinander abweichenden Anschauungen über die Einzelheiten des Zustandekommens dieser Zacken mögen es rechtfertigen, die teilweise schon der älteren Literatur angehörigen Deutungen der um dieses Gebiet verdienten Forscher kurz zu skizzieren.

Einthoven deutete das Entstehen dieser Zacken folgendermaßen: Während die Erregung durch das Atrioventrikularsystem von den Vorhöfen auf die Kammern übergeleitet wird, entstehen keine wesentlichen Ströme, infolgedessen bleibt die Mitte in der Gleichgewichtslage. Die Erregung gelangt durch das System der Purkinjeschen Fasern

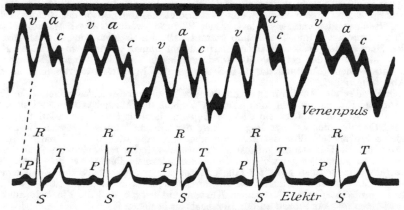

Abb. 100. Venenpuls und Elektrokardiogramm gleichzeitig aufgenommen.
(Nach Mackenzie.)

zu gleicher Zeit an viele Stellen der Kammerwände, deren Kontraktion das Auftreten von Schwankungen bedingt. Diese zeigen wechselnde Formen, je nachdem der Reiz zuerst an eine in der Nähe der Spitze oder der linken Kammer gelegene Stelle gelangt. Im ersteren Falle bildet sich eine deutliche Q- (= I a-) Zacke; diese fehlt, wenn der Reiz zuerst andere Stellen der Kammer trifft. Daß die Fasern des Systemes den Reiz auch nach der rechten Kammer und der Herzbasis näher liegenden Stellen leiten, wird durch die R- (= I-) Zacke dargetan. Diese ist eine der konstantesten aufwärts gerichteten Zacken. Das Auftreten einer abwärts gerichteten kleinen Schwankung S (= I p) zeigt, daß bald darauf wieder die Kontraktion derjenigen Herzteile, die der linken Kammer und der Spitze näher sind, die Oberhand gewinnen. Die Gleichgewichtslage zwischen den Zacken Q, R, S und der Finalschwankung T weist auf einen Kontraktionszustand hin, an dem sich die ganze Muskulatur der beiden Herzkammern gleichzeitig beteiligt. Wenn dieser Zustand überall gleichzeitig aufhört, entsteht keine P-Zacke. Bleibt die rechte Hälfte länger kontrahiert, so wird sie negativ, eine Erscheinung, die man auch an normalem Herzen öfters beobachtet. Bleibt die Basis länger kontrahiert als die Spitze, so ist die T-Zacke bei einer bestimmten Ableitung, z. B. bei Ableitung III aufwärts gerichtet, umgekehrt ist sie abwärts gerichtet, wenn die Spitze sich länger kontrahiert als die Basis. Durch feinere Untersuchungen (Blumenfeld) wurde festgestellt, daß die Muskulatur der beiden Herzkammern nicht ganz gleichzeitig arbeitet; es kontrahiert sich z. B. bei jungen Leuten der rechte Ventrikel früher als der linke und bei Leuten mit Herzhypertrophie der linke Ventrikel früher als der rechte. Die Differenzen sind zwar zeitlich gering, aber den verschiedenen Herzfehlern verschieden groß (s. unten); die Asynchronie beider Ventrikel führt auch zu einer Verlangsamung der Anspannungszeit insgesamt.

Mit der von Einthoven gegebenen Erklärung korrespondierte nicht vollständig die von Kraus und Nicolai angenommene Deutung (vgl. Abb. 100). Nach ihnen ist die der A- (= P-) Zacke folgende Gleichgewichtslage dadurch bedingt, daß sich die Erregung im

Hisschen Bündel bis zu den Papillarmuskeln fortpflanzt. Die Erregung trifft das Papillar-system und bedingt in diesem Augenblick einen steilen Anstieg der Kurve, die I- (= R-) Zacke. Das Papillarsystem ist bekanntlich mit dem Treibsystem verbunden durch die intramuralen Fasern. Die Muskelbündel des Treibsystems verlaufen sehr unregelmäßig, in vielen Richtungen. Die in ihnen entstehenden Ströme werden deshalb zum Teil auf-gehoben, wodurch der horizontale Verlauf der Kurve zwischen der R- (= I-) Zacke und T- (= F-) Zacke bedingt wird. Die zum Schluß zur Basis des Herzens gelangende Erregung erzeugt dort die Finalschwankung F (= T).

Eppinger und Rothberger sahen in der Kurve des Elektrokardiogramms die Resul-tante aus allen den entgegengesetzten Kräften, die im Treibwerk und im Längsfasersystem des Herzens entstehen. Straub und A. Hoffmann haben angenommen, daß die Kurve des Elektrokardiogramms nicht einheitlicher Natur sei, sondern das Produkt aus dem Erregungsvorgang, aus dem Kontraktionsvorgang und aus Stoffwechselveränderungen. Nach Hoffmann speziell soll der erste Teil der Kurve durch den Erregungsvorgang bedingt sein, die Finalschwankung hingegen durch die Kontraktion der Herzmuskulatur. Im ein-zelnen ist nach A. Hoffmann die Schwankung P im Ausdruck der Erregung der Vorhöfe, die sich in der Strecke zwischen P und R kontrahieren. Die Zacke Q entsteht durch Er-regung der Papillarmuskeln, dann verläuft der Reiz zur Basis und bedingt die Schwankung R, dann zur Spitze, wodurch S entsteht, erst jetzt erfolgt die Kontraktion der Herzmuskulatur. Sie schafft einen gleichmäßigen elektrischen Zustand, wodurch die horizontale Strecke der Kurve zwischen S und T zustande kommt. Die Finalschwankung T wird ausgelöst, weil das Herz an der Basis zuletzt erschlafft. Nicht immer verläuft am normalen Herzen die Q-R-S-Zacke in der bei Abb. 100 wiedergegebenen einfachen Form. Bisweilen tritt eine ausgesprochene Spaltung der Q-R-S-Gruppe des Elektrokardiogramm in einer der drei Ableitungen auf.

Nach Fredericqs Anschauung ist die komplizierte Form des Aktionsstromes im Herzen nicht zurückzuführen auf den komplizierten Verlauf der Muskelsysteme und damit der Erregung im Herzen, sondern sie ist eine Eigentümlichkeit der Herzmuskulatur an sich und wird deshalb auch bei der Registrierung der Tätigkeit eines isolierten Herzmuskel-stückchens beobachtet. Für die Anschauungen sprechen auch die Untersuchungen von Clement, der die Herzströme mittels Differentialelektroden registrierte, welche die elek-trischen Vorgänge zweier ganz dicht beieinander gelegener Punkte an beliebigen Stellen des Herzens aufzunehmen gestattet mit 2 Saitengalvanometern. Er fand, daß eine fast völlige Gleichzeitigkeit im Eintritt der Aktionsströme an verschiedenen Stellen der Herz-oberfläche beobachtet wird. Aus seinen Kurven geht hervor, daß die Finalschwankung T nicht auf einen lokalen Prozeß an der Herzbasis zu beziehen ist.

Entgegen den Anschauungen vieler anderer Autoren, die in dem Elektrokardiogramm den Ausdruck des Erregungs- und des Kontraktionsvorganges sehen, führt E. Schott das Elektrokardiogramm im wesentlichen auf Stoffwechselvorgänge im Herzen zurück und stützt diese Ansicht mit experimentellen Untersuchungen. Bei mit Salizyl, Amyl-nitrit, Chloroform usw. vergifteten Tieren fand Schott starke Veränderungen im Elektro-kardiogramm in unbestimmter Richtung, die beim Aussetzen des Giftes verschwanden. Schott glaubt diese Befunde so deuten zu können, daß ausschließlich Stoffwechselstörungen die Veränderungen im Elektrokardiogramm auslösten.

Vergiftet man mit Muskarin oder Digitalis ein Herz so, daß es zum Herzstillstand kommt, so kann bei diesem scheinbaren Stillstand noch ein rhythmischer Aktionsstrom auftreten. Einthoven hat nachgewiesen, daß es sich hierbei nur um einen scheinbaren Stillstand handelt, daß vielmehr zwischen den mechanischen und elektrischen Tätigkeits-äußerungen des Herzens ein vollständiger Parallelismus vorhanden ist.

Selenin hat versucht, vom physikalischen Gesichtspunkte aus das Elektrokardio-gramm zu erklären. Er geht von dem Gedankengang aus, daß die beiden Ventrikel sich wie zwei galvanische Elemente verhalten, und daß, wenn beide Herzhälften gleich muskel-stark wären und das Herz senkrecht in der Brust hinge, sich die in den Ventrikel entwickeln-den elektrischen Ströme kompensieren müßten und bei Ableitung I Ausschläge überhaupt nicht entstehen könnten. Daß aber Ausschläge entstehen, führt er darauf zurück, daß das Herz schräg liegt und bei der Ableitung von den Armen Potentialdifferenzen entstünden. Selenin konnte dann nachweisen, daß die vom rechten Ventrikel ausgelösten Potential-differenzen dem Typus A, die vom linken dem Typus B entsprechen. A. Hoffmann, der teilweise gemeinschaftlich mit Selenin experimentell diese Anschauungen geprüft hat, kommt zu dem Resultat, daß jeder „Ventrikel isoliert eine diphasische Schwankung gibt, welche in Ableitung I annähernd den Typus der künstlichen Extrasystole des betref-fenden Ventrikels zeigt".

Messungen der Potentialdifferenz, die neuerdings von Fahr ausgeführt wurden, ergaben, daß bei linksseitiger Herzhypertrophie die Negativität der rechten Kammer überwiegt und umgekehrt, und daß dies die eigenartige Form der Kurve bedingt. Entscheidend dabei ist die Länge der Reizleitungsbahnen und die veränderte Lage des Center of gravity.

Theoretisch erscheint es sehr einfach, durch gleichzeitige Registrierung des Elektrokardiogramms und der mechanischen Veränderungen am Herzen, die verschiedenen Zacken im Elektrokardiogramm zu deuten, ebenso könnte es leicht sein, durch gleichzeitige Registrierung von Herztönen und elektrischen Wellenbewegungen die einzelnen Zacken richtig zu analysieren. Die bisherigen Untersuchungen haben aber noch nicht entschieden, ob Erregungsablauf und Kontraktion etwas Gleichsinniges sind; zeitlich beobachtet man immer, daß die Kontraktionsvorgänge später eintreten als die elektrischen Vorgänge und auch später als die Schallerscheinungen. Es ist allerdings zu bedenken, daß Wahrnehmung einer Schall- und mechanischen Erscheinung infolge der Trägheit der Massen immer erst eine Zeit nach Beginn der Kontraktion möglich ist. Der Aktionsstrom dauert im allgemeinen ebenso lange wie die Systole. Nach Einthoven entstehen die Anfangsschwingungen des 1. Herztones, d. h. die durch Muskeltätigkeit bedingten Tonerscheinungen 0,03 Sekunden nach den ersten elektrischen Schwankungen der Kammer. Die Hauptschwingungen des 1. Tones, die durch eine Kombination von Muskel- und Klappenton entstehen, treten 0,06 Sekunden nach Beginn des Ventrikelelektrokardiogramms auf. Kontraktion der Vorderwand des Ventrikels beobachtet man frühestens 0,03 Sekunden nach Beginn des Elektrokardiogramms, der Beginn des Ventrikeldruckanstieges beginnt 0,65 Sekunden nach völligem Ablauf der Zacke R. Das Ende der Austreibungszeit fällt fast mit dem Ende der Nachschwankung zusammen.

Experimentell am Hund hat Lewis diese Frage versucht mit seinem Polymyographen zu beantworten, d. h. mit Suspensionskurven vom Vorhof, die durch feinste Fäden registriert wurden, und gleichzeitig aufgenommenem Elektrokardiogramm. Lewis fand die Kontraktionswelle verlaufend in der Taenia terminalis von der oberen zur unteren Hohlvene zu, im Herzohr von dessen Basis zur Spitze, denselben Weg lief die Erregungswelle; sie ging der Kontraktionswelle um 0,02 Sekunden voraus und dauerte im Vorhof 0,11 Sekunden, sie begann erst 0,1 Sekunden nach dem Anstieg der P-Zacke, ihr Ende fiel mit der R-Zacke zusammen und reichte etwas über den Beginn des ersten Herztones hinaus. Die Kontraktion der beiden Ventrikel erfolgte in der Regel nicht gleichzeitig (Brugsch und Blumenfeld in 70% aller Fälle), sondern bei jungen Leuten kontrahiert sich zuerst der rechte Ventrikel, bei älteren oder bei Menschen mit einer Hypertrophie des linken Ventrikels zuerst der linke. Besteht ein solcher Asynchronismus in der Tätigkeit beider Kammern, so entspricht die aus dem Elektrokardiogramm bestimmte Anspannungszeit der Summe aus der Anspannungszeit des einen Ventrikels und der Zeit, um die sich der andere früher kontrahiert. Dies sind schwankende Werte zwischen 0,05 und 0,09 Sekunden. Die höchsten Werte findet man bei der Mitralinsuffizienz.

Die gegenseitigen Größenverhältnisse der einzelnen Zacken beim normalen und beim pathologisch veränderten Elektrokardiogramm sind der Gegenstand ausführlicher Berechnungen gewesen. So berichtet Mosler, daß im Durchschnittselektrokardiogramm sich R-T-P wie 20 : 25 : 10 verhalten. Diese Verhältniszahlen der einzelnen Zacken bei den verschiedenen Herzfehlern sind unten näher besprochen.

3. Klinisches.

a) Allgemeines.

Aus dem bisher Gesagten geht hervor, daß das Elektrokardiogramm eine sehr bequeme Unterstützung für die graphische Registrierung von Reizleitungsstörungen darstellt. Es ist das insbesondere deshalb ein enormer Vorteil, weil es oft außerordentlich schwierig ist, den Venenpuls zu registrieren. In vielen Fällen ist es sogar trotz größter Sorgfalt und bester Technik unmöglich, ein gutes Venenpulsbild zu erhalten, und gerade hier erleichtert das Elektrokardiogramm sehr wesentlich die Auffassung der vorliegenden Erkrankung. Wieweit die Größe der einzelnen Zacken mit der Leistungsfähigkeit der einzelnen Herzteile in Verbindung gebracht werden kann, steht noch dahin. Es ist kaum wahrscheinlich, daß hier sich bestimmte Regeln aufstellen lassen werden, und daß das Elektrokardiogramm zur Funktionsprüfung des Herzmuskels wesentlich beitragen wird.

Amerikanische Forscher haben sich besonders eingehend mit der Prüfung der Frage einer Abhängigkeit der Zackenhöhe von der Herzkraft befaßt, wobei R = kleiner als $^1/_2$ Millivolt als „kleines Elektrokardiogramm" angesehen wird. Das endgültige Urteil steht noch aus, doch stehen den einen Zusammenhang bejahenden Publikationen solche mit stark ablehnender Stellungnahme entgegen (Willius).

b) Technisches und Wahl der Ableitung.

Über die auf S. 193 eingehend abgehandelte Technik möchte ich nur folgendes bemerken: Wie schon betont, ist es unter allen Umständen notwendig, dafür zu sorgen, bei vorhandenen Tuchelektroden diese gut anzufeuchten, da Luftbläschen den Widerstand erhöhen und keine genügend gute Registrierung zulassen. Im allgemeinen kommt man mit der Ableitung I gut aus, d. h. Ableitung vom rechten und linken Arm aus. Bei allen Reizleitungsstörungen aber ist es notwendig, auch die Ableitung II (rechter Arm, linkes oder rechtes Bein) und die Ableitung III (linker Arm, linkes oder rechtes Bein) zu benutzen. Gerade bei der Ableitung III schienen mir oft Überleitungsstörungen sich viel besser abzuheben als bei der Ableitung I.

Der Vergleich des aus 3 verschiedenen Ableitungen gewonnenen Elektrokardiogramms zeigt gewöhnlich in anschaulicher Weise den Unterschied im Erregungsablauf; dies besonders bei einseitiger Herzhypertrophie und bei Extrasystolen. Es empfiehlt sich wohl in zweifelhaften Fällen die 3 Ableitungen nebeneinander anzuwenden (H. Mann) (Konstruktion eines Monokardiogramms).

c) Physiologische Veränderungen des Elektrokardiogramms.

Sehr wichtig ist es, die physiologischen Veränderungen des Elektrokardiogramms zu kennen, damit man Irrtümer in der Deutung der aufgenommenen Kurve vermeidet.

Es ist hierüber folgendes zu sagen: allgemein darf man vorausschicken, daß Physiologie und Pathologie sich gerade im Elektrokardiogramm eng berühren können, d. h. ebenso wie klinisch die Extrasystole etwas Harmloses sein kann und dieselbe Form der Reizleitungsstörung einen wesentlichen pathologischen Befund darstellen kann, ebenso findet man im Elektrokardiogramm bisweilen Veränderungen im Ablauf, in der Form und Größe der Zacke, Veränderungen, die nach dem übrigen klinischen Befund unbedingt als physiologisch angesprochen werden, während dieselben Veränderungen bei einem anderen Pat. im Zusammenhang mit dem klinischen Befund als etwas Pathologisches gelten müssen.

Die P-Zacke besteht nicht immer aus einer einfachen Zacke, sondern kann besonders bei Ableitung 3 mehrere Erhebungen zeigen, aufgesplittert sein. Ob dies auf Vaguswirkung zurückzuführen ist (Einthoven), ob hier andere Einflüsse überwiegen, z. B. die Erregung der Vorhöfe nacheinander, ist nicht in jedem Falle zu sagen. Jedenfalls weiß man, daß bei dem gereizten und bei dem ermüdeten Herzen diese Spaltung oder auch eine Verdoppelung der P-Zacke vorkommen kann. Man hat die Verdoppelung aber auch gefunden bei gesunden Menschen, bei gesunden Hunden, Pferden; bei Hunden nach Vagusreizung, nach künstlicher Reizung der Vorhöfe. Es ist nicht ausgeschlossen, daß in der aufgesplitterten P-Zacke auch eine Venensinuszacke gelegen ist, Beobachtungen dieser Art sind entweder in dem Sinne zu deuten, daß es sich um eine Aufeinanderfolge der Reize von Venensinus und Vorhof handelt, oder in dem Sinne, daß bei Reizleitungsablauf vom Vorhof auf das Bündel rückläufig eine stärkere Inanspruchnahme des Keith - Flackschen Knotens erfolgt. Ist die Vorhofszacke gespalten, so kann der zweite Teil von der Anfangsschwankung des

Kammerelektrokardiogramm, also von der R-Zacke überdeckt werden, gelegentlich drückt sich das aber aus durch eine kleine monophasische positive Schwankung, die in der R-Zacke gelegen ist. Aus dieser Tatsache geht hervor, daß mit dem Einsetzen der R-Zacke das Vorhofselektrokardiogramm noch nicht beendet ist.

Einen diphasischen Ausschlag der P-Zacke hat man bisher beobachtet bei Tieren und beim Menschen, bei Tieren sah man das z. B. nach Vagusreizung, nach Adrenalinvergiftung; Kraus und Nicolai nahmen bereits an, daß das Vorhofselektrokardiogramm stets eine diphasische Schwankung aufweise, daß die zweite Phase aber bei der Ableitung von der Körperoberfläche verschwinde. Bei Ableitung von der Speiseröhre ist die P-Zacke immer diphorisch. Experimentell sieht man oft, daß tatsächlich die zweite Phase durch das Kammerelektrokardiogramm verdeckt bzw. aufgehoben werden kann. Interessant ist, daß die diphasische Schwankung beim sich entwickelnden Hühnerherzen schon auftritt in einer Zeit, in der Vorhofseptum noch nicht ausgebildet ist (Külbs).

Die P-Zacke kann relativ sehr klein sein, oder sogar verschwinden unter physiologischen Bedingungen, besonders aber durch Vagusreizung. Man hat dieses Kleinerwerden oder Verschwinden versucht zu erklären durch Interferenz zweier Erregungswellen im Vorhof

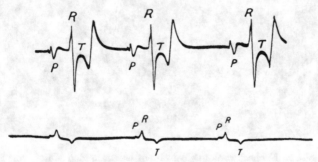

Abb. 101. Herzkurve 8. (Nach F. Külbs, Hühnerembryo.)

in der Annahme, daß neben dem ersteren von der oberen Hohlvene zur Kammer übergehenden Reiz ein zweiter, im A. V.- Knoten entsteht, der nach oben geleitet wird. Sind beide Reize gleich stark, so heben sie sich auf. Wird das Verhältnis von P zu R verändert, d. h. rückt die P-Zacke an die R-Zacke heran, oder ist die P-Zacke in die R-Zacke aufgenommen, so ist das zu erklären durch das Wandern des Ursprungsreizes. Es ist selbstverständlich, daß bei nicht gleichmäßig lokalisiertem Ursprungsreiz es leichter zu einer Interferenz der beiden Erregungswellen kommt, als bei gleichmäßig lokalisiertem und gleich starkem Reiz.

Die Zacke Q ist nicht immer deutlich ausgesprochen, sie ist ebenso wie die Zacke P oft in der Ableitung III am deutlichsten. Die Zacke R ist stets das markanteste in dem elektrokardiographischen Bilde. Sie ist verschieden groß, unter pathologischen Bedingungen (Hypertrophie des linken Ventrikels, Aorteninsuffizienz, Mitralinsuffizienz usw.) kann sie außergewöhnlich groß ausfallen. Bei verschiedenen Ableitungen und bei einem normalen Herzen ist sie durchweg in der Ableitung III am kleinsten. Eine Spaltung der Q-Zacke ist zwar in pathologischen Fällen bisweilen beobachtet, bei Gesunden nie. Dies ist besonders bemerkenswert, da die phasische und mechanische Asynergie der beiden Ventrikel feststeht (Th. Groedel). Die Zacke S soll besonders bei Querlage des Herzens außergewöhnlich stark hervortreten (A. Hoffmann). Im Gegensatz zur R-Zacke ist die S-Zacke bei der Ableitung III und auch meistens bei der Ableitung II größer als bei der Ableitung I.

Die Zacke T ist sowohl in ihrer Höhe wie Länge außerordentlich verschieden, sie kann eine einfache positive Erhebung oder auch eine positive und negative, d. h. diphasische Schwankung sein. Daß die T-Zacke mit zunehmendem Alter abnimmt, hat Nicolai festgestellt. Nicolai glaubt, wie bereits erwähnt, daß

die Höhe der Zacke korrespondiert mit der Güte des Herzmuskels. A. Hoffmann drückt sich dahin aus, daß ein „unmittelbarer Zusammenhang namentlich der beginnenden Herzinsuffizienz mit diesem Flacherwerden der T-Zacke
nicht sichergestellt ist". Bei unseren Kurven fanden wir oft in Ableitung I
eine negative T-Zacke bei älteren Leuten und insuffizienten Herzen (vgl. die
Abb. 103 u. 108).

Das häufige Vorkommen der negativen Nachschwankung, der „Allodromie"
bei Nephrosklerose und bei chronischen Nephritiden mit Hypertonie und erhöhtem Reststickstoff betonen besonders Brugsch und Blumenfeld. Sie
führen dies Symptom auf eine ungenügende intrakardiale Blutzirkulation
zurück und machen die Prognose abhängig von der Wirksamkeit der Digitalisbehandlung. Am meisten verständlich ist es, wenn man mit Groedel annimmt,
daß es sich bei der Form der Finalschwankung im wesentlichen um das Stärke-
verhältnis der beiden Ventrikel zueinander handelt (s. o.).

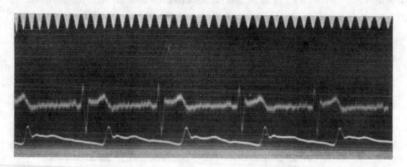

Abb. 102. Starke Nachschwankung bei einem herzgesunden Mann, von 20 Jahren.
(Wenn bei den folgenden E. C. nichts Besonderes angegeben, Ableitung I.)

Nach Groedel bleibt die Finalschwankung auch dann noch positiv, wenn
der linke Ventrikel schwächer arbeitet, der rechte aber ebenfalls geschwächt
ist; wird der rechte aber stärker als der linke, so wird die Finalschwankung
negativ. Diese Ansicht ist durch anatomische Untersuchungen erhärtet worden
u. a. von Klewitz, der bei negativer oder fehlender T-Zacke stets post mortem
anatomische Veränderungen im Herzen fand.

Eine Bestätigung dieser Groedelschen Auffassung geben die Versuche von F. M. Smith
am Hundeherzen. Wurden die Nebenäste der linken Arteria coronaria unterbunden oder
wurde die Herzspitze stark abgekühlt, so machte das eine negative Nachschwankung.
Wurde die rechte Arteria coronaria unterbunden, oder wurde die Basis oder rechte Kammer
abgekühlt, so blieb das ohne Einfluß auf das Elektrokardiogramm. Auch aus diesen experimentellen Versuchen geht also hervor, daß beim Überwiegen des rechten Ventrikels
die Nachschwankung negativ wird.

Auch Willius betont die Wichtigkeit der negativen Nachschwankung
(s. u. S. 208) und hebt weiter als prognostisch wichtig die Spaltung der Q-R-S-
Gruppe hervor. Er sah sie unter 747 Kranken 550mal und von diesen 550
starben 23% an Herzleiden mit Hypertrophie des linken Ventrikels. Endlich
betont Willius die Verdickung und Knotung in der R-Zacke, die er ohne klinische Veränderungen nicht selten feststellte (197mal bei 747 Beobachtungen).
24% dieser Fälle starben an Herzleiden.

Die Strecke zwischen der P- und Q-Zacke (Strecke α genannt, s. Abb. 96)
beträgt in der Regel 0,1 Sekunden. Das Zeitintervall kann aber normalerweise
sehr stark wechseln und ist bei beschleunigter Herzaktion stets sehr kurz.
A. Hoffmann erwähnt 3 Fälle, in denen das Intervall bis auf 0,23 Sekunden
verlängert war. Das Zeitintervall zwischen der S-Zacke und T-Zacke

(= Strecke β), ist, ebenso wie die Strecke α, sehr verschieden lang bei im übrigen normalem Elektrokardiogramm. In der Regel verläuft sie ebenso wie die Strecke α horizontal, sie kann aber auch innerhalb der Nullinie liegen und hier eine leicht gekrümmte Form haben. Ob der schräg ansteigend verlaufenden Strecke S—T eine besondere klinische Bedeutung zukommt, bedarf noch eingehenderer Untersuchung.

Bei Kindern und jugendlichen Personen ist diese Strecke β (= t) zumeist entweder horizontal oder nach unten gebogen. Die Verbindung zwischen der T-Zacke und der P-Zacke = Strecke γ ist ebenfalls wie die übrigen von verschiedener Länge, zeigt mitunter nach der T- (= F-) Zacke die bereits erwähnte U-Zacke.

Experimentelle Untersuchungen am Säugetierherzen ergaben, daß Druck auf die Aorta spontan zu einer Verlängerung des Kammerelektrokardiogramms führte, daß eine wesentliche Vermehrung oder Verminderung der Blutzufuhr zum rechten Herzen ohne Einfluß auf das Elektrokardiogramm war. Wurde der Vagus gereizt, so wurde die Systole länger, wurde der Akzelerans ausgeschaltet, so war das Kammerelektrokardiogramm verlängert.

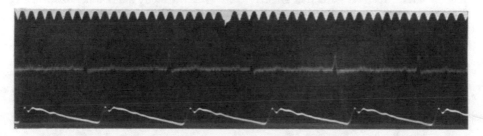

Abb. 103. Fehlende Nachschwankung bei einem herzgesunden 60 jährigen Mann.

Was die verschiedenen Lebensalter angeht, so müßte von vornherein die Frage interessieren, ob speziell beim Säugling und beim Greis sich größere Abweichungen von dem Elektrokardiogramm des Menschen im mittleren Lebensalter feststellen ließen. Von Nicolai und Funaro wurden an einer größeren Reihe von Säuglingen und kleineren Kindern festgestellt, daß die Nachschwankung in den ersten Lebensmonaten sehr klein ist, dann aber schnell größer wird. Weiterhin sahen sie, daß die der R-Zacke folgende negative Zacke S sogar größer sein kann als die R-Zacke. Dieser negative Ausschlag verschwindet aber im Laufe des ersten Jahres mehr oder weniger vollständig. Daß beim Greis die Finalschwankung, also die T-Zacke, allmählich abnimmt, ist zuerst ebenfalls von Kraus und Nicolai festgestellt worden. A. Hoffmann betont, daß sich beim Greisenherzen besonders in der Ableitung III eine stark ausgebildete negative R-Zacke findet, daß man aber auch beim Greisenherz durchweg mit einer negativen T-Zacke rechnen kann. Er hebt hervor, daß diese negative T-Zacke in Ableitung III auch beim gesunden Herzen vorkommen kann, daß sie aber in der Regel bei hypertrophischen oder sonst geschädigten Herzen gefunden wird. Danach scheint also A. Hoffmann das Greisenherz, was das Elektrokardiogramm angeht, zu der Gruppe der hypertrophischen oder geschädigten Herzen zu rechnen. Nicolai hat das Ansteigen und Abfallen der Zacken schematisch dargestellt, ausgehend von dem Verhalten in dem verschiedenen Lebensalter, von dem Verhalten des Blutdruckes und von der Herzgröße. Aus diesem Schema ersieht man, daß mit zunehmendem Lebensalter die R-Zacke größer wird, die T-Zacke abnimmt, daß mit zunehmendem

Blutdruck die R-Zacke zunimmt, die T-Zacke anfangs größer wird, dann abnimmt, daß drittens mit zunehmender Herzgröße die R-Zacke ansteigt, die T-Zacke stufenweise abnimmt. Wieweit diese schematische Einordnung bei größeren statistischen Untersuchungen zu Recht besteht, wird weiteren Untersuchungen vorbehalten bleiben.

Th. Groedel sah die P-R-T-Zacke bei Erwachsenen durchschnittlich niedriger als bei Kindern, umgekehrt die S-Zacke etwas größer. Auffallend hohe Zacken des Elektrokardiogramms sieht man bei Schwangeren, besonders hoch ist hier die Finalschwankung. Die nach der Geburt auftretende Vergrößerung der Zacke ist durch die veränderte Herzlage (Absteigen des Zwerchfells) zu erklären.

d) Pathologische Veränderungen des Elektrokardiogramms bei Herzfehlern.

Nach dem im physiologischen Teil Dargelegten ist es selbstverständlich, daß man aus der absoluten Höhe der einzelnen Zacken sowohl, wie aus der relativen Höhe der Zacken untereinander, nur mit allergrößter Vorsicht Schlüsse ziehen darf. Speziell wird das Elektrokardiogramm nicht zur Funktionsprüfung

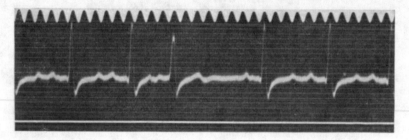

Abb. 104. Aorteninsuffizienz. Große R-Zacke. Extrasystole, Typus B.

des Herzens herangezogen werden können. Die besten Resultate muß man der Natur der Sache nach erwarten können bei Überleitungsstörungen, da hier das Elektrokardiogramm in erster Linie berufen ist, uns über die Art der Überleitungsstörung schnelle und sichere Aufschlüsse zu geben. Herzfehler in ihrer Prognose nach dem Ausfall des Elektrokardiogramm zu beurteilen, dürfte immer sehr gewagt sein. Im Gegensatz zu Kraus und Nicolai kommt bezüglich der Form das Elektrokardiogramm A. Hoffmann zu dem Schluß, „daß bestimmte Änderungen der Kurven für einige Vitien durchaus nicht charakteristisch sind". Er stimmt damit mit Kraus und Nicolai überein, daß er auch dem Grad der Hypertrophie und damit gewissermaßen der Batteriestärke der einzelnen Herzabteilungen einen Einfluß auf die Form des Elektrokardiogramms zumißt, er betont aber, daß andererseits die Lage des Herzens und funktionelle Verschiedenheiten im Leitungsvermögen des Hisschen Bündels das Elektrokardiogramm wesentlich verändern können.

Umfangreiche Kurvenmessungen bei Herzfehlern hat Steriopulo (Krausssche Klinik) vorgenommen. Er fand, daß bei der Aorteninsuffizienz eine außerordentlich große R-Zacke vorhanden war, ohne eine Schwankung im Sinne der S-Zacke. Bei Mitralinsuffizienz verhielt sich die R-Zacke in ihrer Größe wie 42 : 100 (wenn man die Höhe der R-Zacke bei der Aorteninsuffizienz gleich 100 setzt — s. auch die folgende Tabelle) bei Mitralstenose wie 34,6 : 100. Es war also bei der Aorteninsuffizienz die größte Erhebung vorhanden, die um mehr als das Doppelte diejenige der Mitralinsuffizienz übertraf. Die Zacke P (A) hatte bei der Aorteninsuffizienz, wenn R (= I) = 100 gesetzt war, eine Größe von 12, die T- (= F-) Zacke eine Größe von 10 und die S (= I P) = 9.

	Mitralstenose	Mitralinsuffizienz	Aorteninsuffizienz
I	34,6	42	100
A	20,6	9	12
F	21,3	16	10
Ip	14	31,6	9

Bei der Mitralstenose also ist die R-Zacke wesentlich höher als normal. Die bei diesem Herzfehler dynamisch notwendige erhöhte Tätigkeit des rechten Vorhofes drückt sich demnach im Elektrokardiogramm durch eine stärker ausgebildete R-Zacke aus. Bei der Mitralinsuffizienz prävaliert im Gegensatz zur Stenose mehr die R-Zacke. Die hier auftretende Schwankung dieser Zacke unterhalb der Gleichgewichtslage Ip-Zacke wird so aufgefaßt, daß sie den Ausdruck der Hypertrophie beider Kammern darstellen soll.

Bei der Aorteninsuffizienz findet man eine außergewöhnlich große R-Zacke ohne eine Schwankung im Sinne der S-Zacke. Bei diesem Herzfehler beobachtet man die höchste Erhebung der R-Zacke nach obenhin. Kraus und Nicolai sind geneigt, dies als Ausdruck der Hypertrophie des linken Ventrikels anzusehen.

Man darf die Bewertung des Elektrokardiogramms zur Beurteilung von Herzfehlern dahin zusammenfassen, daß es ein für irgendeinen Herzfehler typisches Elektrokardiogramm nicht gibt, daß höchstens Form- oder Lageveränderungen des Herzens, die im Gefolge eines Herzfehlers aufzutreten pflegen, mit einer gewissen Häufigkeit sich im Elektrokardiogramm ausprägen.

Dahin gehören:

Muskuläre Hypertrophie des einen oder anderen Ventrikels. Die Hypertrophie beider Kammern kommt nicht zum Ausdruck, wohl aber das Überwiegen der Hypertrophie des einen Ventrikels. Nach Lewis verhält sich die durch genaue Wägung festgestellte Muskelmasse des linken Ventrikels zu der des rechten Ventrikels wie 1,8 : 1. Stärkere Abweichungen von diesem Index fand Lewis im Elektrokardiogramm deutlich erkennbar und durch die von Einthoven beschriebenen Kennzeichen der Rechts- bzw. Linkshypertrophie ausgezeichnet. Von späteren Untersuchern wird indes der Einfluß der Herzmuskelmasse auf das Elektrokardiogramm erheblich geringer bewertet.

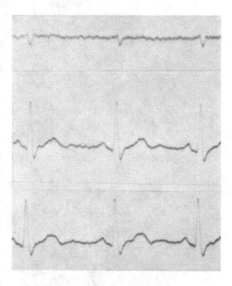

Abb. 105. Elektrokardiogramm eines Falles von Neurosis cordis mit Cor pendulum in Abl. I (oben), II (Mitte), III (unten).

Hypertrophie und Dilatation. Es ist möglich, daß bei Hypertrophie und Dilatation eines Ventrikels in dem mitgedehnten Hisschen Bündel die Reizleitung verlangsamt vonstatten geht. Weber hält dies auf Grund der Durchschneidungsversuche von Eppinger, Winterberg und Rothberger für wahrscheinlich. Nimmt man diese Möglichkeit an, so würde die Dehnung des rechten Ventrikels der experimentellen Leitungsunterbrechung im rechten Tawaraschenkel gleichkommen. Der linke Ventrikel erhält den Reiz früher zugeleitet und das Elektrokardiogramm zeigt die Form des linksventrikulären Elektrokardiogramms. Es wäre diese eine Erklärung für die in Ableitung I auftretende tiefe S-Zacke und die in Ableitung III auftretende hohe R-Zacke bei rechtsseitiger Hypertrophie.

Rotation um die Querachse. Es ist sichergestellt, daß die Lageveränderung des Herzens durch Rotation um die Querachse das Elektrokardiogramm

in typischer Weise verändern kann (Cohn). Aus dem Einthovenschen Dreieckschema ist das ohne weiteres verständlich. Man wird nicht fehlgehen, etwa aus
gleichgroßen Voltwerten in Ableitung II und III bei geringen manifesten Werten
in Ableitung I auf ein steilstehendes Herz zu schließen. Die Abb. 105 stammt
von einem 26jährigen Pat. mit Neurosis cordis und thyreotoxischen Erscheinungen, der röntgenologisch ein ausgesprochenes Cor pendulum zeigte.

Diese Lageveränderungen kommen etwa auch für das querliegende Herz
bei Aortenfehlern zur Berücksichtigung in Frage, doch muß vor ihrer Über-
schätzung gewarnt werden.

Rotation um die Längsachse des Herzens. Sie kann Veränderungen des
Elektrokardiogramms hervorrufen. Es ist hier etwa an die Pulmonalstenose

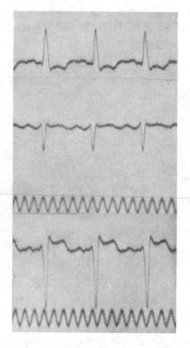 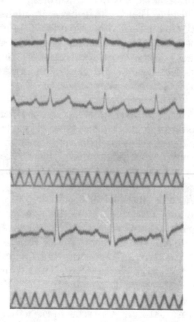

Abb. 106. Elektrokardiogramm eines Falles
von Aorteninsuffizienz (klinische Diagnose,
röntgenologisch starke Hypertrophie des
linken Ventrikels) in Abl. I (obere), Abl. II
(mittlere), Abl. III (untere Kurve).

Abb. 107. Elektrokardiogramm eines Falles
von Pulmonalstenose (autoptisch kontrolliert) in Abl. I (obere), Abl. II (mittlere),
Abl. III (untere Kurve).

zu erinnern, bei welcher der rechte Ventrikel sich ganz der vorderen Brustwand
anlegt und den linken Ventrikel durch Rotation um die Längsachse nach
dorsal drücken kann. Burger schreibt die Tatsache des relativ großen elektrischen Effektes der rechten Kammer auch dem Umstand zu, daß sie günstiger
zur Frontalebene liegt als die mehr sagittale linke Kammer. Nimmt man eine
rechtsventrikuläre Hypertrophie bei der Pulmonalstenose an, so würde z. B.
der linke Ventrikel nunmehr mehr frontal gestellt werden, andererseits würde
er der Ableitungsstelle am rechten Arm genähert werden. Es resultiert ein
linksventrikuläres Elektrokardiogramm, das Groedel wesentlich auf die beschriebene Rotation zurückzuführen geneigt ist. Tierexperimentelle Untersuchungen von Müller und Lohmann stützen diese Annahme.

Auf Grund dieser Überlegungen und Untersuchungen darf man sagen, daß in einem gewissen Prozentsatz von Klappenfehlern mit Hypertrophie des rechten Ventrikels ein tiefes S I und ein hohes R III, bei Klappenfehlern mit linksventrikulärer Hypertrophie ein hohes R I und ein tiefes S III das „Überwiegen" des einen oder anderen Ventrikels andeuten. In Abb. 107 gebe ich das Elektrokardiogramm eines $3^1/_2$jährigen Mädchens mit Pulmonalstenose in allen drei Ableitungen wieder. Bei der autoptischen Kontrolle betrug die Wandstärke des rechten Ventrikels 0,45 cm gegenüber 0,4 cm Wandstärke des linken Ventrikels. Das rechte Herz nahm die ganze vordere Fläche des Herzens ein.

Abb. 106 zeigt das Elektrokardiogramm eines Falles von Aorteninsuffizienz auf luetischer Basis mit röntgenologisch ausgesprochenem Schuhherz in den entsprechenden drei Ableitungen. Im einzelnen gilt, wie betont wurde, die Einschränkung, daß nicht zu sagen ist, welchem der in Erwägung gezogenen Koeffizienten der Hauptanteil an der Veränderung des Elektrokardiogramms zukommt.

Lediglich bei den kongenitalen Vitien ist es vielleicht erlaubt, das Elektrokardiogramm für die Diagnose des kongenitalen Vitiums mit heranzuziehen. Hoffmann konnte in 7 Fällen von kongenitalen Vitien eine nach abwärts gerichtete Initialschwankung feststellen. Groedel vermißte diese nach abwärts gerichtete Zacke ebenfalls in keinem seiner 5 Fälle und Uhlenbruck konnte in 5 Fällen von sicher kongenitalen Vitien — das oben wiedergegebene Elektrokardiogramm (Abb. 107) entstammt einem zur Autopsie gekommenen dieser Fälle — die von Lewis angegebenen Merkmale bestätigen: S am größten in Ableitung I, Q am größten in Ableitung III, Q, R, S nicht größer als 0,1 Sekunden.

Interessant ist, daß das Elektrokardiogramm bei Dextrokardie ein Spiegelbild des normalen darstellt, indem sämtliche Zacken P, R und T nach unten gerichtet sind. Bei der echten Dextrokardie, bei welcher das Herz nicht nur nach rechts verschoben ist, sondern auch seine Längsachse entgegen der normalen von links oben nach rechts unten verläuft, geht die in Abb. 99 gegebene Symmetrieachse der Ströme umgekehrt wie beim normalen Herzen; so erklärt sich die Umkehrung der Kurven. Diese Feststellung ist deshalb wichtig, weil sie uns ermöglicht, eine echte Dextrokardie von der durch Ergüsse, durch Lungenschrumpfung usw. bedingten Verschiebung des Herzens nach rechts zu unterscheiden.

e) Das Elektrokardiogramm bei Störungen der Schlagfolge des Herzens.

Die wichtigste Rolle spielt das Elektrokardiogramm bei der Entwicklung des Störungen der Schlagfolge des Herzens. Wenn wir uns an die weiter oben besprochene Wenckebachsche Einteilung halten, so läßt sich über die einzelnen Formen derselben folgendes sagen:

1. Arhythmien mit Störungen des Herzmechanismus.

a) Pulsus irregularis perpetuus. Man findet sehr häufig im Pulsbild kombinierte Extrasystolen und Arhythmien in der Art, wie man sie heute als Pulsus irregularis perpetuus oder komplette Irregularität bezeichnet. Bei dieser Form der Arhythmie ist bekanntlich sehr oft im Venenpuls Vorhofpfropfung oder systolischer Venenpuls nachweisbar. Das Vorhofselektrokardiogramm ist verschieden. Entweder zeigt es größere mehr weniger regelmäßige Zacken in einer Frequenz von bis zu 500 Schlägen pro Minute, einen Zustand, den man als Vorhofflattern bezeichnet, oder ein feinschlägiges Zittern von hoher Frequenz bis zu 3500 Schlägen pro Minute, Vorhofflimmern, oder endlich ist die P-Zacke im Elektrokardiogramm nicht nachweisbar.

Neben diesem verschiedenen Verhalten des Vorhofes beobachtet man fast immer Extrasystolen, nnd zwar gewöhnlich solche vom Typus A oder B, seltener solche vom Typus C. Es können die einzelnen Typen aber auch gelegentlich nebeneinander an demselben Patienten vorkommen. Daß die Entfernung der

einzelnen Hauptzacken P, R, T (A, I, F) voneinander sehr variiert, ist das
am meisten Typische an diesem elektrokardiographischen Bilde. Es wird zwar
diese Irregularität oft verwischt durch die eingeschalteten Extrasystolen.

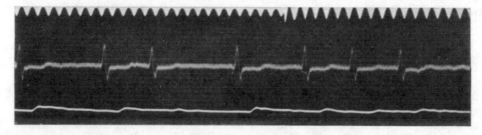

Abb. 108. Arhythmia perpetua. Fehlende Nachschwankung.

Erzeugt man experimentell bei Tieren Vorhofsflimmern, so kann eine
Kammertachykardie entstehen, bei der die Systole stark verkürzt wird (Miki).
Kisch konnte zumeist eine Anisotonie der einzelnen Kammerteile im Elektro-
kardiogramm nachweisen.

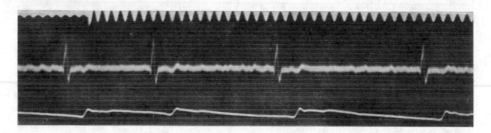

Abb. 109. Vorhofsflimmern. Ableitung III bei einer Arhythmia perpetua.

In extremen Fällen tritt auch an der Kammer das Bild des regelmäßigen
Kammerflatterns oder auch des unregelmäßigen Kammerwühlens auf.

b) Extrasystolen. Bei ventrikulären Extrasystolen beobachtet
man mehrere Formen von Ventrikelkurven, in dem einen Fall (Typus A genannt) ist die R-Zacke nach unten gerichtet bei Fehlen der P-Zacke, in dem

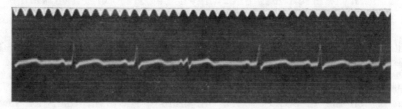

Abb. 110. Ventrikuläre Extrasystole mit kompensatorischer Pause.

anderen Fall (Typus B) ist die R-Zacke anfangs nach oben, später nach unten
gerichtet. Kraus und Nicolai nahmen früher an, daß bei der ersten Form
der abnorme Reiz vom rechten Ventrikel ausgeht, bei der zweiten vom linken
Ventrikel. Nicolai gab später die Erklärung, daß im ersten Falle der Reiz
mehr von der Basis ausgeht, im zweiten Falle mehr von der Spitze. Eine dritte

Kurvenform (Typus C) soll entstehen, wenn der Reiz an einer dazwischenliegenden Stelle einsetzt. Diese Anschauung, daß das Elektrokardiogramm es
uns ermöglicht, rechtsseitige von linksseitigen Extrasystolen zu unterscheiden,
ist nur zum Teil richtig. Die durch solche Extrasystolen bedingten Kurven-
formen sind in hohem Maße abhängig von der Art der Ableitung. Bei gleichzeitiger Ableitung mit zwei Galvanometern kann man den Ort der Entstehung

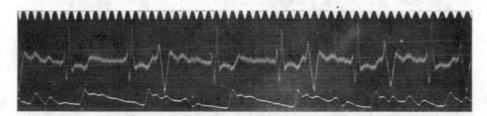

Abb. 111. Gehäufte Extrasystolen bei dekompensierter Mitralinsuffizienz und
Myodegeneratio cordis.

der extrasystolischen Reize mit Sicherheit feststellen, doch ist die praktische
Bedeutung dieses Verfahrens gering. Charakteristisch für die Entstehung der
ventrikulären Extrasystolen ist das Fehlen der vorausgehenden P - Zacke und
die vollkompensierende Pause zwischen dem Elektrokardiogramm der Extrasystole und dem der nachfolgenden normalen Systole. Beachtenswert ist, ob

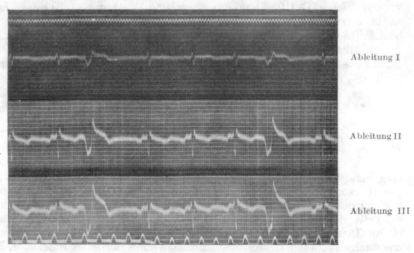

Ableitung I

Ableitung II

Ableitung III

Abb. 112. Kammerextrasystolen vom Typus B in allen Ableitungen gleichzeitig geschrieben.
(Nach A. Hoffmann).

alle Extrasystolen ein gleichartiges Elektrokardiogramm aufweisen oder verschiedene, d. h. ob immer der gleiche Ort die Ursprungsstelle des extrasystolischen Reizes ist oder ob z. B. bei schweren Myokarditiden mehrere Stellen
heterotrope Reize bilden.

Bei der atrioventrikulären Extrasystole sieht man speziell in Ab-
leitung II und III die P-Zacke unmittelbar der R-Zacke vorausgehen. Die
Tatsache ist selbstverständlich, wenn man bedenkt, daß bei dieser Form der
Extrasystole der Reiz vom Tawaraschen Knoten ausgehen muß, und daß in

Tierversuchen analoge Verhältnisse beobachtet worden sind beim Ausgang
der Erregung von der Koronargegend. Ganther nnd Cahn fanden nämlich
eine Veränderung des Elektrokardiogramms in der Zacke P, die die Form eines
diphasischen Aktionsstromes annahm.

Bei der atrioventrikulären Automatie unterscheidet man auf Grund der
Versuche von Zahn einen oberen supranodalen Knotenrhythmus, einen mittleren nodalen und einen unteren infranodalen Atrioventrikularrhythmus.

Der obere Knotenrhythmus ist ausgezeichnet durch ein mehr oder weniger
deutlich verkürztes A.V.-Intervall, dessen Verkürzung freilich bei sehr hoch
gelegenem A.V.-Rhythmus, dem sog. Koronarvenenrhythmus, kaum merklich
ist, und die Inversion der P-Zacke. Der mittlere Knotenrhythmus ist besonders

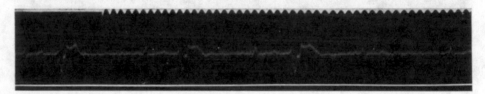

Abb. 113. Arhythmia perpetua. Extrasystolen nach Digitalis. Typus A.

bei jugendlichen Personen nicht selten durch Karotis- bzw. Bulbusdruck hervorgerufen. Als Dauerrhythmus ist er selten, intermittierend dafür um so
häufiger. Die P-Zacke fehlt bzw. geht völlig in der R-Zacke auf, da der Reiz,
vom mittleren Teil des Knotens ausgehend, Vorhof und Kammer fast gleichzeitig erreicht. Beim unteren Knotenrhythmus erscheint das P invertiert
hinter R.

Im allgemeinen herrscht die Anschauung vor, daß die negative P-Zacke als
Kennzeichen des A.V-Rhythmus zu fordern ist. Schellong bestimmt noch

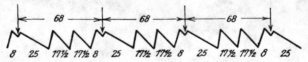

Abb. 114. Allorhythmie durch künstl. Extrasystolen mit verkürzter kompensatorischer Pause.

eingehender auf Grund des Dreiecksschemas von Einthoven den Ausgangspunkt des Vorhofreizes. Nicht ganz damit übereinstimmend halten Scherf
und Shockhoff das Auftreten positiver P-Zacken doch für möglich.

Tritt ein positiver P hinter R auf, so wird man meist die Erklärung in
einem Interferieren von Sinusrhythmus und A.V.-Rhythmus suchen müssen,
das auch oft zu der fälschlichen Annahme eines positiven P bei A.V.-Rhythmus
geführt hat. Die von Geraudel gegebene Deutung nimmt eine Störung der
Blutversorgung zwischen Sinus- und A.V.-Knoten an und stellt die Hypothese
auf, daß der Sinusknoten lediglich den Vorhof, der A.V.-Knoten die Kammer
versorge. Peters nimmt an, daß in solchen Fällen die wahrscheinlichste Deutung in einem reversed block, d. h. in einer Leitungsunterbrechung oberhalb
des A.V.-Knotens in basaler Richtung liege.

Es muß von vornherein sehr schwer sein, die aurikulären Extrasystolen von den atrioventrikulären zu trennen, da der Reiz, der bei der atrioventrikulären Extrasystole wie erwähnt im Tawaraschen Knoten seinen Ursprung hat, bei der Vorhofsextrasystole in unmittelbarer Nähe des Knotens,
vielleicht in der Nachbarschaft des Keith-Flackschen Knotens ausgelöst

wird, und da dieser Punkt dem Tawaraschen Knoten sehr nahe gerückt ist. Rückt der Reizursprungsort mehr kammerwärts, so verschmilzt die P-Zacke mit der Initialschwankung, d. h. der Q-R-S-Gruppe; rückt er noch weiter, so kann die P-Zacke diesem Komplex nachfolgen.

Es gilt für die aurikulären Extrasystolen, daß ihnen zwar eine Pause folgt, daß diese Verlängerung des Intervalls aber nicht einer kompensatorischen Pause entspricht. Form und Größe der P-Zacke der Extrasystolen weichen oft von den der normalen Systolen ab. Sinusextrasystolen haben vorzeitige P-Zacke, normalen Q-R-S-Komplex, nicht kompensatorische Pause. Interpolierte Extrasystolen sind entweder mit vorhandener (aurikulärer) oder fehlender (ventrikuläre) P-Zacke zwischen den Ausschlägen des normalen Elektrokardiogramms bei langsamer Schlagfolge eingeschaltet.

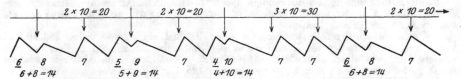

Abb. 115. Allorhythmie durch Extrasystolen mit kompensatorischer Pause.

Die Allorhythmien, d. h. die Rhythmusstörungen, die mit regelmäßiger Gruppenbildung der Pulse einhergehen, sind zum großen Teil extrasystolischer Art. Der Pulsus bigeminus, trigeminus usw. ist ohne weiteres aus dem elektrokardiographischen Bild zu diagnostizieren. Bezüglich der feineren Differenzierung dieser Gruppe von Rhythmusstörungen haben sich besonders Rothberger, Kaufmann und Mitarbeiter große Verdienste erworben und die experimentellen Grundlagen beigebracht. Im Grundriß seien die Pulsbilder dieser Störungen hier wiedergegeben, wobei die Pulsschemata das geeignete Mittel sind, die durch Ausmessung der elektrokardiographischen Aufnahmen erhaltenen Resultate übersichtlich darzustellen, besser, als dies durch Abbildung der Elektrokardiogramme geschehen könnte.

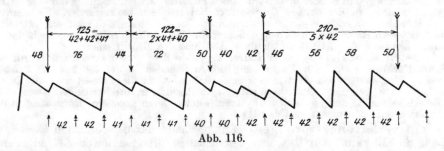

Abb. 116.

In der Auswahl der Abbildungen folge ich einer Übersicht von Schellong. Die Abb. 114 zeigt, wie ein experimentell beigebrachter Extrareiz, der nach 68 Zeiteinheiten jedesmal einfällt, nach je drei Spontanpulsen im Abstand von $17^1/_2$ eine Extrasystole auslöst, die das Pulsbild in regelmäßige Gruppen unterteilt. Den Extrasystolen folgt eine Pause, die aber keine kompensatorische ist und 8 + 25 Zeiteinheiten beträgt. Die Gruppenbildung bleibt regelmäßig, solange Extrarhythmus und Spontanrhythmus konstant bleiben, eine Voraussetzung, die beim Menschen wohl nicht immer erfüllt ist. Die Kupplung, als welche man das Intervall zwischen Spontansystole und Extrasystole bezeichnet, hat einen konstanten Wert. Andererseits können die Extrasystolen vollkommen kompensiert sein und ein anderes Pulsbild hervorrufen, wie es aus Abb. 115 hervorgeht. Der Spontanrhythmus (unten) beträgt 7 Zeiteinheiten, der Extrarhythmus (oben) 10 Zeiteinheiten. Es bilden sich Gruppen von 10 Schlägen (von A bis B), d. h. soviel Pulsen, als das Reizintervall Zeiteinheiten zählt. Die Gruppe ist dann abgeschlossen und beginnt wieder von neuem, wenn Normalfrequenz (7) und Extrafrequenz (10) das kleinste gemeinschaftliche Vielfache

(70 Zeiteinheiten) erreicht haben. Hier beeinflußt die voll ausgebildete refraktäre Phase den Aufbau der Allorhythmie. Die Kuppelung ist von wechselnder Länge. Die Pulsgruppenbildung ist weniger eindeutig zu übersehen als im ersten Beispiel, dennoch ist die Regelmäßigkeit der Gruppenbildung von 10 Schlägen erkennbar. Dieses Beispiel einer Herzrhythmusstörung durch

Interferenz zweier Rhythmen gliedern die genannten Autoren in die Gruppe der Pararhythmien ein. Eine Schwierigkeit ergibt sich: will man Extrasystolen dadurch erklären, daß ein sekundärer Reizbildungsherd langsame rhythmische Reize abgibt, von denen diejenigen, die nicht in die refraktäre Phase der Normalsystolen fallen, vorzeitige Kontraktionen hervorrufen, so muß man notwendigerweise annehmen, daß dieses untergeordnete Zentrum vor der von der normalen Ursprungsstelle ablaufenden Kontraktionswelle geschützt ist, weil sonst sein Reizmaterial vorzeitig vernichtet würde. Kaufmann und Rothberger führen den Begriff der

Schutzblockierung als notwendige und wahrscheinliche Arbeitshypothese zur Erklärung dieses Verhaltens ein. Endlich ist von Kaufmann und Rothberger als weitere Form der Pararhythmien die

Parasystolie aufgestellt worden, als deren Beispiel ein schematisches Pulsbild in Abb. 116 wiedergegeben wird. Die Frequenz der Extrareize ist an den Stellen, wo sich mehrere Extrareize folgen, ausmeßbar. Sie beträgt 39—42. Mißt man die Abstände zwischen den längeren Intervallen zweier Extrasystolen aus (125, 122, 210), so sieht man, daß man es bei diesen Intervallen mit Vielfachen der Extrareizfrequenz zu tun hat (125 — 42 + 42 + 41, 122 — 2x 41 + 40, 210 — 5x 42). Die Annahme, diese Tatsache ebenfalls mit einer rhythmischen Reizbildung eines Extrareizzentrums zu erklären, liegt nahe. Ungeklärt bleibt

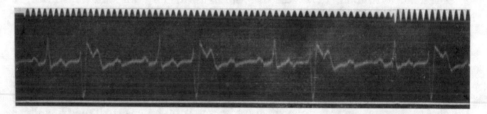

Abb. 117. Atrioventrikuläre Automatie bei angeborenem Defekt des Hisschen Bündels.

die Erscheinung, daß z. B. in den ersten beiden Pulsgruppen der Abbildung nur eine Extrasystole einfällt, in der dritten Gruppe drei Extrasystolen nacheinander. Kaufmann und Rothberger erklären dieses Phänomen mit der Annahme, daß zwar die Extrareize im konstanten Rhythmus entstehen, daß aber ihr Weg in den Ventrikeln in wechselndem Grade blockiert ist. Sie führen für diese Annahme den Begriff einer

Austrittsblockierung dieser Extrareize neben dem vorher erwähnten Begriff der Schutzblockierung ein. Bei Besprechung der Arhythmien ist auf die hier am Pulsbild und Elektrokardiogramm erörterten Irregularitäten bereits hingewiesen worden. Zu erwähnen wäre noch der von Mobitz aufgestellte Begriff der Interferenzdissoziation, einer klinisch schwer zu analysierenden Rhythmusstörung, deren genauere Begründung in der Originalarbeit nachzulesen ist (Mobitz.)

c) Überleitungsstörungen. Entsprechend der gewöhnlichen Einteilung (vgl. S. 92) kann man bei den Überleitungsstörungen unterscheiden Hemmungen und Überleitungsunterbrechungen. Die ersteren müssen sich markieren durch ein Fehlen der R-Zacke entsprechend dem Systolenausfall, die zweite dadurch, daß die P-Zacke unabhängig von der R-Zacke im Elektrokardiogramm auftritt. Überleitungshemmung im Sinne des Systolenausfalles sieht man gelegentlich. In diesem Falle ist gewöhnlich das Intervall P—R ein allmählich längeres geworden, bis daß eine R-Zacke fehlt.

Häufig ist ein regelmäßiger Ausfall von Ventrikelsystolen nach jedem 2., 3. oder 4. Vorhofschlag. Je nach dem Grade der Dissoziation spricht man von einer unvollkommenen Dissoziation von 2 : 1, 3 : 1, oder 4 : 1 Rhythmus. Für kurze Zeit kann sogar ein 1 : 1 Rhythmus bestehen, der bisher in 10 Fällen beschrieben wurde und beispielsweise in einem Fall von McMillan, Thomas und Sweeney bei einer Vorhoffrequenz von 260 Schlägen (!) für wenige Minuten auftrat. Die grundlegenden Arbeiten über den partiellen Herzblock stammen von Wenckebach. Die eben beschriebene Form der Überleitungsstörung mit allmählicher Zunahme des P-R-Intervalles wird als „Wenckebachsche Periode" bezeichnet. Eine andere seltenere Form der Überleitungsstörung, die Wenckebach als Block infolge Störung der Reizbarkeit auffaßt, ist die, daß bei gleichbleibenden P-R-Intervallen das eine oder andere Kammerelektrokardiogramm ausfällt. Die Pulsintermission beträgt genau die Summe zweier Normalperioden. Von Herzog wurden zwei Fälle dieser Art klinisch analysiert. Über die theoretischen Grundlagen des partiellen Blockes bringen Untersuchungen von Schellong am Elektrokardiogramm des Frosches beachtenswerte Befunde. Andere Erklärungen des partiellen Blockes werden von H. Straub und Kleemann gegeben. Überleitungsunterbrechung (Dissoziation) findet sich, wie in dem Kapitel Adams - Stokesscher Symptomenkomplex erwähnt, mit oder ohne typische Anfälle; man erkennt hier gerade im Elektrokardiogramm sehr gut und schnell die vorliegende Reizleitungsstörung daran, daß sich regelmäßig Vorhofszacken in einer Frequenz von etwa 80 pro Minute, dazwischen eingestreut Ventrikelzacken in einer Frequenz von etwa 30—40 pro Minute im Elektrokardiogramm finden, ohne daß diese beiden Rhythmen zueinander in Beziehung ständen. Erwähnenswert mag sein, daß ich einen Fall beobachten konnte, bei dem nach der Anamnese es wahrscheinlich war, daß, offenbar von der Geburt an, vielleicht infolge einer angeborenen Veränderung im Hisschen Bündel die Überleitungsstörung stets vorhanden gewesen ist.

Fälle, in denen bei bestehender Kammerautomatie vereinzelte Vorhofschläge durchgeleitet werden, geben sehr komplizierte Bilder, die an die Mobitzsche Interferenzdissoziation oder an gewisse Arten der Pararhythmie erinnern. Lewis und Master ziehen den aus der Nervenphysiologie übernommenen Begriff einer übernormalen Phase zu ihrer Erklärung heran.

Überleitungsstörungen abwärts vom Stamm des Hisschen Bündels gelegen (Astblock) lassen sich mit keiner anderen Methode als dem Elektrokardiogramm noch unter Umständen erkennen und mit Hilfe von zwei Galvanometern lokalisieren (Abb. 117). Experimentell haben Eppinger und Rothberger festgestellt, daß nach Durchschneidung des linken Tawara-Schenkels das Elektrokardiogramm die Form von rechtsseitigen Extrasystolen, bei Durchschneidung des rechten Schenkels die von linksseitigen Extrasystolen annimmt. Es ist mit Hilfe des Elektrokardiogramms mitunter gerade bei Überleitungsunterbrechung erkennbar, ob die Reize, die im Hisschen Bündel unabhängig vom Keith - Flackschen Knoten gebildet werden, in dem Crus commune entstehen oder in dem linken bzw. rechten Schenkel.

Daß Reizleitungsstörungen innerhalb des Hisschen Bündels die Vorschwankung des Kammerelektrokardiogrammes (Q-R-S-Gruppe) verändern, diese unter Umständen erheblich verlängern auf 0,1 bis 0,2 Sekunden, ist verständlich. Es handelt sich in solchen Fällen ätiologisch zumeist um Patienten mit Herz- und Nierenleiden, seltener um Lues. Ob die Reizleitungsstörung im Bündel in den Schenkeln oder mehr in der Peripherie liegt, läßt sich bisweilen, aber nicht immer aus dem Elektrokardiogramm schließen. Experimentell drückt sich der Schenkelblock in erster Linie durch eine verbreiterte Anfangsschwankung Q-R-S aus.

Dänische und amerikanische Forscher haben den Arborisationsblock beschrieben, d. h. multiple Unterbrechungen der Reizleitung in den feinsten Ästen des spezifischen Systems, wobei im Elektrokardiogramm deformierte Ventrikelkomplexe, sekundäre Zacken auf der R-Schwankung sowie abnorme Dauer des Ventrikelkomplexes auftreten.

2. Rhythmusstörungen ohne Störung des Herzmechanismus.

Herz und Vagus. Rothberger und Winterberg konnten experimentell nachweisen, daß „hoher Vagustonus am intakten Tier sich in der Weise zeigt, daß T klein, R dagegen groß ist; ein überwiegender Akzeleranstonus hingegen zeigt kräftigen Vorhof, kleinere R-Zacke und ziemlich positive Nachschwankung". Hering fand, daß Vagusreizung das Intervall P—R verändert. Kraus und Nicolai haben des öfteren darauf hingewiesen, daß man bei nervösen Herzleiden häufig eine ausgesprochene S-Zacke findet und bezeichnen diese deshalb als „nervöse Zacke". Andererseits macht aber Nicolai darauf aufmerksam, daß man auch bei organischen Herzerkrankungen, Mitralinsuffizienzen und bei Lage und Formveränderungen des Herzens (Dextrokardie, quer gestelltes Herz, Tropfenherz) ebenso wie bei normalen Herzen der Kinder und des Erwachsenen eine ausgesprochene S-Zacke finden kann.

Respiratorische Arhythmie (Sinusarhythmie). Hier findet sich durchweg in allen drei Ableitungen eine normale Form der einzelnen Zacken. Aber ebenso wie das Pulsbild von der Respiration abhängig ist, so folgen auch die Einzelbilder korrespondierend mit der Atmung bald schneller, bald langsamer. Ebenso wie aber auch im Pulsbild abhängig von der Atmung in solchen Fällen der Puls beschleunigt oder verlangsamt sein kann, so sieht man auch hier eine Gruppenbildung dieser Art. Mit der Beschleunigung sinkt die Größe der Zacken.

3. Von der Atmung unabhängige Rhythmustörungen.

Tachykardie. Bei der Tachykardie mit normalem Ablauf der Erregung (Sinustachykardie) muß das Elektrokardiogramm eine regelmäßige Form zeigen. Daß sich hier mitunter eine auffällig große T-Zacke findet, ist bereits oben erwähnt und korrespondiert mit der Tatsache, daß bei körperlichen Anstrengungen überhaupt die T-Zacke sich sowohl beim Menschen wie experimentell beim Tier erhöhen kann.

Bei der Tachykardie mit gestörtem Ablauf der Erregung gibt das Elektrokardiogramm Auskunft über die Art der Störung bzw. bei der paroxysmalen Tachykardie über den Ausgangspunkt der den Anfall auslösenden Extrareize. Sie werden als nomotope, seltener als heterotope erkannt. Bei frequenter Tachykardie verschmelzen Kammer- und Vorhofelektrokardiogramm. Lewis schlägt in solchen Fällen eine Ableitung entsprechend dem oberen und unteren Rand des rechten Vorhofes vor, bei der die Vorhofzacken deutlicher hervortreten, die Kammerzacken an Größe zurücktreten.

Bradykardie. Bei der Bradykardie kann man auch das Elektrokardiogramm benutzen, um die physiologische Bradykardie von der auf Überleitungsstörungen beruhenden zu unterscheiden. Bei der physiologischen findet man natürlich eine normale Konfiguration des Elektrokardiogramms. Bei der Bradykardie, die durch Überleitungsstörungen entsteht, kann es sich um eine Überleitungshemmung handeln, und in diesem Falle sieht man im Elektrokardiogramm einen Ausfall der R-Zacke, der sich gewöhnlich damit vergesellschaftet, daß eine allmähliche Vergrößerung des P-R-Intervalls diesem Ausfall vorausgeht.

Bei der Überleitungsunterbrechung oder der totalen Dissoziation sieht man zwischen einem regelmäßigen Aufeinanderfolgen der P-Zacke die R-Zacke in gleicher Entfernung voneinander, aber unabhängig von den P-Zacken eingestreut. Es entspricht also das Bild des Elektrokardiogramms hier dem aufeinandergelegten Radial- und Venenpulsbild.

4. Störungen der Herztätigkeit,
die mit Größenunterschieden des Pulses einhergehen.

Pulsus alternans. Der Pulsus alternans, der gegenüber den übrigen erwähnten Irregularitäten keine eigentliche Irregularität, sondern eine dynamische, daher sehr oft ante mortem auftretende Pulsstörung ist, hat (siehe S. 114 u. f.) die Eigentümlichkeit, daß einem großen Puls jedesmal ein kleinerer folgt bei gleichmäßigem Intervall zwischen den einzelnen Erhebungen. Die Gleichmäßigkeit des Intervalls ist differentialdiagnostisch gegenüber dem Pulsus bigeminus wichtig, weil bei diesem gewöhnlich eine mehr oder weniger ausgesprochene kompensatorische Pause vorhanden ist. Daß Bigeminus und Alternans nebeneinander vorkommen können, ist besonders von Edens betont worden, der dieses Zusammentreffen bei Digitalisintoxikationen beobachtete. Im Elektrokardiogramm findet man zuweilen ein regelmäßiges, oft aber auch nicht ganz regelmäßiges Alternieren von großen und kleinen R- bzw. T-Zacken, entsprechend dem Alternieren des Pulsus. (S. Elektrokardiogramm auf S. 118.)

In anderen Fällen ist das Elektrokardiogramm des Alternans völlig uncharakteristisch, es kann sogar dem großen Puls eine kleine R-Zacke und umgekehrt entsprechen. Die Versuche Schellongs, am sterbenden Menschen elektrokardiographisch einen Herzalternans nachzuweisen, wie ihn Kisch am Säugetierherzen nachweisen konnte, führte nicht zu einem entsprechenden Ergebnis, dagegen wurde in einem Falle ein Alternieren der Vorhöfe im Elektrokardiogramm festgestellt.

Daß der Pseudoalternans andere Bilder geben muß, ist selbstverständlich. Hier handelt es sich um Extrasystolen, und zwar um irreguläre Extrasystolen in Form eines irregulären Bigeminus.

f) Das Elektrokardiogramm bei Herzinsuffizienz, bei Allgemeinerkrankungen und beim Herztod.

Wie schon oben hervorgehoben, kann das Elektrokardiogramm kein Maßstab für die funktionelle Leistungsfähigkeit des Herzens sein. Man findet dementsprechend bei klinisch ausgesprochener Herzinsuffizienz oft ein normales Elektrokardiogramm, oft allerdings auch Abweichungen in der Art, daß entweder sämtliche übrigen Zacken normal oder auffällig klein sind, die T-Zacke aber auffällig gering oder sogar negativ ist. Besonders hervorzuheben ist hierbei noch, daß, wenn klinisch z. B. unter der Wirkung von Digitalis sich die Herzinsuffizienzerscheinungen zurückbilden, das Elektrokardiogramm nicht eine andere Form annimmt, sondern in seiner ursprünglichen Weise bestehen bleibt. Dies spricht unter allen Umständen dafür, daß Funktions- und Zackengröße keine korrespondierenden Werte bilden.

Der Kliniker wird trotz der von hervorragenden Physiologen (Einthoven, F. B. Hofmann) vertretenen und auch tierexperimentell erwiesenen Anschauung, daß Herzkraft und Größe der Elektrokardiogrammzacken direkt voneinander abhängig sind, aus dem Elektrokardiogramm keine Schlüsse auf die Größe der Herzkraft ziehen können.

Sowohl die klinischen Beobachtungen, wie auch die experimentellen stützen diese Auffassung (Rohmer, Schott). Auch die Beziehungen der negativen Nachschwankung zum Blutdruck und zur Herzgröße sind noch nicht geklärt, während die einen (Rehfisch) der negativen Nachschwankung keine Bedeutung beimessen, sind die anderen (Willius, s. oben) der Ansicht, daß Veränderungen von Blutmenge, Myokardaffektionen und Ermüdung des Herzmuskels die T-Schwankung negativ machen können. Willius stützt diese Ansicht mit einem sehr großen klinischen Material (7000 Fälle), darunter 1106 mit negativer Nachschwankung, macht allerdings die Prognose von der Art der Ableitung abhängig, indem die negative Zacke in der Ableitung I und zugleich in der Ableitung II eine schlechtere Prognose gibt als in anderen Ableitungen und in anderer Zusammenstellung. Eine negative Nachschwankung allein in Ableitung III sagt nicht viel. Ist die negative Nachschwankung verknüpft mit einer abnormen Anfangsschwankung, Spaltung oder ungewöhnlicher Länge, so ist die Prognose schlechter (Mortalität 86%) als bei negativer Nachschwankung allein (Mortalität 50%). Willius, der seine Patienten über lange Zeit verfolgen konnte, fand diese Auffassung bestätigt, indem er bei Patienten gleichen Alters, gleicher Diagnose ohne diese Veränderungen im Elektrokardiogramm eine sehr viel geringere Mortalität (23%) feststellen konnte.

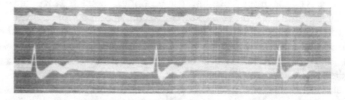

Abb. 118. Kurve 3b. Ventrikel regulär (Frequenz 52) bei fortdauerndem Vorhofflimmern.

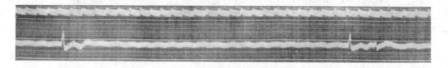

Abb. 119. Kurve 3c. Ventrikelfrequenz 12, regulär. Regelmäßiges Vorhofflattern, Frequenz 240.

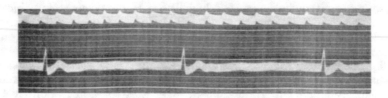

Abb. 120. Kurve 3d. Vorhofschwankungen flachen sich ab. Ventrikelfrequenz 36.

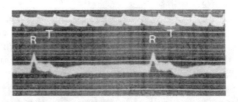

Abb. 121. Kurve 3e. Keine Vorhofsaktionsströme mehr. Ventrikelfrequenz 45.
[Abb. 118—121 aus F. Schellong: Elektrokardiographische Untersuchungen am sterbenden Menschen. Z. exper. Med. 36 (1923.)]

Bei der Arteriosklerose fanden Kraus und Nicolai sehr oft eine ziemlich hohe R-Zacke, eine über die Norm herausgehende R-Zacke und eine oft unter der Nullinie liegende Finalschwankung. A. Hoffmann betont dieser Stellung gegenüber, daß er auch bei chronischer Nephritis, bei Aorteninsuffizienz und bei Mitralinsuffizienz, speziell bei verschiedenen Ableitungen ein verschiedenes Verhalten der einzelnen Zacken gesehen hat. Bei Hypertonikern, insbesondere solchen mit Koronarsklerose, fand Klewitz die T-Zacke in Ableitung I und II oft negativ, eine Beobachtung, der nach ihm und anderen

Autoren eine prognostisch üble Bedeutung zukommt. Sub finem wird eine negative T-Schwankung häufig wieder positiv. A. Weber weist auf das Vorkommen einer negativen T-Zacke ohne prognostische Bedeutung bei angeborenen Vitien hin. Bei der Urämie, für die gewöhnlich eine Bradykardie als typisch angesehen wird, fanden Wood, Edwin und White in der Mehrzahl der Fälle eine negative, oft zweiphasische oder seltsam entstellte Nachschwankung, in einzelnen Fällen normales Elektrokardiogramm oder Veränderungen, ähnlich denen unter Digitaliswirkung.

Über das Elektrokardiogramm bei nervösen Herzstörungen liegen sehr viele kasuistische Beobachtungen vor. A. Hoffmann betonte den starken Ausschlag der T-Zacke beim Morbus Basedowii. Er glaubt sogar aus dem Elektrokardiogramm, d. h. aus der Höhe der T-Zacke, in zweifelhaften Fällen die Diagnose eines Kropfherzens stützen zu können, und faßt dies als einen wesentlichen Fortschritt für die Kenntnis der Herzneurosen bei regelmäßiger Herztätigkeit auf.

Die auffällig hohe T-Zacke der Basedowkranken bringt Hoffmann mit der Schnelligkeit der systolischen Kontraktion in ursächlichen Zusammenhang. Bei Myxödem sind nach den Angaben von Zondek P- und T-Zacke sehr klein oder fehlend. Nobel, Rosenblüth und Samet erheben bei älteren Kindern den gleichen Befund. Nach Behandlung mit Thyreoidin näherte sich das Elektrokardiogramm der Norm. Bei weiterer Steigerung des Stoffwechsels tritt die für den Hyperthyreoidismus charakteristische Nachschwankung auf. Es ist noch nicht genügend geklärt, welche Rolle der Hautwiderstand bei diesen Veränderungen spielt.

Die Veränderungen des Elektrokardiogramm beim sterbenden Menschen sind verschiedener Art; sie wurden u. a. von Schellong und von v. Hoesslin beschrieben. Ersterer findet im ersten Stadium eine Verminderung des Sinustempos mit einer Verlängerung des P-R-Intervalls, welch letztere er als dromotrope Komponente der Vaguswirkung auffaßt, zuweilen auch Störung der sinusaurikulären Reizleitung. Im zweiten Stadium setzt Automatie eines oder mehrerer untergeordneter Zentren ein. Es kann zu Interferenzrhythmen kommen, eventuell erholt sich der Sinusknoten noch und schlägt unter dazwischenliegenden isolierten Vorhofschlägen bis zum allmählichen Erlöschen der Reizbildung weiter. Die Kurven der Abbildung zeigen in charakteristischer Weise die Aktionsströme des sterbenden Herzens bei einer Myodegeneratio mit Vorhofflimmern resp. Vorhofflattern, dann Stillstand der Vorhöfe, am Ventrikel Automatie von wechselnder Frequenz bis zum endgültigen Versagen des Ventrikels.

Die Elektrokardiogramme von v. Hoesslins demonstrieren vor allem die erhöhte Reizbarkeit des Herzens während gewisser Stadien des Herztodes. Die Beobachtung Bohnenkamps, daß das Reizleitungssystem als der empfindlichste Teil des Herzens zuerst abstirbt, dürfte nicht für alle Fälle zutreffen. In vielen Fällen bietet das Elektrokardiogramm das Bild des Sekundenherztodes, als den H. E. Hering den mit Kammerwühlen bzw. Kammerflimmern einhergehenden Herztod bezeichnet, der sich indes auch über längere Zeit hinziehen kann. Das Elektrokardiogramm des Fötus ist auch beim Menschen bei Ableitung mit Nadelelektroden (Verney) oder abdominal-rektal Ableitung zu erhalten und markiert sich in Form kleiner Zacken von größerer Frequenz als der des mütterlichen Elektrokardiogramms. Da es indes erst in späteren Monaten der Gravidität nachweisbar wird, dürfte ihm nur in seltenen Fällen eine praktische Bedeutung zukommen.

I. Die Methoden der Bestimmung des Herzschlagvolumens.

Alle modernen Methoden der Bestimmung des Minutenvolumens bzw. Schlagvolumens des Herzens beruhen auf einem schon 1817 von dem Physiologen Fick angegebenen Prinzip. Fick legte der Bestimmung den Lungengaswechsel zugrunde und berechnete aus der Beziehung des in der Lunge stattfindenden Gesamtgasaustausches zu den Veränderungen der Blutgase in dem die Lunge durchströmenden Blut die Menge des in bestimmter Zeit durch die Lunge bzw. durch das Herz strömenden Blutes. Die Gleichung:

$$\text{Minuten-Volumen} = \frac{O_2 \text{ Verbrauch pro Minute} \times 100}{O_2 \text{ Arterienblut . Volumen-}^0/_0 - O_2 \text{ Venenblut-Volumen-}^0/_0}$$

ist beim Tier, wo Arterienblut und Blut des rechten Herzens zur Analyse zur Verfügung steht, ohne weiteres experimentell einer Feststellung ihrer Werte und rechnerischen Lösung zugängig. Auf die CO_2 kann sie in der Form

$$\text{Minuten-Volumen} = \frac{CO_2 \text{ Abgabe pro Minute} \times 100}{CO_2 \text{ Venenblut Volumen-}^0/_0 - CO_2 \text{ Arterienblut - Vol. -}^0/_0}$$

übertragen werden und ist in dieser Form einer Reihe von Verfahren zur Schlagvolumbestimmung beim Menschen zugrunde gelegt worden. Beim Menschen ist z. B. nach Krogh die Bestimmung des Gesamtgaswechsels leicht durchführbar. Das arterielle Blut kann nach dem Vorgang von Hürter durch Arterienpunktion entnommen werden und ist ebenfalls der Analyse zugänglich. Ein Ersatzverfahren ist die Verwendung arterialisierten Hautblutes nach Lundsgaard und Möller. Eine andere Möglichkeit, sich über den Gasgehalt von Arterien und Venenblut zu orientieren, ist der Umweg, aus der Gasspannung der Alveolarluft die damit im Gleichgewicht stehende Gasspannung des Arterienblutes, aus dieser Gasspannung wieder mittels der Bindungskurve den Gasgehalt zu berechnen. Klinisch am häufigsten angewandt ist die Ermittlung der arteriellen Gasspannung aus der Alveolarluftprobe nach dem Haldane und Priestleyschen Verfahren. Diffundiert aber schon normalerweise der O_2 viel schlechter durch das Lungenepithel als die CO_2 (A. und M. Krogh), so ist beim Kreislaufkranken grundsätzlich der Rückschluß aus Alveolargasspannung auf arterielle Gasspannung bedenklich und anfechtbar.

Die Bestimmung des Gasgehaltes des venösen Blutes im rechten Herzen, des sog. gemischt-venösen Blutes, ist beim Menschen unmöglich, da etwa das Armvenenblut völlig von dem Gesamtvenenblut abweichende Werte ergeben kann. In der Schwierigkeit der Bestimmung dieses gemischt-venösen Blutes liegen die Nachteile aller Verfahren zur Bestimmung des Herzminutenvolumens. Hier ist allein der Umweg über die Alveolargasspannung möglich und zwar ist die venöse Gasspannung dann erreicht, wenn das in die Lunge einströmende venöse Blut und die mit dem venösen Blut im Gasaustausch stehende Alveolarluft keine Änderung ihres Gasgehaltes mehr erfahren. Praktisch durchgeführt wurde das Prinzip der Gewinnung von Alveolarluft, deren Gase mit denen des venösen Blutes im Gleichgewicht stehen, erstmalig von Schroetter und Loewy mittels eines Lungenkatheterverfahrens, gegen das prinzipiell der Einwand zu langer Zeitdauer und schwieriger Anwendbarkeit beim Menschen gemacht werden kann. Christiansen, Douglas und Haldane bieten der Lunge Luftgemische von der ungefähr erwarteten Zusammensetzung an und prüfen, ob diese Luftgemische noch in der Lunge eine Änderung ihrer Zusammensetzung erfahren, um verneinendenfalls daraus die alveolaren Gasspannungen zu berechnen. Die Untersuchungen an Kreislaufkranken von Eppinger, von Papp und Schwarz sind mit ähnlicher Methodik durchgeführt. Das Verfahren von Plesch, in einem abgeschlossenen Raum ein Gasgemisch mehrfach hin und her zu atmen, bis nach einigen Atemzügen die Alveolarluftproben gleich bleiben und die Alveolargasspannung die venöse Spannung erreicht hat, stellt eine andere, viel angewandte und im Ausland von zahlreichen Forschern (Murray und Tailor, Henderson und Prince) in veränderter Form angewandte Methode der Bestimmung der venösen Gasspannung dar. Ein drittes Prinzip zu diesem Ende haben Redfield, Bock und Meakins angewandt, die die Änderung eines in die Lungen eingeführten Gasgemisches fortlaufend untersuchen und in mehreren Versuchen Richtungslinien der Änderung des Gasgehaltes gewinnen, deren Schnittpunkt schließlich die wahre Gasspannung sein soll.

Zuntz hat vorgeschlagen, zur Bestimmung des Schlagvolumens das Stickoxydulgas zu verwenden, das einen sehr hohen Absorptionskoeffizienten besitzt

und hat mit Markoff und Müller ein darauf beruhendes Verfahren ausgearbeitet. Klinischen Eingang gefunden hat die Methode von Krogh und
Lindhard wegen ihrer technischen Einfachheit. Die Autoren berechnen aus
der Menge des in einer bestimmten Zeit in der Lunge aufgenommenen Stick-
oxyduls unter Berücksichtigung seiner Spannung und seines Absorptionskoeffizienten die Menge des in der fraglichen Zeit durch die Lunge geflossenen
Blutes. Sie bestimmen gleichzeitig die O_2-Aufnahme durch die Lunge. Aus der
Relation

$$\frac{O_2 \text{ Aufnahme}}{\text{Blutdurchfluß}} = O_2 \text{ Aufnahme pro Liter Blut}$$

kann die O_2-Aufnahme im Arterienblut bzw. der bei der Fickschen Formel
im Nenner stehende Wert für die Ausnutzung d. h. für die Differenz des O_2-
Gehaltes zwischen Arterienblut und Venenblut errechnet werden. Die Methode
ist also auf das Ficksche Prinzip zurückführbar.

In Deutschland hat in den letzten Jahren die Schlagvolumbestimmung nach
Henderson und Haggard zahlreiche Anhänger gefunden (Mobitz, Lauter).
Sie ist der Krogh-Lindhardschen ähnlich, verwendet aber als indifferentes
Gas das Äthyljodid, das die Eigenschaft hat, während der Dauer eines Kreislaufes aus dem Blut zu verschwinden. Die Untersuchung kann sich daher
über längere Zeit erstrecken, ist nicht an die Kreislaufdauer gebunden und kann
bei ruhiger Atmung ohne aktive Mitarbeit der Versuchsperson ausgeführt
werden. Daß die nach dieser Methode gewonnenen Werte für das Minutenvolumen
bzw. für das durch Division durch die Pulszahl sich daraus ergebende Herzschlagvolumen auffallend hoch ausfallen — Mobitz gibt 75—100 für die Frauen
und 100—163 ccm für Männer nach diesem Verfahren an — wurde schon erwähnt. Man hat der Methode den Einwurf des inkonstanten Verteilungs-
koeffizienten des Äthyljodids zwischen Luft und Blut und des Zurückbleibens
von Äthyljodid im Venenblut gemacht (Starr und Ganble). Man wird abwarten müssen, wieweit diese Werte erneuter Prüfung standhalten.

Eine eingehende Kritik der Methoden zur Bestimmung des Herzschlagvolumens liefert R. Weiß, der besonders auf die Unsicherheit der Gewinnung
gleichmäßig zusammengesetzter und wirklicher „Alveolarluft" hinweist. Aber
auch dann, wenn wir die methodischen Schwierigkeiten als überwindbar betrachten, sind zwei Dinge einer Bestimmung des tatsächlichen Herzschlagvolumens im Wege. Einmal wird bei dem Teil der Herzkranken, wo eine Klappeninsuffizienz vorliegt, ein Teil des Blutes zurückströmen und dies Blutvolumen
und die dadurch dem Herzen aufgebürdete Mehrarbeit in jedem Fall der Bestimmung entgehen (B. Kisch). Zum anderen kommt ein nicht unbeträchtlicher
Teil des Blutes, für den 10% des gesamten peripheren Kreislaufblutes im
Starlingschen Herzlungenpräparat gefunden wurden, auf den Koronarkreislauf,
und es scheint, daß dieser Anteil beträchtlich steigen kann (Markwalder und
Starling), ja, daß dieser „Kurzschluß" des großen Kreislaufs eine Blutmenge
durchzulassen vermag, die unter Umständen die des großen Kreislaufs übersteigt (Dusser de Barenne).

Die Bestimmung der Blutgeschwindigkeit berührt sich eng mit der Bestimmung des Minutenvolumens des Herzens. Ausführungen über ihre Bedeutung und ihre Ermittlung mittels einer plethysmographischen Methode
und mittels einer Methode, die den Vergleich des O_2-Gehaltes im Armarterien-
und Armvenenblut heranzieht, finden sich bei Eppinger, v. Papp und
Schwartz.

K. Die Methoden zur Bestimmung der Blutmenge.

Der Versuch, beim lebenden Menschen sich einen Einblick in die Gesamtblutmenge zu verschaffen, ist noch relativ jung, man hatte sich bis dahin mit
den an Hingerichteten durch Verbluten bestimmten Resultaten begnügen
müssen. Wenn auch die Blutmengenbestimmung bisher in der Kreislaufdiagnostik nur einen untergeordneten Platz eingenommen hat und sich die
relativ wenigen brauchbaren Bestimmungen auf Nieren- und Bluterkrankungen
beschränken, so scheint mir das mehr an dem Mangel an exakten, beim Menschen
anwendbaren Methoden zu liegen. Ihre Wichtigkeit für die Kreislaufpathologie,
die Fragen kardialer Ödeme und des arteriellen Hochdruckes ist sicher nicht zu
unterschätzen. Die indirekten Methoden der Blutmengenbestimmung am
Menschen, etwa der Versuch von Morawitz, aus dem Vergleich des Volumens
des anämischen und des normal durchbluteten Armes in Beziehung zum Körpergewicht eine annähernde Bestimmung der Blutmenge zu gewinnen, erwies
sich bei schwächlicher Muskulatur und starkem Fettansatz als zu ungenau.
Loewy mißt den prozentualen Kochsalzgehalt im Kapillarblut nach der Methode
von J. Bang vor und nach einer intravenösen Infusion von 400 ccm einer
isotonischen Traubenzuckerlösung. Aus der gefundenen Verdünnung berechnet
er die Blutmenge auf durchschnittlich 5 % des Körpergewichtes. Diese und
andere Infusionsmethoden haben sich indes klinisch keinen rechten Eingang
verschaffen können. Brauchbar erwies sich eine Methode mittels Inhalation
von Kohlenoxyd nach van Slyke und Solvesen, die auch beim Menschen
anwendbar ist. Es wird nach der Inhalation von Kohlenoxyd eine Blutprobe
entnommen und in einem Teil dieser Probe die Kohlenoxydmenge in Kubikzentimeter, in dem anderen Teil mit dem Hämatokrit das Verhältnis von
Erythrozyten zu Plasma ermittelt, daraus die Gesamtblutkörperchenmasse
berechnet. Diese Methode der Bestimmung der Gesamtmasse der das Kohlenoxyd aufnehmenden Erythrozyten ergänzt die verschiedenen Methoden der
Bestimmung der Gesamtblutplasmamenge, wie sie durch Injektion geeigneter
Farbstoffe möglich ist und allmählich klinisch in Aufnahme zu kommen beginnt.
Die Farbstoffmethoden gehen auf erste vergebliche Versuche von Kottmann
im Jahre 1906 zurück. Die Auswahl der hochmolekularen bzw. kolloiden Farbstoffe blieb beschränkt durch die Bedingungen, daß der Stoff absolut unschädlich,
bequem nachweisbar, im Blut unveränderlich, im Blut lange genug verweilend
und endlich mit dem Blut gut und gleichmäßig mischbar sein mußte. Keith,
Geraghty und Rowntree benutzten das Vitalrot, von dem sie eine bestimmte
Menge injizierten und die erhaltene Verdünnung mittels des Autenriethschen
Kolorimeters feststellten. Griesbach spritzt 10 ccm einer 1%igen Lösung
von Kongorot ein und entnimmt nach 4 Minuten aus einer anderen Vene etwa
15 ccm Blut unter geringer Stauung. Das sogleich defibrinierte Blut wird eine
Stunde im genau kalibrierten Zentrifugengläschen rotiert, das Blutkörperchen-
volumen abgelesen und das Serum im Autenriethschen Kolorimeter mit einer
Testlösung, 10 ccm der gebrauchten Injektionslösung verdünnt auf 1 Liter
Wasser, verglichen. Er findet dabei als Normalwert 5,5%. Seine sowie die
Rowntreesche Methode haben R. Seyderhelm und Lampe, die das Gebiet
kürzlich monographisch ausführlich behandelt haben, einer Kritik unterzogen
und eine modifizierte Methode der Kolorimetrie nach Lampe, die insbesondere
den unzulässigen Vergleich einer kolloidhaltigen mit einer reinwässerigen Lösung
eliminiert, zur Anwendung empfohlen. Die Normalwerte für den Menschen
von mehreren Autoren und mit verschiedenen Methoden bestimmt, lassen
übereinstimmend beim gesunden Erwachsenen 44—51 ccm Plasma pro Kilogramm, 82—85 ccm Blut pro Kilogramm Körpergewicht annehmen. Bei der

Polyzythämie wurden zum Teil sowohl Plasma- wie Erythrozytenvermehrung, also re vera eine Polyämie festgestellt. Fettsüchtige zeigten verminderte Blutmengen. Bei Nierenkranken fanden Keith und Mitarbeiter normale Blutmengen mit Anämie und relativer Hydrämie, bei der perniziösen Anämie wurden normale oder subnormale Blutmengenwerte gefunden, im Hochgebirge stieg die Plasmamenge an.

Plesch stellt seine Blutmengenmessungen nach verschiedenen Gesichtspunkten zusammen. Seine Normalmaße waren 5,3% bei Männern, etwas weniger bei Frauen, relativ mehr bei Säuglingen, weniger bei Greisen. Verminderung der Gesamtblutmenge und des Hämoglobins fand er hauptsächlich bei längeren Blutungen. Erhebliche Vermehrung nach einmaligem Blutverlust, bei sekundären Anämien, bei Chloroformschädigung, bei Herzkranken, insbesondere bei Klappenfehlern, bei Status plethoricus, bei Arteriosklerose, bei Nephritis und bei Stauung im kleinen Kreislauf (Emphysem und Bronchitis). Nach Smith, Hooper u. a., die Reihenbestimmungen mit der Brillantvitalrotmethode am gleichen Tier vorgenommen haben, ist die Blutmenge physiologischen Schwankungen ganz unbestimmten Charakters unterworfen. Sie beträgt bei Hunden etwa 10,13 ccm auf 100 g Körpergewicht. Dabei waren die Messungen sehr genau, da sich künstliche Blutverluste mit großer Sicherheit nachweisen ließen.

L. Die Methoden zur Untersuchung der Blutverschiebungen.

Die Blutverschiebung zwischen einzelnen Organen oder einzelnen Körperteilen äußert sich in einer Änderung des Gesamtvolumens dieser Teile. Sie wird im allgemeinen durch eine Änderung des Tonus im arteriellen Teil des Gefäßsystems hervorgerufen sein, gelegentlich indes durch Erleichterung oder Erschwerung des venösen Abflusses, durch Verlangsamung oder Beschleunigung des Herzschlages, durch Schwankungen des Herzschlagvolumens modifiziert sein können.

Methodik. Am häufigsten wurde das Volumen der Extremitäten mittels des Mossoschen Plethysmographen registriert, dessen Prinzip aus Abb. 75 ersichtlich ist. Die Volumschwankungen werden durch Vermittlung des umgebenden Wassers einem Volumschreiber mitgeteilt und graphisch verzeichnet. Uhlenbruck benutzte den leichter zu handhabenden Luftplethysmographen. Das Volumen einzelner Organe wird durch Organplethysmographen, sog. Onkometer registriert. Auf diese Weise ist es z. B. gelungen, die Schwankungen des sich bewegenden Herzens graphisch exakt zu registrieren, Ventrikel und Vorhof getrennt ihre Schwankungen aufschreiben zu lassen. Der Blutgehalt des Abdomens kann durch einen Darmplethysmographen registriert werden (O. Müller, E. Weber), wobei indes die Veränderungen des intestinalen Druckes eine große Rolle spielen. Die Apparatur besteht aus einem, mit einem Kondom überzogenen Darmrohr. Die Gefäßveränderungen des Kopfes wurden von E. Weber mittels eines Ohrplethysmographen aufgenommen. An Fällen mit Defekt der Schädelknochen wurden die Volumschwankungen des Gehirns studiert. Blutverschiebungen größeren Maßstabes lassen sich mit der von Mosso angegebenen, von O. Müller modifizierten Waage feststellen. Das Prinzip ist, einen flach liegenden Menschen auf einer Waage genau im Gleichgewicht einzustellen. Blutverschiebungen kranialwärts müssen nun das Kopfende des Waagebalkens, das auf einer rotierenden Trommel schreibt, zum Absinken bringen.

Klinische Untersuchungen. Von E. Weber wird die plethysmographische Methode zur Prüfung der Funktionstüchtigkeit des Herzens angewandt. Er glaubt, aus dem Verlauf der Kurven eine Differentialdiagnose zwischen organischen und funktionellen Herzleiden stellen zu können. Beim Normalen tritt nach Fußarbeit ein Steigen des Armplethysmogramms auf, das auf aktiver Gefäßerweiterung beruht, beim organisch Herzkranken ist dieser Ablauf der Reaktion in mannigfacher Weise dadurch modifiziert, daß durch Vermittlung des Blutes die zentrale Gefäßregulation gestört ist und im extremen Falle statt gefäßdilatierender gefäßverengernde Impulse an die arbeitende Extremität abgegeben werden. Die Methodik wird zum Teil stark angegriffen, zum Teil völlig abgelehnt, wegen der Unmöglichkeit Armbewegungen im Plethysmographen auszuschließen. Nachprüfungen liegen vor von Frey und Löhr, Liebesny und Scheminsky, Bruns und Römer, Ewig, mit negativem Resultat, von Thur und Lang und von Schirokauer und Dünner mit positivem Resultat. Man wird vielleicht eine gewisse Berechtigung der Weberschen Anschauung anerkennen müssen und zugeben, daß die plethysmographische Kurve dem

erfahrenen Untersucher einen diagnostischen Hinweis geben kann. Als allgemeine klinisch
diagnostische Methode ist ein mit so viel widerspruchsvollen Ergebnissen belastetes Verfahren nicht anwendbar.

Von O. Müller wird eine Funktionsprüfung der Arterien zur Feststellung der Arteriosklerose mittels des Plethysmographen durch die sog. Eisreaktion vorgeschlagen, d. h.
es wird die Fähigkeit der Gefäße auf einen leidlich dosierbaren Reiz mit einer Kontraktion
anzusprechen geprüft. Frey und Löhr weisen auf den Verlauf der plethysmographischen
Kurve allgemein (nicht der Weberschen Arbeitskurve) bei verschieden gefäßerregbaren
Menschen hin. Uhlenbruck zeigte durch gleichzeitige Registrierung des Plethysmogramms
und der Hautdrüsenströme mit dem Seitengalvanometer die Übereinstimmung des zeitlichen

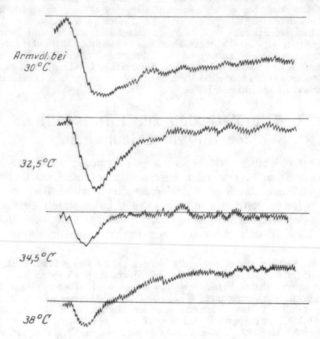

Abb. 122. Armplethysmogramm bei verschiedener Temperatur des Bades.
(Nach O. Müller und Veiel.)

Verlaufs dieser beiden Erregungsäußerungen des sympathischen Systems. O. Müller
und Veiel haben mittels des Plethysmographen die Veränderung der Gefäßweite in warmen
und kalten Bädern sowie in Kohlensäurebädern beobachtet und charakteristische Kurven
für die Schwankungen der Gefäßweite erhalten (Abb. 122). Hewelett und Eppinger wenden
die Stauplethysmographie an, die darin besteht, daß in üblicher Weise das Plethysmogramm
einer Extremität geschrieben wird, und durch eine um den Oberarm gelegte von Recklinghausensche Manschette eine plötzliche venöse Stauung hervorgerufen wird. Durch den
Verschluß der Venen kommt ein Anstieg der Kurven zustande, der einen unmittelbaren
Ausdruck des arteriellen Blutstromes zu der betreffenden Extremität darstellt. Von Senner
liegt eine Untersuchung über die Wirkung des Hexetons mit dieser Methode vor.

M. Kapillarmikroskopie.

Einen Schritt vorwärts in der Kreislaufforschung bedeutete die unmittelbare Sichtbarmachung der Kapillaren des Menschen mit Hilfe des Kapillar-
mikroskopes. Die Kapillarmikroskopie von Ottfried Müller und Weiß
gestattet uns nach Aufhellung der Haut mit Glyzerin oder Zedernöl an beliebiger
Körperstelle den Blutstrom in den Kapillaren zu beobachten. Vieles, was uns
Anatomie und Physiologie über die Kapillaren bislang gelehrt, hat uns diese

Methode bestätigt, in manchen Punkten ist aber durch sie unsere Auffassung über die Funktion der Haargefäße umstürzlerisch geändert. Während wir früher dem Herzen allein eine aktive Rolle beim Blutumlauf zuerkannten, den Kapillaren nur eine passive, stellen wir heute fest, daß auch den Kapillaren eine aktive Beteiligung am Blutstrom zukommt. Diese funktionelle Selbständigkeit, für die Ebbecke bereits beim Studium des Dermographismus eingetreten, ist das Ergebnis einer Reihe kapillarmikroskopischer Beobachtungen, vor allem der vollkommenen Entleerung der Kapillaren in die Vene nach Abklemmung der zuführenden Arterie, ferner ein Resultat der Beobachtung des plötzlichen

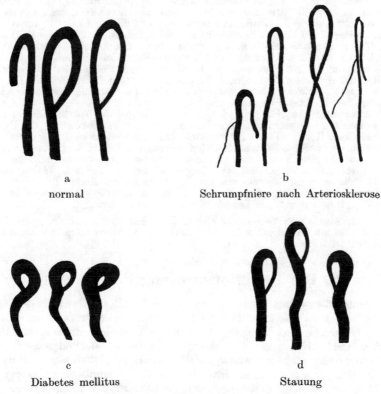

a
normal

b
Schrumpfniere nach Arteriosklerose

c
Diabetes mellitus

d
Stauung

Abb. 123. Kapillarschlingenformen nach Weiß.

Verschwindens und Wiederauftauchens einzelner zur gleichen Arteriole gehörenden Kapillaren. Überraschend sind die Befunde bei den vasomotorischen Erkrankungen. Je nach dem kapillarmikroskopischen Bilde können wir zwei Formen unterscheiden: den spastisch-atonischen Symptomenkomplex und die krankhafte Durchlässigkeit der Gefäßwand. Die erste Gruppe imponiert durch unregelmäßig auftretende spastische und atonische Veränderungen der Kapillaren. Die abnorme Durchlässigkeit ist am Auftreten von kleinen Blutungen oder geringen Trübungen des Gesichtsfeldes nach Reizungen zu erkennen. Hierhin gehört auch die Urtikaria und das Quinckesche Ödem.

Die Erkrankung der Kreislauforgane selbst führt zu den verschiedenartigsten kapillarmikroskopischen Bildern. Bei der Stauung ist die Strömung verlangsamt, körnig segmentiert, der venöse Schenkel erweitert; bei der Hypertonie sehen wir als Charakteristikum das Jagen des Blutstromes, der arterielle Schenkel ist dabei etwas kontrahiert, die Schlinge im ganzen gestreckt und lang, der venöse Schenkel von normalem Ausmaß. Bei der Arteriosklerose sind die Kapillarschlingen gewunden, die Strömung ist schlecht und körnig. Bei der akuten Glomerulonephritis beobachtet man eine abnorme Schlängelung der Kapillaren, Neigung zu Blutaustritt, körnige Strömung und Stasenbildung. Von Brown und Roth ließ sich zeigen, daß mit zunehmendem Alter die sichtbaren Kapillarschlingen länger und schmaler werden. Der Blutstrom wird im späteren Lebensalter langsamer und es treten besonders vom 50. Lebensjahr ab abnorme Typen des Blutstromes in zunehmender Zahl auf: langsames Strömen, Wechsel von schneller und langsamer Strömung, Neigung zur Stase und Unterbrechung des Blutstromes durch Strecken heller Plasmaströmung. Für kardiorenale Erkrankungen werden kleine kontrahierte Kapillarschlingen, die oft stark gewunden sind und an Zahl vermindert als charakteristisch angesehen. Bei Hypertension sind die Veränderungen nicht sehr typisch, vielleicht sind mehr gewundene Schlingen vorhanden und ist die Strömung oft unmeßbar schnell, oft wechselnd zwischen Beschleunigung und Verlangsamung. Bei den vasomotorischen Neurosen (Raynaud) sieht man im Stadium der Blässe kontrahierte Kapillaren mit segmentierter Füllung, in der Zyanose erweiterte und sich ruckweise mit blaurotem Blut füllende Schlingen, in der Phase der Röte auffallend viele geöffnete und noch stark erweiterte Kapillaren. Es scheint demnach das blasse Stadium der Synkope einer Kontraktion der Arteriolen, Kapillaren und vielleicht auch der Venen zuzuschreiben zu sein, das zyanotische Stadium eine unvollständige Wiederherstellung einzuleiten mit zeitweiser Erschlaffung der prä- und postkapillaren Gefäße. Das Stadium der Röte ist eine Überkompensation mit Aufhören des arteriellen Spasmus bei noch bestehender Erschlaffung der Kapillaren. Für die echte Sklerodermie, von der ein vasomotorischer mehr dem Raynaud angehöriger Typ abgegrenzt wird, ist die Spärlichkeit der Schlingen und ihre eigenartige Verzerrung kennzeichnend. Diese „Avaskularisation" der Haut dürfte eine wesentliche Rolle bei den sklerodermischen Hautveränderungen spielen. Bei der Polycythaemia vera wurde festgestellt, daß die Durchschnittszahl der in einem Gesichtsfeld sichtbaren offenen Kapillarschlingen die Normalzahl um das Zwei- bis Dreifache übertrifft. Die Einzelschlinge ist länger und etwa doppelt so weit als normal. Während in einem Quadratmillimeter normaliter das von den Kapillarschlingen ausgefüllte Areal etwa 5% ausmacht, ist bei der Polycythaemia vera diese planimetrisch bestimmte Fläche etwa gleich 15%. Hierin dürfte die Ursache der Erythrosis liegen.

Sehr interessante und wechselnde Bilder, deren Erläuterung einem Spezialwerk vorbehalten bleibt, sind bei den Infektionskrankheiten, vor allem natürlich bei den akuten Exanthemen, zu finden.

N. Die Funktionsprüfung des Herzens.

Wie Seite 46 erwähnt ist, haben wir für die Arbeit, die das Herz des Menschen täglich leistet, kein absolutes Maß. Die Methoden zur Prüfung der Funktionstüchtigkeit der Herzens beruhen alle mehr oder weniger darauf, den Grad der absoluten Herzkraft festzustellen; sämtliche klinischen Methoden der Funktionsprüfung sind daher nicht zuverlässig. Selbst wenn es möglich wäre, auf irgendeine Weise die Kraft des Herzens in einem bestimmten Augenblick zu messen, würde dieses Maß immer noch erst von vielen anderen Fragen abhängig sein, ehe es sich zu einer brauchbaren Größe verwerten lassen würde. Es kommt eben weniger auf das Absolute an, als darauf, wie sich die Leistungsfähigkeit des Herzens den verschiedenen körperlichen und psychischen Anforderungen gegenüber verhält, und dieses Verhalten wird wahrscheinlich individuell und täglich und in der Minute ein wechselndes sein. Wenn man z. B. bei genau dosierter Arbeit die Pulsfrequenzerhöhung und die Akkommodation des Herzens prüft, so staunt man, wie enorm groß der Unterschied in der Reaktion bei demselben Individuum ist. Die Faktoren, die hierbei eine Rolle spielen, sind auch nicht annähernd abzuschätzen. Offenbar verlangt der scheinbar klarste Faktor hierbei, die äußere Arbeit, sehr verschiedene Energiemengen von seiten des Herzens, je nach den Umständen. Worin aber im einzelnen diese verschiedene Reaktion begründet ist, ist auch nicht nur ungefähr zu sagen. Am wahrscheinlichsten ist es, wenn man annimmt, daß hier die nervösen Einflüsse die größte Rolle spielen.

1. Methoden, die die Veränderungen von Puls und Blutdruck nach dosierter Arbeit berücksichtigen.

Hier sind zuerst zu nennen die Methoden von Maximowitsch und Rieder, Gumprecht, August Staehelin, Mendelsohn und Gräupner. Sie beruhen auf der Tatsache, daß nach jeder größeren äußeren Muskelarbeit die Pulsfrequenz steigt. Als Maßstab für die Herzkraft gilt die Zeit, in welcher wieder eine normale Pulsfrequenz hergestellt ist. Als äußere Arbeit wurden Übungen am Ergostaten, Treppensteigen und Spaziergänge in einer bestimmten Zeiteinheit unter Kontrolle einer Schrittuhr benutzt. Nachdem man brauchbare Blutdruckapparate kannte, suchte man in dem Verhalten des Blutdrucks nach körperlicher Arbeit ein Maß für die Funktionsgröße des Herzens zu finden. Diese Methode wurde von Dehio und seinen Schülern, ferner von O. Moritz, Masing u. a. zuerst praktisch in großem Umfange angewandt, indem sie nach einer speziellen Arbeit (Anziehen des belasteten Beines, bei Rückenlage nach dem Takt eines Metronoms) die Phase bestimmten, in der die unmittelbar nach der Arbeit auftretende Blutdruckerhöhung einem normalen Blutdruck wich. Gräupner fand, daß bei suffizientem Herzen der Blutdruck nach der Arbeit etwas erhöht ist und allmählich wieder zur Norm sinkt, bei insuffizienten Herzen und bei ungewohnt größerer Arbeit der Blutdruck auf subnormale Werte sinkt und um so länger niedrig bleibt, je weniger leistungsfähig das Herz ist. Diese Gräupnersche Methode ist speziell von F. Klemperer nachgeprüft, aber nicht bestätigt worden. Später berücksichtigte man statt des maximalen Blutdrucks die Differenz zwischen maximalem und minimalem, die Pulsamplitude oder den Pulsdruck. Strasburger hat neben dem minimalen und maximalen Druck den Begriff des Blutdruckquotienten eingeführt, der identisch mit „Blutdruck : Mitteldruck" ist, und angenommen, daß bei vermehrter Herzarbeit der Maximaldruck und Blutdruckquotient steigen, bei verminderter Herzarbeit sinken. Mit Hilfe der von Recklinghausen angegebenen modifizierten Blutdruckmessung versuchte Tiedemann den Einfluß bestimmter Arbeit (Heben eines beschwerten Hebelarmes durch Zug nach unten) auf die Amplitude zu bestimmen und fand diese abhängig davon, ob die Arbeit ermüdete oder nicht. Er sah in der ersten Periode 1—5 Minuten nach der Arbeit ein Größerwerden der Amplitude nach nicht ermüdender, ein Kleinerwerden nach ermüdender Arbeit; in der 2. Periode, 6—15 Minuten nach der Arbeit, verhielt sich der Blutdruck wie vor der Arbeit oder er war kleiner. B. Fantus und R. Staehelin nahmen dieses Problem wieder auf, konnten aber keine bestimmte Größe der Pulsamplitude zur Größe der geleisteten Arbeit feststellen.

Auch im Kriege, als man täglich danach strebte, eine praktische Methode zur Beurteilung der Herzleistung zu finden, ist etwas Neues nicht geschaffen worden. Ich habe mich damit begnügt, den Unterschied zwischen Ruhepuls in horizontaler Lage und Puls unmittelbar nach dem Aufstehen, den Unterschied zwischen dem Puls im Stehen und dem nach 10 Kniebeugen und den Unterschied zwischen Ruhepuls und Treppensteigen zwei Stockwerke hoch festzustellen. Falls diese Ergebnisse keinen genügenden Überblick gestatteten, ließ ich einen Übungsmarsch mit 50 Pfund Gepäck eine Stunde lang 4—5 km ausführen. Die Frequenz, die im Mittel 80 betrug, erhöhte sich nach dem Aufstehen um 15, nach dem Kniebeugen um 20, nach dem Treppensteigen um 40—60 und nach dem Übungsmarsch um 40—50. Die Anfangszahl wurde nach dem Treppensteigen in 2—3 Minuten erreicht, nach dem Übungsmarsch in 35—40 Minuten. Herzkranke Soldaten boten nicht immer Abweichungen von diesen Normen. Am meisten in die Höhe schnellte der Puls bei den Thyreotoxikosen, die kompensierten Klappenfehler paßten sich oft ziemlich schnell der Belastung an. Die Herzneurosen zeigten in der Anpassungspause nicht selten reichliche Extrasystolen. Die Kontrolle des Blutdrucks im Stehen und im Liegen, auch der Versuch den Druck in der Art. dorsal. ped. im Vergleich zu der Brachialis zu verwerten, ergaben keine praktischen Resultate. Neben den übrigen objektiven Werten insbesondere der Herzgröße, dem Blutdruck usw. war der Allgemeineindruck, die Gesichtsfarbe, die Reaktion des Atmungsapparates auf die körperlichen Anstrengungen das Wichtigste [1]). Die theoretische Grundlage dieser praktisch seit langem erprobten Funktionsprüfung ist in neuerer Zeit durch die Untersuchungen von A. V. Hill sowie von Eppinger beigebracht worden, aus denen hervorgeht, daß der Herzkranke bei einer Anstrengung mehr O_2 benötigt als der Normale und daß die O_2-Schuld des Organismus, der sog. Deptwert, noch lange Zeit nach Beendigung der Arbeit hoch ist.

---

[1]) Külbs, Ergebn. d. inn. Med. 1919.

2. Methoden, die das Verhalten von Pulsdruck bzw. Blutdruck in verschiedener Körperlage oder bei Ausschaltung bestimmter Gefäßbezirke in Rechnuug setzen.

Katzenstein benutzte die schon von Marey und Hensen gefundene Tatsache, daß bei Ausschaltung einiger Gefäßgebiete der Blutdruck steigen kann, zur Funktionsprüfung des Herzens. Er fand, daß nach $2^1/_2$—5 Minuten langem Komprimieren der Aa. iliacae bei normalem suffizientem Herzen der Blutdruck um 5—15 mm Hg stieg, ohne Vermehrung der Pulszahl. Bei leicht insuffizientem Herzen blieb der Blutdruck gleich, die Pulszahl wurde nur wenig erhöht. Bei schwer insuffizientem Herzen fiel der Blutdruck, trotzdem die Pulsfrequenz stark stieg. Nachprüfungen dieser Methode von Fellner, Rüdinger u. a. gaben ungleichmäßige Resultate.

van den Velden prüfte den Blutdruck in verschiedenen Haltungen des Patienten, erstens in liegender, dann in sitzender mit herabhängenden Unterschenkeln, ferner in sitzender mit gehobenen und gestreckten Unterschenkeln und endlich in aufrechter Stellung. Auf Grund zahlreicher Einzelbeobachtungen hat er ein bestimmtes Schema über das Verhalten des normalen Kreislaufs aufgestellt. Die Methode gibt eigentlich nur brauchbare Werte über die koordinatorische Tätigkeit der Gefäße, nicht aber über die Leistungsfähigkeit des Herzens selbst.

Dann ist hier zu nennen die Methode von Waldvogel, der den Blutdruck des sitzenden und stehenden Menschen verglich und ein Absinken des systolischen Blutdrucks beim Übergang vom Sitzen zum Stehen um mehr als 20 mm Hg für krankhaft hält. Mortensen bringt den zu Untersuchenden auf eine drehbare Unterlage und findet ein Absinken des Blutdrucks von mehr als 6—8% dann, wenn er die Versuchsperson aus der Wagerechten in die Senkrechte dreht, als kennzeichnend für das Darniederliegen der Herzkraft.

Bei sportlichen Leistungen ist das Verhalten des Normalen im allgemeinen so, daß bei kurzen Anstrengungen der Blutdruck anzusteigen pflegt, bei längeren sportlichen Anstrengungen dem Anstieg ein allmähliches Wiederabsinken folgt, das zu Dauer und Stärke der Anstrengung in Beziehung steht. Wenigstens ist dieses Verhalten bei der Mehrzahl der Sporttreibenden und in dieser Richtung untersuchten Soldaten gefunden worden, doch gibt es immer einen gewissen Prozentsatz Ausnahmen, die im übrigen keine Schädigung ihres Kreislaufsystems erkennen lassen.

3. Sphygmobolometrie und Energometrie.

Ein neues Prinzip, das von Sahli eingeführt wurde, ist die Messung der Arbeit der Pulswelle. Während die Druckschwankungen nichts über die Energie des Pulses aussagen, ist diese von jeher mit dem palpierenden Finger geschätzt und mehr oder weniger bewußt zu diagnostischen und prognostischen Zwecken benützt worden. Die Energie der Pulswelle steht viel eher in Beziehung zur Arbeitsleistung des Herzens als die Höhe des Blutdrucks und dessen Schwankungen, die bei ganz schweren Zirkulationsstörungen häufig normal gefunden werden. Sahli hat sich um die mathematischen Grundlagen einer Meßmethode bemüht und seinen Apparat immer wieder verbessert, außerdem hat Christen nach einem anderen Prinzip einen Apparat konstruiert und mathematisch begründet.

Sahli nennt seinen Apparat das Sphygmobolometer. Es besteht im wesentlichen aus einer Recklinghausenschen Gummimanschette, deren Außenwand durch einen Stahlmantel vollständig versteift werden kann. Diese Manschette steht einerseits mit dem Gummigebläse, andererseits mit einem gewöhnlichen Quecksilbermanometer und mit dem von Sahli angegebenen Indexmanometer in Verbindung. In der Manschette kann man durch ein Gebläse einen Druck erzeugen, der am Quecksilbermanometer abzulesen ist. Während Sahli früher die Energie der Pulswellen maß an der Höhe der Quecksilberausschläge, hat Sahli später zur Ablesung der Ausschläge ein Indexmanometer konstruiert, welches den Vorzug hat, daß es trägheitsfrei ist. Das Indexmanometer besteht aus einer Kapillarröhre, die auf der einen Seite verschlossen ist und einen Tropfen mit Methylenblau gefärbten Alkohols enthält. Da die Ausschläge des Manometers abhängig sind von der Temperatur, von dem augenblicklichen Barometerstand, ist es erforderlich, vor jeder Messung das Manometer durch Vergleich mit dem Quecksilbermanometer zu eichen.

Die genaue Beschreibung der Einzelheiten dieses Verfahrens würde zu weit führen. Der Apparat ist trotz seiner verschiedenen und technisch nicht ganz einfachen Methoden so leicht zu bedienen, daß man das Verfahren innerhalb weniger Minuten ausführen kann.

Die Normalwerte der Arbeit des Brachialpulses schwanken bei dieser Art der Berechnung gewöhnlich zwischen 40 und 60 g/cm. Unter pathologischen Verhältnissen können sie bis auf das Doppelte und mehr steigen.

Da bei dieser Methode die elastische Deformation der Weichteile und der Manschette noch einen Fehler bedingen könnte, hat man später an Stelle der Armmanschette eine

Pelotte angewendet, die auf die Radialis gelegt wird. Dadurch wird auch die Handhabung und die Berechnung einfacher, indem an Stelle des variablen Luftraums ein (beim Beginn des Versuches) konstanter tritt und nicht die Menge der Luft, sondern nur ihr Volum verändert wird. Auch die Verwendung eines geeichten Indexmanometers trägt zur Vereinfachung der Berechnung bei. Neuerdings hat Sahli die Methode durch Einführung einer anderen Radialispelotte und durch die weitere Vereinfachung der Rechnung verbessert, so daß es mit Hilfe einer Tabelle gelingt, die Messung und Berechnung durchzuführen, ohne daß das Instrument jedesmal geeicht werden muß. Die Ausführung eines Versuchs gestaltet sich folgendermaßen: Man legt die Pelotte auf die Radialis, preßt sie durch Anziehen eines Bandes fest auf und schiebt den Spritzenstempel so weit vor, bis die Ausschläge am Indexmanometer, die zuerst größer wurden, anfangen sich zu verkleinern. Nachdem man sich überzeugt hat, daß weiteres Anziehen des Pelottenbandes die Ausschläge nicht mehr vergrößert, liest man den Druck am Quecksilbermanometer und die Größe der Ausschläge am Indexmanometer ab, wobei man dafür zu sorgen hat, daß der Index von dem Teilstrich 0 aus seine Exkursionen ausführt. Dann kann man in einer Tabelle ablesen, welcher Arbeitswert bei dem abgelesenen Quecksilberdruck für das gebrauchte Instrument einem Indexmanometerausschlag von 1 cm entspricht und hat nur die Größe des Ausschlags (in Zentimeter) mit diesem abgelesenen Wert zu multiplizieren.

Sahli hat ferner ein Verfahren angegeben, um mit einem besonderen Jaquetschen Sphygmographen die Sphygmobolometrie ausführen zu können. Er benutzt hierzu einen Sphygmographen, welcher an Stelle der Blattfeder, die bei dem alten Sphygmographen die Pelotte auf die Radialis drückte, eine Spiralfeder besitzt. Auf diese Weise wird erreicht, daß der Elastizitätsmodul der Feder für alle Spannungen nahezu gleich bleibt. Die Bewegungen der Pelotte werden durch ein Hebelwerk, um ein ganz bestimmtes Maß vergrößert, auf der Kurve aufgeschrieben. Die Energie des Pulses läßt sich dann einfach berechnen aus dem Weg, den die Pelotte des Sphygmographen bei einer Hebung zurückläßt mit der Kraft, welche zur Überwindung der Federspannung nötig ist.

Der Energometer von Christen besteht aus einer Manschette, die an der Wade oder am Oberarm angelegt werden kann, einem trägheitsfreien Manometer, einer Pumpe und einer Luftspritze, die alle miteinander in Verbindung stehen. Mit Hilfe der Pumpe stellt man in der Manschette einen bestimmten Druck her. Die Pumpe wird abgeklemmt und die Ausschläge der Tonometernadel beobachtet. Nun wird mit Hilfe der Luftspritze so viel Luft in die Manschette hineingepreßt, daß die Tonometerausschläge um ihre ganze Breite verschoben werden, d. h. daß die Nadel jetzt bei jedem Puls zwischen zwei Teilstrichen schwankt, von denen der untere vor dem Einspritzen die obere Grenze der Schwankung dargestellt hatte. Die Größe des hierzu nötigen Luftvolumens (das an der Spritze abgelesen werden kann) stellt die Größe der systolischen Füllung der unter der Manschette liegenden Arterienteile dar, wie sie entgegen dem Druck zustande kommt, bei dem gemessen wurde. Durch Multiplikation dieses Volumens mit dem während der Messung in der Manschette herrschenden Mitteldruck erhält man die Arbeit, die die Pulswelle dabei leistet. Diese Messung kann für jeden beliebigen Druck ausgeführt werden, man bekommt deshalb für jeden stauenden Druck einen Volumwert und einen Energiewert. Durch Eintragen der Druckwerte und der zugehörigen Volum- resp. Energiewerte erhält man zwei sog. Stauungskurven. Diese geben ein Bild von dem Verhalten der Pulswelle wechselndem Druck gegenüber.

Diese Stauungskurven fallen bei verschiedenen Krankheiten verschieden aus und zeigen charakteristische Formen. Bei der Aorteninsuffizienz ist ein hohes und breites Plateau vorhanden, bei der Arteriosklerose ein hoher spitzer Gipfel, bei Myokarditis und in kachektischen Zuständen sind die Kurven flach und niedrig. Bisweilen erhält man bei darniederliegender Zirkulation niedrige Kurven, obschon die Sphygmomanometrie ganz normale Werte anzeigt.

Zu vergleichenden Messungen empfiehlt Christen nur den Energie- resp. Volumwert, der dem Maximaldruck entspricht, zu berücksichtigen.

Über die Prinzipien der Sphygmobolometrie und über ihre mathematische Ableitung hat sich eine lebhafte Diskussion zwischen Sahli und Christen entsponnen. Auf die Einzelheiten kann hier nicht eingegangen werden, es sei auf die Arbeiten von Christen und Sahli[1]) hingewiesen. Jedenfalls ist die Messung der Pulsenergie (der „Größe" des Pulses) und die Einführung einer energetischen Betrachtungsweise ein großer Fortschritt. Freilich wird auch eine einwandfreie Methode nicht ohne weiteres ein Maß für die Größe der Herzarbeit erlauben, da der Antagonismus von Extremitäten- und Splanchnikusgebiet eine Proportionalität zwischen der Energie der Herzkontraktion und der Pulswelle in einer Extremitätenarterie von vorneherein nicht als allgemeine Regel erscheinen läßt. Außerdem können beide Methoden unberechenbare Fehler ergeben, wenn die aktive Kontraktion der Arterien einen wesentlichen Anteil an der Blutbewegung hat. Trotzdem bedeuten die Methoden einen großen Schritt vorwärts. E. Münzer hat neuerdings einen

---

[1]) Sahli (Dtsch. Arch. f. klin. Med. Bd. 110 und 112).

Apparat konstruiert, der dem von Christen ähnelt. Er fand, daß ein großes Pulsvolumen auch bei niedrigem Blutdruck vorkommt, daß ein übernormal großes Pulsvolumen bei normalem Blutdruck ein Zeichen von Sklerose der Aorta und der großen Gefäße ist. Bei der Mitralstenose fand er eine Verminderung, bei der Aorteninsuffizienz eine Erhöhung des Pulsvolumens. Mit einem neuen Apparat (Sphygmobolometer) hat Hedinger versucht, Messungen der Kreislaufwirkungen bei einfachen und Kohlensäurebädern vorzunehmen. Bei einfachen Bädern, normaler Temperatur fand Hedinger eine Zunahme, bei abgekühlten Temperaturen eine Abnahme des Pulsvolumens und damit des Schlagvolumens; bei kühlen Kohlensäurebädern stiegen Puls-, Schlagvolumen und Pulsarbeit.

Auf Grund seiner experimentellen Untersuchungen glaubt Straub, „daß es ein grundsätzlich vergebliches Bemühen ist, den Beginn des Nachlassens der Herzmuskelkraft am arteriellen Puls auf irgendeine Weise nachweisen zu wollen, sei es durch Palpation, Blutdruckmessung oder dynamische Pulsuntersuchungen. Für die Eigenschaft des arteriellen Pulses ist der Einfluß des peripheren Kreislaufs im allgemeinen viel bedeutungsvoller als der des Herzens".

4. Weitere Methoden der Herzfunktionsprüfung.

(Schlagvolumen, Wasserretention. CO_2 der Inspirationsluft.)

Von weiteren Methoden, sich über die Funktion des Herzens ein Urteil zu verschaffen, wäre die Beobachtung des Herzens vor dem Röntgenschirm zu nennen. Insbesondere bei Absperrung des Venenzuflusses durch den sog. Valsalvaschen Versuch sieht man beim schlaffen Herzens eine relativ hochgradige Verkleinerung, die das muskelkräftige Herz nicht in gleichem Maße aufweist. Ein Gleiches gilt für die orthodiagraphische Untersuchung des Herzens beim Übergang vom Liegen zum Stehen. Quantitative Angaben über das Ausmaß dieser Veränderungen sind von F. Moritz beigebracht worden. Die Beobachtung einer plötzlichen Erweiterung des Herzens nach schwerer Anstrengung wird wohl allgemein mit Recht als ein Zeichen dafür aufgefaßt, daß das Herz dieser Anstrengung nicht gewachsen war und daß die Vergrößerung der Herzsilhouette der Ausdruck einer Herzdilatation ist.

Die auskultatorischen Methoden sind im allgemeinen wohl zu subjektiv, um als Funktionsprüfung in Betracht zu kommen. Schwarzmann gibt an, daß das muskelschwache Herz bei körperlicher Anstrengung — die Versuchsperson soll einen Gummischlauch mit voller Muskelkraft dehnen, während das Herz auskultiert wird — eine Beschleunigung der Frequenz und ein Dumpfer- und Schwächerwerden der Herztöne aufweist.

Von Mobitz wird die Bestimmung des Schlagvolumens zur Funktionsprüfung des Herzens herangezogen, von Hochrein die Bestimmung der Blutgeschwindigkeit nach dem von Brömser angegebenen Verfahren bzw. die Differenz zwischen Druck- und Geschwindigkeitspuls.

Ist die Insuffizienz des Herzens bereits so weit vorgeschritten, daß Neigung zu Wasserretention besteht, so gibt uns oft die Beobachtung der Nykturie, d. h. der vermehrten Wasserausscheidung des Herzkranken während der Nachtstunden, auf die schon Quincke hinwies, einen Fingerzeig auf die gestörte Funktion des Herzens. Kauffmann hat versucht, die Neigung zu Wasserretention dadurch nachzuweisen, daß er Wassereinnahme und Wasserabgabe durch eine bestimmte Versuchsanordnung reguliert und dann prüft, ob bei Hochlagerung der Beine die Wasserausscheidung ansteigt bzw. das spezifische Gewicht des Urins absinkt. Nach Schott weist es auf eine gestörte Herzfunktion hin, wenn der blutig nach der Methode von Moritz Tabora gemessene Venendruck bei geringer Arbeit der Beinmuskulatur ansteigt. E. Weber läßt ebenfalls eine Fußarbeit leisten und registriert dabei das Volum eines Armes, wobei normalerweise die plethysmographische Kurve anzusteigen pflegt, beim Herzkranken dagegen erst verzögert ansteigt oder sogar absinkt.

Die Atmung wurde schon von Mackenzie als Testobjekt des Kreislaufs benutzt, Binet und Bourgeois haben eine Funktionsprüfung in der Weise ausgearbeitet, daß sie die Zeit kontrollierten, die die Atmung aus ruhiger Atmung heraus angehalten werden kann. Sie beträgt normalerweise 40—50 Sekunden. Uhlenbruck untersuchte den CO_2-Gehalt der Inspirationsluft, der noch eben erträglich ist und fand beim Gesunden Werte von $7-8\%$, beim Herzkranken je nach der Schwere der Dekompensation unter 1% bis zu 3 und 4%. Magne bietet den zu Untersuchenden Luftgemische verschiedener Zusammensetzung, insbesondere verschiedenen CO_2-Gehalts an und beachtet die Reaktion der Atmung.

Die hier genannten Funktionsprüfungen sind zum Teil in verschiedener Weise miteinander kombiniert worden und man ist dazu übergegangen, eine Art von Zirkulationsstatus aufzustellen, indem tabellarisch die Reaktion des Herzens auf die verschiedenen Belastungen und Funktionsprüfungen eingetragen wird, ein Verfahren, das insbesondere für Untersuchungen in Gutachten und Versicherungsfragen notwendig sein wird.

IV. Die Kreislaufsinsuffizienz.

A. Allgemeines.

Unter Herzinsuffizienz verstand man früher im wesentlichen das Versagen des Herzens selbst, des Motors, und stellte sich vor, daß stets die Ursache aller Erscheinungen von Herzinsuffizienz in einer Schädigung des Muskels zu suchen sei. Die Arbeiten von Romberg, Pässler u. a., die besonders bei Infektionskrankheiten die Erklärung für das Auftreten von Herzschwäche in einer Schädigung der peripheren Gefäße suchten und fanden, bewiesen, daß die „Herz"-insuffizienz nicht selten in erster Linie in einem Versagen des Gefäßsystems besteht. Kraus hat, statt des Begriffs Herzinsuffizienz den Begriff Kreislaufinsuffizienz einzuführen, vorgeschlagen. Bei einem normal funktionierenden Herzen regelt sich die Zirkulation nicht allein durch die gleichmäßige Arbeit des Motors, sondern auch, und dies ganz besonders, durch die Anpassung des Gefäßsystems, d. h. dadurch, daß der Kontraktionszustand des Gefäßsystems, mit der Tätigkeit des Motors korrespondierend, wechselt. Dieses Ineinanderarbeiten wird natürlich bei einem gesunden Herzen und bei einem intakten Gefäßapparat zentral und peripher reguliert.

Die Ursachen einer Insuffizienz des Kreislaufs liegen daher in einem Versagen entweder des Motors oder des peripheren Gefäßsystems oder schließlich auch in einer Veränderung des Gewebszustandes.

Klinisch hat diese Auffassung, die die Protoplasmadynamik in den Geweben mehr in den Vordergrund stellt, sehr viel für sich. Wenn man z. B. bei einer Myodegeneratio cordis monate- oder jahrelang ohne wesentliche Symptome einer Herzinsuffizienz den Patienten nach und nach körperlich und vor allen Dingen auch geistig leistungsunfähiger werden sieht, wenn man bei immerhin noch relativ guter körperlicher Leistungsfähigkeit einen wesentlichen allgemeineren Schwund der Skelettmuskulatur sieht, dann ist man geneigt, hier das Herz und das periphere Gefäßsystem nicht zu berücksichtigen, wohl aber das Gewebssystem. Es ist daher verständlich, daß Kraus auf Grund seiner mit Zondek durchgeführten experimentellen Untersuchungen die Protoplasmadynamik des Gewebes am meisten in den Vordergrund stellt und die Störungen der Stoff- und Wasserbewegung und -verteilung in Beziehung setzt zum Elektrolytturgor (Durchtränkungsspannung des Gewebes). Diese Fragen sind vorläufig angeschnitten, aber noch nicht spruchreif.

Die Folgen der Herzinsuffizienz und ihre Symptome lassen sich nur bis zu einem gewissen Grade theoretisch ableiten. Bei der Betrachtung geht man am besten zunächst von der Voraussetzung aus, daß nur das Herz versagt und die Gefäße intakt bleiben. Dabei ist es gleichgültig, ob die Insuffizienz von einer primären Schwäche des Herzmuskels oder von einem abnormen Widerstand, der sich seiner Tätigkeit entgegenstellt, bedingt ist. In beiden Fällen kann der Ventrikel die nötige Arbeit nicht leisten, und man sollte erwarten, daß er ein zu geringes Blutvolumen auswirft. Die Vorstellung, daß die erste Folge einer Herzinsuffizienz eine Verringerung des Schlagvolumens sei, hat bisher unsere Anschauungen vollständig beherrscht und kommt am deutlichsten in dem Wort „Asystolie" zum Ausdruck, das in der französischen Literatur für die Herzinsuffizienz gebraucht wird. In Wirklichkeit ist diese Vorstellung, wie unten ausgeführt werden soll, zu schematisch.

Rein schematisch kann man die Voraussetzung machen, daß nur der eine Ventrikel insuffizient wird. Was sind die Folgen einer solchen Störung?

Erlahmt der rechte Ventrikel, so befördert er das Blut nicht genügend nach der Arteria pulmonalis weiter. Da aber der linke Ventrikel ungestört arbeitet, so erhalten die Venen von den Arterien her die gleiche Blutmenge wie früher, das Blut sammelt sich in den großen Venen an und staut sich im rechten Vorhof. Das bleibt aber nicht ohne Einfluß auf die Tätigkeit des rechten Ventrikels. Das Schlagvolumen einer Herzkammer ist nicht nur von der Energie der Kontraktion abhängig, sondern auch von dem Widerstand, der sich ihr entgegenstellt, d. h. vom Druck in der Arterie und von seiner diastolischen Füllung, die ihrerseits dem Druck im Vorhof proportional ist. Wenn aber der rechte Ventrikel eine zu geringe Blutmenge in die Lungen befördert und diese Blutmenge von dem intakt gebliebenen linken Ventrikel rasch fortgeschafft wird, so muß die Blutfülle der Lungen und der Druck in der Arteria pulmonalis sinken, der Widerstand für die Entleerung der rechten Kammer wird also geringer. Die Stauung im rechten Vorhof führt andererseits zu einer vermehrten diastolischen Füllung des rechten Ventrikels. Diese beiden Momente, die vermehrte Füllung und der verminderte Widerstand, müssen zur Folge haben, daß das Schlagvolumen wieder wächst, und wir können uns denken, daß sich schließlich ein stationärer Zustand herstellt, in dem die Schlagvolumina beider Ventrikel wieder gleich groß sind. Die Folgen der Schwäche des rechten Ventrikels, die Blutdrucksenkung in der Pulmonalarterie und die Stauung im rechten Vorhof haben also von selbst eine Art von Kompensation zur Folge. Wenn aber diese Kompensation eingetreten ist, wenn das Schlagvolumen des rechten Ventrikels wieder normal geworden ist, so muß der Druck in der Pulmonalarterie wieder auf den früheren Wert steigen, und nur die Stauung im Venensystem bleibt bestehen. Die durch sie verursachte Vermehrung der diastolischen Füllung kann aber vollständig genügen, um das Schlagvolumen des geschwächten rechten Ventrikels dauernd auf der normalen Höhe zu halten. Das Resultat wäre also ein normales Schlag- und Minutenvolumen, genügende Blutversorgung der Organe und als einzige Abnormität des Kreislaufs eine Stauung im Venensystem.

Das Bild der akuten isolierten Insuffizienz des rechten Ventrikels ist von Uhlenbruck kürzlich näher beschrieben worden. Es sind Patienten in mittlerem Lebensalter, seit längerer Zeit an Asthma, Bronchitis, Bronchiektasen leidend, bei denen sich im Laufe weniger Tage oder Stunden eine erhebliche Zyanose ausbildet, meist ohne nennenswerte Dyspnoe, ohne das Bedürfnis, sich im Bett hochzurichten, oft mit leichter Benommenheit. Der perkussorische und auskultatorische Befund am Herzen ist völlig negativ, das Röntgenbild scheinbar normal, läßt aber fast immer den zweiten Herzbogen der Pulmonalis am rechten Herzrand scharf hervortreten. Der Puls ist gut gefüllt und sehr frequent, in eigentümlichem Gegensatz zu der ruhigen tiefen Atmung. Das Elektrokardiogramm zeigt regelmäßig den (freilich mit Vorsicht zu wertenden) Befund des rechtsventrikulären Überwiegens, d. h. ein tiefes S I und hohes R III. Die von Uhlenbruck angestellten Blutgasanalysen ergaben im arteriellen Blut ein Sauerstoffdefizit von bis zu etwa $75^0/_0$ Sättigung herab. Sehr anschaulich läßt sich diese mangelnde Sauerstoffsättigung machen, wenn man den O_2-Verbrauch des Patienten am Kroghschen Spirometer einmal mit luftgefülltem Spirometer, zum anderen mit sauerstoffgefülltem Spirometer bestimmt. Im extremen Fall fand Uhlenbruck aus der Sauerstoffatmosphäre eine um $115^0/_0$ höhere O_2-Aufnahme als aus der Luft bei einem Patienten, dessen autoptische Herzmasse hier wiedergegeben seien: Aortenbreite 7,5, Pulmonalisbreite 10,0 cm, Ventrikelbreite unter der Trikuspidalis rechter Ventrikel 17,0, unter der Mitralis 1. Ventrikel 12,0, Herzmuskeldicke abzüglich der Papillarmuskeln rechts 0,8 cm, links 1,2 cm. Offenbar kann so wie bei der Hypertonie oder der Nephrosklerose der linke Ventrikel einmal akut oder allmählich versagen, bei den Prozessen, die mit chronischer Stauung im kleinen Kreislauf einhergehen, der rechte Ventrikel entweder allmählich versagen und sich das Bild der rechtsventrikulären Insuffizienz herausbilden. Obwohl die Ätiologie, die Frage nach Ursache und Wirkung oft so kompliziert sein kann, daß in vielen Fällen eine klare Antwort unmöglich ist (vgl. Romberg, Herzkrankh.

V. Aufl. 1925. S. 285), so muß es doch das Bestreben der Klinik sein, aus therapeutischen Gründen hier bessere Richtlinien zu suchen.

Wenn der linke Ventrikel insuffizient wird, so wäre in erster Linie zu erwarten, daß er zu wenig Blut in die Aorta wirft. Infolgedessen muß sich das Blut im linken Vorhof stauen, die Stauung setzt sich in die Lungenvenen fort. Da aber die Lungenkapillaren und namentlich die kleinen Lungenarterien viel weniger Widerstand leisten und unter einem viel geringeren arteriellen Druck stehen als die entsprechenden Teile im Körperkreislauf, muß es sehr viel rascher auch zu einer Stauung in der Lungenarterie kommen. Der rechte Ventrikel muß also gegen einen größeren Widerstand arbeiten, doch wird das, so lange er vollständig leistungsfähig ist, nur zu einer geringen Verminderung des Schlagvolumens führen. Dagegen wird die Vermehrung des Druckes im linken Vorhof das Schlagvolumen des linken Ventrikels wieder vergrößern. Auch hier ist also eine Art Kompensation durch die Stauung selbst zu erwarten.

Die Verhältnisse liegen aber viel ungünstiger als bei der primären Schwäche des rechten Ventrikels, da die Stauung im Lungenkreislauf eine dauernde Mehrarbeit der rechten Kammer bedingt, so daß die Störung viel weniger auf eine Herzhälfte beschränkt bleibt. Der muskelschwache rechte Ventrikel ist der Mehrarbeit nicht gewachsen, so daß es schließlich auch zu einer Insuffizienz dieser Herzhälfte kommt. Die dabei auftretende Stauung in den Körpervenen wird auch hier das gesunkene Schlagvolumen wieder vergrößern, und als Resultat hätten wir einen Kreislauf mit normalen Schlag- und Minutenvolumen, trotz Stauung im Lungenkreislauf und in den Körpervenen.

Eine andere Art von Kompensation ist dadurch möglich, daß das Schlagvolumen zwar verkleinert wird, daß dagegen die Frequenz der Herzkontraktionen steigt. Das Minutenvolumen kann dann einen normalen Wert haben. Das ist namentlich der Fall, wenn starke Anforderungen an die Herzkraft gestellt werden, also bei Bewegungen, und wenn die Herzinsuffizienz hohe Grade erreicht hat.

In der Regel werden sich also die Schlagvolumina beider Ventrikel auf gleiche Größe einstellen. Eine dauernde Ungleichheit ist mit der Fortdauer des Lebens gar nicht vereinbar. Würde der eine Ventrikel auch nur einen halben Kubikzentimeter Blut mehr als der andere bei jeder Kontraktion auswerfen, so wäre in 2 Stunden die gesamte Blutmenge in der einen Seite des Kreislaufs. Besonders gefährlich muß es sein, wenn der linke Ventrikel weniger Blut auswirft als der rechte. Dann sammelt sich in der Lunge sehr rasch eine große Blutmenge an, staut sich in den Kapillaren und führt zu Lungenödem.

Schon rein theoretisch muß also eine Insuffizienz des einen Ventrikels auch zur Störung der Tätigkeit des anderen führen. Praktisch läßt sich aber oft die Schädigung der beiden Herzhälften gar nicht auseinanderhalten. Für die Betrachtung der Symptome der Herzinsuffizienz ist also eine solche Scheidung nicht durchführbar.

Für das Herz selbst hat die Vermehrung des Widerstandes und die stärkere diastolische Füllung noch eine weitere Folge, nämlich eine Erweiterung der Herzkammern.

Wahrscheinlich entleert sich schon normalerweise der Ventrikel bei der Systole nicht vollständig, wofür auch orthodiagraphische Erfahrungen sprechen (Moritz). Im gleichen Sinne sprechen experimentelle Untersuchungen, die von seinem Schüler Hochrein durchgeführt wurden. Wird durch Abklemmen der Aorta oder durch Infusion von Flüssigkeit dem Herzen eine vermehrte Arbeit zugemutet, so leistet es diese sehr prompt, aber immer nur unter Vermehrung seiner systolischen und diastolischen Füllung, es kommt also immer eine Dilatation zustande. Bei einer Infusion z. B. wird zwar das Auswurfsvolumen vermehrt, die Entleerung des Ventrikels bleibt aber unvollständig. D. Gerhardt hat gezeigt, daß das auch bei relativ geringen Ansprüchen der Fall ist; schon nach dem Einfließen von $^1/_2$—1 ccm Ringerlösung in die Jugularvene und bei Steigerung des Karotisdruckes um 25—30 mm war die Entleerung der Ventrikel beim Kaninchen nicht mehr vollständig, ebenso bei Adrenalinwirkung. Hieraus geht hervor, daß die aktive oder kompensatorische und die passive oder Stauungsdilatation nicht prinzipiell verschieden sind.

Die Herzinsuffizienz muß sich in sehr verschiedener Weise geltend machen, je nachdem Anforderungen an das Herz gestellt werden. Wenn in der Ruhe das Minutenvolumen ganz normal sein kann, so ist möglicherweise bei Muskelarbeit das Herz nicht imstande, genug Blut in der Zeiteinheit durch den Körper zu treiben.

Wir sehen also, daß sich eine Störung in der Blutversorgung der Organe in erster Linie bei vermehrten Anforderungen an das Herz geltend macht. Das stimmt auch mit den Beobachtungen überein, die man täglich an Herzkranken macht. Das erste, was leidet, ist die Reservekraft [1]) des Herzens. Während normalerweise bei Muskelarbeit in der Fähigkeit, das Schlagvolumen zu steigern, eine große Reserve liegt, ist beim kranken Herzen nur eine geringe Steigerung möglich oder es ist sogar nur noch dazu fähig, seine Leistung durch Frequenzvermehrung ohne Vergrößerung des Schlagvolumens größer zu gestalten. Je nach dem Grade der Störung sinkt also die Akkommodationsbreite des Herzens mehr oder weniger stark. In den schwersten Graden kann sie gleich 0 sein, nämlich dann, wenn das Schlagvolumen schon in der Ruhe zu gering ist und nur durch vermehrte Schlagfolge das Minutenvolumen groß genug gestaltet werden kann, damit die Organe mit sauerstoffhaltigem Blut versorgt werden können. Ist das auch in der Ruhe nicht mehr möglich, so zeigen sich selbst ohne alle Muskelbewegungen Funktionsstörungen verschiedener Organe.

Wir können also eine absolute und eine relative Herzinsuffizienz unterscheiden, je nachdem die Blutversorgung der Organe nur bei Muskelanstrengung gestört ist oder selbst in der Ruhe leidet. Die Grenzen sind aber nicht vollkommen scharf. Es muß auch betont werden, daß bei der relativen Herzinsuffizienz der Kreislauf in der Ruhe durchaus nicht normal ist. Trotz normalen Schlagvolumens können recht erhebliche Stauungen bestehen. Umgekehrt kann sich in einzelnen Organen die Folge einer ungenügenden Blutversorgung geltend machen, während für andere Organe noch eine ziemlich erhebliche Akkommodationsbreite der Zirkulation vorhanden ist. Deshalb ist die Einteilung in absolute und relative Insuffizienz für die Schilderung der Symptome nicht vorteilhaft. Einzig die akute Kreislaufinsuffizienz, wie wir sie vorwiegend bei Infektionskrankheiten sehen, nimmt eine symptomatologische Sonderstellung ein, aber aus dem Grunde, weil hier die Störung der Gefäße eine besondere Rolle spielt.

Die Arterien haben auch bei der Kreislaufinsuffizienz infolge von Erkrankungen des Herzens selbst eine große Bedeutung. Wenn das Minutenvolum zu gering wird, so müßte der arterielle Druck sinken, und noch vor wenigen Jahren nahm man als selbstverständlich an, daß bei jeder Mitralstenose zu wenig Blut in die Aorta gelange und der Arteriendruck sinke. Als man in der Klinik anfing den Blutdruck zu messen, war man sehr erstaunt, statt der erwarteten Drucksenkung normale Werte zu finden. Nun ist, wie wir jetzt wissen, bei einer gut kompensierten Mitralstenose das Schlagvolumen wenigstens in der Ruhe sicher nicht vermindert, aber auch in den Fällen, in denen eine Verminderung sicher anzunehmen ist, wie bei schweren Kompensationsstörungen, findet man selten eine tiefe Blutdrucksenkung, oft sogar erhöhte

---

[1]) Edens hat den Versuch gemacht, den Begriff der Reservekraft genauer zu präzisieren. Edens bezeichnet als Reservekraft „die Kraft, die ein Muskel über die zur Zeit bestehende Durchschnittsleistung hinaus auf stärkste Reize momentan zu entfalten vermag". Er unterscheidet davon die Ausdauer und sieht in der Leistungsfähigkeit eine Kombination von Reservekraft und Ausdauer.

Werte, die durch Digitalismedikation unter Verschwinden der Insuffizienzerscheinungen wieder zur Norm absinken können. Sahli, der zuerst darauf hingewiesen und die Erscheinung als Hochdruckstauung bezeichnet hat, hat die Blutdrucksteigerung in diesen Fällen durch die Dyspnoe erklärt. Die vermehrte Gefäßspannung, die bei der Reizung des Atemzentrums auftritt, hat aber, wenn sie nicht zu stark ist, eine kompensatorische Wirkung. Sie hält

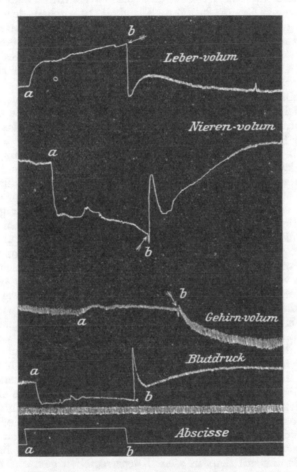

Abb. 124. Nach der Verlegung des rechten Vorhofs von a bis b für 2 Minuten sieht man Gehirn- und Lebervolumen ansteigen, während Nierenvolumen und Blutdruck sich senken. (Nach Thacher.)

den Blutdruck hoch, was offenbar für die Erhaltung der Organfunktionen wichtig ist. Wir sehen z. B. bei Blutverlusten einen lebensrettenden Erfolg von Flüssigkeitsinjektionen in das Venensystem, offenbar weil dadurch die unmittelbarste Gefahr, die Blutdrucksenkung, beseitigt wird. Andererseits sehen wir tiefe Blutdrucksenkungen nur in Fällen mit sehr schwerer, prognostisch ungünstiger Kreislaufstörung. Der Organismus ist offenbar in erster Linie bestrebt, den Druck im arteriellen System hochzuhalten, und wenn ihm das nicht mehr gelingt, so tritt bald der Tod ein. Deshalb kontrahieren sich bei einer Verminderung des Schlagvolumens die kleinen Arterien, so daß auch eine geringe Blutmenge das arterielle Reservoir unter den genügenden Druck zu setzen imstande ist. Fehlt diese kompensatorische Gefäßkontraktion, so wird der Zustand gefährlich. Umgekehrt kann trotz normalen Schlagvolums eine Gefahr eintreten, wenn die Gefäße gelähmt werden, weil dann die normale Blutmenge nicht mehr genügt, um das Arteriensystem zu füllen und einen genügenden Druck darin herzustellen.

Wir sehen also, daß die Arterien eine ganz wesentliche Bedeutung für die Kreislaufinsuffizienz haben, daß ihre Tätigkeit Störungen der Herzfunktion kompensieren kann, daß aber eine primäre Störung in den Arterien eine Zirkulationsstörung zur Folge hat, die ihrerseits durch vermehrte Herztätigkeit kompensiert werden kann. Klinisch lassen sich diese Störungen des Herzens und der Gefäße nur sehr unvollkommen trennen. Selbst bei dem scheinbar einfachsten Fall, bei einem Herzfehler, läßt sich nie entscheiden, ob die Ursache der Kompensationsstörung in einem Versagen des Herzens oder im mangelhaften Spiel des arteriellen Regulationsmechanismus begründet ist. Ja es wäre sogar möglich, daß eine kompensatorische Gefäßkontraktion über das Ziel hinausschießt und ein Hindernis für die Blutbewegung schafft.

Auf die Beteiligung der Gefäße an der Kreislaufinsuffizienz ist wohl die Tatsache zurückzuführen, daß die Folgen einer Herzstörung individuell ganz außerordentlich verschieden sind, obschon die Herzstörung in allen Fällen anscheinend die gleiche ist. Der eine Patient zeigt jahrelang eine große Stauungsleber, während er noch zu recht erheblichen Muskelanstrengungen fähig ist; ein anderer Patient läßt keine Vergrößerung der Leber erkennen, obschon die Akkommodationsbreite nur noch sehr gering ist; bei einem Patienten treten sehr frühzeitig Ödeme auf, bei einem andern ist die Zyanose ganz unverhältnismäßig stark entwickelt. Der Kliniker wird immer wieder überrascht durch diese außerordentlich verschiedenen Symptomenkomplexe bei gleicher Grundursache. Gerade die enorm große Stauungsleber gibt oft Veranlassung differentialdiagnostisch viele andere Erkrankungen anzuziehen, obwohl, wie die weitere Entwicklung zeigt, eine Herzinsuffizienz die ausschließliche Ursache bildet. In diesen und in anderen Fällen kommt man schließlich immer wieder auf den Gedanken, daß das lokale Verhalten der Gefäße im Vordergrunde stehen muß. Es sind sicherlich nicht so sehr degenerative Veränderungen, sondern oft Veränderungen in der Innervation, Spasmen oder mechanisch-lokale Stauungen infolge des Fehlens von Klappen in den Venen (vgl. unten). Es ist sicher, daß wir über die Histologie der sich entwickelnden Veränderungen in den kleineren Gefäßen bei diesen Stauungszuständen noch nicht genügend orientiert sind, und vielleicht werden wir einen besseren Überblick haben, wenn man in derselben Richtung weiterforscht, in der Wiesel und Löwy in jüngster Zeit Untersuchungen bei Herzinsuffizienz in allen Körperregionen gemacht haben. Diese Autoren fanden weniger in der Aorta und den größeren Gefäßen, als in den peripheren Gefäßen zunächst ein herdförmiges Ödem der Media, dann degenerative Prozesse in der Media und Untergang der Elastika und schließlich bei weiterem Fortschreiten des Prozesses Verkalkungen, und zwar vorwiegend in der Intima. Bestätigen diese Untersuchungen im wesentlichen nur das, was wir schon über die Entwicklung der Degeneration wußten, so sind sie doch wichtig, weil sie speziell das Verhalten des peripheren Gefäßsystems näher berücksichtigt und aufgedeckt haben.

Man hat versucht, verschiedene Stauungstypen bei Kreislaufstörungen voneinander abzutrennen und Elias und Feller haben diesen Weg durch Vergleich klinisch beobachteter Fälle mit pathologisch-anatomischen Präparaten, Ausgüssen des Herzens und der zuführenden Venen und Messungen beschritten. Die genannten Autoren stellen den peripheren Herzstauungstypus

oder den Venenstauungstypus auf, der insbesondere der Stauungstyp der exsudativen Perikarditis zu sein scheint und verstehen darunter solche Fälle, bei denen
ein perikardialer Erguß als Stauungsursache nicht zentral, d. h. am Vorhof,
sondern peripher, d. h. an den zuführenden großen Venen, besonders der Cava
inferior und den Venae hepaticae, angreift. Dementsprechend sind die Stauungserscheinungen nicht allgemein ausgeprägt, sondern im Quellgebiet der komprimierten Vene am stärksten. Im Gegensatz dazu stellen sie den zentralen Herzstauungstypus oder den Vorhofstauungstypus, als dessen Paradigma die Herztamponade angesprochen wird. Bei diesem Typ wird durch die totale Kompression des rechten Vorhofs die Stauungsursache zentral gesetzt und die beiden
großen Gefäße, die Vena cava inferior und superior werden in gleicher Weise
gestaut. Sie versuchen, die verschiedenen Stauungstypen in der unten wiedergegebenen Tabelle zu charakterisieren, ein Versuch, der sicher noch keine vollkommene Lösung des Problems bedeutet, der aber doch nach den verschiedensten
Richtungen durch weitere Forschungen zu ergänzen sein wird.

Übersicht über verschiedene Stauungstypen.

	Rechter Vorhof	Leber-venen	V. cava inf.	V. cava sup.	Lunge	Leber	Aszites	Ödem	Herz-stauungs-typus
Beginnende Pericarditis exs. ohne Komplikationen	Nicht blockiert	Mündungen blockiert	Mündung wenig blockiert	Frei	Nicht gestaut	Sehr groß	0	0	Peripher
Ausgebildete Pericarditis exs. ohne Komplikationen	Nicht blockiert	Mündungen blockiert	Blockiert	Kaum blockiert	Nicht gestaut	Sehr groß	Positiv	Spät	Peripher
Herztamponade	Direkt blockiert	Erweitert, gestaut	Erweit., gestaut	Erweitert	Nicht gestaut	Sehr groß	—	—	Zentral
Dekompensierter Mitralfehler oder dekompensierte mitralisierte Herzen	Indirekt blockiert	Erweitert, gestaut	Erweit., gestaut	Erweitert	Gestaut	Groß	Positiv	Ja	Zentral
Trikuspidalinsuffizienz	Indirekt blockiert	Erweitert, gestaut	Erweit., gestaut	Erweitert	Nicht gestaut	Sehr groß	Positiv	Spät	Trikuspidaltypus
Fr. Picks „Pseudoleberzirrhose"	Nicht blockiert	Mündungen oft block., eventuell erweitert	Mündung eventuell blockiert, eventuell erweitert	Frei	Wenig gestaut	Sehr groß, später schrumpfend	Nicht zu Beginn	Spät	Wechselnder Typus

Die Folgen der Kreislaufinsuffizienz für die einzelnen Organe können also
entweder in Stauung oder in unvollkommener Blutversorgung bestehen. Diese
Störung ist jedenfalls gefährlicher als jene, doch läßt sich im einzelnen Fall
oft nur schwer entscheiden, was vorliegt, namentlich kann man häufig nicht
erkennen, ob neben der Stauung auch eine ungenügende Versorgung des Organs
mit Blut vorliegt. Wie oben ausgeführt wurde, kann eine Stauung im Venenkreislauf sehr leicht mit einem normalen Minutenvolumen verbunden sein,
und was für den ganzen Körper gilt, gilt auch für das einzelne Organ. Zufluß
und Abfluß von Blut können normal groß sein, das Blut verweilt nur zu lange
in dem Organ, dieses ist deshalb in seinem venösen Teil zu stark mit Blut gefüllt.
Eine solche Stauung kann aber die Funktion des Organs recht erheblich schädigen.
Am gefährlichsten ist sie für ein Organ, das von unnachgiebigen Teilen umgeben
ist, also namentlich für das Gehirn. Hier muß die Stauung zu einer besonders
starken Kompression der Elemente führen, die die Träger der Organfunktion
darstellen. Aber auch bei nachgiebigeren Organen leiden diese Zellen. Bei
längerer Stauung treten auch anatomische Veränderungen in der Struktur auf,

die ihrerseits die Organfunktion noch weiter beeinträchtigen können. Tritt zu einer Stauung aber noch eine Herabsetzung der arteriellen Blutzufuhr hinzu, so muß die Organfunktion ganz besonders schwer leiden.

Wenn die Blutzufuhr zu einem Organ herabgesetzt ist, so tritt die Gefahr der ungenügenden Sauerstoffzufuhr und der Erstickung auf. Bis zu einem gewissen Grade kann durch reichlichere Ausnützung des Blutes, durch stärkere Aufzehrung des Sauerstoffgehaltes und größere Überladung mit Kohlensäure der Stoffwechsel aufrecht erhalten werden, schließlich muß er aber doch leiden. Man könnte deshalb erwarten, daß Zirkulationsstörungen zu einer Veränderung des Stoffwechsels führen, worüber noch Näheres zu sagen sein wird.

Von dem Begriff der Herzinsuffizienz nicht zu trennen ist die außerordentlich schwierige Frage der Dilatation. Schon A. Schott hat 1887 in einer größeren Arbeit diese Frage angeschnitten und bewiesen, daß man bestimmte Formen von Dilatation, die er als kompensatorische bezeichnet, bei jedem Herzklappenfehler findet, daß man dagegen eine Stauungsdilatation als Folge einer unvollständigen systolischen Entleerung bei dem Nachlassen der Herzkraft nachweisen kann. Moritz hat die Frage neu aufgegriffen und dadurch zu klären versucht, daß er eine tonogene (kompensatorische Dilatation) und eine myogene (Stauungsdilatation) voneinander trennte. Moritz bezeichnet die mit einer gesteigerten Anfangsspannung einhergehende, von dem Versagen der Muskulatur herrührende Dilatation, also die durch Veränderung der dynamischen Koeffizienten entstandene Erweiterung als myogene, dagegen die durch bloße Veränderung der Belastungs- und Überbelastungsdrucke, also zweckmäßig angepaßte Dilatation als tonogene. Durch die Untersuchungen von F. Kirch wurde auch von pathologisch-anatomischer Seite gezeigt, daß man das spitze Herz mit unveränderter Septumbreite bei der tonogenen Dilatation sehr wohl von dem breiten Herzen mit verbreitetem Septum bei der unmyogenen Dilatation unterscheiden kann.

Dilatation. Ob man hier von myogener oder tonogener, oder wie Kautsky will, phleotonischer und meiotonischer Dilatation sprechen will, ist im Grunde genommen gleichgültig. Kautsky will diese neue Bezeichnung deshalb eingeführt wissen, weil seiner Ansicht nach das ausschlaggebende Kriterium die vermehrte oder verminderte Anfangsspannung darstellt und weil eine Muskelerkrankung oft nicht nachweisbar ist. Er stützt sich hier auf die Ansichten von Aschoff und Tawara, die schon mehrfach angezogen, die wesentliche Ursache der Herzschwäche erblickten „in einer funktionellen Schädigung, bedingt durch die zunehmende Steigerung der Anforderungen, für welche die Quelle sowohl am Klappenapparat des Herzens als auch außerhalb des Herzens in reichstem Maße zu finden sind". Unsere heutigen Vorstellungen über das Zustandekommen der Dilatation werden wesentlich unterstützt durch die Arbeiten von Piper, Straub, Krogh, Bruns u. a. über die Dynamik des Herzmuskels und durch die experimentellen Untersuchungen von Socin, Führer, Starling. Straub möchte diesen Unterschied zwischen kompensatorischer und Stauungsdilatation nur graduell gelten lassen durch das Verhältnis zwischen der Höhe des Widerstandes einerseits und durch den Grad der Dilatation andererseits. „Die Beziehung des Volumens eines Herzabschnittes zu dem zu überwindenden Widerstande gibt den einzig rationellen Maßstab für die Konzentrationskraft eines Herzmuskelabschnittes." Straub glaubt, daß die alte klinische Lehre, Dilatation gehöre zum Wesen der Klappeninsuffizienz mit den Ergebnissen experimenteller Untersuchungen im Widerspruch steht und daß dieser Widerspruch durch sekundäre Einflüsse erklärt werden muß. Straub sieht den Ausdruck der sinkenden Herzkraft in einer Dilatation und zwar in „einem Anstieg des diastolischen Druckes, der der Größe der Dilatation parallel geht". Er betont aber, daß es offenbar verschiedene Formen der Dilatation gibt, daß Dilatation nicht immer eine bleibende anatomisch nachweisbare Veränderung der Muskelsubstanz bedeutet, daß vorübergehende Veränderungen im Chemismus oder in den Ernährungsbedingungen des Herzmuskels dieselben Erscheinungen machen können, daß schließlich auch der Einfluß des Herznervensystems von Bedeutung sein kann. Das letztere muß dem Kliniker verständlich sein, wenn er sieht, wie starke seelische Erregungen bei muskelkräftigen und im übrigen leistungsfähigen, im mittleren Lebensalter stehenden Leuten in relativ kurzer Zeit schwere Veränderungen der Herzfunktion auszulösen imstande sind. Daß beim ermüdeten Herzmuskel eine abnorme Dehnbarkeit für gesteigerte Innenbelastung besteht, konnte experimentell Bruns nachweisen. Socin sah experimentell am Herz-Lungenpräparat nach Einwirkung von Chloroform eine erhebliche Dilatation, eine größere Anfangsfüllung, die er durch Kontraktionsschwäche erklärt. Diese Ergebnisse waren für den Kliniker eben sehr verständlich, da sie zeigten, daß unter der Einwirkung von Ermüdung und von Giften eine diastolische Dilatation entsteht, die anfangs durch erhöhte Arbeitsleistung des Herzens überwunden wird, später bei dauernder Mehrbelastung sich allmählich ausbildet. Unsere vorläufig theoretischen Vorstellungen werden praktisch kaum zu beweisen sein, da die sicherlich geringe Vermehrung der Herzsilhouette im Röntgenbild, die im einzelnen Fall außerordentlich schwer zu bewertende Tachykardie, das Venenpulsbild, das Ekg., da alle diese Unterlagen so exakt wie möglich ausgeführt, doch nicht das Symptom der beginnenden diastolischen Herzdilatation stützen könnten. Daß die Abnahme der Herzleistung auf einer Schädigung der Herzkontraktion beruht, ist eine heute allgemeingültige klinische Anschauung. Romberg erklärt die Entwicklung dieses Vorganges so: „Die am Ende der Systole zurückbleibende Anfangsfüllung wird größer, die Anfangsspannung steigt, aber wenn ein gewisser Gleichgewichtszustand erreicht wird, so müssen wir annehmen, daß die Kontraktion des schwachen Herzens trotz ihrer erhöhten Anfangsspannung bestenfalls die normale Arbeit leistet. Entspricht der Zuwachs an Anfangsspannung nicht dem Grade der Herzschwäche, dann wird das Herz auch in der Ruhe den normalen Kreislauf nicht aufrecht halten können".

Ob in der menschlichen Pathologie außer der Schädigung der Herzkontraktion auch eine krankhafte Erschlaffung, eine vermehrte Dehnbarkeit des Herzens durch den normalen Innendruck und die normale Füllung bei der Abnahme der Herzleistung eine Rolle spielt, läßt sich noch nicht beurteilen.

B. Symptomatologie.

1. Symptomatologie der chronischen Kreislaufinsuffizienz.

Die chronische Kreislaufinsuffizienz sehen wir besonders bei Erkrankungen des Herzens, z. B. bei Klappenfehlern, bei Muskelerkrankungen. Sie äußert sich in der Regel zuerst dadurch, daß bei vermehrten Anforderungen Kreislaufstörungen auftreten. Das Sinken der Akkommodationsbreite zeigt sich gewöhnlich zuerst bei starken körperlichen Anstrengungen. Aber nicht immer merkt der Patient während der Anstrengung selbst etwas Abnormes, sondern die Folgen zeigen sich bisweilen erst einige Zeit nach dem Aufhören der Muskelarbeit. Ein Mensch kann eine große Bergtour ohne Beschwerden ausführen, aber in der folgenden Nacht bekommt er einen Anfall von Angina pectoris mit Herzinsuffizienzerscheinungen, oder nach einigen Tagen bemerkt er Schmerzen in der Lebergegend, die von einer Schwellung des Organes herrühren. Häufiger kommt es

vor, daß die Kranken zuerst bei stärkeren Anstrengungen, wie sie das Berufs-
leben bisweilen mit sich bringt, Dyspnoe oder andere von den zu besprechenden
subjektiven Symptomen empfinden. Nicht selten kann man schon in diesen
Frühstadien objektive Zeichen von Stauung nachweisen.

Mit der Zeit treten die Beschwerden bei immer geringeren Anlässen auf,
die Akkommodationsbreite wird immer enger, es werden immer kleinere Anstrengungen schlecht vertragen. Die objektiven Symptome werden immer deutlicher. Anfangs tritt bei geeignetem Verhalten leicht Erholung ein, allmählich
braucht man immer längere Ruhepausen und immer energischere Therapie;
die Leistungsfähigkeit wird aber trotzdem immer geringer. Die Arbeitsfähigkeit
sinkt, bis schließlich der Kranke auch in der Ruhe nicht mehr beschwerdefrei ist.

Je nach der Ursache der Insuffizienz dauert es kürzer oder länger, bis das
Stadium der absoluten Insuffizienz erreicht wird. Erholung und vollständige
Heilung kann eintreten, in manchen Fällen bestehen geringe Beschwerden viele
Jahre lang, bis plötzlich schwere Insuffizienzerscheinungen auftreten, in anderen
Fällen ist das Leiden von Anfang an stark progressiv.

Aber auch die Art der Symptome ist außerordentlich verschieden. Wir
können objektive und subjektive Störungen unterscheiden. Oben wurde
erwähnt, daß die einzelnen Organe bei den verschiedenen Menschen durchaus
nicht in gleicher Weise von der Stauung betroffen werden. Deshalb sind die einzelnen jetzt zu besprechenden Symptome durchaus nicht in jedem Fall vorhanden
und kommen in den verschiedenartigsten Kombinationen zur Beobachtung.

Wesentlich modifiziert wird das Krankheitsbild in vielen Fällen auch noch
durch das Auftreten von Thrombosen und Embolien.

a) Dyspnoe.

Die Kurzatmigkeit ist das regelmäßigste Symptom von Kreislaufinsuffizienz, aber auch dasjenige, das in der Regel zuerst auftritt. Bei Anstrengungen,
die früher keinerlei Beschwerden machten, beim Bergaufgehen und Treppensteigen, bei angestrengter Berufsarbeit oder beim raschen Laufen kommt der
Kranke außer Atem; mit zunehmender Schwere der Krankheit stellt sich die
Dyspnoe immer häufiger ein. Bei absoluter Insuffizienz ist sogar in der Ruhe
wenigstens zeitweise Atemnot vorhanden.

Diagnostisch ist die Dyspnoe recht vieldeutig. Sie kommt auch bei
Erkrankungen der Lungen und des Blutes, bei Neurasthenikern usw. vor. Wenn
sie aber auf einer Affektion der Kreislauforgane beruht, so ist ihr Grad, ihre
Besserung oder Verschlimmerung oft der sicherste Maßstab für die Besserung
oder Verschlimmerung des Leidens.

Die zahlreichen Untersuchungsergebnisse der letzten Jahre zwingen dazu,
sich mit dem Zustandekommen dieses Symptoms eingehend auseinander zu
setzen. Zunächst haben sich unsere Kenntnisse über die Gesetze der At-
mungsregulation erweitert. Die Methoden zur Erforschung der Dyspnoe,
ihre Entwicklung und ihre Ergebnisse seien kurz gestreift. Es ist die Auffassung der kardialen Dyspnoe als zentrogene Dyspnoe, als hämatogene
Dyspnoe und endlich die pulmonale Komponente der kardialen Dyspnoe
zu erörtern. Die Lehre von der Lungenstarre und Lungenschwellung, der veränderten Mittellage der Atmung und der veränderten Vitalkapazität des Herzkranken, die Störung des Gasaustausches zwischen arteriellem Blut und Alveolarluft sind die Faktoren, die für das Zustandekommen der pulmonalen Dyspnoe
von Bedeutung sind. Endlich beansprucht die Arbeitsdyspnoe, die verminderte Kohlensäuretoleranz des Herzkranken und der Symptomenkomplex, den wir als Asthma cardiale von dem Dauerzustand der Dyspnoe
abzutrennen pflegen, unser besonderes Interesse.

Die Ursache der Dyspnoe in ihren einzelnen Komponenten der Aufklärung nahe gebracht zu haben ist das Verdienst der neueren Forschungen, die mit gasanalytischen Methoden und den Mikromethoden der chemischen Blutuntersuchung ausgeführt wurden. Die Grundfrage: „Wie kommt die pathologische Steigerung der Ventilation des dyspnoischen Herzkranken zustande", konnte nur angegriffen werden auf der Basis neuer Kenntnisse über die normale chemische Regulation der Atmung. Haldane untersuchte als erster mit der von ihm und seinen Mitarbeitern ausgearbeiteten Methode die Atmungsluft und kam zu der Anschauung, daß unter normalen Bedingungen die Atmung nur durch die Kohlensäurespannung des Blutes reguliert werde. Auch der Sauerstoffmangel stellt nicht allein für sich einen Reiz für das Atemzentrum dar, sondern erhöht seine Empfindlichkeit gegen Kohlensäure. Porges spricht allgemeiner die Blutalkaleszenz als Atmungsregulator an. Das Gesetz, auf dem unsere heutigen Vorstellungen von der Pathologie der Atemstörungen, von denen die durch den klinischen Begriff der Dyspnoe gekennzeichnete die bei weitem wichtigste ist, basieren, wurde von Winterstein zuerst formuliert: Nicht die Kohlensäurespannung als solche, sondern die aktuelle Reaktion des Blutes, seine Wasserstoffionenkonzentration bildet den adäquaten Reiz für das Atemzentrum.

Die Methoden zur Analyse der Entstehung einer Dyspnoe sind vorläufig noch zu kompliziert, um in jedem Einzelfalle eine allgemeine klinische Anwendung zu finden. Dennoch sind sie mit außerordentlicher Exaktheit durchführbar. Zunächst hat die Bestimmung der Lungenventilation und der Zusammensetzung der Ein- und Ausatmungsluft, insbesondere der Kohlensäurespannung der Alveolarluft und der Vergleich dieser letzteren mit der Kohlensäurespannung des arteriellen Blutes wertvolle Ergebnisse zur Aufklärung geliefert. Von den meisten Autoren wurde die von Priestley und Haldane angegebene Analyse der Alveolarluft, d. h. eines Exspirationsstoßes von 350 ccm auf ihren Sauerstoff- und Kohlensäuregehalt angewandt. Morawitz und Siebeck, Plesch, Yamada, Lindhard, Krogh u. a. Autoren benutzten mehr oder weniger selbständige Methoden. Eine wesentliche Fehlerquelle ist nach Siebeck, daß beim dyspnoischen Herzkranken die Luftmischung ungenügend, die Zusammensetzung der Alveolarluft keine einheitliche ist. Die vorliegenden Analysenresultate ergeben für die Kohlensäurespannung der Alveolarluft teils herabgesetzte Werte (Beddard und Pembrey, Sonne, Peters und Barr, Porges, Leimdörfer und Marcowici), teils normale Werte (Fitzgerald, Barcoft und Mitarbeiter, Straub und Meier, Krötz), teils erhöhte Werte (Barcroft, Straub und Meier). In ihrer Gesamtheit ist die Veränderung der Kohlensäurespannung in der Alveolarluft des Herzkranken also nicht einheitlich, dennoch ist sie im Vergleich mit der Blutgasanalyse für die Beurteilung des Einzelfalles wesentlich. Der nächste Schritt auf dem Wege der physikalisch-chemischen Aufklärung der Störung der Atemregulation beim dyspnoischen Patienten war die Untersuchung der Blutgase, die durch die Apparate von Barcroft und von Slyke methodisch vervollkommnet, sich schnell überall Eingang verschaffte. Hürter schuf mit der von ihm angegebenen Methode der Arterienpunktion die Möglichkeit, auch beim Menschen arterielles Blut zu untersuchen. Die Methode wurde von Stadie unter Bezugnahme auf Hürter in Amerika eingeführt. Mittels der Blutanalyse wird die Kohlensäurebindungskurve des Blutes bei verschiedenen Gasspannungen bestimmt. Man pflegt die erhaltenen Werte in ein Diagramm in der Weise einzutragen, daß die Kohlensäurespannung als Abszisse, der Gesamtgehalt an Kohlensäure in Volumprozent als Ordinate eingetragen werden. Die Bindefähigkeit der Kohlensäure ist ein Maß der Alkalireserve (Jaquet, van Slyke und Cullen), die darüber Auskunft gibt, was an Alkali zur Kohlensäurebindung im Blut zur Verfügung steht und durch die Höhenlage der Bindungskurve gekennzeichnet ist. Der Arterienpunkt (Straub) ist der Punkt der Kohlensäurebindungskurve bei der direkt ermittelten Kohlensäurespannung des arteriellen Blutes. Er wird durch Errichten einer Senkrechten auf der Abszisse als Schnittpunkt dieser Senkrechten der Kohlensäurebindungskurve bestimmt. Die Lage der Kohlensäurebindungskurve und die Bestimmung des Arterienpunktes lassen erkennen, ob in dem vorliegenden Fall von Dyspnoe eine Störung des Säurebasengleichgewichts vorliegt. Die Autoren, die bei Herzkranken Bestimmungen dieser Werte vorgenommen haben, fanden die Lage der Kohlensäurebindungskurve bei dekompensierten Vitien teils normal oder gelegentlich etwas zu hoch verlaufend (Sonne und Jarlöv, Straub und Meier). Campbell und Poulton fanden bei ihren Herzfällen deutlich erhöhte Werte der arteriellen Kohlensäurespannung. Eine Verschiebung des Säurebasengleichgewichtes bei der rein kardialen Dyspnoe wird von

Straub, dessen Darstellung ich hier zum Teil folge, abgelehnt und wo eine solche vorhanden ist, wird sie als Folge renaler Komplikationen aufgefaßt. Die direkte Bestimmung der Wasserstoffionenkonzentration stößt im Blute auf kaum zu überwindende Schwierigkeiten. Sie wird gewöhnlich nach der Hasselbalchschen Formel aus dem Verhältnis von Bikarbonat zu Kohlensäure berechnet. Als Normalwerte ergeben sich Ph-Werte zwischen 7,28 und 7,40. Die Erwartung, bei dekompensierten Herzkranken eine Verschiebung dieser Werte zu finden, erfüllte sich nicht. Lediglich in der Agone tritt eine deutliche Verschiebung des Ph nach der sauren Seite hin ein, wie Sonne und Jarlöv sie fanden, oder bei Fällen, die mit renalen Störungen kompliziert sind, wie Campbell und Poulton es in mehreren Fällen feststellten. Im allgemeinen genügt die Bikarbonatpufferung des Blutes neben der durch die Phosphate und die Bluteiweißkörper gegebenen, aber weit schwächeren Pufferung, um Verschiebungen der arteriellen Reaktion des Blutes nicht zuzulassen.

So einheitlich sich das Bild der kardialen Dyspnoe am Krankenbett darzubieten scheint, so möchte ich der Meinung von Straub beipflichten, daß es in seiner Genese die verschiedensten Komponenten in sich begreifen kann und die Mannigfaltigkeit der vorliegenden Untersuchungsresultate spricht für diese Auffassung.

Die zentrogene Dyspnoe im Sinne Wintersteins scheint einen Teil der Fälle von kreislaufbedingter Dyspnoe bei Arteriosklerose und Hypertonie zu umfassen. Winterstein versteht darunter eine Änderung der Zusammensetzung der das Atemzentrum umspülenden Gewebsflüssigkeit. Die Reaktion des Gewebes ist wenig bekannt, sie würde bei der reinen zentrogenen Dyspnoe, die nach Straubs Meinung als Frühsymptom zerebraler Arteriosklerose auftreten kann, lediglich im Gebiet des Atemzentrums nach der sauren Seite verschoben sein. Eine so scharf begrenzte Störung wird bei der allgemeinen Stauung des Herzinsuffizienten kaum anzunehmen sein. Die abnorme Säurestauung wird nicht nur das Atemzentrum, sondern auch die übrigen Gewebe betreffen. Jedenfalls bedingt beim Herzkranken eine lokale venöse Stauung im Gebiet des Atemzentrums einen abnorm hohen CO_2-Gehalt des dort angesammelten Venenblutes, eine verminderte CO_2-Diffusion vom Gewebe ins Blut, eine Säurestauung im Nervengewebe des Atemzentrums. Das Zentrum wird gereizt, es antwortet mit Dyspnoe, die Ventilation steigert sich, der CO_2-Gehalt der Alveolarluft sinkt und die CO_2 des Blutes kann nun in erhöhtem Druckgefälle abfließen. Als Analysenergebnis wäre zu erwarten: abnorm niedrige CO_2-Spannung in den Alveolen, normales CO_2-Bindungsvermögen des Blutes, Reaktion des Blutes nach dem Alkalischen verschoben. Da ja bei der zentrogenen Dyspnoe im strengen Sinne das lokal gereizte Atemzentrum stärkere Ventilation auslöst als dem Gesamtbedürfnis der übrigen Gewebe entspricht; es fließt mehr CO_2 durch diese Überventilation aus dem Blute ab, als eigentlich nötig wäre. Eine Änderung der Erregbarkeit des Atemzentrums, für deren Möglichkeit sich vor allem Hasselbalch mit guten Gründen einsetzt, ist gewissermaßen eine Unterform dieser zentrogenen oder zentralen Dyspnoe, da die Erregbarkeit sicher von der Ernährung der Ganglienzellen durch die umspülende Gewebsflüssigkeit abhängt.

Die hämatogene Dyspnoe, die Winterstein von der zentrogenen Dyspnoe abtrennt, kommt nicht durch lokale Veränderung im Atemzentrum, sondern durch eine abnorme Reaktion des dem Atemzentrum zugeführten arteriellen Blutes zustande. Sie ist als Finalstadium beim Herzkranken möglich. Bei der Kreislaufinsuffizienz wird es neben der CO_2-Anreicherung zu einer O_2-Verarmung des Gewebes kommen. Die in normaler Stärke gebildeten Säurestoffwechselprodukte werden ungenügend oxydiert. Es muß zu einer Verminderung der Alkalireserve und zu einer Störung des Säurebasengleichgewichts kommen, unter Umständen zu einer echten Azidose. Vom Blut aus wird auf das Atemzentrum eingewirkt, das mit Dyspnoe antwortet. Durch die Mehranwesenheit nichtflüchtiger Säuren ist die CO_2-Spannung im Blut vermindert; um einen Abfluß der CO_2 zu ermöglichen, setzt das Atemzentrum die CO_2-Spannung der Alveolen durch Überventilation so weit herab, daß dieses Ziel erreicht wird. Wir haben eine hämatogene Dyspnoe vor uns, die gekennzeichnet ist durch eine Verminderung der Alkalireserve, herabgesetzte CO_2-Spannung gleichmäßig der Alveolenluft und des Arterienblutes, Änderung des Säurebasengleichgewichts bei zunächst noch normaler Wasserstoffzahl. Am sichersten wird die Störung durch die Verminderung der Alkalireserve erkannt. Wahrscheinlich tritt diese hämatogene Entstehung der Dyspnoe, die beim Urämiker und Diabetiker durch eine direkte Überproduktion von Säuren die Regel ist, beim Herzkranken, bei dem sie nur indirekt durch mangelnde Oxydation von in normalen Mengen gebildeten Säurestoffwechselprodukten zustande kommen kann, an Bedeutung zurück. Die Erhöhung der Hämoglobinwerte, die beim Herzkranken oft vorhanden sind, wird weiterhin dem Eintritt einer hämatogenen Dyspnoe durch Sauerstoffverarmung entgegenwirken.

Straub u. a. führen als weitere und wichtigste Komponente der kardialen Dyspnoe die pulmonale Dyspnoe an, bei der die Störung in erster Linie in einer Veränderung der Lunge gelegen ist.

Insofern als es sich bei der pulmonalen Dyspnoe um eine Kohlensäure-anhäufung im Blut handelt, die auf dem Blutwege auf das Atemzentrum ein-wirke, wäre die pulmonale Dyspnoe der hämatogenen Dyspnoe im Sinne Winter-steins unterzuordnen.

Der Gedanke, die veränderte Zirkulation der Lunge für die Atemnot des Herzkranken verantwortlich zu machen, lag'schon den alten Klinikern nahe, die wußten, daß bei weitem häufiger die Mitralfehler, insbesondere die Mitral-stenose, zu hochgradigerer Dyspnoe führen als die Aortenfehler.

Traube sah mechanisch die Dinge so an, daß die Überfüllung der Lungen mit Blut zu Ektasie ihrer Kapillaren führen müsse. Die in die das Alveolen-lumen vorspringenden Kapillaren verkleinerten die ausnutzbare Atemfläche und führten zur schlechten Arterialisierung. von Basch erblickte die Ursache der kardialen Dyspnoe in der Lungenschwellung, die durch die Streckung der blut-strotzenden Kapillaren hervorgebracht werde und in der Lungenstarre, die eine Folge der Lungenschwellung ist und mit Tiefertreten des Zwerchfells und verminderter Atemexkursion einhergeht. Bohr glaubte, daß der Herz-kranke durch Erhöhung der Mittellage der Atmung seine Zirkulation bessere. Auch Bittorf und Forschbach sowie Rubow finden eine erhöhte Mittellage. Nicht übereinstimmend damit geben Siebeck und Barr für die Fälle mit Kreislaufinsuffizienz nicht eine vermehrte, sondern eine verminderte Mittellage an. Die Tatsache wird jedenfalls von allen bestätigt, daß der Herzkranke nicht imstande ist, den Thorax so stark über die Mittellage zu erweitern wie der Ge-sunde. In gewisser Weise bilden diese Ergebnisse eine Bestätigung der alten Lehre Baschs von der Lungenstarre des Patienten mit kardialen Stauungs-erscheinungen, während die Lehre von der Lungenschwellung weniger Anhänger gefunden hat (vgl. Siele, Romanoff).

Auch darüber herrscht Übereinstimmung, daß die Vitalkapazität des Herzkranken vermindert ist, wenn auch die Vitalkapazität durch Übung sich steigern läßt und wenn auch ein Emphysematiker mit verminderter Vital-kapazität trotzdem ein leistungsfähiges Herz haben kann, so bietet doch viel-leicht die fortlaufende Feststellung der Vitalkapazität bei Herzkranken dank der Einfachheit ihrer Anwendung eine brauchbare Methode, um sich ein Bild von der Prognose einer Kreislaufinsuffizienz zu machen (Pratt).

Die nächste Frage, die aus dieser Betrachtung über die veränderte Atem-mechanik der Herzkranken sich ergibt, ist die, in welcher Weise die Veränderung der Atmung und die Stauung im kleinen Kreislauf zu einer Veränderung des Gasaustausches führen kann. Beim Tier wissen wir aus den Untersuchungen von Krogh, daß normalerweise die Kohlensäurespannung des arteriellen Blutes und die Kohlensäurespannung der Alveolarluft nicht oder nur um wenige Milli-meter differieren, ein Resultat, das für den normalen Menschen von zahlreichen Untersuchungen bestätigt wurde. Grundlegend ändern sich diese Verhältnisse bei der Kreislaufinsuffizienz. Campbell und Poulten fanden sehr erhebliche Differenzen zwischen CO_2-Gehalt der Alveolen und dem des Arterienblutes. Zu einem gleichen Resultat kamen Peters und Barr und aus den von Eppinger und seinen Mitarbeitern mitgeteilten Analysenresultaten ergibt sich eine weitere Bestätigung dieses wichtigen Befunden. Es liegt darin der Beweis, daß in der Tat der Gasaustausch in der gestauten Lunge nicht in normaler Weise vor sich geht. Ebenso geht daraus hervor, daß es unter pathologi-schen Verhältnissen nicht statthaft ist, aus der Analyse der Alveolarluft Rückschlüsse auf den CO_2-Gehalt des Blutes zu ziehen, wie es früher unter alleiniger Benutzung der Alveolarluftanalyse geschah. Es bleibe dahingestellt, ob die Verlangsamung des Kreislaufs und die Lungenstarre zur Erklärung der Befunde genügt, oder ob man sich der von Peters vertretenen Anschauung einer Änderung der Durchlässigkeit der Alveolarepithelien anschließen will. Wichtig ist auch der Befund von Siebeck, daß bei Herzkranken die Durchmischung der Inspirationsluft mit der in der Lunge verbliebenen Luft ungenügend ist und daß durch die Dyspnoe bei Untersuchungen am Gesunden ebenfalls eine Verschlechterung der Luftdurchmischung in den Lungen resultiert. Auch diese Befunde geben einen Hinweis für die oft recht gute Wirkung der Sauerstofftherapie bei Herzkranken, bei der die schlechte Durchmischung der Luft bis zu einem gewissen Grade durch das erhöhte Sauerstoffgefälle ausgeglichen wird. Die pulmonale Dyspnoe würde man demnach dahingehend kennzeichnen: Herabsetzung der CO_2-Spannung in der Alveolarluft, nicht entsprechende Herabsetzung evtl. sogar Erhöhung der CO_2-Spannung im arteriellen Blut bei normaler Wasserstoffzahl, solange die Überventilation der Lunge zur Kompensation der CO_2-Stauung ausreicht.

Die Tatsache, daß der Herzkranke bei der geringsten körperlichen Anstrengung seine Atemfrequenz außerordentlich steigern muß, ist längst bekannt, die Unfähigkeit zum Treppensteigen eine regelmäßige Klage, die Änderung der Atemfrequenz und ihrer Rückkehr zur Norm nach körperlichen Anstrengungen — man läßt den Patienten Bewegungen ausführen, Treppensteigen, Kniebeugen machen u. dgl. — eine einfache und praktisch brauchbare Funktionsprüfung des Herzens. Beim Gesunden sind zu dieser Arbeitsdyspnoe beträchtliche Muskelleistungen nötig, um eine so starke CO_2-Produktion zu bewirken, daß die Atmung dyspnoisch wird. Beim Herzkranken wird dieser Punkt sehr schnell erreicht: vermehrte CO_2-Produktion, Dyspnoe, kompensatorische Herabsetzung der CO_2-Spannung in den Alveolen kennzeichnen den Zustand. Normale Wasserstoffzahlen und normale CO_2-Spannung des Arterienblutes wird nur durch abnorm starke Ventilation erreicht. Pearce, von dem diese Verhältnisse untersucht wurden, fand beim Gesunden CO_2-Spannung im Blut und in den Alveolen sowie Lungenventilation gleichmäßig dem Sauerstoffverbrauch entsprechend unter der Muskelarbeit ansteigen. Beim Herzkranken dagegen steigt der CO_2-Gehalt des Venenblutes rapide an, die Lungenventilation steigert sich enorm, die CO_2-Spannung in den Alveolen nimmt stark ab. Sicher sind die Dinge insofern noch verwickelter, als bei der Muskelarbeit nicht nur CO_2, sondern noch andere saure Stoffwechselprodukte entstehen und als solche die Pufferungsfähigkeit des Gewebes herabgesetzt ist (Eppinger). Auf die zeitlichen Verhältnisse, d. h. die verzögerte Rückkehr zu normalen Blutgasverhältnissen und damit normale Puls- und Atmungszahlen, ist auf S. 247 hingewiesen.

Eine andere klinisch längst bekannte Tatsache ist die Unfähigkeit des Patienten mit insuffizientem Kreislauf, den Atem lange anzuhalten. Im Gespräch mit einem Herzkranken beobachtet man, daß der Patient mit dekompensierter Kreislaufinsuffizienz häufiger Atem holt als der Gesunde. Schon Mackenzie bildete sich aus der Dauer des möglichen willkürlichen Atemstillstandes ein Urteil über die Schwere der vorliegenden Kreislaufinsuffizienz und Binet und Bourgeois haben neuerdings wieder diese Methode zur Funktionsprüfung des Herzens herangezogen. Es erscheint selbstverständlich, daß der Herzkranke, bei dem das Blut mit CO_2 überladen ist, sehr bald von seinem Atemzentrum gezwungen werden wird, den Atemstillstand abzubrechen und durch verstärkte Ventilation für Abfluß der CO_2 zu sorgen. Das gleiche findet man, wenn man, wie Peters und Barr es taten, den Patienten Luft mit erhöhter CO_2 atmen läßt: der Herzkranke muß sofort viel stärker ventilieren und verträgt viel weniger CO_2 in der Luft als der Gesunde, bei dem die erträgliche Grenze etwa bei $7^0/_0$ liegt. In ihrem Zustandekommen ist diese Dyspnoe beim Einatmen CO_2-reicher Luft, die durch übermäßiges CO_2-Angebot hervorgerufen ist, demnach der Arbeitsdyspnoe ähnlich. Untersuchungen, die von Uhlenbruck in der Weise angestellt sind, daß der Patient im Kroghschen Spirometer ohne Natronkalkfüllung ständig die gleiche Luft bis zur Dyspnoe inspirierte, zeigten in Bestätigung der Ergebnisse von Peters und Barr, daß der Herzkranke schon bei einem geringen Kohlensäuregehalt der Inspirationsluft — es wurde im inspiratorischen Schenkel des Atemschlauches die Luft dann analysiert, wenn die Dyspnoe unerträglich wurde — je nach dem Grade seiner Dekompensation dyspnoisch wird. Die Werte liegen bei 1,2 und $3^0/_0$ Kohlensäure, während der Gesunde imstande ist, $7,5-8,5^0/_0$ Kohlensäure zu ertragen. Andererseits ließ sich aber in vielen Fällen durch tägliche Übung bei Herzkranken ohne wesentliche Änderung des klinischen Befundes eine Steigerung der Kohlensäuretoleranz etwa von 2 auf 5 und mehr Prozent erzielen — ein Beweis, daß das subjektive Moment, die Furcht, keine Luft mehr zu bekommen, beim Auftreten der kardialen Dyspnoe eine nicht zu unterschätzende Rolle spielt. Goldscheider, der sich mit dem Auftreten der Dyspnoe beim Gesunden bei Einatmen kohlensäurehaltiger Luft beschäftigte, findet beim Einatmen von Kohlensäure-Sauerstoffgemischen statt von Kohlensäure-Luftgemischen durch die gleichzeitige Anwesenheit von Sauerstoff die Wirkung der Kohlensäure um einen Betrag herabgesetzt wird, der etwa $2^1/_2^0/_0$ Kohlensäure entspricht; ein Befund, der vielleicht für die Sauerstofftherapie der Herzkranken von Bedeutung ist.

Die Frage, ob das Blut in den Lungen bei pulmonaler Stauung ungenügend arterialisiert wird, ist viel diskutiert worden. von Noorden vertritt die Anschauung, daß das langsam durch die Lungen strömende Blut um so besser Zeit habe sich mit O_2 zu sättigen. Auch Staehelin glaubt, daß gut arterialisiertes Blut die Lungen und das Herz verläßt, erst in den Venen gestaut wird und sich da abnorm mit CO_2 belädt. Andererseits lehrt die klinische Erfahrung, daß der unter Atemnot leidende Patient oft durch Sauerstoffinhalation subjektiv erleichtert und auch objektiv gebessert wird. Gegen die von Eppinger und Schiller angeführten Zahlen, die den ausreichenden absoluten Sauerstoffgehalt des Arterienblutes dartun sollen, wendet Straub ein, daß der Druck, unter dem der Sauerstoff angeboten wird, also die prozentuale Sättigung des Hämoglobins, in erster Linie ausschlaggebend ist. In der Tat fanden Hürter sowie Harrop und Barach und Woodwell im Arterienblut der Herzkranken eine verminderte O_2-Sättigung, während die von Eppinger und seinen Mitarbeitern gegebenen Zahlen (Asthma cardiale, Monographie) eine solche nicht erkennen lassen. Eine Komplikation erfahren die Verhältnisse noch dadurch, daß oft ein gleichzeitig vorhandenes Emphysem seinerseits eine Verschlechterung der Arterialisierung des Blutes mit sich bringt. Zusammenfassend wird man sagen können, daß die vergleichende Analyse des Arterien- und Venenblutes hinsichtlich seiner Sauerstoffsättigung (Lundsgard, Barach und Woodwell) zwar die Annahme zuläßt, daß eine nicht völlig ausreichende Arterialisierung beim dekompensierten Patienten vorkommt, daß aber die stärkste Sauerstoffverarmung doch erst mit der Verlangsamung des Blutstromes in den Kapillaren und Venen einsetzt. Eine Ausnahme machen vielleicht die von Carter und Stewart untersuchten Fälle mit hochgradiger Frequenzsteigerung der Schlagfolge z. B. bei der paroxysmalen Tachykardie, bei denen eine starke Verminderung der Sauerstoffsättigung des Arterienblutes nachweisbar war.

Es bleibt eine Form der Dyspnoe abzugrenzen, die genetisch vielleicht den bisher besprochenen Arten des Zustandekommens einer Dyspnoe unterzuordnen sein wird, deren Abgrenzung aber für den Kliniker als ziemlich scharf umschriebener Symptomenkomplex notwendig ist und bei der doch wohl in mancher Hinsicht besondere Verhältnisse vorliegen: das **Asthma cardiale.** Die Dyspnoe steht im Vordergrund. Das Wesentliche ist ihr plötzliches anfallweises Auftreten vor allem in den ersten Nachtstunden, für das keine deutliche Ursache

erkennbar ist. Die Patienten richten sich auf, stürzen ans Fenster, um sich Luft
zu schaffen, sind unfähig auch nur für kurze Zeit sich ruhig zu verhalten und
leiden unter Angst und Beklemmungsgefühl. Das Fehlen von Schmerzen grenzt
den Komplex gegen die Anfälle von Angina pectoris ab. A. Hoffmann räumt
dem Symptomenkomplex des Asthma cardiale eine Sonderstellung ein, wie
sie etwa die Angina pectoris oder die paroxysmale Tachykardie in der Herzpathologie einnehmen und hält das Asthma cardiale für eine Neurose der Herznerven. Andere Gesichtspunkte für das Zustandekommen des asthmatischen
Anfalles entwickeln Eppinger, von Papp und Schwarz. Ausgehend von der
Beobachtung, daß beim Patienten mit Asthma cardiale das Venenblut an der
ruhig daliegenden Hand rascher herzwärts strömte als beim Normalen, prüften
sie die Geschwindigkeit des Venenblutes mittels einer plethysmographischen
Methode, mittels einer blutigen Methode, der Bestimmung der Sauerstoff-
differenz zwischen Venen- und Arterienblut des Armes und bestimmten endlich
die wahre Blutgeschwindigkeit nach eigener Methode. Die Anschauung, die sie
sich aus ihren Versuchen bilden, ist die, daß nicht die Insuffizienz des linken
Ventrikels, sondern die primäre Erhöhung der Blutgeschwindigkeit die wesentlichste Komponente für das Zustandekommen des Asthmaanfalles darstellt,
wenn sie auch der Annahme einer Mitbeteiligung kardialer Faktoren nicht ganz
entraten können. Das Überangebot an Blut, welches die Lunge erhält, soll
reflektorisch zur Auslösung der Dyspnoe führen. Es wird weiteren Untersuchungen überlassen bleiben müssen, inwieweit es sich als berechtigt erweist,
die peripheren Faktoren des Kreislaufs, die sicherlich zeitweise zu stark ver-
nachlässigt worden sind, bei dieser Form der Kreislaufinsuffizienz in der Weise in
den Vordergrund zu rücken, wie es Eppinger und seine Mitarbeiter getan haben.

b) Zyanose.

Ein weiteres Symptom der Kreislaufinsuffizienz, die Zyanose, ist ebenfalls
in seinen Ursachen nicht einheitlich, zum Teil beruht sie sicher auf lokalen
Kreislaufveränderungen, Schwellung der größeren oder kleineren Venen. Wenn
man in eine gestaute Vene Sauerstoff einspritzt, so verändert sich die Farbe
durchaus nicht; wenn bei gesunden Menschen die Venen durchscheinen, so
erscheinen sie ebenfalls blau. Es handelt sich also nur um die normale Blutfarbe,
nur beobachtet man freilich gelegentlich Zyanose, ohne daß die großen Venen-
stämme geschwollen erscheinen. Hier handelt es sich offenbar um Stauung
in den kleinen Venen. Das Kapillarmikroskop hat in neuerer Zeit die Möglichkeit geschaffen, die Verhältnisse genauer zu untersuchen. Man sieht die Schlingen
im venösen Schenkel erweitert und die Strömung deutlich körnig. Cobet
findet bei seinen Fällen von Herzinsuffizienz, bei denen deutliche Zyanose bestand,
die Venenerweiterung im subpapillären Plexus mit einem deutlichen Durch-
schimmern dieses Plexus, wie es nach O. Müller für die allgemeine Stauung
bezeichnend ist und Venenerweiterung an den Kapillarschlingen. Es spricht
dies für die Ansicht le Blancs, daß die Dicke der Blutschicht in den Kapillaren
für die Entstehung der Zyanose maßgebend seien. Daneben spielt Zahl, Länge
und Weite der blutgefüllten Kapillaren eine Rolle, endlich Hautdicke und Pig-
mentierung.

In zweiter Linie ist die Zyanose der Ausdruck des veränderten Oxy-Hämoglobin-
gehaltes im Blut. Lundsgaard und van Slyke rechnen den für das Auftreten von Zyanose wichtigen mittleren Gehalt des Kapillarblutes des reduzierten Hämoglobins aus der Gleichung $C = lT + \dfrac{(1+\alpha)\,D}{c(1-\alpha)}$, wo C die Konzentration des reduzierten Hämoglobins im Kapillarblut, D der Gesamthämo-
globingehalt des Blutes, l der die Lunge passierende Anteil reduzierten

Hämoglobins und α das in pathologischen Fällen unarterialisiert in die Arterien gelangende Hämoglobin ist. Es zeigt sich, daß bis zu 40% oder rund etwa $^1/_3$ des Gesamtblutes als venöses Blut unter Umgehung der Lunge unarterialisiert vom rechten zum linken Herzen gelangen kann, bis daß Zyanose auftritt. Etwa beim offenen Ductus Bottali findet man derartige Fälle verwirklicht. Lundgaard und van Slyke rechnen, daß 4—6 g, im Mittel 5 g reduzierten Hämoglobins in 100 ccm Blut erforderlich sind, damit das Blut statt der hellen arteriellen die venöse Blaufärbung zeigt. Da sich 1 ccm Sauerstoff rund mit 0,75 g Hämoglobin verbindet, so kann man sagen, daß das Blut bis zum Auftreten von Zyanose ein Sättigungsdefizit von etwa 6—7 Volum-% an Sauerstoff aufweisen kann.

Ist so die Zyanose teils durch lokale Strömungsveränderung, teils durch Veränderung des Blutchemismus bedingt, so kann die Ursache dieser letzteren Veränderung wiederum sehr verschieden sein. Bei dekompensierten Herzfehlern wird der Verringerung der Strömungsgeschwindigkeit in den Kapillaren sowie dem gesteigerten Sauerstoffverbrauch im Gewebe eine wesentliche Rolle zukommen. Andererseits kann eine Behinderung der alveolaren Sauerstoffaufnahme vorliegen und eine ungenügende Arterialisierung des Blutes zur Folge haben, wie im Kapitel über die pulmonale Dyspnoe besprochen wurde. Die letztere Tatsache zeigt aber, daß das Symptom der Zyanose keineswegs den Herzkrankheiten allein zukommt. In allen Fällen mit Behinderung des pulmonalen Gaswechsels, bei Phthise, Pneumonie, Mediastinaltumoren, bei Bergkrankheit und bei Gasvergiftung, sowie bei allen Vergiftungen, die zu Methämoglobinbildung führen, kann ausgesprochene Zyanose auftreten. Ebenso findet man sie bei Polyzythämie, wobei jedoch kein O_2-Defizit besteht und man besser von einer „Erythrosis" sprechen würde (Lundsgaard); in vielen Fällen von Aortenfehlern ist Zyanose nachweisbar. Sie tritt bei allen Herzkrankheiten auf, in ausgesprochener Weise findet man sie aber in erster Linie bei den angeborenen Herzfehlern, wo sie oft sehr hohe Grade erreicht. Früher sprach man in solchen Fällen von Morbus coeruleus (Blausucht) (vgl. S. 408). Auch hier scheint die Ursache der Zyanose nicht einheitlich zu sein. Campell, Hunt, Poulton fanden beispielsweise in einem Fall von Pulmonalstenose normale Blutgaswerte.

Bei alten Leuten sieht man nicht selten eine Zyanose der Lippen, die wohl als lokale Zirkulationsstörung zu bewerten ist, jedenfalls ohne sonstige Zeichen von Kreislaufinsuffizienz auftritt. Die Zyanose lokalisiert sich hauptsächlich an den peripheren Körperteilen (Akrozyanose), d. h. an Fingern, Zehen, Wangen und Nase, besonders aber an den Lippen. Eine lokale Zyanose schließt sich speziell den Thrombosen oder Embolien bestimmter Gefäßbezirke an und findet sich z. B. bei einer Thrombose der Armgefäße an der Hand, bei vasomotorischen Störungen, Spasmen der unteren Extremitäten, an den Füßen.

c) Veränderungen des Stoffwechsels.

Es ist seit langem bekannt, daß unter Arbeitsleistung der O_2-Verbrauch erheblich steigt und diese Steigerung kann das 10- und 15fache des Ruhestoffwechsels betragen. Über die Veränderungen chemischer Art in ihren quantitativen und zeitlichen Beziehungen und über die Einstellung des Körpers auf eine Arbeitsbelastung bringen erst die Forschungen der letzten Jahre einige und noch recht unvollständige Aufklärung. Nehmen wir an, daß der O_2-Verbrauch bei einem normalen Menschen auf das 10fache angestiegen sei, so stehen zur Heranschaffung des O_2 an die Peripherie zwei Wege offen, der eine ist die Vermehrung des Herzschlagvolumens, der andere die Vermehrung der Pulsfrequenz. Bei Steigerung der Pulsfrequenz sind strenge Grenzen gezogen. Würde unter obiger Annahme sie auf das $2^1/_2$fache ansteigen, um den 10fach gesteigerten O_2-Bedarf zu decken, so müßte immerhin noch das Herzschlagvolumen auf das 4fache seines ursprünglichen Wertes ansteigen. Dies hatte

nicht viel Wahrscheinlichkeit für sich und Mobitz glaubt, daß die Steigerung des Schlagvolumens nicht mehr als das Doppelte im allgemeinen zu betragen pflegt.

Die Hilfshypothesen, die annahmen, daß vielleicht ein Plus an Verbrennungsvorgängen
in der Lunge an dem erhöhten O_2-Verbrauch schuld sei, oder daß das Herz den Transport
durch eine vollständigere Entleerung bewerkstelligen könne, waren wenig befriedigend und
diese Lücke führte zu der Erkenntnis eines wichtigen Hilfsmittels, nämlich der verbesserten
O_2-Ausnutzung. Man spricht von einem Ausnutzungskoeffizienten und versteht
darunter die Differenz des O_2-Gehaltes des arteriellen Blutes und des O_2-Gehaltes des
venösen Blutes : 100. Normalerweise ist das arterielle Blut zu etwa 95% mit O_2 gesättigt,
das venöse noch zu etwa 60%, der Ausnutzungskoeffizient $= 0,35$. Er hängt ab von der
Strömungsgeschwindigkeit der kapillaren Oberfläche und der Geschwindigkeit der O_2-
Dissoziation.

Um die Frage zu beantworten, in welcher Beziehung die O_2-Ausnutzung von der Peripherie und das Minutenvolumen des Herzens zueinander stehen, stellte Robinson Versuche
an 12 normalen Menschen an, und er kommt dabei zu folgenden tabellarisch wiedergegebenen
Werten:

O_2-Verbrauch pro Min. in ccm	O_2-Utilisation in Vol.-$\%$	Minuten-Volumen	und zwar:	Schlagfrequenz	Schlagvol. in Sek.
192	6,53	3520		54	55
bis	bis	bis		bis	bis
249	3,14	6780		73	103

In dieser Tabelle bewegen sich die Werte für die O_2-Ausnutzung und für das Minutenvolumen in gegensätzlichem Sinne, d. h. wenn die O_2-Ausnutzung bei einem Menschen gut
ist – die Norm liegt nach van Slyke etwa bei 5 Vol.-$\%$ –, so kann sich scheinbar das
Herz schonen und hat ein geringeres Minutenvolumen, umgekehrt entsprach eine schlechte
Utilisation einem relativ großen Minutenvolumen. Bei Anstrengungen wurden für die
einzelnen untersuchten Koeffizienten ein Anstieg gefunden, wie er unten in einem Beispiel
wiedergegeben ist.

O_2-Verbrauch pro Min in ccm	O_2-Utilisation in Vol.-$\%$	Minuten-Volumen	und zwar	Schlagfre-quenz	Schlagvolum.
von	von	von		von	von
230	5,91	3940		66	60
auf	auf	auf		auf	auf
960	9,40	10200		108	94

Die Bestreitung des hier etwa auf das Vierfache erhöhten O_2-Verbrauches erfolgt also
sowohl mittels erhöhter Utilisation wie auch mittels Steigerung des Minutenvolumens, aber
es scheint doch, daß beim Normalen das Bestreben vorherrscht, zunächst mit einer Vermehrung der Herzarbeit auf eine Anstrengung zu antworten und erst später den Hilfsweg
der vermehrten O_2-Ausnutzung zu beschreiten. Bezüglich des Minutenvolumens scheinen
sich keine festen Regeln dafür aufstellen zu lassen, wann die Herzfrequenz mehr ansteigt
oder wann das Schlagvolumen mehr ansteigt und es sind vielleicht das individuelle Verschiedenheiten. Eppinger und seine Mitarbeiter betonen vor allem einmal den starken
Anstieg des Minutenvolumens bei der Arbeit des dekompensierten Herzkranken und zum
zweiten die Unfähigkeit des Herzkranken, von dem Mittel der besseren O_2-Ausnutzung
Gebrauch zu machen.

Eppinger, Kisch und Schwarz gaben für einen Fall von gut kompensierter
Mitralstenose bei einer Arbeitsleistung von 500 kgm pro Minute die in den ersten drei Spalten
wiedergegebenen Werte an, während ein Patient mit dekompensierter luetischer Aorteninsuffizienz bei einer Arbeit von 300 kgm pro Minute die in den letzten drei Spalten tabellarisch wiedergegebenen Werte aufwies:

	Fall 1 (komp.)			Fall 2 (dekomp.)		
	Min.-Vol. Liter	Schlag-Vol. ccm	Ausnutz.-Koeffiz.	Min.-Vol. Liter	Schlag-Vol. ccm	Ausnutz.-Koeffiz.
Ruhe	3,33	39	0,30	3,61	37	0,31
Während der Arbeit . .	6,24	36	0,56	12,52	97	0,15
3 Min. nach Beendigung der Arbeit	3,73	37	0,50	4,71	45	0,25

Im Anschluß an seine Untersuchungen und zahlreiche Veröffentlichungen der englischen und amerikanischen Literatur kann man als ganz groben Umriß vielleicht folgendes Bild entwerfen:

Beim Gesunden: Bei der Arbeit steigt der O_2-Verbrauch im Muskel an, die O_2-Ausnutzung geht von 35 bis zu 75 % in die Höhe, das Herzschlagvolumen wird weniger verändert, das Minutenvolumen steigt vielleicht mehr durch Erhöhung der Schlagfrequenz. Der O_2-Mehrverbrauch des Gesamtorganismus hat bald nach der Arbeitsleistung sein Ende erreicht. Etwa $^4/_5$ der gebildeten Milchsäure wird zu Glykogen resynthesiert. Die Ventilationsgröße ist nach wenigen Minuten wieder normal. Das CO_2-Bindungsvermögen des Blutes bleibt bei mäßiger Arbeit unverändert. Die Pufferung des Gewebes ist gut und das Ph des Gewebes nicht verändert.

Beim dekompensierten Herzkranken: Der O_2-Verbrauch steigt stark an, und zwar ist sein absoluter Wert der gleichen Arbeit größer als beim Gesunden. Die Ausnutzung des Hämoglobinsauerstoffs versagt, der Ausnutzungskoeffizient bleibt gleich oder wird sogar kleiner. Das Herzschlagvolumen steigt stark an, das Minutenvolumen steigt vielleicht mehr durch ein gesteigertes Schlagvolumen. Der O_2-Mehrverbrauch des Organismus bleibt noch lange nach geleisteter Arbeit bestehen. Von der gebildeten Milchsäure, deren absoluter Wert bei gleicher Arbeit höher ist als beim Normalen, wird weniger zu Glykogen zurückgebildet mehr verbrannt. Die Ventilationsgröße bleibt noch minutenlang gesteigert. Die CO_2-Bindungskurve sinkt schon nach geringer Arbeit deutlich ab. Die Pufferung des tätigen Gewebes scheint geschädigt. Das Ph des Blutes ist unter Umständen zur sauren Seite hin verschoben.

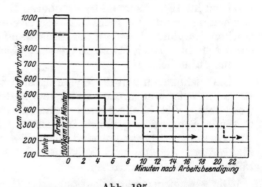

Abb. 125.

—— Normal. Requirement: 3678 ccm O_2. Debt: 1436 (39 %).
Totalmilchsäure: 11,6. ------ Dekompensiertes Vitium.
Requirement: 4664 ccm O_2. Debt: 3437 (73,6 %).
Totalmilchsäure 27,5.

Eine Tabelle von A. V. Hill, aus der die hier gekennzeichneten Forschungsergebnisse, die für die künftige Kenntnis der kardialen Dekompensation von grundlegender Bedeutung sein dürften, sehr deutlich hervorgehen, sei im Anschluß an Eppinger hier wiedergegeben.

Zu erklären wäre hierbei der Begriff des Requirement, worunter der Gesamt-O_2-Verbrauch vom Arbeitsbeginn bis zur Rückkehr zum Ruhewert und des sog. Debt, worunter der O_2-Verbrauch von Arbeitsbeendigung bis zum Wiedererreichen des Ruhewertes verstanden wird. Insbesondere diesem letzteren Wert und dem Verhältnis zwischen Requirement und Debt scheint für die Beurteilung des veränderten Stoffwechsels des Herzkranken eine grundsätzliche Bedeutung zuzukommen.

Die Beobachtung, daß der Organismus bei einer Arbeitsleistung imstande ist, gewissermaßen O_2-Schulden aufzunehmen, die erst nach Beendigung der Arbeitsleistung zurückgezahlt werden, wurde bereits von Zuntz und Durig gemacht, während wir die quantitativen Verhältnisse in neuerer Zeit aus den Untersuchungen Hills erfahren haben. Es geht daraus hervor, daß ein Erwachsener imstande ist, etwa 15 Liter O_2-Schulden einzugehen.

d) Herzklopfen und andere Sensationen in der Herzgegend.

Über Herzklopfen wird bei der Kreislaufinsuffizienz im ganzen auffallend selten geklagt. Nur Kranke mit Aorteninsuffizienz leiden häufiger darunter. Meistens empfinden sie gleichzeitig ein unangenehmes Klopfen im Hals oder im Kopf.

Viel häufiger sind andere unangenehme Sensationen in der Herzgegend. Bisweilen ist es nur ein Gefühl von Druck auf der Brust oder Beengung, bisweilen sind es ausgesprochene Schmerzen, die nicht selten in der
Gegend der Herzspitze lokalisiert werden. Daneben kommen aber auch ausstrahlende Schmerzen vor. Nicht nur bei ausgesprochener Angina pectoris
empfinden die Patienten Schmerzen im linken Arm, sondern auch dauernde
Schmerzen von geringer Intensität auf der linken Brustseite und am linken Arm
kommen vor.

Mitunter läßt sich bei Herzkrankheiten eine Hyperalgesie der Haut
und Muskulatur auf der linken Seite der Brust oder auch am linken Arm nachweisen. Nach Mackenzie besteht eine besonders empfindliche Zone häufig unter
der linken Brust, ferner über der zweiten und dritten Rippe in der Mamillarlinie. Die hyperästhetischen Zonen, wie auch die Schmerzen, fallen am häufigsten
in das Gebiet der ersten vier Dorsalsegmente des Rückenmarks, die äußersten
Grenzen sind das 7. zervikale und das 6. dorsale Rückenmarksegment. Mackenzie fand häufig Druckpunkte am oberen Rand des Trapezius, die er als Nerven-
ästchen anspricht. In einem Fall fand er entsprechend der Stelle einer besonders
starken Empfindlichkeit an der Brustwand bei der Sektion den Nervus thoracicus ant. int. Nach Mackenzie sind häufig die vier ersten Brustwirbeldorne
druckempfindlich.

Die Schmerzen und die Hyperalgesien wechseln oft von Tag zu Tag. Wenn
sie anfallweise mit großer Heftigkeit auftreten, so spricht man von Angina
pectoris. Viel häufiger sind rudimentäre Anfälle oder vorübergehend auftretende Schmerzen geringer Intensität, die bisweilen nur nach körperlichen
Anstrengungen vorhanden sind, bisweilen auch nach Aufregungen, reichlichen
Mahlzeiten, Alkohol und Tabakgenuß. Aber auch ohne besondere Anlässe
können Schmerzen auftreten.

Die verschiedensten Affektionen des Herzens können Schmerzen und andere
Sensationen in der Herzgegend hervorrufen. Am stärksten sind sie bei Koronarsklerose, ferner häufig bei Perikarditis, aber alle anderen pathologischen Zustände
können gelegentlich Schmerzen, Druckgefühl und Hyperalgesie zur Folge haben.
Bei der Neurosis cordis kann ein subjektives Gefühl von Herzklopfen in unangenehmer Weise vorhanden sein, ohne daß man eine Pulsfrequenzerhöhung
nachweisen kann. Auch subjektive Empfindungen, die als Schmerz gedeutet
werden, sind bei der Neurosis cordis nicht selten. Herzklopfen und Herzschmerz,
die oft zur selben Stunde auftreten und nur bei körperlicher Bewegung und im
Stehen empfunden werden, werden anamnestisch oft angegeben, ohne daß man
nach den Symptomen berechtigt ist, diese Beschwerden der Angina pectoris
unterzuordnen.

e) Ödeme.

Wenn Wasser in den Geweben zurückgehalten wird, so kommt es zu Ödemen.
Dieses folgt im allgemeinen dem Gesetz der Schwere und sammelt sich daher
bei denjenigen Patienten, die nicht liegen, hauptsächlich in den Füßen an, bei
den Bettlägerigen an den abhängigen Partien, speziell am Kreuzbein. Im Gegensatz zu den Ödemen bei Nephritis beobachtet man bei Herzkrankheiten eine Abhängigkeit des Wasseraustrittes in die Gewebe vom Gefäßsystem insofern, als
in den peripheren Teilen oder in den Teilen, wo die Zirkulation erschwert ist,
die Ödeme besonders leicht auftreten, so zuerst in den Beinen, in den Armen,
während bei Nephritis zuerst das Symptom im Gesicht auftritt. Diese Abhängigkeit äußert sich z. B. bei Arbeitern, die ausschließlich mit den Armen
schwer zu arbeiten haben, darin, daß eben hier zuerst die Ödeme auftreten.
Ich erinnere mich einer Reihe derartiger Beobachtungen. Daß andererseits

nicht immer eine rein mechanische Wasserretention erfolgt, sieht man auch gelegentlich insofern, als bei einigen Formen von Herzinsuffizienz in erster Linie ein Aszites, bei anderen ein Hydrothorax die beginnende Stauung in den Geweben markiert.

Über die Entstehung der Ödeme herrschen vorläufig noch verschiedene, teils entgegengesetzte Ansichten. Während man früher sich das Auftreten von Ödemen vorwiegend mechanisch durch Stauung des Blutes in dem Kapillarsystem und infolgedessen durch Austritt von Blutserum zu erklären suchte, glaubt man neuerdings, daß diese Entstehungsart wesentlich zurücktritt gegenüber der durch Quellung kolloid-chemisch entstehenden und der osmotisch bedingten Ödeme.

Die „Stauungsödeme" die bei ausgesprochener Herzinsuffizienz auftreten, kann man sich wohl noch am ehesten mechanisch entstanden vorstellen. Die motorische Tätigkeit des Herzens ist verringert, die Stauung im venösen System vermehrt sich, es macht sich eine Anschoppung des Blutes in dem Kapillarsystem geltend, die Gefäßwand wird in ihrer Kontinuität gelockert, es folgt eine Transsudation von Blutplasma in das Gewebe, es entsteht ein perivaskuläres Ödem. Daß hier mechanische Kräfte das Wesentliche sind, drückt sich klinisch dadurch aus, daß die Ödeme bei Aufkranken an den Fußknöcheln, bei Bettkranken am Kreuzbein sich finden. Mechanisch ist es verständlich, daß bei derartigen Herzinsuffizienten nach vorhergehender Schwellung der unteren Extremitäten und der Beckengegend, auch das lockere Gewebe des Skrotums stark anschwillt. Klinisch entwickelt sich allerdings das Ödem nicht immer ganz so gesetzmäßig wie man es nach den mechanischen und statischen Verhältnissen erwarten sollte. Auch in bezug auf die vom linken oder rechten Herzen ausgehenden Stauungen entscheiden nicht immer die mechanischen Gesetze insofern, als bei den Stauungen im Lungenkreislauf sich außer einer geringen Dyspnoe nichts zeigt, obwohl Ödeme an den Fußknöcheln bereits eine Stauung im großen Kreislauf andeuten. Die Lymphgefäße spielen offenbar bei Entstehung von Ödemen nicht die Rolle, die man ihnen früher zuschrieb. Die Versuche von Leathes, Starling u. a. zeigten, daß nach Abbindung aller Lymphvenen am Bein eines Hundes kein Ödem auftritt, daß andererseits die Aufsaugung größerer Flüssigkeitsmengen die Resorption von Salzlösungen und Farbstoffen vorwiegend durch die Blutgefäße geleistet wird. Daß mechanische Momente die Resorption von Ödemen erheblich unterstützen, sieht man klinisch häufig, indem es gelingt, durch Hochlagerung der ödematösen Beine, durch intensiven Druck von außen (Gummibinden, Gummistrümpfe) die Ödeme in kurzer Zeit zu beseitigen.

Kolloidbedingte Ödeme. „Die innerste Maschinerie des Organismus ist das kolloidale System", sagt Kraus und weiter sagt er: „Aus dem Gebiet der Flüssigkeits- und Stoffverteilung möchte ich das Konstitutionelle vor allem in der Stabilität der Lenkungen sehen, welche der individuelle Organismus ererbt und erworben, auf Grund seiner physikalischen und chemischen Zusammensetzung als kolloidales System (Kolloide, Elektrolyte, Wassergrenze, Flächenpotentiale) in den vitalen Perioden und bei den Zustands- und Leistungsänderungen an den Tag legt, immer unter spezieller Berücksichtigung der Beziehung zwischen vegetativen und animalischen Funktionen, zwischen Elektrolyt- und Temperaturkoeffizient (Binnendruck und Eigenwärme)".

M. H. Fischer wollte das Ödem zurückführen auf eine Quellung der Organkolloide, eine Quellung, die durch Entstehung von Säuren ausgelöst sei. Diese Säuretheorie ist von vielen Nachuntersuchern angegriffen, als unrichtig abgetan worden. Bei der Nachuntersuchung fand man aber, daß die früher schon

betonte starke wasseranziehende Wirkung des Eiweißes und die Salzäquili-
brierung eine wesentliche Rolle bei der Entstehung der Ödeme spielen müßten.
Schade und Menschel machen auf die vielen Kräfte, die bei der Entstehung
des Ödems eine Rolle spielen, aufmerksam, glauben aber doch, auf Grund ihrer
Versuche über die Kolloidchemie des Bindegewebs die Einzelform der Ödeme
trennen zu müssen und rechnen zu den Quellungsödemen die Alkaliödeme,
die Jodsalzödeme und die Kochsalzödeme der kleinen Kinder.

Die entzündlichen Ödeme kommen als Symptom der Kreislaufinsuffizienz
weniger in Frage. Die klassischen Versuche von Cohnheim haben bewiesen,
daß bei der Entstehung lokaler entzündlicher Veränderungen Gefäßwand und
Kreislauf in erster Linie beteiligt sind. Der Blutdruck ist verlangsamt, es findet
ein Austritt von Flüssigkeit, dann von Zellelementen durch die Gefäßwand
statt. Da Schädigungen der Gefäßwand bei konstitutionellen Erkrankungen
(Chlorose), bei schweren Allgemeinerkrankungen (Kachexien) ebenfalls zu
Ödemen führen, so ist es oft schwer, nach den klinischen Erscheinungen die entzündlichen Ödeme von den nichtentzündlichen zu trennen. Für die Entstehung
der kachektischen Ödeme ist es wichtig, sich zu erinnern, daß hier primäre
Störungen des Gewebsstoffwechsels vorliegen, die wiederum zur Schädigung
der Kapillarendothelien führen. Schade charakterisiert die entzündlichen
Ödeme als wesentlich osmotisch bedingte. „Hier ist die osmotische Hypertonie
derartig in der Bilanz überwiegend, daß sie so gut wie allein die Flüssigkeitsbewegung beherrscht, sie zieht die Flüssigkeit zum entzündlichen Herd heran".
Für die Pathologie der Zirkulationsstörungen spielen diese osmotischen Ödeme
deshalb eine besondere Rolle, weil gerade bei einer Schädigung der Nieren das
osmotische Gleichgewicht am meisten gestört ist, weil hier die Kochsalzretention
in den Geweben den Wasserhaushalt wesentlich erschwert und weil Kombinationen von Stauungsödem mit nephritischen Ödemen klinisch nicht so selten
vorkommen.

Zu berücksichtigen ist endlich, daß Ödeme infolge von Innervationsstörungen
häufig vorkommen und differentialdiagnostisch bei Stauungsödemen und entzündlichen Ödemen eine große Rolle spielen. Das klinische Krankheitsbild,
das hierhin gehörend als vasomotorisch, d. h. infolge von Innervationsstörungen
entstanden aufgefaßt werden muß, ist das Quinckesche Ödem. Die im Verlauf
vieler Nervenkrankheiten, speziell bei Neuralgie oder bei Hemiplegie auftretenden
Ödeme sind sicherlich zum großen Teil neurotische Ödeme.

Die Ödemflüssigkeiten bei Herzkranken enthalten nach Noorden niemals so große
Mengen stickstoffhaltiger Substanzen wie bei Nephritis. Noorden fand im Mittel in dem
Ödem des Unterhautzellgewebes von Herzkranken 0,035% Harnstoff, 0,42% Eiweiß.
An anderer Stelle ist bereits gesagt worden, daß das Blut nicht ödemisiert ist, d. h. daß das
Blut nicht wäßriger ist.

Klinisch äußert sich das Auftreten des Ödems in den meisten Fällen zuerst
darin, daß an den Fußknöcheln, bzw. an den Tibien das Gewebe anschwillt,
die Haut praller wird, auf Fingerdruck Dellen entstehen, die sich allmählich
ausgleichen. Oft kann man mit der Waage längere Zeit vor dem Nachweis lokaler
Ödeme die Wasserretention im Körper feststellen.

Dieses lokale Ödem breitet sich gewöhnlich allmählich nach oben hin über
die ganzen unteren Extremitäten aus, kann besonders in der Umgebung der
Kniegelenke sehr erheblich werden, kann auf Bettruhe oder mechanische Kompression unter Umständen sehr schnell wieder verschwinden. Schon oben
wurde erwähnt, daß bei bettlägerigen Patienten die ersten Zeichen von Ödemen
nicht immer auf den Knöcheln, sondern über dem Kreuzbein zu finden sind.
Nur in wenigen Fällen geht das Hautödem über auf die Haut von Bauch, Brust
und Schultergegend, bisweilen findet eine besonders intensive Ansammlung

in den viel lockeres Bindegewebe enthaltenden Genitalien statt. Ödeme der oberen Extremitäten sind relativ selten, sie werden dann besonders an den Fingerspitzen und Händen beobachtet, nur ausnahmsweise findet man ein Ödem eines Armes oder beider Arme sich noch höher hinauf als bis zum Ellbogengelenk erstrecken (s. oben).

Nicht jedes Ödem der Beine ist als erstes Symptom einer Herzinsuffizienz anzusehen. Ältere Leute leiden sehr oft an habituellen Ödemen bei einem sonst leistungsfähigen gesunden Herzen. Wie sehr lokale Stauungen auch bei jungen kräftigen Männern Ödeme erzeugen können, weiß jeder Soldat, der einen langen Eisenbahntransport hinter sich hat.

Diese Beobachtung, die 1866 und 1870 vielfach gemacht wurde, bestätigte sich auch wieder im Weltkriege 1914—18. Ödeme finden sich aber auch bei konstitutionell schwächlichen Leuten, die zu lange stehen und dadurch offenbar die Zirkulation in den unteren Extremitäten überbelasten; sie finden sich insbesondere bei anämischen Mädchen und Frauen nach körperlichen Überanstrengungen und nach langem Stehen, finden sich weiterhin nicht so selten kombiniert mit Krampfadern und Plattfüßen, finden sich mitunter bei Leuten, die Jahre oder Jahrzehnte vorher Unterschenkelfrakturen hatten, finden sich endlich bei Leuten mit chron. arthritischen Veränderungen in den Fußgelenken (Gichtikern), auch ohne daß lokale Schmerzen und Schwellungen diese Arthritis dokumentieren.

f) Stauungsnieren.

Stauungssymptome der Niere können auch in ausgedehnter Weise vorhanden sein, ohne daß der Patient das Nichtfunktionieren des Organs empfindet. Da die Tätigkeit der Niere abhängig ist von dem regelmäßigen Zu- und Abfluß des Blutes bzw. von der Schnelligkeit der Strömung und dem Druck, unter dem das Blut steht, so ist es nicht verwunderlich, daß bei verlangsamter Strömung und erhöhtem Druck die Harnabscheidung vermindert wird. Ganz besonders ist von der Geschwindigkeit abhängig die Wasserabscheidung, und infolgedessen sieht man bei der Stauungsniere zuerst auch eine Verminderung der Wassersekretion; weniger gestört ist anfangs die Abscheidung der festen Bestandteile, der Salze. So kommt es, daß der Urin konzentrierter wird, ein höheres spezifisches Gewicht erhält. Diese dauernde Konzentration des Urins ist andererseits sicher auch nachteilig für die Epithelien. Sind einmal die Epithelien geschädigt, so äußert sich dies in einer vermehrten Durchlässigkeit für Eiweiß und in einer Retention der festen Bestandteile, besonders des Kochsalzes. Die ersten Symptome zeigen sich also darin, daß der Urin hochgestellt ist, d. h. spärlich, dunkel, stark sauer, mit hohem spezifischen Gewicht (1025—1035) und sehr oft trübe, d. h. es fallen beim Stehen die Salze aus. Vielfach hat der Patient schon selbst die Bemerkung gemacht, oft kann man durch Fragen, am sichersten natürlich nach den Flüssigkeitseinnahmen und Ausgaben sich hier ein Bild verschaffen. Der Eiweißgehalt in diesem Stauungsurin ist gewöhnlich sehr gering, etwa $^1/_2$ bis 1 $^0/_{00}$. Regelmäßig findet man Nukleoalbumin und zwar meist schon zu einer Zeit, wenn noch kein Serumalbumin nachweisbar ist, was für die Diagnose unter Umständen von Bedeutung ist. Die molekulare Konzentration, meßbar durch die Gefrierpunktsbestimmung, ist vermehrt.

Mikroskopisch enthält der zentrifugierte Harn spärliche hyaline Zylinder, vereinzelte Nierenepithelien und Leukozyten, gelegentlich Spuren von Blut. Daß die Zahl der Formbestandteile nicht in einer festen Beziehung zur Gesamtmenge des Harns steht, ist besonders von Klineberger betont worden. Größere Mengen von Blut sind für die einfache Stauungsniere, wie sie bei Herzkrankheiten auftritt, nicht charakteristisch. Man beobachtet sie eher in solchen Fällen, wo ein lokales Hindernis für den Abfluß des Nierenblutes vorhanden ist, bei unvermindertem arteriellen Zufluß, z. B. Thrombose der unteren Hohlvene.

Differentialdiagnostische Schwierigkeiten, die besonders dann auftreten können, wenn in dem Verlauf von Infektionskrankheiten Insuffizienzerscheinungen auftreten und die es fraglich erscheinen lassen, ob das gefundene Eiweiß auf eine Stauungsniere oder auf eine akute Nephritis zurückzuführen ist, werden gewöhnlich durch den Verlauf der nächsten Tage entschieden, oder durch das Sediment insofern, als man bei der akuten Nephritis reichlich Zylinder, Leukozyten und Epithelien findet.

Quincke hat darauf aufmerksam gemacht, daß bei Herzinsuffizienz die Verminderung der Harnabscheidung am Tage kompensiert wird durch eine vermehrte Abscheidung des Nachts (Nykturie). Das normale Verhältnis, das gewöhnlich 1 : 4 bis 1 : 2 bedeutet, ändert sich bei der Herzinsuffizienz zugunsten der Nacht, d. h. auf 2 : 1. Die Steigerung betrifft nicht nur das Wasser (nächtliche Polyurie), sondern auch die festen Bestandteile. Diese Erscheinung führt Quincke darauf zurück, daß beim Gesunden während des Schlafes ebenso wie alle übrigen Organe auch die Niere weniger sezerniert, beim Herzkranken dagegen erst in der Nacht die Zirkulation in der Niere gleichmäßig und reichlich genug erfolgt, um eine ausgiebige Harnsekretion zu ermöglichen. Am Tage wird offenbar durch die erhöhte Beanspruchung des geschwächten Herzens die Zirkulation so gestört und verringert, daß es zu einer genügenden Harnsekretion nicht kommen kann. Die Diurese im Schlaf hat neuerdings nochmals ausführlich bearbeitet R. Hopmann (Zeitschr. f. klin. Med. Bd. 107).

Die Wasserretention kann natürlich zu einer Ansammlung von Flüssigkeit in den Geweben führen. Daß diese Retention auch bei anscheinend geringer Kreislaufstörung sehr groß sein kann, kann man mit der Waage oft feststellen. Besonders in der Krankenhausbehandlung, wo es möglich ist, die Patienten regelmäßig mehrere Male täglich wiegen zu lassen, ist man oft erstaunt über die erheblichen Gewichtsdifferenzen bei leichten Herzinsuffizienzen. Das Wasser sammelt sich zunächst in den Geweben an.

Da man anatomisch auch bei relativ leichten Herzinsuffizienzen oft ausgesprochene Stauungssymptome der Niere findet, sich kennzeichnend durch Vergrößerung des Organs, Erweiterung der Blutgefäße, Vermehrung des Bindegewebes und geringer Degeneration der Epithelien, da man anderseits erfahrungsgemäß oft eine rasch zunehmende fettige Degeneration einer mehr oder weniger stark gestauten Niere sieht, so ist es selbstverständlich, wenn dem ersten Auftreten von Ödemen und Stauungen der parenchymatösen Organe bald eine zum Tode führende Herzinsuffizienz folgt, die z. T. durch die Insuffizienz der Niere wesentlich mitbedingt zu sein scheint. Diese nach dem anatomischen Verhalten berechtigten Schlußfolgerungen treten zwar nicht unbedingt immer in Erscheinung, sondern es kann sehr oft auch der Verlauf so sein, daß die Stauungsniere lange Zeit ohne besondere Beschwerden vertragen wird, und daß sich aus der zyanotischen Induration eine zyanotische Atrophie entwickelt. Bei einer Stauungsschrumpfniere ist die Niere verkleinert, zeigt eine unregelmäßige Oberfläche, in deren Einziehung die Kapsel fest verwachsen ist. Die zyanotische Färbung läßt bekanntlich diese Form von anderen Nierenkrankheiten gut unterscheiden.

g) Stauungslungen.

Subjektiv äußern sich die Stauungserscheinungen in den Lungen gewöhnlich durch Kurzluftigkeit und Neigung zu Katarrhen. Die Kurzluftigkeit kann als primäres Symptom Monate und sogar oft Jahre dem vollen Symptomenkomplex der Herzinsuffizienzerscheinungen vorausgehen. Die Kurzluftigkeit äußert sich besonders bei körperlichen Anstrengungen, kann vorübergehend auch bei stärkeren muskulären Leistungen fehlen, anderseits ohne Zusammenhang hiermit plötzlich des Nachts auftreten und dann mit intensivem Beklemmungsgefühl auf der Brust einhergehen: Die Patienten können nicht in Rückenlage liegen bleiben, andererseits auch nicht viel gehen, weil jede Anstrengung die Dyspnoe steigert; sie müssen aufrecht sitzend, mit dem Ellbogen aufgestützt unter zu Hilfenahme aller Atmungsmuskeln nach Luft ringen.

Die Dyspnoe verbindet sich oft mit Neigung zu Bronchialkatarrhen, die einerseits als subakuter oder chronischer Katarrh ständig vorhanden sind, andererseits nach den leichtesten Erkältungen auftreten und oft sehr intensive lokale und Allgemeinbeschwerden machen können. Wohl durch Vermittlung des heftigen Hustenreizes ist nicht selten das schleimige Sputum mit Blut vermischt; in diesen streifenförmigen Blutbeimengungen findet man Herzfehlerzellen; gelegentlich kommt es aber auch zum Auswurf größerer Mengen von Blut, so daß das Sputum an eine durch Tuberkulose bedingte Hämoptoe erinnert. Dyspnoe und Katarrh können das erste Symptom bei der essentiellen Hypertonie sein. Die Blutdruckmessung ist also immer anzuwenden und oft der beste Wegweiser. Bei älteren Leuten sieht man Dyspnoe und Katarrh bisweilen unter kleinen Digitalisdosen verschwinden, auch dann, wenn man für das Vorhandensein einer Herzinsuffizienz keine Anhaltspunkte hat.

Objektiv läßt sich die Dyspnoe oft nach geringen körperlichen Anstrengungen feststellen. Im Gegensatz zu Herzgesunden beruhigt sich die beschleunigte und vertiefte Atmung nach unverhältnismäßig langer Zeit. Besteht eine Neigung zu Katarrhen, so findet man objektiv besonders über den Unterlappen reichliches mittelblasiges, feuchtes Rasseln, keine Dämpfung. Die Rasselgeräusche können gelegentlich einen mehr kleinblasigen und mehr klingenden Charakter haben und an das Krepitieren der Pneumonie erinnern, eine Tatsache, die oft die Vorstellung erweckt, als ob neben dem Stauungskatarrh hier ein lokales Ödem vorhanden wäre. Die Geräusche können nach einigen tiefen Atemzügen verschwinden, daher oft nur bei Untersuchungen der Unterlappen des Morgens unmittelbar nach dem Aufrichten hörbar sein. Sind die Katarrhe mehr exazerbiert, so hört man die katarrhalischen Geräusche diffus über der ganzen Lunge in Form von giemenden und rasselnden Nebengeräuschen. Auch hier findet man durchweg über den Unterlappen reichlichere Nebengeräusche als über den übrigen Partien. Bei fortschreitender Stauung bildet sich ein pleuritisches Transsudat aus, das in den meisten Fällen zuerst in der rechten Pleura entsteht. Der Nachweis eines solchen Transsudats kann unter Umständen prognostisch und therapeutisch wichtig sein. Es empfiehlt sich bei lokalen ätiologisch zweifelhaften Dämpfungen zu punktieren, um sich über das Vorhandensein oder Fehlen einer Stauungspleuritis zu informieren. Daß der Erguß sich von dem entzündlichen durch den Eiweißgehalt, das spezifische Gewicht und die Zellelemente unterscheiden läßt, ist selbstverständlich. Das spezifische Gewicht ist gewöhnlich niedriger als 1018, der Eiweißgehalt beträgt höchstens $1-2\%$, die Zellelemente sind sehr spärlich; es handelt sich meistens um wenig veränderte, oder selten um verfettete Epithelien bzw. Leukozyten. Diese Flüssigkeitsansammlung findet sich gewöhnlich zuerst auf der rechten Seite, auch dann, wenn sie doppelseitig ist, oft rechts stärker als links, gelegentlich allerdings zuerst links und bei doppelseitigem Auftreten links stärker als rechts.

Lungenödem mit ausgesprochenen objektiven und subjektiven Symptomen tritt bei akuter Herzinsuffizienz nicht selten auf. Es fehlt auffälligerweise bei chronischen Fällen und entwickelt sich bei ihnen erst dann, wenn die Herzinsuffizienz die höchsten Grade angenommen hat und ein vollständiges Versagen des Herzens sich anbahnt, also als eine finale Erscheinung. Lungenödem als erstes Symptom der Herzinsuffizienz habe ich am häufigsten gesehen bei anscheinend gesunden, übermäßig fetten Leuten nach akuten körperlichen Überanstrengungen oder bei Mitralstenose.

Die verminderte Exkursionsfähigkeit und die verminderte Vitalkapazität der chronisch gestauten Lunge des Herzkranken wurde an anderer Stelle schon erwähnt.

Anatomisches. Die Stauung macht eine starke Hyperämie des Lungengewebes. Dies führt bei längerem Bestehen der Stauung zur Vermehrung des interstitiellen Bindegewebes, zur Stauungsinduration. Beim Lungenödem sind die Alveolen mit einer serösen durch Kochen gerinnbaren Flüssigkeit ausgefüllt. Da die Kapillaren der Alveolen frei ins Lumen vorspringen, werden die Bedingungen für die Entstehung eines Lungenödems die denkbar besten. Wenn dies trotzdem selten geschieht, so spricht das für eine besondere Widerstandsfähigkeit der Kapillaren des kleinen Kreislaufs. Die Undurchlässigkeit wird offenbar dann herabgesetzt, wenn noch andere Momente zu der Stauung hinzutreten, speziell wenn fieberhafte Bronchialkatarrhe oder broncho-pneumonische Herde vorhanden sind. In solchen Fällen sieht man unter Umständen auch ein einseitiges Ödem auftreten, was ebenfalls gegen die rein mechanische Stauung als Ursache des Ödems zu verwerten ist.

h) Stauungsleber.

Die Leber ist als ein weiches nachgiebiges plastisches Organ am ehesten von den parenchymatösen Organen durch die Stauung bedroht (vgl. S. 354). Die Stauung in der Leber, die sich in einer Vergrößerung und Druckempfindlichkeit äußert, die speziell sehr oft mit einer lokalen Druckempfindlichkeit des Ligamentum suspensorium einhergeht, kann im allgemeinen als eines der ersten Symptome der Herzinsuffizienz angesprochen werden. Die initiale isolierte Stauungsleber entsteht nach L. Heß dadurch, daß in den Lebervenen und in der Cava inferior die Klappen fehlen. Heß sieht in dieser Anschoppung eine Entlastungsmöglichkeit für das rechte Herz.

Klinisch äußert sich die Stauungsleber durch mehr oder weniger lokale Schmerzen im Epigastrium, Beschwerden, die gewöhnlich bei längerem Stehen, beim Laufen, bei tiefem Atmen erheblich zunehmen, die andererseits mit der Besserung der Insuffizienzerscheinungen verschwinden. Es ist nicht immer leicht, die Vergrößerung palpatorisch nachzuweisen, am besten gelingt es, wenn der linke Lappen besonders stark geschwollen ist und im Epigastrium fühlbar wird, oder wenn infolge schlaffer Bauchdecken es möglich ist, den Leberrand genügend gut abzutasten.

Ist die Leber nennenswert geschwollen, so kann das Zwerchfell hochgedrängt sein und bei der Perkussion der Lungenunterlappen ein Erguß rechts vorgetäuscht werden. Diese Täuschung liegt um so näher, als in solchen Fällen bei der Atmung das rechte Zwerchfell sich oft wesentlich geringer verschiebt als das linke. Man kann im Röntgenbilde hier erhebliche Differenzen beobachten, die mit dem Zurückgehen der Herzsymptome aufhören.

Ob durch diese Stauung Störungen in der Funktion des Organs auftreten, ist nicht sicher zu erweisen. Am meisten spricht dafür der bei chronisch insuffizientem Herzen häufige Ikterus der Haut. Dieser Ikterus könnte dadurch erklärt werden, daß die erweiterten Gefäße auf die Gallenkapillaren drücken und so eine Stauung der Galle herbeiführen. Vielleicht ist aber auch die Entstehung des Ikterus so zu deuten, daß unter dem Einfluß der Stauung mehr Blut zerfällt, mehr Blut in die Leber gelangt, und, wie Quincke angenommen, dann das Maß und die Richtung der Sekretion gestört ist. Die Gallenbestandteile werden statt in die Gallenkapillaren nach den Blutgefäßen abgegeben oder infolge Verlegung der Gefäße die Galle gestaut und die Resorption von Galle ins Blut gefördert.

Dieser Ikterus ist prognostisch oft ein ziemlich guter Gradmesser insofern, als ein länger anhaltender intensiverer Ikterus immer die Prognose wesentlich verschlechtert.

Anatomisch findet man die Leber wesentlich vergrößert, ihre Kapsel stark gespannt, die Stauung betrifft insbesondere die zentralen Teile der Leberläppchen, diese heben sich durch ihre dunkelrote Färbung von den peripheren durch Fettinfiltration, meist gelblich gefärbten Teilen deutlich hervor (Muskatnußleber). Bei lange bestehender Stauung kommt es zur Degeneration zunächst der zentralen Teile der Läppchen, zur Druckatrophie. Die Leberzellen werden klein, sind stark pigmentiert, sie schwinden zum Teil ganz, hierdurch wird die ganze Leber verkleinert, sie ist dabei dunkel pigmentiert und stark blutreich (zyanotische Atrophie). Das Bindegewebe in der Leber ist vermehrt, in manchen Fällen kann die Bindegewebsneubildung hohe Grade erreichen und an die Leberzirrhose erinnern. Von Curschmann wurde zuerst eine besondere Form der Stauungsleber beobachtet, die als Zuckergußleber bezeichnet wird und die einhergeht mit einer starken fibrösen Verdickung und Schrumpfung der Leberkapsel, wodurch es zu Verkleinerung und Gestaltsveränderung der Leber kommen kann, in seltenen Fällen auch zu Störungen im Pfortaderkreislauf, zu Aszites und Milztumor. Da diese Form sehr häufig bei Perikarderkrankungen vorkommt, so hat Pick die Bezeichnung perikarditische Pseudoleberzirrhose vorgeschlagen. Pick sieht als das Primäre der Erkrankung die Perikarditis an.

i) Stauungsmilz.

Stauungserscheinungen an der Milz machen klinisch nur selten Symptome. Sie äußern sich subjektiv in Seitenstechen, objektiv in einer allerdings nur unter besonders günstigen Verhältnissen nachweisbaren Vergrößerungen des Organs.

Anatomisch führt die Stauung in der Milz zu einer Verhärtung des Organs infolge Vermehrung des Bindegewebes (zyanotische Induration).

k) Magen-Darmstauung.

Die Stauung in den Magen-Darmvenen kann eine außergewöhnlich große sein; verbunden mit der mangelhaften arteriellen Zufuhr führt sie nicht selten zu ausgesprochenen klinischen Symptomen, d. h. zu den Symptomen eines chronischen Magenkatarrhs, hauptsächlich zu Appetitmangel und Druckgefühl in der Magengegend nach der Nahrungsaufnahme, Verstopfung, Flatulenz. Die Untersuchung des Magensaftes ergibt häufig verminderte Säurewerte.

Der Meteorismus, der z. T. zurückzuführen ist auf die verlangsamte Peristaltik, verbunden mit vermehrten Gärungen, z. T. aber auf eine vielleicht verminderte Gasresorption durch die Darmwand (A. Schmidt), kann eines der lästigsten Symptom sein. Klinisch sieht man häufig bei der Herzinsuffizienz einen stärkeren Meteorismus oder auch den Symptomenkomplex einer Kolitis. In solchen Fällen ist die regelmäßige und gleichmäßige Entleerung des Darmes besonders wichtig. Die Symptome der Herzinsuffizienz verlieren sich mitunter sehr viel schneller, wenn man Kot und Luft so gut wie möglich entfernt. Die Wechselbeziehungen zwischen Herzinsuffizienz und Meteorismus faßt A. Hoffmann folgendermaßen zusammen: 1. Nachbarschaftseinwirkungen (Magen- und Flexurblähungen, Eventratio diaphragmatica) führen zu Beklemmung, Extrasystolie und Herzjagen, 2. nervöse und psychische Einflüsse, 3. toxische Einflüsse.

Stoffwechselversuche von Friedrich Müller und Noorden haben ergeben, daß die Verdauung der Kohlehydrate und der Eiweißkörper durch die Insuffizienz nur wenig leidet, oft wird aber eine besondere schlechte Resorption der Fette beobachtet. Die nähere Untersuchung der Ausscheidung fester Bestandteile ergab, daß bei ödematösen Herzkranken hier feste Gesetze nicht aufgestellt werden können. Nicht immer geht die Verminderung der Ausscheidung fester Bestandteile parallel der Wasserretention, oft werden trotz sehr geringer Diurese ganz normale Salzmengen ausgeschieden. Häufig beobachtet man trotz gleichbleibender Einnahmen periodisch stärkere Ausscheidung von Harnstoff.

l) Stauung in den Genitalorganen.

Die Ödeme der männlichen Genitalien können u. U. abnorm hohe Grade
erreichen und bei bettlägerigen Patienten besonders hinderlich sein. Durch
Hochlagerung und Kompression mit einer elastischen Binde gelingt es meistens,
die Ödeme zu beseitigen und dann den sonst beschwerlichen Katheterismus
auszuführen. Seltener finden sich Ödeme an den weiblichen Genitalien.

m) Das Blut der Herzkranken.

Bei kardialer Stauung sieht man mitunter eine Vermehrung der roten Blutkörperchen, die teilweise auf Eindickung des Blutes oder abnorme Verteilung
der Blutkörperchen (R. Hopmann), teilweise auf eine Neubildung zurückgeführt werden. Am stärksten ist die Vermehrung bei kongenitalen Herzfehlern, bei denen sie vielleicht eine kompensatorische Bedeutung besitzt. In
allen andern Fällen ist sie durchaus nicht regelmäßig.

Über den Wassergehalt des Blutes liegen verschiedene Angaben vor. In
manchen Fällen wird eine Hydrämie angenommen.

Die Viskosität des Blutes wird bisweilen durch den vermehrten Hämoglobingehalt erhöht, sie ist aber auch abhängig vom Kohlensäurereichtum des
Blutes (vgl. Benze, H. Adam). Wir finden deshalb gelegentlich bei Zirkulationsstörungen eine Erhöhung der Viskosität, namentlich nach Muskelarbeit. Heß
hat das zur Funktionsprüfung des Herzens benützt.

Über Blutgase und Wasserstoffzahl bei Herzkranken siehe unter Dyspnoe.

n) Stauung im Zentralnervensystem.

Die Stauung im Nervensystem äußert sich am häufigsten in Kopfschmerzen,
namentlich in Schmerzen im Hinterhaupt; sie sollen häufiger auftreten bei
Aortenfehlern. Stärkere Symptome der Stauung beobachtet man seltener, sie
äußern sich in Delirien und in Anfällen von Cheyne-Stockesschem Atmen.
Das Cheyne-Stockessche Atmen kann prognostisch ein wichtiges Zeichen sein
insofern, als es in vielen Fällen einige Stunden oder Tage vor dem Tode auftritt, gelegentlich verschwindet es aber wieder, auch dann, wenn es ausgesprochen
vorhanden war, so daß man dieses Symptom als ein sicheres Zeichen nicht verwerten kann. Über die übrigen Atmungsstörungen bei Stauung im Zentralnervensystem vgl. das Kapitel Respirationskrankheiten, allgemeiner Teil.
Über das Symptom des Cheyne-Stockesschen Atmens wurden am Augusta-
hospital in Köln eingehende Untersuchungen von Uhlenbruck ausgeführt,
von denen der folgende mir aus eigener Beobachtung bekannte Fall sowohl
die klinischen Verhältnisse wie die Veränderungen des Blutes und der Blutgase
bei Herzkranken illustrieren mag:

Aufgenommen 30. VI. 1926. 56 Jahre alter Mann. Vor 2 Jahren Gelenkrheumatismus.
Seit mehreren Jahren Schwindelanfälle, Kopfschmerz, häufiger kleine apoplektische Insulte
mit Sprachstörung. Ödeme der Beine seit einigen Wochen, Atemnot, Beklemmungsgefühl
der Herzgegend. Das Herz ist 17 cm breit, dreieckförmig nach beiden Seiten verbreitert.
Töne rein und leise, Gefäßband breit. Puls regelmäßig. Blutdruck schwankt zwischen
230/180 bis 190/180 mm Hg. Über der Lunge sind beiderseits bronchitische Geräusche zu
hören, links hinten Exsudat wechselnder Höhe. Blutbild: 75% Hämoglobin, 3 600 000 Erythrozyten. Leichte Albuminurie. Im weiteren Verlauf spricht das Herz immer nur vorübergehend auf Herzmittel an, die Ödeme kehren mehrfach wieder, zweimal werden noch Sprachstörungen beobachtet.

4. XI. 1926. Zunehmende Dekompensation. Im Urin Albumen und granulierte Zylinder
+. Linksseitiges Pleuraexsudat. Auf 0,02 Eukodal ausgesprochenes Cheyne-Stockes-
Atmen, das in leichter Form nachts seit etwa 3 Wochen nachzuweisen ist. Kapillar- und
Venenblutentnahme. 9. XI. 1926: Pleuraexsudat bis zur Skapula. Der Puls wird unregel-
mäßig. Blutdruck 169/80 mm Hg. Völlige Benommenheit. Schwerster Cheyne-Stockes.

Elektrokardiogramm. Zweite Blutentnahme wie oben. Weiterer Verlauf: Pleurapunktion von 1400 ccm, Lumbalpunktion. Entwässerung mit Salyrgan und Digitalis bringen den Cheyne-Stockes noch einmal zum Schwinden. Dritte Blutentnahme wie oben, am 28. XI. 1926. Ein erneutes Stadium der Dekompensation führt am 27. XII. 1926 den Exitus herbei. Obduktionsbefund (gekürzt): Dilatation und Hypertrophie beider Ventrikel, 1 Liter jauchiges Pleuraexsudat, Abszeß im rechten Lungenoberlappen, reichlich Lungeninfarkte. Niere arteriosklerotisch verändert, makroskopisch trübe Schwellung des Parenchyms. Hirn: hochgradiger Hydrocephalus in- und externus, zahlreiche multiple Erweichungsherde bis zu Erbsengröße. Stauungsorgane.

Die zu den verschiedenen Zeiten herrschenden Blutgasverhältnisse gehen aus der Eintragung der Werte für die CO_2-Bindungskurve, die Arterienpunkte und die alveolare CO_2-Spannung in das übliche van Slykesche Diagramm hervor.

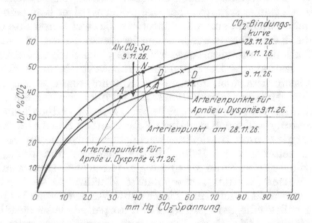

Abb. 126. CO_2-Bindungskurven und Arterienpunkte bei kardialer Dekompensation mit Ch.-St., Rückkehr zur Norm. (Nach Uhlenbruck.)

Es ergab sich, daß das Cheyne-Stockessche Atmen stets dann auftrat, wenn der Blutdruck absank, die Ödeme zunahmen und sonstige Zeichen der beginnenden Dekompensation erneut hervortraten. Die CO_2-Bindungskurve sank in diesem sowie in anderen durchaus ähnlich gelagerten Fällen ab, um bei Wiederherstellung der Kompensation zur Norm zurückzukehren. Die CO_2-Spannung des Arterienblutes liegt deutlich über der Norm, um bei der Kompensation (Kurve vom 28. XI.) wieder den Normalwert zu erreichen. Die Blutreaktion ist während der Dyspnoe, aber auch noch nach der Ventilationsphase zur Zeit des Cheyne-Stockes-Atmens deutlich zur sauren Seite verschoben, Ph reguliert schwankt zwischen 7,17 und 7,11, während es später auf den fast normalen Wert von 7,31 ansteigt. Diese Befunde stehen in guter Übereinstimmung mit denen Eppingers bei Schwerdekompensierten, während man früher die Verschiebung des Ph nur als agonales Symptom gelten lassen wollte. Endlich ist die O_2-Sättigung des Blutes bei dieser Atemstörung von Interesse, die in der oben angeführten Beobachtung bei der beginnenden Dekompensation 87 bzw. 96,8% O_2-Sättigung zu Beginn der Apnoe bzw. Dyspnoe betrug, bei fortgeschrittener Dekompensation dagegen 73,2 bzw. 98,7% in den beiden Atemphasen war und so in diesem wie in anderen Fällen während der Pause der Atmung ein erhebliches arterielles O_2-Defizit erkennen ließ.

2. Symptomatologie der akuten Kreislaufsinsuffizienz.

Das Versagen des Herzmuskels geschieht in der Regel allmählich, d. h. über Monate und Jahre hin kann man eine allmähliche Steigerung der Leistungsunfähigkeit des Herzmuskels verfolgen. Wie schon verschiedentlich erwähnt, kann aber auch gelegentlich der Herzmuskel plötzlich, d. h. innerhalb weniger Minuten oder Stunden unfähig werden, den Kreislauf weiter zu unterhalten bzw. das Gefäßsystem zu regieren. Diese mehr akute Insuffizienz soll der Gegenstand einer besonderen Besprechung sein, weil die Umstände, unter denen sie auftritt, sehr verschieden sein können.

Ätiologie. In den meisten Fällen ist allerdings wohl anzunehmen, daß die Herzmuskulatur nur scheinbar gesund war, in Wirklichkeit eine mehr oder weniger intensive Schädigung schon bestand. Hierher gehören die Fälle, wo auf der Basis eines Klappenfehlers mit mehr oder weniger ausgesprochener Hypertrophie, oder wo bei einem schon vorher durch Genußgifte und Überanstrengung, oder schließlich bei einem durch entzündliche Prozesse geschädigten Herzmuskel plötzlich in unmittelbarem Zusammenhang mit einem besonderen Ereignis das Herz versagt.

Hier sind zweitens einzureihen die bei **Infektionskrankheiten** oder Intoxikationen auftretenden Erscheinungen akuter Insuffizienz. Auch hier ist wahrscheinlich immer schon vorher mehr oder weniger lange eine schädigende Wirkung ausgeübt worden, entweder durch die Bakterienprodukte oder vielleicht auch durch die Körpertemperatur. Aber in diesen Fällen ist, wie im Kapitel Herz und Infektionskrankheiten erwähnt, eine gleichzeitige Lähmung des Vasomotorenzentrums und des Herzmuskels verantwortlich zu machen. Auch die organischen Plasmagifte, insbesondere der Alkohol, dann aber auch Morphium, Nikotin usw. können ja in vielen Fällen schon vorher lange Zeit einen zerstörenden Einfluß auf den Herzmuskel ausgeübt haben. Zuletzt endlich sind zu erwähnen die in ihrer Deutung z. T. noch strittigen Fälle **akuter Herzüberanstrengung** bzw. **Herzvergiftung.** In dem gewerblichen Leben kommen akute Überanstrengungen seltener vor. Beim Militär dagegen, und dann, wenn unter besonders ungünstigen äußeren Bedingungen (zu große Hitze, starke Belastung mit Gepäck, warme Kleidung, mangelhafte Ernährung) sportliche Höchstleistungen versucht werden, sieht man dieses akute Versagen auch bei jungen, kräftigen, bis dahin vollständig herzgesunden und körperlich leistungsfähigen Leuten.

Symptomatologie. Die akute Insuffizienz kann sich in sehr verschiedener Weise äußern, im wesentlichen sind die Symptome abhängig von der Zeit, in welcher sich die Insuffizienz entwickelt, und von den ursächlichen Bedingungen, unter denen sie auftritt.

Bei der ganz akuten Form treten die subjektiven und objektiven Symptome von seiten des Herzens völlig zurück, der Patient fällt um und ist pulslos, der Herzmuskel steht still. Zumeist allerdings äußert sich das Versagen des Kreislaufs dadurch, daß eine ausgesprochene Blässe verbunden mit Zyanose sich entwickelt. Der Kranke wird kraftlos, apathisch, er ist benommen, seine Atmung wird stark beschleunigt, der Puls wird klein, unregelmäßig, meist sehr beschleunigt, der Spitzenstoß wird schwach, die Herztöne werden leise, häufig treten blasende systolische Geräusche auf, die als akzidentelle infolge der Beschleunigung der Herzarbeit oder als Ausdruck einer relativen Herzinsuffizienz aufzufassen sind. Die Perkussion ergibt oft keine Veränderungen der Herzdämpfung, oft aber entwickelt sich rasch eine starke Dilatation des Herzens besonders nach rechts. Die Stauung im kleinen Kreislauf bedingt ein Lungenödem, das sich äußert durch reichliches dünnflüssiges, schaumiges, hellrotes Sputum. Man hört reichlich kleinblasige Rasselgeräusche. Überraschend schnell markieren sich auch die Stauungssymptome an der Leber, sie werden nachweisbar durch eine starke Schwellung besonders des rechten Lappens, es kommt zu lokaler Schmerzhaftigkeit der Gegend des Ligamentum suspensorium. Im Urin findet sich Eiweiß oft in größeren Mengen, er ist spärlich, hochgestellt. Zu Ödemen kommt es meist erst nach längerer Zeit. Lungenödem leitet oft den P. i. p. mit allen übrigen Symptomen der Herzinsuffizienz ein. Hat man Gelegenheit, den Patienten recht bald vor den Röntgenschirm zu stellen, dann ist man erstaunt, wie der äußerlich gesunde und kräftige Mann so lange körperlich leistungsfähig blieb trotz seiner ausgedehnten Dilatation (vgl. S. 260 plötzlicher Herztod).

C. Die Beziehung der Insuffizienz zur Hypertrophie.

Die Tatsache, daß hypertrophische Herzen häufig insuffizient werden, hat schon frühzeitig dazu geführt, einen inneren Zusammenhang zwischen Hypertrophie und Insuffizienz anzunehmen. Der Versuch, diesen Zusammenhang anatomisch zu ergründen, hat bisher nicht zu eindeutigem Resultat geführt. Man konnte zwar beweisen, daß der Insuffizienz oft anatomische Veränderungen (Degenerationen, Kernveränderungen, Schwielenbildungen) zugrunde liegen, es war aber zweifelhaft, ob ähnliche im hypertrophischen Muskel vorkommende Veränderungen für Insuffizienz verantwortlich gemacht werden konnten oder nicht. Eine besondere Rolle spielt bei dieser Frage das Verhalten der Kerne insofern, als man im hypertrophischen Herzen Kerne fand, die sich durch ihre Längsvergrößerung, ihren bandförmigen Querschnitt und dadurch, daß ihre Oberfläche mit Längsleisten besetzt war, auszeichneten. Diese Leistenbildung sollte das erste Zeichen einer regressiven Veränderung sein. Die Form der Herzkerne ist aber so sehr abhängig von dem Kontraktionszustand des Herzens (Inada, Romberg, Hesse), und auch im gesunden normalen Herzen so sehr wechselnd (Aschoff), daß es nicht gestattet ist, aus Kernveränderungen wichtige Schlüsse über den Zustand der Herzmuskelfasern zu ziehen.

Wie Aschoff und Tawara und ebenso Schlüter gefunden, kommen insbesondere Leistenbildungen auch den Kernen der normalen Herzmuskulatur zu. Es ist erklärlich, daß sie bei Hypertrophie der Kerne deutlicher werden.

Als sichere Merkmale der Hypertrophie kommen nach Goldberg und Tangl Verbreiterung der Muskelfasern und Vermehrung ihrer Zahl, sowie der Fibrillen in Betracht. Romberg hat zuerst auf die Vergrößerung des Sarkoplasmahofs um die Kerne aufmerksam gemacht.

Krehl hat im hypertrophischen Muskel verschiedene Arten der körnigen, fettigen Degeneration und der Vakuolenbildung beobachtet. Am schärfsten eingetreten für die nahen Beziehungen zwischen Hypertrophie und zur Insuffizienz führenden Degeneration auf Grund der anatomischen Veränderungen im hypertrophischen Herzmuskel ist E. Albrecht. Er faßt die Hypertrophie auf als eine Myocarditis progressiva. Die Vergrößerung der Muskelfasern hält er nicht für eine Vermehrung der quergestreiften Substanz, sondern nur des ernährenden Sarkoplasmas. Aschoff und Tawara haben auf Grund genauer Meß- und Zählversuche in Übereinstimmung mit Tangl und Goldberg festgestellt, daß sowohl Zahl wie auch Dicke der Fibrillen, also des aktiven Teiles der Fasern zunehmen. Auch physiologische Gründe hat man angeführt gegen die Annahme, daß die Hypertrophie des Herzmuskels eine zweckmäßige Arbeitshypertrophie wäre. So meint Horvath, nicht die vermehrte Arbeit brächte das Herz zur Hypertrophie, sondern nur die Überdehnung. Er stützt seine Ansicht auf den Satz von dem Fickschen Moment, wonach Muskeln um so mehr Arbeit leisten können, je mehr sie gedehnt sind und schließt daraus, daß eine Hypertrophie des Muskels nur möglich ist, wenn die Erregung des Muskels zur Kontraktion, oder die Kontraktion selbst den Muskel in einer größeren als der normalen Ausdehnung trifft. Ähnliche Ansichten hat Asch ausgesprochen und gleich Horvath zahlreiche Beispiele aus der Biologie angeführt. Allerdings kann man zu dieser Verwertung des Fickschen Momentes folgendes sagen: Fick sagt zunächst nur, daß jeder Muskel dann am besten bei gleichmäßiger Reizung arbeitet, wenn er vorher gedehnt ist; das Ficksche Moment sagt aber gar nichts aus über den Einfluß einer Dehnung auf etwaige Arbeitshypertrophie. Die Hypertrophie hängt vielmehr allein von dem Grade der Arbeit ab; ob sie von einem gedehnten oder einem weniger gedehnten Muskel geleistet wird, ist gleichgültig. Mit diesem Einwand fallen z. T. die jeder alltäglichen Erfahrung widersprechenden Argumente Horvaths zusammen. Krehl, Albrecht u. a. wollen im insuffizienten Muskel stets Schwielenbildungen, Bindegewebswucherungen gefunden haben und machen sie für die Insuffizienz verantwortlich. Diese Anschauungen wurden gestützt durch die experimentellen Untersuchungen E. Stadlers, der bei künstlich erzeugter Hypertrophie eine diffuse Vermehrung des Bindegewebes in der Muskulatur von Vorhof und Kammer sowohl wie in den Papillarmuskeln fand. Stadler führt diese Bindegewebsvermehrung auf mechanische Momente zurück und faßt sie als Schutz gegen eine Überdehnung des Herzens auf; er fand bei Trikuspidalinsuffizienz und Dehnung des rechten Vorhofs Hypertrophie und Bindegewebsneubildung hauptsächlich in der rechten Kammer, bei Aorteninsuffizienz hauptsächlich eine Bindegewebsvermehrung in den Papillarmuskeln des linken Ventrikels. Nach E. Albrecht sollen diese Bindegewebswucherungen noch besonders dadurch störend wirken, daß sie Lymphgefäße verlegen und dadurch Ödeme der Muskulatur nach sich ziehen. Die Bedeutung der Schwielenbildung für die Insuffizienz kann indessen deswegen nicht hoch eingeschätzt werden, weil ausgedehnte Schwielenbildungen auch in den Herzen beobachtet werden, die niemals Insuffizienzerscheinungen gemacht haben. Aschoff und Tawara kommen auf Grund ihrer zahlreichen Untersuchungen denn auch zu der Ansicht, daß die bisher beobachteten anatomischen Veränderungen im hypertrophischen Muskel allein keineswegs genügen, um diese Insuffizienz zu erklären. Im Gegensatz zu den Anschauungen, die in den anatomischen Störungen in der Herzmuskulatur die Ursache für die Insuffizienz suchen, glaubt umgekehrt Schlüter, daß die anatomischen Veränderungen als eine Folgeerscheinung der Insuffizienz aufzufassen sind, bewirkt durch die Verlangsamung der Blut- und Lymphstörung im Herzmuskel selbst. Er erinnert an die Untersuchungen von Ribbert, der die fettige Entartung der gewundenen Harnkanälchen in der Niere auch als sekundär durch venöse Stauung bedingt ansieht. Schlüter fand die Verfettung hauptsächlich im linken Ventrikel, in dem die Stauung größer ist, ferner in der Nähe von größeren Schwielen. Die Vakuolen der Muskelfasern sollen ebenfalls durch Lymphstauung bedingt sein; die Rundzellenhäufungen bestehen aus abgelagerten Lymphkörpern der sich stauenden Lymphe.

D. Plötzlicher Herztod.

Plötzlicher Herztod, oder wie es im Volke meistens heißt, Tod an „Herzschlag", kommt sowohl bei herzkranken wie bei anscheinend herzgesunden Leuten oft vor. Gerade der letztere Umstand ist praktisch von Bedeutung. Sicherlich sind viele Fälle von plötzlichem Herztod im mittleren Lebensalter auf Klappenfehler oder nennenswerte Myokarderkrankungen zurückzuführen, auf Krankheitszustände, die bis dahin unerkannt bleiben. In der Sprechstunde und im Krankenhaus sieht man doch häufig Herzinsuffizienzen leichten und mittleren Grades bei kräftigen, bis kurz vorher voll arbeitsfähigen Leuten, die zu dem Schluß berechtigen, daß eine stärkere Belastung des Kreislaufes hier ein plötzliches Versagen ausgelöst hat. Das Sektionsergebnis bei Fällen plötzlichen Herztodes zeigt andererseits oft ausgedehnte Arteriosklerose speziell der Herzgefäße einhergehend mit einer Myodegeneratio cordis.

Wie man sich das Zustandekommen des Herztodes im einzelnen vorstellen muß, ist oft schwer zu sagen. Durch die Ergebnisse vieler aus anderen Gründen ausgeführten Experimente dürfen wir heute mit Sicherheit sagen, daß „der rascheste Tod doch der Herzkammerflimmertod ist" (Hering). Mit der früheren Annahme, daß eine Anämie oder Embolie in den, die reizerzeugenden

Zentren versorgenden Gefäßen den Herztod bedingen, ist der Symptomen-komplex nicht so gut erklärt, als mit der Anschauung des Herzkammerflimmerns; aber immerhin sind vielleicht nur geringe anatomische Veränderungen am Myokard, anatomische, vielleicht auch nur funktionelle Veränderungen am Nervensystem, Embolien in die Koronargefäße oder ihre Äste wichtige oder notwendige Hilfsmomente.

E. Kaufmann erwähnt einen interessanten Fall, der als klassisches Beispiel für die Folgen einer plötzlichen Koronararterienverstopfung angeführt werden kann. Ein 35jähriger gesunder Arbeiter bekam plötzlich Atemnot und schnell sich steigerndes Lungenödem, 6 Stunden später tot. Die Sektion ergab einen derben Embolus im Ramus descendens ant. der A. coronaria sin., kugelige Ausdehnung des linken Ventrikels (Herzparalyse); rechter Ventrikel klein, derb, Muskulatur und Klappen auch mikroskopisch intakt.

Daß letzten Endes vielleicht in den meisten Fällen von plötzlichem Herztod das Herzkammerflimmern den dauernden Herzstillstand einleitet, gilt auch wahrscheinlich für die Fälle, in denen pathologisch-anatomisch nennenswerte Veränderungen im Reizleitungssystem nachgewiesen wurden. Es ist begreiflich, daß in diesen Fällen der Patient leicht in Gefahr ist, von einem plötzlichen Herztod überrascht zu werden. Mönckeberg fand daher auch, daß die Patienten, bei denen anatomisch eine organische Erkrankung des Hisschen Bündels vorhanden war, eines plötzlichen Todes gestorben waren.

In den wenigen histologisch genauer untersuchten Fällen bestand neben Erkrankung des Bündels gleichzeitig ausgedehnte Erkrankung der übrigen Herzmuskulatur. Bekanntlich macht Durchschneidung in irgendeinem Teil des Reizleitungssystem niemals Herzstillstand, da ja andere Teile des Systems die Funktion der Reizbildung übernehmen. Auch nach-träglich zieht lokale Durchtrennung in irgendeinem Teil des Systems kein Aufhören der Reizbildung nach sich, da selbst jahrelang bestehende Durchtrennung z. B. des Hisschen Bündels in seinem oberen Teil keine Degeneration des davor und dahinter liegenden Ab-schnittes der spez. Muskulatur bedingt. Wenn schon Erkrankungen des Reizleitungs-systems für den plötzlichen Herztod verantwortlich gemacht werden sollen, dann können es nicht lokale, sondern nur ausgebreitete diffuse Veränderungen sein.

Wie schon erwähnt, ist es am meisten verständlich, daß beim Herzklappen-fehler, bei Myodegeneratio cordis, bei akuter und subakuter Myokarditis der Herzmuskel plötzlich versagt. Hierher gehören auch die Beobachtungen, daß Diphtherie- oder Typhusrekonvaleszenten bei dem ersten Versuch aufzustehen und im Zimmer umherzugehen tot hinfallen. Auch dieser Tod wird, wenn es sich nicht gerade um eine Embolie der Koronargefäße handelt, durch Herz-kammerflimmern erzeugt. Embolien bei Infektionskrankheiten sind nicht selten und pathologisch-anatomisch häufig beobachtet. Der Thrombus ist mit-unter vorher nachweisbar gewesen, mitunter auch nicht; häufig ist er im Vorhof lokalisiert. In anderen Fällen plötzlichen Herztodes wird das Versagen durch diejenigen Veränderungen erklärt oder mitbedingt, die Aschoff, Sternberg und neuerdings Fahr im Myokard bzw. im spezifischen System nachgewiesen haben (s. S. 102).

Außer den Faktoren, die in Herzmuskel, Herzklappen und Herzgefäßsystem gelegen sind, muß man natürlich auch diejenigen Faktoren berücksichtigen, die von außen her auf das Herz reflektorisch einwirken können. Wenn es experimentell möglich war, durch gleichzeitige Vagus- und Akzeleranzreizung einen plötzlichen Herzstillstand zu erzielen (Friedenthal), so wird man auch die Möglichkeit zugeben müssen, daß reflektorisch durch Vermittlung der Herz-nerven, z. B. bei außergewöhnlichen psychischen Insulten, ein Herzstillstand zu-stande kommen kann, zumal dann, wenn das Herz in seinem Muskel oder womög-lich in seinem Reizleitungssystem geschädigt war. Auch vom Gehirn aus durch verschiedene Störung (Blutung, Ödem, Anämie) kann sicherlich, wenn das Zirkulationszentrum außer Tätigkeit gesetzt wird, das Herz zum Stillstand

gebracht werden. Ebenso verständlich ist es, daß, wenn primär das Atmungszentrum versagt, sekundär durch die Stauung im Zirkulationszentrum, rein
zentral ein Herztod ausgelöst wird. Diese Tatsache, daß auch zentral speziell
unter Vermittlung der Herznerven durch Vaguserregung ein Herzstillstand
zustande kommen kann, ist besonders wichtig. Wenn auch der durch Vagusreizung bedingte Herzstillstand im allgemeinen nur ein vorübergehender, nicht
ein definitiver sein wird, so darf man eben doch nicht unberücksichtigt lassen,
daß der anscheinend Herzgesunde doch wesentliche Veränderungen am Herz-
muskelsystem und speziell am Reizleitungssystem haben kann, wie die patho-
logisch-histologische Kasuistik uns sagt. Der Herzvagustod hat aber in letzter
Zeit doch mehr Beachtung gefunden, speziell von seiten der Chirurgen, die bei
Struma-Operation nach Klemmen, Quetschung oder Ligatur des Vagus Atemstillstand und plötzlichen Tod eintreten sahen. Obwohl in solchen Fällen die
Verhältnisse deshalb kompliziert lagen, weil Morphium und lokale Anästhetika
verschiedener Art auf den Organismus, speziell auf das Herz einwirkten, so sind
doch diese Fälle außerordentlich wichtig (s. S. 105).

(Über die Beziehungen zwischen plötzlichem Herztod und Lues siehe die
Kap. Aorteninsuffizienz S. 369 und Syphilis der Gefäße S. 577.)

E. Der Kollaps.

Die schon mehrfach angezogenen Arbeiten von Romberg, Pässler u. a.
über das Verhalten der Gefäße bei Infektionskrankheiten lassen auch die Möglichkeit zu, die plötzliche Kreislaufinsuffizienz mit einer Paralyse des Gefäßsystems in Verbindung zu bringen.

Zu solchen krankhaften Störungen, die die normale Zirkulation, d. h. die
ideale Durchblutung aller Kapillaren auf das schwerste stören, gehört der
Kollaps, in gleicher Weise der Shock, vielleicht auch das Koma. Wir sprechen
von einem Kollaps, wenn es im Verlauf einer fieberhaften Erkrankung zu einer
akuten Verschlechterung kommt, die plötzlich mit Beschleunigung und Kleinerwerden des Pulses, sowie Irregularität einsetzt; gleichzeitig besteht kalter
Schweiß und Unruhe, die Temperatur und der Blutdruck sinkt, der Patient
wird blaß und evtl. leicht zyanotisch. Die Atmung ist flach und beschleunigt.
Im Gegensatz zur Herzinsuffizienz besteht keine Stauung im venösen System,
sondern im Gegenteil ein Leersein der Venen, eine Herabsetzung des venösen
Druckes. Als Wesen des Kollapses wird von allen Autoren einstimmig eine
mangelhafte Füllung des Herzens mit Blut hervorgehoben, das Absinken des
arteriellen Druckes ist nur eine Folge davon; da der venöse Druck gleichfalls
niedrig ist, kommt eine primäre Schädigung des Herzens kaum in Frage, vielmehr ist anzunehmen, daß das Blut irgendwo im Körper liegen bleibt und zwar
im Splanchnikusgebiet, während andere Organe (Herz, Gehirn und Muskeln)
nur mangelhaft mit Blut versorgt werden. Schon A. V. Hill hat gezeigt, daß
man einen Aal dadurch töten kann, daß man ihn auf einem Brett senkrecht
mit dem Kopf nach oben befestigt, das Tier verblutet sich in seinen Schwanz.
Zu diesem Problem hat Barcroft einen wichtigen Beitrag geliefert, indem
er mittels der Kohlenoxydmethode bedeutende Schwankungen der Blutmenge
bei Änderungen der umgebenden Temperatur feststellte; er nahm an, daß es
außer dem zirkulierenden Blut eine in bestimmten Depots verstaute Blutmenge
geben müsse, die nur unter gewissen Umständen dem Organismus verfügbar
werde. Auf Grund von Versuchen an Tieren mit nach außen verlagerter Milz,
die bei körperlicher Bewegung kleiner wurde, glaubte er dieses Organ als ein
derartiges Depot ansehen zu müssen. Auf Grund dieser Beobachtung studierten
Eppinger und Schürmeyer das Verhältnis von Zirkulations- zu Depotblut,

indem sie im Tierversuch kollapsähnliche Zustände erzeugten und zwar zunächst durch Vergiftung von Hunden mit Pepton. Sie beobachteten dabei ein Absinken des arteriellen Drucks bis 100 mm Hg, eine Herabsetzung der zirkulierenden Blutmenge bis 50%, eine starke Veränderung des Minutenvolumens und schließlich ein Nachlassen des venösen Druckes. Entsprechende Resultate lieferten Vergiftungen der Tiere mit Histamin. Auch bei der hohen Rückenmarksdurchblutung unterhalb der Medulla, bei der infolge Ausschaltung des Vasomotorenzentrums ein starkes Absinken des arteriellen Druckes festzustellen ist, wurde eine enorme Verminderung der zirkulierenden Blutmenge festgestellt. Aus der Tatsache, daß auch bei entmilzten Tieren die Versuche dieselben Resultate zeigten, zogen Eppinger und Schwarz den Schluß, daß es außer der Milz noch andere Depots geben muß, in denen das im Kreislauf nicht mehr nachzuweisende Blut verschwindet. Sie machten ausgehend von der Beobachtung im Tierexperiment auch Untersuchungen an Menschen und kamen dabei zu folgendem Resultat: Erhöhung der zirkulierenden Blutmenge fanden sie entsprechend dem Barcroftschen Versuch bei Erhöhung der Außentemperatur, ferner bei körperlicher Bewegung (1,2 bzw. 0,5 l), etwas geringere Werte bei einem Manne, dem wegen Verblutungsgefahr die Milz exstirpiert war; ferner eine Erhöhung im Fieber. Ganz geringe (0,22 l) oder gar keine Erhöhung des Zirkulationsblutes fanden sie im Wärmeversuch bei Hypertonikern. Herabgesetzt war die Blutmenge im Kollaps, nach der Narkose, im Coma diabeticum und bei schweren Verbrennungen. Die Kohlenoxydmethode zur Ermittlung der zirkulierenden Blutmenge hat sich auch für die Analyse des menschlichen Kollaps bewährt; ähnlich wie bei experimentellem Shock lassen sich auch beim menschlichen Kollaps nur kleine Blutquantitäten innerhalb des Kreislaufs nachweisen; es schien aber tatsächlich Peptonvergiftung und menschlicher Kollaps in vieler Beziehung wesensgleich zu sein und man darf nach dem heutigen Stand unserer Kenntnisse wohl an die Stelle der alten Bilder von dem „Verbluten in die Bauchgefäße" die Erkenntnis des Wechsels der zirkulierenden Blutmenge, die Verschiebung zwischen Zirkulationsblut und Depotblut zugunsten des letzteren beim Kollaps setzen, eine Erkenntnis, die mit exakten physikalisch-chemischen Methoden heute zu stützen ist.

F. Die Ursachen der Kreislaufinsuffizienz.

Die Kreislaufinsuffizienz gehört zu den häufigsten Krankheitszuständen und bildet recht oft die Todesursache auch bei Krankheiten, die ihren ursprünglichen Sitz nicht in den Zirkulationsorganen haben.

Die akute Kreislaufinsuffizienz kann bei jeder Erkrankung des Herzens plötzlich auftreten, nachdem vorher schon Zeichen von Herzschwäche bestanden haben. Sie kann aber auch sich einstellen, ohne daß das Herzleiden vorher Erscheinungen gemacht hatte. Wenn eine Erkrankung des Herzens die Ursache der Insuffizienz darstellt, so stehen die Symptome von seiten dieses Organes im Vordergrund und die Gefäßstörungen treten zurück. Besonders oft erscheint der linke Ventrikel vorwiegend betroffen, und die Kranken sterben nicht selten an Lungenödem.

Häufiger sehen wir die akute Kreislaufinsuffizienz bei Infektionskrankheiten. Hier handelt es sich häufig um ein Versagen der Gefäße, doch kann auch das Herz primär betroffen sein, sei es in Form einer Endokarditis, Myokarditis oder Muskeldegeneration, sei es durch rein toxische Wirkungen ohne anatomischen Befund. Aber auch wenn anatomische Veränderungen nachzuweisen sind, so stehen diese häufig in keinem Verhältnis zu der Schwere des

Krankheitsbildes, so daß man außerdem noch funktionelle Schädigungen durch Gifte annehmen muß.

Die einzelnen Infektionskrankheiten schädigen Herz und Gefäße in sehr verschiedenem Maße. Für die Einzelheiten sei auf die Kapitel Endokarditis, Myokarditis und Herz und Infektionskrankheiten verwiesen.

Die chronische Herzinsuffizienz findet sich in erster Linie bei allen organischen Krankheiten des Herzens. Sie zeigt sich aber auch, wenn das Herz in seiner Funktion durch Erkrankungen anderer Organe gestört ist, ohne in seiner Struktur verändert zu sein. Deshalb verläuft das Leiden eines Emphysematikers oder eines Arteriosklerotikers manchmal vollkommen unter dem Bild einer Herzinsuffizienz. Auch das Aortenaneurysma kann als Herzkrankheit imponieren. Bisweilen macht die Miliartuberkulose den Eindruck einer akuten Herzinsuffizienz. Gelegentlich stehen auch bei der akuten Bronchitis oder auch bei der chronischen, oft räumlich wenig ausgedehnten Lungentuberkulose die Zeichen einer Herzinsuffizienz im Vordergrunde.

Es muß aber betont werden, daß die Ursache der chronischen Herzinsuffizienz durchaus nicht immer klar ist, auch nach der Sektion nicht. Recht oft findet man nur geringe anatomische Veränderungen am Herzen, und in den anderen Organen läßt sich nichts nachweisen, was die Zirkulationsstörung erklären könnte. Aber auch in den Fällen, in denen ein Befund am Herzen, sei es an den Klappen oder am Myokard, erhoben wird, besteht oft ein auffälliges Mißverhältnis zwischen den anatomischen Veränderungen und den klinischen Erscheinungen. Bei einem Menschen, der an ausgesprochener Herzschwäche gestorben ist, findet man vielleicht eine geringe Hypertrophie und Dilatation, eine fettige Degeneration oder einige Myokardschwielen, Veränderungen, wie man sie auch bei Menschen sieht, die nie an Herzbeschwerden gelitten haben und an einem Unfall gestorben sind. Nun ist freilich zu bedenken, daß die Herzinsuffizienz nicht allein durch den Zustand des Herzens (und der Gefäße) bedingt wird, sondern auch durch die Ansprüche, die an die Zirkulation gestellt werden. Das Versagen des Herzens ist immer das Resultat zweier Faktoren, seiner Kraft und der Arbeit, die von ihm verlangt wird. Auch der allgemeine Ernährungszustand kommt in Betracht, und ein normal ernährtes Herz wird weniger leicht versagen als ein Herz in einem elenden Körper, oder als das Herz eines Fettleibigen.

Die Versicherungsstatistik legt bekanntlich Wert darauf, daß der Brustumfang und der Bauchumfang in Zahlen wiedergegeben werden in den Lebensversicherungsattesten. Sie rechnet aus dem Verhältnis dieser Zahlen zur Körperlänge, ob eine stärkere Fettleibigkeit vorhanden ist und bewertet bei Herzkranken eine solche als ungünstig im Gegensatz zur Tuberkulose, insbesondere dann, wenn der Beruf des Patienten schon innerhalb der Gefahrzone liegt. Sicherlich ist diese Auffassung richtig, denn ein fetter Mann, der durch seinen Beruf gezwungen ist, eine relativ große Körperarbeit zu verrichten, ist viel mehr gefährdet, als ein fetter Mann, der ruhig leben kann. Wie schnell z. B. das Herz eines Fettleibigen insuffizient wird, wenn dieser anfängt Sport zu betreiben, sieht man gerade heute, wo in jedem Lebensalter Sport ausgeübt wird. Aber auch unabhängig von Sport und körperlicher Arbeit ist der sehr Fette bei Belastung seines Kreislaufes viel weniger leistungsfähig als der in einem mittleren Gewicht stehende. Endlich spielen noch funktionell schädigende Einwirkungen eine Rolle, wie Alkohol und Tabak. Man kann sich also leicht erklären, daß die gleiche anatomische Störung bei einem schwer arbeitenden Menschen, bei einem schwächlichen Individuum, bei einem Fettsüchtigen oder bei einem Trinker leichter zum Tode führt als bei einem gut genährten Menschen, dessen Zirkulation nicht besonders stark in Anspruch genommen ist. Aber wenn man auch alle Verhältnisse berücksichtigt, so bleibt recht oft die Ursache der Herzinsuffizienz unklar, und man wird durch das Ergebnis der Sektion durchaus nicht befriedigt. In anderen Fällen begreift man nicht, daß der Patient mit den gewaltigen Veränderungen der Herzstruktur, die man bei der Autopsie findet, so lange ohne erhebliche Beschwerden leben konnte.

Noch viel weniger durchsichtig sind die Ursachen des besonderen Verlaufes im einzelnen Falle. Bei der Besprechung der Symptome der Kreislaufinsuffizienz wurde darauf hingewiesen, daß die Verteilung der Stauungssymptome auf die einzelnen Organe individuell außerordentlich verschieden ist und daß man sich das nur durch das verschiedene Verhalten der Gefäße erklären kann. Noch größere Schwierigkeiten bereitet der verschiedenartige Verlauf dem Verständnis. Warum eine anscheinend gleichartige Krankheit das eine Mal vollkommen ausheilt oder wenigstens auf lange Zeit hinaus latent wird, das andere Mal unaufhaltsam zum Tode führt, warum das eine Mal die Therapie Wunder wirkt, das andere Mal im Stich läßt, ist oft schwer oder gar nicht zu deuten. Deshalb ist auch die Prognose oft so unsicher.

Eine Zeitlang hoffte man, durch genaue mikroskopische Untersuchungen weitere Anhaltspunkte zu gewinnen, und insbesondere erwartete man von der topographischen Erforschung der pathologischen Veränderungen Fortschritte. Man fand aber nur für die Erklärung der Arhythmien in der Lokalisation der krankhaften Prozesse einzelne Grundlagen, und die Inkongruenz zwischen Funktionsstörung und anatomischer Grundlage ist heutzutage im ganzen noch gleich groß wie früher.

G. Diagnose der Kreislaufinsuffizienz.

Die Diagnose der Kreislaufinsuffizienz wird in erster Linie aus den Veränderungen und Funktionsstörungen der einzelnen Organe gestellt. Die Untersuchung des Herzens selbst gibt meist Aufschluß über die Ursache der Kreislaufstörung, für den Nachweis der Insuffizienz und die Beurteilung des Grades derselben ist dagegen die Untersuchung der anderen Organe, die allgemeine Betrachtung des Patienten und die Untersuchung des Pulses ausschlaggebend.

Die chronische Herzinsuffizienz macht in ihren leichtesten Graden nur dann Symptome, wenn vermehrte Anforderungen an das Herz gestellt werden. Deshalb kann der Arzt bei der Untersuchung einen vollständig normalen Befund erheben. Sehr wichtig ist deshalb — und ich möchte das besonders hervorheben — eine sorgfältige Anamnese. Oft hört man die Angabe, daß bei Anstrengungen Dyspnoe auftritt, aber viele Patienten teilen diese Tatsache erst auf Befragen hin mit. Häufig sind es Symptome von seiten der Verdauungsorgane, Gefühl von Völle und Druck im Leibe, oder von seiten des Nervensystems, Schlaflosigkeit u. dergl., sehr selten Klagen über Herzklopfen oder andere auf das Herz hindeutende Beschwerden, die den Kranken zum Arzt führen. Die Untersuchung hat besonders eine etwa vorhandene Zyanose, den Zustand der Leber usw. zu berücksichtigen, kurzum, alles, was als Stauungssymptom aufgefaßt werden kann. Die Zählung des Pulses ergibt häufig in der Ruhe ganz normale Werte. Auch die Größe und Fülle ist in diesen Fällen normal, ebenso der Blutdruck. Dagegen kann die Beobachtung während Anstrengungen (Laufen, Treppensteigen, Kniebeugen) Anhaltspunkte für eine Herzinsuffizienz geben (vgl. den Abschnitt Funktionsprüfung des Herzens). Besonders ist auch auf das Verhalten der Atmung bei Muskelanstrengung zu achten. Findet man Unregelmäßigkeiten des Pulsschlages, so ist die Art der Arhythmie festzustellen.

Hat die Insuffizienz höhere Grade erreicht, so ist die Diagnose in der Regel nicht schwierig. Dyspnoe, Zyanose, Leberschwellung, Pulsveränderungen und andere Symptome vereinigen sich zu einem charakteristischen Krankheitsbild. Sind vollends Ödeme und Stauungsharn vorhanden, so ist in der Regel die Diagnose ohne weiteres zu stellen. Doch können differentialdiagnostische Schwierigkeiten auftreten, wenn Symptomenkomplexe bestehen, die auch durch Krankheiten eines anderen Organes hervorgerufen werden können. So kann eine Leberzirrhose oder eine Nephritis ähnliche Symptome hervorrufen wie eine Herzinsuffizienz. In diesen Fällen kann unter Umständen die Diagnose dadurch gesichert werden, daß nicht nur im großen, sondern auch im kleinen Kreislauf eine Stauung nachgewiesen wird. Entscheidend ist häufig der Befund von Herzfehlerzellen im Sputum.

Handelt es sich nicht um eine sehr schwere Herzinsuffizienz, so ist der Grad der Störung durch die Untersuchung in der Ruhe häufig nicht zu erkennen. Dann ist auch eine Beobachtung bei geringen Anstrengungen, z. B. Aufstehen oder Aufrichten im Bett, erforderlich. Sehr wichtig ist die fortlaufende Beobachtung der Pulsfrequenz, ebenso die Feststellung der Urinmenge, selbst in Fällen, in denen keine Ödeme bestehen. Besteht Arhythmia perpetua, so ist die Regularisierung der Herztätigkeit ein wichtiges Symptom für eintretende Besserung, während bei Extrasystolie die Unregelmäßigkeit mit abnehmender Frequenz sich steigern kann. Zählen der Atemzüge ist für die Beurteilung der Schwankungen im Zustand der Zirkulation ebenfalls sehr wichtig, ebenso die Beobachtung des Atemtypus. Daneben sind auch die subjektiven Empfindungen des Patienten und sein Krankheitsgefühl zu berücksichtigen. Der Blutdruck verändert sich bisweilen in dem Sinne, daß er gleichzeitig mit der Hebung der Zirkulation steigt oder daß die Amplitude größer wird, doch gibt es genug Fälle, in denen er sich nicht verändert oder sogar bei Besserung der Zirkulation fällt (Hypertonie).

Die Untersuchung des Herzens selbst oder der Arterien kann häufig die Ursache der Insuffizienz feststellen. Recht oft aber findet man dabei keine Erklärung für die Zirkulationsstörung. Dann sind alle Organe auf Veränderungen zu untersuchen, die die Kreislaufinsuffizienz erklären könnten. Am häufigsten findet man Erkrankungen der Respirationsorgane, speziell Emphysem. Man denke aber auch daran, daß eine Nephritis sich nicht selten hauptsächlich durch eine Kreislaufinsuffizienz äußert. Bestehen keine nachweisbaren Stauungssymptome, sondern nur Dyspnoe bei Anstrengungen usw., also Symptome, wie sie bei leichter Herzinsuffizienz vorkommen, so können alle möglichen Krankheiten, z. B. solche des Blutes, die Ursache sein. Die Krankheiten, die rein „nervöse" Herzstörungen verursachen, sind im Kapitel Neurosen besprochen. Für die verschiedenen Krankheiten, die eine Insuffizienz des Kreislaufs herbeiführen können, sei auf das Kapitel: der Kreislauf in seinen Beziehungen zu patho-logisch-physiologischen und pathologischen Zuständen verwiesen.

Gar nicht selten ist es aber vollkommen unmöglich, die Ursache der Herzinsuffizienz festzustellen. Man kann dann vielleicht eine Myokarditis oder Myodegeneratio vermuten, man kann eine Arteriosklerose wahrscheinlich machen oder in Fettleibigkeit, Alkoholismus od. dgl. die Ursache suchen, aber eine gut begründete Diagnose ist nicht möglich. Über den anatomischen Zustand des Herzmuskels kann man sich gewöhnlich keine irgendwie gesicherte Vorstellung machen. Ob Myokarditis oder Schwielenbildung, trübe Schwellung oder fettige Entartung vorhanden ist, läßt sich unmöglich erkennen. Eine Arhythmia perpetua deutet oft (nicht immer) hin auf eine Veränderung in der Vorhofsmuskulatur, eine Überleitungsstörung auf einen pathologischen Prozeß im Hisschen Bündel, aber welcher Art dieser Prozeß ist, kann kaum je festgestellt werden. Deshalb ist es in der Regel besser, sich mit der Diagnose Herzinsuffizienz zu begnügen, falls kein Vitium und keine anderweitige klare Ursache der Störung nachweisbar ist.

Die akute Kreislaufinsuffizienz ist in der Regel leicht zu erkennen. Dagegen kann die Entscheidung schwierig sein, ob vorwiegend das Herz oder die Gefäße versagen. Bei Nachlaß des arteriellen Tonus sehen wir blasse Hautfarbe neben kleinem frequenten Puls, bei Herzschwäche mehr Stauungssymptome, Zyanose, Dyspnoe usw. Eine Diagnose der Art der Herzstörung, Myokarditis, Degeneration oder funktionelle Störung, ist häufig ganz unmöglich. Selbst die Unterscheidung zwischen Endokarditis und Muskelaffektion kann, z. B. bei Scharlach oder Diphtherie, Schwierigkeiten bereiten.

Die Ursache der akuten Kreislaufinsuffizienz ist leicht zu erkennen, wenn diese die Folge einer Infektionskrankheit od. dgl. ist. Auch wenn eine Veränderung des Endokards oder Myokards vorliegt, so ist dieses meist ohne weiteres zu finden. Nicht selten aber ergibt die Untersuchung ein vollkommen negatives Resultat, und bisweilen deckt erst die Sektion eine hochgradige fettige Degeneration des Herzmuskels, ein Herzaneurysma od. dgl. auf. Manchmal ist man auch im Zweifel, ob eine Intoxikation vorliegt. Deshalb ist auf eine genaue Anamnese, die eventuell von den Angehörigen aufgenommen werden muß, Gewicht zu legen.

H. Prognose der Kreislaufinsuffizienz.

Die Prognose der akuten Kreislaufinsuffizienz bei Infektionskrankheiten richtet sich in erster Linie nach der Grundkrankheit. So ist bei Sepsis die Prognose von der Art des Erregers, vom bisherigen Verlauf usw. abhängig. In anderen Fällen hängt umgekehrt die Prognose des Grundleidens von der Prognose der Kreislaufstörung ab, z. B. oft bei Scharlach oder Pneumonie. Die Beurteilung des Pulses, speziell des Verhältnisses zwischen Pulsfrequenz und Höhe der Temperatur, ist in der Regel das entscheidende. Auch die Frequenz der Atmung ist wichtig. Eine Beteiligung des Endokards im Höhenstadium der Krankheit verschlimmert in der Regel die Prognose.

Die Prognose der chronischen Kreislaufinsuffizienz ist nur zum Teil durch die Art der anatomischen Veränderung am Herzen bedingt. Freilich wird man die Angina pectoris immer besonders beurteilen, aber in den meisten Fällen wird man sich nicht danach richten, ob eine Vitium, eine idiopathische Hypertrophie oder eine Myodegeneratio vorliegt. Einzelne Ausnahmen gibt es natürlich, und die prognostisch wichtigen Gesichtspunkte sind bei der Besprechung der einzelnen Krankheiten erwähnt.

Im ganzen ist die Prognose einer chronischen Herzinsuffizienz um so besser, je geringer die Störung ist und je kürzer sie besteht. Hat sie sich rasch zu einer beträchtlichen Höhe entwickelt, so ist die Hoffnung auf Besserung gering. Doch kann man immer Überraschungen erleben, und die voraussichtliche Lebensdauer läßt sich nie mit Sicherheit angeben.

Am wichtigsten ist der Zustand des Herzmuskels. Nur läßt er sich leider recht schwer erkennen. Wenn ein Teil der Beschwerden nervöser Natur ist, so kann man bisweilen im Lauf der Beobachtung erkennen, wie groß dieser Anteil ist. In leichteren Fällen richtet sich die Prognose auch nach dem Maß von Reservekraft, das noch vorhanden ist. Ein Urteil darüber kann man sich oft durch das Verhalten bei Anstrengungen bilden.

Die besten Anhaltspunkte erhält man durch die Beobachtung des Erfolges der Therapie. Gelingt es leicht, durch Digitalismedikation oder gar allein durch Ruhe die Herzfunktion zu bessern, so ist die Prognose relativ günstig, um so günstiger, je rascher die Besserung eintritt und besonders je länger sie anhält. Stellt sich bald wieder eine Verschlimmerung ein, so ist das ein schlechtes Zeichen. Dann wird mit jeder Wiederholung der Insuffizienzerscheinungen die Besserung schwieriger, die Erholung dauert länger und größere Dosen von Herzmitteln sind notwendig.

Sehr wichtig sind auch äußere Umstände, namentlich die Frage, ob sich der Patient schonen kann und will. Die soziale Lage des Kranken, ihre Gewohnheiten, der Einfluß der Umgebung usw. sind oft entscheidend. Auch die Bedeutung von psychischen Einwirkungen darf nicht unterschätzt werden.

Im allgemeinen soll man, wenn es sich um eine leichte Herzinsuffizienz handelt oder gar wenn es sich um einen Klappenfehler ohne nachweisbare Insuffizienzerscheinungen handelt, die Prognose nicht zu schlecht hinstellen. Das psychische Moment spielt in einem solchen Falle auch eine Rolle und selbst den Angehörigen gegenüber ist es in diesen Fällen richtig, eher etwas optimistisch als zu pessemistisch sich auszudrücken.

J. Therapie der Kreislaufinsuffizienz.

1. Allgemeines.

Die gesunkene Zirkulation kann dadurch wieder besser gestaltet werden, daß die Ansprüche an den Kreislauf vermindert, daß die Leistung des Herzens gehoben, oder daß die Strömungsbedingungen in der Peripherie gebessert, bzw. die Widerstände im Gebiete der kleinen Arterien und Kapillaren geregelt werden. Dazu kommt bei einzelnen Behandlungsmethoden eine direkte mechanische Erleichterung der Zirkulation durch Beseitigung von groben mechanischen Hindernissen (Punktion von Ergüssen, Aderlaß) oder durch Herabsetzung der Widerstände im Kreislauf.

Für die Verminderung der Ansprüche an das Herz kommt in erster Linie die Verminderung der Muskelarbeit in Betracht, außerdem die Verminderung der Arbeit, die die Verdauung und die durch psychische Erregungen hervorgerufenen Blutdruckschwankungen dem Herzen verursachen. Diese Verminderung der Ansprüche an die Zirkulation wird aber nur in den leichtesten Fällen genügen, um die Zirkulation wieder normal zu gestalten, namentlich dann, wenn einzig die Reservekraft des Herzens herabgesetzt ist. In allen anderen Fällen ist die Schonung der Herzkraft die Voraussetzung jeder Therapie und kann bisweilen sogar eine Erholung des Herzens ohne jede weitere Behandlung herbeiführen, wird aber selbst in diesen Fällen mit Vorteil durch andere Behandlungsmethoden unterstützt.

Die Leistung des Herzens kann durch Veränderung der einzelnen Eigenschaften des Herzmuskels, vorzugsweise durch chronotrope und inotrope Einwirkungen besser gestaltet werden. Diese Wirkungen können durch alle möglichen peripheren Reize reflektorisch hervorgerufen werden und spielen bei manchen Methoden, deren Wirkung uns noch unklar ist, sicher eine Rolle. Weitaus am meisten kommen sie aber bei der medikamentösen Therapie zur Entfaltung und sind deshalb bei dieser besprochen.

Die Widerstände im Gebiete der Arterien, namentlich der feinsten Verzweigungen, können entweder dadurch die Zirkulation beeinträchtigen, daß sie zu groß sind und dem Herzen einen zu großen Widerstand bieten, oder dadurch, daß sie zu gering sind und die Aufrechterhaltung eines normalen Blutdruckes erschweren. Auch hier tritt die Beeinflussung am deutlichsten bei der Pharmakotherapie zutage und ist deshalb dort besprochen. Sie spielt aber auch bei der Massage, bei der Bäderbehandlung usw. eine große Rolle.

Man sollte annehmen, daß alle Behandlungsmethoden nur so lange wirksam sind, als sie angewandt werden. Die Muskelruhe oder die periphere Erleichterung des Kreislaufes hat zur Folge, daß ein krankes Herz die in geringerem Maße verlangte Arbeit leisten kann, aber der anatomische Zustand des Herzens wird dadurch ja nicht verändert. Es ist aber wohl möglich, daß die vorübergehende Erleichterung der Herzarbeit dem Organ Gelegenheit gibt sich zu erholen, so daß es von jetzt an stärkeren Ansprüchen wieder gewachsen ist. Wenn wir durch Digitalismedikation, durch einen „Peitschenhieb“, das Herz zu verstärkter Kontraktion zwingen, so erreichen wir damit gleichzeitig eine bessere Ernährung des Herzmuskels und andere Verbesserungen der Arbeitsbedingungen, wie im Kapitel Pharmakotherapie ausgeführt ist. Dazu kommt aber noch, daß bei allen Insuffizienzen des Kreislaufs eine abnorme Blutverteilung vorhanden ist, die ihrerseits die Blutbewegung erschwert. Wird sie beseitigt, so werden wieder günstige Zirkulationsverhältnisse hergestellt, so daß auch das geschwächte Herz den Kreislauf lange Zeit hindurch wieder aufrecht erhalten kann, wenn keine zu hohen Ansprüche gestellt werden.

So kommt es, daß wir nach einer Digitalisbehandlung, nach einer Bäderkur eine Besserung des Kreislauf beobachten, die Monate und Jahre andauern kann. Die Dauer des Erfolges ist aber ganz wesentlich abhängig von den Ansprüchen, die während der Zeit der Besserung an das Herz gestellt werden. Vollständig normal ist der Kreislauf in diesen Zeiten ja fast nie. Zum mindesten ist die Reservekraft eingeschränkt, und je näher die gestellten Anforderungen an die Grenze der Akkommodationsbreite kommen, um so größer wird die Gefahr einer erneuten stärkeren Insuffizienz. Deshalb ist auch dann, wenn momentan keine besondere Therapie durchgeführt wird, die Regelung der Lebensweise und der Bewegung erforderlich.

Eine ursächliche Therapie wäre, wie bei anderen Organerkrankungen, so auch bei dem Herzen, sicher das rationellste. Sie ist leider nur in seltenen Fällen möglich und findet im speziellen Teil besondere Berücksichtigung. Die allgemeinen Richtlinien gehen dahin, die Zirkulation aufrecht zu erhalten, und diese ist im wesentlichen abhängig von dem Zustande des Herzens, d. h. des Muskels und des Klappensystems, dann von dem Zustand des Gefäßsystems, von dessen Elastizität und Anpassungsvermögen. Sicherlich sind die Gefäße bei der Therapie früher nicht genügend berücksichtigt worden. Demgegenüber darf man allerdings wohl sagen, daß als Hauptangriffspunkt der Therapie immer im Vordergrunde steht und stehen wird das Herz, speziell der Herzmuskel.

2. Prophylaxe.

Bei jedem Menschen, einerlei ob Herz und Gefäßsystem einmal eine lokale Schädigung erfahren haben oder allgemein abgenutzt oder in Abnutzung begriffen sind, spielt die Prophylaxe einer Herz- und Kreislaufinsuffizienz eine große Rolle. In erster Linie ist hier zu betonen die auch a. a. O. erwähnte Notwendigkeit, dem Körper und speziell dem Kreislaufsystem durch einen systematischen Wechsel von Ruhe und Arbeit die nötige Erholungszeit und Anregung zu verschaffen. Daß gerade auf diesem Gebiet viel gesündigt wird, und daß die wenigsten Menschen sich darüber klar sind, eine wie große Rolle die körperliche Ruhe und der Schlaf im Leben ausmachen, ist eine sicherlich nicht genügend gewürdigte Tatsache. Auf der anderen Seite ist, besonders in der Entwicklungszeit, aber auch später, eine gewisse Anregung durch Bewegung, Turnen und Sport prophylaktisch erwünscht. Von dem Gesichtspunkte der Prophylaxe spielen auch eine große Rolle der Schutz vor Infektionskrankheiten, eventuell die Behandlung der möglichen Eintrittspforten für Infektionserreger (Tonsillen, Rachenmandeln, Haut). Auch während und nach einer Infektionskrankheit sollte als Regel gelten, das Kreislaufsystem nicht zu früh und zu schwer zu belasten. Die Prophylaxe luetischer Gefäß - erkrankungen nach einer sicheren oder fraglichen Infektion ist besonders wichtig; der positive Ausfall der Wassermannschen Reaktion bei Männern im mittleren Lebensalter mit Aorteninsuffizienz mahnt hier zur größten Vorsicht. Auch alle diejenigen Lokalerkrankungen, die den kleinen Kreislauf betreffen, die das Herz unter Umständen sowohl durch die lokale Entzündung (Bronchitis), als auch durch die damit verbundenen Reizerscheinungen, die zum Husten, d. h. zu starken Preßbewegungen, zu forcierten und häufigen Ein- und Ausatmungen führen, gehören hierher. Weiter ist das Skelettsystem zu berücksichtigen, wenn es sich z. B. um eine Kyphoskoliose handelt, wenn Raumbeschränkungen im Thorax, Komplikationen von seiten des Herzens auszulösen imstande sind. Daß hier durch Atemübungen, durch orthopädische Behandlung, durch Sport einem Versagen des Herzmuskels entgegengearbeitet werden kann, steht außer Frage. Endlich sind hier zu nennen die Konstitutionskrankheiten, Diabetes, Gicht, insbesondere auch Chlorose und Fettsucht, dann die Erkrankungen des Blutes und der blutbildenden Organe, insbesondere die nach starken Blutverlusten auftretenden Anämien. Auch hier können durch die Behandlung der Grundkrankheit prophylaktisch die Kreislaufstörungen vermieden werden.

Handelt es sich bei dem bisher Genannten um nur gelegentlich und deshalb nur in geringem Grade wirksame schädigende Einflüsse auf das Herz, so sind unter Umständen von größerer Bedeutung die Einflüsse des täglichen Lebens, wie sie dargestellt werden durch eine unzweckmäßige Ernährung, insbesondere durch zu viel Flüssigkeit und zu viele Gewürze, dann aber auch durch die periodische oder dauernde Einwirkung größerer Mengen von Genußmitteln (Kaffee, Alkohol, Tabak usw.).

Wenn bereits Schädigungen in irgendeiner Weise bestehen, z. B. wenn es sich um einen kompensierten Herzfehler handelt, oder wenn die ersten Symptome einer beginnenden Myodegeneratio cordis sich äußern, wenn arteriosklerotische Veränderungen am Gefäßsystem vorhanden sind, die noch keinerlei Symptome ausgelöst haben, dann ist in besonderem Maße alles das zu berücksichtigen, was oben genannt worden ist. In erster Linie Ruhe und Arbeit, dann Ernährung und Genußmittel. (Bei dem heutigen Leben ist die alte Anschauung, daß man 8 Stunden schlafen, 8 Stunden arbeiten und 8 Stunden ausruhen soll, freilich nicht mehr anwendbar.) Eine gewisse Vorsicht bei dem Gebrauch von Gewürzen, bei dem Genuß stark blähender Speisen, besonders zur Abendmahlzeit, ferner eine mehr gleichmäßige Flüssigkeitsverteilung, dann Mäßigkeit in den Genußmitteln, können hier sicherlich nur günstig wirken.

Ob in einem solchen Falle die Ehe gestattet werden darf oder nicht, ob es ratsam ist, den Patienten seinen bisherigen Beruf weiter nachgehen zu lassen, ist unter Berücksichtigung aller Kautelen sorgfältig abzuwägen, verallgemeinern wird man eine Antwort dieser Art niemals können. Wenn auch auf der einen Seite mit Sicherheit feststeht, daß schwere Klappenfehler jahrelang bei intensiver körperlicher Arbeit ohne Störungen bestehen, daß Aortenstenosen intensivster Art trotz hoher Ansprüche den Herzmuskel kaum alterieren können, so ist doch immerhin zu bedenken, daß das Ausnahmen sind. In der Regel wird hier die weitgehendste Berücksichtigung der erwähnten schädigenden Momente vorteilhaft sein, mit der einen Ausnahme, daß in der Entwicklungszeit eine gewisse sportliche Betätigung vorteilhafter zu sein scheint.

Die ursächliche Therapie kann hier unter Umständen die organische Schädigung beseitigen oder bessern, z. B. bei einer beginnenden Mesarteriitis luetica, bzw. einem beginnenden luetischen Aneurysma oder einer luetisch bedingten Aorteninsuffizienz die antiluetische Behandlung. Tatsächlich sieht man aneurysmatische Ausbuchtungen oft mehr oder weniger zurückgehen, tatsächlich verschwindet die vorher positive Wassermannsche Reaktion, und auch bei der Aorteninsuffizienz ist die spezifische Therapie mitunter erfolgreich.

3. Ruhe und Bewegung.

Die Muskelarbeit stellt denjenigen Faktor dar, der die Arbeit des Herzens am allermeisten beeinflußt. Deshalb erscheint es ohne weiteres klar, daß für das erkrankte Herz Muskelruhe das wichtigste ist. Der Grad der zu verordnenden Ruhe ist aber sehr verschieden. Als allgemeinen Grundsatz muß man die Forderung aufstellen, daß die Muskelbewegung nie bis zur Grenze der Akkommodationsbreite hinanreicht. Der Kranke soll keine Anstrengungen übernehmen, bei denen er dyspnoisch oder zyanotisch wird, oder bei denen die Pulsfrequenz sehr stark steigt. Bei schwerer Herzinsuffizienz ist Bettruhe selbstverständlich.

Im einzelnen ergeben sich aber oft bedeutende Schwierigkeiten für die praktischen Verordnungen. Zunächst ist man gelegentlich gezwungen, dem Patienten größere Anstrengungen zu erlauben, als ihm zuträglich wären. Abgesehen von den Fällen, in denen die Rücksicht auf Beruf oder Annehmlichkeit die Durchführung allzustrenger Verordnungen von seiten des Patienten in Frage stellt, ist es oft die Rücksicht auf die psychische Wirkung, die uns veranlaßt, die Vorschriften möglichst milde zu gestalten. Starke psychische Depressionen sind für das Herz immer ungünstig.

Viel wichtiger ist die Tatsache, daß mäßige Muskelbewegung eine Unterstützung des Kreislaufs darstellt, wie im Abschnitt Mechanotherapie ausgeführt wird. Ganz besonders gilt das, wenn die Gefäße tatsächlich einen aktiven Anteil an der Blutbewegung nehmen. Es ist aber zu berücksichtigen, daß durch jede Muskelarbeit nicht nur die periphere Zirkulation verändert, sondern unter allen Umständen die Herzarbeit vermehrt wird. In allen schweren Fällen von Herzinsuffizienz ist das das wichtigste, in leichteren Fällen zeigt dagegen die Erfahrung, daß eine mäßige geregelte Muskelarbeit dem Herzen förderlich ist; nur muß noch ein ziemlich großes Maß von Reservekraft vorhanden sein, und dieses darf durch die verordneten Muskelübungen nur teilweise in Anspruch genommen werden. Vielleicht spielt auch die Tatsache eine Rolle, daß bei der Muskelarbeit nicht nur der Blutstrom in den arbeitenden Muskeln, sondern auch im übrigen Körper, also auch im Koronarkreislauf beschleunigt wird, oft wohl über das für die Muskelarbeit notwendige Maß hinaus. So können wir uns eine bessere Ernährung des Herzmuskels vorstellen.

Früher glaubte man durch die Arbeitsleistung beim Herzen, ähnlich wie bei den Skelettmuskeln, durch Übung eine Vermehrung der Kraft herbeiführen zu können. Es ist aber nicht einzusehen, wieso das Herz, das ja beständig in Bewegung ist und bei jeder Kontraktion sich maximal zusammenzieht, bei dem die therapeutisch möglichen Leistungen nie bis an die Grenze der Kraft heranreichen dürfen, durch diese relativ geringen Muskelanstrengungen geübt werden könnte. Zu den Zeiten Örtels ist denn auch tatsächlich die Übungstherapie übertrieben worden, und die Rückschläge sind nicht ausgeblieben. Es ist auch zu bedenken, daß Örtel selbst, der an sich die günstigsten Erfolge der Behandlung erfahren hatte, Kyphoskoliotiker war, und daß bei der Kyphoskoliose die Hauptstörung vielleicht nicht immer im Herzen, sondern in der Atmungstätigkeit liegt (vgl. das Kapitel Respirationskrankheiten, Allgem. Teil). Die Erfolge der Arbeitstherapie bei Herzkranken sind viel bescheidener, sie sind aber in leichten Fällen von Herzinsuffizienz tatsächlich vorhanden und wahrscheinlich in der oben angeführten Weise zu erklären.

In den leichtesten Fällen von Herzinsuffizienz haben wir also maximale Anstrengungen, wie Sport usw., zu verbieten, aber für eine gewisse regelmäßige Körperbewegung zu sorgen. Diese wird am besten in Form von regelmäßigen ebenen oder sanft ansteigenden Spaziergängen verordnet, außerdem in Form von aktiver Gymnastik. Doch ist hier nachdrücklich vor jeder Übertreibung zu warnen. Die Arbeit darf nie zur Anstrengung werden. Je schwerer die Kreislaufstörung, je geringer die Reservekraft ist, um so mehr tritt die Arbeitstherapie zurück, um so mehr muß Ruhe verordnet werden.

Unter den Anstrengungen, die schon bei geringer Herzinsuffizienz verboten werden müssen, sind in erster Linie alle raschen hochgradigen Anstrengungen zu nennen. Bei Männern muß das rasche Treppensteigen, das Aufspringen auf die Straßenbahn usw. verboten werden, bei Frauen das rasche Treppensteigen, das häufige Bücken und Heben. Von Sport ist einzig das Reiten, das Schlittschuhlaufen, Golf u. dgl. zu gestatten und auch das nur in leichten Fällen. Immer ist dafür zu sorgen, daß sich die Patienten genügend Nachtruhe gönnen.

In den späteren Stadien ist je nach dem Zustand der Zirkulation die Berufsarbeit zu beschränken (eventuell ein Wechsel des Berufes zu verlangen), oder ganz zu verbieten. Manchmal genügt auch ein längerer Urlaub. Sehr schöne Erfolge sieht man manchmal von einer mehrere Wochen durchgeführten Bettruhe.

Eine systematisch durchgeführte Ruhekur kann manchmal die Leistungsfähigkeit des Patienten wesentlich verbessern. Ich pflege seit vielen Jahren Leuten mit Herzinsuffizienz mehrere Male jährlich 4—6 Wochen lang einen oder zwei **Bett-Tage** wöchentlich vorzuschreiben, d. h. den Patienten 36 Stunden lang horizontal im Bett liegen zu lassen. Es ist oft praktisch, diese ,,Bett-Tage'' mit einem Karell- oder Kartoffeltag oder einem Schrottag (s. u.) zu verbinden. Die körperliche Leistungsfähigkeit erhöht sich ohne Frage und auch objektiv sieht man, speziell bei den hydropischen Herzkranken, eine wesentliche Verbesserung des Allgemeinzustandes nach einer solchen 4—6 wöchigen Schonungsbehandlung.

Nach einer Ruhekur müssen die Patienten langsam systematisch wieder an die Arbeit gewöhnt werden. Offenbar handelt es sich aber nicht um eine Übung des Herzens, wie man früher annahm, sondern um eine Gewöhnung der Skelettmuskeln an ökonomische Arbeit und um eine Gewöhnung der Gefäße an die Blutversorgung der tätigen Muskeln, so daß die Muskelarbeit dem Herzen möglichst wenig Arbeit zumutet.

4. Medikamentöse Therapie.

Der Zweck der medikamentösen Therapie der Herzkrankheiten ist in letzter Linie immer eine Besserung der Zirkulation. Erreicht wird dieser Zweck durch Mittel, die entweder das Herz oder das Gefäßsystem beeinflussen. Da man bei Störungen der Zirkulation allgemeine und solche einzelner Gefäßgebiete unterscheiden kann, so kann man von diesem Gesichtspunkte aus trennen: Mittel, die gegen die Kreislaufinsuffizienz und solche, die gegen die Insuffizienz einzelner Gefäßgebiete wirken. Während man, wie a. a. O. mehrfach erwähnt, früher sein Hauptaugenmerkmal ausschließlich auf das Herz richtete, weiß man heute, daß schwere Kreislaufstörungen zustande kommen können bei völlig intaktem Herzen infolge Versagens des Gefäßsystems, und daß wohl in der Mehrzahl der Fälle bei Kreislaufstörungen Herz- und Gefäßsystem gleichzeitig an den Störungen beteiligt sind.

Zu den auf das Herz wirkenden Mitteln gehören: Die Stoffe der Digitalisgruppe, Kampfer und Koffein. Die Wirkung all dieser Mittel geht im wesentlichen dahin, die Arbeit des Herzmuskels zu verbessern, sei es 1. durch Verbesserung der Kraft bzw. der Ergiebigkeit der Kontraktionen, 2. der Frequenz, 3. des Rhythmus.

Wenn man auch von vornherein geneigt ist anzunehmen, daß der Rhythmus nur eine untergeordnete Bedeutung haben kann, so ist es doch anderseits für die muskuläre Leistung bzw. für das Ineinandergreifen der einzelnen Teile des Muskels wichtig, wenn der Ablauf in einem regelmäßigen Rhythmus erfolgt.

Die Gefäßmittel kann man einteilen in solche, die eine Erweiterung und solche, die eine Verengerung bewirken. Die Wirkung auf die Gefäße erfolgt entweder zentral durch Reizung oder Lähmung des Vasomotorenzentrums oder peripher durch direkte Beeinflussung der Nervenendigungen in den Gefäßen.

Zu den Gefäßmitteln rechnet man vor allen Dingen das Adrenalin, das Hydrastinin, das Ergotin, den Kampfer, Alkohol, Äther, Koffein, Theobromin, Theophyllin und die Digitalis.

a) Herzmittel.

α) Digitalis und Strophanthus.

Die Digitalisdroge wurde zuerst von dem schottischen Arzt Withering 1775 angewandt.

Traube empfahl sie als Herztonikum nach experimentellen und klinischen Untersuchungen in den 70er Jahren.

Die Digitalismittel werden gewonnen aus den Blättern des roten und gelben Fingerhutes, Digitalis purpurea und Digitalis grandiflora. Diese Droge wurde, obwohl sie schon im Mittelalter bekannt und in ihren pharmakologischen Wirkungen untersucht war (Fuchs 1542), von Withering in die Therapie eingeführt. Er bekam das Rezept von einer alten Frau in Shropshire, die mit einem aus vielen Kräutern, darunter Digitalis, bestehenden Pflanzengemisch Wassersüchtige mit Erfolg behandelte, und entdeckte in dem geheimen Mittel als wirksamen Bestandteil die Digitalis und veröffentlichte seine Erfahrungen unter dem Titel: An Account of the Foxglove and some of its medical uses with practical remarks on dropsy and other diseases by William Withering. Birmingham 1785. Withering wußte bereits, daß die Digitalis des zweiten Lebensjahres wirksamer ist als die des ersten und am besten die während der Blütezeit gesammelten Blätter, daß eine sorgfältige Trocknung (so daß die grüne Farbe erhalten bleibt) und die Benutzung einer möglichst frischen Droge wichtig sind. Auch gibt Withering schon in seiner ersten Veröffentlichung an, daß Brechdurchfall die Indikation zum Aussetzen des Mittels anzeigt. Brechdurchfall beweise, daß man die Dosis zu hoch gegriffen habe.

Die **Wirkung** der Digitalisdroge kann man folgendermaßen charakterisieren:

a) Sie verlangsamt die Schlagfolge des Herzens; das systolische Auswurfsvolumen wird vermehrt, die diastolische Füllungszeit verlängert.

b) Sie verstärkt die Kontraktionen.

c) Sie übt eine vasokonstriktorische Wirkung aus und erhöht damit den Blutdruck.

Die letztere Wirkung, die Gottlieb und Magnus besonders studiert haben, besteht darin, daß bei kleinen Gaben hauptsächlich die Gefäße des Splanchnicus verengt werden, bei größeren diese Verengung auch auf andere Gefäßgebiete, besonders auch auf die peripheren, übergreift. Wenn schon durch die Verstärkung der Herzmuskelkontraktion eine leichte Erhöhung des Blutdrucks erreicht war, so wird diese wesentlich weiterhin gesteigert durch die Kontraktion der peripheren Gefäße. Daß diese vasokonstriktorische Komponente für die Leistungsfähigkeit des Herzens, d. h. für das gleichmäßigere und bessere Arbeiten des Herzens als Motor und für die bessere Verteilung der Blutmasse im ganzen, ein Vorteil ist, ist klinisch nicht zu bezweifeln. Speziell die Tatsache, daß im

Experiment in erster Linie das Splanchnikusgebiet zur Kontraktion gezwungen wird, entspricht auch den klinischen Beobachtungen, insofern als man beim Einsetzen der spezifischen Wirkung fast immer neben einem Geringerwerden der Ödeme eine Verminderung der Leberschwellung konstatieren kann. Daß die Droge ihre Wirkungsfähigkeit entfaltet, erkennt man bei entsprechender Herzinsuffizienz am Puls, an der Atmung (Geringerwerden der Dyspnoe), an der Diurese (starke Diurese, Verschwinden der Ödeme). Der Puls wird langsamer durch direkte Beeinflussung des Vagustonus, regelmäßiger und kräftiger durch die Wirkung der Droge auf den Herzmuskel, durch die Erhöhung des Sekundenvolumens. Auf die Gefäße wirken kleine Dosen erschlaffend, große zusammenziehend, hierbei bestehen quantitative Differenzen in den verschiedenen Gefäßgebieten, und zwar zeigen die Darmgefäße größere Neigung zur Zusammenziehung, die Nierengefäße zur Erweiterung (s. Abb. 129), so daß bei Dosen, die die Darmgefäße schon verengern, die Nierenarterien noch weit bleiben. Der günstige Einfluß auf die Zirkulation setzt sich wahrscheinlich zusammen aus der Herz- und der Gefäßwirkung.

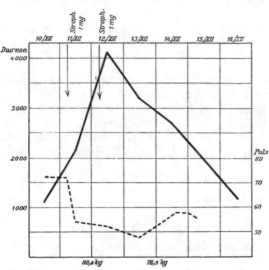

Abb. 127. Nach Strophanthin unmittelbare Verlangsamung des Pulses (---) und Steigerung der Diurese (——) mit einem Maximum am folgenden Tage nach der Injektion. Strophanthin-Erfolg ebenso nachhaltig wie Digitalis-Erfolg. (Nach A. Fraenkel und Schwarz.)

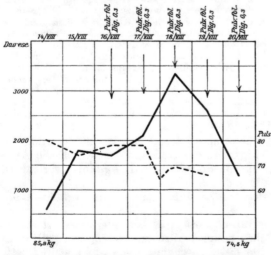

Abb. 128. Nach Digitalis in Pulvern die Wirkung auf den Puls (---) am 2. Tage und Erhöhung der Diurese (——) am 3. Tage. (Nach A. Fraenkel und Schwarz.)

Für die Dauerwirkung ist es von Bedeutung, daß durch die verbesserte Zirkulation auch die Ernährungsbedingungen des Herzens reguliert werden. Im allgemeinen läßt sich die Wirkung der Digitalis folgendermaßen zusammenfassen: Ein gesundes Herz reagiert im allgemeinen nicht auf Digitalis, ein hypertrophisches Herz reagiert auch nicht auf Digitalis; dagegen kann man bei Anwendung der Droge nach einer Gesamtmenge von durchschnittlich 1—1,5 g mit einer ziemlichen Gesetzmäßigkeit die oben geschilderten Digitaliswirkungen sehen, wenn es sich um ein hypertrophiertes und dilatiertes Herz handelt. Edens hat

diese Tatsache mit vielen klinischen Beispielen belegt und schreibt zusammenfassend, daß Digitalis nur dann eine Pulsverlangsamung macht, wenn gleichzeitig Herzhypertrophie und Herzinsuffizienz vorhanden ist.

Da Digitalis die Reizleitung hemmt, ist es indiziert auch bei reichlichen
Extrasystolen und bei Vorhofsflimmern und da anderseits das Digitalis auch
einen regelmäßigen Puls unregelmäßig machen kann und speziell auch der
Bigeminus durch Digitalis hervorgerufen werden kann, so ist eine tägliche
Kontrolle des Pulses bei jeder Anwendung von Digitalis unerläßlich. Edens
sagt über die Digitaliswirkung auf die Vorhofstätigkeit: „Dauerndes Vorhofsflimmern mit hoher Kammerfrequenz ist Indikation für chronische Digitaliskur; dauerndes Vorhofsflimmern mit niedriger Kammerfrequenz kann durch
Digitalis günstig beeinflußt werden, besonders wohl bei intravenöser Anwendung;
Vorhofsflimmern kann bei Mensch und Tier durch Digitalis hervorgerufen werden,
Vorhofsflimmern kann durch Digitalis beseitigt werden". Und über die Bigeminie
sagt Edens: „Bigeminie nach Digitalis tritt nur bei insuffizienten hypertrophischen Herzen auf. Gestattet der Zustand des Kranken, die Digitalis abzusetzen sobald Bigeminie auftritt, so verschwindet der Bigeminus in 1—3 Tagen,
häufig kann er in dieser Zeit durch eine Bewegung des Kranken für kürzere oder
längere Zeit hervorgerufen werden; wird Digitalis weitergegeben, so kann sich
zur Bigemie Vorhofsflimmern gesellen, wenn dieser nicht von vornherein bestanden hatte".

Unter Digitaliskörpern verstehen wir chemisch nicht näher bekannte organische stickstofffreie Verbindungen, die meist glykositische Pflanzenstoffe
sind und bei Wirbeltieren einen systolischen Herzstillstand herbeiführen.
Chemisch enthalten diese Stoffe zwei Körper, von denen der eine Paarling ein
Zucker ist, der andere nicht näher bekannte Paarling die spezifische Wirkung
bedingt. Die großen Schwierigkeiten, die Digitaliskörper chemisch näher zu
charakterisieren sind durch die Arbeiten von Nativelle, von Böhm und Görtz,
von Schmiedeberg, Kiliani, Windaus und Kraft nur teilweise behoben
worden. Die genaue chemische Konstitution ist von keinem Körper bekannt,
von wenigen ließ sich der spezifische Paarling als kristallinische Substanz
gewinnen. Bestimmte Fällungsreaktionen gibt es nicht. Man mußte sich daher
darauf beschränken, die Digitalisglykoside, die in der Pflanze meist in Gesellschaft von Saponinglykosiden vorkommen, nach ihrer verschiedenen Löslich-
keit in Wasser, Alkohol, Äther und Chloroform einigermaßen zu charakterisieren.

Die Digitalis purpuria enthält, wie wir heute wissen, — man vergleiche
die Darstellung von Walter Straub in Heffters Handbuch der Pharmakologie — regelmäßig folgende Substanzen: Die Folia digitalis: an aktivglykosiden
Digitoxin, Digitalein und vielleicht Gitalin, an Saponinglykosiden Digitsaponin
und Gitin. Die Semina digitalis, das sog. Digitalinum germanicum, enthalten
an Aktivglykosiden das Digitalinum verum und das Digitalein, an Saponinglykosiden das Digitonin.

Vom Digitoxin ist bemerkenswert, daß es die Formel C 34 H 54,0 11 besitzt,
fast unlöslich in Wasser, leicht löslich in Chloroform, etwas löslich in Alkohol
und schwerlöslich in Äther ist und wohl das wichtigste der Digitalisglykoside
ist.

Das Digitalein ist weniger gut bekannt als das Digitoxin. Es wurde bisher
nur als amorphe glykosidische Substanz von großer Zersetzlichkeit dargestellt.
Kiliani und Windaus die es am eingehensten erforschten, halten es für ein
Lacton, das leicht in die zugehörige Säure übergeht.

Das Gitalin wird von Kraft für ein amorphes aber reines Glykosid gehalten,
während Kiliani es als ein Gemenge ansieht.

Die weniger wichtigen Saponinglykoside sind das Digitsaponin, das amorph ist und gut wasserlöslich und das Gitin, das von Kraft kristallinisch dargestellt wurde.

Das Digitalinum verum Kilianis ist scheinbar ein reiner Körper, etwas löslich in Wasser und leicht in Alkohol löslich. Trotzdem seine kristallinische Darstellung nicht gelang, scheint es auch in amorpher charakteristischer Form einigermaßen gut gekennzeichnet zu sein. Es kommt als ziemlich stark wirksame Substanz lediglich in dem Digitalissamen vor.

Das Digitonin endlich ist eine leicht kristallisierende Substanz, die spezifisch unwirksam ist und die wichtige Windaussche Cholesterinreaktion gibt.

Es ist von jeher, seitdem man die Digitalisdroge klinisch gut kennt, betont worden, einerseits genügend Digitalis zu geben, um einen möglichst hohen therapeutischen Effekt zu bekommen, andererseits aber nie so weit zu gehen, daß Vergiftungserscheinungen auftreten. Vergiftungssymptome, d. h. eine ausgesprochene Bradykardie oder Tachykardie, ein arhythmischer Puls, ein starkes Sinken des Blutdrucks, zerebrale Erscheinungen wie Kopfschmerz, Schwindelgefühl, lokale Reizsymptome von seiten des Magens, Magenschmerzen und Erbrechen, Durchfälle, Halluzinationen, Ohnmachten sind relativ selten beobachtet, offenbar deshalb, weil die starke Bradykardie und Arhythmie gewöhnlich zwingt, das Mittel schnell abzusetzen.

Aus diesen Erwägungen ergibt sich, daß man bei jeder Digitalisdarreichung kontinuierlich den Puls kontrollieren muß, insbesondere dann, wenn man zum ersten Mal bei den Patienten Digitalis gibt, daß man anderseits aber in jedem Fall die Kontraindikation in der Anwendung der Digitalis berücksichtigen soll, bevor man Digitalis verschreibt. Diese Kontraindikationen lassen sich folgendermaßen zusammenfassen: Besteht eine ausgesprochene Hypertrophie mit Dilatation des Herzens, ist dabei der Blutdruck erhöht und der Puls relativ verlangsamt, so ist Digitalis kontraindiziert, weil durch seine Wirkung auf das Gefäßsystem und auf das Schlagvolumen des Herzens der intrakardiale Druck noch weiter stark erhöht würde und dadurch an den Herzmuskel zu große Anforderungen gestellt würden. In einem solchen Falle erreicht man mit einer gegenteiligen Therapie mehr; durch Koffein eine Beschleunigung des Pulses, durch Atropin oder Papaverin eine Erweiterung der Gefäße und dadurch eine Erniedrigung des Druckes und Entlastung des Muskels bei gleicher Herzarbeit.

Ist anderseits bei einer Hypertrophie des Herzens der Blutdruck niedriger, die Pulsfrequenz erhöht, bestehen Ödeme, dann ist die Digitalis das Mittel, durch gleichzeitige Gefäß- und Herzwirkung den Tonus zu verbessern und den Gewebsstoffwechsel in kürzester Zeit zu regulieren. Kontraindiziert ist weiter Digitalis, weil es unwirksam ist, bei Herzneurosen, Tachykardien überhaupt, besonders auch bei toxisch bedingten Tachykardien. Kontraindiziert ist Digitalis aber auch überall da, wo ein plötzlicher Herztod durch Kammerflimmern möglich ist, d. h. in den Fällen, in denen schwere Reizleistungsstörungen innerhalb der Ventrikel nachzuweisen sind (Aneurysma der Ventrikel infolge schlechter Ernährung). Da die Digitalis eine ventrikuläre Automatie auszulösen imstande ist, so ist es verständlich, daß bei Reizleitungsstörungen innerhalb des Ventrikels hier kleine Dosen schon eine erhöhte Reizbarkeit und einen Herzstillstand durch Kammerflimmern machen können. Bei Vorhofsflimmern oder der Gefahr des Vorhofsflimmerns, beim Auftreten reichlicher Extrasystolen, bei paroxysmaler ventrikulärer Tachykardie ist Digitalis stets mit sehr großer Vorsicht anzuwenden. Liegt eine Hypertonie vor ohne Hypertrophie des Herzens, so sieht man oft durch kleine Dosen von Digitalis eine Verbesserung der Zirkulation und ein Sinken des Druckes. Digitalis kann anderseits den Blutdruck erhöhen, korrespondierend mit der Verbesserung der Zirkulation überhaupt, wie schon oben auseinander gesetzt.

Testmethode. Da eine völlige Klarheit darüber, welche Bestandteile der Blätter der Digitalis vorwiegend wirksam sind und welchen Anteil die einzelnen Stoffe an der Gesamtheit der Digitaliswirkung haben, auch heute noch nicht besteht, da andrerseits die Wirksamkeit der Folia digitalis je nach der Zeit des Sammelns der Droge und je nach ihrem Wassergehalt verschieden ist, so war man darauf angewiesen, pharmakologische Methoden zur Prüfung der Digitalis in Anwendung zu bringen. Einen wesentlichen Schritt vorwärts bedeutete hier das Verfahren Schmiedebergs, der die Zeit bestimmte, die ein dünnes Infus der zu prüfenden Blätter braucht, um ein isoliertes, vom Infus durchströmtes Froschherz zum Stillstand zu bringen. Einzelheiten der Methode sowie die von Focke angegebene Ausfällungsmethode finden sich in der ersten Auflage dieses Handbuches wiedergegeben. Ich verzichte hier darauf, sie zu wiederholen und beschreibe die heute bevorzugte sogenannte zeitlose Methode, wie sie dem Kommentar zum deutschen Arzneibuch (6. Ausgabe 1926, Berlin 1928) zu entnehmen ist:

30 Frösche von möglichst genau 30 g Gewicht werden in 5 Gruppen zu je 6 Tieren eingeteilt. Die 6 Tiere einer Gruppe erhalten jeweils die gleiche Dosis, die 5 Gruppen erhalten verschiedene Dosen und zwar die 1. eine erfahrungsgemäß tödliche, die letzte eine erfahrungsgemäß nicht tödliche Dosis, die mittleren Gruppen mittlere abgestufte Mengen. Die Flüssigkeit, die den Tieren in den Brustlymphsack eingespritzt wird, ist ein mit 25% Alkohol versetztes Infus passender Konzentration. Nach 24 Stunden wird die kleinste Dosis festgestellt, die in ihrer Gruppe von den 6 Tieren mindestens 5 getötet hat und man überzeugt sich durch die Sektion der Tiere, daß die Herzkammer systolisch kontrahiert stehen geblieben ist. Ist diese Dosis = d Gramm so ergibt sich aus der Proportion d : 30 = 1 : x die Menge Froschgewicht, die von 1 g Fingerhutblätter binnen 24 Stunden getötet wird. Man sagt: 1 g Blätter enthält x Froschdosen. Unter einer Froschdosis versteht man mithin die Menge Fingerhutblätter, die 1 g Lebendgewicht vom Frosch zu töten vermag. Normale Digitalis enthält etwa 1500 bis 2000 Froschdosen in 1 g.

Im Ausland wird vielerorts an Stelle der Froschmethode die Wertbestimmung der Digitaliswirkung an der Katze vorgenommen, bei der auch der internationale Standard festgestellt wird. Die Abweichungen zwischen beiden Methoden dürfen nicht mehr als $+ 25\%$ betragen. Das nationale deutsche Froschstandardpulver hat einen Wert von etwa 2000 Froschdosen (FD). Die pharmakologische Prüfung erfolgt amtlich in beauftragten pharmakologischen Instituten. Möglicherweise hat eine von Macht und Krantz jun. angegebene Methode, den Wert der Digitalis durch die Hemmung des Wachstums von Lupinenkeimlingen zu bestimmen eine Zukunft, da sie für Massenversuche geeignet ist.

Experimentelles. Experimentell weiß man, daß unter der Wirkung des Digitalis die Arbeitsleistung des Herzens um das $2^1/_2 - 3^1/_2$ fache vermehrt werden kann, daß der Blutdruck in der Aorta wesentlich gesteigert, die Diurese vermehrt wird und Irregularitäten beseitigt werden.

Jonescu und Loewi fanden experimentell bei Kaninchen und Hunden, denen sie intravenös Digalen injizierten, folgendes:

1. Die Digitaliskörper wirken diuretisch auch in Gaben, welche den Blutdruck überhaupt nicht, oder unbedeutend steigern (s. Abb. 129).

2. Die Ursache dieser Digitalisdiurese ist eine Erweiterung der Nierengefäße.

3. Diese Erweiterung der Nierengefäße ist die Folge einer direkten peripheren Nierengefäßwirkung der Digitaliskörper.

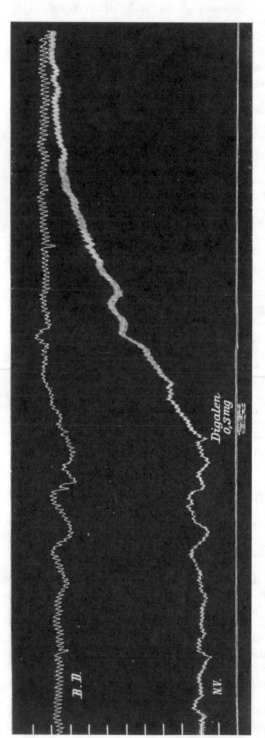

Abb. 129. Man sieht, wie nach Digalen 0,3 mg die Volumenkurve der Niere (unt. Kurve), mit Hilfe des Royschen Onkonometer gemessen, erheblich steigt, eine Volumenzunahme, die durch die spezifische Erweiterung der Nierengefäße bedingt ist. Eine gleichzeitige Blutdruckänderung (ob. Kurve) tritt nicht ein. (Nach Jonescu und Loewi.)

Brandenburg und Hoffmann fanden bei experimentellen Untersuchungen über die Wirkung des Digitalins auf das Kaltblüterherz, daß dieses den Erregungsanstieg im Ventrikel verlangsamt und zwar geht die Wirkung parallel der Dosis. Bei starker Vergiftung kommt es zu unregelmäßiger Herzaktion, weil der Erregungsanstieg so stark erschwert ist, daß unvollständige Kontraktionen die Folge sind.

Von den tierexperimentellen Untersuchungen möchte ich noch die von Cloetta hervorheben. Dieser fand, daß die kontinuierliche Digitalisbehandlung normaler Kaninchen keine anatomischen Veränderungen am Herzen hervorruft, daß eine langsame Gewöhnung eintritt, und daß plötzliches Nachlassen keine Ausfallerscheinungen bedingt. Für die menschliche Pathologie dürfte die Tatsache von Interesse sein, daß Cloetta bei Tieren mit Aorteninsuffizienz durch die Digitalistherapie eine geringere Herzvergrößerung eintreten sah als bei den unbehandelten Kontrolltieren. Die Vergrößerung des Herzens betrug bei den Digitalistieren etwa 30%, bei den Nichtbehandelten etwa 80%. Gefäßwandveränderungen traten nicht auf, die Gefäße erweiterten sich nicht proportional der Herzvergrößerung. Auf Grund dieser Beobachtungen empfahl Cloetta die prophylaktische Anwendung von Digitalis beim Verdacht einer beginnenden Endokarditis. D. Gerhardt konnte allerdings die Cloettaschen Ergebnisse nicht bestätigen.

Daß unter Digitaliswirkung es zu einem systolischen maximalen Kontraktionszustand kommen kann, haben in einfachster Weise Loeb und Magnus bewiesen. Die Abbildungen (s. Abb. 130a u. 130b) demonstrieren die außerordentlich verschiedene Form der Herzhöhlen.

Ersatzprodukte. Zu den alten Präparaten kam in den letzten Jahren ein Strom von Digitalis-Spezialpräparaten, von denen die wichtigsten, die zur allgemeinen Einführung in die Therapie der Herzerkrankung gelangte, kurz besprochen werden sollen.

Als Ersatzmittel der Fol. Digitalis kommen in Betracht: das Digipuratum (Knoll), Digitalysat (Golaz-Bürger), Digalen (Cloetta), Verodigen, Liquitalis (Gehe), das Digititrat (Kahlbaum), Digifolin (Ciba, Basel), das Diginorm (Degen und Kutt, Düren), Digitalisdispert (Medico-München), Digitotal (von Heyden), Corvult (Digitalis Winckel), Digistrophan (Goedicke, Berlin), Disotrin (Fauth, Mannheim).

Im Digipurat sind die wirksamen Digitalisbestandteile zu gleichen Teilen mit Milchzucker versetzt; es ist geruchlos, von bitterem Geschmack. Es ist ein Gemisch der Gerbsäureverbindungen der Digitalisglykoside mit etwas überschüssiger Gerbsäure. Diese Digitalisverbindungen sind im kalten Wasser und verdünnter Säure fast unlöslich, dagegen leicht löslich in verdünnten Alkalien. Die Haltbarkeit des Digipurats scheint eine sehr gute zu sein. Durch ein kompliziertes chemisches Verfahren werden bei der Gewinnung des Digipurats

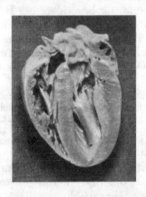
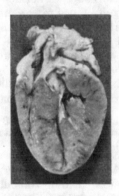

a   b

·Abb. 130. Hintere Hälfte des genau median längsgeschnittenen Herzens a im diastolischen Stillstand, b im systolischen Digitalis-, d. h. maximalen Kontraktionszustande.
(Nach Loeb und Magnus.)

die saponinartigen Stoffe und das Digitannin entfernt, so daß Magen- und Darmerscheinungen ziemlich ausgeschaltet werden. Die Kontrolle unterliegt dem Heidelberger pharmakol. Institut. Bemerkenswert ist, daß im Tierversuch bei Meerschweinchen und Hunden das Digipurat nur halb so giftig wirkt wie eine gleiche Menge getrockneter Digitalisblätter und daß anscheinend das Mittel schnell ausgeschieden wird, die Gefahr der Komulation also gering ist.

Digipurat kommt in den Handel in fester Form und flüssig, kann also per os in Tabletten oder Tropfen oder auch intravenös gegeben werden. Intramuskuläre Injektionen sind wegen der oft auftretenden schmerzhaften Infiltratbildung nicht empfehlenswert. Wir haben im Digipurat eins der besten und sichersten Digitalispräparate, die wir zur Zeit besitzen.

Das Golazsche Dialysat kommt in den Handel in Flaschen zur Verabreichung per os und in Ampullen für intramuskuläre oder intravenöse Injektion; eine Ampulle = 1 ccm. Per os gibt man als kleine Dosis 10—20 Tropfen, oder, wenn man intensiver wirken will, 2—3mal 20—30 Tropfen, am besten 100 bis 120 Tropfen täglich.

Das Dialysat Bürger wird vom Apotheker Bürger-Wernigerode a. Harz hergestellt. Die physiologische Kontrolle übt Dr. Focke in Düsseldorf aus, der für dieses Dialysat einen Wirkungswert v (= Valor = 5) festgestellt hat. Es handelt sich hier nicht um einen Digitalisersatz, sondern um den dialysierten

Saft frischer im Harz gesammelter Digitalisblätter. Das Präparat kann per os, intravenös und subkutan angewendet werden und kommt in flüssiger Form in den Handel. Man verordnet dreimal 15—20 Tropfen; für die intravenöse Injektion benützt man das Dialysat in Ampullen.

Das Digalen (Cloetta) kann sowohl intravenös wie intramuskulär und per os gegeben werden; es kumuliert (A. Fraenkel). 1 ccm der Lösung entsprechen 0,1 Fol. Digitalis oder 0,3 mg des Digitoxinum solubile. Das Digalen kommt in Flaschen à 15 ccm als Lösung, dann in sterilisierten Ampullen à 1 ccm (Originalschachteln à 6 und 12 Stück) in den Handel. Bei der Anwendung per os gibt man, wenn man chronisch wirken will, 2 mal täglich 5—10 Tropfen, wenn man sehr akut wirken will, 2—3 mal 1 ccm. Bei der intravenösen Anwendung injiziert man 1—2 ccm. Kottmann sah nach 1 ccm oft einen vollen therapeutischen Erfolg. Er machte beim Versagen nach $^1/_2$—1 Stunde eine 2. Injektion oder in solchen Fällen nach etwa 12 Stunden eine Injektion von $1^1/_2$—2 ccm. Kottmann empfiehlt diese Anwendung besonders bei Infektionskrankheiten mit akut einsetzender Herzschwäche, z. B. bei der Pneumonie während der Krisis, und will hier speziell in Kombination mit einem vorausgegangenen Aderlaß sehr gute Erfolge gesehen haben. Bei der intramuskulären Anwendung injiziert man 3—5 ccm in die Glutäalmuskulatur, bei der subkutanen 1—2 ccm unter die Haut.

Ich erinnere mich nicht, unangenehme Nebenwirkungen bei der intramuskulären Anwendung von Digalen, Digipurat usw. je gesehen zu haben, aber ich habe in vielen Fällen die Beobachtung gemacht, daß man mit einer einigermaßen sicheren Wirkung bei der intramuskulären Injektion nicht rechnen kann. Auch bei der intravenösen Injektion schien mir das Digitalis nicht immer erfolgreich zu sein. Bei akuten Herzinsuffizienzzuständen würde ich das Strophanthin (siehe unten) vorziehen.

Das Verodigen enthält den Gitalinanteil aus der Folia digitalis und kommt in Tabletten in den Handel. Eine Tablette = 0,8 mg. Verodigen entspricht 0,1 Folio digitalis. Das Präparat wird von Straub kontrolliert und von Boehringer hergestellt.

Straub, Krehl und Hatscher haben darauf hingewiesen, daß die Gitalinfraktion besonders schnell aus dem Magen resorbiert wird, unangenehme Begleiterscheinungen von seiten des Magens seltener sind, anderseits aber durch die beschleunigte Resorption eine prompte Wirkung erzielt wird. Krehl empfiehlt das Präparat besonders.

Besonders erwähnt muß werden die rektale Applikation der Digitalis. Es ist verständlich, daß bei hochgradigen Stauungserscheinungen, besonders von seiten des Magens und der Leber die perorale Digitalisapplikation oft Schwierigkeiten macht. In solchen Fällen ist es auch nicht immer möglich, durch intravenöse Behandlung zum Ziele zu kommen. Um dann dem Körper genügend Digitalis zuführen zu können, hat man die rektale Anwendungsweise mit Erfolg in der Weise versucht, daß man mit Mikroklysmen 1 ccm Digipurat in 10 ccm Wasser, evtl. kombiniert mit 0,3 Theocin rektal verabreichte; einige Tropfen Opium können etwaige Reizsymptome verhindern. Erich Meyer hat vor kurzem noch über gute Erfolge mit dieser Anwendungsweise berichtet.

Das Liquitalis (Gehe), hergestellt von der Firma Gehe, Dresden, ist ein kalt hergestelltes wässeriges Extrakt der Digitalisblätter, enthält Gitalin und Digitalin in prozentualer Zusammensetzung der Blättdroge, ist frei von Glykosiden; 1 ccm Liquitalis entspricht 0,1 Folio digitalis titrata. Dosierung: tägl. 2 Ampullen subkutan oder 40 Tropfen per os. Es wird diesem Präparat, das verhältnismäßig sehr billig ist, eine gute diuretische Wirkung zugeschrieben.

Digifolin (Ciba, Basel), ein Präparat, das frei von Saponinen und Kaliumsalzen alle wirksamen Stoffe der Digitalisblätter enthält, kommt in Tabletten (1 Tablette enthält 0,1 Fol. Digitalis) in den Handel.

Digipan (Haas, Temmlerwerke, Detmold) enthält die Glykoside der Fol. Digitalis in flüssiger und Tablettenform.

Diginorm (Degen und Kuth, Düren) enthält die wirksamen Glykoside der Digitalisblätter in Tabletten oder Ampullen.

Digitalisdispert (Medico, München), ein Digitaliskaltextrakt, das die gesamten Glykoside enthält und in Tablettenform à 0,1 g in den Handel kommt.

Digitotal (chem. Fabrik von Heyden) enthält die wirksamen Digitaliskörper im natürlichen Mischungsverhältnis. Innerlich mehrmals täglich 10—20 Tropfen, zur Injektion in Ampullen zu 1,1 ccm.

Corvult (Digitalis Winckel), Tabletten mit 0,05 Fol. Digitalis titr., durch chemische Vorbehandlung werden die Enzyme aus den Blättern extrahiert, um Nebenerscheinungen von seiten des Magens zu verhüten.

Von den zahlreichen, sich noch im Handel befindlichen Digitalispräparaten, von denen recht wenige sich in die Therapie der Herzkrankheiten eingebürgert haben, seien der Vollständigkeit halber noch genannt: das Adigan (S. Richter), das Digitaferm, das Digitalis ambigua (Murr), das Digosid, Digititrin, Digityl (chem. Fabrik Telus, Berlin), Gelina Digitalis (Apotheker Dr. Stohr. Wien), das Digitoxinum crystallisatum (Merck) und das Digitalinum verum (Boehringer).

Erwähnt sei ferner noch eine Kombination von einem Herztonikum und einem Sedativum, das in Tablettenform als Digimorval in den Handel kommt und ein Gemisch von Digitalis, Valeriana und Morphium darstellt. Eine Tablette enthält Fol. Digitalis titr. 0,05 Morphin. hydrochlor. 0,005 Menthol valerian. 0,1.

Digitalysat mit Valeriana kombiniert kommt in flüssiger Form als Valerianadigitalysat in den Handel (Einzelgabe 15—20 Tropfen).

Kardysat ist mit Digitalysatum identisch und wird verschrieben, wo das Wort Digitalis (!!) vermieden werden soll.

Das Strophanthin (Böhringer). Auch für das Strophanthin gilt das von der Digitalisdroge Gesagte insofern, als man die Erfahrung gemacht hat, daß die Wirksamkeit der Droge je nach dem Standort wechselt. Daß die bekannte Tinct. Strophanthi sehr verschieden wirkt, ist schon lange bekannt. Für die intravenöse Anwendung dieser Droge wird von verschiedener Seite, besonders von A. Fraenkel, das Strophanthin Böhringer, das Strophanthin Thoms (das kristallisierte G-Stroph.) empfohlen, das in sterilisierten Ampullen in den Handel kommt. Die Ampulle Böhringer enthält 1 ccm einer sterilisierten Lösung 1:1000 und entspricht 1,512 ccm Digalen. Mit diesem Präparat kann man in schweren Fällen innerhalb weniger Minuten eine intensive Digitaliswirkung erzielen.

Ich habe bislang ungünstige Nebenwirkungen beim Strophanthin Böhringer, das ich sehr oft gebrauchte, nicht gesehen. Allerdings habe ich nur 0,3—0,5 mg im allgemeinen verwendet. Es ist nicht immer leicht, die Fälle zu kennzeichnen, in denen voraussichtlich die intravenöse Strophanthintherapie der Digitaliswirkung ebenbürtig oder überlegen wäre, aber im allgemeinen kann man sagen, daß das Strophanthin sich für die im mittleren Lebensalter auftretenden, mehr chronisch sich entwickelnden Fälle von Myodegeneratio eignet und für die auf der Basis eines alten Klappenfehlers, insbesondere der Mitralinsuffizienz entstehende Herzschwäche. In solchen Fällen gebrauchte ich wöchentlich 1 bis 2 mal 0,5 mg und sah bei monate- oder jahrelanger Anwendung nur Vorteile.

Jedem Kliniker, der häufig Gelegenheit hat, bei akuter Herzinsuffizienz intravenös Strophanthin oder ein Digitalispräparat zu gebrauchen, wird es auffallen, daß man vielfach trotz allgemein günstiger Vorbedingungen keinen Effekt sieht, während man bei demselben Patienten später jedesmal bei sachgemäßer Anwendung von Digitalispräparaten per os eine gute Digitaliswirkung auslösen kann. Vielleicht ist die intravenöse Anwendung an eine bestimmte Hypertrophie gebunden. Offenbar hat auch Edens dies sagen wollen, wenn er in seinem ausgezeichneten Buche „Digitalisbehandlung" resümiert: „Die intravenöse Digitalisbehandlung ist angezeigt bei der Insuffizienz hypertrophischer Herzen zur Hebung der systolischen Herztätigkeit, vor allem bei nicht erhöhter Pulsfrequenz, aber auch bei gesteigerter Pulszahl". Edens vertritt weiterhin die Anschauung, daß die intravenöse Anwendung mehr im Sinne einer Hebung der systolischen Herzarbeit wirkungsvoll ist, die perorale mehr dann, wenn die diastolische Saugkraft des Herzens verbessert werden soll.

In Frankreich braucht man das mit dem Strophanthin identische Ouabain auch intravenös in Gaben von $^1/_4$—$^1/_2$ mg.

Tinct. Strophanthi titrata wird von Dr. Schollmeyer (früher Siebert und Ziegenbein) hergestellt und ist so eingestellt, daß 5 Tr. 14 Froscheinheiten entsprechen. Der physiologisch festgestellte Wirkungswert v ist = 100 (0,02:100 g Froscheinheiten). Die durchschnittliche Einzeldosis beträgt 5 Tropfen.

Das Digistrophan (Goedike, Berlin) besteht aus Digitalis und Strophanthus und kommt in Tabletten in den Handel. Jede Tablette enthält 0,1 titrierte Digitalisblätter und 0,05 Strophanthus. Neben diesem Digistrophan gibt es ein Digistrophan-Diuret I, welches außer den titrierten Digitalisblättern und dem Strophanthus Natrium aceticum 0,20 enthält, dann Digistrophan-Diuret II, das Digitalis, Strophanthus und Natr. acetic. in der obigen Zusammensetzung mit 0,15 Koffein enthält.

Disotrin (Fauth, Mannheim), eine Kombination von Digitalis und Strophanthus in Lösung, in Tabletten und für intravenöse Injektionen (1 ccm enthält 0,3 mg Strophanthin und Digitalisglykoside zu gleichen Teilen) in sterilen Ampullen hergestellt. Auch kombiniert mit Adrenalin als Kollaps-Disotrinampullen im Handel in der Absicht, bei Kollapszuständen durch den Adrenalinzusatz auf die Koronargefäße des Herzens einzuwirken und dadurch Strophanthus- und Digitaliseffekt zu erhöhen.

Den Digitalispräparaten sehr nahe steht, wenigstens nach seinem experimentellen Verhalten, das aus dem kanadischen Hanf hergestellte, vorwiegend intravenös angewandte Cymarin. Das Mittel ist in Amerika als Diuretikum und Emetikum schon seit Jahrzehnten im Gebrauch, wurde aber auch schon in Deutschland in den 70er Jahren pharmakologisch geprüft und als digitalisähnliche Substanz erkannt. Impenz hat neuerdings die Wirkung des Cymarins experimentell nochmals durchgearbeitet und gefunden, daß die Cymarinwirkung auf das Tierherz der Digitaliswirkung in allen Eigenschaften gleichkommt. Curoda bestimmte die Wertigkeit und fand das Cymarin verhältnismäßig noch stärker wirkend als Digitoxin. Man gibt Cymarin bei der ersten Injektion 0,5, später 0,5—1 ccm etwa eine Woche lang, dann 2—3 mal wöchentlich eine Injektion. Das Cymarin ist von Hochhaus und Bonsmann außerordentlich empfohlen worden. Ich möchte es empfehlen als Digitalisersatz in den Fällen, in denen man gezwungen ist, mit dem Digitalispräparat zu wechseln oder wenn die Herzinsuffizienzsymptome nicht sehr schwer sind, oder dann, wenn in schwereren Fällen die Digitalis versagt.

Die intravenöse Cymarininjektion kann wie die Strophanthininjektion u. U. lebensrettend wirken, ist aber, wie die eigenen Erfahrungen zeigten, ebenso wie diese nicht ganz unbedenklich, vor allem bei Mitbeteiligung der Koronarien. Aus Untersuchungen von Kaufmann und Panzer-Osenberg geht hervor, daß das Cymarin wegen seiner ausgezeichneten diuretischen Wirkung besonders bei Dekompensationen mit Hydrops indiziert ist, daß aber etwa $^1/_3$ der Fälle auf Cymarin nicht reagieren. Ebenso scheint die Dauermedikation wenig erfolgreich, die Wirkung hörte nach etwa 12 Tagen auf, eine Kumulation wurde nicht beobachtet. Im Einzelfall scheint es mir bei der Medikation per os erlaubt, bis zu 3 mal 2 bis 4 mal 2 Perlen zu je 0,3 mg tägl. anzusteigen.

Zu erwähnen wäre auch das in Deutschland weniger bekannte Adonigen. Adonigen enthält als wirksamen Bestandteil Adonidin, ein Glykosid mit typischer Digitaliswirkung. Es kommt in den Handel in Ampullen und Flaschen; man gibt es subkutan oder intravenös, 2 ccm dabei entspricht 1 ccm 0,04 Herba adonitis. Das Mittel wird von von Noorden empfohlen.

Zu den Herzmitteln gehört zweifellos auch das früher mehr als Duretikum verwandte Scillain, ein Glykosid aus der Meerzwiebel Scilla maritima. Von der chemischen Industrie wird die Droge in Form des Scillaren (Sandoz) zur Applikation per os intravenös und als Suppositorium, des Scillicardin, (Degen und Kuth) angewandt intern und als Suppositorium und das Summascil (Kahlbaum) mit gleicher Applikationsmöglichkeit wie das Scillaren geliefert.

Die Einstellung der gleichmäßigen Wirkungsstärke der Präparate erfolgt nach Froschdosen: 0,5 mg Scillaren = 1 Tablette, 1 Suppos. 1 Amp. = 600 F.D.; 1 ccm Scillicardin = 800 F.D.; 1 ccm Summascil = 1000 F.D. Man gibt zweckmäßig 2—4 mal täglich 1 Tablette

Scillaren je nach der Wirkung, 3mal 5 bis zu 3mal 20 Tropfen Scillicardin, dagegen wird man auf Grund unangenehmer Erfahrungen (Géronnè) mit der intravenösen Applikation des Scillarens vorsichtig sein und nicht mehr als 1 ccm geben.

Die Wirkung ist einmal stark diuretisch, zum zweiten wirkt das Präparat sehr deutlich auf den Vagus ein und läßt unter Umständen bei Tachykardien durch Vaguserregung eine recht gute Herabsetzung der Frequenz erzielen. Körner hält die Meerzwiebelpräparate z. B. dem Chinidin in der Beeinflussung der perpetuellen Arythmie für überlegen, Fahrenkamp stellt ihre Wirkung grundsätzlich der der Digitalis bzw. des Strophanthins gleich. Eine Kumulation scheint nicht aufzutreten, wenigstens habe ich nach wochenlanger Medikation von 3 × 20 Tropfen Scillicardin nie irgendwelche Störungen gesehen und im gleichen Sinn spricht die Mitteilung von Massini, der 20 Tage tägl. 10 Tabl. Scillaren gab und von Fahrenkamp, der wochenlang 8 Tabl. pro die verabfolgte. Meine Bedenken bezüglich der Scillapräparate gehen vielmehr dahin, daß sie wenig zuverlässig sind und unter Umständen glatt versagen, vielleicht in einer Zeit, wo dringend Hilfe nötig ist. Anderseits sieht man gelegentlich ausgezeichnete Wirkung gerade in solchen Fällen, in denen das Herz sich gegen Digitalis refraktär verhielt. Mitralstenosen mit Vorhofsirregularität scheinen besonders gut zu reagieren. In den Heimschen Pillen ist als wirksamer Bestandteil schon Bulbus Scillae verwertet.

β) Übrige Herzmittel.

Kampfer. Dem Kampfer kommt eine direkte Wirkung auf den Herzmuskel zu, diese äußert sich besonders bei dem geschwächten Herzmuskel (s. Abb. 131). Bei Durchströmungsversuchen sieht man, wie beginnende Störungen in der Kontraktion, das Auftreten von Flimmern, durch kleine Gaben von Kampfer beseitigt werden. Beim gesunden Herzen macht sich eine erregende Wirkung nicht geltend, der Blutdruck steigt nicht. Auf das Gefäßsystem wirkt der Kampfer durch Erhöhung der Erregbarkeit des Vasomotorenzentrums, die Gefäße des Lungenkreislaufes werden erweitert.

Abgesehen von der vor 1914 üblichen Form, den Kampfer vorwiegend subkutan, bisweilen auch in Pillen anzuwenden, hat 1913 bereits Leo experimentell versucht, Kaninchen eine gesättigte wässerige Lösung von Kampfer in hohen Dosen einzuverleiben, und damit denselben Effekt zu erzielen wie mit der 50fachen Kampferlösung subkutan. Die intravenöse Kampferinfusion mit Hilfe einer schwach alkoholischen Kampferlösung hat 1916 dann Hosemann mit sehr gutem Erfolg bei septischen, elenden, verwundeten oder ausgebluteten Soldaten durchgeführt. Hosemann benutzte Kampfer in einer Lösung von 1 : 490.

Leo veranlaßte die Firma Merck Kampferwasser in einer Lösung von 1 : 500 steril in Ampullen in den Handel zu bringen. Dieses Präparat wurde klinisch verschiedentlich benutzt und gelobt u. a. von Weintraut und Munk, scheint aber noch keinen allgemeineren Anklang in der Praxis gefunden zu haben.

Da die in der ärztlichen Praxis am meisten übliche subkutane Behandlung oft aus äußeren Gründen (Injektion schmerzhaft, Gewebe ödematös usw.) unmöglich ist, da anderseits die Anwendung per os in der früher üblichen Form eine genügende Wirkung nicht garantierte, hatte sich G. Böhm die Aufgabe gestellt, ein neues wirksames Kampferpräparat herzustellen. Es gelang ihm das, indem er den natürlichen chemisch reinen Japankampfer mit einer Gallensäure verband. Dieses Präparat, die Kampfercholeinsäure, kommt unter dem Namen Cadechol in den Handel, hat den Vorteil, den Magen ungelöst zu passieren, keine Magenstörungen zu machen und scheint ein klinisch brauchbares Präparat zu sein. Böhm berichtet, daß er die besten Erfolge bei Herzinsuffizienz infolge Vorhofflimmern bei Myodegeneratio cordis, überhaupt bei Klappenfehlern mit Insuffizienzerscheinungen gesehen habe und empfiehlt es entweder allein oder in Verbindung mit Digitalis oder Koffein. Auch bei

Sepsis, krupöser Pneumonie, schwererer Grippe usw. scheint die Cadechol-
therapie am meisten die Zirkulation zu bessern. Meine Erfahrungen gehen dahin,
daß das Cadechol und das verwandte Perichol (Cadechol plus Papaverin)
bei allen Herzinsuffizienzerscheinungen zur Unterstützung der Digitalis sehr
wirksam sind und daß speziell das Cadechol in den Fällen, in denen man aus
oft nicht definierbaren Gründen das Digitalis unwirksam sieht, vorteilhaft auf
Pulsfrequenz, Stauungserscheinungen und den Gesamtzustand einwirkt. Bei
Angina pectoris, insbesondere bei denjenigen Anfällen, die mit Tachykardie
auch in der anfallsfreien Periode einhergehen, bei Extrasystolen, Überleitungsstörungen, scheint speziell das Perichol angebracht zu sein.

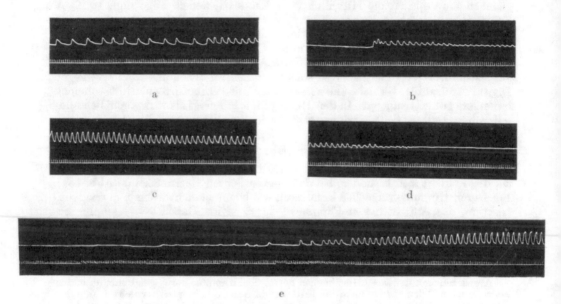

Abb. 131. Wirkung des Kampfers auf das durch Chloralhydrat vergiftete Froschherz.
(Nach Böhme.)

a eine halbe Stunde nach Beginn der Chloralhydratvergiftung. b 20 Min. später (Ventrikel steht still)
wird Kampfer gegeben. Der Ventrikel beginnt zu schlagen, wenn auch in kleinen Ausschlägen. c 7 Min.
nach b: das Herz taucht dauernd in Kampferlösung, die Ausschläge sind regelmäßig und groß. d Kampfer
seit 2 Min. fort, Abkühlung mit physiol. Kochsalzlösung. Das chloralvergiftete Herz steht wieder still.
e 10 Min. später: durch Kampfer wird das stillstehende Herz wieder zum kräftigen Schlagen gebracht.

Das Cadechol kommt in den Handel in Tabletten à 0,1; die Tablette entspricht
einem Kampfergehalt von 0,17, die Wirkung ist 1—3 Stunden zu erwarten,
ist aber entsprechend dem Verhalten des Kampfers überhaupt flüchtig, daher
sind häufigere Dosen, 4—6 mal eine Tablette, angebracht. Die übliche intramuskuläre Anwendung des Kampferöls hat also mehrere Nachteile; einmal wird
der Kampfer aus der öligen Lösung schlecht resorbiert, dann aber auch wird der
Kampfer im Organismus rasch in ein unwirksames Paarungsprodukt, die
Kamphoglykuronsäure, übergeführt. Intravenöse Anwendung des Kampfers
scheiterte an der schlechten Wasserlöslichkeit.

Ein neues synthetisch hergestelltes wasserlösliches stark wirksames und
auch bei intramuskulärer Zuführung schnell resorbierbares Präparat stellen die
Farbwerke vorm. Bayer & Co., Leverkusen her. Es ist eine kampferisomere
Verbindung Methylisopropylcyclohexenon, kurz Hexeton genannt, eine wasserklare Flüssigkeit von eigenartigem Geruch und bitterem Geschmack, die in

braunen Ampullen (0,2 Hexeton) zur intramuskulären und blauen Ampullen (0,01 Hexeton) zur intravenösen, in Perlen: 0,1 zur per oralen Anwendung in den Handel kommt. Eingehende pharmakologische Untersuchungen von Gottlieb und Schulemann, die die toxischen krampferzeugenden Gaben des Kampfers und des Hexetons im Tierexperiment verglichen, zeigten, daß Hexeton 2—4 mal stärkere Wirkung hat als Kampfer. Klinische Beobachtungen von Franz, Wich, Kiefer, insbesondere aber von Krehl lauten gleichfalls recht günstig. Es gelangte Hexeton in allen Krankheitszuständen zur Anwendung, in denen Kampfer indiziert war. Die maximale Wirkung tritt nach etwa 5—8 Minuten ein.

Die Wirkung auf den Puls ist gleich der Kampferwirkung, dagegen ist die Beeinflussung der Atmung durch erhebliche Vermehrung des Atemvolumens eine ungleich stärkere, so daß selbst Cheyne-Stokessche Atmung durch Hexeton zum Verschwinden gebracht wurde. Wegen der flüchtigen Wirkung des Hexetons bei intravenöser Anwendung empfiehlt sich die intramuskuläre Applikation, da die Wirkungsdauer eine längere ist.

Besonders bevorzugt wird das Hexeton in der Kinderpraxis bei akuten Kreislaufstörungen, die durch plötzliches Versagen der Gefäßtätigkeit verursacht sind. In diesen Fällen ist die Wirkung des Hexetons der des Kampfers weit überlegen. Hervorzuheben ist noch die Tatsache, daß Abzesse, die doch stets eine unangenehme Komplikation bilden, nach Hexetoninjektionen nie beobachtet wurden.

Ein weiteres Kampferpräparat zur peroralen Darreichung stellen die Kampfergelatinetten (Knoll) dar. Es sind kleine, handliche Gelatinetabletten, enthalten 0,1 Kampfer, der in der Gelatine kolloidal gelöst ist. Durch den Gelatineüberzug wird der meist unangenehm empfundene Kampfergeschmack ausgeschaltet. Ein weiterer Vorzug ist darin zu erblicken, daß die Tabletten erst im Darm gelöst werden, so daß unangenehme Nebenwirkungen von seiten des Magens fehlen. Ich sah bei chronischen Herzerkrankungen insbesondere bei der Myodegeneratio cordis, bei beginnender Herzinsuffizienz, wo die kardiale Dyspnoe im Vordergrund stand, bei Arteriosklerose, bei Pneumonien recht gute Erfolge und kann die Anwendung empfehlen. Ihnen an die Seite zu stellen sind zur oralen Kampfertherapie die Hexetonperlen, Kardiazoltabletten, Kardiazoltropfen und Koramintropfen.

Das Kardiazol (Knoll), ein Pentamethylentetrazol, ist ein synthelisches Präparat, dessen Wirkung z. T. der Kampherwirkung, z. T. der Wirkung der Digitalissubstanzen entspricht. Es wird in subkutaner intramuskulärer oder intravenöser Injektion von einer Ampulle = 0,1 Kardiazol angewandt. Bei intramuskulärer Injektion tritt die Wirkung schon nach 5—10 Minuten ein.

In hohen Dosen wirkt das Kardiazol als Krampfgift (Hildebrandt und Voss), doch scheint trotz der im Tierversuch relativ langsamen Entgiftung eine Kummulation bei der erheblichen therapeutischen Breite des Präparates nicht zu befürchten zu sein, wenigstens konnte Fahrenkamp ohne nachteilige Folgen 10 Injektionen von 1 ccm in 1 Stunde ausführen. Am isolierten Warmblüterherzen sah Hildebrandt nach Kardiazol eine Vergrößerung der Amplituden, die Durchblutung des Herzens wird durch Erweiterung der Koronarien besser, die Blutverteilung durch Verengerung der erschlafften Bauchgefäße reguliert, endlich das Atemzentrum kräftig angeregt.

Das Koramin (Ciba) ist ein Pyridin-β-Karbonsäurediäthylamid und ist in seiner Wirkung dem Kardiazol ähnlich. Die Applikation erfolgt intravenös oder subkutan zu 1 ccm einer 25%igen Lösung. Bei der Medikation per os, die als Dauermedikation oder zur Nachbehandlung gute Dienste leistet, empfiehlt es sich, in der Dosierung etwas höher als üblich zu gehen, etwa 3 mal tägl. 25—35 Tropfen.

Die genannten Kampferpräparate eignen sich zum Teil auch zu Kombinationen mit anderen Arzneimitteln, wobei allerdings bei der 10%igen Hexetonlösung zur intramuskulären Injektion wegen der leicht ausfallenden unlöslichen Verbindungen Vorsicht geboten ist. Mischungen von Dicodiol oder Dilaudid mit Kardiazol sind bei Lungenödem und Asthma cardiale zu empfehlen, Mischungen von Papaverin und Kampferpräparaten per os nützen die tonusherabsetzende Wirkung des Kampfers auf die glatte Muskulatur mit aus, Mischungen von Strophanthin mit Kampferpräparaten verhindern einmal den beim Strophanthin gefürchteten plötzlichen Abfall der Pulsfrequenz mit seinen akut lebensbedrohlichen Folgen, zum zweiten potenzieren sie sich so, daß schon mit geringeren Strophantusdosen der gewünschte therapeutische Effekt zu erreichen ist. Eine besondere Indikation haben von chirurgischer Seite die Kampferpräparate bei der Narkose und ihren Folgen erfahren, sowohl zur Bekämpfung der akuten Herzschwäche, wie zur Erzielung eines früheren Erwachens, wie endlich prophylaktisch zur Verhütung pulmonaler Komplikationen.

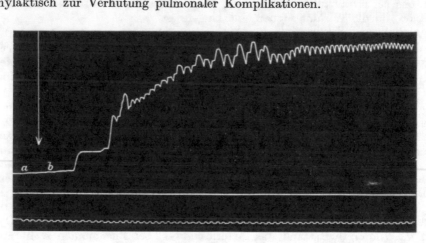

Abb. 132. Bei ↓: Injektion von Nebennierenextrakt intravenös: rapider Anstieg des Blutdrucks. Der Versuch wurde an einem Kaninchen gemacht, bei dem vorher nach drei Injektionen von einer 1%igen KNO_3-Lösung ein rapider Abfall des Druckes erfolgt war. (Nach Gottlieb.)

Moschus. Obwohl klinisch, besonders bei der Myokarditis und bei Rhythmusstörungen nach Infektionskrankheiten, die Tinctura Moschi gut zu wirken scheint, muß man nach den unsicheren experimentellen Erfahrungen annehmen, daß die Moschuspräparate in ihrer Zusammensetzung und Brauchbarkeit sehr verschieden sein können. Auch die Tatsache, daß reine Präparate sehr schwer zu haben und sehr teuer sind, verhindert die klinische Anwendung des Moschus.

Koffein. Die Mittel der Koffeingruppe setzen in der Hauptsache am Gefäßsystem an, verbessern aber auch die Herzarbeit dadurch, daß sie lokal die Koronargefäße erweitern, das Herz besser durchbluten und die Widerstandskraft vermehren. Die Hauptwirkung auf das Vasomotorenzentrum ist nach Versuchen Päßlers eine intensive und lange andauernde, eine weit bessere als die des flüchtigen Kampfers.

Aus den experimentellen Untersuchungen geht hervor, daß auch am isolierten Herzen das Koffein angreift, daß die vasomotorische Wirkung nicht allein in Betracht kommt. Die Herzwirkung betrifft auch den Rhythmus, durch Reizung der Akzeleransendigungen wird die Frequenz erhöht.

Unter dem Namen Kardiotonin kommt ein Präparat in den Handel, das die wirksamen Stoffe von Convallaria majalis und 2,5% Coffein. natr. benz. enthält. Es ist ein physiologisch eingestelltes Herztonikum und Diuretikum.

Chinidin ist ein Nebenalkaloid in der Chinarinde und wird in Dosen von 0,2 bis 0,5 g mehrere Male täglich gebraucht. Wenckebach empfahl zuerst auf Grund einer zufälligen Beobachtung bei Arhythmia perpetua große Chinindosen. Die durch Wenckebachs Erfolge inaugurierte pharmakologischen Untersuchungen (F. P. Hoffmann, Hecht und Rotberger) ergaben, daß beim normal schlagenden Säugetierherz durch Chinin die Frequenzherabsetzung, die Überleitungszeit und Systolendauer verlängert, daß der durch Faradisation zum Flimmern gebrachte Vorhof durch Chinin auf einen normalen Rhythmus gebracht wird. Auf Grund dieser Erfahrungen, daß Reizbildung, Reizbarkeit, Reizleitung und Kontraktionsgröße durch das Chinin vermindert werden können, prüfte Frey einige Alkaloide der Chinarinde und fand, daß das Chinin Vorhofflimmern beseitigen kann, d. h. Reizbildung und Reizbarkeit der Vorhofsmuskulatur hemmt und dabei die Pulsfrequenz steigert. Das Chinidin ist dann in vielen Kliniken angewandt worden, vorwiegend bei der Arhythmia perpetua, aber auch bei Irregularitäten anderer Art. Frey sah von 50 Arhythmien 21 in normale Schlagfolge übergehen, 6 zeigten zuerst Flattern, in 23 Fällen versagte das Chinidin. Er betont, daß man das Chinidin nicht mit Digitalis zusammen geben soll.

Die teilweise sehr günstigen Erfolge werden abgeschwächt dadurch, daß man unter der Einwirkung des Chinidins auch Todesfälle sah. Chinidin gibt man in Dosen von 2 mal 0,4 g 8 Tage lang, dann läßt man das Mittel langsam abklingen. Es ist empfehlenswert, vorher Digitalis zu geben. Es scheint so, als ob sich das Chinidin in der heute üblichen Form voraussichtlich nicht einbürgert. Gefahrlos ist die von Bergmann angegebene Methode, die u. a. auch Romberg lobt: am ersten Tage abends 1 mal 0,2 Chinidin sulf. per os, am zweiten Tag 1 mal 0,4, wird dieses gut vertragen, dann am gleichen Tag noch 2 mal 0,4. Wird das gut vertragen, dann 3—4 Tage hintereinander 3 mal 0,4; bei Einsetzen der Wirkung langsames Fallen der Dosis während 3—8 Tagen. Die Behandlung kann nach 3—4 Wochen wiederholt werden. Das Medikament soll vor dem Essen eingenommen werden.

Vielleicht ist es bei den Nebenwirkungen, die das Chinidin machen kann, wichtig, zu berücksichtigen, daß nach neueren Arbeiten das Adrenalin ein Gegengift gegenüber dem Chinin darstellt. Experimentell konnten Clerc und Pezzi nachweisen, daß zwar die vasomotorische Wirkung bei beiden Medikamenten eine gleichsinnige war, daß aber das Adrenalin eine Hypertonie, Chinin eine Hypotonie auslöste, und zwar letzteres offenbar trotz der Konstriktion der Gefäße infolge der Wirkung auf das Herz. Auch die Wirkung auf den Vagus war eine gegensinnige, das Adrenalin machte eine zentrale Reizung, das Chinin eine Lähmung.

Kalzium. Daß Kalzium für die regel- und gleichmäßige Tätigkeit eines isoliert schlagenden Herzens notwendig ist, war eine schon lange den Pharmakologen bekannte Tatsache. Die näheren Untersuchungen, die neuerdings besonders von Loewy stammen, ergaben auch, daß Herzmittel wie Strophanthin, Digitalis usw. nur bei gleichzeitiger Anwesenheit von Kalzium angreifen. Interessant ist dabei, daß die Wirkung der Herzmittel auch dann in genügender Weise erfolgt, wenn nur kleine Mengen von Kalzium in der Nährlösung vorhanden sind, daß weiterhin Kalzium und Strophanthin sich gegenseitig ergänzen, um denselben Effekt zu erzielen. Loewy geht sogar soweit, die Strophanthinwirkung als Kalziumwirkung zu deuten. Die experimentellen Untersuchungen zeigten weiterhin, daß das Kalziumchlorid auch in kleinen Mengen die Leitung zwischen Vorhof und Kammer verbessert und zugleich die Kontraktilität erhöht, daß größere Mengen die Reizleitung verschlechtern, einen Block auslösen. Diese experimentellen Ergebnisse gaben die Veranlassung, daß man neuerdings auch Kalziumchlorid intravenös (z. B. 1 ccm einer 10%igen Lösung, zugleich mit oder ohne Digitalis) oder Kalziumsalze überhaupt per os in höheren Dosen anwandte, um „die Empfindlichkeit des Herzmuskels auf die Digitalispräparate zu erhöhen". Dieser Zweig der Therapie scheint mir besonders beachtenswert und ausbaufähig zu sein. Ich sah bei der Kombination von Kalzium mit Strophanthin Böhringer (ich verwandte Afenil mit einer halben Ampulle Strophanthin) bei einer Reihe von schweren, auf Digitalis nicht, oder nur wenig bis dahin mehr ansprechenden Fälle von Myodegeneratio cordis durch das Kalzium eine wesentliche Verbesserung des Herz- und des Allgemeinzustandes eintreten. Diese Sensibilisierung des Herzens für Digitalis durch Kalzium ist besonders wichtig für diejenigen Fälle, in denen man ein schnelles Angreifen der Digitalis erreichen will.

Zu den Mitteln, die, der experimentellen Forschung nach, als Herzmittel in Frage kommen, gehört auch das **Physostigmin,** ein Alkaloid der Kalabarbohne. Bei Tieren kann das Physostigmin ausgesprochen schädigend auf das Reizleitungssystem wirken, einen partiellen oder totalen Block machen, es kann aber auch die Reizleitung verbessern. Sicher wirkt es als parasympathisches Mittel reizend auf den Nervus vagus und verlangsamt die Kammerkontraktion. Die Erfahrungen, die man bisher mit diesen Mittel bei dem Menschen gemacht hat (intravenös 0,5 mg) erstrecken sich vorwiegend auf die Tachykardie bei Thyreotoxikosen und auf die Extrasystolie. Wie weit man hier das Physostigmin empfehlen darf, ist bei der geringen Durcharbeitung dieses Medikaments vorläufig noch fraglich.

Von der Vorstellung ausgehend, daß der Zucker des Blutes ein wichtiger Nährstoff für den arbeitenden Herzmuskel sei, worauf vor längerer Zeit Locke, später auch Rona hingewiesen haben, hat Büdingen 1917 **Traubenzucker-infusionen** besonders bei Myodegeneratio cordis und Koronarsklerose empfohlen. Büdingen ging von der Annahme aus, daß bei Druckgefühl und Schmerzen in der Herzgegend, bei Herabsetzung der körperlichen Leistungsfähigkeit und bei abnorm leisen Herztönen häufig eine Hypoglykämie bestände und bezeichnete dieses Krankheitsbild als Kardiodystrophie, ein Symptomenkomplex, der selbständig bestehen kann, aber auch in der Angina pectoris, Myodegeneratio cordis, Vitium cordis enthalten sein kann. Offenbar hat Büdingen klinisch in derartigen Fällen eine Verbesserung der Leistungsfähigkeit des Körpers und des Herzens, zugleich mit einem Steigen des Blutzuckerspiegels gesehen. Diese Beobachtung, die wir an 63 Fällen nachzuprüfen versuchten, schien nicht immer zuzutreffen, wenigstens fanden wir keine Hebung des Blutzuckerspiegels und keinen wesentlichen Einfluß der Traubenzuckerbehandlung auf den Zustand des Herzens und den Allgemeinzustand (Niemeyer).

Traubenzucker kommt neuerdings in verschiedenen Präparaten in den Handel, sowohl in 10 bis 20%iger steriler Lösung, wie in Form des Sacharucals, einer Kombination von Traubenzucker mit Kalzium. Zur Nachbehandlung nach einer Dekompensation oder bei leichten Stauungserscheinungen habe ich das Präparat zu Injektionen gelegentlich mit gutem Erfolg verwandt. Die Kalorose ist Invertzucker, im Handel in 20—60% der Lösung erhältlich und als Vehikel für differente, intravenös zu applizierende Mittel wie Strophanthus oder Zymarin sehr geeignet, allerdings nur in der weniger konzentrierten Lösung, während die hochprozentigen Lösungen neuerdings zur Verödung von Varizen Anwendung finden. Eine Kombination von Strophanthus mit Zucker ist das intravenös zu applizierende Präparat Strophanthose.

b) Gefäßmittel.

Adrenalin. Ein spezifisches auf die Vasokonstriktoren wirkendes Mittel ist das Adrenalin. Es macht eine intensive Kontraktion des gesamten Sympathikusgebietes und demzufolge eine starke Blutdrucksteigerung. Der Angriffspunkt liegt in der Gefäßwand. Daher ist es möglich, das Mittel lokal anzuwenden; die allgemeine Wirkung kommt nur in Frage bei völligem Darniederliegen des

Kreislaufes. Dann wird durch die Kontraktion des Sympathikusgebietes die Herzarbeit indirekt wesentlich verbessert (Abb. 132 und 133).

Experimentell weiß man durch die Untersuchungen von Fr. Meyer, daß speziell die Kreislaufinsuffizienz bei Diphtherievergiftung durch Adrenalin gehoben werden kann.

Praktisch kommt das Adrenalin am meisten in Frage bei Infektionskrankheiten (Diphtherie, Pneumonie usw.), bei stark ausgebluteten Patienten (Kollaps und Shock). Bei Herzinsuffizienzerscheinungen durch Erkrankungen des Herzens selbst wird man zu dem Adrenalin nicht, oder nur ausnahmsweise greifen. Bei den oben genannten, also vasomotorisch bedingten Kreislaufinsuffizienten gibt man das Mittel subkutan, d. h. 1 ccm der käuflichen Lösung oder besonders nach starken Blutverlusten (nach Verletzungen, Geburten) 1 ccm auf $\frac{1}{2}$ Liter physiologischer Kochsalzlösung. Da eine Kumulation nicht stattfindet, ist es erlaubt, subkutane Dosen nach mehreren Stunden zu wiederholen.

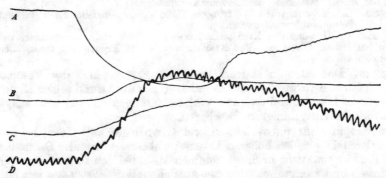

Abb. 133. A bedeutet Nierenvolumen, B rechtes Vorderbein, C linker Vorderarm, D Karotisdruck. Die Kurve demonstriert nach Oliver und Schäfer die Wirkung des Nebennierenextraktes auf den Blutdruck und das Volumen der Organe. Man sieht das Nierenvolumen erheblich sinken, während das Volumen der Extremitäten mäßig, der Karotisdruck erheblich steigt.

Da das Mittel bei der Zufuhr durch den Mund oder per rectum sehr schnell abgebaut wird, ist eine derartige therapeutische Anwendung unsicher und unnütz.

Auch bei intravenöser Anwendung ist die Adrenalinwirkung nur sehr kurz, da das Adrenalin durch Fermente der Leber und der Arterienwand schnell zerstört wird. Die Wirkung ist bei intravenöser und bei subkutaner Applikation natürlich abhängig von der Konzentration, der Erregbarkeit und besonders auch von der Schnelligkeit der Zirkulation. Asthmolysin, die bekannte Kombination von Adrenalin und Hypophysin wirkt nur deshalb länger und intensiver, weil das Hypophysin eine Stromverlangsamung auslöst. Experimentell weiß man, daß mehr Adrenalin im Körper gebildet und ausgeschwemmt wird bei tiefer Narkose, bei O_2-Mangel der Einatmung, bei Applikation von Pilokarpin, Nikotin (siehe Kapitel Tabak), Strychnin (schon die alten Kliniker benutzten das Strychnin bei der Pneumonie) bei seelischer Erregung. Bei Versuchstieren beträgt nach Splanchnikusreizung die ausgeworfene Adrenalinmenge bis zu $\frac{1}{5000}$ mg pro Kilogramm und Minute.

Eine, dem Adrenalin pharmakologisch sehr ähnliche Wirkung hat das Ephedrin, ein Alkaloid der Ephedra vulgaris, dessen Konstitution ebenfalls nach Chen und Schmidt dem Adrenalin ähnlich ist, das aber in seiner Wirkung weniger flüchtig ist. Im Handel ist es in Form des Ephedrins in Tabletten und Ampullen und des synthetisch hergestellten Ephetonins.

Es wirkt blutdrucksteigernd — Hess fand nach 0,02 g pro Kilogramm Körpergewicht Blutdruckanstiege bis etwa 40 mm Hg im Laufe von $\frac{1}{2}$ Stunde, die in den nächsten Stunden langsam wieder abklangen — in geringerem Maße atmungsanregend. Es macht eine der Adrenalinwirkung ähnliche Leukozytose. Seine therapeutische Indikation liegt (neben seiner Wirkung beim Asthma bronchiale durch Erschlaffung der Bronchialmuskulatur) nach den Angaben von Hess bei den Formen dauernder Blutdrucksenkung, die im Verlauf schwerer Infektionen sich einstellen und hier hat es den Vorteil, durch seine Dauerwirkung dem Adrenalin überlegen zu sein. In der Dosierung von 2—3mal täglich einer Tablette kann man es ohne Bedenken längere Zeit hindurch geben. Eine protrahierte Adrenalin-wirkung bzw. Asthmolysinwirkung scheint mir ebenfalls dadurch erreichbar, daß man statt 1,0 ccm subkutan 0,1—0,3 ccm der Substanz intrakutan injiziert.

Alkohol. Klinisch scheint der Alkohol oft günstig zu wirken. Man nimmt allerdings an, daß die Wirkung zum großen Teil eine reflektorische ist durch Geschmacks- und Geruchsreize. Vielleicht ist der günstige Einfluß bei Infektions-krankheiten in der Hauptsache ein gegen die Toxine gerichteter.

Experimentell werden durch den Alkohol die Hautgefäße erweitert, die Darmgefäße dagegen verengt. Die Vasomotorenerregbarkeit wird namentlich bei größeren Dosen deutlich herabgesetzt.

Äther. Der Äther wird klinisch heutzutage wohl nur selten angewandt, die Wirkung kommt bei subkutaner Anwendung auf reflektorischem Wege infolge der starken Schmerz-haftigkeit der Injektionen zustande. Nach der Resorption kommt es jedoch zur Herab-setzung der Erregbarkeit des Vasomotorenzentrums.

Ergotin. Das Ergotin wirkt in geringem Maße zusammenziehend auf die peripheren Gefäße und damit blutdrucksteigernd.

Für die Beeinflussung des Kreislaufes ist es praktisch nicht verwendbar, weil es in größeren wirksamen Dosen zu dem Krankheitsbilde des Ergotismus spasmodicus oder gangraenosus führt.

Atropin. Das Atropin steigert zwar die Erregbarkeit des Vasomotoren-zentrums, klinisch verwendet wird es indessen nur auf Grund seiner Eigenschaft, den Vagus zu lähmen und dadurch Verlangsamungen (Block) und Arhythmien (respiratorische Arhythmie) zu beseitigen.

Das Atropin wirkt pulsverlangsamend (Eppinger und Hess) bei kleineren und mittleren Dosen, bei höheren Dosen pulsbeschleunigend. Da man in den Fällen, die hier praktisch in Frage kommen, d. h. bei den Reizleitungsstörungen sich klinisch und anatomisch über die Ausdehnung des Prozesses nur ein unge-fähres Bild machen kann, so ist es verständlich, daß es Beobachtungen gibt, bei denen eine regelmäßige und charakteristische Atropinwirkung nicht nach-weisbar war, daß man also sehr vorsichtig und unter genügender Kontrolle das Atropin anwenden soll.

Papaverin. Dieses Nebenalkaloid des Opiums ist von Pal als spezifisch empfohlen worden für alle depressorischen Gefäßkrisen. Bei Angina pectoris hat es sich intravenös angewandt als besonders wirksam erwiesen. Man soll nicht zu kleine Dosen geben, intravenös bis 0,03 pro dosi gehen, in Tabletten und subkutan bis 0,1 pro die. Die Tabletten enthalten 0,03 mg, die Ampullen 0,01 mg. Man kann mit einer Blutdrucksenkung rechnen bei Dosen von 0,06—0,08 (siehe unten auch bei Perichol.).

Hydrastispräparate verengen die kleineren Gefäße und machen in geringem Maße auch allgemeine Gefäßkontraktionen und Blutdrucksteigerung. Auf das Herz wirken sie in größeren Dosen durch direkte Schädigung der Herzmuskulatur.

Strychnin. Namentlich in Frankreich und England wird Strychnin häufig als Vasomotorenmittel angewandt. Seine Wirkung ist zentral bedingt. Man gibt es bei akuter Herzinsuffizienz am besten subkutan, eventuell mehrmals täglich 1 bis mehrere mg. Neuerdings werden große Dosen, bis zu 5—10 mg mehrmals täglich gegen Kollapszustände empfohlen.

Die **Nitrite** (Amylnitrit, Natrium nitrosum, Kalium nitricum, Nitroglyzerin) bewirken eine Blutdrucksenkung infolge Erweiterung großer Gefäßgebiete und eine Erweiterung der Koronargefäße.

Das **Amylnitrit** gibt man in Tropfen: 3 Tropfen auf ein Taschentuch ge-gossen zum Einatmen. Man sieht unmittelbar darauf eine Erweiterung der Hautgefäße, die Patienten fühlen eine Hitzewelle, über den Körper und über das Gesicht laufend und war der Patient in einem Anfall von Angina pectoris, so erlebt man häufig, ein unmittelbares Absinken der schmerzhaften oder auch bedrohlichen Lokal- und Allgemeinerscheinungen.

Das **Nitroglyzerin** gibt man am besten in einer $1^0/_0$ igen alkoholischen Lösung 3—5 Tropfen (Vorsicht!) im Anfall von Angina pectoris, bei chronischer Anwendung von einer $0,1^0/_0$ igen Lösung mehrere Male täglich 10 Tropfen.

Das **Kalium nitricum** in einer $4-5^0/_0$ igen Lösung teelöffelweise viele Wochen oder Monate hindurch, oder auch Kalium nitricum in Verbindung mit Natrium nitrosum, wie unten bei der Therapie der Arteriosklerose näher angegeben.

Das **Vasotonin**, eine Verbindung von Yohimbinnitrit mit Urethan setzt experimentell den Blutdruck herab und schaltet die Gefäßwirkung auf die Genitalorgane mehr oder weniger aus. Man hat dieses Mittel per os in Tablettenform oder auch subkutan angewandt, teilweise mit gutem Erfolg (Staehelin). Ich habe das Vasotonin in der Praxis verschiedentlich von kritischer Seite loben hören wegen der Erfolge bei schwereren Sklerosen.

Das **Erythroltetranitrat**, ein Nitrierungsprodukt des vieratomigen Alkohols Erythrit kommt in Tabletten in den Handel, à 0,005 Erythroltetranitrat. Das Mittel wird bei Arteriosklerose und besonders bei Koronarsklerose empfohlen, wirkt offenbar langsam und soll deshalb wochenlang in Dosen von 3 mal 1 Tablette gegeben werden. Störende Nebenwirkungen sind nicht beobachtet. (Vgl. auch Therapie der Gefäßerkrankungen S. 437 ff.)

c) Praktische Anwendung der Herz- und Gefäßmittel.

α) Akute Herzinsuffizienz.

Bei der akuten Herzinsuffizienz ist man oft gezwungen, intravenös oder intramuskulär die Herzmittel zu verabfolgen, weil bei der intrastomachalen Anwendung zuviel Zeit verloren würde. Für die intravenöse Anwendungsweise kommen in der Hauptsache in Frage 1. Strophanthin, 2. Digalen oder Dipurat, 3. Hexeton, 4. Cymarin ($^1/_2$ Amp. beginnend). Von dem Strophanthin injiziert man am besten intravenös $^1/_3$ Ampulle, vorausgesetzt, daß der Patient nicht unter Digitaliswirkung stand (s. unten).

Man wird zu der intravenösen Anwendungsweise nur dann greifen, wenn es sich um starke Insuffizienzerscheinungen handelt, die bis dahin nicht behandelt worden sind und schnell beseitigt werden müssen, also um ausgesprochene Dyspnoe mit Zyanose, Lungenödem, kleinem Puls, allgemeinem Kollaps.

Berücksichtigung muß immer finden

die Tatsache, daß die Injektion technisch einwandfrei gemacht werden muß, eine genügend große Vene ist also Grundbedingung. Bei der Injektion neben die Vene können schmerzhafte Infiltrationen, Nekrosen, Abszesse erfolgen,

daß nach eingeleiteter Digitalistherapie die Injektion gefährlich ist, und es sich in solchen Fällen besonders mit Rücksicht auf die Angehörigen und die Umgebung empfiehlt, das Mittel, das evtl. unmittelbar darauf den Tod herbeiführen kann, nicht anzuwenden.

Weniger gefährlich ist die intravenöse Anwendung von Digalen oder Hexeton. Gewöhnlich genügen 1 ccm, um den vorher kleinen und flatternden Puls wieder kräftig zu machen und die Besserung für Stunden aufrecht zu erhalten. Natürlich versagt dieses Mittel dann, wenn vorher schon Digitalis per os oder intramuskulär in größeren Dosen gegeben war. Die intravenöse Anwendung von Digitalis ist also dann gestattet, wenn Insuffizienzerscheinungen größerer Art vorliegen, z. B. bei der Pneumonie dann, wenn plötzlich ein Herzkollaps auftritt oder bei der Myodegeneratio cordis, wenn unter einer leichten Erkältung Bronchitis usw. das Herz plötzlich stärkere Insuffizienzerscheinungen zeigt.

Subkutan wird seit Jahrzehnten bei Kollapszuständen der Kampfer in Gestalt von Kampferöl verabreicht. Bei jeder akuten Herzinsuffizienz ist man berechtigt, Kampfer subkutan zu geben, am besten 2stündlich 1—2 Spritzen; bei kräftigen Leuten mit schlechtem Puls ist gewöhnlich 1 Spritze = 0,1 cm eine zu kleine Dosis, es empfiehlt sich in solchen Fällen besonders im Anfang der Insuffizienz jedesmal $1^1/_2$—2 Spritzen zu verabreichen. Man soll im allgemeinen in 24 Stunden nicht mehr wie 1,0—1,5 g verabreichen und diese Dosis bei unterernährten Individuen auf 0,75—0,5 herabsetzen. Mehr zu empfehlen ist heute die intramuskuläre Hexeton- bzw. Kardiazolinjektion (s. S. 285). Zu den subkutan anwendbaren Mitteln gehört auch das Koffein, das dem flüchtigen Kampfer an Wirksamkeit überlegen ist.

Man gibt Koffein am besten subkutan als Koffein natr. benz. 2—3 Spritzen à 0,2 im Tage. Es empfiehlt sich nicht, diese stark stimulierenden Mittel länger als 2 Tage subkutan zu geben. Oft wirkt sehr zweckmäßig der Wechsel von Kampfer und Koffein in der Weise, daß man auf 2mal 1—2 Spritzen Kampfer mit 2stündlicher Pause Koffein 1mal 0,2, wiederum mit 2stündlicher Pause, folgen läßt.

Nicht in allen Fällen von akuter Herzinsuffizienz ist es unbedingt nötig, zu dem Strophanthin zu greifen, oft genügt Hexeton, um dem Herzen über den Kollaps hinwegzuhelfen. Auch heute noch wird man die gleichmäßiger wirkende Anwendung des Digitalis per os bevorzugen, besonders dann, wenn unter der Kampferwirkung eine Besserung der Zirkulation erreicht ist. Sieht man jetzt, daß Digitalis in irgendeiner Form unbedingt indiziert ist, so kann man durch große Dosen des Infuses auch innerhalb relativ kurzer Zeit noch eine gute Wirkung auf die Zirkulation sehen.

In solchen Fällen sind 4—6mal 0,1 Digitalis (Inf. oder Pulver der Digitalis titrata) verbunden mit Hexeton notwendig. Nach 2 Tagen, wenn die Vollwirkung erreicht ist, erkennbar in der Spannung des Pulses, Nachlassen der Dyspnoe, der Zyanose usw. gibt man am 3., 4., 5. Tag 3mal 0,1, am 6. und 7. Tage 2mal 0,05 bzw. 0,1 Digitalis. Von den fabrikmäßig hergestellten Präparaten dürfte das Verodigen das am schnellsten wirkende sein.

Ist der Kollaps im wesentlichen durch eine Paralyse des peripheren Gefäßsystems bedingt (akute Infektionskrankheit, besonders Diphtherie), so genügt oft die Injektion von $1/_2$ oder 1 ccm Adrenalin, um innerhalb kürzester Zeit die Zirkulation wieder in Gang zu bringen.

Handelt es sich um einen Kollaps, der im Anschluß an größere Blutverluste, z. B. post partum aufgetreten ist, so verwendet man zweckmäßig als Flüssigkeitsersatz physiologische Kochsalzlösung (Normosal s. u.) und gibt z. B. $1/_2$ Liter Kochsalzlösung intravenös mit 20 Tropfen der käuflichen Suprarenin- bzw. Adrenalinlösung 1 : 1000 zugleich mit 20—30 Tropfen Digalen.

Statt der physiologischen Kochsalzlösung empfiehlt man heute die kolloidalen Lösungen (Gummilösungen mit Ca-Gehalt), um einen stärkeren Einfluß auf den Tonus der Gefäße zu erzielen und um die Resorption, die beim Kochsalz und Zuckerlösungen sehr schnell stattfindet, zu hemmen. Bayliss, S. G. Zondek und E. Meyer empfehlen das und speziell E. Meyer betont, daß er mit Normosal, mit kolloidalem Kalziumphosphat keine Nebenwirkungen, keine Anaphylaxie, keine Hämolyse, dagegen nur gute Erfolge erzielte.

Bei starker Zyanose ist es sehr empfehlenswert, neben Digitalis und Hexeton, Koffein Sauerstoffeinatmung machen zu lassen, speziell bei Vergiftungen (z. B. Kohlenoxydvergiftung) wirken die Sauerstoffeinatmungen sehr günstig.

Bei bedrohlicher Insuffizienz, d. h. beim vollständigen Versagen des Herzens hat man neuerdings auch versucht, durch Injektion in das Herz selbst die Tätigkeit des Herzmuskels anzuregen; man hat zu diesem Zwecke Adrenalin 1 ccm injiziert oder daneben $1/_2$ mg Strophanthin Boehringer. Es ist nicht wahrscheinlich, daß man bei einer Myodegeneratio oder durch Herzblock entstandenen Herzinsuffizienz mit dieser Therapie Erfolge erzielen wird. Für die Narkoselähmung kommt aber diese Methode wohl in Frage, zumal da sie verschiedentlich mit Dauererfolg erprobt wurde.

Zusammenfassend würde man folgendes sagen:

Bei ganz akuten Schwächezuständen des Herzens mit weichem kleinen Puls und subnormalem Blutdruck sind indiziert Strophanthin, Digalen, Digipurat und Hexeton oder Kardiazol mit Koffein. Alkohol (Kognak) oder Kaffee genügen unter Umständen.

Steht im Vordergrunde eine starke Zyanose, so empfiehlt sich Sauerstoffeinatmung. Ob und wieweit man hier Kampfer und Digitalis anwendet, hängt von dem Verhalten des Pulses ab. Ist der Puls stark gespannt, bei insuffizientem Herzen, besonders bei insuffizientem rechten Herzen (Lungenödem), so empfiehlt sich ein Aderlaß (150 — 250 ccm!). Sind die Insuffizienzerscheinungen kombiniert mit einer starken motorischen Unruhe, so ist man berechtigt, Morphiumderivate anzuwenden in dem Sinne, wie es Seite 293 näher ausgeführt ist.

β) Periodische Digitaliskur und chronische Digitaliskur.

Hat man durch größere Dosen von Digitalis bzw. Strophanthin die akuten Insuffizienzerscheinungen überwunden, so steht man gewöhnlich sehr bald vor der Frage, ob es ratsam ist, Digitalis auszusetzen oder die Digitaliswirkung, wenn auch mit kleinen Dosen, zu unterhalten. Sehr oft ist man gezwungen, das letztere zu tun, d. h. 1 bis 2 mal 0,1 oder 0,05 im Laufe des Tages längere

Zeit hindurch zu geben und selbst unter diesen Dosen sieht man gelegentlich ein Wiedereinsetzen der Insuffizienzerscheinungen. Dann empfiehlt es sich entweder mit dem Digitalispräparat zu wechseln oder während 2 bis 3 Tagen größere Mengen von Digitalis einzuschalten, 3—4 mal 0,1 täglich, entweder allein oder in Verbindung mit Kampfer, mit Diuretin bzw. Theocin, besonders dann, wenn die Ödeme mehr im Vordergrund stehen.

Es ist eine Ausnahme, daß nach intensiven Insuffizienzerscheinungen ein monatelanges Aussetzen von Digitalis ohne Nachteile vertragen wird. Gewöhnlich ist man in irgendeiner Form gezwungen, entweder nach einem bestimmten System oder je nach dem subjektiven Befinden bzw. dem mehr oder weniger starken Hervortreten objektiver Symptome Digitalis zu geben. Die Methoden, die in solchen Fällen angewendet werden, sind:

1. Die periodische Kur, d. h. man gibt im Laufe des Monats eine Zeitlang Digitalis, um dann einige Zeit auszusetzen.

2. die chronische Digitaliskur, d. h. man gibt kleine Dosen lange Zeit hindurch.

1. **Periodische Kur.** Für gewöhnlich handelt es sich um Dosen von 1—2 mal 0,1 täglich, die 14 Tage bis 3 Wochen lang im Monat gegeben werden; es ist auch hier empfehlenswert, gelegentlich mit dem Präparat zu wechseln und statt des Infuses oder des Pulvers sind besonders hier von Vorteil das Digipurat, Digalen, Verodigen usw., bzw. die Heimschen Pillen. Von dem Digipurat gibt man 1 Tablette täglich, von den Heimschen Pillen 1—3 Pillen; oft ist es zweckmäßig, in den ersten Tagen die Dose so zu erhöhen, daß man 2 mal 0,1 gibt, bzw. dementsprechend 2 mal 1 Tablette Digipurat oder 3 mal 1 Heimsche Pille. Es ist auf der einen Seite wichtig, mit dieser periodischen Anwendung nicht allzu schematisch zu verfahren, auf der andern Seite aber oft sehr gut, nicht so lange zu warten, bis ausgesprochene Insuffizienzerscheinungen die Wiederaufnahme einer intensiven Digitaliskur notwendig machen.

2. **Chronische Digitaliskur.** Die chronische Digitaliskur will kleine Dosen von Digitalis lange anwenden. Im allgemeinen ist diese Kur dann indiziert, wenn der Versuch das Digitalis auszusetzen mißlingt, und wenn es anderseits möglich ist, durch Anwendung kleinster Gaben Insuffizienzerscheinungen hintan zu halten. Zumeist handelt es sich um Gaben von 0,05 bis 0,1 täglich. Auch bei dieser Verordnung würde ich empfehlen, gelegentlich mit dem Präparat zu wechseln. Statt der Digitalis und ihrer Ersatzmittel Tinct. Strophanthi titrata zu verwenden, ist im allgemeinen nicht ratsam. Die Tinktur kann als vollwertiger Ersatz nicht angesehen werden.

d) Morphium.

Obwohl dem Morphium eine direkte günstige Wirkung auf das Herz sicher nicht zukommt, gehört dieses Medikament doch zu den wichtigsten Hilfsmitteln bei Herzerkrankungen. Die günstige Wirkung ist darin zu suchen, daß es 1. schmerzstillend und 2. schonend wirkt. Rosenbach, der einen Unterschied macht zwischen wesentlicher und außerwesentlicher Arbeit des Herzens, betont, daß das Morphium die außerwesentliche Arbeit des Herzens stark herabsetzen, selbst aufheben kann. Ohne Frage wird besonders bei unruhigen Patienten (und eine große Reihe von Herzkranken ist motorisch sehr unruhig, leidet an Angstgefühl, befürchtet dauernd einen neuen Anfall) und bei Patienten, die an Atemnot, an zirkulatorisch bedingter Dyspnoe leiden, die außerwesentliche Herzarbeit viel ausmachen. Natürlich sollte man mit der Verordnung nicht leichtfertig sein, aber anderseits ist man berechtigt, bei schwereren Kreislaufinsuffizienten dann, wenn die übrigen Mittel versagen, das Morphium zu versuchen, insbesondere bei den schrecklichen Zuständen von Angina pectoris.

Beobachtungen derart, daß Patienten mit schweren Kreislaufstörungen, die in selbstmörderischer Absicht Morphium nahmen, unter diesem Mittel bedeutende Besserung der Herzerscheinungen sahen, lassen sogar vermuten, daß eine direkte Wirkung des Medikaments auf den Herzmuskel möglich ist. Bei Kreislaufkranken kommt zweifellos eine zentrale Diuresehemmung in Frage, die durch Narkotika speziell durch Morphin und Chloralhydrat beseitigt werden kann (R. Hopmann). Es handelt sich um ähnliche Erscheinungen wie die Aufhebung der Diuresehemmung nach Pituitrin, welche Pick und Molitor im Experiment zeigten. Ein Erfolg ist von diesen Mitteln nur dann zu erwarten, wenn der physiologische Schlafzustand in der Nachtruhe erreicht wird. In diesem Sinne bestehen enge Parallelen zu dem Phänomen der Nykturie, das schon Quincke bekannt war. Der Mechanismus ist wohl so zu erklären, daß bei manchen Kreislaufkranken gewisse nervöse diuresehemmende kortikale Leitungsbahnen gegenüber den zufließenden Reizen des Wachszustandes empfindlicher sind und in einem höheren Erregungszustand sich befinden, als im natürlichen Schlaf bzw. unter den besonderen Bedingungen des Morphin- oder Chloralhydratschlafes. Es ist bemerkenswert, daß andere Mittel wie Veronal und Luminal eine solche diuresesteigernde Wirkung nicht besitzen. Vielleicht sind es nach R. Hopmann in etwas höherem Maße die arteriosklerotischen Myokardschädigungen, die besonders auf das Morphin reagieren; aus Hopmanns Untersuchungen ist ebenfalls bekannt, daß es sich nicht um eine Milderung allgemeiner Erregungszustände etwa urämischer oder kardial-asthmatischer Art handelt, sondern um eine spezifische Wirkung auf die genannten supponierten Zentren. Das Morphium ist gestattet bei folgenden Erkrankungen:

1. Bei schweren Kreislaufinsuffizienzen, bei denen die übrigen herzregulierenden Mittel versagten,

2. bei Angina pectoris,

3. bei Asthma cardiale,

4. bei organisch bedingten Gefäßkrisen,

5. überhaupt dann, wenn voraussichtlich nur vereinzelte Dosen in Frage kommen, wenn eine Gewöhnung nicht zu befürchten ist. So ist es besonders gestattet bei akuter Myo- und Endokarditis, weil es die Unruhe herabsetzt, und namentlich auch bei der fibrinösen Perikarditis der Schmerzen wegen.

Gerade bei schwerer Herzinsuffizienz auf der Basis einer Myodegeneratio cordis oder eines alten Klappenfehlers sieht man unter Morphium eine Verbesserung der Herztätigkeit und vor allen Dingen auch eine oft erstaunlich große Diurese. Es mag sein, daß das Morphium in „subkutaner" Injektion bei manchen Fällen von Angina pectoris sehr gefährlich ist, aber sicher kann man das Morphium in diesen Zuständen nicht entbehren und ist es ungefährlich, wenn man es in Suppositorien oder per os gibt. $1^{1}/_{2}$ bis 2 cg in Suppositorien am besten mit Belladonna abends gegeben, beruhigen den Herzkranken oft außerordentlich und machen, wie erwähnt, eine ausgesprochene Diurese. Sowohl bei akuten Herzinsuffizienzzuständen (Lungenödem) als auch bei chronischen schien mir diese Anwendungsweise richtig zu sein; anderseits kann man bei chronischen Herzkranken dann, wenn die Digitalis in verschiedener Form gegeben nicht mehr recht angreift, oft eine bessere Wirkung erzielen, indem man das Digitalispulver mit Morphium kombiniert gibt, z. B. in folgender Form: Fol. Digitalis titr. 0,20, Morph. muriat. 0,020, Theobrom. natriumsalic. 0,5, abends 1 Pulver in Oblaten. In Fällen, wo mehr eine allgemein beruhigende Wirkung in Frage kommt, genügen oft kleine Dosen von Luminal etwa 0,02 dem Digitalispulver zugefügt.

e) Diuretika.

Die Anregung der Diurese hat bei Herzinsuffizienz die größte Wirkung, wenn erhebliche Ödeme vorhanden sind; deren Beseitigung schafft eine Verminderung der peripheren Widerstände und eine Verbesserung der Zirkulation. Während man früher diese Wirksamkeit ausschließlich in die Anregung der Nierentätigkeit speziell der Nierengefäße verlegte, geht die heutige Anschauung dahin, daß neben der Nierenwirkung eine wesentliche Beeinflussung des Gewebsaustausches stattfindet sowohl bezüglich des Wassers als auch der harnfähigen Salze. Alle Diuretika, besonders die Diuretika der Purinreihe als z. B. das Koffein wirken entquellend auf die Eiweißkolloide sowohl des Blutes, als auch der Gewebe, machen das in den Kolloiden des Blutes gebundene Wasser frei, leichter abpreßbar und bieten es der Niere an (Ellinger). Wichtig ist, daß jede Diurese mehr oder minder eine solche des Gesamtkörpers ist und interessant ist, daß die Diurese abhängig ist von dem jeweiligen Zustand der Serum- bzw. Gewebskolloide. Dieser Zustand mag organochemisch wesentlich beeinflußt werden durch die Thyreoidea (Eppinger), durch die Hypophyse (Erich Meyer), unterschätzen darf man aber nicht, daß die Diuretika im wesentlichen auch renal wirken, sei es dilatatorisch auf die Nierengefäße, sei es entquellend auf die Niereneiweißkolloide. Von Höber wurde eine spezifische sekretionssteigernde Wirkung des Koffeins auf die Glomeruli der Froschniere nachgewiesen, doch ist auch an der toten mit Eiweiß überzogenen Kollodiummembran des Ultrafilters die Wasserpassage bei Koffeinzusatz beschleunigt (Handowsky und Uhlenbruck).

Der **Harnstoff** gehört rein empirisch bereits seit vielen Jahren zu den harntreibenden Mitteln. Die Wirkungsweise des Harnstoffes bei Nieren- und Herzkranken, ob renal oder vorwiegend extrarenal, ist uns bis heute noch unbekannt. Praktisch wissen wir, daß große Dosen Harnstoff per os, z. B. 30—60 g pro Tag, oft eine ganz ausgezeichnte Diurese machen, sowohl bei Wasserretention Herzkranker, als auch Nephritiker. Auch per Klysma kann man Harnstoff gut und erfolgreich geben.

Kaffee. Daß Kaffee und Tee diuretisch wirken, ist eine alte Erfahrungstatsache. Die wirksamen Bestandteile sind Körper der Puringruppe, methylierte Xanthinpräparate, das Koffein (Dimethylxanthin), das Theobromin und Theophyllin (isomäre Dimethylxanthine). Die künstlich hergestellten Xanthinderivate, die den meisten Erfolg haben, sind: Diuretin (mehrmals 0,5), Theocin (mehrmals 0,2), Theophyllin, Euphyllin (mehrmals 0,3 per os), oder in Ampullenform, 2 ccm subkutan, intramuskulär oder intravenös anwendbar, Theacylon in Geloduratkapseln à 0,25 g, davon 1,5—3,0 g pro die. Nicht unzweckmäßig ist auch die Kombination von Euphyllin mit Morphium in Suppositorien zu geben, z. B. Extract. opii 0,02, Extract. belladonna 0,02, Euphyllin 0,36, Ol. Cacao 2,0 abends ein Zäpfchen. Auch die Kombination von Theocin und Digitalis in Klysmenform ist zu empfehlen, so daß man den oben erwähnten Mikroklysmen Theozin oder Theobromin in kleinen Dosen zufügt. Auch dann, wenn die Ödeme gering sind, kann ein Diuretikum die Digitaliswirkung wesentlich unterstützen.

Das Wasser als Diuretikum mag bei nephritischen Ödemen im Sinne des früher beliebten „Durchspülungsprinzips" oder des Wasserstoßes in einigen Fällen angebracht sein, beim Herzödematösen ist es sicher nicht angebracht. Eine Beschränkung der Flüssigkeit liegt auch in der Karellkur (vgl. S. 308).

Neuerdings wird als Diuretikum auch Zucker angewandt, entweder in Form von einer hochprozentigen Zuckerlösung oder in Form von reichlichem Zuckerzusatz zu den Speisen, etwa 25%. Diese offenbar im Sinne einer Osmose wirkende Anregung der Diurese wird möglicherweise uns neue Gesichtspunkte für die

Unterstützung des insuffizienten Herzens geben. Als Ersatz ist auch reichlicher Genuß von Bienenhonig empfohlen worden, der offenbar in demselben Sinne wirkt.

Als gutes Diuretikum gilt auch das von Bayer in den Handel gebrachte **Novasurol**, eine lösliche Quecksilberverbindung, die in sterilen Ampullen in den Handel kommt und intramuskulär oder auch intravenös verwandt werden kann. Da man nicht selten nach Novasurol Intoxikationssymptome sieht, speziell Diarrhöen und oft auch blutige Diarrhöen, so muß man mit dieser Therapie vorsichtig sein. Ich habe bisher die Vergiftungserscheinungen, die ich früher sah, anscheinend dadurch vermieden, daß ich zuerst die Empfindlichkeit des Patienten gegen Quecksilber prüfte durch Injektion von 0,3 bis 0,5 ccm Novasurol intravenös oder intramuskulär. Wurde dies gut vertragen, dann nahm ich die halbe Ampulle, bei der dritten Einspritzung auch die ganze und erzielte dann die in der Literatur von vielen Seiten beschriebene ausgezeichnete diuretische Wirkung. Hat man Grund dazu, schwerere anatomische Veränderungen der Nieren anzunehmen, so wird man natürlich Quecksilberpräparate nicht anwenden.

Ein verwandtes, ebenfalls zur intramuskulären und intravenösen Injektion geeignetes Quecksilberpräparat ist das **Salyrgan** (Merck), das mir den Vorteil erheblich geringerer Nebenwirkungen zu haben scheint. Die Anwendung erfolgt zu $1/2$—1 ccm intravenös, zu 1—2 ccm intramuskulär. Bei Ödemen freilich, die nicht rein kardialer Genese sind und bei Patienten, bei denen Zeichen einer Kapillarschädigung, petechiale Blutungen, vorhanden sind, wird man auch hier vorsichtig ausproben müssen, ob die Schädigung der Kapillaren durch das Hg nicht den gestifteten Nutzen einer besseren Diurese überwiegt. Die Freude, im Anschluß an eine Salyrganinjektion eine Wasserausscheidung von 4—5 Litern zu sehen, wird dadurch etwas beeinträchtigt, daß die Hg-Präparate stets nur eine stoßweise 1—2 mal 24 Stunden andauernde Wirkung entfalten, wonach sich oft die Ödeme in kurzer Zeit wieder ansammeln und daß die Zahl der zulässigen Injektionen doch nicht unbegrenzt ist. Trotzdem ist ihr großer Nutzen unbestreitbar.

Als Diuretikum war früher auch **Kalomel** viel in Gebrauch. Es wurde in Dosen von 0,1 bis 0,2 g mehrere Male täglich innnerlich gegeben. Wegen der häufig auftretenden Magen-Darmerscheinungen hat man diese Therapie später verlassen.

5. Physikalische Therapie.

a) Mechanotherapie.

Neben der medikamentösen Therapie und der Ruhe ist als ein Hauptfaktor die Massage mit passiven Bewegungen einzuschalten. Diese Therapie wird bei uns in Deutschland im allgemeinen sowohl, wie besonders bei der Behandlung der Herzkrankheiten zu wenig angewendet. Es kommen hierbei wohl weniger die aktiven Übungen und die Gymnastik an Apparaten in Betracht, als passive Bewegungen, abwechselnd mit Massage in der Form, wie sie heute in Schweden am meisten üblich ist. Die physiologischen Unterlagen der Massage und passiven Bewegung sind ungefähr folgende: Wir wissen, daß bei einer stärkeren Inanspruchnahme des Muskels der Blutgehalt zunimmt, der Stoffverbrauch um das 20fache und mehr sich steigern kann. Chauveau und Kauffmann maßen bei einem fressenden Pferde die aus der Muskelvene des Masseter ausfließenden Blutmengen, und fanden diese, solange das Pferd kaute, auf das 3fache erhöht. Durch die Tätigkeit der Muskulatur wird auch die in den ruhenden Muskeln vorhandene Blutmenge wesentlich erhöht. Iranke fand z. B. bei tetanisierten Kaninchen in der Muskulatur 66% der gesamten Blutmenge, bei ruhenden Kaninchen 36%. Es findet auf diese Weise also durch die Bewegung eine andere Blutverteilung statt mit starker Mobilisierung der vorhandenen Blutmenge. Da im großen und ganzen die Blutmenge sich gleich bleibt, so müssen also, um den Bedarf des tätigen Muskels zu decken, die Reservebassins d. h. im wesentlichen das Splanchnikusgebiet vorübergehend oder auf lange Zeit als Aushilfsquelle dienen. Die Vermehrung des Blutstromes in der Muskulatur schafft offenbar günstigere Zufluß- und Abflußbedingungen, infolgedessen sinkt der Blutdruck. Zuntz und Hagemann sowohl wie Kauffmann beobachteten dies beim Pferde. Sie sahen, wie der Blutdruck bei dem bergaufgehenden Tier um 10—25 mm Quecksilber sank, bei sistierter Bewegung wieder auf den normalen Wert anstieg. Beim Menschen sieht man im allgemeinen nach einer vorübergehenden Senkung ein Ansteigen der Druckwerte. Bei häufigem, und besonders bei systematischem Wechsel zwischen Ruhe und Arbeit bedeutet dann auch sicher dies eine Steigerung der Leistungsfähigkeit des Muskels und eine Erhöhung der Elastizität von Muskulatur und Gefäßsystemen. Durch Johannsen wurde nachgewiesen, daß die bei der Muskelarbeit ins Blut übergetretenen Stoffwechselprodukte eine stimulierende Wirkung auf die Atmung wie auf das Herz ausüben. Fehlt infolge genügender Muskeltätigkeit dieses Stimulans, so muß sich das besonders auf einem insuffizienten Herzmuskel äußern durch weiteres Nachlassen der Tätigkeit bei Muskelruhe, durch Besserung infolge der Stoffwechselprodukte des tätigen Muskels.

Wahrscheinlich spielen auch wohl bei der durch Muskelarbeit jugendlicher Tiere experimentell erzielten Herzhypertrophie (Külbs) neben den mechanischen Momenten diese Reizstoffe eine Rolle. Daß neben der Blutzirkulation die Bewegung in den Lymphgefäßen wesentlich erhöht wird, ist selbstverständlich.

Die Zusammensetzung des Blutes wird durch Muskelarbeit insofern beeinflußt, als der Wassergehalt abnimmt, die Zahl der roten Blutkörperchen steigt.

Indikationen. Die Massage verbessert den Kreislauf, ohne daß sie dem Herzen vermehrte Arbeit zumutet, sie vermindert zudem wahrscheinlich auch dauernd die Widerstände in der Peripherie. Sie wirkt also vor allen Dingen schonend und ist daher angebracht bei schweren Insuffizienzen, bei Arteriosklerose und zur Einleitung einer nachfolgenden Behandlung mit aktiver Gymnastik.

Die Gymnastik wirkt auf die Dauer wohl auch übend, indem sie namentlich durch Anregung der Gefäßtätigkeit die Widerstände in der Peripherie bessert. In der Hauptsache soll sie aber das Herz üben. Sie ist deshalb verboten während schwerer Dekompensation, wo das Herz möglichst geschont werden soll. Die besten Erfolge zeitigt sie bei Insuffizienzerscheinungen der Fettleibigen mit ungeübten Herzen, ferner bei geringer Arteriosklerose.

Aktive Bewegungen. Für die Behandlung von Herzkrankheiten kommen von den aktiven Bewegungen am meisten in Frage die Förderungsbewegung, die Widerstandsbewegung und die Selbsthemmungsbewegung. Die Förderungsbewegung ist nach Herz eine rhythmische Bewegung ohne Widerstand, welche durch eine Zwangsmassage hergestellt wird. Die Widerstandsbewegung ist eine gegen einen Widerstand arbeitende Muskelaktion, die Selbsthemmungsbewegung ist eine Muskelaktion, welche bei gespannter Aufmerksamkeit ohne, oder gegen einen kleinen Widerstand mit einer sehr geringen Geschwindigkeit stattfindet. Als Förderungsbewegung würde man also z. B. das Gehen oder Radfahren bezeichnen, als Widerstandsbewegung z. B. das aktive Beugen des Armes im Ellbogengelenk eines Patienten, wobei der Arzt oder Masseur diese Bewegung durch Gegenzug an der Hand zu verhindern sucht. Als Selbsthemmungsbewegung z. B. die, daß der Patient sehr langsam den Arm im Ellbogengelenk beugt, dabei aber dauernd die Tendenz hat, den Arm in gestreckter Stellung zu lassen bzw. eine Gegenbewegung auszuführen. Diese Bewegungsformen, verbunden mit passiven Bewegungen der Arme und Beine sind wohl die wichtigsten Hilfsfaktoren bei der physikalischen Behandlung der Herzkrankheiten. Die Förderungsbewegung kommt im wesentlichen in Frage bei Fettherz und bei Klappenfehlern, bzw. Myokarderkrankungen, bei denen durch systematisch gesteigerte Förderungsbewegung mit Wahrscheinlichkeit eine Besserung erreichbar ist. Sie ist der wichtigste Teil der Örtelschen Terrainkur, die ja außer der Muskelarbeit heiße Bäder, Einpackungen und eine besondere Diät vorschreibt. Die Widerstandsbewegung wird am meisten verwendet bei Klappenfehlern und Myokarderkrankungen, zugleich mit der Förderungsbewegung. Da diese entschieden in größerem Maße, als die Förderungsbewegung auf Gefäße und Herz wirkt, so wird man sie nach einer Einleitung mit systematisch gesteigerten Förderungsbewegungen in langsam vermehrtem Maße verwenden. Die größere Intensität der Wirkung wird hauptsächlich dadurch erreicht, daß man den Widerstand systematisch vermehrt, ohne die Zahl der Bewegungen zu vergrößern. Die Selbsthemmungsbewegung hat nach Herz ihre besondere Eigenart darin, daß sie den Blutdruck steigert und den lädierten Herzmuskel tonisiert. Sie ist kontraindiziert bei nervösen Herzerkrankungen, wird mit Vorteil verwendet bei Myokarderkrankungen (und bei Arteriosklerose).

Neben diesen aktiven Übungen sind von Nutzen passive Bewegungen und Atmungsübungen, bzw. Atmungsgymnastik. **Die passiven Bewegungen** wirken offenbar in der Hauptsache dadurch, daß sie das venöse Gefäßgebiet entleeren, dem rechten Herzen das Blut zuführen und auf diese Weise einen Teil der zu leistenden Saugarbeit übernehmen. Bei den Bewegungen ist, wenn es sich um Bewegungen in den Gelenken handelt, immer zu berücksichtigen, daß sie möglichst ausgiebig gemacht werden sollen, vorausgesetzt, daß nicht chronische Veränderungen im Gelenk eine solche Bewegung verhindern. Sie werden bei der schwedischen Gymnastik zwischen die Massage eingeschoben, in der Form, daß z. B. bei der Massage und Bewegung des Armes zuerst die Hand massiert dann passiv die Hand im Handgelenk bewegt wird, darauf der Unterarm massiert, daran anschließend der Arm im Ellbogengelenk bewegt wird usw.

Die **Atemgymnastik** besteht in Atemübungen, oder in Unterstützung derselben durch manuelle oder maschinelle Gymnastik. Die Atemübungen läßt man am besten so vornehmen, daß die Patienten bei den Förderungsbewegungen systematisch tief atmen und bei der Höhe der Inspiration eine Pause von mehreren Stunden einschalten. Es empfiehlt sich, diese Pause nach und nach zu vergrößern, daneben kann man, wie Herz es will, eine verstärkte und beschleunigte Exspiration anwenden. Örtel empfahl die sakkadierte Exspiration als wichtige Unterstützung bei der Blutbeförderung im Thorax. Als Endomassage des Herzens hat Herz einen Apparat beschrieben, der Druckschwankungen im Thoraxraum erzeugt, in dem er den Atmungsstrom unterbricht und auf diese Weise günstig auf das Herz einwirken soll. Zu den Atmungsübungen gehört auch das Atmen mit der Kuhnschen Lungensaugmaske. Kuhn will besonders dann, wenn er diese Atmung durch Einatmen von Sauerstoff unterstützte, bei Herzinsuffizienzen gute Erfolge gesehen haben. Auch der Brunssche Respirationsapparat ist hier zu nennen. Die erwähnten Respirationsübungen, besonders das sakkadierte Atmen Örtels und das gepreßte Atmen von Herz sind für die Klappenfehler, insbesondere für die Mitralstenose empfohlen worden. Die Kuhnsche Maske ist sowohl für Klappenfehler wie für die nervösen Herzerkrankungen vorteilhaft. Bei den stenokardischen Anfällen kann unter Umständen eine manuelle, oder maschinelle Atemgymnastik den Spasmus schnell beseitigen und bei systematischer Durchführung das Wiederkehren der Anfälle lange Zeit verhindern. So wird speziell bei Anfällen von Angina pectoris z. B. der Bogeansche Atmungsstuhl mit Vorteil, sowohl im Anfall, als auch prophylaktisch verwendet. Kontraindiziert sind aktive Bewegungen und Atemgymnastik bei akuten Erkrankungen des Endo-, Myo- oder Perikards, bei ausgedehnterer Arteriosklerose, bei Aneurysmen und bei Myodegeneratio cordis, bzw. chronischen Klappenfehlern, wenn sich diese mit nennenswerten Kompensationsstörungen und erheblichen Erkrankungen der Herzmuskulatur verbinden. Die Gefahr, daß unter der Gymnastik vom Herzen aus Infarkte erzeugt werden und besonders von Herzthromben, ist sicherlich um so größer, je plötzlicher die Insuffizienzerscheinungen aufgetreten sind. Ich würde daher glauben, daß bei akuten Herzinsuffizienzen, die sich auf der Basis alter Klappenfehler oder infolge chronischer Myodegeneratio cordis entwickeln, das Aufnehmen einer solchen Kur erst dann berechtigt ist, wenn man durch Digitalis oder andere tonisierende Mittel zuerst den Herzmuskel gekräftigt hat.

Die **Massage** wirkt in erster Linie mechanisch; die venösen Gefäße und Lymphgefäße werden exprimiert, der Zufluß durch das arterielle Gefäßsystem wird erhöht. Nach der mechanischen Reizung erweitert sich das Gefäß- und Lymphgefäßsystem. Liljestrand glaubt zwar, daß die Massage auf die Blutströme im Muskel kaum einen Einfluß habe, sah aber während der Massage den Respirationsquotienten erhöht, die Frequenz und Tiefe der Atemzüge zunehmen. Daß die physiologischen Vorteile der Bewegungen auch für die Massage Geltung haben, ist wohl anzunehmen. Bei reiner Massage beobachtet man auch stets eine mehr oder weniger deutliche und prompt einsetzende Verlangsamung des Pulses. Man kann die Massageprozeduren einteilen in Streich-, Knet- und Klopfmassage. Zabludowski unterscheidet stoßende, reibende und kombinierte Manipulationen. Die Streichmassage soll stets in zentrifugaler Richtung ausgeführt werden. Vielfach werden dabei beide Hände abwechselnd verwendet, hauptsächlich um einer Ermüdung vorzubeugen. Die Knetmassage ist ein intensives Streichen derart, daß Haut und Muskulatur von der Hand stark umfaßt und ausgedrückt werden, und zwar so, daß die Hautfalten zwischen den gespreizten Daumen und Zeigefinger zu liegen kommen. Die Klopfmassage wird in Form von Klatschungen, Hackungen oder Klopfen mit dem kleinen und Ringfinger ausgeführt. Bei den Klopfungen handelt es sich um schnelle federnde Bewegungen, die im Handgelenk ausgeführt werden, und bei denen die Endglieder vom kleinen und Ringfinger die Haut berühren. Die Klatschungen bestehen in denselben Bewegungen wie die Klopfungen und sind von diesen dadurch unterschieden, daß hierbei die volaren bzw. dorsalen Flächen der Hand die Haut berühren. Die Hackungen geschehen ausschließlich mit dem kleinen Finger bei einander zugewendeten Handflächen. Die 3 Manipulationen kann man am besten so bewerkstelligen, daß abwechselnd bald die eine, bald die andere Hand wirksam ist, also daß die eine sinkt, während sich die andere hebt. Zu diesen Klopfbewegungen gehören auch Stoßbewegungen, eine Form der Massage, wie man sie rhythmisch vorteilhaft lokal am Herzen anwendet, indem man mit dem Daumenballen geringe Erschütterungen macht. Bei der Massage der Extremitäten wird man sich im wesentlichen auf Streichen und Kneten beschränken, bei der lokalen Massage des Herzens auf Streichungen, Erschütterungen mit der Daumenballenmuskulatur, Klopfen, Klatschen und Hacken, schließlich auch auf die lokale, mit einem Finger ausgeführte Hautmassage, in der Art, daß man die lokal empfindliche Stelle reibt und drückt, solange wie der Patient den Druck als unangenehm empfindet.

b) Hydrotherapie.

α) **Wasserbäder.** Bei Bädern kommt es im wesentlichen auf den Wärmegrad des Wassers an.

Kühle Bäder, d. h. unterhalb des Indifferenzpunktes temperierte, wirken infolge peripherer Gefäßkontraktion Blutdruck steigernd, setzen die Pulsfrequenz herab; warme Bäder wirken umgekehrt, Blutdruck herabsetzend, Pulsfrequenz steigernd.

Bei den kühlen wird die Kontraktion des peripheren Gefäßsystems ausgelöst reflektorisch, um die Wärmeabgabe durch Leitung zu verringern. Wichtig ist, daß auch dann, wenn nur geringe Teile der Haut von dem Kälte- oder Wärmereiz getroffen werden, die übrigen sich konsensuell verhalten. Es besteht also hier eine gewisse Parallele mit der Reaktion der Haut auf mechanische

Reize (Gänsehautreflex). Diese intensive periphere Kontraktion bewirkt eine Veränderung in der Blutverteilung. Es sammelt sich das Blut speziell in dem Sympathikusgebiet an, es kann, wenn auch nur vorübergehend, zu einer starken Überfüllung bestimmter Gefäßgebiete kommen.

Durch experimentelle Untersuchungen weiß man, daß bei dieser Ansammlung von Blut im Innern des Körpers die einzelnen Organe sich verschieden beteiligen, speziell scheinen die Darm- und Kopfgefäße der gesamten Körperaußenfläche sich entgegengesetzt zu verhalten, während Niere und Milzgefäße gleichsinnig wie die äußere Haut arbeiten.

Neben der Temperatur spielen eine wesentliche Rolle die mechanischen Veränderungen der Bäder. In dem Bade wird die Schwere des Körpers teilweise aufgehoben, Bewegungen erfordern deshalb ein sehr viel geringeres Maß an Kraft.

Der Druck des Wassers vermehrt den Druck in den oberflächlichen Venen und bewirkt dadurch ein oberflächliches Gefälle zum rechten Herzen. Zu berücksichtigen ist der Wärmeverlust, der bei einem indifferenten Bade von 34 bis 35⁰ C dem normalen Wärmeverlust entspricht; bei höher temperierten Bädern tritt auch eine Temperaturerhöhung des Körpers mit vermehrtem Eiweißzerfall ein, bei niedriger temperierten Bädern erhöht sich der Wärmeverlust um ein beträchtliches, z. B. bei einem Bade von 25⁰ C um das 4 fache, bei einem Bade von 20⁰ C um das 6 fache in den ersten 10 Minuten.

Ein Warmwasserbad von indifferenter Temperatur bewirkt also keine wesentlichen Änderungen der Zirkulationsverhältnisse in der Peripherie und im Zentrum.

Ein kaltes Wasserbad macht Blutdrucksteigerung und Pulsfrequenzherabsetzung, ein warmes umgekehrt, Blutdruckherabsetzung und Pulsfrequenzsteigerung. Wie sich in beiden Fällen das Schlagvolumen verhält, ist nicht absolut sicher, es scheint, als ob es in warmen Bädern etwas zu-, in kalten etwas abnimmt.

Außerordentlich vorteilhaft scheinen mir speziell bei den mit hohem Blutdruck einhergehenden Kreislaufstörungen Teilbäder zu wirken, die man am besten in Form von Hand- und Fußbädern 1—2 mal wöchentlich abwechselnd verordnet. Als Temperatur empfiehlt sich etwas oberhalb der indifferenten Temperatur zu bleiben, mit 34⁰ zu beginnen und auf 37⁰ zu steigen, als Zeitdauer 10—15 Minuten. Systematisch durchgeführt sind diese hydrotherapeutischen Maßnahmen oft von wesentlichem Vorteil; sie bringen die lokalen Herzbeschwerden zum Verschwinden und unterstützen den Allgemeinzustand hauptsächlich durch eine Besserung des Schlafes.

Für Herz- und Gefäßkrankheiten kommen folgende Gesichtspunkte in Frage: Bei ausgesprochener Herzinsuffizienz wird man sich Warmwasserbäder therapeutisch kaum bedienen, Reinigungsbäder können nur unter Berücksichtigung der indifferenten Temperatur Schaden verhüten.

Bei leichter Herzinsuffizienz ist es gestattet, von der Schonung zur Übung überzugehen, indem man allmählich die Temperatur der Bäder herabsetzt.

Bei Erkrankung des Gefäßsystems sind kühle und heiße Bäder kontraindiziert, wenn es sich um ausgesprochene arteriosklerotische Veränderungen handelt. Reinigungsbäder können in solchen Fällen ebenso wie bei ausgesprochener Herzinsuffizienz nur innerhalb der Temperatur der indifferenten Zone gegeben werden. Liegen paroxysmal auftretende Gefäßspasmen vor, so können diese mit Erfolg durch warme bzw. heiße Bäder beseitigt werden. Auch mangelhafte arterielle Ernährung wird durch heiße Bäder günstig beeinflußt. Bei Erweiterungen lokaler venöser Gefäßgebiete (Varizen, Hämorrhoiden usw.) können lokale kühle Bäder zu einer dauernden Kontraktion und Entlastung der Venen führen.

Der Indifferenzpunkt wird im allgemeinen auf 34,5⁰ C angegeben. Zu berücksichtigen ist hierbei, daß man bezüglich der in diesem Bade ausgelösten Temperaturempfindungen mit großen individuellen Verschiedenheiten zu rechnen hat. Es gibt viele Menschen, die eine Temperatur von 36⁰ C und darüber erst als nicht unangenehm kühl empfinden.

β) **Kohlensäurebäder.** Für die Kohlensäurebäder gilt im großen und ganzen das für Bäder im allgemeinen aufgestellte Gesetz, daß kühle Bäder die peripheren Gefäße kontrahieren, den Blutdruck erhöhen, die Pulsfrequenz vermindern und daß warme umgekehrt wirken. Daneben tritt als wichtiger Faktor die sensible Reizung der Haut neu hinzu, die teilweise mechanisch, teilweise chemisch bedingt ist. Die im Bade enthaltene Kohlensäure setzt sich bekanntlich in Form kleiner Bläschen auf der Haut fest und hält dadurch das Wasser zu einem großen Teil von der Körperfläche ab. Die Fortleitung der Wärme wird dadurch wesentlich vermindert. Wird schon hierdurch die Kältewirkung des Wassers herabgesetzt, so wird anderseits durch den mechanischen Reiz, den die Kohlensäurebläschen auf die Haut, die Temperaturnerven und die feinsten Kapillaren ausüben, erzielt, daß der Patient auch bei weit unterhalb des Indifferenzpunktes liegenden Bädern das Gefühl einer warmen Haut hat. Die Hautrötung ist aber nur auf eine Erweiterung der Kapillaren zurückzuführen, denn ein Kohlensäurebad wirkt auf die Blutverteilung genau so ein, wie ein ebenso kühles gewöhnliches Bad. Es kommt also im Kohlensäurebad nicht eine besondere Blutverschiebung durch den Hautreflex zustande. Für den Kreislauf nicht unwesentlich ist die Wirkung des Kohlensäurebades auf die Atmung. Diese wird stark vertieft. Ob es sich hierbei um eine Resorption von Kohlensäure durch die Haut handelt, oder die Wirkung eingeatmeter Kohlensäure auf das Atmungszentrum, oder um beide Faktoren, ist nicht absolut sicher festgestellt.

Praktisch verordnet man Kohlensäurebäder gewöhnlich so, daß man mit der indifferenten Temperatur von 33—35⁰ beginnen läßt und ein Bad von 5—10 Minuten Dauer verordnet, dann allmählich 1⁰ tiefer geht und das Bad auf 15—20 Minuten verlängert. Im allgemeinen ist dieses System das schonendste. Will man intensiver üben, so kann man auch mit 10—15 Minuten und 34⁰ C beginnen, dann allmählich 1⁰ tiefer gehen und um 1—3 Minuten verkürzen. Im ganzen sind etwa 20—30 Bäder erforderlich, um einen guten Erfolg zu erzielen. Zeitlich kann man sie verteilen auf 4—6 Wochen, indem man in der 1. und 2. Woche jeden 2. bis 3. Tag baden läßt und später nach 2 oder 3 aufeinanderfolgenden Badetagen eine Ruhepause macht.

Ebenso wie beim gewöhnlichen Wasserbade wird also im Kohlensäurebad bei indifferenter Temperatur Blutdruck und Puls nicht verändert. Kühle Bäder erhöhen den Blutdruck, warme vermindern ihn. Spezifisch wirksam ist die Kohlensäure durch eine sensible Reizung der Haut, die zu einer Hautrötung und einem Gefühl von Wärme in der Haut führt, auch dann, wenn die Temperatur unterhalb des Indifferenzpunktes liegt.

Daß ein spezifischer Einfluß der Kohlensäure vorliegen kann, geht daraus hervor, daß einerseits der Blutdruck auch in Bädern unterhalb des Indifferenzpunktes bisweilen sinkt, daß anderseits oberhalb des Indifferenzpunktes Blutdrucksteigerung beobachtet wurde bei Leuten, die vorher einen normalen Blutdruck hatten. Offenbar liegen die Verhältnisse hier nicht so, daß man in jedem Falle mit dem gesetzmäßigen Verhalten von Puls, Blutdruck und Atmung abhängig von der Temperatur des Bades rechnen darf. Jedenfalls ist es nicht erlaubt, das Verhalten des Blutdrucks in Parallele zu setzen mit der Reaktions- und Leistungsfähigkeit des Herzmuskels. Besonders wichtig sind die Arbeiten von E. Weber, der an plethysmographischen Untersuchungen nachwies, daß bei Herzinsuffizienz die normale positive Arbeitsvolumenkurve in eine negative

verwandelt wird, wenn diese durch Kohlensäurebäder wieder der Norm zugeführt wird. Weber glaubt, daß der wichtigste Faktor dabei das periphere
sensible Nervensystem sei. Er konnte auch nachweisen, daß die natürlichen
Kohlensäurebäder den künstlichen überlegen sind. Weiter geht in seiner Beurteilung von Dalmady, der dem Kohlensäurebad eine Zunahme des Schlagvolumens bei gleichzeitiger Zunahme des Blutdrucks eine Tonisierung und
Kräftigung des Herzens auf Grund experimenteller Studien beim Menschen
zuschreibt.

Die von den verschiedenen Seiten ausgeführten elektrokardiographischen
Untersuchungen über die Einwirkung von Kohlensäurebädern haben ergeben,
daß am meisten die T-Zacke beeinflußt wird, die im Gegensatz zu den übrigen
oft weniger ausgesprochenen Zacken vergrößert ist. Man ging sogar so weit,
das Kohlensäurebad als kontraindiziert dann anzusehen, wenn diese Veränderung
fehlte, oder die T-Zacke kleiner wurde, weil man bei nervösen Personen ein derartiges Verhalten beobachtet hatte.

Messung der Kapillaren nach der Methode von Weiß ergaben, daß der
reaktiven Hautrötung nach Kohlensäurebädern einer Erweiterung der Kapillaren
sowie Beschleunigung des Blutstromes entspricht.

Statt der natürlichen Kohlensäurebäder werden heute, besonders in den
Krankenhäusern, künstliche Kohlensäurebäder benutzt. Man gebraucht hier
entweder die mit besonderen Apparaten (Kehler, Dresden, Fischer und
Kiefer, Karlsruhe) eingeleitete Kohlensäure, oder die auf chemischem Wege
hergestellten Bäder von Sandow, Kopp und Joseph, Zucker. Bei den
Sandow-Bädern z. B. werden je 4 Päckchen Natr. bic. in dem Badewasser
aufgelöst und dann 4 Tafeln Kalium bisulfatum zugesetzt; die Kohlensäureentwicklung pflegt 20—30 Minuten anzuhalten.

Daß es möglich ist, im Krankenhaus oder in der Wohnung des Patienten
unabhängig von der Jahreszeit diese künstlichen Kohlensäurebäder zu geben
und damit eine Zeitlang die Digitalistherapie auszusetzen, ist sicherlich ein
großer Vorteil. Da die Dauer der Kohlensäureentwicklung bei diesen künstlichen
Bädern beschränkt ist, ist es nützlich, wenn das Bad so vorbereitet wird, daß
der Patient nach Beginn der Gasentwicklung in das Bad einsteigt. E. Weber
hat nachgewiesen, daß verdeckte künstliche Kohlensäurebäder eine intensivere
Wirkung haben als unverdeckte. Man soll daher die Wanne mit einem Lacken
oder einem Schutzbrett bedecken, so daß der Kopf des Patienten frei bleibt.

Es ist wohl selbstverständlich, daß man den natürlichen Kohlensäurebädern
vor den künstlichen den Vorzug geben wird und daß auch der Salzgehalt der
natürlichen Kohlensäurebäder bei der Wirkungsweise eine vielleicht wesentliche
Rolle spielt. Ob künstliche Kohlensäure-Salzbäder den einfachen Kohlensäurebädern vorzuziehen sind, ist eine Frage, die wir experimentell noch nicht
genügend geprüft haben.

Als natürliche Kohlensäurebäder kommen in Frage: Nauheim, Elster, Orb,
Bertrich, Altheide, Kudowa, Brückenau, Marienbad, Karlsbad, Franzensbad,
Oeynhausen, Kissingen u. a.

Das bekannteste der Kohlensäurebäder ist Nauheim. Hier werden 3 Sprudel benutzt,
der große mit einer Temperatur von 30°C, der Sprudel Nr. 12 mit 34,5° und der Nr. 14
mit 32°C. Dadurch, daß von einem jeden der drei Sprudel wieder 4 verschieden gehalt-
reiche Bäderformen abgegeben werden, ergibt sich die Möglichkeit, die Bäder weitgehend
abstufen zu können. Neben diesen Sprudelbädern werden Thermalbäder verabreicht.
Das Wasser hierzu wird aus den großen Sammelbassins entnommen, die von dem Sprudel
gespeist werden. Der Kohlensäuregehalt hat sich aber bei der Berührung mit der Luft zum
großen Teil verloren.

γ) **Sauerstoffbäder.** Von den gasförmigen Bädern kommen neben Kohlensäure bei leichter Herzinsuffizienz Sauerstoffbäder in Frage. Sie wirken

ähnlich wie kohlensäurehaltige, aber weniger reizend, sie stehen in ihrer Wirkung den einfachen Solbädern näher. Sie machen keine Hautreaktion, kein Wärmegefühl und vor allen Dingen keinen Atmungsreiz, infolgedessen folgt ihnen auch keine Anregung des venösen Kreislaufs. Bei der Anwendung von Sauerstoff unter indifferenter Temperatur sieht man eine leichte Blutdrucksteigerung, infolge einer geringen Gefäßkontraktion in der Peripherie, eine leichte Vermehrung des Schlagvolumens. Ebenso wie die gewöhnlichen Wasserbäder steigern kühle Sauerstoffbäder den Blutdruck, während warme ihn herabsetzen.

Im allgemeinen kann man sagen: das Sauerstoffbad ist indiziert bei Herzinsuffizienz besonders dann, wenn man beabsichtigt, Kohlensäurebäder zu geben, sich aber über die Wirkung der gasförmigen Bäder auf den Kreislauf, wie sie in der mildesten Form als Sauerstoffbäder gebraucht werden können, erst ein Urteil bilden will.

δ) **Solbäder** haben keine besondere Wirkung auf das Kreislaufsystem.

ε) **Moor- und Schlammbäder** sind bei Herzinsuffizienz und bei Arteriosklerose natürlich kontraindiziert. Der starke Hautreiz, den diese Bäder machen, ist nur dann angebracht, wenn man eine lokale Gefäßerweiterung erzielen will, z. B. bei spastischen Gefäßkontraktionen und beim intermittierenden Hinken. Derselben Indikation sind unterworfen die **Fichten-, Laugen- und Senfbäder.** Die Hautreize, die speziell Senfbäder machen, können außerordentlich intensiv sein.

Indikationen und Kontraindikationen für Bäder bei Herz- und Gefäßkrankheiten.

1. **Süßwasserbäder** als Reinigungsbäder unter Berücksichtigung des Indifferenzpunktes (individuell verschieden 34—36°), nur dann kontraindiziert, wenn eine außerordentlich schwere Kreislaufstörung vorliegt.

Als kalte Lokalbäder bzw. als Duschen lokal indiziert bei venösen Gefäßektasien, Varizen, Hämorrhoiden usw. Heiße Fußbäder und speziell wechselwarme Fußbäder $1/_2$ Min. heiß, $1/_2$ Minuten kalt, oder auch 2 Minuten heiß, $1/_2$ Minute kalt, besonders indiziert bei Arteriosklerose der Kopfgefäße abends vor dem Schlafengehen. Teilbäder (Hand und Fuß) bei Arteriosklerose.

2. **Thermalbäder.** Indiziert unter Umständen bei Neurosis cordis und leichter Arteriosklerose, nicht indiziert bei organischer Herzinsuffizienz und bei nennenswerter Arteriosklerose.

3. **Gashaltige Bäder.** a) Sauerstoffbäder. Indiziert bei Neurosis cordis, Herzinsuffizienz, auch bei mittelschweren Formen.

b) Kohlensäurebäder. Indiziert bei Herzinsuffizienz, nur mit Vorsicht zu verwenden bei Neurosis cordis, Morbus Basedowii.

4. **Moor- und Schlammbäder** (Fango). Indiziert als lokale Bäder bei lokalen Gefäßspasmen, kontraindiziert bei organischen und nervösen Herzkrankheiten und Arteriosklerose. Lokale Fangopackungen auf das Herz sind bei Neurosis cordis, lokale Fangopackungen auf den Rücken bei Angina pectoris unter Umständen wirksam.

5. **Medikamentöse lokale Bäder** (Fichten-, Lauge-, Senfbäder) usw. Indiziert bei lokalen Gefäßveränderungen, Spasmen bzw. organischen arteriosklerotischen Störungen (oft besonders günstig bei Kombination mit Massage).

c) Elektrotherapie.

Für die Behandlung von Herzkranken wurde eine Zeitlang die Elektrizität in der verschiedensten Anwendungsweise empfohlen. Der elektrische Strom wird angewendet als einfacher galvanischer oder faradischer Strom, als Wechselstrom bzw. sinusoidaler

Strom, neuerdings auch in Form von hochfrequenten Strömen, in Form der d'Arsonvalisation und der Rumpfschen Oszillationsbehandlung.

Die Galvanisation und Faradisation spielen nur eine Rolle bei der Behandlung
von lokalen Störungen der Blutzirkulation, z. B. beim intermittierenden Hinken, oder,
wie z. B. beim Basedow, zur Beeinflussung der Herznerven.

Zur Allgemeinbehandlung verwendet man heute meistens entweder Wechselstrombäder
bzw. Sinusoidalbäder oder die d'Arsonvalisation. Für die Wechselstrombäder gilt
der Grundsatz, daß mittlere Stromstärken einen Reiz darstellen, der sich von anderen
sensiblen Reizen nicht unterscheidet. Bei wachsender Stromstärke findet natürlich eine
Kontraktion der Haut- und Gefäßmuskel in der Peripherie statt und dementsprechend eine
Drucksteigerung. Bei intensiver Stromstärke wird eine tetanische Kontraktion in willkürlichen Muskeln erzeugt.

Dies kann unter Umständen ein schonender Ersatz für die willkürliche Kontraktion
der Skelettmuskulatur sein. Natürlich ist es notwendig, daß Schmerzen hierbei vermieden
werden, wie überhaupt bei jeder Art von elektrischen Bädern, Rücksicht zu nehmen ist
auf die subjektive Empfindung, die, wie wir wissen, gerade beim elektrischen Strom individuell sehr verschieden ist.

Vorübergehend hat auch der dreiphasige Wechselstrom Anwendung gefunden.

Die hochgespannte Elektrizität verwendet man in der einfachsten Weise als Franklini-
sation. Der Strom wird einer Influenzelektrisiermaschine entnommen und dem Patienten
gewöhnlich so zugeführt, daß er auf einer Isolierplatte sitzt und mit Elektrizität geladen wird.

d'Arsonval hat eine besondere Methode der Hochspannungsbehandlung angegeben.
Er erzeugt Ströme von außerordentlich hoher Frequenz dadurch, daß er die beiden Pole
der Sekundärrolle eines Induktionsapparates mit den Belegungen zweier Leydener Flaschen
verbindet. Die dadurch angesammelte Elektrizitätsmenge läßt man in einer Funkenstrecke entladen, was in Oszillationen von außerordentlich hoher Frequenz vor sich geht.
Die nicht mit den Polen verbundenen Belegungen der Leydener Flaschen sind durch ein
Solenoid miteinander verbunden, d. h. mit einer großen Drahtspirale, in welcher der Patient
sich befindet.

Die d'Arsonvalisation soll besonders auf den Blutdruck erniedrigend wirken und Aryth-
mien beseitigen. Die Behandlung kommt deshalb für Arteriosklerosen im Stadium der
Blutdrucksteigerung in Frage.

H. Adam empfiehlt die Kondensatorbettbehandlung besonders für die Angina pectoris
vera, benutzt eine Stromstärke von 800—1000 M-Ampère und schätzt diese Behandlung
höher ein als die Diathermie.

Die Diathermie besteht darin, daß man Wechselströme hoher Frequenz
durch den Körper schickt. Diese Ströme erzeugen Wärme, indem die elektrische Energie in kalorische umgewandelt wird. Die Intensität der Erwärmung
ist abhängig von dem Widerstand, den das Gewebe bietet (Joulesches Gesetz). Um Hochfrequenzströme dieser Art zu produzieren, verwendet man
entweder den sog. Lichtbogen (Poulsenlampe) oder die Zisch- oder Lösch-
funkenstrecke. Als Elektroden werden Leder- oder Leinensäckchen mit Moos-
füllung, Schwämme oder Gummischwämme verwendet, auch Metallelektroden
verschiedener Art sind im Gebrauch. Die Diathermie bewirkt, wie wir aus Tierversuchen wissen, einen erheblichen Temperaturanstieg innerhalb der im
Wirkungsgebiet der Elektroden liegenden Organe, eine Vermehrung der Pulsfrequenz und eine anfängliche Erhöhung des Blutdrucks. Die Anwendung beim
Menschen hat ergeben, daß in erster Linie die Hautgefäße sich stark erweitern,
und daß zugleich mit dieser Hauthyperämie eine mehr oder weniger intensive
Schweißsekretion und ein Sinken des Blutdrucks eintritt. Die Methode ist offenbar geeignet, für alle spastischen Zustände des Herzens und der Gefäße; sowohl
bei der Koronarsklerose (Angina pectoris), wie bei den spastischen Zuständen
der peripheren Arterien sah man bei längerer Behandlung die subjektiven Beschwerden schwinden und auch objektiv eine erhebliche Besserung eintreten.
Auch bei der zentralen Arteriosklerose und bei den Herzklappenfehlern hat man
die Diathermie mit Erfolg angewandt (Rautenberg, Nagelschmidt, Kalker,
Braunwarth und Fischer usw.). Ich möchte die Anwendung dieser Heil-
methode bei den erwähnten Zuständen, besonders aber bei der Koronarsklerose,
empfehlen.

Lokale elektrische Bäder in Form der sog. Vierzellenbäder (vier mit Kochsalz gefüllte Wannen für die Arme und Beine) sind von verschiedenen Seiten empfohlen worden für die Behandlung mancher Herzkrankheiten, speziell der nervösen Herzaffektionen. Ebenso wie man bei der Neurosis cordis alle übrigen Hautreize (Kohlensäurebäder usw.) nur mit Vorsicht anwenden soll, so scheint mir auch die Indikationsstellung für die Vierzellenbäder eine sehr beschränkte zu sein. Über die Rumpfsche Methode der oszillierenden Ströme habe ich keine persönlichen Erfahrungen.

d) Klima.

Die im Höhenklima auftretenden Zirkulationsstörungen sind von R. Staehelin an anderer Stelle erwähnt. Für den Arzt ist es sicherlich oft sehr schwer, zu entscheiden, ob ein Herzkranker das Höhenklima mit Vorteil benutzen kann oder nicht; aber auch bei Nichtherzkranken, speziell bei Tuberkulose, können die Erscheinungen von seiten des Herzens schon in einer Höhe von ungefähr 1000 Metern so sehr in den Vordergrund treten, daß der Patient gezwungen ist, eine niedrigere Höhe aufzusuchen. Was die organischen Herzkrankheiten angeht, so sind dekompensierte Vitien, ausgedehntere Arteriosklerose, besonders Koronarsklerose nicht geeignet für das Höhenklima. Es gibt allerdings Arteriosklerotiker, die eine Höhe von 800—1000 Meter gut vertragen, aber im allgemeinen darf man diese Höhenlage als eine Grenze ansehen, über die hinaus man in seiner Indikation nicht gehen soll. Kompensierte Vitien, konstitutionelle, minderwertige Herzen, auch vorübergehende Anstrengungen des Herz-Gefäßsystems vertragen eine Höhenlage von 1000—2000 Meter oft gut. Herzneurosen und die Extrasystolie eignen sich nicht für eine Höhenlage über 800—1000 Meter. Erfahrungsgemäß macht neben der Höhe die Jahreszeit sehr viel aus, insofern, als bei den Witterungsumschlägen im Frühjahr und Herbst die größere Höhe (zwischen 1000 bis 1800 Meter) viel stärker auf das labile Herz einwirken als im Sommer und Winter. Die Symptome bestehen in Herzklopfen, gesteigerter Pulsfrequenz, Kurzatmigkeit auch bei geringen körperlichen Anstrengungen, Dyspnoe, oft sogar schon in der Ruhe, mangelhaftem Appetit, Schlaflosigkeit, Kopfschmerzen. Daß dieser Symptomenkomplex sich steigert, wenn, wie es heute üblich ist, der in seinem Gefäßsystem Geschädigte Sport betreibt, ist verständlich. Daß der Blutdruck bei schon bestehender Hypertonie sich noch erheblich steigern kann, ist eine Erfahrung, die selbst bei Herzgesunden oft genug gemacht wird. Es empfiehlt sich daher für den Arzt, bei jedem älteren Menschen, der ein Höhenklima aufsuchen will, obige Richtlinien dann anzuwenden, wenn Zeichen eines labilen Herzens oder eines nennenswert veränderten Gefäßsystems vorliegen.

6. Diätetische Therapie.

Bei der diätetischen Behandlung der Herzkrankheiten möchte ich unterscheiden die Therapie der leichten Störungen bzw. des Latenzstadiums chronischer schwerer Störungen von der Behandlung der schweren akuten oder chronischen Kreislaufstörung.

Bei der leichten Störung wird man in erster Linie immer berücksichtigen, ob man einen fetten oder einen mageren Patienten vor sich hat, ob es sich um einen magengesunden, starken Esser handelt, oder um einen Patienten mit empfindlichem Verdauungsapparat, ob vorhandene Stoffwechselerkrankungen, speziell Gicht, Diabetes, Fettsucht, Erkrankungen der Thyreoidea schon von vornherein eine bestimmte Diät vorschreiben. Im allgemeinen sind die Grundsätze bei der Diät leichterer Kreislaufstörungen folgende:

Vor allen Dingen sind exakte Vorschriften zu geben. Was die Flüssigkeit angeht, so ist sowohl die Gesamtmenge zu regeln, wie auch die Verteilung der Flüssigkeit auf die verschiedenen Mahlzeiten. Die Gesamtmenge soll bei einem erwachsenen Menschen — natürlich individuelle Eigentümlichkeiten stets berücksichtigend — etwa $1^1/_2$—2 Liter betragen, so daß der Patient 1 bis $1^1/_2$ Liter Urin täglich hat. Es empfiehlt sich praktisch oft, die Kontrolle der ausgeschiedenen Urinmengen periodisch einige Tage lang durchzuführen. Diese Flüssigkeitsmenge in Gestalt von indifferenten Getränken ist auf die drei Hauptmahlzeiten, bzw. auf die drei Haupt- und zwei Nebenmahlzeiten so zu verteilen, daß, was die Hauptmahlzeiten angeht, eine gleichmäßige Aufnahme stattfindet. Natürlich kommen in erster Linie die indifferenten Flüssigkeiten, Milch, Suppen, Kakao, Haferschleim, Zitronenwasser, natürliche, geringe Mengen von Kohlensäure enthaltene Mineralwässer usw. in Betracht. Es ist nicht immer möglich, Alkoholika vollständig zu vermeiden. Bei vielen Leuten spielt das Bier, besonders zur Abendmahlzeit genommen, eine unentbehrliche Rolle und vor allen Dingen die Rolle eines Schlafmittels. $^1/_2$ Liter ist das höchste Maß, was überhaupt zur Abendmahlzeit gestattet werden kann, wenn man die gesamten Tagesmengen und die Verteilung, wie oben besprochen, berücksichtigt. Auch vom Wein gilt die Regel, daß, wenn er aus besonderen Gründen gegeben wird, nur kleine Mengen etwa $^1/_4$ bis höchstens $^1/_2$ Liter leichten Tischweines, getrunken werden können. Auch hier ist es angebracht, immer wieder zu betonen, daß am besten bei der Mittagsmahlzeit Alkohol vermieden wird und daß die übrigen Mengen Wein oder Bier für die Abendmahlzeit gelten. Konzentrierte Alkoholika sind zu vermeiden. Sekt ist wegen der Kohlensäure nur ausnahmsweise zu gestatten.

Von den übrigen Genußmitteln machen im allgemeinen Kakao am wenigsten Beschwerden; zu berücksichtigen ist nur, daß der Kakao oft stopfend wirkt. Tee und Kaffee können in leichten Aufgüssen gestattet werden, gelegentlich wird besser Kaffee, oft besser Tee vertragen.

Ebenso wie bei der Flüssigkeit ist bei der festen Diät die Gesamtmenge, die Verteilung und schließlich noch die Verdaulichkeit zu berücksichtigen. Die Gesamtmenge ist von so vielen Faktoren abhängig, daß sich hierfür ein bestimmtes Maß nicht festsetzen läßt. Der Herzkranke soll im allgemeinen mäßig essen. In den meisten Fällen ist es ratsam, eine voluminösere Nahrung zu vermeiden, konzentrierte, energiereiche Diät vorzuschreiben. Es soll dies durchaus nicht immer eine sehr fleischreiche und gemüsearme Kost sein, besonders eine gemischte, schlackenarme Kost mit besonderer Bevorzugung leicht verdaulicher Vegetabilien. Speziell bei der Abendmahlzeit kann eine stärkere Füllung des Magens subjektive Herzsymptome verschiedener Art auslösen, die Dyspnoe steigern, den Schlaf verhindern.

Was die Verteilung der Nahrungsmenge angeht, so lege man Wert auf ein genügend gutes erstes oder zweites Frühstück und darauf, daß die Hauptmahlzeit um die Mittagszeit eingenommen wird, daß die Abendmahlzeit, wie schon erwähnt, möglichst klein ist. Alle blähenden Speisen sind zu vermeiden. Es ist natürlich ein möglichster Wechsel in der Nahrung anzustreben, zumal da bei vielen Herzkranken der Appetit gering ist. Schwierigkeiten macht diese Durchführung nicht selten deswegen, weil eine nüchterne, gewürzarme Kost unbedingt notwendig ist, diese aber leicht auch bei einem großen Wechsel der Rohprodukte als eintönig empfunden wird.

Wenn auch bei diesen leichten Störungen das Vermeiden von salzhaltigen Nährstoffen keine so große Rolle spielt, wie bei der schweren Kreislaufstörung und speziell bei der akut einsetzenden, so ist doch auch hier auf Salz und Gewürze immer Rücksicht zu nehmen, in dem Sinne, daß man alle stark gesalzenen und gewürzten Speisen verbietet (s. die folg. Tab).

NaCl-Gehalt in Prozenten der Nahrungsmittel:

Butter $1^0/_0$, ungesalzen $0,02^0/_0$,
Magerkäse $1,8^0/_0$—$2,1^0/_0$, Fettkäse $1,8$—$2,6^0/_0$,
Schinken roh 4—$6^0/_0$, gekocht 2—$5^0/_0$,
Schlackwurst 2—$3^0/_0$,
Büchsenspargel $0,8^0/_0$, Büchsenbohnen $0,6^0/_0$,
Fleisch und Fisch durchschnittlich $0,1^0/_0$,
Schellfisch $0,6^0/_0$,
Gemüse im allgemeinen $0,1^0/_0$.

Die angeführten Grundsätze gelten natürlich besonders für die diätetische Behandlung schwerer Kreislaufstörungen. In erster Linie ist aber hierbei eine unnütze Anstrengung des Herzens durch zuviel oder durch ungenügend geregelte Nahrungsaufnahme zu vermeiden. Da man auf der einen Seite durch ein Zuviel die Herzarbeit vermehren, auf der anderen Seite durch ein Zuwenig dem Gesamtorganismus und dem Herzen schaden kann, so ist es oft sehr schwer und bedarf es einer besonderen individuellen Anpassung, hier den richtigen Mittelweg zu finden. Diese Schwierigkeiten werden noch dadurch erhöht, daß die Verdauungsorgane an sich zumeist nicht wenig geschädigt sind. Wir wissen, daß bei dekompensierten Herzfehlern z. B. die Salzsäuresekretion des Magens herabgesetzt ist, daß der Darm zu Obstipation, Atonie neigt, daß die Fettresorption und die Magenresorption geschädigt ist; dazu kommt, daß die Niere infolge der Stauung ungenügend arbeitet, ebenso wie die Leber, daß also eine Schonung und ein Wechsel mit einer Anregung auch dieser Organe nötig ist.

Immer muß als Grundsatz gelten, Obstipation zu vermeiden. Der Obstipation durch eine Modifizierung der Diät entgegenzuwirken, ist oft sehr schwer, weil Kohlenhydrate und schlackenreiche Kost wegen der Blähungen und starken Belastungen des Darmes nicht angebracht ist. Milch und Milchpräparate, Joghurt, Kephyr usw. sind in solchen Fällen nicht empfehlenswert, weil sie gewöhnlich zu starke Blähungen verursachen. Abführmittel sind nicht immer zu umgehen, besonders bei fetten und zu Blähungen neigenden Patienten ist es notwendig, den Darm genügend zu entleeren. Mir scheinen in solchen Fällen die Tees am besten zu wirken, z. B. Species laxantes oder Species gynaecolog. Martin oder Spec. St. Germain, evtl. kombiniert mit Spec. carminat.

Falls ohne äußere Veranlassung oder infolge der Abführmittel Durchfälle eintreten, so soll man diese nicht sofort mit einem Antidiarrhoikum zu bekämpfen suchen, sondern Modifikation der Diät, Bevorzugung von Mehl- Wassersuppen, breiiger Kost, ganz allmählich der Diarrhöe Einhalt zu tun suchen.

Neben diesen allgemein diätetischen Maßnahmen muß man unter Umständen zu besonderen Kuren greifen, um zumeist allerdings unter Berücksichtigung der medikamentösen und physikalischen Behandlung die Kreislaufstörungen zu beseitigen. Hierhin gehören die Karellkur, die Örtelsche Entziehungskur und die Schrothsche Kur. Die Karellkur ist im wesentlichen eine Milchkur mit enormer Flüssigkeitsbeschränkung. Sie wurde von Karell 1866 in der Petersburger medizinischen Wochenschrift veröffentlicht und kann entweder in der Form, in der sie Karell vorgeschlagen hat, oder in einer etwas modifizierten Anwendung gute Erfolge bewirken. Die ursprüngliche Vorschrift ist folgende:

5—7 Tage: 8, 12, 4, 8 Uhr 200 ccm Milch; 2—6 Tage dasselbe; dazu: um 10 Uhr 1 Ei, um 6 Uhr Zwieback, 2 Eier, Brot (schwarz oder weiß), gehacktes Fleisch, Gemüse oder Milchreis, vom 7. Tage an wird volle gemischte Kost mit

800 ccm Milch gereicht, dies wird noch 2—4 Wochen fortgesetzt, aber nie mehr als 800 ccm Flüssigkeit (Milch oder Tee).

Empfehlenswert ist auch die Karellkur in der Weise, daß man mit 250 ccm Milch beginnend, täglich um 100 ccm steigt, so daß man am 2. Tage 350, am 3. Tage 450, am 4. Tage 550, am 5. Tage 650 ccm hat und von diesem Tag an etwas Kakes und Zwieback zulegt, daß man am 10—12. Tage soviel Milch als angenehm gestattet, 1 Ei und Brot zulegt und versucht, bei dieser Nahrung 14 Tage bis 3 Wochen zu bleiben. Es empfiehlt sich unter allen Umständen bei dieser modifizierten wie bei der Originalkarellkur vorher und nachher Digitalis zu geben. Überhaupt wird auch die Digitaliswirkung durch gleichzeitige reizlose Kost unterstützt.

Entwässern kann man auch mit der Schrothschen Kur, die allerdings nicht in der strengen Form durchgeführt werden darf, wie man sie zum Entfetten braucht. Man läßt, um zu entwässern, mehrere Tage nur alte Semmel essen, 4—5 Tage dazu zweimal täglich 1 Glas Wein mittags und abends und insgesamt um den Flüssigkeitsbedarf zu decken, ½ Liter dünnen Tee trinken. Entwässern kann man auch mit der von Salomon ausgeführten Kartoffel- oder Bananenkur. Er empfiehlt 5mal 200 g Kartoffeln ohne Salz und 1 Liter Flüssigkeit (Wasser oder Fruchtsaft). Als Bananenkur gibt er 5 mal 200 g Bananen ohne Schale gewogen. Diese Kuren sind offenbar nach den bisherigen Erfahrungen imstande, genügend zu entwässern und die Diurese in ausgezeichneter Weise anzuregen. Auch für die Behandlung anhydroper Herzerkrankung, insbesondere der fetten Hypertonien ist eine Karellkur, Kartoffel- oder Bananenkur bisweilen geeignet, die allgemeinen Insuffizienzerscheinungen wesentlich zu bessern.

Ich pflege die Schrothsche Kur in folgender Form zu empfehlen: 1. Tag dreimal alte Semmel, 2. Tag dazu Mittags und abends 1 Glas Wein, 3. Tag dazu morgens 1 Teller Hafersuppe, abends 1 Teller gedünstete Pflaumen. Bei leichter oder mittelschwerer Herzinsuffizienz und besonders bei fetteren Leuten hat mir diese Verordnung oft gute Dienste geleistet. Diese Schroth-Tage läßt man 1—2 mal im Monat wiederholen.

In sehr forcierter Weise versucht Tuffnell durch eine verminderte Nahrungs- und Flüssigkeitszufuhr das Herz zu entlasten. Die Kur ist sicherlich nur bei kräftigen Patienten zu gebrauchen und erfordert erheblich viel mehr Energie zu ihrer Durchführung als die Karellkur. In einigen Fällen, in denen ich sie allerdings nicht ganz nach der Vorschrift angewandt habe, sah ich ziemlich gute Erfolge. Speziell bei Herzinsuffizienz auf der Basis von Klappenfehlern und bei Aneurysmen scheint mir diese Kur eines Versuches wert zu sein.

Tuffnellsche Kur.

2 Monate absolute körperliche und geistige Ruhe.

Diät besteht aus:

8 Uhr 60 g Milch oder Kakao, 60 g Brot, Butter.

12 Uhr 90 g Fleisch, 90 g Kartoffel oder Brot, 120 g Wasser oder leichter Bordeaux.

7 Uhr 60 g Milch oder Tee mit Milch, 60 g Brot mit Butter.

Gegen Durst Mund spülen, Eispillen.

7. Operative Behandlung.

1. Der Aderlaß. Einer besonderen Erwähnung bedarf noch der Aderlaß. Es gibt viele Gegner des Aderlasses in Ärztekreisen, trotzdem wird jeder, auch der kritische Beobachter zugeben müssen, daß ein Aderlaß bei akuter Insuffizienz

z. B. bei Pneumonie, bei akuter Nephritis oder auch bei akuter Herzinsuffizienz auf der Basis eines alten Klappenfehlers, einer Myodegeneratio cordis, eines Fettherzens lebensrettend wirken kann. Zyanose, Dyspnoe, Lungenödem verschwinden nach der Entnahme von etwa 200—300 ccm; der Patient schläft ruhig, kann auch liegend schlafen, was bis dahin nicht möglich war und erholt sich sichtlich innerhalb kurzer Zeit.

Auch bei Herzinsuffizienz infolge von Klappenfehlern kann, wenn die Dyspnoe im Vordergrunde steht und der Blutdruck wesentlich erhöht ist, der Aderlaß eine Besserung der Herztätigkeit auslösen und offenbar dann das Herz „wieder fähig machen, auf Digitalis zu reagieren". Dieses gilt im selben Maße für die Schrumpfniere, d. h. für dasjenige Stadium von Zyanose, Dyspnoe, Stauungs-erscheinungen und hohem Druck, in dem der Patient vorwiegend unter der erheblichen Dyspnoe leidet. Ob man bei der Angina pectoris berechtigt ist, einen Aderlaß zu machen, läßt sich nicht so exakt festlegen als bei den oben er-wähnten Symptomenkomplexen. Gerade hier bin ich bisher mit Blutentziehungen besonders vorsichtig gewesen, da ich verschiedentlich nach kleinen Entlastungen Kollapszustände schwerer Art sah. Trotzdem sah ich bei der Angina pectoris wesentlich Besserungen nach kleinen Aderlässen, die ich mich dann berechtigt hielt auszuführen, wenn der Blutdruck über 170 mm Hg lag.

Eine wesentliche Indikation zum Aderlaß ist die pulmonale Stauung mit venöser Rückstauung im großen Kreislauf, erhöhtem Venendruck, also Fälle von Mitralvitien, akuten Dekompensationen, Anfälle von kardialem Asthma. Man kann den Venendruck um 5—10 cm herabsetzen und damit fürs erste eine Entlastung des Kreislaufs schaffen. Die Steigerung des arteriovenösen Druck-gefälles, die Erhöhung der Strömungsgeschwindigkeit, die Entlastung des rechten Herzens, vielleicht auch die Veränderung der Blutviskosität durch das Einströmen von Gewebsflüssigkeit und durch die Verschiebung von Bluteiweißkörpern sind die wirksamen Faktoren. Im allgemeinen pflege ich etwa 200 ccm Blut zu ent-nehmen. Die Wirkung ist oft eine unmittelbar günstige insofern, als die sub-jektiven Beschwerden sich wesentlich bessern. Technisch ist das Verfahren außerordentlich einfach, wenn man sich einer Kanüle von 1—2 mm Lichtweite bedient und den Arm entweder durch eine elastische Binde oder vermittels des Blutdruckapparates staut. Gerade bei der Benutzung des Blutdruckapparates ist man jederzeit in der Lage durch Ablesen des Druckes für einen genügenden Zufluß zu sorgen und das kann unter Umständen, besonders wenn das Blut leicht gerinnt, vorteilhaft sein, um die nötige Menge Blut in kurzer Zeit ab-zulassen.

Bei Lungenödem und Asthma cardiale soll man den Aderlaß ausgiebig, 3—400 ccm, machen — Mackenzie empfiehlt 600—800 ccm in Fällen von Vor-hofflimmern und fortgeschrittener Herzschwäche —, bei Mitralstenosen würde ich häufiger kleinere Blutentziehungen von 80—100 ccm in 2—3 wöchentlichem Abstand für richtiger halten. Der unblutige Aderlaß, d. h. die Entlastung des Herzens durch Abbinden der Extremitäten schafft nur einen teilweisen Ersatz des blutigen Aderlasses. Immerhin fand Eppinger dabei eine Abnahme des Minutenvolums des Herzens und hält das Verfahren für brauchbar zum Kupieren herzasthmatischer Anfälle. Von Tabora fand hierbei eine Herabsetzung des Venendrucks, Tornai röntgenologisch nach dem Abbinden der Extremitäten eine Verkleinerung des Herzens. Bürger hält den unblutigen Aderlaß deshalb für einen unvollkommenen Ersatz, weil schon nach $^1/_2$ stündiger Dauer der Blut-sperre eine Neigung zu Ödembildung und eine Zunahme der Blutkonzentration als unerwünschte Folgen auftreten (s. auch Therapie der Gefäßerkrankungen S. 437).

V. Die organischen Erkrankungen des Herzens.
A. Die entzündlichen Erkrankungen.
1. Endokarditis.

Die Endokarditis ist eine lokale Entzündung des Endokards aus bakterieller, möglicherweise auch aus toxischer Ursache. Sie tritt in Form einer akuten, subakuten oder chronischen Erkrankung auf und ist gewöhnlich an den Klappen lokalisiert. Während die akute mit lokalen Beschwerden, schweren Allgemeinerscheinungen und Fieber einhergeht, kann die subakute und chronische längere Zeit symptomlos bleiben und erst durch eine Gelegenheitsursache manifest werden.

Ätiologie. Die Ursache der Endokarditis ist in den meisten Fällen eine bakterielle, nur selten kommen toxische Einflüsse in Betracht. Von den bekannten Bakterien findet man am häufigsten die Eitererreger (Staphylokokken und Streptokokken), dann die Pneumokokken, Diphtherie-, Typhus-, Koli-, Influenza-, Tuberkelbazillen und die Gonokokken. Neben diesen bekannten Erregern kommen die noch unbekannten oder zweifelhaften des akuten Gelenkrheumatismus, des Scharlach und der Masern in Betracht.

Entschieden am häufigsten sind die im Verlaufe der Polyarthritis rheumatica acuta auftretenden akuten Formen. Doch darf man nicht vergessen, daß zweifellos unter dem Signum ,,Polyarthritis`` viele Formen von Sepsis laufen, die mit Gelenkschmerzen einhergehen. Bemerkenswert ist, daß die monoartikulären Arthritiden seltener Endokarditis machen als die polyartikulären (Jürgensen).

Die Bakteriologie der Polyarthritis ist in Bd. 1 näher geschildert. Heute steht wohl zweifellos fest, daß wir den Erreger der Polyarthritis acuta nicht kennen und damit auch nicht den Erreger der bei der akuten Polyarthritis so häufig vorkommenden Endokarditis. Damit ist nicht gesagt, daß man nicht, wie oft von pathologischer Seite geschehen, in den endokarditischen Effloreszenzen Bakterien findet, speziell Streptokokken. Diese Bakterien sind dann ohne Frage sekundär eingewanderte Mikroben. Für ein spezifisches Virus sprechen auch die Aschoffschen perivaskulären Herde im Myokard. Daß diese Knötchen bei allen experimentell erzeugten Polyarthritiden und Endokarditiden fehlen, beweist, daß die Streptokokken und andere Bakterien nicht die Krankheitserreger der Polyarthritis sind. Beweisen kann man den Zusammenhang zwischen Endocarditis rheumatica und Streptokokken nicht dadurch, daß man aus dem Blute einer Polyarthritis gezüchtete Streptokokken weiter verimpft auf Tiere, bei diesen Versuchstieren Arthritis und Endokarditis erzeugt. Bei diesen Versuchstieren findet man eben nie die Aschoffschen rheumatoiden Knötchen, die als spezifisch heute anerkannt sind.

Wir müssen also zusammenfassend sagen, daß wir den Erreger der bei der Polyarthritis rheumatica acuta auftretenden Endokarditis nicht kennen.

Wir kennen auch nicht den Erreger der Chorea und klinisch steht die Chorea der Polyarthritis acuta insofern nahe, als Gelenkentzündungen bei der Chorea häufig vorkommen. Anatomisch sieht man bei der Chorea die rheumatoiden Knötchen im Myokard. Desgleichen ist eine Endokarditis häufig mit der Chorea vergesellschaftet. Romberg schreibt, daß die Symptome der Endokarditis bei der Chorea im Verlaufe von Jahren verschwinden können.

Ein naher Verwandter der Polyarthritis rheumatica ist ohne Frage auch das Erythema nodosum, das sich harmlos entwickeln, aber viele Monate hindurch bestehen kann. Im allgemeinen nimmt man in Deutschland an, daß dieses Krankheitsbild ohne komplizierende Endokarditis verläuft. Laache (Beobachtung über Endokarditis 1921) beschreibt unter 50 Fällen einen Fall von Endokarditis. Makenzie sah unter 100 Fällen 5 Endokarditiden. Auffällig ist, wie selten bei dieser Kombination die Endokarditis Symptome macht; so :and Osler unter 80 klinisch beobachteten Fällen eine sichere und vier zweifelhafte Herzaffektionen, dagegen bei 16 letal endigenden in 13 Fällen deutliche Endokarditis, von denen aber nur 4 im Leben Symptome gemacht hatten. Peiper[1] fand unter 30 Fällen von Chorea 14mal, das sind fast 50%, Endokarditis und Gelenkrheumatismus. Bei diesen Fällen konnte er die Entwicklung der Herzaffektionen beobachten. 6 andere Fälle wiesen

---

[1] Dtsch. med. Wochenschr. 1888.

schon eine ohne Gelenkrheumatismus bestehende chronische Endokarditis auf, davon waren 5 Mitralfehler, einer Aorteninsuffizienz. Schulz fand unter 20 Fällen von Chorea 14 Endokarditiden, die sich meist als Mitralinsuffizienz darstellten. In 3 Sektionsfällen konnte er im entzündlich veränderten Endokard Staphylokokken nachweisen.

In zweiter Linie darf man zweifellos die Eitererreger Staphylokokken und Streptokokken nennen, bei denen die Häufigkeit der Endokarditiden bedingt ist durch die große Zahl der von diesen Erregern herrührenden Krankheiten.

Da bekanntlich manche chronische Anginen und chronische Rachenschleimhautentzündungen keine lokalen Symptome machen, da aber im Anschluß an diese Eiterungen Staphylokokkenendokarditis beobachtet wird, so muß man bei einer anscheinend kryptogenetischen Endokarditis speziell die oberen Luftwege genauestens untersuchen. Es lohnt sich in solchen Fällen eine Aufnahme der Kiefer zu machen, um Kieferhöhlenkatarrhe, periodontische Abszesse auszuschließen. Die von den Harnwegen ausgehenden septischen Allgemeinerkrankungen machen in der Regel eine Streptokokkenendokarditis.

Als nächste wären die Pneumokokken anzuführen die auch noch relativ häufig Herzaffektionen machen, ferner die Gonokokken, Influenza- und Diphtheriebazillen. Nur selten hat man bei Scharlach, Typhus abdominalis, Masern und Influenza Entzündungen des Endokards beobachtet.

Den Pneumokokkus fand Weichselbaum unter 33 Fällen von Endokarditis 7 mal, Harbitz unter 43 Fällen 5 mal, A. Fraenkel in 0,8% aller Pneumonien, allerdings häufig kombiniert mit Streptokokken und Staphylokokken. Eine Bevorzugung des rechten Herzens bei Pneumoendokarditis, wie sie Wandel angenommen hat, scheint nicht zu bestehen.

Daß der Gonokokkus Endokarditis erzeugen kann, haben Lenhartz, später Ghon und Schlagenhaufer dadurch nachgewiesen, daß sie in einem solchen Falle Thrombusbrei auf die Urethra übertrugen und spezifische Urethritis hervorriefen. Bei der Zusammenstellung aller in der Literatur unter Endocarditis gonorrhoica niedergelegten Mitteilungen, die von Külbs 1907 gemacht wurde, fällt auf, daß ganz überwiegend häufig die Aortenklappen spezifisch erkrankt waren. In 48 Fällen, die zur Sektion kamen und bei denen histologisch, zumeist auch bakteriologisch, Gonokokken nachgewiesen wurden, war die Aorta erkrankt 28 mal, die Mitralis 8 mal, die Pulmonalis 6 mal, die Trikuspidalis 1 mal, die Aorta und Mitralis 3 mal, die Mitralis und Trikuspidalis 1 mal, Aorta, Trikuspidalis und Mitralis 1 mal, sämtliche Klappen 1 mal. Falls man nur diejenigen Fälle berücksichtigt, bei denen gramnegative Diplokokken im Schnitt festgestellt wurden (es sind das 30 Fälle), so steht auch bei diesen die Erkrankung der Aorta mit der Zahl 10 im Vordergrunde.

Weichselbaum erwähnt einen Fall von Micrococcus Meningitidis cerebrospinalis als Erreger von Endokarditis. Ein 9 Wochen altes Mädchen kommt nach 5 wöchentlicher Krankheit an Meningitis cerebrospinalis zum Exitus. Die Lumbalpunktion am noch lebenden Kinde ergab mikroskopisch und kulturell den Meningokokkus. Die Sektion zeigte eine ältere Perikarditis mit beginnenden Verwachsungen und eine isolierte Endokarditis der vorderen Mitralklappe mit einer kleinen Effloreszenz von der Größe einer Walderdbeere.

Der Tuberkelbazillus macht zwar nicht selten Herzaffektionen in Form einer miliaren Endokarditis, im allgemeinen aber ist ein Nebeneinanderbestehen von Lungentuberkulose und Endokarderkrankungen nicht häufig, und zwar finden sich bei Lungenphthisen noch eher Erkrankungen der linken Herzabschnitte, als der rechten.

Rein toxische Endokarditiden ohne Bakterieneinwirkung anzunehmen sind wir nicht berechtigt. Sowohl die einfache Überlegung wie auch das Experiment beweisen das zur Genüge. Wohl gelingt es durch Toxineinwirkung Klappenveränderungen herbeizuführen, doch sind diese rein regenerativer Natur, keine eigentlichen Entzündungen. Wir müssen sie uns so zu erklären versuchen, daß die normale mechanische Anpressung der Klappe unter der Toxineinwirkung zu Läsionen des Klappengewebes und dann folgenden regenerativen Veränderung führt. Kommt es nun im Verlauf der Primärerkrankung weiterhin zum Eindringen von Mikroben, so ist diesen natürlich an dem geschädigten Klappengewebe Tür und Tor geöffnet. Die Toxinwirkung ist also letzten Endes lediglich ein vorbereitendes Agens, nicht die Ursache des Auftretens der Endokarditis. Tatsächlich begleitet nun ja auch alle die Erkrankungen, in deren Gefolge wir gewöhnlich eine sogenannte toxische Endokarditis beobachten, wie Diabetes, Karzinom häufig eine sekundäre Infektion des Blutes.

Experimentelles. Die Vorbedingung für eine experimentell erzeugte Endokarditis ist das Vorhandensein von Mikroben oder Mikrobengiften im Blut. Die auslösende Ursache ist eine Schädigung des Endokards, entweder rein mechanisch, oder chemisch, oder auf funktioneller oder erworbener Schwäche beruhend. Rosenbach [1] erreichte die

---

[1] Arch. f. exp. Pathol. u. Pharmakol. Bd. 9.

mechanische Schädigung des Endokards durch Reizung der Aortenklappen mittels einer in die Karotis eingeführten Sonde. Zweimal trat hier bei nicht sterilem Sondieren eine Endokarditis auf. Die Tiere gingen unter den Erscheinungen allgemeiner Sepsis zugrunde. Diese Versuche Rosenbachs wurden später von Orth, Wyssokowicz, Weichselbaum, Nedda und anderen wiederholt, indem diese nach der Klappenverletzung Kulturen verschiedener Mikroorganismen in den Kreislauf injizierten. Bei den Versuchstieren entstand jedesmal eine durch die injizierten Organismen bedingte Endokarditis.

Ribbert versuchte Endokarditiden zu erzeugen, ohne eine grobe Klappenverletzung vorzunehmen. Er verrieb alte Kulturen von Staphylokokken mit den Kartoffelscheiben, auf denen sie gezogen waren, zu einer ziemlich dünnflüssigen Masse und injizierte diese in die Venen. Auch hierbei entwickelte sich eine Endokarditis. Es bleibt dahingestellt, ob nicht doch die zerriebenen Kartoffelstücke noch als Fremdkörper mitgewirkt und das Endokard in geringem Maße geschädigt haben mögen. Aus diesen experimentellen Untersuchungen geht wohl ziemlich klar hervor, daß die mechanische Verletzung des Klappengewebes als eine Grundbedingung für das Einsetzen einer Endokarditis anzusehen ist.

Die Erzeugung von Endokarditis ohne Klappenschädigung entspricht natürlich der menschlichen Pathologie viel mehr, sie gelang auch tatsächlich Lissauer und Saltykow, jedoch sind ihre positiven Befunde im Vergleich zu der Zahl der angestellten Versuche sehr gering. Lissauer z. B. erzielte bei 20 Versuchstieren mit Staphylokokkeninjektionen 2 positive Endokarditisfälle. Saltykow sogar unter 70 nur 5.

In neuen Versuchen konnte Siegmund zeigen, daß unter fortgesetzten bakteriellen Einwirkungen schließlich auch das Endokard und die Herzklappen an den Leistungen der Aufnahme und Verarbeitung teilnimmt, die zunächst dem reticalo-endothelialen System im engeren Sinne zukommen. Auf Grund tierexperimenteller Versuche mit Injektion zunächst abgetöteter, dann lebender Staphylokokken bei Kaninchen und auf Grund klinischer Beobachtungen entwickelt A. Dietrich folgende Anschauung über das Zustandekommen der Endokarditis:

Die Vorbedingung für das Haften von Keimen am Endokard ist eine gesteigerte Reaktionsfähigkeit des Endothels, wie wir sie nach fortgesetzten oder lange Zeit ausgedehnten Infektionen sehen. Deshalb macht die akute stürmisch verlaufende Sepsis fast nie Herzerscheinungen und Endokarditis, um so mehr die schleichend verlaufenden Formen der Sepsis. Daß die mechanischen Bedingungen des Klappenschlusses für das Haften an den Klappen eine mehr ortsbestimmende Rolle spielen, mag sein. Wenn nun an der reaktionsbereiten Stelle des Endokards Keime haften, so hängt das Schicksal von der Wechselwirkung zwischen zellulären Kräften und Virulenz der Mikroorganismen ab. Ist die resorbierende Leistung des Gewebes stärker, so kommt es zum Abbau der Keime und zur Organisation des Gewebes; also zum Erfolg der Abwehrreaktion. Eine verminderte Reaktionsleistung führt zur verrukösen Endokarditis, die weitgehende Beziehungen zu thrombophlebitischen Prozessen hat. Ein weiteres Versagen der Resorption führt zum Überwuchern der Keime, zum Bild der polypösen oder ulzerösen Endokarditis. In diesem Sinne faßt auch Dietrich die Endokarditis lenta nicht als eine spezifische Erkrankungsform durch einen spezifischen Erreger, sondern als die Sepsisform eines abgestimmten hochsensibilisierten Organismus im Sinne Siegmunds auf.

Pathologische Anatomie. Man unterscheidet anatomisch zwei Formen von akuten Endokarditiden, die verruköse und die ulzeröse, und stellt diesen die chronische produktive Entzündung gegenüber. Neuerdings macht Beitzke den Vorschlag, die Endokarditis einzuteilen in 1. Endocarditis verrucosa oder Endocarditis simplex, die gutartige Form, 2. Endocarditis septica, a) polyposa, b) ulcerosa. Alle diese Formen haben ihren Sitz fast ausschließlich im linken Herzen; es sind hier in den meisten Fällen die Klappen befallen (Endocarditis valvularis), selten die Sehnenfäden, Trabekel oder die innere Wand selbst (Endocarditis chordalis, trabecularis, parietalis usw.).

Das Entstehen der anatomischen Veränderungen muß man sich wohl hauptsächlich auf Grund der experimentellen Untersuchungen so vorstellen, daß die Mikroorganismen beim Klappenschluß an den Schließungsrand angedrängt werden, hier haften und sich ansiedeln. Die nächste Folgeerscheinung ist, daß zuerst das Endothel des Endokards nekrotisch wird. Auf diesem nekrotischen Gewebe lagert sich wahrscheinlich aus dem Blut stammendes Fibrin ab und bildet, entsprechend der Schließungslinie, eine Reihe von warzigen Erhebungen. Wir haben dann die einfachste Form der Entzündung, die Endocarditis acuta verrucosa vor uns. Wenn Bakterien in dem nekrotischen Gebiet nicht nachweisbar sind, muß man einen toxischen Einfluß auf das Endothel annehmen. Erst sekundär folgt der Endothelnekrose eine Wucherung

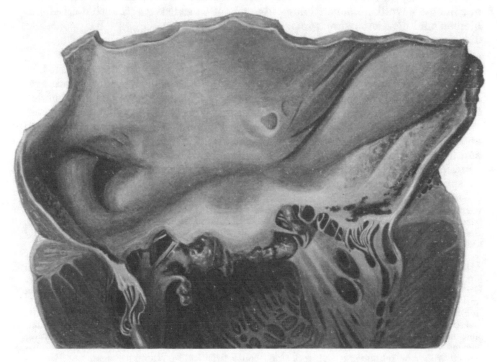

Abb. 134. Endocarditis recurrens ulcerosa der Mitralis[1]. (Sammlung E. Pick.)

der subendothelialen bindegewebigen Schicht, die Zellen vermehren sich, werden größer, sie sind spindelförmig und enthalten große ovale blasse Kerne; von dieser gewucherten Schicht aus beginnt dann die Organisation der Fibrinauflagerungen durch Infiltration mit Leukozyten und Einwachsen von Granulationsgewebe. So kann der Prozeß allmählich abheilen, in den meisten Fällen aber erhält die Klappe nicht ihre alte Glätte und Dünne, sondern es entstehen Verdickungen, Verwachsungen und narbige Retraktionen. Diese Veränderungen bilden, wie S. 345 näher besprochen werden wird, die anatomische Grundlage der organischen Herzklappenfehler.

In anderen Fällen von akuten Endokarditiden kommt es zu weit schwereren Veränderungen. Die Ursache dieser Erkrankung ist meist eine allgemeine Sepsis, bei der zahlreiche hochvirulente Bakterien im Blute kreisen. Diese

---

[1] Die Abb. 134, 137, 138, 146, 157, 158, 166 und 174 sind aus der Sammlung Pick entnommen. Herrn Prof. Dr. E. Pick gestatte ich mir auch an dieser Stelle meinen verbindlichsten Dank für die Überlassung seiner Präparate auszudrücken.

Form unterscheidet sich von der zuerst beschriebenen dadurch, daß die Veränderungen im Gewebe meist tiefer gehen. Es kommt zu ausgedehnter hyaliner Nekrose und teilweiser Einschmelzung des nekrotischen Gewebes, sei es unter dem Einfluß der Bakterien oder der Leukozyten. Daß diese nekrotischen Partien losgelöst und fortgeschwemmt werden können, also zu Embolien in allen inneren Organen und in der Haut führen können, ist leicht verständlich. Wenn solche Loslösung stattfindet, entstehen natürlich auch mehr oder weniger große Defekte im Klappengewebe (ulzeröse Endokarditis s. Abb. 134). Diese Form führt, entsprechend der schweren Allgemeininfektion, in den meisten Fällen binnen kurzer Zeit zum Tode. Tritt dieser nicht ein, so kann der Prozeß nur in eine unvollkommene Heilung übergehen, da selbstverständlich die Defekte bleiben und die Geschwüre vernarben. So ist meist ein schwerer Klappenfehler die Folge der überstandenen Krankheit.

Die dritte Form, die Endocarditis chronica s. fibrosa productiva, wird bei den Herzklappenfehlern genau besprochen werden. Wichtig ist hier nur, daß sich auf dem Boden dieser Erkrankung neue akute Entzündungserscheinungen in einer der eben beschriebenen Formen an der entsprechenden Klappe bilden können. Man spricht dann von Endocarditis recurrens.

Von den Herzklappen aus kann nun der Prozeß einerseits auf das Myokard, andererseits auf die Herzwände übergreifen. Der Herzmuskel ist bei allen entzündlichen Prozessen sehr häufig beteiligt. Ist die Herzwand von dem entzündlichen Prozeß befallen, oder, was relativ selten vorkommt, allein erkrankt, so spricht man von Endocarditis parietalis.

Von den einzelnen Erregern ist noch zu erwähnen, daß die Pneumokokken leicht verruköse Endokarditiden machen; Weichselbaum betont, daß diese Auflagerungen, besonders an den Aortenklappen, zu langen flottierenden Effloreszenzen auswachsen können. Bei Diphtherie sind die Veränderungen auffällig schwer, obwohl sie makroskopisch häufig kaum sichtbar sind.

Nach Königer soll sich die Endocarditis rheumatica von den Entzündungen anderer Ätiologie histologisch unterscheiden hauptsächlich durch die tiefer gehende Nekrose, durch eine eigentümliche Homogenisierung des Gewebes, die wohl zu unterscheiden ist von der Hyalinnekrose, durch nachträgliche Quellung und Ödemisierung der nekrotischen Massen und schließlich dadurch, daß die rheumatische Endokarditis nicht nur vorwiegend die Schließungslinie der Klappen, sondern auch andere Teile des Endokards gleichzeitig befällt. Bei der Tuberkulose sieht man nicht selten Endokarditiden ohne klinische Bedeutung, sie sind z. B. nur eine Folge der gleichzeitigen Mischinfektion mit Eitererregern. Häufig werden an den Auflagerungen bei Tuberkulose auch Tuberkelbazillen gefunden, die indessen wohl nur sekundär abgelagert sind; echte tuberkulöse Veränderungen mit Riesenzellen und Verkäsung sind äußerst selten (Benda, Schmorl u. a.).

Es scheinen aber die Mikroorganismen sich gelegentlich in den Auflagerungen jahrelang halten zu können. Hirschfeld fand bei 5 Fällen in den Auflagerungen alter hochgradig verdickter und verkalkter Klappen Staphylokokken.

Symptome. Die Symptomatologie der akuten Endokarditis ist eine sehr mannigfaltige. Nicht einmal die Temperatur, die sonst für Infektionskrankheiten als wichtigste Unterlage dienen kann, gibt bei der Endokarditis sichere Anhaltspunkte. Endokarditiden, die, wie der weitere Verlauf zeigt, mit ausgedehnten lokalen Veränderungen bereits einhergehen, können fieberlos oder fast ohne Fieber verlaufen. Neben diesem symptomlosen Verlauf gibt es stürmisch einsetzende Fälle mit so charakteristischen Symptomen, daß man unmittelbar auf die Diagnose gedrängt wird.

Der vom Herzen ausgehende Symptomenkomplex läßt sich folgendermaßen darstellen: Gewöhnlich besteht eine Pulsfrequenzerhöhung wesentlicher Art, zumeist so, daß die Frequenzerhöhung höher ist, als dem Fieber entspricht. Der Puls kann dabei regelmäßig sein, es können aber auch mehr oder weniger reichliche Extrasystolen eingeschoben sein, eine Tatsache, die auf eine erhöhte Reizbarkeit oder auf eine Reizung der im Endokard gelegenen intrakardialen Nervenendigungen hindeutet. Der subendokardiale Verlauf der Ausläufer des Hisschen Bündels gestattet wohl die Annahme, daß hier, auch ohne wesentliche anatomische Veränderungen, der Angriffspunkt für die Pulsstörung zu suchen ist. Systematische Untersuchungen dieser Art stehen noch aus; es ist nicht unmöglich, daß man auch in frischen Endokarditiden hier leichte anatomische Veränderungen nachweisen kann. Daß die Extrasystolen gelegentlich sich als Pulsus bigeminus oder trigeminus usw. äußern können, ist von untergeordneter Bedeutung. Daß das Herz an und für sich sehr viel leichter erregbar ist, äußert sich besonders bei leichten körperlichen Anstrengungen (Aufrichten im Bett, bei psychischen Erregungen usw.), indem hierbei die Pulsfrequenz bedeutend erhöht wird und nur sehr langsam ein Rückgang auf die vorherige Pulshöhe stattfindet.

Die subjektiven Symptome von seiten des Herzens sind in erster Linie Herzklopfen, dann Sensationen anderer Art wie Druck, Ziehen, gelegentlich auch Schmerzen in der Herzgegend. Zirkulationsstörungen der Gefäße in der Peripherie erkennt man an der Zyanose der Arme und Beine, des Gesichts, die sich gewöhnlich mit einer ausgesprochenen Anämie vergesellschaftet, so daß die Patienten blaß aussehen mit zyanotischen, oft scharf abgegrenzten Flecken auf den Wangen, zyanotischen Lippen und kalt sich anfühlenden, dabei aber blau verfärbten Extremitäten. Der Blutdruck ist in der Regel subnormal, d. h. hat Werte von 80—100 mm Hg.

Die physikalische Untersuchung des Herzens ergibt folgendes: Die Herztöne können rein sein, oder aber man hört über der Spitze ein systolisches Geräusch. Nicht selten ist das entstehende Geräusch über der Mitralis ausgesprochen präsystolisch oder der Ton so verändert, daß man von einem dumpfen Ton, bzw. von einem gespaltenen, dumpfen Ton sprechen kann; besonders beim Aufrichten erkennt man dann, daß diese Verdoppelung des Tones re vera ein präsystolisches Geräusch bedeutet. Hat sich das systolische Geräusch vollständig entwickelt, so ist es nicht selten sehr laut, gelegentlich von musikalischem Charakter. Bei flottierenden Klappenwucherungen sind die Geräusche wechselnd, sie können innerhalb kurzer Zeit intensiv oder vollständig verschwunden sein, sie können, wie das gelegentlich beobachtet worden ist, plötzlich aufhören, offenbar deshalb, weil die Auflagerung, die das Geräusch verurusacht, abreißt. Bei stärkerer Veränderung an den Aortenklappen hört man nicht selten neben dem systolischen ein ausgesprochenes diastolisches Geräusch. Diese lauten systolischen und diastolischen Geräusche können unabhängig von der Phase der Herztätigkeit so ineinander übergreifen, daß man ein kontinuierliches Geräusch zu hören glaubt, welches speziell bei Wandendokarditiden beobachtet worden ist. Die Geräusche entstehen, entsprechend den erkrankten Klappen, am häufigsten über der Mitralis, dann über der Aorta, zuweilen über der Trikuspidalis und schließlich am seltensten über der Pulmonalis; mitunter sind mehrere Klappen gleichzeitig befallen. Jedenfalls muß man bei dem Vorhandesein eines sehr lauten Geräusches, das auch über dem rechten Sternalrand hörbar ist, ebenso wie an der Spitze, an die Kombination von Mitralis und Trikuspidalis denken.

Perkussorisch äußert sich die beginnende Endokarditis natürlich nicht mit einer Veränderung der Herzfigur und Herzgröße, gewöhnlich aber tritt schon nach kurzer Zeit eine deutliche Vergrößerung des linken Ventrikels bei dem Vorhandensein einer Endokarditis der Mitralis hervor mit einem nach links verbreiterten hebenden in oder außerhalb der Mamillarlinie gelegenen Spitzenstoß. Offenbar handelt es sich in diesem Falle in erster Linie um eine leichte Dilatation, die allerdings später in eine Hypertrophie übergeht, ohne die Grenzen wesentlich zu verändern. Auch bei der Endokarditis der

Aortenklappen bahnt sich die Vergrößerung des Herzens nach links schon bald an, ebenso wie die Vergrößerung nach rechts bei der Endokarditis der Trikuspidalklappen. Diese rasche Anpassung entspricht den experimentellen Befunden bei künstlich erzeugten Klappenfehlern, wo man schon nach 4 Wochen deutliche Gewichtsvermehrung der Ventrikel beobachtet hat.

Die objektiven Erscheinungen von seiten des Herzens werden besonders deutlich, wenn, was sehr oft der Fall ist, der Prozeß vom Endokard auf das Myokard übergeht.

Pulsstörungen, Dilatationen, Stauungserscheinungen treten dann in stärkerem Maße ein. Zuweilen tritt im Verlaufe einer Endokarditis auch eine Erkrankung des Herzbeutels auf, die sich durch perikarditische Geräusche und Ergüsse in das Perikard äußert. Sehr häufig kombinieren sich diese Symptome von seiten des Herzens mit einer Nephritis, und zwar einer frischen hämorrhagischen, bei der die Blutungen oft in paroxysmalen Anfällen auftreten. Diese Nierenerkrankung ist z. T. auf Embolie in der Nierenarterie, z. T. auf kleine Bakterienembolien diffuser Art zurückzuführen. Speziell die Streptokokken-Endokarditis macht häufig eine akute hämorrhagische Glomerulonephritis. Allerdings sind hier in den Glomerulis selbst Streptokokken nicht immer gefunden worden. Embolien auch in anderen Organen sind ziemlich häufig, speziell in Leber und Milz; sie geben aber selten die Möglichkeit einer klinischen Diagnose. Auf perisplenitisches und hepatitisches Reiben sollte man bei lokalen Schmerzen immer achten. Auch Embolien in den Extremitäten, in den Darmgefäßen, in den Koronararterien werden beobachtet. Die ersteren machen gewöhnlich Schmerzen, lokale Stauungserscheinungen (Zyanose, Ödeme), Kältegefühl, die Embolien in den Darmgefäßen meistens kolikartige Schmerzen, gelegentlich Darmblutungen, die in den Koronargefäßen Symptome von Angina pectoris, oft plötzlichen Tod. Lungenembolien kommen selten vor, sie machen blutige Infarkte oder Abszesse, gelegentlich im Anschluß daran ausgedehnte pneumonische Infiltration mit seröser hämorrhagischer Pleuritis. Wichtig ist auch der bei der akuten Form bisweilen fühlbare Milztumor, hervorgerufen durch die akute entzündliche Hyperplasie des Organs [nicht durch einen Infarkt vgl. o.)]. Allerdings ist der Milztumor zumeist nicht fühlbar, da die Hyperplasie auf einer teigigen, durch den tastenden Finger nicht nachweisbaren Schwellung beruht. Es kommen auch embolische Aneurysmen vor in den Gehirngefäßen und in den Gefäßen, die die parenchymatösen Organe versorgen, bisweilen auch in den Extremitäten.

Blutungen in die äußere Haut, sich kennzeichnend durch petechiale Flecken oder selten mehr flächenhafte Blutungen, gelegentlich Blutungen in die Schleimhäute, Konjunktiva, Retina, können schubweise auftreten; die Hautblutungen können akute Exantheme (Scharlach, Masern) vortäuschen.

Bei der Endocarditis lenta speziell ist auch die Meningitis als Komplikation hervorgehoben worden; eine hämorrhagische Meningitis, nachgewiesen durch den im Lumbalpunktat vorhandenen Streptococcus viridans. Die Symptome, unter denen die Meningitis einsetzte, waren Kopfschmerzen, Benommenheit, Hemiplegie.

Verlauf. Man hat nach dem Verlauf unterschieden leichte und schwere Formen.

1. Leichte Form. Zu den leichten Formen gehören außer den einfachen Endokarditiden vorwiegend diejenigen, die beim Gelenkrheumatismus sich einstellen. Bei allen diesen ist freilich zu beachten, daß auch bei Gelenkrheumatismus schwere, tödlich verlaufende Endokardentzündungen vorkommen, und zweitens, daß nicht selten in der Rekonvaleszenz plötzlich die Entzündung neu aufflackert und jetzt, während sie zum ersten Male harmlos verlief, unter

schweren Allgemeinerscheinungen innerhalb kurzer Zeit zum Tode führen kann. (s. u. Endoc. lenta). Daß solch eine rezidivierende Endokarditis oft ungleich schwerer verläuft als die primäre Entzündung, muß wohl daran liegen, daß die Auflagerungen für die Bakterien einen besonders günstigen Nährboden abgeben. Köster glaubt diese erhöhte Disposition den sehr reichlich neugebildeten Gefäßen zuschreiben zu müssen.

2. Schwere Formen. Zu den schweren Formen gehören nicht selten solche, die man auf den ersten Anblick den typischen Polyarthritiden unterordnen würde. Schmerzen und Schwellungen in den verschiedensten Gelenken, die im Anschluß an eine Angina aufgetreten sind, anfangs weniger schwere Allgemeinerscheinungen machten, dann bezüglich des Temperaturverlaufes und des Allgemeinzustandes mehr einer Sepsis als einer Polyarthritis glichen, und die auf Salizylpräparate nur vorübergehend reagierten.

Ferner sind vereinzelte Fälle hier einzureihen, die sich mehr oder weniger akut an eine Gonorrhöe anschlossen, und, wie die mikroskopischen und kulturellen Untersuchungen zeigten, reine gonorrhoische Endokarditiden waren. Den größten Platz nehmen aber unter den schweren Formen die Fälle von Streptokokkensepsis, besonders nach Wochenbettinfektionen ein. Klinisch sind diese Erkrankungen charakterisiert durch einen typischen Temperaturverlauf, einen hohen Puls, Milzschwellung, multiple Embolien in Haut- und Netzhaut, durch eine Euphorie oder schwere Benommenheit des Patienten.

Die Entwicklung des Krankheitsbildes geschieht meistens unter zunehmender Mattigkeit, Dyspnoe, Herzklopfen, Schüttelfrösten. Da sich ein Ausgangspunkt für diese Erscheinungen oft nicht finden läßt, muß man sich erinnern, daß leichte Verletzungen der Haut, Erkrankungen der männlichen oder weiblichen Genitalien (Prostata, Uterus), interlobuläre und subphrenische Abszesse, Eiterungen von Ohr- und Nasennebenhöhlen, osteomyelitische Prozesse die Ursache sein können. Durch eine genaue Untersuchung wird sich hier und da der Ausgangspunkt feststellen lassen, oft aber auch nicht; man spricht dann von einer „kryptogenetischen" Septikopyämie. In solchen Fällen kann die Endokarditis die einzige, objektiv nachweisbare Organveränderung sein. Um den Erreger des Fiebers festzustellen, bedient man sich am besten der von Lenhartz empfohlenen Methode der Blutuntersuchung.

Der Verlauf der septischen (ulzerösen) Endokarditis ist entweder so, daß nach wenigen Tagen der Tod eintritt, oder so, daß ein langwieriges, durch bedrohliche Rückfälle oft unterbrochenes Krankenlager entsteht.

Außer den Geräuschen findet man eine mehr oder weniger ausgesprochene Stauungsleber und Stauungsmilz, im Urin Eiweiß und rote Blutkörperchen, spärliche Zylinder, meistens nur geringe Ödeme der Haut, selten Aszites und Pleuraergüsse. Diese Erscheinungen von Herzinsuffizienz können sich nun immer mehr ausbilden und zum Tode führen, sie können ganz oder teilweise zurückgehen und, allerdings wohl nur vorübergehend, den Patienten subjektiv beschwerdefrei machen. Da es sich bei diesen septischen Endokarditiden immer um ulzeröse Prozesse mit tiefgreifenden Störungen handelt, so ist eine restitutio ad integrum völlig unmöglich. Wird eine Besserung insoweit erzielt, daß die Stauungserscheinungen teilweise zurückgehen, so sieht man doch bei jeder, oft äußerst geringen körperlichen Anstrengung den Herzmuskel wieder erlahmen und sehr oft Rezidive, d. h. Fieber und Lokalsymptome von seiten des Herzens oder anderweitige Folgeerscheinungen (Embolien, Infarkte usw.) auftreten.

3. Die Beteiligung des Endokards bei einer septischen Erkrankung macht bisweilen nur undeutliche Symptome. Ein Geräusch über der Herzspitze oder über der Basis ist gewöhnlich das einzige Zeichen. Das Geräusch kann aber auch vollkommen fehlen, andererseits braucht es

durchaus nicht auf einer Erkrankung der Herzklappen zu beruhen, sondern kann akzidentell sein, vielleicht auch die Folge einer relativen Insuffizienz infolge von Erkrankung des Myokards. Mit der Zeit wird das Geräusch deutlicher, nicht selten ist in den nächsten Tagen oder Wochen der Befund außerordentlich wechselnd. Mehr oder weniger rasch gesellt sich auch eine Dilatation des Herzens nach rechts und eine Verstärkung des zweiten Pulmonaltons hinzu, bisweilen auch ein präsystolisches Geräusch. Sehr viel seltener entsteht ein diastolisches Geräusch über der Aorta oder über dem unteren Teil des Sternums.

Bisweilen entwickelt sich im Lauf einiger Tage oder Wochen allmählich das Bild eines Klappenfehlers. In sehr viel selteneren Fällen entsteht ein Vitium ganz plötzlich, gewissermaßen über Nacht.

4. Endokarditis bei Scharlach und Diphtherie. Bei Scharlach und Diphtherie, seltener bei anderen Infektionskrankheiten, kommen Endokarditiden vor, die bisweilen schon während des fieberhaften Stadiums, bisweilen erst in der Rekonvaleszenz entstehen. Meistens verlaufen sie ziemlich gutartig und machen geringe Symptome, so daß sie häufig übersehen werden. Namentlich beim Scharlach sind sie nicht selten, und es ist wohl möglich, daß mancher Herzfehler, dessen Ätiologie man nicht feststellen kann, auf einem in der Jugend durchgemachten Scharlach beruht.

Wenn die Endokarditis schon im Beginn der Krankheit entsteht, so hört man von Anfang an ein systolisches Geräusch, bisweilen findet man auch eine Verbreiterung der Herzdämpfung, die schon eine Folge des Klappendefektes ist oder auf Myokardschwäche zurückgeführt werden muß. Auch eine akute Herzdilatation kann zuerst auftreten, um bald wieder zurückzugehen und den Zeichen einer Klappenläsion Platz zu machen. Während das Fieber zurückgeht, kann sich ein Herzfehler entwickeln, es kommt aber auch vor, daß die Temperatur nicht vollständig zur Norm absinkt und viele Wochen lang hoch oder wenigstens subfebril bleibt. In anderen Fällen werden die Erscheinungen nie sehr deutlich, es bleibt einzig ein systolisches Geräusch und eine geringe Verstärkung des zweiten Pulmonaltones zurück, so daß man im Zweifel bleibt, ob wirklich eine Endokarditis vorliegt oder einfach ein akzidentelles Geräusch, wie es bei gesunden Kindern nicht selten beobachtet wird. Manchmal weiß man auch nicht, ob nicht schon vor der fieberhaften Erkrankung ein Herzfehler bestand und alle Erscheinungen auf diesen zurückzuführen sind.

Nicht wenige Endokarditiden entstehen erst in der Rekonvaleszenz. Das kommt namentlich beim Scharlach vor und hier entwickelt sich die Affektion zu der Zeit, in der auch die anderen Komplikationen aufzutreten pflegen, d. h. meistens am Ende der zweiten und in der dritten Woche. Bisweilen macht sich der Beginn der Endokarditis durch subjektive Erscheinungen von seiten des Herzens, Herzklopfen oder unangenehme Sensationen, geringe Dyspnoe usw. geltend, bisweilen fühlen sich die Patienten matt, die Kinder sind mißmutig und müde, bisweilen fehlen aber auch alle subjektiven Störungen. Nur eine Steigerung der Pulsfrequenz und eine geringe Erhöhung der Körpertemperatur läßt erkennen, daß etwas nicht in Ordnung ist. Bei der Untersuchung des Herzens findet man ein systolisches Geräusch und mit der Zeit werden die Erscheinungen eines Herzfehlers deutlicher. Die Temperatur kann nach einigen Tagen zur Norm herabsinken, sie kann aber auch viele Wochen lang subfebril oder selbst fieberhaft bleiben. In manchen Fällen bleibt aber das systolische Geräusch oder eine Verstärkung des zweiten Pulmonaltones die einzige Veränderung am Herzen und man ist nicht sicher, ob wirklich eine Endokarditis vorliegt, die Pulszahlen als Zeichen einer Zirkulationsstörung aufzufassen und die subfebrilen Temperaturen auf das Herz zu beziehen sind.

Differentialdiagnostisch ist immer zu berücksichtigen, daß es sich um akzidentelle oder um eine Kombination von organischen und akzidentellen Geräuschen handeln kann, daß vorher schon ein Klappenfehler bestanden haben kann, der sich zur Zeit in einem chronisch nicht entzündlichen Stadium befindet und nur das auskultatorische Symptom einer Endokarditis vortäuscht. Am sichersten wird die Diagnose gestellt werden können, wenn man ein Geräusch im Verlauf der Beobachtung erst entstehen hört, um so mehr, wenn das Geräusch unabhängig von stärkeren Veränderungen der Pulsfrequenz auftritt, wenn man also ein durch Veränderung der Zirkulationsgeschwindigkeit bedingtes, akzidentelles Geräusch ausschließen kann. Akzidentelle Geräusche letzterer Art treten leicht bei myokarditischen Erkrankungen auf.

Ein organisches Geräusch von einem akzidentellen Geräusch zu unterscheiden kann oft schwer sein. Perkussorisch ist eine leichte Veränderung in der Herzdämpfungsfigur — und im Beginn der Erkrankung sind es eben nur geringe Größendifferenzen — vorsichtig zu beurteilen. Auskultatorisch sind die obigen Momente, die ein akzidentelles von einem organischen unterscheiden lassen, nicht immer benutzbar. Außerdem sind bettlägerige Patienten oft blaß und anämisch. Man sollte daher bei der Verwertung von Geräuschen speziell von systolischen Geräuschen über der Spitze oder über der Pulmonalis besonders vorsichtig sein. Die Erfahrung lehrt, daß diese Patienten, wenn sie wieder außer Bett sind und vor dem Röntgenschirm gestellt werden, oft ein kleines Herz haben, und daß die als organisch angesprochenen Geräusche sich kurze Zeit nach der Besserung des Allgemeinbefindens verloren haben. Es empfiehlt sich daher mit der Diagnose Endokarditis, falls nicht eindeutige Symptome vorliegen, sich nicht sicher festzulegen, ehe 6—10 Wochen nach Beginn der Erkrankung verstrichen sind.

Prognose. Die Prognose hängt natürlich wesentlich von der Ausdehnung, Form und dem Verlauf des endokarditischen Prozesses ab. Da man aus der Intensität des Geräusches keinen Schluß auf die anatomischen Veränderungen machen kann, ist man mehr auf die allgemeinen Symptome und die Begleiterscheinungen angewiesen. Handelt es sich nur um eine einfache Endokarditis, oder um eine Endokarditis im Verlaufe der eben erwähnten Infektionskrankheiten, so ist die Prognose eine gute, quoad vitam. Quoad restitutionem ist die Prognose stets zweifelhaft, ob sie besser oder schlechter ist, hängt hauptsächlich von dem weiteren Verlauf der Begleiterkrankungen und vom Alter ab. Bei jugendlichen Individuen unter 17 Jahren kann sich eine ausgesprochene Klappeninsuffizienz bei entsprechendem Verhalten vollkommen verlieren, so daß später weder Geräusche noch Insuffizienzerscheinungen nach körperlichen Anstrengungen vorhanden sind. Beim ausgewachsenen Menschen bleibt der Klappenfehler immer bestehen. Er kann sich Jahre und jahrzehntelang soweit kompensieren, daß eine mittlere körperliche Leistungsfähigkeit erhalten bleibt. Ob er dieses tut, und wie lange, kann man kurz nach dem Ablauf der entzündlichen Erscheinungen nicht übersehen. Es ist daher hier unbedingt nötig, mit der Prognose zurückhaltend zu sein. Stellen sich Insuffizienzerscheinungen schon in den ersten Tagen ein, so handelt es sich meistens um die ulzeröse Form, d. h. um größere Defekte im Klappenapparat, und dann ist natürlich die Prognose ungünstiger als bei einer fast symptomlos verlaufenden Entzündung. Geht die Endokarditis mit einer septisch-pyämischen Allgemeinerkrankung einher, so ist, da hier die ulzeröse Form durchweg überwiegt, die Prognose schlecht. Bei älteren Leuten kann die Endokarditis sich da etablieren, wo schon vorher das Endokard durch arteriosklerotische Einlagerungen geschädigt war. In solchen Fällen ist natürlich auch die Prognose durchweg weniger günstig zu nennen. Zeigt im vorgeschrittenen Lebensalter das Endokard Entzündungserscheinungen, so muß man immer daran denken, daß der Kreislauf durch eine schon vorhandene Arteriosklerose geschädigt sein kann. In solchen Fällen ist eine noch größere Vorsicht in der Prognose nötig, da bei Ausbildung der chronischen Form sehr leicht diese Schädigung manifestiert und dauernde Insuffizienzerscheinungen hervorruft. Die Prognose hängt andererseits von der Beteiligung des Klappen-apparates ab. Neigt, wie nicht selten, die Endokarditis zu Rezidiven, d. h. treten nach einem mehr oder weniger langen, fieberfreien Verlauf neue Fieberattacken auf, die auf ein Wiederaufflackern des entzündlichen Prozesses bezogen werden, so ist die Prognose natürlich erheblich ungünstiger als bei einer Entzündung, die in wenigen Tagen abläuft und dann rezidivfrei bleibt.

Im allgemeinen kann man sagen, daß die Prognose fast immer sehr unsicher ist, vor allem, weil man nie entscheiden kann, ob nicht noch Rezidive auftreten.

Therapie. Bei jeder frischen Entzündung des Endokards ist absolute körperliche Ruhe das wichtigste. Um diese Ruhe, natürlich Bettruhe, durch-zuführen, muß man ganz bestimmte Verordnungsmaßregeln treffen. Bei häus-licher Behandlung empfehle man sofort eine ständig den Patienten überwachende Pflegeperson, die darauf achtet, daß alle heftigen Sinneseindrücke und alle un-mützen Bewegungen vermieden werden. Hierher gehört besonders die Bewegung beim Urinlassen und bei der Defäkation; es muß also für eine bequeme Urinflasche und für Stuhlgang durch Abführmittel (Sennainfus oder Klistiere) gesorgt werden. Tägliche vorsichtig ausgeführte Waschungen der Haut mit lauwarmem Wasser ein oder zweimal sind zu empfehlen. Um alle Aufregungen zu vermeiden, empfiehlt es sich, den Patienten in ein ruhiges, halbdunkles Zimmer zu fahren.

Die häufig intensiven Schmerzen in der Herzgegend kann man durch eine Eisblase oder durch eine Kühlschlange, evtl. auch durch Blutegel oder Schröpfköpfe lindern, gewöhnlich genügt die Kühlschlange, die auch insofern günstig wirkt, als sie den Patienten zu einer bestimmten Ruhelage zwingt.

Solange Fieber besteht, empfiehlt sich Suppendiät. Die Suppen und Ge-tränke sollen nicht zu heiß gereicht werden. Von Bedeutung ist es sicher, wenn man die zugeführten Flüssigkeitsmengen möglichst gleichmäßig verteilt.

Neben der Diät ist die Sorge für guten Schlaf besonders wichtig. Man greife hier nicht sofort zu Schlafmitteln, sondern versuche durch Abreibungen des ganzen Körpers mit lauwarmem Wasser, oder durch einen Prießnitzschen Umschlag um beide Unterschenkel, durch psychische Beeinflussung usw. Schlaf herbeizuführen. Auch das schonende, aber systematische Vermeiden von Schlafen am Tage ist wichtig. Nützen diese Mittel nicht, so versuche man Schlafmittel aus der Veronalgruppe. Bestehen heftige Aufregungszustände, so ist Morphium unbedingt indiziert.

Ist die Endokarditis die Teilerscheinung einer akuten Infektionskrankheit, so können ebenfalls alle diese therapeutischen Maßnahmen angezeigt sein, sie sind es desto mehr, je mehr die Herzsymptome im Vordergrund stehen.

Bei jeder Endokarditis ist es notwendig, eine eingehende Untersuchung des Rachens vorzunehmen, da, wie schon erwähnt, nicht selten sich Angina, Polyarthritis mit Endo-karditis vergesellschaften. Besteht eine Tonsillitis follicularis, so empfiehlt es sich, die Eiterpfröpfe mit einem Löffel auszudrücken und die Tonsillen dann zu sprayen (H_2O_2, 10%) oder mit Alaun-Tannin zu ätzen. Bei rezidivierender Tonsillitis kann ein Abtragen der Tonsillen oder das Schlitzen von Vorteil sein.

Besteht eine katarrhalische Entzündung der Tonsillen, so empfiehlt sich 1—2 mal täglich, besonders abends vor dem Schlafengehen, Gurgeln mit Stärkewasser oder Kamillentee und des Nachts, ebenso wie bei der Tonsillitis follicularis, ein Prießnitzscher Umschlag um den Hals. Ist die Tonsillitis nach 2—3 Tagen geringer, so ätzt man mit einem Alaun-stift oder mit einer Alaun-Tanninlösung. Auch wenn die Tonsillen keine wesentlichen Entzündungserscheinungen zeigen, sollte man die Therapie, Ätzen, Gurgeln, Prießnitz, stets anwenden. Diese lokale Behandlung empfiehlt sich besonders dann, wenn zugleich eine Polyarthritis besteht.

E. R., 65 jährige Werkführersfrau, vor 3 Monaten erkrankt mit unregelmäßigem Fieber, Appetitlosigkeit und Schluckbeschwerden, mehrfache Rezidive. Bei der Aufnahme in die Klinik remittierendes Fieber bis 39,8, diastolisches Geräusch über der Herzbasis, stark irregulärer, beschleunigter Puls. Temperaturverlauf remittierend. Unter Symptomen ausgesprochener Herzinsuffizienz, Ödeme der Beine, Zyanose, Trachealrasseln, Lungen-ödem Tod.

Die Sektion ergibt: Starke ulzero-verruköse Endokarditis der Aortenklappen, alter bohnengroßer Tonsillenabszeß rechts, der ebenso wie die Aortenklappen Pneumokokken enthielt und anscheinend den Ausgang der Erkrankung bildete.

Wenn die Endokarditis zu Zirkulationsstörungen führt, und bei den erwähnten Infektionskrankheiten neben dem Endokard auch das Myokard entzündlich geschädigt ist, sind Alkohol, Kampfer, Koffein und auch Digitalis indiziert.

Ist die Herzschwäche ausgesprochen (P. i. p., Tachykardie, Dilatation, Kompensationsstörungen), so muß man Digitalis geben. Ich möchte aber ausdrücklich bemerken, daß es nicht zweckmäßig ist, vom Beginn der Erkrankung an mit Digitalis in großen Dosen zu arbeiten, daß man erfahrungsgemäß nie einen Abfall der Pulsfrequenz durch Digitalisgaben sieht. In den meisten Fällen treten die Symptome nicht so stürmisch auf, daß man gezwungen ist, intravenös Digalen oder Strophantus zu verordnen; es genügt das Digitalisinfus. Man kann in diesem Stadium unterstützend durch Koffein eingreifen.

Auch die Proteinkörpertherapie möchte ich dringend empfehlen. Injektion von Aolan, Kaseosan, Omnadin usw. subkutan evtl. auch Injektion von Pferde- oder Rinderserum intramuskulär, endlich bei höheren Temperaturen und bedrohlichen Allgemeinerscheinungen Kaseosan intravenös oder Kaseosan intravenös in Verbindung mit Kollargol oder Dispargen schienen mir in manchen Fällen auf den allgemeinen Prozeß und besonders auch auf die bestehende Endokarditis einzuwirken. Leschke tritt besonders ein für Argoflavin (einem Silbersalz des Trypaflavins).

Betrifft die Insuffizienz das linke Herz, so kann man durch systematische Einatmung von Sauerstoff oft wesentliche subjektive und objektive Vorteile erreichen, man vermindert dadurch die Arbeit der Lungen und erleichtert den respiratorischen Gaswechsel. Gerade bei dieser Form der Herzinsuffizienz ist auch die subkutane Anwendung von Morphium empfehlenswert, da die Stauung im Lungenkreislauf mit Dyspnoe und motorischer Unruhe gewöhnlich verbunden ist. In diesem bedrohlichen Stadium ist jede kleinste Erleichterung des Patienten von Bedeutung. Eine genügende Unterstützung des Rückens durch Sitzbrett und der Arme durch Kissen ist daher gleichfalls anzuwenden. Ob die Behandlung mit Neosalvarsan, die man bei der Endokarditis empfiehlt, einen Erfolg verspricht, vermag ich nicht zu sagen.

Chronische Endokarditis.

Ätiologie. Schon oben wurde erwähnt, daß die chronische Endokarditis vielfach durch die gleichen Mikroorganismen hervorgerufen wird wie die akute. In anderen Fällen ist die Ätiologie durchaus unklar. Wir wissen, daß sich eine chronische Endokarditis häufig auf dem Boden einer Allgemeinerkrankung entwickelt, insbesondere bei Nephritis und bei Tuberkulose. Während bei Tuberkulose einzelne Autoren die Endokarditis als Ausdruck einer tuberkulösen Infektion der Herzklappen erklärt haben, ist bei der chronischen Nephritis diese Erklärung unmöglich. Es sind nur zwei Erklärungen möglich, nämlich entweder daß infolge einer toxischen Schädigung der Boden für eine bakterielle Entzündung geschaffen wird, oder daß die Entzündung selbst ohne Mikroorganismenwirkung durch chemische Agenzien zustande kommt.

Früher wurde als chronische Endokarditis auch diejenige Veränderung der Herzklappen bezeichnet, die sich im Zusammenhang mit Arteriosklerose bei älteren Leuten entwickelt und die wir als Ausdruck des gleichen Prozesses ansehen müssen, der sich sonst vorzugsweise in den Arterien lokalisiert. Klinisch lassen sich diese Formen von der chronischen Endokarditis nicht unterscheiden, und auch bei der anatomischen Untersuchung kann man im Zweifel sein, welche von beiden Krankheiten vorliegt, da einerseits ein primärer degenerativer Prozeß zu entzündlichen Reaktionen führt, andererseits in einer entzündlich veränderten Klappe Degenerationen sich ausbilden.

Auch die Fälle von allmählich sich entwickelnder Schrumpfung an den Herzklappen im Anschluß an eine akute Endokarditis, die gar nicht selten übersehen wird, lassen sich klinisch von der primären chronischen Endokarditis häufig nicht unterscheiden.

Symptomatologie. Die chronische Endokarditis macht in der Regel keine selbständigen Erscheinungen. Die Symptome sind gleichbedeutend mit der sich allmählich entwickelnden Klappeninsuffizienz.

Außerdem gibt es aber auch septische Endokarditiden, die einen chronischen Verlauf nehmen. Diese machen den Eindruck einer chronischen Sepsis mit Lokalisation der Krankheit an den Herzklappen. Sie brauchen hier nicht besonders geschildert zu werden, es sei dafür auf das Kapitel septische Erkrankungen im ersten Band dieses Handbuches hingewiesen. Viele Fälle von chronischer oder subakuter Endokarditis gehören zu der Endocarditis lenta.

Bei der chronischen Endokarditis findet man in der Regel eine große und harte Milz, diese Schwellung ist häufig bedingt durch einen Infarkt.

Diagnose. Mit Ausnahme der septischen Formen, deren Diagnose hier nicht zu besprechen ist, erkennt man die chronische Endokarditis an den Symptomen eines Klappenfehlers, die sich allmählich ausbilden. Häufig wird man im Zweifel sein, ob man es noch mit einer Endokarditis oder mit deren Endstadium, dem schon vernarbten Klappenfehler, zu tun hat.

Prognose. Bei den septischen Formen ist die Prognose in der Regel ungünstig, wie aus den Ausführungen im ersten Band dieses Handbuches hervorgeht. Über die Prognose der anderen Formen lassen sich keine allgemeinen Regeln aufstellen.

Die **Therapie** der nicht septischen Formen besteht in Schonung und deckt sich mit der Therapie der chronischen Kreislaufinsuffizienz.

Endocarditis recurrens.

Eine abgeheilte Endokarditis hinterläßt immer die Neigung zum Ausbruch neuer Klappenentzündungen. Nicht selten handelt es sich um eine Wiederholung der Krankheit, die ursprünglich die Endokarditis hervorgerufen hatte. Das gilt besonders für die Fälle, in denen ein Gelenkrheumatismus von neuem ausbricht und sich wiederum auf den Herzklappen lokalisiert. Da manchmal jahrzehntelange Intervalle vorkommen, so fällt es schwer, hier anzunehmen, daß die Mikroorganismen in den Klappenauflagerungen ein latentes Dasein geführt hätten, und es ist wahrscheinlicher, daß eine neue Infektion vorliegt, die sich an den veränderten Klappen besonders leicht lokalisiert. Das Rezidiv der Endokarditis kann gutartig verlaufen, in der Regel hinterläßt es aber eine Verschlimmerung des Vitiums. Die Endokarditis kann aber auch einen septischen Verlauf nehmen.

Tritt bei einem auf rheumatischer Basis entstandenen Klappenfehler eine Endokarditis ohne gleichzeitige Gelenkaffektion auf, so ist man erst recht im Zweifel, ob die rekurrierende Endokarditis durch die gleichen Erreger hervorgerufen ist wie die erste Erkrankung. Dasselbe gilt für die Fälle mit nicht rheumatischer Ätiologie. Ein großer Teil der schweren Endokarditiden bei alten Herzfehlern beruht auf Infektion mit dem Streptococcus viridans, also sicher auf einem anderen Erreger als die ursprüngliche Infektion. Neben der durch diesen Mikroorganismus erzeugten Endocarditis lenta (s. unten) kommen aber eine Menge von anderen Formen vor, besonders von gutartiger verlaufenden, deren Erreger nur in den seltensten Fällen festzustellen sind.

Zum Beispiel beschreibt Diaz einen Fall von komplizierter Trikuspidalstenose und rezidivierender Endokarditis, in dem bei der Autopsie ein alter Abszeß im linken Vorhof als Ausgangspunkt der Sepsis gefunden wurde. Als Erreger fand sich der Streptococcus viridans.

Die Diagnose der rekurrierenden Endokarditis baut sich also auf dem sicher vorhandenen alten Klappenfehler und die periodisch auftretenden Fieberbewegungen auf.

Endocarditis lenta.

Eine besondere Form von Endokarditis ist die von Schottmüller sogenannte Endocarditis lenta. Ihr Erreger ist wie Bd. I, S. 642 usw. näher ausgeführt, der Streptococcus viridans. Wohingegen von anderen Forschern die Endocarditis lenta als nicht durch einen spezifischem Erreger, sondern durch eine spezifische Reaktion eines hochsensibilisierten Körpers bedingt aufgefaßt wird (Dietrich, Siegmund, vgl. S. 312). Diese Form der Endokarditis geht gewöhnlich mit Fieber oder subfebriler Temperatur einher, ohne Schüttelfröste, mit Gelenkschmerzen ohne Lokalsymptome, mit Hautblutungen, Netzhautblutungen usw. Auffällig ist die hochgradige Anämie mit einem Hämoglobingehalt von 30—40%, die allgemeine Schwäche, der reduzierte Ernährungszustand.

Trommelschlegelfinger, unabhängig von der Dauer und dem Grade der Herzinsuffizienz werden auch als wichtiges Symptom angeführt (Jungmann u. a.).

Differentialdiagnostisch läßt sich eine Endokarditis deshalb leicht abtrennen, weil es fast immer gelingt, in Blutagarkulturen den Erreger zu züchten. Allerdings scheint die Lehre von der Endocarditis lenta noch in Fluß zu sein insofern, als neuerdings der Streptococcus viridans auch bei gutartig verlaufenden Fällen im Blut nachgewiesen wurde (Funke und Salus).

Die **Prognose** ist im allgemeinen ungünstig, es werden nur einige wenige Fälle von Heilung beschrieben. Ich verweise auf die ausführliche Schilderung in Bd. I, S. 922.

Die Wandendokarditis.

Während die meisten Affektionen des Endokards an den Klappen lokalisiert sind, kommt eine Beteiligung des übrigen Endokards am Entzündungsprozeß relativ selten vor. Bei der akuten Endokarditis ist die Beteiligung des Wandendokards schon erwähnt worden. Es bleibt deshalb nur übrig, auf die sehr seltenen Fälle hinzuweisen, die man als chronische Wandendokarditis auffassen kann. Sie muß, wenn sie nicht ganz oberflächlich bleibt, zu einer Endokardmuskelschwiele führen, bei der freilich oft nicht mit Sicherheit zu sagen ist, ob das Endokard der Muskulatur den primär ergriffenen Teil darstellt.

Die schwere Herzveränderung, die fast ausschließlich im linken Ventrikel vorkommt, kann jahrelang latent bleiben und die Erscheinungen einer Erweiterung des linken Ventrikels, zuweilen eines Herzaneurysmas nach und nach auslösen. Ganz plötzlich kann sich eine Herzinsuffizienz einstellen. Thrombenbildung im linken Vorhof, später auch im rechten Herzen, Embolien und Überleitungsstörungen können auftreten, und die Herzinsuffizienz führt bisweilen rasch zum Tode, bisweilen kann sie aber auch durch geeignete Behandlung wiederholt zum Verschwinden gebracht werden. In manchen Fällen ist plötzlicher Tod, zuweilen ohne vorausgegangene Herzerscheinungen, beschrieben worden. Funktionelle Wandendokardverdickungen werden auf dauernde Blutdrucksteigerung zurückgeführt (Hertel).

Diagnose. Nach Bäumler ist das Charakteristische eine Abschwächung des ersten Tones in der Spitzengegend und eine erhebliche Abschwächung oder völliges Fehlen des Spitzenstoßes. In einer Anzahl von Fällen wurde erhebliche Pulsverlangsamung beobachtet.

Prognose. Wenn Erscheinungen von Herzinsuffizienz aufzutreten begonnen haben, ist die Prognose ungünstig.

Therapie. Die Behandlung deckt sich mit der Therapie der chronischen Kreislaufinsuffizienz.

Auch die S. 321 skizzierte Proteinkörpertherapie der akuten Endokarditis möchte ich hier empfehlen.

Bei Tieren wird Endokarditis gelegentlich beobachtet, am häufigsten beim Pferd und Rind; von den kleinen Haussäugetieren beim Schwein. Man sieht sie im Verlauf zahlreicher Infektionskrankheiten, insbesondere bei der Maul- und Klauenseuche, beim Rotlauf und auch nach septischen Prozessen, sei es im Anschluß an vereiterte Verletzungen oder im Anschluß an eine septische Endokarditis. Die bei Hunden relativ häufig beobachtete chronische Endokarditis darf man wohl in der Regel auf die Staupe oder auf Gelenkrheumatismus zurückführen.

2. Myokarditis.

Allgemeines.

Unter Myokarditis versteht man die entzündliche Erkrankung des Myokards. So einfach diese Definition zu sein scheint, so schwierig kann es sein, klinisch die Diagnose zu stellen, denn Myokarditis ist nicht immer gleichbedeutend mit Kreislaufschwäche und die Ausdehnung der Entzündung korrespondiert nicht unbedingt mit der Stärke der Insuffizienz des Herzens. Selbst pathologisch-anatomisch ist die Erkrankung in ihren wechselnden Erscheinungsformen schwer zu beurteilen, zumal, da auch postmortal im Parenchym auftretende Veränderungen das histologische Bild wesentlich verwischen können. Über die Häufigkeit bestehen sehr verschiedene Ansichten. Wenn man bei schweren fieberhaften Allgemeinerkrankungen tage- und wochenlang das Herz mit einer Frequenz von 140—160 Pulsen arbeiten sieht, ist man erstaunt, wie widerstandsfähig der Muskel ist, und kann sich nicht gut vorstellen, daß hier erhebliche anatomische Veränderungen auch am Myokard sich abspielen. Auf der anderen Seite aber sieht man nach relativ leichten Infektionskrankheiten, besonders nach Diphtherie, oft plötzlich den Tod infolge von Herzmuskelerschlaffung auftreten und findet dann auf dem Sektionstisch eine typische Myokarditis. Sicher ist, daß die eigentliche Myokarditis im Verlaufe von Infektionskrankheiten relativ selten vorkommt. Ebenso wie bei den Infektionskrankheiten alle parenchymatösen Organe, aber immer in wechselnder Intensität, befallen sein, speziell die Nieren unter Umständen sehr stark, unter Umständen kaum erkrankt sein können, scheint der Herzmuskel hier verschiedenen, uns nicht unmittelbar

bekannten Bedingungen zu unterliegen. Da wir aber für die Reaktion des Herzmuskels keine so sicheren klinischen Unterlagen haben wie für die der Nieren,
so entbehren wir hier einer auf genügender Basis ruhenden Statistik.

Die Kombination von Myokarditis mit Endo- und Perikarditis, wie sie
bei manchen infektiösen Prozessen, wie z. B. bei der Polyarthritis rheumatica
vorkommt, hat auch dazu Veranlassung gegeben, den alten Begriff Karditis
(Corvisart) wieder aufleben zu lassen und die Myokarditis diesem Begriff
unterzuordnen. Man ist aber wohl berechtigt, sowohl klinisch wie pathologisch-
anatomisch, von einer reinen Myokarditis zu sprechen und die Pankarditis als
eine seltene Kombination der drei in Betracht kommenden Herzelemente besonders hinzustellen. Im allgemeinen liegt die Sache doch wohl so, daß eine von
den drei Erkrankungen im Vordergrunde steht und diese dann Diagnose und
Prognose beeinflußt. Während man früher mehr oder weniger streng eine primäre
und eine sekundäre Myokarditis unterschied, steht man heute auf dem Standpunkt, daß die Entzündung gewöhnlich sekundärer Natur ist, daß jedenfalls
die primäre, wenn überhaupt, dann nur äußerst selten vorkommt.

Obwohl die Myokarditis ein pathologisch-anatomischer Begriff ist, der der
Myodegeneratio cordis gegenübersteht (vergleiche diese), ist es doch, wie aus
diesen Ausführungen und wie auch aus den unter Myodegeneratio cordis Fest-
gelegtem hervorgeht, klinisch sehr häufig nicht möglich, die Symptomatologie
Myokarditis oder Myodegeneratio cordis zu trennen. Ich möchte daher hier besonders auf die Begriffsbestimmung der Myodegeneratio cordis verweisen.

Ätiologie.

Im allgemeinen kann man zwei große Gruppen von Ursachen der Myokarditis unterscheiden:

1. Die Toxine oder durch Embolie von Bakterien entstandene Myokarditis,
2. die fortgeleitete Entzündung vom Endo- oder Perikard.

Am häufigsten kommt offenbar die erste Gruppen in Betracht, denn bei
allen Infektionskrankheiten kann unter Umständen eine Myokarditis auftreten. Die Rolle des Fiebers bei der Entstehung wird a. a. O. (s. S. 573
Herz- und Infektionskrankheiten) besprochen werden. Von den Infektionskrankheiten mit bekannten Erregern gehören hierher die durch Staphylokokken
oder Streptokokken bedingten Allgemeinerkrankungen, die Pneumokokken-
erkrankungen, Gonorrhöe, Influenza und Typhus. Hier sind auch zu nennen
die Angina und die Erkältungskrankheiten, bei denen wir ja oft wohl nach bakteriologischen Untersuchungen den oder gewöhnlich die verschiedenen Erreger
finden können, aber nicht immer genügend orientiert sind, wieweit Bakterien
oder toxische Produkte an der Allgemeinerkrankung beteiligt sind. Viele von
den als primäre Myokarditis angesehenen Fälle mögen diese früher meist als
bedeutungslos angesehene Grundlage haben. Neben der Wirkung der Bakterien
selbst kommen aber auch ihre Toxine in Frage, sowohl bei den eben erwähnten,
durch bekannte Erreger vermittelten Infektionskrankheiten, als auch bei den Erkrankungen, die offenbar am meisten durch ihre Giftprodukte schädigend
auf den Organismus und das Myokard wirken. In diese zweite Gruppe gehört
vor allen Dingen die Diphtherie. Wieweit die Malaria in diesem Sinne wirksam
ist, ist noch unbekannt. Eine besondere Bedeutung aber haben sicherlich auch
die der dritten Gruppe angehörenden Infektionskrankheiten, deren Erreger
vorläufig nicht bekannt sind. Hier sind vor allen der Rheumatismus, speziell
die Polyarthritis rheumatica acuta, dann aber auch Masern, Pocken, Beri-Beri,
Fleckfieber usw. zu nennen.

Abgesehen von diesen mehr akut auftretenden Myokarditiden möchte ich der Vollständigkeit halber die chronisch sich einstellenden erwähnen, die zwar nur selten vorkommen, aber gelegentlich, wie bei der Tuberkulose und bei der Syphilis, klinisch in Erscheinung treten können.

Praktisch wichtig sind auch die nach Hautkrankheiten und nach Verbrennungen auftretenden Myokarditiden, die klinisch nicht so selten sind, bei denen aber die vermittelnde Rolle sicher vielseitig, aber vorläufig noch unbekannt ist. Nicht hierher gehören die durch andere Gifte, Nikotin, Alkohol, und Kaffee bedingten Schwächezustände des Herzmuskels.

Die vom Endokard oder Perikard fortgeleiteten Myokarditiden sind schon seit langer Zeit sowohl klinisch wie pathologisch-anatomisch bekannt gewesen und spielen in der Ätiologie der Myokarditis seit jeher eine Rolle. Stokes z. B. sagt schon 1855: „Nach der geringen Erfahrung, die ich über diesen Gegenstand habe, scheint mir die Myokarditis hauptsächlich in solchen Fällen aufzutreten, wo eine ursprüngliche, äußerst akute Entzündung in eine eigentliche chronische übergeht. Dies gilt besonders von jenen Fällen, die mit Perikarditis verlaufen, und es ist wahrscheinlich, daß hier zuerst die äußere Muskelschicht nachweisbar anatomische Veränderungen zeigt. Andererseits darf man annehmen, daß ein Zusammenhang mit intensiven endokarditischen Ulzerationen auf der Innenfläche des Herzens vorkommt."

Bei allen schweren ulzerösen Endokarditiden geht oft der Prozeß auch auf das Myokard über und löst dann die klinisch bekannten, pathologisch-anatomisch als Myokarditis im engeren Sinne bezeichneten Symptome aus. Auch vom Perikard her, z. B. bei der septisch bedingten Perikarditis, dann aber auch bei der tuberkulösen, können entzündliche Prozesse auf das Myokard übergreifen.

Pathologische Anatomie. Im histologischen Bilde kann man unterscheiden eine akute, parenchymatöse und eine interstitielle Form. Die im Verlaufe von Tuberkulose und Syphilis auftretenden Myokardsymptome sind pathologisch-anatomisch wohl in den meisten Fällen der Myodegeneratio cordis zuzurechnen.

Die akute parenchymatöse charakterisiert sich histologisch durch die als trübe Schwellung bekannten Bilder. Man findet hier mikroskopisch eine feine Trübung des Parenchyms, die wie schon erwähnt, differentialdiagnostisch Schwierigkeiten machen kann, weil auch postmortal ähnliche Erscheinungen sich entwickeln.

Es ist verständlich, daß gerade bei Infektionskrankheiten die Entwicklung postmortaler Veränderungen beschleunigen. Neben den einfachen körnigen Veränderungen, die noch keine irreparable Schädigung der Zellen bedeuten, treten in vorgeschrittenen Fällen auch Kernveränderungen auf. Die schweren Störungen des zellulären Stoffwechsels dokumentieren sich dann fernerhin im Auftreten feinster Fetttropfen (degenerative Fettphanerose). Seltener ist die vakuoläre Degeneration; sie zeigt sich in Form kleiner, mit Flüssigkeit gefüllter Hohlräume im Sarkoplasma zumeist herdförmig über das ganze Myokard verstreut. Ferner gehört hierher die wachsartige Degeneration, die neuerdings von Mönckeberg als körniger, scholliger Zerfall definiert wird. Dabei sind ganze Muskelgebiete unter Verlust ihrer Querstreifung und der Kerne, letztere sind höchstens noch in kleinen Resten zu finden, körnig, schollig zugrunde gegangen. Die gleichen Veränderungen scheinen auch den von Eppinger als toxische Myelose beschriebene Störungen zugrunde zu liegen. Sind diese Prozesse in geringem Maße vorhanden, so ist natürlich eine Regeneration möglich. Die Resorption wird durch Fibroblasten, Lymphoblasten und besonders durch Leukozyten angebahnt und es entstehen auf diese Weise kleine Herznarben. In selteneren Fällen ist der entzündliche Prozeß mehr diffus, dann führt er zu einer allgemeinen Elastizitätsverminderung und Schwäche des Herzmuskels, die sich sowohl klinisch wie anatomisch durch eine mehr oder weniger große Dilatation kennzeichnet. Lokalisieren sich Veränderungen dieser Art am Reizleitungssystem, so müssen sie natürlich zu Reizleitungsstörungen dann führen, wenn stärkere Schädigungen des Systems eintreten. Sowohl klinisch wie pathologisch-anatomisch hat man, wenn auch in seltenen Fällen, dies nachgewiesen (Rohmer).

Parenchymatöse Veränderungen dieser Art finden sich in der Hauptsache bei Diphtherie; sie kommen aber gelegentlich auch vor bei Typhus, Sepsis, Pneumonie und spielen auch in der Tierpathologie eine große Rolle insofern, als man sie bei der Brustseuche wie nach der Maul- und Klauenseuche nachgewiesen hat.

Neben dieser parenchymatösen Entzündung findet sich, wie erwähnt, entweder herdförmig oder mehr diffus oft eine Infiltration des interstitiellen Gewebes. Ist diese Infiltration ausgesprochen und sind die parenchymatösen Veränderungen nicht so ausgebildet, so pflegt man von einer akuten interstitiellen Myokarditis zu sprechen. Histologisch ist diese gekennzeichnet durch eine Wucherung der Bindegewebselemente und eine zellige

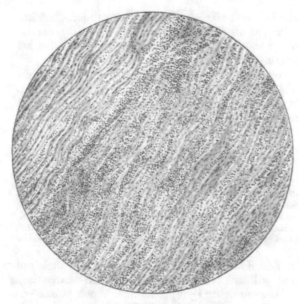

Abb. 135. Eitrige Myokarditis.
Normale Muskelfasern links oben, Leukozyten-
Infiltration besonders in der Mitte mit Kernschwund und
Protoplasma-Veränderungen in den Muskelfasern.

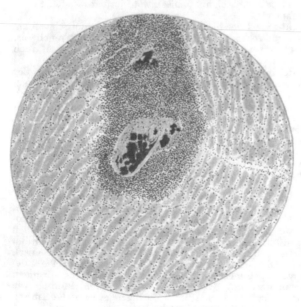

Abb. 136. Herzabszeß.
Zirkumskripte zellige Infiltration inmitten des Herzmuskels, im Zentrum Nekrose und Bakterienhaufen.

Infiltration, bestehend aus eosinophilen Leukozyten, daneben
auch Lymphozyten und Plasmazellen. Hier kommt es sekundär
zu einer Schädigung der Muskelfasern. Wenn man eine
schon einige Zeit bestehende
Entzündung vor sich hat, ist
es natürlich im histologischen
Bilde sehr schwer, die Entwicklung der Entzündung zu unterscheiden, und so kann man nicht
immer sagen, ob primär das
Parenchym oder primär das
interstitielle Gewebe erkrankt
war. Mischformen, die an demselben Organ bald mehr eine
parenchymatöse, bald mehr eine
interstitielle Entzündung zeigen, sind nicht selten. Ebenso
wie bei der parenchymatösen
tritt auch hier die Heilung unter
Bindegewebs- und Schwielenbildung ein. Diese Form der Herz-
muskelentzündung ist besonders
von Romberg nach Typhus
beobachtet worden, sie kommt
aber auch bei allen anderen Infektionskrankheiten, besonders
bei den septischen Erkrankungen
vor.

Aschoff hat als eine besondere Form der Myokarditis die
rheumatische aufgestellt, die
mikroskopisch durch interstitielle submiliare Knötchen charakterisiert ist, die aus großen
Zellen bindegewebiger Herkunft,
gemischt mit Lymphozyten und
eosinophilen Leukozyten, bestehen. Aschoff sagt: ,,Beson-
ders wichtig ist die Bevorzugung
der subendokardialen Lage, wobei es zu Zerstörungen zahlreicher Äste des Reizleitungssystems kommen kann. Die
Knoten finden sich nur in Fällen
von sicherer oder wahrscheinlicher rheumatischer Infektion,
sind aber nicht immer nachweisbar, da sie sich bald in
kleinste mikroskopisch kaum erkennbare, meist perivaskulär gelegene Schwielen umwandeln''.

Diese Aschoffschen Knöt-
chen berechtigen, auch bei fehlender Anamnese, immer eine
Polyarthritis anzunehmen. Die
Knötchen finden sich häufig
kombiniert mit frischen entzündlichen Veränderungen am
Endo- und Perikard. Holst
glaubt in den Knötchen die Überwinterungsstelle für das hypothetische rheumatische
Virus zu sehen.

Histologisch viel auffälliger und besser charakterisierbar ist die eitrige Myokarditis.
Diese kann einerseits in Form zahlreicher submiliarer Leukozytenanhäufungen auftreten,

andererseits als ein mehr oder weniger großer typischer Abszeß (s. Abb. 135 und 136). Als Lieblingssitz dieser Erkrankung werden besonders die Papillarmuskeln des linken Ventrikels angegeben. Makroskopisch erkennt man die Abszesse als gelbe, von einem roten Hof umgebene Flecke.

Mikroskopisch hat man in besonders typischen Fällen unterschieden den am meisten zentral gelegenen Bakterienhaufen, der um sich herum eine lokale Gewebsnekrose erzeugt hat; außerhalb davon sieht man dann einen Leukozytenwall und wiederum peripher hiervon eine hyperämisch hämorrhagische Randzone. Größere septische Embolien können natürlich auch septische Infarkte erzeugen, die dann eine stärkere eitrige Demarkation zur Folge haben. Daß diese gelegentlich die Wand des Herzmuskels erheblich verdünnen und zu einer lokalen Ausbuchtung (Herzaneurysma) führen kann, ist a. a. O. bereits betont worden.

Obwohl es klinisch immer sehr schwer sein wird, Infarkte, Herzaneurysmen usw. zu diagnostizieren, so ist es doch bisweilen gelungen, einen klinischen Symptomenkomplex so abzugrenzen, daß die Diagnose ante mortem feststand und post mortem bestätigt wurde. Wenn eine akute Herzinsuffizienz mit heftigen subjektiven Beschwerden in der Herzgegend und ausgesprochenen lokalen Schmerzen im Bereiche des Epigastriums einsetzt, so ist man berechtigt, an einen Herzinfarkt zu denken. Bei einer Myodegeneratio cordis z. B. hat Hochhaus diese Diagnose intra vitam stellen können. Des näheren ist der Symptomenkomplex auf S. 1170 skizziert.

Bricht dieser Prozeß nach dem Endokard hin durch, so entstehen Herzgeschwüre. Beim Durchbruch zum Perikard entstehen eitrige Perikarditiden. Bei Lokalisation des Abszesses auf einen Papillarmuskel kann es natürlich auch zu einer Abtrennung des Papillarmuskels und dann zu einer akuten Klappeninsuffizienz kommen. Auch dieser Prozeß kann, wenn die Grundkrankheit nicht zum Tode führt, in Vernarbung übergehen. Als Grundursachen kommen vor allem die Eitererreger in Betracht, insbesondere Staphylokokken, Streptokokken, seltener Pneumokokken. Auch Gonokokken hat Councilman nachgewiesen.

Myocarditis acuta.

Symptomatologie. Klinisch charakterisiert sich die Myokarditis nicht immer durch lokale Symptome von seiten des Herzens; in den meisten Fällen stehen aber im Vordergrunde Herzklopfen, Druckgefühl, Beklemmung. Diese können anfallsweise auftreten und mit Ohnmachtsanfällen, mit starker, plötzlich eintretender Gesichtsblässe, mit Dyspnoe einhergehen. Der Allgemeineindruck, den der Patient auf den Arzt macht, ist oft ein so ausgesprochener, daß man auch ohne Untersuchung des Herzens auf die Diagnose Myokarditis gestoßen wird. Die Patienten sind apathisch, appetitlos, scheuen sich vor jeder oft auch leichten körperlichen Anstrengung, schlafen viel, werden aber dann wieder durch das starke Oppressionsgefühl in der Brust aufgeweckt, haben eine blasse Gesichtsfarbe und oft eine leichte aber deutliche Zyanose der Lippen und Wangen.

Objektiv findet man zumeist eine erhebliche Pulsbeschleunigung, die aber innerhalb kurzer Zeit stark wechseln kann, daneben Rhythmusstörungen, besonders Extrasystolen, gelegentlich, wenn auch selten, einen ausgesprochenen irregulären und inäqualen Puls. Der Puls ist gewöhnlich klein, weich, leicht unterdrückbar, der Blutdruck in der Regel an der unteren Grenze des Normalen, also um 100 mm Hg, oder oft auch erheblich subnormal, d. h. um 80—90 mm Hg herum. Das allmähliche Ansteigen der Pulsfrequenz von Tag zu Tag dokumentiert sich auf den Pulskurven gewöhnlich als etwas außerordentlich in die Augen springendes. Die Herztöne sind rein, oder man hört über der Spitze ein systolisches Geräusch (relative Mitralinsuffizienz). Die Herzdämpfung ist meist wesentlich nach links, weniger stark nach rechts verbreitert, der Spitzenstoß dabei kaum fühlbar oder nur wenig hebend. Außer der erwähnten Dyspnoe finden sich von seiten der Lunge zumeist keine Symptome. Auffällig ist oft auch die Abnahme des Turgors der Haut. Die Haut fühlt sich schlaff an, zeigt oft heute noch keine nennenswerten Ödeme, morgen aber ausgesprochene Schwellungen, besonders an den Beinen und am Rücken. In diesem Falle findet sich fast immer Eiweiß im Urin als Ausdruck einer Mitbeteiligung der Niere.

Stauungserscheinungen von seiten der inneren Organe, besonders von seiten der Leber, findet man erst dann, wenn die Myokarditis weiter vorgeschritten ist, wenn die Herzinsuffizienzerscheinungen mehr sich herausgebildet haben, d. h. gewöhnlich nicht im Beginn der Infektionserkrankung, sondern in der 2., 3. oder 4. Krankheitswoche, natürlich unter Umständen erst in der Rekonvaleszenz. Die beginnende Anschwellung der Leber kann man oft auch dann schon konstatieren, wenn das Organ der tastenden Hand noch nicht fühlbar ist, an der lokalen Druckempfindlichkeit der Gegend des Ligamentum suspensorium hepatis. Je nach dem Grundleiden findet man auch in mehr oder weniger ausgesprochenem Maße Fieber.

E. Albrecht glaubt durch den Sitz der anatomischen Veränderung das Vorhandensein oder Fehlen klinischer Erscheinungen erklären zu können. Diese Annahme hat sich bei Nachuntersuchung als nicht berechtigt herausgestellt.

Prognose. Bei ausgesprochenen Erscheinungen von Myokarditis ist der Fall immer als ein sehr ernster aufzufassen. Die Prognose richtet sich im wesentlichen nach dem Verhalten des Herzens und des Pulses, natürlich hauptsächlich danach, wie unter der eingeschlagenen Behandlung das Herz reagiert, und ob es möglich ist, die Symptome innerhalb kurzer Zeit zum Verschwinden zu bringen. Daß man hier trotz einer guten und regelmäßigen Beobachtung und Behandlung, durch das Ausbleiben der Wirkung spezifischer Herzmittel oft überrascht wird, ist eine bekannte Tatsache.

Therapie. Die Therapie hat drei Aufgaben zu erfüllen: In erster Linie die Allgemeinmaßnahmen, dann unter Umständen die Infektionskrankheiten durch eine spezifische Behandlung besonders zu berücksichtigen, und schließlich das Herz rechtzeitig durch herzregulierende Mittel soweit als möglich zu kräftigen.

Zu der Allgemeinbehandlung gehört vor allen Dingen strenge Bettruhe, die um so mehr notwendig ist, je mehr man erfahrungsgemäß bei der betreffenden Infektionskrankheit das Auftreten von Myokarditiden befürchten muß. Daß hier vor allen Dingen Diphtherie und Typhus beachtet werden sollten, ist in besonderen Kapiteln S. 329 und ff. beschrieben. Hier sind weiter zu nennen diätetische Maßnahmen; es ist besonders darauf zu achten, daß der Patient nicht übermäßig viel Flüssigkeit einnimmt und bei vorhandenem Fieber und bedeutenderen Störungen von seiten des Herzens nur leicht verdauliche Speisen, Zwieback, Kompott, Gemüse in Püréeform u. a. genießt.

Die subjektiven Herzsymptome werden wirksam bekämpft durch lokale Applikationen von Wasser oder Eis in Gestalt eines Eisbeutels auf das Herz oder einer lokalen Kühlschlange (Leitersche Kühlschlange). Bäder, auch Reinigungsbäder sind kontraindiziert, wenn die Erkrankung noch fortschreitet, erst beim Abklingen der Myokarditis können unter Umständen Sauerstoff- und Kohlensäurebäder geeignet sein, das Herz zu kräftigen.

Die auf die Infektionen gerichtete Behandlung hat die spezifische Serumevtl. auch die Vakzinetherapie, oder schließlich die Chemotherapie zu berücksichtigen (vgl. auch S. 321, Therapie der Endokarditis, insbesondere Proteinkörpertherapie). Medikamentös kommen natürlich in erster Linie alle Herzanaleptika in Frage, in leichter Form als Wein, Kognak, in spezifischer Weise die Koffein-, Kampfer- oder Digitalispräparate. Bei akut auftretenden Herzinsuffizienzerscheinungen ist man unter Umständen zu einer intravenösen Digalen- oder Strophantininjektion oder auch zu einer subkutanen Adrenalininjektion gezwungen. Sehr oft wird man vor die Frage gestellt, ob Schlafmittel angebracht sind, besonders dann, wenn die Patienten mehrere Nächte hintereinander nicht genügend Ruhe gefunden haben. Hier ist Morphium im allgemeinen nicht empfehlenswert, eher am Platze Schlafmittel aus der Veronalgruppe.

Kleine hydrotherapeutische Prozeduren, Abreiben mit lauwarmem Wasser, Wadenprießnitz u. dergleichen sind hier anzuraten.

Myokarditis nach Diphtherie (vgl. S. 574 ff.). Symptomatologie. Selten in unmittelbarem Anschluß an die Grundkrankheit, zumeist in der Rekonvaleszenz, 8—14 Tage nach der Entwicklung, gelegentlich einige Wochen nach dem Abklingen der Haupterscheinungen, sieht man bei der Diphtherie Pulsbeschleunigungen und Irregularitäten auftreten. Das Herz kann wesentlich vergrößert sein, man hört zuweilen ein systolisches Geräusch über allen Ostien, hervorgebracht durch funktionelle Klappeninsuffizienz. Dietlen hat auf das schnelle Eintreten der Herzdilatation, nachweisbar im Orthodiagraphen, aufmerksam gemacht. Hat sich eine wesentliche Dilatation entwickelt, so sieht man alle für Herzinsuffizienz charakteristischen Symptome, speziell eine Leberschwellung mit lokaler Druckempfindlichkeit des Ligamentum suspensorium und intensiven Schmerzen am unteren Leberrande, Dyspnoe, Ödeme, Zyanose u. a. Im Vordergrunde der klinischen Symptome steht oft eine auffällige Blässe des Gesichts und ein beschleunigter weicher Puls. Subjektive Beschwerden sind meist gering, können aber auch sehr lästig sein. Selten deuten subjektive Herzbeschwerden, die den Symptomen einer Angina pectoris ähneln, auf die Komplikation hin. In den meisten Fällen gehen diese Erscheinungen nach einigen Tagen oder Wochen vorüber, zuweilen tritt ohne klinische Vorboten plötzlich der Tod ein; besonders häufig ist dieser Ausgang bei schweren Nasen-Rachendiphtherien beobachtet worden, die mit einem ausgedehnten lokalen Prozeß, Benommenheit, Neigung zu Blutungen einsetzten. Nicht immer aber korrespondieren die Herzsymptome mit der Schwere der Grundkrankheit, man sieht auch nach ganz leichter Diphtherie in der Rekonvaleszenz schwere Herzstörungen auftreten.

Die Prognose muß bei jeder schweren Diphtherie mit Rücksicht auf das nicht seltene Vorkommen (nach v. Romberg $10-20\%$ der Fälle, in Epidemien noch häufiger) immerhin sehr vorsichtig gestellt werden, auch dann, wenn die Grundkrankheit relativ harmlos verlief. Es empfiehlt sich daher wohl bei jeder Diphtherie auf die Möglichkeit einer Herzkomplikation in der Rekonvaleszenz aufmerksam zu machen und dementsprechend die Patienten in den ersten Wochen körperlich zu schonen.

Berücksichtigen darf man aber wohl, daß der Charakter der Diphtherie im allgemeinen sich in den letzten Jahrzehnten wesentlich gemildert hat. Trotzdem macht Schwensen noch neuerdings darauf aufmerksam, daß er unter 568 Diphtheriefällen in 17% aller Fälle und in 75% der schwereren Fälle Zeichen einer akuten Myokarditis nachweisen konnte. Auch Mac Cullen fand unter 80 Fällen 19 mal Myokarditis oder Herzmuskelschwäche; 4 Patienten starben, die übrigen genasen vollständig. Die plötzlichen Todesfälle erklärt er durch Störung in der Reizleitung oder im Respirationszentrum.

Die Therapie der diphtherischen Myokarditis deckt sich im allgemeinen mit der Therapie der akut oder subakut entstandenen Herzinsuffizienz; Ruhe, Eisbeutel, Kampfer evtl. Digitalis in mittleren Dosen. Neuerdings ist man besonders geneigt, bei der Diphtherie große Dosen des Serums anzuwenden, d. h. bei Kindern bis zu 10000 IE, bei Erwachsenen 40 000 IE und mehr. Hier muß man sich im wesentlichen nach dem Allgemeinzustand richten und danach, ob der Patient bereits Serum erhalten hat, speziell von dem Gesichtspunkte aus, ob anaphylaktische Symptome möglich sind.

Als Ursache dieser Herzinsuffizienz haben Romberg und Päßler eine lähmende Giftwirkung auf das Vasomotorenzentrum angenommen, doch hat man auch histologisch-anatomisch festgestellte Veränderungen des Herzmuskels selbst für das Versagen des Herzens verantwortlich gemacht. In der Tat sind Vakuolenbildungen innerhalb der Muskulatur,

Verfettung, Zerfall der Muskelfibrillen mit Aufhebung der Querstreifung, andererseits interstitielle Infiltration, Wucherungen des Bindegewebes, die bis zur Schwielenbildung führten, gefunden worden. Es ist fraglich, ob die Veränderungen in den Muskelfasern, oder diejenigen im Bindegewebe das Primäre sind. Ribbert, in neuerer Zeit Eppinger, Bürger haben es wahrscheinlich gemacht, daß die erwähnten Veränderungen in der Muskelsubstanz selbst sich zuerst abspielen, die nachträglich zu interstitiellen Veränderungen führen.

Jaffe hat experimentell, indem er mit Toxinen und mit Bakterien arbeitete, diese Frage noch einmal in Angriff genommen. Er kommt zu dem Schluß, daß eben aus dem zeitlich verschiedenen Einsetzen der parenchymatösen und interstitiellen Veränderungen es am wahrscheinlichsten ist, daß die Diphtherietoxine auf die Herzmuskelfasern schädlich wirken, die dann degenerieren und zugrunde gehen, daß ferner dabei Substanzen entstehen, die auf das Interstitium wirken und nun sekundär eine interstitielle Entzündung erzeugen.

Eppinger hat als besonders charakteristisch eine durch ödematöse Durchtränkung und Auflockerung der Fasern charakterisierte Erkrankung angenommen, die er als Myolysis diphtherica bezeichnet; diese Anschauung wird aber von anderen Forschern nicht geteilt. Andererseits ist zu betonen, daß zuweilen auch Herztod beobachtet wird, ohne daß das Parenchym histologische Veränderungen aufwies (Aschoff-Tawara). Bemerkenswert sind die Beobachtungen von Mönckeberg, der in drei Fällen von diphtherischen Erkrankungen Verfettung, verbunden mit körnigem Zerfall, innerhalb des Reizleitungssystems und frische Infiltration in seiner bindegewebigen Scheide, sowie zwischen den Reizleitungsfasern beobachtet hat. Diese Veränderungen geben uns wohl die anatomische Erklärung für die während des Lebens häufig beobachteten Arhythmien, vielleicht auch für den plötzlichen Herztod. Vorläufig fehlen noch größere systematische Untersuchungen über Myokardveränderungen nach Diphtherie, die besonders das Reizleitungssystem berücksichtigen.

Myokarditis bei Sepsis. Die septische Myokarditis ist in allen schweren Fällen eine Erscheinung, die sehr bald im Vordergrunde steht. Klinisch charakterisiert sie sich durch die bekannten, eben erwähnten Symptome, d. h. im wesentlichen durch eine außerordentliche Pulsfrequenzerhöhung, Rhythmusstörungen, Herzdilatationen, subjektiv durch Appetitlosigkeit, Apathie, unter Umständen durch das gleichzeitige Auftreten von Delirien, die fast immer die Prognose verschlechtern und den Tod bedeuten. Auch dann, wenn man den Erreger der Sepsis kennt, d. h. die Infektionspforte bakteriologisch untersucht oder aus dem Blute den Erreger gezüchtet hat, ist die spezifische Therapie bei ausgesprochenen Myokardsymptomen nutzlos. Man wird natürlich in solchen Fällen keine Mittel unversucht lassen und nach dem Vorschlage von Jochmann zu der Kombination von Serum und Vakzine greifen. Nach meiner Erfahrung möchte auch ich dieser Kombination keinen großen therapeutischen Einfluß zusprechen. Ebenso wie bei allen anderen Myokarditiden können aber gelegentlich auch hier die Herzsymptome, obwohl sie sich innerhalb kurzer Zeit ausgebildet haben, doch schnell wieder verschwinden, wenn auch dies zu den größten Seltenheiten gehört. Weder durch die subjektiven Beschwerden noch durch die objektiven Symptome ist man oft in der Lage zu sagen, ob hier eine Myokarditis vorliegt, oder ob es sich um eine Kombination von Myokarditis und Endokarditis handelt. Im letzteren Falle ist natürlich die Prognose in der Regel eine schlechte, da erfahrungsgemäß gerade bei der Sepsis größere Abszesse im Myokard nicht selten sind, die dann zu Herzrupturen, Perforationen der Ventrikel, Geschwürbildungen usw. führen.

Myokarditis bei Polyarthritis rheumatica. Das außerordentlich häufige Zusammentreffen von Gelenkrheumatismus und Klappenfehler hat zu der Annahme geführt, daß die bei der Polyarthritis auftretenden pathologischen Erscheinungen am Herzen und am Puls auf eine gleichzeitige Myokarditis zurückgeführt werden müssen. Diese Annahme ist dahin zu korrigieren, daß sich oft neben der Endokarderkrankung anatomische Veränderungen am Myokard finden. Romberg und Henschen rechnen mit 10 bis 15%.

Aschoff hat, wie bereits erwähnt, die rheumatische Myokarditis durch das Auftreten besonderer histologischer Gebilde, der sogenannten rheumatoiden

Knötchen, von den übrigen Myokarditiden abgesondert. Klinisch charakterisiert sich die Myokarditis entweder durch ein akutes Auftreten, und das ist in der Regel der Fall, oder durch eine langsame Entwicklung. Sie kann sowohl auf der Höhe der Grundkrankheit, d. h. dann, wenn die typischen Gelenkschwellungen und Beschwerden noch vorhanden sind, sich ausbilden, sie kann aber auch in der Rekonvaleszenz ohne Erscheinungen von seiten der Gelenke sich kenntlich machen. Die subjektiven Symptome sowohl wie die objektiven Zeichen decken sich mit dem oben allgemein Beschriebenen. Die Diagnose ist, da bekanntlich bei der Polyarthritis sehr häufig endokarditische Prozesse vorkommen, und da andererseits ebenso wie bei allen Infektionskrankheiten, so auch bei der Polyarthritis oft funktionelle Herzstörungen auftreten, nicht immer leicht. Die Tatsache, daß speziell endokarditische Prozesse bei der Polyarthritis sehr häufig sind, muß den Arzt veranlassen, unter allen Umständen dann, wenn Herzsymptome sich entwickelt haben, oder im Begriff sind, sich auszubilden, hier alles das zu berücksichtigen, was bei der Therapie oben erwähnt ist. Im Gegensatz zu der Myokarditis bei Sepsis und Diphtherie ist die Prognose offenbar hier sehr viel günstiger und kommt es nur dann zu einer akuten, tödlich verlaufenden Herzinsuffizienz, wenn schwere anatomische Veränderungen auch gleichzeitig am Endokard bestehen.

Als spezifische Behandlung kommt hierbei die Salizyltherapie in Frage. Die klinisch nicht seltene Kombination von Polyarthritis und Sepsis macht natürlich, wenn Herzsymptome auftreten, eine ernste Prognose, wie sie bei der Sepsis genauer gekennzeichnet ist.

Myokarditis nach Typhus. In der Rekonvaleszenz nach Typhus (man erinnere sich gegebenenfalls des Typhus ambulatorius) sind Pulssteigerungen bis 140 und darüber keine Seltenheiten. Die subjektiven Beschwerden können sehr heftig sein, die Pulsfrequenzerhöhung und die Extrasystolen ein Angst- und Pressionsgefühl auslösen. Gewöhnlich markiert sich das Einsetzen einer Myokardstörung durch einen weichen frequenten, oft leicht arhythmischen Puls. Der nicht selten ausgesprochenen Dikrotie ist keine besondere Bedeutung zuzuschreiben. Auch die Arhythmien sind, selbst wenn sie sehr ausgesprochen sind, prognostisch nicht verwertbar, da ein schnelles Verschwinden beobachtet wird. Klinisch wichtig ist, daß Steigerungen der Pulsfrequenz das Auftreten eines Rezidivs markieren können.

Bei Kindern ist die Pulsdikrotie niemals in höherem Grade wie beim Erwachsenen vorhanden. Regelmäßig beobachtet man im Anfang der Rekonvaleszenz einfache Bradykardie. Die häufig auftretenden Arhythmien sind meist Sinusirregularitäten; sie sind vorübergehend, geben stets gute Prognose, bedürfen keiner Therapie; Reizleitungsstörungen werden nicht beobachtet.

Ein plötzlicher Herztod in der Rekonvaleszenz von Typhus ist anscheinend noch nicht gesehen worden.

Die Prognose ist im allgemeinen eine gute.

Myokarditis nach Scharlach. Bei Scharlach kann es sowohl auf der Höhe der Erkrankung wie in der Rekonvaleszenz zu ausgesprochener Herzschwäche auf Grund schwerer anatomischer Schädigung des Herzmuskels kommen. In der Rekonvaleszenz setzen die ersten Erscheinungen gewöhnlich 8—14 Tage nach Ablauf der Grundkrankheit ein. Diese Komplikation kann dadurch entstehen, daß die Endo- oder Perikarditis auf das Myokard übergreift, dann wohl am häufigsten dadurch, daß sich die Myokardstörungen an eine kürzere oder längere Zeit vorher unter Fieber und Ödemen aufgetretene Nephritis anschließen und endlich als reine Myokarderkrankung. Anatomische Veränderungen im Herzmuskel kann man wohl nicht immer annehmen. Sowohl bei einer Blutdruckerniedrigung, die man ja im Verlaufe akuter Infektions-

krankheiten selten vermißt, wie bei einer Blutdruckerhöhung, die bei der Komplikation mit einer Nephritis auftreten kann, sieht man Rhythmusstörungen vorübergehender Art, die nach ihrem Charakter als funktionelle Störungen gedeutet
werden mußten (Lederer und Stolte, Romberg).

Die anatomischen Veränderungen beim Scharlach spielen sich einmal an der kontraktilen Substanz ab und gleichen hier vielfach den Veränderungen der Diphtherie, sind aber
wesentlich seltener als bei der Diphtherie, ein anderes Mal scheint auch primär das Interstitium
befallen. Neuerdings hat Fahr bei Scharlach-Myokarditis auch Noduli rheumatici gefunden.
Dieselben sollen sich von gewöhnlichen interstitiellen Prozessen, wie bei Typhus, Diphtherie
usw. deutlich unterscheiden, dagegen mit den Bildern der rheumatischen Affektion verwandte Züge haben. Sie unterscheiden sich von letzteren nur durch geringere Größe und
das Fehlen von Riesenzellen.

Die klinischen Symptome bestehen gewöhnlich in Irregularitäten oder
exquisiten Pulsbeschleunigungen, oft sieht man auch ausgesprochene Bradykardie.
Die Temperatur ist meist nur wenig erhöht (37,3—37,5—38⁰). Besonders bemerkenswert ist, daß die klinischen Symptome der Myokardstörungen sich einstellen können, wenn die Nephritis bereits im Abklingen begriffen ist.

Die Prognose der beim Scharlach auftretenden Myokardstörungen richtet
sich nach der Intensität der klinischen Erscheinungen und nach den evtl. vorhandenen Komplikationen (Nephritis); in diesem Falle ist die Prognose immer
ernst zu nehmen; da sich Zeichen einer intensiven tödlich endigenden Herzinsuffizienz plötzlich entwickeln können. Stehen nur Arhythmien oder Tachy-
bzw. Bradykardien ohne nennenswerte Vergrößerungen des Herzens im Vordergrunde, dann können sich diese Symptome relativ schnell verlieren, so daß man
in solchen Fällen von einer günstigen Prognose sprechen kann. Andererseits
ist die Prognose stets ernst zu stellen, wenn in der Rekonvaleszenz dauernd
Rhythmusstörungen, besonders nach geringfügigen körperlichen Anstrengungen
auftreten und die Patienten sich schwer erholen können.

Eine Arbeit von Lederer und Stolte betont, daß bei Scharlach in einem relativ
sehr hohem Prozentsatz (70⁰/₀) Herzstörungen auftreten können, die sich äußern in Puls-
arhythmien, Veränderungen des ersten Herztones und klappendem, zweiten Pulmonalton,
zuweilen in einem systolischen Geräusch an der Spitze. Da diese Herzstörungen stets
einsetzen, wenn das Körpergewicht des Patienten abnahm, so lag es nahe, an Ernährungsstörungen des Herzmuskels zu denken.

Myokarditis bei Syphilis. Die Syphilis des Herzens kommt angeboren wie erworben vor als diffuse gummöse interstitielle Entzündung, dann aber auch als
umschriebene Gummenbildung. Die erworbene Syphilis lokalisiert sich vorwiegend im Vorhof- und im Ventrikelseptum. Es entwickeln sich entweder
sklerotische Herde mit Rundzellen-Infiltration, Riesenzellen oder Gummen
oder es stehen im Vordergrunde Gefäßveränderungen, d. h. eine Endarteriitis,
Periarteriitis oder eine Endophlebitis.

Klinisch findet man bei der nicht behandelten Syphilis schon wenige Wochen
nach der Infektion periodisch auftretende Tachykardien, die bei älteren Leuten
mit einem starken Oppressionsgefühl einhergehen können. Schon einige Monate
nach der Infektion kann sich, wenn auch sehr selten beobachtet, die im Beginne
der Aorta etablierte Mesaortitis durch eine Ausbuchtung des Aortenbogens
im Röntgenbilde markieren. Das Oppressionsgefühl, die Pulsbeschleunigung
haben gewöhnlich den Patienten zum Arzt geführt.

Myokarditis bei Tuberkulose. Die Tuberkulose im Myokard kann pathologisch-anatomisch in drei Formen uns entgegentreten, einmal als Solitärtuberkel, dann als Miliartuberkulose und ferner als diffuse interstitielle Myokarditis mit Riesenzellen. Die erste
Form, die in den meisten Fällen wohl durch Übergreifen von tuberkulösen mediastinalen
Drüsen aus entsteht, interessiert uns insofern, als es infolge Durchbruchs der käsigen Massen
in die Herzhöhle zu einer Miliartuberkulose kommen kann. Es ist also beim Auftreten der
Miliartuberkulose immerhin, wenn auch selten an eine Entstehung aus einem Solitärtuberkel der Herzwand zu denken. Daß bei ausgebreiteter Lungentuberkulose Myokarditis auf tuberkulöser Basis vorkommt, hat Liebermeister beschrieben.

Bei **allgemeiner Amyloiderkrankung** ist in der Regel das Myokard nur in geringer Weise beteiligt, es kann aber die Amyloidose des Herzens sehr ausgedehnt und stark sein. Klinisch wichtig ist, daß von pathologischer Seite Fälle beschrieben sind (Steinhaus u. a.), bei denen ein greifbares ätiologisches Moment für die Entstehung des Amyloids nicht gefunden wurde und bei denen sich eine ausgedehnte amyloide Degeneration des Herzens bei im übrigen gesunden Organen fand.

Myocarditis chronica.

Die Myocarditis chronica schließt sich oft an akute Infektionskrankheiten an, so daß die Ätiologie mit der akuten Myokarditis übereinstimmt. Die Tatsache, daß man nicht selten bei älteren Leuten die Folgeerscheinungen der akuten Myokarditis in Gestalt von Schwielen im Herzmuskel findet, ohne daß anamnestisch sich die Herkunft dieser Schwielen eruieren läßt, spricht dafür, daß unter Umständen auch nach leichteren Erkrankungen, Anginen, Erkältungen usw. sich myokarditische Prozesse entwickeln können. Wenn ausgesprochene Symptome einer solchen chronischen Myokarditis vorhanden sind, so decken sich diese mit denen der Myodegeneratio cordis, die weiter unten (s. S. 328) genau beschrieben werden; auf der anderen Seite ist zu berücksichtigen, daß die bei Myodegeneratio besonders betonte Tatsache, daß sich oft auch größere Schwielen finden, die nie Herzsymptome machten und daß oft bei geringen Veränderungen ausgesprochene Symptome vorher im Leben beobachtet waren.

Prognose und Therapie entsprechen denen der Myodegeneratio cordis. Auch bei Tieren kommt eine akute und chronische Myokarditis vor, speziell beim Rind wird eine Myokarditis durch Fremdkörper, die aus dem Pansen durch das Zwerchfell in den Herzbeutel oder in das Herz einwandern, nicht so selten beobachtet. Ebenso wie beim Menschen finden sich im Herzmuskel Abszesse im Anschluß an septische Prozesse vielerlei Art, insbesondere im Anschluß an die puerperale Metritis. Chronische Veränderungen am Myokard in Gestalt von fibröser Myokarditis, Herzschwielen, oder auch von Herzaneurysma sind ebenfalls bei Tieren, insbesondere bei den großen Haussäugetieren verschiedentlich beschrieben.

3. Perikarditis.

Definition. Unter Perikarditis versteht man eine Entzündung des Perikards, die ausnahmsweise primär, meistens bei entzündlichen Allgemeinerkrankungen auftritt, oder von den Nachbarorganen fortgeleitet ist. Die Perikarditis ist durchaus nicht selten, sicher ist sie häufiger als sie diagnostiziert wird.

Ätiologie. Die Infektionskrankheiten kann man ohne Ausnahme aufzählen, wenn man die Möglichkeit einer Perikarditis in Betracht zieht.

Größere Statistiken über die Kombination von Infektionskrankheiten mit Perikarditis liegen nicht vor. Romberg erwähnt, daß von 85 Perikarditiden der Leipziger Klinik entstanden waren: Durch Gelenkrheumatismus 31, durch Tuberkulose 16 (davon 6 bei tuberkulöser Pleuritis), idiopathisch, zum Teil der Tuberkulose verdächtig 10, bei Klappenfehlern ohne andere Ursache 11, durch allgemeine Sepsis 4, durch Empyem 3, durch Nephritis 3, durch Pneumonie 2, durch Scharlach 2, durch Typhus, Angina, Sarkomatose je 1. Maisel berichtet, daß er bei 427 Fällen, die unter der Diagnose Tuberkulose in das pathologische Institut eingeliefert wurden, 14 mal eine Perikarditis gefunden habe, d. h. in 3,3%.

Sowohl nach dieser Statistik wie nach der allgemeinen ärztlichen Erfahrung findet sich die Perikarditis am häufigsten bei akutem Gelenkrheumatismus; nächstdem kommen Tuberkulose, Pneumonie und Sepsis in Betracht, seltener die übrigen Infektionskrankheiten, z. B. Lues. Auch im Verlauf von Nephritis, dann bei Skorbut, Morbus maculosus Werlhofii, Purpura haemorrhagica, hat man gelegentlich Entzündungen des Perikards beobachtet; nur selten bedingen Geschwulstmetastasen eine Perikarditis. Fortgeleitet von einer

Entzündung der Nachbarschaft (Empyem, Pleuropneumonie, Mediastinitis, sub-phrenischer Abszeß) kann schließlich ebenfalls die Perikarditis entstehen; sie kann, wie bei Herz und Trauma erwähnt, durch lokale Traumen bedingt sein.

Die Herzbeutelergüsse, die man im Verlaufe von chronischer Nephritis findet, sind natürlich steril. Wichtig ist, daß bei Urämien Reibegeräusche über dem Herzen zu den Symptomen gehören, die die Urämie einleiten können und wichtig auch die Tatsache, daß man bei chronischen Nephritiden mit Ergüssen im Peri-kard bisher fast stets eine Erhöhung des Reststickstoffes gefunden hat.

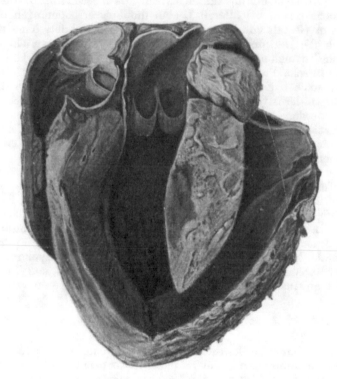

Abb. 137. Pericarditis fibrinosa. (Sammlung E. Pick).

Über den Zusammenhang von Perikarditis mit Gelenkrheumatismus gibt es eine Reihe von Statistiken, die diese Kombination als in 3—30% vorkommend angeben (Eich-horst, von Schrötter, Frenzel u. a.). Offenbar ist die Komplikation je nach der Art der Epidemie verschieden und wird auch wohl nicht immer mit der Sorgfalt auf das peri-karditische Reiben so geachtet, wie es für die Aufstellung einer guten Statistik notwendig wäre.

Pathologische Anatomie. Wie bei allen anderen Entzündungen, so kann man auch bei der Perikarditis verschiedene Formen unterscheiden, die allerdings häufig ineinander übergehen. Als Grundtypen gelten die seröse, fibrinöse, hämorrhagische, eitrige und jauchige Perikarditis.

Den Beginn der Entzündung erkennt man makroskopisch daran, daß das Perikard Glanz und helle Farbe verliert, matt und hyperämisch aussieht. Neigt der entzündliche Prozeß mehr zu seröser Exsudation, so sammelt sich im Perikard nach und nach entweder ein rein gelbliches, oder ein durch Blutbeimengung mehr oder weniger rötlich gefärbtes Serum an. In anderen Fällen fehlt diese Absonderung von Serum, es lagert sich Fibrin auf den Endothelzellen ab. Die Fibrinablagerung kann sehr groß werden und eine dicke Schicht auf dem viszeralen und parietalen Blatt des Perikards bilden (s. Abb. 137). Infolge der ständigen Bewegung des Herzens zeigen diese Massen gewöhnlich besondere (zotten-artige) Anordnungen (Zottenherz), trotzdem kommt es natürlich hierbei leicht zu

Verklebungen und weiterhin zu bindegewebigen Verwachsungen, die entweder lokalisiert oder allgemein flächenhaft sind. Im letzteren Falle spricht man von einer Concretio pericardii oder Obliteration des Herzbeutels (s. Abb. 138). Bei geringer Ausdehnung des Exsudats kann dieses resorbiert und durch Granulationsgewebe ersetzt werden, das später in Bindegewebe übergeht. Man findet dann an dieser Stelle eine bindegewebige Schwiele. Aus dem serösen Exsudat kann sich ein serös-hämorrhagisches oder auch serös-eitriges entwickeln. Besonders bei der eitrigen Perikarditis sieht man den Prozeß

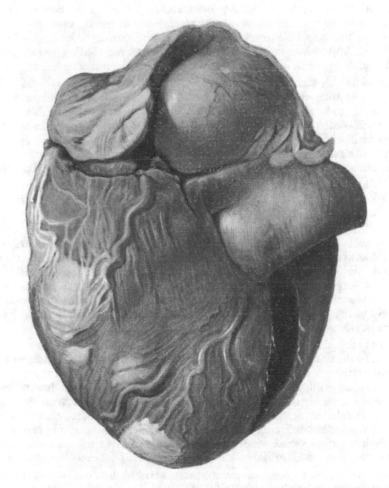

Abb. 138. Frische Obliteration des Herzbeutels bei entzündlicher Perikarditis.
(Sammlung E. Pick.)

auf das Myokard übergreifen und zu schweren Myokardstörungen führen. Eine jauchige Beschaffenheit nimmt das Exsudat an, wenn Fäulnisbakterien in die Flüssigkeit gelangen. Eine mehr eitrige Entzündung sieht man gewöhnlich bei Sepsis oder bei einer fortgeleiteten Entzündung von der Nachbarschaft her (Empyem). Die fibrinös-hämorrhagische Form ist charakteristisch für Tuberkulose, Skorbut, Purpura. In der Regel ist das Exsudat mehr serös.

Die Pericarditis calculosa hat wohl nur anatomisches und röntgenologisches Interesse.

Von den uns bekannten Erregern kommen hauptsächlich in Betracht die Staphylokokken, Diplococcus pneumoniae.

Eine seröse Perikarditis, die durch den Tuberkelbazillus bedingt war, die Tuberkelbazillen enthielt, die aber ohne Tuberkel im Perikard einherging, beschreibt neuerdings Frommberg.

Symptomatologie und Verlauf. Beginn. Da die anatomische Einteilung der Perikarditis in eine fibröse und seröse Form in der Klinik sich nicht durchführen läßt, so sollen im folgenden die Symptome der Perikarditis überhaupt geschildert werden. Der Beginn der Erkrankung kann sich durch heftige subjektive Symptome charakteristisch markieren, so daß man sofort eine Herzbeutelerkrankung annehmen muß. Häufig sind es plötzlich aufgetretene heftige Stiche in der Brust, häufig Beklemmungs- und Angstgefühl, Dyspnoe, bisweilen verbunden mit einer ausgesprochenen Zyanose, manchmal werden aber nur unbestimmte Klagen allgemeiner Art angegeben, z. B. Kopfschmerzen, Mattigkeit, Appetitlosigkeit, Frostgefühl. In anderen Fällen entwickelt sich die Entzündung ohne wesentliche lokale oder Allgemeinerscheinungen.

Besonders hervorzuheben ist die Dyspnoe und Zyanose. Man findet die Dyspnoe auch dann, wenn nur geringe Entzündungserscheinungen lokal nachweisbar sind. Sie ist also nicht immer dadurch zu erklären, daß das Herz durch ein Exsudat komprimiert und an ausgiebiger Tätigkeit gehindert wurde, sondern vielleicht durch eine Reizung des Nervus vagus, oder durch eine reflektorisch bedingte, mangelhafte Tätigkeit des Herzmuskels. Diese Annahme erklärt auch die Zyanose bei nachweisbar akut einsetzender Perikarditis.

Im allgemeinen besteht mäßiges Fieber. Eine typische Temperaturkurve für Perikarditis gibt es nicht, häufig ist der Fieberverlauf mehr kontinuierlich, oft remittierend.

Der Puls ist bei plötzlichem Beginn klein, stark beschleunigt, gelegentlich arhythmisch. In seltenen Fällen besteht außerdem der Pulsus paradoxus, d. h. das Kleinerwerden oder vollkommene Verschwinden des Pulses bei tiefer Inspiration. Ausschlaggebend ist natürlich immer die Anamnese. Oft erfährt man erst durch längeres Nachfragen, daß vor Jahr und Tag einmal eine fieberhafte, schwere Allgemeinerkrankung mit Brustschmerzen und heftigem Herzklopfen bestand, vielleicht auch mit Pleuritis und Ödemen, und daß nach Bettruhe und Behandlung mit Salizylpräparaten der Prozeß ausheilte.

Herz: Bei der mehr fibrinösen Form hört oder fühlt man synchron mit der Herzaktion Reiben, das dadurch entsteht, daß sich die rauhgewordenen Perikardblätter aneinander verschieben. Dieses Reiben ist oft nur an einzelnen Stellen hörbar, schleppt den Herztönen häufig nach und wird besonders beim Anhalten des Atems nach tiefer Inspiration deutlich. Man hört es am deutlichsten über der Herzbasis, gelegentlich an der Herzspitze. Der Charakter des Reibegeräusches ist schabend oder knarrend, unregelmäßig absetzend; sammelt sich mehr Serum an, so verschwindet es. Es kann mitunter schwer sein, diese Geräusche von den endokardialen zu unterscheiden. (Lokomotivgeräusch.)

Die endokardialen Geräusche sind natürlich hauptsächlich in der Gegend der Klappen hörbar, an Intensität meistens gleichmäßig stark und von gleichem Charakter.

Die perikardialen haben, abgesehen von der schon erwähnten Lokalisation, das Besondere, daß sie entweder den Herztönen nachschleppen, oder sich mehr oder weniger kontinuierlich über die Phase der Diastole und Systole hinziehen, daß sie nicht selten in kurzer Zeit in ihrem Charakter und in ihrer Lokalisation wechseln, wesentlich abhängig von der Lage der Patienten. Alle diese Momente machen es fast immer leicht, die endokardialen von den perikardialen Nebengeräuschen zu unterscheiden. Perikardiales Reiben, das sich mit subfebrilen Temperaturen zuweilen im Anschluß an eine schwere Angina pectoris bemerkbar macht, kann eine Thrombose der Koronargefäße bedeuten. Diese Thrombose kommt bei älteren Leuten vor und wird von Gorham als Pericarditis epistenocardica gekennzeichnet.

Über einen akuten Herztod, bedingt durch eine syphilitische, membranöse Perikarditis berichtet Oddo. Oddo fand bei einem 54jährigen Manne, der plötzlich gestorben war, eine frische, membranöse Perikarditis, die histologisch ein von kleinen mononukleären und Plasmazellen charakteristisches Gewebe um die kleinen Gefäße darstellte. Oddo faßte diesen Fall, zumal da auch Plaques auf den Lippen vorhanden waren, als syphilitisch auf.

Der Erguß macht sich physikalisch kenntlich durch die Veränderung des Spitzenstoßes und der Herzdämpfung. Der vorher deutliche Spitzenstoß kann allmählich verschwinden, oder aber man fühlt ihn als eine schwache Erschütterung innerhalb der Herzdämpfung, oft nach links und unten verlagert. Die Verteilung der Flüssigkeit im Herzbeutel wird durch die anatomischen Verhältnisse in folgender Weise beeinflußt: Da das Herz vorn durch die Brustwand, hinten durch die Wirbelsäule fixiert und in seiner Bewegung beschränkt ist, ist an diesen Stellen auch wenig Platz für die Ansammlung eines Ergusses. Dieser findet sich hauptsächlich in den seitlichen Partien des Herzbeutels. Hieraus ergibt sich eine Verbreiterung des Herzbeutels nach rechts und nach links. Die allerersten Flüssigkeitsmengen sammeln sich an der Basis des Herzens an, in dem Rezessus des Herzbeutels. Hat der Erguß eine nennenswerte Größe erreicht, so verschwindet perkus-sorisch zuerst der Herzleberwinkel, d. h. die normal hier rechtwinklig sich absetzende Herzdämpfung geht bogenförmig in die Lungen - Lebergrenze über; nach links wird die Grenze nach außen verschoben und nach unten verlängert, sie rückt oft bis zur Axillarlinie. In solchen Fällen hat die Dämpfungsfigur die Form eines Dreiecks mit abgerundeter oberer Spitze, die untere Grenze kann bis zum 7. Interkostalraum oder bis zur 8. Rippe reichen (vgl. das Röntgenbild, Abb. 90, S. 183). Bei aufrechter Stellung wird die Dämpfung oft breiter und kürzer, bei Mittellage ist sie etwas verschieblich, besonders mit Hilfe der Tastperkussion läßt sie sich gut abgrenzen. Die absolute Dämpfung wird immer größer, schließlich fällt absolute und relative Dämpfung zusammen. Schon bei den Initialsymptomen der Ausfüllung des Herzleberwinkels kann

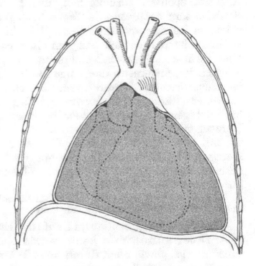

Abb. 139. Flüssigkeitserguß im Perikard. (Pericarditis exsudativa.) Perkussorisch typische Dämpfungsfigur, dreieckig, mit abgerundeter Spitze.

man oft eine Annäherung der absoluten an die relative Dämpfung konstatieren und hiermit die Diagnose sichern. Infolge des Druckes auf die benachbarten Lungenteile ändern sich die perkussorischen Erscheinungen; die Lungenpartien geben gedämpften, z. T. tympanitischen Schall. Das Atemgeräusch ist vermindert oder völlig aufgehoben, z. T. wird es bronchial.

Die Herztöne sind oft außerordentlich leise, werden beim Vornüberbeugen deutlicher. Der Blutdruck ist im allgemeinen nicht charakteristisch, aber die Differenz zwischen systolischem Maximum und diastolischem Minimum kann außerordentlich klein sein und infolgedessen auf die Perikarditis hindeuten, wenn für eine Myodegeneratio und Endokardschädigung keine Anhaltspunkte vorliegen.

Von seiten der übrigen Organe ist besonders beachtenswert die Lunge. Nicht selten besteht eine Dämpfung über dem linken Unterlappen mit abgeschwächtem oder bronchialem Atmen, verstärktem oder abgeschwächtem Stimmfremitus. Es kann hier eine Kompression der Lunge vorhanden sein oder ein pleuritisches Exsudat sich angesammelt haben; oder aber der gefüllte Herzbeutel reicht bis an die hintere Brustwand heran.

Seltenere Symptome sind von dem Herzen ausstrahlende Schmerzen in die Schultergegend und besonders in den linken Arm, lokale starke Druckempfindlichkeit des Herzens und der Umgebung desselben (Epigastrium), anfallsweise auftretendes, sehr schmerzhaftes Erbrechen und Aufstoßen, ein Symptom, das sich durch die entzündliche Reizung des am Herzbeutel entlang verlaufenen Nervus phrenicus erklärt. Durch Reizung dieses Nerven und des Nervus recurrens vagi erklären sich auch die Schluckbeschwerden und die einseitigen oder doppelseitigen Symptome der Rekurrenslähmung. (Siehe Abb. 20, S. 37.)

Handelt es sich um eine vorwiegend seröse Entzündung, so kann das Exsudat spontan zurückgehen, das Fieber allmählich abklingen. Wenn das Exsudat aber nach etwa 14 Tagen bis 3 Wochen keine Tendenz zur Rückbildung zeigt, so ist eine spontane Resorption im allgemeinen nicht anzunehmen. Gewöhnlich handelt es sich jetzt um einen Stillstand der Erscheinungen, man muß aber berücksichtigen, daß einerseits eine plötzliche Verschlimmerung auch noch möglich ist, anderseits das lange Bestehen eines solchen Ergusses zu schweren Herzinsuffizienzen führen kann. Bei zunehmendem Erguß kommt es meistens zu einer stärkeren Hervorwölbung der Interkostalräume evtl. bei nachgiebigem Thorax zu einer buckelartigen Hervorwölbung (voussure) der Herzgegend mit lokalem Hautödem. Schon bei mäßigem Erguß kann man oft mit dem Finger ein mangelhaftes Agieren der Interkostalmuskeln in der Herzgegend feststellen. Bei älteren Leuten, besonders bei Emphysematikern, vermag das nach unten sich vorwölbende Exsudat eine lokale Vorwölbung im Epigastrium zu machen.

von Schrötter erwähnt, daß in einem solchen Falle einmal eine Verwechslung mit einem Leberechinokokkus zustande kam.

Daß das seröse Exsudat im Laufe der Erkrankung eitrigen oder jauchigen Charakter annehmen kann, wurde oben bereits erwähnt. Diese Änderung markiert sich gewöhnlich durch hohe Temperaturen und ist deswegen besonders beachtenswert, weil das eitrige Exsudat den Herzmuskel sehr viel mehr gefährdet, als das seröse.

Die Tuberkulose des Herzbeutels kommt anatomisch entweder in der Form vereinzelter Tuberkel im Perikard vor, oder im Gefolge einer Miliartuberkulose, oder als eigentliche tuberkulöse, serös-fibrinöse oder chronisch-fibröse Perikarditis. Klinisch muß man zwei Formen unterscheiden, die primäre und diejenige bei gleichzeitig bestehender Tuberkulose der Lungen oder anderer Organe. Die klinischen Symptome decken sich absolut mit denen jeder anderen Perikarditis. Da die tuberkulöse Perikarditis nicht so selten ist, muß man bei jeder unbekannten Ätiologie an die Möglichkeit einer Tuberkulose denken.

Röntgen: Hat man Gelegenheit, das Röntgenverfahren zu benutzen, so ist dieses ein besseres diagnostisches Hilfsmittel als alle übrigen Methoden. Die Herzsilhouette kann im Röntgenbilde verbreitert, verengert, unregelmäßig konturiert sein (vgl. S. 182). Wichtiger ist das Mißverhältnis zwischen dem geringen objektiven Herzbefund und den hochgradigen kardialen Stauungserscheinungen, insbesondere dem oft zuerst auftretenden Aszites (Volhard und Schmieden). Besteht ein nennenswerter Erguß, so kennzeichnet sich dieser im Röntgenbilde durch eine starke Verbreiterung des gesamten Herzschattens nach rechts und links; es entsteht die Figur eines Beutels ohne Andeutung der bei jedem, auch dem pathologisch wesentlich veränderten Herzen vorhandenen Abschnitte. Auch die typischen Herzpulsationen können fehlen, zugeben muß man allerdings, daß in manchen Fällen das ganze Exsudat stark mitpulsiert und auf der anderen Seite das stark dilatierte Herz häufig nur minimale Bewegungen zeigt. Neuerdings wird von verschiedenen Seiten die Frage aufgeworfen, ob es möglich ist, bei einem Erguß im Herzbeutel den Schatten des Herzens selbst, den sogenannten Kernschatten zu sehen. Diese Frage wird teilweise bejaht (Paetsch), teilweise verneint (Kohlmann). Offenbar auf Grund dieser Streitfrage hat Holmes versucht experimentell nachzuweisen, ob abhängig von der Art der Flüssigkeit das Herz im Röntgenbilde mehr oder weniger deutlich hervortrete, wenn er das Organ in Äther-, Wasser- oder Salzlösung tauchte. Während das Herz schon bei Eintauchen im Wasser weniger abgrenzbar wird, verschwindet es bei Salzlösung vom Gewicht 1012—1020 gänzlich, um bei höheren Gewichten sogar heller wie die umgebende Flüssigkeit zu erscheinen. Unsere klinischen Erfahrungen bestätigen das, was Paetsch wiedergegeben hat, da wir verschiedentlich in Fällen von Perikarditis das Herz von der Flüssigkeit sowohl in der Durchleuchtung wie auch im photographischen Bilde deutlich abgrenzen konnten.

Pneumo-Perikard. Das Pneumo-Perikard macht ein besonders charakteristisches Röntgenbild; auch wenn nur geringe Mengen von Luft im Herzbeutel vorhanden sind, hebt sich der intensive Herzschatten von dem hellen Luftraum und anderseits der letzere von dem dunkleren Lungengewebe sehr scharf ab. Noch charakteristischer wird das Bild, wenn, wie so häufig neben der Luft im Herzbeutel, Flüssigkeit oder Eiter vorhanden ist. Man sieht dann den horizontalen Flüssigkeitsspiegel, die spontanen Wellenbewegungen und darüber zwischen Herz und Lungen einen mehr oder weniger breiten hellen Luftraum.

Perikarditische Adhäsionen. Daß stärkere Adhäsionen Deformation des Herzschattens bedingen, ist begreiflich. Diese Adhäsionen sind gewöhnlich an den großen Gefäßen oder am Herz-Zwerchfellwinkel zu finden. Es ist erklärlich, daß die normale Verschieblichkeit des Herzens, die bei Bewegung des Patienten vor dem Röntgenschirm deutlich zum Ausdruck kommt, bei Adhäsionen fehlt, und daß bei tiefen Einatmungen die sich anspannenden Bindegewebszüge eine stärkere Deformation des Herzschattens machen können. Man wird aber mit der Deutung derartiger Befunde vorsichtig sein müssen, da auch die pleuroperikardialen Verwachsungen ähnliche Symptome aufweisen können.

Concretio pericardii. Man sollte annehmen, daß ausgedehntere schwielenartige Verwachsungen des Perikards immer im Röntgenbilde zum Ausdruck kommen. Das ist nicht der Fall, aber die vor dem Röntgenschirm äußerst geringen oder fehlenden Herzpulsationen vermögen die Verwachsung der Herzbeutelblätter aufzudecken. Die Ablagerung von Kalk in den Schwielen ist von anatomischer Seite (Simonds) besonders beschrieben und als Panzerherz charakterisiert worden. Derartige Kalkablagerungen können ohne subjektive Symptome einhergehen, aber auf der Röntgenplatte sind sie zu sehen. Man wird also bei dem Verdacht auf Herzbeutelverwachsungen hauptsächlich die geringe oder fehlende Pulsation, die Kalkablagerungen auf der Platte und die relativ kleine Herzsilhouette am meisten berücksichtigen (vgl. auch das Kapitel Röntgendiagnostik S. 182 und Abb. 91 S. 184).

Die Diagnose stützt sich im wesentlichen auf Allgemeinsymptome Fieber, Zyanose, Dyspnoe bei lokalen Symptomen speziell am Herzen Reibegeräusche, Verbreiterung der Dämpfung, leise Töne, Tachykardie, kleiner Puls und schließlich auf den Röntgenbefund, wenn es möglich ist diesen zu Hilfe zu nehmen.

Differentialdiagnose. Hört man über dem Herzen Reiben, so ist es differentialdiagnostisch wichtig, daran zu denken, daß dieses Nebengeräusch auch extraperikardial erzeugt werden kann. In diesem Falle kann ein von der Pleura mediastinalis fortgeleitetes Nebengeräusch vorliegen (Pleuropneumonie). Auch das von der Pleura diaphragmatica und vom Peritoneum (Perihepatitis) fortgeleitete Reiben kann eine Perikarditis vortäuschen. Bei diesen Komplikationen wird stets das Reiben bei tiefen Atembewegungen stärker, beim Anhalten des Atems nach tiefster Inspiration schwächer werden, bzw. verschwinden. Man muß sich daran erinnern, daß vom Endokard herrührende Geräusche oft einen etwas kratzenden Charakter haben und besonders dann, wenn sie systolisch

und diastolisch sind, eine Verwechslung mit perikardialem Reiben hervorzurufen vermögen. Diese Geräusche sind natürlich hauptsächlich in der Gegend
der Klappen hörbar, an Intensität meistens gleichmäßig stark und von gleichmäßigem Timbre. Auch Blutaustritte im Perikard können die Erscheinung
des perikardialen Reibens machen. Charakteristische Unterschiede wird es hier
nicht geben, höchstens den, daß Reibgeräusche dieser Art nur vorübergehend
sind. Trockenheit der Herzbeuteloberfläche (z. B. bei Cholera) soll ebenfalls ein
Reibegeräusch erzeugen können. Daß Verkalkungen der Koronararterien, Tuberkel, Krebsmetastasen, Geräusche machen können, wird wohl
selten zur Verwechslung Anlaß geben. Besonders wichtig ist die Tatsache,
daß ein Sehnenfleck Reiben machen kann. Aus der Statistik von Bizot geht
hervor, daß Sehnenflecke außerordentlich häufig bei Obduktionen beobachtet
werden, daß sie aber vornehmlich bei Erwachsenen vorkommen. (Bizot
156 Sektionen 45mal, Friedreich in mehr als der Hälfte der Fälle). Hier
wird die Anamnese wichtig sein, vielleicht schon vorher der Patient von ärztlicher Seite auf dieses Geräusch aufmerksam gemacht worden sein.

Eine auffällig breite Herzdämpfung bedeutet nicht immer einen Erguß
im Herzbeutel. Verwechslungen sind wohl dann ausgeschlossen, wenn der
Erguß sich unter den Augen des Arztes entwickelt hat. Sie können vorkommen
bei Herzhypertrophie, bei Mediastinaltumoren, bei pleurititschem Erguß, bei
Aneurysmen. Bei Herzhypertrophie geben Anamnese, Verhalten des Spitzenstoßes, Veränderung des Herzens bei Lagewechsel, Auskultation der Töne,
den richtigen Aufschluß. Bei Mediastinaltumoren kann, wenn sie in unmittelbarer Nachbarschaft des Herzens gelegen sind, eine breite, an Perikarditis
erinnernde Dämpfung resultieren. Entscheiden wird hier in erster Linie das
Röntgenbild, dann die Schwellungen auch anderer tastbarer Drüsen, z. B. der
in der Achsel- oder Supraklavikulargegend, ausgedehnte Venenetze an der
Vorderfläche des Thorax u. a. Gelegentlich wird man, wenn die Dämpfung
abgekapselter Pleuraergüsse in der Nähe des Herzens vorliegt, zweifelhaft sein,
ob ein perikardialer Erguß, oder nur eine Mitbeteiligung des Perikards vorhanden ist. Auch diesen Zweifel löst am ersten das Röntgenbild, das beim
Fehlen eines Ergusses die typische a. a. O. beschriebene Konfiguration des
Herzens mit der Pulsation der einzelnen Teile deutlich erkennen läßt, während
anderseits das pleuritische Exsudat sich durch einen von der Herzfigur ab-
gesetzten Schatten markiert (vgl. Abb. 139, S. 337 und Text). Zusammenfassend
darf man sagen, daß mehr die Allgemeinsymptome und die Entwicklung des
Krankheitsbildes als das Reibegeräusch im Vordergrund der Diagnose stehen.

Verlauf: Der Verlauf ist wesentlich abhängig von der Form der Entzündung.
Handelt es sich um eine leichte fibrinöse oder serofibrinöse Entzündung, so gehen
die bedrohlichen Erscheinungen meist nach kurzer Zeit zurück. Das Reibegeräusch verschwindet, indem es bald hier, bald dort schwächer wird, dann nur
noch beim Vornüberbeugen des Patienten hörbar ist.

Ein nicht seltener Ausgang der Perikarditis scheint, nach den Sektionsbefunden zu schließen, die teilweise oder vollständige Verwachsung beider
Perikardbläter zu sein (s. Abb. 138, S. 335). Oft verläuft die Perikarditis bei
Polyarthritis, Sepsis u. a. Infektionskrankheiten symptomlos, die zunehmende
Erscheinung von Herzinsuffizienz wird auf Myokarditis bezogen und die Obduktion ergibt dann eine mehr oder weniger vollständige Obliteration mit sekundärer Beteiligung des Myokards. Daß solche ausgedehnten Entzündungen auch
bei genauer Beobachtung im Krankenhause nicht erkannt werden, muß auffallen. Man kann sich das nur so erklären, daß die fibrinösen Auflagerungen
sehr weich und zart gewesen sind, daher keine Geräusche machten, und daß
sehr schnell eine Verwachsung der Perikardblätter erfolgte. Ein typisches

Symptom für die Concretio pericardii sind die systolischen Einziehungen über einem größeren Teil der Herzdämpfung und im unteren Teil des Sternums und der diastolische Kollaps der Halsvenen.

Häufig kommen diese Patienten erst zum Arzt, wenn sich Erscheinungen leichter oder schwerer Herzinsuffizienz einstellten, Dyspnoe, Herzirregularitäten oder Stauungserscheinungen, Ödeme, Aszites und dergl. Diese deuten dann eine Mitbeteiligung des Myokards an, das, wie erwähnt, fast immer in mehr oder weniger ausgedehntem Maße degeneriert oder atrophiert.

Komplikationen. Als seltene Komplikation erwähne ich die Rekurrenslähmung (Landgraf, Riegel), die beiderscitige Stimmbandlähmung, (Bäumler), Lähmungen, die durch Druck auf den Nervus recurrens bzw. Nervus vagus zustande kommen. Schluckbeschwerden durch Druck auf den Ösophagus oder durch Fortleitung der Entzündung auf die Ösophagusmuskulatur und entzündliche Beteiligung des Vagus, Singultus und Erbrechen durch Reizung des Phrenikus kommen zuweilen, wenn auch selten vor.

Die häufigste Komplikation und oft die unangenehmste ist das Übergreifen der Entzündung auf das Myokard. Tödlicher Kollaps im Anschluß an geringe, körperliche Anstrengungen (Aufrichten im Bett, Defäkation) kann dann der Ausdruck dieser Myokarditis sein. Daß die Entzündung manchmal auf die Pleura übergehen und einen linksseitigen Erguß machen kann, ist oben besonders betont.

Prognose. Die Prognose ist nur bei der leichten, fibrinösen Form als günstig hinzustellen. Bei der serofibrinösen Form kann man nicht übersehen, ob sich nicht partielle oder totale Adhäsionen bilden, wenn das Exsudat auf natürliche oder künstliche Weise beseitigt ist.

Ob sich Adhäsionen gebildet haben oder nicht, kann man durch die Perkussion und durch das Röntgenbild nicht mit Sicherheit feststellen, nur vermuten, wenn ausgedehntere Verwachsungen zwischen Herz und Herzbeutel und zwischen Herzbeutel und Umgebung bestehen. Ich verweise hier auf die besondere Besprechung der Herzbeutelverwachsung (Seite 339).

Bei eitriger Entzündung ist die Prognose von dem Allgemeinzustand abhängig und davon, ob es gelingt, die eitrigen Massen vollkommen zu entfernen, und eine Resorption des Fibrins herbeizuführen. Da wir aber im allgemeinen nur eine geringe Erfahrung über diese rationelle Behandlung der eitrigen Perikarditis haben, so empfiehlt es sich, von vornherein den Zustand als höchst lebensgefährlich zu bezeichnen. Bei jauchigen Perikarditiden dürfte eine erfolgreiche Behandlung wohl zu den Seltenheiten gehören.

Abgesehen von dieser Abhängigkeit der Prognose von der Form der Entzündung ist zweitens maßgebend die Grundkrankheit. Bei schwerer, kruppöser Pneumonie, bei schwerer Polyarthritis, besonders dann, wenn sie mit Endokarditis verbunden ist, bei Sepsis und Diphtherie, Skarlatina und Variola ist die Prognose quoad vitam stets sehr ernst aufzufassen. Bei allen diesen Erkrankungen muß man immer berücksichtigen, daß das Myokard schon mehr oder weniger stark in Mitleidenschaft gezogen ist, und bei der Sepsis noch besonders, daß Abszesse im Herzmuskel die Perikarditis ausgelöst haben können. Quoad vitam sind auch alle jene Herzbeutelergüsse ungünstig, die sich bei chronischer Nephritis, bei Tuberkulose des Perikards, bei den hämorrhagischen Diathesen entwickeln. Es kann in solchen Fällen, wenn man die Flüssigkeit rechtzeitig entfernt, ein Stillstand des Prozesses entstehen, doch dieser Stillstand ist stets ein vorübergehender, der Erguß sammelt sich bald wieder an und bedeutet, auch wenn er nur langsam wächst, stets eine Komplikation, die plötzlich zum Tode führen kann.

Latham sah bei nicht rheumatischer Perikarditis 91% Todesfälle, Matter von 27 Fällen 16 = 59% tödlich verlaufen, von diesen waren die Hälfte tuberkulöse Perikarditiden. 10 Fälle konnten als geheilt entlassen werden, es waren dies sämtlich leichte serofibrinöse, teilweise spontan entstandene, teilweise im Anschluß an Polyarthritis aufgetretene Entzündungen.

Therapie. Die Therapie der Perikarditis gestaltet sich verschieden je nach der Art der Erkrankung und je nach ihrer Entstehungsursache. Sie richtet sich in der Hauptsache gegen die Folgen der Erkrankung für das Herz.

Handelt es sich um eine einfache fibrinöse oder um eine serös fibrinöse Entzündung mit geringem Erguß, so genügt das Auflegen einer Eisblase, um die Schmerzen und das Herzklopfen zu beseitigen, die Pulsbeschleunigung herabzusetzen, Zyanose und Dyspnoe zu vermindern. Oft wirken lokale Blutentziehungen schneller und günstiger. Man setzt 4—6 Blutegel, dort wo der Schmerz lokalisiert wird, oder 2—4 blutige Schröpfköpfe in die Herzgegend oder an dem linken oberen Rand der Herzdämpfung.

Bei der idiopathischen und der im Verlaufe von Polyarthritis auftretenden Perikarditis sind natürlich Salizylpräparate in nicht zu kleinen Dosen angezeigt (Natr. salicyl. 6 mal 1 g oder Acid. salicyl. 4—5 mal 1 g, Aspirin, Salipyrin usw.). Diese Mittel wirken zugleich gegen die Schmerzen und beruhigen. Ruhe und zwar absolute Körperruhe bildet aber den wichtigsten Faktor der Behandlung. Um sie zu erzwingen, sind oft Schlafmittel notwendig. In leichteren Fällen genügen auch hydropathische Maßnahmen, Prießnitzsche Umschläge um die Unterschenkel, ferner Baldrianpräparate, Pfefferminztee usw., in schwereren Fällen hilft nur Morphium. Mehr für die Fälle plötzlichen Versagens kommen Koffein, Kampfer u. a. in Betracht.

Die Diät bedarf wohl keiner besonderen Besprechung. Man gebe Milchdiät und sorge für eine möglichst gleichmässige Flüssigkeitsverteilung.

Sprechen die physikalischen Symptome für einen Erguß, so muß man sich rechtzeitig durch Probepunktion über dessen Natur Aufklärung verschaffen. Handelt es sich um ein seröses Exsudat, so hängt das weitere Vorgehen von seiner Menge und von der Schnelligkeit seines Entstehens ab. Bei kleinen Ergüssen ohne Neigung zu rascher Zunahme kann man auf Resorption rechnen.

Diese wird allein schon gefördert durch die oben angegebene Lokal- und Allgemeinbehandlung, sie wird unterstützt durch diuretische Mittel.

Rp. Theozin 2mal 0,3 im Abstand von 2 Stunden an zwei aufeinanderfolgenden Tagen zu geben, nach 3—5tägiger Pause Wiederholung. Theobromin natr. salicylicum oder aceticum 4—6mal 1 g, Theophyllin, Euphyllin können längere Zeit genommen werden.

Zweckmäßig ist oft die Einschränkung der Flüssigkeitszufuhr. Man verordne entweder Trockendiät und gestatte daneben geringe Mengen von Flüssigkeit oder man versuche eine Karellkur. Wenn diese Mittel nicht helfen, empfiehlt sich die Parazentese des Herzbeutels. Sie ist unbedingt nötig bei längerer Dauer der Erkrankung, und wenn der Erguß eine wesentliche Behinderung auf das Herz ausübt, die sich u. a. in starker venöser Stauung und in hochgradiger Dyspnoe äußert. Man erhält durch die Parazentese eine sofortige Besserung der Kreislaufverhältnisse im allgemeinen, eine Entlastung des Herzmuskels und günstigere Bedingungen für die Resorption.

Die Parazentese. Bei der Parazentese des Herzbeutels hat man folgendes zu berücksichtigen: man will vermeiden, daß man durch die Punktion das Herz selbst ansticht. Diese Gefahr ist besonders groß in dem Bereich, wo der rechte Ventrikel der Brustwand anliegt. Zu befürchten ist weiter die Verletzung der Mammargefäße. Bei infektiösen Exsudaten kommt es ferner in Betracht, daß durch die Punktion nicht die Lungenpleuren verletzt und dann infiziert werden. Aus diesen Überlegungen geben sich 3 Möglichkeiten für die Wahl der Punktionsstelle. Entweder man punktiert am linken Rande des Sternums innerhalb der Mammargefäße; bei diesem Vorgehen vermeidet man allerdings leicht eine Verletzung der Mammargefäße und befindet sich auch außerhalb der Pleuren. Da indessen an dieser Stelle das Herz dem Brustkorb dicht anliegt, ist eine Verletzung der relativ dünnen rechten Herzkammer leicht möglich. Am häufigsten punktiert man in der Mamillarlinie im 5. oder 6. Interkostalraum. Bei diesem Vorgehen befindet man sich außerhalb der Mammargefäße, anderseits durchsticht man dabei die Pleuren. Oder man punktiert in halbsitzender Lage in der Medianlinie unter dem Prox. xiphoideus in der Richtung schräg nach oben. Diese Punktionsstelle scheint neuerdings bevorzugt zu werden (Marfan) oder endlich man versucht von hinten her den Herzbeutelerguß in die linke Pleure zu drainieren. Külbs konnte auf diese Weise in dre

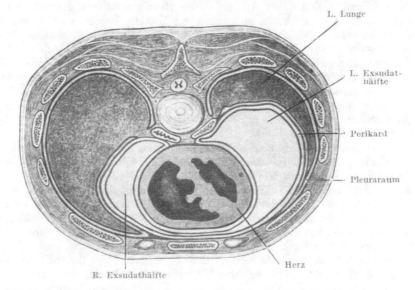

Abb. 140. Pericarditis exsudativa. Querschnitt durch den Thorax.
(Nach Heinrich Curschmann.)

Fällen einen vollen Heilerfolg erzielen, indem langsam innerhalb einiger Stunden der perikardiale Erguß sich in die linke Pleura entleerte und von hier entfernt werden konnte. Am besten benutzt man zur Punktion einen Troikar. Curschmann hat zu diesem Zwecke besonders flache Troikare empfohlen. Der Troikar wird in schräger Richtung gegen die Herzspitze eingestoßen. Daß man sich im Herzbeutel befindet, erkennt man gewöhnlich deutlich an dem Widerstand des Troikars, und dann, wenn ein Erguß vorhanden ist, an der sofort ausfließenden Flüssigkeit. Nachdem man das Stilett zurückgezogen hat, wird der Hahn des Troikars geschlossen und am besten jetzt vor Ansetzen des Schlauches der Troikar noch etwas weiter nach vorn geschoben, um seine Lage zu sichern. Man verbindet dann den Troikar mit einem Schlauch, der wiederum mit einem gebogenen Glasrohr versehen ist, öffnet den Hahn und läßt sehr langsam unter Berücksichtigung der Druckverhältnisse das Exsudat ab. Es empfiehlt sich stets, die gesamte Flüssigkeit abzulassen, und die Punktionsöffnung, nachdem man den Troikar langsam herausgezogen hat, mit sterilem Material zu schließen.

Neben dieser Curschmannschen Perikardpunktion ist von A. Fränkel in denjenigen Fällen, wo eine starke Erweiterung des linken Herzens vermutet wird, auch die Punktion am rechten Sternalrand empfohlen worden. Sie kommt nur in Frage, wenn der Erguß ziemlich weit nach rechts sich erstreckt.

Der Erfolg der Punktion äußert sich oft durch sofortige Besserung der Stauungserscheinungen (Dyspnoe, Zyanose), der Puls wird kräftiger, die Dämpfung kann auf das normale Maß zurückgehen; gewöhnlich liegt allerdings eine leichte Dilatation vor, die erst allmählich sich wieder ausgleicht. In manchen Fällen sammelt sich mehr oder weniger rasch wieder Flüssigkeit im Herzbeutel an, die Punktion muß dann wiederholt werden. v. Schrötter hat zur Verhütung neuer Exsudate empfohlen, Jod in den Herzbeutel einzuspritzen. Da hierdurch indessen Verklebungen des Herzbeutels mit der Herzoberfläche erzeugt werden könnten, ist dieses Verfahren nicht angebracht. Hat die Punktion eine eitrige Beschaffenheit des Exsudats ergeben, so ist unter allen Umständen für reichlichen Abfluß des Eiters zu sorgen. Man hat zwar die völlige Entfernung des Eiters begünstigen wollen durch Ausspülen des Herzbeutels mit physiologischer Kochsalzlösung resp. mit leicht antiseptischen Mitteln, indessen ist Erweiterung des Herzbeutels durch Schnitt (Inzision) mit gleichzeitiger Resektion einer Rippe am besten. Nach der Resektion wird ein Drain in den Herzbeutel eingelegt. Zweckmäßigerweise spült man durch diesen öfters den Herzbeutel mit steriler physiologischer Kochsalzlösung aus. Empfehlenswert ist bei der Operation der eitrigen Perikarditis eine ausgedehnte Entfernung der Rippenknorpel (6. bis 7. linker Rippenknorpel), um dadurch den Abfluß des eitrigen Exsudats zu garantieren. Als Spülflüssigkeit kommt neben der Kochsalzlösung das Vuzin oder Dakinlösung in Frage.

Kardiolyse und Perikardresektion. Von Delormes wurde zuerst empfohlen, die beiden Perikardblätter, wenn sie im Verlaufe einer Perikarditis verwachsen wären, zu lösen. Dieser Vorschlag kam praktisch nur in wenigen Fällen zur Ausführung. Da bei der Verwachsung der Perikardblätter an sich, wie man aus pathologischen und anatomischen Erfahrungen wußte, Zirkulationsstörungen nicht immer eintreten müssen, ja sogar vollständig fehlen können, da andererseits hauptsächlich dann, wenn das Perikard mit der vorderen Thoraxwand verlötet ist, Kreislaufstörungen ausgelöst werden, empfahl Brauer hauptsächlich in den letzteren Fällen eine besondere Behandlung, die heute unter dem Namen Brauersche Kardiolyse bekannt ist. Diese Operation besteht darin, daß die Verwachsungen des Herzbeutels mit der vorderen Thoraxwand gelöst werden. Technisch geschieht das durch Resektion des vor dem Herzen gelegenen Sternums. In einiger Beziehung ähnelt diese Operation der bei Empyem bzw. Pleuraschwartenbildung empfohlenen Rippenresektion. Statt der unzweckmäßigen Bezeichnung Kardiolyse hat Kocher empfohlen, die Operation Thoracolysis pericardiaca zu nennen. Die Operation ist in vielen Fällen ausgeführt worden, in den meisten mit günstigem Erfolg. Bei der näheren Ausarbeitung der Operationstechnik zeigte sich, daß die Entfernung des hinteren Periostes schwierig und gefährlich sein kann. König hat daher vorgeschlagen, das hintere Periost zu schonen, das vordere mit einem Teil der knöchernen Wand zu entfernen. Diese Königsche Technik hat in mehreren Fällen, die Blauel an der von Brunschen Klinik zu operieren Gelegenheit hatte, besonders günstige Resultate gezeigt[1]).

Schmieden, der neuerdings unter Schonung des rechten Phrenikus die Perikardresektion mit Erfolg ausführte, ist der Ansicht, daß an Stelle des exstirpierten Perikards keine Plastik erforderlich ist, da es zu einer die Herzfunktion hemmenden Narbenbildung nicht kommt.

Bei allen Haustieren, am häufigsten beim Rind, kommt auch eine akute oder chronische Perikarditis vor. Beim Rind ist diese meistens ausgelöst durch Fremdkörper, die durch das Zwerchfell in den Herzbeutel eindrangen (s. unter Myokarditis); bei Schweinen entwickelt sich eine Perikarditis nicht selten nach

---

[1]) Vgl. Hotz, Bd. VI der 1. Aufl. dieses Handbuches, S. 24.

Rotlauf; bei Hunden sah ich fibrinöse oder auch exsudative Perikarditis mit ausgedehnten petechialen Blutungen im Anschluß an Staupe sich entwickeln.

B. Herzklappenfehler.

1. Allgemeines.

Die Klappen funktionieren im Herzen wie die Ventile der Pumpe. Während aber bei den Pumpenventilen prozentual sehr viel verloren geht, arbeiten die Herzklappen so gut, daß kaum 1 %₀ zurückbleibt [1]). Beim Anblick der zarten Häutchen wundert man sich stets darüber, daß es diesen anatomisch unwesentlichen Teilen gelingt, eine so große Leistungsfähigkeit aufzubringen und sie ein ganzes Menschenalter hindurch festzuhalten. Denn die Arbeit, die speziell von den Klappen geliefert wird, ist doch eine enorm große. Wenn auch schließlich das System durch die Papillarmuskeln erheblich gestützt wird, so ruht doch die gesamte Blutmenge vorübergehend auf den dünnen sehnigen Segeln, den Teilen, die gegenüber der Herzmuskulatur außerordentlich fein sind, von denen aber ebenso wie vom Muskel eine rastlose Tätigkeit verlangt wird. Bewundernswert ist, daß an diesen Stellen so relativ selten physiologische degenerative Prozesse sich bilden bzw. anatomische Veränderungen sich abspielen, die zu Störungen führen. Diese technisch so vollkommene Tätigkeit muß natürlich eine erhebliche Einbuße erfahren, wenn größere Defekte den Schluß unmöglich machen. Tritt eine dauernde organisch bedingte Funktionsstörung ein, so nennt man das Herzfehler oder Herzklappenfehler.

In sehr schönen Versuchen an einem Kreislaufmodell hat Moritz die wesentlichsten dynamischen Folgeerscheinungen der einzelnen Klappenfehler anschaulich wiedergegeben.

a) Definition.

Unter Klappenfehler versteht man also die organisch bedingte Funktionsstörung der Herzklappen. Man unterscheidet eine Insuffizienz, d. h. eine mangelhafte Schlußfähigkeit der Klappen und eine Stenose, d. h. eine Verengerung des Klappenostiums.

b) Ätiologie.

Die Ursache einer solchen Stenose oder Insuffizienz kann verschieden sein, es kann entweder eine anatomische Veränderung des Klappensegels selbst oder der Muskelfasern vorliegen. Die Muskulatur bildet einerseits die Basis der Segel (Insertionsring der Klappen), andererseits fixiert sie die Segel beim Schluß, wie die Taue das Schiffsegel (die Papillarmuskeln).

Die wichtigsten anatomischen Veränderungen des Klappensegels selbst sind: 1. die Endokarditis, die sich als akute, verruköse, seltener als chronische fibröse und sehr selten als ulzeröse Entzündung äußern kann. Diese Erkrankungen sind bereits S. 310 ff. genau besprochen. Ursächlich kommen 2. in Frage diejenigen Erkrankungen der Aorta, die auf die Klappen übergreifen, in selteneren Fällen primär an diesen entstehen können. Es handelt sich hier im wesentlichen um Arteriosklerose und Syphilis. Jene kommt hauptsächlich bei älteren Leuten vor; daß solche degenerativen Prozesse, auch am Klappenapparat, ihren Anfang nehmen können, ist von Aschoff besonders bewiesen worden. Andererseits konnte aber Jores auch bei einjährigen Kindern schon Endokardveränderungen an den Aortenzipfeln der Mitralklappe nachweisen. Von der Syphilis ist schon lange bekannt, daß sie hauptsächlich herdweise in der aufsteigenden Aorta sich lokalisiert, von hier aus leicht auf die Aortenklappen und auf den Aortenzipfel der Mitralklappe übergreifen kann. Kombinationen von syphilitischen und arteriosklerotischen Wandveränderungen

---

[1]) Hochrein fand an menschlichen Pulmonalklappen Werte von 1,47 cm², beim Schwein 0,55—1,50 cm², d. h. etwa 0,85 % als Insuffizienzvolumen, abhängig vom Druck über den Klappen, von der Durchströmungsgeschwindigkeit und von der Viskosität der Durchströmungsflüssigkeit.

sind nicht selten. Ein Klappenfehler kann 3. entstehen, durch ein Trauma, d. h. dadurch, daß eine Klappe in ihrer Kontinuität getrennt wird, oder dadurch, daß einer Blutung an einer Klappenbasis Wucherungen und Schrumpfungen des Bindegewebes folgen. Neben dem lokalen Trauma kommen auch übermäßige körperliche Anstrengungen, z. B. Heben schwerer Lasten (siehe unter Herz und Trauma, Gutachten Nr. 2 und 3) hier in Frage. Ferner können 4. auch Mißbildungen Klappenfehler bedingen. Es gehören hierher die Klappendefekte und die Verengerungen der arteriellen Ostien, insbesondere der Pulmonalis. Sehr selten werden Klappenfehler 5. durch lokale Geschwülste verursacht. Fibrome, Lipome, Sarkome und besonders Myxome und Rhabdomyome kommen gelegentlich an den Klappen vor.

Während es sich bei diesen ursächlichen Momenten im wesentlichen um Veränderungen des Klappenapparates selbst handelt, sieht man andererseits auch Herzfehler entstehen dadurch, daß die Papillarmuskeln nicht genügend gut funktionieren und sekundär eine Insuffizienz bedingen. Hier stehen in ihrer Häufigkeit obenan fettige Degenerationen, entzündliche Veränderungen und Schwielenbildungen in den Papillarmuskeln. Bei völlig intaktem Klappenapparat können endlich die Erscheinungen eines Klappenfehlers auch bei Dehnung der Ostien ausgelöst werden, es sind dann bei Dilatation der Herzhöhle die Papillarmuskeln (relativ) zu kurz. Man spricht in solchen Fällen von relativen oder muskulären Insuffizienzen. Diese finden sich natürlich hauptsächlich an den venösen Ostien, während eine relative Insuffizienz an den arteriellen Klappen insbesondere dann vorkommt, wenn das Lumen sich erweitert, wie man es z. B. an der Aorta infolge von Arteriosklerose öfters finden kann. Die Folgeerscheinungen dieser Klappenfehler sind auskultatorisch, perkussorisch und dynamisch identisch mit denen einer organischen Insuffizienz.

Auch die Heredität kann schließlich insofern ätiologisch von Bedeutung sein, als die Anlage zu einer organischen Herzerkrankung in der engeren Familie vorhanden ist (R. Hopmann). Aus den kasuistischen Mitteilungen von Eichhorst, Vierordt, Mohr, D. Gerhardt u. a. geht hervor, daß angeborene Vitien in verschiedenen Generationen derselben Familie beobachtet und in derselben Familie neben Herzklappenfehlern andere organische Herzerkrankungen nachgewiesen worden sind.

Statistisches über Ätiologie. Bei der enormen Häufigkeit der Klappenfehler ist es eigentlich verwunderlich, daß uns nur ein relativ geringes statistisches Material über die Ätiologie zu Gebote steht.

Das Material des Augusta-Hospitals Köln wurde von Uhlenbruck statistisch verarbeitet, der bei 500 Fällen sicherer Klappenfehler folgende Prozentzahlen der ätiologisch in Frage kommenden Erkrankungen fand: Der Gelenkrheumatismus einschließlich des Erythema nodosum war mit 52,2% vertreten, es folgen die Infektionskrankheiten mit 15%. In absteigender Reihenfolge waren dabei Pneumonie, Chorea, Angina, Sepsis, Influenza, Gonorrhöe und Diphtherie beteiligt. Die Lues steht mit 9,6% an dritter, die Arteriosklerose mit 6,2% an vierter Stelle. Kongenitale Vitien machten 1,8%, traumatische 1,4% aus, während 13,8% ätiologisch unklar blieben. Fast ³/₄ der Fälle rheumatischer Klappenfehler waren reine Mitralfehler, der luetische Klappenfehler schlechthin ist die Aorteninsuffizienz. Die Arteriosklerose bedingt etwas häufiger Aorten- als Mitralfehler.

Eine der größten Statistiken stammt von Romberg, der über 670 Fälle der Leipziger Klinik durch Mengel folgendes feststellen ließ: In reichlich ³/₄ der Fälle handelt es sich ätiologisch um eine Endokarditis, und zwar vorwiegend, in 58% war der Herzfehler nach Gelenkrheumatismus entstanden, 1,2% ließen sich auf Chorea, 0,7% auf Pocken, 0,3% auf Gonorrhöe, eine noch kleinere Prozentzahl auf Scharlach, Diphtherie, Sepsis zurückführen. In nicht ganz ¹/₄ der Fälle blieb die Ätiologie unklar, in 12,3% lag Arteriosklerose zugrunde.

Zu fast den gleichen Zahlen kommt E. Guttmann an noch größerem Material; er hat in der Breslauer Klinik bei 1396 Herzklappenfehlern als Ursachen gefunden: Gelenkrheumatismus und Chorea in 58,3%, andere akute Infektionen 15,2%; ferner Arteriosklerose in 9%, Gravidität 2,1%, Syphilis 1,4%, kongenitale Anlage 1,2%, Überanstrengung 0,7%, Nephritis 0,2%; in 11,9% ließ sich ätiologisch nichts feststellen.

Aus der Baseler Klinik besitzen wir eine statistische Arbeit von Fatianoff, der in 13,7% Arteriosklerose fand, in 46,7% Gelenkrheumatismus, in 13,7% andere akute Infektionskrankheiten, und zwar in absteigender Reihenfolge Pneumonie, Scharlach, Chorea, Masern, Typhus, Influenza, Gonorrhöe, Angina, Diphtherie, Sepsis, Erysipel, Malaria; ferner in 0,2% Lues und 1,6% Gravidität. Ätiologisch unbekannt blieben 23,9%. Gerhardt berichtet über 300 Fälle aus der Baseler und Würzburger Klinik, die sich ätiologisch folgendermaßen gruppieren: 64,3% Rheumatismus, 9,7% Arteriosklerose, 12% fragliche Ätiologie, 1,3% Gravidität und Puerperium, 4,7% Syphilis, 0,7% kongenitale Anlage, 1,7% Chorea, 5,7% andere akute Infektionskrankheiten, und zwar auch hier in absteigender Reihenfolge Sepsis, Malaria, Scharlach, Gonorrhöe und Influenza. Hildebrandt fand unter 225 Fällen der Gerhardtschen Klinik in Berlin als Ätiologie in 42,6% Rheumatismus, 2% Chorea, 12,4% akute Infektionen und in den übrigen 43% chronische Prozesse, zu welchen er rechnet Arteriosklerose, Nephritis, Marasmus, ferner chronische Intoxikationen wie Alkohol, Nikotin, Blei- und Konstitutionskrankheiten wie Chlorose, Adipositas und Morbus Basedowii.

Als Hauptursache wird also von allen bisher angeführten Autoren die nach akutem Gelenkrheumatismus entstehende Endokarditis bezeichnet, die höchste Zahl gibt dafür Leuch an, der sie bei 241 Kranken in 65% fand, die niedrigste findet Bamberger mit 25% bei 126 Fällen von Klappenfehlern. Dieser gewöhnlichen Annahme trat Worobjew entgegen, indem er behauptete, daß die Rolle des Rheumatismus weit überschätzt werde, und dreiviertel der Herzfehler von Anfang an sich als Endocarditis chronica fibrosa entwickelten. Er traf ihn unter 180 Fällen der therapeutischen Hospitalklinik zu Moskau nur in 11% als Ursache an, in 89% entwickelten sich die Herzfehler in chronischer Weise; hierunter fand sich freilich noch in 19% akuter Gelenkrheumatismus in der Anamnese, und in 3,3% chronischer Rheumatismus als Ätiologie, 50% entstanden ohne jeglichen vorausgegangenen Rheumatismus und 16% bei Syphilis.

Bei allen Haussäugetieren finden sich Klappenfehler, vorwiegend Mitralfehler, selten Aortenfehler. Am bekanntesten sind die bei älteren Arbeitspferden auftretenden Klappenfehler, die als „kardiale Dämpfigkeit" charakterisiert werden und die bei Jagdhunden so häufig beobachteten Klappenfehler. Man nimmt wohl mit Recht an, daß vorwiegend infektiöse Prozesse in der Jugend durchgemacht, diese Klappenfehler bedingt haben (vgl. S. 323).

Die bei Pferden, besonders bei älteren Arbeitspferden beobachteten Klappenfehler spielen in der gerichtlichen Tierheilkunde eine besondere Rolle, da Klappenfehler häufig die Ursache von Prozessen sind. Man führt diese Klappenfehler zum großen Teil auf die bei Pferden so häufige Brustseuche und Sepsis zurück.

c) Folgen eines Klappenfehlers.

Hypertrophie. Die nächste Folgeerscheinung eines Klappenfehlers ist der Versuch der Muskulatur, die Mehranforderung zu überwinden. Der Herzmuskel versteht aber ausgezeichnet, sich den verschiedensten Anforderungen anzupassen und bei einer Mehrbelastung durch eine Erhöhung des Schlagvolumens (Zuntz) und durch häufigere Kontraktion den Defekt auszugleichen. Zuntz berechnete, daß die Organe zur Leistung angestrengtester Körperarbeit etwa die 13 fache Menge des Blutes bedürften; schon zu mittlerer Arbeit, d. h. Gehen in der Ebene, muß das Herz etwa das vierfache seiner gewöhnlichen Arbeit leisten. Ist nun schon physiologischerweise das Herz auf diese verschiedenen Anforderungen eingestellt, man nennt diese Fähigkeit „Reservekraft" des Herzens, so vermag es sich, wie klinische und experimentelle Erfahrungen lehren, sehr leicht auch dann schnell anzupassen, wenn plötzlich oder allmählich ein Klappendefekt die Muskulatur zu einer dauernd erhöhten Tätigkeit zwingt. Ebenso wie aber der Skelettmuskel auf die ihm zugemutete Mehrarbeit mit einer Hypertrophie antwortet, d. h. damit, daß Zahl und Durchmesser der Muskelfasern zunehmen, so findet man auch bei Mehrarbeit des Herzens eine Hypertrophie des Myokards.

Durch die Untersuchungen von W. Müller, C. Hirsch u. a. ist festgestellt worden, daß das Gewicht des Herzmuskels im wesentlichen abhängig ist von der Größe des Körpers und von der Ausbildung der Skelettmuskulatur. Man wird also dann von einer Hypertrophie sprechen können, wenn die physiologische, von den beiden Momenten abhängige Normalzahl überschritten wird. Es ist relativ leicht eine solche Hypertrophie experimentell bei Tieren festzustellen, weil es hier möglich ist, die Körpergröße und die Skelettmuskulatur zu berücksichtigen und für beide exakte Maße anzugeben. Beim Menschen dürfte es technisch immer große Schwierigkeiten haben, die Skelettmuskulatur exakt zu messen und zu wägen, während es ja sehr leicht ist, die Körpergröße festzulegen. Trotz dem wird man immer hier unter Berücksichtigung der Körpergröße, und indem man die Ausbildung der Skelettmuskulatur schätzt, nachweisen können, ob der Herzmuskel in einem proportionalen Verhältnis steht oder nicht.

Im Mittel rechnet man bei erwachsenen Männern mit einem Herzgewicht von etwa 300 g, bei Frauen mit einem solchen von etwa 250 g und nimmt an, daß der rechte Ventrikel 2—3 mm, der linke 7—9 mm dick ist. Bei exzessiven Hypertrophien (Cor bovinum) kann das Gewicht des Herzens 1000—1200 g betragen, die Wand des rechten Ventrikels eine Dicke von 15—20, die des linken eine solche von 20—40 mm erreichen (Hope, O. Rosenbach).

Für die hier interessierende Frage der Folgen eines Klappenfehlers wissen wir vom Tier, daß es bei experimentell erzeugten Klappenfehlern sehr leicht und schnell zu einer Hypertrophie der entsprechenden Herzabschnitte kommt, und daß diese sich schnell ausbildet. D. Gerhardt z. B. stellte fest, daß das Herz eines Kaninchens nach Durchstoßung von zwei Aortenklappen innerhalb von 4 Wochen dreimal soviel wog als das Herz des gleich großen Kontrolltieres, d. h. es hatte sich hier innerhalb der kurzen Zeit von 4 Wochen eine erhebliche Hypertrophie der Muskulatur herausgebildet. Man spricht dann von einer kompensatorischen Hypertrophie und darf wohl im allgemeinen annehmen, daß diese um so größer, je stärker das Störungshindernis ist.

Wo entwickelt sich die Hypertrophie? Es ist natürlich zu erwarten, daß die Hypertrophie sich immer stromaufwärts von dem Strömungshindernis entwickeln muß. Es kommt zu einer Blutstauung oberhalb der Klappe und daraus resultiert eine zu geringe Blutfülle unterhalb derselben; um die dadurch zugemutete Mehrarbeit zu leisten, kommt es zur Ausbildung einer kompensatorischen Hypertrophie, die ihrerseits wieder, wie Krehl betont, „nur als Ausdruck und Folgeerscheinung der dauernden Benutzung der Reservekraft sich entwickelt".

Die vermehrte Füllung, vermehrte Spannung, der vermehrte Widerstand bedingen eine erhöhte Tätigkeit besonders bei körperlichen Anstrengungen und eine erhöhte Herzfrequenz, manchmal auch schon in der Ruhe.

In welcher Zeit entwickelt sich die Hypertrophie? Beim Menschen wird sich die Entwicklungszeit der Hypertrophie niemals sicher bestimmen lassen, weil die Untersuchungsmethode, die uns zu Gebote steht, Hypertrophie und Dilatation nicht trennen lassen. Vom Tier wissen wir, daß sich die Hypertrophie ziemlich schnell entwickelt, d. h. der Herzmuskel sich innerhalb von wenigen Wochen (s. oben) erheblich an Masse und Gewicht vermehren kann.

Wie kennzeichnet sich die Hypertrophie anatomisch-histologisch? Daß eine Hypertrophie des Herzens vorliegt, ist, wie gesagt, durch die Gewichtsvermehrung der Muskelmasse und Verdickung der Wand oft und mit Sicherheit bewiesen. Diese Hypertrophie entspricht unter allen Umständen einer Verdickung der Muskelfasern. Das ist durch den erlaubten Vergleich, mit der Hypertrophie der Extremitätenmuskulatur wahrscheinlich. Denn der Arm des Fechters, sowohl des jugendlichen wie des ausgewachsenen Mannes, nimmt an Umfang erheblich zu, wenn er geübt wird, und ab, wenn er lange Zeit nicht tätig gewesen ist. Hier ist also wohl eher eine Verdickung der einzelnen Muskelfasern als eine Vermehrung anzunehmen. Sicher gilt dies, wenn nur vorübergehend der Reiz auf das Organ stattfindet. Wenn aber, wie beim Herzen, ein kontinuierlicher Reiz die Hypertrophie unterhält, scheint neben der Verdickung auch, wie besonders Edens betont hat, eine Vermehrung der einzelnen Zellelemente stattzufinden.

Auch die Tatsache, daß sich im wesentlichen diejenigen Teile verdicken und vergrößern, die bei dem experimentell gesetzten Herzfehler in Anspruch genommen werden, spricht dafür, daß hier eine wahre kompensatorische Hypertrophie vorliegt. Anatomisch-histologisch kennzeichnet sich diese, wie erwähnt, durch eine Verdickung und Vermehrung der einzelnen Muskelfasern.

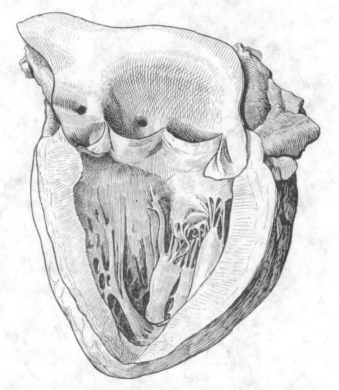

Abb. 141. Herz eines 30jähr. Mannes von mittlerer Körpergröße zum Vergleich für Abb. 11.

Vergleichsweise sind sehr interessant die Querschnitte, die Krehl durch normale menschliche Herzen in maximaler Systole oder Diastole gegeben hat (Abb. 117—120 der 1. Aufl. des Handb.). Die Bilder zeigen die Unterschiede in der Konfiguration des Lumens und in der Anordnung der Papillarmuskel und zeigen vor allen Dingen auch, daß man je nach dem Kontraktionszustande des Herzmuskels eine verschieden dicke Wand erwarten muß und daher aus der Dicke der Wand auf das Vorhandensein und Fehlen der Hypertrophie nicht unbedingte Schlüsse ziehen darf.

Wie verhält sich die Leistungsfähigkeit des hypertrophischen Herzens? A priori ist anzunehmen, daß bei einer kompensatorischen Hypertrophie, die sich allmählich und gleichmäßig entwickeln konnte, die Leistungsfähigkeit des Herzmuskels geringer sein muß als die des normalen Herzmuskels, weil das Herz unter einer dauernden Mehrarbeit steht und die Reservekraft wenigstens zum Teil verbraucht wird. Martius vertritt diesen Standpunkt, indem er sich dabei auf die häufige klinische Beobachtung stützt, daß das hypertrophische Herz bei kompensiertem Klappenfehler leichter versagt als das normale. Krehl hingegen betont, daß zuweilen Menschen mit hypertrophischen Herzen schwere körperliche Arbeit ebenso aushalten wie gesunde. Experimentell haben Hasenfeld und Romberg an Kaninchenversuchen bewiesen, ,,daß das hypertrophische Herz die durch den Klappenfehler entstehende Mehrarbeit leistet und einen der Norm gleichen Vorrat disponibler Kraft für äußere Arbeit

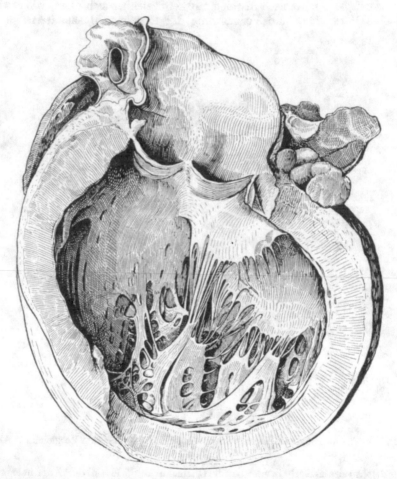

Abb. 142. Hypertrophie und Dilatation des l. Ventrikels bei einer Aorteninsuffizienz.

besitzt. — Die Reservekraft des normalen und des hypertrophischen Herz-muskels ist gleich groß". Zum gleichen Resultat kam Wolfer.

Dilatation. Derselbe Reiz, der zu Hypertrophie führt, muß notwendiger-weise auch eine Dilatation bedingen, denn dieser Reiz ist in letzter Linie die vermehrte Inanspruchnahme infolge vermehrter Füllung. Experimentell ist es nach den Untersuchungen von Stolnikow, Krehl und Romberg sehr leicht möglich, den Herzhöhlen eine dem Vierfachen des gewöhnlichen Schlag-volumens entsprechende Menge aufzuzwingen; Zuntz und Franz Müller und Bernstein fanden am lebenden Menschen eine Vermehrung des Schlagvolumens auf das Fünffache [1]). Der Muskel entleert dieses Plus ohne Schwierigkeiten, eine Tatsache, die unbedingt beweist, daß mit den wachsenden Anforderungen auch das Schlagvolumen in entsprechender Weise sich steigert, daß also wenigstens akut eine vollständige Kompensation bei vermehrter Füllung möglich ist. Diese einfache Dilatation hat man auch die physiologische oder kompensatorische Form der Dilatation genannt. Experimentell ist jedenfalls sichergestellt, daß bei Aorteninsuffizienzen wohl eine wesentliche Hypertrophie der Herzwand erzielt, aber eine sichtbare Dilatation nicht ausgelöst wird. Hier muß also, obwohl ein dauerndes Plus den Anreiz zur Hypertrophie gibt, doch der Muskel imstande sein, die Dilatation im anatomischen Sinne zu vermeiden. Klinisch sind diese Tatsachen von großer Bedeutung, da sie uns zeigen, daß bei leichten Klappenfehlern wohl Hypertrophien auftreten, aber die für das Funktionieren des Herzmuskels viel wichtigere Dilatation vermieden werden kann. Während der gesunde Herzmuskel über eine genügend große Elastizität verfügt, um akute mäßige Dilatation spielend zu überwinden, ist der kranke Muskel, also der anatomisch veränderte, oder durch toxische Einflüsse geschwächte, nicht imstande, die vermehrte Füllung durch ein erhöhtes Schlagvolumen dauernd auszugleichen. Es bildet sich dann also eine chronische, pathologische Dilatation heraus, die man auch die systolische oder Stauungsdilatation genannt hat. Es ist selbstverständlich, daß diese Dilatation abhängig ist von der Größe der rückläufigen Blutmenge und von dem anatomischen Zustand bzw. der Elastizität des Herzmuskels, daß sie eintreten kann akut bei frisch entstandenen Klappenfehlern, z. B. ganz akut bei Klappenrissen nach Trauma, oder auch chronisch bei Klappenfehlern, die z. B. im jugendlichen Alter entstanden, erst dann Erscheinungen machen, wenn der alternde Herzmuskel nur schwer noch imstande ist, das Hindernis zu überwinden. Zu berücksichtigen ist hierbei, daß die einzelnen Elemente der Herzwand sich sicherlich den erhöhten Anforderungen gegenüber sehr verschieden verhalten. Interessant sind hier die Versuche von Triepel, der nachweisen konnte, daß der Modul der Zugfestigkeit für quergesteifte Muskulatur 0,16, für elastisches Gewebe 0,13, für kollagenes Bindegewebe 5,00 beträgt. Daß sich in dem dilatierten Muskelgewebe das intramuskuläre Bindegewebe vermehrt, daß also allmählich sich eine Myofibrosis cordis ausbildet, ist zuerst von Dehio betont worden. Stadler konnte diese Befunde durch experimentelle Untersuchungen an Kaninchen bestätigen. Er betrachtet die Bindegewebshyperplasie ,,als Ausdruck einer Steigerung der spezifischen Funktion des Bindegewebes, mechanischem Zug oder Druck Widerstand zu leisten. Wie die Hypertrophie der Muskulatur eine Folge gesteigerter kontraktiler Leistung ist, so ist die Bindegewebsvermehrung eine Folge dauernder Überdehnung der Herzwand, dauernder Erweiterung der Herzhöhlen. Für beide Veränderungen gibt das mechanische Moment der Funktionssteigerung den ersten Anstoß".

Starling hat ausgehend von seinen Versuchen am isolierten Herzlungenkreislauf noch vor kurzem die Anschauung besonders vertreten, daß bei Vergrößerung der diastolischen Füllung das Herz die größere Blutmenge befördern und auch diese Blutmenge gegen einen erhöhten arteriellen Widerstand austreiben kann, ohne daß Zeichen von Insuffizienz auftreten. Das Herz ist ja gerade durch die Dilatation imstande, mehr zu leisten, ,,weil die Kraft der Kontraktion in dem Maße zunimmt, wie die Anfangsgröße des Herzens wächst".

---

[1]) Moritz fand an diastolischen Hundeherzen, daß bei physiologischen Höhen des Herzinnendruckes der Druckanstieg bei Füllungen bis zum 2—3fachen des Ruhewertes linear verlief, daß das Herz ,,gewissermaßen vor der eindringenden Flüssigkeit auseinanderfließt" und der Ventrikel eine sehr große Füllungsbreite besitzt.

Diese Dilatation ist also kein Zeichen von Schwäche, sie kann aber wohl ein Maß für die Ermüdung des Herzens sein. Starling betont aber auch die Notwendigkeit, die Gewebsatmung bei diesen Vorstellungen zu berücksichtigen und sagt: „Je größer innerhalb physiologischer Grenzen das Volumen des Herzens, desto größer die Energie, mit der es sich kontrahiert und desto größer der Umfang der chemischen Umsetzung der einzelnen Kontraktionen".

Den Grad der Dilatation anatomisch festzustellen ist immer deswegen schwierig, weil an der Leiche die Gestaltung des Herzens sehr wechseln kann, abhängig von dem Druck von außen und von der Totenstarre, d. h. davon, wann und unter welchen Bedingungen diese eingetreten ist. Zu erkennen ist freilich jede nennenswerte Dilatation leicht an der Ausdehnung der Herzhöhle und an den mehr oder weniger plattgedrückten Papillarmuskeln und Trabekeln. Bei exzentrischer Hypertrophie kann, obwohl eine wesentliche Hypertrophie besteht, die Herzmuskulatur erheblich dünner als normal sein. Die höchsten Grade bezeichnet man anatomisch als **Aneurysma cordis totale.** Ein wichtiger Faktor für das Auftreten der pathologischen, chronischen Stauungsdilatation ist der, daß bei nennenswerten Erweiterungen der Muskel schlechter ernährt wird und infolgedessen leichter ermüdet. Bei jeder Systole bleibt ein bestimmtes Plus in der Herzhöhle zurück, das bei der nächstfolgenden Diastole in entsprechender Weise die Muskulatur dehnt. Diese Dehnung macht den Herzmuskel leichter ermüdbar und ist wieder die Vorbedingung für eine weitere pathologische Ansammlung von Blut. Es bildet sich hier ein Circulus vitiosus heraus, der schließlich maximale Dilatation und Dekompensationsstörungen ausgedehntester Art bedingt. Gerade dieses Moment spielt klinisch ja eine große Rolle. Bei einmal vorhandener stärkerer Dilatation ist man weder durch Medikamente noch durch physikalische Heilmethoden imstande, die Herzdilatation zu verkleinern.

Wenn unter solchen Bedingungen speziell der Vorhof, der ja, wie a. a. O. berechnet, sich nur mit 17,5% an der gesamten Muskulatur des Herzens beteiligt, in erster Linie versagt, so ist das leicht zu verstehen. Diese starke Dehnung, die speziell bei der Mitralstenose eine große Rolle spielt, illustriert die Abb. 146. Marchand fand in den Vorhöfen bis zu 1 Liter Blut (!). Tierexperimentell wissen wir schon lange, daß gerade diese maximale Überdehnung des Vorhofs sehr leicht zum Herzstillstand führt.

Ich habe selbst in Versuchen am Onkonometer über die Dilatationsmöglichkeiten der Herzhöhlen mich überzeugt, daß eine mittlere passive Ausdehnung des Vorhofs leicht Herzstillstand bedingt. Diese diastolische Erweiterung der Herzhöhlen muß natürlich auch wiederum zu einer relativen Insuffizienz der arteriellen oder venösen Ostien führen. Speziell die relative Insuffizienz der arteriellen Ostien z. B. bei Mitralfehlern spielt klinisch sicherlich eine große Rolle. Sie ist bei der Therapie der Dekompensationsstörungen besonders der beginnenden Dekompensationsstörungen besonders zu berücksichtigen und a. a. O. entsprechend gewürdigt worden.

Dekompensation. Trotz des Klappenfehlers vermag der Herzmuskel gewöhnlich eine Zeitlang, in seltenen Fällen sogar Jahrzehnte hindurch allen Anforderungen zu genügen, d. h. dieselbe Arbeit zu leisten wie ein normaler Herzmuskel. Daß übermäßige körperliche Anforderungen dieses Gleichgewicht sehr leicht zu stören imstande sind, ist selbstverständlich. Die Ursache des Versagens kann nun sowohl im Klappenapparat selbst gelegen sein, als (und das ist am häufigsten der Fall) im Herzmuskel. Wenn es sich um den Klappenapparat handelt, so ist hier an erster Stelle die rekurrierende Endokarditis zu nennen, welche überhaupt sehr leicht die Neigung hat, wieder aufzuflackern und dann natürlich je nach den anatomischen Veränderungen einen mehr oder weniger großen Klappendefekt bedingen kann. Daneben kommt in Frage in erster Linie die Mesaortitis luetica, dann aber auch die Atheromatose, zwei Prozesse, die, wie später auseinandergesetzt werden wird, gewöhnlich in der Aorta beginnen und von hier aus auf die Klappen übergreifen, in seltenen Fällen sich auch primär an der Klappe lokalisieren können. In den meisten Fällen spielen diese Veränderungen der Klappen bei der beginnenden Dekompensation keine wesentliche Rolle, sondern hier versagt der Herzmuskel. Zunächst können es degenerative Prozesse sein, die ursächlich eine Rolle spielen, d. h. anatomische Veränderungen der Muskulatur, die besonders im Alter auftreten und in der Hauptsache in der fettigen Degeneration und braunen Atrophie ihren Ausdruck finden. Daß diese degenerativen Prozesse unter dem Einfluß von Genußgiften sich leichter entwickeln, entspricht der alltäglichen Erfahrung. Zu berücksichtigen sind hier ferner alle interkurrenten Erkrankungen, die sekundär die Muskulatur des Herzens schädigen können. Hierher gehören sämtliche infektiösen und toxischen Allgemeinerkrankungen, besonders die akuten Infektionskrankheiten, und von diesen kommen wohl am meisten in Frage Pneumonie, Erysipel, Angina und Sepsis. Die neuere histologische Kenntnis der rezidivierenden Endokarditiden überhaupt, insbesondere auch der Endocarditis lenta mußte uns veranlassen, die bei Klappenfehlern aufgetretenen interkurrenten Temperatursteigerungen nicht, wie man das früher tat, durch interkurrente Allgemeinerkrankungen zu erklären, sondern durch das Wiederaufflackern des endokarditischen Prozesses. Auch dann, wenn es sich nicht um den Streptococcus viridans handelt und wenn der Verlauf nicht dem der Endocarditis lenta gleicht, sieht man bei Patienten mit Klappenfehlern interkurrente Temperatursteigerungen, die sich über Tage oder Wochen ausdehnen, die oft mit einer Pulsfrequenzerhöhung einhergehen, und die beim Fehlen aller übrigen Organveränderungen als endokarditisch bedingt angesprochen werden müssen. Ferner ist hier zu nennen die übermäßige Anstrengung der Körpermuskulatur, die, ebenso wie die interkurrente Erkrankung, sekundär einen nachteiligen Einfluß auf den Herzmuskel ausüben kann. Schließlich spielen eine gewisse Rolle Gravidität und Wochenbett, deren Bedeutung früher wesentlich überschätzt wurde, die aber heute durch exakte Untersuchungen an großem Material als relativ unbedeutend erkannt worden sind (Fellner, Jaschke, Fromme).

Daß es auf dem Zustand des Herzmuskels im wesentlichen ankommt, ist schon von Stokes besonders betont worden. Warum und wann der Herzmuskel versagt, ist eine Frage, deren Beantwortung von den verschiedensten Seiten versucht wurde. B. Lewy suchte zu beweisen, daß das hypertrophische Herz aus Mangel an Brennmaterial versagt und die „Arbeitsfähigkeit eines jeden mit einem Kreislaufhindernis behafteten Menschen gegen das Maß des gesunden herabgesetzt ist". Er berechnete, daß der Körper bei mittlerer Arbeit pro Tag 345 000 mkg an äußerer Arbeit leistete, davon werden 300 000 mkg auf äußere Arbeit verwendet, 45 000 auf Blutbewegung. Die durchschnittliche 24stündige Herzarbeit beträgt etwa 20 000 mkg. Handelt es sich um einen Klappenfehler, der kompensiert werden muß, dann muß natürlich der zur Blutbewegung geforderte Anteil wachsen auf Kosten des zur äußeren Arbeit verfügbaren; bei sehr starkem Klappenfehler kann sogar allein für die Zirkulation die ganze sonst für die äußere Arbeit verwendete Kalorienmenge gebraucht werden, und eine leidliche Kompensation kann nur bei absoluter Körperruhe vorhanden sein. Bei Muskelarbeit müßte dann das Herz aus Mangel an Brennmaterial völlig versagen.

Die Folgen der Dekompensation erstrecken sich auf den Gesamtorganismus. Die Veränderungen im kleinen Kreislauf dokumentieren sich klinisch gewöhnlich durch Neigung zu Bronchitis und das Auftreten der sog. Herzfehlerzellen im Sputum. Gerade die chronische Bronchitis ist eine sehr häufige Folgeerscheinung des Herzklappenfehlers, die in der Hauptsache auf der Basis einer Stauungshyperämie in der Lunge sich entwickelt. Die Lungen selbst sind anatomisch dunkelrot gefärbt und bieten das Bild der roten und braunen Induration.

Die Stauungserscheinungen über den Lungen gehen nicht immer, sogar nur selten mit Temperatursteigerungen einher. Falls Temperatursteigerungen und insbesondere auch Pulsfrequenzerhöhungen vorhanden sind, ist die Ursache der Temperaturen wie oben erwähnt, eher in den infektiösen Prozessen am Herzen zu suchen. Selbstverständlich machen bronchopneumonische Infiltrationen, die sich auf einer Stauungslunge aufbauen, an sich höhere Temperaturen.

Falls in schwereren Fällen längere Zeit Stauungserscheinungen bestanden haben, treten nicht selten Lungeninfarkte auf, die gewöhnlich von Thromben im Herzen ihren Ausgang nehmen. Klinisch dokumentieren sie sich in der Hauptsache durch blutigen Auswurf und Temperaturanstieg, gelegentlich unter dem Bilde einer lokalen Pleuritis. Stauungssymptome von seiten der Pleura überhaupt, die sich in einer serösen Exsudation äußern, gehören nicht selten zu den ersten klinischen Symptomen und entwickeln sich meistens auf der rechten Seite. Nehmen die Stauungserscheinungen in intensiver Weise zu, so können sie zu einer erheblichen Transsudation in die Lungenalveolen, zu den klinischen Erscheinungen eines Lungenödems führen. Dieses Symptom ist prognostisch gewöhnlich sehr ungünstig.

Im großen Kreislauf erzeugt Dekompensation eine allgemeine Zyanose, die besonders an den Lippen und Wangen auffällt, ferner schwellen die parenchymatösen Organe, Leber, Milz und Nieren mehr oder weniger stark infolge der Stauungshyperämie an und werden bei dauerndem Druck durch die vermehrte Blutmenge atrophisch (zyanotische Atrophie). Klinisch dokumentiert sich das durch Auftreten von Eiweiß im Urin, durch eine fühlbare Leber, die besonders in der Gegend des Ligamentum suspensorium bei Druck schmerzhaft ist. Die Stauungsmilz ist nur in seltenen Fällen palpatorisch nachweisbar. Zu den wichtigsten klinischen Symptomen einer Kompensationsstörung im großen Kreislauf gehören ferner die Embolien, die besonders in den Nieren, der Milz und im Gehirn erfolgen. Die Milz- und Nierenembolien machen allerdings klinisch selten Erscheinungen, während die Hirnembolien sich immer in typischer Weise durch Sprachstörungen, Lähmungen usw. äußern. Die an sich sehr seltenen Embolien der Extremitätenarterien sind klinisch von besonderer Bedeutung. Ihnen folgt meistens eine retrograde Thrombose und eine akut zunehmende Herzinsuffizienz. Die ersten klinischen Symptome sind meist Ödeme, die sich gewöhnlich an den Beinen oder in selteneren Fällen, wenn die Patienten aus äußeren Gründen bettlägerig sind, mehr am Rücken entwickeln und dann längere Zeit latent bleiben können.

Die Stauung erstreckt sich neben dem großen und kleinen Kreislauf weiterhin natürlich auch auf das Pfortadersystem, unter Umständen können sogar die Symptome von seiten dieses Systems klinisch die hervortretendsten sein (vgl. S. 254). Stauungskatarrhe des Magen - Darmkanals, in seltenen Fällen Symptome hämorrhagischer Gastritis oder Enteritis sind dann die ersten und alleinigen Symptome, die unter Umständen unter einer einfachen auf das Herz gerichteten Behandlung in kurzer Zeit verschwinden. Im Gegensatz hierzu entwickelt sich der Aszites gewöhnlich erst dann, wenn schon ausgesprochene anderweitige Symptome der Kreislaufinsuffizienz vorliegen.

Bei vielen Fällen von Herzinsuffizienz, insbesondere bei der Herzinsuffizienz auf der Basis eines alten Klappenfehlers steht der Kliniker vor der Frage, warum in dem einen Fall die Dekompensation sich ausschließlich durch Stauungserscheinungen im kleinen Kreislauf kenntlich macht, warum in einem anderen nur Ödeme an den Extremitäten, in einem dritten nur die Leberschwellung das Versagen des Herzens andeutet. Es ist erklärlich, daß man versucht hat, hier besondere Typen aufzustellen und neuerdings bringt Leo Hess folgende Übersicht: 1. Das Trikuspidalstauungsbild: Zyanose, pastöses Ödem der Gesichts- und Brusthaut, Stauungsleber, Aszites, geringe Ödeme der Beine. 2. Isolierte Stauungsleber. 3. Hyperämie der Lungen und Leber,. bei schwankendem, selten starkem Ödem der Haut und fehlender Stauung in den übrigen Bauchorganen.

Die praktisch wichtigen Symptome sind kurz zusammengefaßt folgende: Zyanose, Ödeme, Schwellung der Leber, Stauungsurin, Neigung zu Hydrothorax und Ascites, zu Bronchitis und Gastritis. Die Bedeutung der Vitalkapazität ist Seite 241 hauptsächlich in der prognostischen Hinsicht geschrieben. Das Abnehmen der Vitalkapazität ist ein Zeichen von Dekompensation.

d) Statistisches.

Häufigkeit der Klappenfehler. Nach den Berechnungen von Uhlenbruck bilden die Klappenfehler 1,55% unter den 66 940 klinischen Zugängen der Jahre 1909—1921 des Kölner Augusta-Hospitals. E. Guttmann berechnete die gleiche Zahl aus fast 60 000 Fällen der Breslauer Poliklinik, unter denen er 914 Klappenfehler fand, die einem Verhältnis von 1,55% entsprachen. Ungefähr dieselben Zahlen fand Rosenstein, nämlich 1—2% und Leuch 2,12%. Es ist selbstverständlich, daß das Sektionsmaterial eine andere statistische Berechnung geben wird, da doch gewöhnlich die in den Krankenhäusern untergebrachten Fälle schwerer sind als das, was in einer Poliklinik gelegentlich Rat sucht. Nach den Angaben von Chambers darf man bei dem Sektionsmaterial etwa 17% Klappenfehler erwarten, etwas geringere Zahlen geben an: Rosenstein 8—9% und Guttmann 5%.

FredrickHoffmann fand 1920 anatomisch bei 8408 Todesfällen von Männern 1810 Fälle von Herzleiden, gleich 21,5%; davon waren 531mal Vitien, 347mal Endokarditis, 339mal Myokarditis, 169mal Kardialasthma und Herzerweiterung, 390mal Nephrosklerose (hierbei 307mal Apoplexien).

Im allgemeinen scheinen nach den klinischen statistischen Berechnungen sich an der Gesamtzahl der Klappenfehler die Frauen ein wenig mehr zu beteiligen.

E. Guttmann fand unter seinem großen Material 45,9% Männer und 54,1% Frauen. Zu fast dem gleichen Resultat kommt Lench, der 46,9% für Männer und 53,1% für Frauen angibt.

Romberg hebt hervor, daß die frühere Annahme, das weibliche Geschlecht sei für die Entstehung von Klappenfehlern besonders disponiert, wahrscheinlich so zu deuten ist, daß man die akzidentellen Geräusche anämischer Frauen mit in die Klappenfehler eingereiht hat.

Nach einer Rombergschen Statistik, die 670 Klappenfehler umfaßt, fanden sich Klappenfehler in 1,70% der behandelten Männer und in 1,75% der behandelten Frauen, also bei beiden Geschlechtern fast gleich häufig.

Die von den oben angeführten Autoren gefundene überwiegende Beteiligung des weiblichen Geschlechts an den Klappenfehlern findet nach Uhlenbrucks Statistik unserer Klinik wohl ihre Erklärung darin, daß bei der ätiologisch stark hervortretenden Polyarthritis rheumatica die Frauen mit 70% der Fälle unter 716 Polyarthritispatienten beteiligt sind. Vergleicht man damit, daß von 535 rheumatischen Klappenfehlern nur 58% Frauen waren, so ist die Annahme einer größeren Bereitschaft des weiblichen Herzens zu Klappenfehlern nicht gerechtfertigt.

Wenn man die einzelnen Klappenfehler in Betracht zieht, so kommen Mitralfehler häufiger bei Frauen und Aortenfehler häufiger bei Männern vor. Schnitt gibt an, daß unter den nach Polyarthritis entstandenen Vitien 34,5% Frauen, 28,1% Männer waren, daß dagegen bei der Arteriosklerose das Verhalten der Männer zu den Frauen 4 : 1 betrug. Nach Uhlenbruck sind überwiegend „weibliche" Klappenfehler die Mitralstenose (76 : 30). Mitralinsuffizienz und Stenose (44 : 17). Klappenfehler und Infektionskrankheiten (54 : 21) und die kongenitalen (8 : 1). Überwiegend „männliche" Klappenfehler sind die Aorteninsuffizienz (43 : 24) und die Kombination von Aorten- und Mitralinsuffizienz (30 : 10).

Unter den wegen Herzbeschwerden den Arzt aufsuchenden Patienten ist die Zahl der einwandfrei festzustellenden Herzklappenfehler relativ gering. Das hat man besonders im letzten Kriege gesehen. Nach meinem Material konnte ich mit 5% rechnen; Wenckebach nimmt 8% an, Wells fand unter 10 000 Rekruten 342 Mitralstenosen, darunter 105 reine Stenosen, 148 mit Mitralinsuffizienz, 89 mit anderen Klappenfehlern kombiniert. Mac Farlang fand unter 67 000 0,55% Kreislaufstörungen, davon 34% Mitralfehler, 7% Aortenfehler, 13% Hypertonien und 34% nervöse Störungen und Tachykardien.

Häufigkeit der einzelnen Klappenfehler. Über die Häufigkeit der einzelnen Klappenfehler gibt es verschiedene zuverlässige Statistiken.

Nach Jürgensen erkrankt am häufigsten die Mitralklappe, im Durchschnitt in 65% aller Klappenfehler, dann folgt die Aorta mit 18%, dann folgt die gleichzeitige Erkrankung der Aorta und Mitralis, darauf die der Pulmonalis allein, darauf gleichzeitige Erkrankungen von Trikuspidalis und Mitralis, weiterhin Aorta, Mitralis und Trikuspidalis, endlich Erkrankung der Trikuspidalis allein. Guttmann fand in 66,1% reine Mitralfehler, 20,9% Aortenfehler, 7,9% Mitral- und Aortenfehler und 5,1% für die übrigen selteneren Vitien. Ganz ähnliche Zahlen gibt Schnitt aus der Jenaer Klinik an: 57% Mitralfehler, 18% Aortenfehler, 16% Mitral- und Aortenfehler, 9% übrige Vitien. Die Statistik von Leuch deckt sich im allgemeinen mit den übrigen, ist nur insofern anders, als an zweiter Stelle nicht die reinen Aortenfehler stehen, sondern die Mitral- und Aortenfehler mit 14,1% gegenüber den reinen Mitralfehlern mit 71,8% und den reinen Aortenfehlern mit 8,7%. Eine nähere

Analyse dieser Klappenfehler findet sich bei Guttmann, Schnitt, Gerhardt, Hirschfelder u. a.

Guttmann fand:

Mitralinsuffizienz	38,6%
Mitralstenose	21,1 ,,
Aorteninsuffizienz	18,4 ,,
Mitralinsuffizienz und Stenose	6,4 ,,
Aorten- und Mitralinsuffizienz	3,8 ,,
Aorteninsuffizienz und Mitralstenose	3,1 ,,
die übrigen seltenen Fehler	8,6 ,,

Schnitt gibt folgende Zahlen an:

Mitralinsuffizienz	35,2%
Mitralinsuffizienz und Stenose	17,6 ,,
Aorteninsuffizienz	12,4 ,,
Aorten- und Mitralinsuffizienz	5,2 ,,
Mitralstenose	4,8 ,,
übrige Vitien	24,8 ,, .

Gerhardt, der über 271 Fälle verfügt, berechnet folgendes:

Mitralinsuffizienz und Stenose	33,2%
Mitralfehler und Aorteninsuffizienz	23,6 ,,
Mitralinsuffizienz	18,5 ,,
Aorteninsuffizienz, rein oder mit Stenose .	10,3 ,,
Aortenstenose	7,4 ,,
Mitralstenose	7,0 ,,

Uhlenbruck berechnet folgende Zahlen:

Mitralinsuffizienz	33 %
Mitralstenose	21,2 ,,
Aorteninsuffizienz	13,4 ,,
Mitralinsuffizienz und Stenose	12,2 ,,
Mitral- und Aorteninsuffizienz	8 ,,
Aorteninsuffizienz und Stenose	2,6 ,,
Seltenere Klappenfehler und kombin. Vitien	9,6 ,,

Hirschfelder stellte 1781 Fälle aus Johns Hopkins Hospital zusammen, die von 1889—1908 beobachtet waren, und fand:

Mitralinsuffizienz	29%
Aorteninsuffizienz	22 ,,
Mitralstenose und Aorteninsuffizienz	14 ,,
Mitralstenose allein	8 ,,
Aorteninsuffizienz, Mitralinsuffizienz und Mitralstenose . .	4 ,,
Aorteninsuffizienz und Stenose	3 ,,
übrige Vitien	20 ,, .

Über die ätiologischen Momente siehe die besondere Statistik S. 346.

Zusammenfassend kann man also sagen: Am häufigsten ist die Mitralklappe erkrankt, und zwar etwa in 37—65%, dann folgt die Aorta mit einer prozentualen Beteiligung von 18—25%, dieser folgt der kombinierte Klappenfehler, der die Aorta und Mitralis betrifft, mit etwa 7—24%, dieser wieder die übrigen Klappenfehler, die im allgemeinen selten sind und insgesamt etwa 9—25% ausmachen.

Was die einzelnen Klappenfehler angeht, so steht obenan die Mitralinsuffizienz mit 20—40%, dann folgt der kombinierte Klappenfehler, Mitralinsuffizienz und Stenose mit 6—33%, dann die Aorteninsuffizienz mit 10—22%, darauf die reine Mitralstenose mit 5—21%, darauf die Aorteninsuffizienz und Mitralstenose mit 3—14%, dann die Aorteninsuffizienz und die Mitralinsuffizienz mit 4—5% und schließlich die übrigen Klappenfehler mit 9—25%.

Zeit des Auftretens der Klappenfehler. Dem Alter nach findet man voll ausgebildete Klappenfehler am häufigsten zwischen dem 15. und 30. Lebensjahre. Es ist sicherlich oft schwer zu entscheiden, wann der Klappenfehler entstanden ist, da er längere Zeit vorher vorhanden gewesen sein kann, ohne Beschwerden gemacht zu haben und die anamnestischen Anhaltspunkte für die Ätiologie durchaus nicht immer so präzise gemacht werden, um die Entstehungszeit mit Sicherheit zurückzudatieren. Das gilt z. B. für die sehr oft rezidivierende Polyarthritis, das gilt besonders aber auch für die auf arteriosklerotischer Basis entstandenen Klappenfehler, die wohl in der Hauptsache sich zwischen dem 40. und 60. Lebensjahre entwickeln. Wahrscheinlich ist, daß in den ersten Lebensjahren Klappenfehler verhältnismäßig selten entstehen. Romberg fand nur 0,15% vor dem 15. Jahre entstanden. A. Schnitt 2,9% und Guttmann 5,2% bis zum 10. Lebensjahre.

Der schon erwähnte A. Schnitt, der 210 Klappenfehler aus der medizinischen Klinik zu Jena (1867—1892) zusammenstellte, betont, daß die meisten Klappenfehler im 2. Dezennium entstehen, aber im 3. Dezennium erst zur Behandlung kommen. Er fand, daß 28,6% im 3. Dezennium, also zwischen dem 20. und 30. Lebensjahre zur Behandlung gekommen waren, in 51% aber im 2. Dezennium, also zwischen dem 10. und 20. Lebensjahre entstanden waren. E. Guttmann fand prozentual die häufigsten Klappenfehler zwischen dem 20. und 30. bzw. 20. und 40. Lebensjahre, die genauen Zahlen dieser beiden Autoren sind auf der folgenden Tabelle angegeben:

	Schnitt		Guttmann
	behandelt	entstanden	
0.—10.	1,4	2,9	5,2
10.—20.	15,4	51,0	18,8
20.—30.	28,6	19,5	23,2
30.—40.	17,6	6,5	22,5
40.—50.	17,6	6,5	17,1
50.—60.	11,8	2,7	8,9
60.—70.	6,2	—	3,7
70.—80.	1,4	—	0,6

Auch aus den am Augusta-Hospital Köln von Uhlenbruck zusammengestellten Zahlen ergibt sich eindeutig, daß als Entstehungszeit der Klappenfehler das zweite Dezennium stark überwiegt, während diese Fälle meist erst im dritten Dezennium zur Behandlung kommen:

	entstanden	behandelt
0.—10.	2,6	1,0
10.—20.	34,9	17,0
20.—30.	27,5	26,0
30.—40.	11,5	17,1
40.—50.	11,8	17,0
50.—60.	8,0	12,9
60.—70.	3,0	6,0
70.—80.	0,7	2,2
über 80.	—	0,8

Im allgemeinen kann man zusammenfassend sagen, daß die im 1. Dezennium beobachteten Klappenfehler im wesentlichen angeborene sind. Sie kommen später, wie a. a. O. näher ausgeführt, nicht mehr in Frage, weil sie gewöhnlich bald Kompensationsstörungen machen und zum Tode führen.

Die im 2. und 3. Dezennium zur Beobachtung kommenden Klappenfehler sind meistens auf infektiöser, im wesentlichen rheumatischer Basis entstanden, und zwar vorwiegend Mitralfehler. Sie sind im Vergleich zu den angeborenen und zu den demnächst zu erwähnenden syphilitischen relativ gutartig. Die syphilitischen Klappenfehler, die meist von der Aorta auf die Aortenklappen, seltener auch auf die Mitralis übergreifen, sehen wir im 3. und 4. Lebensjahrzehnt in Erscheinung treten. Das noch höhere Alter, etwa das 4. bis 5. Lebensdezennium, ist durch Vitien auf arteriosklerotischer Basis charakterisiert. Sie sind ebenso wie die syphilitischen zumeist an der Aorta lokalisiert, manchmal auch an der Mitralis, an beiden Klappen, und können selbstverständlich zu den früheren rheumatischen oder syphilitischen hinzutreten.

e) Pathologische Anatomie.

Wie aus den obigen Statistiken ersichtlich, entwickelt sich in der überwiegenden Mehrzahl der Herzfehler aus der infektiösen, entzündlichen Erkrankung der Herzklappe. Die häufigste Form, die hier in Frage kommt, ist die akute verruköse Endokarditis, die anatomisch näher a. a. O. S. 313 skizziert ist. Diese akute verruköse Endokarditis kann ausheilen, zumeist geht sie aber über in die sog. chronische, fibröse, produktive Form, die andererseits auch selbständig ohne ein akutes Stadium entstehen kann. Die wichtigsten hierbei vorkommenden Veränderungen sind Verdickung, Retraktion und Verwachsung. In leichten Fällen ist nur eine Verdickung vorhanden, die entsprechend den vorhergegangenen entzündlichen Erscheinungen besonders an den Schließungslinien gelegen ist. Es entstehen dadurch unregelmäßige Hervorragungen, die einen exakten Schluß der Klappe verhindern; die Folge einer solchen Veränderung ist eine geringe Insuffizienz, eventuell auch Stenose des Ostiums. In schwereren Fällen ist neben der Verdickung auch eine narbige Schrumpfung und Retraktion der Segel vorhanden, die an den Zipfelklappen auch auf die Sehnenfäden übergeht, die dann unter gleichfalls chronischen Entzündungserscheinungen miteinander verwachsen; hieraus entwickelt sich eine Insuffizienz stärkeren Grades. Verwachsen auch die Klappen miteinander, so resultiert eine Stenose. In diesen verwachsenen und geschrumpften Segeln und Chorden können auch regressive Ernährungsstörungen auftreten, die in Nekrose, Verfettungen und Verkalkungen ihren Ausdruck finden. Anatomische Veränderungen dieser Art können natürlich auf die klinischen Erscheinungen des Klappenfehlers wesentlich einwirken. Andererseits kommen auch neben fibrös-kalkig umgewandelten Thromben Verkalkungen allein an der Basis der Klappensegel vor, die dann ohne Erkrankung der eigentlichen Segel, speziell der Schließungslinien, reine Stenosen der Ostien bewirken. Aschoff bezeichnet die chronischen Klappenerkrankungen als Kardiopathien und trennt entzündliche und degenerative; bei diesen unterscheidet er wieder eine Cardiopathia atherosclerotica, anaemica, gravidarum, adipositatis, nephrocirrhotica usw. Die dritte Form der Herzinnenhautentzündungen ist die maligne oder ulzeröse Endokarditis. Diese führt in den meisten Fällen zum Tode, kann aber auch in eine proliferierende Entzündung mit den oben beschriebenen Folgen übergehen. Hervorzuheben ist noch, daß bei dieser Form durch Perforation der Klappen akute Insuffizienzen entstehen können. Diese chronisch deformierten Klappen können, wie gesagt, regressive Ernährungsstörungen (Nekrosen, Verfettungen, Verkalkungen) erleiden, andererseits können diese sich aber auch an vorher gesunden Klappen, besonders an der Mitralklappe, zumeist am freien Rande lokalisiert, entwickeln. Diese Veränderungen decken sich mit dem Begriff der Sklerose oder Atheromatose der Gefäße. In den meisten Fällen entwickeln sich diese freilich primär an der Aorta und gehen von hier aus auf die Klappen über. In noch höherem Maße findet sich dieser Vorgang bei der Mesaortitis syphilitica; denn diese Erkrankung hat ihren Lieblingssitz im aufsteigenden Teil der Aorta, während die Atherosklerose häufiger im absteigenden Teil vorkommt. An anderer Stelle ist schon betont worden, daß anatomisch nicht selten sich die Kombination von Atherosklerose mit Syphilis findet, eine Tatsache, die klinisch für die Entstehung von Klappenfehlern im mittleren Lebensalter sehr oft von wesentlicher Bedeutung ist. Gerade die neueren Erfahrungen haben bewiesen, daß bei Aortenklappenfehlern im höheren Lebensalter ätiologisch die Syphilis besonders wichtig ist. Anatomisch kennzeichnet sich der Prozeß dadurch, daß die normalerweise glatte Intima in eine unebene narbige Fläche verwandelt wird. Mikroskopisch ist diese Erkrankung charakterisiert durch zellige Infiltrate, die hauptsächlich aus Plasmazellen bestehen, die elastischen und muskulösen Bestandteile der Aortenmedia zerstören und starke Schrumpfungen erzeugen.

f) Prognose.

Klappenfehler können ausheilen, das wird in der alten klinischen Literatur verschiedentlich betont, z. B. von Leyden, Jürgensen, Amseler. Amseler fand unter den Sektionsprotokollen des Baseler anatomischen Instituts 16 Fälle, bei denen eine akute Endokarditis anatomisch als geheilt anzusehen war.

D. Gerhardt sagt: „Unter meinen Fällen sind 5, bei denen im Anschluß an Gelenkrheumatismus Chorea oder Scharlach neben Herzklopfen, Pulsbeschleunigung dem systolischen Geräusch und dem verstärkten Pulmonalton, auch ein protodiastolisches Geräusch oder ein deutlicher protodiastolischer Ton gehört wurde und bei denen im Verlauf der nächsten Wochen diese abnormen akustischen Symptome wieder verschwanden und alle weiteren Herzstörungen ausblieben. Einer dieser Fälle, der einen 25jährigen Kollegen betrifft, welcher sich späterhin wieder anstrengende Hochtouren zumutete, ist über 2 Jahre wiederholt nachuntersucht worden."

Über zwei Fälle von geheilter Aorteninsuffizienz nach Polyarthritis und Pneumonie, die klinisch beobachtet wurden, berichtet neuerdings Friedländer und im Anschluß daran teilt Aufrecht einen Organbefund mit, bei dem eine Aorteninsuffizienz klinisch geheilt war und sich die Heilung im Sektionsbefund erklärte dadurch, daß während eine Klappe fehlte, die beiden anderen kompensatorisch eingesprungen waren. Ich erinnere mich mehrerer Fälle von geheilten Mitralinsuffizienzen, bei denen nach dem klinischen Verlauf und dem Röntgenbilde mit Sicherheit eine nach Polyarthritis entstandene und viele Monate oder 1—2 Jahre beobachtete Mitralinsuffizienz vorhanden gewesen war. Die jungen Leute waren als gesund zu bezeichnen, objektive Veränderungen am Herzen liessen sich auch im Röntgenbilde nicht mehr feststellen.

Bei der Prognose wird man sich immer nach folgenden Gesichtspunkten richten: Bestehen keine subjektiven Störungen und ist die Akkommodation des Herzens nach körperlichen Anstrengungen eine gute, finden sich keinerlei objektive Symptome, die auf eine beginnende Insuffizienz hindeuten, so darf die Prognose als gut bezeichnet werden. Zu berücksichtigen ist aber weiterhin: wie lange besteht schon der Herzfehler und welche Ätiologie lag vor. Liegt die Entstehung des Klappenfehlers schon Jahre zurück und handelte es sich um eine akute Infektionskrankheit mit Ausnahme der Lues, war in der Zwischenzeit kein Rezidiv vorhanden, dann spricht dies für eine gute Prognose. Bei der Lues und bei der Neigung zu interkurrenten Infektionen (Angina, rezidivierende Endokarditis usw.) ist die Prognose schlechter und oft nicht zu beurteilen. Zu berücksichtigen ist aber auch immer das Lebensalter, der Beruf und die Lebensführung. Es ist verständlich, daß ein Klappenfehler leichter kompensiert werden kann, wenn der Patient sich noch im Wachstumsalter befindet, daß er leichter kompensiert werden kann, wenn während dieser Zeit systematisch das Herz, wenn möglich unter ärztlicher Aufsicht, trainiert wird. Es ist verständlich, daß Exzesse in der Lebensführung eben so ungünstig sind, als das sanguinische und cholerische Temperament.

2. Mitralinsuffizienz.

Die Mitralinsuffizienz ist der weitaus am häufigsten vorkommende Klappenfehler. In der größten Mehrzahl der Fälle hat sich die Insuffizienz entwickelt im Anschluß an eine die Polyarthritis begleitende Endokarditis, relativ selten, in der oben (S. 356) erwähnten Statistik von D. Gerhardt in 12% im Anschluß an eine Arteriosklerose. Das erste Symptom ist gewöhnlich, wenn die akuten Erscheinungen der Polyarthritis abgelaufen sind, ein systolisches Geräusch über der Spitze. Das Geräusch macht sich oft erst bei größeren körperlichen Anstrengungen bemerkbar und kann in dieser Zeit in seinem Charakter wechseln. Die weiteren mechanischen Folgeerscheinungen des Klappenfehlers stellen sich allmählich ein.

Die dynamischen Folgen der schlußunfähigen Mitralklappen sind: Während der Systole strömt das Blut in den linken Vorhof. Beim gesunden Menschen erfolgt im Beginn der Systole eine enorme Spannungszunahme und Drucksteigerung im Ventrikel. Der intraventrikuläre Druck preßt die Aortenklappen auseinander und treibt das Blut in die Aorta. Im Gegensatz dazu hat das Blut bei der Mitralinsuffizienz die Möglichkeit, infolge des Defektes an der Klappe in den linken Vorhof auszuweichen, die Spannungszunahme im Ventrikel ist infolgedessen geringer, es tritt infolgedessen eine Verkürzung der Austreibungszeit ein. Um diese Fehler auszugleichen, muß die Anfangsfüllung und Anfangsspannung erheblich gesteigert werden, ohne aber die restlose Austreibung des im Ventrikel vorhandenen Blutes zu erreichen. Das in den Vorhof abgewichene Blut bleibt im Vorhof, versucht zum Teil sogar rückläufig in die Lungenvenen zurückzufließen, die Folge davon ist, daß der Vorhof zu Beginn der Diastole schon zum Teil gefüllt ist und infolgedessen dilatieren muß. Da die Muskulatur des Vorhofs zu schwach ist, um durch Hypertrophie einen Ausgleich herzustellen, so findet eine rückläufige Stauung auf die Lungengefäße und das rechte Herz statt. Auskultatorisch drückt sich das aus durch eine Verstärkung des zweiten Pulmonaltones. Da der linke Vorhof in der Diastole sein Plus an Blut jedesmal in den linken Ventrikel zu werfen sich bestrebt, muß auch dieser sich stärker erweitern und bei der nächsten Systole eine intensivere Arbeit leisten, also auf die Dauer hypertrophieren. Die Hypertrophie geht stets mit einer mehr oder weniger großen Dilatation einher, mit einer Dilatation, die sich selbstverständlich aus der größeren Füllung in der Diastole entwickelt. Gerade diese Kombination von Dilatation und Hypertrophie und dieses wahrscheinlich parallele Sichentwickeln ist dynamisch ein günstiger Faktor, weil der muskelkräftige linke Ventrikel infolgedessen am meisten imstande ist, die Dilatation im Vorhof zu vermindern und bei plötzlichen Druckerhöhungen selbst als Notauslaß zu wirken.

In seinen experimentellen Arbeiten über die Dynamik der Klappenfehler sagt Straub von der Mitralinsuffizienz: „Bei der Mitralinsuffizienz verläuft wegen des Rückflusses durch das Mitralostium die Kammerkontraktion auch während der Anspannungszeit nicht isometrisch. Der Ventrikel gerät dadurch in Spannungsverlust, die Anspannungszeit wird

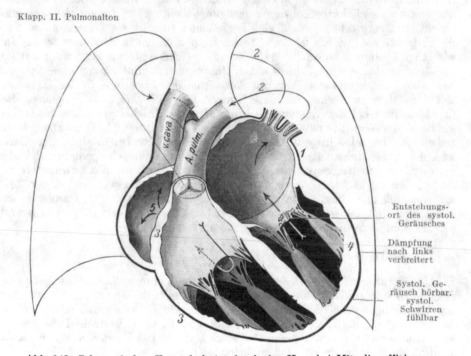

Abb. 143. Schematischer Frontalschnitt durch das Herz bei Mitralinsuffizienz.
1. Dilatation des linken Vorhofs.
2. Stauung im Lungenkreislauf. Klappender II. Pulmonalton.
3. Dilatation und Hypertrophie des rechten Ventrikels.
4. Hypertrophie des linken Ventrikels.
5. Beim Versagen des rechten Herzens relative Trikuspidalinsuffizienz, Stauung im r. Vorhof.
(Über die Folgeerscheinungen vgl. Abb. 154, Trikuspidalinsuffizienz.)

verlängert auf Kosten der Austreibungszeit, für die zudem weniger Spannungsenergie übrig bleibt. Der Zuckungsgipfel wird erniedrigt. Nur durch Erhöhung der Anfangsfüllung und Anfangsspannung kann der Druckanstieg soviel steiler gestaltet, das gedachte isometrische Druckmaximum soweit erhöht werden, daß eine im Anstieg und Gipfelteil der normalen ähnliche Druckkurve erzielt wird, die zu Überwindung des ungeänderten Aortenwiderstandes notwendig ist."

Klinische Symptome. Sind diese Ausgleichsvorrichtungen einigermaßen hergestellt, dann charakterisiert sich der Klappenfehler durch folgende **klinische Symptome:** Die Dilatation und Hypertrophie des linken Ventrikels erkennt man an dem in oder außerhalb der Mamillarlinie deutlich pulsierenden, breit hebenden Spitzenstoß. Die Pulsation kann in mehreren Interkostalräumen als starke Erschütterung zu sehen und zu fühlen sein. Die Hypertrophie des rechten Ventrikels ist stets geringgradiger als die des linken, und markiert sich durch eine mehr oder weniger deutliche Pulsation im Epigastrium. Die Herzdämpfung ist nach links, in geringem Grade auch nach rechts verbreitert, eine charakteristische Gestalt hat diese Abbildung im allgemeinen nicht.

Auskultatorisch steht im Vordergrunde das erwähnte systolische Geräusch, das entweder die ganze Phase der Systole ausfüllt oder nur einen Teil derselben. Zuweilen hört man neben dem Geräusch deutlich den ersten Herzton. Der Charakter des Geräusches kann sehr wechseln: es kann blasend oder musikalisch klingend sein. Daß das Geräusch oft lauter oberhalb der Spitze (mehr der wirklichen Lage der Klappen entsprechend) wahrnehmbar sein, daß es nach körperlichen Anstrengungen an Intensität zunehmen kann, ist praktisch wichtig. Die Drucksteigerung im Lungenkreislauf bedingt die Akzentuation des zweiten Pulmonaltones. Sind beide Gefäßtöne außergewöhnlich stark akzentuiert, so bedeutet das die Kombination mit einer peripheren Arteriosklerose, ein Befund, den man nicht selten bei älteren Leuten konstatiert.

Am Puls sind, solange Komplikationen fehlen, charakteristische Merkmale nicht vorhanden, gewöhnlich ist freilich der Radialpuls ziemlich kräftig, von erhöhter Spannung und etwas schnellend.

Der Blutdruck ist oft normal, gelegentlich leicht erhöht. Die Akkommodationsbreite des Herzens normal oder mäßig herabgesetzt.

Die Gesichtsfarbe hat im allgemeinen nichts Abweichendes. Bei Kompensationsstörungen sieht man eine leichte Zyanose auf blaßgelbem Unter-

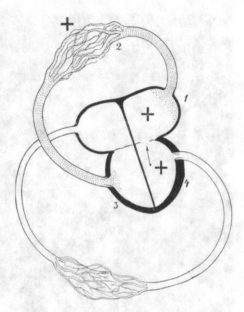

Abb. 144. Schema des Kreislaufs bei Mitralinsuffizienz.
1. Dilatation des linken Vorhofs.
2. Stauung im kleinen Kreislauf.
3. Hypertrophie des rechten Ventrikels.
4. Hypertrophie des linken Ventrikels.

grund. Die leicht subikterische Färbung bei Mitralfehlern hat man zurückgeführt auf die Stauung der Galle durch den Druck der erweiterten Lebervenen auf die Gallenkapillaren, andererseits auf den vermehrten Untergang von roten Blutkörperchen in der gestauten Leber.

Im Röntgenbilde tritt als das charakteristische Merkmal die lokale Vorbuchtung des zweiten linken Herzbogens hervor, neben der Verbreiterung des Schattens nach links und nach rechts. Bei ausgesprochenem Mitralfehler ist der linke Ventrikelbogen stark nach links und seitlich ausgebuchtet, oft auch soweit nach oben, daß er den linken Vorhofsbogen teilweise überdeckt. Das Herz kann eine ausgesprochene Kugelform zeigen. Daneben ist charakteristisch eine allgemeine Trübung der Lungenfelder dann, wenn Stauungserscheinungen vorliegen. Nicht immer sieht man eine entsprechende Verbreiterung des zweiten linken Herzbogens. Wahrscheinlich kommt es bisweilen vor, daß die Ausbuchtung des Vorhofs vorwiegend nach hinten erfolgt. Da der zweite Bogen vom Vorhof und von der Arteria pulmonalis gebildet wird, so ist es auch nicht immer zu entscheiden, ob eine Verbreiterung der Arteria pulmonalis zukommt oder dem Vorhof (vgl. Abb. 85 und 145).

Im Elektrokardiogramm sieht man oft eine stark hervortretende S-Zacke und eine verkleinerte R-Zacke (cf. vorne Kap. Ec).

Bei der **Diagnose** hat man zu berücksichtigen, daß ein systolisches Geräusch über der Spitze durch eine relative Insuffizienz bedingt und akzidentell (anämisch) sein kann. Die muskuläre relative Insuffizienz findet sich bei Aorteninsuffizienz, Nephritis, Morbus Basedowii, Myodegeneratio cordis, akuter Myokarditis, das akzidentelle Geräusch bei Anämie, im Fieber, bei Neurosis cordis,

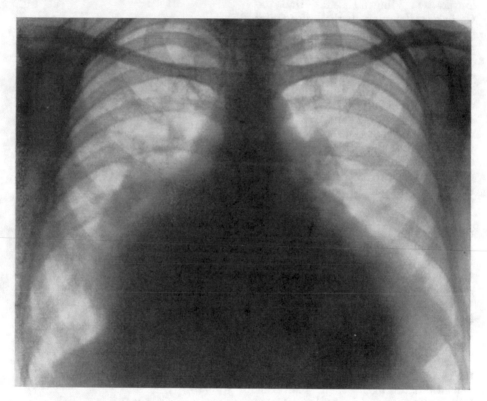

Abb. 145. Mitralinsuffizienz, Dekompensation, Kugelherz.

selten bei Myokarditis, Myodegeneratio cordis. Die Frage, ob eine organische Insuffizienz vorliegt oder nicht, kann mitunter schwer sein. Der hebende Spitzenstoß, der konstante Charakter des Geräusches, die Hypertrophie des Herzens nach links und rechts, perkussorisch oder auch durch das Röntgenbild festgestellt, die anamnestischen Angaben sichern im Zweifelsfalle die Diagnose. Ein niedriger Blutdruck, ein untermittelgroßes Herz und ein nicht klappender zweiter Pulmonalton sprechen für ein akzidentelles Geräusch.

Die Prognose ist im allgemeinen eine günstige.

Die **Therapie** hat, solange Kompensationsstörungen fehlen, nur prophylaktische Aufgaben, die S. 269 erwähnt sind.

Interessant ist die Erklärung derjenigen diastolischen Geräusche, die man gelegentlich bei relativer Mitralinsuffizienz und starker Herzerweiterung über dem linken Ventrikel hört. Brockbank erklärt diese Geräusche so, daß der diastolische Strahl des Lungenvenenblutes bei dem Auftreffen auf die Blutsäule in dem erweiterten linken Ventrikel und

Vorhof Schwingungen auslöst, die auskultatorisch als diastolisches Geräusch imponieren, Geräusche, die den diastolischen, akzidentellen zuzurechnen sind.

3. Mitralstenose.

Wenn die akute Endokarditis mehr zu verrukösen Wucherungen neigt, so kann sich eine Verengerung des Mitralostiums entwickeln. Da die Wucherungen sehr häufig unregelmäßig sind und die Randpartien der Klappen betreffen,

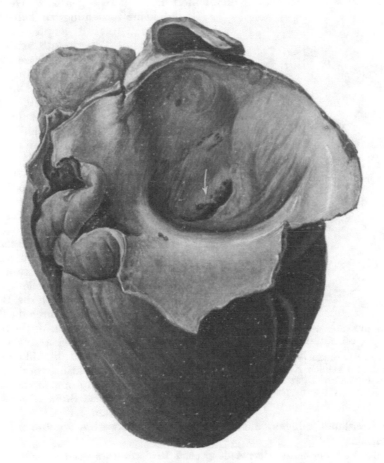

Abb. 146. Mitralstenose. Enorm erweiterter Vorhof, sehr enges spaltförmiges Mitralostium. (Sammlung E. Pick).

so ist meistens mit der Stenose eine Insuffizienz verbunden. Reine Stenosen kommen selten vor.

Nicht so selten sieht man eine reine Mitralstenose mit ihren typischen Folgeerscheinungen bei Frauen im mittleren Lebensalter, und zwar gewöhnlich bei solchen, bei denen eine Polyarthritis, Chorea, Angina, Sepsis usw. in der Anamnese nicht nachweisbar ist, bei denen jedes uns bekannte ätiologische Moment anamnestisch fehlt.

Diese Mitralstenose, die in Frankreich als Durosiezsche Krankheit bezeichnet wird, kennzeichnet sich durch eine allmähliche Entwicklung des Klappenfehlers, fast ausschließlich bei Frauen während der Pubertät oder in den zwanziger Jahren auftretend, kombiniert mit Chlorose, Hämorrhoiden, Enteroptose, Neigung zu Tuberkulose und asthenischem Habitus. Auch Neigung zu Purpura und Hämophilie kann sich mit dem Klappenfehler kombinieren. Pawlinow bezeichnet diese Stenose als kongenitale Mitralstenose und glaubt, daß die unvollkommene Entwicklung der Mitralöffnung den Klappenfehler bedinge. Das Vorkommen von Entwicklungsstörungen wird von verschiedenen Seiten betont; auch D. Gerhardt hat an seiner Straßburger Klinik diese kongenitale Stenose relativ häufig kombiniert mit Chlorose gesehen. Gerhardt fand keine Beziehung zu Tuberkulose, während Teissier gerade die Kombination mit Tuberkulose in den Vordergrund stellt und den Prozeß als eine fibröse Diathese auffaßt. Im Gegensatz zu Teissier haben Chauffert und Nathan diesen Prozeß, den auch sie als fibröse Diathese deuten, mehr auf eine kongenitale Syphilis zurückgeführt. Für die kongenitale Natur dieser Fälle soll auch die negative Initialschwankung im Elektrokardiogramm sprechen. Bard macht darauf aufmerksam, daß es Mitralstenosen gibt, die nur vorübergehend das charakteristische Geräusch zeigen und bei denen die palpatorischen und perkussorischen Symptome ebenso verändert sind wie das Geräusch. Bard glaubt diese Stenose als eine funktionelle hinstellen zu können, bedingt durch die Beschaffenheit des Blutes und durch die Schnelligkeit des Blutstromes. J. Bauer, der sich im ganzen den Bardschen Ausführungen anschließt, glaubt, daß auch abnorme Kontraktionsvorgänge im Myokard die Symptome auslösen könnten. Er sah diese Stenose vorwiegend bei endemischem Kropf.

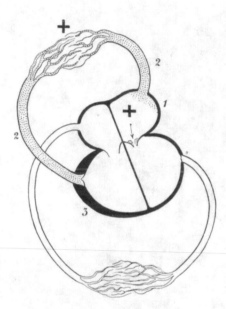

Abb. 147. Schema des Kreislaufs bei Mitralstenose.

1. Dilation des linken Vorhofs.
2. Stauung im kleinen Kreislauf.
3. Hypertrophie und Dilatation des rechten Ventrikels.

Die **Kreislaufstörungen,** die sich bei einer nennenswerten Stenose entwickeln, sind folgende:

Da das Blut nur unter Überwindung eines Hindernisses aus dem linken Vorhof in den linken Ventrikel strömen kann, versucht die Muskulatur des Vorhofs bei jeder Systole durch einen erhöhten Druck das Blut in derselben Zeiteinheit hindurchzupressen. Die nächstliegende Reaktion dieser Mehrarbeit ist eine Hypertrophie der Muskulatur des linken Vorhofs, und, da die Muskulatur zu schwach ist, eine vollständige Kompensation zu schaffen, ein erhöhter Druck im Lungenkreislauf, der sich physikalisch als klappender zweiter Pulmonalton kennzeichnet. Zur Kompensation greift die Muskulatur des rechten Ventrikels ein, d. h. sie hypertrophiert, um den erhöhten Widerstand im Lungenkreislauf zu überwinden. Die Muskulatur des linken Ventrikels hat einstweilen keinerlei Mehrarbeit, in den meisten Fällen eine geringere Arbeit zu leisten, da der linke Ventrikel dauernd mangelhaft gefüllt wird. Wenn sich das Blut bei der Diastole des linken Ventrikels durch das verengerte Mitralostium hindurchzwängt, entstehen unregelmäßige Wirbelbewegungen im Blute an dieser Stelle, infolgedessen ein diastolisches Geräusch. Die Wirbelbewegungen treten besonders in der zweiten Phase der Diastole in Erscheinung, infolgedessen wird das Geräusch am lautesten am Ende der Diastole oder vor der Systole (präsystolisch) gehört.

Versagt die beschriebene Regulierung, so kann das daran liegen, daß der linke Vorhof seiner Arbeit nicht mehr gewachsen ist, er erlahmt und dilatiert. Der rechte Ventrikel wird in diesem Falle versuchen, durch eine weiterhin erhöhte Mehrarbeit den erhöhten Druck im linken Vorhof und Widerstand im Lungenkreislauf zu überwinden. Nur bis zu einem gewissen Grade kann die relativ schwache Muskulatur dieses aushalten, schließlich versagt sie auch, dilatiert. An eine Ausgleichung der Kreislaufstörung ist jetzt nicht mehr zu denken, da der linke Ventrikel während der Ausbildung dieser Regulierungen dauernd unterbelastet war (s. Abb. 147).

So einfach diese Fragen rein dynamisch zu sein scheinen, so kompliziert sind sie doch, wenn man die Anatomie und die Physiologie des Kreislaufs berücksichtigt und damit das außerordentlich verschiedene Verhalten anatomisch verschieden großer Stenosen vergleicht. Insbesondere haben wir keine genügenden Unterlagen für die rückläufige Stauung durch den Lungenkreislauf auf das rechte Herz. Klinisch tritt die Beteiligung des rechten Herzens im Röntgenbilde schon schnell in Erscheinung. Wir haben aber auch keine Vorstellung von dem oft so wichtigen Verhalten des linken Ventrikels während der Stenose. Die eingehenden Arbeiten von Straub über die Dynamik der Klappenfehler des linken Herzens sind nur zum Teil geeignet, uns über diese Fragen Auskunft zu geben.

Die **klinischen Symptome** sind folgende: Die Herzaktion ist oft im ganzen Bereiche der Herzdämpfung sichtbar, oft fehlt aber auch diese Erscheinung. Die lebhafte Erschütterung der Brustwand rührt von der ausgiebigen Kontraktion des hypertrophischen rechten Ventrikels her. Häufig sieht und fühlt man eine starke Pulsation im Epigastrium, für die ebenfalls der rechte Ventrikel verantwortlich gemacht werden muß. Neben dieser Erschütterung fühlt man ein diastolisches Schwirren der Brust, das entsteht durch Fortleitung der Wirbelbildungen an der stenosierten Klappe. Es ist häufig besonders stark gerade dann, wenn das Stenosengeräusch sehr leise oder unhörbar ist (Katzenschnurren, frémissement cataire).

Die Dämpfung ist im allgemeinen klein, oft ausgesprochen deutlich nach rechts verbreitert, was auf der Hypertrophie des rechten Vorhofs und Ventrikels beruht. Wenn perkussorisch die linke Grenze nach außen rückt, so bedeutet das eine Verlagerung des Herzens nach links.

Man unterscheidet zwei Arten von diastolischen Geräuschen, einen präsystolischen und einen protodiastolischen Typ. Der präsystolische fällt zusammen mit der Vorhofszacke des Elektrokardiogramms, er wird also durch die Vorhofstätigkeit bedingt. Man beobachtet ihn am häufigsten in der Form des präsystolischen Galopprhythmus; bei diesem ist nach den Untersuchungen von Wyß keine Überleitungsstörung zwischen Vorhof- und Kammertätigkeit vorhanden, wenngleich allerdings das ac-Intervall meist etwas verlängert ist. Der dritte Ton beim präsystolischen Galopprhythmus ist also der Ausdruck einer erhöhten Vorhofstätigkeit.

Der protodiastolische Typ wird normal häufig bei graphischer Registrierung der Herztöne beobachtet. Pathologisch kommt er vor bei der Mitralstenose, in seltenen Fällen als protodiastolischer Ton bei Anämie und anderen kachektischen Zuständen. Er fällt zusammen mit dem Moment der Öffnung der Atrioventrikularklappen.

Den sichersten Befund für eine Mitralstenose liefert die Auskultation. Nicht immer ist das Geräusch so deutlich, daß man es sofort erkennt, oft deuten ein verdoppelter zweiter Ton oder ein präsystolischer Vorschlag an, daß hier abnorme Blutbewegungen vor sich gehen, und erst bei näherer Untersuchung, besonders nach körperlichen Anstrengungen hört man in der Diastole ein Geräusch. Ganz besonders bemerkenswert ist, daß gerade die bei der Mitralstenose hörbaren Geräusche oft nur über einem relativ kleinen Gebiete gehört werden. Das Geräusch füllt äußerst selten die ganze Phase der Diastole aus. Der Charakter des Geräusches ist meist viel weicher und leiser als der des Insuffizienzgeräusches, bisweilen im Gegensatz hierzu besonders laut und deutlich. Man hört es meistens nur lokal über der Herzspitze oder etwas links oberhalb derselben. Daß es gerade hier hörbar ist, beruht wohl auf der größeren Nähe der Klappe und darauf, daß der hypertrophische rechte Ventrikel den linken zurückdrängt und infolgedessen das an und für sich leise Geräusch nur über der anatomischen Stelle der Mitralis hörbar ist.

Als wichtiges Merkmal gilt in den Fällen, wo das Geräusch oder der präsystolische Vorschlag nicht zu hören ist, der auffallend laute, kurze, klappende erste Mitralton. Nach

Hampeln wird dieser häufig sehr deutlich fortgeleitet, er ist oft selbst aus der Entfernung hörbar (Distanzton). Die reine Mitralstenose ohne Mitralinsuffizienz wurde früher als angeborener Herzfehler aufgefaßt. Man beobachtet ihn am meisten bei Frauen, er macht wenig Beschwerden, gilt prognostisch als günstig. Angeborene Mitralstenose kommt nach Hampeln indessen äußerst selten vor. In einem einzigen von ihm beobachteten Falle handelte es sich um eine allgemeine Verengerung des Mitralringes, nicht um eine Verwachsung der Klappen, wie es bei der trichterförmigen Mitralstenose der Fall ist. Auch die reine Mitralstenose tritt meist im zweiten bis dritten Lebensjahre auf.

Eine regelmäßige Begleiterscheinung ist die Verstärkung des zweiten Pulmonaltones. Es kann der zweite Ton über den Gefäßen auch verdoppelt sein, dann beruht dieses auf einer ungleichen Spannung in der Pulmonalis und Aorta.

Da wir mit unserm Ohr noch zeitliche Unterschiede vom Bruchteil einer Sekunde (0,02) wahrnehmen können, genügt schon eine geringe Differenz, um dieses Phänomen hervorzurufen.

Der erste Ton über der Spitze kann auffällig laut sein; woher diese Änderung in der Klangfarbe kommt, ist nicht mit Bestimmtheit zu sagen, vielleicht ist sie durch eine raschere Kontraktion in der linken Kammer (Romberg) bedingt.

Wohl ebenso wichtig wie das Geräusch ist der Puls. Der Radialpuls ist oft klein, mäßig gespannt, oft besonders nach körperlichen Anstrengungen, irregulär und inäqual.

Die geringe Füllung und Spannung erklärt sich daraus, daß der Ventrikel zu wenig Blut empfängt, eine Tatsache, die sich ja auch durch die oft auffällig geringe körperliche Leistungsfähigkeit der Patienten ausdrückt. Die kontinuierlichen Rhythmusstörungen sind dadurch bedingt, daß der Prozeß, der zur Stenose geführt hat, vom Endokard auf das Septum übergreift und hier das Hissche Bündel trifft. Diese Irregularität findet sich aber nicht immer, sie ist oft mit einer mehr oder weniger starken Beschleunigung des Herzschlages verbunden.

Der systolische Blutdruck kann normal oder leicht subnormal sein.

Die Akkommodationsbreite des Herzens ist durchweg geringer als normal, d. h. die Pulsfrequenzen kehren nach bestimmten körperlichen Anstrengungen später zur Norm zurück und wechseln dann in den nächsten Minuten etwas. Die Erhöhung der Atemfrequenz nach körperlichen Anstrengungen ist durchweg größer als bei der Mitralinsuffizienz. Diese Dyspnoe, oft verbunden mit Schweißausbruch, kann schon bei ganz leichten Anstrengungen ausgelöst werden.

Sowohl durch die lokalen endokarditischen Effloreszenzen als auch dadurch, daß gerade bei der Mitralstenose sich Thromben im linken Vorhof bilden, kommt es gelegentlich zu Embolien und zwar zu zerebralen und zu Lungenembolien. Fälle derart, daß als erstes klinisches Symptom eine Apoplexie oder Hemiplegie auftritt, daß erst nachher die Mitralstenose konstatiert wird, sind nicht selten. Ich habe speziell bei jugendlichen Personen, d. h. bei Männern oder Frauen unter 30 Jahren, diese Tatsache mehrere Male feststellen können. Wie enorm groß die Thromben im linken Herzen werden können, zeigt die Abb. 148.

Embolien in die Mesenterialgefäße können ein klinisch exakt umreißbares Krankheitsbild machen, d. h. Kollaps, Erbrechen, blutige Durchfälle, Ileus. Charakteristisch ist das dramatische Einsetzen dieses Symptomenkomplexes (vgl. S. 502 unter Embolie).

Hämoptysen können als klinische Symptome gerade bei der Mitralstenose in den Vordergrund treten. Falls eine Lungenembolie ausgeschlossen ist (s. o.), handelt es sich um eine Stauungslunge. Gerade bei Mitralstenose kommen akute Herzinsuffizienzen, die sich durch ein akutes Lungenödem äußern, nach körperlichen Anstrengungen, psychischen Erregungen, relativ häufig vor. Der Arzt sollte daher den Träger der Mitralstenose immer auf die Gefahren hinweisen, die speziell körperliche Anstrengungen mit sich bringen. Heute ist diese Warnung mehr als vor dem Kriege besonders bei den mit körperlicher Arbeit überlasteten deutschen Frauen angebracht. Über die während der Gravidität, insbesondere während und unmittelbar nach der Geburt auftretende Gefahr bei der Mitralstenose, vgl. S. 584.

Anfälle von Angina pectoris konnte ich bei älteren Leuten mit Mitralstenose mehrere Male beobachten. Sie unterscheiden sich nicht von den für die Angina pectoris allgemeinen Symptomen.

Die Gesichtsfarbe ist sehr oft blaß mit leichter Zyanose der Schleimhäute und stärkerer Ausbildung und Füllung der Venen auf den Wangen. Auch eine stärkere Füllung und Pulsation der Vena subclavia und jugularis sieht man öfters. Allgemeine Mattigkeit, Neigung zu Ohnmachten, Anämie, Appetitlosigkeit stehen klinisch im Vordergrunde des Krankheitsbildes.

Wie weit die kongenitale Mitralstenose bei syphilitischen Kindern eine Organerkrankung ist, die in den Symptomenkomplex der hereditären Lues hineingehört, ist aus den vorliegenden Kasuistiken nicht sicher zu sagen, weil im allgemeinen Veränderungen am Herzen relativ selten erwähnt werden. Krepa gibt allerdings an, daß er häufig neben einer kongenitalen luetischen Angiopathie eine kongenitale Mitralstenose habe nachweisen können.

Die **Diagnose** macht oft Schwierigkeiten, da das diastolische Geräusch verdeckt sein kann. Wichtig ist in solchen Fällen, daß trotzdem das Fremissement oft fühlbar ist. Hat man einen verdoppelten zweiten Ton und die sonstigen charakteristischen Erscheinungen für Mitralstenose, so kann man daraufhin mit großer Wahrscheinlichkeit die Diagnose stellen. Eine sehr gute Unterstützung gibt heute das zumeist bei Mitralstenose charakteristische Röntgenbild, namentlich die deutliche Ausbuchtung des zweiten Bogen links, des Bogens, der gebildet wird vom linken Vorhof und Arteria pulmonalis (Abb. 149). Eine Verwechslung mit akzidentellen Geräuschen kommt so gut wie nie vor, da diese ja nur selten in der Diastole auftreten.

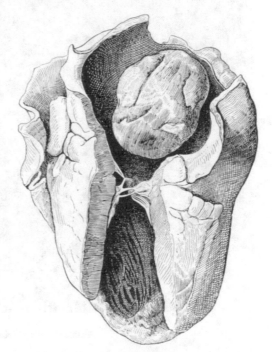

Abb. 148. Parietaler Thrombus des linken Vorhofs.

Die Diagnose kann wegen des vielseitigen klinischen Symptomenkomplexes, wegen der nicht so seltenen Komplikation mit anderen Klappenfehlern, wie schon erwähnt, besondere Schwierigkeiten machen. Für uns in Deutschland wäre es wichtig, auf die oben angezogene Durosiezsche Krankheit immer wieder hinzuweisen, da speziell diese leicht übersehen wird.

Ein diagnostisch interessanter Fall dieser Art, der im Augusta-Hospital Köln lange beobachtet und behandelt wurde, war folgender: Ein 20 jähriges Mädchen erkrankte an Schmerzen im Leib unbestimmter Art. Der hinzugezogene Arzt konstatiert Rasselgeräusche über der linken Lungenspitze, nimmt eine Tuberkulose an und deutet die abdominalen Beschwerden als vielleicht durch eine Bauchdrüsentuberkulose bedingt. Da das Mädchen sehr blaß war und in den letzten Monaten an Gewicht erheblich verloren hatte, war diese Auffassung nicht unwahrscheinlich. Ein zweiter Kollege stellte die Diagnose Appendizitis und führt die Nebengeräusche über der Lungenspitze auf eine Mitralstenose zurück, obwohl nur eine Verdoppelung des 1. Tones auf eine Mitralstenose hindeutete. Die Beobachtung ergab ein für Mitralstenose typisches Röntgenbild. Die Patientin wurde operiert, der kranke Blinddarm entfernt. In der Rekonvaleszenz hörte man ein ausgesprochenes präsystolisches Geräusch. Die Rasselgeräusche über den Lungenspitzen waren verschwunden mit der Besserung des Allgemeinbefindes und der Besserung der Herztätigkeit durch entsprechende Maßnahmen.

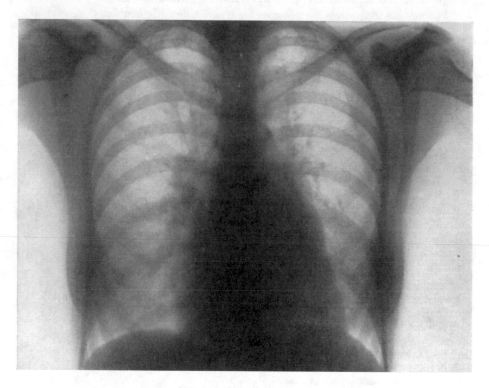

Abb. 149. Mitralstenose.

Die **Prognose** ist im allgemeinen bei der endokarditisch bedingten Stenose ungünstig. Durchweg treten sehr bald Kompensationsstörungen auf, die, da der linke Ventrikel nicht fähig ist, einen Ausgleich herbeizuführen, sehr schnell eine hochgradige Herzinsuffizienz bedingen.

Daß nicht immer die Mitralstenose prognostisch ungünstig ist, dafür folgendes Beispiel: Frau W., 67 Jahre, machte mit 18 Jahren einen Gelenkrheumatismus durch. Als sie 20 Jahre war, konstatierten mehrere Ärzte einen Herzklappenfehler. Sie hat dann innerhalb 15 Jahren 7 Kinder geboren, vor 2 Jahren eine Grippe durchgemacht und klagt seitdem über Herzklopfen und Atembeschwerden.

Befund: Präsystolisches Geräusch, klappender 2. Pulmonalton. Herz nach rechts und links deutlich verbreitert. Im Röntgenbild Tr. 15,0 cm, stark ausgebuchter Vorhofsbogen. Blutdruck um 110 mm Hg.

Diagnose: Mitralstenose.

Die **Therapie** kann natürlich ebensowenig wie bei der Mitralinsuffizienz eine kausale sein. Sie hat aber viel mehr als bei der Mitralinsuffizienz die Aufgabe, durch exakte Vorschriften Kompensationsstörungen solange wie möglich zu vermeiden. Das Maß der notwendigen körperlichen Bewegung ist bei der Stenose viel geringer anzuschlagen, jede größere körperliche Anstrengung ist unter allen Umständen zu vermeiden.

Eine chirurgische Therapie der Mitralstenose ist in der Erwägung, ein mechanisches Hindernis mechanisch zu beseitigen und die Stenose in die gutartigere und leichter zu kompensierende Insuffizienz überzuführen, mehrfach von englischen und amerikanischen Chirurgen versucht worden (Allan und Barker, Cutler, Levine und Beck). Von russischer Seite wurde insbesondere das Durchstoßen der Mitralklappe vom linken Herzohr aus versucht. Neben vereinzelten Erfolgen ist bislang die Zahl der unerwünschten Komplikationen und Todesfälle groß, so daß eine praktische Bedeutung ihr noch nicht zukommt.

4. Aorteninsuffizienz.

Ätiologie. Die Aorteninsuffizienz entwickelt sich entweder auf der Basis einer Endokarditis oder dadurch, daß eine Arteriosklerose bzw. luetische Mesarteriitis der Aorta auf die Klappen übergreift. Die Ätiologie kann insofern im Einzelfall vermutet werden, als bei jungen Individuen in der Regel eine Endocarditis rheumatica vorliegt, während umgekehrt bei älteren, die vorher Erscheinungen eines Herzklappenfehlers nicht hatten, eine arteriosklerotische oder luetische Veränderung der Klappen wahrscheinlicher ist. Man wird also bei Leuten unter 30 Jahren mit einer Lues nicht rechnen, man darf, wenn der Patient mehr als 40 Jahre ist, falls nicht eine Polyarthritis rheumatica einwandfrei vorliegt, zuerst eine luetische Ätiologie annehmen.

In sehr seltenen Fällen kann sich auch auf der Basis eines Traumas oder einer Überanstrengung (siehe unter Herz und Trauma S. 559) eine Aorteninsuffizienz entwickeln.

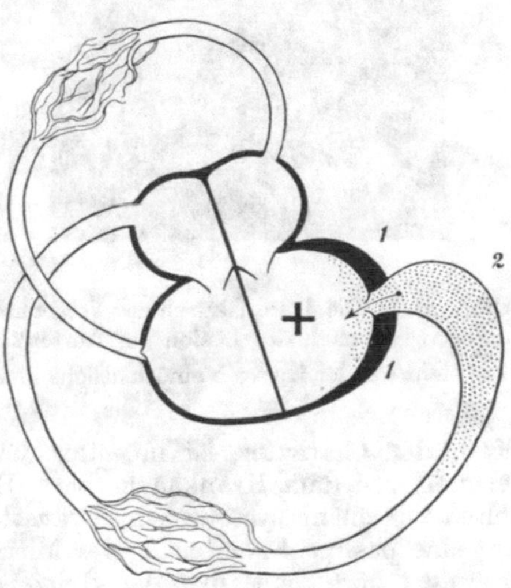

Abb. 150. Schema des Kreislaufs bei Aorteninsuffizienz.
1. Hypertrophie u. Dilatation des l. Ventrikels.
2. Erweiterung des Aortenbogens.

Dynamische Folgeerscheinungen: In erster Linie führt die Schlußunfähigkeit der Klappen zu einer Dilatation, dann zu einer Hypertrophie des linken Ventrikels, denn in jeder Diastole fließt ein Teil des in die Aorta geworfenen Blutes in den Ventrikel zurück, und in jeder Systole bemüht sich der Ventrikel, dieses wieder auszuwerfen. Da die Muskulatur des linken Ventrikels am meisten imstande ist zu hypertrophieren, so bahnt sich eine Hypertrophie gewöhnlich ohne weiteres an. Das Blut wird gegen die aufsteigende Aorta geworfen; daraus resultiert bei der vermehrten Hubhöhe eine leichte Erweiterung des Aortenbogens, die man stets im Röntgenbild sehen, unter Umständen auch rechts vom Sternum perkutieren bzw. tasten kann (s. das Kreislaufschema in Abb. 150).

In den experimentellen Untersuchungen von Straub macht sich die Aorteninsuffizienz kenntlich durch eine starke Zunahme der Pulsamplitude durch ein um 56% vergrößertes Schlagvolumen der linken Kammer. Die Restblutmenge wird auffälligerweise nicht gesteigert, das rechte Herz arbeitet unter den Bedingungen wie vor der Insuffizienz weiter. Die Tatsache, daß im Experiment nur eine geringe Steigerung der Anfangsspannung- und Füllung hinreicht, um den Kreislauf zu kompensieren, findet in der Klinik in den meisten Fällen keine Parallele. Es gibt zwar auch Aorteninsuffizienzen, die glänzend kompensiert jahrzehntelang bestehen und keine wesentliche Verbreiterung der Herzsilhouette nach links aufweisen, aber diese Insuffizienzen sind doch Ausnahmen. Offenbar aber arbeitet der muskelstarke linke Ventrikel (vgl. Tabelle von W. Müller, 54⁰/₀! S. 4) dynamisch sehr sparsam. Hat man Gelegenheit, eine Aorteninsuffizienz vor dem Röntgenschirm jahrelang zu verfolgen, so fällt auf das Stationäre im Transversaldurchmesser und in der Silhouette des linken Ventrikels. Die Pulsation der aufsteigenden Aorta oberhalb des rechten Vorhofs ist gewöhnlich von Anfang an besonders stark.

Die **klinischen Symptome** sind folgende: Die Insuffizienz der Klappe bedingt in der Diastole, d. h. in der Zeitphase, in der normalerweise die Aortenklappen geschlossen sein sollten, ein lautes, zumeist blasendes Geräusch. Da während der Entstehung dieses Geräusches der Blutstrom von der Aorta zur Spitze gerichtet ist, da die Wirbelbewegungen im wesentlichen an und unterhalb der nicht vollständig schließenden Klappe erfolgen, so hört man das Geräusch am lautesten zwischen der Aorta und der Herzspitze, d. h. an der Herzbasis über der Mitte des Sternums, in der Höhe der 3.—4. Rippe. Im Gegensatz zur Mitralinsuffizienz ist dieses Geräusch durchweg im Stehen besser hörbar als im Liegen. Es füllt die ganze Phase der Diastole aus und hat einen gießenden,

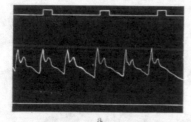 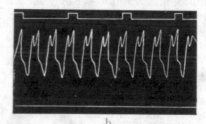

a   b

Abb. 151. a Die Karotiskurve des Versuchstieres vor dem Durchstoßen der Aortenklappe, b nach der Läsion der Aortenklappe. (Technik O. Rosenbach.)
Man sieht auf der Kurve b eine deutliche anakrote Erhebung des Pulses. (Nach Zollinger.)

oft lauten Charakter, ist mitunter deutlich fühlbar, mitunter in einiger Entfernung von dem Kranken hörbar. Der erste Ton über der Spitze ist nicht selten von einem systolischen Geräusch verdeckt, zumeist handelt es sich dann um eine passive Erweiterung der Mitralklappen, um eine relative Insuffizienz. Zuweilen hört man über der Spitze ein deutliches präsystolisches Geräusch (Flint), ohne daß irgendwie weitere Zeichen für ein gleichzeitiges Vorhandensein einer Mitralstenose vorhanden sind. Man erklärt sich das präsystolische Flintsche Geräusch durch die Annahme, daß der zurückfließende Blutstrom der Aorta den Aortenzipfel der Mitralis zum Schwingen bringt oder ihn so anspannt, daß es dem vom Vorhof einströmenden Blute Widerstand entgegensetzt.

Wenn, wie nicht selten, die Aorteninsuffizienz sich kombiniert mit einer Mitralisinsuffizienz, so hört man neben dem langgezogenen diastolischen ein kürzeres systolisches Geräusch, das sog. Blasebalggeräusch.

Die Hypertrophie des linken Ventrikels bedingt eine ziemlich weit nach links verbreiterte Herzdämpfung, gewöhnlich besonders stark nach links und unten, und einen stark hebenden, zumeist in der Mamillarlinie im sechsten Interkostalraum als intensive Erschütterung fühlbaren Spitzenstoß.

Der Puls zeigt sehr charakteristische Eigenschaften. Die ausgiebigere Kontraktion des hypertrophierten, linken Ventrikels und das Zurückfließen des Blutes jedesmal in der Diastole bewirken ein schnelles Ansteigen und schnelles Absinken der Pulswelle, anderseits eine ziemlich hohe Erhebung des systolischen

Maximums über der Grundlinie. Diese beiden Eigenschaften hat man ausgedrückt durch die Bezeichnung als Pulsus celer et altus (celer = schnellend, hüpfend, altus = hoch). Seine charakteristische Beschaffenheit zeigt sich besonders, wenn man den Puls schreibt, auch dann, wenn bei Blutdruckmessung neben dem systolischen Maximum das diastolische Minimum bestimmt wird. Diese Differenz ist gerade bei der Aorteninsuffizienz am größten. Die enorme Wucht, mit der der Ventrikel das Blut auswirft, und das starke Abschwellen des Pulses in der Diastole infolge der Klappeninsuffizienz, bewirken auch in der äußersten Peripherie in der Systole eine hochgradige Überfülle mit Blut, in der Diastole eine sehr große Leere und dokumentieren sich besonders am Nagelbett oder an der geröteten Stirn als Quinckescher Kapillarpuls. Unter Umständen sieht man diese Differenz besonders stark in den Arterien und Kapillaren des Augenhintergrundes, gelegentlich kann sie sich bis über die Kapillaren hinaus noch in das Venensystem fortsetzen und zu einem retrograden Venenpuls führen. Der abnorme Puls macht sich auch kenntlich in sehr starker Pulsation der mittelgroßen und kleinen Gefäße (Arteria temporalis, brachialis, dorsalis pedis); er kann unter Umständen auch eine deutliche Leberpulsation bedingen, die durch die Bauchdecken hindurch als arterieller Leberpuls fühlbar ist, bei gleichzeitigem Milztumor (C. Gerhardt) auch eine ausgesprochene arterielle Milzpulsation. Fr. Müller machte auf die starke Pulsation der Rachenorgane bei diesen Klappenfehlern besonders aufmerksam. Bei rückwärtsgehaltenem Kopf im Liegen bedingt die starke Pulsation der Halsgefäße auch ein rhythmisches Schwanken des ganzen Kopfes, bekannt unter dem Namen Mussetsches Symptom. Dieses Symptom sieht man allerdings auch bisweilen bei Herzinsuffizienz und Dilatation auf anderer Basis entstanden. Vielleicht löst die Streckung der Aa. vertebrales dieses rhythmische Pulsieren aus (Zanchuchi). Bei Ren mobilis sind auch Pulsationen der Niere beobachtet worden. Es ist ja leicht verständlich, daß dieser „Blutschwamm" bei Aorteninsuffizienz in toto intensiv mitpulsiert. Auch die Übertragung der Pulsation auf das Bett und Mitpulsieren des ganzen Bettes kann gelegentlich als besonders auffälliges Symptom imponieren.

Der Quinckesche Kapillarpuls ist aber durchaus nicht ausschließlich pathognomonisch für Aorteninsuffizienz. Er weist nur auf die großen Schwankungen zwischen systolischem und diastolischem Blutdruck hin.

Die Auskultation der Gefäße ergibt nicht selten ein herzdiastolisches Geräusch an der Karotis und Subklavia, gelegentlich auch an der Femoralis, daneben ein kurzes systolisches Geräusch, so daß ein Doppelgeräusch entsteht, das unter dem Namen als Durosiezsches Geräusch beschrieben wurde. Es kommt nur dann zustande, wenn man das Stethoskop genügend stark aufsetzt. Bei vorsichtigem Aufsetzen des Stethoskops auf die Kruralis erhält man, wie Traube zuerst beschrieben, einen Doppelton. Traube leitete den systolischen Ton her von der starken Anspannung der Kruralis ab, den diastolischen von der starken Entspannung.

Der Blutdruck ist bei jüngeren Leuten leicht, bei älteren zumeist ziemlich stark erhöht, die Differenz zwischen dem systolischen Maximum und dem diastolischen Minimum kann, wie erwähnt, eine große sein.

Die vergleichende Blutdruckmessung in den Arm- und in den Beinarterien kann mitunter zur Unsterstützung der Diagnose herangezogen werden. Bei Gesunden findet man in der Regel an der dors. ped. (Manschette um die Wade) einen um 5—10 mm niedrigeren Blutdruck als in der Arteria radialis. Bei der Aorteninsuffizienz ist dieser Druck an der Art. dors. ped. im Liegen fast immer erhöht, oft um Werte von 20—40 mm Quecksilber.

Besondere Begleitsymptome von seiten der übrigen inneren Organe pflegen bei diesem Klappenfehler, solange die Insuffizienz kompensiert ist, zu fehlen.

Die Akkommodationsbreite des Herzens ist durchweg eine gute.

Fast immer findet man eine blasse Hautfarbe ohne Zyanose; bei Kompensationsstörungen tritt sehr schnell eine stärkere Zyanose an den Lippen und an den Wangen auf.

Die subjektiven Beschwerden sind: Beklemmung in der Herzgegend, oft anfallsweise auftretend (Angina pectoris, siehe diese), Gefühl von Klopfen in den Gefäßen, Ohnmachtsanfälle, Schwindelgefühl, Nasenbluten (siehe S. 422).

Die subjektiven Beschwerden können bei Kindern längere Zeit fehlen, auch das äußere Aussehen der Kinder gibt nicht immer Veranlassung an eine Aorteninsuffizienz zu denken, daher sollte man gerade bei Kindern die Herzbasis am

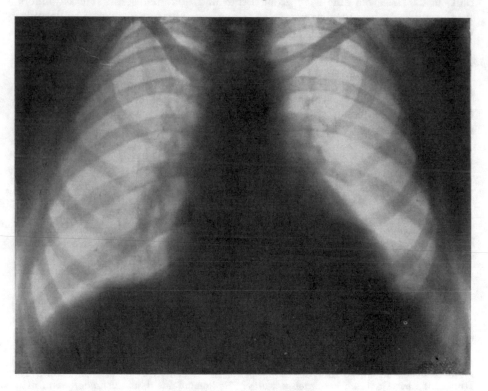

Abb. 152. Aorteninsuffizienz.

exaktesten auskultatorisch kontrollieren. Auch bei älteren Männern oder Frauen können subjektive Beschwerden vollständig fehlen trotz ausgesprochener Erscheinungen einer Aorteninsuffizienz.

Die **Diagnose** macht im allgemeinen keine Schwierigkeiten. Bei der Kombination von systolischem und diastolischem Geräusch muß man sich erinnern, daß das bei Aorteninsuffizienz oft vorkommt und entweder eine Aorteninsuffizienz kombiniert mit einer Aortenstenose bedeutet, dann ist das systolische Geräusch lokal über dem Aortenostium am lautesten, über der Spitze kaum hörbar, oder Aorteninsuffizienz kombiniert mit Mitralinsuffizienz, dann ist das systolische Geräusch über der Spitze am lautesten. Die Verbreiterung der Herzdämpfung nach links kann hier differentialdiagnostisch insofern wichtig sein, als bei der Aorteninsuffizienz und Mitralinsuffizienz gewöhnlich eine wesentlichere Verbreiterung stattfindet als bei der Aorteninsuffizienz und Aortenstenose. Im Röntgenbilde findet man dementsprechend bei der Kombination mit Mitralinsuffizienz eine stärkere Ausbuchtung nach links und seitlich. Das diastolische Geräusch kann sehr leise und nur im Liegen hörbar sein.

Einem Puls, der dem Aorteninsuffizienzpuls sehr ähnlich sieht, begegnet man gelegentlich z. B. bei Morbus Basedowii, bei Neurosis cordis, Nephritis und bei Mitralinsuffizienz. Romberg erwähnt Aorteninsuffizienzen ohne Geräusch. Die Diagnose stützt sich auf die Perkussion des Herzens und den charakteristischen Puls.

Die Diagnose wird bei dem reinen Aortenfehler auch häufig unterstützt durch die Anamnese, insofern als entweder eine schwerere Infektionskrankheit, oder relativ oft auch eine Lues vorausging (positive Wassermannsche Reaktion). Ob man berechtigt ist, bei kombinierten Fehlern in der Regel eine Lues auszuschließen (Ganter), wage ich nicht zu sagen. Jedenfalls wird man bei allen Aorteninsuffizienzen, einerlei ob sie isoliert oder kombiniert mit einem anderen Vitium vorkommen, auch dann, wenn die Ätiologie durch eine vorausgegangene akute Infektionskrankheit (Polyarthritis usw.) sicher zu sein scheint, sich über den Ausfall der Wassermann-Reaktion informieren.

Die Prognose ist im allgemeinen nicht ungünstig. Die Intensität des Geräusches ist nicht maßgebend für die Größe des Defektes. Man hört auch bei leichten, jahrelang ohne Kompensationsstörungen verlaufenden Klappenfehlern oft außergewöhnlich laute Geräusche. Die Kompensation kann jahrelang andauern und wenn sie vorübergehend durch eine Komplikation geschädigt ist, leicht wieder erreicht werden. Nicht selten sieht man, daß mittelschwere körperliche Anstrengungen oft längere Zeit gut vertragen werden. Die Ätiologie kann prognostisch im allgemeinen nicht verwertet werden. Natürlich ist die Prognose der im jugendlichen Alter entstandenen rheumatischen Aorteninsuffizienz in einer Zeit, in der der Organismus noch kompensieren konnte, günstiger als bei einer im höheren Lebensalter entstehenden luetischen oder arteriosklerotischen Aorteninsuffizienz.

Allerdings muß besonders betont werden, daß bei der luetischen Aorteninsuffizienz im allgemeinen die Prognose eher ungünstig ist, besonders dann, wenn frühzeitig sich Kompensationsstörungen einstellen; überhaupt scheint immer dann, wenn einmal Kompensationsstörungen auftreten, die Prognose gerade bei der Aorteninsuffizienz im Gegensatz zur Mitralinsuffizienz schlecht zu sein. Es empfiehlt sich jedenfalls unter solchen Umständen auch leichte Kompensationsstörungen ernst aufzufassen und sie prognostisch, besonders dem Patienten gegenüber, nicht zu günstig zu beurteilen.

Da bei der Aorteninsuffizienz die Kompensation im wesentlichen durch den muskelstarken linken Ventrikel erreicht wird, ist es verständlich, daß dieser Klappenfehler unter günstigen Umständen eine auffällig gute Prognose darbietet. Ich habe bei vielen 40 bis 50jährigen Leuten Aorteninsuffizienzen gesehen, die zwischen dem 15. und 20. Lebensjahre entstanden waren und noch als vollkommen kompensiert angesehen werden mußten, allerdings handelte es sich um Patienten, die sich systematisch auf ihren Klappenfehler eingestellt und sehr solide gelebt hatten. Im Kriege sah ich zwei Aorteninsuffizienzen, von denen die eine (35jähriger Offizier, Klappenfehler seit 15 Jahren bestehend) 26 Monate im Felde gewesen war, die zweite 15 Monate. Trotz schwerer Strapazen hatten beide nur geringe Beschwerden zeitweise gehabt. Drei Frauen von 32—40 Jahren, die zwischen dem 15. und 20. Lebensjahre ihren Klappenfehler erworben, dann 4, 5 und in einem Falle 7 Kinder bekommen hatten sah ich ohne Kompensationsstörungen mit Herzmaßen von Tr. 13,5 bis 14,5 und Ao. 6,5—7,5 cm (s. S. 584).

Therapie. Die Therapie erfordert keine für diese Klappenfehler besondere Maßregel. Wichtig ist indes wohl, bei beginnenden Kompensationsstörungen mit der Anwendung von Digitalis vorsichtig zu sein. Naunyn hat besonders darauf hingewiesen, daß im Gegensatz zu Mitralfehlern, wo große Dosen von Digitalis indiziert sind, bei Aortenfehlern kleine verabreicht werden müssen; hierbei soll der langsame Digitalispuls möglichst vermieden werden. Die bei der

Digitalistherapie sonst gewünschte Verlängerung der Diastole zur besseren Füllung des Herzens ist bei diesem Klappenfehler nicht anzustreben. Sind die subjektiven Beschwerden, besonders das Klopfen in der Herzgegend, erheblich, so empfiehlt sich gerade bei der Aorteninsuffizienz sehr das Tragen der Abbé-schen Herzstütze. Die unangenehmen, subjektiven Beschwerden können dadurch wesentlich verringert, oft vollkommen beseitigt werden. Es scheint, als wenn die Unterstützung der Brustwand den intensiven Rückstoß des Blutes und die dadurch ausgelösten subjektiven Symptome augenblicklich mildert.

Es empfiehlt sich in jedem Falle von Aorteninsuffizienz, der im höheren und mittleren Lebensalter festgestellt wird, die Wassermannsche Reaktion zu machen, auf andere luetische Symptome zu fahnden und eventuell antiluetisch zu behandeln.

5. Aortenstenose.

Die Aortenstenose gehört zu den sehr selten vorkommenden Klappenfehlern. Jedenfalls sind reine Stenosen sehr selten, gewöhnlich handelt es sich um Stenose mit Insuffizienz vereinigt, auf arteriosklerotischer oder luetischer Basis, sehr selten kommt ätiologisch eine akute Endokarditis in Frage. In diesem Falle kombiniert sich meistens die Stenose mit einer Mitralinsuffizienz.

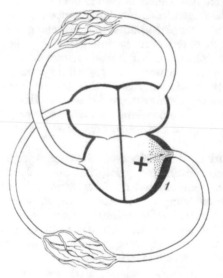

Die **dynamischen Folgeerscheinungen** einer reinen Aortenstenose sind folgende: Bei einer nennenswerten Verengerung des Aortenostiums muß sich eine Hypertrophie des linken Ventrikels entwickeln als Anpassung gegen den erhöhten Widerstand. Ebenso wie bei der Mitralstenose im Gegensatz zur Insuffizienz es relativ leicht zu einer erheblichen Dilatation des linken Vorhofs kommt, so kommt es auch bei der Aortenstenose im Gegensatz zur Insuffizienz sehr oft zu einer Stauungs-dilatation des linken Ventrikels, dadurch, daß trotz der Hypertrophie der Ventrikel nicht imstande ist, sich vollständig zu entleeren, und daß infolgedessen bei jeder Systole eine gewisse Menge von Blut zurückbleibt, die in der Diastole zur Dilatation führen muß. Natürlich wird bei einer nennenswerten Stenose das periphere Gefäßsystem mangelhaft gefüllt. Die nächste Folgeerscheinung davon ist der kleine und träge Puls. Dieser wird noch charakteristischer dadurch, daß das Herz meist außergewöhnlich langsam schlägt. [Aus demselben Grunde ist beim Herzen des großen Tieres oder des außergewöhnlich großen Menschen die Pulsfrequenz herabgesetzt

Abb. 153. Schema des Kreislaufs bei Aortenstenose.
1: Hypertrophie und Dilatation des l. Ventrikels.

— das Verhältnis des Aortenquerschnittes zum Aorteninhalt ist ein außergewöhnlich ungünstiges, der Ventrikel schlägt hier so langsam wie möglich.]

Die starke Erweiterung des linken Ventrikels bei der experimentellen Stenose geht zugleich einher mit einer erheblichen Steigerung des systolischen Rückstandes und einer Verminderung des Schlagvolumens, die Pulsamplitude verringert sich, rückläufig kann die Stauung über dem linken Vorhof auf das Lungengefäßgebiet einwirken. Diese experimentellen Ergebnisse und die oben auseinandergesetzten dynamischen Folgeerscheinungen finden sich deshalb in der Klinik nur selten gesetzmäßig wieder, weil Aortenstenose fast immer nicht zu identifizieren ist mit einer wirklichen nennenswerten Einengung des Kreislaufs.

Die **klinischen Symptome** sind folgende: Die Hypertrophie des linken Ventrikels bedingt einen nach links und nach unten (7., 8., selbst 9. Interkostalraum) verlagerten, zumeist stark hebenden Spitzenstoß. Die Angaben von

Traube, Strümpell u. a., daß der Spitzenstoß fehlen oder auffällig schwach sein könne, erklärt Romberg dadurch, daß Perikardverwachsungen oder Überlagerungen des Herzens mit Emphysem bei diesen Beobachtungen vorhanden gewesen sind.

Die Herzdämpfung ist nach links verbreitert. Über der Aorta oder etwas oberhalb derselben hört man ein systolisches Geräusch. Das Geräusch ist gewöhnlich scharf, von kratzendem Charakter, oft als systolisches Schwirren fühlbar und pflanzt sich bis in die Subklavia oder Karotis fort. Der zweite Aortenton ist meistens leise. Handelt es sich um die Kombination von Stenose und Insuffizienz, dann kann das diastolische Geräusch so intensiv sein, daß das systolische nur bei sorgfältiger Untersuchung erkennbar ist. In diesem Falle spielt allerdings die Diagnose Stenose mechanisch keine Rolle. Hier ist das systolische Geräusch nur ein Symptom.

Der Puls ist von geringer Fülle und Spannung, was die Frequenz angeht, verlangsamt und schließlich zumeist auch ein ausgesprochener Pulsus tardus, d. h. man fühlt und erkennt graphisch einen langsamen Anstieg und Abfall der Welle. Die Aortenwand ist oft stark rigide, im Pulsbild erkennt man nicht selten an dem aufsteigenden Ast eine leichte wellenförmige Erhebung (anakroter Puls). Die Tatsache, daß der Puls sich oft außergewöhnlich hart anfühlt (Pulsus durus), erklärt v. Noorden dahin, daß die peripheren Gefäße sich anzupassen versuchen, sich intensiv kontrahieren.

Die Patienten sehen gewöhnlich sehr blaß aus. Schwindelgefühle und Ohnmachtsanfälle, die auf eine Anämie des Gehirns zurückgeführt werden müssen, sind die subjektiven Beschwerden.

Die **Diagnose** ist bei streng lokalisiertem Geräusch und einer reinen Stenose einfach.

Der Puls ist zwar nicht immer charakteristisch und kann speziell bei der Stenose älterer Leute eher kräftig sein und normal ablaufen. In diesem Falle spielt aber meistens das systolische Geräusch nur die Rolle eines für den Allgemeinbefund nicht besonders wichtigen Symptomes. Es ist wahrscheinlich, daß hier das systolische Geräusch sehr oft nicht durch eine Veränderung an den Aortenklappen ausgelöst wird, sondern durch arteriosklerotische Veränderungen an der aufsteigenden Aorta. Diese Fälle sind also eigentlich hier nicht einzureihen, sondern der zentralen Arteriosklerose unterzuordnen. Das Geräusch entsteht durch die Wandveränderungen, ist aber nach dem Charakter und nach der Lokalisation nicht zu trennen.

Aber selbst wenn das Geräusch durch Veränderungen an den Semilunarklappen selbst entsteht, wie ich oft bei der Sektion zu kontrollieren Gelegenheit hatte, ist doch der dynamische Effekt ein so geringer, daß keine wesentliche Veränderung im Kreislauf, speziell auch keine Hypertrophie des linken Ventrikels ausgelöst wird.

Die **Prognose** ist sehr viel ungünstiger als bei der Aorteninsuffizienz und Mitralinsuffizienz, durchweg besser als bei der Mitralstenose, zumal wenn der Puls nicht die charakteristischen Eigenschaften zeigt.

Die **Therapie** erfordert nur dann, wenn die subjektiven Beschwerden sehr erheblich sind, besondere Maßnahmen, zu denen vor allen Dingen ein äußerst geringes Maß körperlicher Bewegung gehört.

Die Diagnose Aortenstenose kann nicht selten für den Patienten sehr wenig bedeuten. Offenbar macht eine Stenosierung des Aortenlumens ebenso wie eine Stenosierung des Ostiums für den Ventrikel selbst dann sehr wenig Mehrarbeit, wenn die Stenose erheblich ist. Aus Beobachtungen wie sie E. Hoffmann[1])

---

[1]) Dtsch. Arch. Bd. 7.

Lauenstein [1]) u. a. (s. u.) gemacht haben, geht hervor, daß Patienten die mit großer Wahrscheinlichkeit seit ihrer Kindheit an einer Stenose des Aortenlumens litten, ohne wesentliche subjektive Beschwerden ein höheres Alter erreichten und körperlich sehr leistungsfähig waren. Ebenso sagen die experimentellen Ergebnisse, besonders die Untersuchungen von Stadler, daß es möglich ist, die Aorta bis auf einen schmalen Schlitz zu verengen, ohne Rhythmus und Entleerung des Ventrikels zu stören. Aus diesen beiden Tatsachen darf man wohl schließen, daß nur dann die dynamischen Folgeerscheinungen der Aortenstenose auftreten, wenn es sich um eine nennenswerte Verengerung des Ostiums oder neben einer relativ mäßigen Verengerung des Ostiums um eine Herzmuskelschwäche handelt. Tatsächlich sieht man in der Klinik nicht selten reine systolische Geräusche über der Aorta ohne die oben beschriebenen Folge-erscheinungen der Stenose. Gewöhnlich handelt es sich um ältere Leute, bei denen das systolische Geräusch nur als ein Symptom aufzufassen ist, bei denen weder Puls noch subjektive Beschwerden auf die Folgeerscheinungen einer Stenose hindeuten. Anatomisch handelt es sich natürlich in diesen Beobach-tungen sicherlich um eine Stenose, vielleicht auch oft um eine nicht geringe. Funktionell bleibt aber die Stenose unwirksam. Die Diagnose müßte in diesen Fällen eigentlich lauten: Zentrale Arteriosklerose (systolisches Geräusch über der Aorta).

Aortenstenosen bei jugendlichen Personen nicht kongenital, nicht durch einen Gelenk-rheumatismus oder Klappenveränderungen an der Aorta hervorgerufen, habe ich nicht ge-sehen. Stenosen, die sich analog den von Durosiez und Teissier beschriebenen reinen Mitralstenosen bei jungen Leuten entwickeln sollen, vielleicht im Anschluß an eine in der Kindheit durchgemachte Endokarditis werden von französischer Seite (Gallavardin) neuerdings beschrieben.

Auch angeborene Veränderungen kommen gelegentlich vor, es handelt sich hier meistens entweder um eine gleichmäßige Verengerung der Aorta gewöhnlich oberhalb des Abgangs, oder um das Auftreten einer diaphragma-ähnlichen Membran im Aortenlumen.

Beobachtung von Lauenstein.

37 jähriger Speicherarbeiter, immer arbeitsfähig, seit 14 Tagen Husten, Kurzatmigkeit. Bei körperlichen Anstrengungen schon seit den Kinderjahren Herzklopfen und Dyspnoe. Objektiv systolisches Geräusch über allen Ostien, besonders über der Aorta. Puls 96, weich, sehr klein.

Sektionsbefund: Mitralis frei, im Niveau des Ansatzes der Aortenzipfel eine derbe Membran, in deren Mitte eine 1 cm breite Öffnung liegt.

Fall von E. Hoffmann.

Bei der Sektion eines 32jährigen, bis vor einem Jahr vollständig arbeitsfähigen Maurers fand man eine bedeutende Herzhypertrophie mit hochgradiger Stenose der Aorta. Aorten-klappen verkalkt. Durchmesser im Sinus 2,3 cm, im Truncus anonymus 2,2, im Zwerchfell 1,5 cm.

6. Pulmonalinsuffizienz.

Die Insuffizienz der Pulmonalklappen kommt gelegentlich nach Endokarditis vor. Ich fand unter 48 Fällen von Endocarditis gonorrhoica die Pulmonalis 7mal befallen, 6mal allein, 1mal zusammen mit sämtlichen übrigen Klappen. Auch nach Polyarthritis, Chorea und anderen fieberhaften Allgemeinerkrankungen kommt gelegentlich eine Insuffizienz der Pulmonalklappen vor, nicht so selten lokalisiert sich auch der luetische Prozeß hier; arteriosklerotische Veränderungen der A. pulmonalis, die auf die Klappen übergreifen, sind nicht beobachtet. Relative Insuffizienzen können sich entwickeln bei abnorm erhöhtem Druck in der Lungenarterie, z. B. bei der Mitralstenose.

Die dynamischen Folgen der Pulmonalinsuffizienz sind: Hypertrophie des rechten Ventrikels und Dilatation, besonders nach rechts unten. Physikalisch macht sich das durch einen breit hebenden Spitzenstoß und eine besonders nach rechts verbreiterte Dämp-fung bemerkbar. Man hört ein lautes diastolisches Geräusch über der Herzbasis, das sich nach oben zur Pulmonalis und nach unten zur Spitze zu verliert.

---

[1]) Dtsch. Arch. Bd. 16.

Die **klinischen Symptome** sind folgende: Da der rechte Ventrikel die Insuffizienz auszugleichen sich bestrebt, so entsteht ein Pulsus celer, ähnlich wie bei der Aorteninsuffizienz im peripheren Gefäßsystem, jetzt im Lungenkreislauf. Dieser bewirkt eine Veränderung des Atemgeräusches, ein sakkadiertes Atmen. Die Exspiration wird synchron mit der Systole ruckweise verstärkt, die Inspiration abgeschwächt. Erlahmt der rechte Ventrikel, so führt das zu einer Stauung im rechten Vorhof und in den Körpervenen. Der Einfluß des Kapillarpulses auf die Luftbewegung in der Lunge äußert sich bei manometrischen Messungen des Atemdrucks durch pulsatorische Schwankungen am Manometer.

Man findet also: breit hebenden Spitzenstoß, besonders nach rechts verbreitete Herzdämpfung, lautes diastolisches Geräusch über der Pulmonalis und Herzbasis, welches die ganze Phase der Diastole einnimmt.

Die Erhöhung des Druckes im Lungenkreislauf kann gelegentlich zu Hämoptoe führen.

Die **Diagnose** kann schwierig sein gegenüber Aorteninsuffizienz. Die Form der Herzdämpfung, die Silhouette des Röntgenbildes, der normale Puls und die Lokalisierung des Geräusches sind maßgebend. Einen gewissen Anhaltspunkt gibt auch die Auskultation der Karotis und Subklavia, obwohl bei der Aorteninsuffizienz nicht immer sich die erwähnten Geräusche und Töne auf die Gefäße fortpflanzen.

Die **Prognose** wird von der einen Seite als nicht sehr günstig angegeben, von der anderen Seite als ähnlich günstig wie die der Aorteninsuffizienz. Da man Fälle mit angeborener Insuffizienz beobachtete, die das Greisenalter erreichten und da andererseits die Zirkulationsstörungen ähnlich wie bei der Aorteninsuffizienz sind, muß man die Prognose als relativ gut bezeichnen.

Die **Therapie** beansprucht nur dann besondere Maßnahmen, wenn Kompensationsstörungen auftreten. Theoretisch scheint mir in solchen Fällen ein Versuch mit passiver Atemgymnastik gerechtfertigt und zweckmäßig.

7. Pulmonalstenose.

Die Stenose des Pulmonalostiums kommt sehr selten als erworbener Klappenfehler vor, in den meisten Fällen ist sie angeboren (vgl. S. 408). Bei den erworbenen Fehlern handelt es sich fast immer um einen kombinierten Klappenfehler. Pulmonalstenose mit den Erscheinungen eines Klappenfehlers kann aber auch bedingt werden durch Druck von außen, etwa durch ein stenosierendes Aneurysma, einen Tumor bzw. vergrößerte Lymphdrüsen.

Uhlenbruck fand unter 9 Fällen von kongenitalem Vitium 3mal die Pulmonalklappe mitbeteiligt. In einem anderen im Augusta-Hospital beobachteten Falle handelte es sich um einen 39jährigen Mann ohne klinischen Herzbefund, der wegen Herzschwäche bei einer Infektion zum Exitus kam und bei dem die Sektion das Vorhandensein von fünf Pulmonalklappen aufdeckte.

Dynamische Folgen. Die Stenose muß sehr bald zu einer Hypertrophie der rechten Kammer führen. Solange diese Hypertrophie imstande ist, den Inhalt der Kammern durch das verengte Ostium hindurchzutreiben, kann die Zirkulation vollkommen normal sein. Erlahmt der rechte Ventrikel, so macht sich die hierdurch bedingte Stauung in erster Linie im Venensystem bemerkbar und führt zu hochgradiger Zyanose, Ödemen, Hydrothorax. Die mangelhafte Versorgung der Lunge mit Blut führt zu Sauerstoffmangel und zu der für das Krankheitsbild charakteristischen hochgradigen Zyanose. Dieser Klappendefekt ist, wenn er angeboren ist, nicht selten vergesellschaftet mit anderen Hemmungsmißbildungen des Herzens (Offenbleiben des Foramen ovale, Septumdefekte, Offenbleiben des Ductus Botalli s. S. 404).

Die **klinischen Symptome** sind folgende: Der Spitzenstoß ist gewöhnlich sehr kräftig, oft sieht man eine diffuse, sehr starke Pulsation in der Herzgegend. Ein ausgesprochener Herzbuckel findet sich deshalb, weil der Fehler gewöhnlich angeboren und der Thorax noch nachgiebig ist.

Die Herzdämpfung kann normal oder nach rechts (Hypertrophie des rechten Ventrikels) verbreitert sein.

Man hört über dem ganzen Herzen ein systolisches Geräusch, das am lautesten im zweiten Interkostalraum links ist. An dieser Stelle fühlt man mitunter ein systolisches Schwirren. Das Geräusch verdeckt den ersten Herzton vollkommen bzw. füllt die ganze systolische Phase aus. Der zweite Ton ist durchweg leise oder nicht hörbar, kann aber auch deutlich klappend sein. Eine klappende Beschaffenheit tritt besonders dann hervor, wenn die Stenose nicht die Klappen, sondern den Stamm der Lungenarterie betrifft. Auch bei der nicht angeborenen Pulmonalstenose, die durch Kompression von außen (s. o.) hervorgerufen ist, ist der zweite Pulmonalton ziemlich stark akzentuiert.

Der Puls kann von normaler Beschaffenheit sein, ist mitunter klein und frequent. Der Blutdruck hält sich durchweg auf normalen Werten.

Die typischen Begleiterscheinungen sind: allgemeine Zyanose, Trommelschlegelfinger, Neigung zu Zahnfleischblutungen, zu Ohnmachten, Dyspnoe, Verkrümmung der Nägel. Die Zyanose betrifft hauptsächlich Gesicht, Hände und Füße. Die Kinder mit nennenswerter Pulmonalstenose sind meistens wenig entwickelt, schwächlich und sehr mager, die Pubertätsentwicklung tritt verspätet ein.

Die **Diagnose** ist bei der angeborenen Stenose leicht, da fast immer die Allgemeinerscheinungen sehr ausgesprochen sind. Das systolische Geräusch kann gewöhnlich über dem Pulmonalostium lokalisiert werden. Eine Differentialdiagnose mit Aortenstenose kommt der übrigen Allgemeinerscheinungen wegen nicht in Betracht. Akzidentelle Geräusche können am lautesten über der Pulmonalis sein und die Möglichkeit einer erworbenen Pulmonalstenose nahe legen. Die ganz verschiedenen Allgemeinerscheinungen lassen einen Zweifel nicht zu. Erhebliche Schwierigkeiten kann die Unterscheidung einer Pulmonalstenose von einem offenen Ductus Botalli machen. Assmann hat besonders auf den vorspringenden Pulmonalbogen im Röntgenbild hingewiesen, der unter Umständen Ausdruck einer hochsitzenden Pulmonalstenose sein kann.

Lüthje hat auf die Häufigkeit systolischer Geräusche über der Pulmonalis bei Kindern besonders aufmerksam gemacht, er führt sie zurück auf eine relative Stenose des Ostiums (s. Herz und Pubertät S. 542). Röntgenologisch ist diese Auffassung dadurch gestützt, daß man eine außergewöhnliche Annäherung des Pulmonalbogens an das Sternum nachweisen konnte.

Prognose. Bei der angeborenen Stenose ist die Prognose sehr ungünstig. Die Kinder werden kaum älter als 15—20 Jahre, interkurrente Erkrankungen, besonders Tuberkulose, sind häufige Todesursachen. Daß die häufige Kombination der Pulmonalstenose mit einem Ventrikelseptumdefekt die Prognose verschlechtert, geht aus einer Statistik von Abbott und Mitarbeitern hervor.

Therapie. Die Therapie hat hauptsächlich darin zu bestehen, interkurrente Erkrankungen soweit als möglich fern zu halten. Bei Infektions- und Erkältungskrankheiten wird man dies bei sorgfältiger Behandlung zum Teil erreichen können.

Bei erworbenen Stenosen spielen diese prophylaktischen Maßnahmen keine so große Rolle. Hier ist das Vermeiden von Kompensationsstörungen durch allgemeine Vorschriften über Diät, Lebensweise und auch strenge Dosierung der erlaubten körperlichen Arbeit wichtiger.

8. Trikuspidalinsuffizienz.

Die Trikuspidalinsuffizienz findet sich sehr selten als reiner Klappenfehler auf endokarditischer oder degenerativer Basis, zumeist als relative Insuffizienz bei Erkrankungen der anderen Ostien. Wenn es sich um eine endokarditische Insuffizienz handelt, findet man immer mehrere Klappen erkrankt, gewöhnlich die Mitralis und Aorta; wenn es sich um eine relative handelt, bedeutet das ein Versagen des Herzens, eine Dehnung des Trikuspidalostiums, wie man sie speziell bei schweren Mitralfehlern und bei Myodegeneratio cordis auftreten sieht.

Obwohl also bei den **dynamischen Folgeescheinungen** der Trikuspidalinsuffizienz praktisch es sich gewöhnlich um Kombinationen handelt, lassen sie sich doch theoretisch folgendermaßen skizzieren:

Ist die Klappe schlußunfähig, so strömt bei jeder Systole des rechten Ventrikels Blut in den rechten Vorhof zurück. Dieser wird dilatiert und versucht durch eine Hypertrophie seiner Muskulatur zu kompensieren. Da die Muskulatur aber sehr schwach entwickelt ist, ist eine Kompensation ausgeschlossen, es erfolgt im Gegenteil eine Stauung über dem rechten Vorhof hinaus durch die klappenlosen venösen Ostien hindurch in das gesamte Venensystem. Diese Stauungen erkennt man an dem positiven Venen- bzw. Lebervenenpuls.

Im Gegensatz zur Mitralinsuffizienz treten die Folgeerscheinungen der Trikuspidalinsuffizienz gewöhnlich sehr heftig hervor, weil der Weg von Trikuspidalis zur Mitralis außergewöhnlich viel länger und auch viel komplizierter ist als der von der Mitralis zur Pulmonalis, weil bei der Insuffizienz der Trikuspidalis daher der linke Ventrikel durch das Kapillarsystem hindurch nicht mehr unterstützend auf die Beförderung des Blutes in dem venösen Gefäßsystem wirkt.

Die **klinischen Symptome** sind folgende: Das Hauptsymptom ist der positive Venenpuls bzw. der Lebervenenpuls (Abb. 154—156).

Der Puls ist an der V. jugularis gewöhnlich deutlich erkennbar, graphisch leicht nachweisbar (cf. S. 150).

Die Herzdämpfung ist nach rechts wesentlich verbreitert, was sowohl perkussorisch wie besonders auch im Röntgenbilde deutlich nachweisbar ist. Das Röntgenbild kann auch insofern charakteristisch sein, als bei diesem Klappenfehler systolische Pulsationen im rechten Vorhof zu sehen sind.

Auskultatorisch markiert sich die Insuffizienz durch ein lautes systolisches Geräusch über der unteren Hälfte des Sternums, am lautesten zumeist am rechten Sternalrand im vierten Interkostalraum. Bei genauen klinischen Beobachtungen kann man die Trikuspidalinsuffizienz besonders bei Mitralfehlern und bei der Myodegeneratio cordis langsam entstehen sehen. Man hört dann, besonders nach körperlichen Anstrengungen, ein leises,

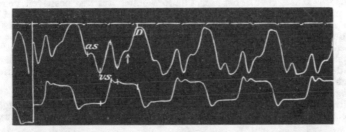

Abb. 154. Ösophageale Vorhofspulsation bei einem 15jährigen Mädchen mit Mitral-, Aorten- und Trikuspidalinsuffizienz. Man sieht die sehr lebhaften Schwankungen des linken Vorhofs (obere Kurve) und zwar as = Vorhofsystole, vs = Beginn der Ventrikelsystole und D Beginn der Ventrikeldiastole. Die untere Kurve bedeutet Spitzenstoß. (Nach Rautenberg.)

systolisches Geräusch über der Mitte des Sternums zwischen dem dritten und vierten Interkostalraum. Dieses Geräusch ist von dem Mitralgeräusch, wenn ein solches zugleich vorliegt, oft schwer zu trennen, oft gelingt es aber, unterstützt durch die kontinuierliche Beobachtung, dadurch, daß der Charakter des Mitral- und Trikuspidalgeräusches außerordentlich verschieden ist. Bei den Obduktionen fällt einem sehr oft auf, daß das außerordentlich große dilatierte rechte Herz mit einem enorm weiten, sicher schlußunfähigen

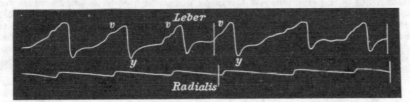

Abb. 155. Ventrikuläre Form des Leberpulses (ohne Vorhofswelle). (Nach Mackenzie.)

Trikuspidalostium im Leben keine auskultatorischen Erscheinungen gemacht hatte. Diese Fälle lehren, daß man im Leben sich klinisch mehr an die übrigen Symptome, speziell an die Allgemeinsymptome und an das Venenpulsphänomen zu halten gut tut.

Das Venenpulsphänomen ist besonders rechts deutlich erkennbar, eine Tatsache, die mit dem anatomischen Verlauf der Venen zusammenhängt, d. h. damit, daß die V. anonyma fast gradlinig in die Cava superior übergeht, während die Anonyma sinistra eine

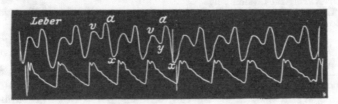

Abb. 156. Aurikuläre Form des Leberpulses (deutliche Vorhofswelle a). (Nach Mackenzie.)

stärkere Krümmung hat. Solange die Venenklappen oberhalb des Bulbus jugularis noch schlußfähig sind, sieht man den systolischen Puls nur bis zum Bulbus und bezeichnet ihn als Bulbuspuls. Da die V. cava inferior klappenlos ist, wird der Venenpuls leicht bis zur Leber fortgeleitet und ist dann, da das Organ gleichzeitig vergrößert ist, am unteren Rippenbogen leicht fühlbar. Nicht selten fühlt man auch oberhalb des Bulbus ein deutliches

Schwirren, das durch die Schwingungen der insuffizienten Klappen und die Wirbelbildungen des Blutes an dieser Stelle hervorgerufen wird. Der Radialpuls ist meistens weich.

Abgesehen von der vergrößerten Leber lassen sich auch in den übrigen inneren Organen Stauungserscheinungen nachweisen, kenntlich durch den Eiweißgehalt des Urins, Ödeme, Hydrothorax, Lungenembolien usw.

Die **Diagnose** stützt sich in der Regel hauptsächlich auf den positiven Venenpuls bzw. Lebervenenpuls, dann auf die erhebliche Dyspnoe und Zyanose, schliesslich auf die übrigen Insuffizienzerscheinungen. Eine Verwechslung mit dem auch beim P. i. p., d. h. beim Flimmern der Vorhöfe vorkommenden Venenpuls, kommt klinisch selten wegen der ausgesprochenen Krankheitserscheinungen der Trikuspidalinsufizienz in Frage. Abgesehen von diesen Allgemeinsymptomen weist auch bei der Trikuspidalinsuffizienz der Venenpuls meist eine deutliche Vorhofszacke auf, die durch die präsystolische Kontraktion des Vorhofs bedingt ist.

Die **Prognose** ist in der Praxis stets von den Komplikationen abhängig. Handelt es sich um Mitral- und Trikuspidalinsuffizienz, so ist sie nicht immer absolut ungünstig, man kann sogar oft eine monate- oder jahrelange Wiederherstellung der Leistungsfähigkeit sehen.

Die **Therapie** fällt mit der der schwereren Herzinsuffizienz im allgemeinen zusammen; sie ist in wesentlichen eine Digitalistherapie (s. diese).

9. Trikuspidalstenose.

Eine isolierte Trikuspidalstenose kommt sehr selten vor. Leube konnte z. B. nur 11 reine, durch die Sektion bestätigte Fälle aus der Literatur zusammenstellen. Sie kommt meist als angeborener Herzfehler vor und ist sehr oft mit anderen Entwicklungsanomalien vergesellschaftet.

Die reine Trikuspidalstenose muß folgende **Zirkulationsstörungen** machen: Dilatation und Hypertrophie des rechten Vorhofs, Stauung im venösen Teil des Körperkreislaufs, eventuell kompensatorische Hypertrophie des linken Ventrikels[1]. Die Stenose bedingt ein diastolisches oder präsystolisches Geräusch über dem vierten Interkostalraum rechts.

Die **klinischen Symptome** sind folgende: Der Puls ist klein und weich. Man sieht an den stark gestauten Jugularvenen kein diastolisches Abschwellen. Graphisch zeichnet sich der Venenpuls aus durch eine sehr hohe a-Zacke, die erzeugt wird durch die Kontraktion des hypertrophischen Vorhofs. Diese Pulsation kann man auch an der Leber, besonders wenn dieses Organ mäßig gestaut ist, erkennen (Abb. 156).

Nach Mackenzie ist für die Trikuspidalstenose die aurikuläre Form des Lebervenenpulses charakteristisch, d. h. der präsystolische Venenpuls. Die präsystolische Zacke fällt zusammen mit der Tätigkeit des Vorhofs und ist auf dessen Hypertrophie zurückzuführen. Er ist indessen auch bei anderen Zuständen des Herzens beobachtet worden, so z. B. von v. Jagic bei dem offenen Foramen ovale und kommt dann zustande durch das Zusammenarbeiten der beiden Vorhöfe. Nach Joachim beobachtet man aurikulären Lebervenenpuls auch, ohne daß eine Trikuspidalstenose vorliegt, wenn die Venenanfänge mit Blut gefüllt, die Lebervenen durch Stauung erweitert und hierdurch für die Aufnahme von Wellen zugänglich sind.

Der positive Lebervenenpuls und die vom rechten Ventrikel fortgeleiteten epigastrischen Pulsationen sind durch die Palpation allein oft schwer zu unterscheiden. Graphisch korrespondieren die epigastrischen Pulsationen mit dem Spitzenstoß bzw. schleppen ihn etwas nach, während beim positiven Lebervenenpuls die Haupterhebung vor dem Spitzenstoß resp. vor der Karotiszacke sich zeigt.

Bei der Trikuspidalstenose ist die **Prognose** eine ungünstige, da die Muskulatur der Vorhöfe zu schwach ist, um eine Kompensation herbeizuführen.

10. Kombinierte Klappenfehler.

In der Praxis sieht man sehr oft kombinierte Klappenfehler. Nach dem Ablauf des endokarditischen Prozesses ist es leicht erklärlich, daß Kombinationen vorkommen. Wenn sich z. B. an der Mitralis nach Gelenkrheumatismus ein endokarditischer Prozeß lokalisiert hat, so macht dieser rein anatomisch im Anfang eine mangelhafte Schlußfähigkeit der Klappe. Entwickelt sich später eine produktive Entzündung nennenswerter Art, so entsteht oft auch eine Stenose, und man hört jetzt außer dem systolischen auch ein präsystolisches

---

[1] Auf Grund exakter anatomischer Messungen bestreitet E. Kirch allerdings, daß das linke Herz sekundär im Gefolge eines Versagens des rechten Herzens hypertrophiert.

Geräusch. Wenn von der Aortenwand her die Arteriosklerose oder die luetische Mesaortitis auf die Klappen übergreift, so trifft dieser Prozeß in erster Linie die Ansatzstellen der Klappen. Sklerotische Veränderungen mit Ablagerung von Kalksalzen können eine Stenose erzeugen, die sich physikalisch durch ein systolisches Geräusch kenntlich macht. Wenn der Prozeß weiter auf die Klappe übergreift, und zu Schrumpfungen oder Defekten am Klappenrand führt, so macht sich das durch ein diastolisches Geräusch als Ausdruck der Insuffizienz kenntlich. Auf diese Weise entstehen die physikalischen Erscheinungen zweier Prozesse, die, wie wir oben sahen, auch getrennt vorkommen und dann ganz verschiedene Folgeerscheinungen machen können.

Theoretisch ist es denkbar, daß manche Kombinationen dynamisch günstiger sind als isolierte Klappenfehler. Klinisch sind diese Verhältnisse schwer zu übersehen, aber oft hat man den Eindruck, daß durch die Kombination von Insuffizienz und Stenose, z. B. an demselben Ostium, ein günstiger Ausgleich geschaffen ist. In den meisten Fällen überwiegt freilich der eine Prozeß, und man hat dann das zweite Geräusch nur als ein unwichtiges Symptom vor sich.

Wenn z. B. zu einer Mitralstenose eine Aorteninsuffizienz hinzutritt, so müßte das theoretisch günstig sein. Der linke Ventrikel wird geschont. Er wird infolge der Mitralstenose nicht überlastet und arbeitet mit einem geringen, vielleicht eben genügenden Quantum.

Ebenso günstig müßte, theoretisch gedacht, die Kombination von Mitralinsuffizienz und Trikuspidalinsuffizienz sein. Bei der Mitralinsuffizienz tritt schließlich eine erhebliche Stauung im Lungenkreislauf auf, die abgeschwächt werden muß, wenn infolge der Trikuspidalinsuffizienz der rechte Ventrikel weniger Blut in die Pulmonalis werfen kann.

Eine ungünstige Kombination würde z. B. sein, Stenose der Aorta und Insuffizienz der Mitralis. Bei Mitralinsuffizienz kann nur eine normale Füllung des großen Kreislaufs erreicht werden durch dauernde Mehrarbeit des linken Ventrikels, die Stenosierung des Aortenlumens verhindert den normalen Füllungszustand noch weiter und vermehrt die Arbeit des schon an und für sich überanstrengten Muskels. Das Hinzutreten einer Mitralinsuffizienz zu einer Aorteninsuffizienz äußert sich häufig durch einen dikroten Puls. Die dikrote Erhebung des Pulses kommt bekanntlich zustande durch den Klappenschluß. Bei insuffizienten Aortenklappen muß er fehlen. Bei einer Mitralinsuffizienz befördert der linke Vorhof eine größere Menge Blutes als normal in der Diastole in den linken Ventrikel und erzeugt so eine dikrote Welle.

Kombiniert sich eine Aorteninsuffizienz mit einer Stenose, so wird dadurch der für erstere charakteristische Pulsus celer et altus undeutlich. Das Überwiegen des einen oder anderen Fehlers ist in dynamischer Beziehung am Verhalten des Pulses leicht abzuschätzen. Diese theoretischen Kombinationen lassen sich noch weiter ausführen, haben aber nur ein theoretisches Interesse, da in der Praxis bei kombinierten Klappenfehlern, wenn es zu Kompensationsstörung kommt, die Folgen des einen in der Regel so erheblich überwiegen, daß der andere fast unberücksichtigt bleiben kann.

Diagnose. Die Diagnose kombinierter Klappenfehler darf sich nie auf ein Symptom stützen, insbesondere nicht allein auf die Geräusche, sondern muß daneben die mechanischen Verhältnisse unbedingt berücksichtigen. Die Diagnose kann unter Umständen schwierig sein, besonders dann, wenn die Geräusche sehr intensiv fortgeleitet und über verschiedenen Klappen gehört werden. Diese Schwierigkeit besteht allerdings nur, wenn in derselben Herzphase entstandene Geräusche an zwei verschiedenen Stellen gehört werden. Liegt an der einen Stelle ein systolisches, an der andern ein diastolisches Geräusch vor, dann fallen diese Schwierigkeiten fort. Um zu unterscheiden, ob zwei an verschiedenen

Stellen gehörte Geräusche selbständig sind, prüft man das Verhalten von Intensität und Charakter des Geräusches beiderseits auf der Verbindungslinie der beiden Punkte. Wenn hier von der einen Stelle nach der andern das Geräusch anfangs gleichmäßig abnimmt, um jenseits der Mitte wieder zuzunehmen, und besonders der Charakter sich ändert, so sind mit großer Wahrscheinlichkeit zwei verschiedene Geräusche vorhanden.

Häufigkeit der Kombinationen. Folgende Kombinationen sind relativ häufig:

1. Mitralinsuffizienz und Stenose;
2. Aorten- und Mitralinsuffizienz;
3. Aorteninsuffizienz und Stenose;
4. Mitral- und Trikuspidalinsuffizienz.

Die erste Kombination fand Romberg in $19,7\%$ seiner sämtlichen Fälle. Die zweite in $12,7\%$, die dritte gibt Mengel auf $5,2\%$ an, und die vierte Romberg auf $1,97\%$. Nicht selten kommen neben organischen Geräuschen akzidentelle vor, und gerade diese machen diagnostisch am meisten Schwierigkeiten. Daß man besonders bei der Aorteninsuffizienz ein akzidentelles, systolisches Geräusch über der Spitze findet, habe ich oben erwähnt. Handelt es sich um sklerotische oder anämische Individuen, so muß man immer auf die Möglichkeit akzidenteller Nebengeräusche gefaßt sein, und durch eine genaue Untersuchung versuchen, diese von den organischen zu trennen. Als akzidentelle Geräusche kommen aber fast nur systolische in Frage, die diastolischen sind fast immer organischer Natur.

Die **Prognose** kombinierter Fehler mehrerer Klappen ist meist eine weniger günstige. Treten einmal Kompensationsstörungen auf, so sieht man durchweg schneller eine Abnahme der Herzkraft. Auch wenn vorübergehende wesentliche Besserungen erzielt werden, wiederholen sich die Störungen bei kombinierten Klappenfehlern häufiger als bei anderen.

C. Myodegeneratio cordis.

1. Definition.

Der Begriff Myodegeneratio cordis, der in der Klinik häufig gebraucht wird, ist streng genommen ein rein pathologisch-anatomischer. Er charakterisiert Veränderungen des Herzmuskels, die im Gegensatz zur Myokarditis nicht auf vorwiegend entzündlicher Ätiologie beruhen und meist zu einer mehr oder minder starken Dilatation des gesamten Herzens führen. Klinisch läßt sich selbstverständlich der Begriff nicht so eng fassen, vor allem nicht von chronisch-myokarditischen Prozessen trennen. Daß es bei derartigen Dilatationen oder auch durch Übergreifen der degenerativen Veränderungen auf das Reizleitungssystem selbst zu Überleitungsstörungen kommen kann, ist erklärlich. Myodegeneratio cordis bedeutet für den Kliniker deshalb zumeist P. i. p., obwohl die Muskeldegeneration durchaus nicht immer mit dem P. i. p. einhergeht. Auch ein Puls von normaler Frequenz und normalem Rhythmus kommt selbst bei ausgesprochener Myodegeneratio vor. Das was man früher als irregulären und inäqualen Puls bezeichnete, nennt man heute Pulsus irregularis perpetuus oder Arhythmia perpetua, obwohl diese Arhythmie nicht immer als dauernd gelten kann. Die Ursache dieser Arhythmie suchte man längere Zeit in bestimmten Veränderungen des Myokards und stellte sich vor, daß in solchen Fällen speziell das chronische Stadium der akuten Myodegeneratio vorliege. Heute weiß man, daß die pathologisch-anatomische Unterlage der klinisch ohne Klappenfehler in Erscheinung tretenden Herzinsuffizienz eine sehr verschiedene sein kann, daß sogar gröbere anatomische Veränderungen im Myokard fehlen können. Man bezeichnet daher als Myodegeneratio cordis heute ein Krankheitsbild, das klinisch durch die Symptome der Herzinsuffizienz gekennzeichnet ist.

Die Entwicklung des Krankheitsbildes geschieht meistens schleichend. Man sieht innerhalb weniger Jahre die Symptome allmählich mehr in Erscheinung treten, oft unter akuten Nachschüben, oft derart, daß man zeitweise an der Diagnose zweifelt, weil die Symptome bis auf geringe Reste verschwunden sind. In anderen Fällen aber kann auch ganz plötzlich, oft unter besonderen äußeren Momenten, sich das Krankheitsbild entwickeln. Diese Tatsache frappiert um so mehr, je jünger der Patient ist, und Patienten, die in ihrem 30.—40. Lebensjahre plötzlich unter ausgesprochenen Symptomen von Myodegeneratio cordis erkranken, sieht man nicht selten. Dieses sehr verschiedene Verhalten wird bei der Symptomatologie besonders berücksichtigt werden, da es praktisch von großer Bedeutung ist.

2. Ätiologie.

Die Ätiologie der Myodegeneratio cordis und der chronischen Myokarditis ist eine mannigfaltige. Auffällig ist, daß Herzinsuffizienzerscheinungen, die sich im Anschluß an Klappeninsuffizienzen bilden, sehr selten in das Krankheitsbild der Myodegeneratio cordis übergehen, daß dagegen wohl Stenosen, speziell die Mitralstenose, die für Myodegeratio cordis charakteristischen Symptome aufweisen kann. Als Ursache kommen hier ebenso wie bei der akuten Myokarditis sowohl infektiöse wie toxische Prozesse in Betracht, daneben aber auch mechanische und zirkulatorische Momente. Weiterhin kann aber auch das Krankheitsbild dadurch ausgelöst werden, daß entzündliche Prozesse von der Nachbarschaft auf das Myokard übergreifen, oder dadurch, daß eine direkte Kontinuitätstrennung durch Traumen auf die Muskulatur eingewirkt hat.

Zu den infektiösen und toxischen Momenten gehört alles das, was bereits bei den Ursachen der akuten Myokarditis gesagt ist, in erster Linie Gelenkrheumatismus, Typhus, Sepsis, Diphtherie, Scharlach. Von den chronischen infektiösen Prozessen weiß man, daß hier sicherlich die Syphilis von Bedeutung sein kann; speziell durch den Nachweis von Spirochäten in der veränderten Muskulatur ist diese Tatsache sichergestellt. Wie schon bei der akuten Myokarditis erwähnt, können aber auch leichte Infektionskrankheiten wie Anginen, Erkältungsfieber hier als Krankheitsursachen angeschuldigt werden.

Abgesehen von den bei allen erwähnten Infektionskrankheiten auftretenden Bakteriengiften können auch Gifte anderer Art, besonders medikamentöse hier von Wichtigkeit sein. Speziell vom Phos-

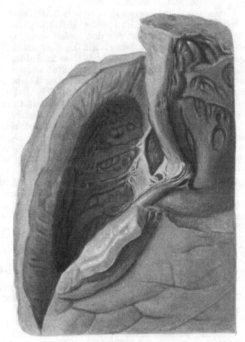

Abb. 157. Fettinfiltration des Herzens. (Sammlung E. Pick).

phor und Arsen weiß man das sowohl klinisch wie experimentell schon lange. Ein ätiologisch wichtiger Faktor ist sicherlich auch das Blei, das praktisch zwar heute nicht mehr von so großer Bedeutung ist wie früher, aber doch immer noch häufig genug als einziges Moment für die vorhandene Myokardveränderung übrig bleibt. Von den Genußgiften sieht man oft mehr den Alkohol, oft mehr das Nikotin das erwähnte Krankheitsbild bedingen; in den meisten Fällen ist beides in der Anamnese enthalten. Wie weit die Produkte der inneren Sekretion, speziell das Adrenalin hier mitwirken können, ist eine vorläufig noch offene Frage; möglich wäre es, da man experimentell wenigstens nach Adrenalin Myokardstörungen sah.

Leichter erklärlich ist es, wenn man die zirkulatorischen Momente anschuldigt, da im Verlauf von Arteriosklerose, speziell wenn diese zu Erkrankungen der Koronararterien zu Embolien und Infarkten geführt hat, eine Myodegeneratio auftreten kann. Hier handelt es sich ja in erster Linie um Ernährungsstörungen, und diese können auch ohne schwerere Gefäßerkrankungen, also pathologisch-physiologisch im Alter, dann aber bei Kachexien und chronischen Anämien auftreten.

Hierin gehören weiterhin alle diejenigen Faktoren, die bei der Besprechung des P. i. p. (s. S. 83) gestreift worden sind. Hervorheben muß man aber, daß Veränderungen im extrakardialen Nervensystem auf die Reizbarkeit und Reizleitung des Herzens experimentell so einwirken können, daß sie einen P. i. p. und sogar einen Herzkammerflimmertod herbeiführen. Klinisch ist es uns daher verständlich, wenn der Patient mit der Myodegeneratio cordis angibt, daß er schon seit Jahren oder seit Jahrzehnten Extrasystolen des Herzens gehabt habe, daß er schon lange auf Genußmittel und psychische Erregungen mit unangenehmen Sensationen in der Herzgegend und mit mehr oder weniger reichlichen Extrasystolen reagiert habe. Diese Frage, die sich mit der Bedeutung der Extrasystolen deckt, ist S. 89 ausführlich besprochen worden.

Unter die mechanischen Momente darf man die bei Herzverfettung, der sog. Adipositas cordis, auftretende Myodegeneratio rechnen. Der Vorgang ist hier bekanntlich der, daß das subepikardiale Fettgewebe nach und nach zwischen die Muskelfasern eindringt und diese durch Druck zum Schwund bringt (s. Abb. 157). Praktisch wichtig ist, daß diese Myodegeneratio plötzlich sich äußern kann, z. B. nach psychischen Erregungen, nach Operationen, die mit größeren Blutverlusten verbunden sind, nach großen körperlichen Anstrengungen, daß infolgedessen bei allen fetten Leuten mit dieser Möglichkeit gerechnet werden muß.

Auch bei Rekonvaleszenten und bei älteren Leuten können sich die Symptome plötzlich entwickeln, und diese Erfahrungstatsache sollte ebenfalls der Arzt immer vor Augen haben, wenn er vor der Frage steht, ob körperliche Anstrengungen den Patienten dieser Art zugemutet werden dürfen oder nicht. Daß körperliche Anstrengungen schädigend auf die Herzmuskulatur wirken und durch Vermittlung degenerativer Veränderungen das obige Krankheitsbild auslösen können, ist eine Tatsache, der man heute auch experimentell beizukommen sucht. Aus den klinischen Erfahrungen ist es ohne weiteres verständlich, daß mit einer dauernden körperlichen Überanstrengung auch unter Umständen eine rasche Elastizitätsabnahme der Herzmuskulatur einhergeht, und daß sich in der geschwächten Muskulatur degenerative Prozesse verschiedener Art entwickeln können.

Fortgeleitet von der Nachbarschaft her sieht man sowohl bei Endokarditis wie häufiger bei perikarditischen Prozessen degenerative Myokardveränderungen auftreten. Auch dies sollte stets berücksichtigt werden, wenn eine Perikarditis vorausging und den Arzt veranlassen, mit der Prognose vorsichtig zu sein und körperliche und psychische Anstrengungen nach Möglichkeit auszuschalten.

Die traumatisch bedingten Myokardveränderungen sind in einem besonderen Kapitel abgehandelt. Nach dem klinischen Befund muß man die Möglichkeit einer Myokarditis oder Myodegeneratio cordis im Anschluß an stumpfe Traumen der Thoraxwand unbedingt zugeben. Es ist selbstverständlich, daß nach Stichverletzungen des Herzens sich Schwielen bilden und daß auch dann, wenn die Verletzungen chirurgisch behandelt werden konnten, Symptome der Myodegeneratio die nächste Folge sein können.

3. Pathologische Anatomie.

Pathologisch-anatomisch kennt man sehr mannigfache Vorgänge, die zu den degenerativen Veränderungen des Herzmuskels gehören. Im großen und ganzen kann man diese in drei Gruppen teilen:

1. Die Atrophien,
2. die Degeneration und
3. der Ersatz der spezifischen Elemente durch Bindegewebe.

Der typische Sektionsbefund lautet: Starke Dilatation beider Ventrikel, Schwielen und fettige Degeneration im Myokard, Stauung von Leber, Milz, Nieren, Magen und Darm. Tracheitis, Bronchitis, Hyperämie und Emphysem der indurierten Lungen. Infiltrationen beider Unterlappen, Pleuraerguß oder Residuen von Pleuritis, Aszites, Ödeme.

Die zuerst erwähnte Atrophie kann etwas Physiologisches sein, insofern als im Alter stets unter dem Bilde der sogenannten braunen Atrophie sich eine Verminderung des Proportionalgewichts einstellt. Diese Verminderung tritt auch im Hungerzustande und bei chronischen Kachexien auf; sie ist experimentell besonders studiert worden. Daß das Herz eine Gewichtsverminderung auf 140 g und darüber erfahren kann, wird besonders von Aschoff betont. Histologisch findet man eine Verschmälerung der Muskelfasern mit Einlagerung kleiner lipoider Pigmentkörnchen. Interessant ist, daß diese Körnchen sich schon beim Menschen am Ende des ersten Lebensjahrzehntes finden, eine Tatsache, die damit korrespondiert, daß degenerative Veränderungen am Endokard sich ebenfalls außerordentlich früh einstellen können. Die Atrophien können bei der Obesitas cordis ganz erheblich sein (s. Abb. 157), es kann besonders die Wand des rechten Ventrikels von Fett so stark durchwachsen werden, daß histologisch die spezifische Muskulatur nur schwer in der Kontinuität gefunden wird.

Die degenerativen Veränderungen können sich histologisch in sehr verschiedener Weise markieren. Man unterscheidet hier bekanntlich fettige, hyaline, amyloide, vakuoläre Degenerationen. Die fettige Degeneration findet sich mehr bei Intoxikationen, Anämien, die hyaline und amyloide mehr bei Infektionskrankheiten und chronischen mit Kachexien einhergehenden Zuständen. Makroskopisch sind diese degenerativen Veränderungen kenntlich zumeist in der Weise, daß man über dem Muskel zerstreut herdweise gelbe oder lehmfarbene Flecken findet, die speziell in den Papillarmuskeln sich lokalisieren. Mikroskopisch charakterisiert sich die fettige Degeneration durch Einlagerung von Fetttröpfchen zwischen den Fibrillen und gelegentlich durch Kernschwund und Strukturveränderungen des Myokards geringer Art.

Zu den degenerativen Organveränderungen gehört auch die Amyloidose. Bei allgemeiner Amyloiderkrankung findet man bekanntlich das Amyloid im wesentlichen in Leber, Milz, Nieren. Auch im Herzen kann Amyloid, und zwar in nicht geringer Menge vorwiegend im Myokard, aber auch im Endo- und Perikard nachweisbar sein. Interessant ist, daß bisweilen fast ausschließlich oder ausschließlich der Herzmuskel vom Amyloid durchsetzt war (Wild, Steinhaus, Beneke), während die übrigen Organe frei geblieben waren. Klinisch scheint diese Amyloidose keinen bestimmten Symptomenkomplex auszulösen.

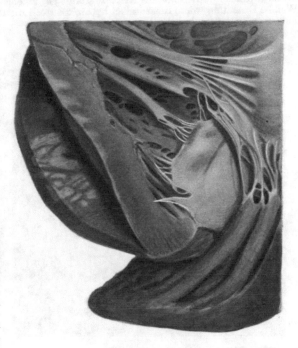

Abb. 158. Myocarditis fibrosa gravis. Schwielen, die ganze Dicke des linken Ventrikels durchsetzend. (Sammlung E. Pick).

Die Fragmentation (Segmentatio myocardii) hat in der Literatur eine Zeit lang eine große Rolle gespielt. Sowohl klinisch wie experimentell versuchte man sich über das Vorkommen von Fragmentation ein Bild zu machen. Heute steht man auf dem Standpunkt, daß es sich bei dieser Erscheinung wahrscheinlich um einen postmortalen oder um einen agonalen Vorgang handelt und man nimmt an, daß beim Absterben bestimmte Zellkomplexe eine stärkere Dehnung, benachbarte eine stärkere Kontraktion erleiden, und dadurch der Zerfall der Muskelfasern zustande kommt. Eine Segmentation, d. h. eine Trennung in den Kittlinien mag in einzelnen Fällen vorkommen.

Ebensowohl wie im Anschluß an diese degenerativen Vorgänge kann sich auch infolge von Infarkten eine Nekrose des Myokards ausbilden, eine Erscheinung, die histologisch durch Kernschwund und scholligen Zerfall des Protoplasmas charakterisiert ist. Wenn es sich um Infarkte handelt, bildet sich in der Umgebung eine reaktive Entzündung. Bei ausgedehnteren nekrotischen Veränderungen dieser Art spricht man von Myomalazie. Daß in diesen nekrotischen Muskelpartien sich Kalkablagerungen finden können, ist ein interessanter, aber klinisch unwichtiger Nebenbefund.

Eine wichtige ursächliche Rolle bei der Myodegeneratio cordis bilden auch die sogenannten Herzschwielen. Diese entstehen sowohl nach entzündlichen wie nach degenerativen Prozessen durch Organisation der zerstörten Muskelmassen. Bei ausgedehnterer Schwielenbildung spricht man von einer Myocarditis fibrosa (Fibromatose s. Abb. 158). In der Regel handelt es sich aber um Veränderungen, die als Infarktfolgen aufzufassen sind. Sind sehr viele Schwielen vorhanden, so ist es ja leicht erklärlich, daß ein derartiges Herz bei der geringsten Anstrengung leicht versagt, da es seiner kontraktilen Elemente z. T. beraubt ist. Gehen die Schwielen auf das Reizleitungssystem über, so müssen sie zu spezifischen Veränderungen führen, die a. a. O. unter Reizleitungsstörungen besonders besprochen worden sind. Ist der Sitz der Schwielen ein derartiger, daß die Herzmuskelwand lokal geschwächt wird, so kann es zu einem Herzaneurysma mit den bekannten Folgeerscheinungen (s. S. 399) kommen. Mikroskopisch sind diese Schwielen leicht erkennbar an dem herdförmigen Bindegewebe (s. Abb. 159).

In neuerer Zeit wird immer wieder berichtet über Riesenzellen, die innerhalb des Myokards gefunden werden und als Reste zugrunde gegangener Muskelfasern aufgefaßt werden. Welche Bedeutung diese Riesenzellen haben, ist noch nicht ganz sichergestellt; sie können luetische oder tuberkulöse Herde vortäuschen.

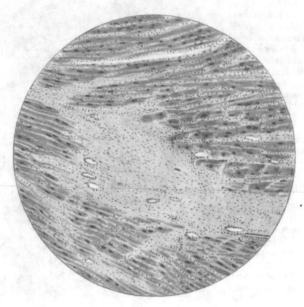

Abb. 159. Herzmuskelscheide, Ersatz untergegangener Muskelfasern durch Bindegewebe.

Wie schon oben erwähnt, führte man in der Zeit, als die pathologische Anatomie ihren Aufschwung nahm, das Versagen des Herzmuskels ausschließlich auf anatomische Veränderungen der Muskelsubstanz zurück. Tatsächlich fand man oft unregelmäßig verteilte Entzündungsherde, und zwar sowohl die frischen Stadien, wie die abgelaufenen, nebeneinander. Daß diese Herde unerkannt bleiben können, wenn man nicht systematisch den Muskel untersucht, hat Krehl hervorgehoben und bei der konsequenten Durchführung gefunden, daß die linke Kammer zumeist stärkere Veränderungen zeigt als die rechte, und daß an der linken die oberen Teile der Hinterwand und die unteren Teile der Vorderwand die bevorzugten Stellen waren. Der Sitz dieser Veränderungen war entweder die Mitte des Myokards oder der subendokardiale bzw. subperikardiale Teil. Neben dieser lokalen, entzündlichen Erkrankung fand man mehr allgemein trübe Schwellung oder fettige Degeneration, d. h. die Muskelfasern feinkörnig getrübt, die Querstreifung verschwunden, die Färbbarkeit der Kerne vermindert, die Muskelfasern homogen zerklüftet oder körnig zerfallen.

Solche anatomischen Prozesse sah man nun sowohl in ausgesprochenen Fällen von Herzinsuffizienz, aber auch dann, wenn im Leben keinerlei Kreislaufstörungen bestanden hatten. Man mußte daher nach einer Erklärung für dieses merkwürdige Zusammentreffen suchen, und glaubte, daß die besondere Lokalisation der anatomischen Veränderungen von bestimmendem Einfluß sei. Eine systematische Untersuchung zahlreicher klinischer Beobachtungen steht aber bisher noch aus, wenn man absieht von den von Mönckeberg und von Sternberg angestellten anatomischen Untersuchungen über den plötzlichen Herztod (s. dieses Kapitel).

Wir wissen nun, daß der anatomische Befund sehr oft die klinischen Symptome nicht erklärt[1]). Zu berücksichtigen ist hierbei allerdings, daß man rein anatomisch bisher immer zu sehr die Muskulatur des Ventrikels berücksichtigt hat, nicht, oder nicht genügend die des Vorhofs und die des Reizleitungssystems. Als man den diesen Erscheinungen zugrunde liegenden anatomischen Veränderungen näher nachging, fand man sehr oft keine oder nur unwesentliche Veränderungen im Herzmuskel, obschon ein typischer Puls und andere typische klinische Symptome vorhanden gewesen waren. Diese Tatsache, die besonders von Krehl an einem größeren Untersuchungsmaterial auf der Basis exakter Durcharbeitung ganzer Herzen fixiert wurde, führte zu der Ansicht, daß vielleicht eine besondere Lokalisation in den wichtigsten Abschnitten des Triebsystems oder Reizleitungssystems dem Symptomenkomplex zugrunde liege. Hierauf gerichtete Untersuchungen bestätigten insofern diese Annahme, als in vielen Fällen man im Keith-Flackschen Knoten oder in der Muskulatur des Vorhofs chronisch entzündliche Veränderungen fand. Wieweit diese Veränderungen auf eine Sklerose der kleinen Gefäße und nachfolgender Myomalazie, wieweit sie auf die Folgen einer akuten Myokarditis im Einzelfalle zurückgeführt werden müssen, ist noch fraglich; anscheinend überwiegen in der Mehrzahl der Fälle die durch Arteriosklerose ausgelösten Myokardveränderungen. Wenn speziell von anatomischer Seite (Ribbert) die Frage aufgeworfen wird, ob nicht etwa das Primäre die Schwielenbildung und das Sekundäre die Degeneration der umgebenden Muskulatur sei, so ist das klinisch von geringerem Interesse. Was die Fettinfiltration anlangt, so nehmen viele, u. a. Schlüter, an, daß sie nicht die Ursache der Insuffizienz ist, sondern daß die Insuffizienz zu mangelhafter Durchblutung des Herzens führt und damit zur Einlagerung von Fett in die Muskelzellen. Ebenso soll die Rundzelleninfiltration zustandekommen durch Austritt der Lymphozyten aus der verlangsamt fließenden Lymphe. Selbst die Bindegewebsneubildung soll eine Folge der Lymphstauung sein.

Von klinischer Seite ist speziell die Frage der Herzinsuffizienz mit der der Hypertrophie des Herzmuskels in Zusammenhang gebracht worden, insofern, als allgemein angenommen wird, daß der hypertrophische Herzmuskel besonders zur Insuffizienz neige. Über die anatomischen Grundlagen hat man aber auch hier keine klare Vorstellung und stellt vorläufig die Leistungsunfähigkeit als eine funktionelle Schwäche hin. Diese Auffassung vertritt sowohl Aschoff, wie Kraus und Schlüter. Im Zusammenhang besprochen findet sie sich im Kapitel: Beziehung der Herzinsuffizienz zur Hypertrophie.

Myokarditis bei Nephritis. Im Verlauf chronischer Nephritiden sieht man bisweilen eine Myodegeneratio unter den typischen Symptomen: P. i. p. Stauungsorgane usw. oft langsam, oft plötzlich zur Entwickelung kommen. Nicht immer ist in diesen Fällen das Herz anatomisch so verändert, wie es für die Myodegeneratio charakteristisch ist; gelegentlich zeigt der Herzmuskel die Erscheinungen einer akuten Entzündung, d. h. eine starke zellige interstitielle Infiltration und trübe Schwellung bzw. fettige Degeneration des Parenchyms.

4. Symptomatologie.

Symptomatologie der chronischen Form. Die subjektiven Symptome sind im allgemeinen so vielseitig wie die Ätiologie der Herzinsuffizienz überhaupt. Es darf daher nicht auffallend erscheinen, wenn sich die hier angeführten Symptome z. T. decken mit denen der Klappenfehler oder denen der Koronarsklerose, da eine Myodegeneratio cordis sich beiden Zuständen anschließen kann. Zu den persönlichen Wahrnehmungen der Patienten gehören in erster Linie Schmerzen in der Herzgegend, die oft mehr als Stiche, Klopfen, Druckgefühl, besonders bei Anstrengungen, analysiert werden. Solche Schmerzen werden entweder gelegentlich, besonders bei ungewohnten körperlichen Arbeiten oder dauernd empfunden, werden auch als anfallsweise sehr stark auftretende Beschwerden geschildert. Manchmal haben die Patienten das Gefühl, als ob bei ihnen das Blut plötzlich stockt, in anderen Fällen gehen die Beschwerden mit allgemeinem Schweißausbruch einher, dem sich eine größere allgemeine Mattigkeit anschließt. Wieder andere Patienten klagen über Schwindelgefühl, noch andere über Kurzatmigkeit und Beklemmung in der Brust. Häufig kommen die Patienten zum Arzt, weil sie vorübergehend heftigen Hustenreiz, Symptome eines chronischen Katarrhs, haben und eine Lungenerkrankung befürchten. Auch psychische Symptome können das Krankheitsbild einleiten, das Gefühl der Depression infolge mangelhafter Arbeitsfähigkeit, infolge starker Abmagerung u. a. Endlich ist in einer Reihe von Fällen das Allgemeinbefinden in keiner Weise gestört, und

---

[1]) Wie A. Dietrich ausführt, ist vielleicht allein die von Eppinger näher beschriebene Myolyse der Herzmuskulatur einigermaßen imstande, eine anatomische Grundlage für das Versagen des Herzmuskels abzugeben.

nur die zufällige objektive Untersuchung aus irgendeinem Grunde deckt Myokardstörungen auf. Die erwähnten subjektiven Beschwerden können sich so allmählich steigern, daß die Patienten sich an sie gewöhnen und den Beginn auf Monate oder Jahre zurückdatieren. Die Beschwerden können aber auch plötzlich, im Anschluß an ein besonderes Ereignis (Schreck, ungewohnte, schwere körperliche Anstrengung, akute Infektionskrankheit, operativer Eingriff usw.) auftreten.

Die objektive Untersuchung ergibt: Blasse Gesichtsfarbe, oft sehr stark entwickeltes Fettpolster, oft etwas reduzierten Ernährungszustand, mit gut ausgebildeter Muskulatur, im allgemeinen kein Fieber, bei gleichzeitig vorhandener Bronchitis geringe Temperatursteigerungen.

Am Herzen fühlt man den Spitzenstoß etwas außerhalb der normalen Grenze, die Dämpfung ist mäßig verbreitert, die Herztöne sind mittellaut, der erste Ton über der Spitze entweder leicht unrein oder ausgesprochen paukend, der zweite Pulmonalton akzentuiert, gelegentlich gespalten. Wenn eine Rigidität der peripheren Gefäße besteht, ist der zweite Aortenton mehr klappend als der zweite Pulmonalton. Die paukende Beschaffenheit des ersten Tones über der Spitze kann oft so ausgesprochen sein, daß man ein Geräusch vermutet, oft ist auch vorübergehend oder dauernd ein deutliches systolisches Geräusch vorhanden.

Die übrigen Krankheitserscheinungen, besonders die gleich zu besprechenden Pulsveränderungen müssen hier entscheiden, ob das Geräusch auf einen Klappenfehler zurückzuführen ist oder nicht.

Die Herzsilhouette im Röntgenbilde ist S. 181 ausführlich skizziert. Es handelt sich in der Regel um eine beiderseitige, besonders aber linksseitige Vergrößerung des Herzschattens, um eine Vergrößerung, die je nach dem Zustande des Herzmuskels 2, 3 und mehr Zentimeter über der Normalzahl liegt. Praktisch wichtig ist aber, daß man bisweilen auch bei ausgesprochenem Pulsus irregularis perpetuus trotz Stauungserscheinungen in verschiedenen Organen eine normale oder an der oberen Grenze der Normalzahl liegende Silhouette findet.

Sehr charakteristisch sind die Veränderungen am Puls. Die Frequenz kann die Norm überschreiten, sich dauernd um 96—112 bewegen, sie kann unterhalb der Norm liegen und 40—60 betragen. In vielen Fällen findet man einen auffälligen Wechsel in der Frequenz. Die Pulsfrequenz wechselt oft innerhalb 10—20 Minuten bei absoluter Ruhe. Bestimmt man die Akkommodation des Herzens nach körperlichen Anstrengungen, so findet man hier entweder ein starkes Emporschnellen der Frequenz auf 140, 160 und mehr unmittelbar nach der Arbeitsleistung und ein außergewöhnlich langsames Zurückgehen auf den normalen Wert, oder seltener subnormale Werte vorübergehend 1 bis 2 Minuten nach der Arbeit.

Der Puls in der Regel irregulär, kann in der Ruhe anscheinend regelmäßig sein. Wie schon oben erwähnt, bestehen diese Irregularitäten in einem ausgesprochenen irregulären und inäqualen Puls. Die Inäqualität und Irregularität kann vorübergehend so verdeckt sein, daß es schwer ist, sie durch das Tastgefühl zu erkennen; in solchen Fällen gibt oft der Blutdruck (cf. S. 164) einen guten Aufschluß. Diese Symptome des charakteristischen Pulsus irregularis perpetuus kann man bei Leuten im mittleren Lebensalter immer dann vermuten, wenn gehäufte Extrasystolen bestehen, denn das Zusammentreffen dieser Arhythmie mit dem Pulsus irregularis perpetuus ist gerade bei dem Einsetzen der Myodegenerationserscheinungen nicht selten.

Ausgesprochene Bradykardien finden sich häufig bei gleichzeitig bestehender Angina pectoris. Während in diesen Fällen die Prognose im allgemeinen schlechter ist, nimmt man im übrigen an, daß die geringere Frequenz des Pulses eine bessere

Prognose aufweist (siehe näheres ausführlich unter Pulsus irregularis perpetuus). Wünschenswert ist es immer, die Herzfrequenz mit der Pulsfrequenz zu vergleichen; auskultatorisch ist die Frequenz dann oft erheblich höher als palpatorisch, weil eine Reihe von Pulsen ausfallen infolge von frustranen Kontraktionen oder auch von Überleitungsstörungen. Das Pulsdefizit kann, wie S. 84 bereits erwähnt, für die Prognose und Beurteilung maßgebend sein.

Der Blutdruck kann auch bei älteren Leuten sich innerhalb normaler Grenzen bewegen, in den meisten Fällen ist er erhöht auf etwa 140—160 mm Hg.

Von seiten der übrigen Organe sind, wie erwähnt, keinerlei Komplikationen als typisch bekannt, aber einige Miterkrankungen kommen öfter vor. In erster Linie wären hier zu nennen die oft hartnäckige Bronchitis, die den Patienten zum Arzt treibt, und die nicht selten mit Emphysem verbunden ist. Romberg betont, daß man diese Bronchitis als kardial bedingt wohl dann ansehen muß, wenn die Untersuchung des Sputums Herzfehlerzellen nachweist.

Daß in letzter Linie die Herzinsuffizienz ausschlaggebend ist, erkennt man besonders an der Wirksamkeit der Therapie.

Die Dyspnoe kann in ihrer Ausbildung sehr verschieden sein. Nicht selten beobachtet man bei Insuffizienzerscheinungen zwar stark beschleunigte Atmung, aber die Patienten empfinden die Atemnot nicht subjektiv.

Von den Abdominalorganen weist im allgemeinen nur die Leber Veränderungen auf; sie ist fast immer perkussorisch, oft auch fühlbar vergrößert und mehr oder weniger druckempfindlich, besonders in der Gegend des Ligamentum suspensorium. In anderen Fällen machen sich Insuffizienzerscheinungen durch Appetitlosigkeit, Erbrechen u. a. Magensymptome kenntlich, die auf Stauungserscheinungen im Magen-Darmkanal hindeuten.

Der Urin ist eiweißfrei, zumeist spärlich, enthält gelegentlich spärliche Zylinder.

Ödeme der Haut können in nur geringem Maße vorhanden sein.

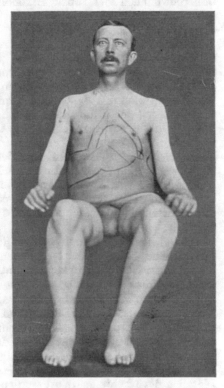

Abb. 160.
Akut einsetzende Myodegeneratio cordis mit Herzerweiterung, Stauungserscheinungen der inneren Organe, besonders von Leber und Milz, ausgesprochenen Ödemen der Beine und des Skrotums.

Daß diese Ödeme nicht rein mechanisch als einfache Stauungserscheinungen aufzufassen sind, entspricht unseren neueren Anschauungen und ist weiter oben ausführlich betont. Die Ödeme sind sicherlich oft auch nicht nephrogen bedingt, sondern beruhen meist auf einer Funktionsuntüchtigkeit der Gewebsspalten, so daß nach der Ausschwemmung der Ödeme (Novasurol) der Zustand des Patienten sich häufig in kurzer Zeit erheblich bessert.

Symptomatologie des akuten Stadiums der schweren Kreislaufstörung. Es mag wichtig sein, besonders zu betonen, daß eine schwere Herzinsuffizienz sich ebenso aus einer leichten allmählich entwickeln, wie ganz plötzlich innerhalb weniger Tage, oft innerhalb weniger Stunden auftreten kann (s. Abb. 160). Welche subjektiven Beschwerden im Vordergrunde stehen, wenn die erste Form vorliegt, d. h. wenn sich die Herzinsuffizienz allmählich über Monate hin entwickelt hat, ist oben näher auseinandergesetzt. Bei der mehr akut aufgetretenen schweren Kreislaufstörung steht gewöhnlich im Vordergrunde eine erhebliche Dyspnoe, Angstgefühl in der Brust, Schwindelgefühl, hochgradige körperliche Schwäche. Oft sind es Symptome, die vom Verdauungstraktus ausgelöst werden (Schmerzen in der Magengegend, Appetitlosigkeit, Erbrechen), oft heftige Schmerzen in der Lebergegend, oft starke Ödeme.

In den meisten Fällen handelt es sich um Leute von 50 Jahren und mehr, die der körperlich schwer arbeitenden Klasse angehören, oder um solche, die außergewöhnlich viel Tabak, Alkohol oder Kaffee verkonsumiert haben. Nicht selten sind es muskelkräftige, dabei sichtlich abgemagerte Männer oder fette Frauen.

Objektiv findet man am Herzen dieselben Symptome wie bei einer leichten Myokarderkrankung, d. h. hauptsächlich ein leises, systolisches Geräusch über der Spitze, und einen mehr außerhalb der Mamillarlinie liegenden Spitzenstoß. Daneben sieht man in diesen Fällen fast immer eine nennenswerte Dilatation des Herzens nach links und rechts, die sich auch im Röntgenbilde, speziell durch die starke Ausbuchtung des rechten unteren Bogens kenntlich macht. Der Herzrhythmus hat den Typus des Pulsus irregularis perpetuus. Die Frequenz ist zumeist ausgesprochen vermehrt, sie kann innerhalb kurzer Zeit stark schwanken, eine Beobachtung, die für Diagnose und Therapie wichtig sein kann, und deshalb zu häufigen und systematischen Pulszählungen Veranlassung sein sollte. Der Blutdruck ist gewöhnlich leicht erhöht, selten subnormal. Daß der Blutdruckapparat einen objektiven Anhaltspunkt für die Beurteilung der Inäqualität des Pulses geben kann, wurde bereits oben erwähnt.

Die Gefäßwand kann stark rigide sein, sie ist es immer dann, wenn ausgesprochene Sklerose der peripheren Arterien vorliegt. Komplikationen mit chronischen Nephritiden können unter Umständen an dem stark gespannten Puls, und dem übermäßig erhöhten Blutdruck erkannt werden.

Von seiten der übrigen inneren Organe können die schon bei der leichten Form erwähnten Komplikationen im Vordergrunde stehen, entweder die Stauungsbronchitis, oder Magensymptome als Ausdruck einer Stauungsgastritis, oder Schmerzen in der Lebergegend, durch eine Zerrung des Ligamentum suspensorium bedingt. Die Bronchitis gibt nicht selten den Anstoß zum Auslösen weiterer Insuffizienzerscheinungen und kann, wenn asthmaähnliche Anfälle plötzlich des Nachts ausgelöst werden (bei Arbeitern nicht selten nach schweren körperlichen Anstrengungen), leicht in der Diagnose irreleiten. In jedem Falle empfiehlt sich eine exakte Untersuchung der beiden Unterlappen, da sich größere Exsudate oft innerhalb kürzester Zeit ansammeln. Für die Therapie kann das insofern von besonderer Wichtigkeit sein, als man den Patienten durch das Ablassen des Exsudats wesentliche subjektive Erleichterung verschaffen kann. Bei der Beurteilung der Lungen, sowohl wie bei der des Herzens ist immer zu berücksichtigen, daß manche Patienten ein mehr oder weniger hochgradiges Emphysem haben. Daß hierbei an und für sich schon die Herztöne leise sind, die absolute Herzdämpfung außergewöhnlich klein ist, wurde bereits erwähnt.

Eins der ersten Symptome kann ein Aszites sein. Diesen mit Sicherheit zu erkennen, ist, zumal bei korpulenten Leuten, und ganz besonders dann, wenn, wie nicht selten, sich mit dem Aszites ein Meteorismus kombiniert, nicht leicht.

Auch ein Lungenödem kann die Symptome einleiten, dafür folgendes Beispiel:

E. P., 48jähriger, sehr fetter Mann, 168 cm groß, 100 kg schwer, nicht gewöhnt, schwer körperlich zu arbeiten, bekommt nach vielstündigem Tragen einer schweren Last in gebirgiger Gegend plötzlich eine Ohnmacht, d. h. wird bewußtlos und entleert zugleich ein reichliches, rosagefärbtes Sputum, mit starkem laut hörbarem Rasseln. Aufnahme ins Augusta-Hospital. Objektiv: Puls um 120—140 ausgesprochener. P. i. p. systolisches Geräusch. Blutdruck subnormal. Im Röntgenbilde Erweiterung nach links und rechts (Tr. 14,5). Unter Strophantin intravenös innerhalb 2 Tagen Besserung des Allgemeinzustandes, P. i. p. bleibt bestehen, Herzsilhouette unverändert. Patient war vor diesem Anfall vollständig gesund und in seinem Beruf als Kaufmann stets leistungsfähig gewesen.

5. Diagnose.

Die Diagnose stützt sich auf die Symptome der Herzinsuffizienz mit besonderer Berücksichtigung des charakteristischen Pulses (Pulsus irregularis perpetuus). Man kann von einer Myodegeneratio cordis besonders dann sprechen, wenn die vorn aufgezählten ätiologisch wichtigen Momente in der Anamnese vorhanden sind. Daß hier gewöhnlich mehrere in Frage kommen, ist selbstverständlich. Neben Infektionskrankheiten, oder neben den toxischen Schädlichkeiten finden sich oft Symptome, die auf ein Obesitas cordis hindeuten. Gelegentlich kann, wie erwähnt, sich die Myodegeneratio mit organischen Klappenveränderungen (z. B. am häufigsten mit der Mitralstenose) kombinieren; auch chronische Perikarditiden sind hier in Betracht zu ziehen. Bei der chronischen Form wirkt oft unterstützend die Feststellung einer Pulsinäqualität mit Hilfe der Blutdruckmessung. Bei der akuten Form können die Herzinsuffizienzerscheinungen allgemeiner Art so sehr im Vordergrunde stehen, daß man erst nach Überwindung der akuten Kreislaufschwäche die eigentliche ursächliche Krankheit erkennt.

6. Prognose.

Die Prognose hängt im wesentlichen davon ab, ob es gelingt, durch Allgemeinverordnungen die Kreislaufsymptome zu beseitigen, dann aber erfahrungsgemäß auch davon, ob die Insuffizienz sich mehr akut oder mehr chronisch entwickelt hat. Im letzteren Falle ist die Prognose durchweg erheblich besser. Es ist selbstverständlich, daß die einmalige oder gelegentliche Beobachtung eines Patienten in solchen Fällen eine exakte Prognose zu stellen nicht gestattet, und daß es hier besonders von Vorteil ist, den Patienten längere Zeit hindurch genauer beobachtet zu haben. Man ist wohl berechtigt, bei der akuten Form unter allen Umständen eine schlechte Prognose zu stellen. Für die chronische Form mag wichtig sein, zu betonen, daß man bei entsprechendem Verhalten des Patienten Jahre und Jahrzehnte hindurch die typischen Symptome beobachten kann, ohne daß eine wesentliche Verschlimmerung eintritt.

Für die Prognose ist besonders wichtig das Verhalten des Pulses (dies ist S. 85 unter Pulsus irregularis perpetuus näher skizziert).

7. Therapie.

Die Therapie der chronischen Form ist im wesentlichen eine allgemeine und hat besonders die ätiologischen Momente zu berücksichtigen. Hat man den Eindruck, daß die Genußmittel für das Zustandekommen der Herzinsuffizienz verantwortlich gemacht werden müssen, so verbiete man diese oder beschränke sie soweit wie möglich. Hat die Anamnese einen übermäßigen Nikotingebrauch ergeben, dann ist dieses Genußmittel möglichst einzuschränken, bei gleichzeitiger Bronchitis und bei Ödemen am besten vollkommen zu verbieten. Auch den leidenschaftlichen Rauchern kann man den Tabak ohne Schaden plötzlich entziehen. Insbesondere bei der Kombination mit Angina pectoris ist dieses Verbot in strengster Weise durchzuführen. Es ist natürlich auch notwendig, den Patienten über die körperlichen Leistungen, die er auszuführen pflegt, genau zu befragen und ihn hier auf das Gefährliche einer akuten Überanstrengung aufmerksam zu machen. Plötzliche Todesfälle sind ja hierbei oft zu beobachten, z. B. nach schnellem Treppensteigen, nach zu schnellem Gehen oder Laufen, nach systematischen Übungen forcierter Art usw.

Was die medikamentöse Therapie angeht, so ist diese zwar in dem besonderen Kapitel Therapie der Kreislaufinsuffizienz ausführlicher dargestellt. Wie bei der akuten Form zu verfahren ist, ist S. 291 zusammengestellt.

D. Die nicht entzündlichen Erkrankungen des Perikards.

1. Hydroperikard.

Unter Hydroperikard versteht man die nicht durch lokale, entzündliche Vorgänge bedingte Ansammlung einer eiweißhaltigen, zellenarmen Flüssigkeit im Herzbeutel. Die Ursache dieser Flüssigkeitsansammlung ist entweder venöse Stauung oder eine veränderte Durchlässigkeit der Gefäßwände oder beides. Es kommt daher Hydroperikard vor bei Herzinsuffizienz, bei Kachexie (Karzinom, Phthise) oder bei chronischer Nephritis.

Anatomisches. Am Perikard sind makroskopisch keine Veränderungen zu sehen, mikroskopisch kann eine geringe Quellung und Abstoßung des Endothels hier und da nachgewiesen werden. Das Exsudat ist gelb, klar, alkalisch, mehr oder weniger stark fadenziehend, enthält geringe Mengen Eiweiß und Spuren von Fibrin. Mikroskopisch findet man einzelne gequollene, verfettete, oft kernlose Endothelzellen, spärliche rote Blutkörperchen.

Klinisch macht sich das Hydroperikard meistens nicht besonders bemerkbar. Es scheint, als wenn bei dieser nicht entzündlichen Ansammlung die Herzarbeit, auch wenn die angesammelten Mengen sehr groß sind, kaum beeinflußt wird.

Die **Prognose** und **Therapie** richten sich nach dem Grundleiden.

In den meisten Fällen wird man gezwungen sein auf ein Ablassen der Flüssigkeit zu verzichten. Romberg hebt hervor, daß auch Mischformen von Transsudation und Entzündung vorkommen können. In solchen Fällen richtet sich die Therapie nach dem Überwiegen des einen oder anderen ätiologischen Momentes.

2. Hämoperikard (Bluterguß im Herzbeutel).

Ätiologie. Bei rascher Ansammlung eines Ergusses im Herzbeutel muß man immer an die Möglichkeit einer Blutung denken. Diese Blutung kann bedingt sein erstens durch Veränderungen der Herzwand (partielles Aneurysma, hochgradige, fettige Degeneration, Abszesse usw.), zweitens durch Veränderungen der Koronargefäße (Verkalkungen, aneurysmatische Veränderungen der Wand), drittens durch Bersten eines Aneurysmas der aufsteigenden Aorta oder der Arteria pulmonalis, soweit diese innerhalb des Herzbeutels gelegen sind, viertens durch Blutungen aus den kleinen Gefäßen, die sich wie oben erwähnt bei der entzündlichen Perikarditis entwickeln und zu einem zumeist serös hämorrhagischen Erguß Veranlassung geben können.

Häufiger folgt eine Blutansammlung im Herzbeutel den Schuß- und Stichverletzungen des Herzens oder den stumpfen Traumen. Bei den Schuß- und Stichverletzungen wird in der großen Mehrzahl der rechte Ventrikel verletzt. Die Blutung erfolgt dann aus den Koronargefäßen.

Bei den stumpfen Traumen kann es bis zu leichtem Einriß oder vollständiger Zerreißung der Vorhöfe oder Ventrikel kommen und die Blutung kann aus den Muskelgefäßen oder, wenn die Wand vollkommen zerrissen ist, aus der Herzhöhle heraus erfolgen. Bei allen diesen mechanischen Verletzungen kann die Blutung in dem Herzbeutel außerordentlich langsam vor sich gehen, ein Umstand, der klinisch zu berücksichtigen und therapeutisch oft günstig ist.

Symptomatologie. Erfolgt die Blutung rasch, so tritt unter Ohnmacht, Zyanose, Lufthunger, bei einem kleinen, arhythmischen Puls bald der Tod ein. Man wird nicht immer Gelegenheit haben, eine objektive Untersuchung speziell des Herzens vorzunehmen, da der Herzstillstand durch „Tamponade" oft schnell eintritt. Bekanntlich kann das Perikard bei dem langsamen Entstehen entzündlicher Ergüsse sich so enorm ausdehnen, daß es bis zu 2 l Flüssigkeit faßt. Bei sehr plötzlicher Füllung leistet die Wand so erheblichen Widerstand, daß höchstens 500 ccm in dem Raum Platz haben. Dies weiß man von den Versuchen an Leichen, wo eine Vermehrung der Flüssigkeit über 500 das normale Perikard zum Zerreißen bringt.

Praktisch ist es daher wichtig, auf die Größe und Form der Herzdämpfung, auf die Intensität der Herztöne in allen den Fällen sofort zu achten, wo der Arzt zu einer Unfallverletzung hinzugezogen wird, die direkt oder indirekt auch die Brust betroffen haben kann (s. das Kapitel Herz und Trauma). Vergrößert sich in solchen Fällen die Dämpfung allmählich, werden die Töne in Übereinstimmung damit schwächer, stellt sich Dyspnoe oder sogar ausgesprochener Lufthunger ein, wird der Puls klein, arhythmisch, so zögere man nicht, durch eine Probepunktion sich davon zu überzeugen, ob eine Herztamponade im Begriff ist, sich zu bilden.

Therapie. Bei dem nicht traumatisch bedingten Hämoperikard wird man sich beschränken müssen auf Morphiuminjektion, Analeptica (Kampfer), auf die lokale Applikation einer Eisblase u. a. mehr symptomatische Maßnahmen. Eine Entleerung des Hämoperikards ist in diesem Falle wohl meistens nicht notwendig, im Gegenteil oft kontraindiziert. Kocher hält zwar bei den nicht traumatisch bedingten es für erlaubt, das Herz frei zu legen und die Blutung zu stillen. Diese Therapie wird man aber wohl nur dann in Erwägung ziehen, wenn mit großer Wahrscheinlichkeit die Blutung aus einem kleineren Gefäß erfolgt ist. Bei den durch ein spitzes oder stumpfes Trauma hervorgerufenen Blutergüssen hat die chirurgische Therapie der letzten Jahre so gute Resultate gezeichnet, daß wohl in jedem Falle eine breite Eröffnung des Herzbeutels und Unterbindung des blutenden Gefäßes bzw. Vernähung des Muskelrisses angebracht ist.

Die **Prognose** hängt von der Ätiologie, von der Ausdehnung der Blutung ab und der Schnelligkeit und Größe des Eingriffs zur Abhilfe. Sie ist natürlich am günstigsten bei traumatisch entstandenen, kleineren Verletzungen des Herzmuskels, ungünstig in jedem Falle von spontanen Rissen der Muskelwand und Bersten eines Aneurysmas der Aorta.

3. Pneumoperikard.

Ätiologie. Luft oder Gas im Herzbeutel kann sich ansammeln:
1. nach äußeren Verletzungen (Wunden, zumeist Stichwunden der Brustwand),
2. durch Perforation lufthaltiger Organe im Perikard (z. B. eines zerfallenen Krebses der Ösophaguswand, Durchbruch von Lungenkavernen oder von Tumoren der Magenwand in den Herzbeutel),
3. durch Gasentwicklung in jauchigen, perikarditischen Exsudaten.

Symptomatologie. Die physikalischen Erscheinungen sind folgende: Tympanitischer Schall in der Herzgegend. Spitzenstoß nicht fühlbar, Herzstöße leise mit lautem, metallischem oder plätscherndem Beiklang.

Romberg vergleicht das synchron mit der Herztätigkeit auftretende Geräusch mit dem Klang von zwei verschieden hoch gestimmten silbernen Glocken. Er hörte in einem Fall von Pneumoperikard durch Schußverletzung das Symptom besonders deutlich. Es kann sehr laut, in größerer Entfernung hörbar, dem Patienten selber lästig sein.

Durch Aufrichten des Patienten kann der Spitzenstoß oft wieder fühlbar werden. Befindet sich außer der Luft Flüssigkeit im Herzbeutel, so hört man beim Schütteln des Patienten ein der Succusio Hyppocratis ähnliches Plätschergeräusch. Der Puls ist klein, weich, beschleunigt.

Es besteht Dyspnoe, Beklemmung in der Brust, oft Kollaps und Neigung zu Ohnmachtsanfällen.

Diagnose. Die Diagnose bietet keine Schwierigkeiten, wenn der lokale tympanitische Beiklang und die metallisch klingenden Herztöne in ausgesprochener Weise vorhanden sind; auch dann, wenn diese typischen Symptome nur angedeutet sind, deutet gewöhnlich die Grundkrankheit auf die Gasansammlung im Perikard hin.

Ähnliche Erscheinungen wie beim Pneumoperikard können sich geltend machen bei starker Gasfüllung des Magens, es entsteht dann eine durch die Tätigkeit des Herzens bedingte Perkussion des Magens. Natürlich sind in diesem Falle die oben erwähnten Lokalsymptome des Herzens nicht vorhanden, sondern man findet den Spitzenstoß an normaler Stelle, reine Herztöne, und es gelingt auch leicht die starke Füllung des Magens durch lokale Perkussion nachzuweisen. Im Röntgenbild markiert sich diese Komplikation gewöhnlich durch eine sehr starke Gasblase in der Magengegend mit Hochdrängung des linken Zwerchfells und zumeist geringer Verlagerung des Herzens. Ebenso können die Klangphänomene des Pneumoperikards vorgetäuscht werden durch einen neben dem Herzen liegenden abgesackten Pneumothorax oder durch größere Kavernen der Nachbarschaft. Auch hier wird in erster Linie das Röntgenbild die Differentialdiagnose sichern.

Die **Prognose** ist in den allermeisten Fällen eine sehr ungünstige, am günstigsten ist jedenfalls die traumatisch bedingte Gasansammlung.

Therapie. Bei Verletzungen und Eiterungen ist es natürlich möglich, eine Inzision und Drainage des Herzbeutels vorzunehmen, bei frischen Verletzungen ist vor allen Dingen das Vermeiden einer Infektion anzustreben durch Reinigung der Umgebung und aseptischen Verband.

E. Die Hypertrophie der Herzmuskulatur.

1. Definition.

Unter Herzhypertrophie versteht man eine Vergrößerung der Herzmuskelmasse über das normale Mittelmaß hinaus. Die Ursache dieser Hypertrophie kann, wie weiter unten ausführlicher dargetan wird, eine sehr verschiedene sein. Die Entstehung Hypertrophie, die sich an einen Klappenfehler anschließt und Folgeerscheinungen ist in dem Kapitel Herzklappenfehler besprochen worden.

Die bei der Nephritis auftretende Hypertrophie soll nach R. Geigel so entstehen, daß zuerst eine Herzhypertrophie und sekundär eine Hypertonie durch die Toxine ausgelöst wird. Die Hypertrophie bei der Arteriosklerose wird heute im allgemeinen so erklärt, daß chemische Gefäßgifte diese Hypertrophie hervorrufen. Konstitutionelle Momente sind sicherlich nicht in letzter Linie zu nennen bei der Entstehung der Herzhypertrophie. Das Zusammentreffen mit dem Status thymicus lymphaticus (Ceelen) zwingt zu dieser Annahme.

Eine besondere Form der Herzhypertrophie stellt die „idiopathische" dar, die nach der alten Anschauung als eine Herzhypertrophie „ohne Klappenerkrankungen und ohne nachweisbare Stromhindernisse im Kreislauf" (Bauer) galt. Es ist wohl nicht berechtigt, heute den Begriff idiopathisch aufrecht zu erhalten, da man durch die Analyse der vielfach vorkommenden Hypertrophien nachweisen konnte, daß diese nicht idiopathisch entstehen, sondern auf verschiedene, zumeist aber bestimmte Ursachen zurückgeführt werden können. Das Verdienst, auf die Hypertrophie des Herzmuskels besonders aufmerksam gemacht zu haben, haben besonders Münzinger (Tübinger Weinherz), Bollinger (Münchener Bierherz).

Während man früher von einer Hypertrophie sprach, wenn das Herz ein über das mittlere Maß hinaus stark vermehrtes Gewicht zeigte, hat man später, besonders angeregt durch die Untersuchungen von W. Müller, in solchen Fällen das Herzgewicht in Beziehung gesetzt zum Körpergewicht, und nur dann, wenn dieses Proportionalgewicht im wesentlichen verändert war, den Begriff hypertrophisch gelten lassen. Interessant ist, daß Bryan Robinson bereits 1748 bei seinen vergleichend anatomischen Studien von dem Proportionalgewicht (d. h. von dem Herzgewicht im Verhältnis zum Körpergewicht) ausging. In den 80er Jahren wurde dann von Bollinger und seinen Schülern, besonders von Bergmann und Parrot an einem umfangreichen Material festgestellt, daß im allgemeinen im Tierreich der Herzmuskel bei allen muskelstarken im Freien lebenden Tieren groß und schwer, bei den gezähmten, sich wenig bewegenden Haustieren klein und leicht sei. Parrot speziell bewies auch, daß bei den Vögeln hier Herzgewicht und körperliche Leistungsfähigkeit korrespondierende Werte zeigten insofern, als bei den gewandten und schnellen Tieren ein großes Herz, bei den unbeholfenen schlechten Fliegern ein kleines Herz vorhanden sei. Hesse, Kitt, Grober u. a. bestätigten später diese Resultate. Der Begriff der Hypertrophie stand nach diesen Untersuchungen schon fest und wurde speziell durch die Tatsache bewiesen, daß bei den Tieren derselben Art, z. B. bei Pferden, enorme Differenzen im Herzgewicht vorkommen können. Das Rennpferd z. B., das durch systematisches Training auf eine enorme Leistungsfähigkeit im Laufen eingestellt ist, hat ein Proportionalgewicht von 10—12 pro mille, das Zugpferd hingegen ein solches von 6—7 pro mille.

Während die oben erwähnte, beim Menschen gefundene Hypertrophie von Münzinger und Bollinger als idiopathisch aufgefaßt wurde, hat man später speziell durch die Untersuchungen von Fr. Müller, dann auch von Schmaus und Horn erkannt, daß in diesen Fällen offenbar primär Nierenveränderungen vorhanden sind, die sekundär zu einer Herzhypertrophie führten. Bollinger sah die Hypertrophie z. B. als eine „toxische funktionelle an, bedingt durch einen habituellen Biergenuß und eine konkurrierende Plethora" und betonte besonders, daß sich in seinen Fällen keine Klappenerkrankung gefunden hatte, keine Erkrankung des Gefäßsystems, der Niere oder der Lunge, die imstande gewesen wäre, die Hypertrophie als etwas Sekundäres aufzufassen.

2. Ätiologie.

Das Vorkommen von Herzhypertrophie ist an mehreren Stellen bereits erwähnt worden. Die Ursachen der Hypertrophie können sehr verschieden sein, sie lassen sich tabellarisch zusammengestellt, folgendermaßen gruppieren:

1. Herzkrankheiten, besonders Klappenfehler,
2. Gefäßkrankheiten, besonders Arteriosklerose, Syphilis,
3. Lungenkrankheiten, besonders Behinderung des Lungenkreislaufs durch Erkrankungen der Lunge, Verengerungen der Trachea, aber auch Wirbelsäulenkrümmungen usw.
4. Verwachsungen von Pleura und Perikard,
5. Nierenerkrankungen, besonders Schrumpfniere.

Während diese aufgezählten Momente hauptsächlich anatomisch nachweisbare Ursachen darstellen, gibt es noch eine Reihe von Einwirkungen auf das Herz, die ebenfalls Hypertrophien machen können. Dazu gehören:

1. Anstrengungen, besonders Muskelarbeit,
2. Plethorische Zustände (Plethora vera, serosa),
3. Gifte:
   a) Genußgifte (Alkohol, Tabak, Kaffee usw.),
   b) medikamentöse Gifte (Digitalis),
   c) Körpergifte, besonders die Produkte der inneren Sekretion.

Endlich ist noch zu nennen die Schwangerschaft und das höhere Lebensalter und vielleicht kommen auch nervöse Einflüsse hier in Betracht.

Der Faktor vermehrte Arbeitsleistung, vermehrte Muskelanstrengung ist bei der Ätiologie der Hypertrophie nicht so einfach zu bewerten, wie es zu sein scheint. Das gilt sowohl für den arbeitenden Skelettmuskel als auch sicherlich für das Herz. Denn trotz außerordentlich großer Arbeitsleistung sieht man nicht immer eine Vermehrung des arbeitenden Muskels und auch nicht immer eine Hypertrophie des Herzens eintreten.

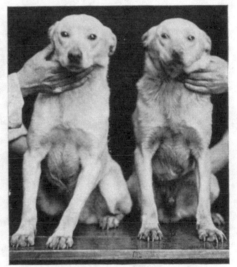

Abb. 161.
Zwei Hunde von demselben Wurf, von Geschlecht und Körpergewicht (15 kg), von denen der eine 6 Mon. auf einem Göpel täglich bis zu dreimal 1 St. laufen mußte. Die Tiere waren 15 Mon. alt, als sie getötet wurden.

Die Sporterfahrung und die Erfahrungen des alltäglichen Lebens bestätigen das. Es besteht nicht zu Recht die Anschauung von Grober: „Überall da, wo von Organen eine Mehrleistung beansprucht wird, wächst infolge eines uns in seinen Grundsätzen noch unbekannten biologischen Gesetzes die Masse der tätigen Substanz", sondern es ist viel eher die Ansicht von Lange und Roux zutreffend, daß nur dort „bei Leuten, die durch ihren Beruf oder im Sport zu Höchstleistungen befähigt sind, in den beiden Dimensionen der Dicke hypertrophierte Muskeln zu sehen sind, wo diese in der Zeiteinheit eine große Arbeit verrichten. Ein Athlet, der innerhalb weniger Sekunden durch Heben eines schweren Gewichtes, durch schnelles Laufen, durch einen Sprung sehr große

Kraft entwickelt, verfügt über eine mäßige Muskulatur, Dauerläufern, Dauer-
gehern, Dauerschwimmern fehlt sie". Lange und Roux machen also einen
prinzipiellen Unterschied zwischen Kraftmuskulatur und Dauermuskulatur
und glauben, daß nur für die ununterbrochen arbeitenden Muskeln der Satz
gilt, daß jede Mehrarbeit eine Zunahme der tätigen Substanz bewirke.

3. Experimentelles.

Die experimentellen Unterlagen für die Entstehung der Herzhypertrophie
sind von verschiedenen Gesichtspunkten aus gemacht worden, sowohl auf
dem Wege experimentell erzeugter Klappenfehler, wie dadurch, daß man Tiere
bestimmten körperlichen Anstrengungen unterwarf und schließlich dadurch,
daß man bei der chronischen Wirkung von Giften auch Größe und Gewicht
des Herzens berücksichtigte. Durch experimentell erzeugte Klappenfehler

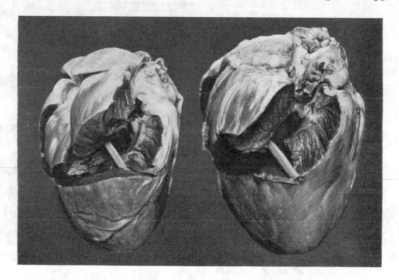

Abb. 162. Die Herzen der Hunde Abb. 161, das Herz des Arbeitshundes wog 152 g (10 ⁰/₀₀),
das des Kontrollhundes 99 g (6 ⁰/₀₀) Körpergewicht.

konnten O. Rosenbach, Fränzel und besonders in umfangreichen Unter-
suchungen Stadler eine Hypertrophie erzeugen. Durch dosierte Arbeit gelang
es Külbs, Rogozinski, Grober; durch Gifte, und zwar durch Digitalis
A. Caro, durch Adrenalin Grober. Daß man durch körperliche Arbeit bei
Hunden von demselben Wurf eine erhebliche Zunahme der Herzmuskelmasse
innerhalb kurzer Zeit erzielen kann, zeigte Külbs, der bei jungen Tieren
Differenzen im Proportionalgewicht von 10 : 6 bzw. 8,9 : 5,5 erzielte (siehe
Abb. 162), der aber auch bei älteren Tieren noch nennenswerte Unterschiede
herbeiführen konnte. Interessant ist an diesen Versuchen, daß die Skelettmuskulatur sich nicht in demselben Maße wie die Herzmuskulatur vermehrte,
sondern die Zunahme der Skelettmuskulatur erheblich geringer war. Die sich
bei solchen Ergebnissen aufdrängende Frage, ob das muskulösere Herz bei
nachträglicher Ruhe muskelschwächer zu werden imstande ist, muß man nach
weiteren Versuchen von Külbs bejahen. Bei wilden Kaninchen, bei denen
bekanntlich das Proportionalgewicht des Herzens erheblich höher ist als bei
Stallkaninchen, konnte nämlich Külbs dadurch, daß er die Tiere 6 Monate

lang in engen Käfigen hielt, eine Verminderung der Herzmuskelmsase nachweisen. Die Differenz betrug etwa 25%. Von praktischer Bedeutung mag
sein, daß trotz dieser Abnahme der Muskulatur sich der Fettgehalt des Herzmuskels erheblich vermehrte.

Auch bei den in Flandern üblichen Ziehhunden konnte Külbs ein außerordentlich hohes Proportionalgewicht des Herzens feststellen. Die Skelettmuskelmasse war nicht besonders groß.

4. Symptomatologie.

Die Herzhypertrophie selbst braucht nicht subjektive Symptome zu machen
und kann offenbar, besonders in den leichten rückbildungsfähigen Graden, nicht
als etwas Schädliches angesehen werden, sondern vielleicht eher als ein nützlicher
kompensatorischer Vorgang. Treten Symptome auf, die auf eine Herzhypertrophie hindeuten, so ist das Gemeinsame aller Hypertrophien eben nur die
objektiv nachweisbare Vergrößerung des Herzens. Daß bei jeder Hypertrophie
eine Dilatation vorhanden sein kann, und daß es sehr viele Schwierigkeiten
macht, gegebenenfalls Hypertrophie von Dilatation klinisch zu trennen, ist in
den einzelnen Kapiteln betont worden. Vgl. auch S. 181 Röntgensilhouette
bei Hypertrophie und Dilatation. Den Beziehungen der Insuffizienz zur Hypertrophie ist gleichfalls ein besonderes Kapitel gewidmet.

F. Die akute Dilatation des Herzens.

Man versteht unter akuter Dilatation das plötzlich auftretende Erschlaffen
der Herzmuskulatur, welches sich gewöhnlich dadurch dokumentiert, daß nicht
allein ein Teil des Herzens, sondern meist beide Vorhöfe und beide Ventrikel
sich über das gewöhnliche Maß hinaus erweitern. Eine solche Dilatation ist
klinisch besonders durch das Röntgenbild, dann aber auch pathologisch-anatomisch festgestellt worden, und ein Begriff, mit dem wir heute mit Sicherheit
rechnen. Die Folgen dieser Dilatation sind identisch mit der akuten Kreislaufinsuffizienz.

Ätiologisch kommen in erster Linie die schweren körperlichen Überanstrengungen in Betracht. Gerade bei diesen ist man zuerst auf die Möglichkeit
einer akuten Dilatation aufmerksam gemacht worden. Die Frage wie, wo und
wann und ob überhaupt eine akute Dilatation nach körperlichen Anstrengungen
sich entwickelt, hat in der Literatur der Medizin seit Jahrzehnten eine große
Rolle gespielt und ist in sehr verschiedener Weise beantwortet worden. Wieweit
sich bislang die Begriffe geklärt haben, wird in einem besonderen Kapitel weiter
unten besprochen. Abgesehen von den Überanstrengungen spielt die akute
Dilatation eine große Rolle bei allen Infektionskrankheiten, besonders
natürlich bei den akuten, von denen als häufigste zu nennen sind die Polyarthritis rheumatica, Diphtherie, Sepsis. Auch bei Klappenfehlern kann es
drittens zu einer akuten Dilatation kommen; meistens allerdings spielen hier
von den ätiologisch wichtigen Faktoren mehrere zugleich eine Rolle. Dasselbe
gilt vom Alkohol, der unter Umständen auch zu einer akuten Dilatation führen
kann. Schließlich spielen alle Abnutzungserscheinungen der Herzmuskulatur,
wie sie im hohen Alter als pathologisch-physiologisch zu betrachten sind,
speziell aber auch die Myodegeneratio cordis und Myokarditis, eine nennenswerte Rolle. Zu den pathologisch-physiologischen Faktoren gehören auch die
akute Dilatation, die sich entweder im Wochenbett einstellt oder an zahlreiche Wochenbetten anschließt. Daß mehrere der angezogenen prädisponierenden Momente gewöhnlich zusammen das Krankheitsbild auslösen, ist bereits
erwähnt.

Die wichtige Rolle, welche die akuten Infektionskrankheiten bei dem Entstehen der akuten Dilatation spielen, geht aus den Arbeiten von Henschen, Dietlen u. a. hervor. Henschen speziell gibt eine gute Übersicht über die Häufigkeit der akuten Dilatation. Er beobachtete sie beispielsweise bei 63 Pneumonien klinisch 8 mal; unter 20 sezierten Fällen kamen sie 4 mal vor und bei 10 Fällen, die mit purulenten Prozessen kompliziert waren, gleichfalls 4 mal. Bei Typhus sah er unter 4 Fällen sogar 3 mal eine akute Herzdilatation, während unter 27 Sektionen diese nur 2 mal, aber 8 mal parenchymatöse Degeneration des Herzmuskels festgestellt werden konnte. Die Untersuchungen dieser Fälle stützen sich allerdings nur auf die Beobachtung mittels der Perkussion. Dietlen dagegen konnte Dilatationen auch im Röntgenbilde durch orthodiagraphische Messungen bei manchen Infektionskrankheiten, besonders bei Diphtherie, nachweisen, die sich später zurückbildeten. Bei Diphtherie fand Unruh in 8 von 237 Fällen (3,3%) eine akute Dilatation, Veronese dagegen in 30%. Auch sonst ist dieses Krankheitsbild von v. Leyden, Romberg, Henschen u. a. beschrieben worden. Einzelne kasuistische Fälle sind auch bei den anderen Infektionskrankheiten, z. B. Influenza (Henschen), Masern (v. Leyden), Erysipel (Laugier) mitgeteilt worden.

Neuerdings hat Dorner orthodiagraphisch bei diphtheriekranken Kindern Dilatationen von 2—3 cm festgestellt, die sich in der Regel in der dritten Woche zurückbildeten. Praktisch wichtig ist, daß in einzelnen Fällen diese Rückbildung erst nach Monaten erfolgte, so daß gerade bei der Diphtherie eine sehr genaue Beobachtung des Herzens und wenn möglich eine Kontrolle vor dem Röntgenschirm wünschenswert erscheint.

Akute Dilatationen bei gesunden Herzen nach forcierten körperlichen Anstrengungen kommen offenbar selten vor. Kienböck, Selig und Beck fanden eine akute Herzvergrößerung bei Wettschwimmern unmittelbar nach dem Schwimmen, bei Leichtathleten unmittelbar nach Laufen, Kniebeugen usw. Dietlen und Moritz fanden bei Radfahrern nach anstrengenden Fernfahrten keine Dilatation, sondern eine Verkleinerung der Herzsilhouette (vgl. S. 549 Herz und Sport). Neuerdings haben auch Bruns und Römer unter Anwendung einer bestimmten Technik am Orthodiagraph festgestellt, daß die Herzgröße zwar während der Arbeit hin- und herschwankt, aber unmittelbar nach der Arbeit kleiner ist als vorher; in den nächsten Minuten geht die Silhouette auf die Normalzahl zurück.

Das Entstehen dieser Dilatation muß man sich offenbar so vorstellen, daß bei den Infektionskrankheiten auf infektiöser oder toxischer Basis sich eine akute parenchymatöse Degeneration der Herzmuskulatur entwickelt, die mit einer außerordentlich starken und akut in Erscheinung tretenden Elastizitätsabnahme einhergeht. Daß aber infektiöse und toxische Produkte nicht unbedingt für das Entstehen einer solchen Elastizitätsabnahme notwendig sind, beweist die Tatsache, daß auch bei körperlichen Überanstrengungen man mit Sicherheit akute Dilatation nachgewiesen hat. Bemerkenswert ist aber, daß natürlich sich eher und schneller Dilatation entwickeln muß, wenn anatomische Veränderungen bereits vorhanden sind, wenn, wie z. B. Romberg besonders für die typhöse Myokarditis betont, die Dilatation nach Ablauf der Krankheit sich auf der Basis einer schwieligen Entartung aufbaut. Degenerative Prozesse spielen offenbar auch bei der Dilatation eine große Rolle, die sich bei Menschen im höheren Lebensalter, einerlei auf welche besondere Veranlassung, akut entwickelt.

Ein typisches Beispiel, wie sich bei einem fetten, aber relativ jungen Menschen eine akute Dilatation mit Lungenödem entwickelt, ist S. 390 angeführt.

Die **Symptome** sind natürlich im wesentlichen die perkussorisch oder ortho-diagraphisch nachgewiesene Vergrößerung des Herzens. Auskultatorisch findet man daneben nicht selten Geräusche als Ausdruck einer relativen Klappen-insuffizienz. Der Puls ist gelegentlich wesentlich beschleunigt, gelegentlich kann es, besonders dann, wenn zugleich Überleitungsstörungen sich einstellen, zu einer Dissoziation und Bradykardie kommen. Die subjektiven Symptome sind Schwäche, Herzklopfen, Atemnot, Schwindelanfälle, unter Umständen der Symptomenkomplex eines Kollapses.

Die **Prognose** ist immer ernst und hängt im wesentlichen von der Größe der Dilatation ab. Es scheint so, als wenn dann, wenn das Elastizitätsmaß überschritten ist, ein Restitutio ad integrum nicht mehr stattfinden kann. Dies kommt natürlich in erster Linie nur bei älteren Leuten in Betracht. Praktisch wichtig mag die Tatsache sein, daß bei einer Dilatation sich leicht Thromben im Herzen bilden können, die dann zu Komplikationen, insbesondere zu Em-bolien, besonders in den Lungen, und Hemiplegien Veranlassung geben können.

Infolge dieser ernsten Prognose ist natürlich der **Therapie** eine ganz be-sondere Aufmerksamkeit zu schenken; solange die Dilatation vorhanden ist, ist der Patient genau zu beobachten und dauernd sorgfältig zu kontrollieren. Die Therapie deckt sich im übrigen mit der der akuten Kreislaufinsuffizienz (s. S. 291).

G. Thromben im Herzen.

Thromben im Herzen bilden sich 1. auf entzündeten oder ulzerierten Stellen des Endo-kards, also z. B. bei Endokarditis auf den Klappen oder beim Durchbruch eines myokardi-tischen Abszesses nach innen über der Ulzeration; 2. als marantische Thromben bei Herz-schwäche in den Teilen des Herzens, in denen die Blutbewegung gering ist, also in den Herz-ohren oder zwischen den Trabekeln der Ventrikel, besonders des rechten Herzens. Am häufigsten sieht man diese Thromben dann entstehen, wenn bei älteren Leuten mit einem geschwächten oder degenerierten Herzmuskel sich eine Dilatation des Herzens entwickelt.

Daß falsche Sehnenfäden das Entstehen von Thromben wesentlich begünstigen können, wird in dem Kapitel Mißbilddungen des Herzens erwähnt werden.

Physikalische Symptome braucht die Thrombose nicht zu machen.

Gerhardt hebt hervor, daß marantische Thromben in den Herzohren durch Kom-pression der Pulmonalis oder Aorta sytolische Geräusche hervorrufen können. Diese Be-obachtung hat von anderer Seite (z. B. Romberg) nicht bestätigt werden können.

Klinisch kann man Thromben vermuten, wenn bei Herzschwäche Embolien im großen oder kleinen Kreislauf auftreten, und es unwahrscheinlich ist, daß diese Thromben aus dem Venensystem verschleppt sind. Die Venenthromben können — und mit Sicherheit kann man sie nicht immer ausschließen — ebensogut Lungenembolie machen wie die Thromben des rechten Herzens. Die Thromben des linken Herzens machen Embolien im grossen Kreislauf, z. B. in Niere und Milz, seltener in der Leber und im Gehirn.

Löst sich ein Thrombus von der Wand los, und wird er nicht verschleppt, sondern in der Herzhöhle mit dem Blutstrom hin und her geworfen, durch Niederschläge vergrößert, an den Ecken infolge dauernder Bewegung abgeschliffen, so entsteht ein kugeliges Gebilde, das man Kugelthrombus nennt (s. S. 367). Diese Thromben findet man meistens im linken Vorhof, sie haben gelegentlich eine Mitralstenose oder ein im linken Herzen liegendes Kreislaufhindernis vorgetäuscht.

Embolien können auch hervorgerufen werden durch abgerissene Polypen. Gestielte Polypen kommen an der Valvula fossae ovalis und an den Atrioventrikularklappen vor. Der Stiel der Polypen ist oft sehr dünn und kann infolgedessen abreißen.

H. Das Herzaneurysma.

Pathologische Anatomie und Ätiologie. Wird ein Ast einer Koronararterie durch Embolie, luetische oder arteriosklerotische Veränderungen undurch-gängig gemacht, so wird das Muskelgewebe blutarm und verfällt der Nekrose. Zuerst bleibt die Konsistenz gut, die Farbe wird gelb oder durch Infarzierung rot, später kann das Gewebe erweichen oder organisiert werden. Im ersten

Falle erfolgt eine Ruptur oder eine akute Vorwölbung nach außen, ein akutes Herzaneurysma, das bisweilen platzt. Im zweiten Falle kann nach jahrelangem Bestehen ein Aneurysma zustande kommen.

Symptomatologie. Die akuten Aneurysmen machen, wenn sie platzen, die Symptome einer inneren Blutung und eines Hämoperikards. Nicht selten findet man aber akute Aneurysmen bei Patienten, die nach längerem Herzleiden mehr oder weniger plötzlich einer zunehmenden Herzschwäche erlegen sind. Die Symptome unterscheiden sich in keiner Weise von einer akuten Herzinsuffizienz oder der plötzlichen Steigerung einer chronischen Herzschwäche.

Das chronische Herzaneurysma kann manchmal ein typisches Krankheitsbild verursachen. Sternberg unterscheidet vier Stadien: 1. Stadium der stenokardischen Anfälle, das oft nur kurz dauern kann; 2. Stadium der Pericarditis epistenocardica, das bisweilen durch eine fieberhafte akute Perikarditis, bisweilen durch ein nur wenige Stunden dauerndes Reibegeräusch dargestellt wird; 3. Stadium der Latenz oder scheinbaren Genesung, das nur wenige Wochen, aber auch viele Jahre anhalten kann; 4. Stadium der schweren Herzmuskelerkrankung, das chronisch mit Hydrops oder akut unter Herzruptur verlaufen kann.

Fröhlicher hat vor kurzem aus der Staehelinschen Klinik 11 Fälle von Herzaneurysma beschrieben, bei denen sich dreimal das Krankheitsbild in der Weise zeigte, wie es Sternberg beschrieben hat; die übrigen Beobachtungen hatten keinen charakteristischen Symptomenkomplex.

Diagnose. Die Diagnose eines akuten Herzaneurysmas kann kaum je gestellt werden. Die Diagnose des chronischen Aneurysmas ist möglich, wenn der von Sternberg angegebene Verlauf vorhanden ist.

Die **Prognose** ist infaust, doch kann das Latenzstadium viele Jahre dauern.

Die **Therapie** kann nur symptomatisch sein.

J. Die Geschwülste des Herzens.

Man kann im allgemeinen primäre und sekundäre Tumoren unterscheiden; die letzteren kommen häufiger vor. Zu den primären Geschwülsten gehören in erster Linie die nicht malignen Fibrome, Lipome, Myome. Merkwürdig ist, daß Rhabdomyome, die sich makroskopisch als rundliche kugelige Einlagerungen in der Muskulatur erweisen, bei gleichzeitiger Anwesenheit von eigentümlichen Tumoren des Gehirns gefunden werden, die als Neuromyome oder als multiple kongenitale Gliomatose resp. Sklerose aufgefaßt werden. Mikroskopisch bestehen die Rhabdomyome aus quergestreifter Muskelsubstanz, die Geschwulstelemente haben quergestreifte Fibrillen und besitzen sehr unregelmäßige Formen, so daß sie sehr an Purkinjesche Fasern erinnern. Ihre Ähnlichkeit mit diesen wird noch größer durch den Befund von Glykogen in ihren Ausläufern.

Außer diesen Rhabdomyomen kommen vor Leiomyome, ausgehend von den glatten Fasern des Endokards und myxomatös entartete Thromben. (Die früher als Myxome beschriebenen Tumoren faßt man heute sämtlich als verschleimte Thromben auf.)

Die malignen Geschwülste kommen primär und sekundär vor, meistens handelt es sich um Sarkome. Die primären Tumoren finden sich besonders im rechten Vorhof. Klinisch kann das insofern wichtig sein, als die plötzliche Unterbrechung des Kreislaufs der oberen oder unteren Hohlvene an eine maligne Geschwulst des Herzens denken lassen muß. Auch insofern sind die Tumoren anatomisch und klinisch neuerdings mehr interessant geworden, als man verschiedentlich typische Reizleitungsunterbrechung auf die Kompression des Reizleitungssystems durch einen Tumor zurückführen konnte.

Klinische Symptome können aber, wie erwähnt, nur sehr selten auf die Diagnose hinweisen. Wenn man den primären Tumor kennt, wenn die sekundären Symptome nur lokal entweder die obere oder die untere Hohlvene betreffen, wenn, wie in den Fällen von Ehrenberg, sehr starke Dilatation und Pulsation eines Vorhofs vorhanden ist, kann man evtl. an einen Tumor denken. Die vielen notwendigen Vorbedingungen für eine exakte Diagnose werden sich im Einzelfalle kaum so zusammenfinden, daß man eine Wahrscheinlichkeitsdiagnose stellen kann.

Gelegentlich können ein hämorrhagischer Perikardialerguß oder typische Zellelemente in diesem Erguß auf einen Tumor hinweisen.

K. Die Parasiten des Herzens.

Von den tierischen Parasiten kommen für das Herz in Frage Zystizerken (Taenia solium, Echinokokkus), Trichinen und Pentastomum denticulatum.

Typische klinische Erscheinungen, die die Diagnose ermöglichen, machen diese Parasiten nicht. Wenn sie sich im Herzen ansiedeln, so lokalisieren sie sich meistens im Myokard. Der Echinokokkus scheint eine gewisse Vorliebe für das rechte Herz zu haben.

I. Die Mißbildungen des Herzens.

Die angeborenen Klappenfehler und die übrigen Mißbildungen erklären sich am besten aus der Entwicklung des Herzens. Wenn der ursprüngliche Herzschlauch sich krümmt, dann bilden sich die einzelnen Abschnitte des Herzens

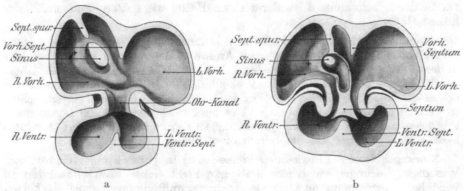

Abb. 163.

Herz eines menschlichen Embryos von 10 mm, hintere Hälfte. (Nach His).

Hintere Hälfte eines geöffneten Herzens eines menschlichen Embryos der 5. Woche, (Nach His).

weiter aus, indem Vorkammer und Kammer sich durch den Ohrkanal voneinander absetzen und dann durch hineinwachsende Septen in rechte und linke Hälften geteilt werden. Der Ohrkanal ist, wie erwähnt, eine gleichmäßige Einschnürung im Herzschlauch. Die Wandungen dieses Kanals nähern sich allmählich in der Richtung von vorn nach hinten, so daß der Querschnitt schlitzförmig wird. In dieser Zeit hat sich (Abb. 163 a u. b) am Ventrikelteil eine Teilung in rechten und linken Ventrikel (äußerlich durch eine Furche kenntlich) bemerkbar gemacht und ihr entsprechend im

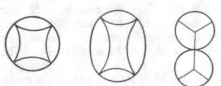

Abb. 164. Schema der Entwicklung der Aorten- und Pulmonalklappen aus dem gemeinsamen Bulbus.

Innern sich sowohl von vorn nach hinten, wie von hinten nach vorn und von unten nach oben Ausstülpungen gebildet, die sich entgegenwachsen. Diese Falten sind die ersten Anlagen des Septums ventriculorum. Auch im Vorhof beginnt jetzt die Anlage des Septums in der Weise, daß im Innern von oben nach unten eine Scheidewand herabwächst bis in die Nähe des Ohrkanals. Wichtig ist, daß während des Abwärtswachsens des Septums sich im mittleren Teil ein lokaler Defekt ausbildet, der identisch ist mit dem späteren Foramen ovale. (Von geringerer Bedeutung ist das sogenannte Septum spurium, das von der Kuppe des rechten Vorhofs herabwächst). Vorhofs- und Kammerseptum wachsen sich entgegen und treffen sich unterhalb des Ohrkanals. Im Gebiete des Ohrkanals gehen von dem Vorhofsseptum zwei seitliche Wülste aus, die die ersten Anlagen des medialen Abschnittes der Atrioventrikularklappe bilden. Die lateralen Abschnitte entwickeln sich aus wulstartigen Vorsprüngen des Endothels.

Neben dem Ohrkanal und den Septumanlagen der Vorhöfe und Kammern entwickeln sich die großen Gefäße gemeinsam aus dem Truncus arteriosus, d. h. dem einheitlichen arteriellen Ende des primitiven Herzschlauchs. Während der Ausbildung des Kammerseptums mündet der Trunkus in den rechten Teil des noch unvollständig geteilten Ventrikels. Später teilt sich (unter der Entwicklung eines Trunkusseptums) der Trunkus in zwei Schläuche. Dies Trunkusseptum verschmilzt mit dem Ventrikelseptum, so daß jeder Ventrikelhälfte ein Schlauch zukommt, d. h. der rechten Hälfte die spätere Pulmonalis, der linken Hälfte die spätere Aorta.

Während des fötalen Kreislaufes wird bekanntlich das Blut von der mütterlichen Vene durch den Ductus venosus Arantii in den rechten Vorhof, von hier in den rechten Ventrikel gepreßt; der rechte Ventrikel treibt es in den Anfangsteil der Arteria pulmonalis, wo eine Verbindung mit der Aorta durch den Ductus arteriosus Botalli geschaffen ist. Wird später der fötale Kreislauf unterbrochen, so verödet dieser Ductus Botalli und es bildet sich aus ihm das Ligamentum arteriosum. Zu den Entwicklungshemmungen gehört auch das nicht so seltene Vorkommen, daß der Ductus Botalli offen bleibt.

Störungen in der Entwicklung können nun in jeder Epoche vorkommen. Wie diese Störungen entstehen, weiß man nicht sicher. Am einfachsten zu verstehen ist es, wenn man sie als Hemmungsmißbildungen oder als Folgen lokaler Wachstumsbeschleunigung auffaßt. Neben diesen Faktoren spielen sicherlich die Kräfte der Blutbewegung im Herzschlauch entwicklungsmechanisch eine Rolle. Schon Leonardo da Vinci hatte diese Vorstellung speziell mit Rücksicht auf die Entwicklung der Semilunarklappen. Beneke nimmt neuerdings diese Frage wieder auf und bespricht die Funktion nach 3 Gesichtspunkten. Das Primum-movens ist die Saugkraft der einzelnen Organe, die zur Doppelwirbelbildung im ursprünglich einheitlichen Vorhof führt. Anomalien der Zahl und der Form der Klappentaschen entstehen als Folgen von Differenzen in der Mächtigkeit der Strömungen. Septumdefekte, Klappenstenosen entwickeln sich zugleich mit der Atrophie der zugehörigen Herzabschnitte infolge einer primären Stromanomalie im Sinne funktionell verminderter Inanspruchnahme. Sicherlich ist der Mechanismus der Entstehung wohl ein sehr komplizierter, da stets viele Vorgänge ineinander greifen, so daß Störung irgendeines Teiles unberechenbare Folgen für die normale Ausbildung auch anderer Teile nach sich ziehen kann. Denkbar wäre auch, daß für manche Mißbildung beim Klappenapparat eine fötale Endokarditis verantwortlich zu machen ist. Tatsächlich scheint gelegentlich eine auf entzündungsähnliche Prozesse zurückführbare Mißbildung vorzukommen. Zweifelhaft ist nur, ob es gestattet ist, diese proliferierenden Prozesse immer als entzündliche zu deuten.

Als Beispiel ist hier zu nennen eine Beobachtung von v. Hansemann, der eine frische verruköse Endokarditis mitralis beobachtete bei einem Kind, das während der Sektion erst aus dem Uterus geholt wurde und dessen Mutter an Gelenkrheumatismus gestorben war. Auch Poynter beobachtete mehrere Fälle von angeborenen Herzfehlern. Die Mütter der kranken Kinder hatten während der Gravidität an Rheumatismus gelitten. In einem auf dem Pathologen-Kongreß in Leipzig mitgeteilten Fall von Sternberg nahm dieser eine fötale Endokarditis der Mitral-, Trikuspidal- und Pulmonalklappen an bei einem $5^1/_2$ Monate alten Kinde, bei dem der Grad der vorgefundenen Veränderungen nur die Annahme einer intrauterinen Endokarditis zuließen.

Wie bei der Endokarditis der Erwachsenen die linke Herzhälfte besonders häufig erkrankt, nahm man umgekehrt an, daß bei der fötalen Endokarditis besonders das Endokard des rechten Ventrikels disponiert ist. Rauchfuß fand unter 300 fötalen Endokarditiden 192 mal eine Erkrankung des Endokards im rechten Ventrikel. Berücksichtigt man indessen, daß die fötale Endokarditis sehr häufig in Verbindung mit angeborenen Mißbildungen vorkommt, die, wie früher ausgeführt, das Herz zu entzündlichen Erkrankungen besonders disponieren, so gestaltet sich das Verhältnis der Beteiligung von rechter und linker Herzhälfte bei der fötalen Endokarditis weniger ausgesprochen.

Man kann auch die Mißbildungen von dem Gesichtspunkte aus betrachten, daß man unterscheidet Störungen in der ersten Anlage und solche an den bereits angelegten Teilen. Diese Störungen können an einzelnen Teilen hervorgebrachte sein z. B. durch Hemmungen in der Entwicklung; sie bedingen bei dem komplizierten Ineinandergreifen der einzelnen Entwicklungsvorgänge meist einen abnormen Verlauf auch der weiteren Ausbildungen. Im Gegensatz zur Hemmung kommen häufig Spaltungen, Verdoppelungen einzelner Teile vor. Auch diese Mißbildungen sind zuweilen nur auf Hemmungsvorgänge zurückzuführen, dann nämlich, wenn sie an Organen sich bemerkbar machen, die aus ursprünglich doppelter Anlage entstehen, wie das ja bei den in der Medianlinie des Körpers gelegenen Organen, so auch beim Herzen, die Regel ist. Bei ungleichmäßiger Ausbildung von verdoppelten Teilen kann Abschnürung vorgetäuscht werden, obwohl diese Störung sonst durch von außen einwirkende Kräfte bedingt sein kann. Wirkliche Doppelbildungen können zustande kommen bei von vornherein überzähligen Bildungsanlagen (Bildung überzähliger Teile); in den seltensten Fällen handelt es sich hierbei lediglich etwa um eine exzessive Wachstumsfähigkeit.

Im Gegensatz hierzu stehen die Erscheinungen der zu geringen Ausbildung, der Aplasie, auch hier ist eine primäre mangelhafte Wachstumsfähigkeit häufig nicht die alleinige Ursache, es handelt sich vielmehr meist entweder um fehlendes Bildungsmaterial (dies führt zu echten Defekten), oder die Atrophie kann durch embryonale Zirkulationsstörungen oder Erkrankungen bedingt sein (Endokarditis).

1. Die klinisch wichtigen Symptome.

1. Zyanose. Bei allen angeborenen Herzfehlern suchte man zunächst in der stärkeren Venosität des Blutes die Ursache für die Blausucht. Schon Morgagni genügte diese Erklärung nicht; in der Tat haben chemische Analysen gezeigt, daß bei den Blausüchtigen das Blut zwar vermehrte Kohlensäure, aber nicht nennenswert verminderten Sauerstoffgehalt aufwies. Vielmehr scheint die Zyanose hervorgerufen zu sein durch eine Erweiterung der Kapillaren und kleinsten Gefäße. Diese wieder ist eine Folge der venösen Stauung, sie ist bei angeborenen Herzfehlern deswegen so hochgradig, weil die jugendlichen Gefäße sich besser dem erhöhten Druck durch Erweiterung anpassen können. Als ein Zeichen solcher Anpassungsfähigkeit hebt Potain hervor, daß bei angeborenen Herzfehlern mit Zyanose Ödeme fehlen.

Das Zustandekommen einer Zyanose kann auf verschiedene Art erfolgen, wie dies auf S. 244 dargelegt und besonders von Lundsgaard und van Slyke monographisch abgehandelt ist (Zyanosis. Baltimore 1923).

Diese Zyanose ist nun aber, wie neuere Untersuchungen ergeben haben, ein nicht konstantes Symptom. Offenbar haben wir uns von diesem Symptom ausgehend häufig leiten lassen, ein Vitium nicht als kongenital anzusprechen, wenn die Zyanose fehlte. Daher findet man auch bei den älteren Statistiken über Klappenfehler einen relativ großen Prozentsatz unter der Rubrik „Ursache fraglich" untergebracht. Wenn man ein kongenitales Vitium mit ausgesprochener Zyanose längere Zeit zu beobachten Gelegenheit hat, so sieht man, wie der Grad der Zyanose außerordentlich wechselt, wie die Zyanose oft Wochen und Monate lang verschwindend gering ist. Diese Tatsache macht es vielleicht erklärbar, daß man früher manche kongenital bedingte Vitien in ihrer Ätiologie nicht erkannte.

Die Zyanose betrifft übrigens zumeist das Gesicht, die Lippen, die Ohr-
läppchen, die Finger und die Zehen; sie ist in sehr seltenen Fällen allgemein
ausgeprägt.

2. **Die roten Blutkörperchen** sind in ihrer Zahl meistens vermehrt, bei zyanotischen Fällen immer vermehrt auf 7—10 Millionen im ccm. Auch der Hämoglobingehalt kann auf 130—160% Sahli, ebenso der Eisengehalt im Blut erheblich
vermehrt sein. Interessant sind die Angaben, daß auffällig große Hämatoblasten,
daneben auch Normoblasten im strömenden Blut nachgewiesen wurden. Rominger fand die einzelnen Blutkörperchen auf 10 μ vergrößert. Prognostisch
sollen die Fälle mit Normoblasten ungünstig sein. Jedenfalls kann man von
einer Makroglobulie in vielen Fällen sprechen.

3. Charakteristisch sind auch die Trommelschlegelfinger, d. h. die kolben-
förmige Auftreibung der Weichteile an den Endphalangen der Finger; eine Beteiligung der Knochen ist hier wie bei den bisweilen vorkommenden spindelförmigen Anschwellungen der Gelenke nicht nachweisbar.

4. In schweren Fällen finden sich: ausgesprochene Dyspnoe, Erstickungsanfälle mit epileptiformen Krämpfen und körperlicher und geistiger Infantilismus,
verzögerte Entwicklung, psychische Minderwertigkeit. Diese Anomalie kombiniert sich mit Hemmungsmißbildungen verschiedener Art z. B. Hasenscharte,
offene Gaumenspalte, Polydaktylie, Zystennieren, Zwerchfelldefekten usw.

5. Das Elektrokardiogramm zeigt in den meisten Fällen charakteristische
Eigentümlichkeiten mit sehr tiefem S in Abl. 1 und hohem R in Abl. 3 (S. 207).
Die Bedeutung dieses Nachweises wird nicht dadurch eingeschränkt, daß auch
bei erworbenen Klappenfehlern jugendlicher Personen das Elektrokardiogramm
in demselben Sinne verändert sein kann. Vielleicht ist die Erklärung von
Mönckeberg für die negative R-Zacke richtig, daß die abnorme Lage der
Kammer und der stark vergrößerte rechte Ventrikel eine Drehung des Herzens
bedingt und hierdurch die Veränderung im Elektrokardiogramm auslöst.

2. Die anatomischen Unterlagen der Mißbildungen des Herzens.

Mißbildungen des Septums atrioventriculosum. Beobachtet sind bislang sowohl reine
Mißbildungen in den Septen, als auch Mißbildungen, die durch das unvollständige und nicht
gleichmäßige Aufeinanderwachsen der Teile entstanden waren. Besonders das ungleichmäßige Aufeinanderwachsen der Teile ist zumeist vergesellschaftet mit anderen Mißbildungen
im Herzen.

Defekte in der Klappenanlage. Diese können entstehen durch lokale Entwicklungshemmungen oder auch durch abnorme Teilungen (vgl. Abb. 164).

Mißbildungen des Septums aorticum. Hier handelt es sich meistens entweder um einfache Defekte, die dann zu einer Kommunikation zwischen Aorta und Pulmonalis führen,
oder um ungleichmäßige Teilung derart, daß das eine Gefäß groß, das andere klein wird,
so daß oft sehr starke Atresien entstehen. Da der ursprünglich gemeinsame Trunkus sich
in einer Zeit anlegt, in der das Kammerseptum erst im Begriff ist sich zu bilden, so kann
durch falsches Wachstum des Septums es dahin kommen, daß entweder der gemeinsame
Trunkus und später auch beide großen Gefäße ausschließlich nur aus einem Ventrikel entspringen, oder daß ein Gefäß, z. B. die Aorta aus beiden Ventrikeln hervorgeht. Die letztere
Möglichkeit entsteht so, daß in die bereits abgeteilte Aorta von unten her das Ventrikelseptum hineinwächst (Abb. 165).

Die Persistenz des Ductus arteriosus ist nicht so sehr selten, es sind im ganzen mehr als
40 Fälle beschrieben. Die Prognose ist eine ungünstige.

Transposition der großen Gefäße. Darunter versteht man eine Anomalie, bei der die
Aorta aus dem rechten, die Pulmonalis aus dem linken Ventrikel entsteht. Bei der ersten
Anlage des Trunkusseptums macht dieses eine spiralige Drehung, falls die Drehung gehemmt
wird oder sehr intensiv erfolgt, kann es dazu kommen, daß die oben erwähnte Lageanomalie
der beiden großen Gefäße entsteht. Es ist auch möglich, daß bei der Drehung des primitiven Herzschlauchs diese unvollständig oder ungleichmäßig vor sich geht, so daß dann
bei der späteren Anlage das Septum sich durch die oben erwähnte Mißbildung kennzeichnet
(vgl. Abb. 165).

Störungen in der Gesamtlage des Herzens. Die nicht so selten hier in Betracht kommende Mißbildung besteht in der Dextrokardie, d. h. einer symmetrischen Vertauschung von rechts und links; diese ist oft die Teilerscheinung eines Situs inversus, d. h. einer symmetrischen Vertauschung aller inneren Organe. Bei einem Situs inversus kann natürlich von einer lokalen Hemmung keine Rede sein, sondern man muß annehmen, daß hierbei die erste Anlage schon gestört ist. Bei einer Dextrokardie handelt es sich um eine abweichende Drehung des primitiven Herzschlauchs. Zu den geringen Störungen dieser Art gehören

die mangelhafte Ausbildung eines Vorhofs und eines Ventrikels, die doppelte Anlage der Septen. Das Elektrokardiogramm beim Situs inversus stellt das Spiegelbild des normalen Typus dar. Von dieser angeborenen Entwicklungsstörung ist natürlich streng zu trennen jede Verlagerung des Herzens nach rechts infolge erworbener Krankheiten. Nach Perikarditis und Pleuroperikarditis kann natürlich eine Dextroversion in so starkem Maße erfolgen, daß eine Dextrokardie vorgetäuscht wird.

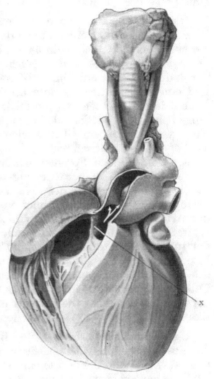

Abb. 165. Gemeinsamer Ursprung der Aorta und Art. pulmonalis aus einem gemeinsamen x-Stamm.

Das Offenbleiben des Ductus Botalli ist eine Entwicklungshemmung, die wie erwähnt, im postuterinen Leben dadurch zustande kommt, daß der Ductus Botalli nicht verödet, sondern dauernd durchgängig bleibt.

Es liegt nahe, beim mäßig entwickelten Herzen (vgl. Tropfenherz S. 543) eine Hemmung in der Entwicklung anzunehmen und dies als konstitutionelle Schwäche zu deuten. Diese Anschauung ist dem Kliniker schon lange geläufig. Pathologisch-anatomisch hat neuerdings Zanon bei 31 Kindern mit „Embryo-Myokardie", d. h. Stehenbleiben des Myokards auf früher embryonaler Stufe, hauptsächlich Hemmungen in der Entwicklung der Trabekel und Papillarmuskeln nachgewiesen. Derartige Untersuchungen sind sicherlich sehr wertvoll und sollten in größerem Maße als bisher durchgeführt werden. Berücksichtigen muß man dabei allerdings, daß bei Tieren, z. B. bei Hühnchen, wie ich durch zahlreiche Versuchsreihen feststellen konnte, die Entwicklung des Herzens eine außerordentlich verschiedene ist bei gleichen Bebrütungstagen, und daß auch bei eben ausgeschlüpften Tieren im Herzen sich sehr häufig Defekte finden, sowohl in der Muskel- als in der Klappenanlage. Diese Beobachtung hat mich dazu veranlaßt, anzunehmen, daß bei derartigen Tieren (vielleicht gilt das aber auch für den Menschen) die Defekte im Laufe der ersten Lebensabschnitte im Wachstum auskorrigiert werden, daß nicht jeder unmittelbar nach der Geburt festgestellte Defekt als eine dauernde Mißbildung anzusprechen ist. Dies wird gewissermaßen bestätigt durch das häufige Persistieren des Foramen ovale in den ersten Lebensjahren und durch den allmählichen Verschluß, der sich ohne klinische Symptome vollzieht.

3. Die klinisch wichtigsten Mißbildungen des Herzens.

Sehr viele anatomisch interessante und entwicklungsgeschichtlich wichtige Mißbildungen des Herzens haben praktisch keine Bedeutung, weil die Träger der Mißbildungen frühzeitig an den Folgen der Zirkulationsstörungen sterben oder weil die Erkrankung keine kreislaufstörenden Symptome macht. Zu den einfachsten und häufigsten Entwicklungsstörungen gehören das Offenbleiben des Foramen ovale und das Persistieren des Ductus Botalli.

Klinisch unterscheidet sich das **offene Foramen ovale** nicht von den übrigen Defekten des Vorhofseptums. Man findet es oft in den ersten Lebensjahren noch offen, ohne daß klinische Störungen beobachtet sind. Es kann sogar während des ganzen Lebens offen bleiben, ohne daß es zu Kreislaufstörungen kommt. Nicht selten kombiniert sich diese Anomalie mit anderen Entwicklungshemmungen. Die mechanischen Störungen, sowohl des offenen Foramen ovale, wie des Vorhofseptumdefektes, sind die gleichen; infolgedessen ist es unmöglich, beide Erkrankungen klinisch zu unterscheiden. Im Vordergrunde steht gewöhnlich bei ausgesprochenem offenem Foramen ovale die Zyanose, die hier eine Folge der Beimischung venösen Blutes zu dem arteriellen ist.

Handelt es sich um einen ganz reinen Fall, so kann jedes klinische Symptom fehlen. Ein Geräusch entsteht erst dann, wenn verschiedener Druck in den beiden Vorhöfen herrscht, und dadurch ein Überströmen durch die Öffnung stattfindet. Diese Möglichkeit ist z. B. gegeben, wenn, wie nicht selten, sich dieses Leiden verbindet mit einer Mitralinsuffizienz. Man beobachtet dann positiven Venenpuls und eine hochgradige Zyanose bedingt dadurch, daß dauernd aus dem linken Vorhof in den rechten Blut einfließt und zur Stauung im Venenkreislauf führt. Umgekehrt findet z. B. bei Pulmonalstenose, oder bei der Herzinsuffizienz von Emphysematikern ein Überströmen des Blutes aus dem rechten in den linken Vorhof statt. Praktisch wichtig kann zur Diagnose die Tatsache werden, daß es infolge von offenem Foramen ovale oder von Vorhofsseptumdefekt zur paradoxen Embolie, d. h. zu der Verstopfung einer Arterie des großen Kreislaufes durch einen Thrombus, der dem Venensystem entstammt, kommt. Die erste Beobachtung dieser Art stammt von Cohnheim, der eine tödliche Embolie der Arteria cerebri media durch Loslösung eines Thrombus aus einer Beinvene eintreten sah. Schmorl sah nach einer traumatischen Leberruptur Partikel der in den Venenkreislauf gelangten Thrombose durch ein offenes Foramen ovale in den großen Kreislauf übergehen. Daß solche paradoxe Embolie noch während des Lebens die Diagnose des offenen Foramen ovale gestatten kann, zeigt ein Fall von Kyber, wo ein Thrombus aus den Beinvenen eine Embolie im Arcus aortae mit Verschluß der Anonyma und Subclavia dextra machte. Diese äußerte sich durch plötzliches Verschwinden des Pulses am rechten Arm.

Das **Offenbleiben des Ductus Botalli** gehört zu den nicht selten richtig diagnostizierten Entwicklungshemmungen im Herzen. Entsprechend dem erhöhten Druck in der Aorta muß beim Persistieren im Ductus Botalli das Blut in umgekehrter Richtung wie im embryonalen Kreislauf von der Aorta in die Pulmonalis gedrückt werden. Infolgedessen steigt der Druck in der Pulmonalis erheblich an, was sich durch Verstärkung des zweiten Pulmonaltones klinisch kenntlich macht. Infolge der Druckerhöhung im Lungenkreislauf versucht der rechte Ventrikel durch eine Hypertrophie das Gegengewicht zu schaffen. Wenn seine Reservekraft verbraucht ist, versagt er und deutet dies durch eine Insuffizienz der Trikuspidalis, bzw. durch Stauungen im großen venösen Kreislauf an.

Roeder hat den Vorgang bei der Rückbildung des Ductus Botalli nach der Geburt histologisch näher untersucht und fand, daß kurz nach der Geburt schon Veränderungen der Intima sich anbahnen, die schon am 14. Tage nach der Geburt zu einem völligen Verschluß in der Mitte des Ganges führen; am Ende des dritten Monats ist die völlige Obliteration und bindegewebige Umbildung des Ganges meistens beendet.

Als Ursache des Verschlusses glaubt Faber auf Grund anatomischer Untersuchungen folgendes annehmen zu müssen: Durch die Füllung der A. pulmonalis nach der Geburt wird der Ductus Botalli gestreckt und von der A. pulmonalis zusammengedrückt. Als Folge dieser Kompression kommt es zu einer Hyperplasie des Gewebes, besonders des elastischen. Der Reiz bewirkt eine starke Wucherung der elastischen Elemente von Intima und Media und eine lebhafte Neubildung der Vasa vasorum.

Die neugebildeten elastischen Gewebselemente verkalken und verfetten jedoch ziemlich schnell (am 13. Tage). Die Erscheinungen dieser Verkalkung und Verfettung erinnern sehr an die Arteriosklerose.

Die Symptome bestehen also in einer starken Akzentuation des zweiten Pulmonaltones, in einer perkussorisch und im Röntgenbilde deutlich erweiterten Arteria pulmonalis, dann oft in einem systolischen Geräusch, verbunden mit deutlichem Schwirren, am deutlichsten hörbar über der Pulmonalis in der Systole. Dies Geräusch pflanzt sich in die Halsgefäße fort, kann in der Diastole hörbar sein, wenn besondere Verhältnisse in der Aortenmündung vorliegen, wie z. B. in einem Fall von Hochhaus. Die Zyanose ist im Gegensatz zu den übrigen Entwicklungsstörungen im Herzen in diesen Fällen gering oder fehlt, da es ja nicht, oder wenigstens nur in dem Endstadium, wenn eine relative Trikuspidalinsuffizienz auftritt, zu einer Stauung im venösen Kreislauf kommen kann.

Am meisten charakteristisch ist die ausgedehnte Gerhardtsche Dämpfungszone, d. h. eine oberhalb der Herzdämpfung bis zum ersten linken Interkostalraum reichenden Dämpfung. Dieser gedämpfte Bezirk entsteht, wie man vor dem Röntgenschirm sieht, durch die stark erweiterte Arteria pulmonalis. Im Röntgenbilde ist dieser Pulmonalisschatten heller als der Herzschatten und pulsiert stark. Die Prognose ist insofern ungünstig, als man in der Mehrzahl der Fälle damit rechnen kann, daß der Exitus vor dem 15.—20. Lebensjahr erfolgt. Immerhin gibt es eine geringe Anzahl von Beobachtungen, bei denen ein Alter von 40 Jahren erreicht wurde.

Die Symptome eines **Ventrikelseptumdefektes** — das Krankheitsbild findet sich in der französischen Literatur als „Maladie de Roger" — können sehr wechselnd sein, da diese Defekte selten allein, meistens in Verbindung mit anderen vorkommen. Am häufigsten ist noch ein lautes systolisches Geräusch festzustellen, das besonders im 2. und 3. Interkostalraum in der Nähe der Medianlinie zu hören ist und sowohl nach rechts wie nach links an Intensität abnimmt; das Geräusch entsteht durch das Übertreten von Blut aus einem Ventrikel in den andern, am häufigsten wohl dann, wenn bei gleichzeitiger Pulmonalstenose ein größerer Druck im rechten Herzen besteht. Das Geräusch hat einen rauschenden Charakter, nimmt die ganze Systole ein und bricht mit dem diastolischen Ton wieder ab, „Preßstrahlgeräusch" (H. Müller sen.); das Geräusch ist im 3. und 4. Interkostalraum neben dem Sternum fühlbar, wie das Katzenschnurren. Falls der rechte und linke Ventrikel mit gleicher Kraft arbeiten, kann natürlich ein solches Geräusch auch fehlen. Bei einem ausgesprochenen Defekt muß es natürlich zu einer kompensatorischen Hypertrophie des rechten Ventrikels kommen; die Diagnose kann klinisch gestellt werden, wenn bei einem Patienten, der eine kongenitale Zyanose zeigt, man ein lautes systolisches Geräusch über der Basis mit einer Hypertrophie des rechten Ventrikels und einem klappenden zweiten Pulmonalton findet.

Im Röntgenbilde sah man eine Einbuchtung des Aortenbogens nach rechts und eine gleichzeitige und annähernd gleich starke Pulsation des rechten und linken Herzrandes (Denecke).

Die Prognose ist, wie aus vielen Einzelbeobachtungen hervorgeht, nicht immer eine ungünstige. Die Patienten können bis zum 30. sogar bis zum 45. Lebensjahre (Barth, Mühsam) ohne Beschwerden sein. Es gibt aber auch Beobachtungen über Patienten, die 60 Jahre wurden, ohne Herzbeschwerden zu haben.

Eine Möglichkeit, solche kongenitale Vitien feststellen zu können, bei denen es zu einer Vermischung von venösem und arteriellem Blute kommt, hat Plesch angegeben. Er bestimmte in einem von C. Gerhardt als Persistieren des Ductus Botalli festgestellten Falle die Sauerstoffspannung in der Pulmonalis und fand sie außergewöhnlich hoch, was nur durch eine Beimischung von arteriellem Blut möglich war[1]).

[1]) Gasanalytisch eingehend analysierte Fälle liegen vor von Raab, Weiß, Löwber und Rihl (Wien. Arch. f. klin. Med. Bd. 7. 1924), von Uhlenbruck (Z. f. Kreislauf. H. 18. 1927) und von Mainzer (Z. f. klin. Med. Bd. 108, H. 4. 1928).

Differentialdiagnostisch wichtig wegen ihrer Verwechselung mit Aorten-aneurysma und interessant sind die **Aneurysmen des offenen Ductus arteriosus Botalli.** Die Erweiterungen sitzen meist näher dem Aortenende des Ganges. Thorel fand unter 1000 Obduktionen Neugeborener 8 mal ein Aneurysma des Ductus Botalli.

Von den übrigen Mißbildungen kann unter Umständen die **Transposition der großen Gefäße** Symptome machen, die eine klinische Diagnose ermöglichen. Bei einer einfachen Transposition nur der großen Gefäße ist natürlich das Leben nicht möglich, da zwei völlig getrennte Kreisläufe, ein großer, der von der rechten Kammer ausgeht und in den rechten Vorhof mündet, und ein kleiner, ausgehend von der linken Kammer und mündend in den linken Vorhof, bestehen. Meist ist diese Krankheit aber mit größeren Septumdefekten, oder mit einem offenen Ductus Botalli, oder damit verbunden, daß die Pulmonalis z. T. auch aus der rechten Kammer entspringt. Auf diese Weise kommt es zu genügender Durchmischung des Blutes beider Kreisläufe, um ein Leben zu ermöglichen. Von Bedeutung sind auch die Verbindungen zwischen Lungenkreislauf und großem Kreislauf durch die Anastomosen zwischen den zum großen Kreislauf gehörigen Aa. bronchiales und den Lungenarterien. Die Diagnose kann man vermuten, wenn bei starker angeborener Zyanose die Erscheinungen des häufigsten kongenitalen Herzfehlers, der Pulmonalstenose fehlen und die Herztöne rein sind (vgl. S. 409).

Falsche Sehnenfäden. Bei dem Erklären von besonderen musikalischen Geräuschen im Herzen zieht man fast immer die Tatsache an, daß diese auf Schwingungen abnormer Sehnenfäden beruhen können. Auf Verlauf, Ursprung und histologische Struktur dieser Sehnenfäden ist beim Hisschen Bündel näher eingegangen. Gelegentlich findet man auch, worauf Aschoff hinweist, abnorme Sehnenfäden im Vorhof; Symptome machen diese nicht, sie können nur in seltenen Fällen Veranlassung zur Ablagerung von Thromben geben, die zu Embolie im Pulmonalkreislauf oder auch im großen Kreislauf führen können. Aschoff führt diese Sehnenfäden auf Störungen in den Septumbildungen zurück.

a) Pulmonalstenose.

Zu den häufigsten angeborenen Mißbildungen gehört die Pulmonalstenose. Peacock hat schon betont, daß man bei Leuten, die mit einem angeborenen Herzfehler behaftet, mehr als 12 Jahre alt geworden sind, mit einer Wahrscheinlichkeit von mehr als $80^0/_0$ eine Pulmonalstenose annehmen kann. Die Stenose kann anatomisch bedingt sein durch eine Anomalie am Klappenapparat, oder durch eine Stenose des Konus, oder durch abnorme Enge des Pulmonalgefäßes selbst.

Die Symptome bestehen im wesentlichen in einer zumeist ziemlich ausgesprochenen Zyanose, verbunden mit einem systolischen Geräusch über der Pulmonalis. Die Zyanose kann ziemlich hochgradig sein, man spricht dann von Blausucht oder **Morbus coeruleus.** Die Patienten bieten, wenn Lippen und besonders Wangen und Nägel blaurot verfärbt sind, ein so charakteristisches Bild, daß man den Herzfehler ihnen ansieht. Die Haut fühlt sich dabei kühl an. Zu den charakteristischen Erscheinungen gehört auch das selten fehlende Symptom der Trommelschlegelfinger.

Das systolische Geräusch ist oft sehr intensiv und kann in die diastolische Phase soweit übergehen, daß der zweite Pulmonalton vollständig verdeckt wird, fast stets ist er außergewöhnlich leise. Er kann ausnahmsweise sehr stark akzentuiert sein, wenn bei offenem Ductus Botalli der Druck in der Pulmonalarterie erhöht wird durch ein Plus, das von der Aorta aus nach der Pulmonalis hin abfließt.

Der 2. Pulmonalton ist fast immer nur eben angedeutet, er kann fehlen. Die Herzdämpfung ist nach rechts verbreitert, es besteht eine Hypertrophie des rechten Ventrikels. Diese drückt sich aber im Röntgenbilde nicht immer mit einer wesentlichen Veränderung der Herzsilhouette aus (vgl. Groedel).

C. Gerhardt erwähnt zwei Fälle, in denen er einen sehr deutlichen und stark hörbaren klappenden Ton der Pulmonalarterie konstatierte, er ist geneigt, „in dem fühlbaren Stoße der Klappen ein Zeichen nicht zu schwerer Veränderung an den Klappen und guter Ausgleichung zu sehen"[1]).

Wenn es sich um eine Klappen- oder Konusstenose handelt, muß mechanisch der rechte Ventrikel versuchen, das Hindernis zu überwinden, und infolgedessen findet man hierbei gewöhnlich eine perkussorisch und besonders auch im Röntgenbilde nachweisbare Hypertrophie des rechten Ventrikels. Eine Hypertrophie kann man oft als außergewöhnlich starke epigastrische Pulsation fühlen; diese charakterisiert sich gegenüber der epigastrischen Pulsation bei Mitralfehlern mit einem schwach fühlbaren Spitzenstoß.

Der Puls ist meist von geringer Fülle und Spannung, oft an Frequenz herabgesetzt (Bradykardie).

Komplikationen. Von den Komplikationen kommt am häufigsten in Frage die Kombination von Pulmonalstenose mit offenem Foramen ovale, offenen Ductus arteriosus Botalli oder mit einem Septumdefekt. Diagnostizierbar ist diese Komplikation wohl kaum, man muß bei der Häufigkeit immer an diese Möglichkeit denken. Nicht selten kommt vor die Kombination eine Pulmonalstenose und Pulmonalinsuffizienz. In diesen Fällen hört man neben dem systolischen Geräusch ein leises Schwirren in dem 2. und 3. Interkostalraum links. Diese Insuffizienz kann bedingt sein durch dieselbe anatomische Veränderung, die die Stenose der Klappen bedingt hat oder als eine relative Insuffizienz, d. h. durch eine stärkere Ausdehnung des Konus und des Klappenringes bei Stenose des Gefäßes. Neben den auskultatorischen Symptomen zeichnet sich diese Kombination von Stenose und Insuffizienz noch dadurch aus, da die bei der reinen Stenose vorkommenden Kreislaufstörungen verstärkt sind.

Prognose. Die Prognose ist, da die meisten Stenosen vor dem Pubertätsalter sterben, eine schlechte. An vielen Orten (Romberg, C. Gerhardt, de la Camp) findet man die Angabe, daß die mit Pulmonalstenose behafteten Patienten sehr oft an Lungentuberkulose zugrunde gehen. Vierordt unterschreibt diese Ansicht nicht, sondern schätzt diese Komplikation als unsicher ein. Wichtig ist aber zu betonen, daß die alte Annahme von Rokitansky, „bei ausgesprochener Zyanose manifestiere sich sehr selten eine Lungentuberkulose", offenbar nicht zu recht besteht. Der Tod wird oft bedingt durch Infektionskrankheiten oder durch Erscheinungen von Herzinsuffizienz. Verbindungen zwischen rechtem und linkem Herzen sind bei der Pulmonalstenose als Septumdefekte häufig. Interessant sind in diesem Zusammenhang die Zahlen von Abbott, Lewis und Beattie sowohl hinsichtlich der Häufigkeit der Pulmonalstenose mit und ohne Septumdefekt, wie bezüglich des Auftretens von Zyanose und der Mortalität.

Pulmonalstenose mit geschl. Septum 19 Fälle; 2 mal Zyanose; m. Alter: 21,3 Jahr
Pulmonalstenose mit offenem Septum 64 Fälle; 37 mal Zyanose; m. Alter: 8,7 Jahr

---

[1]) H. Müller sen. findet bei Pulmonalstenose mit Ventrikelseptumdefekt den 2. Pulmonalton verstärkt oder normal, jedenfalls nicht abgeschwächt, bei reiner Pulmonalstenose dagegen den 2. Pulmonalton abgeschwächt oder aufgehoben.

Bezüglich der röntgenologischen Diagnostik der Pulmonalstenose zählt Raab für seinen Fall auf: Sichtbare Rechtsverlagerung und Kalibererweiterung der Aorta, Zweispitzigkeit der Herzfigur, Erkennbarkeit der Grenze zwischen rechtem und linkem Ventrikel am linken Herzrand. Dazu kommt das Hervortreten des rechten unteren Herzbogens. Es handelte sich in diesem Fall um eine Kombination mit Ventrikelseptumdefekt, für die „eine quere Herzlage mit tief einspringender Herzbucht" charakteristisch zu sein scheint, während für die reine Pulmonalstenose „steile Schrägform und Erweiterung des Pulmonalbogens" häufiger zu sein scheint (Assmann). Besonders auf die bei hochsitzenden Pulmonalstenosen oft unterhalb der Stenose erweiterte Pulmonalis mit deutlich vorspringendem Pulmonalbogen im Röntgenbild weist Assmann an Hand autoptisch kontrollierter Fälle hin.

Eine **angeborene Pulmonalinsuffizienz** kommt sehr selten vor und ist deshalb praktisch unwichtig.

b) Isthmusstenose.

Die Verengerung des Aortenbogens gleich hinter dem Abgang der Anonyma und der linken Subklavia und Arteria carotis, kann unter Umständen zu folgenden klinischen Symptomen führen:

Man hört ein lautes systolisches Geräusch über der Basis des Herzens, erzeugt durch die Stenose. Infolge des großen Widerstands innerhalb der Stenose tritt der Puls in der Femoralis später auf als in der Radialis und ist im ersteren Gefäß parvus und tardus. Um die Stauung auszugleichen. bilden sich zahlreiche erweiterte arterielle Kollateralbahnen (vgl. S. 31) zwischen der Subklavia und der Aorta descendens aus. Auch an diesen Kollateralbahnen läßt sich zuweilen ein systolisches Blasegeräusch erkennen. Die Erkrankung ist deswegen von praktischem Interesse, weil ein Aneurysma des Aortenbogens und ein Mediastinaltumor ähnliche Erscheinungen machen können. Interessant ist, daß sich in den kollateralen Gefäßen oft eine intensive Arteriosklerose lokalisieren kann, ohne daß man im übrigen Gefäßsystem Zeichen der Sklerose findet. Diese kollateralen Venen können den Eindruck eines Caput medusae machen und sind als stark hervortretende, geschlängelte Gefäße an Bauch und Rücken häufig sichtbar. Sehr oft sieht man eine starke Pulsation der Karotiden, während der Puls an den unteren Extremitäten kaum und verspätet fühlbar ist. Es besteht eine kompensatorische Hypertrophie des linken Ventrikels mit mehr oder weniger ausgesprochener Dilatation. Die Herzdämpfung ist wesentlich nach links verbreitert, der Spitzenstoß stark hebend.

Entsprechend dem erweiterten linken Herzen entwickelt sich nicht selten relativ schnell eine Kreislaufinsuffizienz, erkennbar an den Ödemen. Eine Zyanose tritt aber nicht oder nur ausnahmsweise in Erscheinung.

Im Röntgenbilde findet man nach links verbreiterte Herzsilhouette, einen breiten und stark pulsierenden Aortenbogen.

Die Prognose der Isthmusstenose scheint ziemlich günstig zu sein, Vierordt berechnet das Durchschnittsalter von 31 Jahren. Die Kasuistik beschreibt aber eine Reihe von Patienten, die 40, 50, 60 Jahre und älter waren.

Die Isthmusstenose erklärt man sich folgendermaßen: entweder muß es sich um eine Zugwirkung des schrumpfenden Ductus arteriosus handeln, oder um eine Entwicklungshemmung durch die weitgehende Obliteration der V. linken Kiemenarterie. Mir scheint die erstere Theorie viel mehr Wahrscheinlichkeit zu haben. Die Stenose ist relativ häufig.

c) Kongenital bedingte Mitralfehler.

Bei jungen Leuten in den Entwicklungsjahren sieht man nicht so selten einen Mitralfehler, dessen Ätiologie durch eine infektiöse Erkrankung nicht geklärt ist. Es liegt nahe, in solchen Fällen an die Möglichkeit eines kongenitalen Herzklappenfehlers zu denken, speziell dann, wenn man an dem Organismus auch andere Symptome nachweisen kann, die als Mißbildungen oder als Hemmungen in der Entwicklung aufgefaßt werden müssen. Es wird dann immer schwer sein nachzuweisen, dass das Vitium nicht erworben ist; wenn man aber bei mehreren Geschwistern dasselbe Vitium findet, so ist damit, wenn nicht gerade zufällig alle diese Geschwister dieselbe Infektion durchgemacht haben, wohl der Beweis für ein kongenitales Vitium erbracht. Klinische Beobachtungen dieser Art gibt es verschiedene, u. a. fand man z. B. bei 3 Geschwistern Mitralstenose (H. Sachs) oder bei 2 Geschwistern Mitralinsuffizienzen. Diese Klappenfehler als Hemmungsmißbildungen anzusprechen, scheint mir berechtigt zu sein (Schittenhelm).

Statistisches. Angeborene Klappenfehler sind insgesamt relativ selten beobachtet. Guttmann (s. oben) rechnet 1,2%, D. Gerhardt 0,7%. Unter den 500 Fällen von Uhlenbruck fanden sich 9 Fälle = 1,8%. Es waren dies eine Mitralinsuffizienz, eine Mitralinsuffizienz mit Mitralstenose, eine Dextrokardie mit offenem Ductus Botalli, ein Septumdefekt mit kompensiertem Vitium, ein offener Ductus Botalli, vier kombinierte Vitien, bei dreien die Pulmonalklappen beteiligt.

Therapie. Obwohl man von vornherein nicht damit rechnen kann, bei ausgesprochenen Mißbildungen der Art, wie sie oben beschrieben sind, durch eine allgemeine oder spezielle Therapie etwas Besonderes zu erreichen, so sind wir ärztlich doch in vielen Fällen gezwungen, aus ethischen Gründen eine Therapie zu empfehlen. In erster Linie kann es sich hier natürlich nur um eine allgemeine Therapie handeln, um hydrotherapeutische Maßnahmen, um Sole-, Sauerstoff- evtl. auch um Kohlensäurebäder; dann um eine medikamentöse Therapie, die dahin geht, den Körper allgemein zu kräftigen (Eisen, Arsenpräparate). Bei Stauungssymptomen nennenswerter Art muß ein Versuch gemacht werden, durch herzregulierende Mittel, insbesondere Digitalis, dann aber auch durch Morphiumderivate auf den Kreisl uf günstig einzuwirken. Bei der Vielseitigkeit der klinischen Symptome würde es zwecklos sein, hier bestimmte Richtlinien aufzustellen. Notwendig ist es aber, in vielen Fällen therapeutisch vorzugehen aus ethischen Gründen sowohl, wie um den oft sehr bedauernswerten Kranken ihr trauriges Los, so gut es geht, zu erleichtern.

VI. Die organischen Erkrankungen der Gefäße.

A. Krankheiten der Arterien.

Bei den Krankheiten der Arterien spielen die Hauptrolle die degenerativen Veränderungen, die im Alter fast als physiologisch aufzufassen sind, und die ganz allgemein unter dem Namen Arteriosklerose zusammengefaßt werden. Daß entzündliche Veränderungen verschiedener Art, speziell die Heller-Döhlesche Mesaortitis luetica, hauptsächlich im mittleren Lebensalter von Bedeutung sein können, wenn sie auch nach der Häufigkeit ihres Vorkommens nicht von derselben Wichtigkeit sind wie die Arteriosklerose, wird weiter unten gezeigt werden. Man hat erst in der neueren Zeit diese Erkrankungen, die nicht mit der eigentlichen Arteriosklerose zu identifizieren sind, abzugrenzen verstanden. In der Zeit von Rokitansky, Virchow beschränkte man sich hauptsächlich darauf, Atherosklerose von entzündlichen Prozessen zu trennen, ohne die verschiedenen Formen der beiden Gruppen zu berücksichtigen. Erst im Ausgang des 20. Jahrhunderts hat man hier ätiologisch und histologisch wichtige Unterscheidungsmerkmale festgelegt. Man trennte speziell die spezifischen Erkrankungen der Gefäße, die Syphilis und Tuberkulose, von den arteriosklerotischen Veränderungen und suchte bei diesen die mehr physiologisch-pathologisch bedingten Erkrankungen abzugrenzen.

Aschoff schlägt für die Erkrankungen der Arterien die gemeinsame Bezeichnung „Arteriosklerose" vor und unterscheidet bei dieser drei mehr oder weniger scharf von einander zu trennende Untergruppen, nämlich:

1. Die Inaktivitäts- oder Involutionssklerose (obliterierende fötale Gefäße, Graviditätssklerosen),

2. die entzündlichen Formen, die besonders als syphilitische Gefäßerkrankung sich finden, und

3. die eigentliche „Atherosklerose", bei welcher „die degenerativen Prozesse neben regenerativen Vorgängen die Hauptrolle spielen, dagegen Involutionsvorgänge oder gar entzündliche Prozesse zurücktreten".

Ich möchte die Arteriosklerose (Atherosklerose oder auch Atheromatose) als eine Hauptgruppe von den übrigen Arterienerkrankungen abgrenzen und speziell die Mesaortitis syphilitica als eine selbständige Erkrankung hinstellen. Zugegeben muß allerdings werden, daß sich anatomisch und klinisch sehr oft die Mesaortitis mit der Arteriosklerose vergesellschaftet.

1. Arteriosklerose.

a) Das Wesen der Arteriosklerose.

Definition. Unter Arteriosklerose versteht man im allgemeinen eine degenerative Veränderung der Gefäßwand, die mit einer Abnahme der Elastizität verbunden ist. Diese tritt im Alter fast stets auf und ist dann als eine physiologische Abnutzung aufzufassen. Sie kann auch bei jugendlichen Individuen sich in ausgesprochener Weise entwickeln, besonders wenn bestimmte Schädigungen die Gefäßwand getroffen haben, über die unten näher gesprochen werden wird. Die Elastizitätsabnahme muß, wenn sie sich über größere Gefäßgebiete erstreckt und mit einer nennenswerten anatomischen Veränderung der Gefäßwand einhergeht, zu einer mangelhaften Ernährung der Gewebe führen und infolgedessen zu klinischen Erscheinungen verschiedener Art. Diese bestehen in einer

allgemeinen Abnahme der körperlichen und geistigen Leistungsfähigkeit mit
einem mehr oder weniger bedeutenden Hervortreten der verminderten Funktion
einzelner Organe.

Pathologische Anatomie und Pathogenese. Die anatomischen Grundlagen
der Arteriosklerose sind mannigfacher Art: zuerst bilden sich meist umschriebene derbe graue Verdickungen (Abb. 166), besonders in der absteigenden
Aorta, die auf einer Vermehrung des Bindegewebes in der Intima beruhen
(Sklerose). Die neugebildeten Fasern können verfetten und zerfallen und
bilden dann meist einen zirkumskripten, in der Tiefe der Intima gelegenen
Herd (Atherom), der aus lipoiden Massen, Cholesterinkristallen besteht
und in dem sich auch Kalk ablagern kann. Wenn das Atherom in das Gefäßlumen durchbricht, so kommt es zu Substanzverlusten, die eine große Ausdehnung
erreichen können (Abb. 166). In den erkrankten Bezirken können sich Kalksalze,
Parietalthromben u. a. ablagern.

Kalkherde in der Media (Abb. 167) kommen im Alter besonders in den Extremitätenarterien vor.

Wie alle Gewebe, so verändern sich auch die Gefäße im Laufe des Lebens.
Bis zum 25. oder 30. Lebensjahre vermehrt sich die Elastizität der Wand, befindet sich das Gefäß noch in der Entwicklung. Dann tritt ein Stillstand ein,
dem nach einer mehr oder weniger langen Zeit eine Altersumwandlung folgt.
Diese drei Zeitabschnitte lassen sich anatomisch trennen.

Nimmt die Elastizität langsam ab, so bildet sich ein mit bindegewebig verdickter, aber
sonst nicht wesentlich veränderter Intima versehenes starrwandiges Rohr aus. Bei schnellerem
Ablauf der Erscheinungen kommt es zu ausgiebiger Dehnung der Arterien mit Zerstörungen.
Verfettungen und Erkrankungen der Intima.

So kommt es nach Jores schon während des Wachstums der Gefäße
und besonders der Aorta zu einer Verdickung der Intima, indem sich ihre elastischen Schichten spalten und vermehren. Diese (physiologischen) Veränderungen der Intima stellen offenbar eine Anpassung an die vermehrten Anforderungen dar, sie erreichen ihren Höhepunkt mit dem 25.—30. Jahre, sind jedoch
in den einzelnen Gefäßen und bei verschiedenen Individuen, entsprechend den
Anforderungen, verschieden stark ausgeprägt.

Hat das Gefäß ein bestimmtes Alter erreicht, dann reagiert seine Wand
nicht mehr mit einer Neubildung von elastischem Gewebe, sondern es bildet
sich Bindegewebe, das die Gefäßwand zwar widerstandfähiger, aber weniger
elastisch macht. Es ist selbstverständlich, daß abhängig von vielen Faktoren
dieser Prozeß nicht in einem kleinen genau zu bestimmenden Zeitabschnitt
vor sich geht, sondern bald schon im 20. Lebensjahre sich anbahnt, bald erst
im 40. Lebensjahre. Wenn er außergewöhnlich früh eintritt, dann kann man ihn
mit Recht als pathologisch bezeichnen. Er geht dann meist mit regressiven Veränderungen einher und stellt die als Arteriosklerose bezeichnete Erkrankung dar.

Die Thomaschen histomechanischen Gesetze, die auch Aschoff als bemerkenswert
erwähnt, mögen hier kurz angeführt werden. Thoma sagt:

1. „Das Wachstum des queren Durchmessers, also des Umfanges der Gefäßlichtung, ist
abhängig von der Geschwindigkeit des Blutstromes. Dasselbe beginnt, sowie die Stromgeschwindigkeit der nahe an der Gefäßwand strömenden Blutschichten einen Schwellenwert überschreitet, den ich mit v bezeichnen will, und ist innerhalb gewisser Grenzen ein
um so rascheres, je mehr die Stromgeschwindigkeit über den Schwellenwert v hinaus
zunimmt. Dagegen tritt ein negatives Wachstum, eine Abnahme des Gefäßumfanges ein,
wenn die Geschwindigkeit der nahe an der Gefäßwand strömenden Blutschichten kleiner
wird als der Schwellenwert v.“

2. „Das Längenwachstum der Gefäßwand ist abhängig von den Zugwirkungen der
das Gefäß umgebenden Gewebe, und zwar sowohl von denjenigen Zugwirkungen, welche
das Längenwachstum der umgebenden Gewebe erzeugt, als von denjenigen Zugwirkungen,
welche bei Änderungen der Gelenkstellungen eintreten. Das Längenwachstum der Blutgefäße beginnt, sowie der auf die 24 Stunden des Tages bezogene Mittelwert aller dieser

Zugwirkungen für den Quadratmillimeter des Querschnittes der Arterienwand größer wird, als ein bestimmter Schwellenwert z. Später findet sodann das Längenwachstum seinen Abschluß, sowie durch dasselbe der Mittelwert der genannten Zugwirkungen wieder auf den Schwellenwert z erniedrigt ist."

3. „Das Wachstum der Wanddicke wird bestimmt durch die Spannung der Gefäßwand."

Das Wesen der Arteriosklerose besteht nach unserer heutigen Auffassung anatomisch in einer primären Erkrankung der Intima und der Elastica interna.

Nach den Untersuchungen von Jores ist das Primäre eine Hypertrophie der Intima und eine Degeneration der elastischen Fasern. Die Hypertrophie der Intima wird im wesentlichen bedingt durch eine Quellung und Vermehrung der Bindegewebselemente und durch Einlagerung von Fett. Zu allererst findet auch eine geringe Vermehrung und Wucherung der elastischen Fasern statt. Diese degenerieren jedoch frühzeitig und geben damit zur reichlichen Bindegewebsneubildung Veranlassung. Sind in der Intima glatte Muskelfasern enthalten, so hypertrophieren auch diese. Alle Elemente der veränderten Intima haben die Neigung, zu degenerieren, und zwar hyalin zu entarten oder zu verfetten.

Torhorst und Aschoff stimmen im großen und ganzen mit Jores überein, nur verlegen sie den Verfettungsprozeß nicht in die elastischen Fasern selbst, sondern in die die Fasern zusammenhaltende Kittsubstanz, nehmen eine primäre Quellung derselben an, bewirkt durch Eindringen von Blutplasma in die Intima. „Mit dem Eindringen des Blutplasmas treten auch die in demselben reichlich vorhandenen Cholesterinester in die Wand über und gelangen so in der gequollenen Kittsubstanz zur Abscheidung. So entsteht die angebliche Verfettung der elastischen Fasern. An der Cholesterinesterspeicherung beteiligen sich aber auch die zelligen Elemente der vom Plasma durchtränkten Intima. Unter zunehmender Quellung der mechanisch gelockerten Kittsubstanz und zunehmender Sättigung derselben mit Cholesterinestern kommt es schließlich zur gröberen Erschütterung der Struktur, zum Absterben der zelligen Elemente, zur Zersetzung der freiwerdenden Cholesterinester, welche Zersetzung sich vor allem in der Bildung der Cholesterinkristalle kundgibt, während die freien Fettsäuren zu Seifenbildungen, wahrscheinlich auch Kalkseifenbildungen benutzt werden und damit den Verkalkungsprozeß einleiten."

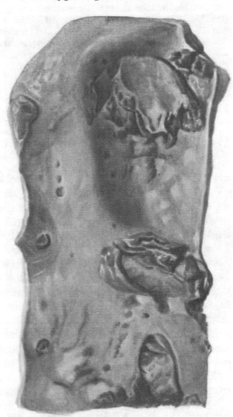

Abb. 166. Sehr starke Arteriosklerose der Aorta mit parietalen Thromben, beginnender aneurysmatischer Erweiterung. (Sammlung E. Pick.)

Ribbert skizziert die Entstehung folgendermaßen: Schon am Ende des ersten Jahrzehnts treten fleckige und streifige Verfettungen an der Aorta auf; im weiteren Verlauf gesellen sich dazu beetförmige Flecken der hyperplastischen Intima mit sklerosierendem Bindegewebe. In diesem kommt es dann zu Lipoideinlagerung mit späteren Degenerationen. Der Herd bildet sich vorwiegend in den Gefäßabgangsstellen.

Nicht so annehmbar als diese Auffassung ist die Anschauung von R. Thoma, der das Primäre bei der Entstehung der Arteriosklerose in einer Angiomalazie der Gefäßwand sieht, d. h. in einer Verminderung der Elastizität der Gefäßwand, vor allem der Media, mit sekundärer passiver Dehnung. Dieser soll sich eine vikariierende Hyperplasie der Intima anschließen, die die Gefäßlichtung wieder verengere. Das Auftreten fettiger und kalkhaltiger Ablagerungen in der verdickten Intima sei lediglich eine Folgeerscheinung, die nur deshalb in den Vordergrund gerückt sei, weil sie die erste histologisch nachweisbare

Veränderung sei. R. Thoma unterscheidet deshalb zwei Stadien: die Angiomalazie und die Angiosklerosis und schlägt vor, nicht von Arteriosklerose, sondern von Angiose zu sprechen. Ätiologisch sieht Thoma das wichtigste in der Überspannung des Gefäßtonus und der Gefäßinnervation.

Eine wesentlich andere Meinung entwickelt G. Evans, der zwar auch die Arteriosklerose als abnorme Verdickung der Intima und degenerative Veränderung in der Wand der Gefäße kennzeichnet, der aber, ausgehend von der so häufigen Veränderung in den Nieren, eine aktive Entzündung als das Primäre bei der Arteriosklerose hinstellt. Evans sagt, daß Nierenerkrankungen an sich nicht immer zu Herzhypertrophie führen, daß man andererseits bei Nierenerkrankungen häufig Herzhypertrophie findet, und daß die entzündliche Ursache dieser Nierenerkrankung auch die Ursache der Herzhypertrophie und der begleitenden Arteriosklerose ist. Da er in allen schweren Nierenerkrankungen entzündliche Prozesse an den Gefäßen nachweisen konnte (seine überaus anschaulichen Bilder bestätigen das), nimmt er einen aktiven Entzündungsprozeß als das Primäre an. Die senile Arteriosklerose ist nach ihm die Reaktionsform des höheren Alters. Diese Anschauung von Evans ist eine weitere Entwicklung der Vorstellungen, die schon Virchow und besonders Köster vertreten haben. Köster sah das Primäre in entzündlichen Prozessen, besonders an den Ernährungsgefäßen, den Vasa vasorum, perivaskuläre Rundzelleninfiltration und Verdickung der Intima, die gelegentlich bis zur Obliteration der Gefäße führen. Mönckeberg wiederum macht einen wesentlichen Unterschied zwischen der Verkalkung der großen Arterie und der der mittleren und kleineren. Die Verkalkung der großen faßt er als eine Abnutzungserscheinung auf, die von der Intima ausgeht, die der mittleren und kleinen Gefäße als eine rein entzündliche der Muskulatur der Media mit nachträglicher Kalkeinlagerung. Die Ursache dieser reinen Mediaverkalkung sieht er in ungünstigen Stoffwechsel- und Ernährungsverhältnissen. Er betont, daß ein hochgradig rigides Gefäßsystem im Palpationsbefund keinen Rückschluß auf die zentrale Arteriosklerose berechtigt.

Wenn man diese Anschauungen der Anatomen vergleicht, so kommt man zu dem Urteil, daß auf dem Gebiete der Arteriosklerose offenbar die Ansichten sowohl über die Ätiologie als auch über die Deutung der histologischen Veränderungen außerordentlich verschieden sind. Regionäre, d. h. geographische Unterschiede dürften wohl kaum eine Rolle spielen. Auch das sicher häufige Zusammentreffen von Lues und Arteriosklerose wird heute überall soweit berücksichtigt, daß dieses wohl auszuschalten wäre. Man muß also annehmen, daß die vielseitigen und wechselnden histologischen Bilder eine generelle Auffassung nicht zulassen. Sollte das nicht begründet sein in der sehr verschiedenen Ätiologie? Das ist wohl anzunehmen. Dahin deuten vielleicht auch die von zahlreichen Autoren festgestellten Unterschiede zwischen peripherer und zentraler Arteriosklerose. Es ist daher wahrscheinlich, daß je nach dem Überwiegen der einen oder anderen ätiologisch wichtigen Noxe es bald mehr zu dieser, bald zu jener histologischen Veränderung kommt, d. h. bald mehr zu Wucherungen der Intima, bald mehr zu degenerativen Veränderungen in der Media.

Bei Tieren sieht man in der Aorta der Arteriosklerose des Menschen ähnliche Prozesse, besonders bei älteren Pferden. Ebenso wie beim Menschen äußert sich bei Pferden das Auftreten des Prozesses durch ein systolisches Geräusch, durch Schwindel und epileptiforme Krämpfe. Auch bei wilden Tieren ist Arteriosklerose beobachtet, und zwar bei Raubvögeln und Raubtieren, bei denen man auch aneurysmatische Erweiterungen der Aorta an den Abgängen der großen Gefäße nachwies (Schneidemühl, Fox).

b) Ätiologie.

Für das Entstehen arteriosklerotischer Veränderungen stehen sich im wesentlichen zwei Theorien gegenüber, die chemische, welche man auch als infektiös-toxische und alimentäre bezeichnet hat, und die mechanische Theorie. Im einzelnen hat man angeschuldigt starke Beanspruchung der Gefäße durch körperliche Arbeit, durch übermäßigen Gebrauch der Genußmittel, Alkohol, Kaffee, Tabak; ferner nervöse Einflüsse, Infektionskrankheiten, Diathesen (Gicht), Temperaturschwankungen. Daß die Heredität eine große Rolle spielt, steht außer Zweifel. Auch ein lokales akutes Trauma kann offenbar mechanisch die Gefäßwand schädigen und sekundär Arteriosklerose bedingen.

Bekannt ist der Fall von Rivalta, wo ein 29jähriger Mann 6 Monate nach Sturz auf die rechte Kopfseite Verkalkung beider Schläfenarterien der Supraorbital- und der Frontalarterie zeigte.

Für das mechanische Moment spricht vor allen Dingen die Tatsache, daß man bei männlichen Arbeitern, die vorwiegend ihre unteren Extremitäten beanspruchen, eine ausgesprochene lokale Sklerose der Beingefäße, bei Arbeiterinnen, besonders bei Wäscherinnen usw., die körperlich hauptsächlich die Armgefäße belasten, und bei denen diese außerdem noch Temperaturschwankungen ausgesetzt sind, eine lokale Veränderung dieser Gefäßgebiete gefunden hat (Bäumler, Remlinger, Wandel u. a.)

Bei den Arbeitern, die vorwiegend die Armmuskulatur benutzen z. B. Straßenpflasterer, findet man vorwiegend eine ausgesprochene Arteriosklerose der Armgefäße, während die Beingefäße frei sind.

Eine interessante hierher gehörende Einzelbeobachtung ist die von Marchand, der bei einem 35jährigen Mädchen, das in ihrem zweiten Lebensjahre eine rechtsseitige spinale Kinderlähmung durchgemacht hatte, Atheromatose der Gefäße des linken Beines fand. Marchand führt diese lokale Sklerose auf die funktionelle Überanstrengung zurück.

Unter das mechanische Moment fällt auch die sonst seltene Pulmonal-

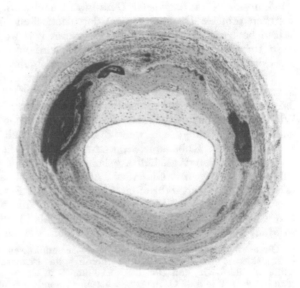

Abb. 167 [1]). Kalkherde in der Media der A. brachialis.

arteriensklerose (s. S. 427), die besonders bei Fehlern der Mitralis beobachtet wird. Mechanisch ist endlich auch zu deuten das Fehlen von der Arteriosklerose ähnlichen Gefäßveränderungen im Venensystem, in dem ja der Druck an sich ein geringer und gleichmäßiger ist. Werden aber Venen bei Stauungen, oder z. B. bei dem Aneurysma arteriovenosum starken Druckschwankungen ausgesetzt, so beobachtet man Sklerose. Man sieht andererseits auch Sklerose an einzelnen Stellen der Venenwand da, wo durch Druck von außen, z. B. durch einen komprimierenden Tumor, ein starkes Hervorspringen in das Gefäßinnere stattgefunden hat. Hier kann man freilich den Einwand machen, daß neben dem mechanischen Moment die Schädigung der lokalen Ernährung der Gefäßwand eine Rolle spielt, die Vasa vasorum komprimiert worden sind.

Als ätiologisches Moment kann zweitens in Frage kommen der übermäßige Genuß von Tabak, Kaffee, Alkohol usw.

Für die Wirkung des Alkohols auf die Entstehung der Arteriosklerose wird besonders die Tatsache angeführt, daß Männer in viel höherem Grade an Arteriosklerose erkranken als Frauen; beweisender sind die Fälle, wo frühzeitig Arteriosklerose bei jugendlichen Individuen mit einem außergewöhnlich starken Mißbrauch von Alkohol verknüpft war. Offenbar muß man sich hier die Wirkungen dieser Genußmittel so vorstellen, daß sie Schwankungen im Blutdruck auslösen und daß sie außerdem auch direkt die Gefäßwand

---

[1]) Für die Überlassung der in Abb. 172 u. 173 wiedergegebenen mikroskopischen Bilder bin ich Herrn Prof. Döhle zu großem Dank verpflichtet.

schädigen. Da nicht selten sich körperliche Überanstrengung mit dem Mißbrauch von Genußmitteln kombiniert, ist es im Einzelfalle oft schwer zu beurteilen, welchem Faktor die größere Bedeutung zuzusprechen ist. Andererseits aber kann man sich sehr wohl vorstellen, daß die Schwankungen des Gefäßtones noch erheblicher werden, wenn diese beiden Komponenten zusammen einwirken. Die stärkeren Schwankungen im Blutdruck bei nervösen Leuten sind vielleicht für die hier häufigeren Arteriosklerosen verantwortlich zu machen.

Daß Infektionskrankheiten schwere Veränderungen des elastischen Gewebes nach sich ziehen können, hat besonders Wiesel festgestellt, der nach Infektionskrankheiten sehr häufig Schädigungen der elastischen und muskulösen Bestandteile der Gefäßwand nachwies. Auch Scharf und Rodler konnten primäre Degenerationen der elastischen Fasern nach Infektionskrankheiten beobachten. Das häufige Auftreten von weißen Flecken an der Mitralis nach Infektionskrankheiten bei Kindern wird von Martin mit der Entstehung arteriosklerotischer Prozesse in Verbindung gebracht.

Von den Diathesen sind besonders Gicht und Diabetes als Ursachen der Arteriosklerose beschuldigt worden (Huchard). Als ein wichtiges Moment darf Überernährung bei mangelhafter körperlicher Bewegung angesehen werden. Wie weit hierbei Stoffwechselprodukte, insbesondere auch Salze, wie weit mangelhafte Übung, wie weit Stauungen speziell im Gebiete des Pfortaderkreislaufes eine Rolle spielen, kann im Einzelfalle kaum entschieden werden. Es gehört zu den täglichen ärztlichen Erfahrungen, daß bei gutlebenden fettleibigen Personen mit sitzender Lebensweise sich auffällig häufig eine Arteriosklerose in jüngeren Jahren entwickelt. Da die Fettleibigkeit oft mit Störungen der inneren Sekretion der Keimdrüsen kombiniert zu sein scheint, sind auch Störungen in der inneren Sekretion als ätiologische Momente aufgeführt worden, so z. B. bei den Arteriosklerosen, die im Klimakterium eintreten.

Ohne Frage spielen die Erkrankungen der endokrinen Drüsen bei der Entwicklung der Arteriosklerose eine Rolle. Wo hier allerdings das Primäre liegt, ist nicht immer zu sagen. Klinisch wissen wir, daß Blutdruckerhöhungen in einem gewissen Prozentsatz im Vordergrund stehen. Wie a. a. O. mehrfach betont (besonders S. 580), ist es aber klinisch gerechtfertigt und notwendig, zu berücksichtigen, daß die monoglanduläre Störung fast immer eine oder andere der übrigen endokrinen Drüsen in enger Wechselbeziehung mit beeinflußt, also eine pluriglanduläre Insuffizienz auslöst. Unsere Anschauungen über diese offenbar sehr komplizierten Fragen sind im einzelnen noch in der Entwicklung.

Zu den innersekretorischen Drüsen gehören auch die Nebennieren, die, wie aus den anatomischen Untersuchungen von Goldzieher hervorgeht, bei den meisten Fällen von Arteriosklerose verändert sind, und zwar im Sinne einer Hyperplasie vor allem des Markes, oder aber einer Rindenatrophie mit relativem Überwiegen des Markes; ebenso beobachtete er Vergrößerung der Beinebennieren und aller chromaffinen Substanzen. Der Adrenalingehalt der Nebenniere war meist selbst in Fällen fehlender Organvergrößerung erhöht. Neuere Untersuchungen hierüber liegen von B. Kisch vor.

Vielleicht nicht in letzter Linie sind noch für die Entstehung einer Arteriosklerose verantwortlich zu machen Gemütsbewegungen. Der Kliniker erfährt sehr häufig in der Anamnese, daß hochgradige Gemütsbewegungen den vorliegenden Symptomenkomplex ausgelöst haben. Man wird in derartigen Fällen nie beweisen können, wie weit die Gemütsbewegungen eine wesentliche Rolle spielten, aber es ist doch sehr wahrscheinlich, daß bei den engen Beziehungen zwischen Hirntätigkeit und Kreislauf psychische Erregungen besonderer Art imstande sind, auf das Gefäßsystem einzuwirken. Den näheren Weg kennen wir nicht; die reflektorischen Vorgänge, wie sie Frey experimentell bewiesen hat, sind wohl in erster Linie hierbei verantwortlich zu machen (s. S. 444).

Die Zunahme der Arteriosklerose im Kriege wird von vielen Seiten betont (Romberg, Wenckebach, Mönkeberg u. a.). Mönkeberg hat die anatomischen Veränderungen an der Aorta und den Koronargefäßen verfolgt und bei Soldaten zwischen dem 20. und 43. Lebensjahre unabhängig von dem Beruf arteriosklerotische Veränderungen oft in großer Ausdehnung nachgewiesen. Die Sklerose lokalisierte sich vorwiegend an dem absteigenden Ast der linken Arteria coronaria. Klinisch fanden Romberg u. a. nur selten einen erhöhten Blutdruck, durchweg eine Verbreiterung der Herzdämpfung nach links und ein systolisches Geräusch über der Spitze, keine muskuläre Insuffizienz. Nur in einem kleinen Teil der Fälle war die Aorta im Röntgenbilde erweitert. Die Zahl der Fälle, die mir nach dem Tastbefund an den peripheren Gefäßen, nach der Untersuchung des Herzens und der Aorta im Röntgenbilde als Arteriosklerose imponierten, war relativ sehr klein, d. h. unter 2000 Soldaten mit Herzbeschwerden waren es nur 140. Ein Drittel dieser Gruppe hatte sogar eine längere Felddiensttätigkeit mit größeren Leistungen hinter sich und ungefähr 20 % dieser Gruppe konnten als k. v. bezeichnet werden. Ich hatte nicht den Eindruck, daß die Arteriosklerose unter den Kriegsstrapazen wesentlich zugenommen habe. Wohl schienen mir die älteren Offiziere, die offenbar den Strapazen des Krieges nicht mehr gewachsen waren, in ausgesprochener Weise die Symptome einer Arteriosklerose darzubieten, als man es sonst zu sehen gewohnt ist. Aber andererseits sah ich bei den Musterungen der kriegsuntauglichen Fabrikarbeiter, die durchweg zwischen 30 und 50 Jahre alt waren, „viel" schwerere Sklerosen als bei den Feldzugsteilnehmern.

Experimentelles. Sowohl die klinischen wie die anatomischen Untersuchungen waren im Anfang des 20. Jahrhunderts soweit gefördert, daß man durch ihren weiteren Ausbau etwas Entscheidendes über die Ätiologie und den Charakter der Arteriosklerose nicht mehr erwarten konnte.

Sehr befruchtend auf die Lehre von der Arteriosklerose wirkte die Entdeckung von Josué, der 1903 nachwies, daß man durch fortgesetzte intravenöse Injektion von Nebennierenextrakt beim Kaninchen Verkalkung und Atherombildung in der Aorta erzeugen konnte. Josué fand in der Aorta umfangreiche kalzifizierte Herde, teilweise flach, teilweise aneurysmaähnlich sich ausbuchtend, und führte diese Veränderung auf einen spezifischen toxischen Einfluß auf die Arterien zurück, vielleicht begünstigt durch die blutdruckerhöhende Wirkung. Diese Kalkherde legten den Gedanken nahe, daß es sich um einen der menschlichen Arteriosklerose ähnlichen Prozeß handle. Da man über die blutdrucksteigernde Wirkung der Nebennierenextrakte schon lange unterrichtet war (Schäfer, v. Fürth, D. Gerhardt u. a.), stützten diese Befunde die von manchen Pathologen und Klinikern vertretene Ansicht, daß die Arteriosklerose durch eine Blutdrucksteigerung infolge Hyperfunktion der Nebennieren erzeugt werde. Die Nachprüfung der Josuéschen Entdeckung in erster Linie durch Erb jun., dann durch B. Fischer, Rzeutkowski, Külbs u. a. bestätigten die von Josué gefundenen Tatsachen, klärten sie aber bald dahin auf, daß die Adrenalinveränderungen von denen der menschlichen Arteriosklerose sich wesentlich unterschieden. Während die menschliche Arteriosklerose in erster Linie eine Intimaveränderung bewirkt (s. S. 412), fand man hier Nekrose der Media mit Kalkablagerungen und aneurysmatischen Ausbuchtungen, dann Auffascrung, Zerstörung der elastischen Fasern und schließlich gelegentlich auch Veränderungen an der Intima in Form von Verdickungen und Verkalkungen. Die außerordentlich vielseitigen Nachprüfungen verdichteten sich schließlich zu den Fragen: Woher kommt der Nebennierenextraktinjektion die Gefäßveränderung und wieweit ist diese Veränderung identisch mit einer uns bekannten Gefäßveränderung beim Menschen? Die erste Frage, woher kommt die Gefäßwandveränderung, veranlaßte Baum zugleich mit den Adrenalininjektionen Amylnitriteinatmungen zu machen; er fand hierbei keine Blutdrucksteigerung und trotzdem Medianekrosen; andererseits konnte Baum feststellen, daß bei vorsichtiger Injektion von sehr geringen Adrenalinmengen in großen Zeitabständen sich Veränderungen in der Aorta ausbildeten, die viel größere Ähnlichkeit mit der menschlichen Arteriosklerose zeigten. Wiesel betonte, daß zuweilen beim Menschen Veränderungen der Aorta zu finden sind, die denen bei der experimentellen Adrenalinsklerose ähneln. Besonders bemerkenswert ist wohl der Befund Wiesels bei einem Kind von 2 Jahren, das hochgradige Sklerose der Aorta zeigte, von demselben Typus wie bei experimenteller Adrenalinsklerose. Es fand sich ein großer, hauptsächlich aus chromaffinen, d. h. also adrenalinbildenden Elementen bestehender Nebennierentumor. Aus diesen Untersuchungen ergab sich, daß die Adrenalinuntersuchungen nicht zur völligen Aufklärung der menschlichen Arteriosklerose führten. Man versuchte, ob nicht durch andere Mittel Gefäßveränderungen erzeugt werden konnten, die den menschlichen mehr entsprächen. Da bekanntlich für die Ätiologie der menschlichen Arteriosklerose besonders das Kreisen von Toxinen, von Stoffwechselgiften, von Genußgiften im Blut verantwortlich gemacht wurden, lag es nahe, zu versuchen, ob durch diese Mittel nicht ebenfalls Atheromatose zu erzeugen möglich sei. Hierher gehören Untersuchungen über Einspritzung von Nikotin Arteriosklerose zu erzeugen. Besonders bemerkenswert sind die Untersuchungen von Saltykow, der Bakterienprodukte und -Toxine einspritzte. Er beobachtete bei dieser Staphylokokkenarteriosklerose Veränderungen, die sehr stark an die bei menschlicher Arteriosklerose zu beobachtenden Prozesse erinnerten. So fanden sich deutliche Intimaverdickung der Aorta, der großen Arterien, der Herzklappen, daneben auch Mediaherde. Die Erkrankung beginnt mit einer Abspaltung der elastischen Lamellen von der Membrana elastica interna, die Lamellen zerfallen, zwischen sie werden Zellen eingelagert, in der Zwischensubstanz der Intima tritt Fett auf in Form feinster Körnchen, das sich an den elastischen Lamellen und um diese herum ablagert. Diese Fettablagerungen dringen oft sehr tief in die Media hinein. Später erst beobachtet man das Fett in den Bindegewebszellen der oberflächlichen Intimaanlagen. Auch aus fettigem Detritus und Cholesterin bestehende atheromatöse Herde finden sich meist in den tiefsten Intimaschichten. Weiterhin beobachtete er auch hochgradige Verkalkung der verdickten Intima und nahm an, daß die so erzeugte Kaninchenarteriosklerose der menschlichen prinzipiell in allen Einzelheiten gliche. Etwaige Unterschiede führte er auf die Unterschiede im Bau der Intima der menschlichen Aorta gegenüber derjenigen des Kaninchens zurück.

Durch Stoffwechseltoxine erzeugte Ignatowski Aortenveränderungen, indem er Kaninchen, also Pflanzenfresser mit tierischer Nahrung, mit Milch und Eiern fütterte. In seinen Versuchen, die auch deshalb bemerkenswert sind, weil angeblich keine nennenswerten Blutdrucksteigerungen hierbei auftraten, erhielt auch er der menschlichen Arteriosklerose sehr ähnliche Veränderungen, die sich besonders auch an der Intima äußerten. Der Unterschied bestand hauptsächlich darin, daß hyperplastische Vorgänge wie beim Menschen nur wenig ausgebildet und die regressiven Störungen vorwiegend vorhanden waren. Ähnliche Befunde erhielten Fahr und Lubarsch. Lubarsch fütterte 3 Monate lang Kaninchen mit getrockneter Leber- und Nebennierensubstanz und fand schwere Veränderungen der Aorta, der peripheren Arterien, Mediaverkalkungen, an die sich schließlich auch Intimawucherungen mit geringen Verfettungen anschlossen. In den kleineren Arterien beobachtete er meist nur Mediaverkalkung. Lubarsch glaubte, daß diese Veränderungen den durch Adrenalin erzeugten näher standen wie den durch Staphylokokkeninjektion bewirkten. Fahr, der die Untersuchungen von Ignatowski nachprüfte, indem er ebenfalls mit Milch und Eiern Kaninchen fütterte, konnte Veränderungen hauptsächlich an der Aorta und den abgebenden Ästen finden. In seinen Versuchen beobachtete er geringe Blutdrucksteigerung. Auffällig war der gleichzeitige Befund von Nebennierenveränderungen. Er beobachtete Degeneration der Zona fasciculata ohne deutliche Hypertrophie der Marksubstanz. Fahr schließt aus seinen Versuchen im Vergleich mit den Erfahrungen der menschlichen Pathologie, daß bei der Arteriosklerose zwei Momente eine Rolle spielen, die zu verschiedenen pathologisch-anatomischen Veränderungen führten, einmal das toxische Moment und andererseits das mechanische. Toxische Einflüsse verursachen regressive Metamorphose, die hyperplastischen Vorgänge werden ausgelöst durch mechanische Ursachen (erhöhten Blutdruck). Fahr schließt aus seinen Untersuchungen, daß die Nebennierenhyperplasie nicht die Ursache der Arteriosklerose ist. Beide Prozesse vielmehr, sowohl Nebennierenhypertrophie wie Arteriosklerose, werden durch die gleiche Noxe bedingt, experimentell also durch die Stoffwechselstörung.

Die Bedeutung der mechanischen Momente schien überzeugend zu erweisen eine Versuchsanordnung von Klotz, der bei Kaninchen, die einige Zeit lang an den hinteren Extremitäten mit dem Kopf nach unten aufgehängt gewesen waren, ausgedehnte Gefäßveränderung der Halsgefäße fand. Diese Untersuchungen konnten allerdings von verschiedenen Nachprüfern, u. a. von Fahr, Saltykow, Lubarsch nicht bestätigt werden. Die arteriosklerotischen Veränderungen traten bei dieser Versuchsanordnung nur auf, wenn gleichzeitig andere schädigende Momente, z. B. ausschließliche Milchfütterung, hinzukamen.

Anitschkow fand die stärksten Veränderungen dann, wenn er gleichzeitig mit Cholesterinfütterung die Kaninchen an den hinteren Extremitäten aufhing und intravenös Adrenalin gab; geringere Veränderungen traten auf, wenn er bei reiner Cholesterinfütterung die Tiere aufhing, die geringsten nur bei Cholesterinfütterung.

Die alimentären Einflüsse stehen wieder mehr im Vordergrunde bei der experimentell erzeugten Gefäßerkrankung, da man die Ernährung mit Milch und Eiweiß (Saltykow), mit Muskelsubstanz (Steinbiß) auf das Cholesterin der Nahrung zurückführen will. Diese Annahme wird auch durch die Versuche Aschoffs gestützt, der durch Cholesterinverfütterungen (Sonnenblumenöl, Rüböl, Mohnöl) bei Kaninchen eine Atheromatose erzeugen konnte. Aschoff betont aber, daß hier mehr mechanische als chemische Bedingungen eine Rolle spielen, da „die eigentliche Atheromatose nichts anderes als eine Folge der in die gelockerte Intima stattfindenden Einpressung myelin- und cholesterinhaltigen Blutplasmas sei".

F. Frey hat diese Versuche experimentell neuerdings fortgeführt, indem er Monokaliumphosphat, Milchsäure, Argent. nitr. u. a. in den peripheren Abschnitt einer abgebundenen Arterie injiziert. Er sah dann eine reflektorische Steigerung des Druckes in der Karotis, eine Steigerung, die ausblieb bei der Durchtrennung der Nerven der entsprechenden Extremität. Er nimmt deshalb an, daß reflektorische Vorgänge bei Hypertonien überhaupt die Blutdrucksteigerung bedingen durch Vermittlung von Stoffwechselprodukten.

Tierexperimentell gelang es Hering, durch Ausschaltung aller 4 Blutdruckzügler, d. h. der Nn. depressores und der beiden Karotissinusnerven, beim Kaninchen eine dauernde beträchtliche Blutdrucksteigerung und in dem Verlauf arteriosklerotische Veränderungen der Aorta (Nordmann) zu erzeugen.

Zusammenfassung. Durch Injektion verschiedener Substanzen, auf der einen Seite spezifisch blutdrucksteigernder, auf der andern Seite mehr toxischer, gelingt es beim Tier, Gefäßveränderungen zu erzeugen. Diese Veränderungen bestehen entweder in Medianekrosen mit Verkalkungen und unwesentlicher Beteiligung der Intima, oder in Intimaverfettungen, Hypertrophie und Degeneration der elastischen Fasern, Ablagerungen von Cholesterin und von Kalk in Intima und Media. Es liegt sehr nahe, anatomische Befunde dieser Art mit der menschlichen Arteriosklerose in Zusammenhang zu bringen. Wenn es auch wesentliche Unterschiede in dem feineren histologischen Aufbau gibt, so ist es doch sehr wohl möglich, daß diese lediglich bedingt sind einerseits durch die besondere anatomische Struktur der menschlichen, bzw. tierischen Gefäße, andererseits dadurch, daß beim Menschen der Prozeß sich immer außerordentlich langsam und wahrscheinlich unter gleichzeitiger Einwirkung mehrerer verschiedener Momente entwickelt, daß demgegenüber bei der experimentellen Gefäßwandveränderung sich unter der Einwirkung eines Körpers ein akuter Prozeß abspielt. Möglicherweise wirkt auch beim Menschen noch eine besondere Gefäßschwäche vielleicht angeborener Art mit, um das Besondere zu erklären. Sicherlich haben diese experimentellen Untersuchungen die Frage nach der Ätiologie, dem Charakter und der Behandlung der Arteriosklerose von neuem befruchtend angeregt und es wäre wünschenswert, wenn auf diesem Gebiete speziell nach der therapeutischen Richtung hin weiter gearbeitet würde. Daß aber neben diesen chemischen Einflüssen die mechanischen nicht vergessen werden dürfen, vielleicht sogar eine noch wichtigere Rolle spielen, lehren uns die Untersuchungen der Aschoffschen Schule.

Wichtig für die Entstehung sind aber ohne Frage auch die reflektorischen Vorgänge, wie Frey experimentell bewiesen hat. Diese reflektorischen Steigerungen sind am meisten imstande, uns das Auftreten von Arteriosklerose bei psychischen Erregungen des Menschen zu erklären.

c) Symptomatologie.

α) Allgemeines.

Die Folgen der Veränderungen der Gefäßwand drücken sich, falls die Arteriosklerose einen nennenswerten Grad erreicht hat, durch eine mangelhafte Durchblutung und mangelhafte Tätigkeit der einzelnen Organe aus. Dies wird sich zunächst äußern in einer mangelhaften Funktion, kann sich aber, besonders wenn es sich um Endarterien oder um Arterien der Extremitäten handelt und diese total verschlossen werden, auch ausdrücken durch eine anämische Nekrose (Gehirnerweichung) bzw. durch eine arteriosklerotische Gangrän (s. Abb. 171).

Es ist natürlich schwer, die ungenügende Tätigkeit eines inneren Organs klinisch sicher festzustellen. Sehr oft genügt das Gefäßsystem noch für normale Ansprüche, versagt aber in dem Augenblick, wo nennenswerte Mehrleistungen erfordert werden. Daher tritt das intermittierende Hinken oft nur dann auf, wenn besondere körperliche Anstrengungen gefordert werden, daher die Angina pectoris häufig nach starken körperlichen und psychischen Überanstrengungen. Dieses Versagen kann sehr verschieden in Erscheinung treten, je nachdem es sich um mehr oder weniger wichtige Organe handelt. Es muß natürlich in erster Linie bemerkbar werden bei einer Arteriosklerose des Herzens, des Gehirns oder der Nieren; die Erkrankung kann aber auch trotz

hochgradiger Ausdehnung verborgen bleiben, z. B. bei einer Arteriosklerose
wenig gebrauchter Muskelgruppen. Dadurch, daß bei der allgemeinen Sklerose
eine ständige Mehrarbeit des Herzens verlangt wird, einerseits infolge des erhöhten Widerstandes, andererseits infolge der mangelhaften Anpassungsfähigkeit der Gefäße, wird dann, wenn daneben eine lokale Sklerose der Koronargefäße vorhanden ist, diese bei jeder leichten Belastung sich äußern. Es scheint,
daß die Arteriosklerose sich besonders frühzeitig an den Nierengefäßen zeigt
und auf die Nierenfunktion besonders ungünstig einwirkt.

Es ist verständlich, daß bei der allgemeinen Arteriosklerose oft die Abmagerung im Vordergrunde steht. Die Differentialdiagnose gegenüber einem
beginnenden Karzinom oder einer Altersphthise kann hier schwierig sein, immerhin darf man aber bei Leuten um 50—60 Jahren, wenn eine zunehmende Abmagerung ohne lokale Organerkrankung vorligt, eine allgemeine Arteriosklerose annehmen.

Man ist heutzutage geneigt, die bei der Arteriosklerose oft (aber nicht immer!) vorhandene Blutdrucksteigerung auf Veränderungen in der Tätigkeit der Niere zurückzuführen. Die verminderte Konzentration des Harnes, die zeitweilige Albuminurie, die
Verminderung der Harnmenge bei gleichzeitigem Auftreten von Ödemen muß man wohl
auf eine mangelhafte Ernährung des Nierenparenchyms infolge Veränderung der Nierengefäße zurückführen. Zweifelhaft ist es, ob die im Verlaufe der Arteriosklerose nicht selten
zu beobachtende Glykosurie ebenfalls durch eine Störung der Nierentätigkeit (abnorme
Durchlässigkeit des Nierenparenchyms für Zucker) erklärt werden kann. Wahrscheinlicher
ist es, in diesem Falle eine Störung in der Tätigkeit der Leber oder des Pankreas anzunehmen.
Es sei daran erinnert, daß häufig beim Diabetes eine isolierte Sklerose der Pankreasgefäße
beobachtet wurde (Weichselbaum). Mangelhafte Ernährung des Magen-Darmkanals
muß man wohl in den häufigsten Fällen annehmen, besonders da, wo die Arteriosklerose
einhergeht mit starker Abmagerung. Deutlicher ist der Zusammenhang dann, wenn
spastische Zustände zu der Arteriosklerose der Bauchgefäße hinzukommen und zu den
bekannten Erscheinungen der Dyspragia intermittens arteriosclerotica intestinalis führen.

Nicht selten stehen im Vordergrund des Krankheitsbildes lokale Symptome von seiten des Gehirns. In solchen Fällen finden sich anatomisch
diffuse sklerotische Veränderungen in den Gehirngefäßen, die zu einer allgemeinen ungenügenden Zirkulation im Gehirn führen. Auf einzelne Gefäßgebiete beschränkte Sklerosen bedingen oft anfallsweise auftretende Symptome
(Schmerzen, Lähmungen, in den schwersten Fällen Apoplexien).

Klinisches Krankheitsbild. Da bei der Arteriosklerose die objektiven Unterlagen vollkommen fehlen können, besonders dann, wenn die Sklerose mehr
zentral lokalisiert ist, da andererseits ausgedehnte periphere Veränderungen
beobachtet werden, ohne daß subjektive Symptome und Störungen in der Leistungsfähigkeit des Patienten vorhanden sind, ist es sehr schwer, die vielseitigen
Allgemeinerscheinungen zu begründen und ein genau abgegrenztes Symptombild der beginnenden Erkrankung zu geben.

Zunächst stehen von den subjektiven Beschwerden im Vordergrunde
Abnahme der körperlichen und geistigen Leistungsfähigkeit und Schmerzen
verschiedener Art; sehr oft Rückenschmerzen, Kopfschmerzen und Herzbeschwerden. Ob diese Symptome, wenn sie vielseitig sind und in ihrer Lokalisation und Intensität wechseln, als nervös angesprochen werden müssen oder
ob eine Sklerose des Gefäßsystems zugrunde zu legen ist, kann in vielen Fällen
erst der weitere Verlauf zeigen.

Zu den häufigsten Klagen gehören fernerhin Schlaflosigkeit, Schwindelgefühl, besonders bei körperlichen Anstrengungen und bei geistiger Ermüdung,
das Unvermögen, neue Gedanken zu fassen und zu verarbeiten, besonders bei
Leuten, die bis dahin geistig außerordentlich rege waren. Im Vordergrunde
steht oft ein auffälliger Wechsel in der Stimmung, eine leichte Erregbarkeit
derart, daß das bis dahin fast gleichmäßige Temperament bald mehr zur Hypo-

chondrie, bald mehr zur cholerischen Seite umschlägt, oft aus außerordentlich kleinen Ursachen, z. B. besonders wenn lächerlich kleine Geldausgaben im Haushalt oder im Geschäft eine Rolle spielen. Während Symptome dieser Art mehr auf das gesamte Gefäßsystem bzw. auf das Gefäßsystem des Gehirns hindeuten, beobachtet man andererseits Schmerzen, die mehr den Eindruck einer organisch bedingten Erkrankung machen. Die Patienten klagen über Kälteempfindungen oder krampfhafte Schmerzen in den Armen und Beinen, empfinden diese Beschwerden oft zu bestimmten Tageszeiten oder abhängig von bestimmten Momenten, oft völlig regellos, zumeist aber dann, wenn eine höhere Beanspruchung der betreffenden Extremität vorangegangen war. Hierher gehören auch die nach längerem Sprechen auftretenden Ermüdungserscheinungen in der Zunge oder in der Kiefermuskulatur, die oft mit Schmerzen im ganzen Gesicht verbunden sind, schließlich auch Ermüdungserscheinungen der Augen und Ohren mit mehr oder weniger ausgesprochenen lokalen schmerzhaften Empfindungen einhergehend. Häufig sind Schmerzen in der Herzgegend,

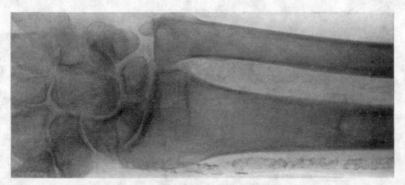

Abb. 168. Die Abbildung gibt die etwas stärkere Radialis unten mit deutlicher Kalkeinlagerung und die schwächere, nicht so stark verkalkte Ulnaris oben sehr gut wieder.

die teils in der Gegend des Herzens oder der großen Gefäße lokalisiert werden, teils mehr in dem gesamten knöchernen Thorax, die entweder lokalisiert und definiert werden können, oder mehr als unbestimmte, subjektive Empfindungen bezeichnet werden. Nicht selten strahlen vom Thorax die Schmerzen in die Arme aus, gelegentlich aber auch in das Abdomen oder zum Rücken und kombinieren sich mit subjektiven Empfindungen, wie sie bei organischen Erkrankungen des Magens oder der Nieren (Nierensteine) empfunden werden. Treten Beschwerden dieser Art in prononzierter Weise exakt lokalisiert in der Herzgegend auf, so ist es nicht schwer, hier eine organisch bedingte Angina pectoris (s. d.) anzunehmen, oft aber sind die subjektiven Empfindungen so verwaschen und so vorübergehend, daß es erst nach längerem Beobachten, und nachdem man den Patienten wiederholt ausgefragt hat (hier ist große Vorsicht geboten!), gelingt, die Natur der Beschwerden als arteriosklerotisch zu erkennen. Zu den subjektiven Beschwerden gehört weiterhin die oft als sehr lästig empfundene Atemnot bei den geringsten körperlichen Anstrengungen und psychischen Erregungen, ein Symptom, das auch ohne diese Ursachen auftreten und längere Zeit anhalten kann, das oft sich mehr subjektiv kennzeichnet und objektiv kaum nachweisbar ist. Der Arzt beobachtet nicht selten, daß die ausgesprochene Atemnot und die objektive Dyspnoe bei der Untersuchung des Patienten beim Ablenken verschwindet, und daß sie mit oder ohne besondere Veranlassung plötzlich wieder auftritt.

Ein Symptom, das auch das erste und längere Zeit das einzige der beginnenden Arteriosklerose sein kann, ist Appetitlosigkeit, nicht selten einhergehend mit Abmagerung und auffälligem Nachlassen des Turgors der Haut,
das sich gelegentlich kombiniert mit Neigung zum Frösteln, außergewöhnlich
starker Empfindlichkeit gegen Kälte. Auffällig oft sah ich intraokuläre
Blutungen als primäres Symptom bei Frauen im vierten Lebensjahrzehnt,
Blutungen, die entweder nur vorübergehende Sehstörungen machten oder auch

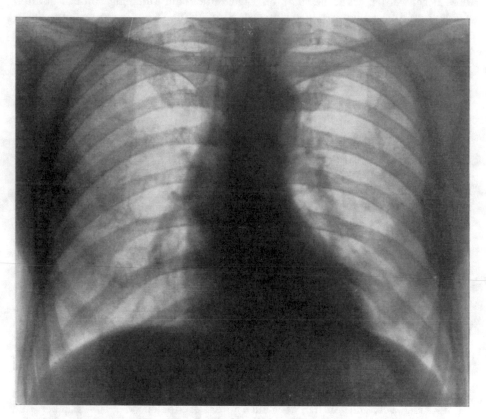

Abb. 169. Breite Aorta (Arteriosklerose).

mit heftigeren Lokalsymptomen evtl. mit Netzhautablösung einhergingen. Gelegentlich sieht man auch als primäres Symptom Uterusblutungen (Apo-
plexia uteri), die als solche natürlich nur dann gut erkennbar sind, wenn
sie bei Frauen, die längere Zeit bereits im Klimakterium standen, auftreten.
Ebenso wie bei der Nephrosklerose häufiges Auftreten von Nasenbluten
auf die Hochdruckstauung hindeutet, kann auch bei der Arteriosklerose Nasenbluten die Stauung im großen Kreislauf anzeigen.

Es ist begreiflich, daß aufsteigende Aorta und Aortenbogen, die als Windkessel dienen und auch dem ersten Anprall des Blutes am meisten ausgesetzt
sind, oft die stärksten degenerativen Veränderungen aufweisen. Lokalsymptome machen diese Herde nicht, wenigstens keine subjektiven. Im Röntgenbilde ist auch, trotz ausgedehnterer Veränderungen, oft der Aortenschatten
nicht wesentlich verbreitert. Aber da diese Degenerationen die Elastizität des
Windkessels wesentlich vermindern, so wird die Gewalt des Pulsstoßes auf die

peripher liegenden Gefäße, insbesondere auf die Art. subclavia größer. Infolge-dessen fühlt der palpierende Finger einen stärkeren Anstoß. Auf dieses Symptom weist Truncek neuerdings hin.

Objektiver Befund. Die objektiven Zeichen sind: Rigidität und Schlängelung der peripheren Gefäße, Verbreiterung und Veränderung der Aortensilhouette im Röntgenbilde, mehr oder weniger ausgesprochene Hypertrophie des linken Ventrikels, mäßig oder stark erhöhter Blutdruck, Dyspnoe bei körperlichen Anstrengungen, Neigung zu Bronchialkatarrhen, Anfälle von Angina pectoris und Asthma cardiale, lokale, anfallsweise auf-tretende Schmerzen in den Extremitäten oder im Abdomen, die durch spastische Gefäßkontraktion bedingt sind, endlich die für Schrumpfniere charakteristischen Erscheinungen. Bei der Untersuchung der Rigidität der peripheren Gefäße darf man sich nicht auf die Arteria radialis, cubitalis und temporalis beschränken. Wie oben erwähnt, kann sich bei Männern die Sklerose in ausgedehnter Weise an den Beingefäßen lokalisieren. Hier tastet man sie am besten an der Arteria dorsalis pedis, an der Tibialis postica und poplitea. Die Palpation der Karotis ist oft zur Beurteilung der allgemeinen Sklerose wichtig, ebenso wichtig aber auch, den gebeugten Arm zu erheben und die Schlängelung und Rigidität in der Brachialis mit dem Auge und dem tastenden Finger zu kontrollieren.

Die Arteria temporalis ist oft bei jungen Leuten schon geschlängelt und rigide, obwohl sich in den obigen Gefäßen keine sklerotischen Veränderungen finden oder entwickeln. Man soll daher dieses Symptom nicht berücksichtigen oder nur dann, wenn auch in anderen Gefäßen Zeichen einer Arteriosklerose vorhanden sind.

Wenn sich der Prozeß peripher nennenswert entwickelt hat, so findet man fast immer einen erhöhten Blutdruck, der zunächst Werte von 130—160 mm Hg zeigt. Bei einer Blutdruckerhöhung über 160—180 kann neben der Arterio-sklerose noch eine beginnende Schrumpfniere vorhanden sein. Bei 180—200 handelt es sich wohl meistens um Schrumpfniere. Wenn sich die Gefäßverände-rung mehr zentral entwickelt hat, so ist diese objektiv besonders im Röntgen-bilde ausgeprägt. Man findet dann eine Verbreitung der Aortensilhouette, eine starke Pulsation und eine mehr oder weniger ausgesprochene Abknickung des Bogens nach links (Abb. 92 und 169).

Der sklerotische Prozeß kann, wenn er sich in der Nähe der Aortenklappen lokalisiert, auch auf diese übergreifen, und zu einer Aortenstenose oder häufiger zu einer Insuffizienz führen, Folgeerscheinungen, die sich objektiv ja leicht feststellen lassen. Die Sklerose der Aorta ascendens kombiniert sich oft mit einer Koronarsklerose.

Um die Sklerose des Aortenbogens zu diagnostizieren, hat man neben dem Röntgenverfahren folgende Anhaltspunkte: Man fühlt nicht selten die gedehnte und nach oben hin verschobene Aorta deutlich im Jugulum pulsieren, besonders wenn man den Kranken beim Tasten schlucken läßt. Die Pulsation ist gelegentlich auch im zweiten oder ersten Interkostalraum zumeist rechts vom Sternum deutlich fühlbar, falls man mit dem Finger tief genug eindringen kann.

Perkussorisch ist die Dämpfung über dem oberen Sternum mehr oder weniger verbreitert, auskultatorisch hört man gelegentlich ein systolisches Geräusch (siehe auch Aortenstenose, S. 374), oft einen verstärkten oder klingenden zweiten Aortenton.

Durch die Abnahme der Elastizität der Aortenwand nimmt das Herz eine mehr liegende Stellung im Brustraum ein.

Gelegentlich deutet ein Pulsus differens auf die Arteriosklerose des Aortenbogens hin. Diese Differenz erklärt sich ebenso wie beim Aneurysma dadurch, daß die abgehenden Äste der Anonyma rechts bzw. Karotis und Subklavia links, durch die hauptsächlich an den Gefäßmündungen lokalisierte Arteriosklerose eine Einengung erfahren haben.

Daß statt eines klappenden ein musikalisch klingender zweiter Ton die sklerotischen Veränderungen der aufsteigenden Aorta andeuten kann, ist unter Umständen von Wichtigkeit.

Die Sklerose der Splanchnikusgefäße kann der objektiven Diagnose sehr schwer oder gar nicht zugänglich sein; nur dann, wenn es sich um lokale, anfallsweise auftretende Schmerzen handelt, oder dann, wenn neben einem nennenswerten erhöhten Blutdruck eine größere Hypertrophie des linken Ventrikels mit einem klappenden zweiten Aortenton besteht, darf man an eine Arteriosklerose der Darmarterien denken.

Daß Arteriosklerose Herzhypertrophie bewirkt, nahmen Rokitanski, Bamberger u. a. schon als eine feststehende Tatsache an, später sprachen sich Traube und Fräntzel dahin aus, daß Arteriosklerose und Herzhypertrophie die Folge einer gemeinsamen Ursache seien.

Es war von vornherein klar, daß diese Streitfrage nicht sobald geschlichtet werden könne. Wenn man die Möglichkeiten kritisch abwägt, so sind folgende Fragen zu beantworten: 1. Hängt die etwa bestehende Herzhypertrophie mit der Ausbreitung oder mit der Lokalisation der Arteriosklerose zusammen, und 2. ist im bejahenden Falle die Arteriosklerose das Primäre, oder schaffen gewisse Noxen zuerst Zirkulationsstörungen dann Aortensklerose und damit gleichzeitig oder später Herzhypertrophie? — Heut nimmt man mit Romberg, Hasenfeld und Hirsch an, daß bei einer nennenswerten Sklerose im Gebiete des Splanchnikus und der Brustaorta vielleicht in der Hauptsache durch die mechanischen Veränderungen im Kreislaufe eine Herzhypertrophie erzeugt wird.

Der Puls ist meistens regelmäßig, von mittlerer Fülle, erhöhter Spannung, gelegentlich in seiner Frequenz herabgesetzt und in seinem Ablauf entweder mehr träge, oder bei dem Vorhandensein einer ausgesprochenen Herzhypertrophie oft auch schnellend.

Wichtig ist die Beobachtung von O. Müller, daß die Reaktion der peripheren Gefäße auf Wärme-, besonders aber auf Kältereize träger und weniger ausgiebig ist, wenn die Arterien nennenswert sklerotisch verändert sind, und daß diese Reaktion mit dem Grade der Veränderung ungefähr parallel verläuft. Gumprecht und Romberg haben andererseits nachgewiesen, daß eine hypertrophische Arterienmuskulatur diese Störung kompensieren kann.

Das Entstehen des Pulsus celer kann man nach Traube und Schrötter darauf zurückführen, daß die rigide Aorta wie ein Windkessel wirkt. Diese Auffassung konnte Schrötter dadurch stützen, daß er in den Moritzschen Kreislaufmodellen den Anfangsteil der Aorta durch ein größeres starres Rohr ersetzte. Sobald er das tat, wurden die Schwankungen in der Peripherie größer, d. h. es trat ein steiler Anstieg und ein steiler rascher Abstieg der Wellen ein[1]).

β) Symptome bei der lokalisierten Sklerose einzelner Gefäßgebiete.

1. Die Gehirnsklerose. Die Sklerose der Gehirngefäße äußert sich zumeist dadurch, daß die geistige Leistungsfähigkeit abnimmt. Nicht selten kombiniert sich dies mit Affektstörungen, ausgesprochenem Wechsel in der Stimmung und Gemütsverfassung, sehr oft auch durch eine starke Geschwätzigkeit. Nach Windscheid soll sich die Arteriosklerose der Gehirngefäße weniger in einer Störung der geistigen Leistungsfähigkeit äußern, sondern besonders in einer Herabsetzung der Konzeptionsfähigkeit für neue Gedanken. Diese Beobachtung macht man natürlich eher bei Leuten, die bis dahin geistig intensiv tätig waren, als bei anderen. Auch Kopfschmerz oder subjektive Beschwerden anderer Art, Gefühl von Benommenheit, Druck im Kopf, dann Störungen im Schlaf derart, daß der Schlaf sehr leicht ist und die Patienten

---

[1]) F. Lange macht den Versuch, mit Hilfe verschiedener Testmethoden, wie Messung der Kapillarströmungszeit nach Blutsperre, Blutdruckmessung nach Abbinden der Glieder, thermoelektrische Messung der Hauttemperatur und der Temperatur der Magenschleimhaut usw. die durchweg bei Arteriosklerose deutlich veränderte, und zwar meist gegensätzlich zu den Fällen reiner Hypertonie veränderte Funktion der Blutstrombahn darzutun (Deutsch. Arch. f. klin. Md. Bd. 157 u. 158. 1927 u. 1928).

in der Nacht aufwachen, in schweren Fällen völlige Schlaflosigkeit und starke motorische Unruhe, gehören hierher. Alle diese Symptome können, wenn sie wenig ausgebildet sind, den Eindruck nervöser Störungen machen.

Sie können so erheblich sein, daß man an Urämie denkt. Die Differentialdiagnose ist nicht immer leicht, ausschlaggebend ist, wie Strauß betont, die Bestimmung des Reststickstoffes.

Einen frühzeitigen Hinweis auf eine beginnende Arteriosklerose der Hirngefäße machen auch Erscheinungen von seiten des Gehörapparates: subjektive Hörempfindungen, Abnahme der Hörschärfe, Schwindel und Nystagmus sind als erstes Zeichen der Gehirnarteriosklerose beachtenswerte Befunde. Kommt es dann im Verlaufe der Erkrankung zu einem plötzlichen Absinken der Gehörkurve, so ist diese Wendung als prognostisch ungünstig zu bezeichnen. Berücksichtigen muß man allerdings, daß die Differentialdiagnose gegenüber Otosklerose außerordentlich schwer ist und daß man Otosklerose nicht mit zerebraler Sklerose identifizieren darf.

Naunyn hat darauf hingewiesen, daß die Sklerose der Gehirnarterien epileptische Krämpfe auslösen kann und diesen Zusammenhang dadurch sichergestellt, daß er bei seinen Patienten nach Kompression der Karotiden epileptische Konvulsionen erzeugte. Es muß also wohl die Gefäßerkrankung zu Zirkulationsstörungen führen, die zeitweise intensiver werden und dann die Anfälle auslösen. Hochhaus konnte bei Leuten zwischen 20 und 30 Jahren Epilepsie auf eine frühzeitige Verkalkung der Gehirngefäße zurückführen. Epileptiforme Krämpfe findet man besonders dann, wenn die Hirngefäße beider Hälften rigide geworden sind. Hier ist erwähnenswert die Beobachtung von C. Gerhardt, der bei einer doppelseitigen Hirnembolie ebenfalls epileptiforme Anfälle auftreten sah.

Die Zerebralsklerose kombiniert sich häufig mit einer Sklerose der Netzhautarterien, doch kann diese auch in ausgesprochener Weise vorhanden und im Augenhintergrund nachweisbar sein, ohne daß die zerebralen Gefäße verändert sind.

Die Frühform der Gehirnsklerose, die oft schon mit dem Anfang der 30er bis 40er Jahre auftritt, befällt vorwiegend die kleineren Gefäße der Gehirnsubstanz; daher sieht man klinisch mehr allgemeine Störungen der Hirntätigkeit, ohne Herdsymptome. Die Frühsklerose ähnelt deshalb, und weil auch ihre Erscheinungen, ebenso wie bei der Sklerose anderer Gefäßgebiete, wechseln, den funktionellen Psychosen. Sie erinnert oft an neurasthenische Erschöpfungs- oder melancholische Verstimmungszustände. Anatomisch beruhen die arteriosklerotischen Veränderungen auf einer mehr fibrösen Umwandlung der Media der Gehirngefäße ohne regressive Veränderungen, denn die Gehirngefäße verhalten sich, wie Bonnet zeigte, in ihrer normalen Struktur, was Menge der Elastika und Muskelfasern anbetrifft, anders als die entsprechend großen Gefäße der Extremitäten. Sehr häufig ist in der Aszendenz oder in der Vergangenheit des Kranken funktionelle stärkere Gefäßbelastung nachzuweisen.

2. Koronarsklerose und Angina pectoris. Die Sklerose der Koronararterien kann im Verlaufe der allgemeinen Arteriosklerose zu besonderen Symptomen führen, oder auch ohne daß sklerotische Veränderungen am übrigen Gefäßsystem nachweisbar sind, als selbständiges Leiden auftreten. Nicht selten sieht man sie dann, wenn schon längere Zeit vorher ein Pulsus irregularis perpetuus als Ausdruck der Myodegeneratio cordis vorhanden war.

Pathologische Anatomie. Die für das Krankheitsbild charakteristischen Anfälle beruhen wahrscheinlich darauf, daß die sklerotisch veränderten Koronararterien sich spastisch kontrahieren und infolgedessen die Zirkulation im Herzmuskel vorübergehend gestört wird. Der Sitz der Sklerose ist meistens die linke Koronararterie, seltener die rechte und die Äste, die die Vorhöfe versorgen; zumeist findet sich gleichzeitig eine ausgedehnte Sklerose des Aortenbogens. Es kann aber, wie erwähnt, die Sklerose sich auf die Koronargefäße allein beschränken. In den Herzen derjenigen Patienten, die schon längere Zeit die Symptome einer Koronarsklerose geboten hatten, findet man sehr oft bindegewebige Inseln oder Narben, die durch eine Thrombose oder Embolie der Gefäße und dadurch bedingten anämischen Infarkt entstanden waren. Gelegentlich sieht man aber ausgedehnte sklerotische Veränderungen der Koronargefäße bei Leuten, die im Leben niemals Lokalsymptome gehabt hatten. Als Ursache für die Sklerose der Koronargefäße gelten dieselben Momente, die zur Arteriosklerose der übrigen Gefäße führen. Besonders zu erwähnen sei, daß Wiesner die von ihm beobachteten Veränderungen der Gefäße nach Infektionskrankheiten gerade auch an den Koronargefäßen feststellte.

Krankheitsbild der Koronarsklerose. Die Symptome bestehen in Anfällen von Herzangst oder Angstgefühl in der Brust mit mehr oder weniger intensiven Schmerzen. Beide Symptome können so heftig sein, daß die Patienten das Gefühl haben, sie müßten jeden Augenblick sterben. Auffälligerweise bleibt aber das Sensorium fast immer frei. Die Anfälle treten gewöhnlich nach körperlicher Anstrengung auf, ferner nach psychischen Erregungen, nach reichlichen Mahlzeiten, übermäßigem Alkoholgenuß, also im Anschluß an Momente, die vorübergehend das Herz stärker beanspruchen, oder es in seiner Lage verändern. Plötzliche Todesfälle im Anfalle kommen vor, sie bilden einen Teil der als „Herzschlag" bezeichneten Fälle (s. u.). Neben diesen ausgesprochenen Anfällen von Herzangst sieht man ihre Vorboten Wochen oder Monate vorher auftreten, in der Form von kurzdauernden Attacken.

Das Charakteristische für diese Symptome der Koronarsklerose ist, daß die Patienten sich, wenn der Anfall vorüber ist, leidlich wohl fühlen, und daß entweder im Anschluß an die erwähnten Gelegenheitsursachen der erste akute Anfall auftritt, oder spontan, besonders des Nachts plötzlich, der Symptomenkomplex ausgelöst wird.

Der ausgesprochene Anfall einer Verengerung der Koronargefäße macht Symptome, die unter dem Begriff Angina pectoris zumeist zusammengefaßt werden. Daß dieser Anfall sich gewöhnlich im Anschluß an körperliche Anstrengungen oder psychische Erregungen, oder spontan und dann des Nachts entwickelt, wurde oben erwähnt. Die Beschwerden bestehen, wie der Name sagt, in der Hauptsache in einem großen Angstgefühl in der Brust und in Schmerzen, die gewöhnlich in der Herzgegend lokalisiert werden und von hier zur linken Schulter und zum linken Arm ausstrahlen. Die Lokalisation dieser Schmerzen kann sehr verschieden sein, sie können sogar mehr in die Magengegend verlegt werden und dann gastrische Krisen vortäuschen, oder mehr in der Nierengegend auftreten und an das Vorhandensein von Nierensteinen denken lassen. Sie können sich auch im Hals oder Kopf lokalisieren, was Head ausführlich beschrieben hat.

Gewöhnlich atmen die Patienten rasch und oberflächlich, sie sind unruhig, blaß, mit Schweiß bedeckt und haben einen kleinen, beschleunigten, oft irregulären Puls. In einem solchen Anfall kann plötzlich der Tod auftreten. Gairdner hat für diesen anscheinend schmerzlosen plötzlichen Tod den Namen Angina sine dolore angegeben. Es kann sich anderseits auch allmählich unter den Erscheinungen von Lungenödem eine Herzinsuffizienz einstellen, die nach Minuten oder Stunden zum Tode führt. Dieser Herztod ist klinisch die Folge einer Insuffizienz besonders des linken Ventrikels, die sich auch durch eine Dilatation des Herzens nach links markiert. Heben sich die Zirkulationsstörungen, so verschwinden die Schmerzen allmählich, die Dyspnoe wird geringer, der Puls kräftiger. Am Ende des Anfalls sieht man häufig Aufstoßen, gelegentlich Erbrechen auftreten. Im Anfall selbst ist zumeist das Sensorium frei, sehr selten werden die Patienten bewußtlos.

Die Regel ist, daß einem solchen ausgesprochenen Anfall bald ein zweiter folgt. Gelegentlich überstehen die Patienten nur einige wenige Anfälle, es kommt relativ selten vor, daß man eine große Reihe hintereinander bei demselben Patienten zu beobachten Gelegenheit hat.

Näheres über dieses Krankheitsbild siehe unter Angina pectoris S. 527.

3. Die Pulmonalsklerose. Begriff und Häufigkeit. Die Sklerose der Pulmonalarterie und ihrer Nebenäste macht klinisch meistens so wenig charakteristische Symptome, daß eine präzise Diagnose selten möglich ist. Die Sklerose scheint aber doch häufiger vorzukommen, als man früher annahm. Es ist daher wohl berechtigt, wenn man auf das Krankheitsbild näher eingeht, da speziell die bei der Pulmonalsklerose wichtigen ätiologischen Momente für die Ätiologie der Gefäßwandveränderungen überhaupt nicht ohne Bedeutung sind. Rokitanski stand seinerzeit auf dem Standpunkt, daß die Pulmonalsklerose nur mit ausgedehnter Arteriosklerose der Aorta, nicht als selbständige Erkrankung vorkäme. Bichat glaubte, daß sie ebenso selten anzutreffen sei, wie die Sklerose der Körpervenen. Heute wissen wir durch die Untersuchungen von Romberg, Schrötter, Posselt, Rößle u. a., daß auch eine isolierte Sklerose der Pulmonalarterie und ihrer feinsten Verzweigungen nicht so selten ist.

Ätiologie und Symptome. Ebenso wie bei der Sklerose der Aorta konnte man in den Fällen, in denen ausgesprochene Pulmonalsklerose klinisch und anatomisch nachgewiesen wurde, auf diesen oder jenen ätiologisch wichtigen Faktor hinweisen. Zumeist mußte man allerdings auf mehrere gleichzeitig anzuschuldigende Momente zurückgreifen.

Man fand die Sklerose häufiger in Verbindung mit kongenitalen Herzfehlern bzw. Herzmißbildungen, dann mit angeborenen Veränderungen am Gefäßsystem (Enge der Pulmonalvenen und Hypoplasie der Aorta), weiter bei Mitralstenose, dann bei Pericarditis adhaesiva, bei Emphysem, schließlich nach schwereren, in der Jugend durchgemachten Infektionskrankheiten. Aus diesen Kombinationen lassen sich zwei ätiologische Momente ausschälen, das mechanische und das toxische. Daß das mechanische eine Rolle spielen muß, geht aus den Fällen hervor, wo man z. B. bei Druck von außen durch eine geschwollene Bronchialdrüse oder durch ein der Pulmonalis anliegendes Aortenaneurysma lokal eine stärkere Ausbildung der Arteriosklerose in der Pulmonalis fand. Diese Annahme wird auch unterstützt dadurch, daß man bei Kyphoskoliose, bei der bekanntlich der Druck oft wesentlich erhöht ist und sich durch eine Hypertrophie und Dilatation des rechten Ventrikels äußert, nicht selten ausgesprochene Pulmonalsklerose sah, ferner durch die Beobachtung von ungewöhnlich starker Pulmonalsklerose bei Glasbläsern, schließlich dadurch, daß bei Mitralstenose oder offenem Ductus Botalli Pulmonalsklerose häufiger vorkommt. Gerade die Verhältnisse bei Mitralstenose zeigen, daß die mechanischen Momente nicht allein maßgebend sind, denn nicht immer findet man hierbei Veränderungen der Lungenarterien. Es ist ebenso wie bei der Arteriosklerose sehr naheliegend, daß besonders dann, wenn die toxische Noxe vorher das Gefäßsystem geschädigt hat, unter mechanischer Druckerhöhung leichter sich eine Sklerose entwickelt. Das ist nicht selten der Fall, wenn schwere Infektionskrankheiten, besonders Variola, Gelenkrheumatismus, Typhus, Malaria, Lungenentzündung toxisch die Gefäßwand des Lungenkreislaufes verändert haben.

Ebenso wie bei der Arteriosklerose des großen Kreislaufes lokalisiert sich die Pulmonalsklerose oft besonders in dem Anfangsteil des Gefäßes und hier gern gerade an den Abgangsteilen der größeren Gefäße. Man sieht sie aber bis in die kleinsten Gefäße hinein und Brüning, Pick und Rößle konnten bei Emphysem oft ausgedehnte sklerotische Veränderungen in den feinsten Ästen finden.

Auch bei jugendlichen Personen kann zugleich mit einer Hypertrophie des rechten Ventrikels eine Sklerose der Pulmonalarterie vorkommen.

Klinisches Krankheitsbild. Die Pulmonalsklerose ist, wie gesagt, nicht durch einen bestimmten klinischen Symptomenkomplex gekennzeichnet; man kann sie immer dann vermuten, wenn stärkere Stauungen im Lungenkreislauf vorhanden sind, die sich nicht kombinieren mit Stauungen im Körperkreislauf und die andererseits sich verbinden mit einer auffälligen Hypertrophie des rechten Herzens (Mitralstenose, Kyphoskoliose), mit Attacken von heftigen Schmerzen an der Basis des Herzens und die endlich bei verhältnismäßig jugendlichen Personen, besonders nach schwereren Infektionskrankheiten (Variola, Polyarthritis, Pericarditis adhaesiva) vorkommen. Posselt erwähnt als charakteristisch das häufige Auftreten von Lungenblutungen, von hochgradiger Zyanose bei verhältnismäßig geringer Dyspnoe und sonstigen Stauungserscheinungen. Er empfiehlt, Arteriosklerose der Pulmonalis mit primärer Mitralstenose von der ohne Mitralstenose zu unterscheiden. Bei der ersteren fand er 1. bei der physikalischen Untersuchung eine Dämpfungszone am oberen linken Sternalrand mit Druck- und Perkussionsempfindlichkeit, besonders bei vornübergebeugtem Körper; 2. eine ungewöhnlich starke Verbreiterung der Herzdämpfung nach rechts; 3. ein stärkeres Hervortreten des mittleren linken Bogens bei der Röntgendurchleuchtung; 4. ein allmähliches Aufwärtswandern des präsystolischen Geräusches, gegen das Pulmonalostium zu. Posselt zieht als besonders wichtige klinische Symptome an: 1. die auffällige Zyanose (Frühsymptom) bei Fehlen von Dyspnoe und Ödemen; 2. Anfälle von Schmerzen an der Herzbasis, die zur Lunge hin ausstrahlen und gewöhnlich sich mit Unruhe, Angstgefühl und Zyanose verbinden. (Diese Anfälle deutet Posselt als spastische und bezeichnet sie als Dyspragia intermittens angiosclerotica pulmonalis; er betont, daß diese Angina sich von der Angina pectoris durch die Zyanose unterscheidet und nennt sie daher auch Angina hypercyanotica); 3. Fehlen der Trommelschlegelfinger und 4. wiederholte starke Lungenblutungen. Vielleicht ist es berechtigt, die Lungenblutungen an die erste Stelle zu setzen, da diese oft mehr als die anderen Symptome auf die Pulmonalsklerose hindeuten.

4. Das intermittierende Hinken. Dieses von Charcot zuerst beschriebene Krankheitsbild besteht in Bewegungsstörungen an den unteren Extremitäten, die im Anschluß an Anstrengungen auftreten und gewöhnlich mit krampfartigen, plötzlich auftretenden Schmerzen, mit Ermüdungsgefühl, oder mit Sensationen anderer Art (Kribbeln, Taubsein, Stiche) einhergehen können.

Charcot ging bei der Beschreibung des intermittierenden Hinkens aus von den Beobachtungen der Tierärzte an Pferden mit einer Thrombose der Bauchaorta oder der Darmbein- und Schenkelarterien. Solche Tiere sind in der Ruhe anscheinend völlig gesund, nach kurzem Laufen beginnen sie mit einem oder beiden Beinen zu hinken. Nach längerem Ausruhen verschwinden die Beschwerden wieder, um sehr bald nach erneuter Anstrengung sich wieder einzustellen. Wird ein Pferd, das die Erscheinungen des Hinkens zeigt, mit Gewalt zum Weiterlaufen angetrieben, so beginnt es zu zittern, schwitzt stark, Atmung und Herz werden beschleunigt, schließlich fällt das Tier nieder und wälzt sich wie von Koliken befallen, herum. Das hinkende Bein ist jetzt steif, seine Muskeln scheinen kontrahiert und halten es in äußerster Beuge- oder Streckstellung fixiert; das Bein erscheint kühl, seine Arterien pulsieren nicht, seine Sensibilität ist stark herabgesetzt. Nach Charcot sollen die Erscheinungen an den Extremitäten bedingt sein durch eine Ischämie der Muskulatur infolge der Verlegung der Arterien. Die Schilderung des intermittierenden Hinkens der Pferde, wie sie Charcot gegeben hat, ist nach den Beobachtungen der modernen Tierärzte insofern nicht richtig, als diese nur eine allmählich zunehmende Schwäche, eine Lähmung ohne Muskelkrampf während des Anfalles angeben.

Beim Menschen verläuft die Erkrankung zumeist folgendermaßen: Bei längerem oder kürzerem Gehen und, besonders im Beginn der Erkrankung, erst nach einem angestrengten Marsch tritt im Gebiet der ganzen unteren Extremität ein Gefühl von Schwäche, oft nur von Kribbeln oder Eingeschlafensein ein. Diese Beschwerden können so stark werden, daß das Weitergehen nur mit Anstrengung oder überhaupt nicht mehr möglich ist. Sie gehen nach kurzer Ruhe wieder zurück, um immer wieder nach erneuten Gehversuchen aufzutreten. Man beobachtet diese Beschwerden entweder nur in einem, seltener in beiden Beinen. Sie befallen oft nur einzelne Teile der Extremität. Objektiv sieht man am häufigsten Blässe oder Zyanose der Haut, man fühlt deutlich Temperaturherabsetzung und alle Symptome gestörter Zirkulation. In ausgesprochenen Fällen zeigen die Muskeln fibrilläres Zucken, sie sind namentlich bei länger bestehender Erkrankung gegenüber denen der andern Seite atrophisch, auf Druck schmerzhaft, während des Anfalles oft krampfartig gespannt.

In der Mehrzahl der Fälle liegt der Erkrankung eine Veränderung in den Gefäßen zugrunde, und zwar, wie Erb betont, ist es weniger eine Erkrankung des Stammes der Extremitätenarterien, als der ihrer peripheren Äste (Abb. 170). Die Gefäßerkrankungen können arteriosklerotischer Natur sein, oder es handelt sich um eine Endarteriitis obliterans (Lues, Diabetes). Auch Aneurysmen kommen als ursächlich in Betracht.

Die Arteriosklerose läßt sich in den meisten Fällen durch das **Fehlen des Pulses** in irgendeiner der Beinarterien (Poplitea, Tibialis antica, Tibialis postica, Dorsalis pedis) nachweisen.

In der Regel genügt schon der Tastbefund der Dorsalis pedis, um die Diagnose zu stellen. Wie schon oben betont, ist es überhaupt zu empfehlen, beim Verdacht auf eine Arteriosklerose immer die Dorsalis pedis mit zu berücksichtigen. Das Resultat ist freilich insofern oft überraschend, als man einerseits rigide Gefäße finden kann, die keinerlei Erscheinungen machen, anderseits aber entweder nur an einer Extremität oder an beiden korrespondierend mit dem Tastbefund Symptome findet, die sich durch Parästhesien oder durch das typische Bild des intermittierenden Hinkens kennzeichnen. Nicht selten gibt der Patient an, daß schon seit Monaten oder Jahren bei stärkerer Belastung der unteren Extremitäten, oder bei großen Differenzen in der Außentemperatur Parästhesien aufgetreten sind (Eingeschlafensein, Ameisenlaufen, taubes Gefühl). Eine besondere Angabe ist noch die, daß der Patient schon seit langer Zeit die Bettwärme des Nachts an den

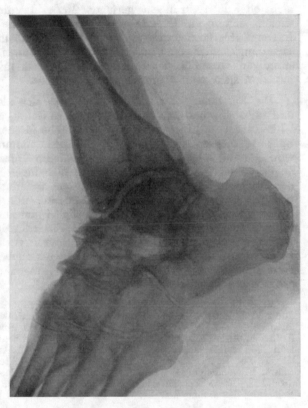

Abb. 170. Starke Veränderungen des Fußgewölbes (Gicht), daneben die sehr stark verkalkte Arteria tibialis postica und plantaris.

unteren Extremitäten nicht vertragen konnte, d. h. daß er gezwungen war, nach einiger Zeit das eine Bein oder auch beide Beine aus dem Bett hängen zu lassen, weil starke Schmerzen in den Unterschenkeln auftraten. Zu diesen Bettschmerzen gesellen sich dann im Laufe der nächsten Monate Schmerzen auch beim raschen Gehen, so daß jedes raschere Gehen vermieden werden muß.

Diese Beschwerden machen sich oft mehr geltend in der kalten Jahreszeit und verschwinden im Sommer, um dann im nächsten Winter sich zu wiederholen und schließlich in das oben charakterisierte Bild eines Anfalles von intermittierendem Hinken überzugehen. In anderen Fällen fehlt diese allmähliche Entwicklung; der Patient kommt zum Arzt, nachdem er einmal oder einige Male auf der Straße unvermittelt einen Anfall von heftigen Schmerzen gehabt hat. Bisweilen sieht man einen solchen Anfall im Anschluß an einen psychischen Affekt, Schreck oder dgl. Hat man die Möglichkeit, einen solchen Patienten im Anfall zu sehen, so ist oft die Extremität blaß und der Fußpuls in der Dorsalis pedis nicht fühlbar. Aber auch außerhalb der Anfälle ist die erkrankte Extremität oft erkennbar an der Blässe oder an der Zyanose, an der kühleren Haut und an dem stark rigiden Gefäßsystem. Oft ist der Fußpuls außerhalb der Anfälle kaum oder überhaupt nicht fühlbar, so daß man sich wundert, wie die Zirkulation in dem peripheren Abschnitt möglich ist. Ein Ödem besteht dabei nicht oder doch nur in sehr geringem Maße. Ist die Rigidität sehr groß, so entwickelt sich oft ein Dauerzustand derart, daß eine Extremität oder auch beide Extremitäten stark zyanotisch bleiben, und daß nennenswerte körperliche Anstrengungen nicht mehr ausgeführt werden können. Einen Übergang zum vollständigen Verschluß des Gefäßes, zu Gangrän mit der Indikation einer Amputation sieht man aber nur ausnahmsweise.

Die Entstehung des Anfalles muß man sich also so vorstellen, daß das an und für sich schon anatomisch verengerte Gefäß, auf äußere Reize speziell auf Kälte, auf Überanstrengung, auf psychische Momente, Schreck usw. mit einem Spasmus reagiert, derart, daß die Zirkulation nun fast oder ganz aufgehoben wird. Das fühlt man an der Dorsalis pedis im Anfall. Auffällig ist oft die Bevorzugung eines Beines bei gleichen Veränderungen im Tastbefund, auffällig oft der Wechsel zwischen dem einen und dem anderen hintereinander bei ungleichmäßigen Veränderungen im Tastbefund, auffällig schließlich das Sistieren der Anfälle beim Bestehenbleiben wesentlicher anatomischer Veränderungen über Monate oder Jahre hin oder auch das Sistieren der Anfälle, obwohl der ätiologisch wichtigste Faktor, z. B. das Nikotin, nur vorübergehend ausgesetzt wurde. Man nimmt mit Recht an, daß der Spasmus auch durch die infolge der Gefäßverengung, besonders bei Anstrengungen, angehäuften Stoffwechselprodukten erzeugt werden kann.

E. Zack hat versucht, diesen Gefäßspasmus experimentell nachzuweisen, indem er unter Verhältnissen, wie sie beim intermittierenden Hinken vorkommen, eine Extremität anämisch machte. Verglich er jetzt einen ruhenden Muskel mit dem arbeitenden nach Aufheben des Zirkulationshindernisses, so sah er im ruhenden Muskel die normale Zirkulation bald wieder auftreten, im arbeitenden dagegen Anämie und Gefäßspasmus noch längere Zeit fortbestehen. Das letztere erklärt er reflektorisch durch die infolge der teilweisen Unterbrechung der Zirkulation und der Arbeitsleistung angehäuften Stoffwechselprodukte. Diese Versuche erklären in anschaulicher Weise den Einfluß der oft nur geringen Belastung des anämischen Bezirkes vor dem Anfall des Hinkens.

Wie erwähnt, sieht man bisweilen, wenn auch selten, im Anschluß an solche Anfälle eine Gangrän sich entwickeln. Es bildet sich dann in der zyanotischen Haut entweder zwischen den Zehen oder auf dem Fuß ein lokaler Hautdefekt. Diese nekrotische Stelle erweitert sich, sezerniert, ist enorm empfindlich und verändert sich nach und nach vom Zentrum aus in der Weise, daß schließlich die ganze Zehe gangränös wird. Häufig nehmen die Schmerzen so erheblich zu, daß der Patient dauernd Narkotika nehmen muß, um nur einigermaßen seine Beschwerden aushalten zu können. In 2 meiner Fälle dieser Art, bei denen schließlich eine Amputation notwendig war, waren diese Beschwerden noch überdies kombiniert mit einer typischen Angina pectoris, mit deren Anfallen sie gewissermaßen alternierten. Hat sich einmal eine ausgedehntere Gangrän entwickelt, dann ist der Prozeß nicht aufzuhalten und erst durch eine Amputation zur Abheilung zu bringen. Aber selbst bei Nekrosen, die eine Ausdehnung von $^1/_2$—1 cm haben, sieht man die konservative Behandlung insofern von Erfolg begleitet, als diese lokalen Veränderungen abheilen können, wenn auf Genußmittel, insbesondere Tabak, voll verzichtet wird. Die Prognose hängt aber in letzter Linie immer davon ab, wieweit die anatomischen Veränderungen der Gefäßwand schon vorgeschritten sind.

Ätiologisch werden von Erb u. a. vorwiegend Gicht, Alkohol, Nikotin, lokale Überanstrengungen des Gefäßsystems durch Kaltwasserkuren, oder berufliche Überanstrengungen beschuldigt. Erb legt besonders auf die ätiologische Bedeutung des Tabakmißbrauchs großen Wert; daß daneben aber auch zahlreiche andere konkurrierende Schädlichkeiten mitwirken, ist nach dem über die Entstehung der Arteriosklerose Gesagten wahrscheinlich. Auch die Lues ist in allen derartigen Fällen mit zu berücksichtigen. Selbst in den Fällen, in denen eine andere Ätiologie, z. B. das Nikotin, vorherrschend zu sein scheint, in denen aber nach der Anamnese eine luische Veränderung immer noch in Frage kommen kann, bestätigt die Therapie (Jod usw.) oft die Vermutung.

In erster Linie ist es aber sicherlich der Tabak, der beim intermittierenden Hinken als Hauptfaktor in Frage kommt.

Nikotin wirkt auf die sympathischen Ganglien zuerst erregend, dann lähmend und ruft damit schwere, abnorme Tonusschwankungen der Gefäße hervor. Da ist selbstverständlich, daß der Tabak oft eine Angina pectoris erzeugt, die verschwinden kann prompt nach dem Aussetzen des Nikotinmißbrauches. Das ist besonders verständlich, wenn man die heftigen Schmerzen bedenkt, die es im Bereiche des Epigastriums (siehe unter Dysbrasia angioarteriosclerotica intestinalis) hier wie bei der Angina pectoris durch Gefäßspasmen auslöst. Wie im einzelnen die Gefäßspasmen zustande kommen, das wissen wir nicht. Es ist wahrscheinlich, daß sie durch Vermittlung der gerade auf den Nikotinabusus hin besonders reizbaren sensiblen Gefäßnerven sich entwickeln. Aber auch ohne diese Gefäßspasmen sieht man die schädigenden Einflüsse des Tabaks oft in ausgesprochener Weise bei Rauchern, insofern als man klinisch wie anatomisch eine ausgedehnte Arteriosklerose nachweisen kann. Beide Faktoren, in erster Linie die Arteriosklerose, in zweiter Linie die Reizbarkeit der sensiblen Gefäßnerven, sind die Unterlagen für die Entstehung des Spasmus.

Besonders bemerkenswert ist, daß auch bei jüngeren Individuen, die keinerlei Symptome einer peripheren oder zentralen Arteriosklerose haben, die Erscheinungen vorkommen können, daß hier eine besondere angeborene Schwäche des Gefäßsystems angenommen werden muß. Solche Fälle können zuweilen wieder in völlige Heilung übergehen, andererseits aber auch zu dauernden Veränderungen in den Gefäßen und damit zu dauernder Erkrankung führen.

Entsprechend den verschiedenen ätiologischen Ursachen sind auch die anatomisch-pathologischen Befunde verschieden, neben echten arteriosklerotischen Veränderungen wurden solche entzündlicher Natur beobachtet, dann auch Veränderungen in den Nerven und in einem Falle von Marinesku primäre Veränderungen in der Muskulatur. In vielen Fällen bildet das intermittierende Hinken die ersten Symptome, die den Eintritt einer Gangrän ankündigen, worauf besonders Muskat hingewiesen hat. Obwohl von pathologischer Seite betont wird (Beitzke, Dietrich u. a.), daß beim intermittierenden Hinken die arteriosklerotischen Veränderungen sich wesentlich nur in dem befallenen Gefäßgebiet nachweisen lassen, wird der Kliniker doch immer wieder auf die Mitbeteiligung anderer Gefäßgebiete (Angina pectoris usw.) hingewiesen. Es kommt nicht so selten vor, daß nach dem Abklingen eines Anfalles von Angina pectoris der Patient vorübergehend die Symptome des intermittierenden Hinkens hat und umgekehrt; das kann man doch nur so erklären, daß in derartigen Fällen das gesamte Gefäßsystem außerordentlich reizbar ist und auch dann, wenn nennenswerte anatomische Veränderungen in derartigen Fällen nicht nachgewiesen würden, würde das die klinische Auffassung, daß der Spasmus im Vordergrunde steht, nicht beeinträchtigen.

Therapie. Die Therapie deckt sich zum großen Teil mit der der Arteriosklerose (vgl. S. 435). Es scheint mir aber doch wünschenswert, kurz folgende Richtlinien zu geben: Die Therapie muß zwei Gesichtspunkte verfolgen, in erster Linie den Spasmus zu lösen und ein Wiederauftreten des Spasmus zu verhindern, in zweiter Linie das Fortschreiten der arteriosklerotischen Gefäßveränderungen hintanzuhalten. In den leichten Fällen genügt oft das Aussetzen des Nikotins allein, um den Patienten zu heilen; man wird aber den Patienten am besten immer darauf aufmerksam machen, daß es ein gutes Prophylaktikum gegen die Spasmen ist, zu starke Belastung der Beine überhaupt zu vermeiden. Ferner kommen in Betracht lauwarme Halbbäder des Abends und Streichmassage der unteren Extremitäten. In schwereren Fällen ist man gezwungen, im Anfall ein Narkotikum zu geben, am besten in Kombination mit einem die Gefäßspasmen lösenden Mittel, z. B. Atropin oder Nitroglyzerin. Auch das speziell auf die glatte Muskulatur günstig einwirkende Papaverin wirkt oft sehr gut; man gibt es in Form von Tabletten, kombiniert mit Kampfer in Tablettenform (Perichol oder auch intravenös als Mischspritze). Wie bei allen Gefäßspasmen, so sieht man auch hier oft von den Theobrominpräparaten eine günstige Dauerwirkung. Hydrotherapeutische Maßnahmen sind immer vorteilhaft. Heißluft ist kontraindiziert, im Gegensatz zu der Behandlung der diabetischen Gangrän, da durch Heißluft wie durch Heizen überhaupt die Spasmen verstärkt und die Schmerzen zumeist wesentlich vermehrt werden, sogar Prießnitzsche Umschläge in Zimmertemperatur können die Patienten oft nicht vertragen. Eine genügende Hautpflege ist bei der Empfindlichkeit des Gewebes natürlich unerläßlich, ebenso wie ein Vermeiden jeder lokalen Schädlichkeit. Da der Druck des Stiefels oft schon Schmerzen auslöst, sollen die Patienten längere Zeit hindurch nur Stoffschuhe tragen.

5. Dyspragia intermittens angiosclerotica intestinalis (Ortner). Anfallsweise auftretende Schmerzen kommen auch im Abdomen vor. Es lag nahe, anzunehmen, daß dem intermittierenden Hinken der Extremitäten ähnliche Unterlagen auch in den Gefäßgebieten der Baucheingeweide vorkommen könnten. Durch klinische Beobachtungen und Obduktionsbefunde präzisierte Ortner das Krankheitsbild des intermittierenden Versagens der Bauchgefäße folgendermaßen: Die Patienten erkranken gewöhnlich 3—6 Stunden nach größerer Nahrungsaufnahme, d. h. zu dem Zeitpunkt der stärksten Verdauung, an intensiven, plötzlich eintretenden Leibschmerzen, die in die Gegend um den Nabel und des Kolons lokalisiert werden. Es entwickelt sich rasch starke Blähung des Dünndarms, des Colon ascendens und transversum. Während dieses Zustandes, der einige Stunden anhalten kann, sieht man keinerlei Peristaltik, keinerlei Darmsteifung. Der Leib, besonders häufig die Regio coecalis, ist stark druckempfindlich. Häufig ist während des Anfalls heftiges krampfartiges Luftausstoßen vorhanden; nach dem Anfall bleibt noch längere Zeit geringer Meteorismus, verbunden mit Spannungsgefühl und Empfindlichkeit des Leibes zurück. Der Stuhl ist angehalten und nur durch Einlauf zu erzielen, von sehr üblem Geruch. Die Anfälle können sich Tag für Tag wiederholen. sind stets abhängig von der Nahrungsaufnahme und treten nur in geringem Maße auf, wenn die Patienten nur kleine Mahlzeiten zu sich nehmen.

Dieser Symptomenkomplex beruht, wie aus den Obduktionsbefunden Ortners hervorgeht, und wie aus den klinischen Beobachtungen wahrscheinlich ist, nicht selten auf einer organischen Veränderung der Mesenterialgefäße im Sinne einer Sklerose, und zwar scheint die Sklerose der Arteria mesenterica superior von größerem Einfluß zu sein für die Entstehung des Krankheitsbildes als die der Aorta ascendens oder der übrigen Mesenterialgefäße.

Da, wie experimentelle Untersuchungen lehren, die unteren Mesenterialgefäße viel mehr Anastomosen haben und Verschluß resp. Krampf hier weniger leicht zu Ernährungsstörungen führt, ist die Beschreibung von Ortner durchaus verständlich. Solche organischen Veränderungen beschränken sich oft nicht auf lokale Gefäßgebiete der Mesenterialarterien, sondern greifen auf die Nierengefäße und die das Pankreas versorgenden Arterien über und führen auf diese Weise zu einer Komplikation mit Symptomen chronischer Nephritis bzw. Diabetes. Speziell durch die Untersuchungen von Hoppe-Seyler ist nachgewiesen, daß durch lokale Sklerose der Pankreasgefäße die Langerhansschen Inseln veröden und im Anschluß daran chronische Entzündungsprozesse sich entwickeln können.

Der Symptomenkomplex der Dyspragia intermittens intestinalis entwickelt sich, wie erwähnt, meist auf der Basis sklerotischer Veränderungen im Splanchnikusgebiet. Das anfallsweise Auftreten der Erscheinungen wird ebenso wie das intermittierende Hinken erklärt werden müssen durch Hinzutreten eines Spasmus in den veränderten Gefäßen. Die Tatsache, daß die Symptome stets auf der Höhe der Verdauung, also während der Arbeit ausgelöst werden, machen die Ähnlichkeit mit dem intermittierenden Hinken noch größer.

In neuerer Zeit sind Zweifel an der Häufigkeit dieses Ortnerschen Krankheitsbildes laut geworden, das sicher erst bei Ausschluß aller anderen Möglichkeiten diagnostiziert werden darf.

Differentialdiagnostisch mag es gegebenenfalls sehr schwer sein, sich für eine Dysphragia intermittens zu entscheiden. Es kommt diagnostisch in Betracht die Verwechslung mit Angina pectoris oder mit spastischer Obstipation, mit Stenosen des Darmes; auch Cholelithiasis oder Nephrolithiasis können ähnliche Symptome machen. Ortner erwähnt weiter die Embolien der Mesenterialarterien, Thrombose der Mesenterialvenen, schließlich Aneurysmen der Bauchaorta. Da die Ortnerschen Beobachtungen als einziges ätiologisches Moment den Nikotinmißbrauch hatten, ist dies von vornherein schon differentialdiagnostisch wichtig. Gegen die Angina pectoris spricht das Fehlen von Angstgefühl in der Brust und das Vorhandensein objektiver Erscheinungen der Darmblähung. Doch ist wohl zu berücksichtigen, daß wahrscheinlich gelegentlich beide Erkrankungen nebeneinander vorkommen können. Die spastische Obstipation ist meistens anamnestisch schon auszuschließen, dann auch dadurch erkennbar, daß bei dieser die Anfälle nicht unmittelbar von den Mahlzeiten abhängig sind und fast immer mit einer deutlichen Auftreibung des Darmes oberhalb des kontrahierten Abschnittes einhergehen. Das letztere Symptom ist auch charakteristisch für lokale Darmstenosen. Bei Cholelithiasis und Nephrolithiasis finden wir eine andere Lokalisation der spontan auftretenden Schmerzen, auch fehlt bei jenen die lokale Druckempfindlichkeit im Verlauf des Kolons und der Iliozökalgegend.

Embolien und Thrombosen in den Arterien und Venen führen entweder sehr rasch zu tiefgreifenden Veränderungen am Darm oder sie machen sich kenntlich durch allerlei Stauungserscheinungen (Aszites, Milztumor).

Die Therapie deckt sich mit der der Arteriosklerose im allgemeinen. Speziell für die Dyspraxia intermittens kommt in Betracht, das Nikotin am besten vollkommen auszuschalten, und kleine Mahlzeiten anzuordnen. Diese Maßnahmen können unter Umständen auch differentialdiagnostisch von Bedeutung sein.

d) Verlauf und Prognose der Arteriosklerose.

Verlauf und Prognose der Arteriosklerose sind natürlich so sehr abhängig von der Ausbreitung und der Beteiligung lebenswichtiger Organe, daß etwas Allgemeines sich schwer sagen läßt. Wichtig ist unter Umständen sehr die Höhe des Blutdrucks, da bei höheren Blutdruckwerten fast stets die Komplikation mit einer Nephrosklerose zu befürchten ist und da diese die Prognose erheblich verschlechtert; gefährlich in dem Sinne, daß plötzliche Herzinsuffizienzerscheinungen, Apoplexien usw. auftreten, ist in jedem Falle die Koronarsklerose, Zerebralsklerose und wie erwähnt, die Sklerose der Nierengefäße. Besonders betonen muß man, daß ausgedehnte Rigidität der peripheren Gefäße ohne wesentliche subjektive Störungen vorkommen, jahrzehntelang bestehen und keine Allgemeinsymptome machen können, im Gegenteil, die Lokalisation in den peripheren Gefäßen scheint durchweg viel günstiger zu sein als die in den Gefäßen der inneren Organe, speziell des Herzens und der Nieren.

Das Problem des Schlaganfalles ist in neuerer Zeit wieder von verschiedenen Seiten beleuchtet worden und diese Untersuchungen haben aufgeräumt mit der alten Auffassung, daß es sich dabei um arteriosklerotische Veränderungen der Hirngefäße handle, die dann unter dem Einfluß der Blutdrucksteigerung rupturierten. Nach den Untersuchungen von Westphal sowie von Westphal und Bär spielen vielmehr die Angiospasmen auch bei der Apoplexie eine ausschlaggebende Rolle und es sind fließende Übergänge vorhanden von den kleinen angiospastischen Insulten und vasomotorischen Störungen mit Schwindel und Kopfschmerz bis zu dem Angiospasmus, der zu Anämie umschriebener Hirngebiete führt, im anämischen Gebiet zu chemischen Umsetzungen, zu Säuberung, zu autolytischen Prozessen überleitet, wo dann eine Gefäßschädigung sekundär eintritt und die Blutung beim Aufhören des Angiospasmus einsetzt. Kapillare Wandschädigungen mit Diapedesisblutungen in das Gehirn wurden von Westphal bei einer an Peritonitis zum Exitus gekommenen Patientin nachgewiesen, bei der vorher durch Herzstillstand eine länger dauernde Hirnanämie bestanden hatte. Sie wurden experimentell bei Hunden durch Hirnanämie erzeugt und sind sicher häufiger, als man bisher angenommen hat.

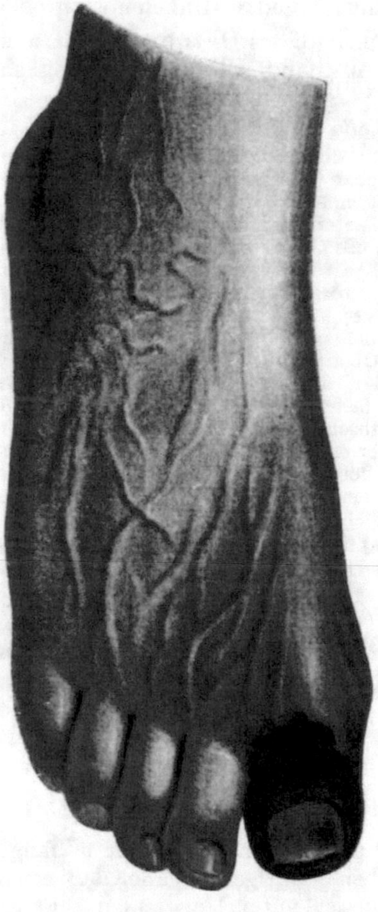

Wichtig für die Prognose ist es, ob der Patient so erhebliche Beschwerden hat, daß er seinen Beruf aufgeben muß, oder ob es ihm möglich ist, die Berufsarbeit mit vorübergehender Unterbrechung fortzuführen. In letzterem Falle ist die Prognose offenbar günstiger, weil bei dem gleichmäßigen Weiterarbeiten und den alten Gewohnheitsbedingungen die Arteriosklerose seltener rapide fortschreitet, bzw. Komplikationen macht. Daß gerade die Komplikation mit der Mesaortitis luetica prognostisch sehr ungünstig sein kann, daß besonders bei arteriosklerotischen Allgemeinerscheinungen in Verbindung mit Aorteninsuffizienz plötzlich Herzerscheinungen auftreten können, wird weiter unten noch genauer besprochen werden. Die Möglichkeit dieser Komplikation zweier verwandter Prozesse ist gelegentlich wichtig zu berücksichtigen. Gewisse Anhaltspunkte für die Prognose findet man sicher auch oft in der Anamnese, speziell in den Angaben über die hereditären Verhältnisse. Wenn, wie nicht selten, mehrere Familienmitglieder in relativ jungen Jahren an den Folgen einer mehr allgemeinen oder lokalen

Abb. 171. Arteriosklerotische Gangrän der großen Zehe. (62jähriger Mann.)

Arteriosklerose gestorben sind, ist das natürlich prognostisch wichtig und ungünstig. Lokale Gangräne sind unter allen Umständen ungünstig. Wenn es auch gelegentlich gelingt, ein solches Gangrän in einem stationären Zustand monate- oder jahrelang zu halten, so ist doch im allgemeinen der gangränöse Prozeß ein fortschreitender und die Gefahr einer von dem gangränösen Teil ausgehenden septischen Allgemeinerkrankung oder einer amyloiden Degeneration der inneren Organe sehr groß (Abb. 171).

Die subjektiven Symptome können unter Umständen sehr ausgeprägt und mannigfach und doch prognostisch nicht von Bedeutung sein. Hier entscheidet mehr die Tatsache, ob in den subjektiven Symptomen solche, die auf eine Zerebral- oder Koronarsklerose bezogen werden müssen, im Vordergrunde stehen. Berücksichtigen muß man allerdings auch sehr, daß es ausgedehnte herdförmige und allgemeine Sklerose in einem konstitutionell sehr guten Allgemeinorganismus gibt und daß daher nicht immer quoad vitam Sklerosen der zerebralen und Koronargefäße als ungünstig aufzufassen sind.

Im Verlaufe der Arteriosklerose können sämtliche Erscheinungen der Herzinsuffizienz entweder mehr allmählich oder plötzlich auftreten. Durchweg ist diese Komplikation weniger ungünstig als die Herzinsuffizienz, die auf der Basis eines Klappenfehlers oder einer Myodegeneratio cordis entstanden ist. Gewisse Anhaltspunkte über den günstigen oder ungünstigen Verlauf dieser Komplikation hat man an dem Zeitraum, in dem sich die Insuffizienzerscheinungen entwickelt haben.

e) Therapie der Arteriosklerose.

Wohl am wichtigsten ist es, an den Anfang der Therapie der Arteriosklerose die Tatsache zu stellen, daß es ein spezifisches Mittel gegen die Arteriosklerose nicht gibt und nicht geben kann. Es kann ein solches Mittel nicht geben deshalb, weil die Arteriosklerose keine einheitliche Erkrankung darstellt, sondern weil Schädlichkeiten verschiedenster Art für ihre Entstehung in Betracht kommen. Trotzdem läßt sich manche Arteriosklerose, d. h. manche durch Arteriosklerose bedingte allgemeine oder lokale Störung, behandeln und im klinischen Sinne heilen.

Die Behandlung, die im wesentlichen eine allgemeine und mehr Prophylaxe als Therapie ist, hat zu berücksichtigen die Ernährung, die Lebensweise, insbesondere die geistige und körperliche Arbeit und alle jene Momente, die auf das Gefäßsystem besonders einwirken.

In den Vordergrund sollte man also im wesentlichen hygienische Vorschriften stellen, d. h. Ernährung, Schlaf usw. berücksichtigen, (s. unten), dann aber auch von Massage, Bädern, Diathermie mehr Gebrauch machen, als bisher üblich und die medikamentöse Therapie mehr in den Hintergrund treten lassen.

Die Ernährung. Wie in dem allgemeinen Teil erwähnt, werden als begünstigende Faktoren für die Entstehung der Arteriosklerose angeschuldigt einerseits Luxusernährung, andererseits eine Ernährung, die besonders auf das Gefäßsystem wirkende Stoffe enthält. Als solche sind beschuldigt worden Salze, besonders Kochsalz, die Extraktivstoffe des Fleisches und schließlich Gewürze. Eine besondere Rolle spielen Genußmittel, die Blutdruckschwankungen wesentlicher Art hervorrufen. Einer diese Schädigungen vermeidenden Diät entspricht nach heutigen Ansichten eine gemischte, lakto-vegetabile, salz- und gewürzarme Kost (vgl. S. 305). Bei Verordnung einer solchen Diät ist besonders Rücksicht darauf zu nehmen, daß bei Arteriosklerose häufig die Darmfunktionen darniederliegen und daß infolgedessen eine zellulosehaltige, schlackenreiche Kost schlecht vertragen wird. Kohlarten, Hülsenfrüchte, Käse, grobes Brot wirken leicht blähend und machen besonders abends Herz- und Allgemeinbeschwerden. Bei einer Kombination mit chronischer Obstipation sind in dem Diätzettel zu bevorzugen Südfrüchte, Obst, Marmeladen, Fruchtsäfte, saure Milch, eventuell auch die Joghurt-Präparate oder Kephyr. Fleisch in kleinen Dosen ist zu gestatten, unter Umständen scheint es sehr vorteilhaft zu sein, entweder einige Zeit lang hinter einander oder 1 bzw. 2 Tage in der Woche eine vegetarische Diät, insbesondere eine Milchpflanzenkost, zu empfehlen. Ein Fett- und ein Eiweißansatz ist zu vermeiden. Magere Arteriosklerotiker sind vor einer Unterernährung zu bewahren, bei sehr fetten Kranken wirkt sehr oft eine geringe Gewichtsabnahme außerordentlich günstig, es ist aber auch hier eine zu schnelle und intensive Abmagerung zu vermeiden.

Huchard rechtfertigt die knappe Ernährung bei fettleibigen Arteriosklerotikern mit dem Vergleich, es genüge nicht, ein Pferd immer mit der Peitsche
anzutreiben, man müsse einiges von dem Wagen abladen, den es ziehen muß.

Bei Fettleibigen und bei Patienten mit Angina pectoris oder ähnlichen
subjektiven Beschwerden empfiehlt es sich oft, die kalorienarme Karellkur
einzuschalten, entweder in Form der Originalkur (s. S. 307) oder die modifizierte.
Auch die Tuffnelsche Kur (s. S. 308) ist in solchen Fällen von Nutzen. Die
kochsalzarme Diät ist nicht immer in aller Strenge durchgeführt worden, ist
aber sehr zu berücksichtigen bei einer mit Nierensymptomen einhergehenden
Arteriosklerose. Huchard hat allerdings für die sogenannte Präsklerose, die
ausgezeichnet ist durch Dyspnoe und Blutdrucksteigerung, Milch bzw. kochsalzarme Diät angeraten.

Gewürze müssen besondere Berücksichtigung finden bei dem Vorhandensein
von Nierensymptomen; Salz, Senf, Pfeffer, die Gewürze enthaltenden Pflanzen:
Sellerie, Radieschen usw. sind zu verbieten (vgl. S. 307). Neben den Gewürzen
und Salzen ist eingehend zu berücksichtigen Alkohol, Kaffee, Tee und Tabak.

Von den alkoholischen Getränken sind unbedingt zu vermeiden die
konzentrierten Alkoholika (Likör), schwere Rotweine, speziell die Burgunder-
weine. Dagegen darf man einen leichten Mosel und eventuell abends 1—2 Glas
Bier erlauben. Die Reaktion des Patienten hängt so sehr von Gewohnheiten,
Alter, Grad der Erkrankung ab, daß ein bestimmter Maßstab nicht gegeben
werden kann.

Auch für Kaffee und Tee gilt, daß diese Genußmittel nicht unbedingt
verboten werden brauchen; ein dünner Aufguß von Kaffee oder Tee wird selten
die bestehende Arteriosklerose wesentlich beeinflußen oder verschlimmern.
Konzentrierte Aufgüsse sind natürlich immer schädlich. Bei diesen Genußmitteln ist stets neben den Extraktivstoffen die Menge aufgenommenen Wassers
(s. unten) zu berücksichtigen. Im allgemeinen wird Tee besser vertragen als Kaffee.

Bei den arteriosklerotischen Veränderungen, die mit Wahrscheinlichkeit
auf den Mißbrauch von Kaffee oder Tee zurückgeführt werden können (Gefäßkrisen, intermittierendes Hinken) sind natürlich diese Genußmittel zu untersagen.

Importen dürfen nicht geraucht werden, leichte Tabake in Form von
Zigarren oder Zigaretten sind sicherlich, in geringem Maße genommen, unschädlich.

Die Wasserzufuhr muß geregelt werden. Im allgemeinen nimmt man
an, daß eine tägliche Flüssigkeitsaufnahme von 1—1$^1/_2$ l Wasser für den Menschen
genügen. In vielen Formen von Arteriosklerose wirkt eine mäßige Wasser-
aufnahme günstig. Bei zerebraler Arteriosklerose allerdings, besonders auch bei
Koronarsklerose, ist eine genügende Durchspülung des Körpers mit etwa 2 l
Wasser imstande, die Beschwerden herabzusetzen. Bei Kompensationsstörungen
(Ödeme, Ergüsse) kann eine Flüssigkeitsbeschränkung notwendig sein.

Wenn man das Maß der erlaubten geistigen und körperlichen Tätigkeit abschätzen will, muß man die Lebensgewohnheiten des Patienten kennen.
Daß die mit großen Aufregungszuständen verbundene geistige Tätigkeit, insbesondere die Tätigkeit an der Börse und diejenige der spekulierenden Groß-
kaufleute, die Entstehung der Arteriosklerose begünstigt, ist oben erwähnt
worden. Wenn in der Berufstätigkeit psychische Erregungen intensiver Art
namentlich solche, die mit körperlichen Anstrengungen gleichzeitig verbunden
sind, vorkommen, so ist der Patient hierauf besonders aufmerksam zu machen.
Das gilt insbesondere dann, wenn schon konstitutionelle Schwäche vorliegen,
wenn eine Anlage zu Gicht, Nephritis, Fettleibigkeit usw. familiär vorhanden ist.

Daß einer besonderen Berücksichtigung der Schlaf bedarf, ist selbstverständlich. Gerade in den an intensive geistige und körperliche Tätigkeit

gewöhnten Kreisen ist die Notwendigkeit einer genügend langen Ruhe unbedingt zu verlangen. Schon das systematische Ausruhen in horizontaler Lage während der Nacht 8 Stunden lang, daneben auch nachmittags 1—2 Stunden, genügt oft, um auch intensivere Beschwerden zu beseitigen. Wenn der Patient einen leichten und schlechten Schlaf hat, ist es empfehlenswert, ihn nachmittags nicht schlafen zu lassen, aber zu verlangen, daß er in horizontaler Lage sich ausruht. Nicht immer sind Schlaf und Erholung zu erzielen, wenn der Patient in der gewohnten Umgebung und in dem gewohnten Klima bleibt. Das Mittelgebirge ist empfehlenswert, wenn man eine Erholungsreise dem Patienten vorschlägt. Größere Höhenlagen (über 1000 m) werden im allgemeinen schlecht vertragen. Auch die Nordsee sollte man nicht empfehlen, eher schon die Ostsee. Merkwürdigerweise gibt es allerdings auch Fälle typischer Arteriosklerosen, denen gerade das Hochgebirgsklima außerordentlich gut bekommt. Man darf diese Beobachtungen aber zu den Ausnahmen rechnen.

Ein spezifisches Medikament gegen die Arteriosklerose gibt es bisher nicht. Die Zahl der Medikamente, die von Ärzten oder auch Laien gegen die Arteriosklerose benutzt werden, ist außerordentlich groß und es gibt keine Arzneigruppe, die nicht eine Medikament auch für die Arteriosklerose entweder hergibt oder einmal hergegeben hat. Erklärlich ist dieser Zustand hauptsächlich dadurch, daß die älter werdenden Menschen, die sich körperlich oder geistig nicht mehr leistungsfähig fühlen, nach einem Mittel suchen, diese Schwäche zu korrigieren. Dann empfiehlt gewöhnlich zuerst der Laie dem Laien ein Medikament und weil zufällig eine Besserung des Allgemeinbefindens mit dem Gebrauch des Medikaments zusammenfällt, macht die Propaganda Schule. Anderseits müssen wir gestehen, daß die Medikamente, die wir als spezifisch gerne hinstellen, einer Kritik im allgemeinen nicht standhalten.

Von den uns bekannten Medikamenten, die bei der Arteriosklerose empfohlen werden, ist in erster Linie das Jod zu nennen. Über die Art seiner Wirkung wissen wir nichts Bestimmtes, vielleicht vermindert es die Viskosität des Blutes, wahrscheinlicher wirkt es durch seine Stellung in der lyotropen Reihe kolloidosmotisch auf die Gefäßwand [1]). Man gibt es in Form von Jodkalium und Jodnatrium, am besten zusammen mit doppelkohlensaurem Natron in kleinen Dosen von 1—2 mal täglich $^1/_4$—$^1/_2$ g nach dem Essen. Diese Therapie muß längere Zeit hindurch fortgesetzt werden; man kann mit einem bestimmten Turnus das Mittel geben, d. h. in der Weise, daß man 8—14 Tage im Monat Jod gibt und dann 8—14 Tage lang das Mittel aussetzt. Magenstörungen werden vermieden durch Zusatz von Alkali (Natrium bicarbonicum) und dadurch, daß man saure Speisen und Getränke zu gleicher Zeit verbietet. Neuerdings sind eine große Reihe von Ersatzprodukten für das einfache Jodsalz empfohlen worden. Hierher gehören das Sajodin, Jodglidin, Jodipin, Jodtropon. Ob die Jodtherapie so wirkungsvoll ist, wie wir es z. Zt. wohl allgemein annehmen, wagen einige Autoren zu bezweifeln, doch hat der Kliniker die Überzeugung, daß das Jod auf die subjektiven Beschwerden günstig wirken kann und zwar auch in den Fällen, in denen der Patient nicht weiß, daß er Jodsalze bekommt. Gestützt wird also diese Therapie mehr durch eine allgemeine Erfahrung. Nicht unwahrscheinlich ist, daß bei der häufigen Kombination von Arteriosklerose und Lues das Jod besonders in diesen Fällen, in denen Lues eine Rolle spielt, seine Wirksamkeit geltend macht.

---

[1]) Besonderer Erwähnung bedürfen Versuche von Guggenheimer und Fisher, wonach schon innerliche Gaben von 10 mg Jod beim Menschen einen Anstieg des Blutjodspiegels auf das dreifache hervorrufen, wie es erfahrungsgemäß zur optimalen Gefäßerweiterung genügt (Kongr. f. inn. Med. 1927).

Neben den Jodsalzen wird gerühmt der von Lander-Brunton empfohlene Salpeter, ein Mittel, das auch auf die Viskosität des Blutes wirken soll. Man gibt es in folgender Weise: Kalium nitricum 10, Natrium nitrosum 0,5:200 1—2mal 10 ccm; oder die Kombination von Salpeter mit Jod, Natrium nitrosum 0,5, Natrium jodatum 5:200 1—2 mal 10 ccm, oder Kalium bicarbonicum 1,0, Kalium nitricum 1,2, Natrium nitrosum 0,03 morgens nüchtern oder abends vor dem Schlafengehen 1 Pulver in $^1/_4$ l Wasser.

Bei lokalisierter Sklerose speziell der Extremitäten, besonders aber bei Koronarsklerose leistet das Nitroglyzerin ausgezeichnete Dienste. Daß es vorzüglich wirkt, sieht man dann, wenn man es akut im Anfall gibt, man sieht aber auch Erfolge dann, wenn man lange Zeit hindurch Nitroglyzerin in kleineren Dosen verabfolgt. Man gibt am besten 1 $^0/_{00}$ ige (nicht 1 $^0/_0$ ige) Lösung. Von dieser akut 1—2 mal 10 Tropfen, bei längerer Anwendung 1—2 mal 5—10 Tropfen Sehr beliebt ist die Kombination von Tinct. strophantii, Tinct. val. āā. 10, Nitroglyzerin 1 $^0/_{00}$ ige alkoholische Lösung 5. Hiervon längere Zeit hindurch 2—3 mal 10 Tropfen. Huchard empfahl das Nitroglyzerin abwechselnd mit Jod bei Arteriosklerose überhaupt. In diese Gruppe gehört auch das Nitroskleran, ein Salpeterpräparat, das subkutan injiziert wird und speziell bei der Hypertonie empfohlen worden ist, auch bei lokalisierter Sklerose und bei allgemeiner Sklerose soll es gut wirken. Das Mittel ist noch nicht genug erprobt, um ein bindendes Urteil abgeben zu können.

Viel angewandt wird das Heilnersche Präparat Telatuten, das aus einem proteinfreien Extrakt der Gefäßwand bestehen soll. Heilner verfertigte dieses Präparat, nachdem er das Sanarthrit, das nach seiner Auffassung ein „Gewebsschutzmittel" ist, in den Handel brachte. Nach vielen Versuchen habe ich nicht die Überzeugung bekommen, daß das Telatuten von Dauerwirkung ist. Das über das Telatuten Gesagte gilt auch für das Animasa, Tabletten, die aus einem Extrakt der Gefäßwand bestehen.

Kleine Dosen von Chinin zu geben war am Ende des vorigen Jahrhunderts bei den Klinikern Deutschlands Sitte.

Als Kombination von Theobromin und Luminal hat Wiechmann Theominal (Bayer) empfohlen. Das Mittel kommt in Tabletten in den Handel und wird gelobt. Es empfiehlt sich wohl, wenn man überhaupt die Theobrominpräparate anwendet, diese in großen Dosen zu geben kürzere Zeit und dann einige Tage lang auszusetzen.

Von Fellner wurde anscheinend mit gutem Erfolg das Vasotonin (Yohimbin—Urethan) in Form von Tabletten oder Injektionen gegeben.

Die gefäßerweiternden Substanzen, wie sie in den Koffeinpräparaten enthalten sind, besonders das Theobromin und Theozin, das Euphyllin und Agurin, verdienen hier erwähnt zu werden; sie sind weniger bei der allgemeinen Arteriosklerose empfohlen worden, als bei der Sklerose einzelner Gefäßgebiete.

Zu den Theobrominpräparaten gehört auch das heute vielfach empfohlene Jodkalzium-Diuretin, das entweder prolongiert in kleineren Dosen (zweimal 1 Tablette) oder schubweise in großen Dosen verabreicht wird.

Sowohl bei allgemeiner wie bei lokalisierter Arteriosklerose ist auch die Kieselsäure, intravenös angewandt, empfohlen worden. Mit Injektion von Nit. salicicum (Merck) jeden dritten Tag, insgesamt etwa 12mal, will Kühn gute Erfolge gesehen, insbesondere bei Koronarsklerose Dauererfolge erzielt haben.

Neuerdings in die Therapie der Hypertonie eingeführt sind die Cholinderivate, von denen Lewy in einer Arbeit aus der v. Bergmannschen Klinik das Cholinderivat Pacyl auf Grund pharmakologischer und klinischer Prüfung in einer Dosis von 10 bis 30 mg tägl. sehr empfiehlt. Er sieht vor allem den Typ der „zentral schlecht Regulierten" im Sinne Kahlers, d. h. solcher, die nach Injektion von 10 ccm Aqua dest. keine Blutdrucksenkung zeigen, als geeignete Objekte der Behandlung an und erzielte bei essentiellen besonders klimakterischen Hypertonien und bei Migräne gute Resultate. Von Schliephake wurde schon vorher das Azethylcholin wegen seiner blutdrucksenkenden Wirkung auch bei Nephrosklerotikern angewandt. Der Angriffspunkt der Cholinderivate scheint zentral zu liegen, vielleicht allein oder wesentlich am Vaguskern.

Demgegenüber ist die Wirkung der von Westphal in die Therapie der Hypertonie eingeführten Rhodansalze eine periphere. Das Anion SCN steht am Ende der Hofmeisterschen lyotropen Reihe und wirkt daher von den Anionen in alkalischer Lösung am stärksten quellend, die Membrandurchlässigkeit steigernd und damit dem Blutdruck steigernden, entquellenden und abdichtenden Cholesterin entgegen. Es wird bei allen Formen der Hypertonie abgesehen von den mit schweren renalen Komplikationen einhergehenden empfohlen und ist in Form des Rhodapurins (= 0,1 g SCN in einer Tabl.) in Dosen von ,,eine Woche dreimal 1, eine Woche zweimal 1, eine Woche 1 mal 1 täglich, eine Woche aussetzen" bequem anwendbar.

Waren die bisher genannten Mittel gegen das Grundleiden gerichtet, so sollen im folgenden diejenigen Maßnahmen besprochen werden, die ergriffen werden müssen, wenn es sich um lokalisierte Störungen handelt, die als Folge der Arteriosklerose eingetreten sind. Die arteriosklerotischen Veränderungen in den Gefäßen führen zu Störungen in der Zirkulation und zwar im ganzen Kreislauf oder in einzelnen Organen. Die Therapie muß deshalb hauptsächlich darauf hingerichtet sein, die Kreislaufstörungen zu beseitigen. Prophylaktisch spielt hierbei eine besondere Rolle die Massage und Gymnastik (vgl. S. 299). Je nach ihrer Anwendung kann man durch sie eine Regulierung der gesamten Zirkulation oder derjenigen in den erkrankten Gefäßen herbeiführen. Die Gymnastik in der Form von Spaziergängen, von Freiübungen, von vorsichtiger Widerstandgymnastik, wird als Allgemeinbehandlung unterstützt durch milde hydrotherapeutische Anwendungen. Passive Gymnastik, sowie die schwedische Massage des ganzen Körpers, wie sie für Herzinsuffizienz in Frage kommt und an anderem Orte beschrieben ist, wirkt günstig auf die Gesamtzirkulation, sie spart dem Herzen Arbeit und ist daher besonders angezeigt bei Neigung zu Insuffizienz des Herzens. Die Massage kommt namentlich in Frage bei lokalen Zirkulationsstörungen.

Bei der Insuffizienz des Herzens wird man mit den angegebenen allgemeinen Vorschriften oft allein nicht auskommen können und muß dann zu Herzmitteln greifen. Als wichtigstes Mittel kommt das Digitalis und seine Ersatzpräparate in geringen Dosen zu chronischer Anwendung (vgl. S. 292). Abwechselnd kann man auch Koffeinpräparate verordnen, namentlich, wenn gleichzeitig Niereninsuffizienz besteht. Bei Angina pectoris müssen gefäßerweiternde Mittel angewendet werden. Gegen den Anfall selbst wird Nitroglyzerin, wie schon erwähnt, am besten in 1⁰/₀₀ alkoholischer Lösung in der Dosis von 10 (20) Tropfen mehrere Male hintereinander in Abständen von einigen Minuten gegeben. Es ist wünschenswert, die Umgebung des Patienten mit dieser Therapie bekannt zu machen, damit jederman weiß, was er in einem solchen Anfall zu tun hat (vgl. S. 533). Häufen sich die Anfälle, dann sind große Dosen von Teealkaloiden oft wirksam, insbesondere ist das Kalzium-Diuretin 3—6 mal eine bis zwei Tabletten à 0,5 das Theominal usw. (vgl. S. 533) von Erfolg. Als gefäßerweiterndes Mittel kommt in einem Anfall auch Papaverin intravenös in Frage, dessen Wirkung auf die glatte Muskulatur auf der Benzolkomponente beruht.

Unterstützt wird die Wirkung dieser Mittel, wie bei der Therapie der Angina pectoris angegeben, durch heiße Abreibungen usw.

Bei einer nennenswerten Skerose der Nierengefäße ist in erster Linie zu berücksichtigen die Ernährung und die Menge der aufgenommenen Flüssigkeit. Es empfiehlt sich hier, wenn auch nicht plötzlich und mit äußerster Strenge, so doch allmählich und konsequent auf eine salzarme Kost überzugehen. Die Beschränkung der oft sehr großen Flüssigkeitszufuhr ist nicht immer durchführbar, da subjektiv die Patienten sich meistens bei einer gewissen Menge von Wasserzufuhr wohler fühlen. Sehr oft wirkt sogar eine Beschränkung der Flüssigkeitszufuhr ungünstig, indem die begleitenden Symptome, speziell die subjektiven, z. B. auch die Kopfschmerzen, wesentlich erhöht werden. Daß bei der Neigung zu Ödemen es angebracht ist, die Flüssigkeitszufuhr, wenn auch versuchsweise, erheblich einzuschränken, ist selbstverständlich (vgl. S. 306). Über die Therapie in bezug auf Ableitung auf die Haut, Schwitzbäder usw. siehe bei Nephritis. Erwähnt soll nur noch werden, daß auch hier Diuretika längere Zeit hindurch gegeben in Form von Theobromin günstig wirken können. Ein billiges und gutes Diuretikum ist zweimal eine Tasse Spezies diureticae, zugleich mit 1—2 Eßlöffel Aqua petroselini.

Die Erkrankungen der Darmgefäße bedürfen einer besonderen Behandlung insofern, als es sich im allgemeinen empfiehlt, dem Patienten mehrere kleinere Mahlzeiten vorzuschreiben. Bei Obstipation wird man ohne Laxantien nicht auskommen, bei spastischen Zuständen wirken die Belladonnapräparate zugleich mit heißen Kompressen zumeist günstig.

Unter allen Umständen ist hier das Rauchen zu verbieten.

Bei zerebralen Störungen kommt in erster Linie in Betracht, die subjektiven Symptome möglichst zu beseitigen. Hier ist die Schlaflosigkeit durch Schlafmittel, durch Ableitungen auf die unteren Extremitäten (Wadenprießnitz, wechselwarme Fußbäder, Frottieren der Beine vor dem Schlafengehen, Treten auf nassen warmen Matten oder dünnen Kies usw.) zu bekämpfen.

Das Schwindelgefühl und die Kopfschmerzen verlieren sich oft auf die Allgemeinbehandlung hin, oft besonders gut auf eine Jodtherapie in dem obigen Sinne. Vor allen Dingen muß eine Einschränkung und namentlich auch eine genaue Einteilung der geistigen Tätigkeit angestrebt werden.

Wichtig ist eine psychische Behandlung. Man soll den Patienten nicht ängstlich machen, andererseits soll man durch Eingehen auf seine besonderen Neigungen die Allgemeinvorschriften über Diät und sein Verhalten so treffen, daß die Kur ihm nicht zu unangenehm erscheint, es soll ihm nicht zu sehr die Freude am Leben verleidet werden. Psychische Depressionen wirken besonders ungünstig auf den Verlauf der Erkrankung.

Sehr schwierig gestaltet sich oft die Behandlung der Arteriosklerose der Extremitäten. Bei den Erscheinungen des intermittierenden Hinkens sind Erfolge leicht zu erzielen dann, wenn die Erkrankung auf bestimmte ätiologische Schädigungen zurückzuführen ist, z. B. auf den Mißbrauch von Tabak, Tee oder Kaffee. Das einfache Verbot dieser Genußmittel führt meist, wenn auch oft nach längerer Zeit, zu völliger Heilung, sonst müssen alle Verfahren angewendet werden, die eine gründliche Durchblutung erzeugen. In Betracht kommen heiße Bäder, heiße Abreibungen, Heißluft oder Dampfbäder, Lichtbäder, Thermopenetration (vgl. S. 304), Kondensatorbett. Mir scheinen die besten Erfolge von den physikalischen Maßnahmen Heißluft- oder Heißsandbäder zu bieten. Wichtig ist allerdings, daß man nach dieser Anwendung von Wärme die Patienten warme, wollene Unterbeinkleider und Strümpfe tragen läßt und daß das Schlafzimmer im Winter geheizt wird, da kalte Luft leicht wieder einen Anfall auslöst. Da die Patienten unter kalten Füßen besonders leiden, ist Fußpflege, gute Kleidung und ein genügend warmes Bett unerläßlich. Die Massage soll so angewendet werden, daß sie ebenfalls die Zirkulation anregt. Von gymnastischen Methoden sind nur die passiven Bewegungen wirksam.

Operationen am Gefäßsystem.

Von Leriche wurde erstmalig eine Operation ausgeführt, die er als periarterielle Sympathektomie bezeichnet und deren Ziel es ist, durch Unterbrechung der den Gefäßen entlang laufenden sympathischen Fasern den Tonus der Gefäße herabzusetzen. Die Operation wäre demnach da indiziert, wo Schmerzzustände oder Ernährungsstörungen infolge von Angiospasmen auftreten. Die Bedeutung der Operation ist sicher überschätzt worden und mir persönlich fehlen ausgedehntere Erfahrungen über ihre Wirkung, doch wird immer wieder über gelegentliche recht gute Erfolge (z. B. kürzlich von Schlesinger) berichtet.

Gefäßkrisen.

Die verschiedenen auf der Basis der Sklerose peripherer oder zentraler Gefäße auftretenden Anfälle sind wie ausgeführt bedingt durch das Hinzutreten krampfhafter Zusammenziehungen der Gefäße. Daß solche Gefäßkrämpfe auch unabhängig von den organischen Veränderungen vorkommen können, haben, wie erwähnt, Erb, Oppenhein u. a. vielfach betont. Sie kommen nach Pal relativ häufig und oft auch auf größere Gefäßgebiete ausgedehnt vor. Pal nennt solche Zustände Krisen durch Gefäßkonstriktion und unterscheidet abdominelle, pektorale und zerebrale Formen; ferner Gefäßkrisen in den Extremitäten und allgemeine große Gefäßkrisen. Da Zusammenziehungen der Gefäße besonders, wenn sie auf einigermaßen größere Gefäßgebiete sich erstrecken, bedeutende Widerstände im peripheren Kreislauf darstellen, sind sie objektiv charakterisiert durch das Auftreten hohen Blutdrucks. Es kommen aber auch Gefäßkrisen vor, die durch Erweiterung der Gefäße und damit Sinken des allgemeinen Blutdrucks bedingt sind. Die Ursachen dieser Gefäßkrisen können rein nervöser Natur sein, für ihr Entstehen werden wohl häufig Störungen in der inneren Sekretion verantwortlich gemacht werden müssen, doch fehlen uns hierüber vorläufig noch genauere Kenntnisse.

Juvenile Arteriosklerose (Romberg).

Rigide Gefäße bei jungen Leuten zwischen 15 und 25 Jahren kommen, wie Romberg zuerst beobachtet hat, nicht selten vor. Romberg fand daneben perkussorisch und auskultatorisch normale Herzverhältnisse, gelegentlich Geräusche, einen hebenden Spitzenstoß und subjektive Beschwerden von seiten des Herzens. Der Blutdruck lag an der oberen Grenze der Norm. Dieses Krankheitsbild deutete Romberg so, daß es sich um eine Arteriosklerose jugendlicher Individuen handelte mit einer Hypoplasie des Gefäßsystems. Er betonte ausdrücklich, daß sich die Bezeichnung Arteriosklerose vielleicht auf die Dauer nicht halten läßt, sondern mit der besseren Aufklärung des Krankheitsbildes hier ein anderer anatomischer Begriff eingesetzt werden muß. Es ist offenbar nicht gestattet, auf eine periphere Arteriosklerose zu schließen lediglich aus dem palpatorischen Befund von rigiden Gefäßen. Zwei Schüler Rombergs, Fischer und Schlayer, fanden in drei Viertel aller Fälle, die im Leben stark verdickte Arterien zeigten, anatomisch keine oder nur geringe Intimaverdickung, nur zweimal in 75 Fällen wurde Mediaverkalkung beobachtet. In 8 Fällen von ausgedehnter juveniler Arteriosklerose mit ungewöhnlicher Dickwandigkeit der Arterien war keine anatomische Sklerose nachzuweisen. Die Verfasser schließen hieraus, daß für die Erklärung der Dickwandigkeit funktionelle, anatomisch zunächst nicht greifbare Veränderungen der Media beschuldigt werden müssen.

Bemerkenswert ist die Feststellung, daß die verdickten Arterien sich bei dem Otfried Müllerschen Kälteversuch genau so wie sklerotische Arterien verhielten.

Wolkow fand bei juveniler Arteriosklerose anatomisch Hypertrophie der Muskulatur und des elastischen Gewebes. Nach ihm beobachtete man diese juvenile Arterienhypoplasie meist verbunden mit Enge der Aorta und kleinem hypoplastischem Herzen. Wenn es sich also auch in der Mehrzahl dieser Fälle nicht um eine echte Arteriosklerose zu handeln scheint, so gibt es doch eine solche bei jugendlichen Personen, selbst bei Kindern. Freilich ist ätiologisch in solchen Fällen sehr oft ein ausgesprochener Alkohol- oder Tabakmißbrauch nachweisbar. Erinnert sei hier auch an den im experimentellen Teil besonders erwähnten Fall von Wiesel, bei dem sich die Arteriosklerose bei einem zweijährigen Kinde offenbar unter der Einwirkung von Störungen der inneren Sekretion infolge eines Nebennierentumors mit starker Vermehrung der chromaffinen Zellen entwickelt hatte.

Es ist aber an und für sich verständlich, daß bei dem großen Wechsel in der Dicke der Gefäßwand, besonders bei jugendlichen Individuen, bei denen man durchweg Gelegenheit hat, die fühlbaren Gefäßwände genügend gut tastend abzugrenzen, auch gelegentlich außergewöhnlich dickwandige Gefäße sich finden. Vielleicht handelt es sich hier nicht um eine Abnutzungserscheinung oder Arteriosklerose, sondern um eine zweckmäßige Hypertrophie der Muskulatur als Anpassung an die enge Aorta, die ja als ein Windkessel regulierend wirken und den schwankenden Druck im Herzen mehr gleichmäßig gestalten bzw. vermindern soll.

In der Kriegsliteratur spielt auch die juvenile Sklerose eine Rolle. Romberg speziell betont die gute Leistungsfähigkeit dieser Leute, die er im allgemeinen für militärtauglich hält. O. Müller macht darauf aufmerksam, daß die juvenile Sklerose und das hierbei häufig vorkommende Tropfenherz Teilerscheinungen einer allgemeinen konstitutionellen Minderwertigkeit sind. Külbs sah relativ sehr selten dickwandige periphere Gefäße bei jugendlichen Personen, insbesondere auch bei den in ihrem Zirkulationssystem konstitutionell Minderwertigen.

Die Hypertonien.

Der Blutdruck ist abhängig von verschiedenen Faktoren, unter denen zu nennen sind:

1. Die Herzarbeit. Eine Steigerung der Herzarbeit, die zur Blutdruckerhöhung führte, wäre theoretisch denkbar z. B. bei den Tachykardien, doch sieht der Kliniker in der Tat viel häufiger Tachykardien mit niedrigem Blutdruck. Eher schon wird man geneigt sein, einmal eine Hypertonie auf eine primäre Mehrarbeit des Herzens bei besonders großem Schlagvolumen zurückzuführen, ohne daß eine Verallgemeinerung berechtigt wäre, denn man sieht zweifellos Herzfehler mit großem Schlagvolumen und normalem oder niedrigem Blutdruck.

2. Die Blutmenge und die innere Reibung, d. h. die Viskosität des Blutes. Die Befunde bei der Plethora sind unterschiedlich. Ehe man über die Beziehung von Blutdruck und Blutmenge ein abschließendes Urteil abgibt, müßte man sich auf eine größere Zahl exakter Blutmengenbestimmungen stützen können. Daß die veränderte Viskosität des Blutes eine Rolle spielt, ist möglich, doch sind die Befunde der einzelnen Autoren widersprechend. Vielleicht hängt der Erfolg oder Mißerfolg des Aderlasses hinsichtlich seiner Wirkung auf den Blutdruck mit von der Beeinflussung der Blutviskosität ab. Kahler ist geneigt, Herzarbeit und Veränderung von Blutmenge und Blutviskosität gelegentlich als Hilfsursachen einer Hypertensien mit in Rechnung zu stellen, doch steht es ganz außer Zweifel, daß der dritte Faktor für die Regulierung des Blutdrucks und die Erklärung der Hypertonie eine ganz überragende Bedeutung besitzt, nämlich

3. die Erhöhung der Widerstände in den peripheren Gefäßen. Schon Tigerstedt äußert sich dahin, daß die Vermehrung der Widerstände in der Peripherie der einzig maßgebende Faktor sei, der den arteriellen Druck in die Höhe treiben kann und daß die Höhe des Blutdrucks von dem augenblicklich herrschenden Kontraktionszustand der Gefäße bestimmt werde. Die Fragen die damit aufgeworfen werden, lauten: Ist die Erhöhung der Widerstände durch anatomische oder durch eine funktionelle Gefäßverengerung bedingt? Volhard beantwortet sie mit der These: Der arterielle Hochdruck beruht auf einer Zunahme der Widerstände im Kreislauf und diese sind fast ausnahmslos funktionell, durch vermehrte Zusammenziehung der kleinen Schlagadern, der Arteriolen, bedingt. Weitere Fragekomplexe wären, ob die Verengerung in den Arteriolen oder in den Kapillaren liegt, ob sie eine allgemeine oder eine partielle ist, wobei man sich das Zustandekommen einer Blutdrucksteigerung bei partieller Gefäßkontraktion so vorstellen muß, daß die kompensatorische Erweiterung anderer Gefäßgebiete ausbleibt. Wie ist endlich die funktionelle Verengerung ausgelöst, zentral oder

peripher, ist es bei der allgemeinen Gefäßkontraktion ein chemischer Stoff, der sie auslöst, handelt es sich um einen nervösen Reflexmechanismus oder versagen Reflexe, die normalerweise den Blutdruck senken? Welche Rolle endlich spielen die Nieren, welche die Konstitution und hereditäre Momente?

Daß eine allgemeine Gefäßkontraktion auf rein nervösem Wege über das Vasomotorenzentrum ausgelöst werden kann, ist zweifellos möglich. Manche Fälle von Gefäßkrisen gehören hierher. Ottfried Müller beobachtete einen Fall, bei dem ein psychisches Trauma eine dauernde Hypertonie mit schweren Allgemeinerscheinungen auslöste und nach Behebung der psychischen Spannung verschwand. Erfahrungen an Unfallneurosen von Strauß, Bing, Horn sprechen in gleichem Sinne. Reflektorisch können nach H. Curschmann besonders bei Schmerzen im Abdomen langdauernde Blutdrucksteigerungen ausgelöst werden. Im Anschluß an Tierversuche von Traube scheint es, daß CO_2-Überladung zentral eine Hypertension verursacht, wobei allerdings zu bedenken ist, daß die CO_2 auch peripher an den Nervenendapparaten angreift. Beim Menschen fand Cobet freilich bei extremer Dyspnoe nur Steigerungen um bis 20 mm Hg. Das von Sahli aufgestellte Bild der Hochdruckstauung beruht vielleicht auch auf einer CO_2-Reizung des Vasomotorenzentrums. Aus Beobachtungen der englischen Literatur geht hervor, daß O_2-Inhalation den erhöhten Blutdruck zum Absinken bringen kann, und während Simon bei Normalen keinen Einfluß der O_2-Inhalation sah, fand Loewy nach O_2-Inhalation bei Hypertonikern Senkungen des Blutdruckes um 40 mm Hg in 1—2 Minuten. Von den blutdrucksteigernden chemischen Stoffen bzw. Hormonen greift ein Teil zentral an. Kahler trennt solche Formen von Hypertonien ab, die sich durch Blutdrucksenkung nach der Lumbalpunktion als zentral bedingt und auf einer Übererregbarkeit des Vasomotorenzentrums beruhend ausweisen.

Von den chemischen, peripher angreifenden Stoffen ist die Bedeutung des Adrenalins stark umstritten gewesen. In dem Sinne, daß eine erhöhte Ausschüttung von Adrenalin bei der Hypertonie statthabe oder daß der arterielle Adrenalinspiegel erhöht sei, ist, wie aus Untersuchungen von Hülse an der Volhardschen Klinik und von Heß an der Moritzschen Klinik hervorgeht, das Adrenalin als blutdrucksteigender Faktor abzulehnen. Dagegen besteht die Möglichkeit, daß beim Hypertoniker Stoffe im Blut kreisen, die die Ansprechbarkeit der Gefäße für Adrenalin erhöhen. Für Peptone wurde das von Hülse und Strauß festgestellt. Hülse fand das Blutserum von Nephritikern, dagegen nicht das von Fällen mit „rotem Hochdruck" im Sinne Volhards wirksam zur Sensibilisierung des Adrenalins. Das Cholesterin hat ebenfalls, wie aus den Kurven von Westphal und Herrmann hervorgeht, eine Adrenalin sensibilisierende Wirkung und Westphal konnte durch Cholesterinfütterung beim Kaninchen ein Blutdrucksteigerung erzeugen. Kahler hält eine Hyperadrenalinämie mit Blutdruckanstieg, die durch zentralen O_2-Mangel hervorgerufen würde, für nicht ausgeschlossen. Von Stoffen, die bei Nephritiden retiniert werden, sind noch eine Reihe chemisch mehr oder weniger gut definierter Substanzen als sensibilisierend nachgewiesen worden. Die klimakterische Hypertonie hat dazu geführt, den Hormonen der Keimdrüse eine besondere Bedeutung zuzusprechen (Huchard), nicht ohne daß dagegen Widerspruch laut geworden wäre. Von französischen Autoren wird auch auf das Hormon der Hypophyse hingewiesen. Toxische Substanzen, z. B. das Nikotin, spielen nach meiner Überzeugung eine nicht zu unterschätzende Rolle. Ein letzter Hinweis mag der Auffassung dienen, daß man den arteriellen Blutdruck dem Quellungsdruck der Eiweißkörper in der Blutbahn gegenübergestellt hat und in diesen Eiweißkörpern einen Regulationsmechanismus des Blutdruckes sieht.

Von den peripheren blutdrucksteigernden Faktoren hat man früher den anatomisch nachweisbaren Gefäßveränderungen große Aufmerksamkeit geschenkt im Anschluß an Untersuchungen von Gull und Sutton, die anatomische Veränderung an den Schrumpfnierengefäßen nachwiesen und als Systemerkrankung das Krankheitsbild der „arteriocapillary fibrosis" aufstellten. Münzer spricht von einer Sklerosis arterio-capillaris multiplex, während Volhard diese Vorstellungen rundweg als Phantasiegebilde ablehnt, weil es einesteils eine solche universelle, von den großen nach den kleinen Gefäßen fortschreitende Arteriosklerose nicht gibt, anderenteils die plötzlichen Blutdrucksteigerungen der Nephritis in dieser Weise nicht zu klären sind. Von Friedrich Müller und v. Bergmann wird der Satz vertreten, daß zwischen Arteriosklerose und Blutdrucksteigerung ein obligater Zusammenhang nicht besteht. Die Bedeutung der Elastizitätsverminderung der kleinen Gefäße, besonders der Arteriolen, wird von Tendeloo hervorgehoben, und Hochrein weist darauf hin, daß allein schon in dem verschieden-dimensionalen Aufbau des Gefäßsystems und der Veränderung des Elastizitätsmodus die Ursache für Blutdruckdifferenzen liegen kann. Ebenso sagt Heß, daß in der Behinderung der Gefäßweitbarkeit bei vermehrtem Blutbedarf eines Organs die Ursache einer Hypertonie gegeben sein kann. Daß nicht die größeren und mittleren Arterien, sondern die Arteriolen für das Zustandekommen der Hypertonie am wichtigsten sind, darf man aus physiologischen Überlegungen und aus Modellversuchen von Lewi und Campbell folgern. Durig bestreitet überhaupt, daß durch ausgedehnte Kapillarverödung das Entstehen eines Hochdruckes möglich sei wegen der leichten Weitbarkeit der Kapillaren. Dagegen möchte Kylin für leichtere Blutdrucksteigerungen eine Schädigung des Kapillargebietes als ursächlich ansprechen, wobei er für die Blutdrucksteigerungen höheren Grades allerdings einen Arteriolospasmus zur Erklärung zu Hilfe nehmen muß, den er sich durch einen primären Kapillarschaden reflektorisch ausgelöst denkt.

Die Theorien, die die Blutdrucksteigerung auf einen in der Peripherie ausgelösten Reflex zurückführen, nehmen zumeist eine allgemeine reflektorische Zusammenziehung der Arterien und Arteriolen des ganzen großen Kreislaufes an, bei denen wieder den kleinen Gefäßen die Hauptrolle zukommt. Die Bedeutung des Splanchnikusgebietes ist auch heute noch umstritten. Im Tierversuch kommt es bei Splanchnikusreizung zu vermehrter Adrenalinausschüttung. In der Diskussion der Ansichten Rombergs, der dem Splanchnikus- gebiet einen wesentlichen Einfluß auf den Blutdruck einräumt, und Friedrich Müllers, der darauf aufmerksam macht, daß bei Hypertonikern nach interkurrenten Diarrhöen der Blutdruck absinkt, äußert Volhard Zweifel an der Möglichkeit, daß eine auf die Bauch- gefäße beschränkte Gefäßkontraktion eine monate- und jahrelang dauernde Blutdruck- steigerung zu erklären vermöge. Eine besondere Art von Reflexhypertonie nimmt Walter Frey an. Er konnte durch Injektionen von Salzen und Milchsäure in eine Arterie, die mit dem übrigen Kreislauf nicht in Verbindung stand, eine reflektorische Blutdrucksteigerung erzielen, die nach Durchschneidung des Nerven ausblieb und er weist auf die Beziehungen dieses Befundes zur Blutdrucksteigerung bei ermüdender Muskelarbeit hin. Reflektorisch ausgelöst sind auch die Blutdruckerhöhungen, die nach Aufblähung des Magens sowie im akuten Glaukomanfall oder nach Abklemmung der Aorta ausgelöst werden. Inwieweit die Versuche von H. E. Hering, der beim Tier durch experimentelle Ausschaltung der Blut- druckzügler eine dauernde Hypertonie erzielen konnte, auf den Menschen anwendbar sind, bedarf noch der Klärung.

Hinsichtlich der renalen Hypertonie bei Harnsperre, Harnstauung, Zystenniere und künstlicher Nierenschrumpfung nimmt Volhard an, daß es sich teils um Reflexe handelt, teils um Retention von sensibilisierenden oder direkt gefäßkrampferregenden Stoffen, teils endlich um Störungen der Nierendurchblutung. Interessant für die reflektorische Auf- fassung ist der Befund von Full, der bei einem Tabiker mit fehlender Schmerzempfindung fand, daß die Überdehnung der Blase allein eine Hypertonie machen kann, die nach Ent- leerung der Blase verschwand. Volhard unterscheidet eine zweite Gruppe „angiopathi- scher" Nierenerkrankungen, wozu er die primäre Endarteriitis der Nierenarterien und die reinen chronischen Amyloidnieren rechnet, und bei denen er die Störung der Nieren- durchblutung als ausschlaggebend ansieht. Die Gruppe der Hypertonien bei Epi- und Hypernephrom scheint renal bedingt zu sein durch die räumliche Nähe der Tumoren, dagegen ist die Hypertonie bei der Bleiniere sicher nur zum Teil renal bedingt, bei end- arteriitischen Veränderungen der Nierengefäße, zum anderen Teil wohl, wie aus einem Fall von Friedrich Müller hervorgeht, zerebral. Die Blutdrucksteigerung bei Schwanger- schaftsnieren und Schwangerschaftseklampsie scheint Volhard in einem allgemeinen, nicht renal bedingten Gefäßkrampf zu liegen. Besondere Schwierigkeiten bereiten der Erklärung solche Blutdrucksteigerungen, die im pränephritischen Stadium nach einer Angina auftreten, bevor irgendwelche Nierensymptome nachweisbar sind. Gegenüber der Volhardschen Annahme, daß es in jedem Falle zu einer Drosselung der kleinen Nieren- arterien komme, durch die dann ein allgemeiner Gefäßspasmus ausgelöst wird, vertritt Kylin die Anschauung, daß alle Versuche, die Entstehung der Blutdrucksteigerung als eine Folge von Nierenschaden zu erklären, mißglückt sind, und er verschiebt das Problem dahin, daß eine diffuse Alteration aller Kapillaren, eine „Capillaropathia acuta unversalis" das Primäre sei, der die Nierensymptome unter Umständen erst später folgen.

Auf Grund der entwickelten Anschauungen hat man sich bemüht, das große Gebiet der Hypertonien in verschiedene Krankheitsbilder je nach dem ange- nommenen Mechanismus der Entstehung aufzuteilen und ich gebe im folgenden einige dieser Versuche wieder. Sie beschränken sich zum Teil auf das Aneinander- reihen klinisch beobachteter Krankheitsbilder, so wie es, nur um ein Beispiel zu nennen, Gelman (Moskau) tut, wenn er einteilt:

1. Essentielle Hypertonie, die entweder auf Stoffwechselstörungen oder auf funktionell - anatomischen Störungen des vegetativen Nervensystems beruht und mit Nierenschädigung einhergehen kann. 2. Altershypertonie ohne Nieren- schädigung. 3. Jugendliche Hypertonie, die oft zur essentiellen Hypertonie führt. 4. Psychogene Hypertonie auf dem Boden psychischer Traumen ent- standen. 5. Zerebrogene Hypertonie bei Paralyse und Hirnarteriosklerose.

6. Reflektorisch toxische Hypertonie z. B. bei Sarturnismus. 7. Toxische Hypertonie bei CO, Anilin, Nitrobenzolvergiftung. 8. Hämatogene Hypertonie bei Polyzythämie, Anämie u. a., Blutveränderungen.

Aus der amerikanischen Literatur sei die Einteilung von Mc Lester wiedergegeben in : 1. vorübergehende Hypertension, etwa dem Begriff unserer Gefäßkrisen entsprechend, 2. Chronische Hypertension ohne Nephritis (der essentiellen entsprechend, der diastolische Druck bleibt relativ niedrig). 3. Chronische Hypertension mit Nephritis (der diastolische Druck ist ebenfalls hoch, es bestehen Niereninsuffizienzsymptome). 4. Der maligne Hochdruck, mit hohem Rest-N, Retinitis, infauster Prognose.

In seinem 1923 auf dem Kongreß für innere Medizin in Wien gehaltenen Referat kommt Volhard dazu, die Hypertonien in 2 große Gruppen zu scheiden, den roten und den weißen Hochdruck, die er wie folgt kennzeichnet: 1. Roter Hochdruck. Die peripheren Schlagadern sind weit, das Aussehen gerötet, die Arterien des Augenhintergrundes weit, die Nieren auf dem Sektionstisch rot. Die Patienten klagen über Blutandrang zum Kopf. Apoplexien sind häufig. Beim Wasserversuch steigt der Blutdruck an. Die Anpassung des Gefäßsystems ist erhalten, die Blutdruckkurve ist durch das Auftreten großer Tages- und Nachtschwankungen gekennzeichnet. Das Herz ist im allgemeinen vergrößert. Im Blut lassen sich gefäßkrampferregende oder sensibilisierende Stoffe nich nachweisen, wie auch für dieses Krankheitsbild die Annahme eines allgemeinen Gefäßkrampfes abgelehnt wird. 2. Weißer Hochdruck. Die peripheren Gefäße sind eng, ebenso die Arterien des Augenhintergrundes, das Aussehen ist blaß, es besteht Neigung zu Hirnanämie, im Gegensatz zu der Apoplexiegfahr des roten Hochdrucks. Die Nieren sind auf dem Obduktionstisch blaß. Im Wasserversuch steigt der Blutdruck dieser Patienten nicht an, wie überhaupt die Konstanz des Blutdrucks für diese Form der Hypertonie als kennzeichnend angesehen wird. Die Anpassung des Gefäßsystems ist geschädigt. Die Herzen sind relativ klein. Ursächlich wird ein allgemeiner Gefäßkrampf der Arteriolen angenommen, der durch im Blute kreisende krampfauslösende bzw. adrenalinsensibilisierende Stoffe ausgelöst wird.

Unabhängig von Volhard kam Kylin ebenfalls dazu, eine Zweiteilung der Hypertonien vorzunehmen, wobei er sich im wesentlichen auf Kapillaruntersuchungen und Kapillardruckmessungen stützt und glaubt, die folgenden beiden Formen als deren Paradigma einerseits die akute Glomerulonephritis, andererseits die essentielle Hypertonie gelten können, scharf auseinanderhalten zu müssen:

Hypertonie bei Glomerulonephritis.

Kapillarmorphologische Veränderungen sind vorhanden.
Ödem ist vorhanden.
Kapillardruck erhöht.
Retinitische Veränderungen sind vorhanden.
Tagesvariationen des Blutdruckes normal oder unbedeutend erhöht.
Adrenalinblutdruckreaktion normal oder erhöht.
Blutzuckerwerte normal.
Keine Neigung zu Diabetes.
Akute Krankheit nach gewissen Infektionen.
Abnorme peptonartige Stoffe im Blute.

Essentielle Hypertonie.

Die Kapillaren erscheinen normal.
Ödem fehlt.
Kapillardruck normal.
Retinitische Veränderungen fehlen in der Regel.
Tagesvariationen des Blutdruckes pathologisch (bis zu 80—100 mm Hg).
Adrenalinblutdrucksreaktion paradox.
Abnorme Reaktion für Wärme usw.
Adrenalinblutzuckerkurve abgeflacht.
Blutzuckerwerte oft erhöht.
Blut-Ca erniedrigt. Blut-K und Cholesterin erhöht.
Kohlenhydrattoleranz herabgesetzt.
Blutbild oft verändert mit Vermehrung der mononukleären Elemente und oft Eosinophilie.

Chronisch schleichendes Entstehen, oft in Zusammenhang mit dem Klimakterium (mit Neigung zu Vagotonie).

Am weitesten durchgeführt und klinisch vielleicht am besten begründet ist die Einteilung, die Kahler in seiner bekannten zusammenfassenden Abhandlung über die Hypertonien gibt:

A. I. Zentrale Vasomotorenreizung oder Tonussteigerung:

1. Primär: a) Psychisch.

b) Mechanisch (durch Hirndrucksteigerung).

c) Läsionell (durch organische Gehirnschädigungen in der Nähe der Gefäßzentren).

d) Toxisch (durch chemische, pressorisch wirkende Stoffe bedingt).

2. Sekundär: Reflektorisch (von den Gefäßen oder von bestimmten Organen aus). (Hierher gehört auch die reflektorische Drucksteigerung bei Schädigung der Depressorendigungen).

II. Periphere Vasomotorenreizung oder Tonussteigerung:

1. Primär: Toxisch.

2. Sekundär: Reflektorisch (durch periphere Reflexe von sämtlichen Gefäßen ausgehend).

B. Anatomischer Hochdruck (durch allgemeine oder sehr ausgedehnte organische Verengerung der Arteriolen).

Der Kahlerschen Einteilung hat man nicht ganz mit Unrecht den Vorwurf gemacht, daß sie zu weitgehend ist, um im Einzelfalle klinisch anwendbar zu sein. Dem Kliniker wird es zwar gelegentlich einmal möglich sein, etwa einen Hochdruck nach einem Hirntrauma als zentralläsionär bedingte Hypertonie oder einen Hochdruck, der durch O_2-Inhalation prompt zum Absinken zu bringen ist, als zentrogenen anoxämischen Hochdruck zu kennzeichnen; weniger eindeutig ist es schon, von einem malignen nephrogenen Hochdruck oder von einer essentiellen klimakterischen Hypertonie zu sprechen, wobei wir zwar eine Vorstellung von der Pathogenese haben, aber den Angriffspunkt nicht kennen. In manchen Fällen wird es bei der Diagnose Hypertonie sein Bewenden haben müssen und es ist wichtig, zu wissen, daß die Pathogenese sehr wohl in hereditären Ursachen begründet sein kann. Vor allem verdanken wir den Untersuchungen von Weitz an der Bevölkerung in Tübingens Umgebung, die sich auf die Familien von 82 Hypotonikern beziehen, ein ausgezeichnetes Material in dieser Richtung.

g) Die essentielle Hypertension (Hypertonie).

Die essentielle Hypertension ist ein Krankheitsbild, das in den letzten Jahren sich allmählich Geltung verschafft hat. Die Ursache dieser Hypertonie liegt offenbar nicht in anatomischen Veränderungen des Gefäßsystems, wenigstens nicht in solchen, die der Arteriosklerose und Nephrosklerose entsprechen. F. Müller, Pal, John u. a. vertreten diesen Standpunkt, daß Blutdrucksteigerung ohne Sklerose der kleinen Arterien oder auch ohne Beteiligung der Nieren vorkommt. Auch ich habe in einer größeren Reihe von Fällen, bei denen nach den subjektiven Beschwerden und dem objektiven Befund man von einer essentiellen Hypertension sprechen konnte, Gelegenheit gehabt, die Nieren anatomisch zu untersuchen und mich nicht von einer Nephrosklerose überzeugen können. Es scheint mir daher sicher berechtigt zu sein, entgegen der Annahme von Fischer, Klinkert u. a. eine essentielle Hypertonie anzunehmen. Offenbar aber ist dieser Begriff vorläufig ein sehr breiter und wir legen augenblicklich noch eine Reihe von Krankheitszuständen zusammen, die ätiologisch sehr verschieden bedingt sind, bei denen sich also auch unsere Erfahrungen über Prognose und Therapie voraussichtlich in den nächsten Jahren wesentlich ändern werden. Lehnt man eine anatomische Veränderung im Gefäßsystem ab oder wenigstens ab in dem Sinne, wie wir sie heute histologisch zu fassen wissen, so bleibt nur übrig, eine funktionelle Störung im peripheren Gefäßsystem anzunehmen. Nimmt man dieses an, so kann es sich nur handeln entweder um eine lange, d. h. viele Jahre anhaltende Kontraktion mit einem Spasmus oder mit einem veränderten Tonus. Es würde schwer sein, diese beiden Hypothesen rein physiologisch zu trennen. Klinisch ist es aber wohl berechtigt, einen über Jahre hingehenden Kontraktionszustand des peripheren Gefäßsystems deshalb anzunehmen, weil man bei den Hypertonien oft stärkere Schwankungen im Druck sieht, wenigstens stärkere als bei der Nephrosklerose. Schwankungen dieser Art kennen wir: wir finden sie bei den Gefäßkrisen und Pal hat sich sehr eingehend mit diesen Fragen beschäftigt und ein großes kasuistisches Material dieser Art zusammengetragen. Demgegenüber aber darf man betonen, daß derartige subjektive Beschwerden, wie sie bei den Gefäßkrisen im Vordergrunde stehen, bei der Hypertonie nicht vorhanden sind und daß die Schwankungen, die wir auf nervöser Basis am Krankenbette auftreten sehen, relativ gering sind.

Registriert man den Blutdruck kurvenmäßig wie die Temperatur, so ist man erstaunt zu sehen, wie die Abweichungen von der Mitte bei nervösen Leuten im allgemeinen nur um 5—10 mm Quecksilber in der Regel schwanken und wie relativ selten auf Grund eines außerordentlichen Ereignisses, einer Untersuchung, eine Erhöhung um 20, 30 oder mehr mm Quecksilber auftritt. Aber bei der Hypertonie verläuft die Kurve doch entgegen den übrigen von uns betonten Einstellungen oft regellos, oft abhängig von erkennbaren äußeren Momenten (Sonnenschein, körperliche Ruhe, Entfernung der bisher vorhandenen psychische Eindrücke) gleichmäßig nach unten. Alles dieses macht die Annahme wahrscheinlich, daß ein spastischer Zustand im peripheren Gefäßsystem vorliegt, zumal da man bei der Hypertonie auch in seltenen Fällen eine Heilung, d. h. ein gleichmäßiges und dauerndes Zurückgehen auf den normalen Druck sieht (Fahrenkamp, Matthes u. a.). Die zweite Frage ist natürlich die, wie kann man sich das Zustandekommen dieses Spasmus denken? Es liegt nahe, analog den Erfahrungen bei Nierenerkrankungen eine Stoffwechselstörung anzunehmen, insbesondere eine Störung im Stoffwechsel der Harnsäure, wie F. R. Müller will, des Kreatinins. Man hat weiter durch die Cholesterinstoffwechseluntersuchungen eine Erhöhung der Cholesterinwerte als Ursache der Hypertonie angenommen (Kylin, Westphal). Diese Ansicht vertritt auch Erich Meyer, der nach intravenöser Behandlung mit Traubenzucker das Cholesterin verschwinden sah und von einer kolloidoklastischen Reaktion spricht. Die Beziehungen zwischen Diabetes und Hypertonie haben Neubauer, Hasselberg u. a. veranlaßt, die Ursache in einer Adrenalinämie zu suchen. Die gegenteilige Ansicht vertritt Pott, daß zwischen Blutdruckerhöhung und Blutzucker keine Beziehungen beständen. Munk vertritt den Standpunkt, daß Veränderungen im Stoffwechsel des chromophilen Systems die Blutdrucksteigerung bedingt und zu kolloidalen anatomisch vorläufig nicht faßbaren Quellungszuständen führen. Obwohl Volhard diese Hypothese nicht anerkennt, möchte ich doch den Gedanken nicht ohne weiteres ablehnen. Arterielles und venöses Blut von Normalen und Hypotonikern auf seinen Adrenalingehalt zu prüfen, hat Hülse unternommen mit Hilfe der Läwen-Trendelenburgschen Froschdurchspülungsmethode. Er konnte dabei keine gefäßverengernde Wirkung des Blutes bei essentieller Hypertonie feststellen (s. weiter oben).

Diese Hypothesen haben dazu geführt, anatomisch zu untersuchen, wie sich der Hypotoniker gegenüber dem Normalen auf Injektion innersekretorischer Drüsenextrakte verhalte. Billigheimer fand eine übernormale Hyperglykämie bei der Hypertonie nach Adrenalin-Injektion. Heß stellte bei normalen Menschen eine geringe Senkung des Blutdruckes, dann eine Steigerung bei Injektion sehr geringer Adrenalinwerte fest; bei Hypertonien hingegen einen stärkeren Abfall und eine stärkere Erhöhung, oft sogar vor dem Abfall einen kurzen Anstieg. Wie weit diese differentialdiagnostischen wichtigen Momente von Bedeutung sind, läßt sich in Ermangelung von Nachuntersuchungen nicht sagen. Die Tatsache, daß die Hypertonie bei Frauen im Klimakterium sehr häufig in Erscheinung tritt, hat natürlich dazu Veranlassung gegeben, die Geschlechtshormone als wichtigste auslösende Komponente anzusprechen und unserer heutigen Einstellung entsprechend eine pluriglanduläre anzunehmen. Obwohl experimentelle Versuche diese Anschauung nicht bestätigten (Kerppola), ist doch nach den statistischen Unterlagen diese Annahme am meisten begründet.

Külbs hat in einer größeren kasuistischen Zusammenfassung als ätiologisch am wichtigsten hingestellt: psychische Erregung, Klimakterium, Lues, Nikotin, Alkohol. Daß dauernd auf den menschlichen Organismus einwirkende psychische Erregungen besonderer Art zu einer erhöhten Erregbarkeit des Gefäßsystems und schließlich zu einem Spasmus führen könne, ist eine für den Kliniker annehmbare Hypothese.

Goldscheider nimmt primär eine Überempfindlichkeit des Nervensystems, speziell der Gefäßnerven an, der dann ein Spasmus der Arteriolen folgt. Dieser wiederum soll zur Hypertonie führen. Ob man allerdings mit der von Goldscheider in den Vordergrund gestellten Psychotherapie allein viel erreichen wird, möchte ich bezweifeln. Zuzugeben ist sicherlich, daß schon die körperliche Ruhe allein imstande ist, einen langsamen und dauernden Blutdruckabfall herbeizuführen. In der Praxis sieht man jedenfalls immer wieder offenbar akut entstandene Blutdruckerhöhung mit subjektiven Beschwerden wie bei allgemeiner Arteriosklerose in wenigen Tagen zurückgehen bei körperlicher Ruhe ohne jede andere Therapie. Dies habe ich schon 1904 hervorgehoben und gesagt:

„Möglicherweise ist in diesem Spasmus der Anfangspunkt einer später entstehenden Arteriosklerose zu suchen, denn wenn auf diese Weise ein erhöhter Druck dauernd unterhalten wird, so ist das ein Moment, welches nach unserer jetzigen Anschauung am meisten für die Abnahme der Elastizität und für Veränderungen der Gefäßwände beschuldigt werden kann."

Hiernach würde man also die essentielle Hypertonie als das chronische Stadium der akuten paroxysmal auftretenden Hypertonie bezeichnen dürfen. Die Tatsache, daß akute Hypertonien durch Ruhe abklingen, wird auch gestützt durch das Verhalten des Blutdruckes im Schlaf. K. Müller hat neuerdings den Druck bei Erwachsenen im Schlaf um etwa 20—25 mm Hg konstant niedriger gefunden als am Tage. K. Müller geht so weit, zu behaupten, daß ein Druckwert über 110 mm Hg beim Schlafenden als pathologisch anzusehen sei. Der Hypertoniker zeigt daher einen stärkeren Druckabfall in der Nacht als der Normale. Sollten sich diese Erfahrungen bestätigen, so würde für die Therapie der Hypertonie die körperliche Ruhe noch viel mehr bedeuten als schon heute feststeht. Zu dem Begriff essentielle Hypertonie gehört sicherlich nicht ein erhöhter Lumbaldruck; trotzdem soll aber erwähnt werden, daß bisweilen Lumbaldruck und Blutdruck insofern korrespondierend sich verhalten, als bei dem Sinken des Lumbaldruckes nach einer Lumbalpunktion bei einer Nephrosklerose der Blutdruck ebenfalls sinkt und daß beim Wiederansteigen des Blutdruckes man auch häufig wieder einen höhren Lumbaldruck feststellen kann. Ob bei der essentiellen Hypertonie auch vielleicht geringe Veränderungen in der Höhe des Lumbaldruckes vorliegen und die Höhe des Blutdruckes beeinflussen können, erscheint mir zweifelhaft, aber doch immerhin wichtig genug, es klinisch gelegentlich zu verfolgen.

Diesen Hypothesen gegenüber, die allerdings Hypothesen und vorläufig nach vielen Richtungen anfechtbar sind, stehen die Auffassungen verschiedener Kliniker, die die

Hypertonie als eine organische Gefäßerkrankung ansprechen. Von der Arteriosklerose wissen wir zwar, daß sie trotz größerer Ausdehnung keine oder nur geringe Blutdruckerhöhungen macht, aber andererseits sehen wir sowohl die Nephrosklerose wie die Glomerulonephritis mit erheblicher Erhöhung des Blutdruckes einhergehen. Auch dann, wenn man anatomische Veränderungen findet, kann man fragen, ob diese oder der hohe Druck das Primäre seien. Munk, die Anatomen (Fahr, Herxheimer) stellen sich zumeist auf den Standpunkt, daß ein Circulus vitiosus vorliege, daß primär dieselben Ursachen maßgebend seien, die zu einer Arteriosklerose führten.

Auch Kliniker, wie Romberg und seine Schule, vertreten den Standpunkt, daß die Mehrzahl der Hypertonien als Nephrosklerosen zu deuten seien und speziell Haarpuder fand in der Rombergschen Klinik in einem sehr hohen Prozentsatz von Hypertonie anatomische Veränderungen an den Nieren. Trotzdem läßt aber Romberg den Begriff der essentiellen Hypertonie heute gelten, indem er sagt: „Sicher ist jetzt die Entstehung des Hochdruckes nicht durch anatomische Erkrankung der Gefäße, sondern durch funktionell gesteigerte Kontraktion der Arteriolen, sicher auch — man muß über die letzten auslösenden Ursachen noch verschiedener Meinung sein — der weitgehende Einfluß des Gesamtbefindens, des Ernährungszustandes, der Körpertemperatur, des seelischen Verhaltens sowie äußere Einwirkungen, oft schon der Tageszeit"[1]).

Die subjektiven Beschwerden bestehen im wesentlichen in: Herzklopfen, Kurzatmigkeit, Schlaflosigkeit, Druck im Kopf, Nachlaß der geistigen und körperlichen Leistungsfähigkeit, plötzliches unmotiviertes Schwitzen, Blutungen aus der Nase, aus Hämorrhoiden, gelegentlich stenokardische Anfälle.

Die objektiven Symptome sind folgende: Plethorischer Habitus, gedrungene Figur, Emphysem, hochrotes Gesicht, oder ein auffälliger Wechsel in der Gesichtsfarbe zwischen blass und rot, eben fühlbare Leber, regelmäßiger, oft beschleunigter Puls, Gefäßwand zumeist nicht wesentlich verändert. Herzbefund: klappender 2. Aortenton, selten ein systolisches Geräusch über der Aorta oder über der Spitze. Im Röntgenbilde normales, oder etwas übermittelgroßes Herz, etwas breite Aorta.

In allen diesen Fällen, in denen der Blutdruck über 170 mm Quecksilber beträgt, soll man in der Praxis zuerst eine Untersuchung des Blutes (Wassermann) machen, dann durch eine ausführliche Anamnese zu eruieren suchen, welche ätiologische Momente im wesentlichen verantwortlich gemacht werden können für den erhöhten Blutdruck.

Die Diagnose stützt sich auf den negativen Urinbefund und den konstant erhöhten Druck; subjektive Beschwerden sind nicht immer vorhanden, von oben angeführten objektiven Symptomen stehen im Vordergrunde der Habitus und die leichte Verbreiterung der Aorta im Röntgenbilde.

Die Prognose ist im allgemeinen offenbar eine bessere als bei der Arteriosklerose und Nephrosklerose. Therapeutisch scheint bei den fetten Leuten die Entfettung günstig zu sein. Da die psychischen Momente in der Ätiologie eine große Rolle spielen, so ist die Prognose im wesentlichen auch von dem Temperament des Patienten abhängig d. h., ob es gelingt, unter körperlicher und geistiger Ruhe innerhalb kurzer Zeit einen Blutdruckabfall zu erreichen. Apoplexien sind anscheinend nur in den Fällen zu befürchten, in denen eine ausgedehntere Lues ätiologisch eine Rolle spielt.

Die Therapie läßt sich folgendermaßen wiedergeben: Körperliche und geistige Ruhe, keine Genußmittel, bei Frauen, die im Klimakterium stehen, Ovarialpräparate, oder auch das subjektiv und objektiv günstig wirkende Transanon (Ichthyol und Kalzium), dann das Klimakton. Bei positivem Wassermann antiluetische Behandlung. Falls Gicht vorliegt oder in der Aszendens vorhanden ist, Behandlung mit Kolchikum, Salzsäure oder Atophan. Diätetisch: salzarme, evtl. auch purinarme Kost.

---

[1]) Romberg: Herzerkrankungen. Bd. 4, S. 801. 4. u. 5. Aufl.

Physikalisch-therapeutisch: Fußbäder und leichte Streichmassage. Die neueren Versuche bei der Hypertonie überhaupt, die Cholinderivate (Pacyl) oder die Rhodansalze (Rhodapurin) zu verwenden, sind wohl noch nicht als abgeschlossen anzusehen (vgl. S. 438).

Die Therapie der Hypertonie durch die Venae sectio hat zu berücksichtigen, daß der arterielle Hochdruck normalerweise durch einen Aderlaß nicht herabgesetzt wird, daß sich das Gefäßsystem vielmehr ohne weiteres auf den verminderten Füllungszustand einstellt, und daß z. B. im Tierversuch durch eine Entblutung der Blutdruck nicht zum Absinken gebracht werden kann bis unmittelbar vor Eintritt des Exitus.

Die praktische Erfahrung am Krankenbett, daß man durch Aderlässe von 200—500 ccm bei manchen Fällen von Hypertonie eine ausgiebige und dauernde Blutdrucksenkung erzielen kann, daß man manchmal flüchtige, wenige Stunden oder 1—3 Tage anhaltende Senkungen erreicht, daß man endlich Fälle trifft, deren Blutdruck in keiner Weise auf den Aderlaß reagiert oder bei denen der Blutdruck nach dem Aderlaß ansteigt. Das letztere trifft man nicht selten bei den essentiellen Hypertonien, besonders bei Frauen im Klimakterium, während zu den ersteren Fällen sicher ein Teil von arteriosklerotischen Hypertonien gehört, Leute mit apoplektischem Habitus, deren subjektives Gefühl des Schwindelns und der Benommenheit im Kopf oft schlagartig durch einen Aderlaß zu bessern ist. Bei dem oft nicht zu stillenden Nasenbluten der Hypertoniker ist ein Aderlaß nicht selten das einzig durchschlagende Mittel. Die subjektive Erleichterung gibt meines Erachtens in solchen Fällen durchaus die Indikation, in Abständen von $^1/_4$—$^1/_2$ Jahr die Venae sectio zu wiederholen auch dann, wenn die Senkung des Blutdruckes nur vorübergehend oder unbedeutend ist. Das Eintreten einer Anämie ist bei solchen Abständen, insbesondere bei den oft zur Plethora neigenden Patienten nicht zu befürchten.

Den subjektiven Erfolg des Aderlasses hinsichtlich des Allgemeinbefindens zur Indikationsstellung mit heranzuziehen, scheint mir um so mehr berechtigt, als die objektiven Kriterien einer guten oder schlechten Aderlaßwirkung größtenteils im Stich lassen. Ob die Verschiebung der Bluteiweißkörper, wie sie von Lindlau, Schürmeyer und Uhlenbruck noch 4 Wochen nach dem Aderlaß nachgewiesen wurden, wesentlich sind, oder die Veränderung der CO_2-Bindungskurve und die Transmineralisation (Endres) oder die Veränderung des kolloidosmotischen Druckes, des Kapillartonus, des Fettgehaltes im Blut, der Blutmenge, die sich allerdings relativ schnell (W. H. Veil) und bis zum vorherigen Volumen (Seyderhelm und Lampe) wieder auffüllt, von Wichtigkeit ist, wissen wir dabei nicht. Die Wirkung der Venae sectio auf den Reststickstoff von Hypertonikern wurde an 64 Fällen kürzlich von Uhlenbruck untersucht, der in 64% der Fälle einen Anstieg von 5 bis zu 30 mg-% fand, in 19% ein Gleichbleiben und in 17% ein Absinken des Rest-N. feststellen konnte. Die essentiellen Hypertonien reagieren kaum, bei den nephrosklerotischen Hypertonien kann man in Übereinstimmung mit Hohlweg den Anstieg des Rest-N. als prognostisch ungünstig bewerten.

Medikamentöse Behandlung s. Seite 288.

h) Das Symptom Hypotonie.

Die Frage, wann man eine Hypotonie als eine merkliche Abweichung von den normalen Streuungswerten des Blutdrucks annehmen soll, kann man etwa dahin beantworten, daß bei erwachsenen Männern und Frauen ein Blutdruck, der dauernd unter 100 mm Hg ist, als hypotonisch anzusehen ist. Martini und Pierach nehmen eine ständige Erniedrigung unter Werte von 105 bzw. 100 mm Hg als Hypotonie an und fanden dieses Symptom unter 9000 Patienten in 220 Fällen, d. h. in 2,4% (vgl. auch Munk).

Man hat versucht ein Krankheitsbild der essentiellen Hypotonie aufzustellen als Gegenstück zur essentiellen Hypertonie. Ich bin mit Curschmann der Meinung, daß die Hypotonie als solche keine Krankheit ist. Die Statitiken besonders amerikanischer Lebensversicherungsgesellschaften sprechen zu deutlich für die lange Lebensfähigkeit der Hypotoniker, so daß diese Anomalie sicher oft eher ein prognostisch günstiges Symptom denn eine Krankheit ist. Ich möchte auch die Bedürfnisfrage eines solchen Krankheitsbildes verneinen. Ist die Hypotonie das einzige Symptom, so ist sie keine Krankheit. Ist sie aber, wie sehr oft, vergesellschaftet mit anderen Symptomen, so wird man das ganze Bild eher unter endokrine Störungen oder Konstitutionsanomalien gruppieren müssen.

„Theoretisch" kommen als Ursache der Hypotonie in Frage: 1. Verminderung der Herzkraft. Die experimentelle Prüfung dieses Faktors von Martini und Pierach ergab röntgenologisch im Transversaldurchmesser 1—3 cm zu kleine Herzen mit Brachykardie, normalem Schlagvolumen, aber Versagen bei Belastung. 2. Verminderung der Blutmenge. Dieser Koeffizient ist auszuschließen. Im Tierversuch macht Entblutung nur minimale Blutdrucksenkung ante exitum. 3. Störung des Gefäßtonus. Diese Ursache ist klinisch nicht ganz abzulehnen. Vielleicht spielt abnorm große Dehnbarkeit der Gefäße, abnorm tiefes Elastizitätsmodül eine Rolle (Hochrein). Konstitutionell bedingt scheint solche Tonusstörung vorzukommen. Martini und Pierach weisen auf röntgenologisch nachweisbare Veränderungen an der Hypophyse hin. Sie glauben, daß die Hypotoniker zu den „vegetativ Stigmatisierten" gehören und daß „eine Herabsetzung der potentiellen Energie bezüglich der nicht der Willkür unterworfenen muskulösen, nervösen und innersekretorischen Organe" den Symptomenkomplex der Hypotonie auslöse. 4. Toxische bzw. toxisch-infektiöse Herabsetzung des Gefäßtonus. Wahrscheinlich kommt der Verminderung des Widerstandes in Arteriolen und Kapillaren die Hauptrolle zu.

Der Komplex der mit dem Symptom der Hypotonie oft vergesellschafteten Anonalien wird ziemlich einheitlich von den verschiedenen Autoren geschildert: asthenischer Habitus, Magendarmstörungen, Bradykardie, Extrasystolie, Hyperazidität. Phosphaturie, Lymphozytose.

Die Bedeutung der Hypofunktion der Schilddrüse scheint überschätzt, die Bedeutung der Hypophyse unterschätzt worden zu sein, doch sind hier noch ungeklärte Fragen.

Als Begleitsymptom findet sich die Hypotonie bei akuten Infektionen, bei gewissen Diathesen, unter mechanischen Einwirkungen, unter pharmakologischen Wirkungen von Drogen und Organextrakten, beim Versagen der Herzkraft, beim Kollaps und in vielen anderen Fällen. In der amerikanischen Literatur findet sich eine monographische Zusammenfassung über diese Faktoren von A. Friedländer[1]).

2. Syphilis der Gefäße.

a) Allgemeines.

Historisches. Obwohl Heubner 1874 auf die spezifischen Veränderungen syphilitischer Hirngefäße eingehend hingewiesen hatte, wurde die Syphilis des Gefäßsystems erst näher beachtet, nachdem Heller und Döhle 1885 die typischen Bilder der Mesaortitis luetica näher beschrieben hatten, und aus dem Hellerschen Institut in den folgenden Jahren immer wieder auf die Eigenart dieser Prozesse hingewiesen worden war. Die in den Grundzügen festgelegten Bilder wurden erst in neuerer Zeit allseitig anerkannt, nachdem Chiari und Benda 1903 auf der Tagung der Deutschen pathologischen Gesellschaft voll für die Heller-Döhleschen Anschauungen eingetreten waren. Bei dieser Gelegenheit wurde die von Heller als Mesaortitis syphilitica bezeichnete Erkrankung von Chiari Mesaortitis productiva, von Benda Mesaortitis gummosa genannt. Zwei umfassende Monographien von Stadler (Klinik) und B. G. Gruber (pathologische Anatomie) skizzieren das kinische Bild und den pathologisch-anatomischen Befund in ausgezeichneter Weise.

Häufigkeit. Daß bei sicher vorhandener Lues außerordentlich oft die Mesaortitis vorkommt, geht aus den statistischen Zusammenstellungen hervor. Chiari fand in 59% Mesaortitis, Fahr unter 29 Luesfällen in 41%. E. Fränkel stellte bei 102 Fällen von konstitutioneller Syphilis 33 mal syphilitische Aortenerkrankungen fest, die als wesentlichste Todesursache „Aortensyphilis" hatten (Fälle von Aneurysma und Syphilis der kleineren Arterien sind hierbei nicht mitgerechnet). Stadler fand unter 256 Syphilitikern 211mal Aortensyphilis und Aneurysma (= 82%), bei denen 117mal die Todesursache in dieser Erkrankung bestand. Straub sah bei 84 Fällen von progressiver Paralyse (61 Männer und 23 Frauen) 69mal Mesaortitis. Das entspricht einem prozentualen Verhältnis von 82. Alzheimer fand unter 170 Paralysefällen 126mal Aortensyphilis (74%). Wiesner und Rasch erhoben den interessanten Befund, daß sich schon, und zwar relativ häufig, bei Neugeborenen mit kongenitaler Syphilis Aortenwandveränderungen feststellen ließen; sie fanden in 67,4% eine typische Mesaortitis.

---

[1]) A. Friedländer: Hypotension. Baltimore: William and Wilkins 1927.

Was das Lebensalter angeht, so verteilt sich die Mesaortitis nach den Statistiken von Stadler und Fukuski folgendermaßen:

	Stadler: 117 Sektionen	Fukuski: 70 Sektionen
21—30	1	—
31—40	24	11
41—50	41	26
51—60	34	24
61—70	17	8
71—80	—	1

Die Verteilung auf die Geschlechter ist, wie aus vielen Statistiken hervorgeht, ungefähr so, daß sich das Verhalten von den Männern zu Frauen etwa wie 5 : 1 stellt. Straub fand die Aortitis bei 56 Männern zu 13 Frauen, Chiari bei 19 Männern zu 2 Frauen, Lippmann 27 Männer zu 5 Frauen, Fukuski 44 Männer zu 26 Frauen [1]).

Zeit des Auftritts. Als durchschnittliche Berechnung für das Auftreten der ersten Krankheitssymptome gibt Stadler auf der Basis von 198 Beobachtungen das 47. Lebensjahr an. Donath das 49., Grau das 47. Diese ersten Krankheitserscheinungen liegen nach den Berechungen von Donath Seneke, Weintraud, Stadler u. a. ungefähr 20 Jahre nach der Infektion. Es wird von allen Autoren aber betont, daß dieses Intervall außerordentlich verschieden groß sein und ungefähr zwischen 5 und 40 Jahren schwankt.

Nach einer Statistik von Pulay liegt das Maximum der Aortenaffektion zwischen dem 32 und 50. Jahre, jedoch fand P. diese Veränderung sowohl früher wie auch sehr viel später, am frühesten im Alter von 22 Jahren. Der kürzeste Abstand zwischen Infektion und Aortitis war 1 Jahr.

Verf. sah vor kurzem einen 72jährigen Mann mit einem seit einem Jahre nachgewiesenen Aortenaneurysma, das das Sternum usuriert hatte und apfelgroß sich vorwölbte. Die Infektion war im 20. Lebensjahre erfolgt; eine jahrzehntelange spezifische Behandlung war durchgeführt worden und subjektiv und objektiv war der Patient bis zu seinem 71. Lebensjahre gesund gewesen.

Verhältnis zum Verlauf der Syphilis. Die Streitfrage, ob die luetische Mesaortitis als eine tertiär syphilitische oder als eine para- oder metasyphilitische Erkrankung anzusehen sei, ist auch jetzt noch nicht endgültig entschieden. Wenn von vielen Seiten der Prozeß deswegen als parasyphilitisch angesehen wird, weil der Befund von Spirochäten in den erkrankten Gebieten verhältnismäßig selten ist, weil ein Teil der spezifischen Aneurysmen auf eine spezifische Therapie nicht reagiert, so ist doch andererseits zuzugeben, daß man sehr oft von einem enorm schnellen und sehr guten Zurückgehen der aneurysmatischen Gefäßveränderungen und der klinischen Symptome auch anderer Gefäßerkrankungen (Angina pectoris, Gefäßkrisen) überrascht wird.

Diese Vermutung, daß nicht ein parasyphilitischer, sondern ein rein spezifischer Prozeß vorliegt, wird auch durch neuere Untersuchungen bestätigt, durch die Spirochäten in den mesaortitischen Herden nachgewiesen wurden. Es ist wohl wahrscheinlich, daß para- oder metasyphilitische Prozesse in dem Sinne, wie wir sie früher annahmen, überhaupt nicht oder nur selten vorkommen, daß vielmehr die oft in ihrem anatomischen und klinischen Charakter sehr wechselnden Veränderungen doch als rein syphilitisch, d. h. durch die Spirochäten selbst bedingt, anzusprechen sind.

Spirochäten in spezifisch veränderten Gefäßwänden fanden Reuter, Schmorl, Wright und Richardson. Diese Befunde wurden nicht bestätigt von Fahr, Thorel und B. G. Gruber. Andererseits aber konnten Wiesner und Rach Spirochäten, wenn auch selten, in den Aorten hereditär luetischer Kinder feststellen, eine Tatsache, die deshalb besonders auffällig ist, weil die Organe dieser Kinder, Leber, Milz usw. im übrigen reichlich Spirochäten enthielten. Einen Ersatz für diese Organuntersuchung bietet die

---

[1]) Weitere Angaben in H. Schlesinger: Syphilis und innere Medizin III. Wien 1928.

Wiesnersche Reaktion, von der man sagen kann, daß sie bei spezifischer Mesaortitis gewöhnlich positiv ist, wie die hierauf gerichteten Untersuchungen gezeigt haben.

Auch die hereditäre Lues macht spezifische Veränderungen am Gefäßsystem. Neuerdings weist Neugebauer darauf hin, daß als einziges Symptom bei einem neugeborenen Kinde eine echte Aortitis luetica gefunden wurde. Vielleicht wird man bei exakter mikroskopischer Kontrolle luetischer Föten häufiger spezifisch veränderte Gefäße nachweisen können.

b) Mesaortitis syphilitica.

Pathologische Anatomie. Die Mesaortitis luetica ist eine im wesentlichen auf die Media und Adventitia beschränkte Erkrankung und befällt hauptsächlich den aufsteigenden Teil der Aorta. Makroskopisch äußert sie sich dadurch, daß auf der Innenfläche des Gefäßes zahlreiche Furchen und Einziehungen bei verhältnismäßig intakter Intima zu sehen sind. Die Furchen sind entweder

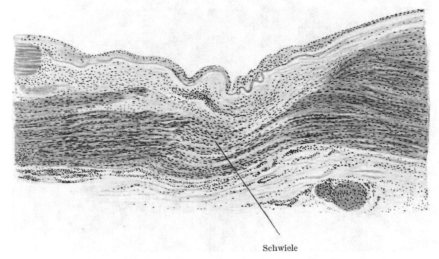

Schwiele

Abb. 172. Mesaortitis syphilitica. (Schwiele in der Aortenwand.)

strahlenförmig von einem Punkte ausgehend angeordnet, oder es gehen mehrere kleinere Furchen von einer größeren aus. Dort, wo mehrere aufeinanderstoßen, entstehen tiefere Gruppen. Sind sie mehr diffus angeordnet, dann kann es zu einer gleichmäßigen Ausbuchtung der Aorta kommen; sitzen sie mehr an einer Stelle, dann machen sie eine lokale Erweiterung. Die Innenfläche der Intima zeigt häufig keine Veränderungen, oft indessen die Erscheinungen einer chronischen Endaortitis (Arteriosklerose).

Mikroskopisch findet man Veränderungen hauptsächlich in der Media und Adventitia; in der Umgebung der ernährenden Gefäße (Vasa vasorum) ist gewöhnlich eine starke kleinzellige Infiltration vorhanden, die hauptsächlich aus Lymphozyten und Plasmazellen besteht. Nur selten dringen diese Infiltrationsherde bis in die Intima vor, sie können indessen, wenn sie größer sind, die Intima nach innen vortreiben, also eine lokale Vorbuckelung hervorrufen. In dem Zentrum der Infiltrate liegen nekrotische Herde, die sehr oft von neugebildetem Bindegewebe durchsetzt sind. Häufig sind größere Stellen der Media völlig nekrotisch, so daß diese hier unterbrochen ist. In der Peripherie finden sich gelegentlich Riesenzellen.

Da, wie oben erwähnt, sich oft die Lues mit der Arteriosklerose kombiniert, ist es im Einzelfalle schwer zu sagen, ob Intimaverdickungen und degenerative Prozesse der Intimaelemente als spezifisch luetisch oder als arteriosklerotisch anzusprechen sind. Benda gibt eine sehr charakteristische Beschreibung, die hier wörtlich angeführt werden soll, weil sie alle Einzelheiten der Differentialdiagnose in guter Weise charakterisiert. „Es gibt manche Fälle, in denen die narbigen Einziehungen der Innenoberfläche, die flachen Ausstülpungen der Außenfläche mit starker Wandverdünnung (Auspunzungen, Döhle) die Verschlüsse der Eingänge der Koronararterien und der großen Arkusarterien, das Fehlen von Verkalkungen und Atherom eine so auffällige Abweichung von dem Bilde der Atherosklerose bilden, daß sie als eine besondere Erkrankung jedem Anfänger auffallen muß. Auch das Übergreifen der Erkrankung auf die Basis der Aortenklappen und die Entstehung einer Aorteninsuffizienz durch Retraktion der Klappen ohne nachweislich schwerere Endokarditis ist klinisch wie anatomisch als eine eigentümliche Eigenschaft der syphilitischen Aortenerkrankung erkannt worden (Fabris). Wenn man sich aber vergegenwärtigt, daß

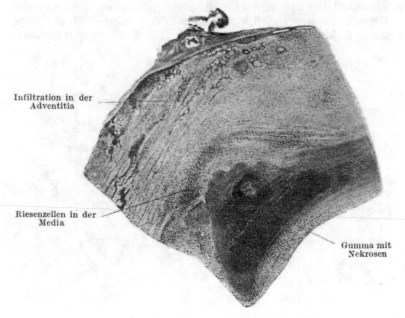

Infiltration in der
Adventitia

Riesenzellen in der
Media

Gumma mit
Nekrosen

Abb. 173. Gumma der Arteria pulmonalis. (Beobachtung von Döhle-Kiel.)

auch die Atherosklerose eine schwielige Form zeigen, daß auch bei ihr durch partielle Rupturen echte Medianarben entstehen können, daß sich endlich zweifellose Syphilis der Aorta mit Atherosklerose verbindet, so ergibt sich leicht, daß Fälle vorkommen, wo die Differentialdiagnose makroskopisch unmöglich ist. Mikroskopisch ist allein der Befund gummöser Herde, nämlich kleinzelliger Infiltrate mit Nekrosen und Riesenzellen innerhalb der äußeren Häute (Media und Adventitia) für die Diagnose absolut beweisend (Benda, Fabris, Steinmeier).“

Diese spezifischen mesaortitischen Prozesse findet man oft nur auf den Anfangsteil der Aorta beschränkt, oft unmittelbar oberhalb der Klappen lokalisiert und von hier auf die Aortenklappen übergehend (Aorteninsuffizienz bei Lues sehr häufig), oft ebenso wie bei der Arteriosklerose besonders in der Umgebung der abgehenden größeren Gefäße: Anonyma, Karotis, Subklavia (Pulsus differens), oft ausschließlich in dem Koronargefäßgebiet.

Pathologisch-anatomisch läßt sich die Aortenlues vielfach wohl übereinstimmend mit ihren klinischen Erscheinungen einteilen in eine Affectio supravalvularis, coronaris valvularis und aneurysmatica (Stadler). Falls man die Veränderungen am Klappenapparat besonders berücksichtigt, kann man mit Lupa zweckmäßig folgende Einteilung machen: 1. ohne makroskopische Veränderung der Klappe, 2. Verdickung der Ansatzstellen der Klappen ohne Insuffizienz, 3. Verdickung mit Randschrumpfung und Insuffizienz.

Symptomatologie. Subjektive Symptome. Die Mesaortitis macht bei geringer Ausdehnung keine Beschwerden. Die Primärsymptome sind anscheinend immer Schmerzen und zwar meistens Schmerzen, die in der Gegend des Sternums lokalisiert werden und von hier nach den verschiedenen Seiten des Herzens ausstrahlen, besonders zum Rücken und dem linken Arm. Die Schmerzsymptome sind meist kontinuierlich vorhanden, können aber auch anfallsweise auftreten und ein der Angina pectoris ähnliches Symptombild auslösen (s. unter Angina pectoris).

Die Schmerzen sind oft in der Nacken- und Kaumuskulatur lokalisiert, oft strahlen sie mehr in die Magengegend aus. Daneben besteht im allgemeinen Krankheits- und Schwächegefühl, leichte Ermüdbarkeit, Oppressionsgefühl, Herzklopfen, besonders bei körperlichen Anstrengungen. Die Anfälle werden häufig ausgelöst durch körperliche Anstrengungen, psychische Erregungen, durch den Aufenthalt in kalter stürmischer Luft. Besonders betont sei, daß während der Anfälle der Blutdruck gewöhnlich erheblich ansteigt, oft Werte von 180—200 mm Hg erreicht, während in der anfallsfreien Zeit 120—140 mm Hg gemessen wurden.

Sicherlich sind die Schmerzen bedingt in erster Linie durch eine Reizung der sensiblen Nerven der Wand, gelegentlich, besonders bei ausgedehnten Prozessen, sind Druckwirkungen auf benachbarte Nervenstämme anzuschuldigen.

Dynamisch macht diese Mesaortitis folgende Störungen: Durch die Abnahme der Elastizität und die Dehnung wird die Aorta entweder mehr lokal oder in toto verbreitert; in zweiter Linie bewirkt die Abnahme der Elastizität, daß die Aorta nicht mehr als Windkessel dienen kann, infolgedessen eine Mehrarbeit des Herzens und eine größere Beanspruchung der Aortenwand selbst resultiert. Die Mehrarbeit drückt sich im Puls aus durch den bekannten Pulsus celer, der auch bei reiner Aortitis ohne Aorteninsuffizienz vorkommt. Die interessanten Hürthleschen Untersuchungen, die die Hasebroekschen Theorien experimentell begründet haben, erklären die den Klinikern schon lange geläufige Auffassung, daß bei jedem entzündlichen und sklerotischen Prozeß in der Aortenwand eine Mehrarbeit des Herzens verlangt wird. Der Ausfall der aktiven Mittätigkeit der Gefäßwand spielt eine Rolle natürlich nur, wenn sich der Prozeß über eine größere Strecke des Aortenrohres erstreckt. Die Symptome sind ausgesprochener, wenn, wie praktisch sehr häufig, der Prozeß auch auf die Aortenklappen selbst bzw. auf die Koronargefäße übergegangen ist.

Die Lokalisation des Prozesses bedingt oft, was die subjektiven Symptome angeht, ganz bestimmte Symptomenkomplexe, wenn auch hierbei natürlich, wie bei allen Prozessen dieser Art, zu betonen ist, daß Übergänge vorkommen. Wie im pathologisch-anatomischen Teil erwähnt, lokalisiert sich der Prozeß nicht selten im Koronargefäßgebiet. Dies geht oft mit subjektiven Beschwerden einher, derart, wie sie bei der Angina pectoris ausführlicher beschrieben worden sind. Man hat also praktisch in jedem Falle von Angina pectoris an die Möglichkeit einer luetischen Ätiologie zu denken.

Die häufigste Tatsache, daß der Prozeß in der aufsteigenden Aorta und zwar speziell in der Umgebung der großen abgehenden Gefäße (Anonyma, Karotis, Subklavia) sich lokalisiert, ist ebenfalls für den subjektiven Symptomenkomplex von größter Wichtigkeit. Schwäche in einem Arm mit Schmerzen, die in den Arm ausstrahlen, zumeist attackenweise auftretend, sensible Störungen mancherlei Art, insbesondere das Gefühl von Taubsein, Kribbeln usw. sind hierher gehörige Klagen. Die Beschwerden können dem Symptomenkomplex sehr ähnlich sein, der als intermittierendes Hinken bei der Arteriosklerose der Beingefäße besonders beschrieben worden ist. Daß in solchen Fällen während der Schmerzattacken der Blutdruck wesentlich erhöht sein kann (Gefäßkrisen), ist mehrfach erwähnt und unter Umständen diagnostisch wichtig. Hierher gehören ferner die periodisch oder

kontinuierlich auftretenden Kopfschmerzen, die abgesehen von Meningeal-
veränderungen auch dadurch bedingt sein können, daß die Karotiden oder
speziell die Carotis sinistra lokal an der Abgangsstelle verändert ist. Anschließend
hieran ist das bei vielen Patienten dieser Art auftretende Schwindelgefühl
zu erwähnen, das, besonders nach körperlichen Anstrengungen auftretend,
ebenfalls den klassischen Symptomen unterzuordnen ist. Wie oben erwähnt,
greift dieser in der aufsteigenden Aorta und am Aortenbogen lokalisierte Prozeß
oft auf die Klappen über, um Insuffizienzerscheinungen zu machen. Es kombiniert sich dann natürlich mit den erwähnten Symptomen alles das, was bei
der Aorteninsuffizienz symptomatisch in Frage kommt. Ebenso wie dann,
wenn in der Hauptsache eine aneurysmatische Erweiterung vorliegt,
die Symptome vollständig denjenigen eines Aneurysmas, einerlei auf welcher
Basis, gleichen können.

Zusammenfassend kann man sagen: Es gibt 1. Fälle, die symptomlos verlaufen
und erst bei der Obduktion aufgeklärt werden. 2. Fälle, die mit den Symptomen
einer allgemeinen Sklerose sich identifizieren. 3. Lokale Prozesse, die je nach
ihrem Sitz folgende klinische Symptome wiedergeben: Angina pectoris, intermittierendes Hinken, paroxysmale Tachykardie, Aorteninsuffizienz, Gefäßkrisen verschiedener Arterien in den Extremitäten oder im Abdomen, Kopfschmerzen.

Objektiver Befund. Bei geringer Ausdehnung des Prozesses wird man,
auch wenn Anamnese und subjektive Störungen auf die Möglichkeit einer Mesaortitis hindeuten. keine objektiven Unterlagen haben, höchstens kann der klingende
zweite Aortenton bei normalem Blutdruck auf die Diagnose führen. Blutdrucksteigerung größeren Ausmaßes gehört nicht zum Bilde der Mesaortitis luetica,
sondern gerade der klingende Aortenton bei normalem Blutdruck ist oft ein
wichtiges Symptom der Mesaortitis luetica (Fränkel).

Bei größerer Ausdehnung des Prozesses findet man sowohl perkussorisch
wie auch besonders deutlich im Röntgenbilde sehr oft eine Verbreiterung
der Aorta mit einer Verlängerung. Die Verlängerung kann andererseits
nicht selten im Jugulum fühlbare Pulsationen bewirken, dann aber auch eine
Schlängelung der Subklavia bedingen, die wiederum als starkes Klopfen in den
Supraklavikulargruben sich markiert. Zu warnen ist aber hier besonders davor,
jede im Jugulum intensiv fühlbare Pulsation in diesem Sinne zu deuten. Bei
zartem Gefäßsystem, geringer Fettansammlung in der Umgebung, leicht erreg-
barer Herzaktion findet man auch bei gesunden Leuten oft eine starke Pulsation,
ohne daß der Verdacht einer Aortenverlängerung gerechtfertigt wäre. Die
Elastizitätsabnahme und Verlängerung bewirkt andererseits unter Umständen
eine vermehrte Reizbarkeit des Herzens, sehr oft auch ein mehr liegendes Herz
und dann wiederum oft einen mehr in der Mamillarlinie liegenden Spitzenstoß,
der durchaus nicht immer Herzvergrößerungen bedeutet. Wie schon erwähnt,
gehört zu den primären und oft regelmäßigsten Symptomen der veränderte,
stark klingende 2. Ton. Hierhin zu rechnen ist auch das nicht seltene systolische Geräusch über der Aorta, das in solchen Fällen nicht auf eine nennenswerte Stenose der Klappen zurückzuführen ist, sondern seinen Grund hat in
leichten Rauhigkeiten und Auflagerungen der Aortenwand, die zu Wirbelbewegungen Veranlassung geben. Bei ausgedehnter Aortenwandveränderung
und speziell dann, wenn zugleich eine Klappeninsuffizienz besteht, wird man
natürlich eine je nach der Ausdehnung und Dauer des Prozesses große Hypertrophie des linken Ventrikels erwarten. Diese drückt sich immer aus
durch eine Verbreiterung der Herzdämpfung nach links, so daß die linke Grenze
gewöhnlich 1—2 cm weit über die Mamillarlinie hinausreicht. Durch vergleichende Röntgenuntersuchung hat man die allerdings schon früher bekannte

Tatsache neu gestützt, daß diese Hypertrophie im Gegensatz zu der bei Mitralinsuffizienz vorhandenen eine andere Lage des Herzens bewirkt. Die Herzsilhouette, deren Längsdurchmesser bei der Mitralinsuffizienz mehr wagerecht steht, ist bei der Aorteninsuffizienz so verändert, daß ihr Längsdurchmesser mehr schräg verläuft. Diese Hypertrophie findet sich allerdings nicht oder nur in so geringem Maße, daß sie klinisch kaum abgegrenzt werden kann, wenn der Prozeß ausschließlich in der Wand der aufsteigenden Aorta und des Aortenbogens lokalisiert ist, und wie es gerade für die luetische Aortitis typisch ist, hier nur herdweise vorhanden ist.

Zwei charakteristische Veränderungen am Puls kommen mitunter vor, erstens der schon erwähnte Pulsus celer, und zweitens der Pulsus differens. Das Zustandekommen der ersten Anomalie wurde oben bereits begründet. Der Pulsus differens findet seine Erklärung darin, daß der luetische Prozeß ganz speziell sich sehr oft in der Umgebung des Abganges der Karotis und Subklavia links und Anonyma rechts lokalisiert. Dieser Unterschied äußert sich darin, daß der Puls auf der affizierten Seite infolge der stenosierten Arterien kleiner, oft auch träger, der Blutdruck vermindert ist.

Auf ein Hautphänomen macht neuerdings E. Zack aufmerksam. Er findet bei vielen Aortenerkrankungen eine halbmondförmige Rötung unterhalb des Jugulums und der Klavikula und glaubt, dieses Phänomen als einen viszero-vasomotorischen Reflex ansprechen zu dürfen. Wieweit diesem Halbmondzeichen eine diagnostische Bedeutung zukommt, läßt sich vorläufig nicht sagen.

Aus dem Röntgenbild sollte man theoretisch eine wesentliche Unterstützung der Diagnose erwarten können, wenn ausgedehntere Veränderungen in der Aorta vorliegen. Es ist aber sicherlich unmöglich, da bei den meisten Patienten ein Zusammentreffen mit Arteriosklerose nicht ausgeschlossen werden kann, hier durch das Röntgenbild die Diagnose luetische Aortitis zu stützen. Wenn es sich um jugendliche Patienten handelt, und wenn bei diesen eine lokalisierte stärkere Ausbuchtung vorliegt, die entweder schon einem Aneurysma zuzurechnen ist, oder doch immerhin auf die Möglichkeit einer sich entwickelnden aneurysmatischen Verbreiterung hindeutet, wird man an die Möglichkeit spezifischer Veränderungen denken können. Man sollte erwarten, daß hier die Photographie und speziell die Aufnahme im ersten schrägen Durchmesser bessere diagnostische Linien gäbe. Nach meinen Erfahrungen aber kann man in zweifelhaften Fällen auch von der Photographie und besonders von der Aufnahme im ersten schrägen Durchmesser einen Aufschluß nicht erhalten. Zu betonen ist, daß eine Differentialdiagnose zwischen der syphilitischen und nicht syphilitischen Aortitis unter allen Umständen im Röntgenbilde unmöglich ist. Wenn es schon dem pathologischen Anatomen oft schwer fällt, auf den ersten Blick gerade die spezifische Erkrankung zu erkennen, kann es nicht wundernehmen, wenn in solchen Fällen das Röntgenbild versagt.

Einen gewissen Anhalt mag es geben, daß die Verbreiterung des auch an Intensität stärkeren Schattens dicht über den Klappen in der Aorta ascendens sitzt, daß der Rand dieses Schattens im Frühstadium stark pulsiert, später oft unregelmäßig, unscharf, gewellt ist im Gegensatz zu der mehr elongierten, glatten, am Aortenknopf verdickten arteriosklerotischen Aorta.

Sowohl die subjektiven wie die objektiven Symptome sind je nach dem Sitz mehr oder weniger ausgesprochen. Bei der Mesaortitis der Aorta ascendens bzw. des Bogens sind die Symptome durchweg prägnanter als bei dem Befallensein der Aorta descendens. Zu berücksichtigen ist stets, daß erfahrungsgemäß die isolierte Erkrankung der Aorta descendens sehr selten vorkommt. Auf der andern Seite ist der Prozeß, der sich in der Aorta ascendens lokalisiert, sehr oft kombiniert mit einer Erkrankung der Aortenklappen und mit einer Verengerung der Koronararterienabgänge.

Aus den subjektiven Beschwerden geht schon hervor, daß man vor diagnostischen Irrtümern hier am wenigsten gefeit ist, dann, wenn die rein nervösen Beschwerden im Vordergrunde stehen und nur in ihrem Anfangsgrad vorhanden sind, ist man leicht geneigt, an nervöse Allgemeinbeschwerden zu denken. Selbst die genaueste Anamnese wird hier nicht immer eine sichere Stütze sein.

Die objektiven Symptome können ebenfalls in Stich lassen mit Ausnahme der Wassermannschen Reaktion, die in solchen Fällen zu fordern ist und wohl in der übergroßen Mehrzahl positiv ausfällt. Allerdings schwanken auch hier die Angaben stark. Während z. B. Moritz die Zahl der serumnegativen Fälle von Aortenlues nur auf $1/_8$ der Gesamtzahl einschätzt, glaubt Schlesinger, daß etwa $1/_3$ der Fälle von Aortensyphilis eine negative Wassermannsche Reaktion haben. Daß stets Untersuchung der Drüsen speziell der Kubitaldrüsen evtl. eine Punktion dieser und Untersuchung des Punktates auf Spirochäten notwendig ist, ist selbstverständlich. Auf der anderen Seite ist ein genauer Nervenstatus unerläßlich mit besonderer Berücksichtigung der Symptome, die an Tabes oder Paralyse anklingen können.

Zu einem Abwarten ist man natürlich in solchen Fällen oft gezwungen; auf der andern Seite kommt man sicherlich nicht selten in Konflikt mit dem Patienten, der, solange die Diagnose nicht vollständig gesichert ist, auf eine spezifische Behandlung nicht eingehen will. Diese ist aber doch sicherlich von großer Wichtigkeit, um wenn möglich das Leiden in seinem Beginn kupieren zu können.

Differentialdiagnose. Differentialdiagnostisch macht sicherlich am meisten Schwierigkeiten die beginnende Atherosklerose, und die pathologisch-anatomisch nicht seltene Kombination beider bestätigt die Häufigkeit dieser Schwierigkeiten. Im wesentlichen ist man hier angewiesen auf die Anamnese und auf den Ausfall der Serodiagnostik.

In zweiter Linie kommen, wie schon erwähnt, die neurasthenischen Beschwerden in Betracht, deren Symptome sich sicher mit den Anfangssymptomen einer spezifischen Aortenerkrankung decken können. Sind lokalisierte Beschwerden in der Schulter vorhanden, so ist unter allen Umständen eine Untersuchung nicht allein der Schultergelenke, sondern aller übrigen Gelenke des Körpers notwendig, da Arthritiden ja bekanntlich sich zumeist in mehreren Gelenken gemeinschaftlich vorfinden.

Prognose. Die Prognose scheint bei ausgesprochenen Fällen sowohl quoad restitutionem als auch quoad vitam ungünstig zu sein. Es gelingt zwar oft, die subjektiven Beschwerden, unter Umständen auch einen Teil der objektiven Symptome durch eine spezifische Kur zu beseitigen, doch soll man sich in solchen Fällen nicht täuschen lassen, da erfahrungsgemäß plötzlich wieder das alte Leiden ausbrechen und unter Herzinsuffizienzerscheinungen zum Tode führen kann. Auf der einen Seite ist man oft überrascht, wie hartnäckig die subjektiven Symptome auch dann sind, wenn es möglich war, eine spezifische Behandlung in ergiebigster Weise durchzuführen.

Ich habe mehrere Fälle in Erinnerung, bei denen trotz exakt durchgeführter Hg-Kur und Jodbehandlung es nicht gelang, die Beschwerden zu bessern und den Ausgang aufzuhalten. Es handelte sich allerdings stets um stärkere Veränderungen der Aorta ascendens und des Aortenbogens in Verbindung mit einer Insuffizienz oder mit Koronarverengerung. Auf der anderen Seite erinnere ich mich auch mehrerer jugendlicher Personen, bei denen durch eine spezifische Kur es gelang, die subjektiven Beschwerden auf mehrere Jahre hin völlig zu beseitigen, bei denen aber trotz dauernder Behandlung plötzlich wiederum alle früheren Erscheinungen auftraten und unter Herzinsuffizienz nach kurzer Zeit zum Tode führten.

Es ist schon lange bekannt und auch an anderen Orten erwähnt, daß fühlbare Aneurysmen unter einer spezifischen Behandlung sich erheblich verkleinern können und nicht selten sieht man unter der Kontrolle des Röntgenbildes Einbuchtungen der aufsteigenden Aorta unter der spezifischen Behandlung langsam und gleichmäßig zurückgehen. Das ermutigt natürlich dazu, eine genügende energische Behandlung unbedingt zu empfehlen. Trotzdem ist es vielleicht doch berechtigt zu sagen, daß man auch nicht zu viel tun darf und daß, wie schon erwähnt, bei anscheinend erfolgreichem Vorgehen man mit der Prognose vorsichtig sein muß.

Therapie. Bei sicheren syphilitischen Aorten- oder Aortenklappenfehlern und auch dann, wenn für den syphilitischen Charakter anderer Gefäßerkrankungen eine große Wahrscheinlichkeit besteht, ist die spezifische Behandlung neben oder auch nach der Behandlung der vorhandenen Herzinsuffizienzsymptome unumgänglich notwendig.

Das zur Zeit beste Mittel der Wahl ist das Salvarsan. Man hat lange Zeit sich nicht entschließen können, das Salvarsan in der Behandlung der Aortenlues in Anwendung zu bringen, weil Ehrlich seine Anwendung bei Herz- und Gefäßkrankheiten ablehnte, ja sogar vor ihrer Anwendung warnte. Weintrauts Verdienst war es dann, die Salvarsanbehandlung der luetischen Herz- und Gefäßerkrankungen eingeführt zu haben. Das Salvarsan darf man heute unbedingt warm empfehlen. Selbst bei ausgesprochenen Aorteninsuffizienzen habe ich nie nachteilige Erfolge gesehen, wohl aber werden die subjektiven Beschwerden gerade durch die Salvarsanbehandlung am ersten beseitigt. Bei allen Fällen von Angina pectoris, bei ausgesprochener Myodegeneratio cordis, bei nennenswerter peripherer Sklerose würde man abgesehen von allen anderen Erwägungen schon deshalb von einer Salvarsanbehandlung abraten, weil erfahrungsgemäß hier auch ohne Salvarsan und ohne irgendwelche therapeutische Maßnahmen oft plötzlich der Tod eintreten kann. Diese Anschauung steht in Übereinstimmung mit den Erfahrungen Schlesingers, der „der festen Überzeugung ist, daß unter Umständen Salvarsan schwere und gehäufte anginöse Anfälle hervorrufen kann", während Schottmüller auch bei der Komplikation der Aortenlues mit Angina pectoris selbst bei größeren Dosen Salvarsan keine Nachteile gesehen haben will.

Das Salvarsan selbst hat man in neuerer Zeit wohl allgemein verlassen und an seine Stelle ist das Salvarsannatrium, das Neo- und das Silbersalvarsan getreten. Die Wirkungen des Salvarsans bei genügender Dosierung werden restlos günstig beurteilt. Eine vollständige Kur beim Erwachsenen mit Salvarsannatrium erfordert in der Regel 4,0—4,5 g des Mittels. Bei Kindern und Greisen ist die Dosis entsprechend zu vermindern.

Diese Gesamtmenge wird in Einzeldosen von 0,15—0,3—0,45 intravenös eingespritzt. Die erste Dosis beträgt stets 0,15. Nach einer Woche wird 0,3, nach weiteren 5 Tagen 0,45 eingespritzt. Diese Menge wird dann zweimal wöchentlich wiederholt, bis die Gesamtmenge erreicht ist. Während der Menses wird nicht eingespritzt. Bei Kindern und Greisen soll die Einzeldosis von 0,3 im allgemeinen nicht überschritten werden.

Die Salvarsankuren sind zweckmäßig jedes halbe Jahr zu wiederholen. Schottmüller empfiehlt die fortlaufende Dauerbehandlung. Er gibt in Intervallen von 3—4 Wochen 0,45—0,6 Neosalvarsan kombiniert mit Quecksilber 3 Jahre lang. Den Hauptvorteil dieser Methode erblicke ich in der ständigen Überwachung des Kranken und in dem rechtzeitigen Erfassen eventuell auftretender Komplikationen.

Am längsten bekannt unter allen Antisyphilitika ist das Quecksilber. Auch dann, wenn geringe Symptome von seiten der Niere vorliegen, bin ich unbedingter Anhänger der Quecksilbertherapie, die vor allen Dingen für die salvarsanrefraktären Fälle in Betracht kommt. Nicht selten ist man gezwungen, die spezifische Behandlung mit einer Digitaliskur zu kombinieren; in diesen Fällen ist die Digitalisbehandlung in ihren Indikationen vollständig von der spezifischen unabhängig und lediglich nach den Kreislaufsymptomen einzurichten.

Die in früheren Jahren fast ausschließlich geübte Quecksilber-Inunktionskur hat man heute leider verlassen. Nachteil der Schmierkur ist vor allen Dingen oft die Unmöglichkeit der diskreten Durchführung. Wenn man die guten Erfolge der alten Kliniker berücksichtigt und wenn man bedenkt, daß der Aufnahmeweg bei der Einreibungskur ein anderer

ist, daß die Haut, das subkutane Gewebe, das Lymphgefäßsystem in erster Linie betroffen
werden, dann darf man die Inunktionskur nicht so ohne weiteres ablehnen. Man wird
sie überall da empfehlen, wo eine energische Hg-Anwendung indiziert ist und wo die
äußeren Umstände die Durchführung der Kur gestatten. Bewährt hat sich allerdings
auch die Behandlung mit Quecksilbereinspritzungen. Von den löslichen Quecksilber-
präparaten am meisten in Gebrauch ist das Sublimat, das Hydrarg. cyanat. und oxycyanat.
in 1%iger Lösung, von denen jeden zweiten Tag 2 ccm in den oberen äußeren Quadranten
der Gefäßmuskulatur intramuskulär injiziert werden. Zu einer Kur gehören 20—30 Injektionen. Von fertigen Präparaten zu empfehlen sind das Cyarsal (Riedel), das Novasurol
(Bayer), die in fertigen Ampullen in den Handel kommen und sowohl intramuskulär oder
intravenös appliziert werden können. Von grundsätzlich größerer Bedeutung für die Praxis
sind die unlöslichen Quecksilberpräparate. Man erzielt mit ihnen eine viel kräftigere und
nachhaltigere spezifische Wirkung, da die injizierten unlöslichen Quecksilberverbindungen
an der Injektionsstelle als Depot gewissermaßen liegen bleiben und von dort aus dem
Organismus immer wieder neue Quecksilbermengen zuführen. In der Praxis werden
Hydrarg. salicyl. in 10%iger Suspension mit Paraff. liqu., das Kalomel gleichfalls in
10%iger Suspension mit Paraff. liqu. und ein fertiges Präparat, das Merzinol (Neißer)
am meisten angewandt. Von diesen Präparaten injiziert man in Abständen von 3 bis
5 Tagen insgesamt 12—15 ccm intragluteal beginnend mit $^1/_2$ ccm.

Würdigt man die Anwendung der löslichen bzw. unlöslichen Quecksilberverbindungen,
so darf man wohl sagen, daß die Wirkung der ersteren trotz guter Verträglichkeit auf
die klinischen Symptome nicht so kräftig und nachhaltig ist als die der unlöslichen Queck-
silberdepotbehandlung, andererseits mit ihrer oft störenden und die Kranken oft ab-
schreckenden Schmerzhaftigkeit sehr oft kontraindiziert ist. Sehr zweckmäßig und allgemein empfohlen ist die kombinierte Salvarsan-Quecksilberkur.

Aus dem alten Arzneischatz kommt noch das Jodkali in Betracht. Es ist
freilich nicht mit Quecksilber noch viel weniger aber mit Salvarsan auf eine
Stufe zu stellen. Oft jedoch sieht man unter ausschließlicher Jodbehandlung eine
Haut-Knochen-Gefäßlues verschwinden. Natürlich gibt es auch Fälle, die sich
aus vorläufig uns vollständig unbekannten Gründen dem Jod gegenüber refraktär
verhalten. Jedenfalls ist das Jod bei luetischen Herz- und Gefäßerkrankungen
von so ausgezeichneter klinischer Wirkung, daß seine Anwendung nur dringend
geraten werden kann. Am kräftigsten wirken die Jodalkalien, namentlich die
Kaliumverbindungen (Kal. jodat. 10,0, Aqua dest. ad 200,0 1—2 g pro die wochenlang).

Ein Übelstand in der Jodmedikation können je nach individueller Empfindlichkeit
die Nebenwirkungen sein, die allerdings ernst und bedrohlich doch nur sehr selten auftreten.
Ich empfehle vor allem Jodkali, gehe aber dann auch zu den leichter verträglichen organischen Jodpräparaten über. Man kann mit diesen organischen Präparaten eine protrahierte
milde Jodmedikation erzielen, die ja gerade bei spätsyphilitischen Herz- und Gefäßerkrankungen indiziert ist. Von den vielen im Handel befindlichen Präparaten haben sich
besonders bewährt das Sajodin, das Dijodyl, das Merjodin, die Jodglidine, das Jodfortan,
von denen man durchschnittlich täglich 3—5 Tabletten verordnet.

Bereichert durch ein neues Hilfsmittel in der Behandlung der Lues, insbesondere der metaluetischen Erkrankungen wurden wir durch die Einführung
der Wismutbehandlung.

Ehrlich und Kolle beschäftigten sich bereits 1913 mit der Wirksamkeit des Wismuts.
1916 berichteten Santon und Robert über ihre Experimente mit Wismut bei der
Hühnerspirillose. Ihre Untersuchungen bildeten die Basis zu den grundlegenden Arbeiten
von Levaditi und Sazerac aus dem Jahre 1921. In der Hauptsache waren es Franzosen,
die Untersuchungen über die Beeinflussung der Treponemen durch ein anderes Metall,
nämlich das Wismut, untersuchten und es in die Luesbehandlung einführten.

In der medizinischen Literatur der letzten Zeit werden Erfahrungen mit der
Wismuttherapie in überwiegender Mehrzahl günstig beurteilt. Über den Einfluß
des Wismuts in der Behandlung der luetischen Gefäßerkrankungen darf man
sagen, daß das Wismut sehr gute Dienste geleistet hat, einmal wegen seiner Wirksamkeit, dann vor allen Dingen aber auch wegen der leichten Applikationsmöglichkeit. Als Mittel der Wahl für Fälle, die weder Salvarsan noch Quecksilber
vertragen bzw. wo eines oder beide kontraindiziert sind, ist Wismut anzusehen.

Gerade die Erfahrungen der letzten 2—3 Jahre ermutigen uns zu der Annahme, im Wismut ein Antiluetikum zu besitzen, das zwar dem Salvarsan nicht überlegen, indes in der Kombination mit Salvarsan als zweizeitige Wismutsalvarsantherapie dem Quecksilber gleichwertig an die Seite gestellt werden darf. Dauerbeobachtungen von Jahren stehen freilich noch aus, um ein abschließendes Urteil zu fällen.

Als erstes deutsches Wismutpräparat erschien Bismogenol (Tosse), das von Desaelaeres in die Literatur eingeführt wurde. Als gute deutsche Wismutpräparate können besonders empfohlen werden Spirobismol, Bimophan und Neokutren. Eine besondere Besprechung der einzelnen Präparate erübrigt sich, da sie in ihrer Anwendung, ihren Wirkungen bzw. Nebenwirkungen nahezu gleich sind. Zu einer Wismutkur gehören 12 bis 15 Injektionen zu 1 ccm, die am besten intraglutaeal ausgeführt werden. Sehr zu empfehlen ist die bereits oben angeführte kombinierte zweizeitige Wismutsalvarsantherapie.

Die häufigste Nebenerscheinung der Wismutbehandlung ist der Wismutsaum, pathologisch wie Boelsen zuerst nachwies, ein Niederschlag kleinster Wismutteilchen im Endothel der Kapillarschlingen des Stratum papillare. Hervorzuheben ist, daß die Wismutstomatitis schnell verschwindet und keineswegs so schmerzhaft ist wie die Stomatitis im Verlauf einer Quecksilberkur.

Eine weitere Nebenerscheinung bildet die Zylindrurie, die meist nach der 6. bis 8. Injektion auftritt, schnell nach dem Aussetzen des Wismuts verschwindet und nicht als ernste Komplikation anzusehen ist. Erscheinungen von seiten des Magens (Appetitmangel, Erbrechen, Durchfälle) habe ich nie beobachtet. Oft nehmen die Leute unter der Wismutkur zum Teil sogar erheblich an Körpergewicht zu. Hauterscheinungen im Sinne eines toxischen Erythems sind in der Literatur vereinzelt beschrieben.

Zusammenfassend ist zu sagen, daß wir im Wismut und seinen Verbindungen nach den bisher vorliegenden Erfahrungen ein wenig gefahrvolles, für den Patienten bequemes und dabei sehr wirksames Antiluetikum besitzen, das größte Beachtung und Anwendung bei der Behandlung der syphilitischen Herz- und Gefäßerkrankungen verdient. Ein klinischer Vergleich mit den Nebenerscheinungen der übrigen Antiluetika fällt unbedingt zugunsten des Wismuts aus.

Eine Kontrolle für die Behandlung besteht in dem Ausfall der serologischen Reaktion, jedoch darf die serologische Reaktion keineswegs allein ausschlaggebend sein für die Indikation einer spezifischen Behandlung. Ist mehrere Wochen nach Beendigung der ersten Kur diese noch positiv, so ist man verpflichtet, die spezifische Behandlung nach einigen Monaten, spätestens nach $\frac{1}{2}$ Jahre, wieder aufzunehmen.

c) Die Syphilis der mittleren und kleinen Arterien.

Pathologische Anatomie. Nach Analogie anderer Gefäßveränderungen ist a priori wahrscheinlich, daß die Syphilis der mittleren und kleineren Gefäße sich in ihrem histologischen Charakter den Veränderungen an den großen Gefäßen anschließen muß. Natürlich kann man erwarten, daß die Art dieser Veränderungen wechselt, weil der Bau des Gefäßes eine derartige Verteilung bedingt.

Im allgemeinen haben die Gefäßveränderungen den Charakter der Tertiärerkrankung. Von den Franzosen sind Erkrankungen der Hirnarterien schon im Laufe des ersten halben Jahres nach der Infektion beobachtet; nach Bendas Material kann man diese spezifische Arteriitis frühestens $1\frac{1}{4}$—$1\frac{1}{2}$ Jahre nach der Infektion erwarten.

An den kleinen Gefäßen, besonders der Hirnbasis, kann sich die Syphilis unter einem anderen anatomischen Bilde als bei der Mesaortitis äußern, indem sie hier hauptsächlich die Intima, daneben in geringerer Weise auch die Adventitia verändert, die Media aber frei läßt. Es kommt zu einer Einlagerung eines zellreichen Gewebes zwischen Endothel und Elastika, die so hochgradig ist, daß das Gefäßlumen völlig verschlossen wird. Dieser Verschluß wird beschleunigt durch eine Thrombose oder durch kleinzellige Infiltration in der Umgebung (Periarteriitis); mit dieser Endarteriitis vereinigt, findet man oft kleine Aneurysmen in der Gefäßwand. Die Tatsache, daß man in jedem Gumma obliterierte Gefäße findet, hat die Franzosen veranlaßt, die Nekrose nicht als das Resultat einer spezifischen Syphiliswirkung aufzufassen, sondern als etwas Sekundäres, als eine Ernährungsstörung infolge des Gefäßverschlusses. Diese Abfassung scheint mir wenig Wahrscheinlichkeit zu haben. Neben den Intimaveränderungen ist, wie erwähnt, die Adventitia an dem Prozeß noch mehr beteiligt. Diese zellige Infiltration ist gewöhnlich das erste was einem bei schwachen und mittleren Vergrößerungen auffällt. Die Media ist zumeist völlig intakt.

Die Prädilektionsstelle der spezifischen Erkrankung mittlerer Gefäße ist die Hirnbasis. Man sieht die Gefäße als perlmutterartig glänzende Stränge „ähnlich gekochten Makkaronis", sie sind derb, von graugelber Farbe und überragen das Niveau erheblich. Die Pia ist verdickt, undurchsichtig und oft durch breite Fasern mit den Gefäßen verwachsen, so daß die Gefäße zur Hälfte oder zu zwei Drittel in einem deutlich hervortretenden Wall eingebettet liegen. Es besteht also in solchen Fällen gleichzeitig eine Leptomeningitis chronica fibrosa, die aber mikroskopisch bestimmte charakteristische Eigenschaften darbietet. Am meisten hervorzuheben und für die Therapie von Wichtigkeit ist gegenüber der Atheromatose das Fehlen von Verkalkung und Nekrosen. Man findet mikroskopisch eine lymphozytäre Infiltration der Adventitia, besonders an der Grenze zur Media hin, ferner eine starke Wucherung der Intima, die, unterstützt von thrombotischen Vorgängen, zu einem völligen Verschluß des Gefäßes in den meisten Fällen führt. Die Folgen derartiger totaler Thrombosen sind die bekannten Erscheinungen einer Apoplexie. Derartige ischämische Erweichungen finden sich nach Benda besonders am Pons. In solchen Fällen haben Benda und Straßmann auch Spirochäten nachweisen können. Eine eigentliche gummöse Arteriitis, die besonders durch die Zerstörung der elastischen Fasern charakterisiert ist, findet sich sehr selten.

Die wichtigsten Lokalisationen. Gehirn. Wie schon Heubner in seiner ersten Arbeit betont, ist die wichtigste und häufigste Lokalisation der spezifischen Gefäßsyphilis die Hirnbasis. Da die Hirngefäße, namentlich die des Hirnstammes, Endarterien sind, d. h. solche, die keine Kollateralen haben, so wird der Verschluß zur völligen Nekrose (Erweichung) des von ihm versorgten Gefäßgebietes führen müssen. Dann werden unter Umständen lebenswichtige Zonen außer Funktion gesetzt, die sich entweder in mehr allgemeiner oder in bestimmter Weise äußern. Zu den Allgemeinsymptomen gehören in erster Linie Kopfschmerzen, die bekanntlich gerade in der Nacht exazerbieren können und dadurch sich als spezifisch kennzeichnen; daneben findet man psychische Störungen, hauptsächlich Erregungszustände, die aber auch mit Dämmerzuständen oder Anfällen von Verwirrtheit sich kombinieren können. Wie bei allen anderen Allgemeinsymptomen ist auch hier oft ein rascher Wechsel in der Stimmung vorherrschend. Drittens kommen hier in Betracht Veränderungen der Psyche in der Art, wie wir sie für die Arteriosklerose beschrieben haben, nämlich Auftreten von Gedächtnisschwäche und ein oft plötzliches Nachlassen der geistigen Energie.

Zu den Lokalsymptomen gehören die Lähmungserscheinungen, die entsprechend den Erweichungsherden bestimmte Nerven betreffen, einseitig oder doppelseitig sein können, die aber auch die Extremitäten befallen. Auch hier ist charakteristisch der schnelle Wechsel im Krankheitsbild.

Die Differentialdiagnose kann bei Allgemeinsymptomen mitunter außerordentlich schwer sein, da ja Symptome dieser Art in verwaschener Form bei vielen funktionellen Nervenkrankheiten sich finden. Bei den ausgesprochenen Symptomen der Hemiplegie wird man speziell dann, wenn es sich um jüngere Leute handelt, in erster Linie an eine spezifische Gefäßveränderung denken. Überhaupt müssen zerebrale Erscheinungen anderer Art, die hierher gehören, bei jüngeren Leuten immer von dem Gesichtspunkte aus betrachtet werden, ob nicht hier eine Gefäßlues vorliegt. Die Wassermannsche Reaktion ist nach unserer heutigen Kenntnis für Diagnose und Therapie unerläßlich. Daneben ist die Untersuchung der Zerebrospinalflüssigkeit auf ihre Zellelemente und die Globulinreaktion von Nonne, Pandy diagnostisch wesentlich.

Eine weitere Verfeinerung der Liquordiagnostik brachten in neuerer Zeit die kolloidchemischen Reaktionen des Liquors, so die 1913 von C. Lange eingeführte Goldsolreaktion sowie die Mastixreaktion. Die Lueskurve dieser Kolloidreaktionen ist nicht absolut beweisend, da auch multiple Sklerose, Hirntumor und Blutbeimengungen ähnliche Bilder erzeugen können. Insbesondere geht die Differenzierung in den vaskulären, meningealen oder gummösen Typ der Hirnlues aus den Kurven sicher zu weit. Oft ist aber lediglich die Feststellung pathologischer Eiweißverschiebungen im Liquor und der Wahrscheinlichkeitshinweis auf ihre luetische Ätiologie von größtem Wert (Lange, Kaffka, Eskuchen, Bonsmann, Uhlenbruck u. a.).

Zu betonen ist allerdings, daß auch bei Leuten im jüngeren Lebensalter (20 bis 30 jährigen) hemiplegische Symptome auf der Basis arteriosklerotischer Veränderungen oder mit unbekannter Ätiologie bisweilen vorkommen.

Herz. Die isolierte Erkrankung der Koronargefäße auf luetischer Basis wurde früher bezweifelt. Über die Häufigkeit liegen sicherer statistische Berechnungen noch nicht vor, es scheint aber, als ob sie nicht selten ist. Romberg betont freilich speziell, daß man bei der Koronarsklerose viel häufiger eine Arteriosklerose als Unterlage hat als eine Lues. Daß es sich pathologisch um spezifische Prozesse und oft nur um eine Verengerung der Eingänge handelt, ist oben erwähnt.

Die subjektiven Symptome bestehen in Schmerzen, die man als Anfälle von Angina pectoris auffassen kann. Jedenfalls ist man wohl berechtigt, bei jeder Angina pectoris an die Möglichkeit einer luetischen Erkrankung zu denken und zur Sicherung der Diagnose eine Wassermannsche Untersuchung zu machen bzw. eine milde Jodbehandlung einzuleiten. Dabei ist allerdings zu bedenken, daß ein günstiger Erfolg der Jodtherapie nicht unbedingt für Lues verwertet werden kann, da erfahrungsgemäß auch bei Sklerose das Jod erfolgreich ist. Ebenso wie bei der durch Lues bedingten Aorteninsuffizienz ist auch bei der luetischen Angina pectoris eine frühzeitige Herzinsuffizienz häufig.

Die Herzinsuffizienz ist wohl zurückzuführen auf die mangelhafte Blutversorgung des Herzens durch die sklerosierten Gefäße. Obwohl Hirsch und Spalteholz betonen, daß die Koronargefäße zahlreiche Anastomosen aufweisen, sind sie praktisch doch als Endarterien aufzufassen. Der experimentelle Verschluß führt zu schweren Ernährungsstörungen in dem zugehörigen Kapillargebiet. Injektionsversuche von Nußbaum zeigten, daß es nicht gelingt, bei Injektionen von einer Koronararterie aus auch das Kapillargebiet der anderen völlig zu injizieren. So erklären sich Insuffizienzerscheinungen, die schweren Veränderungen im Herzmuskel, wenn auch nur ein Koronargefäß verändert ist (s. S. 21, Anatomie).

Die Verlegung eines größeren Koronargefäßastes muß natürlich zur Bildung eines Infarktes führen. Klinisch diagnostizierbar ist ein solcher Infarkt nicht mit Sicherheit, auch wenn in der Literatur einzelne Fälle beschrieben worden sind. Er kann entweder unter Bildung einer Schwiele ausheilen oder in Erweichung übergehen (Myomalacia cordis ischaemica). In diesem Falle ist unter Umständen die Herzwand so geschädigt, daß sie dem Innendruck nachgebend, sich vorbuchtet und ein Herzaneurysma entsteht (vgl. S. 463). Bei sehr starker Wandveränderung kann es sogar zu einer Herzruptur kommen, gewöhnlich dann, wenn an den Innendruck besondere Anforderungen gestellt werden. Sehr selten können Herzmuskelabszesse, die sich im Anschluß an eine Sepsis entwickeln, zu lokalen Wandveränderungen des Myokards und schließlich zu einer spontanen Herzruptur führen.

Hammer beschreibt einen Fall dieser Art, bei dem im Anschluß an eine Staphylokokkensepsis, die im wesentlichen ambulant verlaufen war, 4 Monate nach Beginn der Erkrankung bei einem 52 jährigen, früher gesunden Mann plötzlich der Tod infolge spontaner Herzruptur durch Ruptur eines Herzmuskelabszesses eintrat.

Die Verlegung eines größeren Koronargefäßes kann aber auch, wie vorn betont, zum plötzlichen Tode führen, der entweder unmittelbar eintritt oder sich unter dem Bilde einer Angina pectoris innerhalb weniger Minuten oder Stunden entwickelt. Ob hier eine Arteriosklerose oder eine Lues vorliegt, ist am Lebenden in den meisten Fällen nicht mit Sicherheit zu entscheiden. Pathologisch-anatomisch kann es mitunter auch sehr schwer sein, hier wegen der Kombinationsmöglichkeit eine bestimmte Diagnose zu stellen. Sowohl die Herzerweichung (Myomalazie), wie das Herzaneurysma sind Begriffe, die klinisch schwer diagnostizierbar sind (vgl. S. 463). Die Koronarsklerose kann schließlich auch, wenn die Herzmuskelnekrose zufällig am Ansatzpunkt eines Papillarmuskels gelegen ist, zum Abriß des Papillarmuskels und damit zum Tode führen.

Bernh. Fischer hat vor kurzem die seltenen, aber interessanten Fälle dieser Art zugleich mit einem neuen kasuistischen Beitrag wiedergegeben.

Arme und Beine. Ebenso wie in der Aorta sich die Lues relativ häufig an den Abgangsstellen der großen Gefäße lokalisiert, so tritt sie andererseits auch an den Extremitätengefäßen sehr oft an den Verzweigungen auf. Das klinische Bild ist häufig das der vorübergehenden spastischen Gefäßlähmung. Abgesehen von den Gefäßkrisen, die man im Verlaufe sicherer Lues an den oberen Extremitäten auftreten sieht, und die auch bei kritischer Betrachtung als spezifisch bedingt angesehen werden müssen, kommt die Syphilis der Extremitätenarterien offenbar sehr selten vor.

Die Differentialdiagnose gegenüber den arteriosklerotischen Veränderungen und gegenüber denen, die speziell durch Tabakabusus entstehen, (d. h. der Erbschen Dysbasia angiosclerotica angehören), ist gelegentlich mit Schwierigkeiten verbunden; doch gibt in den meisten Fällen die Anamnese hier Aufklärung. Handelt es sich um eine Syphilis, so ist natürlich die spezifische Therapie in dem obigen Sinne durchzuführen.

Magen-Darmkanal. Wenn arteriosklerotische Veränderungen das Bild einer Dysbasia angiosclerotica intestinalis herbeizuführen vermögen, wie S. 432 beschrieben, so ist natürlich auch zuzugeben, daß eine bedeutende Mesarteriitis luetica gelegentlich zu ähnlichen Störungen führen kann. Es ist a priori auch nicht ausgeschlossen, daß Thrombosen auf der Basis einer syphilitischen Gefäßveränderung sich in den Mesenterialgefäßen entwickeln und zu Ulzerationen des Magens- oder Darms führen können. Wieweit diese Ätiologie sich weiterhin bestätigt, muß vorläufig abgewartet werden, da ein größeres kasuistisches Material darüber nicht vorliegt.

Die Diagnose aller dieser lokalen Gefäßerkrankungen wird nur mit Sicherheit zu stellen sein, wenn auch andere oder metasyphilitische Veränderungen (zu achten ist besonders auf Drüsenschwellungen, Periostitiden) nachweisbar sind, wenn die anamnestischen Angaben das Vorhandensein einer Gefäßlues rechtfertigen und die Wassermannsche Reaktion positiv ausfällt.

Der Verlauf der Erkrankung kann insofern eine Wahrscheinlichkeitsdiagnose sichern, als sehr oft unter der spezifischen Behandlung die Symptome auffällig schnell zurückgehen. Hier ist allerdings eine gewisse Vorsicht notwendig, da bekanntlich z. B. das Jod auch bei anderen Gefäßveränderungen günstig einwirkt.

Die **Therapie** deckt sich mit dem, was oben ausführlicher S. 435 gesagt worden ist.

3. Die Gefäßveränderungen bei septischen Erkrankungen.

Nach der heute herrschenden Auffassung sind die Reaktionen des Körpers auf im Blute kreisenden Bakterien der Ausdruck des Kampfes zwischen Infektion und Abwehrleistung des Organismus. Ob die kreisenden Erreger bei der ausgesprochenen bakteriziden Fähigkeit des Blutes zugrunde gehen, ob sie an der Gefäßwand haften und zu welchen Veränderungen sie hier führen, hängt von der Virulenz der Erreger einerseits, der Reaktionsfähigkeit des Körpers andererseits ab. Bei der Sepsis mit Endokarditis kommt es sehr häufig zu Gefäßnekrosen und multiplen Aneurysmen, die zwar im Hirn nicht am häufigsten sind, dort aber am wenigsten leicht übersehen werden, am häufigsten Komplikationen machen und daher schon seit langem bekannt sind. Eppinger hatte sich ihre Entstehung durch Embolie gröberer Teilchen mit Bakterien, die sich von den Klappen des Endokards loslösten, vorgestellt. Daß es auf dem Wege der Keimansiedelung in den Vasa vasorum zur Entstehung von ulzerösen Prozessen kommen kann, wurde von Eppinger angenommen und von Lemke nachzuweisen versucht. Bei weitem am häufigsten dürfte aber die Entstehung von mykotischen Aneurysmen mit Einschmelzung der Gefäßwand vom Lumen des Gefäßes aus vor sich gehen. In grundlegenden Untersuchungen wies Siegmund auch tierexperimentell durch Injektion von Staphylokokken und Bacterium coli bei Kaninchen nach, daß die Gefäßwandnekrosen vom Lumen aus nach Bildung eines ganz kleinen Bakterienpfropfens oder eines infektiöses Material enthaltenden Blutpfropfes entstehen. Diese Veränderungen des peripheren Gefäßsystems sind viel häufiger, als man früher annahm, und viel universeller. Siegmund fand bei einem Fall chronischer Sepsis 38 mykotische Aneurysmen in den verschiedenen Gefäßgebieten und gibt an, bei 21% der Fälle von Sepsis lenta solche Aneurysmen gefunden zu haben. Etwas geringer sind die Zahlen von Lubarsch mit 14 Fällen unter 137 Endokarditiden und Jaffe und Sternberg mit 15 Fällen unter 138 Endokarditiden. Wichtig ist, zu wissen, daß sich solche von der Intima ausgehenden Gefäßnekrosen mit Aneurysmabildung in den Gefäßen des Darmes, der Milz, des Pankreas finden können und die Erweiterungen hier unter Umständen eine erhebliche Größe erreichen, während ihr Vorkommen in den Koronargefäßen noch umstritten ist. An die alten Befunde Oppenheims, der beim Typhus abdominalis in den Milzvenen Knötchenbildungen nachwies, die den Siegmundschen Fibrinknötchenbildungen histologisch sehr ähnlich sind, sei hier erinnert. Die Knötchen kommen dann zustande, wenn dem Organismus die Keimvernichtung gelingt und es resultieren ödematöse gefäßlose Intimagranulome, während die nekrotischen Prozesse der Gefäßwand dann entstehen, wenn die Keime die Oberhand behalten. Vielleicht gehören auch die von Dawidowski beschriebenen Gefäßveränderungen beim Fleckfieber hierher und die Beziehungen zu dem Intimatuberkel Weigerts sind immerhin nicht fernliegend. Die Knötchen immerhin nicht fernliegend.

Rein degenerative unspezifische Gefäßveränderungen bei Grippe wurden von Stoerk und Epstein beschrieben. Ihnen reihen sich die Untersuchungen von Wiesel und Loewi an, die nach akuten, mit Kreislaufinsuffizienz einhergehenden Infektionskrankheiten, wie Pneumonien, Grippe, Typhus, Meningitis mit großer Konstanz degenerative Veränderungen, besonders der Muskularis, nachwiesen, die sich zunächst in Ödem und Auseinanderdrängen der Muskelfasern, dann aber auch in der Bildung von Nekroseherden mit nachfolgender Verkalkung äußern.

Über die Beteiligung des Venensystems an septischen Allgemeininfektionen berichten Schottmüller und Bingold im 1. Band Infektionskrankheiten dieses Handbuches. Für den Kliniker dürfte aus den oben erwähnten, vorwiegend von pathologisch-anatomischer Seite ausgeführten Untersuchungen die Kenntnis der Neigung zur Bildung von unter Umständen beträchtlich großen, in den peripheren Gefäßen gelegenen Aneurysmen bei chronischer Sepsis wichtig sein. Ich beobachte zur Zeit einen Fall von faustgroßem Aneurysma der Arteria anonyma bei Endocarditis lenta. Daneben sind die Purpurablutungen im Gehirn bei der Sepsis und der Entstehungsmodus der multiplen septischen hämatogenen Lungenabszesse für die Pathologie des Kreislaufes von Interesse.

4. Tuberkulose der Gefäße.

Eine andere chronische Infektionskrankheit, die Tuberkulose, spielt am Gefäßsystem nur eine untergeordnete Rolle. Die tuberkulöse Arteriitis kommt vielleicht anatomisch häufiger vor, klinisch aber hat sie doch nur ein geringes Interesse. Wenn auf der einen Seite, speziell bei der Miliartuberkulose die Möglichkeit besteht, daß durch den im Blut kreisenden Erreger das Gefäß, zuerst also die Intima, verändert wird, so kann andererseits auch das Gefäß durch von außen einwachsendes Granulationsgewebe erkranken.

Pathologisch-anatomisch lokalisiert sich also der Prozeß entweder in der Intima oder Adventitia. Die Intimatuberkulose führt in erster Linie zu einer Wucherung der Endothelien und Bildung von typischen Tuberkeln (Intimatuberkeln). Die Tuberkulose der Adventitia zeichnet sich aus durch eine lokale lymphozytäre Infiltration mit anschließender Verkäsung. Wird die Wand des Gefäßes nennenswert verändert, so können sich die oben bereits beschriebenen Aneurysmen entwickeln.

Interessant und differentialdiagnostisch sehr wichtig ist, daß das elastische Gewebe bei der Tuberkulose relativ früh zugrunde geht, während es bei der Syphilis noch lange in den gummösen Massen nachweisbar ist.

Die wichtigsten Lokalisationen der Gefäßtuberkulose sind wohl die kleinen Gefäße des Gehirns. Bei jeder Meningitis tuberculosa findet man zahlreiche Intimatuberkel. Eine gewisse Wichtigkeit besitzt auch die Gefäßtuberkulose der Lunge. Hier kann sich einerseits bei chronischer Phthise bei Einbruch verkäster Massen in eine Arterie eine akute hämatogene Miliartuberkulose im Versorgungsgebiete dieses Gefäßes entwickeln, andererseits bei Einbruch in eine Vene eine allgemeine Miliartuberkulose entstehen. Als Folgen bilden sich bei dieser Form der Erkrankung in allen befallenen Organen Intimatuberkel.

Wird von einer Kaverne aus ein Gefäß arrodiert, so entsteht eine Hämoptoe. In den meisten Fällen kommt es jedoch vorher zur Bildung eines lokalen Aneurysma (s. Aneurysma S. 465). Zu den Seltenheiten gehört die Lokalisation der Tuberkelbazillen am Endokard (Endocarditis tuberculosa). Daß gelegentlich die Tuberkulose der Aorta Veranlassung zu einem Aneurysma geben kann, ist oben erwähnt.

Bei der Miliartuberkulose kommen auch miliare Tuberkel in der Aortenintima vor. Nicht so selten sind tuberkulöse Veränderungen an der Intima der Nierengefäße, die sich dann mit einem anämischen Infarkt kombinieren. Klinisch spielen alle diese Affektionen gar keine Rolle. Es erübrigt sich deswegen, auf Prognose und Therapie einzugehen.

5. Aneurysma.

a) Allgemeines.

Definition. Die Definition des Aneurysmas ist, obwohl] man über die pathologische Anatomie und speziell über die pathologische Histologie gut informiert ist, doch noch strittig. Früher definierte man das Aneurysma als eine partielle Erweiterung des arteriellen Gefäßlumens. Diese Definition trifft aber nicht zu, weil sie zusammenfällt mit dem Begriff der Arteriektasie und weil man natürlich nicht jede, z. B. die infolge zentraler Arteriosklerose diffus erweiterte Aorta als ein Aneurysma hinstellen kann. Auf der Basis neuerer Untersuchungen, die festgestellt haben, daß bei jedem eigentlichen Aneurysma eine bestimmte Wandveränderung, d. h. gewöhnlich das Fehlen einer oder mehrerer Gefäßschichten vorhanden ist, hat man neuerdings die Definition geändert. Orth, der ein wahres und falsches Aneurysma unterscheidet, definiert das Aneurysma verum „als eine durch Teile der Gefäßwand umgrenzte Ausbuchtung des Gefäßlumens" und spricht nur bei Zerreißung der ganzen Wand von einem Aneurysma falsum; Benda betont, daß bei dem Aneurysma allmählich die alte Gefäßwand durch eine neue ersetzt wird und definiert das Aneurysma als „chronische Erweiterung des Gefäßlumens mit Neubildung der Wand". Er hebt daneben aber besonders hervor, daß es trotzdem schwer fällt, gelegentlich eine scharfe Grenze gegen Arteriektasie und das extra- und intramurale Hämatom zu ziehen.

Pathologische Anatomie. Abgesehen von dem schon in der Definition gestreiften Aneurysma verum und falsum kann man auch nach vielen anderen Einteilungsprinzipien die Aneurysmen unterscheiden. So trennen die meisten nach dem Aussehen die zylinderförmigen und die sackförmigen von den spindelförmigen Aneurysmen und verstehen unter spindelförmigen diejenigen, deren Wand allmählich zu einer Spindel sich ausbuchtet, während die zylinder- und sackförmigen zu den scharf sich absetzenden Aneurysmen gehören. Sind mehrere spindelförmig aneinandergereiht, so kann ein einer Ranke ähnliches Bild entstehen; man hat diese Form Aneurysma cirsoideum genannt. Da es natürlich Übergänge gibt zwischen den innerhalb der physiologischen Grenze liegenden Dilatationen der Aortenwand bei älteren Leuten und dem beginnenden spindelförmigen Aneurysma, so kann eine präzise Diagnose gelegentlich Schwierigkeiten bieten. Eine andere Einteilung nach der Ausdehnung der Erweiterung trennt zirkumskripte von diffusen Aneurysmen; auch hier finden sich oft Übergänge. Schließlich kann man auch nach der Wirkung das Dilatationsaneurysma von dem durch Ruptur entstandenen unterscheiden.

Ein Aneurysma stellt sich im allgemeinen dar als eine Ausbuchtung der Gefäßwand, und zwar von sehr verschiedener Größe. Man findet hier Größenveränderungen, die das ursprüngliche Lumen der Arterien um ein Bedeutendes übertreffen, man hat sogar gelegentlich, speziell an der Aorta, Aneurysmen von der Größe einer Kegelkugel gefunden. Die Wand ist zumeist ziemlich dünn, kann papierdünn sein; durch Thrombosen kann aber auch trotz einer starken Ausbuchtung die Wand wiederum in anderen Fällen eine Dicke von vielen Zentimetern erreichen. Wie oben erwähnt, finden sich in dieser Wand nur noch selten die typischen drei Gefäßschichten. Fast stets fehlen oder sind auf größere Strecken zerstört die elastischen Fasern, aber auch Bindegewebe und Muskulatur können starke Kontinuitätstrennungen aufweisen und mehr oder weniger zugrunde gegangen sein. Die Zerstörung kann sogar sich auch auf die Adventitia erstrecken, nur ist es hier natürlich mikroskopisch oft zweifelhaft, ob die alte Gefäßwand vorhanden ist oder ob hier das

Bindegewebe der Umgebung sich anlagert und die Adventitia ersetzt hat. Der Verlust wird ersetzt hauptsächlich durch Bindegewebe, doch findet man hier auch verschiedene degenerative und entzündliche Vorgänge.

Benda sagt in einer kurzen und exakten Darstellung dieser Verhältnisse folgendes: „Als Ausfüllung der Wandlücken finden wir in allen Aneurysmen ein neugebildetes Gewebe, welches zum Teil den Charakter des Gefäßkallus, also junges zellreiches Bindegewebe, zum Teil fortgeschrittene Stadien der Organisation mit Neubildung von elastischen Fasern erkennen läßt, zum Teil ausgedehnte Einlagerungen von hyalinem Fibrin, Blutungen, entzündliche Exsudate aufweist. Das Endothel setzt sich auf größere Strecken der Oberfläche fort; wo es fehlt, lagern sich Thromben ab." Die Thrombenbildung kann unter Umständen etwas für den pathologischen Prozeß Günstiges darstellen, indem dadurch die Wand des ausgestülpten Sackes an Dicke und Festigkeit gewinnt, so daß man hier von einer gewissen Spontanheilung sprechen kann. Ja man hat sogar Fälle beobachtet, bei denen der faustgroße Sack von einem organisierten Thrombus so gut ausgefüllt war, daß ein fast normales Gefäßlumen erreicht wurde.

Bezüglich der Wachstumsverhältnisse kann man sagen, daß die Aneurysmen der kleineren und mittleren Gefäße gewöhnlich nur eine bestimmte Größe erreichen, dann ab er im Wachstum stillstehen. Im Gegensatz dazu können, wie oben angedeutet, die Aneurysmen der Aorta eine außerordentliche Größe erreichen. An und für sich wäre dies nicht verwunderlich, da ja der dauernde Druck und die Elastizitätsverhältnisse der Wand ein solches Nachgeben und allmähliches Größerwerden gestatten. Merkwürdig ist nur, daß bei diesem allmählichen Sichvergrößern gewöhnlich erstens die Vergrößerung nicht kontinuierlich, sondern in Absätzen stattfindet und zweitens, daß das Aneurysma bei seinem Wachstum vor keiner Grenze Halt macht. Daß Knorpel und Knochen, z. B. Rippen und Sternum, daß sogar Wirbelkörper in relativ kurzer Zeit vollständig zerstört werden, ist kein seltener Befund. Wenn man neben einem halbzerstörten Wirbelkörper die dünne Wand des Aneurysmasackes liegen sieht, ist man erstaunt, wie hier der kontinuierliche Druck ein lebensfähiges Gewebe vernichten konnte.

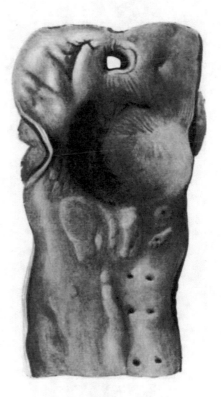

Abb. 174. Beginnende aneurysmatische Ausbuchtung des oberen Teiles der sklerotischen Aorta descendens.

Diese enormen und wunderbaren Wirkungen sieht man allerdings nur beim Aortenaneurysma, das, wenn es mehr nach vorn wächst, natürlich bald Sternum und Rippen erreicht, beim Wachstum nach hinten, besonders von der absteigenden Aorta aus, unmittelbar auf die Wirbelsäule gelangt (Abb. 177). Ferner kann es aber auch bei den engen Beziehungen zu den die Brusthöhle durchquerenden Kanälen für Atmung und Verdauung die Bronchien, speziell den linken Hauptbronchus und den Ösophagus auf diesem Wachstumswege erreichen, komprimieren und zerstören. Tödliche Verblutungen in diese Hohlräume kommen gelegentlich vor.

Die der Aortenwand anliegenden Nerven müssen natürlich bei der Ausdehnung und der Substituierung neugebildeten Gewebes gezerrt eventuell zerstört oder auch in das neugebildete Gewebe eingeschlossen werden. Praktisch ist das von Bedeutung, wenn der Nervus recurrens, speziell der linke (s. Anatomie S. 37 ff.), die Nervi vagi oder auch die sympathischen Stränge affiziert werden. Lähmung des linken Nervus recurrens z. B. ist oft das erste klinische Symptom eines beginnenden Aortenaneurysmas.

Ebenso wie ein Durchbruch in den Ösophagus oder in einen Bronchus erfolgen kann, kann auch das Aneurysma, das das Sternum perforiert hat, nach außen durchbrechen und das Aneurysma der Aorta abdominalis sich in die Bauchhöhle entleeren. Wann es zur Ruptur kommt, ist nie vorauszusagen. Man sieht Aneurysmen, die halbkugelig die

Brustwand überragen, oft jahrelang, obwohl nur eine dünne Haut sie bedeckt, im Wachstum stillstehen, ohne zu bersten. Daß eine solche Blutung unmittelbar tödlich wirkt, ist nicht immer notwendig. Kleinere Risse können sich sogar unter einer geeigneten Behandlung wieder vorübergehend verschließen. Speziell die Menge der vorhandenen thrombotischen Auflagerungen scheinen hier für den vorübergehenden Verschluß einer Perforation von Wichtigkeit zu sein.

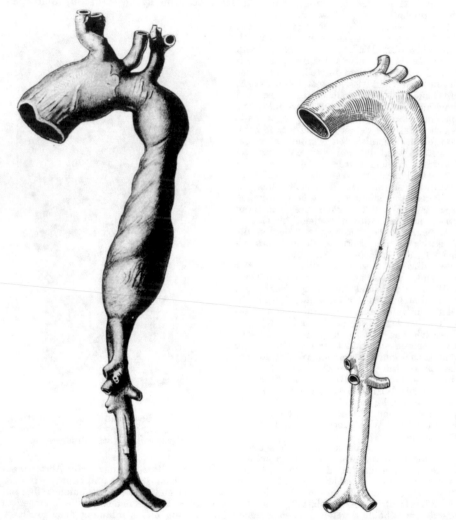

Abb. 175. Diffuses Aneurysma   Abb. 176. Aorta eines 40 jähr. herzgesunden
der Aorta thoracica.   Mannes (zum Vergleich mit Abb. 175).

Von gewissem praktischem Interesse ist es, zu wissen, an welchen Teilen des Gefäßsystems das Aneurysma am häufigsten auftritt. Hier steht bei weitem obenan das typische Aortenaneurysma im aufsteigenden Teil oder im Aortenbogen. Nach der Angabe von Benda folgt in absteigender Reihenfolge die Arteria poplitea, dann die Hirngefäße, dann die Lungenarterie, schließlich in seltenen Fällen auch die Arteria lienalis, die Mesenterialgefäße und die Koronarien.

Crisp berichtet über 551 Fälle; bei diesen war befallen die:

Aorta thoracalis . . . . 175 mal,
A. poplitea . . . . 137 „

A. femoralis . . . . 66 mal
Aorta abdominalis . . . . 59 „
A. carotis . . . . 25 „
A. subclavia . . . . 23 „
A. anonyma . . . . 20 „
A. axillaris . . . . 18 „
A. iliaca . . . . 11 „
Art. anderer innerer Organe . . . . 8 „
Gehirnarterien . . . . 7 „
A. pulmonalis . . . . 2 „

Als besondere Formen hat man noch pathologisch-anatomisch hingestellt:

1. das Aneurysma cirsoides, d. h. Rankenaneurysma, welches sich hauptsächlich an der Frontalis und Okzipitalis, gelegentlich auch an der Iliaca findet, mit einer sekundären Hypertrophie einhergeht und beim Morbus Brightii, bei Aorteninsuffizienz und anderen Hochdrucksteigerungen vorkommt (Orth).

2. das Aneurysma dissecans, das an der Aorta dadurch entsteht, daß das Blut zwischen die Gefäßwände gelangt und sich hier speziell in den Schichten der Media einen neuen Weg bahnt. Auf diese Weise entsteht ein Blutkanal, der das ursprüngliche Lumen begleitet und von diesem durch eine Gefäßwandschicht getrennt ist. Hier kann sich nun das Blut entweder anstauen, allmählich eine thrombotische Masse sich ausbilden (intramurales Hämatom) oder es bricht am Ende des Kanales von neuem wieder in das Gefäßlumen ein. Auf diese Weise entstehen zwei Gefäßrohre nebeneinander. Das Interessanteste ist, daß sich diese neuentstandene Höhle mit Gefäßendothel auskleiden kann. In den meisten Fällen tritt jedoch schon vorher der Tod durch totale Zerreißung der Wand ein.

Als dritte Form kommt das Aneurysma spurium in Betracht, das nach der jetzigen Definition nur eine Seltenheit darstellt; tritt Blut durch das total durchbrochene Gefäß aus, so kann sich in der Umgebung ein manchmal sich gut abkapselndes Hämatom ausbilden. Wenn von diesem Hämatom aus ein Durchbruch in eine Vene erfolgt, so kann eine direkte Anastomose zwischen Arterie und Vene, das sog. Aneurysma anastomoticum oder Aneurysma arteriovenosum, entstehen.

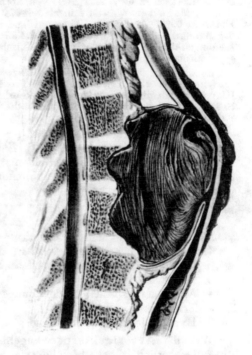

Abb. 177. Aneurysma Aortae abdominalis die Wirbelsäule usurierend.

Bei Tieren sind Aneurysmen relativ selten. Am häufigsten sah man Aneurysmen bei Pferden und zwar entweder in der Aorta oder in der Pulmonalarterie. Neben diesen Aneurysmen, deren Ätiologie unklar ist, kommen bei Pferden durch Blutparasiten (Strongylus armatus) hervorgerufene Aneurysmen, die auch Wurmaneurysmen genannt werden, in der Bauchaorta, in den Mesenterialgefäßen vor.

Ätiologie. Das Aneurysma ist zumeist eine Erkrankung des mittleren Lebensalters. Man könnte diese Tatsache mit der häufigsten Ätiologie, der Syphilis, in Verbindung bringen; aber auch dann, wenn mit Sicherheit oder mit großer Wahrscheinlichkeit ätiologisch Syphilis nicht in Frage kommt, machen sich die Symptome meist im mittleren Lebensalter bemerkbar. Speziell bei dem Aortenaneurysma bietet die Syphilis das wichtigste ätiologische Moment. Diese These aufgestellt zu haben, ist das Verdienst der Hellerschen Schule, Kiel, die seit 1885 eine große Reihe kasuistischer Beiträge geliefert und immer wieder auf die luetische Mesaortitis aufmerksam gemacht hat. Das Primäre ist hierbei natürlich die Mesaortitis, d. h. die lokale spezifische Veränderung der Media, die a. a. O. S. 453 ff. näher beschrieben ist. Tritt hierbei eine ergiebige Schädigung der Wand ein, so daß die spezifischen Elemente in mehr oder weniger erheblichem Maße schwinden, so ist leicht erklärlich, daß bei einem stärkeren Druck innerhalb des Gefäßsystems hier eine lokale Vorbuchtung sich bilden kann. Daß die Syphilis speziell Aneurysmen zur Folge haben kann, beweist auch die Tatsache, daß man bei hereditär syphilitischen Kindern Aortenaneurysmen auf der Basis einer Mesaortitis gefunden hat.

Einen Zusammenhang zwischen Aortenaneurysma und luetischer Erkrankung hat zuerst Welch vermutet. Nach Untersuchungen im englischen Heer und der Marine konnte er anamnestisch in 66% aller Fälle von Aortenaneurysmen eine luetische Infektion feststellen. Mahnsten wies an seinem Material in 80% eine Lues nach, Basch in 82%, Etien in 69%. A. Fränkel hingegen fand nur in 36% aller Fälle eine sichere Lues in der Anamnese. C. Gerhardt unter 75 Fällen 22 mal mit Sicherheit. Nach den Untersuchungen des Kieler pathologisch-anatomischen Instituts schätzt man die Häufigkeit der syphilitischen Ursache auf 85%.

Es ist wahrscheinlich, daß neue größere Statistiken die luetische Infektion bei den Aortenaneurysmen in einem sehr hohen Prozentsatz dartun werden. Ebenso wie bei den Klappenfehlern die Arteriosklerose heute erheblich zurücktritt gegenüber der Lues (vgl. S. 355), so wird auch bei den Aneurysmen die Lues demnächst vorwiegend als ätiologischer Faktor angezogen werden.

Während bei dem Aneurysma der Aorta die Lues als hauptsächlichste Ursache angesprochen werden muß, findet man im übrigen Gefäßsystem die Aneurysmen meistens auf einer nicht luetischen Basis entstanden. Hier kommen ätiologisch in Frage verschiedene Momente, die man der Häufigkeit nach folgendermaßen gruppieren kann:

1. Arteriosklerose,
2. Trauma,
3. Infektionskrankheiten (Tuberkulose, Rheumatismus, Malaria),
4. Konstitutionskrankheiten (z. B. Gicht),
5. Gifte (Alkohol, experimentell auch Adrenalin),
6. Embolien,
7. Arrosionen (speziell in der Lunge und im Magen),
8. Traktionen,
9. Hypoplasie des Gefäßes.

Was die Arteriosklerose angeht, so ist dieses ätiologische Moment, obwohl sicherlich früher überschätzt, auch noch heute von gewisser Bedeutung. Wie schon a. a. O. erwähnt, kommen Mischformen zwischen Lues und Arteriosklerose nicht selten vor. Im allgemeinen kann man sagen, daß das Aneurysma hier etwas später in Erscheinung tritt als bei der Lues, und daß ebenso wie bei den übrigen aufgezählten ätiologischen Momenten Kombinationen mehrerer vorkommen. Die Aneurysmen dieser Gruppe finden sich, was den Sitz angeht, am häufigsten in der Aorta thoracica, im Koronargefäßgebiet und in den Gefäßen der Hirnbasis. Da die Differentialdiagnose gegenüber der syphilitischen Natur histologisch schwierig sein kann, wird es späteren Untersuchern vorbehalten bleiben, hier genauere statistische Unterlagen zu schaffen.

Traumatisch bedingte Aneurysmen sind sowohl an den peripheren Gefäßen, z. B. an der Arteria femoralis und poplitea, als auch an der Aorta thoracica und abdominalis beobachtet worden. Sie können sowohl an unmittelbare Wandverletzungen des Gefäßes sich anschließen, als auch entstehen durch stumpfe Erschütterung der Thoraxwand, die mittelbar zu einer Zerreißung einzelner Wandschichten führt. Ein Aneurysma der A. femoralis, das durch den Druck eines Bruchbandes auf die über den horizontalen Schambeinast

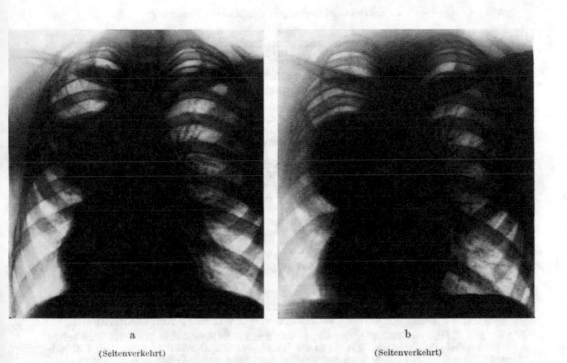

<table>
<tr><td>a</td><td>b</td></tr>
<tr><td>(Seitenverkehrt)</td><td>(Seitenverkehrt)</td></tr>
</table>

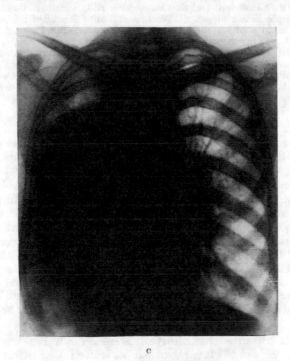

c

(Seitenverkehrt)

Abb. 178 a—c. Entwicklung eines traumatischen Aortenaneurysmas nach Brustquetschung
bei einem 28jährigen Mann.
a) im Jahre 1916 b) im Jahre 1920 c) im Jahre 1926 ($^1/_2$ Jahr ante exitum).

laufende Arterie entstanden war, beschrieb Schopf[1]). Über Aneurysmen der A. axillaris nach Gebrauch von Krücken berichtet Volkmann.

Daß Aneurysmen der basalen Hirnarterien auch durch ein indirektes Trauma hervorgerufen werden können, wird neuerdings von Hedinger betont.

Die Feststellung der Wirkung des Traumas ist auch experimentell in Angriff genommen worden von Quincke und Zahn, Malkow u. a. Schon Volkmann hatte nachgewiesen, daß die Elastizität der Gefäße eine außerordentlich große ist, daß z. B. die Karotis erst dann zerreißt, wenn der normale Innendruck um das 14fache gesteigert wird. Gréhant und Quinquaud konnten die Karotis eines Hundes erst durch einen Druck von 7 bis 11 Atmosphären zum Zerreißen bringen, die Karotis des Menschen bei 7 bis 8 Atmosphären. Landois machte Versuche an menschlichen Karotiden mit atheromatösen Veränderungen und wies nach, daß ein solches Gefäß sogar noch 3 bis 5 Atmosphären Druck aushält. Wenn man experimentell Intima und Media zerstört, kann man zwar lokale Aneurysmen erzeugen, die aber beim Tier in kurzer Zeit durch Gewebswucherungen und Bindegewebsneubildungen vollständig wieder verschwinden. Diese Versuche wurden zwar von Fabris dahin erweitert, daß er nach der mechanischen Schädigung durch lokale Ätzung mittels Höllensteinstiftes die Regeneration verhinderte und auf diese Weise ausgedehnte Aneurysmen erzeugte, aber diese Versuche haben auf der anderen Seite doch nur gezeigt, daß das Trauma allein nicht genügt, um wenigstens im Experiment aneurysmaähnliche Veränderungen auszulösen (vgl. S. 558).

Daß die stumpfe Gewalteinwirkung tatsächlich imstande ist, auch ohne vorherige entzündliche oder degenerative Veränderungen der Aorta, Aneurysmen zu erzeugen, dafür spricht ein von Brukhart mitgeteilter Fall:

Ein 17jähriger Bäckerlehrling wurde von den Mischflügeln einer Knetmaschine erfaßt und hierbei sein Brustkorb fest gegen die Wand gepreßt. Der Tod trat eine halbe Stunde nach diesem Unfall ein und bei der Sektion fand man oberhalb der Aortenklappen einen 2 cm langen, die ganze Aortenwand durchsetzenden Riß. Während dieser akute Fall nur beweist, daß stumpfe Einwirkungen die Aortenwand zum Zerreißen bringen können, kann man andererseits wohl auch aus diesem und den vielen ähnlichen Fällen den Schluß ziehen, daß bei vorhandener degenerativer oder entzündlicher Erkrankung, aber auch dann, wenn solche fehlen, eine geringere Verletzung imstande sein kann, lokale Ausbuchtungen im Sinne eines Aneurysmas auszulösen. Diese Frage hat praktisch ja ein großes Interesse. Berücksichtigt müssen bei der Beurteilung hierher gehöriger Fälle immer die einzelnen Umstände werden, unter denen das Aneurysma entstanden ist, und diese können natürlich sehr verschiedener Art sein.

Hierhin gehört auch ein Fall von höchstwahrscheinlich traumatischem Aneurysma, der deshalb von besonderem Interesse ist, weil ich seine allmähliche Entwicklung über 10 Jahre hindurch verfolgen konnte. Der damals 37jähr. Mann erlitt 1915 ein Trauma durch Verschüttung mit stumpfer Quetschung der Brust und 4stündiger Bewußtlosigkeit, wonach ein Beklemmungsgefühl in der Brust zurückblieb. Er kam 1916 erstmalig mit dem in Abb. 126 a wiedergegebenen Röntgenbefund und einer leichten Hämoptoe zur Hospitalaufnahme. Der Wassermann war damals negativ. 1920 ist der Schatten deutlich gewachsen (Abb. 178 b), der Gesamtzustand gut, es besteht eine diffuse Bronchitis, Wassermann erneut negativ. Gelegentlich Anfälle von Kurzatmigkeit, stechenden Schmerzen und Beklemmung in der linken Brustseite, 1926 sah ich den Patienten wieder, diesmal in sehr schlechtem Zustand mit schweren bronchopneumonischen Prozessen und dem in 226 c wiedergegebenen röntgenologischen Befund. Nach vorübergehender Besserung ist er nach den mir zugegangenen Nachrichten in seiner Heimat wenige Monate später an einem perforierten Aneurysma zugrunde gegangen.

Von den Infektionskrankheiten kommen am meisten in Frage die Tuberkulose und sicherlich gelegentlich auch der Rheumatismus. Daß tuberkulös bedingte Aneurysmen vorkommen, ist schon von Weigert, Eppinger u. a. betont worden. Es handelt sich hier allerdings um Arrosionsaneurysmen

---

[1]) Wiener klin. Wochenschr. 1898.

der Pulmonaläste. Es finden sich nämlich sehr häufig an den die Kavernen durchziehenden oder umgebenden Gefäßen Aneurysmen, die bekanntlich durch Ruptur zu dem Auftreten der Hämoptoe Veranlassung geben können. Aneurysmen an den größeren Gefäßen, an der Aorta thoracica oder abdominalis, auch an der Arteria anonyma, auf tuberkulöser Basis wurden beschrieben von Heller, Ribbert, Hainau, Weinberger u. a. Rokitanski fand unter 108 Aneurysmen 5 durch Tuberkulose bedingt, Juda unter 48 Fällen 7, Schrötter führte sogar von 220 Aneurysmen 52 auf Tuberkulose zurück.

Auf das nicht seltene Vorkommen rheumatisch bedingter sackförmiger Aneurysmen hat Bernert aufmerksam gemacht. Er stellt 20 Fälle von derartigen Aneurysmen zusammen, die hauptsächlich in der Aorta thoracica ihren Sitz hatten und mit einer Ausnahme ausschließlich sich bei jüngeren Personen im Alter von 27—28 Jahren fanden. Auch andere Infektionskrankheiten, z. B. Aktinomykose, können gelegentlich, wenn auch äußerst selten, zu Aneurysmen führen.

Auf die durch Malaria hervorgerufenen Aneurysmen hat Lancéreaux (s. bei His) aufmerksam gemacht, der unter 37 Kranken 8 mal Aneurysmen gesehen haben will. His bemerkt, daß eine genaue histologische Beschreibung dieser Veränderungen sehr zu wünschen wäre.

Diese auf Infektion beruhenden Aneurysmen können auch schon im Kindesalter auftreten und Erscheinungen machen.

Das Wurmaneurysma kommt bei Tieren speziell bei Einhufern nicht selten vor und ist bedingt durch die Einwanderung von Strongylus in die Arterienwand. Kußmaul und Maier haben 1865 auch ein Aneurysma verminosum beim Menschen beschrieben, das durch 13 mm lange Würmer bedingt war [1]).

Zu den seltensten gehören sicherlich auch die bei Gicht vorkommenden Aneurysmen. Kasuistische Beiträge dieser Art gibt es nur wenige. In neuester Zeit hat Binder ein Aneurysma der Arteria lienalis mit tödlicher Blutung beschrieben, bei dem anamnestisch und anatomisch anscheinend nur Gicht in Frage kam.

Daß toxische Stoffe Gefäßwandveränderungen bedingen und Aneurysmen erzeugen können, ist durch die experimentelle Adrenalinforschung mit Sicherheit bewiesen (s. S. 417 ff.).

Wieweit sich die experimentellen Ergebnisse auf andere Stoffe, z. B. den gelegentlich beschuldigten Alkohol anwenden lassen, ist Seite 414 bereits besprochen.

Auch Embolien geben mitunter die Veranlassung zu Aneurysmen; speziell in der Arteria mesenterica und in der Art. cerebri media sind diese beobachtet. Während früher (Ponfick) die scharfen Ecken kalkhaltiger Emboli als ursächliches Moment angeschuldigt wurden, nimmt man heute an, daß vorher eine phlegmonöse Entzündung der Wand vorhanden ist, die dann sekundär zur Bildung eines Aneurysmas führt (Eppinger, Benda).

Arrosionsaneurysmen, entstanden durch Schädigungen, die von außen her die Arterienwand treffen und ihre Widerstandfähigkeit dem Blutdruck gegenüber herabsetzen, sieht man am häufigsten in tuberkulösen Lungenkavernen, in denen durch den fortschreitenden Prozeß die Gefäßwand allmählich zerstört wird. Dann findet man sie gelegentlich beim Ulcus pepticum.

Einen interessanten Fall beschreibt Kolisko [2]). Hier trat bei einem 35jährigen Mann plötzlich durch innere Verblutung der Tod ein. Man fand ein Aneurysma der Arteria iliaca, das dadurch entstanden war, daß eine infizierte Schweinsborste aus dem Darm eine Entzündung und Zerstörung der Adventitia und Media herbeigeführt hatte, dem eine Ausstülpung der Intima gefolgt war.

---

[1]) Dtsch. Arch. f. klin. Med. Bd. 1.
[2]) Wien. klin. Wochenschr. Bd. 92.

Ein Arrosionsaneurysma der Bauchaorta nach posttyphöser Periostitis der Wirbelsäule wird von Limgrün beschrieben.

Traktionsaneurysmen entstehen durch schrumpfende Prozesse in der Umgebung des Aortenbogens, speziell können sie auch durch den verödenden Ductus Botalli veranlaßt werden.

Kongenital entstandene Aneurysmen auf nicht syphilitischer Basis, die man früher als nicht selten angenommen hatte (Eppinger), kommen sicherlich nur ausnahmsweise vor. Ich fand in der Literatur nur einen Fall dieser Art, den Schrötter erwähnt, ein größeres Aneurysma in der Aorta abdominalis bei einem neugeborenen Kinde. Schrötter glaubt, daß dieses Aneurysma auf eine im embryonalen Leben entstandene Endarteriitis zurückgeführt werden müsse.

Den Zusammenhang zwischen Hypoplasie und Aneurysma haben Dickinson, Astier und Gilewski in Erwägung gezogen. Es ist sehr wohl möglich, daß die angeborene Hypoplasie der Aorta bei der Entstehung eines Aneurysmas eine Rolle spielen kann.

Häufigkeit. Das Aneurysma ist im ganzen selten. Die wenigen größeren Statistiken, die hier vorliegen, geben folgende Daten:

Schrötter 193 000 Sektionen, darunter 220 Aneurysmen,
Eppinger   3 150   „   „   22   „
Juda   8 871   „   „   48   „

Es findet sich also bei Obduktionen in 1,2% ein Aneurysma.

Was das Lebensalter angeht, in denen Aneurysmen beobachtet werden, so scheint das 4.—6. Dezennium hier obenan zu stehen. Hare und Holder fanden bei 953 Fällen die größte Zahl zwischen 35—und 45. Lebensjahre, die zweitgrößte zwischen dem 25. und 35. Lebensjahre. Chrisp fand unter 391 Fällen zwischen dem 30. und 50. Lebensjahre 327 Fälle. Lebert beobachtete unter 59 Fällen 30 Aneurysmen zwischen dem 40. und 60. Lebensjahre. Wolpert berichtete über 55 Fälle, von denen das 4. Jahrzehnt nur 6, das 5. dagegen 20 und das 6. noch 14 Fälle betraf. Während die Aneurysmen der Aorta wohl in der Hauptsache deswegen, weil sie sich so oft auf syphilitischer und arteriosklerotischer Basis entwickeln, am häufigsten zwischen dem 30. und 60. Lebensjahre beobachtet werden, finden sich die Aneurysmen anderer Ätiologie, besonders die peripheren, die entzündlichen, die embolischen, die Arrosionsaneurysmen, die traumatischen usw. häufiger schon im jüngeren Lebensalter.

Das Aneurysma kommt entschieden häufiger bei Männern vor als bei Frauen. Nach einer Statistik von Chrisp und Hodgson waren unter 685 Aneurysmen in 89% Männer. Nach einer Statistik von Martinet war das Aneurysma beim Manne 4 mal häufiger als bei der Frau und in ⁴/₅ aller Fälle konnte Martinet eine Lues nachweisen.

Über die selteneren peripheren Aneurysmen bestehen keine Statistiken und bezüglich des Aortenaneurysmas gelten dieselben Verhältniszahlen, die oben bei der Mesaortitis luetica angegeben sind.

Daß der Beruf auch eine Rolle spielt, ist a priori wahrscheinlich. Hier fallen sicherlich, abgesehen von der Lues, die Momente sehr in die Wagschale, die für Arteriosklerose und für Trauma zu verwerten sind. Man findet ja Aneurysmen vorwiegend bei körperlich schwerarbeitenden Leuten, bei Schlossern, Maurern, dann aber auch sehr häufig in bestimmten anderen Berufsklassen, bei Offizieren, Geschäftsreisenden, Seeleuten.

Merkwürdig ist, daß auch anscheinend in bestimmten Ländern häufiger das Aneurysma beobachtet wurde. Von Schrötter wird erwähnt, daß in England und Südamerika Aneurysmen häufiger vorkommen als bei uns. Romberg zitiert Thoma und Hampeln, nach deren Angaben in den russischen Ostseeprovinzen die Aneurysmen häufiger vorkommen als in Deutschland. Hier ist auch die Statistik von Myers wichtig, die auf der einen Seite die Häufigkeit des Aneurysmas in England zeigt, auf der andern Seite die Häufigkeit besonders bei englischen Soldaten. Denn Myers fand unter 320 Todesfällen in der englischen Landarmee infolge von Herzkrankheiten 138 durch Aneurysma verursacht (= 43 %) und von 1346 herzkranken Soldaten mußten 35 wegen Aneurysma verabschiedet werden (= 2,6 %).

b) Das Aneurysma der Brustaorta.

Symptomatologie. Die subjektiven Beschwerden können sich ganz allmählich durch Jahre hindurch entwickeln, können aber auch plötzlich und intensiv auftreten. Ist das erstere der Fall, so finden wir folgende Symptome: seit Jahren leichte Heiserkeit, ,,Kehlkopfkatarrh", seit Monaten allmählich zunehmende nächtliche Anfälle von Beklemmung, brennenden Schmerz in der Brust und Schlaflosigkeit, oder Schmerzen hinter dem Brustbein, besonders nach dem Essen, Schluckbeschwerden, Nasenbluten, oder nur bei körperlichen Anstrengungen Kurzluftigkeit und Herzklopfen.

Sind die Beschwerden plötzlich ausgelöst worden, so heißt es in der Anamnese: plötzlich (des Nachts) traten in der linken Brustseite heftige Schmerzen auf, die in die linke Schulter ausstrahlten oder: unter heftigem Hustenreiz wurde der Patient plötzlich stimmlos; er empfand zugleich ein Beklemmungsgefühl in der Brust und Herzklopfen.

Je nach der Größe des Aneurysmas ergibt sich objektiv ungefähr folgendes: Hat das Aneurysma der aufsteigenden Aorta oder des Aortenbogens eine erhebliche Größe erreicht, so kann es lokale, sichtbare Symptome an der Brustwand machen. Man sieht entweder eine starke Pulsation in den drei oberen Interkostalräumen rechts, seltener links, oder wenn durch den dauernden Druck eine Zerstörung von Brustbein und Rippen zustande gekommen ist, in der Nachbarschaft des Manubrium sterni, eine lokale, pulsierende Resistenz, über der die Haut intensiv gerötet ist. Solche ausgedehnten Aneurysmen machen keine diagnostischen Schwierigkeiten. Dem weniger Erfahrenen scheint nur das weniger glaubhaft, daß diese sicher seit Monaten bestehende Zerstörung keine wesentlichen subjektiven Symptome gemacht haben soll. Und doch hört man oft nur geringe Klage über Kurzluftigkeit und Herzklopfen. Untersucht man weiter, so sieht oder fühlt man eine ausgedehnte Pulsation im Jugulum. Wenn man den Kopf des Patienten nach vorn und unten beugt, die Brusthaut mit der einen Hand nach oben drängt, kann man mit der andern ziemlich tief eindringen, und besonders beim Schluckakt und im Atemstillstand ein lebhaftes Pulsieren und deutliches Schwirren fühlen.

Perkussorisch kennzeichnet sich die Erweiterung durch eine ausgesprochene, absolute und relative Dämpfung über dem Sternum und den drei oberen Interkostalräumen. Diese Dämpfung geht gradlinig oder unter einem Winkel in die Herzdämpfung über.

Die auskultatorischen Anhaltspunkte können verschieden sein. Zumeist hört man ein lautes systolisches Geräusch über dem Manubrium sterni mit einem stark klappenden zweiten Aortenton. In diesem Falle ist das Geräusch als in der Gefäßwand durch die unregelmäßigen Schwingungen entstanden aufzufassen. Ist neben dem systolischen ein diastolisches Geräusch hörbar, dann ergibt die weitere Untersuchung fast immer die Kombination mit Aorteninsuffizienz. Diese Nebengeräusche sind oft auch am Rücken im Interskapularraum, besonders links nachweisbar.

Am Herzen findet man meistens einen flächenhaft verbreiterten Spitzen-stoß und eine nach links oder links und unten verlagerte Dämpfung. Die Herztöne können rein sein. Der zweite Aortenton ist, wie erwähnt, entweder klappend oder verdeckt durch ein diastolisches Aorteninsuffizienzgeräusch.

Der Puls kann normale Frequenz und Spannung zeigen, häufiger beobachtet man kontinuierliche oder vorübergehende Erhöhungen der Frequenz auf 100 bis 120. Ein wichtiges diagnostisches Merkmal findet sich nicht selten in der Ungleichheit des Radialpulses. Wenn das am Arcus aortae lokalisierte Aneurysma die abgehenden Gefäße, also rechts die Anonyma, oder links die Subclavia sin. komprimiert oder zerrt (vgl. Abb. 181), dann fühlt man den Radialpuls auf der einen Seite wesentlich kleiner, weicher und später auf-tretend als auf der andern. Ob der Puls links kleiner ist als rechts oder um-gekehrt, ist für die Lokalisation des Aneurysma nicht verwertbar.

Daß die Kombination mit Aorteninsuffizienz sich auch am Puls aus-drückt (P. celer, Quinckescher Kapillarpuls) ist selbstverständlich. Ebenso wie das Aneurysma die arteriellen Gefäße komprimieren kann, kann es auch auf die venösen, auf die Vena cava descendens oder auf die Vena anonyma sinistra drücken. Pralle Füllung der Jugularvenen, besonders links, der Kol-lateralvenen der Brusthaut, Zyanose deuten das an.

Der Blutdruck ist meistens mehr oder weniger stark erhöht. Der systo-lische Druck markiert dabei gewöhnlich eine deutliche, mit dem tastenden Finger nicht nachweisbare Inäqualität. Bei gleichzeitig bestehender Aorten-insuffizienz finden sich Blutdruckwerte von 180—250 mm Hg.

Die Atmung ist oft vollkommen frei. Da aber der Arcus aortae auf dem linken Bronchus reitet und hinten der Trachea anliegt, genügt oft eine mäßige Erweiterung, um diese Teile zu komprimieren und Symptome verschiedenster Art — Bronchitis, Stridor, Nachschleppen der linken Brustseite beim tiefen Atmen — auszulösen. Auskultatorisch stellt man an den Lungen fest: abge-schwächtes Atmungsgeräusch links hinten, meist mit feuchten Rasselgeräuschen und Giemen. Der Stimmfremitus ist auf der erkrankten Seite kaum, auf der gesunden Seite deutlich fühlbar. Hämorrhagisches Sputum mit Herzfehler-zellen deutet an, daß zugleich die den linken Bronchus begleitenden Venen komprimiert werden.

Die Pulsation im Aneurysma kann sich auf den linken Bronchus und die Trachea übertragen und hier mit den Herzbewegungen synchrone Schwingungen auslösen, die oft ziemlich laut hörbar und noch besser fühlbar sind. Wenn man den Kopf des Patienten nach hinten beugt und den Kehlkopf mit Daumen und Zeigefinger leicht fixiert und nach oben drängt, dann fühlt man synchron mit der Herzsystole ein Abwärtsrücken des Kehlkopfs (Oliver-Cardarelli-sches Symptom).

In den Vordergrund des Krankheitsbildes stellt, wie erwähnt, der Patient oft die Heiserkeit. Diese ist sehr oft dadurch bedingt, daß durch den Druck des Aneurysma auf den linksseitigen Rekurrens eine Postikuslähmung auftritt. Man sieht dann im laryngoskopischen Bilde das linke Stimmband in Ruhe-stellung. Beim Phonieren überschreitet das gesunde Stimmband nicht selten die Mittellinie. Auffallenderweise legt der Kranke der Heiserkeit keine Bedeutung bei, bis der Arzt ihn darauf aufmerksam macht. Daß Mediastinaltumoren, Schwellung der Bronchialdrüsen und Strumen dieselben Lähmungen hervor-rufen können, ist differentialdiagnostisch wichtig.

Die Abdominalorgane bieten nichts Besonderes. Bei der Aorten- und Herzinsuffizienz können natürlich Stauungserscheinungen Aszites, Ödeme, Schwellung von Leber und Milz, Zyanose der Haut usw. vorhanden sein.

Eine Temperaturerhöhung besteht nur bei besonderen Komplikationen, z. B. bei stärkerer Bronchitis. Zu den nicht seltenen Komplikationen gehören Interkostalneuralgien. Man erkennt diese an der lokalen Druckempfindlichkeit und an der Hyperästhesie der Haut. Typische Interkostalneuralgien mit ausstrahlenden Schmerzen in den Rücken und in den Arm sahen wir zuweilen verbunden mit anfallsweise in der Nacht auftretenden Herzbeschwerden.

Die Sehnenreflexe sind nicht selten wesentlich erhöht, die Patienten machen oft einen nervösen, gereizten Eindruck, befinden sich dabei zeitweise in sehr depremierter Stimmung.

Lokalisiert sich in sehr seltenen Fällen das Aneurysma in der absteigenden Aorta, so heißen die Klagen gewöhnlich: Brust- und Rückenschmerzen, Schluckbeschwerden. Die Beschwerden erklären sich durch Druck auf den Ösophagus, die Interkostalnerven und die Wirbelsäule.

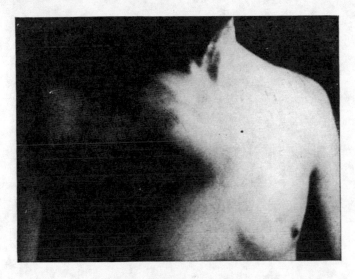

Abb. 179. Aneurysma der Aorta. Man sieht und fühlt eine lokale pulsierende Geschwulst im Bereiche der 1., II. und III. Rippe rechts neben dem Sternum. Die Rippen sind usuriert. Über der Geschwulst hört und fühlt man ein lautes systolisches Schwirren.

Die Kompression des Ösophagus äußert sich objektiv durch verspätete Schluckgeräusche, durch Stagnation des Wismutbissens im Röntgenbilde. Gelegentlich kann man links hinten im Interskapularraum ein systolisches Schwirren hören, das im Aneurysmasack hervorgebracht wird. Selbst mittelgroße Aneurysmen dieses Teils der Aorta entziehen sich der Diagnose längere Zeit, da die übrigen Brustorgane Herz und Lungen meistens normale Verhältnisse bieten. Am besten Aufschluß geben die Röntgenstrahlen. Sieht man oberhalb des Zwerchfells einen nach allen Seiten pulsierenden, vergrößerten Schatten, der seine Lage nach der Aorta descendens entspricht und mit dem Aortenbogen zusammenhängt, sieht man die hier lokal bedingte Kompression des Ösophagus mittels der Wismutmethode, so hat man wahrscheinlich ein Aneurysma vor sich. Genaueres über die Differentialdiagnose des Aortenaneurysmas im Röntgenbild siehe Kapitel Röntgenuntersuchung der großen Gefäße und die Abb. 174 und 180. Mit der Schlundsonde die pulsierende Stenose feststellen zu wollen, ist der Perforationsgefahr wegen nicht erlaubt.

Differentialdiagnose. Wenn Kehlkopflähmungen, Interkostalneuralgien, unbestimmte, heftige Schmerzen in der Brust, Angstzustände im Vordergrunde stehen, kann man leicht veranlaßt werden, eine nervöse Ursache anzunehmen, zumal man nicht selten, gerade bei Aortenaneurysmen auch viele andere Symptome allgemeiner Nervosität vorfindet. Man sei mit der Diagnose und Prognose so vorsichtig wie möglich und lasse nötigenfalls eine oder mehrere Aufnahmen mit Röntgenstrahlen vornehmen. Hat man eine pulsierende Geschwulst in der Brust festgestellt, so ist stets noch zu entscheiden, ob die Pulsation unmittelbar von der Aorta stammt oder fortgeleitet ist. Hier kommen in Betracht: substernale Strumen, Mediastinaltumoren, besonders Sarkome.

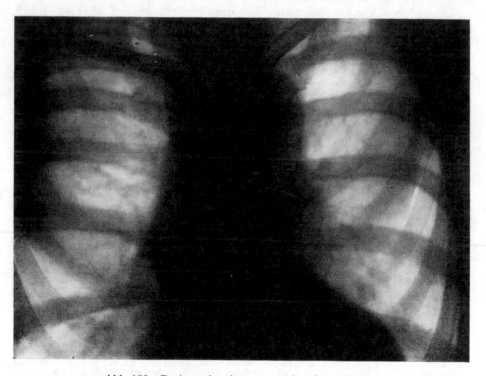

Abb. 180. Beginnendes Aneurysma des Aortenbogens.

Es wird auch darauf aufmerksam gemacht, daß Hochstand, und besonders ungleichmäßiger der Arteria subclavia von ähnlicher Bedeutung sein kann wie das Cardarellische Symptom. Curschmann und C. Gerhardt haben diese Tatsache in den neunziger Jahren bereits als wichtig hervorgehoben.

Bei den Tumoren findet man gewöhnlich im Gegensatz zu den Aneurysmen Drüsenschwellungen auch am Hals, in der Achselhöhle usw. nur selten Symptome von seiten des Zirkulationsapparates, im Röntgenbilde unregelmäßig konturierte Schatten, die entweder mehr den Mittelfellraum einnehmen oder den Hilus der Lunge. Die Bronchialdrüsen sind beiderseits intensiv geschwollen.

Bei älteren Leuten und bei Leuten mit einer Skoliose der oberen Brustwirbelsäule, kann man im Röntgenbilde oft ein aneurysmenartiges Vorspringen des Aortenbogens, bzw. der Aorta descendens sehen. Dieser lokale Schatten ist besonders im dorso-ventralen Durchmesser oft einem Aneurysma ähnlich, bedeutet aber nur entweder eine auf einer Arteriosklerose beruhende Erweiterung der Aorta, oder eine lokale, mit der Skoliose der Brustwirbelsäule korrespondierende Verschiebung (vgl. Kapitel Röntgenuntersuchung).

Spontanruptur der Aorta, an das Bersten eines Aneurysmas erinnernd, sieht man bisweilen bei der chronischen Nephritis. Wie Löffler betont, gehen aber nicht immer die konvulsiven Urämien mit einer Aortenruptur tödlich aus, sondern auch bei den chronischen suburämischen Zuständen kann der Tod auf dieselbe Weise herbeigeführt werden. Da man nicht immer Gelegenheit hatte, die Patienten vorher zu untersuchen, so ist es erklärlich, daß man an ein geplatztes Aneurysma denkt, während in Wirklichkeit eine spontane Zerreißung oft ohne besonders schwere Veränderungen an der Rupturstelle vorlag.

Prognose. Die Prognose des Aortenaneurysmas ist im allgemeinen namentlich bei größeren Erweiterungen ungünstig. Oft tritt der Tod durch Verbluten infolge Berstens des Aneurysmasackes ein. Die Verblutung erfolgt meist in die Pleura oder in die Bronchien, beim Sitz dicht oberhalb der Klappen in den Herzbeutel, endlich auch in die Speiseröhre oder aber auch nach außen durch die Haut. Je nach der Größe des Risses erfolgt die Verblutung sehr rasch in wenigen Augenblicken oder ganz allmählich.

Da sich an der Wand, besonders den sackförmigen Ausbuchtungen, sehr oft Thromben bilden, so ist die Gelegenheit zur Embolie eine große. An diese Möglichkeit der Embolie muß man immer denken und soll deshalb bei der Palpation der Aneurysmen möglichst vorsichtig vorgehen.

In anderen Fällen ist der Tod eine Folge der Komplikationen von seiten des Herzens oder der Lunge. Das Herz kann versagen, die Atmung in der Lunge behindert sein. Es können sich Bronchitiden und tödlich verlaufende Pneumonien einstellen.

Bei dem auf die Wirbelsäule übergreifenden Aneurysma der Aorta kann der Tod durch eine Kompression des Rückenmarks mit ihren Folgezuständen bedingt sein.

Wesentlich besser kann die Prognose sein, wenn es sich um kleinere, aneurysmatische Ausbuchtungen handelt, besonders dann, wenn diese durch Lues bedingt sind. Hier gelingt es oft durch ein zweckmäßiges Verhalten und durch eine geeignete Therapie den Prozeß zum Stillstand zu bringen, so daß Jahre lang alle Komplikationen vermieden werden.

Zu berücksichtigen ist allerdings stets der periodische Verlauf, d. h. der auch ohne besondere Therapie eintretende Stillstand im Wachstum, der lange Zeit, oft Monate und Jahre hindurch, anhält. Eine Reihe von Beobachtungen dieser Art könnte ich hier anführen.

Therapie. Einen besonderen Erfolg verspricht die Therapie, wenn als Ursache eine noch nicht behandelte Lues in Betracht kommt. Durch gründliche Kuren erzielt man oft völligen Stillstand und Besserung aller Beschwerden (s. S. 459). Wir haben unter dieser Behandlung bei gleichzeitiger Ruhe, Diät usw. oft eine bedeutende Verkleinerung der Aneurysmen, Verschwinden der Schmerzen und Besserung des Allgemeinzustandes gesehen. Eine Wiederholung der Kur nach $^1/_2$—1 Jahr kann unter Umständen sicher nützlich sein, und es empfiehlt sich, den Patienten von vornherein auf diese Notwendigkeit aufmerksam zu machen. Das Jod wirkt insbesondere auch schmerzstillend.

Im allgemeinen muß sonst die Therapie eine rein symptomatische sein. Um das Wachstum möglichst langsam zu gestalten, und um Rupturen zu vermeiden, sind alle heftigen Bewegungen, körperlichen Anstrengungen, die zu plötzlicher Blutdrucksteigerung führen, verboten. Möglichste Einschränkung der körperlichen und geistigen Arbeit, in schweren Fällen völlige Bettruhe. Diese Ruhekur ist als besondere Kur von Tuffnel sehr empfohlen worden. Schon Valsalva hatte angegeben, man solle den Druck des Blutes vermindern durch möglichste Ruhe, verbunden mit Nahrungsentziehung und häufigem Aderlaß. Dies Verfahren wendete auch Tuffnel an (siehe S. 308). Die geringe

Ernährung, die starken Flüssigkeitsentziehungen und die absolute Ruhe bewirken ein Sinken des Blutdrucks und zugleich eine sehr langsame Herztätigkeit. Die Kur stellt hohe Anforderungen an einen Patienten; der Erfolg ist sehr unsicher; deshalb wird heutzutage, obwohl Tuffnel selbst von mehreren Heilungen berichtet hat, die Methode nur selten angewandt.

Spontanheilungen kommen beim Aortenaneurysma vor, und zwar meist dadurch, daß in dem Sack sich Blutgerinnsel bilden, die ihn völlig ausfüllen.

Diese Spontanheilung glaubte man auf verschiedene Weise nachahmen zu können. Zuerst wurde dazu die Akupunktur empfohlen; man stach eine Nadel in den Sack ein und verletzte damit die Intima. An den dadurch entstandenen Rauhigkeiten sollte das Blut sich leichter niederschlagen können. Bei der Galvanopunktur wird die Nadel als Anode eines galvanischen Stromes benutzt. Moor führt eine große Menge dünnen Draht in den Sack ein, indem er diesen in Form einer Spirale aufwand, an einer Stelle in die Aneurysmenwand einstach und ihn hier allmählich in die Höhle eindrehte. Corradi verband dieses Verfahren mit der Galvanopunktur. In der Tat kann man auf diese Weise starke Gerinnungen in dem Sack erzeugen. Ein Erfolg ist aber nur zu erwarten, wenn es sich um abgesackte Aneurysmen handelt, sonst bleibt neben den Gerinnungen reichlich Platz für Blut. Lancereaux und Hocrard wollten die Gerinnung bewirken durch subkutane Gelatineinjektionen. Die guten Resultate der Urheber dieser Methode sind in Deutschland nicht bestätigt worden. Daß Gelatine subkutan angewandt. bei Blutungen sehr günstig wirken kann, ist klinisch und experimentell nachgewiesen. Aber es ist unwahrscheinlich, daß die Gelatine, wie Lancereaux glaubt, eine spezifische Gerinnung gerade in dem Aneurysmasack auslösen soll.

Mehr Erfolg versprechen die Methoden, welche eine Entzündung in der Nachbarschaft des Aneurysmas erzeugen und dadurch zur Verdickung des Bindegewebes führen. So sah ich in mehreren Fällen durch Einspritzung einer 10%igen Jodoformglyzerinlösung in die Umgebung der pulsierenden, sich vorwölbenden Wand bei Aneurysmen, die in Gefahr waren, durchzubrechen, in kurzer Zeit eine intensive Bindegewebsentwicklung, die anscheinend den drohenden Durchbruch verhinderte.

Gegen die Schmerzen verwende man außer Ruhe und lokaler Kälteapplikation Natr. jod., das oft auch bei einer nicht spezifischen Ätiologie einen Einfluß auf die Schmerzen zu haben scheint, und hydrotherapeutische Maßnahmen: Ableiten durch Wadenprießnitz, Senfteig auf die Waden, Fußbäder mit Senfmehl usw. Mit Narkotizis und besonders mit Morphium sei man vorsichtig, damit man ein sicher wirkendes Narkotikum übrig behält für die Zeiten heftigster Schmerzen.

Hat das Aneurysma Sternum und Rippen teilweise oder ganz zerstört, so muß man die Stelle vor mechanischen Insulten schützen durch Verbände mit Mooskissen, durch die Curschmannsche Schuhkappe, Watte od. dgl.

Einige typische Fälle mögen die Diagnose des Aortenaneurysmas erläutern.

E. P., 41 jähriger Knecht, früher nicht geschlechtskrank, bemerkte vor einem Jahre Schmerzen, besonders beim Bücken, in der rechten vorderen Brusthälfte und starkes Herzklopfen bei der Arbeit. Seit $1^1/_2$ Jahr Schluckbeschwerden. Er hatte das Gefühl, als ob Speisen in der Speiseröhre stecken blieben. Dabei bekam er stets Hustenreiz und Atemnot. Seit $1^1/_2$ Jahr belegte Stimme, besonders des Morgens.

Herz: Breite relative Dämpfung 6 bis 10, die sich nach oben bis zur Incisura jugularis erstreckt. Starke Pulsation im 2. Interkostalraum rechts, eben fühlbarer Spitzenstoß im 5. Interkostalraum links in der Mamillarlinie. Leises systolisches Geräusch über allen Ostien bis über der Aorta.

Im Röntgenbilde ein dem Herzschatten aufsitzender pulsierender Tumor, von dem sich die Pulmonalis deutlich abgrenzen läßt. Kein Pulsus differens.

Laryngoskopisch: Beide Stimmbänder gut beweglich.

Also ein Aneurysma der aufsteigenden Aorta und des Aortenbogens, das vorübergehend eine Kompression des Ösophagus machte.

E. K., 34 jähriger Handlanger, leidet seit 4 Wochen an Kopfschmerzen, seit 3 Tagen an Schmerzen in der linken oberen Brustseite mit Husten und Heiserkeit. Vor 12 Jahren Ulcus durum und Hg-Kur.

Befund bei der Aufnahme: Normale Herzdämpfung, leises systolisches Geräusch über der Aorta, im 2. Interkostalraum links eine relative deutliche Dämpfung, die unter einem stumpfen Winkel in die Herzdämpfung übergeht und im Jugulum keine deutliche Pulsation.

Laryngoskopisch: Linkes Stimmband vollkommen gelähmt.

Im Röntgenbilde: Stark verbreiteter pulsierender Schatten, der der aufsteigenden Aorta angehört.

Durch Behandlung mit Schmierkur, Jod, Gelatine keine Besserung.

Es handelt sich also um ein Aneurysma der aufsteigenden Aorta mit einer linksseitigen totalen Rekurrenslähmung.

I. B., 68jähriger Landmann, leidet seit einem Jahre an Kurzluftigkeit und Herzklopfen, seit einem Vierteljahr an Heiserkeit und Schluckbeschwerden.

Objektiver Befund: Herzdämpfung etwas verbreitert nach oben übergehend in eine das Sternum besonders nach rechts überragende, 10 cm breite, bis zum Jugulum reichende Dämpfung. Über diesem Bezirk ein systolisches Geräusch, das besonders im 2. Interkostalraum zu hören ist.

Auch im Rücken unterhalb der Skapula beiderseits das systolische Geräusch hörbar.

Lunge: Atmungsgeräusch rechts deutlich abgeschwächt. Verspätetes sekundäres Schluckgeräusch. Stimmbandschluß gut.

Im Röntgenbilde sieht man eine diffuse Ausbuchtung der Aorta, besonders nach rechts. Auch der hintere Teil des Bogens und der Beginn der Aorta descendens nehmen an dieser Ausbuchtung teil.

Also ein Aneurysma des Aortenbogens und der aufsteigenden Aorta, das Speiseröhre und rechten Bronchus komprimiert.

c) Die seltenen Aneurysmen.

α) Aneurysma der Aorta abdominalis.

Daß dieses Aneurysma sehr selten vorkommt, geht aus der Zusammenstellung von Weitz hervor, der bis zum Jahre 1902 in der englischen, französischen und deutschen Literatur nur 72 genauer beschriebene Bauchaneurysmen fand. Diese Aneurysmen haben ihren Sitz zumeist in dem oberen Teil der Bauchaorta, am häufigsten am Abgang der Mesenterialgefäße (Tripus Halleri). Es handelte sich zumeist um sackförmige Aneurysmen, die sehr häufig die Tendenz hatten, nach hinten zu wachsen und die Wirbelkörper zu usurieren. Ätiologisch scheint nach den Weitzschen Beobachtungen sehr häufig Lues in Frage zu kommen. Die Infektion ließ sich unter den sechs Fällen von Weitz fünfmal sicher nachweisen, bei einem Fall, wo anamnestische Angaben dieser Art fehlten, war eine stark positive Wassermannsche Reaktion vorhanden.

Von den klinischen Symptomen stehen obenan Schmerzen in der Magengegend oder im Rücken. Nach Stokes ist besonders charakteristisch „1. das Auftreten eines tiefsitzenden Schmerzes im Rücken mit neuralgischer Exazerbation bei jeder Lageveränderung, 2. die Ausbreitung dieses Schmerzes auf den Darmkanal, wodurch ein fürchterliches Leiden entsteht, wie bei der Magenkolik". Auch Weitz macht auf diese doppelte Art der subjektiven Beschwerden aufmerksam, die in „einem gewissen Druckgefühl in der Magengegend bestehen können, oder in anfallsweise sowohl nach Anstrengungen, als auch nachts in der Ruhe auftretenden heftigen, mit Meteorismus, Erbrechen und Aufstoßen einhergehenden Schmerzen", und betont besonders, daß die Schmerzen in seinen Fällen vorher als Bleikolik oder tabische Krisen angesprochen worden waren. Stokes hält die Schmerzen für neuralgische. Weitz glaubt, daß sie durch einen vollständigen oder teilweisen Gefäßverschluß bedingt sind, was an und für sich verständlich ist, da, wie erwähnt, die Aneurysmen zumeist an den Abgangsstellen der großen Darmgefäße sich lokalisieren. Daß die Anfälle auf der Höhe der Verdauung, oder nach stärkeren körperlichen Anstrengungen sehr oft ausgelöst werden, ist ebenfalls verständlich, weil dann eine starke Hyperämie der Mesenterialgefäße eintritt bzw. andere Gefäßgebiete so in Anspruch genommen werden, daß das Reservoir des Splanchnikusgebietes entleert wird.

In den Vordergrund werden diese subjektiven Symptome gestellt. Objektiv kann man, wenn das Aneurysma eine nennenswerte Größe erreicht hat, im

Epigastrium einen nach allen Seiten hin pulsierenden Tumor fühlen und über dem Tumor in der Systole oder in der Diastole, oft auch in beiden Phasen gleichzeitig ein Geräusch wahrnehmen. Durch den Tumor kann die Leber wesentlich verdrängt werden, durch Druck auf das Duodenum eine motorische Mageninsuffizienz entstehen oder der Magen in toto nach abwärts geschoben werden. Durch Druck auf die Darmgefäße und auf die Vena cava inferior kann es zu Stauungserscheinungen (Ascites) oder Ödemen der Extremitäten kommen. Milzvergrößerung durch Kompression der Vena lienalis sah Weitz zweimal. Von seiten des Gefäßapparates können sehr oft sklerotische Veränderungen am Aortenbogen auf die Kombination mit den tiefer sitzenden Aneurysmen hinweisen. Auf die hierbei beobachteten Differenzen im Blutdruck rechts und links sei hier nur kurz hingewiesen. Wenn das Aneurysma die Wirbelkörper usuriert, löst es natürlich intensive Rückenschmerzen aus. Gewöhnlich sind Aneurysmen beobachtet, die so tiefgehende Veränderungen in dem Wirbelkörper machten, daß eine Lähmung der unteren Extremitäten zustande kam. Hat der pulsierende Tumor eine bestimmte Größe noch nicht erreicht, so ist er sehr schwer palpatorisch zu erkennen.

Das Aneurysma kann mitunter nach genügender Darmentleerung usw. durch Magen- und Darmaufblähung für den Röntgenstrahl sichtbar gemacht werden (Böttner). Hat man also den oben erwähnten Symptomenkomplex vor sich, hat man besonders Ausbuchtungen auch geringerer Art der aufsteigenden Aorta, so ist eine radiologische Untersuchung des Magendarmkanals in dem eben erwähnten Sinne differentialdiagnostisch notwendig.

Fritz Kaufmann, der drei durch die Sektion geklärte Fälle von Bauchaortenaneurysma beschreibt, führt als sichere Zeichen an: 1. der palpabel pulsierende Tumor, 2. das über dem Aneurysma hörbare herzsystolische Wirbelgeräusch, 3. die radioskopische Untersuchung der Bauchaorta und der Brustaorta (die primäre Aortitis luetica ist, wie Weitz betont, bei der Brustdurchleuchtung faßbar), 4. Symptome indirekter Art, erhöhter Blutdruck, Schmerzen, Milzschwellung, alimentäre Glykosurie, Kachexie und evtl. die im Rücken fühlbare, pulsierende Geschwulst (bei Kaufmann in zwei Fällen die Diagnose klinisch stützend).

β) Aneurysma der Anonyma und Karotis.

Aneurysmen am Truncus anonymus scheinen nicht so selten vorzukommen. Man wird auf diese um so mehr aufmerksam, als sie sich meistens durch eine fühlbare pulsierende Geschwulst im rechten ersten Interkostalraum oder sogar in der rechten Fossa supraclavicularis erkennen lassen (s. Abb. 181 u. 182). Bei diesen Aneurysmen ist gewöhnlich die rechte A. radialis verengt, auch können die Kopfgefäße deutliche Verengerungen aufweisen. Über dem Aneurysma oder in seiner Umgebung lokalisieren sich nicht selten intensive, attackenweise auftretende Schmerzen. Durch Kompression des Plexus brachialis oder des Nervus recurrens können die Symptome einer Rekurrenslähmung ausgelöst werden.

Sechs Aneurysmen dieser Art, die ich zu beobachten Gelegenheit hatte, waren auf luetischer Basis entstanden und gingen nach einer spezifischen Therapie schnell und ziemlich gut zurück. In drei von diesen fünf Fällen bestanden periodisch auftretende heftige Schmerzen im rechten Arm. Pupillenverengerungen, die hierbei gelegentlich beobachtet worden sind, konnte ich nicht feststellen. Unter Umständen kann auch hier das Röntgenbild aufklärend wirken, wenn starke Pulsationen und lokale Vorwölbungen in der genannten Gegend bestehen (s. Abb. 182). Auch im Kapitel Röntgenuntersuchung sind diese Aneurysmn besonders erwähnt. Zu berücksichtigen ist, daß Erweiterungen gerade dieser Gefäße auch bei Arteriosklerose vorkommen und Pulsationen entstehen können, die speziell dann, wenn zugleich eine Aorteninsuffizienz vorliegt, nicht mit einem Aneurysma zu identifizieren sind.

Auch Aneurysmen der A. subclavia oder der Karotis finden sich gelegentlich. Ihre Diagnose ist, wenn es sich um ausgesprochene Vorwölbungen handelt, leichter. Sie kommen aber zu selten vor und sind zu wenig charakteristisch in ihrem Symptomenkomplex, als daß sie als eine besondere Gruppe hier weiter behandelt werden müßten.

γ) Aneurysma der Arteria pulmonalis.

Wenn im zweiten oder dritten Interkostalraum links neben dem Sternum eine Dämpfung, oder im Röntgenbild ein rundlicher pulsierender Schatten nachweisbar ist, so kann man an ein Aneurysma der Arteria pulmonalis denken.

Da aber die Aneurysmen des Arkus der Aorta dieselben Symptome machen können, so ist eine Differentialdiagnose oft unmöglich. Rosenfeld hat darauf aufmerksam gemacht, daß das Pulmonalarterienaneurysma sich beim Valsalvaschen Versuch erweitert. A. Hoffmann fand in einem von ihm beschriebenen Fall diese Angabe nicht bestätigt. Einen Anhaltspunkt hat man evtl. darin, daß bei jugendlichen Leuten besonders dann, wenn andere anscheinend angeborene Veränderungen im Herzen oder Gefäßsystem nachweisbar sind (offener Ductus Botalli), Symptome der oben beschriebenen Art sich einstellen. Romberg glaubt, daß die sichere und begründete Diagnose des Pulmonalarterienaneurysmas der differentialdiagnostischen Schwierigkeiten wegen wohl meistens ein Zufall ist.

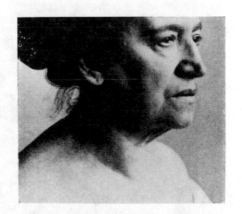

Abb. 181. Aneurysma der Arteria anonyma. In der r. Supraklavikulargegend lokale Vorwölbung, die als rundliches Gebilde zu umgrenzen war und deutlich pulsierte (vgl. Abb. 182).

Henschen-Stockholm stellte in einer größeren Arbeit die an 40 Aneurysmen der Arteria pulmonalis beobachteten Ergebnisse zusammen und kommt zu folgenden Schlüssen: Das Verhältnis der Beteiligung der Geschlechter ergibt bei den Pulmonalarterienaneurysmen einen geringeren Unterschied als bei den Aortenaneurysmen, d. h. es beteiligen sich Männer und Frauen ungefähr zu gleichen Teilen. Man findet das Pulmonalaneurysma häufiger im jüngeren Alter als das Aortenaneurysma, und zwar beobachtete Henschen in einem Drittel der Fälle ein Alter von weniger als 26 Jahren. Diese Tatsache glaubte Henschen dahin deuten zu müssen, daß angeborene kongenitale Anomalien ein disponierendes Moment für Pulmonalaneurysma abgegeben haben. Multiple Aneurysmen der Arteria pulmonalis, die zu der Differentialdiagnose Lungentuberkulose Veranlassung gaben, werden von Wilkens beschrieben. Wie ein solches Aneurysma aus einem lokalen spezifischen Prozeß entstehen kann, sieht man auf der Abb. 173. Hier ist ein Gumma der Arteria pulmonalis wiedergegeben mit ausgedehnter Zerstörung des Gewebes, insbesondere der elastischen Fasern und ausgedehnter Infiltration in der Umgebung. In diesem infiltrierten Gewebe fanden sich auch Riesenzellen. Bei der Affinität der Lues zum Gefäßsystem, speziell zum zentralen Gefäßsystem, ist es verständlich, daß auch die Arteria pulmonalis, wenn auch seltener als die Aorta, befallen wird.

Zusammenfassend kann man folgende Symptome evtl. für die Diagnose Pulmonalaneurysma verwerten: 1. Dämpfung oder lokale Vorwölbung links neben dem Sternum im zweiten oder dritten Interkostalraum, rundlicher pulsierender Schatten an dieser Stelle im Röntgenbilde. 2. Über dem gedämpften Bezirk ein sägendes (Henschen), systolisches Geräusch. 3. Hypertrophie und Dilatation des rechten Herzens, keine Hypertrophie links. 4. Fehlen der für das Aortenaneurysma charakteristischen Symptome, speziell des Pulsus differens und der Rekurrenslähmung.

Die Prognose und Therapie aller dieser sehr seltenen Aneurysmen deckt sich mit dem, was oben bei dem gewöhnlichen Aortenaneurymsa gesagt worden ist.

δ) Die Aneurysmen der mittleren und kleineren Arterien.

Aneurysmen der Hirnarterien scheinen nicht so selten zu sein, da Lebert 1866 bereits 86 Fälle zusammenstellen konnte (s. b. Quincke). Ihre Lokalisation ist am häufigsten die Hirnbasis in dem Bereich der Karotisver-zweigung, vor allem aber bilden sie sich in der A. fossae Sylvii und sind hier merk-würdigerweise häufiger links als rechts. Symptome machen diese Aneurysmen

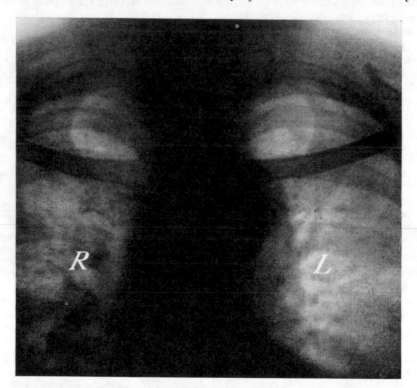

Abb. 182. In der r. Supraklavikulargegend halbrundliche, auf dem Schirm deutlich pulsierende lokale Hervorwölbung, die ein Aneurysma der Arteria anonyma darstellte. (Vgl. Abb. 181.)

nur ausnahmsweise: Kopfschmerzen, Schwindelanfälle, epileptische Anfälle. Durch Druck auf den Okulomotorius, auf den Trigeminus oder Akustikus, gelegentlich auch auf den Nervus facialis können dementsprechend lokale Sym-ptome ausgelöst werden, d. h. Augenmuskellähmungen, Neuralgien, Ohren-sausen, Schwerhörigkeit oder Gesichtskrämpfe.

Auch meningitische Symptome wie Sopor, Nackenstarre, positiver Kernig müssen an ein Aneurysma denken lassen. Löwi beschreibt ein Aneurysma der Art. cerebri ant., das mit derartigen meningitischen Symptomen einherging.

Die Diagnose wird nur in den seltensten Fällen auf Grund bestimmter Lokalisationen möglich sein. Wichtig ist die Tatsache, daß die Aneurysmen sehr häufig gleichzeitig mit Endokarditis beobachtet sind, und daß nicht selten Lues in der Anamnese vorhanden ist. Merkwürdigerweise führen diese Aneurys-men selten zu hemiplegischen Symptomen.

Aneurysmen der Aa. coronariae cordis müssen zu den seltener vorkommenden Aneurysmen gerechnet werden. Sie treten entweder solitär oder multipel auf und kombinieren sich gelegentlich mit Hirnaneurysmen und Endokarditis. Symptome können sie nur dann machen, wenn das Aneurysma durch Ruptur zu einem Hämoperikard führt.

Quincke erwähnt ein 19jähriges Mädchen, das an Mitralinsuffizienz und akuter Nephritis zugrunde ging, bei dem sich gegen 20 stecknadelkopf- bis bohnengroße, subendokardial gelegene Aneurysmen fanden. Symptome hatten diese im Leben nicht gemacht.

Aneurysmen des Ductus Botalli scheinen bei Neugeborenen gelegentlich vorzukommen und meistens spontan zu heilen. Sie verdienen ebensowenig hier eine besondere Berücksichtigung wie die Aneurysmen des Tripus Halleri und der A. lienalis. Dagegen machen die Aneurysmen der Mesenterica superior gelegentlich die Symptome, wie sie beim Aneurysma der Bauchaorta beschrieben worden sind. Diese Aneurysmen können platzen und zu (vorübergehenden) Kollapserscheinungen oder zu tödlichen Blutungen führen.

Aneurysmen der A. hepatica sind anatomisch sehr selten beobachtet. Sie können Ikterus auslösen durch Kompression der Gallenwege, sie können auch in die Gallenwege durchbrechen.

Quincke erwähnt einen Fall, bei dem wiederholt Blutungen, bedingt durch ein Aneurysma des rechten Hauptastes der Leberarterie, in den daneben verlaufenden Gallengang das Symptomenbild der Colica hepatica auslösten; als der Kranke an Erschöpfung starb, fand man, daß die periodisch auftretenden Schmerzen mit Kollaps, Blutabgang im Stuhl, Erbrechen durch das erwähnte Aneurysma bedingt waren.

Die Aneurysmen der kleineren Lungengefäße kommen in Kavernen relativ häufig vor und können die Ursachen der profusen Hämoptoe sein.

Die an den Extremitätenarterien auftretenden Aneurysmen sind im allgemeinen selten; am häufigsten sind Aneurysmen der A. poplitea beobachtet, die, wie erwähnt, durch Druck von außen, durch Stichverletzungen usw., seltener durch degenerative oder entzündliche Vorgänge entstehen.

Die Behandlung der zentral gelegenen Aneurysmen deckt sich im wesentlichen mit der beim Aortenaneurysma beschriebenen Therapie. Im Gegensatze dazu bietet aber die chirurgische Behandlung der Aneurysmen in den peripheren Arterien bessere Aussichten, weil die erkrankten Gefäße zugänglicher sind. Am zweckmäßigsten erscheint die Exstirpation des ganzen Aneurysmasackes oder die Unterbindung des zuführenden Gefäßes. Eine solche Behandlung ist indessen nur angängig, wenn es sich nicht um allzu große Arterienstämme handelt oder wenn sehr reichliche Anastomosen vorhanden sind, also keine Ernährungsstörungen in den versorgten Gebieten zu befürchten sind. In neuerer Zeit ist durch die Methode der Gefäßnaht auch für solche Fälle ein chirurgisches Vorgehen ermöglicht worden; man exstirpiert den Sack und näht die Arterienstümpfe oberhalb und unterhalb der Exstirpationsstelle durch Gefäßnaht wieder aneinander, hierdurch wird eine völlige Erhaltung der Zirkulation gesichert. Bei ganz oberflächlich gelegenen kleinen Aneurysmen ist durch dauernde Kompression des Aneurysmas oder seines zuführenden Gefäßes oft eine Verkleinerung zu erzielen. In vielen Fällen, besonders bei kleinen Erweiterungen, die keine Neigung zu Vergrößerung zeigen, namentlich auch dann, wenn (durch den Druck des Aneurysmas auch benachbarte Weichteile, Nerven oder Venen) Störungen nennenswerter Art fehlen, erscheint eine Behandlung überhaupt unnötig.

6. Arteriitis.

Abgesehen von den schon besprochenen arteriosklerotischen, syphilitischen und tuberkulösen Gefäßveränderungen kommen auch rein entzündliche Erkrankungen ohne spezifischen Charakter vor; zum Teil handelt es sich hierbei um einen Übergriff der Entzündung von der Nachbarschaft her, zum Teil um lokale Entzündungen, die von einem eingeschleppten infektiösen Embolus ausgelöst sind. Es kommt aber auch eine reine Arteriitis vor, deren Ursache bisher noch unbekannt ist. Nach ihrem anatomischen Charakter wird sie als Endarteriitis obliterans bezeichnet. Sie wird besonders an den unteren Extremitäten beobachtet und wird kenntlich durch das Auftreten von Parästhesien, von Schmerzen, von Zeichen der gestörten Zirkulation, die schließlich bis zur Gangrän führen können.

Diese klinischen Symptome erinnern an die bei typischer Arteriosklerose der peripheren Gefäße auftretenden Erscheinungen (intermittierendes Hinken, Gefäßkrisen usw.).

Der Symptomenkomplex läßt sich folgendermaßen zusammenfassen: Monate- oder jahrelang bestehen Schmerzen in den unteren Extremitäten, oft nur in einem Bein. Die Beschwerden werden, weil sie abhängig von der Witterung sind und weil sie zeitlich oft genau um dieselbe Tagesstunde sich verstärken, als Neuralgie gedeutet. Der Orthopäde verordnet Plattfußeinlagen, der Neurologe elektrisiert, der innere Kliniker wendet Heißluft an, der Dermatologe nimmt eine Lues an und verfährt dementsprechend therapeutisch, alles ohne wesentlichen Erfolg. Allmählich überwiegt das Gefühl von Kälte und Taubsein in dem betroffenen Glied, die Beschwerden verstärken sich so, daß die Patienten nachts nicht schlafen können, aus dem Bett aufstehen, herumgehen, oder nur dann einschlafen, wenn sie das kranke Bein aus dem Bett heraushängen lassen. Der Fußpuls wird nach und nach schlechter fühlbar, das Bein wird zyanotisch, fühlt sich zeitweise kalt, zeitweise wärmer an, obwohl die Beschwerden dieselben bleiben. Aber auch dann, wenn der Fußpuls deutlich fühlbar ist, können die Schmerzen besonders nachts sehr intensiv sein. Nach und nach nimmt die Zyanose zu, bisweilen entwickelt sich eine Gangrän, die an der großen Zehe beginnt. Wichtig ist, daß, diese lokalen Beschwerden oft so wechseln, daß sie bald in dem einen, bald in dem anderen Bein stärker empfunden werden. Hervorheben möchte ich aber auch, daß obwohl man in der Regel an Nikotinabusus oder an eine Lues denken darf und denken muß, diese Beschwerden auch ohne nachweisbare ätiologische Momente bei im übrigen anscheinend gesunden Leuten auftreten können. Vielleicht spielt auch bei diesen Patienten die konstitutionelle Schwäche des Gefäßsystems die Hauptrolle. Jedenfalls sah ich den Symptomenkomplex vorwiegend bei Rauchern und beim asthmatischen Habitus.

Anatomisch findet man die Gefäße verhärtet durch Verdichtung ihrer bindegewebigen Hüllen, ihr Lumen ist verengt, zum Teil völlig verschlossen infolge von Wucherungsprozessen in der Intima. Diese greift oft auch auf die Media und Adventitia über.

Es ist im Einzelfalle wohl immer schwer, mit Sicherheit zu sagen, ob nicht doch eher eine Arteriosklerose vorliegt, mitunter kann das jugendliche Alter die Arteriosklerose unwahrscheinlich machen und zu der Annahme einer Arteriitis drängen, wenn auch Syphilis mit Sicherheit auszuschließen ist.

7. Periarteriitis nodosa.

Als Periarteriitis nodosa ist 1861 eine eigentümliche Erkrankung von Kuß- maul und B. Maier beschrieben worden. die fast nur Gefäße von mittlerer Dicke befällt, besonders gerne die Koronargefäße des Herzens und die Mesenterialgefäße. Es findet sich die Erkrankung aber auch in den Gefäßen der Milz, der Leber, der Muskeln, der Nieren, selbst in den Gefäßen des Unterhautzellgewebes.

Die **Symptome** sind wechselnd, je nach dem Sitz der Veränderungen und äußern sich in Störungen der Blutversorgung. Im Vordergrunde stehen häufig intensive Schmerzen in den Extremitäten, die an eine akute Neuritis erinnern. Objektiv findet man dann auch in den peripheren Nerven anatomische Veränderungen, die diese Beschwerden erklären. Auch beobachtet man blutige Durchfälle, Nierenblutungen, Lähmung der willkürlichen Muskeln mit heftigen Schmerzen in denselben, Ikterus, Hirnblutungen und schließlich eine allgemeine, oft rapid fortschreitende Anämie. Die Kranken sterben meistens nach wenigen Wochen. Fieber fehlt, gelegentlich findet man subnormale Temperaturen, die Pulsfrequenz ist meistens eine exzessiv hohe. Falls die Erkrankung die willkürlichen Muskeln oder das Unterhautzellgewebe befallen hat, fühlt man die periarteriitischen Veränderungen als knotenförmige Erhabenheiten, Perlschnur oder deren kranzartige Verdickungen entsprechend dem Verlauf der Gefäße.

Die Symptomatologie läßt sich häufig folgendermaßen skizzieren: 1. chlorotischer Marasmus, 2. Polyneuritis, 3. Erscheinungen von seiten des Magen-Darmtraktus (Paul Meyer).

Ätiologie. Nach den Fällen von Versé scheint Lues ursächlich in Betracht zu kommen. Dem entspricht die Tatsache, daß durch antiluetische Maßnahmen mehrmals die Erkrankung zur Heilung gebracht wurde (Schmorl). Es ist aber auch möglich, daß andere infektiöse Prozesse ähnliche Erscheinungen hervorrufen. Romberg erwähnt zwei Beobachtungen Schmorls (36jähriger Mann und 23jähriges Mädchen), bei denen im Anschluß an Scharlach klinisch und anatomisch die Symptome einer Periarteriitis auftraten.

Schmorl beschreibt ferner 2 Fälle von Periarteriitis nodosa, die im Anschluß an eine Pockenepidemie zur Sektion kam, eine Tatsache, die bei der Seltenheit des Krankheitsbildes immerhin an ursächliche Beziehungen zu der vorangegangenen Infektion denken läßt. Die alte Anschauung von Gruber, von dem verschiedene sehr eingehende Abhandlungen über dieses Krankheitsbild stammen, daß die Periarteriitis nodosa durch verschiedene Virusarten von geringer Virulenz erzeugt werden könne, findet ihre Stütze in den neueren Anschauungen, die eine verschiedene Reaktion des Gefäßapparates je nach der Gefäßlage des Organismus annehmen (Kuczynsky, Gerlach, Siegmund, Dietrich), so daß man demnach in der Periarteriitis nodosa eine besondere Reaktionsform der Gefäße nach einem voraufgegangenen unspezifischen infektiösen die Immunitätslage im Sinne einer Allergie umstimmenden Reiz erblicken würde. Die Konstitution spielt vielleicht eine gewisse Rolle angesichts des sehr eindeutigen Überwiegens des männlichen Geschlechtes und der Tatsache, daß schon im 9. Lebensmonat (Thinnes) und im frühen Knabenalter dieses Krankheitsbild beobachtet wurde.

Interessant ist, daß dieser Prozeß auch beim Tier beobachtet wird, wenigstens berichtet Guldner über Periarteriitis beim Kalb und glaubt aus diesem Grunde die luetische Ätiologie ausschließen zu können.

Die **Diagnose** ist nur möglich, wenn es sich um einen ausgesprochenen Symptomenkomplex mit tastbaren Verdickungen der Hautarterien handelt.

Therapeutisch kommt hauptsächlich Quecksilber und Jod in Betracht.

Als **Angiomatosis miliaris** haben Steiner und Voener eine idiopathische Gefäßerkrankung beschrieben, bei der Teleangiektasien der Haut und Schleimhäute entstehen und den Organismus in Mitleidenschaft ziehen, indem hauptsächlich nervöse Störungen, aber auch Zirkulationsstörungen beobachtet werden.

Fast nur chirurgisches Interesse haben die im Kriege in größter Mannigfaltigkeit beobachteten „**Kriegsaneurysmen**". Der Vollständigkeit halber seien sie hier kurz erwähnt. Die häufigste Form der Schußverletzung der Gefäße ist das Aneurysma spurium traumaticum. Das aus der verletzten Gefäßwand austretende Blut führt zu einem mehr oder weniger großen periarteriellen Hämatom. Ist zunächst die Begrenzung desselben nur durch die umgebenden Weichteile gebildet, so führt die folgende schwielige Umwandlung der in der Peripherie gerinnenden Blutmassen allmählich zur Bildung eines eigenen Aneurysmasackes.

Als zweite Form der traumatischen Gefäßverletzung ist das arteriovenöse Aneurysma anzuführen. Hier hat das Projektil durch gleichzeitige Eröffnung von Arterie und Vene eine Kommunikation beider Gefäße geschaffen. Ferner kann es auch durch partielle Wandverletzung, sei es, daß die Adventitia und Media bei erhaltener Intima verletzt, sei es, daß durch die Erschütterung ein Einreißen der Intima hervorgerufen ist, zur Bildung eines echten Aneurysmas im Sinne Orths kommen.

Die Diagnose der Gefäßschüsse ist zumeist leicht. Das expansive und synchrom mit der Pulswelle auftretende Pulsieren einer Geschwulst ist charakteristisch für das arterielle Aneurysma. Zumeist hört auch das Ohr über der Geschwulst ein deutliches systolisches Rauschen. Komprimiert man die Arterie zentral, so verschwindet Geräusch und Pulsation. Für das **Aneurysma arteriovenosum** ist das hör- und fühlbare Schwirren, hervorgerufen durch die Flüssigkeitswirbel an der Stelle der arteriovenösen Verbindung so kennzeichnend, daß auch hier zumeist die Diagnose trotz vielfach fehlender Geschwulst zu stellen ist. Beide Formen der Aneurysmen führen zu mehr oder weniger ausgesprochenen Störungen von seiten benachbarter Nervenstämme. Der Puls in der Peripherie ist weniger deutlich fühlbar, in seltenen Fällen kann die Zirkulationsstörung zur Gangrän der Extremität führen.

Die Therapie ist fast stets eine chirurgisch-operative. Spontane Ausheilung durch Thrombose des Sackes ist selten, Injektion gerinnungsbefördernder Massen als zu gefährlich abzulehnen. Vielleicht dürfte noch am ersten durch eine systematische Kompression der zu führenden Arterien und des aneurysmatischen Sackes eine Verkleinerung der Geschwulst zu erwarten sein.

B. Krankheiten der Venen.

1. Phlebitis.

Pathologische Anatomie. Die Entzündung der Venen beginnt entweder in der Weise, daß von außen her Entzündungserreger in die Venenwand eindringen und hier eine Thrombose hervorrufen, oder dadurch, daß sich innerhalb der Venenwand eine lokale Entzündung abspielt, auf der sich die infektiöse Thrombose aufbaut. Bei der zuerst geschilderten Entstehungsmöglichkeit, der Periphlebitis, spielt sich der Prozeß gewöhnlich in der Weise ab, daß die in der Umgebung der Vene auftretende Entzündung auf die Adventitia übergreift, eine Infiltration der Wand und schließlich durch Vermittlung eines aus der Wand austretenden Exsudates hier lokal eine Thrombose entsteht. Wie sich eine solche Thrombose im einzelnen bildet, ist im Kapitel Embolie und Thrombose näher erwähnt. Bei der zweiten Entstehungsmöglichkeit, der eigentlichen Thrombophlebitis, etablieren sich primär an der Intima die im Blute kreisenden Mikroorganismen, erzeugen hier eine lokale Exsudation und auch wohl eine zellige Infiltration, an die sich die Thrombose anschließt, indem auf der lokal veränderten Intima der Thrombus sich niederschlägt. Es kann bei der Entstehung dieser Thrombophlebitis die Venenwand vollständig mit Leukozyten durchsetzt werden und eitrig einschmelzen, eine Phlebitis supurativa, es kann, wenn ein rascher Zerfall der Leukozyten stattfindet, eine Phlebitis gangraenosa entstehen. Die am häufigsten pathologisch und klinisch in Betracht kommenden Venen sind in erster Linie die Vena saphena, dann die Venae uterinae, schließlich die Venae haemorrhoidales und vesicales. Bei Neugeborenen kann sehr oft eine Thrombophlebitis in dem Bereich der Vena umbilicalis eintreten. Die in den Venae uterinae auftretenden Thrombosen können schließlich weit auf die Nachbarschaft übergreifen, sogar sich bis in die Cava inferior und in die Vena femoralis erstrecken. Bei der Ausdehnung dieses Prozesses auf die Vena femoralis spricht man von einer Phlegmasia alba dolens. Als nicht so seltene Venengebiete kommen auch in Betracht schließlich die Pfortader und ihre Endverzweigungen. Sowohl von eiterigen Prozessen, die sich in der Bauchhöhle selbst abspielen, z. B. von einer Perityphlitis aus, wie auf dem Wege der Pfortader, können sich Leberabszesse bilden.

Als **Ursache** der Phlebitis kommen, wie erwähnt, meist entzündliche Vorgänge in der Nachbarschaft (Furunkel, Abszesse, Ekzeme, Varizen, Ulcus cruris — die Frage der Entstehung der Phlebitis nach Operationen, im Wochenbett wird im Kapitel Thrombose näher besprochen), Infektion auf dem Lymph- und Blutwege in Betracht, in selteneren Fällen auch direkte Verletzungen. Auch manche Allgemeinerkrankungen haben leicht Venenentzündungen im Gefolge, so die Gicht, und von den Infektionskrankheiten Typhus, Dysenterie, Diphtherie, Erysipel, Influenza, Sepsis und Tuberkulose.

Der **Verlauf** der Erkrankung ist meist so, daß die Entzündung wieder zurückgeht, hierbei kann es zur völligen Resorption des Exsudats kommen oder dieses wird organisiert, wodurch das Gefäß verdickt wird (Sklerose). Waren die Erreger der Entzündung besonders virulent, so kann es zur Vereiterung, zum Durchbruch nach dem Lumen und zum Durchbruch nach dem Innern kommen. Wird auch die Intima in nennenswerter Weise von dem Prozeß ergriffen, so kommt es stets zur Thrombose. Umgekehrt kann aber auch ein Thrombus, insbesondere ein infizierter, zu einer heftigen Phlebitis führen.

Symptome. Klinisch äußert sich die Phlebitis verschieden, je nach dem es sich um eine Erkrankung oberflächlicher oder tiefer gelegener Venen handelt. Bei der Phlebitis oberflächlicher Hautvenen sieht man die Haut in einem breiten Streifen stark gerötet, in der Mitte eines Streifens fühlt der Finger die Vene als schmerzhaften Strang. Die Schmerzen sind am stärksten bei Berührung und bei Bewegungen, während sie in der Ruhe meist nur gering sind. Die Phlebitis profunda äußert sich im Anfang nur durch unbestimmte Beschwerden, durch das Gefühl des Ameisenkriechens, durch Ziehen und Jucken, später stellen sich heftige bohrende und brennende Schmerzen ein, die anfallsweise auftreten oder dauernd vorhanden sind und durch Bewegungen, besonders aber durch Druck, sich stark verschlimmern. Meist ist die Gegend oberhalb des Gefäßes stark geschwollen und auch gerötet. Die Schwellung findet sich nicht nur in den peripheren von der Vene versorgten Gebieten, ist also keine Stauungsschwellung, sondern begleitet das Gefäß in seinem ganzen Verlauf. Dieses begleitende Ödem kann sehr hochgradig sein, es ist immer so stark, daß man die erkrankten Venen selbst nicht palpieren kann. An akuter Phlebitis erkranken am häufigsten die Venen der Beine, seltener die des Beckens und der Arme. Bestehen Thrombophlebitiden, so liegt immer die Gefahr einer Embolie nahe. Das Auftreten einer Embolie kennzeichnet sich nicht stets durch Lokalsymptome, wird aber oft angedeutet durch einen plötzlichen Anstieg der Pulsfrequenz.

Die **Diagnose** ist, wenn es sich um eine periphere Venenentzündung handelt, meist leicht, aber auch hier kann eine Verwechslung mit Thrombose und Lymphangitis mitunter stattfinden.

Bei den Entzündungen der Beckenvenen hat man häufig nur in der vorausgegangenen Geburt einen Anhaltspunkt für eine Vermutungsdiagnose. Sowohl diese Möglichkeit, wie die nicht so selten vorkommende Phlebitis der Hämorrhoidalvenen und der Prostata, machen es notwendig bei jeder septischen Allgemeinerkrankung, die möglicherweise von einer Phlebitis oder Thrombophlebitis ausgehen kann, Uterus bzw. Rektum und Prostata genauer zu untersuchen.

Die **Prognose** ist im allgemeinen günstig, wenn auch die Gefahr einer Embolie dauernd besteht. Zirkulationsstörungen macht die Thrombose nur dann, wenn ein Hauptast in ausgedehnter Weise getroffen ist, hierbei stellt sich sehr leicht ein ausgedehntes Ödem ein, das aber oft nach wenigen Wochen wieder vollständig verschwunden sein kann.

Die **Therapie** erfordert bei der akuten Phlebitis Sorge für absolute Ruhigstellung des Gliedes (Ruhe, hohe Lage, kalte Umschläge). Eventuell ist es vorteilhaft, die erkrankte Extremität durch eine Schiene zu fixieren. Die Schmerzen werden erheblich gelindert durch lokale Prießnitzsche Umschläge oder durch warme Einpackungen. Mitunter tat mir Heißluftbehandlung die besten Dienste.

Die Phlebitis der Becken- und Hämorrhoidalvenen wird neuerdings auch anscheinend mit sehr gutem Erfolg durch Unterbindung der Venen (Trendelenburg) behandelt.

2. Varizen.

Pathologische Anatomie. Die Erweiterung der Venen ist entweder eine zylindrische, gleichmäßige, oder eine umschriebene, sackförmige (Varix). Häufig geht mit der Erweiterung eine Verlängerung einher, wodurch das Gefäß stark geschlängelt wird (zirsoide Erweiterung), am häufigsten handelt es sich nicht nur um eine einzige Ausbuchtung des Gefäßes, sondern um viele hintereinander gelegene. Diese Ausbuchtungen können klein sein, aber auch bedeutende Größen erlangen. Mehrere dicht beieinander liegende können miteinander kommunizieren.

Die Folgen der Varizen werden bedingt durch ihren Druck auf die benachbarten Gewebe, auf das Bindegewebe, das dadurch entzündet, verhärtet und verdickt wird, auf das Periost, wodurch Periostitis bewirkt wird, auf die Muskeln und auf die Nerven. In den erweiterten Stellen kann es zur Thrombose kommen. Oft platzen die erweiterten Venen und führen dann zu mehr oder weniger starken Blutungen; am häufigsten sieht man das Auftreten derselben bei ausgedehnten Hämorrhoiden, es kommt aber auch sehr häufig vor bei Erweiterungen zentraler Venen, speziell bei den Varizen des Ösophagus und des Magens. Tödliche Blutungen aus dem Ösophagus und Magenvarizen gehören nicht gerade zu den Seltenheiten.

Bei den Varizen, die ein positives Trendelenburgsches Phänomen zeigen, fließt das Blut beim stehenden Menschen zur Peripherie, beim liegenden herzwärts oder steht still. Das erklärt uns, warum es beim stehenden und sich bewegenden Menschen niemals zu Embolien aus den varikösen Erweiterungen kommt; ferner erklärt es die Empfindlichkeit und die schlechte Heilungstendenz, die die Haut der Unterschenkel bei varikösen Venen zeigt.

Häufigkeit. Am häufigsten findet man die Erweiterung der Hämorrhoidalvenen, demnächst diejenigen der unteren Extremitäten, nicht selten solche am Ösophagus entweder oben, besonders bei Stauung in der Vena cava superior, oder unten, besonders bei Leberzirrhose. Varizen an den Armen und an der oberen Körperhälfte sind sehr selten, meist nur durch ganz besondere Umstände (Traumen) veranlaßt, oder angeboren. An den Beinen sollen zuerst die tiefer gelegenen Venen befallen werden, erst später die oberflächlicheren.

Erweiterungen der Venengeflechte des Samenstranges (Varikozelen) sind gleichfalls ziemlich häufig und finden sich besonders links.

Ätiologie. Als Ursache der Venenerweiterungen kommen anscheinend in der Hauptsache mechanische Momente in Betracht, dafür spricht z. B. das Vorkommen in der unteren Körperhälfte, in der das Venenblut ja stets größeren Stauungen ausgesetzt ist, dafür spricht das Vorkommen der Varizen bei Erkrankungen, die durch lokalen Druck auf die Venen zur Blutstauung führen, z. B. bei Tumoren der Leber, bei Gravidität, bei Strikturen der Harnröhre, die zu starker Anspannung der Bauchpresse führen, bei Leuten, die Bruchbänder oder beengende Gürtel tragen. Für das mechanische Moment spricht vor allen Dingen auch die Tatsache, daß man Varizen besonders bei Leuten findet, die groß sind, bei denen also eine viel längere Blutsäule auf den Venen der Beine lastet, dann bei solchen, die lange stehen müssen und sich ihre Beine nur wenig bewegen, also vorwiegend bei Schlossern,

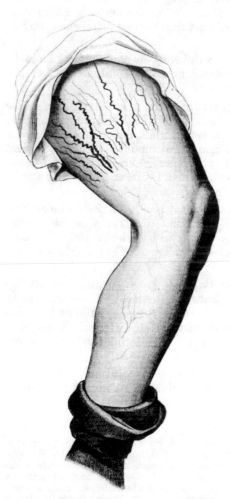

Abb. 183. Lokal am Oberschenkel beginnende Varizen bei einer 30 jähr. Frau, praktisch ohne Bedeutung.

Kellnern, Köchinnen, Wäscherinnen; hingegen seltener bei Briefträgern. Wenn im Gegensatz zu häufigem Vorkommen von Varizen der Beine nie Varizen der Arme finden, so ist das wohl mit Recht dahin erklärt worden, daß die Arme immer zu größerer Bewegungsarbeit benutzt werden.

Erweitern sich die radiär dem Nabel zustrebenden Venen der vorderen Bauchwand stark (dieses geschieht hauptsächlich, wenn das Blut in der Pfortader durch Thrombose oder durch Leberzirrhose gestaut wird), dann kann sich eine sternförmige Figur in der Mitte des Abdomens entwickeln, die man als Caput medusae bezeichnet hat (s. S. 32).

Für den Kliniker kann es wichtig sein, sich zu erinnern, daß immer bei einer Passagebehinderung des Pfortaderkreislaufes kompensatorisch Erweiterungen eintreten, welche die Venen des Ösophagus, die Epigastrica inferior, Mammaria interna, Hypogastrica, Spermatica und die Venen der Nierenkapsel befallen (siehe auch Kapitel Anatomie S. 31).

Abgesehen von den mechanischen Momenten spielt sicher bei Entstehung der Varizen die Heredität eine Rolle.

Symptomatologie. Die Varizen der Beine machen oft, auch wenn sie sehr ausgesprochen sind, keine besonderen Symptome. Sie treten meist deutlich als bläuliche, geschlängelt verlaufende Wülste entsprechend dem Verlauf der Venen, besonders bei längerem Stehen, hervor und verschwinden beim Liegen. Oft klagen die Patienten über starke Schmerzen, über das Gefühl der Schwere in den Beinen, besonders bei längerem Stehen, leicht eintretende Mattigkeit, über Neigung zu Ödemen (Abb. 185).

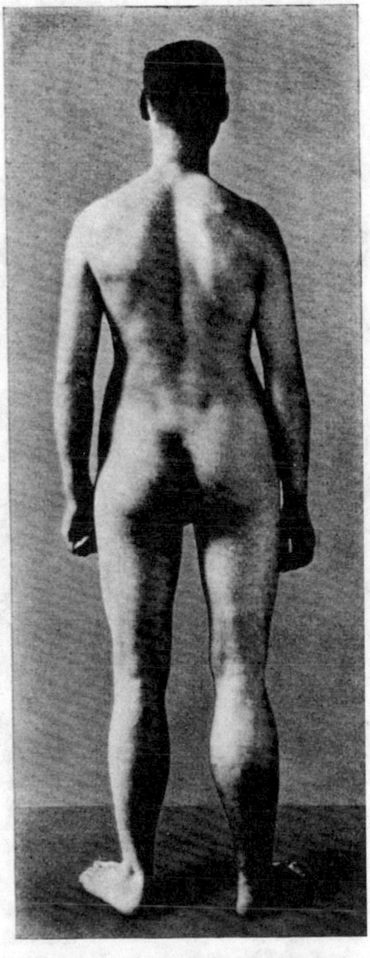

Die Haut in der Umgebung der Varizen atrophiert sehr leicht. Infolge kleiner Blutungen kommt es oft zu einer starken Pigmentation, zur Braunfärbung, das Unterhautzellgewebe sklerotisiert und auf der Basis dieser Veränderungen entstehen häufig im Anschluß an Kratzeffekte die als Ulcus cruris bekannten Geschwüre. Da diese variкösen Venen zu Thrombosierung neigen, besteht in ausgesprochenen Fällen immer die Gefahr einer von hier aus ausgelösten Lungenembolie. Bei Embolie unbekannter Ätiologie muß man immer an die Möglichkeit des Ausgangs von Varizen der unteren Extremität denken.

Die Varizen der Hämorrhoidalvenen (Hämorrhoiden) äußern sich klinisch entweder durch mehr oder weniger heftige Schmerzen, oft verbunden mit starkem Juckreiz, oder durch Blutungen. Da gewöhnlich die varikösen Erweiterungen mit dem Finger gut abtastbar sind, bieten diese Blutungen meistens keine differentialdiagnostischen Schwierigkeiten.

Abb. 184. Ausgesprochene tiefliegende Varizen der rechten Wade. Maximaler Wadenumfang im Stehen rechts $2^1/_2$ bis 3 cm mehr als links.

Schwieriger kann die Diagnose sein, wenn Blutungen aus dem Ösophagus vorhanden sind. Hier muß man sich erinnern, daß variköse Erweiterungen besonders häufig vorkommen bei Potatoren (Leberzirrhose), bei Herzinsuffizienz, daß differentialdiagnostisch Karzinom des Ösophagus, Ulcus ventriculi, gelegentlich auch maligner Tumor der Lungen oder Tuberkulose in Frage kommt. Bei Blutungen aus dem Ösophagus kann es sich ferner um ein in den Ösophagus durchgebrochenes Aneurysma handeln, obschon in diesem Falle die Blutung meist eine viel stürmischere und fast immer tödlich verlaufende ist. Daß man auch bei leichteren Blutungen aus dem Ösophagus mit allen technischen Hilfsmitteln, die vorgenommen werden, um die Ursache der Blutung festzustellen (Sondierung, Ösophagoskopie usw.) äußerst vorsichtig sein muß, ist selbstverständlich.

Multiple Erweiterungen der Darmvenen, Phlebektasien, die nicht durch Stauung, sondern durch Wandschwäche bedingt waren, sind von Müller beschrieben worden.

Die Varizen der übrigen Venengebiete machen klinisch nur ausnahmsweise Symptome. Nicht unwichtig scheint mir jedoch die variköse Erweiterung der kleinen Venen des Nervus ischiadicus selbst zu sein, die oft schwere Ischias hervorrufen kann. Möglicherweise wird uns die pathologische Histologie in manchen Fällen von ätiologisch unklaren Neuralgien oder Neuritiden bei genauer Untersuchung zeigen, daß hier Varizen der kleinen Venen als Ursache des Schmerzes anzuschuldigen sind.

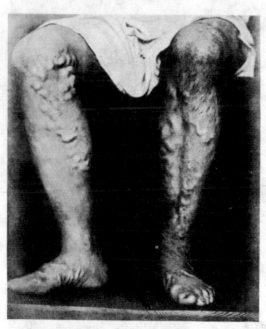

Abb. 185. Oberflächlich liegende Varizen beider Unterschenkel bei einem 43jährigen Mann.

Therapie. Die Behandlung der Varizen der Beine hat in erster Linie eine Kompression der erweiterten Gefäßgebiete mit elastischen Binden, Gummistrümpfen, Kompressionsverbänden usw. zu versuchen, eine Therapie, die bei sachgemäßer Durchführung eine wesentliche Verkleinerung der Varizen und Abnahme der subjektiven Beschwerden in kurzer Zeit erreichen kann. Daß hierbei eine kontinuierliche Bettruhe eher ungünstig wirkt, wird von allen Seiten betont. Andererseits aber ist es natürlich notwendig, die körperliche Bewegung insofern zu regeln, als eine übermäßige Belastung der Gefäßgebiete der Beine durch langes Stehen und Gehen vermieden wird.

Auf tiefergehende Veränderungen bei einem Ulcus cruris, Veränderungen, die das Periost treffen und zu einer Periostitis oder gar zu einer Osteomyelitis führen können, muß man bei schweren Lokalsymptomen natürlich achten. Hier ist selbstverständlich unter Umständen eine längere Bettruhe absolut indiziert. Die erwähnten Maßnahmen werden wesentlich unterstützt durch eine gute Hautpflege, durch Waschungen mit spirituösen Lösungen und evtl. durch eine leichte Massage. Diese muß allerdings sehr vorsichtig ausgeführt werden wegen der Gefahr der von thrombotischen Venen ausgehenden Embolien. Neuerdings werden auch als erfolgreich für die Behandlung sehr empfohlen Luft- und Sonnenbäder, wechselwarme Duschen. Oft gelingt es durch ein längeres Tragen von Kompressionsbinden, Gummistrümpfen usw. die Varizen so weit zurückzubringen, daß die Patienten nachher Jahre und Jahrzehnte lang keinerlei Beschwerden mehr haben, auch dann, wenn sie die Dauerkompressionen nicht mehr ausführen. Im allgemeinen ist eine Prophylaxe schwer durchführbar, da sehr oft eine angeborene Disposition für die Varizen der Beine besteht, aber bei dem hierzu Disponierten ist ein rechtzeitiges Wickeln und die sorgsame Durchführung der oben erwähnten Maßnahmen immerhin vorteilhaft. Ganz speziell kommt aber doch eine Prophylaxe in Betracht für die bei vielen Frauen in der Schwangerschaft auftretenden Varizen.

Führt die interne Behandlung nicht zum Ziele, so kommt evtl. eine chirurgische Therapie in Betracht (Unterbindung der Vv. saphena gewöhnlich an mehreren Stellen) bzw. Resektion eines Stückes der Vena saphena. Die Trendelenburgsche Operation hat indes nur dann Sinn, wenn das Trendelenburgsche Zeichen positiv ist, d. h. wenn nach Hochlagerung der Beine und Kompression des Hauptvenenstammes in der Fossa ovalis die Varizen sich beim Senken des Beines nicht wieder auffüllen, somit eine Insuffizienz der Venenklappen als Hauptursache der Varizen angesprochen werden muß.

Über die neuerdings vielfach angewandte Sublimatinjektion nach Linser (1 ccm einer $1^0/_0$igen Sublimatlösung oder $15^0/_0$igen NaCl-Lösung in die Hautvenen wird allseitig berichtet, daß die Methode gute Erfolge zeigt und daß eine Emboliegefahr nicht besteht, da durch die Nekrose der Intima und Media die entstehenden Thromben gut und schnell organisiert werden. Ebenso scheint die Verödung der Varizen mit stark hypertonischen Lösungen, $50^0/_0$ Traubenzucker oder $60^0/_0$ Kalorose, zu recht guten Erfolgen zu führen[1].

Auch die Hämorrhoidalvenen sind, wenn sie sehr ausgedehnte sind, chirurgisch zu behandeln. Bei geringerem Umfang genügen gewöhnlich Sitzbäder und Sitzduschen, lokale Massage, Hantelpessare. Die Schmerzen werden erfolgreich durch Belladonna bekämpft. Auch Anusol (jodresorzinsulfonsaures Wismut) wirkt günstig. Boas hat die Biersche Stauung zur Behandlung der Hämorrhoiden empfohlen. Selbstverständlich muß man für die Regelung des Stuhlgangs in erster Linie sorgen durch eine schlackenreiche Kost evtl. durch leichte Abführmittel. Oft macht man die Beobachtung, daß die Hämorrhoiden stärkere Beschwerden immer dann machen, wenn Genußmittel (Kaffee und Alkohol) in größeren Mengen gebraucht wurden.

Bei den Varizen des Ösophagus ist es nur unter besonderen günstigen Umständen möglich, durch lokale Ätzung die Neigung zu Blutungen zu verringern. Hier kommt eine lokale oder allgemeine Therapie abgesehen von der Behandlung des Grundleidens kaum in Frage.

3. Phlebosklerose.

Unter Phlebosklerose versteht man eine Verdickung der Venenwandung, die meist zugleich mit sklerotischen Veränderungen in den Arterien angetroffen werden.

Als Ursache der Phlebosklerose kommen wahrscheinlich dieselben Momente wie bei der Arteriosklerose in Betracht. Eine wichtige Rolle spielen mechanische Verhältnisse, wie in dem Kapitel Arteriosklerose erwähnt ist. Anatomisch ist die Phlebosklerose insofern interessant, als der Prozeß ebenso wie bei der Arteriosklerose hauptsächlich mit einer Wucherung des Intimagewebes einhergeht.

Über die Häufigkeit und die Ätiologie sind wir sehr wenig unterrichtet, wohl deshalb sehr wenig, weil man makroskopisch die Veränderungen nur schlecht wahrnehmen kann. Die Erkrankung soll am häufigsten die Venen der unteren Extremitäten befallen, klinische Symptome macht sie nicht (s. auch Allgemeines über Arteriosklerose).

4. Phlebitis luetica.

Während man früher annahm, daß Veränderungen syphilitischer Natur an den Venen selten sind, wissen wir jetzt, daß sie im Anfangsstadium der Lues häufiger vorkommen.

---

[1] Referat U. Saalfeld: Zeitschr. f. ärztl. Fortbild. 1928. Nr. 14, S. 487.

Nach B. Hoffmann handelt es sich um eine strangförmige Phlebitis. Man findet dicht unter der Haut die Venen als harte zylindrische Stränge, die meist knotige Verdickungen zeigen. Die erkrankten Gefäße sind auf Druck und bei Bewegung, aber auch spontan sehr schmerzhaft. Am häufigsten erkranken die großen subkutanen Venen der Beine und der Arme, z. B. die Vena saphena magna. Es scheint, daß schwere Arbeit das Auftreten begünstigt, so erklärt es sich auch, daß die Phlebitis luetica häufiger bei Männern angetroffen wird als bei Frauen.

Histologisch handelt es sich nach Hoffmann um bedeutende Verdickung der Wand infolge von Veränderungen in der Media und der Intima. Sehr häufig wird auch Thrombose beobachtet, in den Thromben und in der Media sind sehr zahlreiche Riesenzellen zu finden. Hoffmann glaubt, daß es sich um eine primäre Schädigung der ganz oberflächlich in der Media gelegenen Schlingen der Vasa vasorum handelt.

Das Auftreten der Erkrankung fällt meist in die Zeit des Ausbruches des Exanthems. Sehr selten beobachtet man Rezidive. Auf spezifische Behandlung tritt meist rasch völlige Heilung ein, selbst die thrombosierten Gefäße scheinen wieder durchgängig zu werden. Von Wichtigkeit ist die Tatsache, daß bei intrauterinen abgestorbenen syphilitischen Föten man eine spezifische Endophlebitis der Nabelvenen konstatiert hat und daß diese vielleicht als Ursache für das intrauterine Absterben verantwortlich gemacht werden muß.

C. Thrombose und Embolie.

1. Thrombose.

a) Allgemeines.

Pathologische Anatomie und Ätiologie. Aschoff definiert den Thrombus als jeden innerhalb des Lebens in einem Gefäße entstandenen Pfropf und unterscheidet mit Lubarsch Blutpfröpfe, Geschwulstpfröpfe und Parenchympfröpfe. Man unterschied früher anatomisch rote, weiße und gemischte Thromben, heute nach Aschoff zweckmäßiger Abscheidungsthromben und Gerinnungsthromben. Die Abscheidungsthromben, mit denen man es klinisch gewöhnlich zu tun hat, entstehen nur im strömenden Blute, sie setzen sich anatomisch zusammen aus hintereinander angeordneten Lamellensystemen, die aus Blutplättchen bestehen; in den Zwischenräumen der Lamellensysteme liegt Blut. Im weiteren Verlauf lagern sich in der Richtung nach dem Herzen zu immer mehr rote Blutkörperchen diesem Lamellensystem an, so daß aus dem weißen ein gemischter oder schließlich auch ein roter Thrombus sich entwickeln kann. Die Grundursache für die Entstehung ist noch nicht aufgeklärt. Als wichtigste Momente werden heute angeführt:

1. verlangsamte Blutbewegung,
2. Schädigung der Gefäßwand,
3. Veränderung der Beschaffenheit des Blutes.

Für die Bedeutung des mechanischen Momentes sprechen zahlreiche Tatsachen. Einmal findet man die Thrombosen fast nur in den Venen und hier, wie schon v. Recklinghausen nachwies, meist an denjenigen Stellen, wo schon normalerweise Gelegenheit zur Verlangsamung, zu Wirbelbildung im Blutstrom vorhanden ist. So werden besonders bevorzugt die Vena femoralis, die Beckenvenen, die Sinus durae matris und die Herzohren. Daß hier unter Umständen eine außergewöhnliche Verlangsamung des Blutstromes stattfinden kann, ist, wenn man z. B. die Herzohren ins Auge faßt, sehr wahrscheinlich.

Neben den lokalen Momenten ist sehr oft die allgemeine Verlangsamung des Blutstromes ätiologisch wichtig, denn man findet klinisch ja besonders häufig Thromben bei Bettlägerigen und bei herzkranken Individuen. Lokale Änderungen der Gefäßwand können natürlich das Ansetzen eines Thrombus wesentlich unterstützen (Druck von außen, gichtische Venenwandveränderungen usw.). Auch bei der Thrombose bei Infektionskrankheiten kommen neben lokalen Veränderungen der Wandungen Störungen in der Stromgeschwindigkeit, die infektiöse Kreislaufschwäche, wesentlich in Betracht.

Auch die Zusammensetzung des Blutes wird als wichtiger Faktor für die Entstehung der Thromben angeschuldigt, obwohl vorläufig noch nicht bekannt ist, was hierbei die wichtigste Rolle spielt. Tatsache ist nur, daß bei Chlorose und Leukämie man viel häufiger Thrombosen auftreten sieht als bei sekundärer Anämie und bei der perniziösen Anämie.

Ribbert steht auf dem Standpunkte, daß die Schädigung der Gefäßwand das wesentlichste Moment ist, daß daneben die Beschaffenheit des Blutes eine Rolle spielt, daß aber die Verlangsamung der Blutbewegung nur begünstigend wirkt. Nagoja konnte durch perivaskuläre Injektion von Bakterien in die Gefäße bakterienfreie Thromben hervorrufen, eine Tatsache, die er dadurch erklären will, daß er den Gefäßwandschädigungen die wesentlichste Rolle bei der Entstehung der Thromben zumißt. Für die Chirurgen hat die Frage, inwieweit die nach Operationen auftretende Thrombose infektiösen Ursprunges oder nur durch Ruhe bedingt ist, eine besondere praktische Bedeutung. A. Dietrich hat neuerdings diese Frage versucht zu klären auf Grund eines großen, im Kriege gesammelten Materials. Dietrich hatte Gelegenheit, die nach Amputationen auftretenden Thrombenbildungen zu verfolgen und sah einen wesentlichen Unterschied bei früh Amputierten gegenüber den spät Amputierten. Bei früh Amputierten blieb die Thrombenbildung überwiegend aus, bei spät Amputierten jedoch traten fortschreitend thrombotische Prozesse in viel häufigerer Zahl und schon sehr frühzeitig ein, Vorgänge, die Dietrich als vorwiegend infektiöse Prozesse im Bereiche des Wundgebietes und seiner Abflußbahnen anspricht. Nach seinen Beobachtungen muß man je nach der Art und Dauer der Infektion eine zeitlich und räumlich verschiedene Thrombenbildung erwarten. Zu berücksichtigen ist allerdings auch bei diesen Untersuchungen, daß bei den spät Amputierten es sicherlich sich um Leute handelte, die längere Zeit bettlägerig gewesen und entkräftet waren. Die praktische Konsequenz dieser Erfahrung wäre, daß man, um Thromben zu vermeiden, also auch um lebensgefährliche Embolien zu vermeiden, nicht zu spät amputieren sollte. Bei anderen infektiösen Prozessen im Körper, wie z. B. bei einer Appendizitis, wird man sich auch in Analogie mit den Beobachtungen von Dietrich nach der Krankheitsdauer und der Ausdehnung des infektiösen Prozesses richten, um die Frage der postoperativen Ruhezeit zu entscheiden.

Von diesen Thrombosen sind natürlich zu trennen die in der Nachbarschaft infektiöser Herde auftretenden Thromben, wie man sie besonders im kleinen Becken, in der Nähe des Ohres bei Otitis und an anderen Orten bei eitrigen Erkrankungen entstehen sieht.

Vom klinischen Gesichtspunkte aus ist der Thrombus am meisten wichtig wegen seiner Folgen, welche wieder abhängig sind von seinem Sitz. Danach unterscheidet man wandständige und obturierende Thromben. Die Folgen der Thrombose sind sehr verschieden. Entweder wird der Thrombus, und das geschieht nur, wenn er sehr klein ist, allmählich rekanalisiert oder er organisiert sich an seinem Entstehungsort, indem von der Intima aus Granulationsgewebe in ihn hereinwächst und das Gefäß schließlich in einen bindegewebigen Strang verwandelt wird. Zuweilen erweicht ein Thrombus, meistens wenn er infiziert ist; er kann aber auch eintrocknen, verkalken und sogenannte Venensteine (Phlebolithen) bilden, die sich auch in dem Plexus pampiniformis der Frauen gelegentlich finden.

Der günstigste Ausgang einer Thrombose ist natürlich der, daß der Thrombus allmählich rekanalisiert wird. Die völlige Organisation ist in den meisten Fällen insofern günstig, als eine Verschleppung verhindert und gewöhnlich durch reichliche Kollateralen der Blutkreislauf erhalten wird. Die Loslösung eines Thrombus oder eines Teiles ist gleichbedeutend mit Embolie und wird unten näher besprochen werden; besonders ungünstig sind natürlich die Embolien, die aus vereiterten Thromben hervorgehen.

Klinisches. Klinisch erkennt man die Thrombose an der lokalen Druckempfindlichkeit der Venen und an der Entstehung eines perivenösen Ödems. Das Ödem kann oft das hervorstechendste Symptom sein, z. B. bei der Phlegmasia alba dolens der Wöchnerinnen; es ist oft noch vorhanden, auch wenn die Zirkulation längst wieder hergestellt, der Thrombus fast resorbiert ist. Subjektiv sind spontane Schmerzen, Gefühl der Schwere in den betroffenen Extremitäten, Hitze und Kälte, starker Juckreiz der Haut fast stets vorhanden. Diese Erscheinungen können sich mit denen einer Phlebitis vollständig decken, die ja auch mit einer Thrombose einhergehen kann.

Wie bei der Ätiologie erwähnt, finden sich die Thrombosen hauptsächlich bei Bettlägerigen (Schwangeren und Operierten), bei Herzkranken, bei Chlorose, Leukämie, nach Infektionskrankheiten und bei Sepsis.

In den letzteren Jahren ist von verschiedenen Seiten, insbesondere von chirurgischer und pathologisch-anatomischer Seite auf das gehäufte Auftreten von Thrombosen und Embolien hingewiesen worden. So geben Fahr und Hörnig aus der Frankfurter Klinik von Schmieden eine Verdreifachung der Thrombosen und Embolien in den Jahren 1923—1926 an. Nach Detering, der in den Jahren 1919—1927 einen Anstieg dieser Fälle um das Vierfache fand, sind die primären und die postoperativen Thrombosen in gleicher Weise an diesem Anstieg beteiligt. Bezüglich der Embolien ist die postoperative Thrombose besonders an den dann meist tödlich verlaufenden Lungenembolien beteiligt. Während Nägeli 1924 noch unter mehr als 15 000 Operationen nur 17 autoptisch kontrollierte Lungenembolien sah, sind die späteren Zahlen von Sauerbruch erheblich höher für das Münchener Material und für das Kölner Material fand Detering 1927 unter 13 000 Operationen die sehr beträchtliche Zahl von 116 postoperativen Thrombosen und 32 tödlichen Embolien. Diese Statistik läßt erkennen, daß bei Magen- und Gallenblasenoperationen eine gewiß erhöhte Neigung zu Thrombosen besteht, daß die Methode der Narkose ohne Bedeutung für das Auftreten von Thrombosen ist, daß das höhere Lebensalter in erhöhtem Maße der Thrombosegefahr ausgesetzt ist und daß endlich das weibliche Geschlecht mehr als das Doppelte der davon betroffenen Fälle stellt. Aus einer Zusammenstellung von S. Oberndorfer ist interessant, daß unter dem Sektionsmaterial des pathologisch-anatomischen Institutes München-Schwabing in den Zeitperioden 1912—1914 bzw. 1924—1927 eine Zunahme der Lungenembolien von 2 auf 5 % zu verzeichnen ist, wobei sich in der Mortalitätsstatistik die inneren Erkrankungen mit $7^1/_2 \%$, die chirurgischen mit 5 % beteiligen. Die Ansicht, daß die Zunahme der Thrombosen auf der allgemeineren Verbreitung einer intravenösen medikamentösen Therapie beruhe, ermangelt bisher durchaus der nötigen Beweise. Der klinische Eindruck spricht dagegen. Worauf die Zunahme der Thrombosen und Embolien beruht und ob sie nur eine vorübergehende Erscheinung ist, vermögen wir heute noch nicht zu überblicken, ebensowenig wie wir heute schon die Ursachen der zweifellos stark angestiegenen Erkrankungen des Kreislaufsapparates im ganzen, insbesondere des Herzens zu ergründen vermöchten.

Therapie. Bei der einfachen Thrombose ist in erster Linie Ruhigstellung das Wichtigste. Die Resorption kann man anbahnen durch lokale Anwendungen Prießnitzscher oder auch feuchtwarmer Umschläge. Wichtig ist in allen Fällen eine gute Hautpflege der befallenen Extremität, Einreibungen mit spirituösen Lösungen usw. Die Elastizität der Haut durch leicht komprimierende Binden aufrecht zu erhalten, muß eine weitere Aufgabe sein; dies ist natürlich in den ersten Tagen, solange der Thrombus noch nicht genügend organisiert ist, der Emboliegefahr wegen nicht gestattet. Hat sich einmal die Zirkulation wiederhergestellt, erkennbar an dem Nachlassen der ödematösen Schwellung, so kann man mit vorsichtigen passiven Bewegungen beginnend zu einer leichten Streichmassage übergehen.

Handelt es sich um eine Thrombose der Beinvenen, so sieht man oft bei dem ersten Versuch zu stehen und zu gehen eine Zunahme des Ödems. Verhindern läßt sich dies durch gutes Wickeln mit einer elastischen Binde oder durch das Anlegen eines Gummistrumpfes. Auch bei den Thrombosen der Armvenen ist diese Wicklung dann, wenn der Patient beginnt aufzustehen (und man erlaubt das, abhängig von der Rückbildung der sichtbaren Veränderungen nach Wochen oder Monaten), sehr zweckmäßig.

Bei den septischen Thrombosen sind alle diese Maßnahmen mit größerer Vorsicht anzuwenden, vor allem Massage ganz zu unterlassen; eventuell kommt eher eine chirurgische Therapie in Frage.

b) Thrombose einzelner Venen.

Thrombose der Armvenen. Die Thrombose der Armvenen kommt insbesondere bei Herzkranken nicht so sehr selten vor, sie kann unter Umständen eine recht erhebliche ödematöse Schwellung und eine deutliche Erweiterung der Hautkollateralen machen. Der Thrombus liegt gewöhnlich im Sulcus bicipitalis, ist deutlich fühlbar, anfangs stark druckempfindlich und erstreckt sich oft zentral bis in die Achselhöhle, peripher bis weit über das Ellbogengelenk hinaus.

Obwohl man bei den Armvenen die Möglichkeit hat, die Vene still zu stellen und lokal zu behandeln, nimmt doch die Erkrankung fast immer einen längeren (monatelangen) Verlauf. Unter Umständen kann das Verhalten des Ödems für die Differentialdiagnose einfache oder entzündliche Thrombose wichtig sein insofern, als man bei der septischen das Ödem im ganzen Verlauf der Vene lokalisiert auftreten sieht, während bei der aseptischen nur die peripheren Partien mehr allgemein ödematös geschwollen sind.

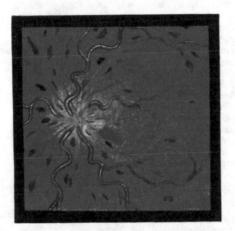 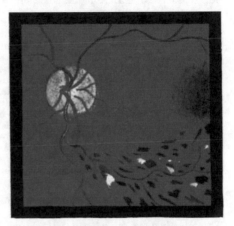

Abb. 186. Thrombose der Vena[1) centralis retinae. (Nach Bach und Knapp.)

Abb. 187. Thrombose eines Astes der Vena centralis retinae. (Nach Bach und Knapp.)

Thrombose der Hirnvenen und Sinus. Diese Thrombosen entwickeln sich entweder infolge eitriger Prozesse der Nachbarschaft (Otitis interna, Mastoiditis) oder auf der Basis allgemeiner Kachexie und Anämie bei abgemagerten anämischen älteren Leuten oder infolge chemischer oder physikalischer Veränderungen des Blutes selbst (Veränderungen der Strömungsgeschwindigkeit und Zusammensetzung des Blutes bei Chlorose).

Von den klinischen Symptomen stehen im Vordergrunde Kopfschmerzen, Schwindel und Erbrechen. Die Patienten erkranken zumeist unter den Erscheinungen einer allgemeinen Sepsis mit Fieber; gelegentlich entwickeln sich die Symptome außergewöhnlich rapide, so daß eine Diagnose nicht möglich ist. Neuerdings hat man versucht, diese Thrombose operativ durch Unterbindung der Vena jugularis communis bzw. durch Unterbindung des Sinus zu beeinflussen (Zaufall). Die Prognose hat sich seitdem erheblich gebessert, da es in vielen Fällen gelang, Embolie zu verhindern und den Prozeß lokal zum Abheilen zu bringen.

Die **Thrombose der Vena centralis nervi optici,** die zuerst von Michel nachgewiesen wurde, kann aus dem Augenspiegelbefunde (V. breit geschlängelt, mit Blut reichlich gefüllt, A. schmal, Hämorrhagie) gestellt werden.

Sie kommt gewöhnlich bei Arteriosklerotikern vor, seltener bei Herzkranken, oder fortgeleitet von einer Entzündung der Orbita (z. B. bei Erysipel).

Das Sehvermögen ist bei der Thrombose plötzlich mehr oder weniger stark herabgesetzt, das Gesichtsfeld entsprechend dem thrombosierten Bezirk gestört, doch tritt niemals, wie beim embolischen Verschluß der Zentralarterie, eine plötzliche Erblindung auf.

Abb. 186 zeigt einen Augenhintergundsbefund bei Thrombose der Zentralvene, wobei die streifenförmig angeordneten klumpigen Blutungen bis in die äußerste Peripherie die Diagnose sicherstellen. Eine Restitutio des venösen Kreislaufes ist beim Verschluß der

[1) Abb. 186, 187 sowie 189 u. 190 übernommen aus der 1. Aufl. dieses Handbuchs, Bd. 6, S. 494 u. 495. Beitrag von L. Bach u. P. Knapp.

Vena centralis nicht zu erwarten, die Prognose hinsichtlich des Sehvermögens also schlecht. Differentialdiagnostisch ist die Abgrenzung des Krankheitsbildes gegen die bei Hypertonien und Urämien ebenfalls vorkommende Retinitis nephritica durch die Plötzlichkeit der Abnahme der Sehkraft und das zunächst einseitige Auftreten der Thrombose möglich. Später können die sich bildenden Degenerationsherde dem Bilde der Retinitis albuminurica sehr ähnlich sehen.

Die Thrombose eines Astes der Vena centralis retinae (Abb. 187) ist hinsichtlich ihrer Prognose natürlich günstiger zu beurteilen.

Thrombose der Vena cava superior. Diese Thrombose entsteht entweder fortgeleitet von den Armvenen her oder durch Kompression von außen (Tumoren).

Die Symptome sind Stauung und Erweiterung der peripheren Venen des Kopfes, Halses und des Armes (Stokesscher Kragen), Kleinerwerden oder Verschwinden des Venenpulses. Es kann sich ein Ödem entwickeln mit mehr oder weniger starker Zyanose der Haut. Bei Mediastinaltumoren kann man mitunter beobachten, wie sich im Verlaufe der Thrombose ein Kollateralkreislauf ausbildet. Man sieht, wie am Rumpf stark erweiterte Venen auftreten, in denen der Blutstrom von oben nach unten gerichtet ist. Es entsteht so hier eine Verbindung zwischen dem System der oberen und unteren Hohlvene, durch Vermittlung einerseits der Hautgefäße, der Vena mammariae, epigastricae und iliacae, andererseits durch die Vena azygos und hemiazygos. Es ist prognostisch sehr wichtig, ob die Thrombose oberhalb oder unterhalb der Abgangsstelle der Vena azygos sitzt. Erstreckt sich die Thrombose auch auf die Vena azygos resp. hemiazygos, so kann sich nur schwer ein ausreichendes Anastomosensystem zur unteren Hohlvene entwickeln (s. S. 31). Als Symptom der Thrombose der linken Koronararterie wurde von Obrastzow und Straschesko der plötzlich einsetzende Status anginosus beschrieben, der durch langandauernde Anfälle von Stenokardie mit akuter Herzschwäche, Dyspnoe, epigastrischem Schmerz charakterisiert ist. Pletnew fordert dazu Herzverbreiterung nach links, Lungenödem, während bei der Thrombose der Art. coron. Rechtsverbreiterung, akute Leberschwellung und trockene Perikarditis an umschriebener Stelle typisch sein sollen. Kohan und Bunin diagnostizierten einen solchen Fall zu Lebzeiten. Ein Infarkt braucht nicht immer aufzutreten, da die starke linke Koronararterie den rechten Ventrikel mit versorgen kann.

Thrombose im Gebiet der unteren Hohlvene.

Die Thrombose der unteren Hohlvene entsteht meistens durch Übergreifen von Thrombenbildung in Ästen der Hohlvene, am häufigsten wohl bei Thrombose der Beinvenen, der Venen des Beckens, gelegentlich auch der Nierenvenen; in seltenen Fällen wachsen maligne Nierentumoren auf diesem Wege bis in den rechten Vorhof (häufigste Form der Geschwulstpfröpfe). Ferner kann die Thrombose sich entwickeln beim Übergreifen von entzündlichen eiterigen Prozessen in der Nachbarschaft der Vene auf deren Wandung. Die Folgen der Thrombose sind verschieden je nach dem Sitz; je tiefer der Thrombus, desto günstiger ist die Gelegenheit zur Ausbildung von Kollateralen.

Das wichtigste Symptom sind starke Stauungserscheinungen der unteren Körperhälfte. Sie äußern sich außer in der starken Schwellung der oberflächlichen Venen in dem Auftreten eines erheblichen Ödems. Zur Beurteilung des Sitzes ist eine genaue Berücksichtigung der Anatomie des Venensystems, aus dem die untere Hohlvene hervorgeht, nötig (siehe Abb. 17 und 18). Ist der Abgang der Nierenvenen mit in die Thrombose einbegriffen oder liegt die Thrombose oberhalb dieses Abganges, so kommt es zu starken Stauungserscheinungen an der Niere, kenntlich an dem Auftreten von Eiweiß und von Blut im Harn, dessen Menge gleichzeitig vermindert ist. Wird die Mündung der Vena hepatica in die Thrombose einbegriffen, so tritt Stauung im Pfortadersystem auf. Die Leber schwillt an, die Milz ist stark vergrößert, es kommt zu Aszites. Bei Verschluß der Milzvene allein wird die Stauung des Organes an einer enormen Schwellung kenntlich (s. unten).

Die Folgen von Thrombenbildung im System der unteren Hohlvene können bei langsamer Entwicklung der Thrombose und bei längerer Dauer völlig ausgeglichen werden durch die Ausbildung der sehr reichlich vorhandenen Anastomosen zu einem ausgedehnten Kollateralkreislauf.

Thrombose der Pfortader. Pfortaderthrombosen kommen nicht so selten vor. Unter 25 000 Autopsien fand z. B. Lissauer (Breslau) 68 Pfortaderthrombosen. Obwohl die Diagnose Pfortaderthrombose in den meisten Fällen wohl erst post mortem gestellt wird, ist doch der klinische Symptomenkomplex bisweilen ein derartiger, daß die Diagnose ante mortem möglich ist. Derartige in vivo diagnostizierte Fälle haben ihres Symptomenkomplexes wegen ein besonderes Interesse. Die Thrombose des Stammes führt gewöhnlich zur Stauung im Darmsystem, Entwicklung eines Aszites, Vergrößerung der Milz. Die Darmsymptome sind im wesentlichen folgende: Blutige Stühle, blutiges Erbrechen, infolgedessen Anämie. Bei langsamem Entstehen kann es zum völligen Ausgleich der Störungen kommen, indem die zahlreichen zwischen Pfortaderkreislauf und System der unteren respektiv oberen Hohlvene vorhandenen Anastomosen einen Kollateralkreislauf herstellen (Abb. 18).

Die mitunter recht große Milz kann einerseits auf die Diagnose hinleiten, andererseits auch irreführen. Die methodischen Blutuntersuchungen geben keine sicheren Anhaltspunkte, sie gestatten nur eine leukämische Erkrankung, oder eine perniziöse Anämie auszuschließen, lassen aber die Diagnose chronischer Anämie mit Splenomegalie (Banti) offen. Praktisch wichtig ist, daß Pfortaderthrombosen im Anschluß an ein Trauma beobachtet worden sind.

Ein Fall von Enderlen und Hotz, der auch nach anderer Richtung hin interessant ist, soll hier erwähnt werden. Der Patient stieß bei einem Fall vom Wagen mit dem Leib auf einen Pfahl auf, ohne äußerlich verletzt zu werden. Anfänglich heftige Schmerzen im Leib, im folgenden Monat eine auffallend zunehmende Blässe, im zweiten Monat Bluterbrechen, das sich im weiteren Verlauf wiederholte, gleichzeitig Blut im Stuhl. Befund: Wachsbleicher Mann, Hämoglobin 35%. Röntgenaufnahme des Magens schien auf ein Ulcus ventriculi hinzudeuten. Operation: Magen, Duodenum, Leber, Gallenblase ohne Veränderung; große Milz. Erneutes Blutbrechen. 6 Wochen später Exitus. Sektion bestätigte die klinische Diagnose Pfortaderthrombose.

Ein zwar nicht durch ein Trauma, aber in seiner Entwicklung interessanter, im Augustahospital Köln beobachteter Fall war folgender: 52 jähriger Mann; vor 22 Jahren Malaria. Plötzlich heftiges Blutbrechen, Blutstühle, gewaltiger Milztumor, undeutlicher Aszites. Nach kurzer Beobachtung Tod. Klinische Diagnose: Pfortaderthrombose wurde durch die Sektion bestätigt.

Differentialdiagnostisch kann die Thrombose der Milzvenen, die einen ähnlichen Symptomenkomplex hat wie die Stammthrombose wenigstens im Beginn des Krankheitsbildes nur schwer abgetrennt werden. Ein ungewöhnlich großer Milztumor mit geringgradigen Folgeerscheinungen spricht für Milzvenenthrombose.

Thrombosen der Vv. mesentericae sup. et inf. sind sehr selten, aber bekannt und auch diagnostiziert worden. Das klinische Bild ist folgendes: Ileussymptome, Darmblutungen, Reizerscheinungen von seiten des Peritoneums infolge von Darmnekrosen. Die Differentialdiagnose: Volvulus, Invagination, perforiertes Darmulkus usw. kann sehr schwer sein. Über Embolie der Mesenterialarterien vgl. S. 502.

Thrombose der Jugularvenen. Diese Thrombose entwickelt sich besonders häufig im Anschluß an eitrige Entzündungen im Gesicht (Erysipel, Furunkulose) und im Ohr (siehe oben), geht mit sehr heftiger lokaler Schmerzhaftigkeit einher und macht nur dann Ödem, wenn beide Jugularvenen verschlossen sind; diagnostische Schwierigkeiten können entstehen, wenn eine Thrombose in den Venae jugulares internae sich entwickelt hat, weil der Thrombus dann der Palpation nicht zugängig ist. Im Anschluß an Angina sah ich sie mehrfach zum Ausgang einer tödlichen Sepsis werden. In solchen Fällen die Jugularis nach dem ersten Schüttelfrost zu unterbinden, ist berechtigt, aber nicht immer erfolgreich.

Man findet auch bei Tieren, zumeist bei den Haustieren und bei Pferden gelegentlich Thromben in den größeren Gefäßen. Daß sich diese Thromben an Aneurysmen anschließen, ist verständlich und Aneurysmen kommen bei Pferden nicht so selten vor. Aber auch in den Extremitäten im Verlauf einer Endokarditis, Pneumonie oder auch im Anschluß an eine entzündliche Erkrankung der inneren Organe findet man gelegentlich Thromben. Sind die Extremitäten befallen, so äußert es sich in Lahmgehen der Tiere und Schwäche der Extremitäten, mit herabgesetzter Pulsation an den peripheren Gefäßen.

2. Embolie.

Definition und pathologische Anatomie. Unter Embolie versteht man „die Festsetzung eines mit dem Blutstrom fortgeschwemmten fremden Körpers in einem Blutgefäß; der festgekeilte Körper selbst heißt Embolus (Quincke). Am häufigsten entsteht ein Embolus durch die Loslösung eines Thrombus oder von Teilen desselben, weniger häufig bilden den Embolus losgerissene Stückchen der normalen oder erkrankten Gefäßwand oder Gewebsteile, die zumeist durch Traumen, Fett oder durch Einwachsen von Geschwülsten in das Gefäßlumen fortgeschwemmt werden. Hierzu gehören auch Eitermassen aus Abszeßhöhlen, die in der Nähe größerer Gefäße liegen. Die Wirkung eines Embolus hängt im wesentlichen davon ab, ob er das Gefäß völlig verstopft oder nur zum Teil das Lumen verlegt, ob er größere oder kaum nennenswerte Ernährungsstörungen hervorruft, ob er infiziert war oder nicht. Gelegentlich kann ein Embolus Veranlassung geben zur Entstehung eines lokalen Aneurysmas (siehe S. 473).

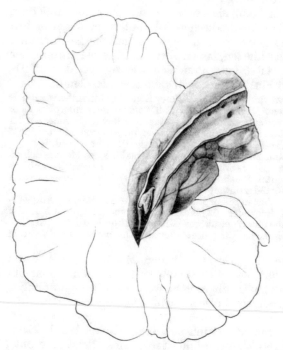

Abb. 188. Reitender Embolus der Arteria mesenterica inferior.

Handelt es sich um infizierte Embolie, so können diese, unabhängig von dem oft unwesentlichen Ursprungsherd, klinisch schwere, in ihrer Ätiologie unklare Erkrankungen erzeugen. Ein Embolus wird sich besonders festsetzen können, wo die Lumina der Gefäßwand sich plötzlich und intensiv verengern. Da dies im Lungenkreislauf geschieht, da andererseits die meisten Embolien im venösen Kreislauf sich bilden, so ist die Lungenembolie die häufigste.

Im Gegensatz zu diesen Embolien im venösen Kreislauf kommen im arteriellen hauptsächlich die von einer Endokarditis ausgehenden in den parenchymatösen Organen des Abdomens vor, speziell der Milz und Nieren, seltener im Gehirn, in der Leber, dem Herz, Darm, in den Extremitätenarterien, sehr selten in Schilddrüse, Knochenmark, Auge. Sperling fand unter 76 Fällen mit Endokarditis 57 mal Embolie in den Nieren, 39 mal in der Milz, 15 mal im Gehirn, 5 mal im Darm und 5 mal in der Leber, vereinzelt im Herzmuskel, Extremitätenarterie, Schilddrüse, Knochenmark. Auch das Venensystem kann der Sitz von Embolie werden. Da die Darmgefäße in der Leber sich in Kapillaren auflösen, können sich Embolien aus den Darmgefäßen hier verankern. Auf die Möglichkeit retrograd entstandener Embolie wird neuerdings wieder hingewiesen. Diese kommen ausschließlich im Venensystem zustande, entstehen zumeist beim Husten, bei Würgbewegungen dadurch, daß der Druck in dem zentraleren Teil des venösen Gefäßes zunimmt und der Blutstrom dadurch vorübergehend in umgekehrter Richtung fließt. Nur dort, wo Klappen fehlen, ist ein solches Rückwärtsfließen möglich. Auf diese Weise hat man z. B. nach Husten Embolie in der Leber entstehen sehen.

Neben dieser am häufigsten vorkommenden thrombotischen Embolie spielt eine gewisse Rolle die sogenannte Fettembolie, die sich nach Fettgewebszerreißungen, nach Knochenfrakturen, im Puerperium bilden können und dadurch, daß das flüssige Fett mit den Venen fortgeschwemmt hauptsächlich zu einer Fettembolie der Lungenkapillaren führen kann. Diese Fettembolie tritt am schnellsten und häufigsten bei Zertrümmerungen der größeren

Röhrenknochen ein und ist eine tödlich wirkende Erkrankung, der nur prophylaktisch vorgebeugt werden kann durch eine schnelle und zweckmäßige Behandlung von Frakturen größerer Röhrenknochen. Die Diagnose stützt sich auf die Feststellung der angegebenen ätiologisch wichtigen Faktoren, dann, wenn bedrohliche Respirationsstörungen vorliegen, die weder durch den Befund an den Lungen, noch durch den Zustand des Herzens geklärt werden können. Neben dieser Fettembolie ist von Wichtigkeit die Luftembolie, die am häufigsten bei operativer Eröffnung der Venen, dann aber auch bei der Caissonkrankheit (vgl. bei Staehelin, Bd IV dieses Handb. S. 778) beobachtet wird. Die dem Venenblut beigemengten Luftblasen verstopfen die Lungenkapillaren und machen dann Symptome derart, wie sie bei jeder Embolie der Lungengefäße vorkommen. Die Diagnose macht insofern Schwierigkeiten, als bei einer ausgesprochenen Embolie gewöhnlich sehr schnell der Tod eintritt.

Luftembolien sind besonders in der Anfangszeit der Pneumothoraxbehandlung nicht ganz selten vorgekommen. Mir persönlich sind zwei Fälle dieser Art mit folgendem Verlauf bekannt:

Bei einem 28jährigen Mann trat beim Wiederauffüllen eines Pneumothorax mit 150 ccm Sauerstoff plötzliche Blässe und Verlust der Sehfähigkeit auf. Die Temperatur stieg auf 38,2°, Puls gut, um 75, starke Kopfschmerzen, Sensorium klar, Augenhintergrund ohne Befund. Die Lumbalpunktion ergab 80 mm Druck ohne pathologische Bestandteile im Liquor. Nach 2 Tagen fiel die Temperatur ab, dann kehrte im Laufe der nächsten Tage die Sehfähigkeit allmählich zurück.

Im zweiten Falle handelte es sich um einen 22jährigen Jungen, der nach Einlaß von 100 ccm Stickstoff plötzlich bewußlos wurde, einen positiven Babinski, gesteigerte Reflexe und erhöhten Muskeltonus hatte. Das Bewußtsein kehrte allmählich zurück, doch traten starke Kopfschmerzen auf und eine Amaurose, die auch in diesem Falle am nächsten Tag verschwunden war.

Jessen stellt 26 Fälle von Luftembolie zusammen und beobachtete selbst 4 Fälle. Er sah von einem ausgiebigen Aderlaß nicht unter 400 ccm und mit möglichster Schnelligkeit ausgeführt, lebensrettende Wirkung und stellt sich vor, daß für die Behebung der Embolie die plötzliche Steigerung des arterio-venösen Druckgefälles durch den Aderlaß sehr wesentlich sei. Im Tierexperiment fanden Stratmann und Uhlenbruck bei künstlicher Luftembolie in eine Vene des großen Kreislaufes eigenartige Veränderungen des Elektrokardiogramms mit Anstieg der P-Zacke, eventuell Umschlag von P, dann Veränderung der Q- und S-Zacke, endlich terminal stets das Auftreten eines Herzblock nach größeren Embolien, während teilweise Injektionen von 20 und 40 ccm Luft selbst von kleinen Hunden nach vorübergehenden Herzstörungen glatt überwunden wurden.

Schließlich sind hier noch zu erwähnen die Geschwulstembolie, die die Ursache der Metastasen maligner Geschwülste auf dem Blutwege darstellt, die Parenchym- und Zellembolien (Leber, Plazenta, Knochenmark), die Pigmentembolie (z. B. die Anthrakose der Milz, von der Lunge ausgehend), die Parasiten- und Bakterienembolie (Echinokokken), die Fremdkörperembolie.

Man hat eine Zeitlang partielle Strömungen angenommen. Dahingehende neuere Untersuchungen von Rupp haben gezeigt, daß partielle Strömungen sicherlich nicht stattfinden. Experimentell ist die Frage geprüft worden, wie sich der Blutdruck bei Embolien verhält. Durch Stärkeemulsion in die Vena jugularis erzielte Tum multiple Embolien; bei großen Dosen führte dies zu einem Abfall des arteriellen Blutdruckes und Steigen des venösen Druckes; bei kleinen Dosen zeigte sich keine Beeinflussung des Blutdruckes. Tum glaubt, daß die auftretende Dyspnoe rein nervös durch den Vagus bedingt sei.

Folgen der Embolie. Die Folgen der Embolie äußern sich darin, daß ein bestimmter Gefäßbezirk außer Funktion gesetzt wird. Sind genügend Kollateralen vorhanden, so hat die Embolie keine Bedeutung. Handelt es sich aber um eine Endarterie (s. Anatomie S. 31), so bildet sich, weil dann das von dieser versorgte Gebiet gänzlich ohne Blut bleibt, ein anämischer Infarkt. Bei gleichzeitig vorhandener Herzschwäche oder anderen Erkrankungen des Gefäßsystems führt die Embolie trotz vorhandenen Kollateralkreislaufs sehr oft zur Entstehung eines hämorrhagischen Infarktes; hierbei kommt es zu starker

Blutüberfüllung des von der verstopften Arterie versorgten Gebietes aus den Kollateralen und zu reichlichem Blutaustritt.

Ein derartiger Infarkt wird nun in den meisten Fällen organisiert. Es kann aber auch, wenn es sich um einen septischen Embolus handelt, oder eine sekundäre Infektion hinzutritt, zu einer Abszeßbildung in dem betreffenden Organ kommen. Werden die größeren Arterien speziell der Extremitäten durch einen Embolus verschlossen, so kann es an diesen zu vollständiger Gangrän kommen. In sehr seltenen Fällen stellt die Embolie die Ursache des Todes dar. Tödlich wirken, wie bereits erwähnt, die Luft- und Gasembolie, daneben aber auch besonders Embolien der großen Lungenarterien.

Klinisch decken sich die Lokalsymptome im allgemeinen mit denen der Thrombose. Handelt es sich um eine Lungenembolie, so markiert sich dies sehr oft durch blutigen Auswurf, Kurzluftigkeit, gelegentlich durch Fieber, physikalisch dann, wenn es sich um eine ausgedehntere Embolie handelt, durch Dämpfung, Abnahme des Stimmfremitus, aufgehobenes Atmungsgeräusch und Reiben. Der Sitz dieser Embolie bzw. Infarktes ist gewöhnlich die rechte Lunge, sehr oft Mittel- oder Unterlappen. Wenn es sich um eine ausgedehnte Embolie handelt, können auch beide Lungenarterien verstopft werden; dies kommt z. B. bei den aus den langen Venen des Beines (Vena saphena und Vena femoralis) stammenden Embolien vor. Die Symptome dieser ausgedehnten Embolie können sehr bedrohlich sein. Bei vielen im Volk als ,,Herzschlag" bezeichneten Todesfällen handelt es sich um Lungenembolie (vgl. vorne das Kapitel: Plötzlicher Herztod). Die Patienten werden auf der Straße ohnmächtig, blaß, fallen um und sind in wenigen Minuten tot. Bisweilen tritt der Tod erst nach Stunden oder Tagen ein, nachdem sich im Anschluß an die Lungenembolie ein Lungenödem entwickelt hat.

Ganz kleine Embolien machen entweder keine oder nur sehr geringe subjektive Erscheinungen, so daß eine Diagnose daraufhin nicht gestellt werden kann. Man findet nicht selten bei Obduktionen die Residuen frischer oder älterer Embolien, die klinisch vorher keinerlei Erscheinungen gemacht hatten.

Die Diagnose der Lungenembolie kann, wenn Verdichtungserscheinungen nicht nachweisbar sind, wenn die Dyspnoe wenig ausgesprochen ist, in der ersten Zeit schwierig sein. Bei dem hämorrhagischen Infarkt, der aber nicht immer mit einem hämorrhagischen Sputum einhergeht, ist eine Diagnose schnell gestellt, sobald der Patient blutigen Auswurf hat. Bei vorhandenen Herzerkrankungen (Herzfehler oder Myodegeneratio cordis) muß man immer dann, wenn plötzlich Dyspnoe und hämorrhagisches Sputum auftreten, an die Möglichkeit einer Lungenembolie denken. Auch bei Patienten, die längere Zeit bettlägerig waren, bei Wöchnerinnen, bei Operierten soll man sich immer dieser Möglichkeit erinnern.

Die Embolien der übrigen inneren Organe, speziell die von Niere und Milz, verlaufen meistens ohne lokale und Allgemeinsymptome. Gelegentlich lösen Nereninfarkte Erscheinungen von Nierenkolik aus, speziell Erbrechen, Anurie und lokale Schmerzen. Diese Symptome können auch bei sehr kleinen Embolien auftreten. Milzembolien können sich in seltenen Fällen auch durch lokale Schmerzen äußern; sind viele Infarkte hintereinander aufgetreten, so kann eine nennenswerte Milzvergrößerung stattfinden, die perkutierbar bzw. tastbar ist. Embolie der Arteria coelica, der Mesenterica superior oder inferior äußern sich durch sehr heftige oft mit Kollaps verbundene Schmerzen, durch Erbrechen, blutige Stuhlentleerungen, Meteorismus Diese Symptome: Kollaps, blutige Stuhlentleerung, Meteorismus, Ileus müssen also immer an eine Embolie der Mesenterialgefäße denken lassen in allen Fällen, in denen nach dem Herz- und Gefäßbefund das Vorhandensein eines Thrombus wahrscheinlich ist; speziell also bei Mitralstenose und Myodegeneratio cordis. Klinisch läßt sich der Symptomenkomplex oft gut abgrenzen, trotzdem kann der Zusammenhang übersehen werden, wenn, wie nicht so selten, die Mitralstenose trotz längeren Bestehens unerkannt blieb.

Da die Mesenterica inferior über erheblich mehr Kollateralen verfügt (Bier), so sind die Infarkte der Mesenterica superior durchweg schwerer als die der inferior. Embolien der Hirnarterien betreffen oft die inneren Kapseln und die Zentralganglien, können klinisch von den Folgen eines geplatzten Gefäßes nicht immer unterschieden werden und machen, da sie ja gewöhnlich Endarterien befallen, zumeist Lokalsymptome, die je nach dem Sitz der Embolie sehr wechselnde sein können. Am häufigsten lokalisieren sie sich in den linken Ästen der Arteria fossae Sylvii.

Embolien der Koronargefäße wirken nicht immer tödlich; die ausgedehnte Anastomosenbildung kann für die Blutversorgung des Herzmuskels genügen. Man sieht nicht selten bei Leuten, die längere Zeit Anfälle von Angina pectoris durchgemacht haben, unter heftigen Schmerzen eine akute Verschlimmerung der Herzinsuffizienz entstehen. Derartige Beschwerden können durch eine Embolie und einen Infarkt im Bereiche der Koronargefäße ausgelöst sein. Neben den lokalen Schmerzen, die mit Sensibilitätsstörungen im linken Arm einhergehen können, zeigen sich oft Reizerscheinungen von seiten des Magens (stärkerer Brechreiz und lokale Druckempfindlichkeit im Bereiche des Epigastriums) als Symptome, die diesen Infarkt andeuten. Die Diagnose ist verschiedentlich, unter anderen von Hochhaus, intra vitam gestellt und post mortem bestätigt worden. Embolien der Koronargefäße machen aber in den allermeisten Fällen keinerlei klinische Symptome. Unter Umständen verlaufen sie unter dem Bilde des „Status anginosus", eines schweren plötzlich einsetzenden und therapeutisch unbeeinflußbaren Angina-pectoris-Anfalles von stunden- bis tagelanger Dauer.

Daß infektiöse Emboli zu lokalen Entzündungsprozessen führen können, wurde oben bereits erwähnt. Bei einer Lungenembolie kommt es nicht selten zu einem Zerfall des Infarktes, zu einem Abszeß oder zu Gangrän. Bei der Verschleppung infektiöser Embolie in die anderen erwähnten Organe handelt es sich meistens um mehrere Embolien, die dann, indem sie sich weiter entwickeln, ohne Lokalsymptome das Bild einer Pyämie hervorrufen. Nicht jeder von einem infizierten Thrombus ausgehende Embolus führt zu einem vereiterten Infarkt. Es kommen hier speziell, wenn die Embolien von septisch erkrankten Herzklappen ausgehen, nebeneinander blande und septische Embolien vor. Interessant ist die Beobachtung, daß beim Eintreten einer Hemiplegie Arhythmien sowohl wie Anfälle von Angina pectoris und Kompensationsstörungen vorübergehend völlig verschwinden können (Ortner).

Paradox auftretende Embolien müssen stets an die Anwesenheit eines offenen Foramen ovale erinnern. Man sieht z. B. nach einer starken Verletzung einer unteren Extremität Embolien im arteriellen Gefäßsystem der oberen Extremitäten, die sich nicht anders als durch ein bis dahin nicht erkanntes offenes Foramen ovale erklären lassen [1].

Die Embolie der Arteria centralis retinae im ophthalmoskopischen Bilde ist aus den Abb. 189 und 190 erkennbar. Bei Embolie der Zentralarterie ist die Macula lutea weiß oder gelbweiß, in ihrer Mitte die Fovea centralis als kirschroter Fleck sichtbar. Die Arterien sind schmal, die Venen schlecht gefüllt.

---

[1] Aschoff schätzt die Häufigkeit des offenen Foramen ovale beim Erwachsenen auf 20—30%.

Klinisch ist das Krankheitsbild durch eine plötzlich auftretende Erblindung — bis auf das Erkennen von Handbewegungen und quantitativer Lichtunterschiede — gekennzeichnet. Die Störung ist irreparabel. Später tritt eine Atrophie der Sehnervenpapille auf und der rote Fleck in der Makula verschwindet.

Betrifft die Embolie nur einen Arterienast, so ist die Stelle der Embolie meist durch eine spindelförmige Anschwellung des Gefäßes gekennzeichnet. Die Netzhaut im Versorgungsbereich des Arterienastes wird grau oder trübweiß, die verstopfte Arterie ist später von weißen Streifen eingerahmt. Klinisch äußert sich diese Astembolie durch plötzlichen Gesichtsfeldausfall entsprechend dem Verbreitungsbezirk des befallenen Astes.

Therapie. Bei der Behandlung der Lungenembolie hat man, wenn es sich um größere Infarkte handelt, sehr oft herzstimmulierende Mittel notwendig;

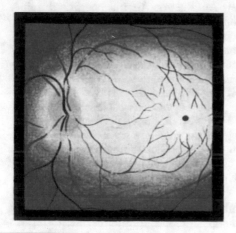

Abb. 189. Embolie der Arteria
centralis retinae.
(Nach Bach und Knapp.)

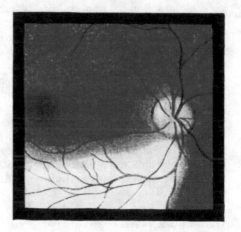

Abb. 190. Verschluß eines Astes der
Arteria centralis retinae.
(Nach Bach und Knapp.)

Kampfer subkutan, eventuell Koffein oder Digitalis sind von den Medikamenten hier die wichtigsten. Je nach dem Grad der Herzinsuffizienz wird man mehr oder weniger forciert von diesen Mitteln Gebrauch machen müssen.

Von den übrigen Embolien erfordern nur diejenigen des Gehirns eine klinische Behandlung; auf diese einzugehen, ist aber hier nicht der rechte Ort. Bei allen Embolien ist das wichtigste Bettruhe und Fernhalten aller psychischen Insulte. Falls Schlaflosigkeit besteht oder Schmerzen den Schlaf verhindern, ist man auf Narkotika angewiesen. Für Stuhlentleerung durch leichte Laxantien muß, falls nicht gerade Darmembolie vorhanden war, unbedingt gesorgt werden.

Experimentell hat Trendelenburg zuerst die Wege angegeben, unter denen man einen Lungenembolus operativ entfernen kann. Wenn auch die Bedingungen dafür, daß diese Operation bei Menschen ausgeführt wird, sehr selten praktisch in Frage kommen werden, so ist es doch immerhin möglich, mit Hilfe der Trendelenburgschen Technik einen Menschen zu retten. Praktisch hatte Trendelenburg bereits einmal Gelegenheit. diese Operation beim Menschen auszuführen, leider ist der Patient einige Stunden danach gestorben, obwohl der 10 cm lange Embolus entfernt werden konnte. Die Operation ist inzwischen wenige Male mit lebensrettendem Erfolg ausgeführt worden.

Interessant ist, daß die Embolie der Aorta abdominalis neuerdings verschiedentlich operativ mit Erfolg behandelt werden konnte; unter anderen berichten Müller und Malo über einen derartigen offenbar schweren Fall.

Von Bedeutung ist auch diejenige Embolie, die zu einer **Spontangangrän der Extremitäten** führt. Diese embolische Gangrän kommt sehr selten vor, sie betrifft häufiger die Beine als die Arme. Der Sitz der Embolie ist die Abgangsstelle großer Gefäße, insbesondere die Teilungsstelle der Aorta, der Iliaca communis, ferner die Poplitea und die Femoralis an der Abgangsstelle der Arteria femoralis profunda. Es handelt sich also meist um den Verschluß mittelgroßer Gefäße. Oberhalb des Embolus entwickelt sich nicht selten eine Thrombose, die meist ziemlich weit proximal sich in das Gefäß herauferstreckt. Der mangelhafte Ausgleich eines solchen Verschlusses durch Kollateralen findet seine Ursache darin, daß die Gefäße sowohl wie das Herz gewöhnlich schon gröbere Schädigungen aufweisen, dann darin, daß es sehr schwer ist, bei dem Verschluß von so großen Ästen Kollateralen in genügender Weise herzustellen. Die Gangrän entwickelt sich klinisch meistens plötzlich unter heftigen Schmerzen und zeigt alle Formen des feuchten oder trockenen Brandes.

Nur ein operativer Eingriff (Arteriotomie und Entfernung des Thrombus) kann vor den Folgen der spontanen Gangrän schützen. Da die Arteriotomien unter Umständen relativ leicht auszuführen sind, ist die rechtzeitige chirurgische Hilfe in allen derartigen Fällen notwendig.

Die Prognose ist durchweg eine schlechte, die Therapie ist meist eine chirurgische, allerdings ist eine rechtzeitige Unterstützung der Herztätigkeit oft sehr wichtig. Als Differentialdiagnostik gegenüber der Thrombose kommt in Betracht, daß die embolische Gangrän plötzlich auftritt und keine Prodromalerscheinungen, die auf eine Thrombose hinweisen, vorhanden sind.

VII. Nervöse Erkrankungen der Zirkulationsorgane.

1. Allgemeines.

Definition. An den verschiedenen Organen des menschlichen Organismus, sowohl am Nervensystem selbst, wie an den inneren Organen z. B. an der Lunge oder am Magendarmtraktus, können Störungen ausgelöst werden, für die es nicht gelingt, objektive Unterlagen festzustellen. Ebenso wie aber z. B. Erbrechen oder Atemnot auf eine Erkrankung des Magens oder der Lunge hindeuten kann, bei objektiver Untersuchung sich keinerlei Anhaltspunkte finden, die mit den jetzt gebräuchlichen Untersuchungsmethoden eine anatomische Veränderung nachweisen lassen, so findet man auch am Herzen relativ häufig Störungen, für die sich eine anatomische Grundlage nicht auffinden läßt. Trotzdem können gerade diese Erkrankungen dem Patienten subjektiv viel mehr Beschwerden machen als die organischen Erkrankungen des Herzens es tun. Da Erkrankungen dieser Art nur nach ihrer Symptomatologie abgrenzbar sind, so ist es selbstverständlich, daß die Abgrenzung oft auf Schwierigkeiten stößt; eine weitere Schwierigkeit entsteht dadurch, daß die diesen Erkrankungen, den sog. Neurosen, zuständigen Erscheinungskomplexe sich oft mit denen organischer Erkrankungen verbinden. Infolgedessen ist es nur möglich, eine Definition dieser Erkrankungen zu geben, wenn man auf den Symptomenkomplex im einzelnen eingeht und diejenigen Gesichtspunkte, die auf eine organische Erkrankung hindeuten, besonders anzieht, um hier das für das Organische Charakteristische von dem Funktionellen abzugrenzen.

So versteht man also unter einer Herzneurose einen Krankheitszustand, bei dem im Vordergrunde subjektive Beschwerden verschiedenster Art stehen, die oft mit denen organischer Herzstörungen absolut zusammenfallen können, bei denen aber sich eine anatomische Veränderung nicht feststellen läßt und auch

durch die kontinuierliche, Jahre oder Jahrzehnte hindurch laufende Beobachtung nicht wahrscheinlich gemacht wird.

Wenn sich heute noch unter der Rubrik Herzneurosen Symptomenkomplexe finden,
bei denen man bereits imstande gewesen ist, anatomische Veränderungen genauer zu
charakterisieren, so ist das in der historischen Entwicklung des Begriffes Herzneurosen
begründet, re vera sollte man diese speziellen Erkrankungen aus dem Kapitel Herzneurosen
streichen und den organischen Herzerkrankungen unterordnen. Will man aber bei dem
Begriff, wie er vor 20—50 Jahren bereits bestand, bleiben, so kann man nach unseren
erweiterten Kenntnissen von heute unterscheiden: funktionelle und organische Herzerkrankungen. Von diesen verdienen nur die funktionellen die Bezeichnung als Herzneurosen.

Gerade die letzten Jahre der Entwicklung der inneren Medizin haben Vor-
stöße von den verschiedensten Seiten gezeitigt, um das Gebiet des pathologisch-
anatomisch Nichtfaßbaren, der funktionellen Störung diagnostisch greifbar
zu machen, zum mindesten es zu klassifizieren.

Der eine Vorstoß geht von der Seite der Psychiater und Psychiologen aus.
Man braucht nicht das ganze Rüstzeug der psychoanalytischen Untersuchung
aufzuwenden, um zuweilen am Krankenbett festzustellen, daß Herzstörungen
und subjektive Sensationen am Herzen ihre tiefere Ursache in seelischen
Komplexen haben und daß sie verschwinden mit dem Moment, wo die seelische
Last von dem Patienten genommen wird. In manchen Fällen wird freilich nur
dem psycho-analytisch geschulten Arzte der Grund der Herzstörung zugängig
sein. Experimentell hat sich die Wundtsche Schule in Leipzig eingehend mit
den Veränderungen der Schlagfolge des Herzens bei affektiven Störungen
befaßt. Die Verlängerung der Pulse, klinisch gesprochen die Bradykardie, unter
der Einwirkung unlustbetonter Affekte, die Verkürzung der Pulse, d. h. die
Tachykardie, unter Wirkung lustbetonter Affekte wurden, ebenso wie die
Tonusveränderungen des Gefäßsystems bei Affekten studiert, um die Brücke
zwischen seelischem Geschehen und körperlichen Symptomen zu schlagen.
Die Dinge liegen wohl komplizierter. Wir wissen nicht, warum dem einen bei
demselben Affekt „das Herz bis zum Halse schlägt", während bei dem anderen
„der Herzschlag stockt". Eindeutiger scheint nach den interessanten Versuchen
Heyers eine andere nervös bedingte Funktion, die Sekretion des Magensaftes,
von psychischen Dingen beeinflußt zu werden. Die Beziehung der Kretschmer-
schen Konstitutionstypen zu den nervösen Herzstörungen sind bisher nicht
bekannt.

Ein anderer Versuch geht davon aus, das sympathische Nervensystem in
seiner Erregbarkeit zu kennzeichnen. Die alte Lehre von der Vago- und Sym-
pathikotomie von Eppinger und Hess hat sich nicht halten lassen. Platz
versuchte eine pharmakologische Prüfung des vegetativen Nervensystem am
Menschen auszubauen. Daniépolu benutzt direkt die Herzfrequenz als Maß
der relativ vagotonischen oder sympathikotonischen Erregbarkeit. Er vergleicht
die Pulsfrequenzen des liegenden Menschen mit denen nach Aufrichten und
Wiederhinlegen, wobei die Frequenz unter den Anfangswert absinkt. Das
letztere ist eine Vaguswirkung. Schaltet man den Vagus durch Atropin aus,
so sinkt der Wert nur bis zum Anfangswert ab. Jankowesco und Missirlin
fanden mit dieser Methode die nervöse Bradykardie oft auf Vagotonie und
öfter noch auf Sympathiko-Hypotonie beruhend.

Sicher ist, daß die Erregbarkeit des vegetativen wie des peripheren Nervensystems mit dem Ionenmilieu des Blutes in enger Wechselbeziehung steht;
es fragt sich, was das Primäre ist. Den Ausgang dieser Betrachtungsweise
bildeten tierexperimentelle Untersuchungen von Kraus und Zondek über
den Atagonismus von Kalium- und Kalziumjonen am Froschherzen. Die
Kraussche Schule versuchte, auf chemischem Wege die vegetative Erregbarkeit

durch Bestimmung des Verhältnisses der Kalium- und Kalziumionen in Blut und Gewebsflüssigkeit zu erfassen. Kraus gelang es, experimentell an Hunden zu zeigen, daß eine Vagusreizung, die gewöhnlich zur Bradykardie führt, dann eine Tachykardie zur Folge hat, wenn das Tier vorher mit Kalziumchlorid vorbehandelt ist. Kylin zeigte, daß eine Adrenalininjektion, die sonst zur Blutdrucksteigerung führt, nach Vorbehandlung mit Kaliumsalzen am Menschen eine Blutdrucksenkung hervorruft. Auch die Skelettmuskulatur reagiert offenbar sehr stark auf derartige Elektrolytverschiebungen und es besteht ein weitgehender Parallelismus zwischen der Veränderung der Ansprechbarkeit der Skelettmuskulatur und der Erregbarkeit des vegetativen Systems. Für die Skelettmuskulatur wurde die Abhängigkeit der Erregbarkeit von Elektrolytverschiebungen, sowie von hormonalen Einflüssen von Behrendt und Hopmann erwiesen. Kraus hat den Begriff des kalischen und kalzischen Menschen geprägt. Interessant, wenn auch nicht völlig unbestritten, sind die Versuche von Loewi, später von Duschl u. a., auf humoralem Wege die Vaguserregung auf ein anderes Individium zu übertragen. Hier dient speziell die „nervöse" Veränderung der Herzfrequenz als Indikator des durch die Blutbahn übertragenen „Vagushormons". Die Versuche, die Inkrete chemisch zu bestimmen und darauf aufbauend nervöse Störungen zu erfassen, sind verfrüht. Sicher aber bringt die Grundumsatzbestimmung einen wesentlichen Fortschritt in der Erkennung innersekretorischer Störungen und gestattet, einen Teil der nervösen Tachykardien und Rhythmusstörungen mit größerer Bestimmtheit, als es früher möglich war, auf eine gestörte Korrelation der inneren Sekrete zurückzuführen.

Gleitende Übergänge führen von den leichtesten bis zu den schweren nervös bedingten Herzsensationen. Der Arzt, der am Krankenbett die Neurosis cordis in irgendeiner Form sieht, wird nicht immer in der Lage sein, nach auslösendem seelischen Komplexen zu fahnden, eine veränderte Erregbarkeit des vegetativen Systems festzustellen, oder gar durch chemische Analyse oder Grundumsatzbestimmungen diese Störungen weiter zu klären. Oft wird es nötig sein, sehr oft nicht. Der Student, der in den ersten Semestern mit Extrasystolen zum Arzt kommt, das Mädchen, das nach sexuellen Erlebnissen oder nach einer aufgelösten Verlobung Herzsensationen hat, der junge Mann, bei dem ein Blick auf die Finger den Zigarettenraucher verrät, sind häufige Typen, die einen großen Teil der Fälle ohne organischen Herzbefund in ihrer Diagnose und Ätiologie schnell klar stellen. Diese Feststellungen aber entbinden keineswegs von einer exakten Untersuchung auf irgendwelche organische Veränderungen am Herzen oder an anderen Organen. Speziell bei den toxischen Neurosen, die heute bei dem Mißbrauch mancher Anregungs- und Genußmittel sehr häufig sind, ist der Übergang von der Neurosis cordis zur Kardiopathie oft gegeben. Dasselbe Genußgift, das zunächst nur nervöse Störungen macht, schädigt schließlich auch direkt oder indirekt den Herzmuskel. Speziell für die Thyreotoxikosen gilt ein Gleiches.

Will man diesen funktionellen Störungen die organischen gegenüberstellen, so muß man hierhin rechnen diejenigen Erkrankungen, bei denen sich eine anatomische Veränderung der Herznerven oder der extra- oder intrakardialen Nerven nachweisen läßt. Eine Einteilung nach diesen Prinzipien würde also folgendermaßen lauten:

Nervöse Herzstörungen:

A. Funktionelle:

    1. Teilerscheinungen:

        a) einer allgemeinen Neurose,

b) einer anatomischen Erkrankung anderer Organe.

c) einer anatomischen Herzkrankheit.

2. Isolierte, funktionelle Erkrankungen.

B. Organische, bei Erkrankung:

a) der extrakardialen,

b) der intrakardialen Herznerven.

Praktisch hat man nun gewisse Symptomenkomplexe von nervösen Herzbeschwerden zusammengestellt, die nicht ganz in das oben angegebene Schema hineinpassen. Als eigentliche Herzneurosen dürfen nur diejenigen Krankheitszustände bezeichnet werden, die wir als funktionelle, nervöse Herzstörungen angeführt haben. Einen weiteren, wohl in dieses Gebiet gehörenden Symptomenkomplex stellen die paroxysmalen Tachykardien und Bradykardien dar. An 3. Stelle sollen die organischen, nervösen Herzstörungen erwähnt werden, die wie gesagt durch die neuesten Untersuchungen an den extra- und intrakardialen Nerven eine anatomische Grundlage gefunden haben.

Symptomatologie. Die subjektiven Beschwerden, die den Patienten veranlassen, den Arzt aufzusuchen, sind gewöhnlich Herzklopfen, Schmerzen in der Herzgegend, Beklemmungsgefühl in der Brust. Diese Beschwerden können sich anfallsweise steigern, können mehr kontinuierlich vorhanden sein. Mit den Sensationen in der Herzgegend verbindet sich in einigen Fällen das Gefühl von Kurzatmigkeit und Luftmangel. Die Patienten fürchten sich, tief Atem zu holen, da das ihre Beschwerden wesentlich steigert. Bei anderen treten die subjektiven Beschwerden fast vollkommen zurück. Sie haben gelegentlich eine Unregelmäßigkeit der Herzaktion gefühlt, oft bei Bettruhe ein unregelmäßiges Klopfen der A. temporalis, und suchen deswegen den Arzt auf. Es kommt auch vor, daß diese subjektiven Beschwerden, insbesondere Herzklopfen und Beschleunigung der Herzaktion, nur nach körperlichen Anstrengungen — besonders die Empfindung des Aussetzens des Pulses, des Herzstolperns, macht die Patienten ängstlich — auftreten und außergewöhnlich lange anhalten, so daß der Patient, darüber beunruhigt, sich selbst häufiger beobachtet, immer mehr Empfindungen verspürt und infolgedessen eine Erkrankung befürchtet. Die Gründe die diese Patienten zum Arzt führen, sind so vielseitig, daß es nicht möglich ist, auch nur ein Gerippe von den Klagen zu geben. Die meisten haben sich längere Zeit hindurch sehr genau beobachtet und dabei viele physiologische Erscheinungen des Herzens oder Gefäßsystems, deren Bedeutung ihnen unbekannt, als krankhaft aufgefaßt.

Das zuerst erwähnte subjektive Symptom, das Herzklopfen, ist an sich ein allgemeines Symptom, das bei vielen Erkrankungen vorkommen kann. Während der gesunde Mensch von der Tätigkeit seines Herzens nur dann eine Empfindung hat, wenn infolge körperlicher Anstrengungen oder psychischer Erregungen die Herzfrequenz außerordentlich gesteigert ist, findet man bei der Neurosis cordis nicht selten gerade dann die subjektive Empfindung des Herzklopfens, wenn die Pulsfrequenz langsam und regelmäßig ist. Man erklärt sich das dadurch, daß die sensible Erregbarkeit des Herzens entschieden erhöht ist und der Patient dadurch mehr die Tätigkeit seines Herzens empfindet. Diese Erklärung wird besonders gestützt durch die Tatsache, daß der Patient das Gefühl des Herzklopfens verliert bei körperlichen, mitunter nicht geringen Anstrengungen offenbar infolge der Ablenkung. Andererseits gibt es auch Fälle, bei denen die Pulsfrequenz dauernd erhöht ist und die subjektive Empfindung des Herzklopfens schwindet, wenn infolge besonderer Maßnahmen oder spontan die Frequenz auf die Norm zurückgeht.

Mit diesem Gefühl des Herzklopfens verbindet sich sehr oft das Gefühl eines Schmerzes. Die Patienten lokalisieren diesen Schmerz entweder in die Brusthaut über dem Herzen, speziell in die Gegend des Spitzenstoßes, oft auch, „mehr innerlich" im Herzen selbst, oft nicht in unmittelbarer Nähe des

Herzens, sondern in entfernteren Hautbezirken, z. B. im Rücken oder im Arm. Das Gefühl des Schmerzes verbindet sich nicht selten mit einem Gefühl von „Herzbeklemmung" oder „Herzangst". Die Angst, herzkrank zu sein, steigert hier gewöhnlich die normalen Empfindungen allmählich und oft sehr intensiv.

Der Schmerz, der von den Patienten in die Haut lokalisiert wird, korrespondiert oft mit einem mehr oder weniger genau abgrenzbaren hypersensiblen Bezirk. Head hat diese sensiblen Zonen genauer verfolgt und glaubt sie in bestimmte Bezirke am oberen Rand des Schlüsselbeines, im Nacken, in der Umgebung der Vertebra prominens und in gürtelförmigen, um den Brustkorb verlaufenden Zonen, die den Rückenmarkssegmenten entsprechen, suchen zu müssen. Die Lokalisation des Schmerzes entspricht aber nicht immer dem Headschen Schema.

Wenn sich diese Beschwerden anfallsweise steigern, können sie dem Symptomenkomplex der Angina pectoris vollständig gleichen. Während man früher sehr scharf die nervöse von der durch ein organisches Leiden bedingten Angina pectoris trennte, steht man heute mehr auf dem Standpunkt, daß in den meisten Fällen eine Angina pectoris vera vorliegt, daß die nervös bedingten Zustände dieser Art, außer bei Nikotinvergiftung, sehr selten sind. Der Symptomenkomplex entspricht dem der Angina pectoris vera (vgl. S. 527).

Mit den Sensationen in der Herzgegend verbindet sich in einigen Fällen das Gefühl von Kurzatmigkeit und Luftmangel. Die Patienten fürchten sich, tief Atem zu holen, da das ihre Beschwerden wesentlich steigert. Bei anderen treten die subjektiven Beschwerden zurück. Neben den örtlichen Symptomen, die oft nicht genau in der Gegend des Herzens, sondern in der Umgebung mehr außerhalb oder unterhalb des Spitzenstoßes lokalisiert werden, findet man natürlich subjektive Beschwerden mancherlei Art, z. B. Hitze im Kopf, kalte Füße oder Hände, Brennen der Ohren, Kriebeln, Ameisenlaufen, Pulsieren der Hals- und Kopfgefäße, der Gefäße des Bauches usw. Bei Beschwerden dieser Art ist es natürlich notwendig, den Patient nach Lebensweise, Genußmitteln, nach Schlaf, Arbeit, psychischen Affekten usw. möglichst genau auszufragen.

Bei der objektiven Untersuchung muß man in erster Linie den Puls berücksichtigen, dann die auskultatorischen Abweichungen und schließlich die differentialdiagnostisch wichtige Feststellung der Herzgröße. Die objektiven Symptome lassen sich in folgendem Schema zusammenfassen:

A. Pulsuntersuchung:
1. Tachykardie,
2. Bradykardie,
3. Arhythmie.

B. Auskultation:
1. Akzidentelle Geräusche,
2. Verstärkung einzelner Töne,
3. Verdoppelung einzelner Töne.

C. Perkussion: Normale Herzfigur.

Die Neurosis cordis zeichnet sich dadurch aus, daß diese Symptome nie vollständig, sondern nur in bestimmten Gruppierungen vorhanden sind, und daß sie in ihrer Zusammensetzung oft innerhalb kurzer Zeit erheblich wechseln.

Von den Störungen der Pulsfrequenz ist die Tachykardie das häufigste Symptom. Wenn man die beifolgende Tabelle von Larcena übersieht, erstaunt man allerdings über die vielen organischen und nervösen Erkrankungen, bei denen eine Tachykardie überhaupt vorkommt.

Tabelle der Tachykardien nach Larcena.

I. Tachykardie bei Krankheiten des Herzens und der Gefäße:

1. Tachykardie bei Anstrengung des Herzens,
2. „ bei Wachstumshypertrophie des Herzens,
3. „ bei akuten Myokarditiden,
4. „ bei chronischen Myokarditiden,
5. „ bei akuter Endokarditis,
6. „ bei Klappenfehlern des Herzens,
7. „ bei Angina pectoris,
8. „ bei Perikarditis,
9. „ bei akuter und chronischer Aortitis,
10. „ bei Arteriosklerose und Brightismus.

II. Febrile Tachykardie.

III. Kompressions-Tachykardie:

1. Tachykardie durch periphere Kompression, d. h. eines oder beider Stämme des N. vagus,
2. Tachykardie durch zentrale Kompression (des Vaguskernes).

IV. Tachykardie durch organische Erkrankungen des Nervensystems:

1. Bulbäre Erkrankungen:
   a) Tachykardie bei Bulbärparalyse,
   b) „ bei Erweichungsherden in der Med. oblong,
   c) „ bei cerebro-bulbärer Meningitis.

2. Medulläre Erkrankungen, bei denen Tachykardie beobachtet ist:
   a) Akute aufsteigende Paralyse,
   b) akute Myelitis,
   c) progressive Muskelatrophie,
   d) disseminierte Sklerose,
   e) symmetrische Sklerose der Pyramidenstränge ohne Läsion der Vorder-hörner,
   f) Tabes dorsalis,
   g) Syringomyelie.

3. Tachykardie durch organische Erkrankungen peripherer Nerven:
   a) Vagusdegeneration bei Tabes,
   b) Polyneuritis,
   c) Beriberi.

V. Tachykardie bei Allgemeinerkrankungen:

1. Bei akuten Allgemeinerkrankungen:
   a) Typhus abdominalis,
   b) Diphtherie,
   c) Influenza.

2. Bei chronischen Allgemeinerkrankungen:
   a) Tuberkulose,
   b) Karzinomatose,
   c) Chlorose,
   d) Syphilis,
   e) chronische Malaria,
   f) chronischer Gelenkrheumatismus.

3. Schlechter Allgemeinzustand:
   a) Rekonvaleszenz,
   b) Erschöpfung.

VI. Vergiftungs-Tachykardien:

1. Nicht-medikamentöse Intoxikationen:
   a) Alkohol,
   b) Kaffee, Tee.

2. Medikamentöse Intoxikationen:
   a) Digitalis,
   b) Atropin.

VII. Reflektorische Tachykardien:
1. Reflex vom Gehirn,
2. „ vom Herzen,
3. „ von der Lunge
4. „ vom Magen,
5. „ von der Leber,
6. „ vom Darm,
7. „ vom Uterus,
8. „ vom Abdomen,
9. „ von der Blase,
10. „ von der Prostata,
11. „ vom Plexus brachialis.

VIII. Tachykardie bei Neurosen:
1. Basedowsche Krankheit,
2. Hysterie,
3. Epilepsie,
4. Neurasthenie.

Wir finden auf der Tabelle die große Anzahl der Organerkrankungen, die sich mit einer Neurosis cordis kombinieren können, speziell aber auch die große Gruppe der organischen Herzerkrankungen. In der Praxis wird es nicht schwer sein, die organischen Erkrankungen, die mit Fieber einhergehen, von vornherein abzugrenzen.

Differentialdiagnostisch ist aber auch wichtig, daß die Tachykardie bei psychischen Erregungen, oft bei ganz unbedeutenden, sich erheblich vermehrt, und daß sie bei vielen Patienten auch spontan, anfallsweise, nach der Art der paroxysmalen Tachykardie sich einstellt. Die ausgesprochenen paroxysmalen Tachykardien lassen sich allerdings von den gewöhnlichen immer leicht unterscheiden.

Die Bradykardien finden sich im Gegensatz zu den Beschleunigungen der Herztätigkeit seltener. Differentialdiagnostisch ist hier notwendig die Auskultation bei der Pulsuntersuchung stets zu Hilfe zu nehmen, um vorgetäuschte Bradykardien, z. B. durch frustrane Kontraktionen. P. bigem., auszuschließen. Auch die Bradykardie kommt kontinuierlich oder anfallsweise vor. Daß sie sich bei verschiedenen Organerkrankungen oder anderweitigen Zuständen findet, ist differentialdiagnostisch wichtig.

Von den Arhythmien beherrschen hauptsächlich zwei Gruppen das Krankheitsbild, die respiratorische Arhythmie und die Extrasystolen. Sehr häufig findet man in ausgesprochener Weise den Pulsus irrgularis respiratorius, d. h. eine Beschleunigung bei der Inspiration und Verlangsamung bei der Exspiration und dem Atemstillstand; daneben oder unabhängig davon nicht selten Extrasystolen und frustrane Kontraktionen. Die hier vorkommenden Extrasystolen sind gewöhnlich ventrikuläre, gelegentlich treten sie gehäuft und als regelmäßige Irregularitäten auf, im Sinne des Pulsus bigeminus. Gelegentlich kommt es zur negativ dromotropen Vagusrichtung, zur Verlängerung des P-Q-Intervall und damit zu „escaped beats". Differentialdiagnostisch sind diese Arhythmien von einer besonderen Bedeutung, insofern, als die mit subjektiven Empfindungen einhergehenden Extrasystolen gewöhnlich sich bei der Neurosis cordis finden, im Gegensatz zu den bei der beginnenden Myodegeneratio cordis vorkommenden Anfällen, die keine subjektiven Störungen auslösen. Abgesehen von diesen differentialdiagnostisch wichtigen Momenten muß man die bei Überleitungsstörungen gelegentlich auftretenden Extrasystolen oder frustranen Kontraktionen durch eine genaue Analyse abtrennen.

Die Auskultation des Herzens bietet in den meisten Fällen nichts Besonderes. Gelegentlich findet man, meistens in Kombination mit Anämie, akzidentelle Herzgeräusche, d. h. systolische Geräusche über der Spitze, oder sehr selten über allen Ostien einen auffällig stark paukenden ersten Ton, gelegentlich klappende zweite Gefäßtöne. Besonders bemerkenswert ist, daß man speziell bei der Neurosis cordis nicht selten eine Verdoppelung des ersten Tones findet. Diese Verdoppelung wird dann, wenn sie sehr ausgesprochen ist, nicht selten als Mitralstenose gedeutet, eine Tatsache, die, da sie gewöhnlich mit einer nutzlosen Therapie kombiniert wird, hervorzuheben mir wichtig scheint.

Im Gegensatz zu diesen Hauptsymptomen und den auskultatorischen Pulsveränderungen ist die Perkussion nur insofern wichtig, als hier eine normale Konfiguration der Herzdämpfung besteht. Der Spitzenstoß kann zwar auffällig stark hebend sein und nach seiner Intensität eine Hypertrophie des Herzens vortäuschen. Er liegt aber immer innerhalb der Mamillarlinie, und dementsprechend findet man stets eine normale Herzdämpfung. Wichtig ist nur, daß diese Dämpfung gelegentlich bei Lagewechsel sich erheblich verändern kann, daß sie, wie durch Perkussion und im Röntgenbilde nachgewiesen wurde, um mehr als 5 cm verschieblich ist (Cor pendulum, Rumpf, A. Hoffmann.) Schon bei Gesunden kann sich in linker Seitenlage das Herz um 2,5 cm, in rechter Seitenlage um 1,5 cm verschieben. Im Röntgenbilde sieht man gewöhnlich eine normale Herzsilhouette, nicht selten eine Silhouette, die entsprechend der Körpergrößen mehr an der unteren Grenze des Normalen, was Breite und Höhe angeht, liegt. Das Herz kann außerordentlich lang gestreckt sein, mehr den Typus des Tropfenherzes zeigen. Bemerkenswert ist wohl, daß in allen Fällen, wo es sich um reine nervöse Herzstörungen handelt, die Begrenzung der Herzsilhouette rechts dem normalen Typ entspricht, d. h. durch eine gerade oder nur leicht konvex gebogene Linie dargestellt wird. Bei den Fällen der beginnenden Myodegeneratio cordis sieht man gerade hier eine stärkere Ausbuchtung, so daß die Silhouette dem Typus des Tropfenherzens ähnelt, was unter Umständen differentialdiagnostisch besonders wichtig sein kann.

Der Blutdruck zeigt nicht selten eine leichte Erhöhung und einen auffälligen Wechsel in seiner Höhe bei verschiedenen Messungen an mehreren aufeinanderfolgenden Tagen. Mir ist jedenfalls diese Tatsache oft, besonders bei jugendlichen Leuten, Studenten usw., die die typischen Symptome einer Neurosis cordis hatten, so sehr aufgefallen, daß ich sie differentialdiagnostisch mit verwertet habe. Die Unterschiede bewegen sich gewöhnlich zwischen 120 und 160 mm Hg.

Die Atmung zeigt objektiv nichts Besonderes, obwohl, wie oben erwähnt, die subjektiven Beschwerden den größten Teil der Beschwerden überhaupt ausmachen können. Wenn die Patienten speziell darüber klagen, nicht tief Atem holen zu können, oder darüber, bei tieferen Atemzügen Schmerzen verschiedener Art zu haben, so findet man objektiv, besonders dann, wenn die Patienten abgelenkt werden, dafür keinerlei Unterlagen.

Nicht immer gehen diese Krankheitserscheinungen mit einem schwächlichen Gesamtorganismus einher, obwohl es sich häufig um magere, muskelschwache Leute handelt. Von den Allgemeinsymptomen sind hier noch erwähnenswert: Tremor, erhöhte Sehnenreflexe, abgeschwächter Korneareflex, wechselnde Blutfülle der Haut, Dermographie. Der Tremor kann differentialdiagnostisch wichtig sein, um den Morbus Basedowii abzugrenzen.

Verlauf und Prognose. Bei Herzerkrankungen, die von anderen organischen Erkrankungen ihren Ausgang nehmen, ist natürlich die Prognose im wesentlichen abhängig von der Grundkrankheit. Entweder handelt es sich um einen vorübergehenden Zustand, der sich zumeist an bestimmten ätiologischen Momenten entwickelt hat, oder während vieler Monate oder Jahre bleiben die subjektiven Beschwerden und objektiven Symptome bestehen. Ebenso wechselnd wie das Krankheitsbild im allgemeinen ist auch der Verlauf und damit die Prognose.

Bestimmte Richtlinien lassen sich hier nicht geben, wohl aber kann man sagen, daß, wenn einmal die Beschwerden längere Zeit angehalten haben, sie sich schwer verlieren und schwer beeinflussen lassen. In solchen Fällen kann es vorkommen, daß über ein oder zwei Jahrzehnte hinweg mit vorübergehenden Zwischenpausen der Status derselbe bleibt.

Bei jungen Leuten, die vorher vollkommen gesund waren, und bei denen sich die Herzsymptome im Anschluß an ätiologisch wichtige Momente entwickelt haben, darf man von vornherein es wagen, eine günstige Prognose zu stellen. Wenn aber Zeichen schwerer allgemeiner Nervosität vorliegen (Mattigkeit, Unlust zur Arbeit, Schlaflosigkeit, motorische Unruhe) sei man mit der Prognose zurückhaltend. Objektive Symptome, wie sie hier geschildert. sind, also im wesentlichen Extrasystolen und respiratorische Irregularitäten finden sich auch physiologisch in jedem Lebensalter. Hier kann man die Prognose im allgemeinen, wenn wesentliche organische Herzerkrankungen auszuschließen sind, als günstig hinstellen.

Differentialdiagnose. Differentialdiagnostisch kann es außerordentlich schwer sein, die nervösen Herzstörungen abzugrenzen gegenüber den organischen Herzerkrankungen oder bestimmten Organerkrankungen, bei denen nervöse Herzstörungen in den Vordergrund geschoben sind. Verhältnismäßig leicht wird es sein zu unterscheiden, ob schmerzhafte Sensationen in der Herzgegend auf einer Neurosis cordis beruhen, oder ob sie auf Interkostalneuralgie, oder auf Knochen- oder Muskelerkrankungen zurückzuführen sind, die sich zufällig in der Gegend des Herzens lokalisierten.

Die Interkostalneuralgien sind durch die bekannten drei Druckpunkte mit Sicherheit zu erkennen. Abgesehen davon strahlen die hierbei ausgelösten Schmerzen nicht selten in den Rücken, Arm oder in die Schulter aus, und es tritt die Neuralgie mehr akut auf, oft von einem Herpes begleitet. Kombinationen von Interkostalneuralgie mit typischen Symptomen einer Neurosis cordis kommen gelegentlich vor[1]).

Daß die Tuberkulose keine Lungen-, sondern ausschließlich Herzsymptome (Tachykardie, Sensationen) machen kann, wird weiter unten genauer besprochen und ist differentialdiagnostisch wichtig.

Von den drei Kardinalsymptomen des Morbus Basedowii kann nur die Tachykardie vorhanden sein. In diesem Falle ist es mitunter schwer, die Basedowsche Krankheit oder die Thyreotoxikose von der Neurosis cordis exakt abzugrenzen. Eine genaue Untersuchung ergibt zwar oft auch die übrigen Symptome eben angedeutet, speziell oft einen ausgesprochenen Tremor, der in Verbindung mit der Struma, mit Anomalie der Schweißabsonderung und Körpergewichtsabnahme und Darmstörungen auf die Thyreoidea hinweist. Eine sichere Unterscheidung ist erst in neuerer Zeit möglich geworden (vgl. Kropfherz in Bd. 4 dieses Handb.).

Am schwierigsten ist die Abgrenzung der Neurosis cordis von der beginnenden Myodegeneratio cordis bei Leuten im mittleren Lebensalter, besonders dann, wenn ausschweifendes Leben, übermäßiger Genuß von Alkohol und Nikotin in der Anamnese vorherrschen. In solchen Fällen sind die anamnestischen Angaben und der objektive Befund sehr oft derartig, daß sowohl eine Herzneurose wie eine organische Erkrankung des Myokards angenommen werden kann, da sowohl die Neurose wie die Myodegeneratio cordis, insbesondere die auf Arteriosklerose beruhende, ätiologisch durch die gleichen Faktoren hervorgerufen sein können. Das Entscheidende in der Diagnose kann neben einer

---

[1]) Mehrfach ist auch das Zusammentreffen von Herpes zoster der linken Seite mit einer Angina pectoris beschrieben worden.

längeren Beobachtung das Verhalten des Herzens nach körperlichen Anstrengungen und die Inäqualität des Pulses bei Untersuchungen mit dem Blutdruckapparat sein. Praktisch ist es in solchen Fällen rationeller, eine exakte Diagnose zu verneinen, oder sich eher für die einer beginnenden Myodegeneratio cordis zu entscheiden, da speziell die therapeutischen Maßnahmen in diesem Falle beide Diagnosen treffen.

Krehl sagt über diese wichtige Frage folgendes: „Von manchen Ärzten wird Wert darauf gelegt, daß aus nervösen Herzstörungen sich echte Herzkrankheiten zu entwickeln vermögen. Ich kann mich nicht entsinnen, den Übergang beobachtet zu haben". Demgegenüber möchte ich betonen, daß ich doch bisweilen den Übergang zur Myodegeneratio cordis beobachtete.

Therapie. Für die Therapie ist eine genaue Anamnese mit besonderer Berücksichtigung der Lebensverhältnisse und der ätiologisch wichtigen Faktoren die erste Bedingung. Die Therapie hat die Aufgabe, alle jene Schädlichkeiten fern zu halten, die einen Einfluß auf das Kreislaufsystem ausüben können. Je nach der Intensität und Dauer der subjektiven Beschwerden, nach der allgemeinen Konstitution des Patienten, nach den objektiven Erscheinungen muß man die Behandlung sehr streng oder schonend gestalten. Bei jungen Leuten, die nach übermäßigem Gebrauch von Genußmitteln, nach forcierten sportlichen Übungen usw. vorübergehende Herzschmerzen haben, genügen: Aussetzen der schädlichen Noxe, allgemeine hygienische Lebensweise mit ausreichendem Schlaf.

Von Flüssigkeiten vermeide man Kaffee und Alkohol. Dünner Tee wirkt im allgemeinen nicht ungünstig. Die Gesamtmenge der Flüssigkeit betrage $1^1/_2$—2 Liter. Gerade die gleichmäßige Verteilung der Flüssigkeit kann günstig auf die Beschwerden einwirken. Es scheint, als ob bei Leuten, deren Herz und Gefäßsystem leicht erregbar ist, eine übermäßige Flüssigkeitszufuhr zu bestimmten Tageszeiten und eine sehr geringe zu anderen Mahlzeiten allein imstande sind, funktionelle Kreislaufstörungen auszulösen. Was die feste Nahrung angeht, empfiehlt sich eine nicht zu eiweißreiche, reizlose, nicht blähende Kost.

Neben diesen Maßnahmen, die bei leichteren Fällen zumeist vollkommen genügen, spielt bei allen schwereren Erkrankungen eine große Rolle die Hydrotherapie. Oft genügen kalte Wickelungen der Waden, besonders des Abends, oft wirken günstig prolongierte, indifferente Bäder (34°, 30 Minuten), oft erreicht man durch CO_2-Bäder gute Erfolge. Bei den CO_2-Bädern muß man freilich vorsichtig vorgehen und mit weniger starken, kurzen indifferenten Bädern beginnen. Fluß- oder Seebäder sind im allgemeinen bei schwereren Fällen nicht angebracht, Schwimmbäder stets zu verbieten. Sehr häufig wird man auch vor die Frage gestellt, ob kalte Abreibungen des Morgens günstig sind. Am besten richtet man sich hier nach der Gewohnheit des Patienten und gestattet, wenn die Patienten es gewohnt sind, tägliche Abreibungen des Morgens mit abgestandenem, nicht zu kaltem Wasser. Duschen und tägliches Baden ist zu untersagen.

Von der Elektrotherapie habe ich keine außergewöhnlichen Erfolge gesehen. Mit großer Vorsicht sind jedenfalls alle elektrischen Maßnahmen vorzunehmen, besonders das Elektrisieren des ganzen Körpers und die Wechselstrombäder. Sonne, Luft, Ablenkung durch fremdartige äußere Eindrücke und Entfernung aus der gewohnten Umgebung können neben klimatischen Einflüssen eine ausschlaggebende Rolle spielen. Je nach der Jahreszeit schicke man die Patienten an die Nord- oder Ostsee, in die mittel- oder süddeutschen Kurorte. Es kommt hier nur darauf an, ruhige, aber nicht zu einsame Kurorte zu wählen. Solche, die flach gelegen sind, aber in unmittelbarer Nähe leichte Terrainsteigerungen haben, sind die günstigsten. Bei den nervösen Herzstörungen, die sich mit vasomotorischen Störungen kombinieren, scheint gerade das Hochgebirge wesentlich besser als das Flachland zu sein.

Ich bespreche absichtlich zuletzt die medikamentöse Therapie, da man Medikamente, wenigstens die auf das Herz wirkenden, in leichteren Fällen gut entbehren kann. Gelingt es nicht, durch Regelung der Lebensweise, Diät, Flüssigkeitszufuhr, durch Fernhalten der ursächlichen Schädlichkeiten eine Besserung zu erzielen, so versuche man die Herztonika oder Narkotika. Bei mehr allgemeinen nervösen Beschwerden, besonders wenn sie mit Schlaflosigkeit kombiniert sind, gebe man Brom, Sedobrol. Beziehen sich die Klagen nur auf das Herz, so kann man vorübergehend versuchen Tinct. Valeriana oder Chinin. Von den Baldrianpräparaten gehören hierher z. B. das Valyl 1—2 Kapseln und das Bornyval (flüssiges Baldrianpräparat in Gelatinkapsel).

Vorteilhaft scheint oft das „Tonikum" Chinin zu sein, das mit oder ohne Ferrum viel Anwendung findet. Ich bin mir sehr wohl bewußt, daß hier von einer spezifischen Wirkung keine Rede sein kann und daß man mit vielen anderen ähnlichen Medikamenten dasselbe erreicht. Oft erfüllt sicherlich das Medikament nur den Zweck des „ut aliquid fiat", aber auch dies ist hier wie bei anderen Erkrankungen oft notwendig und erfolgreich.

Den Alkohol zu verbieten, ist nicht unter allen Umständen notwendig. Schwerere Weine, insbesondere Südweine und konz. Alkoholika (Kognak, Whisky) sind unbedingt zu verbieten. Von den übrigen Genußmitteln ist zu gestatten ein schwacher Teeaufguß oder Kakao. Verbieten würde ich stets Kaffee und als Ersatz dafür koffeinfreien Kaffee, Kaffee Hag, Malzkaffee usw. einschalten.

Hat man auf diese Weise einen Erfolg erzielt, dann gehe man ganz vorsichtig unter Ausschaltung der medikamentösen Therapie ganz allmählich auf körperliche Anstrengungen über. Ganz zweckmäßig ist hier das Örtelsche Prinzip, d. h. das Gehen auf Wegen, die immer mehr ansteigen. Daneben kann man Turnübungen unter Anleitung oder Übungen an mechanischen Apparaten vornehmen lassen. Wichtiger ist aber, während dieser Zeit den Patienten auch psychisch mitzubehandeln, so daß, wenn einmal kleine Rückschläge eintreten, diese leicht kompensiert werden können. In schwereren Fällen ist es oft notwendig, die Kur mit einer streng durchgeführten Bettruhe einzuleiten. Erst ganz allmählich, d. h. nach Wochen gehe man dazu über, dem Herzen größere Anstrengungen durch körperliche Arbeit zuzumuten. Zweckmäßig ist es, vorher einige Zeitlang im Bett passive Gymnastik, die am besten in Form von passiven Bewegungen verbunden mit leichter Streichmassage ausgeübt wird und meist direkt pulsverlangsamend wirkt, zu beginnen. Dann gehe man über zu Widerstandsübungen und aktiver Gymnastik. Die allmähliche weitere Steigerung der körperlichen Arbeit erfolge, wenn möglich, in Form der Örtelschen Terrainkuren.

In seltenen Fällen sieht man jede Therapie resultatlos ausgehen. Hier ist es angebracht, immer wieder den Patienten darauf aufmerksam zu machen, daß eine Besserung dennoch möglich ist, daß ein organisches Leiden nicht vorliegt und daß auch bei nervösen Erkrankungen anderer Organe oft nach längerer Behandlung erst Heilungen erzielt werden.

Nicht unwichtig ist auch wohl, daß bei den schwereren Formen oft von ausschlaggebender Bedeutung die Persönlichkeit des Arztes sein kann insofern, als bei den vielen mißglückten Versuchen, die Erkrankung zu bessern, der Patient von vornherein gegen jeden Arzt mißtrauisch ist und nur dann, wenn eine Persönlichkeit ihm entgegentritt, die mit ganz bestimmten Maßnahmen es versteht, einen Einfluß auf ihn auszuüben, ein Erfolg garantiert werden kann.

2. Die kardiale Form der Neurasthenie.

Die kardiale Form der Neurasthenie, d. h. die Veränderung der seelischen Gleichgewichtslage oder der Erregbarkeit des Nervensystems, die sich speziell am Herzen manifestiert und die kürzehalber, wie früher üblich, als kardiale Form der Neurasthenie bezeichnet sei, möchten wir besonders abtrennen, weil sie die gewöhnlichste und wichtigste Form der Herzneurose darstellt. Die Symptomatologie braucht hier nicht besonders besprochen zu werden, weil sie sich mit den oben erwähnten allgemeinen Symptomen deckt. Wohl aber erscheint es mir angebracht, die Ätiologie und die bei dieser Form vorkommende Kombination mit Erkrankungen anderer Organe besonders zu besprechen. Bei der neueren Darstellung der Neurasthenie wird darauf aufmerksam gemacht, daß bei dieser sehr weit verbreiteten Erkrankung man in den letzten Jahrzehnten und Jahren beobachtete, wie die Erkrankung offenbar ganz erheblich, besonders in den großen Städten zunimmt. Verständlich erscheint es dadurch, daß die Anforderungen, die körperlich und geistig an den einzelnen gestellt werden, erheblich gewachsen sind, daß speziell die für das normale Funktionieren des Gesamtorganismus notwendige Ruhe und Ausspannung, in der Zeit, in der der Mensch am meisten leistungsfähig ist, nicht innegehalten werden kann. Diese Überanstrengungen scheinen ätiologisch ganz besonders wichtig zu sein in den Fällen, in denen konstitutionelle und toxische Momente, d. h. ein übermäßiger Gebrauch der Genußmittel fehlen.

Diese Neurasthenie äußert sich nun in sehr verschiedener Weise. Unter den verschiedenen Formen steht aber, was die Häufigkeit angeht, obenan die kardiale Form.

Abgesehen von den erwähnten rein körperlich und geistigen Überanstrengungen kommt allerdings die konstitutionelle Anlage, die psychopathische Konstitution, ätiologisch sehr wesentlich in Frage; daneben spielen sicherlich auch besonders psychische Einwirkungen mancherlei Art eine große Rolle.

Den psychischen Einwirkungen darf man wohl unterordnen die in vielen Fällen in der Anamnese besonders hervortretenden sexuellen Schädigungen, Masturbation, Coitus interruptus. Hierhin gehört auch der von M. Herz beschriebene Symptomenkomplex der Phrenokardie, für den Herz einen Herzschmerz, eine eigentümliche Störung der Atmung im Sinne anfallsweiser kurzer Inspiration und Tachykardien in Anspruch nimmt und eine „sexuelle Alteration des Gemütes" ätiologisch beschuldigt. Ich glaube mit Krehl nicht, daß dieser Symptomenkomplex aus dem Gesamtbild der nervösen Herzstörungen auf sexueller Grundlage herausgehoben zu werden verdient.

Eine wichtigere Rolle scheint mir der traumatischen Herzneurose unter den psychisch bedingten Herzstörungen zuzukommen. Ebenso wie die Zunahme der neurasthenischen Allgemeinbeschwerden bei den heutigen Daseinsbewegungen uns verständlich erscheinen muß, kann man besonders auch begreifen die nach lokalen Traumen am Herzen auftretenden nervösen Störungen ohne organische Unterlage. Daß der Arbeiter nach einer Verletzung oder auch nur einem Shock in der Herzgegend seine Beschwerden hauptsächlich auf das Herz richtet und besonders dann, wenn er ein labiles Herz schon vorher hatte, jetzt subjektive Empfindungen verschiedenster Art sich bei ihm bemerkbar machen, kann man auch dann, wenn keine Rentenansprüche vorliegen, häufig sehen. Die Tatsache, daß solche Herzbeschwerden bei geistig sehr hochstehenden Leuten sich nicht oder nur selten entwickeln, spricht nicht dafür, diesen Symptomenkomplex mit dem Verlangen nach einer Rente zu identifizieren oder dem Begriff der Simulation unterzuordnen. Man muß hier immer bedenken, daß der Arbeiter sehr viel mehr Maschine in seinem Beruf ist und sehr viel weniger sich selbst in der Gewalt hat, als Leute der gebildeten Stände, die durch eine vielseitige geistige Tätigkeit viel schneller über Lokalbeschwerden hinwegkommen. Wir werden in dem besonderen Kapitel Herz und Trauma die organischen Folgen der stumpfen Einwirkung auf das Herz noch im einzelnen schildern (vgl. S. 558). Dort werden auch die traumatischen Herzneurosen kurz skizziert.

Solche Unfallsneurosen entwickeln sich natürlich im wesentlichen auf neurasthenischer oder hysterischer Basis. Ihre Symptome sind von den allgemeinen nervösen Herzerscheinungen nicht wesentlich verschieden. Von den meisten Autoren wird ein besonderer Wert auf das Mannkopfsche Phänomen gelegt, das differentialdiagnostisch gegenüber Simulation eine wichtige Rolle spielt. Die Symptome desselben bestehen darin, daß sich bei den Patienten bei Druck auf einen schmerzhaften Punkt eine auffällige Vermehrung der Herzfrequenz auslösen läßt. Wie andere klinische Symptome, beansprucht auch dieses Symptom nicht eine absolute Sicherheit, sondern ist nur in einem Teil der Fälle vorhanden.

Daß schließlich eine übermäßige Inanspruchnahme bestimmter Organe auch wiederum sich speziell durch Herzstörungen Geltung verschaffen kann, ist aus dem oben dargelegten klar ersichtlich. Als nervösen Einfluß kommen z. B. in Frage die bei den verschiedenen Sportsarten infolge von Übertreibungen auftretenden Herzstörungen. Wie schon des öfteren betont, können aber alle diese lokalen nervösen Symptome der Ausdruck einer mangelhaften organischen Funktionstüchtigkeit des Herzens sein und sich im Beginn anatomischer Veränderungen am Klappen- oder Muskelapparat finden. Diese Tatsache macht unter allen Umständen eine möglichst exakte Beobachtung des Herzens notwendig.

Symptome von Neurosis cordis sah ich auch gelegentlich bei Männern und Frauen, die längere Zeit in Röntgenbetrieben tätig waren. Ich möchte nicht entscheiden, ob hier als ursächliches wichtiges Moment in erster Linie oder ausschließlich die Röntgenstrahlen in Frage kommen, halte es aber für möglich, daß eine ätiologisch wichtige Rolle den Strahlen zuzuschreiben ist.

Die Symptomatologie deckt sich mit dem oben in dem allgemeinen Teil auseinandergesetzten. Die Parästhesien in der Herzgegend sind sowohl eins der wichtigsten Symptome der Neurasthenie überhaupt, als auch ganz besonders einer isolierten Herzneurose. Sie äußern sich in Druck, Schmerz, asthmaartigen Anfällen, Angstgefühl, Herzklopfen usw. und gehen gewöhnlich mit Frequenz- und Rhythmusstörungen einher, wie oben erwähnt. Daß diese subjektiven Symptome schwerere psychische Allgemeinstörungen auslösen können, zu Wahnvorstellungen usw. führen können, ist in Bd. 5 näher berücksichtigt.

Objektiv findet man außer den Veränderungen der Herzschlagfolge speziell auch ein bewegliches Herz, im Röntgenbilde oft eine an der unteren Grenze der normalen Breite stehende Herzsilhouette. Daneben lassen sich stets verschiedene Symptomgruppen der Neurasthenie überhaupt nachweisen in mehr oder weniger ausgesprochener Weise und verschiedener Gruppierung, die dann die Diagnose sichern. Charakteristisch für neurasthenische Herzbeschwerden ist auch die Tatsache, daß die Tachykardie sowohl spontan auftritt, wie durch Druck auf bestimmte Druckpunkte hervorgerufen werden kann, daß sie sich ferner nicht nur bei körperlichen, sondern auch besonders bei seelischen Anstrengungen findet. Neben diesen Herzstörungen prävalieren stets Gefäßstörungen folgender Art: Umschriebene Röte, Dermographie, Gefäßkrisen, Parästhesien (Kriebeln, Absterben) u. a.

Relativ selten finden sich bei der Hysterie Herzstörungen. Wenn sie aber vorhanden sind, so sind sie insofern meistens besonders charakteristisch, als sie, ebenso wie die übrigen

Symptome, rasch wechseln. Die Symptomatologie charakterisiert sich folgendermaßen: Die subjektiven Beschwerden sind Herzklopfen, das Gefühl abnormer Pulsation, besonders in der Bauchaorta und in den Karotiden, Hyperästhesie, Schmerzen in der Herzgegend. Die Schmerzen können anfallsweise auftreten und einen der Angina pectoris ähnlichen Symptomenkomplex erzeugen. Differentialdiagnostisch kann gerade dies besonders wichtig sein, weil nicht selten bei älteren Leuten, bei denen man eine auf organischer Basis entstandene Angina pectoris vermutet, nur nervöse Herzstörungen vorhanden sind.

Von den objektiven Symptomen findet man am häufigsten eine mehr oder weniger starke Erhöhung der Pulsfrequenz, akzidentelle systolische Geräusche und vasomotorische Störungen, die sich in einer wechselnden Blutfülle äußern, und die zugleich mit dem subjektiven Empfinden des Absterbens, des lokalen Hitze- oder Kältegefühls, besonders an den Extremitäten, einhergehen. Der rasche Wechsel dieser Erscheinungen läßt die differentialdiagnostischen Schwierigkeiten bald überwinden. Daneben kommt zur Sicherung der Diagnose natürlich in erster Linie in Frage, daß von dem großen Symptomenkomplex der Hysterie immerhin die wesentlichsten Merkmale in ausgesprochener Weise vorhanden sind.

Bei den Psychosen können einerseits die hypochondrischen Wahnvorstellungen sich mehr auf das Herz beziehen, andererseits die depressiven Störungen auch von Herz- und Gefäßsymptomen begleitet sein. Speziell bei der Melancholie und bei der Cyklothymie finden sich solche Erscheinungen, die gewöhnlich nur subjektiv in ausgeprägter und sehr wechselnder Weise geäußert werden, aber einer objektiven Basis entbehren.

Über Epilepsie und Migräne s. Bd. 5.

3. Die Herzneurose als Teilerscheinung organischer Erkrankungen.

a) Allgemeines.

Der Symptomenkomplex der Herzneurose ist in der Regel ein vorübergehender. Ob diesem anatomische Veränderungen zugrunde liegen, ist vorläufig vollständig ungeklärt. Denkbar wären aber so feine anatomische Veränderungen, die wir heute noch nicht nachweisen können, denkbar wären aber auch reine reflektorische Erscheinungen ohne anatomische Unterlagen. Daß das Gefäßsystem im allgemeinen sowohl peripher wie zentral vorübergehend oder dauernd sich verändern kann, ist sicher. Durch Vermittlung der Vasokonstriktoren oder -dilatatoren wird ja der Tonus jedes Gefäßgebietes dauernd verändert. Es ist unwahrscheinlich, daß diese Veränderungen regelmäßigen Gesetzen folgen, sicher, daß hier, abhängig von vielen, uns vorläufig unbekannten Momenten, in raschem Wechsel die Konstriktion der Dilatation folgt oder umgekehrt. Man könnte sich nun vorstellen, daß bei dem zu besprechenden Symptomenkomplex der Grad dieses Wechsels ein außerordentlich hoher ist, so daß dadurch subjektive Symptome und vielleicht auch objektive Störungen ausgelöst werden. Noch mehr verständlich ist dies, wenn man annimmt, daß von einer verschiedenen Körperregion aus reflektorisch dem Gefäßgebiet des Herzens so viele wirksame Reize zugehen, daß es zu einer Aufhebung der nötigen Koordination von Herz- und Gefäßsystem einerseits und den einzelnen Gefäßgebieten untereinander andererseits kommt. Man hat den Eindruck einer Schwäche der Koordination, einer vasomotorischen Ataxie.

Über die Entstehung der subjektiven Empfindungen bei der Neurosis cordis sind verschiedene Theorien aufgestellt worden. Die wahrscheinlichste Theorie stammt von Head, der annimmt, daß die Ursache der Schmerzen gar nicht im Herzen zu suchen sei, sondern in einer Hyperästhesie des zugehörigen Rückenmarksabschnittes, und daß die Schmerzen von hier aus nach der Herzgegend projiziert werden. Oft bestehen die subjektiven Beschwerden nur in der Vorstellung; dies wird dann besonders deutlich, wenn die Patienten das Gefühl einer außerordentlich beschleunigten Herztätigkeit haben, obwohl die Pulsfrequenz sich in keiner Weise geändert hat.

b) Entstehungsmöglichkeiten.

Wie bereits oben auseinandergesetzt, kann die Herzneurose einerseits die Teilerscheinung einer anderweitigen organischen Erkrankung sein, andererseits isoliert für sich bestehen. Bei der ersten Voraussetzung, die wir jetzt besprechen wollen, hat man sich die Entstehung der Beschwerden in folgender Weise vorzustellen: Während man früher nur die reflektorische Entstehungsmöglichkeit anerkannte, hat man später auch den Wert der mechanischen Einwirkung erkannt, in neuerer Zeit aber ganz besonders darauf aufmerksam gemacht, daß auch die Vermittlung der inneren Sekretion bei Störungen dieser Art eine große Rolle spielt. Wir können also einen reflektorischen, mechanischen und autotoxischen Entstehungsweg unterscheiden, müssen aber dabei immer berücksichtigen, daß die Abgrenzung der einzelnen Entstehungswege sehr schwierig ist, und daß sicher in vielen Fällen zwei oder sämtliche Momente nebeneinander in Frage kommen.

Zu den reflektorischen Störungen der Herztätigkeit muß man in erster Linie rechnen die vom Magen-Darmkanal und von der Haut ausgelösten Kreislaufstörungen, dann die vom Gehirn, von den Nieren, von der Leber (Cholelithiasis). Am instruktivsten wird dieses reflektorische Entstehen veranschaulicht z. B. durch die von Romberg beschriebene Herzneurose bei jugendlichen Fleischern nach starker Abkühlung im Kühlhaus. Kranke Organe, die dem Herzen benachbart sind, können aber auch sicher rein mechanisch Herzstörungen dieser Art hervorrufen: „Der aufgeblähte Magen ist ein unbequemer Nachbar für das Herz. Leute mit funktionellen Magenbeschwerden haben besonders leicht an Unregelmäßigkeit und Beschleunigung des Herzens zu leiden, wenn der Magen aufgetrieben ist. Aufstoßen erleichtert in solchen Fällen den Zustand sehr" (A. Hoffmann).

Zu den mechanischen Störungen, wenigstens im gewissen Sinne, gehören auch die bei jugendlichen Personen auftretenden Herzstörungen, die teilweise durch die Hypoplasie des Gefäßsystems, teilweise durch das Zurückbleiben des Herzens während der Wachstumsvorgänge, teilweise durch die Inkongruenz von Herz- und Thoraxgröße bedingt sind. Aber verallgemeinern darf man das nicht, daß hier ausschließlich mechanische Momente eine Rolle spielen, es können sehr wohl auch reflektorische Störungen vorliegen, oder Störungen, die speziell durch die innere Sekretion bedingt sind. Daß diese in der Pubertätszeit eine große Rolle spielen, steht fest. Die genaueren Verhältnisse über diese Wachstumsstörungen sind weiter unten genau besprochen (s. S. 543).

Ebenso wie man bei den funktionellen Neurosen überhaupt versucht hat, die Entstehung dieser durch Autointoxikationsvorgänge zu erklären, so hat man im speziellen auch die Neurosis cordis durch innerhalb des menschlichen Organismus entstehende Gifte entstanden wissen wollen. Die Lehre von der Autointoxikation wurde eine Zeitlang auf viele und ätiologisch unklare Symptomenkomplexe angewandt, wird aber heute nach kritischer Prüfung nicht mehr so oft zur Erklärung angezogen. Daß es durch Wirkung von innerhalb des menschlichen Organismus entstehenden Giften, speziell von Giften, die im Magen-Darmkanal gebildet werden (enterogene Intoxikation) möglich ist, Störungen der Herztätigkeit auszulösen, kann man a priori nicht bezweifeln. Es fragt sich nur, wie oft bei einem normalen Organismus so etwas vorkommt, wie die Intoxikation entsteht und wie sie sich nachweisen läßt. Da man aber auf diese Frage sicherlich keine irgendwie bestimmte Antwort geben kann, man eher imstande ist zu sagen, daß mit großer Wahrscheinlichkeit nur außerordentlich selten Autointoxikationsvorgänge derart zu Herzstörungen führen können, ist es wohl richtiger, das für und wider dieser Hypothese nicht weiter auszuführen. Dieser älteren Autointoxikationshypothese gegenüber steht heute mehr eine entsprechende Theorie von der inneren Sekretion der im Organismus tätigen Drüsen, als deren Haupttypus die Schilddrüse und der Hoden bzw. der Eierstock hingestellt werden. Von der Schilddrüse ausgelöste Herzstörungen sind am längsten bekannt und in ausgiebiger Weise bereits erforscht worden. Die Beziehungen zwischen Schilddrüse und Herz sind in einem besonderen Kapitel (s. S. 524) abgehandelt. Von den Genitalorganen ausgehende Herzstörungen kommen speziell in der Pubertätszeit und im Klimakterium sehr oft vor. Auf diese wird unten noch besonders eingegangen werden.

Wenn wir nun die ursächlichen Erkrankungen im einzelnen in Betracht ziehen, so läßt sich darüber folgendes zusammenfassend sagen:

α) **Zirkulationsorgane.** Bei sämtlichen Herzerkrankungen mit anatomischen Veränderungen können nervöse Symptome vorkommen, sogar soweit im Vordergrunde stehen, daß man zu Fehldiagnosen veranlaßt wird. Beispielsweise bei der Aorteninsuffizienz, die mit Aortalgien oder Anfällen von Angina pectoris kombiniert ist, oder bei ausgesprochener Herzinsuffizienz auf organischer Basis (Myodegeneratio cordis), besonders aber bei der zerebralen Arteriosklerose, können typische allgemeine oder lokale, neurasthenische oder hysterische Symptome (Stigmata) vorhanden sein. Schwierigkeiten wird man kaum haben, wenn die organische Erkrankung in vollem Umfange vorliegt. Aber dann, wenn es sich um beginnende organische Veränderungen handelt, kann es schwer sein, den nervösen Symptomenkomplex von der organischen Unterlage abzugrenzen. Andererseits wissen wir, daß rein funktionelle Störungen im weiteren Verlauf zu organischen Veränderungen am Herzen oder am Gefäßsystem führen können, und diese Tatsache, die z. B. bei der Basedowschen Erkrankung oft festgestellt werden kann, zwingt dazu, stets mit dem nervösen Symptomenkomplex vorsichtig zu sein und ihn so genau wie möglich festzulegen. Ob die nervösen Symptome in jedem Falle durch die organischen Veränderungen bedingt sind, also z. B. als rein reflektorische Vorgänge aufzufassen sind, ist nie mit Sicherheit zu sagen. Wahrscheinlich ist aber wohl, daß in vielen Fällen das Primäre die organischen Veränderungen sind (z. B. bei dem bekannten Symptomenkomplex der Angina pectoris, der sich aufbaut auf der Koronarsklerose und der Mesaortitis luetica), daß in anderen (z. B. beim Morbus Basedowii) primär reine funktionelle Störungen vorliegen, denen sich später die organischen anschließen.

β) **Verdauungsorgane.** Bei den vom Magen-Darmkanal ausgelösten Herzstörungen kommen sicher sehr viel Vermittlungswege in Betracht. Daß hier rein mechanisch die Störungen bedingt sein können, ist oben bereits erwähnt; ebenso haben wir gestreift die früher im Vordergrund stehende Annahme der Autointoxikation. Es scheint aber auch, daß reflektorisch durch Vermittlung des Vagus hier Störungen ausgelöst werden können, da von diesem beide Organe, sowohl Herz wie Magen- und Darmkanal, innerviert werden (Krehl).

Eine besondere Form der Herzneurose ist der gastrointestinale Symptomenkomplex Roemhelds. Diese Patienten, für die der Begriff der Herzneurose nur mit Einschränkung Geltung hat, zeigen einen durch abnorme Luftansammlung unter dem linken Zwerchfell bedingten linksseitigen Zwerchfellhochstand, der insbesondere röntgenologisch deutlich wird. Subjektiv entsteht das Gefühl der Herzbeengung, ein Oppressionsgefühl besonders nach Nahrungsaufnahme, anfallsweise wohl durch Vagusreizung hervorgerufene Bradykardien, die einen Anfall von Adam-Stokesscher Krankheit vortäuschen können und anfallsweise ausstrahlende Schmerzen in der Herzgegend mit einem Beklemmungsgefühl, das die Differentialdiagnose gegen die Angina pectoris nahelegt. Wichtig ist im Gegensatz zu dieser, daß der Komplex bei Anstrengungen schwindet und daß er von der Nahrungsaufnahme sowie von dem Stand des Zwerchfells abhängig ist. Eine gewisse Vorbedingung scheint ein nervös übererregbares und vielleicht ein abnorm bewegliches Herz zu sein. Roemheld glaubt, daß dem mechanischen Faktor der Querverlagerung des Herzens und der Abknickung der großen Gefäße die Hauptbedeutung zukommt, daß daneben vielleicht auch die Reizung der abdominalen Vagusäste und vom Magendarmkanal ausgehende Autointoxikationen eine Rolle spielen. Therapeutisch kommt oft Psychotherapie, dann aber auch Atemgymnastik und vor allem Behandlung der dyspeptischen Zustände in Frage. Roemheld selbst haben Magenspülungen oft gute Dienste getan.

Die vom Magen ausgelösten Störungen sind außerordentlich häufig und scheinen besonders bei Männern vorzukommen. Sie können anfallsweise auftreten. Dies geschieht nicht selten bei Kindern, bei denen man schon vor vielen Jahren als besonderen Symptomenkomplex das Asthma dyspecticum (Heunsch) beschrieben hat. Was primär den Symptomenkomplex auslöst, ist in den einzelnen Fällen meist sehr schwer festzustellen, da selbstverständlich auch ein kardiales Asthma mit dyspeptischen Beschwerden vorhanden sein kann. Herzstörungen bei Erwachsenen, die anfallsweise auftreten und durch einen Diätfehler, besonders bei der Abendmahlzeit, oft begünstigt durch eine gewisse Nervosität hervorgerufen werden, hat O. Rosenbach schon 1878 unter einem bestimmten Krankheitsbilde als digestive Reflexneurose (Herzvagusneurose) von den übrigen ähnlichen Erkrankungen abgetrennt. Die Erkrankung tritt anfallsweise auf, gewöhnlich am Abend oder frühen Morgen, und äußert sich in einem starken Oppressionsgefühl, in einem unerklärlichen Luftmangel und heftigem Herzklopfen mit arhythmischer Herztätigkeit, Pulsation im Gebiete der Bauchaorta, Gemütsdepression, Heißhunger. Dieser Symptomenkomplex findet sich besonders bei Männern in der Mitte der 20er bis Ende der 30er Jahre. Als besonders charakteristisch stellt Rosenbach die im starken Kontrast zu den Beschwerden stehende gesunde Gesichtsfarbe hin. Er deutet die Erkrankung als eine reflektorische Vagusreizung.

Viel eher als bei den Magenerkrankungen ist man bei den im Anschluß an Darmerkrankungen auftretenden Herzbeschwerden geneigt, eine toxisch oder autotoxisch bedingte Ätiologie anzunehmen. Es kommt hier natürlich aber auch der reflektorische Weg in Frage und sicher gelegentlich auch, besonders bei Stuhlträgheit und starker Gasentwicklung im Dickdarm, der mechanische. Die Symptome von seiten des Herzens sind dieselben wie bei den Magenerkrankungen. Nach meiner Ansicht augenblicklich wohl viel zu wenig gewürdigt werden die Allgemeinstörungen sowohl, wie speziell die Herzstörungen, die man bei Darmparasiten, besonders bei Bandwürmern, nicht allein bei Kindern, sondern in hervorragender Weise auch bei Erwachsenen auftreten sieht, und die mit der Entfernung der Parasiten verschwinden.

Man muß ferner berücksichtigen, daß neben Erkrankungen des Darms auch Erkrankungen der Darmgefäße zu Herzbeschwerden führen können. Hier ist in erster Linie der früher sehr bekannte Symptomenkomplex der Plethora abdominalis zu nennen, ein Symptomenkomplex, der sicherlich noch zu Recht besteht, nur heute nicht mehr so oft

angezogen wird. Relativ sehr selten können größere Stauungen in den Hämorrhoidalvenen sich mit Herzstörungen vergesellschaften. Ferner ist zu nennen die von Ortner
beschriebene Dyspragia angiosclerotica intestinalis, die gelegentlich auch primär so ver-
schleiert sein kann, daß mehr die Herzbeschwerden im Vordergrunde stehen.

Auch bei Erkrankungen der Leber und der Gallenblase kommen funktionelle Herzstörungen vor. Ebenso wie bei den Magen-Darmerkrankungen können hier die verbindenden
Glieder verschiedener Art sein. Noch am ehesten verständlich ist die Bradykardie beim
Ikterus, die wohl nicht unmittelbar in das Gebiet der Herzneurosen gehört, wenn auch
durch die Versuche von Weintraut bewiesen ist, daß es sich um zentrale Vagusstörungen
handeln muß.

γ) **Harn- und Geschlechtsorgane.** Nach den im Verlauf von organischen Nierenerkrankungen auftretenden Herzbeschwerden ist ein Zusammenhang zwischen Niere
und Herz absolut sicher gestellt. Es handelt sich aber hierbei nur außergewöhnlich selten
um funktionelle Herzstörungen, fast immer um organische Veränderungen, um Hypertrophie und Dilatation. Da die Symptome von seiten des Gefäßsystems, speziell die Erhöhung des Blutdrucks, auch nach akuten Nierenerkrankungen schon sehr bald auftreten,
ist es wahrscheinlich, daß die primären Symptome, obwohl sie oft mehr den funktionellen
ähnlich, doch als organische anzusprechen sind.

Wieweit bei den organischen Erkrankungen reine innersekretorische Produkte die
Vermittlung auf das Herz übernehmen, ist vorläufig nicht sichergestellt. Wenn auch nach
den tierexperimentellen Untersuchungen es wahrscheinlich ist, daß die Niere durch innere
Sekretion den Organismus im allgemeinen beeinflußt (vgl. den in Abb. 133 demonstrierten
Versuch).

Neben den von der Schilddrüse ausgelösten Herzstörungen sind noch am ehesten die
von den Sexualorganen aus auftretenden als durch innersekretorische Störungen bedingt
anzusprechen. Daß sowohl Hoden wie Ovarien in starker Weise auf das Herz wirken
können, sieht man besonders im Pubertätsalter, im Klimakterium und bei der Menstruation.
Bei den hauptsächlich in dieser Zeitepoche auftretenden Herzstörungen handelt es sich
zweifellos stets um funktionelle Störungen; besonders die Kombination mit Gefäßneurosen
spricht für das Fehlen organischer lokaler Veränderungen. Wieweit hierbei eine Hyper-
oder Hypofunktion in Betracht kommt, wieweit das Nichtfunktionieren anderer innersekretorischer Drüsen den Symptomenkomplex beeinflussen kann, ist vorläufig noch fraglich. Denkbar wäre aber speziell das letztere. Auch bei der Gravidität, speziell bei
ihrem Beginn, dann während der Geburt und im Wochenbett stehen nicht selten Herzbeschwerden im Vordergrund, die zu den funktionellen zu rechnen sind. Während in den
letzten Monaten der Gravidität vielleicht der mechanische Einfluß die Hauptrolle spielen
kann, ist anzunehmen, daß speziell bei den Störungen, die in den ersten Monaten der Gravidität sich entwickeln, reflektorische oder innersekretorische Momente in Betracht kommen.
In vielen Fällen allerdings ist es nicht möglich, alles übrige (psychische Einflüsse, Blutverlust während der Geburt usw.) auszuschalten.

Bei den Erkrankungen der weiblichen Genitalien wird es immer schwer zu
entscheiden sein, ob hier ein unmittelbarer Zusammenhang vorliegt, oder ob von anderen
äußeren Einflüssen aus die Herzbeschwerden entstanden sein können.

Speziell die Frage, ob das Myom in seiner Entwicklung direkt Herzbeschwerden
auslösen kann, ist ja schon lange eine Streitfrage gewesen und sehr verschieden beurteilt
worden. Wie noch in einem anderen Kapitel (S. 581) besonders ausgeführt wird, darf
man wohl nicht einen spezifischen Einfluß des Myoms auf das Herz annehmen, sondern
muß hier eher daran denken, daß, ebenso wie bei allen anderen Erkrankungen der weiblichen Genitalorgane, hier reflektorische Störungen vorliegen. Ein Zusammenhang ist
natürlich nicht von der Hand zu weisen; besonders die Tatsache, daß nach Entfernung
krankhafter Organe oder Organteile die Herzbeschwerden aufhören, spricht dafür, daß
hier vorher der Reiz zur Herzstörung von den Genitalien ausgelöst wurde.

δ) **Respirationsorgane.** Bei allen Erkrankungen der Respirationsorgane können nervöse
Symptome von seiten des Herzens prävalieren. Berücksichtigen muß man aber immer
das, was schon mehrfach hier gesagt wurde, daß man bei jeder Erkrankung der Lunge
an das Herz denken muß, d. h. daß primär die Schädigungen des Herzmuskels zu einer
sekundären Erkrankung der Lunge geführt haben kann. Hier sind natürlich nur die organischen Veränderungen gemeint. Daß umgekehrt im Verlauf von Lungenkrankheiten nervöse
Störungen vorkommen können, ist klinisch schon lange bekannt und seinerzeit besonders
von Traube betont worden. Von vornherein sollte man denken, daß diese nervösen
Störungen vielleicht durch besondere Symptome aus der großen Gruppe herauszuschälen
wären, oder daß sie als Frühsymptome gewisser organischer, vom rechten Herzen ausgehender Zirkulationsstörungen gelten könnten. Die prozentuale geringe Beteiligung
der Muskulatur des rechten Herzens (s. Tab. S. 4) berechtigt wohl zu Schlußfolgerungen
dieser Art. Re vera aber decken sich die Schlüsse nicht mit den klinischen Beobachtungen
insofern, als erfahrungsgemäß z. B. bei der sehr häufigen chronischen Bronchitis

recht spät oder überhaupt nicht eine Insuffizienz des Herzens, im besonderen des rechten Ventrikels, sich anbahnt. Die dynamischen Bedingungen machen es verständlich, wenn aber trotzdem sehr oft bei Erkrankungen der Respirationsorgane sich Kreislaufstörungen einstellen, die wir in Ermangelung fester organischer Unterlagen als nervöse ansprechen müssen. Bei vielen Erkrankungen der Atmungsorgane tritt ja eine wesentliche Veränderung im Zwerchfellstand ein, besonders derart, daß das Zwerchfell erheblich tiefer tritt, wie z. B. beim Emphysem; in anderen Fällen wird jedoch das Zwerchfell hochgedrängt, wie z. B. bei der Kombination von Plethora und Adipositas, oder bei starkem Meteorismus. Hier sind die Exkursionen des Zwerchfells gering, ist die intrathorakale Zirkulation geschädigt. Oft kombinieren sich diese Zustände mit akuten oder chronischen Erkrankungen der Bronchien, die dann allerdings zu organischen Herzstörungen, zu einer Herzinsuffizienz leichten oder schweren Grades führen können. Aber auch ohne diese organische Unterlage sieht man speziell bei chronischen Bronchialkatarrhen und beim Emphysem, zwei sehr oft kombinierte Lokalerkrankungen, kardiale Symptome in dem obigen Sinne; sie sind dadurch erklärbar, daß der Querschnitt des Lungenkreislaufs vermindert, der rechte Ventrikel stärker belastet ist. Auch bei Verwachsungen der Pleura costalis mit der diaphragmatica, oder bei Verwachsungen zwischen Perikard und Zwerchfell sieht man ebensowohl Störungen der Respiration, wie organische Störungen von seiten des Herzens, wie vorübergehende oder längerdauernde nicht organische, also den nervösen unterzuordnende Herzstörungen. Hier müssen auch genannt werden die im Verlauf von spezifischen Lungenspitzenerkrankungen auftretenden nervösen Symptome, die vielleicht durch Vermittlung der pathologisch oft ausgedehnten Pleuraverwachsungen zustande kommen. Es ist leicht begreiflich, daß bei allen diesen Erkrankungen der Atmungsorgane Herzstörungen ausgelöst werden, besonders dann, wenn sie eine mehr oder weniger erhebliche Behinderung im Atmungsmechanismus bedingen. Lokale mechanische Störungen, wie z. B. Strumen, welche die Trachea komprimieren, oder Aneurysmen oder Mediastinaltumoren, die auf einen großen Bronchus drücken, können monatelang auch dann, wenn von einer nennenswerten Kompression noch keine Rede ist, erhebliche kardiale Symptome auslösen, die man nach ihrer Symptomatologie nur den nervösen unterordnen kann. Differentialdiagnostisch mag es wichtig sein, auf diese klinisch häufig vorkommende Tatsache besonders hinzuweisen und in allen Fällen von Herzstörungen unklarer Ätiologie speziell auch hieran zu denken. Ich erinnere mich wenigstens mehrerer Patienten, die sehr lange unter der Diagnose nervöse Herzstöruugen behandelt wurden, die später in kontinuierlichem Zusammenhang mit ihren ersten subjektiven Beschwerden allmählich sich entwickelnde Symptome einer Bronchialstenose durch ein Aneurysma oder einen Tumor zeigten.

ε) **Nervensystem.** Auch vom zentralen Nervensystem aus können entweder direkt oder reflektorisch nervöse Kreislaufstörungen ausgelöst werden. Ein direkter Zusammenhang ist gegeben, wenn die organische Veränderung sich unmittelbar oder in der Nähe des Vaguskerns etabliert, d. h. im verlängerten Mark. Hierhin gehören die Störungen, die sich bei der progressiven Bulbärparalyse einstellen, dann diejenigen, die sich bei der Myelitis des Halsmarks, bei der multiplen Sklerose u. a. organischen Erkrankungen der Medulla oblongata finden. Alle diese Erkrankungen stellen eine direkte Schädigung des Vaguskerns dar. Dieser kann aber andererseits auch reflektorisch bei fast allen sonstigen Erkrankungen des Gehirns beeinflußt werden. Es kommen hier vor allen Dingen diejenigen in Betracht, die akut oder chronisch entweder durch entzündliche Vorgänge oder durch Neubildungen zu einer Vermehrung des Hirndrucks führen. Alle diese raumbeschränkenden Prozesse (Meningitiden, Hydrocephalus, Tumoren, Abszesse, Parasiten, Syphilome, Hämatome) führen zugleich mit der Erhöhung des Drucks zu einer Pulsverlangsamung. Der Hirndruckpuls hat klinisch für die Erkennung dieser Erkrankungen eine große Bedeutung. Nähere Ausführungen hierüber s. S. 113.

In gleicher Weise sieht man im Verlaufe von Rückenmarkskrankheiten, besonders bei der Tabes, wenn auch nicht sehr häufig, Herz- und Gefäßstörungen, die in das Gebiet der Neurosis cordis fallen. Diese können sowohl zentral, organisch bedingt sein, weil zugleich mit der Erkrankung des Rückenmarks der in der Medulla oblongata liegende Vaguskern getroffen ist, können aber auch reflektorisch hervorgerufen sein. In allen diesen Fällen, besonders bei den syphilitischen Erkrankungen, liegt jedoch stets die Möglichkeit einer gleichzeitigen organischen Herz- und Gefäßerkrankung sehr nahe. Daß hier Puls- und Blutdruckveränderungen, wie sie als Gefäßkrisen neuerdings bezeichnet werden, nicht selten vorkommen können, ist in Bd. 5, S. 101 bei den Erkrankungen des Rückenmarks näher besprochen.

Die im Verlaufe von organischen Erkrankungen des peripheren Nervensystems auftretenden Herzstörungen sind meistens als toxische oder infektiöse anzusprechen und können durch die sie verursachenden ätiologischen Noxen nervöse Herzbeschwerden bedingen, die weiter unten näher angeführt werden.

ζ) **Bewegungsapparat.** Zu den erwähnten reflektorischen Störungen gehören sicher eine sehr große Reihe derjenigen Herzstörungen, die man im Verlauf von Schmerzen

an den verschiedensten Stellen auftreten sieht. Die Zahl der Patienten, die mit Rückenschmerzen, Schmerzen an den Armen oder Beinen, Schmerzen im Abdominalgebiete zum
Arzt kommen, die objektiv nachweisbare Störungen des Muskelapparates, des Knochen-
systems oder der inneren Organe nicht haben, bei denen aber Veränderungen der Pulsfrequenz in dem Sinne, wie man sie bei Neurosis cordis findet, im Vordergrunde stehen,
ist sehr groß. Man könnte daran denken, daß hier ein unmittelbarer Zusammenhang zwischen
den Erkrankungen des Knochen-, Nerven- oder Muskelapparates und den Pulsveränderungen
vorliegt, zumal, da auch nicht selten subjektive Beschwerden nennenswerter Art zugleich
auf das Herz hinweisen. Es fehlt uns aber vorläufig ein irgendwie greifbarer Anhaltspunkt,
der als verbindendes Glied dienen könnte. Bei den einen sieht man die Schmerzen nach
einer medikamentösen (Salizyl) oder physikalischen (Heißluft, Massage) Therapie zugleich
mit den Herzbeschwerden verschwinden, bei den anderen bleiben sowohl die lokalen Beschwerden, wie die Herzsymptome durch jede Therapie unbeeinflußt. Sie verschwinden
erst allmählich im Laufe von Wochen und Monaten und man hat den Eindruck, daß nichts
von den therapeutischen Maßnahmen einen Einfluß auf den gesamten Symptomenkomplex
hatte. Am nahestehendsten und am wahrscheinlichsten ist es, daß hier reflektorisch bedingt
die Herzstörungen ausgelöst werden. Man muß sich aber auf der anderen Seite davor hüten,
in allen ähnlichen Fällen sich mit der Diagnose „reflektorische Herzstörungen" zu beruhigen,
und immer darauf ausgehen, eine organische Herzerkrankung auszuschließen. Nicht selten
machen auch die organisch infolge von Herzinsuffizienz bedingten Stauungserscheinungen
der parenchymatösen Organe primär den Eindruck, als ob es sich um nervöse handele,
re vera liegen aber rein organisch durch Stauung bedingte Störungen vor.

Einen eigenartigen Befund, der diesem Symptomenkomplex unterzuordnen ist,
hebt Krehl hervor, wenn er sagt:

„Sehr merkwürdig ist es, daß Herzerscheinungen vorwiegend nach Erkrankung am
linken Arm sich einstellen. Wir verstehen diese Tatsache meines Erachtens noch nicht.
Aber sie ist nicht ohne Analogie. Strahlen doch die Schmerzen der Angina pectoris in
erster Linie nach dem linken Arm aus! Mackenzies Anschauungen über die Entstehung
viszerosensorischer und viszeromotorischer Störungen würden hierzu jedenfalls in einem
nahen Einklang stehen."

Daß bei einer bestimmten Erkrankung des Bewegungsapparates bei der Gicht nervöse
Herzstörungen vorkommen können, wird in diesem Handbuch, 4. Bd., S. 853, von Licht-
witz und Steinitz besonders betont. Ich möchte mich der Ansicht anschließen, daß
man von einem besonderen „Gichtherzen" nicht sprechen kann, daß vielmehr die bei
Gicht auftretenden Beschwerden entweder den nervösen unterzuordnen sind und sich
mit organischen Veränderungen am Gefäßsystem kombinieren und dann meistens mit
der zentralen Arteriosklerose und Sklerose der Koronargefäße zusammen das Bild der
Angina pectoris, der stenokardischen Anfälle, auslösen.

η) **Akute und chronische Infektionskrankheiten.** Bei allen akuten fieberhaften
Erkrankungen sieht man sowohl auf der Höhe des Fiebers, wie besonders auch in der
Rekonvaleszenz vorübergehende Herzstörungen, die ihrer Erscheinung nach den nervösen
zuzurechnen sind. Während diese Störungen früher von der Virchowschen Schule als
zentral durch Vaguslähmung bedingt aufgefaßt wurden, während man früher sie evtl.
als rein funktionelle oder als Folgen degenerativer Veränderungen im Herzmuskel deutete,
hat man in der bakteriologischen Ära sie als toxische hingestellt. Durch die neueren Untersuchungen von Romberg, Päßler u. a. nimmt man an, daß es sich mehr um vom Gefäßsystem ausgehende Herzstörungen handelt, daß primär eine Lähmung der Vasomotoren
vorliegt. Bei den angezogenen Erkrankungen kommen organische Veränderungen kombiniert mit funktionellen oder auch rein funktionelle vor. Wieweit es sich im Einzelfalle
um das eine oder das andere handelt, ist aus den klinischen Symptomen oft schwer zu sagen,
besonders da in den meisten Fällen nur vorübergehende Symptome vorhanden sind.

Ebenso wie bei den akuten können auch bei den chronischen Infektionskrankheiten
funktionelle Herzstörungen vorkommen. Ich habe nach Einführung der Salvarsantherapie
mehr Gelegenheit gehabt, Syphilitiker in den verschiedensten Stadien, die an vorübergehenden Herzstörungen litten, früher aber herzgesund waren, zu untersuchen. Mir ist sowohl die große Zahl der Patienten mit Beschwerden dieser Art aufgefallen, wie auch die
Tatsache, daß organische Störungen bei fast allen Beobachtungen mit Sicherheit auszuschließen waren, daß es sich in der Regel um nervöse Symptome handelte. Ganz besonders wichtig scheint mir die schon öfter angeführte Tatsache aber zu sein, daß man
bei der Lungentuberkulose nicht selten als primäres Symptom nervöse Herzstörungen
sieht, Störungen, die sich äußern in plötzlich auftretenden Pulsbeschleunigungen mit subjektiven Beschwerden von seiten des Herzens. Ich habe sehr oft, wenn ich die Kranken-
geschichte eines ein oder zwei Jahre vorher in der Klinik behandelten Patienten, der jetzt
mit den typischen Symptomen einer Lungentuberkulose erschien, heraussuchte, auf dem
Krankenblatt die Diagnose „Neurosis cordis" gefunden und halte auch diese Tatsache,

abgesehen von ihrer differentialdiagnostischen Wichtigkeit, für einen Beweis dafür, daß man mit der Diagnose Neurosis cordis vorsichtig sein muß.

ϑ) **Konstitutionskrankheiten.** Nervöse Herzstörungen im Verlaufe der Konstitutionskrankheiten, insbesondere der Chlorose, Anämie, des Diabetes, der Adipositas sind ziemlich häufige Vorkommnisse. Wenn bei der akuten Anämie infolge von Blutverlusten (einer Erkrankung, die nicht unbedingt hierher gehört) gerade Herzstörungen dieser Art auftreten, so ist das noch am meisten verständlich. Hier ist sowohl das Herz wie das Gefäßsystem gezwungen, sich den akuten Blutverlusten anzupassen durch eine Veränderung des Tonus und der Frequenz. Daß diese Anpassungsbedingungen besonders dann, wenn sie mehr durch körperliche Anstrengungen beansprucht werden, Herzstörungen auslösen, ist naheliegend. Die Tatsache, daß oft nur nach besonderen psychischen Insulten subjektive Störungen und objektive Frequenzänderungen auftreten, spricht für die nervöse Natur.

Bei der Chlorose führen sehr oft ausschließlich die Herzstörungen die Patienten zum Arzt, in der Meinung es läge ein Herzklappenfehler vor. Auch hier spricht das Verschwinden sämtlicher Herzsymptome nach kurzer Behandlung für die nervöse Natur der Störung. Die kontinuierliche Beobachtung derartiger Patienten scheint dafür zu sprechen, daß die Herabsetzung des Hämoglobingehaltes von Wichtigkeit ist. Denn man sieht nicht selten mit der Verbesserung des Hämoglobingehaltes die Herzbeschwerden verschwinden.

Ebenso wie bei der akuten Anämie können auch bei den chronischen anämischen Zuständen, speziell bei den kachektischen, Herzbeschwerden prävalieren, Beschwerden, die sich nicht auf einer organischen Erkrankung aufbauen.

Die organischen Störungen von den nervösen bei der Adipositas zu trennen, ist oft nicht leicht. Sehr oft scheinen die nervösen den mehr organisch bedingten vorauszugehen, oft hat man den Eindruck, daß gerade bei der Adipositas auch eine konstitutionelle Schwäche des Herzens vorliegt, daß auch bei den übrigen nicht zu Adipositas neigenden Familienmitgliedern nervöse Herzstörungen vorhanden sind, die man nicht auf besonders schädigende Momente zurückführen kann.

Während beim Diabetes Störungen von seiten des Herzens selten vorkommen, sind sie, wie oben bereits betont, bei der Gicht eher häufig, vielleicht deshalb, weil bei der Gicht zumeist auch organische Veränderungen von seiten des Gefäßsystems vorliegen.

Wie aus vorhergehenden Ausführungen hervorgeht, finden sich bei Erkrankungen fast aller Organe nervöse Herzstörungen. Die Symptomatologie dieser Störungen ist im allgemeinen vielseitig und wechselt sehr, so daß es unmöglich ist, nach den Organstörungen eine besondere Trennung vorzunehmen. Diese Herzbeschwerden denkt man sich in erster Linie auf reflektorischem Wege entstanden, es ist aber, wie oben angeführt, sehr wohl möglich, daß hier auch andere teils mechanische, teils autotoxische Verbindungswege vorhanden sind.

Ebenso wie die Symptome korrespondierend mit der organischen Grundkrankheit wechseln, ist auch die Therapie in erster Linie auf die Grundkrankheit gerichtet und erst in zweiter Linie auf die vom Herzen ausgelösten Störungen. Bei diesen kommt wiederum mehr eine Berücksichtigung des allgemeinen Mechanismus in Frage und erst später die Lokalbehandlung, die, wie wir S. 514 ausgeführt, teils eine medikamentöse, teils eine physikalische sein muß. In vielen Fällen genügt aber eine Behandlung der Grundkrankheit, um dann zugleich die nervösen Herzsymptome zu beseitigen.

4. Die toxischen Herzneurosen.

In allen Schichten der Bevölkerung findet man heute eine oft über das zuträgliche Maß hinausgehende tägliche Konsumption von Genußgiften. Es ist zwar in der letzten Zeit speziell auf die giftige Wirkung unserer heutigen Genußmittel so intensiv aufmerksam gemacht worden, daß eine Rückwärtsbewegung eintreten muß. Auf der anderen Seite aber scheint mit der vermehrten Inanspruchnahme von Körper und Geist auch das Mehr der Genußgifte stärker auf den Menschen einzuwirken als früher. In gewissem Sinne zwingt auch die erhöhte Inanspruchnahme zu einer vermehrten Anregung, die natürlich nur durch Vermittelung von Genußgiften erreicht werden kann und dann natürlich nicht ohne Folgen bleibt. Die giftigen Stoffe, die hauptsächlich nervöse Herzstörungen hervorrufen können, sind:

a) Genußgifte (Tabak, Tee, Alkohol), daneben aber auch
b) medikamentöse Gifte, insbesondere Morphium, Kokain.

Es kann sich natürlich nur um chronische kleinere Dosen handeln, die zu Herzneurosen führen und daher hier Berücksichtigung finden sollen. Wichtig ist besonders bei diesen Schädigungen, daß das chronische Einnehmen von Genußmitteln nicht selten auch organische Veränderungen am Herzen auslöst, daß es infolgedessen differentialdiagnostisch notwendig ist, immer auf die Möglichkeit einer organischen Myokardstörung zu fahnden. Die Symptomatologie deckt sich im allgemeinen mit dem oben S. 515 Gesagten. Hervorzuheben ist nur, daß bei dem Tabakabusus sowohl wie beim Tee und besonders beim Kaffee, das Herzklopfen in der Regel sich anfallsweise äußert und das hervorstechendste Symptom ist, daß es besonders in der Ruhe auftritt und mit starkem Oppressionsgefühl sich verbindet, oft einen der Angina pectoris ähnlichen Symptomenkomplex oder einen Anfall von Angina pectoris (Tabak) auslöst.

Die Therapie besteht in erster Linie in der Beschränkung oder in dem vollständigen Aussetzen des schädlichen Giftes. Gerade das Aussetzen scheint besonders bei dem Tabakmißbrauch besser zu sein als eine Beschränkung (S. 590). Neben der ursächlichen Therapie kommen allgemeine unter Umständen auch speziell medikamentöse Maßnahmen, die sich aber mit dem auf S. 514 niedergelegten decken, in Frage. Auf die Ätiologie und Symptomatologie wurde S. 590 in dem Kapitel Herz und Genußmittel noch näher eingegangen.

5. Die thyreotoxischen Herzstörungen und das „Basedowherz".

Definition. Die bei der Thyreotoxikose und beim Morbus Basedowii auftretende Beschleunigung der Herztätigkeit ist eine Herzneurose, die auf dem Wege der inneren Sekretion ausgelöst wird; sie kann sich aber in so charakteristischen Formen äußern, daß man neuerdings sie von den übrigen nervösen Herzkrankheiten als spezifisch trennt. Diese Herzsymptome findet man nicht allein bei der ausgesprochenen Basedowschen Erkrankung, sondern auch bei der sogenannten forme fruste. Je mehr man der forme fruste nachging, desto öfter sah man, daß ein großer Teil der scheinbaren Herzneurosis dem Hyperthyreoidismus zuzuschreiben war (Fr. Müller, Romberg). Kraus hat s. Z. für die beim Basedow vorkommenden Herzstörungen den Begriff Kropfherz geprägt, neuerdings reserviert man diese Bezeichnung für die infolge der Vergrößerung der Drüse mechanisch ausgelösten Herzstörungen (mechanisches Kropfherz) und spricht von einem Basedowherzen (thyreotoxischen Herzen), wenn keine mechanischen, sondern sekretorische Störungen der Drüse die Tachykardie bedingt haben. Die Erscheinungen des Basedowherzen werden zur Zeit, wie die übrigen Erscheinungen beim Basedow, zurückgeführt auf einen Hyperthyreoidismus, d. h. auf eine vermehrte Sekretion der Drüse, wenn auch die Frage, ob es sich nur um eine Hyperfunktion der Drüse handelt, noch nicht ganz geklärt ist.

Bei allen wesentlichen Vergrößerungen der Glandula thyreoidea spielen offenbar mehrere Momente nebeneinander eine Rolle. Man wird zu dieser Annahme besonders gedrängt, wenn nur ein Lappen der Glandula vergrößert ist, und wenn eine direkte Kompression der Trachea nach der absoluten Größe, der Verschieblichkeit usw. ausgeschlossen erscheint. In solchen Fällen sieht man sehr oft wesentliche und dauernde Erhöhungen der Pulsfrequenz mit Rhythmusstörungen im Sinne eines Pulsus irregularis respiratorius, daneben subjektive Empfindungen von seiten des Herzens, also Symptomenkomplexe, wie sie beim ausgesprochenen Morbus Basedowii vorkommen. Hier liegen also wohl Kombinationen von thyreotoxischen Einwirkungen, rein nervöse Störungen vor mit mechanischen Störungen, denn daneben kann auch die mechanische Störung deutlich kenntlich sein. Diese äußert sich im wesentlichen durch die bei der Stenose der Trachea am meisten in Erscheinung tretende Dyspnoe, dann durch die Mehrbelastung des rechten Herzens. Die Verengerung an sich ist durch Palpation und durch die tiefe Laryngoskopie nicht immer gut übersehbar, oft bringt hier das Röntgenbild, bei dem man sowohl die verengerte Trachea wie auch die Verlagerung der Trachea feststellen kann, Klärung.

Ganz im Gegensatze dazu steht das eigentliche Basedowherz, bei dem ein toxisches Agens von der Schilddrüse aus ausgeht. Vorläufig wissen wir allerdings nicht dieses Agens genau zu präzisieren, d. h. welche toxische Substanzen hier in der Hauptsache wirksam sind. Experimentelle Untersuchungen haben freilich ergeben, daß Injektionen von Schilddrüsensaft die Reizbarkeit des Vagus und des Akzelerans, sowie des Depressor erhöht. Nach Kleyton soll auch eine direkte Wirkung auf den Herzmuskel selbst vorhanden sein, die sich äußert in vermehrter Ausgiebigkeit und Kraft der Kontraktionen. Diese direkte Wirkung soll auch hauptsächlich die klinisch zu beobachtende Hypertrophie des Herzens bedingen.

Ätiologie. Schon Charcot hat hervorgehoben, daß bei einer großen Anzahl von Basedowkranken sich in der Familie Geisteskrankheiten und konstitutionelle Erkrankungen finden, daß die Patienten selber eine neuropathische Veranlagung zeigen. Im allgemeinen erkrankt die Frau sehr viel häufiger an Basedow als der Mann. Buschan fand etwa 5 mal soviel Frauen als Männer bei einer Statistik von 89 Fällen. In der Regel befällt die Erkrankung Personen, die zwischen dem 20. und 40. Lebensjahre stehen, sie kann aber auch in jedem Lebensalter sich kenntlich machen.

Als Gelegenheitsursachen für den Basedow werden ferner viele Momente angeschuldigt, besonders psychische, Schreck, Kummer, Infektionskrankheiten, insbesondere Influenza, lokale stumpfe Traumen oder allgemeine Erschütterungen. Neuerdings wird auch betont, daß Thyreoidin bei Entfettungskuren die Basedowsymptome auslösen kann. Die schon häufig angezogene Tatsache, daß man offenbar wesentliche Veränderungen am Myokard histologisch nicht, oder noch nicht ganz fassen kann, möge auch hier wiederholt werden. Allerdings scheint experimentell, wie aus Verfütterung von Schilddrüsentabletten bei Ratten hervorgeht, es zu degenerativen Veränderungen am Myokard und intramuskulärer Infiltration zu kommen.

Die von Hashimoto an Ratten angestellten Versuche ergaben jedenfalls in 90% eine Vergrößerung des Herzens; histologisch zeigte sich eine Anhäufung von histiozytären Zellen zwischen den Muskelfasern, desgleichen Lymphozyteninfiltrate, in einigen Fällen auch degenerative Veränderungen der Muskelfasern selbst; im ganzen also ähnliche Befunde wie beim Rheumatismus. Wieweit diese Ergebnisse für den Menschen Bedeutung haben, ist vorläufig noch nicht sichergestellt.

Symptomatologie. Die Herzsymptome äußern sich gewöhnlich folgendermaßen: Subjektiv besteht zumeist die Empfindung des Herzklopfens, entweder dauernd oder anfallsweise. Die Tätigkeit des Herzens wird von vielen Patienten als etwas außerordentlich Quälendes empfunden, jeder einzelne Herzschlag kann schmerzhafte Empfindungen zeitweise auslösen, und dadurch natürlich die ganze Aufmerksamkeit des Patienten auf die Tätigkeit des Herzens lenken. Es ist natürlich, daß dieses die subjektive Empfindung wesentlich zu vermehren imstande ist, und daß motorische Unruhe, Schlaflosigkeit die nächsten Folgen sind. Ein Versuch, die Patienten durch körperliche Tätigkeit oder geistige Anregung abzulenken, gelingt häufig nicht.

Objektiv ist die Pulsfrequenz gewöhnlich auf 90 bis 120 erhöht, kann anfallsweise bis auf 150 steigen, der Rhythmus ist zuerst regelmäßig, in späteren Stadien völlig unregelmäßig infolge Extrasystolen, die sowohl aurikulär, wie atrioventrikulär oder ventrikulär ausgelöst werden können. Der Puls selbst ist gut gefüllt, eher weich, oft dikrot, oft so stark schnellend, daß er an einen Aortenpuls erinnert. Die peripheren Arterien können eine außergewöhnlich starke Pulsation zeigen, speziell die Karotis, Temporalis, auch die Arterien der Retina. Die Venen können stark erweitert sein, in schweren Fällen ausgesprochene Stauungssymptome zeigen. Am Herzen findet man zuerst nichts, später einen stark hebenden Spitzenstoß, Verbreiterung der Herzdämpfung nach links, im Röntgenbilde eine entsprechende Silhouette mit einem ausgesprochenen Aktionstypus des linken und rechten Ventrikels. Das Ekg. kann einige Besonderheiten zeigen (s. Kap. Elektrokardiogramm). Die Auskultation gibt, abgesehen von den oft abnormen lauten Tönen, mitunter ein systolisches Geräusch, das als akzidentell aufzufassen ist. In schwereren Fällen bei stark dilatiertem Herzen kann eine relative Insuffizienz der Mitralis sich ausbilden.

Im allgemeinen findet man im Röntgenbilde bei nur thyreotoxischen Symptomen eine Zunahme des linken Medianabstandes des Herzens, d. h. ein mitralkonfiguriertes Herz, bei rein mechanischen Störungen eine Zunahme des rechten Medianabstandes. Natürlich kann ein einfacher Kropf, auch wenn er sehr groß ist, mit einer normalen Herzsilhouette einhergehen so lange, als mechanische Störungen fehlen. Gelegentlich sieht man, besonders bei der Kombination von mechanischen und toxischen, einen ausgesprochenen Kugeltyp des Herzens am linken Vorhofsbogen und Vorspringen der Vena cava sup. Otten bezieht diese starke Vorbuchtung auf den linken Vorhof, Bauer und Heim führen sie auf die Pulmonalis zurück.

Der Blutdruck ist normal oder leicht erhöht. Die Differenz zwischen dem systolischen Maximum und dem diastolischen Minimum ist oft sehr groß.

Als Gefäßsymptome sind noch zu nennen die im Verlaufe von Basedow beobachteten Blutungen aus den Schleimhäuten von Nase- Magen- und Darmtraktus und auch der Lunge, dann die oft von subjektiven Momenten abhängige stark wechselnde Gefäßfüllung der Haut. Zu den besonderen Herz- und Gefäßerscheinungen, die sich im Verlaufe eines Basedow entwickeln können, gehören das anfallsweise Auftreten von Tachykardie und Anfällen, die der Angina pectoris ähnlich sind. Bei den tachykardischen Anfällen ist es charakteristisch, daß sie nicht plötzlich, wie der echte paroxysmale Anfall, sondern ganz allmählich abklingen.

Charakteristisch und besonders differentialdiagnostisch wichtig sind auch die anderen Symptome des Basedow, vor allen Dingen Tremor, Exophtalmus, Neigung zu Schweißsekretion, Haarausfall, allgemeine nervöse Überreizung. Diarrhöen, herabgesetzte oder fehlende Libido, Pigmentanomalien vasomotorische und trophische Störungen der Haut usw. (cf. Bd. IV. 2. Teil).

Einen wesentlichen Fortschritt in der Abtrennung der thyreotoxisch bedingten Herzstörung von anderen funktionellen Störungen der Schlagfolge bedeutet die Einführung der Grundumsatzbestimmung in die Klinik durch die vereinfachte Methode von Benedikt und insbesondere von Krogh, dessen Apparat weitgehende klinische Verbreitung gefunden hat. Es hat sich gezeigt, daß der Grundumsatz bei Gesunden unter Berücksichtigung von Alter, Gewicht und Größe einer sehr wohl tabellarisch festlegbaren und wohlbekannten Norm entspricht. Von amerikanischer Seite sind ausführliche Tabellen aufgestellt worden, die von zahlreichen Untersuchungen auch bei uns bestätigt wurden. Von diesen Normalwerten beobachten wir bei Hyperthyreosen bzw. beim Basedow Abweichungen, die mit der Schwere der Erkrankung parallel gehen, bei leichten Fällen 30 bis 50%, in schweren Fällen weit über 100% im Sinne eines gesteigerten Stoffwechsels betragen und differentialdiagnostisch von großem Wert sind.

Der Verlauf ist bei der forme fruste und bei der leichten Erkrankung gewöhnlich so, daß sich die Symptome Monate oder Jahre hindurch in derselben Intensität äußern oder nur wenig steigern. Bei der schwereren Form sieht man oft ein rapides Wachsen sämtlicher Symptome, insbesondere eine Verschlechterung der Herztätigkeit derart, daß Herzinsuffizienzerscheinungen (Dyspnoe, Ödeme) ausgelöst werden, und der Puls den Charakter eines typischen Pulsus irregularis perpetuus annimmt. Ein wechselndes Verhalten, abhängig von den äußeren Lebensbedingungen derart, daß die Allgemeinstörungen sich jedesmal wesentlich vermehren bei psychischen Erregungen, körperlichen Anstrengungen, um bald zurückzugehen, wenn die Patienten sich einige Ruhe gönnen und erholen können, sieht man sehr oft. Ein äußeres Symptom, das nicht selten diesen wellenförmigen Verlauf mitmacht, ist die Zunahme und Abnahme von Haarausfall und Neigung zu Schweißsekretion. Speziell bei denjenigen Patienten, die sich eine längere Ruhe nicht gönnen können, die gezwungen sind, eine anstrengende körperliche und geistige Tätigkeit auszuführen, ist dieser wellenförmige Verlauf oft gut zu verfolgen.

Therapie. Obwohl die Therapie in Bd. 4, S. 438 näher besprochen ist, möchte ich hier sie skizzenhaft, besonders soweit sie das Herz betrifft, streifen. Obenan steht als wichtigster Faktor die Ruhe. Man sieht ausgesprochene Basedowfälle durch konsequente wochen- oder monatelang durchgeführte Ruhe auch ohne medikamentöse Therapie sich wesentlich bessern, ja heilen. Daß daneben diätetische und hydrotherapeutische Maßnahmen von Vorteil sein können, ist bei Falta Bd. IV näher besprochen.

Medikamentös hat man die Tonica, herzregulierenden Mittel und Brompräparate wohl in allen Formen angewendet. Am meisten empfohlen werden Arsenik. Auch bei Anzeichen von deutlicher Herzinsuffizienz (Ödeme, Dyspnoe) sind die eigentlichen Herzmittel, insbesondere Digitalis und Strophantus, nicht angebracht, sie bleiben fast wirkungslos. Dagegen sieht man von dem von Kocher empfohlenen Natrium phosphoricum 4- bis 6mal 0,5 oft innerhalb kurzer Zeit Gutes. Zu berücksichtigen ist unbedingt daneben eine eiweißarme Kost. Ein Aufenthalt in Höhenluft wirkt, wie auch Falta betont, besonders günstig.

Beim Myxödem kann bisweilen die Herzsilhouette erheblich vergrößert sein und wie Zondek und Aßmann betonen, in wenigen Wochen auf Thyreoidin in normale Grenzen zurückgehen.

Die früher oft angewandte Jodtherapie wird heute in Deutschland mit kleinsten Dosen, in Amerika besonders als präoperative Therapie mit großen Dosen wieder aufgenommen mit umstrittenen Resultaten. Näheres über die Therapie des Morbus Basedow siehe Falta: Handb. d. inn. Med. Bd. IV, 2. Teil, S. 1070.

VIII. Angina pectoris und Asthma cardiale.

1. Angina pectoris.

Definition und Wesen. Die Angina pectoris ist ein Symptomenkomplex, dem eine organische Veränderung zugrunde liegt. Das Wesen der Erkrankung besteht in einer „schmerzhaften Erregung sensibler Herznerven, die das charakteristische Angstgefühl auslöst und auf benachbarte Nervengebiete überträgt" (Romberg).

Balfours schildert den Anfall folgendermaßen: „Es ist als ob die Brust in der Herzgegend von einer gepanzerten Faust umklammert wäre, aus deren Fingerspitzen die unsäglichsten Qualen in das Herz hineinzucken."

Geschichte. Verfolgt man die Literatur über Angina pectoris, so ist man erstaunt, zu sehen, wie richtig dieses Krankheitsbild von den alten Klinikern in seiner Entstehung und seinem Verlauf beurteilt wurde. Trotzdem läßt sich der Symptomenkomplex von anderen ähnlichen Erkrankungen, wie Asthma cardiale, vasomotorische Neurose, Dyspragia intermittens usw., doch oft schwer abgrenzen. Aber schon 1854 schreibt Stokes, daß das „Gefühl vom bevorstehenden Tod" und „nicht die Dyspnoe" die wichtigsten Argumente bei dieser „Sammlung von Spezialsymptomen" sind. Wunderlich macht 1856 auf folgende Tatsachen aufmerksam: „Vorzugsweise im vorgerückteren Alter, gewöhnlich erst nach dem 50. Lebensjahre, mehr in den wohlhabenderen und üppig lebenden Ständen, häufiger bei Männern als bei Weibern." Wunderlich erläutert dann, daß ein Spasmus vorliegen müsse, bedingt durch die „Ossifikation der Koronararterien oder Erkrankung der Aorta"; oder, „ohne bestimmte organische Veränderungen, eine Neurose".

Theorie. Nach alter Vorstellung nahm man eine vorübergehende mangelhafte Ernährung des Herzmuskel auf anatomischer Basis als die Ursache der Angina pectoris an, um so mehr, weil Embolien und Thrombosen ähnliche Symptome auslösten. Diese Vorstellung basierte auf der experimentellen Erfahrung, daß durch Verschluß der Koronararterien mittels Klemmpinzette oder durch künstliche Embolisierung mit einer Wachsemulsion (Panum) das Herz stillstand, also ein Symptom folgte, das man gelegentlich auch bei der Angina pectoris auftreten sah. Diese aus den 70er Jahren stammenden Erfahrungen wurden später vielfach nachgeprüft und führten zu sehr widersprechenden Ergebnissen. Während die einen (Cohnheim u. a.) nach der Unterbindung jedes größeren Astes Zirkulationsstörungen oder Herzstillstand auftreten sahen, fanden andere (Spalteholz, Hirsch), daß die Störungen sehr verschieden sind, je nachdem man den linken oder rechten Ast der Arteria coronaria unterbindet, daß nennenswerte Störungen erst auftraten, wenn man besonders den linken Ast in der Nähe seiner Abgangsstelle unterbindet.

Bei der Anatomie des Herzens ist besonders betont, daß der linke Ast einen viel größeren Teil des Herzens versorgt als der rechte. Es ist nicht angängig, die Symptome einer im Leben beobachteten Angina pectoris jedesmal allein aus einer geringen organischen

Veränderung in einem Aste des Koronargefäßsystems ableiten zu wollen. Die experimentellen Untersuchungen würden nur dann zu einem solchen Schluß berechtigen, wenn die größeren Äste und speziell der linke stets nennenswert verändert wären.

Die Kontroverse über die Entstehung der Angina pectoris ist auch heute noch nicht verstummt. Es seien im folgenden die vertretenen Anschauungen kurz skizziert:

a) Die Angina pectoris ist nicht an die Koronargefäße des Herzens gebunden, ihr Sitz ist vielmehr die Aorta. In namhaften Klinikern findet diese Theorie ihre Befürworter, so in Vaquez, Clifford und Albutt, die sich auf ausgedehnte anatomische Untersuchungen stützen konnten, endlich in R. Schmidt und Wenckebach. Der größte Teil der Autoren hat sich freilich dieser Theorie gegenüber ablehnend verhalten und noch kürzlich wurde von Morawitz ein Fall beschrieben mit schwerer Angina pectoris, autoptisch frische Embolie eines Hauptastes der linken Kranzarterie, frischer Herzinfarkt, bei dem die Aorta ohne wesentliche Veränderungen war. Auf ähnliche Fälle stützt sich der Widerspruch von E. Meyer, H. Kohn u. a. gegen die oben erwähnte Theorie, von der neuerdings auch Wenckebach etwas abrückt, um zu folgender Anschauung zu gelangen:

b) Die Angina pectoris ist kein Krampfschmerz, sondern ein Dehnungsschmerz, sowohl der Koronarien wie der Aorta.

Wenckebach geht von der Tatsache aus, daß auch schon der Normale bei schwerer körperlicher Arbeit eine Art von Opressionsgefühl empfindet, das man als Anfangshemmung bezeichnet hat und das Wenckebach für die Auslösung des Angina-pectoris-Anfalles von Bedeutung zu sein scheint. Es ist bekannt, daß es bei Anstrengung zu einer Mehrarbeit des Herzens und zu Blutdruckerhöhung kommt. Die großen Gefäße sind überfüllt, die peripheren Gefäße noch verschlossen. Allmählich tritt unter Steigerung des Opressionsgefühls und Versagen der körperlichen Leistung der sogenannte „tote Punkt" ein, bis durch einen nervösen Reflexmechanismus die Schleusen der peripheren Gefäße geöffnet werden, die Leistungsfähigkeit wieder ansteigt, das Erstickungsgefühl schwindet und der sogenannte „second wind" damit einsetzt. Insbesondere bei der eigentlichen Heberdenschen ambulatorischen Angina pectoris scheint es ebenfalls so zu sein, daß durch Arbeit, Kälte usw. die peripheren Gefäße verengt sind, das Herz mehr arbeitet, der aortale Blutdruck rapide ansteigt, aber der erlösende second wind, der zweite Atem durch Öffnen der peripheren Schleusen ausbleibt. Nitroglyzerin ist das souveräne Mittel bei der Angina pectoris, aber auch bei der Überwindung des toten Punktes. Wenn so die aortale Drucksteigerung mit der Unmöglichkeit, ein Abflußventil zu öffnen, das Wesentliche ist beim Angina pectoris-Anfall, so muß der Schmerz der Angina pectoris nicht ein Krampfschmerz, sondern ein Dehnungsschmerz sei es der Aorta, sei es der Koronarien sein. Eine schmerzlose Angina pectoris kommt eben dann zustande, wenn das Herz zu schwer geschädigt ist, um eine wesentliche Spannung der Aorta und der Koronarien zustande zu bringen. Die klinische Tatsache, daß sich Herzinsuffizienz höheren Grades und Angina pectoris fast ausschließen, ist in dieser Weise wohl erklärlich. Wenckebach gelang es im Verlauf des Angina pectoris-Anfalls Veränderungen der Aortenbreite nachzuweisen. Daß die Dehnung der Aorta Schmerz auslösen kann, ist aus Tierexperimenten bekannt (Spiegel und Wassermann). Diesen Anschauungen gegenüber weist Pal wohl mit Recht auf sicher beobachtete Fälle von Angina pectoris mit nicht erhöhtem oder selbst erniedrigtem Blutdruck hin.

c) Die Angina pectoris ist immer an anatomische Veränderungen der Koronarien des Herzens gebunden. Diese Anschauungen stützen sich auf anatomische Befunde wie die von Sternberg, der an seinem Angina pectoris-Sektionsmaterial durchgängig anatomische Veränderungen der Koronarien fand. Sicher ist diese Anschauung nicht umkehrbar, d. h. es gibt viele Fälle mit schweren anatomischen Veränderungen der Koronargefäße ohne Angina pectoris in der Anamnese oder der klinischen Beobachtung.

d) Die Angina pectoris ist ein mit oder ohne anatomische Veränderungen an den Koronargefäßen einhergehender — meist mit solchen! — oft reflektorisch ausgelöster Verschluß der Koronararterie, besonders des l. Herzens, eine Anschauung, die neben der sehr oft vorhandenen anatomischen Grundlage den bei diesem Krankheitsbild doch sicher nicht völlig auszuschaltendem funktionellem Moment eine gewisse meines Erachtens berechtigte Bedeutung zukommen läßt.

Pathologische Anatomie. Ausgesprochene Sklerosen der Koronargefäße mit mehr oder weniger ausgebildeter Schwielenbildung im Herzen sah Huber, der aus dem Leipziger Pathologischen Institut 17 Fälle zusammenstellte, dann Gauthier, der von 71 Fällen 38 mal stärkere Veränderungen der Koronargefäße und 30 mal Veränderungen der Aorta mit Aorteninsuffizienz, Aneurysma oder Perikarditis zusammenstellte. Dickenson, Ogle berichten über ähnliche Ergebnisse, Forbes und Lusanna betonen die Häufigkeit von Arteriosklerose der Aorta und der Veränderungen der Aortenklappen bei Leuten, die im Leben Angina pectoris-Anfälle gehabt hatten. Daß hauptsächlich umschriebene Veränderungen einzelner Äste, insbesondere des vorderen absteigenden Astes der linken Koronargefäße sich mit anginösen Beschwerden verbinden können, hat Curschmann betont. Wenn man in den oben erwähnten Arbeiten die Sektionsberichte durchliest und speziell den häufigen Zusammenhang mit Angina pectoris erwähnt sieht, vermutet man nach unseren heutigen Anschauungen über die Ätiologie der Aorteninsuffizienz, daß hier nicht selten eine syphilitische Veränderung der zentralen Aorta und der Koronargefäße vorgelegen hat. Diese Vermutung wird bestätigt durch die zusammenfassenden Arbeiten von Stadler und B. G. Gruber. Stadler betont, daß er unter seinen 120 Fällen von Heller-Döhlescher Aortitis 40 mal, d. h. in $^1/_2$ der Fälle, Verengerungen der Ostien der Koronararterien beobachten konnte. Er betont, daß in allen diesen Fällen das klinische Krankheitsbild der Angina pectoris vorhanden war. Aus den anatomischen Beobachtungen geht offenbar hervor, daß lokale Erkrankungen des Koronargefäßsystems sehr oft mit umschriebenen Erkrankungen der zentralen Aorta und mit mehr oder weniger schweren Veränderungen der Aortenklappen sich kombinieren.

Zu den anatomischen Veränderungen, bei denen A. p. beobachtet wird, gehören Aorteninsuffizienz und Aneurysma, Sklerose der Brustaorta, Myodegeneratio cordis, ferner Herzhypertrophie nach Klappenfehlern oder bei Nephritiden, schließlich Verwachsungen des Herzbeutels. Gerade bei Klappenfehlern sieht man nicht selten ante mortem das klinische Bild einer Angina pectoris und findet dann Veränderungen an der linken Koronararterie entweder in dem Sinne, daß die Wand verdickt, oder das Lumen komprimiert war. Neuere Statistiken, so die von Sternberg, geben an, daß in keinem der zur Sektion gekommenen Fälle der Angina pectoris krankhafte Veränderungen der Koronargefäße vermißt wurden. Clifford und Albutt fanden indessen ebenso regelmäßig in ihren Fällen von Angina pectoris eine Veränderung des Anfangsteiles der Aorta, Befunde, die zusammengenommen jedenfalls teilweise ihre Erklärung in der Schwierigkeit finden dürften, klinisch Aortalgie und Angina pectoris scharf auseinander zu halten. Daß hochgradige Koronarsklerose bestehen kann, ohne daß es je im Leben zu Anfällen von Angina pectoris gekommen ist, wird jeder Anatom und jeder Kliniker ebenso bestätigen, wie daß schwerste Veränderungen der Aorta ascendens bei der Sektion gefunden werden, ohne daß Anfälle während des Lebens auftraten (vgl. Oberndorfer).

Mönckeberg fand bei Kriegsteilnehmern auffallend häufig und viel häufiger als bei Nichtkriegsteilnehmern eine arteriosklerotische Veränderung der Kranzarterien, von denen insbesondere die linke Art. coronaris betroffen war, und bezieht diesen Zustand auf die durch die Kriegsstrapazen bedingten Anstrengungen des linken Herzens.

Die nur selten oder nur einmal auftretenden Anfälle entwickeln sich oft unter dem Einfluß von Genußgiften und psychischen Erregungen. Von den Genußgiften kommen in erster Linie in Betracht der Tabak, dann auch Tee, Kaffee, Alkohol. Als disponierende Ursachen werden dann noch angeführt Gicht, Fettleibigkeit, Infektionskrankheiten.

Symptomatologie. Die Angina pectoris ist, wie erwähnt, ein Symptomenkomplex. Das klinische Bild charakterisiert sich folgendermaßen: Im Vordergrunde stehen heftige Schmerzen in der Herzgegend, die gewöhnlich weniger in der Gegend der Herzspitze, als mehr diffus an der Herzbasis empfunden werden, die oft nicht lokalisierbar sind und mit einem Gefühl äußerster Beklemmung und Todesangst einhergehen. Der Schmerz setzt gewöhnlich plötzlich ein, wird oft als Krampf empfunden und strahlt in die Nachbarschaft, besonders oft in die linke Schulter und in den linken Arm, aus. Selten wird er zugleich im Abdomen, in der Nierengegend, der Gegend der Gallenblase oder in den Beinen verspürt. Er ist offenbar so heftig, daß die Patienten völlig bewegungslos verharren; wenn sie gerade auf der Straße sind, stehen sie still, wagen nicht einen Schritt weiter zu gehen und halten die Atmung an. Gewöhnlich ist das Bewußtsein während dieser Anfälle nicht verändert, gelegentlich treten Ohnmachtsanfälle auf. Bei diesen kann es zum unwillkürlichen Abgang von Stuhl und Urin oder auch zu Erbrechen kommen. Die Gesichtsfarbe und die Haut ist während des Anfalls meistens auffällig blaß. Im weiteren Verlauf treten profuse Schweißausbrüche ein. Die Herztätigkeit ist im Anfall meist beschleunigt, der Puls gelegentlich klein, gelegentlich voll und dabei stark gespannt, zuweilen trotz größter Beschwerden von normaler Frequenz, Fülle und Spannung. Die Atmung ist in

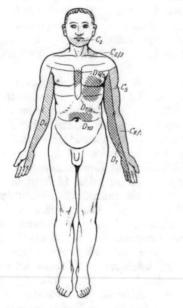
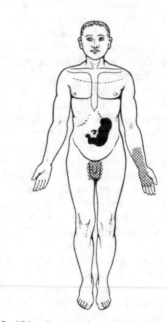

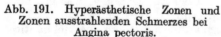

Abb. 191. Hyperästhetische Zonen und Zonen ausstrahlenden Schmerzes bei Angina pectoris.

Abb. 192. Organe bzw. Hautzonen, von denen offenbar besonders leicht von Angina pectoris-Anfälle ausgelöst werden.

reinen Fällen unverändert, seltener beschleunigt und unregelmäßig. Erscheinungen akuter Herzschwäche können völlig fehlen, ausnahmsweise markieren sie sich durch Dyspnoe, Lungenödem, Zyanose. Ein für die Angina pectoris charakteristisches Elektrokardiogramm gibt es nicht, doch kommt bei etwa $^1/_3$ der Fälle eine negative Nachschwankung vor, selten auch eine abnorme Vorschwankung (Willius).

Die subjektiven Beschwerden sind allerdings wechselnd, und namentlich im Anfang unbestimmter Art, oft nur angedeutet vorhanden. Diese Abarten, unentwickelten Formen der Anfälle (formes frustes), sind praktisch wichtig, weil sie eben die ersten Vorboten darstellen, die allmählich zu schweren Anfällen sich entwickeln können. Es ist aber nicht immer so, daß diese weniger intensiven subjektiven Beschwerden nach kurzer Zeit in einen ausgesprochenen Schmerzanfall übergehen; es kommt auch vor, daß die leichteren Beschwerden sich Jahre oder Jahrzehnte lang in demselben Grade wiederholen, so wie ich mehrfach 60—70 jährige Männer gesehen habe, die 10—15 Jahre lang bei körperlichen Anstrengungen und psychischen Erregungen Schmerzen in der Brust bekamen, ausstrahlend in die Schulter, in den linken Arm, in den Unterkiefer, Schmerzen, die immerhin heftig genug waren, um den Patienten zu einer absoluten körperlichen Ruhe zu veranlassen. Die Patienten kannten diesen Zustand und versuchten ihn zu vermeiden, sagten aber durchweg, daß es nie zu einem so heftigen Anfall gekommen wäre, wie er oben geschildert ist. Nach dem objektiven Befund war nicht daran zu zweifeln, daß es sich ohne Frage um Beschwerden handelte, die man der Angina pectoris zuschreiben mußte.

Als weitere auslösende Momente für diese Symptome werden angegeben körperliche Anstrengungen, Temperatureinflüsse, reichliche Nahrungsaufnahmen besonders von Speisen, die den Magen stark blähen, Exzesse jeglicher Art, psychische Erregungen, als Momente, die entweder mechanisch oder reflektorisch auf das Herz oder auf die Gefäße einwirken. An der Möglichkeit und relativen Häufigkeit der reflektorischen Auslösung des Angina pectoris-Anfalles bei Erkrankung anderer Organe möchte ich unbedingt festhalten und die in Abb. 192 angedeuteten Organe bzw. Hautzonen sind auf Grund zahlreicher Fälle meiner Beobachtung eingezeichnet. Die Dauer des einzelnen Anfalles ist sehr verschieden. Während in der Regel ein leichter Anfall nur mehrere Sekunden, ein mittelschwerer Minuten oder vielleicht eine $^1/_4$—$^1/_2$ Stunde dauert, sieht man bisweilen auch so schwere Anfälle, daß über 1—2 Tage hin eine Schmerzattacke der anderen folgt, d. h. fast kontinuierlich eine Angina pectoris besteht. Das kommt natürlich nur vor bei der schweren letal endigenden Form.

Wie schon oben betont, sind Übergänge zum Asthma cardiale relativ häufig. Der Übergang vollzieht sich in der Regel so, daß das Herz nach und nach insuffizient wird, Stauungsorgane, Ödeme auftreten, daß der Blutdruck, wenn er vorher hoch war, sinkt, daß die Angina pectoris verschwindet. In diesem Zeitraum treten mitunter Gefäßspasmenäquivalente in den Vordergrund.

Ein kasuistischer Beitrag, der das in eklatanter Weise demonstriert, ist von Külbs in der Klinischen Wochenschrift 1928 ausführlicher beschrieben worden. Das klinische Resumé dieses Falles heißt:

Bei einem sehr starken Raucher kann die Angina pectoris durch eine paravertebrale Eukaininjektion zwar kupiert werden, es treten aber so heftige Gefäßstörungen mit Spasmen in anderen Gefäßgegenden auf, daß der Erfolg der Eukaininjektion aufgehoben wird durch schwere, die Entwicklung der Herzinsuffizienz sicherlich befördernde Gefäßsymptome.

Die Beobachtung sagt aber auch, daß immer nur dann eine operative Behandlung der Angina pectoris erlaubt ist, wenn nicht allein das Herz, sondern auch das Gefäßsystem insgesamt nicht nennenswert krank ist. Die Beobachtung sagt uns anderseits, daß bei der Angina pectoris eine allgemeine Bereitschaft zu Spasmen der glatten Muskulatur bestehen kann, daß intermittierendes Hinken und Angina pectoris sich gegenseitig ablösen können.

Dieses Zusammentreffen von Angina pectoris mit vasomotorischen Krampfzuständen hat Hans Curschmann schon 1906 beschrieben und belegt mit ausführlichen klinischen und anatomischen Daten (3 Fälle). Curschmann zitiert hier Romberg den Älteren, der den Zusammenhang schon kannte und seinerzeit schrieb: „Die Temperatur der Hände und des Gesichtes ist kühl, das Kolorit blaß, an den Fingerspitzen prickelnde Sensationen wie beim Einschlafen der Glieder." Curschmann sagt mit Recht, daß wir diesen Zusammenhang zu wenig beachten.

Der Verlauf der Angina pectoris ist akut oder mehr chronisch. Bei einem akuten Verlauf zeigt uns der Anatom nicht selten als Ursache eine Embolie der Koronargefäße; aber auch bei einem Spasmus kommt ein Übergang in akute Herzinsuffizienz, die innerhalb Minuten oder Stunden zum Tode führt, vor. Der mehr chronische Verlauf ist verschieden, je nach den begleitenden organischen Veränderungen am Herzen und am Gefäßsystem, denn erfahrungsgemäß kann sich die Angina pectoris mit allen Herzklappen-, Myokard- oder Gefäßerkrankungen kombinieren.

Die **Prognose** bei den Herzbeschwerden, die man früher unter der Diagnose Angina pectoris vasomotorica vereinigte, ist immer gut. Die Prognose bei der

Angina pectoris vera ist immer zweifelhaft. Bei älteren Männern, seltener bei
Frauen, sieht man bisweilen im ersten Anfall innerhalb weniger Minuten oder
Stunden den Tod eintreten. Andererseits kann man Anfälle von Angina pectoris
vera beobachten, die sich mit größeren oder kleineren Intervallen über Jahrzehnte hin wiederholen.

Die Prognose hängt im wesentlichen ab von dem objektiven Befund, d. h. ob
eine nennenswerte Veränderung am Herzen, am Gefäßsystem, im Blutdruck
vorliegt oder nicht. Bei einer Myodegeneratio, bei einer Aorteninsuffizienz,
bei einer wesentlichen Verbreiterung der Aorta im Röntgenbilde ist die Prognose
schlechter. Offenbar günstig ist die Prognose dann, wenn starker Tabakabusus
zu der Angina pectoris vera geführt hat und wenn der Patient sich entschließen
kann, nicht mehr zu rauchen. Aber das trifft nicht immer zu, auch hier ist man
oft überrascht von der schlechten Prognose bei 50 jährigen kräftigen, im übrigen
anscheinend gesunden Männern. Bei der nicht seltenen Komplikation von Angina
pectoris vera mit Hypertonie gelingt es bisweilen durch Ruhe, Venae sectio
und Medikamente die Allgemeinsymptome und Lokalsymptome zu bessern,
aber daß hier das Gefäßsystem in toto empfindlich ist, sieht man im weiteren
Verlauf an auftretenden peripheren oder zentral im Gehirn lokalisierten Spasmen.

Richtiger scheint es mir, den alten Begriff der Angina pectoris vasmotorica
oder spuria überhaupt fallen zu lassen. Er wird sich zum größten Teil in die
Begriffe der Herzneurose, der Phrenikokardie, des gastrokardialen Komplexes
aufteilen lassen und sich durch das Alter der Patienten, die Anamnese und den
Verlauf abtrennen lassen. Viel wichtiger ist der Unterschied, ob der mit einer
echten Angina pectoris behaftete Patient imstande ist, seinen Berufspflichten
nachzugehen oder nicht mehr. Die Angina, die noch durch Medikamente, durch
Weglassen des Nikotins, durch diätetische Maßnahmen beeinflußbar ist, gestattet oft noch eine jahrelange berufliche Tätigkeit. Ihr Ende ist oft nicht der
Tod im Angina pectoris-Anfall, sondern der Tod unter den Zeichen der zunehmenden muskulären Insuffizienz. Ist der Zustand schon soweit vorgeschritten, daß der Beruf nicht mehr ausgeübt werden kann, daß die Schmerzattacken mit ausgesprochenem Vernichtungsgefühl in kurzen Abständen von
Wochen, dann von Tagen und schließlich von Stunden auftreten, daß die Anfälle auch nachts einsetzen, so ist bei dieser Form der Angina die Prognose sehr
schlecht und der Tod im Anfall in Form des Sekunden-Herztodes das wahrscheinliche Ende.

Der Angina pectoris verwandte Symptomenkomplexe. Als besondere in
den Komplex der Angina pectoris gehörige Krankheitsbilder sind weiter beschrieben worden die Aortalgie, die mir doch durch das Fehlen der Todesangst
und die weniger große Intensität der Schmerzen und durch die Art dieses mehr
dumpfen retrosternal lokalisierten Schmerzes von der Angina pectoris abtrenn-
bar zu sein scheint. Von Vaqueé wurde die Angine de poitrine d'effort
beschrieben, worunter Vaqueé einen nur bei Anstrengungen auftretenden,
bei Ruhe sofort sistierenden Schmerz in der Herzgegend versteht, der nicht sehr
heftig ist, nicht sehr stark ausstrahlt und auch, wie der Schmerz bei der Aortalgie
hoch retrosternal liegt. Als Dyspraxia cordis intermittens bezeichnet
Bittorf ein durchaus analoges Krankheitsbild, das sich der Autor in ähnlicher
Weise wie das intermittierende Hinken Ortners entstanden denkt. Unter
Status anginosus wird in der Literatur der Zustand verstanden, der einer
Embolie oder Thrombose der linken Art. coronaria oder eines ihrer Äste folgt,
der sehr akut mit schwerem, oft tödlichem Anfall von Angina pectoris einsetzt
und der, wenn der erste Anfall nicht zum Tode führt nur sehr langsam und völlig
unbeeinflußbar durch Medikamente im Laufe von Tagen oder Wochen abklingt,
um dann oft in den Zustand der ambulatorischen Angina pectoris überzugehen.

Die Anschauungen von Wenckebach über die ambulatorische oder die Heberdenschen Angina pectoris sind oben wiedergegeben, wobei der Begriff der Heberdenschen Angina pectoris eben dem der Angina pectoris vera entspricht mit dem Unterbegriff einer Arbeitsangina, eines relativ langen Verlaufes und eines oft nicht im Angina pectoris-Anfall, sondern im Gefolge einer Myodegeneratio eintretenden letalen Ausganges.

Therapie. Die Therapie hat zwei Aufgaben zu erfüllen:

    1. momentan den Anfall zu kupieren,

    2. eine Wiederkehr nach Möglichkeit zu vermeiden.

Das souveräne Mittel im Angina-pectoris-Anfall, das der Patient stets in Bereitschaft haben soll und beim Einsetzen des Anfalles sofort zu nehmen hat, ist das Nitroglyzerin, am besten in 0,1% Lösung, im Anfall 1—2—3 mal 5 Tropfen Die Nitroglyzerin-Tabletten zu ½ mg wurden mir speziell von Kollegen auf Grund persönlicher Erfahrungen gelobt. Dasselbe leisten die „Nitrolingual"-Tabletten Groedels. Dem Nitroglyzerin gegenüber spielt das Amylnitrit, das in Mischung am besten mit Chloroform inhaliert wird oder auch in seiner Lösung, eine untergeordnete Rolle und ist unsicherer, vermag aber oft auch schon durch seine gefäßerweiternde Wirkung den Anfall zu kupieren.

Im Anfall ist es in den meisten Fällen in erster Linie notwendig, die unerträglichen Schmerzen sobald als möglich zu beseitigen. Ob man hier ein Narkotikum geben darf oder nicht, hängt wesentlich von der Beschaffenheit des Pulses und der allgemeinen Konstitution ab.

Morphium oder stark wirkende Morphiumderivate als Injektion im Anfall zu geben, würde ich dringend widerraten; nicht selten tritt der Exitus im Anschluß an eine solche Maßnahme so plötzlich ein, daß ein Zusammenhang doch wahrscheinlich ist. Als Zäpfchen oder per os ist Morphium, Pantopon, Eukodal, Paramorphin oder ähnliches nicht zu entbehren.

Das in England viel gebrauchte Chloralhydrat ist wohl mehr für die Prophylaxe als für die Bekämpfung des Anfalles anwendbar.

Bei einem schwachen, fadenförmigen Puls und schwächlicher Gesamtkonstitution wird man in erster Linie ein Stimulans geben, und versuchen, durch hydrotherapeutische Maßnahmen andere Gefäßgebiete zu eröffnen und dadurch die Schmerzen zu beseitigen. Als Stimulantien sind zu nennen ein Glas alten Weins (Sherry, Burgunder, Portwein, Kognak) oder starker Kaffee, dann 20—30 Tropfen Spiritus aethereus oder Spiritus aethereus mit Tinctura Valeriana āā. Campher, Hexeton Cardiazol u. a. subkutan oder Coffeinonatrium salicyl. 0,2 subkutan sind in diesen kollapsartigen Zuständen notwendig. Über die Digitalis- oder Strophantusbehandlung intravenös bzw. intramuskulär scheinen die Ansichten geteilt zu sein. Eklatante Erfolge kann man allein oft durch die physikalischen Maßnahmen erzielen, dadurch, daß man den Patienten mit dem Rücken auf eine sehr heißes ausgebreitetes Tuch legt, ein Hilfsmittel, was ja unter allen Umständen schnell zur Hand ist, oder dadurch, daß man Senfteige auf Brust und Rücken legt, oder dadurch, daß man die Unterschenkel bis zu den Knien in einen Eimer heißen Wassers stellt und diesem ein Hautreizmittel (Senfmehl) zusetzt. Auch lokale Einreibungen mit hautreizenden Mitteln werden oft angenehm empfunden. Ich habe speziell auch mit gutem Erfolge künstliche maschinelle Atmung mit dem elektrischen Atmungsstuhl angewandt, und darunter zugleich mit dem Abfallen des Blutdrucks den Anfall nach wenigen Minuten schwinden sehen. Im allgemeinen werden Eisbeutel auf das Herz schlecht vertragen.

Die allgemeine Therapie hat folgendes zu berücksichtigen:

    1. Daß oft eine mehrwöchige Ruhe die prophylaktisch beste Maßnahme ist. Dadurch werden nicht allein die Anfälle hintangehalten, sondern wird vor

allen Dingen der Patient gezwungen, sich allgemein zu schonen, geregelter und vernünftiger zu leben. Wenn er sieht, daß durch diese einfachen Maßnahmen sein Allgemeinbefinden sich so erheblich bessert, wird er auch in der Folgezeit psychische Erregungen und körperliche Anstrengungen eher vermeiden. In dieser Zeit der Prophylaxe ist es empfehlenswert, kleine Dosen von Nitroglyzerin, Amylnitrit, Natrium nitrosum zu verordnen.

Bestehen Symptome von Herzinsuffizienz ohne wesentliche Überleitungs-störungen, so kann man durch eine systematische chronische Digitaliskur (s. S. 274) die Herzinsuffizienz zu beseitigen suchen. Man erreicht dann meistens auch ein Seltenerwerden oder sogar totales Verschwinden der Anfälle. Bei Reizleitungsstörungen ist die Digitalis kontraindiziert. Bisweilen sieht man Besserung unter Diuretin, das ich mit Schlafmitteln (Diuretin 1,0 und Veronalnatrium 0,5) bei nächtlichen Anfällen, unter Umständen auch bei Schlaflosigkeit sehr empfehlen kann. Statt dessen auch Euphyllin oder Theozin. Der gleichen Indikation genügt das Theominal (Bayer), eine Kombination von 0,3 Theobromin pur. und 0,03 Luminal oder Kombinationen von Papaverin, Luminal und Theobrominpräparaten. Ausreichender Schlaf ist ebenso wie Ruhe unbedingt notwendig als Grundlage der Therapie und muß evtl. durch hydrotherapeutische Maßnahmen oder durch Schlafmittel erzielt werden.

Wie auch bei der Arteriosklerose erwähnt, kann hier die Jodbehandlung von Nutzen sein; man empfehle es in der systematischen Weise, wie es bei der Arteriosklerose beschrieben ist. Über die von Pal empfohlene Behandlung mit Natrium rhodanatum 2—6 mal täglich 0,5 habe ich keine persönliche Erfahrung. Romberg betont, daß es ihm bei schwerer Angina pectoris gute Dienste als Vorbeugungsmittel geleistet habe. Mackenzie empfiehlt sowohl im Anfall als auch prophylaktisch Chloral 3—5 mal 0,3. Unter allen Umständen ist bei der Behandlung die Möglichkeit einer luetischen Gefäßerkrankung zu berücksichtigen und ev. bei positiver Anamnese und bei positivem Wassermann eine spezifische Behandlung einzuleiten. Mit Salvarsan ist Vorsicht geboten, jedenfalls wird man zunächst mit einer Schmierkur evtl. abwechselnd mit hohen Joddosen beginnen und das Salvarsan nur nach längerer anfallsfreier Zeit in vorsichtiger Dosierung verwenden (s. S. 459). Hasebroek hebt die Vorteile einer systematischen Thoraxmassage und Herzgymnastik hervor. Wie schon erwähnt, sah ich momentan gute Erfolge von künstlicher Atmung. Herzgymnastik habe ich nur in wenigen Fällen, in diesen allerdings mit Erfolg, angewandt. Eine Allgemeinmassage empfiehlt sich nach meiner Erfahrung nicht, dagegen möchte ich den Abbéschen Stützapparat besonders bei Fällen angewendet wissen, bei denen auch in der anfallsfreien Zeit das subjektive Gefühl des Herzklopfens besonders vorhanden ist (s. auch G. Sittmann). Kohlensäurebäder sind nicht empfehlenswert, ebensowenig die Behandlung mit Vierzellenbädern u. a. elektrotherapeutischen Maßnahmen, dagegen glaube ich, von der Diathermie der Herzgegend in der anfallsfreien Zeit zuweilen recht gute Wirkung gesehen zu haben. Bei hohem Blutdruck ist unter Umständen, wie schon erwähnt, der Aderlaß günstig.

Die chirurgische Therapie der Angina pectoris. Francois Frank schlug im Jahre 1899 vor, bei Basedow, Epilepsie und anderen Erkrankungen den Halssympathikus zu exstirpieren und begründete physiologisch die Anschauung, daß im Halssympathikus zentripetale Fasern vom Herzen her verlaufen. Praktisch ausgeführt wurde eine solche Operation erstmalig von Jonnescu bei einem Fall von Angina pectoris, wobei linkerseits der Halssympathikus und das Ganglion stellatum reseziert wurden. Die von späteren Operateuren bei der gleichen Krankheit vorgenommenen operativen Eingriffe sind die folgenden:

1. Resektion des Grenzstrangs des Sympathicus am Halse und des Ganglion thoracale I links. Einschlägige Fälle wurden von Jonnescu, Kappis, Kümmell, Pleth, Flörcken sowie von Stahl und Brüning publiziert, wobei nach der Statistik der letzteren unter 11 Fällen 2 akute Todesfälle und 2 Spättodesfälle an Pneumonie bzw. Herzschwäche zu verzeichnen waren.

2. Resektion des Ganglion cervicale und des Ganglion stellatum links. Je ein geheilter Fall von Jonnescu und Tuffier.

3. Resektion des Ganglion cervicale supremum. 5 Fälle von Coffey und Brown mit 4 Heilungen und 1 Exitus intra operationem. Ein geheilter Fall von Bacon, ein Fall von Brown starb nach 2 Tagen.

4. Resektion des Halssympathikus und des Ganglion thoracale. 3 Fälle von Jonnescu, von denen einer nach 4 Tagen zum Exitus kam.

5. Linksseitige Depressordurchschneidung. 2 Fälle von Eppinger und Hofer wurden geheilt, ein Fall von Odermatt kam zum Exitus.

6. Beiderseitige Depressordurchschneidung. 3 Fälle von Eppinger und Hofer, davon einer mit letalem Ausgang.

7. Depressordurchschneidung links, kombiniert mit Resektion des Halssympathikus, Ganglion cervicale, suprem. und med. Ein Fall von Borchard starb nach 3 Wochen.

Die oben wiedergegebene Zusammenstellung, die dem Werk von Stahl und Brüning über die Chirurgie des vegetativen Nervensystems (1924) entnommen ist, enthält nur die ersten Versuche, die Angina pectoris chirurgisch anzugreifen, und ihr wesentliches Ergebnis ist, daß bei den sehr verschieden gewählten Operationswegen mit allen Operationen Erfolge erzielt wurden, aber auch bei allen die Mortalität relativ hoch war.

Nach der Ansicht der überwiegenden Mehrzahl der Forscher, die sich mit dem Problem der Angina pectoris befaßt haben, ist die Verengerung der Kranzgefäße des Herzens das Wesentliche. Die Annahme jedoch, bei den Operationen am Halssympathikus durch Durchschneidung zentrifugaler vasomotorischer Bahnen die Durchblutung des Herzens zu bessern, trifft nicht zu. Möglicherweise führt sogar der Sympathikus die Dilatatoren der Kranzgefäße (Maaß). Der Erfolg der Operation liegt vielmehr in der Durchschneidung der zentripetalen, schmerzleitenden Bahnen. Der furchtbare Schmerz im Angina pectoris-Anfall würde es in vielen Fällen allein schon rechtfertigen, einen Versuch zu seiner Beseitigung auf jede Gefahr hin zu unternehmen. Der Schmerz aber wirkt auch zentral blutdrucksteigernd, hat damit eine Mehrbelastung des ohnehin unter ungünstigen Verhältnissen arbeitenden Herzens zur Folge, und so entsteht ein Circulus vitiosus, der durch die Durchschneidung der schmerzleitenden Bahnen durchbrochen wird. Diese Bahnen sind sympathische Fasern, die über das Gangl. stell. und die unteren Zervikalganglien führen, vielleicht zum Teil auch über das Gangl. cervic. suprem. Die Resektion nur des oberen Grenzstrangs läßt oft Schmerzen weiter bestehen, die in den Rückenmarkssegmenten, welche dem Gangl. stell. entsprechen, auf die sensiblen spinalen Bahnen irradiieren.

Die gute Wirkung der Depressordurchschneidung wurde teilweise mit der Annahme erklärt, daß auch hier sensible Bahnen vom Herzen her verlaufen, doch ist der Beweis dafür nicht erbracht. Stahl und Brüning vertreten die Ansicht, daß im Nervus depressor sympathische Fasern verlaufen, deren Unterbrechung den Tonus im ganzen zugehörigen Gebiet herabsetze und so die Schmerzleitung in zentripetaler Richtung verhindere.

An neueren Operationen hat Danielopolu empfohlen, entweder die Hinterwurzeln von Zervikal. VIII bis Dorsal. IV zu durchschneiden oder einfach die entsprechenden Kostalnerven zu resezieren, um damit die zugehörigen Ganglienzellen zur Degeneration zu bringen. In einer 1927 erschienenen Publikation wird von demselben Autor in folgender Weise operiert: Durchschneidung der dem Grenzstrang parallellaufenden Vagusäste, einschließlich des Nerv. depress., ebenso aller hier verlaufenden Sympathikusäste, endlich Durchtrennung aller Verbindungen des Gangl. cervic. inf. bzw. Gangl. stell. mit den Rückenmarksnerven. Er schließt evt. in einer zweiten Operation die Resektion des Halsgrenzstrangs oberhalb des Gangl. inf. an.

Spiegel, der die Schmerzattacken der Angina pectoris im wesentlichen als Aortenschmerz auffaßt, fand in Versuchen mit Wassermann beim Tier Schmerzreaktionen bei Dehnung und Spreizung der Aorta, die auch dann fortbestanden, wenn beide Vagi zentral vom Depressoransatz durchschnitten wurden und auch dann, wenn der Halssympathikus reseziert wurde. Dagegen verschwand die Schmerzreaktion oft bei einseitiger, immer bei doppelseitiger Entfernung des Gangl. stell. Als zentripetale Bahn des Angina pectoris-Schmerzes wird deshalb angenommen: Nerv. cardiacus inf. — Gangl. stell. — Rami commun. mit den Spinalnerven — hintere Wurzeln Zervikal. bis VIII Dorsal. IV. Danach schien die Durchschneidung der Hinterwurzeln Zervikal. VIII bis Dorsal. IV nach Art der Försterschen Operation das zweckmäßigste und wurde erfolgreich ausgeführt.

Eine Zusammenstellung von 23 alten und 47 neuen operierten Fällen von Angina pectoris geben Schittenhelm und Kappis. Mißerfolge und Erfolge halten sich in etwa die Waage. Die Autoren lehnen die Möglichkeit eines ursächlichen Zusammenhangs zwischen Operation und Herzinsuffizienz nicht ganz ab, wie ja auch aus Tierversuchen von Friedenthal und von Enderlen und Bohnenkamp hervorgeht, daß das Herz der sympathektomierten Hunde zwar bei der gewöhnlichen Lebensweise der Tiere normal arbeitete, aber schon bei der geringsten Belastung versagte. Schittenhelm und Kappis befürworten die Exstirpation des oberen Halsganglions oder die Depressordurchschneidung oder beides kombiniert. Hesse bringt 127 Fälle der Weltliteratur, zu denen noch 7 eigene Fälle kommen, wohl die umfangreichste Statistik. Er gibt als Erfolg der Sympathektomie an: in 57,3% Schwinden der Anfälle, in 8,14% wesentliche Besserung, in 10,4% keine Besserung, 13% primäre Mortalität, wozu noch 10 Todesfälle an fortschreitender Koronarsklerose kommen. Weitere Statistiken von Reid und Andrus — 62 Fälle 13 Heilungen — und Isakowitz — 75 Fälle, dabei 17 Todesfälle, von denen 9 an kardialer Insuffizienz starben — und weitere Diskussionen über dieses Thema von Goldscheider, Magnus Alsleben, Wenckebach, Eppinger, Danielopolu läßt etwa folgende Stellungsnahme zu: Die operativen Eingriffe haben eine relativ hohe Mortalität, sind im Erfolg nicht immer sicher und lassen Spätschädigung des Herzens nicht ausschließen. Man wird daher Fälle mit Dekompensation, Klappenfehlern, Rhythmusstörungen evtl. auch erheblicherer Mesaortitis luica nicht operieren und bei den anderen die Indikation nur dann als gegeben erachten, wenn die Schmerzanfälle das Leben unerträglich machen und alle innere Therapie versagt.

Ein Mittelweg ist vielleicht noch gegeben in der von Danielopolu sowie von Mandl empfohlenen paravertebralen Injektionen von ½%iger Novokain bzw. ¼%iger Tutokainlösung. In einer Anzahl von Fällen sah Külbs dabei einen Kollaps sehr bedrohlicher Art, wenn auch mit günstigem Ausgang. Die anfänglichen Erfolge waren meist nur von kurzer Dauer. Nach eigenen Erfahrungen möchte ich folgende Lösung empfehlen, die paravertebral angewandt mir außerordentlich wirksam zu sein schien und in etwa ²/₃ meiner Fälle den Erfolg hatte, daß die Schmerzen einige Zeit verschwanden. Die Lösung hat die Zusammensetzung:

Pyramidon 4,0
Acid. acetylosalicyl 2,0
Eukain 0,01
Aquae dest. steril. ad 100

20—50 ccm paravertebral zu injizieren.

Ob die von Brunn empfohlene Blockierung der Rami comm. der obersten Dorsalsegmente durch Alkoholinjektion Dauererfolge bringt, ist abzuwarten. Von Swetlow und Schwartz liegen günstige Resultate mit Injektion von 3—5 ccm 85% Alkohols paravertebral vor. Auch hierbei erlebte ich Versager und die eben genannten Autoren geben an, daß nach Schwinden der Schmerzattacken gelegentlich Dyspnoe und Lungenödem auftraten, eine auch aus der Literatur der operativen Eingriffe am Sympathikus bekannte bedrohliche Erscheinung. Immerhin sollte man den leichteren Eingriff der p. J. noch vor der Indikationsstellung zu eingreifenderen Operationen erproben.

2. Kardiales Asthma.

Definition und Ätiologie. Das kardiale Asthma oder die kardiale Dyspnoe stellt ebenso wie die Angina pectoris nicht eine besondere Erkrankung, sondern nur einen Symptomenkomplex dar, der in Anfällen von Atemnot, verbunden mit Zyanose und kleinem unregelmäßigem Puls besteht.

Ätiologisch kommt vor allen Dingen in Frage die Arteriosklerose und zwar besonders die zentrale, zugleich mit Koronarsklerose einhergehende Lokalisation, dann die Mesaortitis luetica, die nach den neueren Erfahrungen sogar sehr häufig sich mit den Symptomen des kardialen Asthmas verbindet, schließlich der Morbus Brightii und die Herzklappenfehler bzw. die Myodegeneratio cordis. In selteneren Fällen führt auch die Kyphoskoliose mit ihren Folgeerscheinungen und Emphysem mit den kardialen Komplikationen zu kardialem Asthma.

Die Erscheinungen deuten ätiologisch schon darauf hin, daß die Ursache des Anfalls in einem akuten Versagen des linken Herzens zu suchen ist. Dieses führt rückläufig zu einer mehr oder weniger hochgradigen Stauung in den Lungen, die dann die asthmatischen Symptome auslöst. Es ist auch erklärlich, daß man kardiales Asthma nicht selten findet bei Leuten, die schon längere Zeit an einem Herzfehler oder Herzmuskelerkrankung mit Insuffizienzerscheinungen gelitten haben. Eppinger, von Papp und Schwartz betonen neuerdings auf Grund plethysmographischer Untersuchungen, sowie gasanalytischer Vergleichsbestimmungen des Sauerstoffs im arteriellen und venösen Blut die Bedeutung der Erhöhung der Stromgeschwindigkeit im peripheren Kreislauf, die zur Ansammlung des Blutes in den Lungen wie in einem Stauweiher führt, als ein sehr wesentliches auslösendes Moment beim Asthma cardiale (s. das Kapitel über kardiale Dyspnoe S. 238). Demgegenüber hält in einer etwas später erschienenen Monographie S. Wassermann das Asthma cardiale für eine mangelhafte zentrale Blutversorgung durch „mangelnden Auftrieb" des Blutes, für eine durch Insuffizienz des linken Herzens bedingte „Großkreislaufdyspnoe".

Symptomatologie. Die kardiale Dyspnoe ist charakterisiert in erster Linie durch Atembeschwerden. Die Dyspnoe tritt anfallsweise und zwar zumeist plötzlich einsetzend auf, wodurch sie an die Atembeschwerden beim echten Bronchialasthma erinnert. Die Verwechslung mit diesem ist um so leichter, wenn zufälligerweise gleichzeitig die auskultatorischen Symptome der Stauungsbronchitis im Vordergrunde stehen. In der Regel aber ist die Zyanose der Patienten so ausgeprägt, sind die Veränderungen der Herzfrequenz und die Herzsymptome so hervorstechend, daß eine Differentialdiagnose gegenüber dem Bronchialasthma leicht ist.

Praktisch wichtig ist, daß diese Anfälle die allerersten Symptome einer lange bestehenden Herzaffektion sein können, und daß die Anfälle in der Regel in der Nacht auftreten. Der Kranke, der am Tage vorher sich körperlich vollständig wohl fühlte, erwacht plötzlich mit einer ausgesprochenen Dyspnoe und Zyanose, mit weithin hörbarem Giemen und Schnurren und hustet ein schaumiges, oft auch blutiges Sputum aus. Der Anfall dauert eine oder mehrere Stunden, er kann sich jedoch auch auf eine kürzere Zeit beschränken. Der Patient ist gezwungen, sich aufrecht hinzusetzen, gewöhnlich versucht er in seiner Angst aus dem Bett aufzustehen. Die Erschöpfung ist meist eine so große, daß es dem Patienten schwer wird zu sprechen, oder auch nur einige Schritte zu gehen. Er klammert sich infolgedessen, vor dem Bett stehend oder aufrecht im Bett sitzend, an dem nächsten festen Gegenstand an.

Der Puls ist stark beschleunigt, immer klein, zumeist unregelmäßig im Sinne eines Pulsus irregularis perpetuus, sehr oft mit respiratorischen Arhythmien, gelegentlich auch ein Pulsus alternans. Die Atmung ist sehr oft auch unregelmäßig in der Weise, daß entweder Cheyne-Stokessches oder Biotsches Atmen auftritt. Die Patienten klagen stets über das Gefühl des Lufthungers und ein Zusammenschnüren der Kehle, sie können nicht durchatmen und sind auch bei äußerster Willensanstrengung nicht imstande, den beschleunigten Atemtypus willkürlich zu verändern. Gewöhnlich nimmt der Anfall den Kranken sehr stark mit, er ist auch längere Zeit nachher stark erschöpft.

Der Blutdruck ist gewöhnlich wesentlich erhöht auf 180 und mehr mm Hg.

In seltenen Fällen tritt im Anfall oder einige Stunden danach der Tod ein, der aber stets erfolgt, nachdem vorher schon längere Zeit Bewußtlosigkeit eingetreten ist.

Objektiv findet man starke Zyanose, sehr leise Herztöne, beschleunigten kleinen, gelegentlich unregelmäßigen Puls. Über den Lungen hört man, besonders über den Unterlappen, reichlich Rasselgeräusche, diffus Pfeiffen und Schnurren.

Auffällig ist, daß die Lokalisation der Rasselgeräusche oft innerhalb kurzer Zeit wechselt, oft sich die Nebengeräusche mehr in den Oberlappen als in den Unterlappen finden. Daß diese Stauungserscheinungen in eine pneumonische Infiltration übergehen können, ist von Traube besonders betont worden.

Das Sputum ist gewöhnlich schaumig-schleimig, oft rostbraun mit reichlich Herzfehlerzellen, oft mehr schaumig-blutig, besonders dann, wenn sich unter der zunehmenden Herzinsuffizienz ein Lungenödem anbahnt. Die Stauungserscheinungen der parenchymatösen Organe können sich innerhalb kurzer Zeit erheblich steigern, so daß man schon kurze Zeit nach dem Auftreten des Anfalls eine deutlich vergrößerte, stark druckempfindliche Leber 1—2 Finger breit unterhalb des Rippenbogens fühlt.

Als Gelegenheitsursachen für die Auslösung des Anfalls gelten ähnliche Momente wie diejenigen, die eine Angina pectoris herbeiführen, doch spielt jede starke Inanspruchnahme des Herzens eine besonders wichtige Rolle. So sieht man die Anfälle auch bei jugendlichen Personen nach starker körperlicher Anstrengung auftreten, sie können aber auch nach psychischen Erregungen und ohne greifbare Ursache sich plötzlich entwickeln. Merkwürdig ist, daß relativ selten bei schwereren Herzinsuffizienzen mit chronischer Bronchitis, serösem Exsudat, Ödemen, Ascites diese Anfälle auftreten, daß gerade bei vorher herzgesunden und körperlich leistungsfähigen Personen der Anfall plötzlich sich einstellt und im Anschluß daran auffällig schnell sich als Folge die Herzinsuffizienz entwickelt.

Differentialdiagnostisch kommt hauptsächlich die Verwechslung mit Angina pectoris in Frage, zumal diese sich oft mit der kardialen Dyspnoe kombiniert. Zur Unterscheidung dient besonders das Fehlen des für jene so charakteristischen

Angst- und Schmerzgefühle hinter dem Sternum, ferner die objektiven Erscheinungen der Herzschwäche, dann der hier viel langsamer eintretende und viel langsamer abklingende Anfall, bei dem insbesondere, wenn er abgeklungen ist, die Patienten noch stundenlang unter einer hochgradigen Mattigkeit und Erschöpfung leiden. Es kann sich natürlich gelegentlich bei einem Asthma cardiale auch ein Spasmus im Koronargefäßsystem entwickeln, der den ganzen Symptomenkomplex der Angina pectoris auslöst, und so eine Kombination beider Zustände darstellt.

In der Regel genügen einige anamnestische Angaben, um zu entscheiden, ob ein kardiales oder bronchiales Asthma vorliegt. Fast stets sind bei dem kardialen Asthma vorher an anderen Organen schon Erscheinungen von Herzinsuffizienz in mehr oder weniger hohem Grade vorhanden gewesen.

Therapie. Im Anfall sind Narkotika unerläßlich. Subkutane Injektionen von Morphium, am besten kombiniert mit Kampfer oder Koffein, gelten gewöhnlich als erste Ordination. 0,015 Morphium (es empfiehlt sich in solchen Fällen nicht zu wenig zu geben, um die Aufregungszustände nicht zu erhöhen) in Verbindung mit 1 ccm Digalen intramuskulär scheint mir immer das beste Kupierungsmittel. Das Morphium kann bei Komplikationen von kardialem Asthma mit Angina pectoris notwendig und erlaubt sein, wenn die Symptome des kardialen Asthma im Vordergrunde stehen. Daneben sind leichte Exzitantien, Wein, Kaffee, Kognak evtl. per Klysma empfehlenswert.

Häufen sich die Anfälle, so gibt man prophylaktisch Narkotika abends 1—2 Stunden vor dem Schlafengehen, bestehen zugleich Symptome von Herzinsuffizienz, so leitet man je nach dem Grad derselben eine Digitaliskur ein, in dem Sinne, wie sie bei der Therapie der Kreislaufinsuffizienz näher besprochen ist. Gut bewährt hat sich auch die Kombination von Kardiazol mit Dicodid in Tropfenform wenigstens für die Prophylaxe und die Behandlung nicht mit Lungenödem einhergehender Fälle.

Tritt Lungenödem ein, wird das Sputum reichlich, schaumig, mit hellem Blut untermischt, so würden die therapeutischen Maßnahmen zu erstreben haben: 1. Entlastung des kleinen Kreislaufs, also unter allen Umständen einen nicht zu kleinen Aderlaß. 2. Verhinderung der Exsudation. In diesem Sinne sind stark hypertonische Lösungen oft von ausgezeichneter Wirkung: 40% Kalorose Afenil, Sacharukal. Endlich 3. Stärkung der Herzkraft, also die schnell wirkenden Kampferpräparate Hexeton, Kardiazol oder Koramin intravenös. Digitalis intravenös ist unsicher evtl. aber Digipurat oder Digalen, besser dann schon Strophantin mit dem Leitsatz: je schlechter das Herz, um so geringer die Dosis: Von Eppinger und seinen Mitarbeitern wird das Hypophysin empfohlen. Ich habe nicht zu schwere Anfälle oft durch Astmolysin 0,2 intrakutan recht gut beeinflußt gesehen.

Die allgemeine Therapie deckt sich mit dem zugrunde liegenden Leiden und ist an den entsprechenden Stellen noch näher beschrieben worden. Prophylaktisch sind Ruhe und diätetische Maßnahmen obenanzustellen, vor allen Dingen ist, ebenso wie bei der Angina pectoris, ein zu reichliches Abendessen kurz vor dem Schlafengehen absolut zu verbieten. Ich sah zweimal nach der Einnahme schwer verdaulicher Speisen (Pellkartoffel und Hering) den Tod im Anfalle bei Leuten eintreten, die schon mehrere leichte Anfälle von Angina pectoris und Asthma cardiale überstanden hatten.

3. Gefäßneurosen.

Neben den Herzneurosen spielen die Gefäßneurosen eine sehr große Rolle. Viele Krankheitsbilder, die den Gefäßneurosen unterzuordnen sind, hat man neuerdings genauer abgrenzen können. Hierher gehören z. B. das akute angioneurotische Ödem (Quincke), die Raynaudsche Krankheit und die Akroparästhesie. Diese Symptomenkomplexe sind besonders deswegen interessant, weil sie viele Übergänge zu sichtbaren Haut- und Gefäßveränderungen verschiedener Art bieten, die im gewöhnlichen Leben nicht selten vorkommen. Schon die individuell so sehr verschiedene Reaktion des Gefäßsystems auf Hautreize, auf mechanische, chemische, thermische Reize, zeigt uns an, daß hier das Gefäßsystem und speziell das Nervensystem der Gefäße, sehr verschieden reizbar ist. Daß dieses unter Umständen diagnostisch von Wichtigkeit sein kann, ist auch bei den Herzneurosen betont worden. Die Gefäßneurosen sind näher abgehandelt in Bd. 5.

IX. Der Kreislauf in seinen Beziehungen zu physiologischen und pathologischen Zuständen.

Das Herz ist das zentrale Organ des Körpers und beeinflußt alle Organe in allen Stadien des Lebens, indem es ihnen das ernährende Blut zutreibt. Bei den Erkrankungen des Herzens ist ausführlicher auseinandergesetzt, daß Störungen in dem Zentralorgan sich nicht nur an dem Organ selbst, sondern unter Umständen auch am Gesamtorganismus äußern. Ebenso wie das Herz als Motor des Blutes alle Organe beeinflußt, so werden andererseits auch von den Organen, besonders den erkrankten, aus Rückwirkungen auf das Herz ausgelöst, die natürlich in mannigfacher Weise sich äußern können. Wie sehr gerade psychische Momente, die im Leben jedes Menschen kaum ausbleiben, Ärger, Schreck usw. auf die Funktion des Herzens und damit wieder auf den Gesamtorganismus wirken können, ist im vorigen Kapitel ausführlicher auseinandergesetzt. Dieses Zentralorgan kann in jedem Lebensalter, auch ohne daß krankhafte Veränderungen an den einzelnen Organen nachgewiesen werden können, in seiner Funktion beeinflußt werden, teilweise, wie z. B. in der Pubertät dadurch, daß das Muskelsystem sich nicht in genügender Weise entwickelt, teilweise, wie z. B. im Greisenalter dadurch, daß die pathologisch-physiologischen degenerativen Zustände schnell gerade am Herzmuskel ablaufen. Infolgedessen wird man in jedem Lebensalter auch von krankhaften Veränderungen des Herzens sprechen können, die nicht unbedingt den organischen Herzerkrankungen zuzurechnen sind, die auf der Grenze zwischen den pathologischen und physiologischen liegen. Wenn schon psychische Insulte imstande sind, Herzstörungen auszulösen, so sind erst recht körperliche Überanstrengungen in der Berufsarbeit, oder wie besonders neuerdings in den Vordergrund tritt, im Sport fähig, das Herz in seiner Leistungsfähigkeit zu schwächen. Auch hier ist die Beeinträchtigung oft eine derartige, daß sie als auf dem Grenzgebiet zwischen dem physiologischen und pathologischen stehend angesprochen werden muß, daß es oft schwer ist, für sie eine bestimmte diagnostische Umgrenzung zu finden. Die Faktoren, die als nebensächlich bei allen funktionellen oder organischen Störungen des Herzens mitwirken, sind aber im Menschenleben so vielseitig, daß es nicht möglich ist, sie im Einzelfalle festzustellen und ihre Wichtigkeit für den vorliegenden Zustand genauer zu fixieren. Deshalb hat eine Besprechung der einzelnen pathologisch-physiologischen und pathologischen Zustände des Organismus in ihrer Beziehung zum Kreislauf stets etwas Schematisches an sich, da der Zusammenhang in der Praxis kaum rein in Erscheinung tritt. Um aus dem großen Konglomerat aber einige Grundlehren herauszuheben, scheint es notwendig, doch auch die Erkrankungen des Herzens umgekehrt von dem Gesichtspunkte aus zu besprechen, wie Lebensalter, bestimmte funktionelle und organische Schädigungen anderer Organe u. a. auf das Herz wirken. Unabhängig hiervon muß aber immer in erster Linie die Frage beurteilt werden, wie beeinflußt die allgemeine Konstitution die Tätigkeit des Herzens? Heute, wo wir mehr gewohnt sind auf die Anomalien zu achten, die als Ausdruck einer konstitutionellen Minderwertigkeit gelten, haben wir gelernt einzusehen, daß die Konstitution für die Entwicklung des Herzens und auch für die Leistungsfähigkeit des Herzens von wesentlicher Bedeutung ist. Am besten dokumentiert sich das bei den Trägern von Herzmißbildungen, denn hier sieht man außerordentlich häufig neben der Wachstumshemmung am Herzen andere Zeichen konstitutioneller Schwäche. So erwähnt z. B. Vierordt, daß er bei kongenitalen Vitien gefunden habe: Zwerchfelldefekte, persistierende Kiemengangreste; Meckelsches Divertikel, Hufeisenniere, Zystenniere, Kryptorchismus, Hypospadie, Syndaktylie und Polydaktylie, Wolfsrachen und Hasenscharte, Iriskolobom und Mikrophthalmus. Auch sah Hochsinger neben angeborenen Septumdefekten Myxödem, Mongolismus und verschiedene psychische Schädigungen. Wie oft man bei Eltern mit Herzklappenfehlern Kinder findet, die Entwicklungsanomalien zeigen oder die zu besonderen Krankheiten disponieren, scheint mir nicht genügend geklärt. Es wird wohl in der Literatur erwähnt, daß z. B. die Kinder von Eltern mit angeborenen Klappenfehlern des Herzens leichter an Tuberkulose erkrankten, aber es fehlt über diese Frage eine ausführliche Kasuistik. Sicher scheint mir zu sein, daß die Kinder blutverwandter Eltern leichter zu Mißbildungen disponieren und leichter an akuten oder chronischen Infektions- und Konstitutionserkrankungen leiden. Die Konstitutionsschwäche äußert sich häufig erst während der Pubertät, d. h. in derjenigen Entwicklungsphase, die zwischen dem 14. und 16. Lebensjahre gelegen, mit einer stärkeren Zunahme von Körperlänge und Körpergewicht einhergeht. Die in diesem Lebensalter auftretenden Herzbeschwerden und die Abhängigkeit von konstitutionellen Momenten sind unten in dem Kapitel Pubertät ausführlicher besprochen.

A. Herz und Lebensalter.

1. Säuglings- und Kindesalter.

Bei dem Säugling liegt das Herz mehr horizontal als beim Erwachsenen und zwar um so mehr, je jünger das Kind ist; der Spitzenstoß liegt deshalb in der Mamillarlinie, anfänglich sogar 1—2 cm außerhalb derselben, ohne daß eine Erweiterung des Herzens vorliegt, und die Spitze häufig im vierten statt im fünften Interkostalraum. Klinisch zeichnet sich das Herz des Kindes aus durch die außerordentliche Labilität des Pulses, die sich oft als irregulärer Puls äußert. Die Pulskurve im Fieber des Säuglings übersteigt meist bei weitem die Temperaturkurve. Pulsverlangsamungen sind selten. Ein weiteres Merkmal des Säuglingsherzens ist die Tachykardie, über die S. 110 und 510 genauer berichtet worden ist.

Offenbar steht das Herz beim Neugeborenen viel weniger unter dem Einfluß des Vagus als beim Erwachsenen. Ausgedehnte experimentelle Untersuchungen von Soltmann zeigten, daß beim neugeborenen Hund der Vagus mit ganz unverhältnismäßig starken Strömen gereizt werden muß, damit er eine hemmende Wirkung ausübt, und zwar läßt sich ein völliger Stillstand nur der Kammern erzielen, nicht der Vorhöfe. Dieser Stillstand muß wohl als Reizleitungsstörung gedeutet werden. Anrep konnte bei neugeborenen Katzen durch keinerlei Reizung Stillstand des ganzen Herzens oder eines Teiles erzielen, erst nach dem 2.—7. Tage gelang eine Hemmung der Kammertätigkeit, erst nach dem 7.—14. Tage Hemmungsstillstand des ganzen Herzens. Soltmann führt die bei allen jungen Tieren und Menschen so hohe Pulsfrequenz auf das Fehlen der Vagushemmung zurück, ebenso die starke Beeinflußbarkeit der Frequenz durch pulssteigernde Einflüsse (Fieber usw.).

Im Laufe der Entwicklung macht das Herz physiologisch einen Umbau seiner Proportionen durch, der insbesondere durch die Untersuchungen E. Kirchs bekannt geworden. Durch zahlreiche lineare Messungen fand E. Kirch gesetzmäßige Verschiebungen der inneren Größenverhältnisse des Herzens während des Lebens. Das normale Herz wird mit zunehmendem Alter an der Basis immer weiter, nach unten zu immer spitzer, dadurch, daß die Vorhöfe, die vier Ostien, die unmittelbar benachbarte Kammermuskulatur und das zwischen den arteriellen Ausflußbahnen befindliche Kammerscheidewandstück bis ins Alter weiter wachsen, andererseits der infrapapilläre Kammerabschnitt stetig abnimmt, während der mittlere Herzabschnitt ungefähr konstant bleibt.

Akzidentelle Geräusche sind beim kindlichen Herzen viel häufiger als beim Erwachsenen. Insbesondere das systolische Geräusch über der Pulmonalis oder der gespaltene erste Pulmonalton ist beim kindlichen Herzen sehr oft wahrnehmbar und ohne pathologische Bedeutung. Es ist eine Erfahrungstatsache, daß dem kindlichen Herzen eine größere Reservekraft zukommt als dem des Erwachsenen. Schwere Infektionen, beispielsweise die Pneumonie, werden vom kindlichen Herzen oft spielend überwunden. Andererseits wird man genötigt sein, dem kindlichen und jugendlichen Herzen eine gewisse Krankheitsbereitschaft zusprechen zu müssen. Die Statistiken über die Polyarthritis acuta lehren uns, daß der Gelenkrheumatismus zwischen 10 und 20 Jahren erheblich öfter Komplikationen von seiten des Herzens zur Folge hat, als es in den folgenden Dezennien der Fall ist.

2. Pubertät.

In den Entwicklungsjahren, d. h. zwischen dem 14. und 16. Lebensjahr, bei Frauen etwas eher, bei Jünglingen oft etwas später, sind subjektive Herzbeschwerden sehr häufig (Cor adolescentium). Diese Beschwerden gehen objektiv nicht selten mit einer dauernden Pulsbeschleunigung und Arhythmien einher, gelegentlich auch mit akzidentellen Geräuschen über der Herzspitze oder links oberhalb derselben, über der Pulmonalis, in der Mehrzahl mit einem perkussorisch normalen Herzbefund, ausnahmsweise mit einer Verkleinerung oder nicht selten mit einer Vergrößerung. Die Pulsunregelmäßigkeit ist gewöhnlich eine respiratorische Arhythmie, gelegentlich auch eine Rhythmusveränderung, die nicht allein von der Atmung abhängig ist, und nach Mackenzie als juveniler Typus der Arhythmie bezeichnet und als Sinusirregularität zu deuten ist. Hierunter versteht Mackenzie einen dauernd unregelmäßigen Puls, bei welchem die Reizbildung im Sinus völlig unregelmäßig erfolgt (Sinusrhythmus), die Reizleitung aber nicht gestört ist (vgl. S. 105 u. 109).

Zur Erklärung dieser Herzbeschwerden in der Pubertät nahm schon See ein Hypertrophie und Dilatation des Herzens an, bedingt zum Teil durch die sprungweise Entwicklung des Herzens in diesem Alter, andererseits auch veranlaßt durch seine starke Beanspruchung infolge der bei Kindern starken körperlichen Anstrengung. See stützte sich auf die Untersuchungen von Beneke, welcher gefunden hatte, daß vom 1. bis zum 2. Lebensjahre sich das Herzvolumen verdoppelt, vom 2. bis 7. wiederum eine Verdoppelung eintritt, vom 7.—15. Jahre aber das Volumen stationär bleibt, dagegen vom 15.—20. Lebensjahre eine rapide Zunahme nach allen Richtungen hin erfolgt. Aus diesen Untersuchungen entnahm See einen Stillstand des Wachstums vom 7.—15. Lebensjahre, in der Zeit, in der sich der Körper intensiv entwickelt. Er fand Herzdilatationen zwischen dem 13. und 18. Lebensjahre, die er als Folgen von Überanstrengungen deutete. Echte idiopathische Hypertrophie beobachtete er zwischen dem 14. und 20. Lebensjahre und nimmt für die Wachstumshypertrophie drei Formen an, die durch Herzklopfen charakterisiert sind: die tachykardische, die dyspnoische und endlich die zephalalgische Form.

Beneke legte anscheinend mehr Wert auf das verschiedene Verhältnis zwischen Herzgröße und Aortenquerschnitt in den verschiedenen Entwicklungsjahren. Nach ihm besitzt der erwachsene Mensch eine dreimal so große Muskelmasse des Herzens wie das neugeborene Kind, während der verhältnismäßige Umfang der Hauptschlagader ungefähr derselbe bleibt. Vom Kindesalter bis zur völligen Entwicklung wächst das Herz um das 12fache an Masse, der Umfang der Hauptschlagader wächst aber nur um das 3fache. Bei dem Kind ist also das Herz im Verhältnis zu den Blutgefäßen sehr weit. Eine Änderung in diesen Verhältnissen tritt ein mit der Pubertät, zu welcher Zeit das Herz rasch wächst, während die Aorta nur wenig an Umfang zunimmt.

Romberg, der auf die oben erwähnte Arteriosklerose jugendlicher Personen aufmerksam gemacht hat, ist geneigt, einen Teil der Herzbeschwerden, vor allen Dingen die Hypertrophie des Herzens, auf die Sklerose der Gefäße und die enge Aorta zurückzuführen.

Krehl untersuchte 200 jugendliche Zeißarbeiter in Jena im Alter von 14—18 Jahren. Er fand in vielen Fällen (22%) subjektive Herzbeschwerden, objektiv sehr wechselnde Veränderungen des Herzens, d. h. Verbreiterung der relativen Herzdämpfung entweder nach rechts oder nach links, den Spitzenstoß außerhalb der Mamillarlinie, zuweilen im 6. Interkostalraum, oft weich, oft hebend (in letzteren Fällen war der zweite Aortenton verstärkt, manchmal klingend). Systolische Geräusche an der Spitze oder im zweiten Interkostalraum links wurden mit und ohne Akzentuation des zweiten Pulmonaltones beobachtet. Die Veränderungen in der Herzdämpfung bezogen sich oft nur auf einen Herzabschnitt, oft auf mehrere gleichzeitig, der Puls war meist beschleunigt, selten arhythmisch. Die Arterien waren häufig rigide, ohne daß der Blutdruck erhöht war. Krehl nahm an, daß die objektiven Befunde, z. B. die vergrößerte Herzfigur, durch verschiedene Möglichkeiten zu erklären wären: einmal durch eine einfache Dilatation der rechten oder linken Kammer, dann durch das Vorhandensein noch kindlicher Verhältnisse, zum Teil müßte man auch noch besondere Funktionsstörungen einzelner Teile annehmen. Hypoplasie des Gefäßsystems und Mißverhältnisse zwischen dem Wachstum des ganzen Körpers und dem des Herzens kämen vielleicht auch in Betracht.

F. Kraus hat diese Frage eingehend bearbeitet. Er fand bei Engbrüstigen die Herzhypertrophie vorgetäuscht durch die Thoraxanomalie. Im Röntgenbilde zeigte sich, daß oft tatsächlich ein hypoplastisches Herz von der Form und Stellung des Tropfenherzens vorlag. Er nahm an, daß es sich um Störungen im Wachstum handelte, die aber durch späteres Nachwachsen der in der Entwicklung zurückgebliebenen Teile sich ausgleichen könnten zu vollkommener „Kompositionsharmonie".

Auch Lommel konnte durch genaue Messungen an jugendlichen Zeißarbeitern feststellen, daß bei der sogenannten Wachstumshypertrophie meist tatsächlich ein eher zu kleines Herz vorliegt, daß es sich also zum mindesten nur selten um ein hypertrophisches Herz handelt.

Nachuntersuchungen der von Krehl seinerzeit untersuchten Arbeiter mit sogenannter Wachstumshypertrophie durch Faber ergaben, daß zwar in vielen Fällen die Beschwerden völlig während der weiteren Entwicklung zurückgingen, daß aber in etwa $1/4$ der Fälle leichte subjektive Herzbeschwerden zurückgeblieben waren. In der Mehrzahl der Fälle ging die Vergrößerung der Herzdämpfung zurück, ebenso verschwand der hebende Spitzenstoß in über der Hälfte der Fälle. Der Puls wies häufig geringe Grade von Arhythmien und Beschleunigung, selten Verlangsamung auf. Der Blutdruck war an der oberen Grenze des Normalen. Es scheint also, daß die Minderwertigkeit des gesamten Kreislaufsystems bei der sog. Wachstumshypertrophie des Herzens nicht völlig wieder ausgeglichen wird.

Eine besondere Rolle bei den Herzbeschwerden der Jugendlichen soll die angeborene Enge der Aorta spielen. Diese Anomalie wurde zuerst von Virchow beschrieben und als Ursache der Chlorose bezeichnet. Diese Hypothese ist heute verlassen, aber über den Einfluß der engen Aorta auf den Kreislauf sind die Ansichten noch heute sehr geteilt. Straus glaubt, daß die enge Aorta sehr häufig Ursache der Störungen während der Pubertätsentwicklung darstellt. Straßburger kommt durch Untersuchungen mit seinen Funktionsprüfungen zu der Ansicht, daß die allgemeine Enge des Aortensystems kaum ein nennenswertes Hindernis für die Zirkulation darstelle.

Auf Grund physiologischer Überlegungen muß man eher annehmen, daß die eigentlichen Kreislaufswiderstände normalerweise in den kleinen Arterien und den Kapillaren allein zu suchen sind.

Berücksichtigt man rein theoretisch alles das, was für die Frage Herz und Jünglingsalter angezogen werden könnte, so sind sicher sehr viele Momente hier anzuziehen.

In erster Linie kommt wohl in Frage eine außergewöhnliche Beanspruchung des Herzens in diesem Alter.

In dieser Zeit ist sowohl vermehrt die Arbeit des Herzens im Sinne O. Rosenbachs, d. h. die durch die ungewöhnliche Körperanstrengung bedingte Mehrarbeit und 2. die wesentliche Herzarbeit, beeinflußt durch die erhöhte Inanspruchnahme der Zirkulation infolge des Wachstums, der Neubildung von Muskulatur usw. Stellt man sich nach Hirsch und Krehl vor, daß Herzmasse und Muskelmasse in einer bestimmten Parallele stehen, so muß man annehmen, daß durch die im Jünglingsalter infolge der vermehrten Arbeit eintretende Zunahme der Muskelmasse ein starkes Wachstum des Herzens stattfindet, wodurch es vielleicht zu vorübergehenden Herzstörungen kommt.

In zweiter Linie könnte man theoretisch eine besondere Rolle dem Infantilismus zuschreiben.

Unter Infantilismus versteht man ein Zurückbleiben des Gesamtorganismus oder seiner Teile in der Zeit der Pubertät. Es ist theoretisch sehr wohl denkbar, daß durch dieses Zurückbleiben, wenn es das Herz und das Gefäßsystem betrifft, Inkongruenzen erzeugt werden, die sich durch subjektive Beschwerden äußern. Ein Zurückbleiben der Thoraxentwicklung wirkt raumbeengend auf das Herz: eine mangelhafte Entwicklung des Herzens und der Gefäße veranlaßt ungenügende Zirkulation und infolgedessen Überbeanspruchung des Herzens.

In dritter Linie kämen in Frage die durch die innere Sekretion ausgelösten Reizerscheinungen auf das Herz.

Mit dem Wachstum in Zusammenhang steht sicherlich eine sekretorische Tätigkeit der Genitaldrüsen, der Hypophyse, der Schilddrüse und der Nebennieren. Beziehungen zwischen Störungen in der Tätigkeit dieser Drüsen und dem Gefäßsystem sind am verständlichsten bei den Störungen in der Funktion der Hypophyse und der Nebenniere. Die Hypophyse, welche das Wachstum reguliert, wirkt nach Cyon in mannigfacher Beziehung auf Gefäßsystem und Herz. Die Nebennieren beeinflussen das Wachstum vielleicht auf dem Umwege über das Gefäßsystem, indem sie durch ihre Sekretion eine bessere Durchblutung einzelner Organe hervorrufen und damit das Wachstum anregen.

Auch Anomalien in der Tätigkeit der Genitalorgane gehören, wie schon erwähnt, obwohl wir die einzelnen Glieder in dieser Kette nicht übersehen können, hierher, speziell auch die theoretisch denkbare Möglichkeit, daß die Chlorose diesem Kapitel unterzuordnen ist. Die Chlorose selbst ist nicht selten mit Herzstörungen kombiniert, die man sich aber zwanglos erklären kann, einerseits durch eine mangelhafte Ernährung des Herzens durch das chlorotische Blut, andererseits durch die Mehrarbeit, die das hämoglobinarme und infolgedessen mit größerer Geschwindigkeit zirkulierende Blut dem Zentralorgan macht. Zuletzt ist noch besonders erwähnenswert der Umstand, daß in der Pubertät psychische Beschwerden mancherlei Art auftreten können, die ihrerseits wiederum Herzbeschwerden auslösen oder sich als Herzbeschwerden äußern. Diesen mehr psychisch bedingten Beschwerden ist wohl auch in den meisten Fällen das Masturbantenherz zuzurechnen. Die praktische Erfahrung, daß Herzbeschwerden dieser Art sehr oft durch körperliche Arbeit, Sport usw. beseitigt werden, zwingt auch anzunehmen, daß ungenügende körperliche Tätigkeit als auslösendes Moment eventuell in Frage kommt. Wie wesentlich bei Geschwistertieren gleicher Ernährung die körperliche Arbeit auf die Entwicklung der inneren Organe wirken kann, haben die Versuche von Külbs zur Genüge bewiesen (vgl. S. 395 u. 396 Abb. 161 u. 162).

Die **Diagnose** stützt sich im wesentlichen auf den oft charakteristischen Zusammenhang mit dem Eintreten der übrigen Erscheinungen der Pubertät (Stimmwechsel, Eintritt der Menses usw.).

Differentialdiagnostisch kommen in Betracht organische Herzerkrankungen, speziell Herzfehler und Myokarditis nach Infektionskrankheiten. Gerade die Myokarditis ist, da sie bekanntlich nach Infektionskrankheiten nicht selten vorkommt, und beinahe jedes Kind Infektionskrankheiten durchmacht, oft schwer von den Wachstumsstörungen zu trennen. In solchen Fällen ist es vorteilhaft, eine längere Beobachtungszeit zu fordern.

Die **Prognose** ist bei den reinen Wachstumsstörungen in der Regel eine gute.

Die **Therapie** sollte in erster Linie die Berufsarbeit und die Erholungsarbeit berücksichtigen. Eine genügende Menge von Bewegung in frischer Luft (leichte Gymnastik, Freiübungen) scheint jedenfalls zur Beseitigung dieser Herzbeschwerden oft sehr zweckmäßig zu sein. Kombinieren sich Herzerscheinungen dieser Art mit Chlorose, so ist diese besonders zu behandeln. Auf der anderen Seite ist immer zu berücksichtigen, daß übermäßige körperliche Anstrengung, besonders in schweren Berufen, Herzerscheinungen dieser Art auslösen kann, und daß diese Herzsymptome bald beseitigt werden können durch vorübergehende Ruhe oder durch eine Regelung in der Arbeit. Abhärtungen durch kalte Waschungen, Luftbäder usw. sind, wenn sie mit Vorsicht durchgeführt werden, sicher von großem Vorteil.

3. Greisenalter.

Zu der täglichen Beobachtung in der Praxis gehören, was ältere Leute angeht, eine Reihe subjektiver Beschwerden und objektiver Symptone, z. B. vermindertes Wärmegefühl, Ödeme der Beine, Unfähigkeit nennenswerte körperliche Anstrengungen auszuführen, auffällig schlaffe, welke, nur mäßig mit Blut gefüllte Haut, Zyanose der Lippen. Diese, auf ein Nachlassen des Tonus im Zirkulationssystem und eine Abschwächung der Triebkraft des Herzens hindeutenden Symptome erklären sich dadurch, daß im Greisenalter offenbar die Kraft des Herzmuskels abnimmt, die gesamte Blutmasse geringer wird, und die Elastizität im Gefäßsystem nachläßt. Wenn auch in sehr vielen Fällen organisch am Gefäßsystem eine mehr oder weniger ausgesprochene Sklerose nachweisbar ist, so darf man doch nicht diese Zirkulationsstörungen stets mit Sklerose in Verbindung bringen. Sie gehören viel eher zu den allgemeinen physiologisch eintretenden Abnutzungserscheinungen im Greisenalter.

Nach den Untersuchungen von W. Müller nimmt die relative Größe des Herzens im Greisenalter zu, infolge des vermehrten Widerstandes (Arteriosklerose). Die aus der folgenden Tabelle ersichtlichen Differenzen sind sogar ziemlich große.

Tabelle.

Prop. Gew des ganzen Herzens.
nach W. Müller

Alter	Männer	Weiber
21—30	297	221
31—40	290	235
41—50	304	264
51—60	341	260
61—70	346	285
71—80	336	294
über 80	316	253

Der „Umbau" des Greisenherzens im Sinne eines Spitzerwerdens, eines Herabrückens der Papillarmuskeln, wie E. Kirch es beschrieb, wurde schon erwähnt.

Von praktischer Wichtigkeit ist dann die Tatsache, daß das Greisenherz gegenüber toxischen und infektiösen Schädlichkeiten äußerst empfindlich sein kann. Die Pneumonie der Greise z. B. ist eine häufige, unmittelbare Todesursache.

Die häufigsten Erscheinungen sind Ödeme der Beine. Diese können, auch ohne daß Reizerscheinungen von seiten der Niere nachweisbar sind, akut und ziemlich heftig auftreten, können bis über die Knie heraufreichen, können sich unter Wicklungen und Hautpflege relativ schnell zurückbilden. In den meisten

Fällen aber bleiben sie auch bei einer entsprechenden Therapie dauernd in vermindertem Maße bestehen.

Abgesehen von den lokalen Gefäßektasien an den Wangen ist die Haut der Greise meistens welk und blaß, sie reagiert auf Temperatureinflüsse weniger gut. Daß diese mangelhafte Reaktion der Vasomotoren unter Umständen für das Herz sehr nachteilig sein kann, ist selbstverständlich. Die blasse Hautfarbe aber scheint nicht allein vasomotorisch bedingt, sondern auch der Ausdruck einer Anämie bzw. herabgesetzten Blutmenge zu sein. Daß im Greisenalter die Blutbildung herabgesetzt ist, ist wahrscheinlich. Morawitz konnte das experimentell auch an alten Hunden nachweisen, welche auf Blutverluste viel eher als junge Tiere mit einer aplastischen Anämie reagieren.

Es kommt in der Praxis nicht selten vor, daß der Herzmuskel älterer Leute ohne besondere Vorboten plötzlich versagt. Gewöhnlich gehen allerdings Vorboten voraus in Gestalt von Ohnmachtsanfällen, Anfällen von Angina pectoris, Erscheinungen chronischer, allmählich zunehmender Herzmuskelschwäche usw. Man muß aber wohl annehmen, daß der Muskel, auch ohne anatomisch intensiv geschädigt zu sein, plötzlich leistungsunfähig werden kann. In vielen Fällen findet man allerdings die spezifischen Elemente des Herzens anatomisch verändert (braune Atrophie) oder zum Teil sogar durch Bindegewebe ersetzt. Der gleiche Vorgang spielt sich in den Gefäßen ab, wo die elastischen Elemente gleichfalls durch Bindegewebe, in seltenen Fällen sogar durch Knochen substituiert wurden.

Die **Prognose** ist abhängig vom körperlichen Allgemeinzustand und von der geistigen Elastizität.

Die **Therapie** besteht hauptsächlich in Körperbewegungen (Gymnastik, Freiübungen, Spazierengehen), dann in Massage, schließlich in allgemeinen hygienischen Maßnahmen, Hautpflege, warme Kleidung usw. Therapeutisch wird auch immer die Behandlung der Arteriosklerose (s. S. 435 ff.) in Frage kommen.

B. Herz und Konstitution.

„Die Konstitutionspathologie ist die Pathologie der Person (Grote), sie ist die Lehre von den individuellen Einflüssen, die für Entstehung und Verlauf der Krankheiten maßgebend sind" (L. Borchardt). Es wird deshalb letzten Endes von der Erfahrung und Befähigung des Arztes abhängen, bei den einzelnen Krankheitszuständen, was Konstitution, Disposition usw. betrifft, Normales, Biologisches vom Pathologischen zu trennen. Auf die zahlreichen Versuche vieler Autoren, den Begriff Konstitution näher zu definieren, möchte ich hier nicht weiter eingehen; sie sind in Band IV, S. 337 ausführlicher erörtert. Jedenfalls ist in den letzten Jahrzehnten, d. h. nach dem allmählichen Rückgang der absoluten Herrschaft der Zellularpathologie und später der Bakteriologie, die Konstitutionspathologie wieder mehr und mehr in ihre alten Rechte eingesetzt worden.

Wir werden uns im folgenden kurz mit den Konstitutionsanomalien befassen, soweit sie nicht schon ausführlicher in den Kapiteln Entwicklungsgeschichte des Herzens und angeborene Herzfehler besprochen sind und nur einzelne Typen herausgreifen, wie sie dem Arzte häufiger begegnen. Die Erkenntnis konstitutioneller Besonderheiten, die Abgrenzung des Physiologischen vom Pathologischen machen gerade beim Kreislaufsystem die größten Schwierigkeiten. Sie ist deshalb oft nur in Zusammenhang mit den an anderen Organen nachweisbaren Konstitutionsanomalien zu klären. „Alltäglich wiederholt sich z. B. die alte Frage, ob ein belangloses akzidentelles Geräusch oder ob ein organischer Defekt am Klappenapparat des Herzens vorliegt, ob es sich um ein nervöses

Herz oder um eine ernste Erkrankung des Herzmuskels handelt, ob wir es mit nervösen vasomotorischen Erscheinungen bei neuropathischer Konstitution oder mit den Manifestationen einer Arteriosklerose zu tun haben". Auch mit den modernen Untersuchungsmethoden wird es nicht immer gelingen, diese differential-diagnostischen Schwierigkeiten vollends auszuschalten.

Das akzidentelle Geräusch. Es ist bei dem komplizierten Klappen- und Ostienapparat verwunderlich, daß nicht normalerweise über dem Herzen Geräusche zu hören sind. Es liegt das wahrscheinlich darin begründet, daß Herz und Gefäße sich gegenseitig anpassen. Ein Mißverhältnis zwischen diesen beiden Faktoren dürfte (J. Bauer und früher Bamberger) die Erklärung für die akzidentellen Geräusche über dem Herzen geben. Am häufigsten findet sich ein akzidentelles Geräusch über der Pulmonalis (Bamberger, Sahli, Lüthje) und hier ist offenbar eine Dilatation die Ursache des Geräusches. Dem würde entsprechen die nicht seltene Vorwölbung des zweiten linken Herzschattenbogens bei akzidentellem Geräusch. Die außerdem bei diesen Befunden sehr häufig nachweisbare Akzentuation des zweiten Pulmonaltons ergibt zusammen mit dem oben beschriebenen röntgenologischen Befund eine Bestätigung der obigen Erklärung. Es handelt sich demnach um eine Persistenz jugendlicher Verhältnisse, wie wir sie beim Kinde physiologisch beobachten; dafür spricht weiter das Elektrokardiogramm solcher konstitutionell belasteter Individuen; charakterisiert durch eine starke Sp (d. h. S-)Zacke (Kraus und Nikolai). Kraus spricht deshalb von einem Infantilismus des Elektrokardiogramm. Daß aber auch andere Momente zu einem akzidentellen Geräusch führen können, ist an anderer Stelle beschrieben.

Akzidentelle Geräusche, speziell über der Pulmonalis, kommen aber auch in der Diastole, wie wir schon lange wissen (Sahli) und wie auch neuerdings wieder E. Becher betont, vor. Die Geräusche finden sich meist bei flachem Thorax und sind wahrscheinlich durch eine relative Insuffizienz infolge einer Lageanomalie der Pulmonalarterie entstanden. Gesunde kräftige Menschen haben in der Regel reine Töne. Akzidentelle Geräusche findet man oft korrespondierend mit einer verminderten Leistungsfähigkeit des Körpers und der Kreislauforgane.

Herzgröße. Bei der Entwicklung der inneren Organe sieht man in der Regel eine charakteristische Kurve, die im allgemeinen mit der Wachstumskurve des Körpers korrespondiert. Das relative Herzgewicht ist beim Neugeborenen am größten, bleibt bis zum 10. Lebensjahr noch relativ hoch, nimmt dann wieder zu, um zwischen dem 20. und 25. Lebensjahre auf eine konstante Linie zu kommen. Mit der Entwicklung der Röntgendiagnostik des Herzens sah man, daß beim asthenischen Habitus häufig ein untermittelgroßes Herz vorhanden war. Man versuchte Herzbreite und Thoraxbreite in ein bestimmtes Verhältnis zu setzen (s. S. 175) und fand Abweichungen von dieser Formel im wesentlichen bei langem, schmalen Thorax. Daß gerade in der Entwicklungszeit hier ein Mißverhältnis im Wachstum auftreten kann bei körperlich schwächlichen Personen, ist erklärlich. Es drückt sich dieses oft durch subjektive Empfindungen aus, wie S. 542 betont. Andererseits können auch Hypertrophien des Herzens auf Grund konstitutioneller, d. h. gegenüber der Norm abgelenkter Bedingungen entstehen. Brugsch, der sich ausführlich mit dieser Frage beschäftigte, unterscheidet als auslösende Faktoren: a) abnorme Leistungen in der Jugend, besonders zwischen dem 14. und 20. Lebensjahre, b) abnorme hormonale Erregungen, c) Enge des Gefäßsystems. Die unter b und c angeführten Gründe sind die wichtigsten und die Hypoplasie des Gefäßapparates (c) sagt uns, daß das Mißverhältnis zwischen Herz- und Gefäßsystem bei vorhandener Hypoplasie zu einer Hypertrophie des Herzens führen kann. Wie weit ein derartig hypertrophisches Herz im Leben weniger leistungsfähig ist, ist eine Frage, die von

Fall zu Fall entschieden werden muß und nicht immer exakt beantwortet werden kann. Auch die abnorme Enge des Gefäßsystems gemeinsam mit einem abnorm kleinen Herzen kommt vor und ist schon von Morgagni, Laennec, Rokitansky, Virchow beschrieben. Das gleichzeitige Vorkommen von enger Aorta mit angeborenem Klappenfehler betont Rokitansky, mit Chlorose, Hypoplasie der Genitalorgane Virchow. Neuer sind die Arbeiten über die Kombination von Hypoplasie des Zirkulationssystems mit Status thymico-lymphaticus (Paltauf). Diese Beobachtungen wurden von pathologischer Seite gemacht am häufigsten bei Menschen zwischen 15 und 30 Jahren, die in der Regel verschiedene andere Symptome von Entwicklungsstörungen am Körper darboten. Daß diese Gefäßhypoplasie gefährlich, unter Umständen akut lebensgefährlich werden kann, ist selbstverständlich. Todesfälle, entstanden entweder durch Überanstrengung des Zirkulationsapparates oder auch spontan ohne dies, sieht man gelegentlich (E, Hoffmann, Bruberger, J. Bauer). Praktisch hat diese Frage eine Bedeutung bei jedem plötzlichen Herztod aus unerklärlicher Ursache. Die Hypoplasie disponiert auch zur Entwicklung chronischer Infektionskrankheiten, besonders der Tuberkulose und macht akute Infektionskrankheiten, Typhus, Pneumonie, Kinderkrankheiten usw. gefährlich, da das Herz in der Regel eine geringere Akkommodationsbreite besitzt.

Diese relativ geringen Störungen in der Entwicklung des Gefäßsystems leiten über zu den Hypoplasien einzelner Herzabschnitte, speziell den Stenosen am Klappenapparate. Daß derartige Stenosen relativ gutartig sein können, beweisen u. a. die Fälle von Lauenstein und E. Hoffmann, die auf S. 376 wieder gegeben sind.

Ist das Herz außerordentlich klein und hat es eine bestimmte typische Form und Lage, so spricht man von Tropfenherz. Eine Steilstellung des Herzens kann aber auch eintreten bei einem an sich normal großen Herzen und zwar wie J. Bauer betont: 1. durch abnorme Entfernung des Zwerchfells vom Aufhängeapparat der Gefäße, 2. durch abnorme Kürze dieses Aufhängeapparates. Wenckebach hat vor allen Dingen die Beteiligung des Zwerchfellstandes an dem Zustandekommen der Steilstellung und vertikalen Verschiebung des Herzens beschrieben und durch Druck auf das Abdomen gezeigt, wie sich die Herzform durch die Herzlage verändern kann. Wenckebach geht so weit, zu sagen, daß bei ausgesprochenem Tiefstand des Zwerchfells ein sogar übermittelgroßes Herz die Tropfenherzform annehmen kann. Wenckebach betont aber auch die leichtere Ermüdbarkeit dieses Herzens und erklärt dies durch die Mehrarbeit. Da das Herz sich an seinem Aufhängeapparat an den großen Gefäßen hinauf ziehen muß, ist seine Mehrarbeit erheblich größer, als wenn es sich in bequemer Lage durch das Zwerchfell unterstützt, kontrahiert. Das Elektrokardiogramm zeigt daher oft abnorm niedere Ausschläge beim Tropfenherzen. Über die Leistungsfähigkeit des Tropfenherzens ist in dem Kapitel Herz und Krieg S. 553 ausführlich an Hand eines großen Beobachtungsmaterials gesprochen.

Wanderherz. Bei gesunden, gut entwickelten Menschen, eher aber bei schwächlichen mit degenerativen Symptomen dieser oder jener Art findet man gelegentlich eine abnorme Beweglichkeit des Herzens bei Lagewechsel (Cor mobile). Diese oft hochgradige Verschieblichkeit bei Lagewechsel war schon den alten Klinikern bekannt, bevor man das Herz röntgen konnte. Praktisch ist diese Tatsache nur insofern von Bedeutung, als man bei hartnäckigen anscheinend nervösen Symptomen eine Bestätigung für den nicht organischen Charakter in der abnormen Beweglichkeit des Herzens findet.

Auf die Kombination der Hypoplasie der Zirkulationsorgane mit der Hypoplasie des chromophilen Systems sei hier kurz hingewiesen, weil man versucht hat, die plötzlichen Todesfälle durch Herztod bei Narkose usw. zu erklären durch die Unterfunktion der chromophilen Sekrete. Auch die Kombination von Hypoplasie des Gefäßsystems mit asthenischem Habitus und sehr starker Erregbarkeit des Parasympathikus (Vagotonie) muß hier kurz erwähnt werden. Ein Teil der „Vegetativ Stigmatisierten" im Sinne von v. Bergmann sind Herzneurotiker. Als Untergruppe der konstitutionellen Schwäche des Gefäßsystems können auch einige Angioneurosen aufgeführt werden, z. B. angiospastische Form der Hemikrasie, das angioneurotische Ödem, die Raynaudsche Krankheit, bestimmte Formen der Angina pectoris usw. Diese Reizzustände des Sympathikus sind S. 517 ff. ausführlich besprochen.

Zu den konstitutionellen Krankheiten gehört auch die Adipositas, bei der man eine exogene und endogene Form nach v. Noorden unterscheidet. Die endogene Adipositas kann thyreogen bedingt sein und sich in ihrer Symptomatologie dem Myxödem nähern. Bei der Gicht und beim Diabetes ist frühzeitige Arteriosklerose, bei der Gicht speziell Nephrosklerose außerordentlich häufig.

Wie aus dieser Übersicht hervorgeht, bestehen bei den meisten konstitutionellen Anomalien im Vordergrunde Hypoplasie des Herzens und der Aorta, klinisch Symptome eines labilen und wenig leistungsfähigen Herzens. Nur bei den Dysfunktionen der Thyreoidea, dann bei der Gicht, Fettsucht und beim Diabetes sind organische Veränderungen am Gefäßsystem und am Herzen häufiger vorhanden.

C. Herz und Anstrengungen.

1. Allgemeines.

Obwohl man sich erst in neuester Zeit auf Grund der Entwicklung des Sportes mit der Wirkung von körperlichen Anstrengungen auf das Herz ausführlicher beschäftigt, sind doch schon vor Jahrzehnten größere Abhandlungen erschienen, die den Zusammenhang zwischen nervösen und organischen Herzstörungen und Anstrengungen betonen und versucht haben, diesen Zusammenhang zu klären. Hier ist in erster Linie zu nennen der Engländer Peacock, der auf die Herzstörungen aufmerksam machte, die er bei den Minenarbeitern in Cornwall beobachtete, bei Leuten, die außerordentlich schwer in ihrem Beruf zu arbeiten hatten. Die bei diesen in den 40er Jahren auftretenden Herzinsuffizienzerscheinungen, ev. sogar der ziemlich rasch sich einstellende Tod, veranlaßten Peacock, diesem Zusammenhang nachzugehen. Von deutscher Seite war es vor allem Seitz, der 1875 eine zusammenfassende Darstellung mit reichlicher Kasuistik über Anstrengungen des Herzens gab, in Gemeinschaft mit vier Mitarbeitern. In diesem Buche behandelte Seitz selbst, teilweise nach Beobachtungen der Biermerschen Klinik, die Frage der Hypertrophie, der Dilatation und fettigen Degeneration des Herzmuskels. Im Anschluß an Überanstrengungen schreibt Myers über die Häufigkeit und die Ursache der Herzkrankheiten, indem er die bei der englischen Armee vorkommenden Herzkrankheiten zusammenstellt und nach Diagnose, Ätiologie und Todesfällen gruppiert; ferner gibt da Costa Beobachtungen wieder über die Herzkrankheiten der amerikanischen Soldaten und bespricht auch hier insbesondere die Ätiologie. Schließlich geht Albut auf die Folgen der Überanstrengung auf das Herz und die großen Blutgefäße näher ein, indem er besonders die Möglichkeit einer Dilatation „Ausweitung des Herzens und der Aorta mit Insuffizienz der Aortenklappen" bespricht. Dann waren es Münzinger und ferner Jürgensen, die ähnliches beobachteten und verfolgten.

Bei Soldaten, bei Arbeitern usw., also bei Leuten im mittleren oder höheren Lebensalter wird es immerhin sehr schwer sein, die Überanstrengungen als Ursache von Herzstörungen anzuschuldigen, da andere ätiologisch wichtige Faktoren niemals ausgeschlossen werden können. Es kommen hier ja in erster Linie infektiöse Momente in Frage, Rheumatismus, vor allen Dingen aber Lues, leichtere Infektionskrankheiten, die sehr oft als harmlose Ereignisse in den Hintergrund gestellt werden, die aber erfahrungsgemäß doch von Bedeutung sein können (z. B. Angina, Erkältungskrankheiten usw.). Daneben sind sicherlich von Bedeutung toxische Momente, Alkohol, Tabak, aber auch Kaffee und Nikotin, schließlich muß man berücksichtigen sexuelle Exzesse, mangelhaften Schlaf und zuletzt das für uns zwar schlecht übersehbare, aber sicherlich wichtige konstitutionelle Moment. Auch dann, wenn eine akute erhebliche Überanstrengung vorliegt, ist es nicht immer möglich festzustellen, ob das Herz vorher wirklich gesund war, eine Frage, die um so˙ mehr von Bedeutung ist, als erfahrungsgemäß natürlich ein krankes oder organisch geschwächtes Herz schneller versagen muß, als ein gesundes.

Wenn man von diesen angezogenen Gesichtspunkten aus die Frage Herz und Anstrengungen besprechen wollte, würde man schließlich die gesamte Ätiologie der Herzkrankheiten anziehen müssen. Infolgedessen halte ich es für richtiger, das Thema folgendermaßen zu gliedern 'in:

a) Herz und leichte Überanstrengungen,
b) schwere akute Überanstrengungen,
c) schwere chronische Überanstrengungen.

2. Die leichte Überanstrengung.

Ebenso bei jungen wie bei alten Leuten können nach jeder schwereren und besonders nach jeder ungewohnten körperlichen Betätigung folgende Symptome ausgelöst werden:

In erster Linie Herzklopfen und Dyspnoe, dann aber auch vasomotorische Störungen, die sich äußern besonders in Gesichtsröte und Schweiß. Diese Symptome sind etwas Vorübergehendes. Objektiv findet man außer einer Tachykardie nichts Besonderes. Therapeutisch kommt nur Ruhe in Betracht.

3. Die akute schwere Überanstrengung.

Die Symptome einer akuten schweren Überanstrengung sieht man häufiger bei schwächlichen jungen Leuten, denen eine plötzliche schwere körperliche Anstrengung zugemutet wird.' Dies kann ja im praktischen Leben bei allen katastrophalen Ereignissen (Feuersbrunst, Unfall usw.) an manchen herantreten, der vorher an nennenswerte Arbeit nicht gewohnt war. Folgen der akuten schweren Überanstrengung sieht man aber auch bei schwächlichen Personen in manchen Berufen, z. B. Dienstmädchen, Kellnern, Soldaten, Lehrlingen, besonders in den schweren Berufen, dann aber auch bei Studenten, schließlich bei vielen jungen Leuten, die sich sportlichen Übungen widmen und hier nicht allmählich sich trainieren, sondern alsbald mit Rekordleistungen beginnen wollen. Ein klassisches Beispiel dieser Art ist der Marathonläufer, der tot zusammenbrach, offenbar infolge der akuten schweren Überanstrengung.

Wie man aus diesen und vielen anderen Fällen gesehen hat, kann infolge einer solchen ungewohnten schweren Überanstrengung unmittelbar der Tod eintreten. In anderen Fällen treten schwere Kreislaufinsuffizienzen auf, die sich oft innerhalb weniger Stunden oder Tage zurückbilden, die aber unter Umständen irreparable Störungen zurücklassen. Obwohl man nach exakten Beobachtungen (de la Camp, Moritz, Dietlen) das Auftreten einer akuten

Dilatation bis vor kurzem für unwahrscheinlich und nur dann für möglich hielt, wenn der Herzmuskel schon vorher erkrankt war, ist es doch heute als sicher anzusehen, daß gelegentlich eine nennenswerte akute Dilatation auch bei herzgesunden Menschen auftreten kann. Hier sind zu nennen die Beobachtungen von Hirschfelder, A. Hoffmann, v. Criegern, O. Bruns usw. (s. S. 397ff.). Man findet in solchen Fällen einen außerordentlichen Lufthunger, einen kleinen, oft überhaupt nicht fühlbaren Puls, eine stark beschleunigte Herzaktion mit einer Frequenz von 160 und mehr, Zyanose der Lippen und des Gesichts, Schweißausbruch, blasse Gesichtsfarbe u. a.

Therapeutisch kommen außer den Herzanaleptizis und Ruhe Digitalis oder Strophantin intravenös in Betracht.

4. Die chronische schwere Überanstrengung.

Daß bei Leuten, die dauernd schwer arbeiten müssen, ebenso wie bei trainierten Sportsleuten, sich die Symptome einer Herzinsuffizienz allmählich entwickeln können, ist eine klinisch feststehende Tatsache. Ebenso wie bei den oben bereits zitierten Minenarbeitern sieht man bei allen Leuten aus schweren Berufen, also bei Schlossern, Maurern, Bergarbeitern, Erdarbeitern usw. nicht selten in relativ jungen Jahren schwere Herzsymptome in Erscheinung treten, die objektiv mit der Myodegeneratio cordis zu identifizieren sind. An und für sich erzeugt ja die körperliche Arbeit, besonders die im Wachstumalter und die systematisch ausgeführte, wohl sicherlich eine Hypertrophie des Herzens, die als kompensatorische sich den erhöhten Anforderungen anpaßt. Aber auch der hypertrophische Herzmuskel, und vielleicht dieser sogar noch eher als der nicht hypertrophische nach der exakten Definition des Begriffs Hypertrophie (auf die Schwierigkeiten ist S. 347 ff. hingewiesen), versagt, wenn dauernd größere körperliche Arbeiten verlangt werden, wenn diese unter dem Einfluß äußerer Momente oft in ganz besonders energischer Weise ausgeführt werden müssen. Daß plötzlich hier ein Zusammenbruch erfolgen kann, sieht man klinisch nicht selten, Als ein Beispiel dieser Art ist mir in Erinnerung ein 35 jähriger Landwirt, der seit Jahren täglich schwer gearbeitet hatte und besonders in den Nachtstunden eine anstrengende körperliche Tätigkeit ausführen mußte. Schädigende Momente besonderer Art wie Alkohol, Nikotin, Lues usw. kamen hier sicher nicht in Frage. Nach einer ebenfalls wieder in der Nacht ausgeführten schweren Arbeit kam der Patient unter den Symptomen eines Lungenödems und einer akuten Herzdilatation in die Klinik und bot, als die ersten Erscheinungen durch Strophantininjektionen beseitigt waren, die Symptome einer typischen Myodegeneratio cordis. Trotz sorgfältiger Pflege und Schonung hat sich der Patient von seinen Beschwerden nicht erholt und trotz einer regelmäßig und gut durchgeführten Digitaliskur war die vorhandene Dilatation nach Monaten nicht um 1 mm geringer, wie sich im Röntgenbilde durch häufige Kontrolle feststellen ließ. Es scheint überhaupt, als ob in solchen Fällen, wenn einmal eine gewisse Dilatation eingetreten ist, diese auch durch Ruhe und medikamentöse Behandlung nicht zurückgeht, obwohl ja meistens die Patienten wieder fähig werden, leichte körperliche Arbeiten Monate und Jahre hindurch auszuführen. Dieses akute Versagen sieht man andererseits auch bei trainierten Sportsleuten, und hier erinnert es wohl an die auch im Tierreiche bekannte, oft plötzlich auftretende Leistungsunfähigkeit, z. B. bei Rennpferden und älteren Jagdhunden. Daß in diesem Falle sowohl bei Menschen wie bei Tieren eine relative Klappeninsuffizienz festgestellt wird, ist ein für unsere Frage unwichtiger Nebenbefund. Tatsache ist, daß auch im Tierreich auf der Höhe der Leistungsfähigkeit plötzlich ein Zusammenbruch erfolgen kann. In schweren Fällen kann natürlich auch plötzlich der Tod eintreten.

Bedeutet schon das Lungenödem unter allen Umständen etwas Lebensgefährliches, so gibt es auf der anderen Seite auch genügende Beispiele, die für
die Möglichkeit eines plötzlichen Todes auf der Basis einer chronischen Überanstrengung sprechen. Auch sieht man nicht selten bei Rennpferden während
des Rennens das Tier zusammenbrechen und im Kollaps sterben, das Tier, das
wenige Wochen vorher noch größere Rennen mit Erfolg behauptete. Zwischen
dieser plötzlich auftretenden Herzinsuffizienz unter Kollaps, Lungenödem usw.
und den mehr unbestimmten subjektiven Beschwerden, die sich meistens auf das
Herz beziehen, gibt es nun sehr viel Übergänge. Gerade bei der Untersuchung
von Sportsleuten stehen oft im Vordergrunde subjektive Beschwerden von seiten
des Herzens (Herzklopfen, besonders in der Ruhe, dann aber auch Schmerzen
in der Herzgegend, besonders bei Anstrengungen), weiterhin mehr allgemeine
Beschwerden, die darauf hindeuten, daß das Herz periodisch leistungsunfähig
ist, und die sich ausdrücken durch exzessive Kurzatmigkeit, besonders bei
körperlichen Anstrengungen, allgemeine Schwäche, Mattigkeit, Schlaflosigkeit usw.

Die in neuerer Zeit mit großem Eifer aufgenommenen systematischen
Untersuchungen von trainierten Sportsleuten haben einerseits ergeben, daß
sicherlich die einzelnen Sportarten sehr verschiedene Folgeerscheinungen zeitigen,
daß auf der andern Seite die Art des Trainings von großer Bedeutung für die
Steigerung der Einzelleistung sowohl, wie auch für das Auftreten eventueller
schädlicher Nachwirkungen ist. Man spricht von einer Leichtathletik und
Schwerathletik, und rechnet zur Schwerathletik das Ringen und Schwimmen,
zur Leichtathletik die Lauf- und Gehübungen und die auch im deutschen Turnen
früher geübten Spring-, Stab- und Geräteübungen usw. Nach meinen Erfahrungen möchte ich glauben, daß schädliche Folgeerscheinungen besonders
bei den Langstreckengehern, aber auch bei den Langstreckenläufern, am meisten
bei den Schwimmern, Ringern und bei den Radfahrern zu beobachten sind.
Wenn sich diese nicht immer durch die ausgesprochenen Symptome einer Herzinsuffizienz kennzeichnen, so ist das leicht verständlich, da sie sich meistens
allmählich entwickeln und die Patienten, allmählich an die Symptome gewöhnt,
nicht so leicht den Arzt aufsuchen. Ich hatte aber Gelegenheit, über Monate
und Jahre hindurch bekannte Langstreckengeher und Schwimmer zu untersuchen, bei denen man ein allmähliches Auftreten von Herzinsuffizienzerscheinungen verfolgen konnte. Von praktischer Bedeutung mag es sein, daß selbst
das Tennisspiel, wenn es forciert betrieben wird, auf der einen Seite vorübergehende Kollapszustände, auf der anderen Seite aber auch dauernde Herzschädigungen auslösen kann. Eine Sportart, die in Deutschland noch wenig
betrieben wird, die auf der andern Seite aber auch bei vorhandener Herzinsuffizienz vorzüglich geeignet ist, das Herz zu kräftigen, ist das Golfspiel.

Nicht zu verwechseln sind diese organischen Störungen mit den funktionellen, die gerade auch bei Sportsleuten zu den häufigsten Begleiterscheinungen
gehören, die sich aber gerade hier durch so intensive subjektive Empfindungen
dokumentieren können, daß der Patient gezwungen wird, auf jede Betätigung
im Sport zu verzichten, und daß er sehr oft seinen körperlich sehr wenig oder
gar nicht anstrengenden Beruf aufgeben muß, weil er allen körperlichen und
geistigen Anstrengungen gegenüber außerordentlich empfindlich geworden ist.
Es scheint mir notwendig zu sein, auf diese eventuellen Folgen einer unsachgemäßen Betätigung des Sports besonders aufmerksam zu machen.

Bruns macht einen Unterschied zwischen Spannungsleistung und Bewegungsleistung beim Sport und stellt über die Beziehung der Herzmuskulatur zur
Skelettmuskulatur fest, daß nur die Sportarten mit Muskelspannungsleistungen
zu wesentlicher Vermehrung der Skelettmuskeln gegenüber den Herzmuskeln

führen. Die Bewegungsleistung führt durch Vermehrung des Stromvolumens und folglich des Schlagvolumens zur Herzmuskelhypertrophie ohne Vermehrung der Skelettmuskelmasse. Für den Sportarzt ist es wichtig, die dilative Hypertrophie bei Herzmuskelschädigung oder konstitutioneller Minderwertigkeit mit röntgenologisch deutlich erkennbarer Erweiterung der Herzgrenzen rechtzeitig zu diagnostizieren.

Von englischen und amerikanischen Forschern wird ein anderer Faktor in den Vordergrund gestellt und das Vorkommen von Herzhypertrophie durch Muskelleistungen bestritten. Das Stromvolumen und das Schlagvolumen steigt keineswegs bei der Muskeltätigkeit auch nur annähernd in dem Maße an, wie man es nach der enormen Steigerung des Grundumsatzes erwarten sollte. Das, was sich in erster Linie verändert, ist die Ausnutzung des Sauerstoffs im arteriellen Blut, die die beobachtete Steigerung des Sauerstoffverbrauchs zu erklären vermag. Zudem ändert sich die Verteilung des Blutes zwischen arbeitenden und nichtarbeitenden Körperteilen.

Therapeutisch ist es wichtig, in erster Linie dafür zu sorgen, daß der Patient lange genug schläft; aber auch das ruhige horizontale Liegen des Körpers ohne Schlaf bedeutet für das Herz eine Arbeitserleichterung, die berücksichtigt werden muß. Der systematische Wechsel von absoluter Ruhe in horizontaler Lage und allmählich gesteigerter Bewegung ist den individuellen Verhältnissen anzupassen und läßt sich nicht schematisch wiedergeben. Zweitens kommt hier in Betracht die Enthaltsamkeit von Genußmitteln und die Notwendigkeit, speziell psychische Erregungen, soweit es möglich ist, von dem Patienten fern zu halten. In schweren Fällen muß selbstverständlich eine systematische Behandlung der Kreislaufinsuffizienz eingeleitet werden.

D. Herz und Krieg.

Die übermäßig großen körperlichen Anstrengungen, die außergewöhnlichen seelischen Erregungen, der Mangel an Schlaf, dabei die ungewohnte und ungleichmäßige Ernährung im Kriege ließen einen Einfluß auf das Kreislaufsystem erwarten. Diese Erwartung hat sich nicht bestätigt. Je mehr man im Anfange des Krieges Gelegenheit hatte, die Soldaten zu untersuchen, die den Aufmarsch mitgemacht und die Gewaltmärsche durchgeführt hatten, desto mehr war man erstaunt zu sehen, daß Herz und Kreislauf keinerlei Veränderungen aufwiesen. Aber 1914 konnten wir, die wir im Felde standen, noch glauben, daß die Geschädigten, die Schwächlicheren schon wieder in der Heimat seien und nur aus äußeren Gründen uns nicht zu Gesicht kamen. Die Folgezeit lehrte aber, daß auch dieser Schluß falsch sei, denn bei den Nachmusterungen der wegen Herzstörungen Zurückgeschickten oder vorübergehend Entlassenen sah man nichts Außergewöhnliches.

Je weiter die Kriegszeit vorrückte, desto mehr legte man sich die Frage vor, ob die bisherigen Untersuchungsmethoden genügten, um Funktionsstörungen rechtzeitig zu erkennen und um den Herzkranken sobald als möglich aus der Truppe auszusondern. Es sind sicherlich viele Versuche gemacht worden, die bekannten Untersuchungsmethoden auszubauen oder durch neue zu ersetzen, aber etwas Neues hat der Krieg uns auch hier nicht gebracht.

Angewandte Untersuchungsmethoden.

Die alten klinisch erprobten Untersuchungsmethoden haben durch den Krieg weder eine Einschränkung noch Erweiterung erfahren. Zur genaueren Beurteilung des Herzzustandes und zur Durchführung der Funktionsprüfung ist die Frequenz des Pulses in Ruhe, nach Bewegung, am wichtigsten jedoch die Zeit als Maß zu nehmen, in welcher die

Pulsfrequenz nach dosierter Arbeit wieder zur Ausgangsfrequenz zurückkehrt. Unkontrollierbare psychische Einflüsse, körperliche Anstrengungen, Genußmittel bedingen bekanntlich erhebliche Änderung, die längere Zeit anhalten kann, wenn die schädigenden Einflüsse auf den Organismus einwirken. Außerordentlich verwunderlich war es, daß die Frequenzerhöhung nach großen Gepäckmärschen in noch immerhin mäßigen Grenzen blieb. Aschenheim, Kraus und A. Hoffmann heben die Wichtigkeit der körperlichen Konstitution hervor. Sie beobachteten die mit großer Labilität des Herzens einhergehende Tachykardie besonders bei Soldaten, die einen asthenischen Habitus (Stiller) oder den kümmernden Hochwuchs (Kraus) zeigten. Pulsbeschleunigungen bzw. Verlangsamungen nach Infektion gehörten bereits zu den Friedenserfahrungen; in neuerer Zeit hat besonders Romer ausführlich den Einfluß des Typhus auf Herz und Pulsfrequenz bewertet. Klewitz hat eine akustische Methode ausgebildet und wies nach, daß Herzbeschleunigungen nervöser Natur im Schlaf abklingen, während solche die auf Herzschwäche beruhen, sich im Schlaf nicht wesentlich vermindern.

Die Frequenz in der Ruhe bei unseren Soldaten betrug im allgemeinen 80, bei Neurotikern 100, sie war am höchsten 100—120 bei thyreotoxischen Herzstörungen. Der Unterschied zwischen dem Puls im Stehen und dem nach 10 Kniebeugen betrug im Mittel 20, nach Treppensteigen (60 Stufen) in einer Minute ging der Puls auf 120. Die Anfangszahl wurde nach 3 Minuten wieder erreicht. Die geringste Differenz zeigten Leute mit kleinen Herzen und schwerem Beruf und die Leute mit einer physiologischen Arbeitshypertrophie des Herzens nach links. Nach zweistündigem Übungsmarsch ohne Gepäck stieg nach meinen Beobachtungen die Frequenz auf Werte von 100—120, bei Märschen mit 50 Pfund Gepäck 1 Stunde lang auf 120—130, erstere kehrte nach durchschnittlich 30, letztere nach 35 bis 40 Minuten auf den Ausgangswert zurück. Eine wider Erwarten gute Anpassungsfähigkeit des Herzens nach dosierter Arbeit sah ich bei den mit Hypertonie einhergehenden Nephritiden, bei denen der ganze Krankheitsverlauf (Blutdruck, Hypertrophie) eine schlechte Anpassung hätte erwarten lassen sollen. Bradykardien nach Dauerleistungen bei Sportleuten kannte man schon vor dem Kriege (Brustmann und Külbs). Im Kriege sah ich diese Bradykardien besonders bei den breitschulterigen, kräftigen Leuten.

Wenckebach, A. Hoffmann, Elermann und viele andere haben darauf aufmerksam gemacht, daß Herzunregelmäßigkeiten (respirat. Arhythmie und Extrasystolen) auf psychisch nervösem Weg (Granatfeuer) ausgelöst werden können, Rhythmusstörungen, die während des Krieges nicht selten als Zeichen organischer Herzerkrankung gewertet wurden. Mit Wenckebach bin ich der Meinung, daß man Leute mit Extrasystolen, bei denen bei sonst gesundem Herzen die Extrasystolen bei körperlicher Arbeit verschwinden, sicher ins Feld schicken konnte. Eine Kontraindikation gegen schwerere körperliche Arbeit bildeten dagegen die Extrasystolen, die gehäuft bei körperlicher Arbeit auftreten. Respiratorische Arhythmie sah ich ebenso wie Wenckebach sehr häufig, insbesondere bei Leuten mit thyreotoxischen Störungen. Die Arhythmia perpetua, von der Wenckebach angibt, daß sie im mittleren Lebensalter oft vorkomme, — Romberg sah sie bei Luetikern häufig, bei Arteriosklerose selten — beobachtete ich kaum. Es handelte sich meiner Erfahrung nach dann hauptsächlich um über 40 Jahre alte Leute, die im übrigen Symptome einer Myodegeneratio cordis boten. Reizleitungsunterbrechungen sah ich nie.

Romberg, Moritz und Vollmer weisen vor allen Dingen auf die Wichtigkeit der Blutdruckmessung hin. Ebenso wie bei den Pulsfrequenzen möchte ich beim Blutdruck die Abhängigkeit desselben von psychischen Einflüssen betonen. Der Musterungsdruck lag durchschnittlich 10—20 mm Hg höher. Unter 500 stationär beobachteten Herzfällen sah ich 46 mal, daß hohe Anfangswerte (160 mm Hg) nach einigen Tagen auf die Norm oder die obere Grenze der Normalzahl abfielen. Es handelte sich um die von mir 1905 näher beschriebenen angiogenen Blutdrucksteigerungen. Sehr hohe Werte von 180 mm Hg und mehr deuteten stets auf eine Schrumpfniere hin, eine Vermutung, die durch die weitere Beobachtung stets bestätigt wurde. Th. Lewis macht in seinem Buche „the Soldiers Heart" darauf aufmerksam, daß Blutdruckwerte nach Treppensteigen (40 Stufen) von 180—200 mm Hg keine Seltenheit waren, obwohl er eine organische Erkrankung ausschließen konnte. Ich habe derartiges nicht gesehen, obwohl ich auch regelmäßig nach körperlichen Anstrengungen den Blutdruck gemessen habe.

In der Auskultation und Perkussion hat der Krieg für die organisch bedingten Herzgeräusche nichts Neues gebracht. Die akzidentellen Geräusche nehmen in der Kriegsliteratur einen breiten Raum ein. So berichtet Fischer, daß er in 39% der Fälle bei Soldaten ohne Herzbeschwerden akzidentelle Geräusche hörte. Ich habe sowohl im Felde als in der Heimat akzidentelle Geräusche nicht häufiger gehört als in Friedenszeiten. Den Charakter der Geräusche mit Sicherheit darzutun, kann schwer sein bei einem gut mittelgroßen arbeitshypertrophierten Herzen.

Die größte Unterstützung hat die militärische Beurteilung Herzkranker sicherlich durch die Röntgendiagnostik erfahren. Das Tropfenherz, das Infanterieherz, die Herzklappenfehler, deren Prognose und militärische Beurteilung wesentlich von der Größe abhängig sind, die enge und breite Aorta, die lokalen Verwachsungen nach Pleuritiden und Lungenschüssen: alles dieses sind Tatsachen, die die Wichtigkeit des Röntgenverfahrens zur Genüge beweisen. Meine röntgenologischen Erfahrungen, die sich über mehr als 2000 Herzfälle erstrecken, und die alle Jahrgänge umfassen, da ich auch bei Musterungen sämtliche Herzpatienten durchleuchtet habe, sind folgende: „Es scheint mir nicht notwendig zu sein, bei den regulären Herzerkrankungen eine Fernaufnahme zu machen; ich begnüge mich im allgemeinen mit einer Ferndurchleuchtung und Skizze oder mit einem Orthodiagramm. Untermittelgroße Herzen sah ich häufig. Wenn ich die mehr als 1 cm unter den Dietlenschen Mittelzahlen liegenden Maße als kleine Herzen bezeichne, so sah ich diese in 30 % sämtlicher Fälle. Tropfenherzen in dem Sinne des Typus 4 von Staub habe ich nicht gesehen. Verbreiterung der Herzsilhouette, die etwa 1 cm und mehr über den Dietlenschen Normalzahlen lagen, ohne Geräusche am Herzen, beobachtete ich in 8% meiner Fälle (s. u.). Die Klappenfehler gaben alle charakteristische Bilder. Ich möchte aber hervorheben, daß in einem Teil der klinisch und in Röntgenform unzweifelhaften Klappenfehler die Herzsilhouette nicht breiter war, als Dietlen in seiner Normalzahl angibt. Hier hatte sich offenbar eine stärkere Hypertrophie nicht ausgebildet, obwohl alle diese Fälle längere Zeit felddienstfähig gewesen waren. Die enge Aorta in dem Sinne von Stoerk, H. Strauß sah ich selten, dagegen häufiger eine meßbare und auffällige Verbreiterung der Aorta und besonders des Aortenbogens bei älteren 40—45 jährigen herzgesunden Soldaten, die sämtlich auch andere Symptome einer allgemeinen Arteriosklerose, die zum Teil einen emphysematösen Thorax hatten. Wenn bei der Funktionsprüfung herzgesunde Leute mit einer starken Dyspnoe reagierten, so konnte ich oft im Röntgenbilde ein flaches und mäßig verschiebliches Zwerchfell feststellen, oft in der Röntgenplatte eine Verknöcherung der Rippenknorpel, besonders der oberen Rippen.

Ebenfalls wichtig dürfte die Durchleuchtung sein sowohl bei den Thyreotoxikosen wie bei den Strumen. Ungefähr $^1/_4$ der Soldaten mit thyreotoxischem Symptomenkomplex konnte, wie unten erwähnt, auf Grund der Funktionsprüfung und der bisherigen Leistungsfähigkeit als kv. bezeichnet werden. In allen diesen Fällen war die Herzsilhouette nach Größe und Form normal, bei denjenigen Leuten aber, bei denen die Funktionsprüfung ein schlechtes Resultat ergab, sah man entweder eine relativ kleine oder häufiger eine an der oberen Grenze der Form bzw. übermittelgroße Herzsilhouette.

Auch bei der militärischen Beurteilung der Strumen war für mich die Durchleuchtung prognostisch wichtig: die Verdrängung der Trachea ließ sich nicht immer sehen und tasten, wohl aber im Röntgenbilde nachweisen. Es schien mir in diesen Fällen angebracht, den Grad der Dienstfähigkeit herabzusetzen. In einigen Fällen gelang es mir, bei der Röntgendurchleuchtung substernale Strumen nachzuweisen und damit die Beschwerden der Leute zu erklären" (Külbs).

Was die Frage der Funktionsprüfungen anbetrifft, so sind wir darauf angewiesen, die Reaktion des Herzens nach einer dosierten Arbeit zu bestimmen, denn die Methoden, die zur Bestimmung des Schlagvolumens und zur Messung der Energie der Pulswelle usw. ausgearbeitet sind, haben sich infolge äußerer Gründe nicht durchsetzen können. Am ehesten zum Ziele führt das Nebeneinanderarbeiten mit mehreren Methoden, so wie es praktisch auf dem Kasernenhof oder bei der Felddienstübung möglich ist. Ein Zusammengehen von Ausbildungsoffizier und Truppenarzt ist daher das Ideal; und eine Untersuchung der Mannschaften nach den verschiedensten Dienstleistungen wird dem Truppenarzt ein vollständig ausreichender Maßstab sein für die Leistungsfähigkeit des Gesamtorganismus und insbesondere des Zirkulationsapparates.

Organische Herz- und Gefäßerkrankungen. Eine geringe Rolle in der Kriegsliteratur spielen die Herzklappenfehler. Wenckebach sah unter den Herzfällen 8, ich beobachtete unter 2000 Fällen 100, d. h. 5%. In 40% der Fälle handelte es sich um Aorteninsuffizienzen, in 40% um Mitralinsuffizienzen, im übrigen waren es kombinierte Herzfehler, im wesentlichen Mitralinsuffizienzen und Mitralstenosen, Aorten- und Mitralinsuffizienzen 20%, die längere Zeit im Felde waren. Sie hatten den Felddienst ohne Schwierigkeit vertragen. Bemerkenswert ist die Mitteilung Lewis, daß nach seiner Beobachtung viele Mitralstenosen Monate und Jahre ohne Beschwerden Frontdienst ausgehalten haben, er betont aber beim erstmaligen Versagen dieser Herzen die dann meist völlig unaufhaltbare Insuffizienz.

Die militärische Beurteilung der Herzklappenfehler sollte Ätiologie, Zeit des Entstehens, berufliche Ausbildung, Herzgröße und als ausschlaggebenden Faktor die Anpassung auf verschiedene körperliche Anstrengungen berücksichtigen. Nur diejenigen Klappenfehler, die nicht mit einer übermäßigen Herzsilhouette im Röntgenbild einhergingen und die sich auf verschiedene Anstrengungen sehr gut anpaßten, habe ich als kv. beurteilt.

Eine Endocarditis lenta gelangte mir im Gegensatz zu Lewis, der seit Mai 1918 mehrere Fälle von Endokarditis sah, nicht zu Beobachtung.

Was die Arteriosklerose anbetrifft, so stimmen fast alle Autoren (Wencke-bach, Ehret, Hamburger, Mönckeberg, Treupel) darin überein, daß die Arteriosklerose durch den Krieg zugenommen hat. Hamburger fand für die Zeit vom 46.—50. Lebensjahr eine Zunahme von 25 auf 36%. Große Vorsicht geboten ist bei der Bewertung der Arterienrigidität. Unter 2000 Soldaten fand ich 140 mal ausgesprochene rigide periphere Gefäße mit einem Blutdruck von 130—160 mm. Hg. und Herz- und Gefäßstörungen. Hervorzuheben von meinen Beobachtungen ist vielleicht die Tatsache, daß unter diesen 2000 Fällen 50% Verbreiterung des Aortenschattens, 25% Verbreiterung des Herzens um 1 cm bei Annahme der Dietlenschen Grundzahlen zeigten. Ein Drittel der Leute gab Alkohol und Nikotinabusus zu. Mehr als die Hälfte hatte vor dem Kriege bereits ähnliche Beschwerden. Nach dem Allgemeineindruck und insbesondere bei Berücksichtigung der Funktionsprüfung konnten 20% als kv. bezeichnet werden.

Es ist wohl berechtigt von der Arteriosklerose abzutrennen die juvenile Sklerose, auf die Romberg zuerst aufmerksam gemacht hat. Von den meisten Autoren, insbesondere von O. Müller und Romberg wird die jugendliche Sklerose als Teilerscheinung allgemeiner konstitutionellen Minderwertigkeit angesehen. Über die pathologisch-anatomischen Untersuchungen gehen die Ansichten auseinander. Von Wolkow, Thayer und Fabyan wird auf die Zunahme der Muskulatur und des elastischen Gewebes hingewiesen. Auf der Kriegspathologischen Tagung 1916 stand die Frage der juvenilen Sklerose zur Diskussion. Lubarsch hat sich eingehend mit dieser Frage beschäftigt. Er bejaht das Vorkommen der juvenilen Sklerose, kommt aber zu dem Ergebnis, daß ein Unterschied in der Häufigkeit des Vorkommens der Arteriosklerose in jugendlichem Alter zwischen Kriegsteilnehmern und jungen Leuten, die nicht Kriegsschädigungen ausgesetzt waren, nicht besteht. Romberg hält die juvenilen Arteriosklerosen nicht für militäruntauglich und betont die gute Leistungsfähigkeit dieser Leute.

Funktionelle Herzerkrankungen. In dem Handbuch der ärztlichen Erfahrungen des Weltkrieges betont A. Hoffmann mit Recht, daß das Gebiet der Herzneurosen sich zwar wie das der sogenannten Neurosen überhaupt, immer mehr einengt, aber eine scharfe einheitliche und positive Definition dessen, was man darunter zu verstehen hat, auch jetzt nicht gegeben werden kann. Beim Kapitel Herzneurose (S. 505) habe ich eine Einteilung aufgestellt, die in einem Falle nur die Symptomatologie, in dem anderen die Ätiologie, in dem 3. die Kombination mit anderen Erkrankungen als Gesichtspunkte für die Unterabteilungen berücksichtigt. In seinem Buch (the soldiers Heart) stellt Lewis den Begriff des physiologischen Syndroms der Anstrengung (effort syndrom) auf. Er versteht darunter die nach körperlichen Anstrengungen physiologisch auftretende Atemnot Schwäche. Müdigkeit, Erschöpfung, ferner Schmerzen in der Herzgegend, Schwindel, Zittern, kurz einen Symtomenkomplex, der bei jedem gesunden Menschen auftritt, der sich großen körperlichen Anstrengungen unterzieht. Nach seiner Ansicht ist der Unterschied in der Symptomatologie zwischen Gesunden und Kranken lediglich ein Gradunterschied; maßgebend ist nur die Arbeit, die in bestimmter Zeit diese Symptome hervorruft, ausschlaggebend für die Entstehung nur der Mangel an Reservekraft. Er stellt den Symptomenkomplex des Effort syndrom in scharfen Gegensatz zu den Herzkrankheiten.

Wichtig ist das ätiologische Moment. Von den vielen angezogenen ätiologischen Faktoren seien genannt, toxische Einwirkungen, unter denen A. Hoffmann wieder autotoxische Einflüsse (abnormes Verhalten der inneren Sekretion) und heterotoxische Einwirkungen (Genußgifte, Arzneimittel, Einatmung schädlicher Gase usw.) unterscheidet. Fast übereinstimmend wird von allen Autoren (Wenckebach, Plehn, R. Schmidt, A. Hoffmann) neben Überanstrengung und den auf konstitutioneller Basis entstandenen Kreislaufstörungen den psychischen Einwirkungen als Teilerscheinung allgemeiner Neurosen große Bedeutung zugeschrieben. Lewis erwähnt noch als ätiologisch wichtig nervöse Herzstörungen bei Rekonvaleszenten nach akuten Infektionskrankheiten und bei Soldaten mit nicht diagnostizierten Infektionen (z. B. beginnende Tuberkulose).

Je mehr man sich in neuerer Zeit mit dem Konstitutionsproblem beschäftigt, desto sicherer dürfte der Zusammenhang von Herzbeschwerden und Konstitutionsfehlern werden. Kraus ordnet die Fälle von konstitutioneller Herzschwäche, soweit sie das schmale Herz und die enge Aorta betreffen, in zwei klinische Gruppen. Er unterscheidet das schmale Herz, das sich einmal bei der Kümmerform des extremen Hochwuchses findet und dann aber auch bei Leuten mit sonst fast normalen Proportionen, wo die Schmalheit des Herzens zahlenmäßig nicht so deutlich in die Erscheinung tritt. Aus meinen Erfahrungen möchte ich sagen, daß das kleine Herz oder Tropfenherz sicher in 50% aller Fälle mit einem paralytischen Thorax oder mit einem Habitus asthenicus kombiniert war. Daß neben diesen konstitutionellen Momenten Genußmittel eine Rolle spielen, ging auch aus meinem Material mit Sicherheit hervor (siehe Herz und Konstitution).

Für die militärische Beurteilung wichtig ist in vielen Fällen die Funktionsprüfung, die bei gutem Ausfall gestattet, alle übrigen Symptome, insbesondere die Kleinheit des Herzens und das Vorhandensein von Nebengeräuschen zu vernachlässigen und so — was diagnostisch am wichtigsten ist — eine organische Herzerkrankung auszuschließen. Ausschlaggebend jedoch neben der Funktion ist für die Beurteilung die Berücksichtigung der Körperkonstitution.

Der Begriff Tropfenherz (Kraus) ist für die Beurteilung vieler Herzstörungen im Weltkriege außerordentlich wichtig geworden. Die Diagnose ist oft schwer und selbst bei guter röntgenologischer Technik nicht mathematisch sicher, da die Herzgröße sich unter der Berücksichtigung der Körpergröße und des Körpergewichts doch nur innerhalb einer gewissen Breite als normal bezeichnen läßt.

Was die militärärztliche Beurteilung des Tropfenherzens anlangt, so bin ich mit Wenckebach der Ansicht, daß Zwerchfellstand und Verschieblichkeit immerhin eine ausschlaggebende Rolle spielt insofern, als allgemein bei tiefstehendem Zwerchfell und mäßiger Verschieblichkeit die Leistungsfähigkeit eine geringe war und hier die Untersuchenden nicht als kriegsverwendungsfähig bezeichnet werden konnten. Im übrigen ist natürlich die Beurteilung von der Funktionsprüfung abhängig. Worauf die mangelhafte Organentwicklung beruht und wie sie zustande kommt, ist vorläufig eine offene Frage. Kraus faßt das Tropfenherz auf als eine mangelhafte Entwicklung im Sinne einer Wachstumsstörung, O. Müller schreibt Störungen der inneren Sekretion die Hauptrolle zu, Wenckebach führt die Kleinheit des Herzens auf geringe Blutfülle zurück.

Es wurde mehrfach betont, daß bei den großen körperlichen Anstrengungen, die besonders den Infanteristen zugemutet wurden, schwere organische Veränderungen zu erwarten gewesen wären. Nach den vorliegenden Veröffentlichungen muß die durch den Militärdienst bedingte Kreislaufinsuffizienz des muskel- und klappengesunden Herzens trotz Mangel an Ruhe und Schlaf, ungenügender Ernährung, trotz gewaltiger psychischer Eindrücke selten gewesen sein. De la Camp, Levy-Dorn, Hoffmann und Lewis stimmen darin überein, daß akute Dilatation nach Überanstrengungen nur dann vorkommen kann, wenn der Herzmuskel vorher in irgendeiner Weise geschädigt war.

Einen breiten Raum in der Literatur nimmt das Infanterie- oder Kriegsherz ein. Wenckebach fand unter 100 Leuten eines Inf. Regt. 47 vergrößerte Herzen; in 42 Fällen handelte es sich um eine physiologische, wahrscheinlich reine Hypertrophie des linken Ventrikel, ohne jede Verbreiterung des Herzens nach rechts. Unter meinen Beobachtungen fanden sich bei Ausschluß aller

Herzklappenfehler, Herzmuskelerkrankungen, Hypertonien (Nierenerkrankungen) etwa 50% der Fälle, die man als Arbeitshypertrophie ansprechen konnte. Ein Drittel dieser Fälle konnte nicht als kv. bezeichnet werden, insbesondere wegen der reicblichen Extrasystolen in der Anpassungszeit. Die Herzsilhouette war in diesen Fällen wesentlich, d. h. mehr als $1\frac{1}{2}$ cm über der Dietlenschen Größe verbreitert und zwar fast ausschließlich nach links. Mit Recht betont Kraus, daß dieses Arbeitsherz keine Krankheit ist. Die Hypertrophie geht wieder zurück, wenn die Bedingungen, unter denen sie entstanden ist, fortfallen.

Was die thyreotoxischen Herzstörungen anbelangt, so muß man unterscheiden zwischen den Herzstörungen, die durch mechanische Vergrößerung der Drüse ausgelöst werden, und solchen, die mit dem Begriff des eigentlichen Basedow einhergehen. Kraus unterscheidet dann noch eine weitere Form, den sogenannten Stauungskropf (Gâtre cardiaque). Das klinische Krankheitsbild des Morbus Basedow ist so ausgesprochen und klar umschrieben, daß es diagnostisch wohl kaum Schwierigkeiten macht. Prognostisch und diagnostisch oft schwer zu beurteilen dagegen sind die Herzbeschwerden, die infolge Vergrößerung oder anormaler Sekretion der Schilddrüse auftreten. Insbesondere Caro weist darauf hin, daß die Thyreosen gewöhnlich unter der Diagnose einer Herzschwäche, einer Präsklerose oder einer Herzverfettung geführt werden. Über die Häufigkeit dieser Herzbeschwerden gehen die Ansichten der Autoren sehr weit auseinander. Caro z. B. sah unter 600 Kranken 66 mal die Thyreose als Hauptbefund und 420 mal als Nebenbefund, Wenckebach dagegen sah unter 400 Fällen nur 5 mal thyreotoxische Störungen. Mit Recht betont Lewis, daß viele Autoren jede Vergrößerung der Schilddrüse als Sekretionsanomalie im Sinne der Überfunktion betrachten; er hebt die Häufigkeit der Schilddrüsenvergrößerungen hervor, ohne nachweisbare klinische Erscheinungen.

E. Herz und Trauma.

Geschichtliches. Senac (Traité clinique des maladies du coeur, 1778) hat den Zusammenhang zwischen Trauma und Herzerkrankungen wohl als der erste betont. Nach seinen Ausführungen muß man annehmen, daß er eine Dilatation als nächste Folge des Traumas annahm. Er bringt drei kasuistische Beiträge: einen Mann, der einen Schlag auf die linke Brustseite erhalten hatte, einen Mann, der vom Pferde stürzte, und eine Frau, die von einer Treppe fiel. Offenbar durch die Senacschen kasuistischen Beiträge angeregt, stellte Corvisart, der Leibarzt Napoleons, einige Fälle zusammen, bei denen Herzaffektionen sich unmittelbar an ein Trauma angeschlossen hatten (Essais sur les maladies et les lésions du coeur et des gros vaisseaux). Diesen Arbeiten folgten die Zusammenstellungen von Quain (Medic. chir. transact., XXXIII, 121) und Peacock, von denen der letztere 1865 die bis dahin beobachteten 17 Fälle von Herzklappenrupturen besprach. Diesen folgten die Arbeiten von Fischer 1868 (Langenbecks Arch. Bd. 9), Foster 1873 (Medical. times and gazette) und Ferilon (Brit. med. J. 1878). Eingehender beschäftigte sich dann mit dem Gegenstand Barié (Revue Méd. 1881), der 31 Fälle aus der Literatur sammelte, 7 eigene Beobachtungen hinzufügte und zuerst einen Unterschied machte zwischen traumatischen und spontanen Zerreißungen. Barié versuchte auch experimentell nachzuweisen, wie eine Klappenzerreißung zustande kommen könne; zu diesem Zwecke füllte er die großen Gefäße von der Karotis aus mit Wasser, und schlug dann mit einem Hammer gegen den 2. und 3. Interkostalraum. Er erzielte bei menschlichen Leichen, zweimal in fünf Versuchen, eine Aortenklappenruptur. Diese Versuche wurden später von Francois Franck 1882 (Société de Biolog.) und Pinet (1887 Société anatomique) wiederholt.

O. Rosenbach bediente sich als erster des Tierexperiments, um den Zusammenhang zwischen lokaler Endokardschädigung und Endokarditis festzustellen. Er durchstieß bei Hunden mit einer in die Karotis eingeführten Sonde die Aortenklappen und fand dann am Endokard Thromben und endokardische Auflagerungen. Diese Versuchsanordnung wurde später von Orth und Wissokowicz, Neter, Weichselbaum, Baumgarten u. a. benutzt, um mit Reinkulturen verschiedener Mikroorganismen Endokarditiden zu erzeugen und dadurch festzulegen, daß, wenn im Blute Mikroorganismen kreisen, sie an dem verletzten Endokard sich niederschlagen und lokale Entzündungen hervorrufen können (vgl. S. 311

u. S. 464). Eine sichere Unterlage für den Zusammenhang der Herzerkrankungen, also der Herzmuskel-, Herzbeutel- und Herzklappenerkrankungen mit einem Trauma konnte erst die neueste Zeit durch exakte Beobachtungen am Krankenbette oder am Sektionstisch festlegen. Die wichtigste Literatur der neuesten Zeit wird bei den einzelnen Kapiteln besprochen werden.

1. Trauma und Herzfehler.

Eine Reihe exakt beobachteter Obduktionsbefunde haben bewiesen, daß nach einer stumpfen Gewalteinwirkung auf die Thoraxwand, auch dann, wenn äußere Verletzungen fehlen, ausgedehnte Klappenzerreißungen und Blutungen vorkommen können. Die Erscheinungen an den Klappen können erheblicher sein als die am Myo- und Perikard, können die einzige anatomische Veränderung am Herzen bilden. Reine Klappenzerreißungen sind in den Obduktionsbefunden von A. Lesser, M. B. Schmidt beschrieben.

Der interessanteste Befund ist der von E. Fränkel; er betraf einen 86 jährigen Mann, der von der 5. Etage eines Neubaues mit der linken Seite auf ein darunter befindliches Schutzdach gefallen war und 2 Stunden nach dem Unfall im Eppendorfer Krankenhaus starb. Die Sektion ergab Frakturen der sämtlichen Rippen der linken Seite, Riß in die Pleura, multiple Einrisse in Milz, Leber, Nieren. Am Herzen fanden sich muliple subendokardiale Blutungen bei völlig intaktem Myokard, an der Pulmonalis (am vorderen Klappensegel) ein Riß mit frischer hämorrhagischer Infiltration der Ränder. Dieser Befund ist auch deswegen interessant, weil die traumatischen Herzklappenzerreißungen gewöhnlich nur das linke Herz betreffen, speziell die Aorten- oder Mitralklappen und weil eine Pulmonalklappenzerreißung eine große Seltenheit ist. Auch bei dem von M. B. Schmidt obduzierten Fall fanden sich keine Myokard- oder Perikardveränderungen, dagegen Einrisse mit hämorrhagischer Infiltration an der hinteren Aortenklappe und am vorderen Mitralsegel. Ein pathologisch histologisch gut durchuntersuchter und interessanter Fall wurde auch von Albertin kürzlich wiedergegeben: Albertin fand nach einem Sturz aus großer Höhe einen queren Einriß des Endokards an der Basis der vorderen und rechten Pulmonalklappe.

Blutige Infiltration der Klappen sind pathologisch-anatomisch beobachtet, abgesehen von den oben zitierten Fällen, von Riedinger, Ebbinghaus, Delhommeau. Die Konsequenzen aus diesen anatomischen Beobachtungen beim Menschen und den experimentellen Ergebnissen von Rosenbach, Orth, Weichselbaum mußten die Annahme einer traumatisch bedingten Klappenläsion bzw. Endokarditis sein. In den meisten Fällen wird, wenn sich im Anschluß an ein Trauma eine fieberhafte Allgemeinerkrankung anschließt, diese in den veränderten Klappen einen Locus minoris resistentiae finden. Daß auch feine, makroskopisch nicht nachweisbare Läsionen der Klappe die lokale Ansiedlung von Mikroorganismen begünstigen, ist wahrscheinlich. Da andererseits Mikroorganismen im Blute kreisen können, ohne schwere Krankheitserscheinungen zu machen, so ist es verständlich, wenn sich ohne Wissen des Patienten langsam eine Endokarditis nach einem Trauma ausbildet. Diese Voraussetzung des Vorhandenseins von Mikroorganismen im Blute und der lokalen Ansiedlung sind aber in vielen Fällen sicher nicht nötig; bisweilen gestaltet die durch das Trauma verletzte Klappe sich in der nächsten Zeit allmählich mechanisch ungünstiger und führt zu einem Herzfehler, in anderen Fällen, in denen an der Basis der Klappe eine mehr oder weniger ausgedehnte Blutung entstanden ist, führt diese, wenn sie organisiert wird, zu einer mechanischen Insuffizienz der Klappen. Diese beiden zuletzt erwähnten Möglichkeiten muß man nach den klinischen Beobachtungen annehmen. Barié, Foster, Düms, A. Heller u. a. fanden bei Leuten, die meist in kontinuierlichem Zusammenhang mit einem Trauma Herzbeschwerden bekamen und später zur Obduktion gelangten, Klappenrisse, Sehnenfädenzerreißungen durch bedingte Klappenveränderungen, klinisch Insuffizienz oder Stenose. Eine vollständige Kontinuitätstrennung der großen Gefäße vom Herzen, also ein Abriß des ganzen Herzens von seinem Aufhängeband, d. h. von den großen Gefäßen hat man im Kriege nicht selten gesehen, dann, wenn Flieger aus großer Höhe herunter stürzten. Es ist wahrscheinlich, daß in diesen Fällen eine reine Berstungsruptur erfolgt, d. h. daß die stark gefüllten großen Gefäße gesprengt werden in dem Augenblick, wo der Körper bei geschlossenem Klappenapparat auf den Boden auffällt. Erfolgt eine sekundäre Infektion, so kommt es selbst zu einer Endokarditis mit den charakteristischen Lokal- und Allgemeinsymptomen. Bleibt die Entzündung nicht lokalisiert, so erfolgt nicht selten unter den Erscheinungen einer schweren Sepsis eine Aussaat multipler infizierter embolischer Infarkte. Daß Klappenbasisblutungen, die ja in den Obduktionsbefunden bei Menschen nicht selten erwähnt werden, auch zu dem Entstehen von Klappenfehlern führen können, hat Külbs aus tierexperimentellen Untersuchungen vermutet. Er fand bei Hunden nach lokalen Traumen der Brustwand unter 34 Versuchen 21 mal Klappenbasisblutungen und hält es für möglich, daß sich an Stelle der Blutungen Bindegewebe und Schwielen entwickeln, Schwielen, die zu einer lokalen Schrumpfung des Klappensegels führen können. Alles in allem muß man nach dem heutigen Stand der Dinge die Möglichkeit eines Zusammenhanges zwischen Trauma und Endokarditis oder Klappenfehler bejahen. Die oben erwähnten Obduktionsbefunde sind für den Zusammenhang Trauma. und Klappenriß beweisend. Ob Trauma und akute Endokarditis in ursächlichem Zusammenhang stehen können, hält Stern nach einer kritischen Sichtung aller bislang beobachteten Fälle für wahrscheinlich, aber nicht für ganz sicher. Nach meiner Ansicht muß man, sowohl nach den anatomischen Beobachtungen beim Menschen, wie nach den experimentellen Versuchen, die Möglichkeit eines Zusammenhangs bejahen. Ob ausgedehnte Klappenbasisblutungen beim Menschen vorkommen und in ihrer weiteren Entwicklung zu Klappensegeldefekten führen können, muß die Beobachtung der nächsten Jahre zeigen.

Daß auch außergewöhnliche Anstrengungen allgemeiner Art zu Veränderungen am Klappenapparat führen können, wurde schon seit Jahrzehnten angenommen. Eine exakte Beweisführung für diese Annahme fehlte; jedenfalls konnten die nur klinisch beobachteten Fälle nicht als sichere Unterlagen gelten. Hierher gehört aus neuester Zeit ein Fall von Schwartz, der bei einem Matrosen eine allmählich zunehmende Herzinsuffizienz beobachtete nach Heben eines schweren Ankers und darauf folgendem Sprung ans Land. Bewiesen wird die Annahme aber durch die mit einem Sektionsresultat gestützten Beobachtungen zu denen z. B. folgender Fall von Hoffmann gehört: Ein 30 jähriger Matrose geht nach Heben einer schweren Tonne an einer akuten Herzinsuffizienz (klinisch Aorteninsuffizienz) zugrunde. Die Obduktion ergibt einen Riß in einer Aortenklappe, mit aneurysmatischer Ausbuchtung der Aorta; der Riß reichte bis zum Kammerseptum und machte sogar eine Kontinuitätstrennung des gesamten Septums [1]).

Prognose. Es wird von sehr vielen Seiten betont, daß oft unmittelbar nach dem Unfall die Herztöne rein waren, sich aber allmählich nach Tagen oder Wochen ein Geräusch entwickelte, das eine Insuffizienz oder Stenose andeutete. Daraus ergibt sich, daß man in jedem Falle, wenn eine schwere äußere Gewalteinwirkung gegen die Brustwand erfolgt ist, oder wenn nach einer plötzlichen Muskelanstrengung Herzbeschwerden aufgetreten sind, mit der Prognose vorsichtig sein und therapeutisch den Patienten zur körperlichen Ruhe zwingen muß. Bei einer ausgedehnteren Zerreißung der Klappe wird natürlich das Geräusch sofort in Erscheinung treten und infolgedessen zu einer ernsteren Prognose Veranlassung geben. Wenn sich ein Geräusch allmählich entwickelt hat, so

---

[1]) Vgl. eine größere kasuistische Zusammenstellung von A. Adam: Über die traumatischen Veränderungen gesunder Klappen des Herzens. Z. f. Kreislaufforsch. 1927, H. 9.

hängt die Prognose im wesentlichen ab von der Größe des Defektes und von der Reservekraft des Herzmuskels. Die Größe des Defektes kann man auch schätzungsweise nicht angeben, sicherlich nicht aus der Intensität des Geräusches beurteilen. Die Reservekraft des Herzmuskels geht im großen und ganzen mit dem Alter parallel, d. h. bei jüngeren darf man eher eine günstige Prognose stellen als bei älteren Patienten. Dazu kommt, daß bei älteren Leuten, besonders aus dem Arbeiterstande, die körperlich schwere Arbeiten längere Zeit verrichten mußten, nicht selten der Herzmuskel schon an und für sich geschädigt ist durch degenerative Prozesse, diese Schädigung aber erst Erscheinungen macht, wenn infolge des Klappenfehlers besondere Ansprüche an den Muskel gestellt werden. Anscheinend ist auch von Bedeutung, welche Klappe durch das Trauma verletzt ist. Bei Aortenklappenfehlern scheint die Prognose günstiger zu sein als bei Mitralaffektionen. Foster hat hervorgehoben, daß die Prognose um so schlechter ist, je mehr der anliegende Abschnitt beschädigt ist, je weniger Blut also in das Lumen der Arterie eindringen kann. Klinisch läßt sich aus dieser Angabe kein Schluß ziehen.

Therapie. Was die Therapie angeht, so muß diese bei unmittelbar nach dem Trauma in Erscheinung getretenen Vitien darin bestehen, Kompensationsstörungen zu vermeiden. In den ersten Tagen nach dem Trauma mag eine absolute körperliche Ruhe und eine leichte, regelmäßig genossene Kost mit möglichster Beschränkung der Flüssigkeit genügen. Beim Vorhandensein lokaler Symptome wird eine Eisblase auf das Herz oder die Leitersche Kühlschlange sicher günstig wirken. Sieht man, daß trotzdem sich Kompensationsstörungen anbahnen, so empfiehlt es sich, Digitalis evt. mit Kampfer zu verordnen. Handelte es sich um eine schwerere Gewalteinwirkung auf den Thorax oder um Herzstörungen nach intensiven Muskelanstrengungen, so ist größte Vorsicht geboten, d. h. Bettruhe, reizlose Kost und Kontrolle des Herzens, ob sich Geräusche oder Dilatationen einstellen. Falls nach einigen Tagen keinerlei derartige Symptome auftreten, so darf man den Patienten allmählich mehrere Stunden aufstehen lassen und an körperliche Anstrengungen wieder gewöhnen. Entwickeln sich Geräusche, so ist eine Anpassung des Herzens durch ganz allmähliches Aufnehmen körperlicher Tätigkeit am Platze.

Zusammenfassend läßt sich über das Thema Herzfehler und Trauma folgendes sagen: Sowohl bei äußeren Gewalteinwirkungen auf die Herzgegend, als auch durch plötzliche, außergewöhnliche Inanspruchnahme der Körpermuskulatur, kann sich ein Herzklappenfehler entwickeln, auch dann, wenn die äußere Gewalteinwirkung nicht die Herzgegend getroffen hat, sondern z. B. der Patient auf den Rücken gefallen ist, durch Kontrekoup. Das Auftreten dieser Krankheit geschieht entweder plötzlich, dann meistens infolge einer Zerreißung einer Klappe, eines Papillarmuskels oder Sehnenfadens, oder allmählich; in diesem Falle kann es sich handeln 1. um leichte Klappenrisse, die allmählich größer geworden sind, oder 2. um Endokarditiden, die sich auf einer lädierten Klappe entwickelt haben. Vielleicht können auch Klappenbasisblutungen, wie sie in den Obduktionsbefunden bei Menschen beobachtet sind, durch spätere Entwicklung von Bindegewebe und daran anschließende schrumpfende Prozesse Klappenfehler erzeugen. Von den Herzklappen werden bei diesen Traumen sehr selten die Pulmonalis und Trikuspidalis betroffen, häufiger die Mitralis, am häufigsten die Aorta. Prognostisch sind die traumatisch bedingten Veränderungen an den Aortenklappen im allgemeinen die günstigsten; besonders wichtig ist, daß intensive Klappenzerreißungen vorkommen können, ohne daß die Thoraxwand Veränderungen aufweist (Ziemke u. a.).

Gelegentlich sieht man in der Basis der Klappen umschriebene Hämatome, auf die zuerst Luschka aufmerksam gemacht hat und die Luschka auf die sog. albinischen

Knötchen zurückführte, d. h. „auf die Ausstülpungen des inneren Klappenblattes bei Neugeborenen, die von einer weichen Masse erfüllt sind, deren Bestandteile sich als Bindegewebskörperchen von allen möglichen Formen zu erkennen geben". Diese Knötchen sieht man sehr oft mehr oder weniger stark blutig injiziert. Später machte Parot (Arch. d. Physicl. 1874) auf die Häufigkeit dieser Klappenhämatome in den ersten Lebensmonaten aufmerksam und warnt vor Verwechslungen dieser Knötchen mit den Produkten der Endokarditis. v. Kahlden (Zieglers Beiträge Bd. 21) entschied sich dahin, daß diese Hämatombildung in Beziehung stehe zu den albinischen Knötchen, daß man andererseits aber daran denken könne, die Hämatome auf eine Zerreißung der Gefäße durch Atmungshindernisse beim Keuchhusten usw. zurückzuführen.

2. Trauma und Herzmuskelerkrankung.

Daß nach stumpfer Gewalteinwirkung auf die Thoraxwand Erscheinungen von Herzmuskelerkrankung auftreten können, ist durch eine Reihe wichtiger Obduktionsbefunde sehr wahrscheinlich gemacht. Werner, Reuboldt, Ebbinghaus u. a. fanden bei Patienten, die wenige Stunden nach dem Trauma starben, Blutungen und mehr oder weniger große Risse in der Wand des Herzmuskels.

Aus dem Fall von Ebbinghaus (12jähriges Mädchen, fällt vom 5. Stockwerk auf einen gepflasterten Hof) möchte ich hervorheben, daß 9 Tage nach dem Trauma plötzlich innerhalb weniger Minuten der Tod eintrat, bedingt durch einen Einriß der Herzmuskulatur bis zum Epikard, der am 9. Tage plötzlich das Epikard durchbrach und auf dem Wege eines Hämoperikards zum Tode führte. In der Umgebung der Risse waren, komprimiert durch das Herzblut, Muskelfasern zerfallen und fettig degeneriert; diese nekrotischen Herde waren von einem dichten Kernwall, einer reaktiven Entzündungszone umgeben.

Daß solche nekrotischen Herde mit reaktiver Entzündung in ihrer weiteren Entwicklung Störungen in der Kontraktilität gemacht hätten, je nach dem Sitz langsamer oder schneller, ist a priori wahrscheinlich. Diese Obduktionsergebnisse stützen die klinischen Beobachtungen von Hochhaus, Stern, Krehl, Düms u. a., die nach schweren Traumen Zeichen chronischer Myokardstörungen eintreten sahen und sich berechtigt glaubten, diese Störungen auf das Trauma zurückzuführen. Ein kasuistischer Beitrag, der nach meiner Ansicht die Möglichkeit eines Zusammenhangs zwischen Trauma und Myokardveränderungen stützt, ist der Fall von Riegel. Er konnte die Obduktion eines 44 jährigen Mannes vornehmen, der vier Jahre vorher von einem Pferdehuf gegen die linke Brustseite getroffen war und unmittelbar darauf so kurzatmig geworden war, daß er drei Wochen zu Bett liegen mußte. Vier Monate nach dem Trauma ließ er sich in die Klinik aufnehmen, wo man eine schwere Herzmuskelerkrankung mit Mitralstenose und Trikuspidalinsuffizienz feststellte. Die vier Jahre später ausgeführte Sektion ergab ausgedehnte fibröse Myokarditis, Verfettung der Herzmuskulatur, chronische Endokarditis, Mitralstenose, Trikuspidalinsuffizienz. Wenn auch im vorliegenden Fall es sich um einen 44 jährigen Mann handelte und „möglicherweise" vor dem Trauma bereits Zeichen einer Myodegeneratio oder eines Klappenfehlers bestanden haben, so muß man doch andererseits betonen, daß nach den beglaubigten Angaben des Patienten er bis auf eine drei Jahre vor dem Trauma überstandene Lungenentzündung stets gesund und arbeitsfähig gewesen ist.

Ebenso läßt sich der Fall 1 von Hochhaus beurteilen, wo bei einem 43 jährigen Patienten in unmittelbarem Anschluß an eine Thoraxerschütterung und Rippenfraktur sich die klinischen Zeichen einer Myokarditis entwickelten. Stern betrachtet alle diese Fälle als nicht beweiskräftig für die Annahme eines Zusammenhangs. Man muß zugeben, daß sich in jedem Einzelfalle Einwände machen lassen, speziell daß oft der Nachweis eines normalen Herzbefundes aus der Zeit vor dem Unfall fehlt, und daß der Sektionsbefund, der die Art der Herzveränderungen hätte feststellen können, als Unterlage nicht vorliegt. Aus den Fällen von Ebbinghaus und Riegel darf man aber wohl schließen, daß ein Zusammenhang nach so starken Brusterschütterungen, wie sie z. B. bei Riegel, Hochhaus beschrieben sind, sich Erscheinungen entwickeln können, wie sie Ebbinghaus und Riegel objektiv festgestellt haben.

Es wäre nach vielen Richtungen hin interessant, wenn bei den nächsten Obduktionsbefunden sowohl dann, wenn die Patienten kurz nach dem Trauma sterben, oder dann, wenn sich aus den Krankengeschichten ein Zusammenhang zwischen Trauma und Myokardstörungen feststellen läßt, auf die Beteiligung des Reizleitungssystems geachtet würde. Von vornherein ist anzunehmen, daß das durch Bindegewebe geschützte Reizleitungssystem nur dann Veränderungen aufweisen wird, wenn es sich um ein intensives Trauma handelt, andererseits aber ist das System durch die ausgedehnte Versorgung mit Blutgefäßen wohl prädisponiert für lokale Veränderungen, zumal, da wie aus den Obduktionsbefunden frischer Fälle hervorgeht, Blutungen in die Herzmuskulatur nicht selten vorkommen.

Aschoff und Gierke beobachteten der erstere einen Riß des Kammerseptums und Durchtrennung des linken Schenkels des Reizleitungssystems nach Hufschlag, der zweite einen Durchriß des Hisschen Bündels, zugleich Abriß eines Papillarmuskels und tiefgehende Kontinuitätstrennung des rechten und linken Ventrikels nach Hufschlag. Diese beiden Fälle zeigen, daß sicherlich häufiger wie man bisher annehmen durfte, auch das Reizleitungssystem bei stumpfen Traumen verletzt werden kann. Die Konsequenzen aus diesen Obduktionsbefunden sind klinisch wichtig und immer dann zu berücksichtigen, wenn Reizleitungsstörungen auch nach relativ geringen Traumen bei vorher gesunden Leuten auftreten.

Nach den spärlichen klinischen Beobachtungen und den experimentellen Untersuchungen muß man annehmen, daß im Anschluß an eine Kontusion der Thoraxwand sich Zeichen von Herzmuskelschwäche entwickeln können, die durch anatomische Veränderungen der Herzmuskulatur bedingt sind. Diese anatomischen Veränderungen bestehen in Blutungen oder Gewebstrennungen der Herzmuskulatur. Daß den Blutungen und Rissen eine Myokarditis, d. h. eine lokale Nekrose der Herzmuskulatur mit reaktiver Entzündungszone folgen kann, geht aus dem Fall von Ebbinghaus mit Sicherheit hervor. Auch experimentell sah Külbs in einer größeren kontinuierlichen Reihe übereinstimmender Präparate im Anschluß an die Blutungen Leukozyteninfiltration und Granulationsgewebe bzw. bindegewebige Schwielen entstehen. Die vorliegenden klinischen Beobachtungen betonen sehr oft, daß sich Erscheinungen von Herzinsuffizienz nicht unmittelbar, sondern allmählich entwickeln. Diese Tatsache erklärt sich vielleicht daraus, daß zumeist die Patienten sich nach dem Trauma zunächst körperlich schonen und erst dann, wenn sie ihre Berufsarbeit wieder voll aufnehmen, auf die Herzstörungen aufmerksam werden, andererseits daraus, daß mit der Zeit die vorher latente Herzmuskelerkrankung manifest wird (Stern). Man darf also einen Zusammenhang mit dem Trauma nicht ohne weiteres ablehnen, wenn sich Erscheinungen von Myodegeneratio cordis nicht unmittelbar nach dem Trauma zeigen, und auch dann nicht, wenn diese Symptome erst bei einer besonderen Gelegenheit, z. B. im Anschluß an eine stärkere körperliche Anstrengung, auftreten. Veränderungen der Thoraxwand, also Hautblutungen, Rippenfrakturen oder Quetschungen, Veränderungen an der Pleura in der Nähe des Herzens, also Zeichen einer trockenen Pleuritis können auch bei schweren Traumen vollständig fehlen (Henny, Ziemke u. a.). Die Tatsache, daß es möglich ist, bei einem elastischen Thorax das Sternum mit der Wirbelsäule in Berührung zu bringen, ohne daß eine Fraktur der Rippen oder eine Gewebstrennung der Rippenknorpel erzeugt wird, beweist, daß der Thorax über eine außergewöhnlich große Elastizität verfügt. Nach den klinischen Beobachtungen ist es wahrscheinlich, daß sich auch im Anschluß an eine außergewöhnlich muskuläre Anstrengung Herzbeschwerden entwickeln können, die auf organischen Veränderungen der Muskulatur beruhen. Es erscheint mir notwendig, besonders hervorzuheben, daß auch bei ausgedehnten anatomischen Veränderungen äußere Verletzungen vollständig fehlen können, wie bereits oben betont. Hierher gehören neuere Beobachtungen z. B. von Jaffé und Gierke: Jaffé fand nach einer Pufferverletzung eine Sprengungsruptur der linken Kammer, mit Herausstülpung der Mitralklappe aus dem großen Riß, ohne jede äußere Verletzung.

3. Trauma und Perikard.

Hämoperikard. Wenn wir wissen, daß durch ein Trauma eine Kontinuitätstrennung des Herzmuskels zustande kommen kann (Werner, Ebbinghaus u. a.), so muß man daraus folgern, daß im Anschluß an ein Trauma durch Hämoperikard, also durch Herztamponade (Rose), der Tod eintreten kann. Falls in dem Bereich des Risses ein größeres Gefäß liegt, werden Herztamponade und Tod sehr bald nach der Verletzung eintreten müssen, falls größere Gefäße nicht verletzt sind, kann der Riß entweder verkleben, oder wie z. B. aus den Fällen von Beckert, Dietrich, Ziemke hervorgeht, sich das Hämoperikard einige Stunden oder Tage nach dem Trauma, zumeist durch eine besondere Veranlassung (bei Beckert durch Pressen bei der Stuhlentleerung, bei Dietrich durch starke Hustenstöße, bei Ziemke durch eine körperliche Anstrengung) entwickeln. In einem Fall Ziemkes war ein Aneurysma der linken Arteria coronaria entstanden, das fünf Tage nach dem Trauma durch ein zufälliges Aufrichten im Bett zum Platzen gebracht wurde, und so zum Tode führte. In diesen Fällen handelte es sich nicht um ein stumpfes Trauma, sondern um Stichverletzungen des Herzmuskels. Daß stumpfe Traumen dieselben Folgeerscheinungen haben können, ist nach dem von Ebbinghaus beschriebenen Fall (siehe vorige Seite) wahrscheinlich. Auch aus den experimentellen Untersuchungen von Külbs an Hunden geht hervor, daß nach stumpfen Gewalteinwirkungen auf die Thoraxwand ausgedehnte Myokardblutungen und Rupturen in den Herzbeutel möglich sind. Die Blutmenge, die nötig ist, um eine Herztamponade zu erzeugen, wird auf 250—400 ccm geschätzt. Nicht immer scheint beim Austritt von Blut in den Herzbeutel es zu einer vollständigen Herztamponade zu kommen. Ziemke erwähnt zwei Fälle, bei denen sich das eine Mal bei einem durch Überfahren getöteten Kinde nur 30 ccm, das andere Mal nach der erwähnten Kranzaderstichverletzung nur 150 ccm Blut im Perikardialsack fanden, Flüssigkeitsmengen, die er, da man beim Erwachsenen die Kapazität des Perikard auf 300—800 ccm nach Abzug der Kapazität des Herzens schätzt, für ungenügend hielt, um eine Herztamponade zu erzeugen. Da Ziemke geronnenes Blut im Herzbeutel fand, ist er geneigt, dies, d. h. die „Kompression des Herzens durch die auf seiner Oberfläche lastenden festgeronnenen Blutmassen für die eigentliche Todesursache anzusehen". Er setzt dabei voraus, daß das Blut, das sich in seröse Höhlen ergießt, entweder flüssig bleibt, oder doch nur ganz locker gerinnt. Ob diese Tatsache, die sich darauf stützt, daß die unversehrte Endothelauskleidung eines serösen Sackes die Gerinnung verhindert, so verallgemeinert werden kann, weiß ich nicht. Ich möchte es für möglich halten, daß in den beiden Fällen das Blut nach dem Tode geronnen ist, und anderweitige Erscheinungen den Tod bedingt haben.

Zu einem Hämoperikard muß es natürlich auch dann kommen, wenn die Aorta, soweit diese innerhalb des Perikardialsackes gelegen ist, zerreißt. Da, wie Revensdorf klinisch und experimentell bewies, Rupturen der gesunden Aorta nach Brustquetschungen möglich sind, darf man wohl damit rechnen, daß auch gelegentlich die Aorta in ihrem Anfangsteil reißt und durch Vermittlung eines Hämoperikards den Tod herbeiführt.

Ätiologisch-diagnostisch kommen bei den Fällen von Hämoperikard die spontan entstandenen Blutungen in Betracht, d. h. Blutungen 1. durch Berstung eines Aneurysmas der aufsteigenden Aorta, 2. eines Aneurysmas einer Koronararterie, 3. durch Platzen eines arteriosklerotisch veränderten Koronargefäßes, 4. durch die spontane Ruptur der Herzwand, oder 5. durch außerordentlich seltene Ruptur der Pulmonalarterie.

Rein klinisch kann es in allen diesen Fällen sehr schwer sein, besonders wenn es sich um ältere Patienten handelt, und wenn nur ein leichtes Trauma vorgelegen hat, oder' über die Art des Traumas nichts Näheres bekannt ist, ein spontan entstandenes Hämoperikard anzunehmen. Dann ist nur die Sektion imstande, den Zusammenhang mit dem Trauma sicherzustellen. Zuzugeben ist allerdings, daß ein spontan entstandenes Hämoperikard aus den oben erwähnten Ursachen immerhin zu den Seltenheiten gehört, da die kasuistischen Beiträge außerordentlich gering sind.

Kontinuitätstrennungen des Perikards. Nur bei sehr schweren Traumen hat man neben anderen intensiven Verletzungen Perikardrisse festgestellt. Revensdorf z. B. fand bei einem von der Straßenbahn überfahrenen 3 jährigen Kinde (Fall 4) neben ausgedehnten Rippenfrakturen und Frakturen der Lendenwirbelsäule eine Ruptur des rechten Vorhofs an der Einmündung der Vena cava inferior in das Perikard links. Im Fall 5 (32 jähriger Scheuermann, Sturz in einen Schiffsraum) fand Revensdorf den Herzbeutel an der Umschlagstelle auf die linke Lungenvene gezerrt und oberflächlich eingerissen. Aschoff konnte bei einem unmittelbar nach Verschüttung erfolgten Tode die Einklemmung des linken Ventrikels in einen großen Riß des Perikards nachweisen. Solche Kontinuitätstrennung des Herzbeutels dürfte wohl nur nach schweren Gewalteinwirkungen beobachtet werden.

Blutungen und Entzündungen des Perikards. Sowohl nach Stichverletzungen wie nach stumpfen Traumen, nach Bajonettstößen, Hufschlägen, hat man Perikardblutungen oder Entzündungserscheinungen oder beides auftreten sehen. Sektionsbefunde, die die Möglichkeit eines Zusammenhangs stützen, haben Thiem, Düms, Reichel und Ercklentz, Lentz, Jochmann u. a. niedergelegt. Da die Entzündungserscheinungen nicht selten mit Komplikationen (Rippenfrakturen, Pleuritis) verbunden sind, da sie gewöhnlich lokale Beschwerden machen, sind die klinischen Beobachtungen, die diesen Zusammenhang sichern, sehr zahlreich. Daß sich im Anschluß an diese Entzündungen und Hämorrhagien eine exsudative Perikarditis und perikarditische Verwachsungen entwickeln können, ist selbstverständlich.

In einem Fall von Thiem entstand bei einem 48 jährigen Arbeiter, der mit einem Riemen aus Leder einen Schlag gegen die linke Brustwand bekommen hatte, allmählich innerhalb 4 Tagen eine Perikarditis, die 16 Tage nach dem Trauma zum Tode führte. Die Sektion ergab auf dem Epikard ein dickes fibrinöses Exsudat mit lokaler hämorrhagischer Durchtränkung der Herzwand, im Perikard 500 ccm eines entzündlichen, serös-fibrinösen Exsudats. Reichel und Ercklentz sahen bei einer 60 jährigen Handelsfrau im Anschluß an einen Fall auf das Straßenpflaster, der Tod 9 Wochen nach dem Trauma unter Herzinsuffizienzerscheinungen eintreten. Der Obduktionsbefund ergab eine Verwachsung der Herzspitze und des rechten Vorhofs mit dem Perikard; das Perikard und das Epikard bis auf $^1/_2$ cm verdickt und mit Schwarten besetzt, im Herzbeutel 40 ccm einer gelblich getrübten, zahlreiche Fibrinflocken enthaltenden Flüssigkeit.

Die traumatische Perikarditis kommt, wie Stern hervorhebt, häufiger vor, als sie diagnostiziert wird. Es empfiehlt sich daher wohl praktisch, in der ersten Zeit nach einem Trauma auf lokale Nebengeräusche über der Herzspitze oder an der Herzbasis besonders zu achten. Daß sekundär ein Bluterguß im Herzbeutel sich infizieren kann, auch noch mehrere Monate nach dem Trauma, dafür ist beweisend ein Fall von L. Huismans: Huismans beobachtete bei einem Patienten, der infolge eines Brustschusses und Perforation der rechten

Kammer ein Hämoperikard und dadurch eine momentane Blutstillung bekommen
hatte, 6 Monate später, offenbar durch eine interkurrente Appendizitis ausgelöst eine sekundäre Infektion dieses Hämoperikards und Tod an eitriger
Perikarditis.

Experimentell sah Külbs nach stumpfen Traumen relativ oft Perikardblutungen
auftreten, nur einmal konnte eine exsudative Perikarditis beobachtet werden. Der Obduktionsbefund ergab im Herzbeutel 30 ccm eines hämorrhagischen Exsudats, das mikroskopisch reichlich rote Blutkörperchen, Leukozyten und Endothelien aufwies; histologisch
zeigte das Perikard einen Fibrinüberzug mit zelliger Infiltration und beginnender Bildung
von Granulationsgeweben. Das Tier war sieben Tage nach dem Trauma gestorben.

Zusammenfassung. Nach stumpfen Gewalteinwirkungen auf die Thoraxwand kann infolge stärkerer Kontinuitätstrennungen des Epi- und Myokards
durch Blutung in den Herzbeutel und dadurch bedingter Herztamponade der
Tod eintreten. Das Hämoperikard wird sich natürlich am schnellsten entwickeln,
wenn größere Äste der Koronargefäße verletzt sind. Es ist möglich, daß ein
solcher Tod auch einmal beobachtet wird infolge traumatischer Ruptur des
Anfangsteils der Aorta.

Zahlreiche Sektionsbefunde zeigen, daß nach stumpfen Traumen Kontinuitätstrennungen, lokale oder diffuse Entzündungen des Perikards mit oder
ohne Hämorrhagien vorkommen. Bei ausgedehnteren Entzündungserscheinungen
tritt gewöhnlich unter dem Bilde einer Herzinsuffizienz der Tod ein. Lokale
leichtere Entzündungserscheinungen, wie man sie nach Bajonett-, Hufschlag-
verletzungen usw. sieht, können ausheilen. Da Stern besonders hervorhebt,
daß die traumatische Perikarditis viel häufiger ist, als sie diagnostiziert wird,
empfiehlt es sich nach Brusttraumen auf Symptome der Perikarditis besonders
in den ersten Tagen nach dem Trauma zu achten.

4. Trauma und Neurosis cordis.

Nervöse Störungen der Herztätigkeit können als Unfallsfolge nach Stern
auf dreifache Weise entstehen: 1. infolge organischer Verletzung des extrakardialen Nervensystems, 2. nach beliebigen Verletzungen als Teilerscheinungen
einer allgemeinen Neurose (Neurasthenie, Hysterie), 3. nach Verletzung der intrakardialen Nerven, bzw. der Ganglien des Herzens (vgl. S. 507). Wenn es auch vorläufig noch fraglich ist, auf welche Weise nach starken Erschütterungen des Thorax
die als Neurosis cordis bekannten Krankheitserscheinungen ausgelöst werden, so
sieht man doch nicht selten nach groben sowohl wie unwesentlichen Erschütterungen der Thoraxwand eine Herzneurose sich entwickeln. Wenn in solchen Fällen
sichere Unterlagen dafür vorliegen, daß der Gesundheitszustand des Patienten
vor dem Trauma ein guter war, muß man einen Zusammenhang anerkennen.
Stern und Romberg warnen davor, eine Herzneurose leichthin zu diagnostizieren, da sich häufig bei diesen Patienten später neben den nervösen Symptomen
eine organische Herzkrankheit entwickelt. Diese Wahrnehmung muß berechtigt
sein. Auch ich erinnere mich, in einigen Fällen die Diagnose Herzneurose in den
ersten Gutachten nach den Unfällen gelesen zu haben, wo später organische
Herzkrankheiten mit Sicherheit festgestellt werden konnten. Es ist daher
zu verlangen, daß mit allen diagnostischen Hilfsmitteln eine organische Herzerkrankung ausgeschlossen wird. Bei einem systolischen Geräusch über der
Herzspitze und bei einer leichten Verbreiterung der Dämpfung nach links kann
man oft im Zweifel sein, ob eine organische Mitralinsuffizienz vorliegt, oder
ob das Geräusch als ein akzidentelles aufzufassen ist; in solchen Fällen müssen
die übrigen Symptome entscheiden. Die Pulsfrequenzen sind meistens beschleunigt, wechseln stark, sehr selten bestehen dauernde Pulsverlangsamungen
(Binswanger).

Begutachtung. Wie aus den klinischen Beobachtungen und insbesondere aus den Obduktionsergebnissen hervorgeht, kann unter Umständen der Zusammenhang zwischen Herzerkrankung und Trauma bejaht werden. Unter Trauma ist in diesem Falle zu verstehen nicht allein eine stumpfe Gewalteinwirkung auf den Thorax, sondern auch als gleichbedeutend damit eine außergewöhnlich starke körperliche Anstrengung. Bei der Begutachtung ist anzuziehen und zu berücksichtigen 1. der Gesundheitszustand des Patienten vor dem Trauma, 2. die unmittelbaren Unfallsfolgen. Wenn aus den Lohnlisten, Militärpapieren, Zeugenaussagen usw. hervorgeht, daß der Patient vor dem Trauma vollkommen erwerbsfähig war, so sind die im zeitlichen Zusammenhang mit dem Trauma aufgetretenen Herzbeschwerden als Unfallsfolge anzuerkennen. Auch dann, wenn nicht unmittelbar nach dem Trauma, sondern erst einige Zeit später, sich Herzbeschwerden entwickeln, kann unter Umständen ein ursächlicher Zusammenhang vorliegen.

Bei der prozentualen Berechnung der Unfallsfolgen möchte ich empfehlen, stets diejenigen Arbeiten näher anzuführen, die der Patient selbst glaubt verrichten zu können. Wenn, wie so oft bei solchen Leuten, Alters- und Abnutzungserscheinungen vorliegen, so sind diese bei der Beurteilung der Erwerbsfähigkeit mit zu berücksichtigen. Prognostisch lassen sich für die durch ein Trauma ausgelösten Herzerscheinungen besondere Gesetze nicht aufstellen.

Zum Schluß möchte ich noch einige typische Fälle von Herzerkrankungen nach Traumen anführen.

Myodegeneratio cordis nach Trauma. Gutachten der medizinischen Klinik zu Kiel. Bei einem 45 jährigen Manne, der unmittelbar nach einem Transport von Eisenbahnschienen auf der Schulter (der Transport geschah unter besonders ungünstigen Bedingungen, an einem heißen Tage, auf unebenem Terrain und zusammen mit kräftigen jungen Leuten) plötzlich ohnmächtig wurde und dann mit starkem Herzklopfen, Schwindelgefühl und Kurzluftigkeit nach Hause transportiert werden mußte, wo er längere Zeit bettlägerig war, gaben wir unser Gutachten folgendermaßen ab: Es handelt sich um die Zeichen einer schweren Herzmuskelerkrankung; diese Symptome sind plötzlich bei einem sonst gesunden, kräftigen Manne aufgetreten. Ein ursächlicher Zusammenhang ist wahrscheinlich; mit Sicherheit wird sich in solchen Fällen der Zusammenhang fast nie entscheiden lassen. Aber die Tatsache, daß K. vorher dauernd schwere körperliche Arbeiten ausführen konnte, daß frühere Erkrankungen von seiten des Herzens und Gefäßsystems nicht nachgewiesen sind, und daß die Betriebsarbeit am Unfallstage unter besonders ungünstigen Bedingungen vor sich ging, lassen eine mehr sichere, wie wahrscheinliche Beurteilung zu. Die Erwerbsfähigkeit des Mannes ist nach unserer Schätzung vorläufig um 75—100% herabgesetzt.

Herzklappenfehler nach Trauma. K. M., 28 jähriger Bauer, klagte über Brustschmerzen und Herzklopfen, besonders nach körperlichen Anstrengungen, und führt diese Beschwerden auf einen $1^1/_2$ Jahre vorher erlittenen Unfall zurück. M. ritt ein Pferd, das ihn abwarf und das, sich überschlagend, mit den Rücken auf die Brust des Patienten fiel; er fühlte unmittelbar nach dem Unfall furchtbare Schmerzen in der Brust und im rechten Arm. Der am selben Tage konsultierte Arzt stellte einen Herzfehler fest, verordnete Ruhe und Einreibungen. M. nahm nach einigen Wochen allmählich seine Arbeiten wieder auf, litt aber stets an den oben erwähnten Beschwerden. Bei der klinischen Beobachtung stellte man eine Mitralinsuffizienz fest und bejahte den Zusammenhang besonders mit Rücksicht darauf, daß M. vor dem Unfall stets gesund gewesen, in den Militärpapieren kein Herzfehler vermerkt war und eine Polyarthritis nicht vorgelegen hat. Die Schlußsätze im Gutachten waren folgende: Es ist sehr wahrscheinlich, daß der vorhandene Herzfehler mit dem Unfall in einem ursächlichen Zusammenhange steht. Da Kompensationsstörungen nicht vorliegen, und es sich um einen kräftigen Mann im mittleren Lebensalter handelt, da die Akkommodationsfähigkeit des Herzens nach körperlichen Anstrengungen eine gute ist, glauben wir, daß der Patient imstande sein wird, leichtere körperliche landwirtschaftliche Arbeiten, z. B. als Gärtner, Kutscher, Viehknecht u. a. dauernd zu verrichten. Sicher wird es ihm möglich sein, im Sitzen ausführbare Arbeiten dauernd zu erledigen, z. B. Büroarbeiten auf einem Gutrenteiamt. Der Patient hat eine gute Handschrift und ist anscheinend ziemlich intelligent. Danach würden wir die Beschränkung in der Erwerbsfähigkeit, wenn der Patient gezwungen wäre, im landwirtschaftlichen Betriebe zu bleiben, auf etwa $^1/_5$—$^1/_3$ der früheren, also etwa 20 bis $33^1/_3\%$ E. U. veranschlagen.

Herzfehler und Trauma.

Bei einem 51 jährigen Mann, der im Anschluß an einen schweren Eisenbahnunfall (der Patient saß in einem Wagen, der eine 2 m hohe Böschung herunterfiel) die Erscheinungen einer Aorteninsuffizienz bekam, gaben wir ein Gutachten folgender Art ab: Die nicht mit dem Unfall zusammenhängenden Fehler (Lungenerweiterung und ausgedehnte Arteriosklerose) und besonders der Allgemeineindruck des Mannes machen es sehr wahrscheinlich, daß der Patient schon vor dem Unfall in seiner Erwerbsfähigkeit herabgesetzt war, und müssen daher bei der Beurteilung der Unfallsfolge berücksichtigt werden. Der Patient ist zur Zeit nur imstande, ganz leichte körperliche Arbeit auszuführen, er wird hiermit kaum $^1/_3$ des früheren Lohnes verdienen können. Wie weit diese Verminderung als unmittelbare Unfallsfolge anzusehen ist, ist nur schätzungsweise zu sagen. Wir schätzen die auf den Unfall zu beziehende Einbuße auf mehr als die Hälfte der übrigen, die durch bereits vorhandene Körperfehler und Allgemeinabnutzung bedingt ist.

Zusammenfassung: 1. ein Teil der Beschwerden und Krankheitserscheinungen sind als Alters- und Abnutzungserscheinung anzusehen, 2. ein Teil derselben (Brustschmerzen, Herzklopfen) hängt mit dem Unfall zusammen, 3. die Erwerbsunfähigkeit ist auf mehr als 75% herabgesetzt; die auf den Unfall zu beziehende Einbuße dürfte mehr als die Hälfte der Gesamteinbuße ausmachen.

5. Trauma und Aorta.

Wenn man die oben erwähnten Veränderungen an der Aortenklappe infolge von stumpfen Traumen berücksichtigt, wird man es verständlich finden, daß ein stumpfes Trauma oder auch ein Heben außergewöhnlich schwerer Gegenstände zu einem Aneurysma dissecans oder zu einem echten Aneurysma der Aorta führen kann. In der Regel wird es sich hier um Fälle handeln, bei denen eine Mesaortitis luetica oder eine Arteriosklerose oder auch eine chronische Nephritis die Entstehung eines Aneurysmas im Anschluß an ein stumpfes Trauma begünstigten. Die pathologische Anatomie hat ein großes kasuistisches Material beigesteuert, aus dem hervorging, daß eine Kontinuitätstrennung der Aorta durch Überdehnung des Aortenrohres möglich war. Am bekanntesten ist der Fall von Heller, der bei einem 37 jährigen Mann ein Dehnungsaneurysma auf traumatischer Basis nachwies. In dem Sektionsergebnis betont Heller „nichts von Syphilis". Wie bereits oben bei der Ätiologie des Aneurysma betont, ist es berechtigt, auf Grund der vielen anatomischen Untersuchungen anzunehmen, daß ein stumpfes lokales Trauma oder auch eine außergewöhnlich starke Belastung des Gefäßsystems in anderer Weise imstande sind, eine Kontinuitätstrennung in der Aorta herbeizuführen, eine Veränderung, aus der sich nach und nach ein Aneurysma entwickelt. Neuere kasuistische Beiträge darüber bringen Alfejew, Busch, Christoph, Meyer u. a. Bei Verletzungen in der Nähe der Arterien kann es, ohne daß die Gefäßwand selbst verletzt ist, zu einem bis 48 Stunden dauernden segmentären Gefäßkrampf kommen (Gangränverdacht), auf den dann später eine vorübergehende Gefäßerweiterung folgt.

6. Kriegsverletzungen.

Obwohl die Geschoßverletzungen nicht in den Rahmen dieses Buches gehören, sollen sie kurz erwähnt werden aus allgemeinen Gründen. Daß im Krieg häufig Verletzungen des Herzens durch Infanterie- oder Artilleriegeschosse vorkommen würden, war von vorneherein anzunehmen. Man wußte das aus dem Balkankriege und insbesondere wußte man, daß Herzwand-Steckschüsse ohne Beschwerden und häufig auch ohne objektive Symptome einhergehen können. Auch in dem Weltkriege beobachtete man häufig Verletzungen der Herzwand durch Infanterie- und Artilleriegeschosse; man konnte im Röntgenbilde Steckschüsse im Myokard und auch Geschosse frei in der Herzhöhle, schließlich auch Kugeln im Herzbeutel nachweisen bei Leuten, die keine subjektiven Beschwerden von diesen Fremdkörpern hatten. Andererseits sah man bei Steckschüssen oder in den Fällen, in denen eine Kugel frei im Herzen pulsierte, der Angina pectoris ähnliche Symptome oder die Symptome einer zunehmenden Myodegeneratio cordis, mit typischen Pulsveränderungen. Im Vordergrunde aller dieser Beobachtungen stand, auch wenn die subjektiven Beschwerden fehlten, eine Pulsfrequenzerhöhung. Von größerem allgemeinen Interesse nach all diesen Verletzungen waren die Beobachtungen der Verschleppung von Geschossen aus dem Herzen in die peripheren Gefäße. Ein Infanteriegeschoß, das aus dem linken Ventrikel in die linke Art. subclavia verschleppt und dort bindegewebig abgekapselt wird, ein Granatsplitter, der aus dem rechten Ventrikel in die Lunge verschleppt wird, sind Beispiele für die Wanderungen der Geschosse. Wenn man bedenkt, daß es sich, speziell bei den Infanteriegeschossen um relativ schwere Fremdkörper handelt, dann kann man sich aus diesen Beobachtungen die längst bekannte Tatsache erklären, daß leichte Metallteile, z. B. Stecknadeln oft sehr weit im Gefäßsystem verschleppt werden können.

F. Herz- und andere organische Erkrankungen.

1. Respirationsorgane.

Bei Erkrankung des Respirationstraktus spielen Störungen von seiten des Kreislaufs häufig eine große Rolle. Nicht selten sind es nervöse Erscheinungen, die mechanisch oder reflektorisch Herzstörungen herbeiführen. Diese sind bei der Herzneurose im einzelnen besprochen (vgl. S. 505 ff.). Alle infektiösen Erkrankungen der Lunge, speziell die akute, kruppöse Pneumonie, und von den chronischen Infektionskrankheiten besonders die Tuberkulose, können gleichfalls mehr oder weniger schwere Kreislaufstörungen herbeiführen. Die Einzelheiten hierüber bei den Infektionskrankheiten weiter unten besprochen.

Zu den organischen Erkrankungen, die allmählich oder plötzlich Herzinsuffizienz hervorrufen können, gehören vor allem das Emphysem und die Bronchitis.

Das Emphysem, das sehr oft sich mit chronischen oder chronisch exazerbierenden Bronchialkatarrhen vergesellschaftet, kann direkt oder indirekt Symptome von Herzschwäche auslösen. Es ist oft schwer zu unterscheiden, ob die Dyspnoe kardial oder pulmonal bedingt ist. Wenn in der Ruhe und beim Zurücktreten der katarrhalischen Erscheinung die Dyspnoe wesentlich anhält, wenn auch andere Zeichen von Herzinsuffizienz in mehr oder weniger ausgesprochener Weise vorhanden sind (Ödeme, Stauungen der parenchymatösen Organe), dann ist mit großer Wahrscheinlichkeit die Dyspnoe ganz oder teilweise auf das Herz zurückzuführen, zumeist teilweise. Die Steigerung und Hartnäckigkeit der subjektiven Beschwerden und der katarrhalischen Erscheinungen geht dann einher mit einer Zyanose des Gesichts, mit leichten Ödemen der Beine, mit einer lokalen Schmerzhaftigkeit und Druckempfindlichkeit der Leber, gelegentlich mit katarrhalischen Erscheinungen des Magens und Darms und Eiweiß im Urin als Ausdruck einer Stauung in den Nieren.

Zu den objektiven Zeichen gehört in erster Linie die Verbreiterung des Herzens nach rechts und die Pulsfrequenzerhöhung. Die Herzdämpfung ist perkussorisch oft schlecht nachweisbar wegen der Überlagerung des Herzens durch die Lungen. Im Röntgenbilde sieht man stets einen Tiefstand des Zwerchfells (Abb. 193), nicht selten erkennt man auch die Stauung im rechten Ventrikel und Vorhof an der lokalen Ausbuchtung des rechten unteren Bogens. Die Töne sind leise und rein. Geräusche hört man an der Mitralis oder Aorta dann, wenn gleichzeitig Klappenfehler vorliegen; gelegentlich akzidentelle.

Der Puls ist gewöhnlich klein, regelmäßig, nach körperlichen Anstrengungen stark beschleunigt und nicht ganz rhythmisch. Der Blutdruck ist wesentlich abhängig von der Stärke der Dyspnoe, ist meist mehr oder weniger erhöht. Kombiniert sich dieser Zustand mit einer ausgesprochenen Adipositas, oder mit einer peripheren und zentralen Arteriosklerose, so können die Insuffizienzerscheinungen sehr viel plötzlicher und intensiver auftreten als bei dem einfachen Zusammentreffen von Emphysem und Insuffizienz der rechten Kammer. Daß hier die Abnahme der Herzkraft das Ausschlaggebende ist, erkennt man gewöhnlich an dem raschen Verschwinden der Symptome unter einer entsprechenden, auf das Herz gerichteten Therapie.

Wesen der Erkrankung. Die Streitfrage, ob bei dieser Kombination das Primäre im Emphysem oder im Herzen gelegen ist, ist lange Zeit hindurch ventiliert worden. Sicher ist, daß lang andauernde Herzschwäche das Entstehen von Emphysem begünstigt, zunächst durch die Stauung. Nach Basch macht Schwäche des rechten Ventrikels Stauungen in der Lunge. Diese vergrößert das Lungenvolumen, wie von Basch experimentell nachweisen konnte, was sich durch Herabgehen des Zwerchfells äußerte und durch Abnahme der Lungen-ventilation. Bleibt dieser Zustand der „Lungenstarre" dauernd bestehen, so führt er zum Emphysem.

Umgekehrt wirkt das primäre Emphysem sicher auf die Herzkrankheit, indem der Schwund von Kapillaren den Widerstand im kleinen Kreislauf erhöht. Anderseits fehlt die nicht unwesentliche Wirkung der ausgiebigen Atembewegungen auf die Beförderung des Blutes. Die häufigen Hustenanstrengungen stellen ebenfalls eine hohe Inanspruch-nahme der Herzkraft dar. Wirkt so sicher einerseits die Herzinsuffizienz begünstigend auf die Entstehung von Emphysem, anderseits das primäre Emphysem auf die Ausbildung der

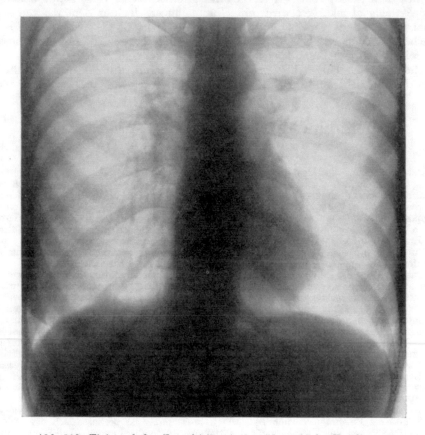

Abb. 193. Tiefstand des Zwerchfells (Asthma bronchiale, Emphysem).

Herzschwäche, so sind auch vielfach die Ursachen, die beide Zustände erzeugen können, gemeinsame. Deswegen sieht man die Kombination von Emphysem mit Herzinsuffizienz so häufig bei der arbeitenden Klasse. Die Häufigkeit dieses gemeinsamen Zusammen-treffens beider Erkrankungen geht hervor aus einer Tabelle von Chabert, der in 258 Fällen von Lungenemphysem 30 mal den Herzmuskel allein erkrankt sah, 58 mal die Muskulatur und die Klappen gleichzeitig, 15 mal die Muskulatur und die Aorta (Arteriosklerose), 18 mal die Klappen allein und 19 mal die Aorta allein.

Die Prognose und Therapie dieser Zustände ist im Kapitel Erkrankungen der Respira-tionsorgane von Staehelin näher besprochen.

Die akute Bronchitis macht im allgemeinen keine besonderen Herzbeschwerden. Leichte Pulsbeschleunigungen entsprechen der Höhe des Fiebers. Akute Bronchitis älterer Leute kann allerdings, ebenso wie die schwere Kapillarbronchitis der Kinder zu erheblichen akuten Herzinsuffizienzerscheinungen führen.

Beim Asthma bronchiale sieht man im Anfall fast stets eine exquisite Pulsbeschleuni-gung, dabei ist der Puls sehr klein, zumeist regelmäßig, der Blutdruck mehr oder weniger stark erhöht infolge der Dyspnoe. Mit dem Abklingen des akuten Anfalles gehen diese

Herzerscheinungen zumeist zurück. Bei den über Wochen und Monate hin sich erstreckenden, mehr oder weniger ausgesprochenen asthmatischen Zuständen hat das Herz infolge der dauernden exquisiten Pulsbeschleunigung sicher außerordentlich viel zu leisten; trotzdem sieht man relativ selten in unmittelbarem Anschluß an diesen Zustand eine Herzinsuffizienz auftreten. Sie entwickelt sich allmählich besonders dann, wenn es zur Ausbildung eines Emphysems gekommen ist, und besonders bei älteren Leuten.

2. Verdauungsorgane.

Daß ein Zusammenhang zwischen Pulsfrequenz und Magen besteht, wurde bereits erwähnt (S. 518 u. 519). Im Hungerzustand ist die Pulsfrequenz vermindert, bei gefülltem Magen vermehrt. Bei Tieren genügt experimentell die Aufblähung des Magens, um eine Pulsfrequenzerhöhung herbeizuführen. Bei organischen Magenerkrankungen, besonders bei Ulkus und Ektasien, ist nicht selten der Puls wesentlich verlangsamt. Diese offenbar reflektorische Bradykardie tritt bei Ektasien auch dann ein, wenn das linke Zwerchfell nicht hochgedrängt ist. Es kann also eine mechanische direkte Wirkung auf das Herz nicht, oder nicht immer, in Frage kommen. Im Gegensatze hierzu ist der Puls beschleunigt bei Magenblutungen und bei allen fieberhaften Magenerkrankungen. Die Pulsbeschleunigung korrespondiert bei den fieberhaften Erkrankungen mit der Höhe der Temperatur.

Auch vom Magen und Darm aus können Pulsveränderungen ausgelöst werden im Sinne eines Pulsus irregularis respiratorius, Extrasystolen und Bradykardien. Selbst typische Symptome von Angina pectoris sieht man vom Darm bzw. von der Gasfüllung des Darms und vom Zwerchfellhochstand ausgelöst. Diese objektiven Herzsymptome treten besonders bei alten Leuten mit schlaffen Bauchdecken auf, sind meistens mit einem einseitigen oder doppelseitigen Zwerchfellhochstand kombiniert und verschwinden, wenn es gelingt, die Flatulenz zu beseitigen. Ein Beweis, daß hier ein ursächlicher Zusammenhang besteht, ist auch nicht selten durch medikamentöse Verabreichung von großen Mengen Natron bicarbonicum möglich. Hierdurch werden die sonst seltenen Reizerscheinungen unmittelbar ausgelöst. Dieser Zusammenhang ist stets zu berücksichtigen, wenn es sich um die Symptome einer Angina pectoris handelt. Es kann u. a. eine medikamentöse (Kohle, Belladonna, Species carminativae Pituitrin) bzw. mechanische (Leibbinde), bzw. allgemeine Behandlung hier die lästigen Anfälle prompt beseitigen.

Da es sich bei diesen Zuständen sehr oft um funktionelle Störungen handelt, und da die funktionellen Störungen oft in so ausgesprochener Weise vorhanden sein können, daß sie mehr an eine Neurosis cordis als auf die ursächlich wichtigen Magen-Darmstörungen hindeuten, so ist unter dem Kapitel nervöse Erkrankungen des Herzens der nähere Zusammenhang mit den diagnostisch und therapeutisch wichtigsten Maßregeln erörtert.

Ebenso wie von dem eigentlichen Verdauungskanal aus Herz und Kreislauf beeinflußt werden können, ist es auch möglich, daß die Verdauungsdrüsen eine Wirkung auf die Zirkulationsorgane ausüben. Von den Erkrankungen der Leber ist hier in erster Linie zu nennen der Ikterus, der nicht selten zu einer Pulsverlangsamung führt, die auf die Anwesenheit gallensaurer Salze im Blut zurückgeführt wird. Die Salze wirken entweder auf den intrakardialen Nervenapparat, oder auf die Muskulatur selbst, oder schließlich durch Reizung des Vagus. Gelegentlich hört man ein offenbar akzidentelles, systolisches Geräusch über der Herzspitze. Allerdings verdient erwähnt zu werden, daß durchaus nicht immer beim Ikterus eine Pulsverlangsamung eintritt. Man findet namentlich bei älteren Leuten eher eine Beschleunigung bzw. eine normale Pulsfrequenz. Es ist nicht unmöglich, daß hier eine individuell verschiedene Reizbarkeit des Vagus das Ausschlaggebende ist. Daß in dem Verlaufe des Ikterus das Herz organisch geschädigt würde, ist nach den klinischen Beobachtungen nicht wahrscheinlich.

Einen direkten Einfluß auf das Herz übt dagegen die Leberzirrhose aus. Neben der mechanischen Wirkung des Aszites und der Stauung im Pfortadersystem spielen hier offenbar die Herabsetzung des Allgemeinbefindens, die ätiologisch wichtigen Faktoren der Zirrhose überhaupt (Alkohol, Tabak, Gewürze usw.), die Anämie u. a. eine Rolle.

Bei Cholelithiasis ist im Anfall der Puls klein, frequent, regelmäßig, beim Abklingen des Anfalles sieht man sehr oft Extrasystolen.

3. Niere.

Der Zusammenhang zwischen Herz und Niere ist, solange man überhaupt Kreislaufstörungen kennt, immer besonders betont worden. Es gibt drei Möglichkeiten, die hier die Verbindung herstellen können. In erster Linie können beide Organe durch eine gemeinsame Ursache geschädigt sein, sowie man es z. B. nicht selten bei toxischen und infektiösen Erkrankungen sieht. In zweiter Linie kann eine primäre Herzerkrankung sekundär auf die Niere wirken (z. B. die bei Herzinsuffizienz auftretende Stauungsniere), und in dritter Linie kann die Niere primär erkrankt sein und sekundär das Herz beeinflußt werden.

Wohl am meisten tritt die Wirkung organischer Nierenerkrankungen auf das Herz in Erscheinung bei der chronischen Schrumpfniere. In mehr als 80% sieht man hier eine Hypertrophie des linken, oft auch des rechten Ventrikels auftreten. Die Ursache dieser Hypertrophie ist noch nicht völlig sichergestellt. Die rein mechanische Ausschaltung des Nierengefäßgebietes scheint nicht ausschlaggebend zu sein, denn man kann das gesamte Splanchnikusgebiet, ein bis zwei Extremitäten, die untere Aorta mit ihren Anhängen, z. B. durch den Momburgschen Schlauch, vollständig aus dem Kreislauf ausschalten, ohne daß eine Blutdruckerhöhung erfolgt. Wenn auch das Ausschalten solcher größerer Gefäßgebiete sowohl experimentell wie klinisch im allgemeinen nur akut geschah, und daher die Beobachtungen nicht identifiziert werden können mit der bei chronischer Nephritis auftretenden Blutdruckerhöhung und Hypertrophie, so sprechen doch andererseits klinische Tatsachen, z. B. die fehlende Reaktion des Kreislaufes und des Herzens bei der Amputation beider unteren Extremitäten, dagegen, daß das mechanische Moment im Vordergrunde steht.

In der Mehrzahl neigt man neuerdings dazu, die Hypertrophie des Herzens auf toxische Störungen zurückzuführen, und zwar nimmt man an, daß einerseits durch die mangelhaft arbeitende Niere toxische Stoffwechselprodukte zurückgehalten werden, anderseits, daß durch das Untergehen von Nierenparenchym Substanzen gebildet oder retiniert werden, die indirekt durch Sensibilisierung eine Blutdruckerhöhung hervorrufen (vgl. S. 443). Am meisten wahrscheinlich ist wohl die Annahme einer Retention toxischer Produkte. Nicht beweisend sind alle die experimentellen Versuche, durch vorübergehendes Abbinden der Arterien oder venösen Gefäße, durch Quetschung der ganzen Niere eine Blutdrucksteigerung hervorzurufen und diese für die Hypertrophie verantwortlich zu machen. Bei allen diesen Versuchen ist es nicht möglich, das mechanische von dem toxischen Moment deutlich zu trennen, und anderseits sind diese akuten Folgezustände nicht mit den chronischen zu identifizieren.

Auch der Versuch von Katzenstein (s. Funktionsprüfung S. 226), wonach bei vorübergehendem Zupressen der großen Beinarterie der Blutdruck steigt, ist nicht unbedingt im Sinne der mechanischen Theorie verwertbar, weil es sich hier um reflektorische Vorgänge handeln kann.

Daß diese Frage, wieweit mechanische Momente, wieweit toxische Produkte hier einwirken, zu entscheiden sehr schwierig ist, ist von allen Autoren hervorgehoben worden. Auch Krehl betont die Schwierigkeiten und stellt sich nach einer längeren Diskussion über das Für oder Wider auf den Standpunkt von Gull, Sutton, Jores u. a., die die atherosklerotischen Veränderungen in den kleinsten Arterien für das wesentlichste halten. Erschwert wird eine Klarlegung besonders dadurch, daß wenigstens klinisch chronische Schrumpfnieren nicht selten keinerlei Herzsymptome machen, daß auf der andern Seite die Schrumpfniere kein klar abgrenzbarer Begriff ist, und drittens dadurch, daß man bei jungen Leuten oft schwere Herzsymptome sieht bei relativ leichten Veränderungen der Niere, bei Leuten, bei denen man an eine Arteriosklerose ätiologisch noch nicht denken kann. Volhard hat in Bd. III dieses Handbuches die verschiedene Auffassung ausführlicher dargelegt. Bei den Nephrosen fehlt die Blutdrucksteigerung.

Die subjektiven Symptome des Patienten, die im übrigen bei der Schrumpfniere näher auseinandergesetzt sind, sind im wesentlichen Kopfschmerzen, Rückenschmerzen, Mattigkeit, Herzbeschwerden.

Objektiv findet man gelegentlich neben den Veränderungen des Urins Ödeme, Stauungserscheinungen der parenchymatösen Organe, Veränderungen des Augenhintergrundes und von seiten des Herzens Hypertrophie, Galopprhythmus oder Tachykardie, mehr oder weniger starke Erhöhung des Blutdrucks, nicht selten Werte über 200 mm Hg. Die Gesamtmenge des Urins unter Berücksichtigung der aufgenommenen Flüssigkeit kann unter Umständen bei Herzkranken für die Diagnose, Prognose und Therapie von Wichtigkeit sein; die mit der Waage festgestellten Schwankungen des Körpergewichts lassen sich therapeutisch gut verwerten. Bei einer vorhandenen Niereninsuffizienz sieht man sehr häufig einen spärlichen Urin von mehr heller Farbe. Auf die Bedeutung des Tag- und Nachturins (Quincke) ist bereits oben besonders hingewiesen. Ein reichlicher Nachturin spricht für eine Insuffizienz des Herzens oder der Niere ebenso ein fixiertes spezifisches Gewicht des Urins um 1010—1023.

Die Therapie ist a. a. O. näher besprochen. Mit der Digitalismedikation muß man sehr vorsichtig sein wie bei allen Blutdruckerhöhungen.

4. Adhäsionen mit der Umgebung.

Herzstörungen oder typische Erscheinungen von Herzinsuffizienz können auch entstehen durch lokale oder allgemeine Adhäsionen des Herzbeutels mit der Umgebung oder des Epikards mit dem Perikard. Die adhäsive Perikarditis kann, wie S. 333 breiter ausgeführt, wenn auch nur in Ausnahmefällen, symptomlos verlaufen, in den meisten Fällen eine sich allmählich oder ziemlich plötzlich entwickelte Herzinsuffizienz bewirken. Verwachsungen der Pleura mit dem Perikard sieht man neuerdings infolge der häufigeren Röntgendurchleuchtung herzkranker Patienten nicht selten, und man hat den Eindruck, daß hier auch intensivere Verwachsungen bestehen können, ohne besondere Symptome hervorzurufen.

Bei mediastinalen Erkrankungen ist das Auslösen von Herzsymptomen von der Lage des Tumors bzw. von der lokalen Eiterung abhängig. Auch größere Neubildungen im Mediastinum brauchen keinen nennenswerten Einfluß auf das Herz zu haben. Eines der häufigsten Symptome ist aber die Stauung im venösen Gefäßsystem, die dadurch bei dingt wird, daß der Tumor die Vena cava superior bzw. inferior komprimiert. Kompressionen der Pulmonalarterie bedingen Stauungen im Lungenkreislauf, die sich dann durch eine chronische Bronchitis in erster Linie kennzeichnen.

Schließlich können sehr häufig durch Vermittlung des Zwerchfells bzw. peritonitischer Prozesse an den Lebervenen auch Kreislaufsymptome ausgelöst werden, indem die Vena cava inferior verengt wird. Krehl weist, besonders auf Grund der wichtigsten Untersuchung von Hasse, darauf hin, „daß bei der notorischen Einmündung der Lebervenen supradiaphragmatisch, also innerhalb des Perikards, alle Verletzungen in dieser Gegend, bei denen hartes, schrumpfendes Bindegewebe gebildet wird und Fixationen stattfinden, den Einstrom gerade des Lebervenenblutes, ebenso wie die Entleerung der Leber doch in hohem Grade schädigen müssen".

Für die Diagnose der Adhäsionen kommt in erster Linie in Frage die sichtbare Stauung der Venen, dann die Symptome von seiten des Respirationsapparates (Stauungsbronchitis), schließlich die wohl am besten im Röntgenbild erkennbaren lokalen oder allgemeinen Verwachsungen. Das Krankheitsbild selbst bietet nichts Typisches und ist in jedem einzelnen Falle verschieden.

Für die Therapie kommt, abgesehen von allgemeinen Maßnahmen, Fibrolysininjektion und eventuell die Brauersche Kardiolyse in Frage.

5. Infektionskrankheiten.

a) Herz und akute Infektionskrankheiten.

Einfluß des Fiebers auf den Kreislauf.

Pulsfrequenz. Im allgemeinen findet man bei den Infektionskrankheiten eine Pulsbeschleunigung entsprechend dem Fieberanstieg; man rechnet im Überschlag pro Grad Temperaturerhöhung 8 Pulsschläge über der Normalzahl; nicht selten eine nicht gleichmäßig hohe Pulsfrequenz, sondern einen mehr oder weniger ausgesprochenen Wechsel. Daß bei Typhus abdominalis die Pulsfrequenz in der Regel nicht der Höhe des Fiebers entspricht, sondern auffällig viel geringer ist, ist eine dem Kliniker schon lange bekannte Tatsache. Die Ursache dieser differentialdiagnostisch oft wichtigen Beobachtung ist unbekannt. Gelegentlich sieht man bei Influenza, bei Erkältungskrankheiten eine abnorme Pulsverlangsamung.

Rhythmus. Arhythmien in Form ausgesprochener respiratorischer Arhythmie oder auch in Form von Extrasystolen mit frustranen Kontraktionen können bei jeder Infektionskrankheit auftreten; sie sind relativ oft beobachtet bei Dysenterie, Scharlach, Diphtherie, Influenza und Pneumonie. Auf die Art der Arhythmien und die Wichtigkeit für Prognose und Therapie ist im Kapitel Myokarditis näher eingegangen. Daß Arhythmien bei Kindern physiologisch auftreten, ist im Kapitel III besonders betont (siehe auch S. 543).

Fülle und Spannung. Durchweg ist der Puls in der Peripherie ziemlich gut gefüllt und sehr wenig gespannt, besonders ausgesprochen bei Pneumonie, Typhus (Dikrotie). Daß die Spannung in der Peripherie herabgesetzt ist, ruht, wie a. a. O. betont, auf einer Lähmung des Vasomotorenzentrums (Päßler, Romberg u. a.).

Als Ausdruck einer hochgradigen Erschlaffung des Gefäßsystems beobachtet man bei Typhus sehr starke Exkursionen der Gefäßwand bei jeder Pulswelle. Wenn die Kraft des Herzens genügend groß ist, wenn die Differenz des systolischen Maximums zum diastolischen Minimum vermehrt ist, kann ein solcher Puls dem Kapillarpuls gleichen, kann auch ein zentrifugaler Venenpuls sichtbar sein. Für die Prognose von Bedeutung ist oft die Frequenz des Pulses insofern, als ein plötzliches Steigen der Pulszahl prognostisch ungünstig ist, ein allmähliches und gleichmäßiges Sinken als günstig bezeichnet werden muß.

Blutdruck. Der Blutdruck ist auf der Höhe der Infektionskrankheiten zumeist niedrig. Bei Potatoren, Nephritikern, Arteriosklerose usw., bei Leuten, bei denen vorher der Blutdruck einen abnorm hohen Wert hatte, sinkt der Druck während der Infektionskrankheit ebenso wie bei Menschen mit normalem Druck. Prognostisch kann es daher ein schlechtes Zeichen sein, wenn gerade hier der Blutdruck bei Potatoren usw. abnorm niedrig wird.

Veränderungen am Herzen selbst sind, was die auskultatorischen Phänomene angeht, selten, die Töne bleiben meistens rein. Bei Cholera und Dysenterie können infolge mangelhafter Füllung des Gefäßsystems die Töne außergewöhnlich leise sein. Die bei Scharlach, Diphtherie u. a. Infektionskrankheiten beobachteten Geräusche werden wohl meist zurückzuführen sein auf die gleichzeitig bestehende Blutdruckerniedrigung (cf. Myokarditis S. 329).

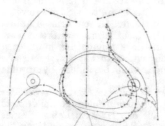

Abb. 194. Akute Herzdilatation bei Sepsis. 19 jähriger Mann.
Ausgang in Genesung.
●—● 23. II. 05, mäßige Dilatation bei Beginn der Erkrankung (125 qcm).
○—○ 9. XII. 05, Maximum der Dilatation (147 qcm).
×—× 9. I. 06, vorübergehende größte Rückbildung in der Rekonvaleszenz (99 qcm).
(Nach Dietlen.)

Perkussorisch wurden früher Vergrößerungen des Herzens als etwas sehr Häufiges angenommen. Diese Vergrößerungen scheinen, wie sich heute durch Kontrollierung mit dem Röntgenverfahren hat feststellen lassen, nicht so häufig vorzukommen. Es handelt sich um perkussorische Irrtümer infolge Retraktion der Lungen.

Bei allen Infektionskrankheiten können sich auch organische Veränderungen am Herzen entwickeln, am häufigsten Endokarditiden, seltener Myokardveränderungen, am seltensten Veränderungen des Perikards. Die große Häufigkeit der Endokardveränderungen im Verlaufe von Polyarthritis ist bei der Endokarditis acuta (S. 310) und den Klappenfehlern (S. 345) näher auseinandergesetzt. Ebenso sind dort die anderen Infektionskrankheiten in der Reihenfolge, wie sie praktisch wichtig sind, besprochen. Wie häufig bei den akuten Infektionskrankheiten auch das Myokard miterkrankt, kann man aus begreiflichen Gründen nicht mit Sicherheit sagen, da sicherlich viele lokale, entzündliche Prozesse zurückgehen und später auf Jahre hinaus keine Erscheinungen mehr machen, die wir klinisch deuten könnten. Wir wissen aber, daß bei manchen Infektionskrankheiten relativ häufig auch Störungen des Myokards auftreten, die sich äußern in einer mehr oder weniger erheblichen Dilatation des Herzens (Abb. 141), also in einer Erschlaffung der Muskulatur, dann in Frequenzerhöhungen erheblicher Art, die unabhängig von der Temperatur längere Zeit andauern, und schließlich in Rhythmusstörungen, die besonders dann auffällig und gut diagnostizierbar werden, wenn es sich um Überleitungshemmungen oder um Dissoziation handelt. Der Erwähnung bedürfen die von Aschoff inaugurierten Untersuchungen über die rheumatoiden Knötchen, die Aschoff vorwiegend bei Rheumatismus, Scharlach, Diphtherie, also bei akuten Infektionskrankheiten in der Herzmuskulatur nachweisen konnte. Wie weit es sich bei diesen Gebilden um für die einzelnen Krankheiten spezifische Prozesse handelt oder nicht, ist noch nicht sicher gestellt. Fahr hebt hervor, daß die bei Scharlach vorkommenden Knötchen sich histologisch von denen bei Rheumatismus vorkommenden unterscheiden. Es ist auch noch nicht sicher gestellt, wie weit die von Sternberg nach Infektionskrankheiten beobachteten entzündlichen Infiltrationen, die zum Teil nur in dem Myokard, zum Teil auch in dem Reizleitungssystem sich fanden, für die Leistungsfähigkeit des Herzens eine Rolle spielen. Aber vielleicht haben wir es hier doch mit Gebilden zu tun, die uns über die Leistungs- und Widerstandsfähigkeit des Herzens einen Aufschluß geben.

Daß auch bei den akuten Infektionskrankheiten eine Perikarditis, speziell die fibrinöse, gelegentlich aber auch die seröse oder purulente, auftreten kann, ist unter Perikarditis besprochen. Im Vordergrunde steht hier auch wieder die akute Polyarthritis, dann Sepsis, Pneumonie, Scharlach, Influenza, Typhus, Gonorrhöe.

Daß bei allen akuten Infektionskrankheiten die Herzsymptome sekundär bedingt, primär das Gefäßsystem geschädigt sein kann, ist durch die Untersuchungen von Romberg, Päßler u. a. mit Nachdruck betont worden. Ausgedehnte experimentelle sowohl wie klinische Untersuchungen dieser Autoren haben diese Annahme bestätigt. Der gerade bei den Infektionskrankheiten nicht seltene plötzliche Herztod in seiner Ursache und seiner Symptomatologie ist unter Kapitel IV S. 260 näher analysiert. Gerade bei den akuten Infektionen hat man neuerdings auf die Veränderung des Verhältnisses der „zirkulierenden Blutmenge" zur „Depot-Blutmenge" besonderen Wert gelegt und damit die alte Auffassung von dem Verbluten in die inneren blutreichen Organe bestätigt (Barcroft, Eppinger). Sehr in diesem Sinne, das Gefäßsystem als das versagende System anzunehmen, spricht die Herabsetzung des Venendruckes (siehe unter Kollaps).

b) Herz und chronische Infektionskrankheiten.

Tuberkulose.

Klinisches. Sowohl bei der beginnenden wie bei der ausgesprochenen Lungentuberkulose kann die Pulsfrequenz abnorm hoch sein. Wie schon bei den nervösen Herzstörungen erwähnt, können sich mit dieser Pulsfrequenzerhöhung subjektive Symptome mancherlei Art vergesellschaften, so daß man zu der Annahme einer Herzneurose gedrängt wird, zumal sich sehr oft vasomotorische Störungen allgemeiner Art mit diesen lokalen Herzsymptomen kombinieren. Diese Pulsfrequenzerhöhung ist auch dann sehr oft vorhanden, wenn Fieber nicht vorliegt, sie kann sich erheblich steigern, wenn subfebrile Temperaturen auftreten. Bei der ausgesprochenen Tuberkulose eines Lappens hält diese Pulsbeschleunigung auch dann an, wenn der tuberkulöse Prozeß mehr chronisch geworden ist und im allgemeinen ohne Fieber einhergeht. Die vasomotorische Erregbarkeit und die subjektiven Herzbeschwerden werden oft besonders stark erhöht, wenn vorübergehende psychische Erregungen oder körperliche Anstrengungen auf den Patienten einwirken, oder wenn der Patient seinen Wohnort wechselt, in andere klimatische Verhältnisse, in eine andere Umgebung kommt. Mit dieser Tatsache muß man jedenfalls bei allen vasomotorisch leicht erregbaren Patienten rechnen.

Als Ursache dieser Pulsbeschleunigung hat man früher eine Kompression des Vagus durch Bronchialdrüsen angenommen. Die auffallende Tachykardie wird von vielen Autoren als das hervorstechendste Symptom gerade einer Bronchialdrüsentuberkulose aufgefaßt. Es ist wahrscheinlich, daß durch allmähliche Wirkung auf den Vagus, dessen hemmende Funktion auf das Herz ausgeschaltet wird (Mercken, Guttmann u. a.) dies Symptom in Erscheinung tritt. Für die Richtigkeit dieser Annahme sprechen viele Beobachtungen mit Sektionsbefunden. Als mitwirkendes Moment kommt vielleicht auch die Blutdruckerniedrigung in Frage, die nach Marfan in 97% aller Tuberkulosen zu konstatieren ist. Möglich ist indessen, daß dem Toxin der Tuberkelbazillen selbst eine herzbeschleunigende Wirkung zuzuschreiben ist.

Der Tod bei der Lungentuberkulose tritt bekanntlich oft ziemlich plötzlich unter dem Bilde einer akuten Herzschwäche ein. Man muß wohl annehmen, daß in diesem Falle das bis dahin übermäßig beanspruchte Herz, insbesondere der rechte Ventrikel, versagt. Klinisch macht sich das durch die zunehmende Zyanose kenntlich.

Im Röntgenbilde sieht man nicht selten bei Tuberkulösen, besonders bei denjenigen Typen, die einen ausgesprochenen paralytischen Thorax haben, ein auffällig kleines, schmales, an einer langen Aorta hängendes Herz, das sog. Tropfenherz (Abb. 80 S. 169). Es handelt sich wohl um eine angeborene Hypoplasie des Herzens, eine Teilerscheinung des sogenannten Infantilismus.

Eine interessante Zusammenstellung über klinische und anatomische Untersuchungen betreffend die Größenverhältnisse des Herzens bei der Tuberkulose gibt uns A. Mayer. Unter 300 Jugendlichen mit leichter Tuberkulose fanden sich 55% mit kleinem Herzen, davon 72% Astheniker, 40% mit normalen und 5% mit vergrößertem Herzen. Diese beiden Gruppen zeigten größtenteils hypoplastische Stigmata; ein großer Teil davon waren „Lymphatiker". In 300 Fällen mit fortgeschrittener Tuberkulose fanden sich 21% normale, 40% verkleinerte und 39% vergrößerte Herzen; bei den letzteren handelte es sich vorwiegend um chronisch-zirrhotische, fibröse Formen.

Prognostisch kann oft von Bedeutung sein das Verhalten des Blutdrucks insofern, als bei ungünstiger verlaufenden Tuberkulosen, speziell bei denen, die auf die Nebennieren und das Sympathikusgebiet übergreifen, zumeist ein abnorm niedriger Blutdruck (ich erinnere mich Werte von 70—80 mm Hg oft gemessen zu haben) vorhanden ist.

Anatomisches. Das Versagen des Herzmuskels hat man zu begründen gesucht durch anatomische Veränderungen spezifischer Art. Während man bisher in den Herzen chronisch Tuberkulöser etwas Spezifisches nur sehr selten finden konnte, hat neuerdings Lieber-meister in Stellen, die durch starke Vermehrung der Herzmuskelkerne, sowie unregel-mäßige streifige Rundzelleninfiltratiomen sich auszeichneten, durch Impfung das Vor-handensein von Tuberkelbazillen nachweisen können (Virchows Arch. 1909). Wenn auch diese Versuche von anderer Seite noch nicht bestätigt worden sind, so ist es bei der exakten technischen Durchführung doch sehr wohl möglich, zumal da Raviart u. a. histologisch dasselbe fanden, daß es sich hier um spezifische, durch den Tuberkelbazillus bedingte Ver-änderungen handelt.

Systematische Untersuchungen der Herzmuskelmasse bei Tuberkulösen sind unter Berücksichtigung des Materials von W. Müller besonders von K. Hirsch gemacht. Hirsch fand bei 133 Fällen in 53% ein normales Herzgewicht, nur in 4% ein zu kleines, in 43% ein zu großes Herz, ungefähr die Hälfte dieser 43% hatte eine relative Hypertrophie des rechten Ventrikels. Für diese Hypertrophie mag verantwortlich gemacht werden neben den interstitiellen Veränderungen (Verödung der Kapillaren im kleinen Kreislauf), insbesondere der Hustenreiz. Auch die Pleuraadhäsionen, die ja selten fehlen, können der Entwickelung der Hypertrophie Vorschub leisten (Bäumler, Brudi, Dtsch. Arch. 19), indem sie den mechanischen Einfluß der Respiration auf die Beförderung des Blutes im kleinen Kreislauf herabsetzen.

Der Tuberkelbazillus kann sich in allen Teilen des Herzens ansiedeln, am häufigsten findet man eine Tuberkulose des Perikards. Tuberkulöse Erkrankungen des Myokards entstehen meistens im Anschluß an die Perikarditis und erstrecken sich dann auf die obersten Schichten. Bei Miliartuberkulose kann es ebenfalls zu einer tuberkulösen Myokarditis kommen, gelegentlich zu einer Aussaat zahlreicher Miliartuberkeln über das ganze Myokard zerstreut. Erkrankungen des Endokards und der Klappen sind verhältnismäßig selten.

Syphilis.

Im Verlaufe der Syphilis können alle Symptome organischer Herzerkrankungen vor-kommen. Daß auch nervöse Symptome außerordentlich häufig sind, haben wir im vorigen Kapitel (S. 505) besonders betont. Nicht selten zeigen sich im Frühstadium der Syphilis Herzstörungen, die an Neurosis cordis erinnern, d. h. Pulsfrequenzerhöhungen mit Arhythmie im Sinne der respiratorischen Arhythmie oder Extrasystolen, subjektive Störungen verschiedenster Art, die auf das Herz hinweisen, besonders Herzklopfen, Herz-angst usw. Diesen Störungen liegt in der Regel, wie der weitere Verlauf zeigt, eine organisch spezifische Erkrankung des Herzens nicht zugrunde. Sie verschwinden oft spontan, oft unmittelbar nach dem Einsetzen einer antiluetischen Behandlung. Praktisch wichtig ist es aber wohl, sich bei jeder einsetzenden syphilitischen Allgemeinerkrankung sowohl dieser funktionellen Störungen wie auch der Möglichkeit organischer Veränderungen zu erinnern und körperliche Anstrengungen unbedingt zu vermeiden. Ein interessanter Fall von offenbar diffuser luetisch bedingter Myokarditis mag hier erwähnt werden. Ein Mann in den 20er Jahren wurde von Eppinger beobachtet mit einer rezidivierenden Poly-arthritis und einer stark dekompensierten schweren Mitralinsuffizienz. Zwei Jahre später hatte dieser Patient die Erscheinungen einer vor 3 Jahren erworbenen Lues und zugleich einen unveränderten Herzbefund. Auf eine spezifische Behandlung hin mit Neosalvarsan und Quecksilber verschwinden die Dekompensationsstörungen, das systolische Geräusch, die Herzverbreiterung, wurde der Patient wieder voll arbeitsfähig zu schwerer Arbeit und Sport.

Es können die typischen Zeichen einer organischen Herzmuskelerkrankung, also Dys-pnoe, Ödeme Zyanose, irregulärer und inäqualer Puls usw. im Vordergrunde stehen. Daß Myokardstörungen, auch wenn eine luetische Infektion nicht sicher nachweisbar ist, auf eine spezifische Behandlung zurückgehen, ist andererseits, wenn auch nur äußerst selten, beobachtet worden. Aber Fälle von Herztod, der durch eine Syphilis des Herzens bedingt waren, sind nicht selten, und deuten auf den unmittelbaren Zusammenhang hin.

Neben diesen Symptomen werden besonders häufig Überleitungsstörungen und Angina pectoris ähnliche Krankheitszeichen bei Syphilis des Herzens beobachtet. Schon Hallopeau hat auf Grund der Krankheitserscheinungen eine spezifische Erkrankung der neuromuskulären Apparate vermutet. Auch das Endokard und Perikard kann spezi-fische Erkrankungen und den Symptomenkomplex eines Klappenfehlers oder einer Peri-karditis auslösen.

Die **anatomischen Unterlagen** sind folgende: Im Myokard kommen einerseits inter-stitielle, fibröse Herde vor, dann echte Gummabildungen, die verkalken, schrumpfen können und dadurch den Anlaß zu Narben oder zu Aneurysmabildung geben. Ein klinisches

Interesse hat dieses zumeist nicht mit Ausnahme derjenigen Fälle, wo der Prozeß sich im Reiz-leitungssystem lokalisiert und zu typischen Reizleitungsstörungen führt (s. S. 92).

Die Endokarditis kommt als fibröse Form meist in Verbindung mit myokarditischen Veränderungen vor, findet sich gewöhnlich im parietalen Endokard, befällt aber auch zu-weilen die Klappen. Bevorzugt wird der linke Ventrikel, die Herzspitze, die Basis des Septum ventriculorum, d. h. die Gegend des Hisschen Bündels. Bei einer anderen Form kommt es zu Bildung von papillösen Exkreszenzen; ihr Zerfall führt leicht zu Embolien.

Die Perikarditis findet sich ebenfalls meist in Verbindung mit Myokarditis an der Basis des Herzens, sie befällt besonders die Gegend des Ursprungs der großen Gefäße und führt häufig zu Synechien.

Die größte praktische Wichtigkeit besitzen aber zwei Erkrankungen, bei denen es erst in neuester Zeit gelungen ist, die syphilitische Ätiologie für die größte Anzahl der Fälle sicher zustellen; es sind dies die Entzündung der aufsteigenden Aorta (s. Kap. Mes-aortitis syphilitica S. 451) mit ihren schweren Folgeerscheinungen, besonders den Aneurys-men, und die Aorteninsuffizienz.

Die syphilitische Aorteninsuffizienz. Viel häufiger als man früher dachte, führt eine Mesaortitis luetica durch ihr Übergreifen auf die Aortenklappen zu Aorteninsuffizienz. Anatomisch ähnelt dieser Prozeß in den Klappen den spezifischen Veränderungen in der Aorta. Die Art, wie der Prozeß von der Aortenwand auf die Klappen fortschreitet, erinnert an die auch bei Arteriosklerose der Aorta vorkommende Klappenveränderung. Im Gegensatz zur arteriosklerotischen Insuffizienz ist die luetische gekennzeichnet als eine reine, ohne Kombination mit Stenose. Auflagerungen in der Art, wie sie sich bei Arteriosklerose finden, fehlen bei der Mesaortitis, desgleichen Verwachsungen. Zugleich wirkt die Verbreiterung des Klappenringes infolge der Erweiterung der Aorta ungünstig auf die Ausbildung einer Stenose.

Was die **Symptomatologie** angeht, so fallen die Erscheinungen zusammen mit denen der endokarditisch oder arteriosklerotisch bedingten Aorteninsuffizienz (s. S. 369).

Differentialdiagnostisch geben die mehr kontinuierlichen oder mehr periodisch auf-tretenden, durch Mesaortitis bzw. Koronarveränderungen bedingten Schmerzen sehr oft einen Anhaltspunkt für den syphilitischen Charakter des bestehenden Klappenfehlers; sowohl bei der arteriosklerotischen Insuffizienz wie bei der syphilitischen findet man eine Verlängerung und Verbreiterung der Aorta, einen Pulsus celer, Pulsus differens, Kapillar-puls usw. Häufig deuten die anamnestischen Angaben schon mit einer großen Wahr-scheinlichkeit auf den spezifischen Charakter hin, sowohl im positiven Sinne durch Angabe einer Infektion, als im negativen durch Fehlen der für Endokarditis bzw. Arteriosklerose notwendigen Angaben. Die infolge der Insuffizienz bedingte Hypertrophie des linken Ventrikels soll nach Grau bei der luetischen Aorteninsuffizienz seltener vorkommen. Nach meinen Erfahrungen möchte ich dies nicht unterschreiben. Erklärbar wäre allerdings das seltenere Vorkommen dadurch, daß die luetische Insuffizienz sich durchweg schneller ent-wickelt und oft infolge der subjektiven Symptome zur Untersuchung kommt, bevor noch eine kompensatorische Hypertrophie möglich und notwendig wäre. Gegenüber der endo-kardialen oder arteriosklerotischen Insuffizienz kann die luetische gekennzeichnet sein durch einen stark klingenden zweiten Ton, der, in der ersten Phase der Diastole angedeutet, vor dem Geräusch erscheint.

Bei der Differentialdiagnose kommt ferner abgesehen von der Anamnese, dem Ausfall der Wassermannschen Reaktion, hauptsächlich das Alter in Frage. Die Aorteninsuffi-zienz tritt am häufigsten zwischen dem 40. bis 50. Lebensjahre auf, also zu einer Zeit, wo eine Arteriosklerose selten so hohe Grade erreicht, daß sie auch die Aortenklappen nennens-wert verändert. Neben dem Alter spielt die Tatsache eine Rolle, daß die luetische Aorten-insuffizienz oft eine reine Insuffizienz ohne Stenose und ohne begleitende Mitralinsuffizienz ist. Allerdings spricht eine begleitende Mitralinsuffizienz nicht unbedingt gegen den lue-tischen Charakter, da auch bei der Syphilis der Prozeß auf den Aortenzipfel der Mitralis übergehen, ferner eine relative Mitralinsuffizienz auch bei der luetischen Aorteninsuffizienz natürlich vorkommen kann. Auch das rapide Fortschreiten, dann das Fehlen von nennnes-werten Blutdruckerhöhungen sprechen mehr im Sinne einer luetischen Insuffizienz.

Die Prognose ist durchweg ungünstiger als bei der gewöhnlichen Aorteninsuffizienz. Plötzliche Todesfälle speziell sind bei diesem luetisch bedingten Klappenfehler nicht selten; die Kompensationsstörungen treten leichter ein, schreiten intensiver fort, auch dann, wenn eine antiluetische Behandlung rechtzeitig einsetzt, und die Patienten sich körperlich soweit als möglich schonen konnten. Vielleicht spielt hier die gleichzeitige Beteiligung des Herz-muskels infolge der Koronarsklerose eine große Rolle. Die Prognose ist aber auch dann, wenn die Kur anfänglich von Erfolg begleitet ist, immer doch eine unsichere, eher eine schlechte wegen der Gefahr der Thrombose und des oft plötzlichen Versagens des Herz-muskels.

Alle diese anatomische Veränderungen kommen bei durchgeführter antiluetischer Behandlung relativ selten vor. Es sind deswegen Herzstörungen bei Syphilitikern niemals in erster Linie auf diese Allgemeinerkrankung zurückzuführen. Selbst dann, wenn mancherlei andere Anzeichen einer latenten Syphilis bestehen, ist man nur berechtigt, die Herzstörungen als syphilitisch aufzufassen, wenn sie durch eine spezifische Kur mit Erfolg beseitigt werden können. Gerade heute, wo infolge zunehmender Kenntnis der spezifischen anatomischen Veränderungen man geneigt ist, den Einfluß der Syphilis auf das Gefäßsystem höher einzuschätzen, als es in Wirklichkeit der Fall sein dürfte, ist es notwendig, bei der Beurteilung vorsichtig zu sein und nur dann eine spezifische Behandlung anzubahnen, wenn durch eine exakte und womöglich längere Beobachtung die Diagnose gesichert ist. In diesem Falle ist man wohl trotz der verschiedenen ungünstigen Ausgänge, die bei der Salvarsanbehandlung neuerdings beschrieben werden, berechtigt, eine Salvarsankur in Verbindung mit einer Quecksilberkur dem Patienten zu empfehlen, in der Art, wie sie bei der Mesaortitis syphilitica (S. 459) beschrieben wurde.

6. Die bei Fettleibigen auftretenden Herzbeschwerden (Fettherz).

Die bei Fettleibigen beobachtete Fettum- und durchwachsung des Herzmuskels hielt man für die anatomische Unterlage für die Herzbeschwerden, die man gewöhnlich bei fettleibigen Individuen findet. Da aber viele fettleibige Personen sehr alt werden, ohne jemals Herzstörungen zu bekommen, so grenzte man später den Begriff Fettherz nach Leyden ab für „die Herzbeschwerden bei Fettleibigen, sofern es anzunehmen ist, daß sich die Herzbeschwerden im Zusammenhange und wenigstens größtenteils infolge der Fettleibigkeit entwickelt haben". Die Diagnose Herzverfettung sollte nicht ohne nähere Begründung und besonders nicht allein auf den äußeren Anblick des Patienten hin gestellt werden. Die Ursache der Herzbeschwerden kann natürlich in einer mechanischen Behinderung der Herzmuskulatur liegen; dies scheint aber, wie erwähnt, nur relativ selten vorzukommen. Romberg, Hirsch u. a. glauben die Herzbeschwerden in einem Mißverhältnis zwischen Herzmuskulatur und Körpermasse sehen zu müssen und basieren diese Anschauung auf die Tatsache, daß für gewöhnlich Herzmasse und Körpermuskulatur in einem bestimmten proportionalen Verhältnis stehen. Wenn nun im subkutanen Fettgewebe, bzw. im Mesenterium und in der Umgebung der inneren Organe, speziell der Niere, sich außergewöhnlich viel Fett ansammelt, so wird das Herz im Verhältnis zum Körpergewicht zunehmend erheblich kleiner. Daß hieraus nicht selten Erscheinungen von Herzmuskelschwäche sich entwickeln können, besonders dann, wenn an das betreffende, in kurzer Zeit sehr stark gewordene Individuum größere körperliche Anstrengungen gestellt werden, ist an und für sich wahrscheinlich.

Aber diese Symptome sah man anatomisch nicht immer mit einer Fettinfiltration der Herzmuskulatur einhergehen, anderseits beobachtete man bei weniger fetten Personen ausgesprochene Fettumwachsung des Herzens, ohne Herzbeschwerden. Diese Tatsachen haben dahin geführt, daß der Begriff Fettherz vorläufig nur durch klinische Symptome abgegrenzt werden kann, und daß auch diese nicht selten sehr wenig markiert sind. Es gibt hier offenbar Übergänge zwischen den infolge der Fettleibigkeit entstandenen Herzbeschwerden und den Beschwerden, die sich bei gleichzeitig bestehender Arteriosklerose, Nephritis, Myodegeneratio cordis oder klimakterischen Beschwerden aufbauen. Hirsch betont, daß man unterscheiden muß die Symptome, die sich bei Leuten mit guter, oder bei Leuten mit schwach entwickelter Muskulatur darbieten. Bei den ersteren ist er geneigt, jedesmal eine schwerere, in der Herzmuskulatur liegende Schädigung anzunehmen, während er bei den letzteren das Mißverhältnis zwischen Herzmuskelmasse und Körpermuskulatur als das auslösende Moment anspricht.

Pathologisch-anatomisch unterscheidet man die Einlagerung von Fett zwischen den einzelnen Muskelfasern in dem Bindegewebe des Herzens von der Ansammlung des Fettes innerhalb der Muskelfasern selbst (Fettinfiltration). Die Frage ist noch nicht entschieden, ob die fettige Infiltration als etwas Physiologisches anzusehen ist und ohne regressive Veränderung der Muskelfasern selbst vorkommt, oder ob sie ein Zeichen einer fettigen Degeneration darstellt.

Eine Analogie zu der Leistungsfähigkeit der fetten Menschen findet man im Tierreich bei den gemästeten Tieren. Diese sind gewöhnlich durch Transporte so stark erschöpft, daß sie viele Stunden bedürfen, um sich zu erholen. Es ist das eine den Landwirten und den Tierärzten allgemein geläufige Erscheinung.

Symptomatologie. Die Hauptsymptome, die sich entweder plötzlich oder allmählich entwickeln können, sind: Herzklopfen, Dyspnoe, nicht selten subjektive Sensationen verschiedener Art in der Herzgegend, die sich steigern können bis zu typischen stenokardischen Anfällen (s. u. Angina pectoris).

Bei der objektiven Beobachtung ist von vornherein zu berücksichtigen, daß es durch die Perkussion oft außerordentlich schwer ist, sich ein Bild über die Größe des Herzens zu machen. Man findet gewöhnlich eine leicht verbreitete Herzdämpfung, einen mehr oder weniger beschleunigten Puls, der nicht selten Arhythythmien im Sinne der Extrasystolen zeigt. Die Pulsfrequenz kann wesentlich wechseln, ist nach leichten körperlichen Anstrengungen gewöhnlich sehr stark erhöht, um langsam zu der für den Patienten geltenden Norm zurückzukehren. Der Puls ist oft klein, dabei aber von erhöhter Spannung. Der Blutdruck ist fast stets leicht erhöht (140 bis 160 mm Hg). Die Herztöne sind leise, rein, gelegentlich ist der 1. Ton an der Spitze unrein oder von einem durch relative Insuffizienz bedingten Geräusch begleitet.

Die **Herzsilhouette im Röntgenbilde** ist in der Regel bei älteren sehr fetten Leuten größer als normal; allseitig vergrößert, wie bei der Myodegeneratio cordis (cf. S. 170) bei jüngeren sehr fetten Leuten kann die Silhouette normal oder bisweilen auch unternormal sein. Zu berücksichtigen ist immer der Stand des Zwerchfells, der entscheidend ist für die Lage des Herzens. Bei sehr hohem Zwerchfell kann ein außergewöhnlich breiter Transversaldurchmesser vorhanden sein, der erheblich geringer wird, dann, wenn der Patient bei vorsichtiger Entfettung 20, 30 Pfd. oder mehr an Gewicht abgenommen hat. Diese Verringerung ist dann z. T. durch die steilere Stellung des Herzens bedingt. Auch die bei Fettleibigen so häufig vorkommenden Dickdarmkatarrhe, mit einer Ansammlung von Luft im Abdomen machen eine Querlagerung des Herzens und täuschen einen größeren Transversaldurchmesser vor. Das extraperikardial gelegene Fettgewebe, das sich besonders in der Gegend der Herzspitze ansammelt, macht einen dreieckigen Schatten, der den Winkel zwischen Herzspitze und Zwerchfellbogen ausfüllt und der von Schwarz als Fettbürzel beschrieben worden ist.

Knud Secher berechnete bei Adipisen den Rauminhalt des Herzens als Kugel nach dem Vorgang von Brugsch, wobei der röntgenologisch festgelegte Transversaldurchmesser halbiert, gleich dem Radius dieser Kugel ist. Setzte er diesen Rauminhalt des Herzens in Relation zum Rauminhalt des Körpers (= Körperlänge × Quadrat des Brustumfangs dividiert durch 4 II. so fand Secher, daß der absolute durchschnittliche Rauminhalt des Herzens zwar größer ist als in der Norm, daß man aber im Verhältnis zum Körpervolumen bei der Adipositas relativ kleine Herzen annehmen muß. 80% der untersuchten Fälle zeigten Relationszahlen von $1/34$ bis $1/80$, fast 50% zwischen $1/41$ und $1/80$, während die Normalzahlen zwischen $1/33$ und $1/40$ liegen.

Der Verlauf gestaltet sich gewöhnlich folgendermaßen: Die Herzstörungen verlieren sich durch geeignete Maßnahmen (systematische Übung und langsame Entfettung) gewöhnlich bei den einfachen Formen. Führt ein solches Vorgehen nicht zum Ziel, dann sind nicht selten Komplikationen vorhanden, wie sie oben erwähnt sind, insbesondere Arteriosklerose, Nephritis, Myodegeneratio cordis, klimakterische Beschwerden.

Diagnose. Die Diagnose ist sehr oft nur dadurch exakt zu stellen, daß man die vielen hier in Betracht kommenden Kombinationen ausschließt. Eine sichere Diagnose ist daher oft abhängig von dem Erfolg der für das Fettherz angebrachten Therapie.

Prognose. Die Prognose richtet sich nach dem Zustand des Herzmuskels, bzw. nach dem, was mit der Therapie in kurzer Zeit erreicht wird. Bei jungen Leuten, die an mittlere körperliche Anstrengungen gewohnt waren, bei denen Symptome insbesondere von Myo degeneratio cordis ausgeschlossen werden können, darf man im allgemeinen die Prognose als günstig hinstellen, da bei ihnen erfahrungsgemäß durch Übung und langsame Entfettung es leicht gelingt, die Beschwerden zu beseitigen.

Man muß allerdings bedenken, daß es viel Fettleibige gibt, die sich allen Entfettungskuren gegenüber vollständig refraktär verhalten, und daß ein plötzlicher Herztod bei Fettleibigen gelegentlich vorkommt.

Therapie. Die Therapie hat, wie erwähnt, im wesentlichen zwei Richtlinien, 1. langsam und systematisch zu entfetten, 2. den Herzmuskel zu kräftigen. Beide Ziele gehen gewöhnlich Hand in Hand insofern, als durch eine langsame Steigerung körperlicher Übungen und durch eine geeignete Diät das Körpergewicht abnehmen, und der Herzmuskel leistungsfähiger werden kann. Die Diät deckt sich mit der Diätetik Fettleibiger und kann durch die verschiedensten Kuren erzielt werden. Es ist an und für sich verständlich, daß es durch beide Prinzipien gelingen muß, eine Fettabnahme und eine bessere Leistungsfähigkeit des Herzmuskels zu erzielen. Die besten Erfolge wird man natürlich dann haben, wenn es sich um Herzschwäche bei ungeübten, muskelschwachen Menschen handelt. Für solche eignet sich besonders die Örtelsche Terrainkur, die eine vorsichtige Übungstherapie darstellen soll. Neben der Entfettung spielt oft die „Entwässerung" eine bedeutsame Rolle mit salzarmer Kost und Diuretizis verschiedener Art.

Daß man in solchen Fällen immer vorsichtig vorgehen muß, ist selbstverständlich. Man wird nie mit Sicherheit ausschließen können, ob leichtere degenerative Veränderungen des Herzmuskels bereits vorhanden sind. Vorsicht ist besonders notwendig bei älteren Leuten und bei solchen, die körperlich und geistig intensiv tätig gewesen sind. Unter Umständen wird man in den Fällen, in denen mit Wahrscheinlichkeit oder Sicherheit Insuffizienzerscheinungen des Herzmuskels nennenswerter Art sich anbahnen, das Digitalis nicht

entbehren können. Bei Alkoholikern (und bei einem nicht geringen Teil der hierher gehörenden Patienten sind die Beschwerden zurückzuführen auf übermäßigen Alkoholgenuß) ist in
erster Linie der Alkohol zu verbieten. Daß die Geheimmittel, die man heute fast in jeder
Zeitung angepriesen findet, im wesentlichen Thyreojodin enthalten, und daß gerade hierdurch der Herzmuskel wesentlich geschädigt werden kann, muß besonders betont werden
und kann fettleibigen Patienten nicht oft genug gesagt werden.

7. Störungen der inneren Sekretion.

a) Schilddrüse. Von den Drüsen mit innerer Sekretion kommt in erster Linie die
Schilddrüse in Frage, das Organ, von dem man am längsten weiß, daß es durch innere Sekretion etwas Wesentliches für den Organismus bedeutet. Die dabei auftretenden Störungen,
die ein ganz typisches und charakteristisches Krankheitsbild darstellen, sind Seite 524
genauer beschrieben.

b) Nebennieren. Durch die Untersuchungen von Oliver und Schaefer wissen wir,
daß der Nebenniere ein blutdrucksteigerndes Extrakt innewohnt, das Adrenalin. Dieses
Extrakt, Tieren intravenös injiziert, macht unmittelbar darauf eine enorme Erhöhung
des Blutdrucks (vgl. Abb. 133, S. 289), die annähernd sich proportional der Extraktmenge
verhält. Die Herzfrequenz wird im Anfang verlangsamt, später meist beschleunigt. Auf
den Tonus des Herzmuskels übt dieses Extrakt einen erheblichen Einfluß aus. Ebenso
wirkt das Extrakt auf die Ringmuskulatur der Gefäße tonisierend. Die drei wichtigsten
Eigenschaften des Adrenalins im Körper sind also:

1. Steigerung des Blutdrucks,
2. Kräftigung der Herzaktion,
3. Tonussteigerung der Ringmuskulatur der Gefäße.

Man muß annehmen, daß die normale Nebenniere kontinuierlich ihr Sekret in den
Kreislauf ergießt und dadurch hauptsächlich in dem erwähnten Sinne Herz und Gefäßsystem
beeinflußt, wobei indes zu bemerken ist, daß der Adrenalinnachweis im Arterienblut auch
mit den subtilsten Methoden bisher stets mißglückt ist.

Klinisch kann man von einer Hypofunktion sprechen dann, wenn, wie beim Morbus
Addisonii, die Nebennierentätigkeit gehemmt oder unterbrochen ist, von einer Hyperfunktion dann, wenn, wie neuerdings von Orth beschrieben, ein aus dem Nebennierenmark
sich entwickelnder Tumor mit dauernden Blutdrucksteigerungen und starker Hypertrophie des Herzens einhergeht.

Die experimentellen Ergebnisse, die man durch die Verwendung von Nebennierenextrakt beim Tier gewonnen hat, sind im Kapitel Arteriosklerose Seite 417 ff. bereits
genau besprochen.

c) Hypophyse. In neuerer Zeit verwendet man, hauptsächlich in der geburtshilflichen Praxis, auch das Hypophysenextrakt (Pituitrin oder Pituglandol). Neben der stark
erregenden Wirkung auf die Uterusmuskulatur kommt dem Pituitrin aber auch eine erregende Wirkung auf den Herzmuskel und auf die Vasokonstriktoren zu. Die Blutdrucksteigerungen, die sich nach Injektionen von Pituitrin bemerkbar machen, sind also zurückzuführen auf die verstärkte Arbeit des Herzens und die Erregung der Vasokonstriktoren.
Die Wirkung ist eine unmittelbare, denn sie tritt auch ein nach Durchtrennung der Medulla
oblongata. Die Gefäßwirkung betrifft im Gegensatz zum Adrenalin auch die Koronargefäße. Durch Erweiterung der Nierengefäße erklärt man sich die diuretische Wirkung,
die ebenfalls zu den Folgeerscheinungen der Pituitrineinspritzung gehört. Auf die Media
der Gefäße wirkt das Hypophysenextrakt nicht (Etienne und Parisot). Dagegen scheint
es ebenso wie das Adrenalin eine Hypertrophie zu bedingen, die offenbar auf die Blutdruckerhöhung zu beziehen ist. Für die Behandlung der Herzkrankheiten kommt das Pituitrin
praktisch vorläufig nicht in Frage, denn die Versuche, die von Trerotoli, dann von Rénon
und Delille gemacht wurden, ermuntern nicht dazu, das Extrakt für die Therapie von
Herzleiden zu verwenden. Andererseits empfehlen Eppinger und seine Mitarbeiter das
Hypophysin und Astmolysin beim Asthma cardiale meines Erachtens nicht zu Unrecht.
Größere Beobachtungen bei verschiedenen innersekretorischen Krankheiten hat in
letzter Zeit Zondek mitgeteilt. Bei der Akromegalie fand er eine Blutdrucksteigerung
mäßigen Grades mit Herzhypertrophie, die bei hyphysärem und infantilen Riesenwuchs
fehlen. Beim Status Thymolymphaticus war der Blutdruck stets niedrig, das Herz klein
und die Gefäße eng. Bei Chondrodystrophie fand er eine starke Herzvergrößerung hauptsächlich nach links bei niedrigem Blutdruck. Bei Myxödem (cf. S. 527) ist das Herz in toto
dilatiert, die Aorta erweitert, der Puls verlangsamt; im Elektrokardiogramm können die
P- und T-Zacke fehlen, die letztere nur bei ventrikulären Extrasystolen. In der Venenpulskurve fehlt die A-Zacke. Diese ganzen Symptome verschwinden gewöhnlich auf eine Thyreo-
idinbehandlung mit Ausnahme der Verbreiterung der Aorta.

8. Erkrankungen der weiblichen Genitalien.

Die Beziehungen des Zirkulationsapparates zu den Genitalorganen sind anscheinend nicht sehr große. Bei dem Zusammentreffen von Symptomen beider Organe ist meist das ursächliche Moment in einer dritten Grunderkrankung zu suchen. Wir wissen allerdings, daß bei der normalen Menstruation und bei Menstruationsstörungen oft Zirkulationsstörungen verschiedener Art ausgelöst werden können. In erster Linie gehören hierzu die subjektiven Herzbeschwerden während der Menstruation, die sich besonders heftig steigern können bei Dysmenorrhöe oder Amenorrhöe und die ihren subjektiven Ausdruck finden in einer Pulsfrequenzerhöhung mit Extrasystolen und respiratorischer Arhythmie. Die häufig vorkommende klimakterische Hypertension läßt sich z. T. durch den Ausfall des blutdrucksenkend wirkenden Corpus luteum erklären und ist therapeutisch oft erfolgreich mit Thyreoidea- und Corpus luteum-Präparaten zu beeinflussen. Bei der paroxysmalen Tachykardie wurde bereits erwähnt, daß dieser Symptomenkomplex gelegentlich jedesmal vor Eintritt der Menses einsetzt. Ich möchte hier besonders darauf hinweisen, daß beim Vorhandensein eines Herzfehlers bei Frauen die Zeit vor, während und nach der Menstruation beachtet werden muß. Jede Herzfehlerkranke ist in dieser Zeit ganz besonders zu schonen, da erfahrungsgemäß sich nicht selten in diesem Stadium Kompensationsstörungen entwickeln.

Man weiß, daß bei der operativen Entfernung des Eierstocks durch Zerrung oder Durchschneidung des Ovarialstieles Pulsverlangsamungen, ja sogar Stillstand des Herzens erzeugt werden kann (Hegar).

Die bei entzündlichen Erkrankungen der Adnexe und des Uterus beobachteten Pulsfrequenzsteigerungen und Blutdruckerhöhungen sind wohl in der Hauptsache auf die Schmerzen und die objektiven Begleiterscheinungen (Fieber usw.) zurückzuführen.

Im Gegensatze hierzu glaubt man die beim Myom beobachteten Herzstörungen spezifisch erklären zu können. Speziell die Tatsache, daß man nicht selten Myom kombiniert fand mit ausgesprochenen Erscheinungen von Myodegeneratio cordis, legte die Annahme einer direkten Beeinflussung des Herzens durch das Myom auf dem Wege der Ausscheidung von Toxinen nahe.

Anatomisch fand sich in solchen Fällen eine braune Atrophie oder fettige Degeneration. Die Erscheinungen können bei Patienten ausgelöst werden durch die beim Myom intensiven Blutungen, sie können aber auch, wie neuerdings Barows betont, bei Patienten sich finden, die keinerlei Blutverluste erlitten haben. Da Barows in solchen Fällen nach Entfernung des Myoms die Herzsymptome schwinden sah, so glaubt er eine spezifische toxische Wirkung des Myoms auf das Herz annehmen zu müssen. Demgegenüber neigt die Mehrzahl der Autoren, neuerdings besonders Neu und Wolf, dazu, die Annahme eines spezifischen Myomherzens zu verneinen.

Die Therapie deckt sich im allgemeinen mit der Therapie des Myoms und ist eine mehr gynäkologisch wichtige Frage. In erster Linie ist es wichtig, die Blutungen zu stillen. Ob hier eine operative oder die Röntgenbehandlung in Frage kommt, ist allgemein nicht zu beantworten. Sicherlich sind für den therapeutischen Entschluß die Folgen der Blutverluste wichtiger als die vorläufig vollkommen hypothetische Wirkung von Toxinen. Entschließt man sich zu einer Operation, dann muß man bedenken, daß diese bei einem geschwächten Herzen besonders gefährlich ist, dann sollte man durch eine möglichste Schonung des Herzens vor der Operation bzw. durch eine Digitaliskur evtl. Komplikationen von seiten des Kreislaufs auf ein Minimum herabdrücken.

Die bei genitalkranken Frauen so häufigen, rein nervösen Störungen sind bei der Herzneurose (s. S. 505) im einzelnen besprochen worden.

Bei den Erkrankungen der männlichen Genitalien begegnet man praktisch sehr oft Herzstörungen, die im Verlaufe einer akuten oder chronischen Gonorrhöe ausgelöst werden. Daß bei der akuten Gonorrhöe unter Umständen eine Endokarditis entstehen kann, ist schon a. a. O. (S. 311) ausführlich auseinandergesetzt, die sonstigen Herzsymptome sind gewöhnlich funktionelle.

9. Herz und Gravidität.

Zeichen von Herzinsuffizienz während der Schwangerschaft gehören, wenn nicht vorher schon Symptome einer Herzmuskel- oder Klappenerkrankung bestanden hatten, zu den Seltenheiten. Goument und Fromment geben an, daß in etwa 8% Herzinsuffizienzerscheinungen vorkommen, daß unter diesen 8% sich in der überwiegenden Mehrzahl Klappenfehler befinden[1]). Wenn ein

---

[1]) In dem Material von Frey und Reinhart betrug die Mortalität der mit einem Herzklappenfehler behafteten Schwangeren 2%.

Klappenfehler, oder eine Herzmuskelerkrankung Insuffizienzerscheinungen auslöst, so können diese bedingt sein durch eine Mehrarbeit und Überlastung des Herzens infolge der Einschaltung des fötalen Kreislaufs oder durch die raumbeengende Wirkung des vergrößerten Uterus und die oft erhebliche lokale Hochdrängung des Zwerchfells.

Einen direkten Einfluß der Gravidität auf die Herzgröße kann man neuerdings nicht mehr annehmen. Die Beobachtungen von W. Müller, Bollinger und Hirsch haben sichergestellt, daß die Zunahme der Herzgröße während der Schwangerschaft nur der allgemeinen Zunahme des Körpergewichts entspricht.

Löhlein konnte anatomisch nachweisen, daß die Durchschnittsgewichte von Wöchnerinnen nicht höher waren als die von Nichtschwangeren, er fand aber eine nicht unerhebliche Dilatation. Fritsch hatte früher schon die vorwiegende Dilatation des linken Ventrikels, die er in 75% seiner Fälle nachwies, beschrieben. Man hat röntgenologisch diese Frage neuerdings aufgegriffen und aus der Zunahme des Querdurchmessers geschlossen, daß eine Hypertrophie stattfindet. Ich glaube nicht, daß diese Schlüsse bindend sind. Fr. Kraus macht darauf aufmerksam, daß die Silhouette des Herzens mit der Thoraxform korrespondiert und schreibt folgendes: „Infolge der Hochdrängung des Zwerchfells findet man auf dem Röntgenschirm eine deutliche Querverlagerung des Herzens, bei schlankem Thorax zeigte sich diese Querverlagerung weniger deutlich als bei Personen mit kurzem gedrungenem Thorax. Hier war das Herz gewissermaßen in die Zwerchfellkuppe eingegraben". Fromme faßt das, was wir über die Größe des Herzens wissen, folgendermaßen zusammen: „Hienach wäre also die Lehre von der echten Hypertrophie des Herzens während der Schwangerschaft fallen zu lassen und es bleibt höchstens die Annahme übrig, daß eine der Massenzunahme des Körpers proportionale Vergrößerung der Herzmaße zustande käme. Diese Annahme ist wohl ohne weiteres gerechtfertigt, es muß aber zugestanden werden, daß sichere anatomische Beweise bis jetzt dafür fehlen. Die Lehre von der Dilatation des Herzens, die von Fritsch, Fellner u. a. vertreten wurde, scheint heute ganz fallen gelassen zu sein".

Es ist erforderlich, die physiologischen Veränderungen des Herzens und Gefäßapparates während der Schwangerschaft zu kennen, um möglichst früh pathologische Erscheinungen beurteilen zu können. Vom 4.—5. Monat der Gravidität ab tritt gewöhnlich Atemnot auf. Die Verbreiterung des Herzens, die wie eben erwähnt, vielfach fälschlich beurteilt wird, beruht praktisch auf einer Querlagerung, die nicht zuletzt durch die Zunahme des unteren Thoraxumfanges bei hochgedrängtem Zwerchfellstand bedingt ist. Durch diese Erweiterung des Thorax und die Hochdrängung des Zwerchfells wird auch eine Stauung in den unteren Lungenteilen und eine Hemmung der Atemexkursionen, also die Atemnot zu erklären sein. Die Dyspnoe verstärkt sich meist in den letzten Monaten der Gravidität, ist aber auch da nur eine vorübergehende, durch besondere Momente, körperliche Anstrengung, psychische Erregung usw. ausgelöste Erscheinung.

Die Veränderungen am Arterien- und Venensystem, die man auch noch als „physiologisch" bezeichnen muß, sind vor allem die durch Zunahme der Blutmenge bedingte Erweiterung aller Arterien, besonders der der Brust, und die Stauung in den Venen. Diese ist rein mechanisch durch den Druck auf die Beckengegend (Varizen, Hämorrhoiden usw.) erzeugt. Daß unter diesen veränderten Verhältnissen funktionelle Störungen häufig auftreten, ist bekannt, doch sind gerade diese Störungen, weil meist harmlos, wichtig für die Frage der Unterbrechung der Gravidität. Funktionelle Geräusche sind bei Schwangeren sehr häufig, immer systolisch, meist sanft und hauchend, bei Änderung der Lage und Atmung wechselnd über verschiedenen Herzteilen zu hören. Ihre

Abgrenzung gegen organische Geräusche macht nur selten Schwierigkeiten. Extrasystolen in der Gravidität sind ebenfalls vollkommen bedeutungslos, wenn sie nicht bei einem Herzklappenfehler auftreten und werden in etwa 50 % bei Schwangeren beobachtet. Subjektive Beschwerden, wie Herzklopfen, Bruststechen evtl. auch verbunden mit funktionellen Geräuschen oder Extrasystolen sind nur als Zeichen gesteigerter Erregbarkeit des Herznervensystems aufzufassen und für die Schwangerschaft vollkommen bedeutungslos. Ihre Ursache ist sehr häufig in einer Darmintoxikation, Überarbeitung, oder in Aufregungen zu suchen.

Die Herzarbeit wird in der Schwangerschaft in erhöhtem Maße in Anspruch genommen. So konnte Weiß nachweisen, daß das Minutenvolumen des Herzens von Normalwerten um 3,8 Liter bis zu 4,3 und selbst bis zu 10,7 Litern zunahm. Wenn auch das Ausmaß dieser Zunahme recht verschieden sein mag, so wird auch neuerdings wieder von Haupt, der mit der Krogh-Lindhardschen Methode arbeitete, dieser Anstieg des Minutenvolumes bestätigt. Daß die Größe der Herzsilhouette zunimmt, wird von einer Reihe von Autoren angegeben, wobei man teils eine Vermehrung der Muskelmasse annimmt, teils das Hauptgewicht auf eine Dilatation des Herzens, als Kompensation der vermehrten Blutmenge legt. Die mit der Apparatur von Sahli unternommenen volumbolometrischen Untersuchungen von Reinhart ergaben eine Zunahme der Pulsfüllung und der Pulsarbeit, die um etwa 50% über den normalen Mittelwerten liegt. Die Gesamtmenge des Blutes ist in der Gravidität vermehrt und zwar gibt Mahnert Werte von 8% des Körpergewichts bei Schwangeren an gegenüber 4,4 bis 7,8% bei den Vergleichspersonen. Bei Kaboth findet sich als Mittelwert bei Nichtschwangeren eine Blutmenge von 3353 ccm angegeben, wogegen der Mittelwert bei Graviden 3954 ccm betrug. Der mit dem Kroghschen Spirometer im Stoffwechselversuch gemessene Sauerstoffverbrauch der Schwangeren steigt eindeutig mit fortschreitender Entwicklung der Föten an, wobei die Angaben der Autoren Zunahme von 15 bis 35% verzeichnen. Es ist nicht ganz klar, ob die Zunahme des Sauerstoffverbrauchs lediglich der Gewichtszunahme parallel geht, es scheint mehr, daß der Sauerstoffverbrauch bei der Schwangeren nicht nur dem Gewicht entsprechend, sondern auch absolut erhöht ist. Von Klee liegen endlich Untersuchungen vor, die eine Herabsetzung der Strömungsgeschwindigkeit des Blutes in der Gravidität annehmen lassen. Daß das muskulär geschädigte Herz durch die Mehranforderungen, die durch die Erhöhung des Minutenvolumens und die erhöhte Gesamtblutmenge vor allem in der Geburtsperiode so stark belastet werden kann, daß es versagt, ist klar. Die ersten Symptome sind oft im Elektrokardiogramm als Störungen der Reizbildung oder Reizleitung nachweisbar. Andererseits muß man zurückhaltend darin sein, etwa eine Tachykardie bereits als Zeichen einer Herzschädigung aufzufassen, da Frey und Reinhart bereits in 40% normaler Gravider mit normalem Geburtsverlauf eine Neigung zu Tachykardien fanden.

Nach Fellner soll während der Gravidität der Blutdruck ständig etwas erhöht sein, er steigt aufs höchste während der Geburt z. Z. der Austreibungsperiode. Daß der Geburtsakt große Anforderungen an Herz und Gefäßsystem stellt, ist an und für sich wahrscheinlich. Simpson sah sogar einmal während der Geburt einen Riß der Aorta auftreten.

Wenn man den Einfluß von Gravidität, Geburt und Puerperium auf Herz und Kreislauf zusammenfaßt, so läßt er sich von drei verschiedenen, zeitlich getrennten Gesichtspunkten aus betrachten. An erster Stelle steht die erhöhte Beanspruchung des Herzens durch veränderte Kreislaufbedingungen infolge des in den großen eingeschobenen fötalen Kreislaufs; in zweiter Linie die sicher oft hochgradige Inanspruchnahme der Zirkulationsorgane während der Geburt, und schließlich die Anpassung des Herzens und des Gefäßsystems an die zumeist plötzlich eingetretene Veränderung im Kreislauf infolge der Entbindung unter Berücksichtigung eines mehr oder weniger starken Blutverlustes. Zu diesen drei Momenten kommt noch hinzu die Verlagerung des Herzens durch das hochgedrängte Zwerchfell, und, wenn eine Graviditätsnephritis sich entwickelt, die hierdurch bedingte Mehrarbeit des Herzmuskels.

Die Beanspruchung und damit die Gefahr des Versagens werden am größten während oder unmittelbar nach der Geburt. Der plötzliche Kollaps nach der Geburt, wie er ähnlich auch nach der raschen Entleerung von großen raumbeengenden Tumoren des Abdomens vorkommt, ist vielleicht zu erklären durch die plötzliche Erweiterung des Splanchnikussystems. Das Herz verblutet sich in seine Splanchnikusgefäße. Haupt schätzt auf Grund der Bestimmung des Herzschlagvolumens, das bald nach der Entbindung absinkt, aber oft noch lange Zeit hinterher sehr labil ist, viel labiler als der Blutdruck, die Gefahrenzone für das Herz auf noch etwa 4—6 Wochen nach der Entbindung.

Der Herztod selbst erfolgt entweder plötzlich durch Herzparalyse, oder allmählich, zumeist unter Lungenödem durch allmähliches Versagen des Herzmuskels.

Diese Tatsachen machen eine dauernde Kontrolle des Pulses auch bei normalen Geburten notwendig. Gegebenenfalls ist die Hebamme hierauf besonders aufmerksam zu machen.

Am häufigsten tritt an den Arzt die Frage des Einflusses der Gravidität auf Herzklappenfehler heran. Da akzidentelle Geräusche in der Gravidität nicht selten sind, da infolge einer Verlagerung des Herzens der Spitzenstoß oft mehr in der Mamillarlinie gelegen sein kann, sind in solchen Fällen eine besonders exakte Anamnese und ein genauer objektiver Befund das Wichtigste.

Zu dem objektiven Befund gehört in erster Linie die Bestimmung der Akkommodationsbreite des Herzens unter Berücksichtigung der etwa schon vor der Gravidität vorhandenen oder vorübergehend aufgetretenen Insuffizienzerscheinungen. Handelt es sich um einen Klappenfehler, der schon lange Zeit bestanden, aber Insuffizienzerscheinungen nie gemacht hat, handelt es sich um muskelkräftige, körperlich leistungsfähige Personen, so ist ein Versagen des Herzmuskels nicht zu befürchten. Unter Umständen kann die soziale Stellung der Frau bei der Beurteilung dieser Frage wichtig sein. Wenn es der Patientin möglich ist, sich körperlich zu schonen, so sind die Gefahren einer Dekompensation sehr viel geringer als sonst. Sind bei einem kompensierten Klappenfehler Überraschungen unwahrscheinlich, so sieht man anderseits bei schon vorhandenen Dekompensationsstörungen auf der Basis eines Vitiums oder einer Myodegeneratio cordis nicht selten bedeutende Verschlimmerungen entstehen. Die Symptome der sich entwickelnden Herzinsuffizienz dürfen nur hier nicht verwechselt werden mit den bei herzgesunden Schwangeren beobachteten Ödemen und Atembeschwerden. Die Ödeme können rein mechanisch durch Stauung in den unteren Extremitäten bedingt sein und finden sich besonders bei Graviden, die starke Varizen haben. Neben diesen beiden Komplikationen kann nicht selten die Graviditätsnephritis Herzinsuffizienzerscheinungen auslösen.

Die Indikationen zum Abort lassen sich zusammenfassend folgendermaßen geben: Handelt es sich um einen Herzfehler, der bisher Kompensationsstörungen nicht machte, so wird man im allgemeinen ruhig das Kind austragen lassen können. Nur dann, wenn der Allgemeinzustand besonders ungünstig ist, wenn eine nennenswerte Anämie besteht, wenn infolge der sozialen Stellung der Frau, d. h. infolge einer anstrengenden Berufsarbeit, eine zu große Belastung des Herzens zu befürchten ist, darf man die Indikation für den Abort als gesichert hinstellen. Bei ausgesprochenen Symptomen von Herzinsuffizienz (Ödeme, Dyspnoe, Stauungen usw.) ist man immer berechtigt, möglichst bald den Abort einzuleiten. Besonders ungünstig ist die Prognose bei Mitralstenosen und Myodegeneratio cordis. Bei diesen Affektionen dürften daher schon geringere Insuffizienzerscheinungen genügen, um einen Abort zu rechtfertigen. Bei einer bestehenden Nephritis geben die Höhe des Eiweißgehaltes, Blutdrucks und Reststickstoffes, der Fortschritt oder Stillstand der Erscheinungen im Laufe einer kurzen Beobachtung, die bis dahin vorhandenen Herzsymptome den Ausschlag. Unter allen Umständen ist, wenn ausgesprochene Symptome von Herzinsuffizienz da sind, oder wenn es sich um eine nennenswerte fortschreitende Nephritis handelt, mit der Einleitung des Aborts nicht lange zu warten. Die vor dem 4.—5. Monat eingeleiteten Aborte haben für den mütterlichen Kreislauf keine nachteilige Bedeutung, bei später ausgeführten ist eine lange Vorbereitung notwendig, mit einem großen Blutverlust zu rechnen, und es sind die psychischen Momente oft nachteilig. Es ist deswegen wohl verständlich, wenn die Gynäkologen immer wieder betonen, daß man so früh als möglich sich zum Abort entschließen soll. Für die Beurteilung sind deshalb die Frühsymptome der eintretenden Insuffizienz besonders wichtig und auf ihr Auftreten bzw. Fortschreiten besonders zu achten. Lufthunger nach geringen Anstrengungen, Schmerzen in der Herzgegend, die in den linken Arm ausstrahlen, Pulsbeschleunigung, Erweiterung des rechten Herzens mit Gesamtverschiebung nach links, dadurch auftretende epigastrische, diastolische (nicht systolische Pulsation wie bei der Hypertrophie des linken Ventrikels) können schon sehr früh auf beginnende Dekompensation hinweisen und sind im Beginne der Gravidität unbedingt ernst zu nehmen (Mackenzie).

Unter Umständen kann auch in den letzten Monaten der Gravidität die Indikation zur Einleitung einer Frühgeburt gegeben sein, besonders dann, wenn sich die Herzbeschwerden erst in dieser Zeit entwickelt haben, oder, wenn plötzlich der bis dahin gut kompensierte Herzfehler Kompensationsstörungen macht. In solchen Fällen liegt die Indikationsstellung fast immer auf dem geburtshilflichen Gebiete, und ist dem Spezialisten die Entscheidung zu überlassen. Über das Elektrokardiogramm in der Schwangerschaft vgl. die Bemerkungen über Elektrokardiogramm und Lageveränderung des Herzens S. 204 ff.

Anhang.
Herz und Aszites, Bauchtumoren usw.

Ebenso wie bei der Gravidität kann es bei jeder Ansammlung fremder Massen im Abdomen, sofern hierbei sekundär ein Hochstand des Zwerchfells bedingt ist, zu Herzbeschwerden kommen. Nicht selten sieht man speziell bei einer raschen Ansammlung von Ascites exquisite Pulsbeschleunigungen, die zurückgehen nach dem Ablassen der intraabdominalen Flüssigkeit.

Die Diagnose der so bedingten Pulsbeschleunigungen stützt sich in der Hauptsache auf den Nachweis von Aszites bzw. Tumoren, den Hochstand des Zwerchfells und die mangelhafte Beweglichkeit desselben und das Zurückgehen der Erscheinungen von seiten des Herzens nach Entfernung der primären Ursache. Lokal kann die Diagnose gestützt werden dadurch, daß der Herzstoß sehr breit oberhalb der normalen Stelle fühlbar ist, oft in mehreren Interkostalräumen, im 2., 3. und 4., daß das Herz sich breiter dem Thorax anlegt, die Dämpfung leicht perkutierbar ist. Die Folgen von Aszites, Abdominaltumoren auf das Gefäßsystem sind gewöhnlich derart, daß eine Stauung in den Venen der unteren Extremität stattfindet, nicht selten zuerst in den Venen des einen Beines und später erst in denen des anderen, Stauungen, die anderseits auch oft bald zu Ödemen der Beine führen, und die nach der Entfernung der primären Ursache verschwinden können.

Die Differentialdiagnose kann schwer sein, wenn es sich nicht um reine Druckfolgen handelt, sondern wenn, wie nicht selten, diese kombiniert sind mit einer Thrombose (s. S. 494).

10. Erkrankungen des Blutes.

a) Herz und Blutmenge.

Erich Meyer konnte nachweisen, daß das Herz sich in seinem Tonus der veränderten Blutmenge anpaßt. Am Menschen wie auch in tierexperimentellen Untersuchungen ließ sich eine Verkleinerung der röntgenologisch festgestellten Herzgröße bei Aderlässen oder ausgedehnten Ulkus-Blutungen nachweisen, eine Vergrößerung des Herzens dann, wenn der Blutverlust durch eine geeignete, in der Blutbahn verbleibende Ersatzflüssigkeit gedeckt wird.

b) Herz und Anämie (Chlorose).

Bei Anämie und Chlorose stehen sehr häufig die subjektiven Herzbeschwerden so sehr im Vordergrunde, daß man gezwungen ist, dem Zirkulationsapparat besondere Beobachtung zu schenken. Der Puls ist, was die Frequenz angeht, ziemlich dauernd beschleunigt, oft sehr labil, d. h. in der Frequenz äußerst abhängig von psychischen Erregungen und körperlichen Anstrengungen. Von den Arhythmien sieht man gelegentlich die respiratorische Arhythmie, selten Extrasystolen. Fülle und Spannung des Pulses sind insofern oft abweichend, als beide weit unter die Norm heruntergehen können. Dementsprechend ist der Blutdruck oft an der unteren Grenze des Normalen oder subnormal. Am Herzen ist ein systolisches Geräusch über allen Ostien oder nur über der Mitralis bzw. Pulmonalis der ständige Befund. Diastolische in ihrem Charakter wechselnde Geräusche sind offenbar äußerst selten. Riemer, Eichhorst, Sahli, Laube u. a. haben diastolische Geräusche dieser Art gehört und beschrieben.

Über die Entstehung dieser anämischen Geräusche ist offenbar eine einheitliche Auffassung noch nicht erzielt worden. Ihre Entstehung wird zurückgeführt auf die veränderte Zusammensetzung des Blutes, auf die vermehrte Strömungsgeschwindigkeit, auf abnorme Schwingungen der Klappen bzw. der Gefäßwand oder auf abnorme Kontraktion der Muskulatur.

Lüthje führt die besonders bei jugendlichen Personen häufigen Pulmonalisgeräusche zurück auf eine relative Enge des Pulmonalostiums gegenüber dem rechten Herzen. Wahrscheinlich spielen auch mechanische Momente bei dem elastischen kindlichen Thorax mit.

Perkussorisch glaubte man ebenso wie bei Infektionskrankheiten häufig Verbreiterungen nach beiden Seiten festgestellt zu haben. Die Röntgenuntersuchung hat diese Annahme nicht immer bestätigt. In der Mehrzahl der Fälle bleibt trotz größerer subjektiver Herzbeschwerden die Herzform normal. Als charakteristisches Symptom wird das über den Venen des Halses, besonders über den Venae jugularis und subclaviae hörbare laute sausende Geräusch „das Nonnensausen" angeführt (s. S. 141).

c) Herz und perniziöse Anämie.

Die im Verlaufe der perniziösen Anämie, speziell dann, wenn die Krankheit ziemlich weit vorgeschritten ist, auftretenden Pulsstörungen decken sich im allgemeinen mit den oben bei Anämie beschriebenen, d. h. man findet abgesehen von leichten Rhythmusstörungen (Extrasystolen, respiratorischen Arhythmien) eine oft erhebliche Erhöhung der Frequenz. Akzidentelle Geräusche über dem Herzen, über allen Ostien sind hier etwas Alltägliches. Häufig ist die Herzdämpfung wesentlich verbreitert nach rechts und links infolge Dilatation. In diesem Falle besteht stets eine muskuläre Insuffizienz der Mitralis, oft zugleich der Trikuspidalis. Nur selten findet man diastolische Geräusche und Venengeräusche.

d) Herz und Leukämie bzw. Pseudoleukämie.

Auch bei den Leukämien und Pseudoleukämien findet man, wenn auch relativ selten und nur sub finem vitae, ausgesprochene Symptome von seiten des Herzens, die sich äußern durch einen frequenten, oft arhythmischen Puls, durch eine Verbreiterung des Herzens nach rechts und links und Insuffizienzerscheinungen allgemeiner Art. Daß das Herz anatomische Veränderungen verschiedener Art aufweisen kann, ist schon lange bekannt; diese gehören allerdings zu den selteneren Beobachtungen. Virchow fand lymphoide Knötchen im Perikard, Kaufmann beschreibt massenhafte leukämische Infiltrate im Herzmuskel. Im Gegensatz zur Leukämie sind bei der Pseudoleukämie zwar subjektive Beschwerden in Form von Herzklopfen nicht selten vorhanden, objektiv aber bietet das Herz keine charakteristischen Veränderungen derart, wie man sie bei der Leukämie sieht. Nicht selten sterben diese Patienten auch unter den Symptomen allgemeiner Herzinsuffizienz.

e) Herz und Polyzythämie.

Auch bei der Polyzythämie finden sich nicht selten Kreislaufstörungen derart, daß dauernd wesentlich erhöhte Pulsbeschleunigungen bestehen und der Blutdruck wenigstens bei bestimmten Formen der Polyzythämie dauernd erhöht ist. Die therapeutischen Versuche durch Aderlaß, Vasotonin, Bäder usw. den Blutdruck herabzusetzen, sind meistens erfolglos.

11. Erkrankungen des Zentralnervensystems.

a) Organische Krankheiten des Gehirns und Rückenmarks.

Bei Hirnerkrankungen findet man oft Temperaturerhöhungen und dementsprechend auch Pulserhöhungen. Man sieht diese aber auch unabhängig von der Temperatur. Die Pulsbeschleunigung wird reflektorisch ausgelöst von der Dura oder von der Rinde aus, es kann aber auch Reizung der Rinde Pulsbeschleunigung machen. Experimentell hat man festgestellt, daß bei langsamer Erhöhung des Hirndrucks, nach einer vorübergehenden Pulsbeschleunigung im Anfang, der sogenannte Hirndruckpuls auftritt, der sich auszeichnet durch Regelmäßigkeit, geringe Frequenz und starke Spannung und Füllung der Arterien. Dieser Puls ist zurückzuführen auf die Fortpflanzung des Druckes auf das verlängerte Mark und die dadurch bedingte Reizung des Vaguszentrums. Hält der Druck längere Zeit an oder steigert er sich sehr stark, dann kommt es nach vorübergehender Unregelmäßigkeit, Abnahme der Resistenz des Pulses, zu zunehmender Steigerung der Pulsfrequenz, dabei wird der Puls kleiner. Diese Erscheinungen bezeichnet man als Lähmungspuls, sie ist zurückzuführen auf völlige Lähmung des Vaguskerns.

Entsprechend der experimentellen Beobachtung sieht man auch bei Hirnkrankheiten, die mit einer Druckerhöhung im Hirn einhergehen (Tumoren, Entzündungen, Blutungen) einen Druckpuls auftreten. Bei zunehmender Druckerhöhung sieht man nicht selten typisches Cheyne-Stokessches Atmen auftreten, ein Symptom, das auch bei lokalen Blutungen, leichten und schweren Apoplexien usw. beobachtet wird. Das Zirkulationszentrum ist aber im allgemeinen widerstandsfähiger wie das Atmungszentrum Druckerhöhungen gegenüber.

Besonders interessant ist bei diesen Zirkulationserscheinungen auch das Verhalten des Blutdrucks. In dem Augenblick, wo der Druck im Gehirn größer wird als der geringste Blutdruck in den Hirngefäßen, kommt es zu reflektorischer Steigerung des Blutdruckes infolge erhöhter Herztätigkeit und infolge Kontraktion der peripheren Gefäße.

Bei den verschiedensten organischen Erkrankungen des Gehirns und Rückenmarks sieht man auch vasomotorische Störungen besonderer Art an den Extremitäten und am Rumpf auftreten, z. B. sind bei Lähmungen die erkrankten Extremitäten anfangs gerötet, später blaß, sie fühlen sich dementsprechend anfangs heiß, später kühl an. Einseitig vasomotorische Störungen beobachtet man am Kopf, bei Hals- und Dorsalmarkerkrankungen mit Beteiligung des Sympathikus.

Erkrankungen des Rückenmarks machen Herzsymptome nur, wenn das Halsmark befallen ist; besonders die Myelitis cervicalis zeichnet sich häufig durch Pulsfrequenzsteigerung aus.

Pulsverlangsamungen bei Erkrankungen des verlängerten Marks beruhen auf Vagusreizung, Beschleunigungen auf Vaguslähmung. Sie sind bei den nervösen Herzerkrankungen (s. S. 511) genau besprochen.

Neben diesen Allgemeinsymptomen, die bei den verschiedensten Erkrankungen in Frage kommen können, ist als besonders charakteristisch noch folgendes für eine Lokalerkrankung hervorzuheben: Commotio cerebri kann zu plötzlichem Herz- und Atemstillstand führen durch direkte Läsion der beiden Zentren. Statt dieses äußerst seltenen Ausganges sieht man aber ebenso wie bei Blutungen, seröser Exsudation usw. oft den erwähnten Druckpuls.

Bei der Tabes dorsalis ist eine erhöhte Pulsfrequenz, wie a. a. O. S. 510 erwähnt, häufig, die aber nicht zentral bedingt sein muß; es kombinieren sich, was das Gefäßsystem angeht, ja sehr oft Tabes mit Aorteninsuffizienz, luetischer Mesaortitis und Arteriosklerose.

b) Erkrankungen der Gehirnhäute.

Bei der Zerebrospinalmeningitis findet man starke Pulsfrequenzerhöhung, zuweilen mit ausgesprochenen respiratorischen Arhythmien oder auch mit Cheyne-Stokesschem Atmen. Im Gegensatze dazu ist die Pulsfrequenz bei der tuberkulösen Meningitis oft eine niedrige. Alle diese Erscheinungen gehören ebenso wie die bei den funktionellen Erkrankungen des Zentralnervensystems auftretenden Störungen von seiten der Zirkulationsorgane in das große Gebiet der nervösen Herzerkrankungen und sind Seite 510 ff. genauer besprochen worden.

c) Funktionelle Erkrankungen des Zentralnervensystems.

Die bei nervösen Allgemeinerkrankungen vorkommenden Symptome von seiten des Zirkulationsapparates decken sich oft ganz oder teilweise mit den subjektiven Beschwerden und den objektiven Symptomen, die man bei der Hysterie sieht. Die Hysterie kann aber doch gelegentlich typische Erscheinungen auslösen. In erster Linie gehören hierher vaso-motorische Störungen, d. h. lokale Zonen abnormer Rötung oder Blässe, verbunden mit ausgesprochener Hyperalgesie. Durch Hautreize (Senfteig) oder durch operative Eingriffe, Schröpfköpfe usw. konnte man beweisen, daß es sich bei der lokalen Blässe tatsächlich oft um hochgradige Kontraktionen der peripheren Gefäße handelt. Diese Reize bewirkten keine Blutung. Neben diesen vasomotorischen Störungen können für Hysterie charakteristisch sein Anfälle paroxysmaler Tachykardie oder Bradykardie. Die oft hochgradige Bradykardie sah man besonders während der hysterischen Schlafzustände auftreten. Als besonderes Krankheitsbild ist auch beschrieben worden eine Pseudoangina hysterica (Nothnagel), die als reine Imitation der Angina pectoris vera gilt. Objektiv findet man natürlich keinerlei Unterlagen, obwohl die subjektiven Angaben den wahren Anfällen getreu entsprechen. Die objektiv sicher nachgewiesenen vasomotorischen Störungen können natürlich für den Kreislauf wesentliche Hindernisse darstellen, können unter Umständen besonders bei schon geschwächtem Herzmuskel zu einem plötzlichen Versagen führen. Auf diese Weise lassen sich die im hysterischen Anfalle festgestellten Todesfälle erklären.

Die Anfälle, welche mit deutlichen objektiven Veränderungen am Herzen einhergehen (Bradykardie), gehören oft in das Gebiet der Vagusneurosen und sind von v. Noorden als hysterische Vagusneurosen besonders gekennzeichnet worden.

Bei der Differentialdiagnose der auf Hysterie beruhenden Zirkulationssymptome kann es besonders schwierig sein, die hysterischen Momente von organischen wirklich vorhandenen zu trennen, besonders dann, wenn gleichzeitig bei älteren Leuten Herzmuskelerkrankungen oder Herzfehler bestehen.

Die Labilität des Herzens bei neurasthenischen Individuen ist des öfteren betont worden. Es ist ja ohne weiteres verständlich, daß bei Leuten mit nervösen Allgemeinbeschwerden auch das Herz und Gefäßsystem sehr oft leichter ermüdbar und weniger leistungsfähig ist. Treten die Symptome von seiten des Herzens in den Vordergrund, so bezeichnet man das Krankheitsbild als kardiale Form der Neurasthenie, die Seite 515 genau beschrieben ist. Eine Schilddrüsenerkrankung ist in diesen Fällen sorgfältig auszuschließen.

12. Kyphoskoliose.

Bei Rückgratverkrümmungen höheren Grades, besonders wenn sie zu stärkeren Veränderungen auch des Thorax geführt haben, beobachtet man wohl stets, namentlich bei Patienten nach dem 40. Lebensjahre Herzbeschwerden, die sich äußern in Atemnot, besonders nach Anstrengungen, in starkem Herzklopfen, in Anzeichen von Herzinsuffizienz.

Die Wirkung der Kyphoskoliose auf den Kreislauf ist komplizierter Natur. Es kommt einerseits die Raumbeengung im Thorax in Frage, wodurch das Herz genötigt ist, gegen die zu enge Thoraxwand anzukämpfen. Eine weitere Rolle spielen die Verlagerungen des Herzens und der Gefäße, welche ein unzweckmäßigeres Arbeiten der Ventrikel bedingen. Durch Abknickungen der Aorta oder der Pulmonalis werden die Widerstände sehr groß. Mehr indirekt wirkt das Ausbleiben des für die Zirkulation normalerweise wesentlichen Einflusses der Thoraxbewegungen bei der Atmung. Die Lungen Kyphoskoliotischer sind oft zum Teil verkümmert, atelektatisch, nicht atmend. Dies alles bedeutet weitere starke Vermehrung der Widerstände im kleinen Kreislauf. Die veränderten Lungenteile sind häufig erkrankt, es bestehen Husten, Katarrhe, die ebenfalls Zirkulationshindernisse darstellen und das Herz stark in Anspruch nehmen. Es kommt gerade hierbei dann schließlich zu dem Bilde der „rechtsventrikulären Insuffizienz", wie es S. 230 geschildert ist.

Die **Diagnose** ist deshalb schwierig, weil die gewöhnlichen Methoden der Herzuntersuchung, insbesondere die Perkussion, bei Kyphoskoliotischen sehr ungenaue Werte geben. Die starken Verschiebungen des Herzens und der großen Gefäße äußern sich, wie im Kapitel Untersuchungsmethoden angegeben ist, in ganz ungewöhnlichen Formen der Herzdämpfung. Namentlich bei stark gekrümmten Thoraxwandungen im Gebiet des Herzens ist die Herzdämpfung häufig viel größer als das Herz. Indessen kommen jedoch auch echte Hypertrophien oft einseitig, z. B. nach rechts, oft aber auch beiderseitig vor.

Die vorhandene Dyspnoe, das Herzklopfen sind nicht immer ein Zeichen von mangelhafter Herztätigkeit, sondern meist auf die geringe Atmung zurückzuführen.

Die Therapie muß bei Jugendlichen dafür sorgen, daß keine Verschlimmerung der Thoraxanomalie eintritt, die Arbeit des Herzens muß erleichtert werden durch systematische Atemgymnastik. Im übrigen ist vor angestrengter Körperarbeit zu warnen.

Die ersten Anzeichen der Insuffizienz bei Kyphoskoliose im mittleren Lebensalter sind oft ausgesprochene Zyanose und Dyspnoe. Diese Erfahrungstatsache ist besonders dann zu berücksichtigen, wenn Erkrankungen anderer Organe in erster Linie die Pneumonie, dann aber auch Bronchitis, Magen-, Darmerkrankungen, besonders akute und subakute Katarrhe die Patienten zum Arzt führen.

13. Verbrennung und Erfrierung.

a) Herz und Verbrennung.

Die nach Verbrennungen auftretenden Herzinsuffizienzerscheinungen sind gelegentlich Gegenstand besonderer therapeutischer Maßnahmen. Es mag praktisch wichtig sein, hier einige Richtlinien zu geben.

Nach Verbrennungen, auch dann, wenn nur kleinere Hautzonen befallen sind, sieht man nicht selten einen Kollaps, d. h. blasse Haut, kleinen, beschleunigten Puls, vorübergehende oder längere Zeit anhaltende Bewußtlosigkeit.

Dieser Kollaps kann nur eine vorübergehende Erscheinung sein, kann aber auch unmittelbar zum Tode offenbar durch Herzstillstand führen. Die Gefahr ist auch dann, wenn der Patient sich aus dem akuten Kollaps bald erholt hat, nicht vorüber, da noch nach Tagen eine tödlich verlaufende Herzinsuffizienz auftreten kann, eine prognostisch bemerkenswerte Tatsache. Über den feineren Zusammenhang zwischen Verbrennung und Tod gibt die Sektion keinen Aufschluß. Man hat bisher außer Hyperämien der inneren Organe nichts Besonderes gefunden; auch die in der Nähe der verbrannten Bezirke vorhandenen Thrombosen konnten nicht als den Tod bedingende Momente angeschuldigt werden. Gelegentlich beobachtete leichte Verfettungen des Herzmuskels können auch nicht für die Insuffizienzerscheinungen von Bedeutung sein.

Das Versagen des pathologisch-anatomischen Befundes hat wohl Veranlassung zur experimentellen Untersuchung dieser Frage gegeben. Die besonders von Sonnenburg an Hunden und Fröschen ausgeführten experimentellen Untersuchungen ließen folgenden Schluß zu: Es ist sehr wahrscheinlich, daß der bei Tieren nach ausgedehnten Verbrennungen auftretende Tod dadurch verhindert werden kann, daß man den Tieren das Rückenmark oder die das Verbrennungsgebiet versorgenden Hauptnerven durchschneidet.

Die Therapie hat von vornherein ihr Hauptaugenmerk zu richten auf das Gefäßsystem, deckt sich also mit der Therapie des akuten Kollapses, dem es auch klinisch entspricht. Herzanaleptika wie Kampfer, Moschus gab man früher, neuerdings sah man auch gute Erfolge von intravenös angewandtem Digitalis. Nach der Entstehung der Kreislaufinsuffizienz dürfte Adrenalin in Form subkutaner Injektion 1—3 mal täglich 1—2 ccm des käuflichen Präparates sehr rationell sein. Daß daneben eine direkte Anregung des Herzmuskels durch Strophantin intravenös bei akuten Insuffizienzerscheinungen oder durch Strophantin bzw. Digalen intramuskulär bei mehr subakuten wünschenswert erscheint, ist selbstverständlich.

b) Herz und Erfrierung.

Auch bei der Einwirkung starker Kälte auf den menschlichen Organismus kommt es häufig zu den Erscheinungen einer allgemeinen Gefäßparalyse bzw. zum Kollaps (s. Herz und Verbrennung). Wahrscheinlich bereitet sich hier die Gefäßparalyse so vor, daß der anfänglich bestehenden spastischen Kontraktion eine dauernde Gefäßlähmung in der Peripherie folgt. Diese Gefäßlähmung bedingt natürlich einen subnormalen Blutdruck, eine Tatsache, die für den Herzmuskel eine bedeutende Mehrarbeit bedeutet.

Therapie. Ebenso wie bei der Verbrennung sind hier alle diejenigen Mittel empfehlenswert, die die Gefäßparalyse aufheben. Neuerdings würde man das Adrenalin in der oben angegebenen Dosis und Form versuchen, daneben ist es notwendig, den Herzmuskel direkt anzuregen, entweder durch Kampfer (Oleum camphoratum subkutan 3—5 mal täglich 1—2 Spritzen), oder durch Strophantin bzw. Digalen intravenös.

c) Herz und Hitzschlag.

Bei der intensiven Einwirkung von Wärme, mag es sich um Sonnenstrahlen oder um die Einwirkung hoher Außentemperaturen handeln, kommt es, wie im Band IV dieses Handbuches ausführlich auseinander gesetzt, zu Krankheitserscheinungen, die unter Umständen zum Tode führen können. Zugleich mit der oft erheblichen Erhöhung der Körpertemperatur (47° C) steigt die Pulsfrequenz und sinkt der Blutdruck. In mehreren von mir in dem heißen Sommer 1911, in den Jahren 21 und 23 beobachteten Fällen, in denen zwar auch im Röntgenbilde Herzdilatation nicht nachweisbar waren, standen die Erscheinungen einer allgemeinen Zirkulationsschwäche im Vordergrunde. Ein größeres kasuistisches Material über Beobachtungen dieser Art fehlt uns leider noch.

G. Herz und Genußmittel.

1. Kaffee, Tee, Tabak.

Beim meist wohl chronischen Mißbrauch der erwähnten Genußmittel sieht man nicht selten Herz- und Gefäßstörungen auftreten, die sich in der Regel in Extrasystolen, frustranen Kontraktionen und subjektiven Herzstörungen äußern. Oft ist dabei die Pulsfrequenz nennenswert erhöht, oft der Puls außergewöhnlich klein und weich. Allgemeinstörungen in dem Sinne von Unruhe, Unlust zur Arbeit, Energielosigkeit, Schlaflosigkeit vervollständigen dieses Bild. Diese Beschwerden können sich allmählich steigern und in Anfälle von Angina pectoris mit den dort geschilderten Symptomen übergehen. Nach dem Aussetzen der Genußmittel können die leichten oder schwereren Erscheinungen ziemlich schnell verschwinden, man sieht aber oft, daß noch monatelang die Extrasystolen und subjektiven Beschwerden bestehen bleiben.

Was den Tabak angeht, so treten die Beschwerden zumeist nach Importen und nach reichlichem Zigarettenrauchen auf. Von den koffeinhaltigen Genußmitteln scheint mehr der Kaffee zu Herzstörungen Veranlassung zu geben als der Tee.

Die Beschwerden kommen zustande teils durch direkte Wirkung auf den Herzmuskel, teils durch die Wirkungen auf die Herznerven und auf die Nerven des peripheren Gefäßsystems, teils werden die Folgeerscheinungen indirekt ausgelöst auf dem Wege der Psyche. Alles in allem gehören die Beschwerden im allgemeinen den Herzneurosen an und sind dort noch genauer beschrieben.

Differentialdiagnostisch ist bei älteren Leuten immer zu bedenken, daß die Herzstörungen Teilerscheinungen einer beginnenden Myodegeneratio cordis sein können. Hier geben die objektiven Symptome, insbesondere der Blutdruck und der Nachweis einer Inäqualität des Pulses, anderseits die subjektiven Beschwerden den Ausschlag, denn diese fehlen bei der beginnenden Myodegeneratio cordis meist ganz oder treten wenigstens vollkommen in den Hintergrund.

Bei der akuten Vergiftung mit den Genußmitteln Kaffee, Tee, Tabak kommt es im wesentlichen zu einer Pulsbeschleunigung; obwohl diese sehr intensiv werden kann, sind tödlich verlaufende Intoxikationen dieser Art nicht beobachtet.

Von diesen Genußmitteln besitzt nur der Tabak eine gewisse Wichtigkeit für Erkrankungen des peripheren Gefäßsystems. Daß gerade beim Tabakmißbrauch das intermittierende Hinken, die Dysbasia angiosclerotica Erbs, beobachtet wird, ist S. 428 gesagt worden. Neben diesen spastischen Zuständen sieht man aber auch schwere Gewebsschädigungen, speziell der unteren Extremität, bei chronischem Tabakmißbrauch. Die meisten dieser Patienten, die mit ausgedehnter Gangrän der Zehen oder des Fußes ich zu sehen Gelegenheit hatte, waren Juden aus dem Balkan oder aus Rußland. Es mag daher sein, daß hier neben dem in diesen Gegenden sehr häufigen Nikotinmißbrauch eine besondere Disposition dieser Rasse vorliegt. Verständlich ist die schwere Veränderung aber dann, wenn man bedenkt, daß diese Leute täglich 40—60 Zigaretten zu rauchen pflegen. Nach den Angaben der Patienten scheint der türkische und der mazedonische Tabak viel intensiver zu wirken als der russische und ägyptische. Die Erkrankung entwickelt sich gewöhnlich akut mit intensiven sensiblen Störungen, sie tritt fast immer einseitig auf. Den sensiblen Prodromen schließen sich bald Veränderungen der Hautfarbe an, die große Zehe oder auch ein größeres Gebiet des Fußes werden zuerst blaß, dann zyanotisch und schließlich entwickelt sich eine in den peripheren Teilen beginnende Gangrän. Vor dem Auftreten der Hautveränderungen kann man bereits die Störung erkennen durch die Temperaturdifferenz, indem der erkrankte Fuß sich entschieden kälter anfühlt. Dann ist auch die Pulsation in der A. dorsalis pedis sehr viel geringer oder vollständig aufgehoben. Stets findet man die fühlbaren Gefäße stark rigide.

2. Alkohol.

Die Toleranz Alkohol gegenüber ist eine so verschiedene, daß es schwer ist, zu sagen, wann und unter welchen näheren Bedingungen der Alkohol Gefäß- und Herzstörungen auszulösen imstande ist. Wir wissen nur, daß der einmalige Genuß auch kleiner Alkoholdosen gelegentlich bei jungen Leuten und bei Frauen Herzstörungen auslösen kann, und daß bei Männern nur bei reichlichem und dauerndem Alkohlgenuß und besonders nach langdauerndem Genuß konzentrierter Alkoholika Herz- und Gefäßstörungen im obigen Sinne auftreten.

Daß durch den übermäßigen Genuß alkoholischer Getränke auch der Herzmuskel auf die Dauer geschädigt wird, ist eine Tatsache, die man aus klinischen Beobachtungen mit Sicherheit entnehmen kann. Wie weit hierbei auch andere Momente mitwirken (bei dem Münchener Bierherz z. B. die Flüssigkeit an und für sich, bei dem Tübinger Weinherz die körperliche Überanstrengung, ferner Syphilis, schwere Arbeit, Tabakabusus, reichliche Ernährung, sexuelle Exzesse, Arteriosklerose), mag im Einzelfalle schwer sein zu entscheiden. Sicher ist, daß die im Alkoholgewerbe, speziell in der Bierbrauerei tätigen Personen sehr oft frühzeitig an Herzstörungen erkranken, zumeist an typischen Herzmuskelstörungen mit oder ohne Hypertrophie. Ob der Kaligehalt des Bieres für die Herzstörungen ursächlich von Bedeutung ist, ist eine vorläufig noch nicht genügend basierte Hypothese. Daß Ausnahmen die Regel bestätigen, sieht man auch hier nicht selten. Man hat wohl in jeder größeren Stadt Gelegenheit, Leute zu sehen, die im höheren Lebensalter stehen, keinerlei Krankheitssymptome zeigen, und seit Jahren und Jahrzehnten größere Mengen von Alkohol in Form von Bier oder Wein, besonders aber in Form von Schnaps zu sich genommen haben. Gerade der Schnapsgenuß scheint allerdings am wenigsten Herzstörungen zu bedingen.

Zu den anatomischen Unterlagen der chronischen Alkoholwirkung auf die Zirkulationsorgane gehören das schon erwähnte Bier- und Weinherz. Bollinger hat auf die außergewöhnliche Hypertrophie der Herzmuskulatur nach übermäßigem Biergenuß zuerst hingewiesen. Während bei den Bollingerschen Beobachtungen körperliche Überanstrengung nicht immer in der Anamnese vorhanden war, sind solche bei dem von Münzinger untersuchten Weinherz in der Regel vorhanden. Daß der chronische Genuß größerer Mengen von Alkohol auch zu Arteriosklerose disponiert, ist a. a. O. erwähnt worden. Die Wirkung des Alkohols auf den Herzmuskel ist oft insofern weiterhin eine indirekte, als ja nicht selten anatomische Veränderungen am Gefäßsystem, an der Leber und an der Niere durch ihn entstehen, die dann zu dem sekundären Versagen des Herzens führen.

Es mag sein, daß die Blutdruckerhöhung, die von Külbs nach längerem übermäßigem Genuß alkoholischer Getränke in Verbindung mit körperlichen oder psychischen Überanstrengungen festgestellt ist, und die auf Entziehung des Alkohols, Ruhe und Bädern hin schwand, ein ätiologisch wichtiges Moment für die Abnutzung des peripheren Gefäßsystems abgibt.

Bei der akuten Einwirkung größerer Mengen von Alkohol kommt es in der Regel zu einer Pulsfrequenzerhöhung und zu einer Blutdrucksenkung. Die Blutdrucksenkung ist die Folge der Erschlaffung des peripheren Gefäßsystems (Külbs). Diese kann durch Aufhebung der Widerstände zu einer vorübergehenden Herzerschlaffung (Kollaps), gelegentlich, wenn auch sehr selten, zu einem akuten Versagen des Herzmuskels führen.

Die bei subakutem Alkoholabusus auftretende Tachykardie hat man auf eine organische Veränderung des Vagus (Neuritis) zurückgeführt. Die Schwierigkeiten, die sich bei der Beurteilung solcher anatomisch fixierbarer Neuritiden ergeben, sind a. a. O. S. 513 besprochen worden.

Symptomatologie. Bei den Symptomen stehen im Vordergrund die subjektiven Beschwerden, besonders Herzklopfen nach körperlichen Anstrengungen und alkoholische Exzesse. Bei der näheren Analyse dieser anamnestischen Angaben fällt einem auf die Inkonstanz der Symptome, indem oft nach ganz leichten Exzessen schwere Symptome von Herzangst ausgelöst werden und oft die Patienten imstande sind, schwere körperliche Anstrengungen spielend zu überwinden, obwohl sie am Tage vorher bei geringen Bewegungen intensive Störungen hatten. Nervöse Symptome verschiedener Art, die im vorigen Kapitel S. 513 besprochen sind, sind hier ferner zu nennen. Im allgemeinen sind die Patienten in ihrem Beruf weniger leistungsfähig und pflegt man, wenn man die Ätiologie nicht kennt oder vom Patienten getäuscht wird, in erster Linie an eine Arteriosklerose zu denken.

Objektiv findet man eine Beschleunigung der Pulsfrequenz, auffällige Labilität des Pulses, Rhythmusstörungen in dem Sinne eines Pulsus irregularis respiratorius, aber auch in dem Sinne, daß der Puls unabhängig von der Atmung in seiner Frequenz innerhalb weniger Minuten sehr wechselt. Nicht selten besteht perkussorisch eine verbreiterte Herzdämpfung nach links und auch nach rechts (Dilatation), im Röntgenbilde oft der Typ des beginnenden Kugelherzens. Stauungserscheinungen fehlen anfangs, sie können sich allmählich ausbilden und dann die bekannten Erscheinungen der Herzinsuffizienz hervorrufen. Auch objektiv läßt sich die mangelhafte Leistungsfähigkeit des Herzens nach kleinen körperlichen Anstrengungen, z. B. zehnmal Stuhlsteigen, nachweisen; es steigt der Puls auf ungewöhnlich hohe Frequenz an, 140—160, um nicht innerhalb 1—2 Minuten, sondern erst allmählich auf die Norm zurückzugehen. Vielen Alkoholikern sieht man den Alkoholgenuß an, doch muß man sich erinnern, daß der Allgemeineindruck leicht täuschen kann. Gefäßektasien und aufgedunsene Haut speziell des Gesichts sind nicht immer durch Alkohol bedingt. Von seiten der inneren Organe ist immer beachtenswert die Leber, die unter Umständen enorm vergrößert sein kann (alkoholische Fettleber), weiterhin die Niere insofern, als man oft geringe Eiweißmengen im Urin gerade bei Alkoholikern findet.

Bei der Therapie muß als erste Regel gelten die Entwöhnung von alkoholischen Getränken, die ja oft gut durchführbar ist.

3. Morphium.

Eine nicht geringe Zahl der Morphinisten erkrankt an Herzmuskelstörungen im Sinne der Myodegeneratio cordis. Ein ursächlicher Zusammenhang zwischen Morphiummißbrauch und der Lokalerkrankung ist nicht ohne weiteres abzulehnen, jedenfalls muß man bei älteren Morphinisten immer auf das Eintreten von Herzinsuffizienzerscheinungen gefaßt sein. Sind diese einmal aufgetreten, dann ist eine Entziehungskur nicht immer am Platze, weil diese gewöhnlich ein rapides Fortschreiten der Herzstörung und der Allgemeinerscheinungen auslöst. Bei jedem Versuch, einem Patienten das Morphium zu entziehen, ist ganz besonders auf den Zustand des Herzens daher auch Rücksicht zu nehmen, denn zahlreiche Beobachtungen lehren, daß auch bei Leuten, die vorher noch keine Störungen von seiten des Herzens hatten, bei plötzlicher gänzlicher Entziehung des Morphiums schwerste Insuffizienzerscheinungen und Kollapse auftreten können.

H. Herz und Operation, Shock, Narkose.

1. Herz und Operation.

Bei allen chirurgischen Eingriffen spielt das Verhalten des Herzens und Gefäßsystems während und oft auch längere Zeit nach der Operation eine wesentliche, für die Prognose ausschlaggebende Rolle. Die durch Operationen ausgelösten Kreislaufinsuffizienzen beobachtet man klinisch besonders in 2 Formen, nämlich einmal während oder kurz nach der Operation, anderseits als Spätwirkung, oft Tage oder Wochen nach dem Eingriff. Gewöhnlich ist es nicht ein Moment, der hier für das Versagen des Herzens anzuschuldigen ist, sondern meist kombinieren sich mehrere in ihrer Wirkung. Abgesehen von dem Einfluß der Narkose, auf den wir gleich näher zu sprechen kommen, sei hier erwähnt erstens der Blutverlust. Sicherlich reagieren die Menschen auf gleich große Blutentziehungen sehr verschieden; das liegt wohl einerseits an der verschiedenen Elastizität des Gefäßsystems, die nötig ist, um sich an die durch den Flüssigkeitsverlust bedingten Änderungen der Blutverteilung anzupassen, zweitens an der sehr verschiedenen Reaktion und Regenerationsfähigkeit der hämatopoetischen Organe. Neben den Blutverlusten kommt als ein wesentliches Moment oft in Frage die Shockwirkung, die bedingt ist rein psychisch durch die Aufregungen und Schmerzen, anderseits reflektorisch zustande kommt durch die Reizung der durchschnittenen oder gequetschten Nerven.

Eine besondere Rolle spielen die Insuffizienzerscheinungen, die man nach der Exstirpation größerer Tumoren oder nach der Entleerung größerer Zysten oder Wasseransammlungen in der Leibes- und in der Brusthöhle auftreten sieht. Zur Erklärung kann man annehmen, daß hierdurch sehr starke Veränderungen in der Aufnahmefähigkeit der Blutgefäße des Abdomens geschaffen werden. Der Körper verblutet sich in die bisher verengten, jetzt weiten Blutgefäße des Splanchnikusgebietes. Zum Teil sind für die Wirkung so plötzlicher Druckentlastungen auch reflektorische Einflüsse zu beschuldigen.

In vielen Fällen allerdings war das Herz nur scheinbar gesund vor der Operation, denn Myodegeneratio cordis, auch bei jüngeren Leuten, ist nicht selten. Sie braucht klinische Symptome nicht immer zu machen und wird daher, wenn man nur vereinzelt den Patienten zu sehen Gelegenheit hatte, leicht übersehen. Daß es unter diesen Bedingungen während oder längere Zeit nach der Operation zu einem Versagen des Herzmuskels kommen kann, ist begreiflich, denn wenn sich hier Wirkung der Narkose mit größerem Blutverlust und eventuell noch mit Shockwirkung kombinieren, ist der geschädigte Herzmuskel kaum imstande, die Zirkulation aufrecht zu erhalten.

Für das Gefäßsystem spielt anderseits die Arteriosklerose, die ebenfalls oft klinisch nicht oder nur schwer nachweisbar sein kann, dieselbe Rolle wie die Myodegeneratio cordis für das Herz.

Die neuerdings versuchte Digitalistherapie, in der Weise, daß man rechtzeitig, d. h. schon vor der Operation, das Herz und besonders das organisch geschädigte Herz digitalisiert, hat sicherlich Vorteile. Viktor Hoffmann konnte experimentell zeigen, daß das mit Digitalis vorbehandelte Froschherz eine größere Widerstandskraft gegen Alkoholschädigung besitzt als das unvorbehandelte Herz. Wiechowsky stellte fest, daß das Froschherz nach Vorbehandlung mit koffeinhaltiger Durchströmungsflüssigkeit unempfindlicher gegen Chloroformschädigungen ist. Trotzdem vertritt E. Meyer den Standpunkt, daß beim gesunden Herzen eine prophylaktische Digitalisbehandlung vor der Operation zum mindesten nicht nötig sei, unter Umständen sogar unzweckmäßig, weil sie den Operateur verhindert, im Falle eines plötzlichen Herzkollapses mit großen Digitalisdosen einzugreifen oder das Adrenalin anzuwenden. Die von E. Meyer im Tierexperiment verwandten Digitalisdosen sind aber wohl höher, als sie den beim Menschen üblichen Dosen zur prophylaktischen Digitalisierung entsprechen. Wenn man sich demnach bezüglich der Frage der prophylaktischen Digitalisierung des gesunden Herzens noch abwartend wird verhalten müssen, so steht wohl die Zweckmässigkeit dieser Maßnahme beim kranken Herzen vor der Operation außer Frage. Es empfiehlt sich, hier nicht schematisch zu verfahren, sondern die Dosis dem jeweiligen Bedürfnis unter Berücksichtigung der Pulsfrequenz, des Blutdrucks und des Verhaltens des Herzens im allgemeinen anzupassen.

2. Herz und Shockwirkung.

Man beobachtet nach Unglücksfällen, besonders dann, wenn es sich um grobe Insulte handelte, die mit starkem Blutverlust einhergingen, aber auch dann, wenn der Körper nicht oder in nur geringem Maße getroffen wurde, Erscheinungen, die auf eine akute Insuffizienz des Kreislaufs hindeuten. Das Bild der Ohnmacht ist das bekannteste. In seltenen Fällen kann ein tödlich wirkender Herzstillstand eintreten. Bei der Ohnmacht findet man neben der Bewußtlosigkeit einen kleinen, frequenten Puls, Anämie der Haut und der Schleimhäute, besonders des Gesichts, und mehr oder weniger starke Reaktionslosigkeit auf äußere Reize. Es ist also die Wirkung auf das Gefäßsystem und auf das Herz erkennbar auch in einer oft harmlosen vorübergehenden Erscheinung. Daß eine solche offenbar reflektorisch bedingte Gefäßwirkung unter Umständen zum Tode führen kann, ist selbstverständlich, wenn man daran denkt, daß experimentell, z. B. im Goltzschen Klopfversuch, eine durch äußere Traumen bedingte intensive reflektorische Einwirkung auf das Herz leicht auslösbar ist (s. Kapitel plötzlicher Herztod S. 260). Es ist also die Shockwirkung wahrscheinlich eine reine Reflexreaktion, die durch die Gefäßnerven, speziell durch die des Splanchnikusgebietes, vermittelt wird.

Die Therapie besteht kausal in der Aufhebung dieser Reflexwirkungen. Man erreicht das ja oft sehr leicht durch alle Reize, die imstande sind, das Bewußtsein wieder zu wecken, die also über den Weg der Nase oder des Mundes, oder auch der äußeren Haut auf das Gehirn einwirken; Riechen ätherischer Substanzen, Einreiben des Körpers mit hautreizenden Mitteln, speziell Kratzen der Fußsohle mit Bürsten usw. Daß dabei unterstützend wirkt eine Flachlage des Körpers, oft auch eine Tieflage des Kopfes, die die Hirnanämie beseitigt, ist selbstverständlich. Auch diejenigen Mittel, die die Reizbarkeit des Vasomotorenzentrums erhöhen, Koffein, Kampfer, eventuell Adrenalin, werden hier mit Vorteil verwandt werden. Gussenbauer empfiehlt insbesondere die Anwendung von Wärme, d. h. warme Einpackungen.

3. Herz und Narkose.

Bei jeder Narkose kommt es unter der Einwirkung des resorbierten Narkotikums zu einer Pulsbeschleunigung, Erweiterung der peripheren Gefäße und einer Blutdrucksenkung. Die Wirkung auf Puls und Herz ist um so intensiver, je mehr das Herz schon geschwächt, die Muskulatur verfettet war. Beim Äther findet man gegenüber dem Chloroform eine Reaktion des Herzens im allgemeinen nicht so deutlich. Die Dilatation der peripheren Gefäße erkennt man an dem geröteten Gesicht und der intensiven Rötung der Schleimhäute. Die im weiteren Verlauf auftretende Erweiterung auch des Splanchnikusgebietes ist im wesentlichen für die Blutdrucksenkung verantwortlich zu machen.

Aus elektrokardiographischen Untersuchungen an Narkotisierten läßt sich feststellen, daß bei etwa 50% sich eine abnorme Herztätigkeit findet und zwar am häufigsten paroxysmale Vorhofstachykardie, Extrasystolen und Verschiebung des Reizursprungs, die sich an Veränderungen der Vorhofszacke kenntlich macht (Lennox, Graves und Lewine). Kollapsartige Störungen erwiesen sich während oder 24 Stunden bis 9 Tage nach der Operation nicht als auf Herzdilatation beruhend, sondern mußten, wie die elektrokardiographische Untersuchung in 9 Fällen erwies, auf Störungen im Reizleitungssystem zurückgeführt werden. In 3 Fällen handelte es sich um paroxysmale, aurikuläre Tachykardie, in 4 Fällen um Vorhofsflimmern, in 2 Fällen um Flattern.

Der Tod im Anfang der Narkose kommt dadurch zustande, daß das Chloroform die Nasenschleimhaut reizt und hierdurch reflektorisch unter Vermittlung des Vagus das Herz lähmt. Bei zu raschem Aufträufeln des Chloroforms kann es zu einer so starken Sättigung des Blutes kommen, daß das linke Herz durch direkte Einwirkung zum Stillstand gebracht wird.

Auf der Höhe der Narkose ist der Herztod einerseits eine Folge der direkten Wirkung des Chloroforms auf den Herzmuskel, anderseits eine Folge der Kreislaufinsuffizienz vermittels zu starker Blutdrucksenkung.

Experimentelles. Reflektorisch durch Reizung der Nasenschleimhaut entsteht eine Blutdrucksteigerung infolge Reizung des vasomotorischen Zentrums, gleichzeitig eine Pulsverlangsamung durch Erregung des Vaguszentrums im verlängerten Mark. Eine reflektorische Wirkung kann ausgeschaltet werden durch vorheriges Kokainisieren der Nase. Auf den Herzmuskel wirkt das Chloroform schon deutlich schwächend in einer Konzentration, wie sie zur Narkose gewöhnlich notwendig ist. Eine etwas höhere Konzentration, die praktisch vorübergehend leicht erreicht werden kann, wenn das Chloroform in großen Dosen plötzlich aufgegossen wird, führt zum Herzstillstand. Leitet man durch ein stillstehendes Herz eine Zeitlang chloroformfreies Blut, so kommt es wieder zum Schlagen. Unterstützend wirkt die direkte Massage, die ja auch vielfach von Chirurgen beim Herzstillstand während der Narkose mit Erfolg angewendet wurde. Die direkte Herzmassage zieht manchmal Flimmern der Ventrikel nach sich. Auf Grund experimenteller Erfahrungen hat Hering vorgeschlagen, in solchen Fällen durch intravenöse Injektionen von 17 g Chlorkalium wieder normale Kontraktion anzuregen.

Kontraindikationen der Narkose. Die für den Praktiker wichtige Frage, welche Leute nicht narkotisiert werden dürfen, ist dahin zu beantworten, daß bei älteren Leuten überhaupt, besonders bei solchen, deren Herzmuskel mit Wahrscheinlichkeit degenerativ verändert ist, Narkosen nicht anzuwenden sind, höchstens darf ein leichter Ätherrausch versucht werden. Bei Klappenfehlern, die sich in dem Stadium der Dekompensation befinden und bei ausgesprochenen funktionellen Störungen (Basedow) ist nur im Notfalle eine Narkose gestattet. Hier wird man sich heute der Lokalanästhesie bedienen und eventuell einen leichten Ätherrausch zu Hilfe nehmen.

Therapie. Bei dem akuten Versagen des Herzens, d. h. bei dem plötzlichen Herzstillstand bleibt oft nichts anderes übrig, als den Herzmuskel unmittelbar anzugreifen, d. h. entweder das Herz so gut wie möglich zu massieren oder Adrenalin in das Herz zu injizieren. Es ist oft mit Erfolg die Massage ausgeführt worden nach Laparotomie vom Diaphragma aus. Hier so zu verfahren, daß man nicht schädigt und doch genügend intensiv reizt, ist schwer. Innere Mittel subkutan, intramuskulär oder intravenös dürften in solchen Fällen wirkungslos sein. Aber intrakardial injizierte Herztonika, insbesondere Adrenalin 1—2 ccm oder auch Adrenalin in Kombination mit $1/_2$ Strophanthin (Böhringer) sind verschiedentlich mit frappierendem Erfolg gegeben worden. Von anderer Seite wird indes gewarnt, mehr als $^1/_2$ ccm Adrenalin 1:1000 intrakardial zu injizieren (Stich, C. Hirsch). Erfolgreich konkurriert mit diesen Mitteln die intrakardiale Injektion von 1 ccm Kardiazol. Bestehen im wesentlichen Atemlähmung, zeigt das Herz aber noch seltene Kontraktionen, dann ist folgende Therapie angebracht: Entfernung der Narkosemittel, Sauerstoff und künstliche Atmung, um die Lungen so gut wie möglich zu durchlüften, intravenös Strophanthin, subkutan Kampfer-Koffein als neueres elektiv und sehr energisch auf das Atemzentrum einwirkendes Mittel das Lobelin, am besten intravenös 0,003 g.

Literatur.

I. Anatomie und Physiologie.

Zunächst seien hier angeführt die gebräuchlichsten Lehrbücher der Herz- und Gefäßerkrankungen.

Abderhalden: Hanbuch d. biol. Arbeitsmethoden. Kreislauf, Abt. 5, **1924 IV**, H. 5. Berlin-Wien. — Derselbe: Handbuch d. biol Arbeitsmethoden, Stauf: Bestimmung des Blutdruckes. — Albrecht, E.: Der Herzmuskel. Berlin 1903. — Aschoff: Pathologische Anatomie 1913.

v. Basch, S.: Die Herzkrankheiten bei Arteriosklerose. Berlin 1901. — Bauer, J.: Die konstitutionelle Disposition zu inneren Krankheiten. Berlin: Jul. Springer 1921. — Bethe-Bergmann-Embden-Ellinger: Handbuch der normalen und pathol. Physiologie 7 I u. II. Berlin: Jul. Springer 1926. — Brugsch-Schittenhelm: Klinische Diagnostik und Untersuchungsmethodik. Berlin-Wien: Urban & Schwarzenberg 1921. — Dieselben: Klinische Laboratoriumstechnik I u. II u. III. Berlin-Wien: Urban & Schwarzenberg 1923. — Burwinkel, O.: Krankheiten des Herzens und der Gefäße. Wiesbaden: J. F. Bergmann 1920. Corvisart: Versuch über die Krankheiten des Herzens. Nach der zweiten Auflage übersetzt von Rintel. Berlin 1814.

Edens, E.: Lehrbuch der Perkussion und Auskultation. Berlin 1920.

Fraentzel: Vorlesungen über die Krankheiten des Herzens. Berlin 1889. — Friedreich: Die Krankheiten des Herzens. Virchows Handbuch. Erlangen 1861.

Geigel: Lehrbuch d. Herzkrankheiten. Wiesbaden-München: J. F. Bergmann 1920. — Gerhardt, C. und D.: Lehrbuch der Perkussion und Auskultation. 5. Aufl. Tübingen 1900. — Gerhardt, D.: Herzklappenfehler. Wien und Leipzig 1913. — Gibson: Diseases of the heart and aorta. London 1898.

Henschen: Mitt. med. Klinik Upsala I Jena 1898, II Jena 1899. — Herz, Max: Herzkrankheiten. Wien 1912. — Hirschfelder: Diseases of the heart and aorta. Lippincott (ohne Jahr). — Hochhaus-Liebermeister: Die Krankheiten des Herzens und der Gefäße. 1922. — Hoffmann, A.: Funktionelle Diagnostik und Therapie der Erkrankungen des Herzens. 1911. — Derselbe: Ergänzungsband **3** d. Dtsch. Klinik (1912). Derselbe: Pathologie und Therapie der Herzneurosen. Wiesbaden 1901. — Derselbe: Die Elektrographie als Untersuchungsmethode des Herzens und ihre Ergebnisse. Wiesbaden 1914. — Derselbe: Jahreskurse f. ärztl. Fortbild. **17**, H. 2 (1926). — Derselbe: Differentialdiagnose der Krankheiten der Brustorgane und des Kreislaufs. Leipzig und Planegg 1927. — Huchard: Die Krankheiten des Herzens. Übersetzt von Rosenfeld. Leipzig 1909.

Kirch, E.: Pathologie des Herzens. Erg. Path. I, **22.** — Kraus und Nicolai: Das Elektrokardiogramm. Leipzig 1910. — Krehl: Die Erkrankungen des Herzmuskels und die nervösen Herzkrankhieten. Wien u. Leipzig 1913. — Derselbe: Pathologische Physiologie. 8. Aufl. 1914. — Kraus, Fr. und Mitarbeiter: Sparsame sachgemäße Krankenbehandlung. 2. Aufl. Berlin: Jul. Springer 1927.

Lewis, Th.: Der Mechanismus der Herzaktion. Übersetzung von Hecht. Wien u. Leipzig 1912.

Mackenzie, J.: Herzkrankheiten. Übersetzt von Grote. 1910. — Mackenzie-Rothberger: Lehrbuch der Herzkrankheiten. 1923. — Magnus-Alsleben: Vorlesungen über innere Medizin. Berlin 1926. — Martini, P.: Die unmittelbare Krankenuntersuchung. München 1927. — Moderne Methoden der Kreislaufdiagnostik. Ärztl. Fortbildungskurs in Bad Nauheim. Pfingsten 1925.

Nicolai, G.: Die Mechanik des Kreislaufs. Handbuch d. Physiol. 1908.

Piorry: Über die Krankheiten des Herzens. Übersetzt von Krupp. Leipzig 1844.

Quincke: Krankheiten der Gefäße. v. Ziemßens Handbuch d. spez. Path. u. Therap. **6** (1897).

Romberg: Die Krankheiten des Herzens. 2. Aufl. — Romberg, E.: Lehrbuch der Krankheiten des Herzens und der Blutgefäße. 4. u. 5. Aufl. Stuttgart 1925. — Rosenbach, O.: Die Krankheiten des Herzens. Wien 1897. — Rothberger, C. J.: Kreislauf,

I. Abschn. Störungen in der Mechanik der Herzkontraktion. Lüdke-Schlayer: Lehrbuch d. path. Physiologie. Leipzig 1922.
    Sahli: Lehrbuch der klinischen Untersuchungsmethoden. 5. Aufl. — v. Schrötter: Über die Insuffizienz des Herzmuskels. Kongr. f. inn.. Med 1899, 23. — Schrumpf, P.: Herzkrankheiten. Lehrbuch. Leipzig: Gg. Thieme 1922. — Sée: G.: Traité des maladies du coeur. Paris 1889. — Senac: Praktische Abhandlung von den Krankheiten des Herzens. Übersetzt. Leipzig 1781. — Staehelin, R.: Diagnostik der Krankheiten des Zirkulations-apparates in Paul Krause: Lehrbuch der klinischen Diagnostik 1911. — Stokes: Die Krankheiten des Herzens und der Aorta. Übersetzt von v. Lindwurm. Würzburg 1855.
    Tigerstedt: Physiologie des Kreislaufs 1—4 (1923).
    Weber, Arthur: Die Elektrokardiographie. Berlin 1926. — Weiß, E.: Diagnostik mit freiem Auge (Ektoskopie). Berlin-Wien: Urban & Schwarzenberg 1925. — Wencke-bach: Störungen der Schlagfolge. 1914. — Wenckebach-Winterberg: Die unregel-mäßige Herztätigkeit. 2 Bde. Wien 1927. — Wunderlich: Handbuch der Pathologie und Therapie 1, 3 Stuttgart (1850).

I. Anatomie und Physiologie.
Anatomie.

Aagard, Otto C.: Les vaisseaux lymphatiques du coeur. Paris 1924. — Aagard, C. C. und Hall: Anat. H. 51 (1914). — Albrecht: Der Herzmuskel. Berl. 1903, bes. 16 u. 82f.
    Berblinger: Zbl. Herzkrkh. 1916, Nr 14. — Bohnenkamp: Energetik. Z. Biol. 84 (1926). — Derselbe und Eichler: Pflügers Arch. 212 (1926). — Derselbe und Enderle: Dtsch. Z. Chir. 200 (1927). Sympathektomie. — Derselbe und Ernst: Energetik. Z. Biol. 84, H. 5 (1926). — Braun: Über Herzbewegung und Herzstoß. Jena 1898.
    Callum, Mac: Architecture and growth of ventricles of heart. J. Hopkins Hosp. Rep. 9 (1900). — Christ, H.: Über den Einfluß der Muskelarbeit auf die Herztätigkeit. Dtsch. Arch. klin. Med. 53, 102.
    Dietrich, A.: Grundriß der allgemeinen Pathologie. Leipzig 1927.
    Eberth: Über die Elemente der quergestreiften Muskeln. Arch. path. Anat. 7, 1868. — Ebner: Herzmuskelfasern. Sitzgsber. Akad. Wiss. Wien, Math.-naturwiss. Kl. 129 (1920). — v. Ebner: Über die Kittlinien der Herzmuskelfasern. Sitzgsber. Akad. Wiss. Wien, Math.-naturwiss. Kl. Abt. 3, 109 (1900). — Ebstein, E.: Die Diastole des Herzens. Inaug.-Diss. Heidelberg 1904. — Ekman: (Finnisch, zit. bei Ph. Stöhr jun. Arch. Entw.mechan. 106 (1925). — Engelmann: Beobachtungen und Versuche am suspendierten Herzen. Pflügers Arch. 59, 309. — Derselbe: Über den Ursprung der Herzbewegungen und der physio-logischen Eigenschaften der großen Herzvenen des Frosches. Pflügers Arch. 65, 109. — Derselbe: Über den myogenen Ursprung der Herztätigkeit usw. Pflügers Arch. 65, 535.
    Franklin, P. Mal: Muscular architecture of the human heart. Amer. J. Anat. 11, 13 (1910/1911). — v. Frey: Eine einfache Methode, den Blutdruck beim Menschen zu messen. Festschrift f. B. Schmidt. Leipzig 1896. — Derselbe und Krehl: Untersuchungen über den Puls. Du Bois-Reymonds Arch. f. Physiol. 1890.
    Gerhardt, D.: Zur Lehre von der Saugkraft des Herzens. Kongr. f. inn. Med. 1906, 299. — Glaser: Innervation der Kranzgefäße. Z. Anat., Abt. I, 79, H. 4—6 (1926).
    Haberlandt, L.: Gefrierversuche am Froschherzen. München 1920. — Hasebroek: Versuch einer Theorie usw. aaf Grund einer neuen Darstellung des Kreislaufes. Dtsch. Arch. klin. Med. 77, 350. — Heidenhain, M.: Über die Struktur des menschlichen Herz-muskels. Anat. Anz. 20 (1902). — Derselbe: Beiträge zur Aufklärung des wahren Wesens der faserförmigen Differenzierung. Anat. Anz. 16 (1899). — Heller: Regeneration des Herzmuskels. Beitr. path. Anat. 57 (1913). — Heller, R., W. Mager und H. von Schröt-ter: Über das physiologische Verhalten des Pulses bei Veränderungen des Luftdruckes. Z. klin. Med. 33, 341—380; 34, 129—165 (1897). — Hering, H. E.: Über die gegenseitige Abhängigkeit der Reizbarkeit, der Kontraktilität und des Leitungsvermögens der Herz-muskelfasern usw. Pflügers Arch. 86, 533. — Derselbe: Über die unmittelbare Wirkung des Akzelerans und Vagus auf automatisch schlagende Abschnitte des Säugetierherzens. Pflügers Arch. 108, 281. — Hermann: Physiologie. 2. Aufl. 1896, 86. — Hesse: Beiträge zur Mechanik der Herzbewegung. Arch. f. Anat. 1880, 320. — Hirsch und Stadler: Studien über den N. depressor. Dtsch. Arch. klin. Med. 81, 406. — Hirsch, C. und C. Beck: Eine Methode zur Bestimmung des inneren Reibungswiderstandes des lebenden Blutes beim Menschen. Münch. med. Wschr. 47, 1685 (1900). — Derselbe und Stadler: Experi-mentelle Untersuchungen über den Nervus depressor. Dtsch. Arch. klin. Med. 81, 383. — His: Die Entwicklung des Herznervensystems bei Wirbeltieren. Abhandl. math.-phys. Kl. kgl.-sächs. Ges. Wiss. 18, Nr 1 (1891). — Derselbe: Die Tätigkeit des embryonalen Herzens und deren Bedeutung für die Lehre von der Herzbewegung beim Erwachsenen. Arb. med. Klinik Leipzig 1893, 14. — Derselbe und Romberg: Beiträge zur Herzinnervation. Verh. Kongr. inn. Med. 1890, 396. — Hochrein, M.: Fassungsvermögen der Herzteile. Arch.

f. exp. Path. **124** (1927). — Hofmann, F. B.: Beiträge zur Lehre von der Herzinnervation. Arch. f. d. ges. Physiol. **72**. — v. Hößlin, H.: Beitrag zur Mechanik der Blutbewegung. Festschrift f. v. Ziemssen **1899**, 103 u. 624. — Hürthle: Über den Ursprungsort der sekundären Pulswellen. Pflügers Arch. **47**, 17 (1890). — Derselbe: Über den Widerstand der Blutbahn. Dtsch. med. Wschr. **1897**. — Hürthle, K.: Vergleichung des mittleren Blutdruckes in Karotis und Kruralis. Arch. f. d. ges. Physiol. **110**, 421—436 (Tafel 2) (1905). Derselbe: Über eine Methode zur Bestimmung der Viskosität des lebenden Blutes und ihre Ergebnisse. Pflügers Arch. **82**, 89 (1900).

Jegorow: Klappenversorgung. Z. klin. Med. **103** (1926). — Inada: Form der Herzmuskelkerne. Dtsch. Arch. klin. Med. **83** (1905).

Kirch, Eugen: Z. angew. Anat. **7** (1921). — Derselbe: Zbl. Path. Kompl. **33** (1923). — Derselbe: Sitzgsber. physik.-med. Ges. Würzburg **1920**. — Derselbe: Dtsch. Arch. klin. Med. **144**, H. 6 (1924). — Kölliker und H. Müller: Nachweis der negativen Schwankung am natürlich sich kontrahierenden Muskel. Verh. phys..-med. Ges. Würzburg **6**, 530 (1859). — Kolb: Beiträge zur Physiologie maximaler Muskelarbeit, besonders des modernen Sports. Berlin: Braun. — Keilson: Ein experimenteller Beitrag zu der Lehre von der Pulsfrequenz. Königsberger Diss. 1898. — Köster und Tschermak: Über den Nervus depressor als Reflexnerv der Aorta. Pflügers Arch. **93**, 24. — Krehl: Die Füllung und Entleerung des Herzens. Abh. math.-phys. Kl. kgl. sächs. Ges. Wiss. **17**, Nr 5. — Derselbe: Die Mechanik der Trikuspidalklappe. Du Bois-Reymonds Arch. f. Physiol. **1889**, 289. — Krehl und Romberg: Über die Bedeutung des Herzmuskels und der Herzganglien für die Herzbewegung des Säugetiers. Arch. f. exp. Path. **30**, 49. — v. Kries: Studien zur Pulslehre. Freiburg 1892, 67. — Kretz: Wien. Arch. inn. Med. **9** (1925).

Landois: Lehrbuch der Physiologie des Menschen. 7. Aufl. **1891**, 168. — Leontowitch, A.: Zur Frage über die Kontraktionswelle im Herzen. Arch. f. Physiol. **128**, 67, 1 u. 2. — Loeb und Magnus: Arch. f. exp. Path. **1**. — Ludwig: Über den Bau und die Bewegung der Herzventrikel. Z. rat. Med. **7**, 190—200 (1849).

Mackenzie, M. und Wenckebach: Über an der Atrioventrikulargrenze ausgelöste Systolie beim Menschen. Arch. f. Physiol. **1905**, 235. — Michailow, S.: Zur Frage über den feineren Bau des intrakardialen Nervensystems der Säugetiere. Internat. Mschr. Anat. u. Physiol. **1907/1908**. — Moritz: Fassungsvermögen. Münch. med. Wschr. **1928**, H. 1. — Muskens: Über Reflexe von der Herzkammer auf das Herz des Frosches. Pflügers Arch. **66**, 328. — Müller, Otfried: Über die Blutverteilung im menschlichen Körper. Dtsch. Arch. klin. Med. **82**, 507. — Müller, W.: Die Massenverhältnisse des menschlichen Herzens. Hamburg, Leipzig 1883.

Perman, E.: Z. Anat. I, **71**, H. 4—6 (1924). — Piper, H.: Über die Aorten- und Kammerdruckkurve. Arch. Anat. u. Physiol. **1913**. — Preyer: Spezielle Physiologie des Embryo. Leipzig 1885.

Quetelet: Sur l'homme et le développement de ses facultes. 1836.

Schoetz, G.: Entwicklungsmechanik des Herzens. Zbl. inn. Med. **46**, Nr 30 (1925). — Schweizer und Ujiie: Schweiz. med. Wschr. **1923**, Nr 4, 5 u. 6. — Smith, Fred: Koronarkreislauf. Arch. int. med. **40** (1927). — Stöhr, Ph. jr.: Arch. Entw.mechan. **102** (1924); **103** (1924); **106** (1925). Klin. Wschr. **1925**, Nr 21. Münch. med. Wschr. **1925**, Nr 12.

Tandler: Anatomie des Herzens. Jena 1913. — Thoma: Entwicklungsmechanik. Handbuch der biol. Arbeitsmethoden von Abderhalden IV, **5**, H. 5 (1924). — Thoma, R.: Untersuchungen über die Histogenese und Histomechanik des Gefäßsystems. Stuttgart 1893. — Tigerstedt, C.: Zur Kenntnis des Kreislaufs bei vermehrter Blutmenge. Skand. Arch. Physiol. (Berl. u. Lpz.) **1908**, 197. — Trommsdorf: Untersuchungen über die innere Reibung des Blutes. Arch. f. exp. Path. **45**, 56 (1900).

Vierordt, H.: Anat. Physiol. u. physikal. Daten u. Tabellen. 2. Aufl., 151 ff. Jena: Gust. Fischer (1893). — Volkmann: Hämodynamik nach Versuchen. 1850, 427 ff.

Zuntz und Schumberg: Studien zu einer Physiologie des Marsches. Berlin 1901, 34—39.

Kapillaren.

Basler, A.: Pflügers Arch. **144**; **147**; **171**. — Berliner: Dtsch. med. Wschr. **1919**, Nr 22 (Kap. Puls). — Brown und Roth: Med. J. Austral. **1** (1927).

Carrier: Hautkapillaren. Amer. J. Physiol. **61** (1922). — Derselbe und Rehberg: Skand. Arch. Physiol. (Berl. u. Lpz.) **1922**.

Dieter und Chon-Gung-Gneng: Z. exper. Med. **28** (1922).

Ebbecke: Pflügers Arch. **169** (1917).

Hasebroek: Über den extrakardialen Kreislauf des Blutes. Jena 1914. — Derselbe: Aktive Gefäßkontraktion. Klin. Wschr. **1923**, 2553. — Hoyer: Derivatorische Kanäle. Arch. mikrosk. Anat. **13**. Virchows Arch. **1865**. — Hürthle: Pflügers Arch. **147** (1912); **200** (1923).

Jacobi: Derivatorische Kanäle. Arch. f. exper. Path. **86** (1920); **88** (1921).

Klingmüller: Münch. med. Wschr. **1923**. — Krogh, August: Anatomie und Physiologie der Kapillaren. Berlin 1924. — Kukulka: Z. exper. Path. u. Ther. **21** (1920). — Kylin, E.: (Kapillardruck). Die Hypertoniekrankheiten. Berlin 1926.

Meyer, O. B.: Z. Biol. **61** (1913). — Müller, O.: Die Kapillaren der menschlichen Körperoberfläche. Stuttgart 1922. — Derselbe: Klin. Wschr. **2** (1923). — Derselbe und Weiß: Ep. Münch. med. Wschr. **1917**, Nr 19.

Nickau: Erg. inn. Med. **22** (1922). Dtsch. Arch. klin. Med. **132**.

Parrisius: Pflügers Arch. **191** (1921).

Rominger: Arch. Kinderheilk. **73**. — Rouget: C. r. Acad. Sci. **79** (1874); **88** (1879).

Scherf und Urbanek: Kap. Puls. Wien. klin. Wschr. **1927**.

Vimtrup: Z. Anat. **65** (1922); **68** (1923).

Weiß,, O.: Dtsch. Arch. klin. Med. (Kap. Puls) **119**. Münch. med. Wschr. **1916**, Nr 26.

Zimmermann: Der feinere Bau der Kapillaren. Berlin 1923. — Derselbe: Z. Anat. **68** (1923).

Physiologie.

Aschoff: Referat über die Herzstörungen in ihren Beziehungen zu den spezifischen Muskelsystemen des Herzens. Verh. dtsch. path. Ges. Erlangen **1910**.

Bidder: Über funktionell verschiedene und räumlich getrennte Nervenzentren des Froschherzens. 1852, 163; vgl. auch dies Arch. Anat. Abteil. **1871**, 469. — Brugsch und Blumenfeldt: Leistungsseite. Berlin. klin. Wschr. **1919**, Nr 40, 50; **1920**, Nr 11, 16, 42. — Burows: The growth of tissues of the chick embryo outside the animal body, with special reference to the nervous system. J. of exper. Zool. **10** (1911).

Cohn, A. E.: Vagus und Herzschlagzahl. J. of exper. Med. **16** (1912). — Derselbe und Servis: Vagus und Herz: J. of exper. Med. **18** (1913).

Enderlen und Bohnenkamp: Über die Denervierung von Herzen und ihre Folgen. Dtsch. Z. Chir. **200**, H. 1/6 (1927). — Engelmann, Th. W.: Myogene Theorie und Innervation des Herzens. Dtsch. Klin. 4, 215 (1903). — Derselbe: Das Herz und seine Tätigkeit im Lichte neuerer Forschung. Festrede am Stiftungstage der Kaiser-Wilhelms-Akademie am 2. Dezbr. 1903. Berlin: Lange 1903. — Derselbe: Über den Ursprung der Herzbewegungen und die physiologischen Eigenschaften der großen Herzvenen des Frosches. Pflügers Arch. **65**, 109 (1906). — Erlanger, J. und Hirschfelder: Eine vorläufige Mitteilung über weitere Studien in bezug auf den Herzblock bei Säugetieren. Zbl. Physiol. **19**, 270 (1905). — Erlanger, J., I. R. Blackmann und E. K. Cullen: Fürther Studies on the physiol. of heart.-block in mammals. **21**, 18 (1908).

Flack: La fonction du noeud sino-auriculaire des mammifères est surtout cardioregulatrice. Arch. internat. Physiol. **11**, 127. — Friedenthal: Arch. f. Anat. u. Physiol. **31** (1902).

Ganter, G. und Zahn, A.: Über Reizbildung und Reizleitung im Säugetierherzen in Beziehung zum spezifischen Muskelgewebe. Zbl. Physiol. **1911**. — Gillessen: Herzschlagzahl und Temperatur. Pflügers Arch. **194** (1922).

Hering: Die Durchschneidung des Übergangsbündels beim Säugetierherzen. Pflügers Arch. **111**, 298 und Tawara: Anatomisch-histologische Nachprüfung usw. Ebenda **1906**, 300. — Derselbe: Über die Erregungsleitung zwischen Vorkammer und Kammer des Säugetierherzens. Pflügers Arch. **167** (1905). — Derselbe: Über den Beginn der Papillarmuskelaktion und seine Beziehung zum Atrioventrikularbündel. Pflügers Arch. **126** (1907). Derselbe: Korreferat über die Herzstörungen in ihren Beziehungen zu den spezifischen Muskelsystemen des Herzens. Verh. dtsch. path. Ges. Erlangen **1910**. — Derselbe: Über den Pulsus irergularis perpetuus. Arch. klin. Med. **94** (1908). — Derselbe: Nachweis der Automatie der Kammer usw. Pflügers Arch. **107** (1905). — Derselbe: Nachweis, daß das Hissche Bündel Vorhof und Kammer des Säugetierherzens funktionell verbindet. Arch. f. d. ges. Physiol. **108** (1905). — Hering, H. E.: Kalium und Vagustonus. Pflügers Arch. **161** (1915). — Derselbe: Begriff der Funktion. Münch. med. Wschr. **1923**, Nr 26. — Hooker: The development and function of cardiac muscle in embryos without nerves. Proc. soc. exper. Biol. a. Med. **7** (1910) Davenport. — Humblet: Le faisseau interauriculo ventriculaire constitue de lien physiologique ontre les oreillettes et les ventricules du coeur du chien. Arch. internat. Physiol. **1904**. — Derselbe: Allorythmie cardiaque par section du faisceau de His Arch. internat. Physiol. **3**, 331 (1905/1906).

Koch, E.: Kontraktionen des Froschherzens. Pflügers Arch. **183** (1920). — Külbs: Experimentelle Untersuchungen am Hühnerembryo. Beitr. Physiol. **1**, H. 8.

Ludwig: Über die Herznerven des Frosches. Arch. internat. Physiol. **1848**, 139. — Mordhorst, A.: Lithiumchlorid und Froschherz. Inaug.-Diss. Kiel 1923.

Piper: Druckkurven. Arch. Anat. u. Physiol. **1913**.

Remak: Über die Verrichtungen des organischen Nervensystems. Frorieps neue Notizen der Natur und Heilkunde 1838, Nr 137, 65 und Remak: Neurologische Erläuterungen. Arch. Anat. u. Physiol. **1844**, 463.

Schäffer, H.: Elektrokardiographischer Nachweis des Herzmuskeltonus. Verh. d.

34. Kongr. f. inn. Med. 1922. — Starling, Ernst H.: Das Gesetz der Herzarbeit. Abh. Geb. d. Biol. u. Med. 1920. — Staub: Die Dynamik des Herzens. Die Arbeitsweise des Herzens in ihrer Abhängigkeit von Spannung und Länge unter verschiedenen Arbeitsbedingungen. Handbuch der normalen und pathol. Physiologie. 7 I. — Straub, H.: Diastolische Herzfüllung. J. of Physiol. 40 (1910). — Derselbe: Der Druckablauf in den Herzhöhlen. Bonn 1911. Pflügers Arch. 143. — Derselbe: Arbeitsdiagramm des Säugetierherzens. Pflügers Arch. 169 (1917). — Derselbe: Der Einfluß des Vagus auf Rhythmik und Dynamik des Säugetierherzens. Z. exper. Med. 53, H. 1/2 (1926).

Tschermak, A. v.: Physiologische Untersuchungen am embryonalen Fischherzen. Sitzgsber. Akad. Wiss. Wien, Math.-naturwiss. Kl. 118 (1909) III, (1909). S. a. Kap. Anatomie (Nervensystem).

Weitz, Wilhelm: Studien zur Herzphysiologie und -pathologie auf Grund kardiographischer Untersuchungen. Erg. inn. Med. 22 (1922) Berlin. — Wichmann: Kalium und Kalzium. Pflügers Arch. 195 (1922).

Pathologische Veränderungen.

Adams: Dublin Hospit. repts. 1872. — Aschoff: Dtsch. med. Wschr. 1908, Nr 51, 2246; Ber. dtsch. physiol. Ges. 1905; Brit. med. J. 2 (1906). — Derselbe und Tawara: Die heutige Lehre von den pathologisch-anatomischen Grundlagen der Herzschwäche. Jena: Gust. Fischer 1906. — Ashton, Norris und Lavenson: Amer. J. med. Sci. 133, 28 (1907).

Barr: Brit. med. J. 2, 1122 (1906). — Beeson: J. amer. med. Assoc. 1908, 188. — Belski: Z. klin. Med. 57, 529 (1905). — Bezold: Virchows Arch. 14, 290. — Bönninger: Berl. klin. Wschr. 1908, Nr 48. Dtsch. med. Wschr. 1908, Nr 25. — Bracht und Wächter: Beiträge zur Ätiologie und Pathologie, Anatomie der Myocarditis rheumatica. Dtsch. Arch. klin. Med. 96, 5/6.

Butler: Amer. J. med. Sc. 133, 715 (1907).

Chapman: Lancet 2, 219 (1906).

Davydon: Wien. med. Presse 1907.

Erlanger: J. of exper. Med. 8 (1906); Brit. med. J. 2 (1906).

Fahr: Virchows Arch. 188, 562 (1907); Verh. dtsch. path. Ges. 1908, 12. Tagg. — Finkelnburg: Dtsch. med. Wochenschr. 1907, Nr 41; Dtsch. Arch. klin. Med. 82 (1905). — Frédériqu, L.: La pulsation du coeur du chien est une onde de contraction etc. Arch. internat. Physiol. 4, 57 (1905/1906).

Geipel: Myokarditis, Atrioventrikularbündel. Jber. Ges. f. Nat. u. Heilk. 1906/1907. Gerhardt: Dtsch. Arch. klin. Med. 93, 485 (1908). — Gibson: Brit. med. J. 1906, 112; Quart. J. Med. 1908, Jan.

Handford: Brit. med. J. 2, 1745 (1904). — Hay and Moore: Lancet 1, 139 (1906); 2, 1271. — Heinecke, Müller, v. Hößlin: Dtsch. Arch. klin. Med. 93, 459 (1908). — Herxheimer: Verh. dtsch. path. Ges. 1908, 12. Tag. — His: Arch. klin. Med. 64, 316 (1899); Berl. klin. Wschr. 1908, Nr 21; Arb. med. Klin. Leipzig 2 (1893). — Huchard: Malad. du coeur et des varisseaux. Paris 1889. — Humblet: Arch. internat. Physiol. 1, 278 (1904). — Jaquet: Dtsch. Arch. klin. Med. 1902, 77. — Jellinek-Cooper-Ophüls: Amer. J. med. Assoc. 46, 955 (1906).

Karcher und Schaffner: Berl. klin. Wschr. 1908, Nr 27. — Kent: J. of Physiol. 14, 233 (1893). — Keith and Miller: Lancet 1, 623 (1906); 2, 1429.

Lewy: Z. klin. Med. 47, 321 (1902). — Lichtheim: Dtsch. Arch. klin. Med. 85, 360 (1906). — Löwenstein: Verh. dtsch. path. Ges. 1908, 12. Tag. — Lucae: Dtsch. Arch. klin. Med. 74, 371 (1902).

Mackenzie: Dtsch. Arch. klin. Med. 64, 316, Festschrift (1899). — Michael und Beuttenmüller: Berl. klin. Wschr. 1907, Nr 46. — Mönckeberg: Untersuchungen über die Atrioventrikularbündel usw. Verh. dtsch. path. Ges. 1908, 12. Tag. Jena: Gust. Fischer 1908. — Mourad-Krohn, G. H.: Den Atrio-Ventriculaere Muskel-Farbindelse i Menneskehjertet. Kristiania. Steens'ke Rogtrykkerie 1911.

Nagajo, M.: Adams-Stokesscher Symptomenkomplex. Z. klin. Med. 67, H. 5/6 (1908). Nagayo: Z. klin. Med. 67 (1909).

Pakehiko, Tanaka: Über die Veränderung der Herzmuskulatur, vor allem des Atrioventrikularbündels bei Diphtherie. Zugleich ein Beitrag für die Selbständigkeit des Bündels. Virchows Arch. 1912.

Retzer: Arch. f. Anat. 1904. — Robinson: Bull. of the Ayer clin. labor. of the Pennsylvania. Hosp. 1908. — Roos: Z. klin. Med. 59, 197 (1906).

Saigo: Die Purkinjeschen Muskelfasern bei Erkrankungen des Myokards. Verh. path. Ges. Kiel 1908. — Sansum, W. D.: Extrasystoles in the mammalian heart caused by the stimulation of the Keith-Flack not. Amer. J. Physiol. 30, 421—429 (1912). — Schmoll: Dtsch. Arch. klin. Med. 87, 555 (1906). — Sendler: Zbl. klin. Med. 13, 642 (1892), Stengel: Amer. J. med. Sci. 130, 1083 (1905). — Stokes: Dublin. Quart. J. med. Soc. 1846.

v. Tabora und Tilp: Straßburg. med. Zeit. **1908**, 56. — Tawara: Das Reizleitungssystem des Säugetierherzens. Beitr. path. Anat. **39**, 581 (1906). Jena.
Vaquez und Esmein: Presse méd. **1907**, 57. — Vickery: Boston med. J. **1908**, Oct. 1.
Volkmann: Müllers Arch. **1844**, 419.
Wenckebach, K. F.: Beiträge zur Kenntnis der menschlichen Herztätigkeit. 1/2;
Arch. f. Physiol. **1906/1907**. Leipzig. S. a. Kap. Arhythmien (Adams-Stokes) usw.

Physiologie des Reizleitungssystems.
Haberlandt: Physiologie des Atrioventrikulartrichters. Z. Biol. **63**.
Mangold, E.: Die Erregungsleitung im Wirbeltierherzen. Jena 1914.
Schellong: Grundeigenschaften des Herzmuskels. Z. Biol. **82**.

Neurogen-Myogen.
Hering, H. E.: Anatom. Substrat der Herzautomatie. Pflügers Arch. **193**, H. 5/6 (1922).
Derselbe: Die neuromyogene Herztätigkeit. Zbl. Herzkrkh. 4, Nr 3 (1912)
Nicolai: Grundlagen einer myogenen Theorie des Herzschlages. Leipzig 1909.

Automatie.
Brandenburg und Hoffmann: Med. Klin. **16** (1912). Zbl. Physiol. **25** (1911).
Demoor et Rijlant: C. r. Soc. Biol. **93** (1925); **91** (1924). Arch. internat Physiol. **20** (1922)
u. **23** (1924).
Haberlandt: Reizbildung und Erregungsleitung im Wirbeltierherzen. Wiesbaden-
München: J. F. Bergmann 1926. (Aus Asher-Spiro: Erg. Physiol. **25**, mit ausf. Lit.)
Risch, Bruno: Beobachtungen über die Förderung der Reizbildung an aktuellen und
an potentiellen Reizbildungsstellen des Herzens. Pflügers Arch. **214**, H. 5/6 (1926). —
Derselbe: Betrachtungen über das Wesen der Herzreizbildung. Pflügers Arch. **214**, H. 5/6
(1926) Berlin. — Kisch, B.: s. Anhang. — Kohn und Pick: Pflügers Arch. **185** (1920).
Schott, E.: Sauerstoff und Herz. Dtsch. Arch. klin. Med. **153** (1926; **155** (1927).
Zwaardemaker: Arch. néerl. Physiol. **9** (1924); Z. Kreislaufforschg. **1928**, Nr 5.

Hormonale Beeinflussung.
Asher: Proc. Soc. exper. Biol. a. Med. **21** (1924). — Asher, L.: Pflügers Arch. **210**
(1925); Z. Biol. **78** (1923).
Bohnenkamp: Klin. Wschr. **1924**, Nr 2. — Derselbe und Enderlen: Z. exper. Med.
41 (1924). — Brinkmann und van Dam: Vjr. Zbl. **27**, 455.
Demoor: Arch. internat. Physiol. **20** (1922); **23** (1924); C. r. Soc. Biol. **91** (1924). —
Duschl: Münch. med. Wschr. **70**, Nr 41 (1923). — Duschl, L.: Münch. med. Wschr. **1923**,
Nr 41; **1924**, Nr 2; Klin. Wschr. **1924**, Nr 9.
Fisher, Müller und Zuelzer: Med. Klin. **1928**, Nr 15.
Haberlandt, L.: Reizbildung und Erregungsleitung im Wirbeltierherzen. München:
J. F. Bergmann 1926 (mit Lit.) — Derselbe: Med. Klin. **1928**, Nr 15. — Hudrassik:
Biochem. Z. **144** (1924).
Loewi: Pflügers Arch. **189** (1921); **193** (1922); **203** (1924); **204** (1924). — Derselbe
und Navratil: Pflügers Arch. **206** (1924).— Loewi, O.: Kongreßzbl. inn. Med. **20**, 161;
22, 480. Klin. Wschr. 2, Nr 40 (1923).
Rigler: Med. Klin. **1928**, Nr 15.
Zuelzer: Med. Klin. **1928**, Nr 85.

Gefäße und Kreislauf.
Atzler und Lehmann: Pflügers Arch. **190** (1921).
Dyes: Dynamische Pulsuntersuchungen nach Christen. Z. exper. Med. **43**, H. 1/2 (1924).
Fleisch: Pflügers Arch. **171** (1918); **174** (1919); **178** (1920); **180** (1920); **190** (1921). —
Fleisch, A.: Enthält der Arterienpuls eine akt. Komponente. Pflügers Arch. **180** (1920).
Geigel: Energie der Lage und Kreislauf. Münch. med. Wschr. **1919**, Nr 17. — Guillery,
H.: Beziehung zwischen Adrenalinreaktion und Temperatur. Z. exper. Med. **38**, H. 4/6 (1923).
Hasebrock: Pflügers Arch. **143** (1913). — Hasebroeck, K.: Extrakardiale Kreis-
lauftriebkräfte und ihre Beziehung zum Adrenalin. Berl. klin. Wschr. **1915**, Nr 10. — Hering:
Karotisdruckversuch. Münch. med. Wschr. **1923**, Nr 42. — Heß, W. R.: Erg. inn. Med.
23/24 (1923). — Derselbe: Pflügers Arch. **173** (1918). — Derselbe: Korresp.bl. Schweiz.
Ärzte **32** (1914). — Derselbe: Handbuch der normalen und pathol. Physiologie von Bethe-
Bergmann-Embden-Ellinger 7, 2 (1927). Berlin: Jul Springer. — Hürthle: Pflügers
Arch. **147** (1912); **162** (1915).
Janowsky: Peripheres arterielles Herz. Z. klin. Med. **98**, H. 1—4 (1924).
Kautsky: Pflügers Arch. **171** (1918). — Kisch, B.: Handbuch der normalen und
pathol. Physiologie von Bethe-Bergmann-Embden-Ellinger 7, 2 (1927). Berlin: Jul.
Springer. — Köster und Tschermak: Depressor. Pflügers Arch. **93** (1903). — Koch, E.:

Stromgeschwindigkeit des Blutes. Dtsch. Arch. klin. Med. **140**, H. 1/2 (1922). — Derselbe: Depressorischer Gefäßreflex beim Karotisdruckversuch. Münch. med. Wschr. **1924**, Nr 22.

Mares, Fr.: Pflügers Arch. **165** (1916) (I. bis IV. Mitt.).

Oertel: Persistenz embryonaler Verbindungen zwischen der A. carotis int. und der A. vertebralis cerebralis. Verh. anat. Ges. a. d. 31. Vers. in Erlangen 24.—27. 4. 1922.

Quincke, H.: Blutstrom im Aortenbogen. 30. Kongreß Wiesbaden 1913.

Schade, H.: Die physikalische Chemie in der inneren Medizin. Steinkopff **1923**. — Schäfer: Pflügers Arch. **151** (1913). — Schott, E.: Rhythmische Füllungsschwankungen der Beinarterien. Dtsch. Arch. klin. Med. **145** (1924). — Schott und Spatz: Kreislauf im Kniehang. Münch. med. Wschr. **1924**, Nr 49. — Staehelin und A. Müller: Experimentelles zur Hydrodynamik und Hämodynamik. I. u. II. Z. exper. Med. **39** (1924). — Straub: Einfluß des großen Kreislaufs auf den Blutgehalt der Lungen. Dtsch. Arch. klin. Med. **121** (1917)

Uhlenbruck, P.: Vergleich der Wirkung der konstanten und der rhythmisch unterbrochenen Durchströmung beim Froschgefäßsystem. Pflügers Arch. **199**, H. 4/5 (1923).

Weitz und Hartmann: Geschwindigkeit der Pulswelle beim Menschen. **137**, H. 1/2 (1921).

Das Reizleitungssystem im Herzen.

Anatomie.

Arnold: Über feinere Strukturen und die Anordnung des Glykogens in den Muskelfaserarten des Warmblüterherzens. Sitzgsber. Heidelberg. Akad. Wiss., Math.-naturwiss. Kl. 1909. — Aschoff: Über den Glykogengehalt des Reizleitungssystems des Säugetierherzens. Verh. dtsch. path. Ges. **12** (1908). — Derselbe: Über die neueren anatomischen Befunde am Herzen und ihre Beziehungen zur Herzpathologie. Med. Klinik 5, 8, 9 (1909). — Derselbe: Dtsch. med. Wschr. **1908**, Nr 51, 2246; Ber. dtsch. physiol. Ges. 1905; Brit. med. Journ. **2**.

Benninghoff: Gegenbaurs Jb. **51**, Nr 3 (1921). — Bräunig: Arch. f. Physiol. **1904**, 1. Inaug.-Diss. Berlin 1904.

Erlanger: I. of exper. Med. 8 (1906). Brit. med. J. 2 (1906).

Fahr: Zur Frage der atrioventrikulären Muskelverbindung im Herzen. Verh. dtsch. path. Ges. **12** (1908). — Derselbe: Über die muskuläre Verbindung zwischen Vorhof und Ventrikel (das Hissche Bündel) im normalen Herzen und beim Adams-Stokes Symptomenkomplex. Arch. path. Anat. **188** (1907). — Derselbe: Muskulöse Verbindungen zwischen Vorhof und Ventrikel usw. Virchows Arch. 148 H. 3 (1907). — Flack, M. W.: The auriculo ventricular bundle of the human heart. Virchows Arch. **171**, 359.

Gaskell: J. of Physiol. 4 (1883). — Gegenbaur: Notiz über das Vorkommen der Purkinjeschen Fäden. Morphol. J. **3** (1877). — Gleser: Reizperzeption und Reizleitung. Zbl. Herzkrkh. **13**, Nr 1 (1921).

Haas: Über die Gefäßversorgung des Reizleitungssystems des Herzens. Inaug.-Diss. Wiesbaden 1911. — His, W., jun.: Die Tätigkeit des embryonalen Herzens und seine Bedeutung für die Lehre der Herzbewegung beim Erwachsenen. Arb. med. Klin. Leipzig **1893**. — Derselbe: Herzmuskel und Herzganglien. Wien. med. Blätt. 1894, 653. — Derselbe: Die Entwicklung des Herznervensystems bei Wirbeltieren. Physikal. Kl Kgl. Sächs. Akad. Wiss. **18**. — Humblet: Le faisceau inter-auriculoventriculaire etc. Arch. internat. Physiol. 1, 278 (1904).

Keith and Flack: The Atrioventricular Bundle of the Human heart. Lancet **1906**. — Dieselben: The auriculo-ventricular bundle of His. Lancet **1806**. — Dieselben: The form and nature of the muscular connections between the primary divisions of the vertebrate heart. J. of Anat. **41** April (1907). — Keith, A. and Mackenzie, Ivy: Lancet **1910**, January 8. — Koch, W.: Über die Struktur des oberen Kavatrichters und seine Beziehungen zum Pulsus irregularis perpetuus. Dtsch. med. Wschr. **1909**, Nr 10, 429. — Derselbe: Über die Blutversorgung des Sinusknotens und etwaige Beziehungen zum Atrioventrikularknoten. Münch. med. Wschr. **1809**, Nr 46. — Derselbe: Weitere Mitteilungen über den Sinusknoten des Herzens. Verh. dtsch. path. Ges. **13**, 85 (1909). — Derselbe: Spez. Muskelsystem im Säugetierherzen. Med. Klin. **1913**, Nr 2. — Derselbe: Der funktionelle Bau des menschlichen Herzens. Urban & Schwarzenberg 1922. Berlin-Wien: — Külbs: Über das Reizleitungssystem bei Amphibien, Reptilien und Vögeln. Z. exper. Path. u. Ther. **11**. — Derselbe und Lange: Anatomische und experimentelle Untersuchungen über das Reizleitungssystem im Eidechsenherzen. Z. f. exper. Path. u. Ther. 8.

Lange, W.: Die anatomischen Grundlagen für eine myogene Theorie des Herzschlags. Diss. Berlin 1912. — Lohmann, A.: Zur Anatomie der Brückenfasern und der Ventrikel des Herzens. Arch. f. Physiol. **1904**, 431—452, Suppl. 265—270.

Mackenzie, Yvy: Zur Frage eines Koordinationszentrums im Herzen. Verh. dtsch. path. Ges. **14** (1910) Jena. — Mackenzie and Robertson: Recent researches on the anatomy of the birds heart. — Mall, J. P.: The development of the human heart. Amer.

J. Anat. **1912**. — Mönckeberg: Untersuchungen über den Atrioventrikularbündel im menschlichen Herzen. Jena: Gust. Fischer 1908. — Derselbe: Über die sog. abnormen Sehnenfäden im linken Ventrikel des menschlichen Herzens und ihre Beziehungen zum Atrioventrikularbündel. Verh. dtsch. path. Ges. **12** (1908). — Derselbe: Verh. dtsch. path. Ges. **1912**. (Vgl. path. Anatomie.) — Derselbe: Das spez. Muskelsystem im menschlichen Herzen. Erg. Path. **19 II** (1921). München u. Wiesbaden.

Nagajo: Über den Glykogengehalt des Reizleitungssystems des Säugetierherzens. Verh. dtsch. path. Ges. **12** (1908).

Oppenheimer, A. and B. S. Oppenheimer: The relation of the sino-auricular node to the venous valves in the human heart. Anat. Rec. **1913**.

Paladino, G.: Contribuzione all' anatomia, istologia e fisiologia del cuore. Il moviment. med. chirurg. Napoli 8, 44 (1876). — Purkinje: Mikroskopische neurologische Beobachtung. Arch. f. Anat., Physiol. u. wiss. Med. **1845**.

Retzer: Some results of recent investigation on the mammalian heart. Anat. Rec. **1908**, Nr 2, 149. — Derselbe: The atrioventricular bundle and Purkinje fibers. Anat. Rec. **1**, 41 (1909). — Derselbe: Bull. Hopkins Hosp. **1908**, 208. — Derselbe: The moderator band and its relation to the papillary muscles with observations on the development and structure of the right ventricle. Bull. Hopkins Hosp. June **1909**.

Schaefer, P.: Das Herz als ein aus hellen und trüben Fasern zusammengesetzter Muskel. Zbl. Herzkrkh. **1912**, H. 4. — Schmaltz: Die Purkinjeschen Fäden im Herzen der Haussäugetiere. Arch. Tierheilk. **12** (1886). — v. Skramlik: Anatomie der Überleitungsgebilde. Z. exper. Med. **14** (1921). — Stanleykent, F.: Researches on the structures and functions of the mammalian heart. J. of Physiol. **14** (1893).

Tawara: Das Reizleitungssystem des Säugetierherzens. Jena: Gust. Fischer 1906. — Derselbe: Über die sog. abnormen Sehnenfäden des Herzens. Beitr. path. Anat. **39** (1906). Thorel, Ch.: Vorläufige Mitteilung über eine besondere Muskelverbindung zwischen der Cava superior und dem Hisschen Bübdel. Münch. med. Wschr. **1909**, 2154. — Derselbe: Über die supraventrikulären Abschnitte des sog. Reizleitungssystems. Verh. dtsch. path. Ges. Erlangen **1910**.

Wilson, L., Gordon: The nerves of the atrioventricular bundle. Anat. rec. April **1909**. Witt, Lydia de: Observations on the sino-ventricular connecting system of the mammalian heart. Anat. Rec. **3** (1909).

II. Untersuchungsmethoden.

Perkussion.

Dietlen: Über Größe und Lage des normalen Herzens. Dtsch. Arch. klin. Med. 88. — Derselbe: Die Perkussion der wahren Herzgrenzen. Dtsch. Arch. klin. Med. 88.

Ebstein: Zur Lehre von der Herzperkussion. Berl. klin. Wschr. 1876. — Derselbe: Die Tastperkussion. Stuttgart 1901.

Geigel: Die akustische Leitung von Kommunikationsröhren und Stethoskopen. Virchows Arch. **140**. — Derselbe: Die Entstehung und Zahl der normalen Herztöne. Virchows Arch. **141**. — Georgopulos: Über die Verschieblichkeit des Herzens. Z. klin. Md. **74**, 355 (1912). — Gerhardt, C.: Lehrbuch der Auskultation und Perkussion. 6. Aufl. Tübingen 1900. — Gerhartz: Die Technik der Perkussion in Abderhaldens Handbuch der biol. Arbeitsmethoden. — Goldscheider: Schallerscheinungen am Herzen. Dtsch. Klinik **4**, 303. — Derselbe: Über Herzperkussion. Dtsch. med. Wschr. **31**, 9/10 (1905). — Derselbe: Untersuchungen über Perkussion. Dtsch. Arch. klin. Med. **94**, 480 (1908). — Derselbe: Über die Untersuchung des Herzens in linker Seitenlage. Dtsch. med. Wschr. **1906**, Nr 41.— Grassmann: Spitzenstoß. Münch. med. Wschr. **68**, Nr 44 (1921).

Martini: Studien über Perkussion und Auskultation. Dtsch. Arch. klin. Med. **139**, 1, 2 u. 3. Mitt. (1922).

Östreich und De la Camp: Anatomie und physikalische Untersuchungsmethoden. Berlin 1905.

Plesch: Einiges über Perkussion. Dtsch. Arch. klin. Med. **93**, 201 (1908). — Derselbe: Über ein verbessertes Verfahren der Perkussion. Münch. med. Wschr. **1908**, Nr 5.

Sahli: Lehrbuch der klinischen Untersuchungsmethoden. 5. Aufl. Leipzig u. Wien 1908. — Simons: Die Schwellenwertperkussion des Herzens an der Leiche. Dtsch. Arch. klin. Med. 88, 246 (1907). — Derselbe: Zur Theorie und Praxis der Schwellenwertperkussion. Dtsch. med. Wschr. **1907**, Nr 38.

Auskultation.

Geigel: Entstehung und Zahl der normalen Herztöne. Virchows Arch. **141**, 1. — v. Gerhartz: Untersuchung zur Entstehung der Herztöne. Z. klin. Med. **97**, H. 1/3 (1923). — Goldscheider: Schallerscheinungen am Herzen usw. Dtsch. Klinik 4, 303. — Grober: Fortleitung des Herzschalles. Münch. med. Wschr. **1919**, Nr 24.— Gundermann: Mühlengeräusch, seine Entstehung. Beitrag zur Pathologie der Luftembolie. Mitt. Grenzgeb. Med. u. Chir. **33**, H. 1 (1921).

Heß, W. R.: Herzstoßaufzeichnung. Pflügers Arch. **180** (1920).

Krehl: Über den Herzmuskelton. Arch. f. Physiol. **1889**, 253.

Ludwig und Dogiel: Ein neuer Versuch über den ersten Herzton. Sächs. Ges. Wiss. **1868**, 89.

Martini, P.: Studien über Perkussion und Auskultation. Habilitationsschrift. Leipzig: F. C. W. Vogel 1922. — Derselbe: Zur Schallübertragung des Stethoskops. Z. Biol. **76** (1922). Derselbe: Innere Zusammenhänge in der diagnostischen Akustik. Klin. Wschr. **3**, Nr 8.

Stahl, R, und W. Entzian: Intra- und extrakardiales Mühlengeräusch. Z. klin. Med. **100**, H. 1/4 (1924). — Straehl, E. O.: Herztonregistrierung. Dtsch. Arch. klin. Med. **131** (1920).

Talma: Beiträge zur Theorie der Herz- und Arterientöne. Dtsch. Arch. klin. Med. **15**, 77.

Wagner: Mühlengeräusch des Herzens. Münch. med. Wschr. **1922**, Nr 44. — Weitz: Zu Gerhartz Arbeit: Entstehung der Herztöne. Z. klin. Med. **98**, H. 1/4. — Derselbe: Über Herzgeräusche. Dtsch. Arch. klin. Med. **134**, H. 3/4 (1920). — Weitz, W.: Bemerkung zu Edens Kritik meiner kardiographischen Arbeiten, Stellungnahme zu der Lewisschen Arbeit über die Herzgeräusche bei Mitralstenose. Med. Klin. **1919**, Nr 4.

Pulsuntersuchung.

Christ, H.: Über den Einfluß der Muskelarbeit auf die Herztätigkeit. Dtsch. Arch. klin. Med. **53**, 102.

Dyes, O.: Pulsuntersuchung nach Christen. Z. exper. Med. **43** (1924).

Friedreich, N.: Über den Venenpuls. Dtsch. Arch. klin. Med. **1**, 241 (1866) Leipzig.

Hasenfeld: Über die Frequenz des Pulses bei Herzkranken bei verschiedenen Körperlagen. Ung. med. Presse **1896**. — Heller, R., W. Mager und H. von Schrötter: Über das physiologische Verhalten des Pulses bei Veränderungen des Luftdruckes. Z. klin. Med. **33**, 341—380; **34**, 129—165 (1897). — Henkel: Venenpuls. Dtsch. med. Wschr. **1912**, Nr 42. — Hensen: Beiträge zur Physiologie und Pathologie. Dtsch. Arch. klin. Med. **67**. — Hering, H. E.: Über Pulsus irregularis perpetuus. Dtsch. Arch. klin. Med. **94**, 185 (1908). Leipzig. — Hermann: Physiologie. 11. Aufl. 1896, 86. — Hirschfelder, A. D.: Insection of the Jugular Vein; its Value and its Limitations in Functional Diagnosis. Amer. Med. Assoc. Chicago **48**, 1105 (1907). — Hochrein und Meier: Pulsgeschwindigkeit. Münch. med. Wschr. **1927**, Nr 47. — Hoppe, F.: Über einen Fall von Aussetzen des Radialpulses während der Inspiration und die Ursachen des Phänomens. Dtsch. Klin. **1854**, Nr 3. — v. Hößlin, H.: Beitrag zur Mechanik der Blutbewegung. Festschrift f. v. Ziemßen 1899, 103 u. 624.

Kolb: Beiträge zur Physiologie maximaler Muskelarbeit, besonders des modernen Sports. Berlin: Braun.

Mackenzie, J.: The study of the pulse and movements of the heart. London 1903. Derselbe: Die Lehre vom Puls. Frankfurt a. M. 1904. — Marey, Ed.: La circulation du sang. Paris 1881, 620. — Mercier: Influence du séjour dans les grandes altitudes sur le nombre de pulsations cardiaques. C. r. Soc. Biol. **1894**.

Reichmann, E.: Die inspiratorische Verkleinerung des Pulses (sog. Pulsus paradoxus). Z. klin. Med. **103**, 112 (1904) Berlin. — Riegel, F.: Über den normalen und pathologischen Venenpuls. Dtsch. Arch. klin. Med. **31**, 26 (1882). — Rihl, J.: Über den Venenpuls nach experimenteller Läsion der Trikuspidalklappe. Verh. Kongr. inn. Med. **24** (1907) Wiesbaden.

Straub, H.: Die dynamische Pulsuntersuchung. Handbuch der biologischen Arbeitsmethoden von Abderhalden. Berlin-Wien: Urban & Schwarzenberg. — Derselbe und Chr. Kroetz: Zur Kritik der Pulsuntersuchung. Dtsch. Arch. klin. Med. **149**, H. 3/6 (1925).

Vierordt, H.: Anatomische, physiologische und physikalische Daten und Tabellen. 2. Aufl., 1893, 151 ff. Jena: Gust. Fischer. — Volkmann: Hämodynamik nach Versuchen. 1850, 427 ff.

Zuntz und Schumburg: Studien zu einer Physiologie des Marsches. Berlin 1901. 34—39.

Sphygmographie.

Frank, O.: Registrierung des Pulses durch einen Spiegelsphygmographen. Münch. med. Wschr. **1903**, Nr 42. — v. Frey: Über die Untersuchung des Pulses. Berlin 1892. — Derselbe und Krehl: Untersuchungen über den Puls. Arch. f. Physiol. **1890**, 47.

Gärtner: Über einen neuen Sphygmographen. Ther. Mh. **1903**. — Gerhardt, D.: Klinische Untersuchungen über den Venenpuls. Arch. f. exper. Path. **34**. — Derselbe: Einige Beobachtungen an Venenpulsen. Arch. f. exper. Path. **47**. — Gumprecht: Sphygmomanometer. Z. klin. Med. **39**, H. 5/6.

Hering: Zur Analyse des Venenpulses. Dtsch. med. Wschr. **1907**, Nr 46. — Hürthle: Über den Ursprungsort der sekundären Pulswellen. Pflügers Arch. **47**, 17 (1890).

Jaquet: Der Kardiosphygmograph. Verh. d. 18. Kongr. f. inn. Med. Wiesbaden **1901**.

Keith: The evolution and action of certain muscular structures of the heart. Lancet **1904**. — v. Kries: Studien zur Pulslehre. Freiburg 1892, 67 f.

Mackenzie: The study of the pulse. London 1902. — Minkowski: Die Registrierung der Herzbewegungen im linken Vorhof. Dtsch. med. Wschr. 1906, Nr 31. — Müller, Otf.: Über eine neue Methode zur Aufzeichnung der Volumenschwankungen bei plethysmographischen Untersuchungen am Herzen. Arch. f. Anat. u. Physiol. S. 1904. — Münzer: Sphygmo-Turgographie. Münch. med. Wschr. 1907, Nr 37.

Rautenberg: Neue Methode der Registrierung der Vorhofspulsation vom Ösophagus aus. Demonstr. am 19. November 1907. Dtsch. med. Wschr. 1907, Nr 21. — Derselbe: Die Vorhofspulsation beim Menschen, ihre Registrierung und die bisherigen Resultate ihrer Erforschung. Volkmanns Slg. klin. Verh. 1909, 557—558. — Riegel: Über die diagnostische Bedeutung des Venenpulses. Slg. klin. Vortr. 1883, Nr 227. — Derselbe: Über den normalen und pathologischen Venenpuls. Dtsch. Arch. klin. Med. 31 (1882). — Derselbe: Über die diagnostische Bedeutung des Venenpulses. Slg. klin. Vortr. 1883.

Sahli: Über das absolute Sphygmogramm. Dtsch. Arch. klin. Med. 81. — Straub, H.: Sphygmographie. Handbuch der biologischen Arbeitsmethoden von Abderhalden. Berlin-Wien: Urban & Schwarzenberg.

Uskoff: Das Sphygmotonograph. Z. klin. Med. 66.

Volhard: Über Venenpulse. Verh. d. Kongr. f. inn. Med. Wiesbaden 1902.

Untersuchung des Blutdrucks.

v. Basch: Über die Messung des Blutdrucks am Menschen. Z. klin. Med. 2. — v. Bergmann und Plesch: Die Anpassung des Schlagvolumens des Herzens. Verh. d. 26. Kongr. f. inn. Med. 1909. — Billard und Merle: Blutdruck nach Pachon. C. r. Soc. Biol. 83 (1920). — Bingel: Über die Messung des diastolischen Blutdrucks. Münch. med. Wschr. 1906. — Brugsch: Sphygmotonographie. Z. exper. Path. u. Ther. 11, 169.

Christ: Einfluß der Muskelarbeit auf Herztätigkeit. Dtsch. Arch. klin. Med. 350.

Ehret: Bestimmungsmethoden des diastolischen Druckes. Münch. med. Wschr. 1909, 959. — Engelen: Blutdruckmessung. Dtsch. med. Wschr. 50, Nr 8 (1924). — Erlanger, J.: Blutdruck. Hopkins Hosp. Rep. 11/12 (1904).

Fantus, B. und Staehelin: Das Verhalten des Blutdrucks beim Menschen während der Erholung von Muskelarbeit. Z. klin. Med. 70, H. 5/6. — Fellner: Blutdruck. Verh. Kongr. inn. Med. 1907. — Frank, E.: Beziehungen zwischen chromaffinem System und chronischer Hypertonie. Arch. klin. Med. 103, 397.

Gärtner: Über einen neuen Blutdruckmesser. Wien. med. Wschr. 1899. — Derselbe: Tonometer. Wien. med. Wschr. 1899, Nr 30. — Geisböck: Bedeutung der Blutdruckmessung. Dtsch. Arch. klin. Med. 1905. — Gerhardt, D.: Beitrag zur Lehre vom Blutdruck. Münch. med. Wschr. 1909.

Hartz, H.: Fehlerquellen bei der Blutdruckmessung. Dtsch. Arch. klin. Med. 137, H. 5/6 (1921). — Hasebroek: Einwände gegen die sog. arterielle Hypertension. Pflügers Arch. 143, 519. — Hirsch und Stadler: Studien über den N. depressor. Dtsch. Arch. klin. Med. 81, 406. — Hirsch, C. und C. Beck: Eine Methode zur Bestimmung des inneren Reibungswiderstandes des lebenden Blutes beim Menschen. Münch. med. Wschr. 1900, 1685. — Hürthle, K.: Über eine Methode zur Bestimmung der Viskosität des lebenden Blutes und ihre Ergebnisse. Pflügers Arch. 82, 8—9 (1900). — Derselbe: Vergleichung des mittleren Blutdruckes in Karotis und Kruralis. Pflügers Arch. 110, 421—436 (1905).

Karrenstein: Blutdruck und Körperarbeit. Z. klin. Med. 50, 322. — Korotkow: Blutdruck: Verh. Kongr. inn. Med. 1907. — Külbs: Zur Pathologie des Blutdrucks. Dtsch. Arch. klin. Med. 1905. — Derselbe: Beiträge zur Pathologie des Blutdrucks. Dtsch. Arch. klin. Med. 1907.

Lehmann, A.: Plethysmographie. Körperliche Äußerungen psych. Zustände. Leipzig 1899.

Masing: Über das Verhalten des Blutdrucks des jungen und des bejahrten Menschen bei Muskelarbeit. Dtsch. Arch. klin. Med. 74. — Moritz: Was erfahren wir durch Blutdruckmessung? Münch. med. Wschr. 1909, 321. — Mosso: Vgl. Kiesow: Wunds phil. Stud. 11 (1895). — Müller, O.: Dtsch. med. Wschr. 1906, H. 38/39. — Derselbe: Der arterielle Blutdruck. Erg. inn. Med. 2 (1908). — Derselbe und Blauel: Kritik von Riva Roccis und Gärtners Sphygmomanometer. Arch. klin. Med. 91, 517. — Müller und Veiel: Plethysmographie.

Plesch: Bestimmung des Herzschlagvolumens. Dtsch. med. Wschr. 1909.

v. Recklinghausen: Über Blutdruckmessen beim Menschen. Arch. f. exper. Path. 46. — Derselbe: Unblutige Blutdruckmessung. Arch. f. exper. Path. 55. — Riva-Rocci: Un nuovo Sfigmomanometro. Gazz. med. Torino 1896. — Roemer und Hoernicke: Kritik der plethysmographischen Methodik. Z. f. exper. Med. 45, H. 1/2 (1925). — Romberg und Müller: Plethysmographie. — Rosenow: Plethysmographie, Anwendung als klin. Methode. Erg. inn. Med. 17 (1919).

Sahli: Sphygmobolometrie. Dtsch. med. Wschr. 1907, Nr 16/17. — Derselbe: Über die Messung des arteriellen Blutdrucks beim Menschen. Erg. inn. Med. 24 (1923). — Schliepser:

Ergebnisse kardiosphygmographischer Untersuchungen bei Typhus abdominalis im Kindesalter. Jb. Kinderheilk. **1911**. — Staehelin: Korotkowsche Methode der Blutdruckmessung. Kongr. inn. Med. **1909**, 429. — Straßburger: Zur Messung des diastolischen Blutdrucks. Z. klin. Med. **1904**; Dtsch. med. Wschr. **1907/1908**. — Derselbe: Diastolische Blutdruckmessung. Z. klin. Med. 54, H. 5/6. — Straub, H.: Plethysmographie. Handbuch der biologischen Arbeitsmethoden von Geh.-Rat E. Abderhalden. Berlin-Wien: Urban & Schwarzenberg. — Derselbe: Herzplethysmogramm. Pflügers Arch. **143**; Dtsch. Arch. klin. Med. **115/116** (1914); Abderhaldens Handbuch der biolog. Arbeitsmethoden Abt. 5, T. 4, **1923**, H. 4. ·

Tigerstedt, C.: Zur Kenntnis des Kreislaufs bei vermehrter Blutmenge. Skand. Arch. Physiol. (Berl. u. Lpz.) 20, 197 (1908). — Trendelenburg: Unblutige Blutdruckmessung. Z. exper. Med. 2, H. 1 (1913). — Trommsdorf: Untersuchungen über die innere Reibung des Blutes. Arch. f. exper. Path. 45, 56 (1900). — Tur und Lang: Plethysmographische Untersuchungen an Gefäß- und Herzkranken. Dtsch. Arch. klin. Med. 146, H. 1/2 (1924).

Uhlenbruck: Plethysmographie. Z. Biol. I, II, III, 80 (1924); 81 (1924). Münch. med. Wschr. **1925**, Nr 9.

Volhardt: Die Messung des diastolischen Blutdruckes. Kongr. inn. Med. **1909**, 200. — de Vries-Reilingh: Blutdruckmessung. Proc. Meeting Friday. April **1911**.

Weber, F.: Blutdruck. Arch. f. Anat. u. Physiol. **1913**. — Williamson: Blutdruck in Arm und Bein. Brit. med. J. **1921**, Nr 3151.

Zabel: Plötzliche Blutdruckschwankungen. Münch. med. Wschr. **1910**, Nr 44.

Herzschlagvolumen.

Bornstein: Untersuchungen über das Herzschlagvolumen. Z. f. exper. Path. u. Ther. 14 (1913).

Christiansen, Douglas and Haldane: J. of Physiol. 38 (1914).

Eppinger, v. Popp und Schwarz: Asthma cardiale. Berlin: Jul. Springer 1924.

Henderson and Hoggard: J. of Physiol. 59 (1925); Amer. J. of Physiol. 73 (1925).

Kisch und Schwarz: Methodik der Herzschlagvolumbestimmung. Erg. inn. Med. 27 (1925) (Lit.). — Klewitz: Methode zur Bestimmung des Schlagvolumens bei intaktem Kreislauf. Dtsch. Arch. klin. Med. 128, H. 1 (1918). — Derselbe: Methodik der Schlagvolumbestimmung. Dtsch. med. Wschr. **1920**, Nr 9. — Krogh-Lindhardt: Skand. Arch. Physiol. (Berl. u. Lpz.) 27, 10 (1912). J. of Physiol. 51 (1917).

Mobitz: Klin. Wschr. 5 (1926). Z. Kreislaufforschg. 19 (1927). — Derselbe und Große: Arch. f. exper. Path. 118 (1926).

Redfield, Bock and Meakins: J. of physiol. 57 (1922).

Straub: Bestimmung des Schlagvolumens beim Tier. Handbuch der biolog. Arbeitsmethoden. Berlin-Wien: Urban & Schwarzenberg.

Weiß, R.: Wien. med. Wschr. 77, Nr 40 (1927).

Blutmengenbestimmung.

Griesbach: Dtsch. med. Wschr. **1921**, 1289.

Keith, Geraphty and Rowntree: Arch. int. med. 16 (1915). Amer. J. med. Sic. 165 (1923).

Kottmann: Arch. f. exp. Path. 54 (1906).

Plesch: Z. exper. Path. u. Ther. 6 (1909). Z. klin. Med. 93 (1922).

Seyderhelm und Lampe: Blutmengenbestimmung und ihre klinische Bedeutung. Erg. inn. Med. 27 (1925) (ausführl. Literatur).

von Slyke and Solveson: J. of biol. chem. 40 (1919).

Smith, Hooper u. a.: Amer. J. of Physiol 51 (1920).

Venendruckmessung.

Elpers, L.: Venendruckmessung nach Moritz-Tabora. Einfluß von Muskelarbeit und thermischen Reizen. Kiel 1911.

Frank und Reh: Unblutige Venendruckmessung. Z. exper. Path. u. Ther. 10.

Kroetz: Venendruck. Dtsch. Arch. klin. Med. 139 (1922); Verh. Kongr. inn. Med. 1922. — Derselbe: Abhängigkeit des Venendrucks. Verh. 34. Kongr. dtsch. Ges. inn. Med. Wiesbaden **1922**.

Moritz und v. Tabora: Venendruckmessung. Dtsch. Arch. klin. Med. 98 (1910).

Schott, E.: Druckverhältnisse in den Venen der unteren Extremität. Münch. med. Wschr. **1926**, Nr 6.

Kardiographie.

Weitz, W.: Kardiographie am gesunden Herzen mit Frankschem Apparat. Dtsch. Arch. f. klin. Med. 124, H. 1/2 (1917). — Derselbe: Kardiographie des pathologischen

Herzens mit dem Frankschen Apparat. Dtsch. Arch. klin. Med. **124**, H. 1/2 (1917). —
Derselbe: Ösophaguskardiographie. Dtsch. Arch. klin. Med. **129**, H. 5/6 (1919). —
Derselbe: Kardiographische Untersuchungen. Ergeb. inn. Med. **22** (1922).

Allgemeines.

Heß, O.: Bewegungen des normalen und pathologischen Herzens sowie der zentralen
Gefäße mit Frankschem Apparat. Erg. inn. Med. **14** (1915).

Schott: Rhythmische Füllungsschwankung in den Beinarterien. Dtsch. Arch. klin.
Med. **145**, H. 1/2 (1924).

Skramlik, E. v.: Methode zur Demonstration der Herztätigkeit). Pflügers Arch. **180**
(1920). — Straub, H.: Bestimmung der Geschwindigkeit des Blutstromes. Handbuch der
biolog. Arbeitsmethoden von Abderhalden. Berlin-Wien: Urban & Schwarzenberg.
Weitz: Hämodynamische Fragen. Klin. Wschr. **1**, Nr 52 (1922).

Elektrokardiographie.

Bayliß und Starling (1892): On the electromotiva phenomena of the Mammalian
heart. Internat. Mschr. Anat. u. Physiol. **9**, H. 7; Proc. roy. Soc. Lond. **50**, 211; Monthly
internat, J. of Anat. **9** (1892). —de Boer: Erg. inn. Med. **29** (1926).

Clement: Z. Biol. **58** (1912). — Cohn, E.: Heart **9** (1922). — Cremer: Das Saitengalvanometer von Einthoven und seine Leistungen. Sitzgsber. Ges. f. Morphol. u. Physiol.
München 7. II. 1905. — Derselbe: Demonstration der Aktionsströme des menschlichen
Herzens. Verhandl. Kongr. inn. Med. München **1906**. — Derselbe: Über die Transfor-
mierung der Aktionsströme als Prinzip einer neuen elektrophysiologischen Untersuchungsmethode. Z. Biol. **47**, 137 u. 562 (1906). — Derselbe: Über die direkte Ableitung der Aktionsströme des menschlichen Herzens vom Ösophagus und über das Elektrokardiogramm
des Fötus. Münch. med. Wochenschr. **1906**, Nr. 17. Vgl. Verh. Kongr. inn. Med. **1906**.

Deist: Überleitungszeit. Dtsch. Arch. klin. Med. **144** (1924).

Einthoven: Über die Form des menschlichen Elektrokardiogramms. Pflügers Arch.
60, 101 (1895). — Derselbe: Enrégistrement galvanométrique de l'éctrocardiogramme
humain et contrôle des résultats obtenus par l'emploi de l'électromètre capillaire en physiologie. Arch. néerl. Sci. Physiol. **9**, 202—209 (1904). — Derselbe: Über eine neue Methode
zur Dämpfung oszillierender Galvanometerausschläge. Ann. Physik **16**, 20—31 (1905). —
Derselbe: Elektrokardiogramm. Pflügers Arch. **60**. — Derselbe: Weiteres über das
Elektrokardiogramm. Pflügers Arch. **122**. — Derselbe: Weitere Mitteilungen über das
Saitengalvanometer. Analyse der Saitengalvanometerkurven. Maße und Spannung des
Quarzfadens und Widerstand gegen die Fadenbewegung. Ann. Physik 4. F., **21**, 483 u. 665
(1906). — Derselbe: Le Télécardiogramme. Arch. internat. Physiol. **4**, 132 (1906). —
Derselbe: Über das Elektrokardiogramm. Verh. Ges. dtsch. Naturforsch. u. Ärzte zu
Köln **1908**, 239. — Derselbe, Fahr und de Waart: Pflügers Arch. **150** (1913). — Der-
selbe, Kraus, Hoffmann u. a.: Über das Elektrokardiogramm. Münch. med. Wschr.
1908, Nr 45. — Derselbe und Lint: Über das normale menschliche Elektrokardiogramm.
Pflügers Arch. **80**, 140 (1906). — Dieselben: Pflügers Arch. **80** (1900); **150** (1913). —
Derselbe und Vaandrager: Weiteres über das Elektrokardiogramm. Pflügers Arch.
122, 517 (1908). — Engelmann: Über die Leitung der Erregung im Herzmuskel. Pflügers
Arch. **11**, 480 (1875). — Eppinger und Rothberger: Zur Analyse des Elektrokardiogramms. Wien. klin. Wschr. **22**, Nr 31 (1909).

Fahr und Weber: Dtsch. Arch. klin. Med. **117** (1915). — Fahrenkamp: Dtsch. Arch.
klin. Med. **112** (1913). — Funaro und Nicolai: Das Elektrokardiogramm des Säuglings.
Verh. physiol. Ges. Berlin. Zbl. Physiol. **22**, Nr 2 (1908).

Ganter, G.: Dtsch. Arch. klin. Med. **129** (1919). — Ganter und Zahn: Pflügers Arch.
145 (1912); Kongr. inn. Med. **1913**. — Garten: Skand. Arch. Physiol. (Berl. u. Lpz) **29**
(1913); Z. Biol. **66** (1916) (u. Sulze). — Geraudel: Arch. Mal. Coeur **18** (1925). — Gotch:
Capillary Electrometer Records of the Electrical Changes during the natural Beat of the
Frogs Heart. Preliminary Comm. Proc. roy. Soc. **79**, 323; s. a. Dtsch. med. Wschr. **33**,
1567 u. Zbl. f. Physiol. **21**, 482. — Grau: Einfluß der Herzlage auf die Form des Elektrokardiogramms. Z. klin. Med. **69**, 281 (1909).

Hering: Das Elektrokardiogramm des Pulsus irregularis perpetuus. Dtsch. Arch.
klin. Med. **94**, 185 (1908). — Derselbe: Über das Elektrokardiogramm. Verh. d. Kongr.
inn. Med. **1909**, 612. — Derselbe: Das Fehlen der Vorhofzacke beim Irregularis perpetuus.
Münch. med. Wschr. **1909**, Nr 18. — Derselbe: Klinische Bedeutung des Elektrokardiogramms. Dtsch. med. Wschr. **1909**, Nr 1, 7 u. Nr 9. — Derselbe: Experimentelle Studien
an Säugetieren über das Elektrokardiogramm. Pflügers Arch. **127**, 155; II. Mitteil. Z.
exper. Path. u. Ther. **7** (1909) Dezember; **10** (1912). — Derselbe: U-Zacke. Pflügers Arch.
151 (1913). — Derselbe: Erkrankungserklärung. Dtsch. med. Wschr. **38** (1912). — Derselbe: Der Sekundenherztod. Berlin: Jul. Springer 1917. — Derselbe: Alternans. Kongr.

inn. Med. 1908 u. 1919. — Derselbe: Bigeminus. Dtsch. Arch. klin. Med. 79 (1904). — Derselbe: Pseudoalternans. Prag. med. Wschr. 27 (1902). — v. Hoesslin: Klin. Wschr. 2 (1923); 3 (1924). — Hoffmann: Die paroxysmale Tachykardie. Wiesbaden: J. F. Bergmann 1900. — Derselbe: Die Elektrokardiographie. Wiesbaden: J. F. Bergmann 1914. — Derselbe: Die Kritik des Elektrokardiogramms. Verh. Kongr. inn. Med. 1909, 614. — Derselbe: Arhythmie des Herzens im Elektrokardiogramm. Münch. med. Wschr. 1909, Nr 41. — Hofmann, F. B.: Dtsch. med. Wschr. 52 (1926).

Kaufmann und Rothberger: Z. exper. Med. 5 (1917); 9 (1919); 11 (1920); Arch. exper. Path. f. 97 (1923). — Kisch, B.: Alternans. Z. exper. Med. 25 (1921). — Derselbe: DerHerzalternans. Erg. inn. Med. 19, 294 (1921). — Kraus und Nicolai: Über das Elektrokardiogramm unter normalen und pathologischen Verhältnissen. Berl. klin. Wschr. 1907.

Lewellys, F. Barker: Elektrokardiographie and Phonocardiographie. Bull. Hopkins Hosp. 21 (1910). — Lewis: Arch. Mal. Coeur. 3 (1910). — Derselbe, Feil and Stroud: Heart 7 (1918/20). — Derselbe and Master: Heart 11 (1924). (Weitere Literatur bei Wenckebach).

Makenzie: New methods of studiing affections of the heart. Brit. med. J. March. April 1905. — Mandele, van der: Pulsus paradoxus. Wien: Jul. Springer 1925. — De Meyer: Arch. Mal. Coer 15 (1922); 16 (1923). — Mosler: Klin. Wschr. 4 (1925). — Müller und Lohmann: Sitzgsber. Ges. Naturwiss. Marburg. 1903 und 1913. — Müller und Nicolai: Über den Einfluß der Arbeit auf das Elektrokardiogramm des Menschen. Sitzgsber. Physiol. Ges. Berlin u. Zbl. Physiol. 22, Nr 2 (1908).

Nicolai, G. F. und Rehfisch: Über das Elektrokardiogramm des Hundeherzens bei Reizung des linken und rechten Ventrikels. Sitzgsber. Physiol. Ges. Berlin u. Zbl. f. Physiol. 22, Nr 2 (1908). — Derselbe und Simons: Zur Klinik des Elektrokardiogramms. (Die Zacken F und Jp.) Med. Klin. 1909, Nr 5, 160. — Noeggerath: Säuglingselektrokardiogramm. Z. Kinderheilk. 6 (1913). — Nörr, J.: Trächtigkeitsnachweis. Berl. tierärztl. Wschr. 1921, Nr 1/2; 1922, Nr 34. — Derselbe: Arch. Tierheilk. 48 (1922). — Derselbe: Herz und Pulsarythmien beim Pferd. Mh. Tierkde. 34.

Peters: Dtsch. Arch. klin. Med. 156 (1927).

Rihl: Alternans. Z. exper. Path. u. Ther. 3 (1906). — Derselbe: Venenpuls. Z. exper. Path. u. Ther. 7 (1910). — Rothberger: Handbuch der normalen und pathol. Physiologie. (Bethe-Bergmann-Ellinger.) Berlin: Jul. Springer 1926, mit Lit. — Derselbe und Winterberg: Pflügers Arch. 142, 146, 150, 154; Z. exper. Med. 4 (1916; 5 (1917).

Samet: Wien. Arch. klin. Med. 14 (1927). — Samojloff: Elektrokardiogrammstudien. Beitr. Physiol. Festschrift f. Hermann. 1908, 171. — Schellong: Erregungsfortpflanzung. Z. Biol. 82 (1925). — Derselbe: Elektrokardiogramm beim sterbenden Menschen. Erg. inn. Med. 25 (1924). — Derselbe: Allorhythmien, Vorhofsystolen. Münch. med. Wschr. 1926, 73. — Derselbe: Registrierung. Klin. Wschr. 1926, Nr 5. — Scherf: Allorhythmien. Z. exper. Med. 51 (1926); Wien. Arch. inn. Med. 11 (1925). — Schott, E.: Arch. f. exper. Path. 87 (1920). — Derselbe: Chinidin. Dtsch. Arch. klin. Med. 134 (1920). — Schrumpf und Zöllich: Seiten und Spulengalvanometer. Pflügers Arch. 170 (1918). — Steriopulo: Das Elektrokardiogramm bei Herzfehlern. Z. exper. Path. u. Ther. 7 (1909). — Straub: Ableitung. Klin. Wschr. 1922, Nr 1. — Derselbe: Dynamik. Dtsch. Arch. klin. Med. 115/116 (1914); 123 (1917). — Straub, H.: Klin. Wert. Dtsch. med. Wschr. 1920, Nr 21. — Strubell: Zur Klinik des Elektrokardiogramms. Verh. Kongr. inn. Med. 1909, 623.

Vinnis, Goteling: Geneesk. Bl. (holl.) 22 (1920). — Volhard: Alternans und Pseudoalternans. Münch. med. Wschr. 1905, Nr 52.

Weber: Die Elektrokardiographie. Berlin: Jul. Springer 1926. — Wedd und Stroud: Heart 9. 15. 1921. — Weitz, W.: Elektrokardiogramm und Spitzenstoß. Dtsch. Arch. klin. Med. 125 (1918). — Wenckebach: Chinin. Berl. klin. Wschr. 1918, Nr 55. — Derselbe: Alternans. Z. klin. Med. 44 (1901). — Derselbe und Winterberg: Die unregelmäßige Herztätigkeit. 2 Bände. Engelmann 1927 (mit Gesamtliteratur). — William, Mac: Fibrillar contractions of the heart. J. of Physiol. 8, 296 (1887). — Willius, F. A.: Arch. internat. med. 23 (1919); 30 (1922). — Winterberg: Pflügers Arch. 122 u. 128; Z. exper. Med. 8 u. 10; Kongr. inn. Med. 1923.

Zahn: A-V. Reizbildung. Zbl. Physiol. 26 (1912).

Röntgendiagnostik.

Abderhalden: Handbuch der biologischen Arbeitsmethoden: Gerhartz: Technik der röntgenologischen Untersuchung des Thoraxmittelschattens. — Albers-Schönberg: Die Bestimmung der Herzgröße. Fortschr. Röntgenstr. 12. — Assmann: Klinische Röntgendiagnostik der inneren Erkrankungen.

de la Camp: Über physikalische Herzdiagnostik. Berl. klin. Wschr. 1905. — Derselbe: Experimentelle Studien über akute Dilatation. Z. klin. Med. 51.

Deneke, Th.: Aorta im Röntgenbild. Dtsch. med. Wschr. 50, Nr 10 (1924). — Dietlen: Die Perkussion der wahren Herzgrenzen. Dtsch. Arch. f. klin. Med. 88. — Derselbe: Herzgröße bei Infektionskrankheiten. Münch. med. Wschr. 1908. — Derselbe: Zur Frage des kleinen Herzens. Münch. med. Wschr. 1919, Nr 1/2. — Derselbe und Moritz: Herz nach anstrengendem Radfahren. Münch. med. Wschr. 1908. — Dietlen (Nauheim): Ärztl. Fortbildungskurs Nauheim 1925. — Derselbe: Blutzirkulation. Handbuch der normalen und pathol. Physiol. I, 7, 306. — Dietlen, H.: Herz und Gefäße im Röntgenbild. Leipzig: J. A. Barth 1923.

Geigel: Münch. med. Wschr. 67, Nr 12 (1920). — Groedel: Zbl. Herzkrkh. 5 (1913). — Groedel, F. M.: Orthodiagraphie. Münch. med. Wschr. 1906. — Derselbe: Die Röntgendiagnostik der Herz- und Gefäßkrankheiten. Berlin 1912. — Derselbe: Herz und Gefäße in Irrtümer der Röntgendiagnostik und Strahlentherapie (Grashey). Leipzig: Gg. Thieme 1924. — Groedel, Fr und Th.: Röntgenkinematographie und Elektrokardiogramm. Dtsch. Arch. f. klin. Med. 109 (1912).

Hänisch: Orthophotographie. Fortschr. Röntgenstr. 11. — Holzknecht: Die röntgenologische Diagnostik der Erkrankungen der Brusteingeweide. Fortschr. Röntgenstr. 1901

Kraus, F.: Röntgendiagnostik in der inneren Medizin. Berl. med. Ges. 1906. — Derselbe: Funktionelle Herzdiagnostik. Dtsch. med. Wschr. 1901.

Levy-Dorn: Zur Diagnostik der Aortenaneurysmen. Verh. Kongr. inn. Med. 1897.

Moritz: Methoden der Herzuntersuchung. Dtsch. Klin. 4. — Derselbe: Zur Geschichte und Technik der Orthodiagraphie. Münch. med. Wschr. 1908, Nr 13.

Otten: Dtsch. Arch. klin. Med. 105.

Rumpf: Wanderherz. Dtsch. Arch. klin. Med. 129 (1919).

Schieffer: Einfluß der Berufsarbeit auf die Herzgröße. Dtsch. Arch. klin. Med. 92. — Derselbe: Einfluß des Militärdienstes auf die Herzgröße. Dtsch. Arch. klin. Med. 92.

Teschendorf, W.: Fortschr. Röntgenstr. 31, H. 4 (1924). Kongreßzbl. inn. Med. 33, 307.

Usumoto: Röntgenbestrahlung der Pulmonalstenose. Dtsch. Arch. klin. Med. 147 (1925).

Funktionsprüfung.

Alexander und Moulinier: Oszillometrie. C. r. Soc. Biol. 84 (1921).

Christen: Energometrie. Z. klin. Med. 72, H. 1/2 (1911).

Engelen: Sphygmobolometrie. Schweiz. med. Wschr. 53, Nr 41 (1923).

Frey und Löhr: Münch. med. Wschr. 71 (1924). (Plethysmographie.)

Frey, W. in Brugsch-Schittenhelm: Klinische Laboratoriumstechnik. 3 (1928) (eingehende Darstellung der einschlägigen Methoden).

Gräupner: Die Messung der Herzkraft. München 1905.

Hediger: Volumbolometrie. Verh. dtsch. Ges. inn. Med. 1923. — Heilbronner: Kaufmannscher Versuch. Dtsch. med. Wschr. 50, Nr 18 (1924). — Herz: Eine Funktionsprüfung des kranken Herzens. Dtsch. med. Wschr. 31 (1905). — Hewlett, A. V.: Vitalkapazität. Heart 11 (1924). — Hofmann, W.: Katzensteinsche Methode. Arch. klin. Chir. 104 (1924).

Katzenstein: Funktionsprüfung des Herzens. Dtsch. med. Wschr. 31. — Kauffmann: Berl. klin. Wschr. 58, Nr 42 (1921). — Kraus, F.: Die Ermüdung als Maß der Konstitution. Biblioth. med. Kassel 1897, H. 3.

Labougle: Arch. Méd. mil. 76, Nr 1 (1922). — Levy: Über Kraftmessung des Herzens. Z. klin. Med. 40 (1906). — Liebesny und Scheminsky: Plethysmographie. Wien. Arch. inn. Med. 4 (1922).

Magnus-Alsleben: Klin. Wschr. 3, Nr 1 (1924). — Derselbe: Funktionsprüfung innerer Organe, Abschnitt Herz. Berlin 1927. — Mende und Hoke: Über die Katzensteinsche Methode zur Prüfung der Herzkraft. Berl. klin. Wschr. 1907, Nr 54.

Pratt: Vitalkapazität. Trans. Assoc. amer. Physicians 37 (1922).

Sahli: Sphygmobolometrie. Dtsch. med. Wschr. 40, Nr 16 (1907). — Derselbe: Z. klin. Med. 72/74 (1912). — Sahli, H.: Verbesserung der pneumatischen Sphygmobolometrie. Umgehung jedesmaliger Eichung, Kritik der dynamischen Pulsuntersuchung. Dtsch. Arch. klin. Med. 112 (1913).

Weber, E.: Dtsch. med. Wschr. 48, Nr 27 (1922). — Wolff: Arch. int. Med. 38, Nr 6 (1926).

III. Störungen der Schlagfolge des Herzens.

Agoluhr, E.: Elektive Schädigung des Reizleitungssystems. Upsala Läk.för. Förh. 33 (1927).

Balint und Engel: Über paroxysmelle Tachykardie. Z. klin. Med. 65, 283 (1908). — Brandenburg: Über zeitweise auftretende Halbierung der Pulszahl. Med. Klin. 1906.

Chauveau: De la dissociation du rythme auriculaire et du rythme ventriculaire. Rev. Méd. 1885. — Chevallier: Bull. méd. 34, Nr 23 (1920). — Clerc et Esmein:

Etudes de la pulsation oesophagus chez l'homme. Arch. Mal. Coeur 1910. — Cushny and Edmunds: Paroxysmal irregularity of the heart and auricular fibrillation. Amer. J. med. Sci. 133, 56.

Danielopulo: Arhythmie provoquée chez l'homme par l'excitation manuelle du coeur à travers la paroi abdominale chez un sujet à coeur ectopée. Arch. Mal coeur 5 (1912). Dehio: Ein fühlbarer Puls auf zwei Herzkontraktionen. Dtsch. Arch. klin. Med. 47 (1896). — Derselbe: Über die Bradykardie der Rekonvaleszenten. Dtsch. Arch. klin. Med. 52 (1894).

Eppinger und Rothberger: Über die Folgen der Durchschneidung der Tawaraschen Schenkel des Reizleitungssystems. Z. klin. Med. 70, Nr 1/2 (1909). — Dieselben: Zur Diagnose der einseitigen Blockierung der Reizleitung in den Tawaraschen Schenkeln. Zbl. Herzkrkh. 1913.

Fränkel: Pulsus alternans bei einem großen, im Verlauf eines akuten Gelenkrheumatismus entstandenen perikardialen Exsudat. Ein Puls auf zwei Herzaktionen. Charité-Ann. 1874. — Frank, O. und F. Voit: Über die sog. Hemisystolie. Dtsch. Arch. klin. Med. 65 (1900). — Frick: Ein Beitrag zur paroxysmalen Tachykardie. Wien. klin. Rundschau 1904.

Gallavardin, Gravier et Veil: Paroxysmale Tachykardie. Arch. Mal. Coeur 1924, Nr 8. — Galli: Das Wesen des Herzalternans. Münch. med. Wschr. 1911, Nr 11, 563. — Gauchet and Katz: Pulsus paradoxus. Arch. int. Med. 33 (1924). — Gerhardt, D.: Die Unregelmäßigkeit des Herzschlages. Ergeb. inn. Med. 11, 418 (1908). — Gesell: Auricular systole and its relation to ventricular aut. J. of Physiol. 1911. — Gibson: Bradycardia. Edinburgh med. J. 1905, Nr 18. — Grödel, Th.: Über paroxysmale Tachykardie insbesondere über das Verhalten der Herzgröße während des tachykardischen Anfalles. Ztsch. exper. Path. u. Ther. 6, 797 (1909). — Grunmach: Über die Fortpflanzungsgeschwindigkeit der Pulswellen. Arch. Anat. u. Physiol. 417.

Hering, E.: Über den Einfluß der Atmung auf den Kreislauf. Zwei Mitteil. Sitzgsber. k. k. Akad. Wiss. Wien 64, II, Okt.-H., 21 (1871). — Derselbe: Über ungleichmäßige Beteiligung der Kammern des Säugetierherzens beim Kammeralternans. Z. exper. Path. u. Ther. — Derselbe: Über Pseudo-Hemisystolie beim Menschen. Prag. med. Wschr. 21, Nr 6/8 (1896). — Derselbe: Die myoeretischen Unregelmäßigkeiten des Herzens. Prag. med. Wschr. 26, Nr 1/2 (1901). — Derselbe: Über den Pulsus pseudoalternans. Prag. med. Wschr. 7. April (1902). — Derselbe: Über die häufige Kombination von Kammervenenpuls mit Puls. irreg. perpet. Dtsch. med. Wschr. 1906, Nr 6. — Derselbe: Analyse des Pulsus irregularis perpetuus. Prag. med. Wschr. 1903, Juli. — Derselbe: Ergebnisse experimenteller und klinischer Untersuchungen über den Vorhofvenenpuls bei Extrasystolen. Z. exper. Path. u. Ther. 1905, H. 1, 26. — Derselbe: Über den Pulsus irreg. perp. Dtsch. Arch. klin. Med. 94, H. 1/2, 185 (1908). — Derselbe: Das Wesen des Herzalternans. Münch. med. Wschr. 1908, Nr 27, 1417. — Derselbe: Über die alternierende Mitralinsuffizienz und das Wesen des Herzalternans. Münch. med. Wschr. 1909, Nr 11, 565. — Derselbe: Über das Fehlen der Vorhofszacke (P) im Elektrokardiogramm beim Pulsus irregularis perpetuus. Münch. med. Wschr. 1909, Nr 48, 2483. — Derselbe: Die Erklärung des Herzalternans und seine Beziehung zu den extrakardialen Nerven. Z. exper. Path. u. Ther. 1911. — Derselbe: Die Funktion des Tawaraschen Knotens am Säugetierherzen. Wiss. Ges. Ärzte Böhmen. Sitzg. v. 10. Dez. 1909. Zit. nach Münch. med. Wschr. 1910, 108. — Derselbe: Die Diagnose der Herzunregelmäßigkeiten ohne Kurvenaufnahme. Münch. med. Wschr. 1908, Nr 47. — Hering, H. E.: Die Karotis-Sinusreflexe auf Herz und Gefäße. Dresden-Leipzig: Steinkopff 1927. — Hermann, T.: Pulsus differens cerebralis. Wien. klin. Wschr. 39, Nr 42 (1926). — Herxheimer: Sportbradykardie. Münch. med. Wschr. 68, Nr 47 (1921). — Hirschfelder: Paroxysmal Tachycardia. Bull. Hopkins Hosp. 1906. — His jun., W.: Ein Fall von Adams-Stokesscher Krankheit mit ungleichzeitigem Schlagen der Vorhöfe und Herzkammern. Dtsch. Arch. klin. Med. 64. — Hochhaus: Über frustrane Herzkontraktionen. Münch. med. Wschr. 1908, Nr 9, 401. — Hochhaus und Quincke: Über frustrane Herzkontraktionen. Dtsch. Arch. klin. Med. 55 (1895). — v. Hoesslin und Klapp: Adam-Stokes und Vagus. Klin. Wschr. 1924, Nr 27. — Hoffmann, A.: Die Arhythmie des Herzens im Lichte der von Engelmann begründeten Lehre von der myogenen Automatie des Herzens. Fortschr. Med. 1901, Nr 13, 15. — Derselbe: Über die klinische Bedeutung der Arhythmie des Herzens. Med. Klin. 1906, Nr 43. — Derselbe: Tachykardie und Bradykardie. Dtsch. Klin. 4, 155 (1907). — Hoffmann, F. B. und I. Holzinger: Über den Einfluß von Extrasystolen auf die Rhythmik spontan schlagender Herzteile. Z. Biol. 57 (1909).

Jenny: Bulbusdruck. Z. exper. Med. 25 (1921).

Kahler: Neurogener Adam-Stokes. Wien. Arch. inn. Med. 7 (1923). — Kahn: Herzalternans. Pflügers Arch. 181 (1920). — Kleemann, M.: Dtsch. Arch. klin. Med. 130 (1919). — Knoll: Über den Einfluß des Halsmarks auf die Schlagzahl des Herzens. Über die Veränderungen des Herzschlages bei reflektorischer Erregung des vasomotorischen Nervensystems usw. Sitzgsber. Wien. Kais. Akad. Wiss. III., Juli 1872, 46. — Koch, E.: Kongr. inn. Med. 1924; Münch. med. Wschr. 70 (1923); Literatur s. H. E. Hering. —

v. Kries: Über eine Art polyrhythmischer Herztätigkeit. Arch. f. Physiol. 1902. — Krüs-kemper: Fall Vagus. Zbl. Herzkrkh. 1925, Nr 8.

Lewis: Irregularity of the hearts action in horses and its relationship to fibrillation of the auricels in experiments and to complete irregularity of the human heart. Heart 1912. — Lommel, F.: Klinische Beobachtungen über Herzarhythmie. Habilitationsschrift Jena 1902. Naumburg. — Derselbe: Über anfallsweise auftretende Verdoppelung der Herz-frequenz. Dtsch. Arch. klin. Med. 82, 495 (1905).

Mackenzie, I.: The venous and liver pulses and the arhytmie contractions of the cardiac cavities. J. of Path. 2 (1894). — Derselbe: The case of heart irregularity in in-fluenza. Brit. med. J. 2, 1411 (1902). — Derselbe: Die Lehre vom Puls. Dtsch. Übers. Frankfurt a. M. 8, 306. — Derselbe: Diseases of the heart. London 2. Aufl. 1909. — Derselbe: The extrasystole. A contribution to the functionel pathology of the primitive cardiac tissoe. Quart. J. Med. 1908, Nr 1, 2, 4. — Magnus-Alsleben, E.: Zur Kenntnis der Arhythmia perpetua. Dtsch. Arch. klin. Med. 96, H. 3/4, 346 (1909). — de Meyer et Wilmaers: Arch. Mal. Coeur 16, Nr 5 (1923).

Pletnew: Störungen der Synergie beider Herzkammern. Erg. inn. Med. 3 (1909). — Derselbe: Über Herzarhythmie. Ther. Mh. 1908.

Quincke, H.: Zur Kenntnis der frustranen Herzkontraktionen. Leyden-Festschr. 1902.

Rihl, I.: Über Herzalternans beim Menschen. Z. exper. Path. u. Ther. 3, 274 (1906). — Derselbe: Über atrioventrikuläre Tachykardie beim Menschen. Dtsch. med. Wschr. 1907, Nr 16, 632. — Rose, U.: Über paroxysmale Tachykardie. Berl. klin. Wschr. 1901, Nr 27/28. Rothberger, C. I. und H. Winterberg: Vorhofflimmern und Arhythmia perpetua. Wien. klin. Wschr. 1909, Nr 24, 839.

Schlesinger: Über paroxysmelle Tachykardie und ihre Beziehungen zu den Erkran-kungen des Nervensystems. Slg. klin. Vortr. 1906, Nr 433. — Staehelin, R.: Die Erken-nung und Bedeutung der Arhythmien. Korresp.bl. Schweiz. Ärzte 1913. — Stepp und Schliephake: Cholin bei paroxysmaler Tachykardie. Münch. med. Wschr. 72, 1997 (1925).

Tabora, D.: Über die experimentelle Erzeugung von Kammersystolenausfall und Dissoziation durch Digitalis. Z. exper. Path. u. Ther. 3, H. 3, 499—510 (1906). — Derselbe: Über Herzalternans und seine Beziehungen zur kontinuierlichen Herzbigeminie. Münch. med. Wschr. 1908, Nr 14. 718 u. Nr 41, 2125.

Vaquez, H.: Arhythmie respiratoire et ses formes cliniques. Soc. méd. des hopit. Séance. 3. Déc. 1909 nach Semaine méd. 1909, 586. — Derselbe: Pathogénie de la tachy-cardie paroxystique. Arch. Mal. Coeur 1909, Nr 11. — Volhard, F.: Über den Pulsus alternans und pseudoalternans. Münch. med. Wschr. 1905, Nr 13.

Wenckebach, K. F.: Zur Analyse des unregelmäßigen Pulses. I. Z. klin. Med. 36 (1899). — Derselbe: Zur Analyse des unregelmäßigen Pulses. II. Über den regelmäßig intermittierenden Puls. Z. klin. Med. 37 (1899). Nederl. Tijdschr. Geneesk. 1 (1899). — Derselbe: Zur Analyse des unregelmäßigen Pulses. III. Über einige Formen von Allo-rhythmie und Bradykardie. Z. klin. Med. 39 (1900). — Wenckebach: Zur Analyse des unregelmäßigen Pulses. IV. Über den Pulsus alternans 1901. Z. klin. Med. 44. S. a. Nederl. Tijdschr. Geneesk. 1901 II.

IV. Die Kreislaufinsuffizienz.

Adam: Ther. Mh. 14 (1910). Januar (Literatur). — Albrecht, E.: Der Herzmuskel. 1900. — Aschoff und Tawara: Die anatomischen Grundlagen der Herzschwäche. 1906.

Baranoff, K. (unter Sahli): Beiträge zur Theorie der Flüssigkeitsentziehung in der Behandlung der Zirkulationsstörungen. Diss. Bern 1895. Barcroft, Joseph: Die Atmungs-funktion des Blutes. I. Berlin 1917. — Berger und Rosenbach: Über die Koinzidenz von Tabes dorsalis und Insuffizienz der Aortenklappen. Berl. klin. Wschr. 1879, Nr 27, 402. Bernet: Kardiale Dyspnoe. Leipzig: F. Deuticke 1910. — Bernstein: Über die durch Kontusion und Erschütterung entstandenen Krankheiten des Herzens. Z. klin. Med. 29, 519 (1896). — Bonhoeffer: Die symptomatischen Psychosen. Leipzig 1910, 89.

Campbell und Poulton: J. of Path. 1923, Nr 26. — Curschmann: Zur Diffe-rentialdiagnostik der mit Aszites verbundenen Erkrankungen der Leber und des Pfortader-systems. Dtsch. med. Wschr. 1884, Nr 35, 564. — Curschmann, H. jun.: Z. Nerven-heilk. 38, 167.

Durig, Arnold: Über Aufnahme und Verbrauch von Sauerstoff bei Änderung seines Partiardruckes in der Alveolarluft. Arch. Anat. u. Physiol. 1903.

Eichhorst: Dtsch. med. Wschr. 1898, Nr 15. — Einhorn: Das Verhalten des Magens in bezug auf die Salzsäuresekretion bei Herzfehlern. Berl. klin. Wschr. 1889, Nr 48, 1042. — Elias und Feller: Stauungstypen bei Kreislaufstörungen. Wien-Berlin: Jul. Springer 1926. — Eppinger: Ther. Gegenw. 62, H. 3 (1921). — Eppinger und Hofbauer: Kreislauf und Zwerchfell. Z. klin. Med. 72, 154. — Eppinger, Kisch und Schwarz: Klin. Wschr.

1926, Nr 25 u. 29. — Dieselben: Das Versagen des Kreislaufs. Berlin: Jul. Springer 1927. Derselbe, v. Popp und Schwarz: Das Asthma cardiale. Berlin: Jul. Springer 1924. — Dieselben: Das Versagen des Kreislaufs. Berlin: Jul. Springer 1928.

Filehne: Das Cheyne-Stokessche Atmungsphänomen. Berl. klin. Wschr. **1874,** Nr. 13, 152. — Fischer, M. H.: Das Ödem. Dresden 1910. — Derselbe: Kolloid-Z. **33** (1923); **35** (1924). — Fraenkel: Über die klinischen Erscheinungen der Arteriosklerose und ihre Behandlung. Z. klin. Med. **4,** 13.

Gerhardt, D.: Z. ärztl. Fortbildg. **17** (1920). — Gerhartz: Dtsch. med. Wschr. **1924,** Nr 24. — Govaerts, P.: Ann. Soc. roy. Sci. méd. et natur. Brux. **1925,** Nr 6/7. — Graßmann: Über die Resorption der Nahrung bei Herzkrankheiten. Z. klin. Med. **15,** 189. — Grawitz: Über die Veränderungen der Blutmischung infolge von Zirkulationsstörungen. Dtsch. Arch. klin. Med. **54,** 588.

Hart: Untersuchungen über die chronische Stauungsleber. Beitr. path. Anat. **35,** 303. — Hasebroek: Zbl. Herzkrkh. **1910,** 229. Arch. klin. Med. **77,** 350; **86,** 565; **94,** 61 und: Die Krankheiten des Herzens. Festschrift. Leipzig 1896. — Head: Die Sensibilitätsstörung der Haut bei Viszeralerkrankungen. Deutsch von Seiffer. Berlin 1898. — Hess, L.: Wien. klin. Wschr. **33,** Nr 19 (1920). — Hopmann, R.: Die Verteilung der Blutkörperchen innerhalb der Blutbahnen. Münch. med. Wschr. **1923,** 261. — Horvath: Die Ursache der Herzhypertrophie. Inada: Experimentelle Untersuchungen über die Form der Herzmuskelkerne. Dtsch. Arch. klin. Med. **1905.** — Hürter: Dtsch. Arch. klin. Med. **108** (1912). — Husche: Über die N-Bilanz in den verschiedenen Stadien der Herzkrankheiten. Z. klin. Med. **26,** 64.

Kempmann und Menschel: Z. exper. Med. **46** (1925). — Klieneberger: Urine und Urinsedimente bei Stauungen. Münch. med. Wschr. **1905,** Nr 25—27. — Kollert und Starlinger: Z. klin. Med. **99** (1923). — Kraus: Über die diätetische Beeinflussung des Wasserhaushaltes bei der Behandlung Herzkranker. Ther. Gegenw. **1903.** Juli. — Derselbe: Konstitutionelle Herzschwäche. Med. Klinik **1905.** — Kreysig: Die Krankheiten des Herzens. Berlin 1815.

Laubry und Bloch: Bull. méd. **38,** Nr 1 (1924). — Leubuscher: Über den Zusammenhang von Erkrankungen des Zirkulationsapparates mit Erkrankungen des Nervensystems bei Kindern. Verh. Kongr. inn. Med. **1896,** 470. — Loeb: Über den Einfluß von Änderungen der Blutzirkulation in der Niere auf die Urinzusammensetzung. Dtsch. Arch. klin. Med. **84,** 579. — Lundsgeard und van Slyke: Zyanosis. Medicine Monogr. **2** (1923). Baltimore.

Mackenzie: Krankheitszeichen und ihre Auslegung. Würzburg 1911. — Means, J. H.: Dyspnoea, Medicine Monographs. **5** (1924). Baltimore. — Mönckeberg: Zur Pathologie des Atrioventrikularsystems und der Herzschwäche. Berl. klin. Wschr. **42,** 2 (1909).

Oehme, C.: Erg. inn. Med. **30,** 1 (1926) (Lit.). — Oertel: Allgemeine Therapie der Kreislaufstörungen. 4. Aufl. 1891, 12. — Ortner: Herzschmerz und Schmerzen in der Herzgegend. Jkurse ärztl. Fortbildg Februar **1911,** 3.

Peters und Barr: Amer. J. Physiol. **54** (1920).

Quincke: Über Tag- und Nachtharn. Arch. exper. Path. **32,** 211. — Derselbe: Über den Druck in Transsudaten. Dtsch. Arch. klin. Med. **21,** 459.

Radasewski: Über die Muskelerkrankungen der Vorhöfe des Herzens. Z. klin. Med. **27,** 381 (1895). — Reinhold, G.: Über organische und funktionelle Herzleiden bei Geisteskranken. Münch. med. Wschr. **1894,** Nr 16. — Rosenstein: Die Krankheiten des Herzens. v. Ziemßens Handbuch der spez. Pathol. und Therapie **6,** 127, 2. Aufl. — Rubow: Kardiale Dyspnoe. Erg. inn. Med. **3,** 73.

Saathof: Herzkrankheit und Psychose. Münch. med. Wschr. **1910,** Nr 10. — Schade: Z. exper. Path. u. Ther. **11** (1912). — Derselbe: Erg. inn. Med. **32** (1927). — Derselbe und Claussen: Z. klin. Med. **100** (1924). — Derselbe und Menschel: Z. klin. Med. **96** (1923). — Schlüter: Die Erlahmung des hypertrophischen Herzmuskels. Leipzig 1906. — Schmaus und Horn: Über den Ausgang der zyanotischen Induration der Niere in Granularatrophie. Wiesbaden 1893. — Schmidt, Ad.: Über die Wechselbeziehungen zwischen Herz- und Magen-Darmleiden. Berl. klin. Wschr. **1906,** Nr 14. — Schmidt-Rimpler: Die Erkrankungen des Auges im Zusammenhang mit anderen Krankheiten. Nothnagels spez. Path. u. Ther. **21,** 417 (1898). — Schott, Aug.: Zur allgemeinen Pathologie der Herzkrankheiten. Z. klin. Med. **12,** 305. — Seefeld: Stand des Zwerchfells bei Emphysematikern. Arch. klin. Med. **92,** 255. — Senator: Die Erkrankungen der Nieren. Nothnagels Handbuch der spez. Path. u. Ther. **19,** I., 120 (1896). — Siebeck: Dtsch. Arch. klin. Med. **102** (1911); **107** (1912). — Singer, R.: Wien. Arch. inn. Med. **11** (1923). — Stadler: Experimentelle und histologische Beiträge zur Herzhypertrophie. Kongr. inn. Med. **23.** — Sternberg: Über Erkrankungen des Herzmuskels im Anschluß an Störungen des Koronarkreislaufes. Diss. Marburg 1887. — Strauß: Zur Frage der Kochsalz- und Flüssigkeitszufuhr bei Herz- und Nierenkranken. Ther. Gegenw. Oktober **1903.**

Tangel: Virchows Arch. **116.** — Tiedemann: Von der Verengerung und Verschließung der Pulsadern in Krankheiten. Heidelberg und Leipzig 1843, 33 u. 293.

Uhlenbruck: Z. exper. Med. **59** (1928) (Lit.).; Münch. med. Wschr. 1928. Nr 9; Kongr. inn. Med. **1927**.

Veil: Erg. inn. Med. **23/24** (1923).

Wassermann, S.: Wien. Arch. klin. Med. **5/6** (1923).; Wien. Arch. inn. Med. **12** (1926); **14** (1927). — Derselbe: Das Asthma cardiale. Wien: Urban & Schwarzenberg 1926. — Westphal: Endocarditis ulcerosa im Puerperium, unter dem Schein von Puerperalmanie auftretend. Virchows Arch. **20**, 542.

Zuntz und Geppert: Über die Regulation der Atmung. Pflügers Arch. **42**, 189.

Herzhypertrophie und Dilatation.

Bruns, O.: Zbl. Herzkrkh. **16**, Nr 20 (1924).

Camp, de la: Experimentelle Studien über die akute Herzdilatation. Z. klin. Med. **51**, H. 1/2.

Dietlen: Akute Herzerweiterung bei Kriegsteilnehmern. Münch. med. Wschr. **1916**, Nr 7.

Fräntzel, O.: Entstehung von Hypertrophie und Dilatation der Herzventrikel durch Kriegsstrapazen. Virchows Arch. **57**.

Geigel, R.: Virchows Arch. **229** (1921). — Gerhardt, D.: Von der Hypertrophie des rechten Ventrikels. Arch. f. exper. Path. **82** (1917).

Hering: Hypertonie als Koeffizient der Herzhypertrophie Dtsch. med. Wschr. **1921**, Nr. 7; Dtsch. med. Wschr. **47**, Nr 7 (1921).

Karsner, Saphir and Todd: Trans. Amer. Physicians **40** (1925). — Kaufmann, R.: Über Herzerweiterungen. Wien. Arch. inn. Med. **1**. — Krehl, L.: Idiopathische Herzmuskelerkrankung. Dtsch. Arch. klin. Med. **48**. — Külbs: Experimentelles über die Beteiligung der einzelnen Herzabschnitte an der Herzhypertrophie.

Meyer, E.: Herzgröße und Blutgefäßfüllung. Klin. Wschr. **1922**, Nr 1. — Derselbe und Seyderhelm: Untersuchungen über Gefäßfüllung und Herzgröße. Verh. dtsch. pharmak. Ges. **1921**. — Derselbe und R. Seyderhelm: Beziehungen zwischen Herzgröße und Blutzusammensetzung. Verh. 33. Kongr. dtsch. Ges. inn. Med. Wiesbaden **1921**.

Straub, H.: Über Herzerweiterung. Dtsch. med. Wschr. **1919**, Nr 25. — Derselbe: Klinische und praktische Bedeutung der neueren Anschauung über Dilatation und Hypertrophie des Herzmuskels. Zbl. Herzkrkh. **1921**, Nr 13.

Weitz, W.: Über Herzdilatation. Dtsch. Arch. klin. Med. **131**, H. 1/2. — v. Weizsäcker: Dtsch. Arch. klin. Med. **133** (1920); Erg. inn. Med. **19** (1920) (Lit.).

Therapie.

Allgemeines.

Borgherini: Die mechanische Behandlung der Ödeme der Herzkrankheiten. Dtsch. Arch. klin. Med. **61**, 624.

Curschmann: Zur mechanischen Behandlung der Hautwassersucht. Ther. Mh. **1804**, März, 85.

Ewald: Über Massendrainage. Berl klin. Wschr. **1897**, Nr 25, 545.

Fellner: Über Vasotinin. Kongr. inn. Med. **1910**, 646.

Gerhardt: Über Einstiche in das Unterhautbindegewebe. Dtsch. med. Wschr. **1892**, Nr 7. — Derselbe: Zur Behandlung der Hautwassersucht. Münch. med. Wschr. **1894**, Nr 50. — Glax: Über den Einfluß der Faradisation der Bauchmuskulatur auf Resorption und Harnausscheidung. Dtsch. Arch. klin. Med. **22**, 611.

Jaschke: Kreislauf und Schwangerschaft. Med. Klin. **1912**, Nr 8. — Derselbe: Ehe bei herzkranken Mädchen. Münch. med. Wschr. **1910**, Nr 47.

Lawrence: Wirkung blutdruckerniedrigender Substanzen. Arch. int. Med. **9**, 409. Zitiert nach Zbl. ges. inn. Med.

Rosendorff: Erfahrungen mit Vasotinin. Ther. Mh. **25**, 148 (1911).

Widal, F. A. and Javal: La cure de déchloruration; son action sur l'oedème, sur l'hydratation et sur l'albuminurie à ertaines périodes de la nephrite epithéliale. Bull. Soc. méd. Hop. Paris **20**, III s., 733 (1903). — Widal, F.: Die Kochsalzentziehungskur in der Brightschen Krankheit. Verh. Kongr. inn. Med. **26**, 43 (1909).

Medikamentöse Therapie.

Alker: Szillaren. Ther. Gegenw. **1924**, Nr 6. — Askanasy: Klinisches über Diuretin. Dtsch. Arch. klin. Med. **56**, 209 (1906).

Benjamin und v. Kopff: Chinidin. Dtsch. med. Wschr. **47**, Nr 1 (1921). — Bickel und Tsividis: Digitalysat. Biochem. Z. **45**, 5/6. — Blank, G.: Strychnin. Ther. Gegenw. **61**, H. 9 (1920). — Bock, G.: Med. Klin. **17** (1921). — Bock, I.: Über die Wirkung des Koffeins und Theobromins auf das Herz. Arch. f. exper. Path. **43**, 367. — Boden und Neukirch: Chinidin. Dtsch. Arch. klin. Med. **136** (1921). — Boden und Neukirch: Szilla. Dtsch. Arch. klin. Med. **142**, 173. — Boehm: Kadechol. Münch. med. Wschr. **67**, Nr 29

(1920). — Boruttau: Über die Einstellung und Kontrollierung der Herzwirkung von Convallariapräparaten. Ther. Gegenw. 1908. Dez. — Bonsmann: Cymarin. Med. Klin. 17, Nr 50 (1921). — Brandenburg: Eigenschaft der Digitalis, in nicht tödlicher Gabe die Anspruchsfähigkeit des Herzens für künstliche Reizung vorübergehend zu vermindern. Z. klin. Med. 53 u. Z. exper. Path. u. Ther. 1, 485. — Derselbe: Über die Eigenschaft des Digitalins, beim Froschherzen selbständige Erzeugung von Bewegungsreizen an der Grenze von Vorhöfen und Kammern anzuregen. Arch. f. Physiol. 1904. Suppl. — Brandenburg, H. und P. Hoffmann: Die Wirkung des Digitalins auf das Froschherz. Arch. f. Physiol. 1910, Suppl.-Bd. — Brugsch: Digitalis. Dtsch. med. Wschr. 46, Nr 34 (1920). — Büdingen: Traubenzuckerinfusion. Schweizer med. Wschr. 53, Nr 16.

Cloetta: Über Digalen. Digitoxinum solubile. Münch. med. Wschr. 1904, Nr 33. — Cohn: Szillaren. Klin. Wschr. 1923, Nr 36. — Derselbe: Morphin. experimentell. J. of exper. Med. 18, Nr 6 (1913).

Doll: Novasurol. Zbl. Herzkrkh. 1922, Nr 22. — Dwotrenko: Klinische Bedeutung der Digitalisarhythmie. Berl. klin. Wschr. 1907, Nr 14.

Edens: Digitalis bei unregelmäßiger Herztätigkeit. Ther. Mh. 1911, 1. — Derselbe: Übersicht. Zbl. Herzkrkh. 12 (1920).

Fahrenkamp, K.: Digitalis. Kongr. inn. Med. 1914; Dtsch. Arch. klin. Med. 120 (1916). — Derselbe: Kampfer. Med. Klin. 19, Nr 50 (1923). — Derselbe: Digitalis bei gestörter Schlagfolge. Erg. Med. 6, 1/2 (1924). — Derselbe: Scilla: Dtsch. Arch. klin. Med. 145, H. 1/2. — Fischer, B.: Kampfer intravenös. Berl. klin. Wschr. 1921, Nr 31. — Fleischmann: Über Verwendung von Gratus-Strophantin. Kongr. inn. Med. 1909, 369. — Derselbe: Dtsch. med. Wschr. 1909, Nr 21. — Derselbe und Wjasmensky: Über intravenöse Strophantintherapie usw. Dtsch. med. Wschr. 1909, Nr 21. — Focke: Was lehrt die medizinische Kasuistik über die jahreszeitlichen Schwankungen in der Stärke der offiziellen Digitalis. Z. klin. Med. 46, H. 5/6. — Derselbe: Die hohe Behandlung der Folia Dig. titrata und ihre Vergleichung mit anderen Digitalispräparaten. Ther. Gegenw. Mai-Juni 1912. — Derselbe: Ist Pulver oder Infus der Digitalis besser? Dtsch. med. Wschr. 1909, Nr 23. — Derselbe: Einführung geeichter Digitalisblätter. Münch. med. Wschr. 1909, Nr 14. — Fraenkel, A.: Chronische Herzinsuffizienz und intravenöse Strophantintherapie. Münch. med. Wschr. 1912, Nr 6/7. — Derselbe: Intravenöse Strophantintherapie. Münch. med. Wschr. 1912. — Derselbe: Digitalis. Arch. exper. Path. 57 (1907). — Fraenkel, Alb.: Physiologische Dosierung von Digitalispräparaten. Ther. Gegenw. 1902. März. — Derselbe: Vergleichende Untersuchungen über die kumulative Wirkung der Digitaliskörper. Arch. exper. Path. 51, 84. — Derselbe: Über Strophantuswirkung. Dtsch. med. Wschr. 1888, Nr 8/9. — Derselbe: Über Digitaliswirkung am gesunden Menschen. Münch. med. Wschr. 1905, Nr 32. — Derselbe: Zur Digitalistherapie. Über intravenöse Strophantintherapie. Verh. Kongr. inn. Med. 1906, 257. — Derselbe: Tonographische Untersuchungen über Digitaliswirkungen. Arch. exper. Path. 40, 40. — Derselbe: Über Digitalistherapie. Erg. inn. Med. 1 (1908). — Derselbe und Doll: Strophantin. Dtsch. Arch. klin. Med. 143, H. 1/2. — Derselbe und Schwartz: Über Digitaliswirkung an gesunden und an kompensierten Herzkranken. Arch. exper. Path. — Fraser: Note on Tincture of Strophantus. Brit. med. J. 1895, 904. — Freund, R.: Der gegenwärtige Stand der Digitalistherapie. Med. Klin. 1901, Nr 21. — Frey, W.: Ther. Halbmonatsh. 35, H. 17 (1921).

Gottlieb: Die Herzwirkungen des Kampfers. Z. exper. Path. u. Ther. 2, 385. — Derselbe: Herzmittel und Vasomotorenmittel. Verh. d. 15. Kongr. inn. Med. Wiesbaden 1901, 21. — Derselbe: Zur Theorie der Digitaliswirkung. Med. Klinik 1906, Nr 37. — Derselbe und Magnus: Digitalis und Herzarbeit. Arch. exper. Path. 51, 30. — Dieselben: Über die Gefäßwirkung der Körper der Digitalisgruppe. Ebenda 47, 135. — Dieselben: Einfluß der Digitaliskörper auf die Hirnzirkulation. Arch. exper. Path. 48, 262. — Derselbe und Ogawa: Über die Resorption von Digitoxin. Münch. med. Wschr. 1912, Nr 42/43. — Derselbe und Tambach: Über Digipuratum. Münch. med. Wschr. 1911, Nr 1. — Groedel, J.: Kontinuierlicher Gebrauch von Digitalis. Kongr. inn. Med. 1899, 283. — Groedel und Hubert: Chinidin. Fortschr. Ther. 1925, Nr 8. — Guggenheimer: Kampferpräparate. Dtsch. med. Wschr. 52, Nr 20 (1926). — Guggenheimer, H.: Euphyllin. Halbmh. Ther. 35, H. 18 (1921).

Haass: Chinidin. Berl. klin. Wschr. 58, Nr 21 (1921). — Hatcher und Bailey: Strophantustinktur und Strophantin. J. amer. med. Assoc. 52 (1909). — Hellmann und Kollmann: Calcium Digitalis. Ther. Gegenw. 15 (1924). — Helwig: Traubenzucker-Kalzium. Z. physik. u. diät. Ther. 26, H. 22. — Hertz: Szillaren. Münch. med. Wschr. 1924, Nr 9. — Heubner, W.: Wesen der Digitaliswirkung. Ther. 1912, Mh. März. — Hildebrandt und Voß: Kardiazol. Münch. med. Wschr. 73, Nr 21 (1926). — His, W.: Zur Anwendung der Karellschen Milchkur bei Herzkranken. Ther. 26, Mh. Januar (1912). — Hochheim: Digalen. Zbl. inn. Med. 1905, Nr 22. — Hoffmann, Aug.: Über die therapeutische Anwendung des Diuretins (Theobromin-Natriumsalizylat.) Arch. exper.

Path. 28, 1. — Derselbe: Die Behandlung der Herzinsuffizienz. Dtsch. med. Wschr. 1905, Nr 18. — Hoffmann, V.: Prophylaktische Digitalisierung. Klin. Wschr. 3, Nr 40 (1924). — Hohlweg: Die intrakardiale Injektion. Münch. med. Wschr. 70 (1923). — Hopmann, R.: Diuresesteigerung durch Morphin und andere Schlafmittel bei Erkrankungen des Kreislaufapparates. Z. klin. Med. 107 (1928). — Huber: Über die diuretische Wirkung der Salizylsäure. Dtsch. Arch. klin. Med. 41, 129.

Jacob: Über die Bedeutung der Karellkur bei der Beseitigung schwerer Kreislaufstörungen. Münch. med. Wschr. 1908, Nr 16/17. — Jendrassik: Das Kalomel als Diuretikum. Dtsch. Arch. klin. Med. 38, 499. — Derselbe: Weitere Untersuchung über die Quecksilberdiurese. Dtsch. Arch. klin. Med. 45, 226. — Jenny: Chinidin: Schweiz. med. Wschr. 51, Nr 12 (1921).

v. Kapff: Szillaren. Dtsch. med. Wschr. 49, Nr 1 (1923). — Klemperer: Digalen. Ther. Gegenw. 1905, Januar. — Kobert: Zum Ersatze der Digitalis. Dtsch. med. Wschr. 1881, 500; 1882, 479. — Körner: Szillaren. Klin. Wschr. 3, 24. — Kottmann: Klinisches über Digitoxinum solubile Cloetta (Digalen), ein Beitrag zur subkutanen und intravenösen Digitalistherapie. Z. klin. Med. 56, H. 1/2. — Kuhn: Kongr. inn. Med. 1907, 184.

Lange: Kardiazol und Hexeton. Dtsch. med. Wschr. 52, Nr 7 (1926). — Derselbe: Digitaliskörper-Auswertung. Kommentar zum Dtsch. Arzneibuch 1926. — Leyden: Das Kalomel als Diuretikum. Fortschr. Med. 1901, Nr 19. — Liebermeister, G.: Über intravenöse Strophantintherapie. Beihefte z. Med. Klin. 4, H. 8 (1908). — Loewi, O. und Janescu: Über eine spezielle Nierenwirkung der Digitaliskörper. Arch. exper. Path. 59, 71. — Lust: Über intravenöse Strophantintherapie. Arch. klin. Med. 92, 283. — Lutembacher: Presse méd. 30, Nr 96 (1922).

Mackenzie: Digitalis. Heart 2, 273 (Zbl. Herzkrkh. 1911, 398. — Markwalder: Szilla. Klin. Wschr. 1922, Nr 5. — Massini: Szillaren. Schweiz. med. Wschr. 1922, Nr 26. — Mendel: Die intravenöse Digitalisbehandlung. Ther. Gegenw. 1905, Sept. (auch als Sonderabdruck). — Meyer, Arthur: Die Digitalistherapie. Jena 1912. — Meyer, E.: Rektale Digitalistherapie. Klin. Wschr. 1, Nr 1 (1922). — Meyer, H. H.: Digitalis. Wien. med. Wschr. 70, Nr 1 (1920). — Minkowski: Über Theozin (Theophyllin) als Diuretikum. Ther. Gegenw. 1902, Nov. — Müller, L.: Über Digipuratum. Münch. med. Wschr. 1908, Nr 51. — Müller-Cuntz: Adonigen. Ther. Gegenw. 1922, Nr 1.

Naegele: Gefäßwirkung der Digitaliskörper. Zbl. Herzkrkh. 1911, Nr 8 (unter C. Müller). — Naunyn: Wirkung der Digitalis. Münch. med. Wschr. 1903, Nr 31. — Niemeyer: Traubenzuckerinfusion. Z. klin. Med. 95 (1922). — Nonnenbruch: Kadechol. Münch. med. Wschr. 67, Nr 29 (1920). — v. Noorden: Adonigen. Münch. med. Wschr. 69, Nr 20 (1922). — Nothorff: Kalzium-Digitalis. Ther. Gegenw. 65 (1924).

Oertel: Therapie der Kreislaufstörungen. 1891. — Derselbe: Kongr. inn. Med. 1888, 13. — Derselbe: Ther. Mh. 1, 372, 424, 473 (1887); 2, 265 (1888).

Pesci: Digalen. Zbl. inn. Med. 1905, Nr 44. — Plascuda: Untersuchungen über das „Binden der Glieder" usw. Dtsch. Arch. klin. Med. 80, 492 (1904). — Pohl: Kombination der Digitalis mit anderen Arzneimitteln. Ther. Mh. 1909, 110.

Rahn, L.: Strophantintodesfälle. Dtsch. Arch. klin. Med. 133, H. 1/2 (1920). — Reinhold: Rektale Digitalistherapie. Klin. Wschr. 4, Nr 5. — Reitter: Digalen. Wien. med. Wschr. 1905, Nr 47. — Riegel: Über die therapeutische Verwendung der Koffeinpräparate. Berl. klin. Wschr. 1884, Nr 19 und Verh. 3. Kongr. inn. Med. Wiesbaden 1884. — Romberg: Digitalispräparate. Ther. Gegenw. 64 (1923). — Rosenbach, O.: Über die Anwendung von Mutterkornpräparaten bei gewissen Herzerkrankungen. Berl. klin. Wschr. 1887, Nr. 34, 627. — Rothlin, E.: Szilla. Schweiz. med. Wschr. 1927, Nr 49.

Sacki: Szillaren. Dtsch. med. Wschr. 1924, Nr 2. — Sasaki: Digalen, experimentell. Berl. klin. Wschr. 1905, Nr 26. — Scheer und Sigerist: Szilla. Schweiz. med. Wschr. 57, Nr 49 (1927). — Schladebach: Beiträge zur Wirkung des Digipuratum. Diss. Jena 1909. — Schmiedeberg: Über die Digitaliswirkung am Herzmuskel des Frosches. Festschrift f. Ludwig. 1874. — Derselbe: Untersuchungen über die pharmakologisch wirksamen Bestandteile der Digitalis purpurae. Arch. f. exper. Path. 3, 16 (1874). — Derselbe: Über die Anwendung des Theophyllins als Diuretikum. Dtsch. Arch. klin. Med. 82, 395. — Derselbe: Beiträge zur Kenntnis der pharmakologischen Gruppe des Digitalins. Arch. f. exper. Path. 16, 149. — Derselbe: Bestimmungen des pharmakologischen Wertes des Digitalis. Arch. f. exper. Path. 32, 305. — Sée, G.: Du sulfate de spartéine comme médicament dynamique et régulateur du coeur. C. r. Soc. Biol. 101, 1046 (1885). — Schütze: Digitalis. Zbl. Herzkrkh. 1917, Nr 11/12. — Singer und Winterberg: Chinin. Wien. Arch. inn. Med. 3, H. 1/2 (1921). — Simons: Kalomelkuren bei Herzerkrankungen. Mitt-Hamburg. Staatskrankenanstalten. 9, H. 2, 67, Januar (1909). — Starck: Intravenöse Strophantintherapie. Dtsch. med. Wschr. 1907, Nr 12. — Stoll, A.: Szilla. Schweiz. med. Wschr. 1927, Nr 49. — Straub, H.: Strophantin bei künstlich erniedrigtem Blutdruck. Ther. Mh. 1910, 121. — Derselbe: Digitalis und Strophantin. Schweiz. med. Wschr. 1922, Nr 19. — Straub, W.: Digitaliskörper. Heffters Handbuch der Pharmakologie 1926.

Strubell: Digitalis. Zbl. Herzkrkh. **1913**, H. 15. — Derselbe: Konvallaria. Österr. Ärzte-Zeitg. **1913**.

v. Tabora: Dissoziation durch Digitalis. Z. f. exper. Path. **3**, 499. — Derselbe: Über Entlastung des venösen Systems durch Venaesektion und „Abbinden" der Glieder. Verh. 26. Kongr. inn. Med. Wiesbaden **1909**. — Traube: Über die Wirkungen der Digitalis. Beitr. **2**, 177. — Derselbe: Über die Behandlung des bei organischen Herzkrankheiten infolge der Stauung im Venensystem zustande kommenden Magenkatarrhs. Beitr. **3**, 218.

Unverricht: Über Digitoxinbehandlung. Dtsche Ärzte-Ztg. **1895**, Nr 22.

Vaquez et Leconte: Les injections intra-veineuses de strophantine. Soc. méd. Paris 26. Mars **1909**. Veiel: Über Digalen. Münch. med. Wschr. **1906**, Nr 44. — Derselbe: Digipurat. Münch. med. Wschr. **1910**, Nr 39. — Derselbe und Noltenius: Digipuratum. Münch. med. Wschr. **1910**, 2046. — v. d. Velden: Zur klinischen Verwendung des Nebennierenextraktes. Münch. med. Wschr. **1910**. — Vogt, O.: Über die Herz- und Gefäßwirkung des Strophantins bei gesunden und kranken Menschen. Med. Klin. **1909**.

Wiechmann: Chinidin. Klin. Wschr. **1922**, Nr 34.

Physikalische Therapie.

Abée: Über Anwendung eines Herzstützapparates bei Herzaffektionen, insbesondere bei kardialer Dyspnoe. Dtsch. med. Wschr. **1900**, Nr 4. — Adam, H.: Welche Stellung gebührt der manuellen schwedischen Heilgymnastik bei der Behandlung Herzkranker. Ther. Mh. **24** (1910).

v. Basch: Kritik des Oertelschen Verfahrens. Wien. med. Blätter **1886**, Nr 1 f. — Derselbe: Über die Prinzipien der Therapie der Herzkrankheiten. Wien. med. Presse **1890**, Nr 2 ff. — Beck und Dohan: Über die Veränderungen der Herzgröße im heißen und kalten Bade. Münch. med. Wschr. **1909**, Nr 4, 171. — Beneke: Über Nauheimer Solthermen. Marburg 1859, 257. Berl. klin. Wschr. **1870**, Nr 22; **1875**, Nr 9. — Derselbe: Zur Therapie des Gelenkrheumatismus. Berlin 1872. — Bruns, O.: Die künstliche Luftdruckerniedrigung über den Lungen. Eine Methode zur Förderung der Blutzirkulation. Münch. med. Wschr. **1901**, Nr 42, 2169. — Bruns und Schmidt: Maschinelle Wiederbelebung. Med. Klin. **17**, Nr 38 (1921). — Büdingen: Fortschr. Ther. **1**, Nr 23 (1925). Schweiz. med. Wschr. **53**, Nr 16 (1923). Ther. Gegenw. **32**, H. 1 (1921).

Ebstein: Über Wasserentziehung und anstrengende Muskelbewegungen bei Fettsucht, Fettherz, Kraftabnahme des Herzmuskels. Wiesbaden 1885. — Ekgren: Zum Einfluß der Sauerstoffbäder auf Pulsfrequenz und Gefäßtonus. Z. klin. Med. **57**, 401.

Fischer, J.: Z. physik. u. diät. Ther. **25** (1921). — Fraenkel, A.: Bewegungs- und Ruhetherapie. Dtsch. med. Wschr. **52**, Nr 20 (1926). — Franze: Technik, Wirkung und Indikationen der Hydroelektrotherapie bei Anomalien des Kreislaufes. München 1905. — Fürstenberg und Scholtz: Wirkung von Sauerstoffbädern auf Herz und Blutdruck. Z. exper. Path. **6**, 789.

Geißler: Der Einfluß elektrischer Reize für die Blutverteilung im menschlichen Körper. Münch. med. Wschr. **1908**, Nr 2. — Goldscheider: Zur physiologischen Wirkung der Kohlensäurebäder. Veröffentl. d. balneolog. Ges. **1911**. — Derselbe: Dtsch. med. Wschr. **48**, Nr 1 (1922). — Grabley, P.: Hochfrequenzbehandlung. Med. Klin. **1912**, Nr 25. — Groedel: Behandlung der Zirkulationsstörungen mit Kohlensäurebädern. Erg. Med. **5**, H. 1 (1923). — Derselbe: Die physikalische Therapie der Herz-, Gefäß- und Zirkulationsstörungen. 1925. — Groedel, F.: Die physikalische Behandlung der Erkrankungen des Zirkulationsapparates. Erg. inn. Med. **9**, 174. — Groedel, I.: Bad Nauheim und die Behandlung der chronischen Herzkrankheiten. Friedberg und Bad Nauheim 1893. — Derselbe: Die Wirkung kohlensäurehaltiger Thermalbäder auf den übernormalen Blutdruck. Dtsch. med. Wschr. **1906**, Nr 34. — Groedel, Th.: Kohlensäurebäder bei atrioventrikulärem Block. Münch. med. Wschr. **1912**, Nr 14. — Derselbe: CO_2-Bäder bei Block. Münch. med. Wschr. **1912**, Nr 14. — Groedel, III, Fr. M.: Versuche mit kohlensauren Gasbädern. Berl. klin. Wschr. **1907**, Nr 16.

Haedicke, Joh.: Herzmassage. Ther. Gegenw. **62**, H. 9 (1921). — Hasebroek: Über die Behandlung der Angina pectoris und verwandter Zustände durch Heilgymnastik und Massage des Thorax. Dtsch. Arch. klin. Med. **86**, 565. — Derselbe: Die physiologische und therapeutische Bedeutung der heilgymnastischen Bewegung usw. Ther. Mh. **1908**, März. — Derselbe: Zur Frage der peripheren Wirkungen der aktiven Gymnastik auf Kreislaufstörungen bei Fettherz und verwandten Zuständen. Dtsch. Arch. klin. Med. **94**, 60. — Derselbe: Die Zandersche mechanische Heilgymnastik und ihre Anwendung bei inneren Krankheiten. — Hauffe: Physiol. Grundlagen der Hydrotherapie. Berlin 1924. — Hediger: CO_2-Bäder. Ann. schweiz. Ges. Baln. **1922**, H. 17. — Heide, V. O.: Über Kohlensäuregehalt verschiedener Bäder usw. Veröffentl. Z. Baln. H. 1. — Hensen: Über die Wirkung kohlensäurehaltiger Bäder auf die Zirkulation. Dtsch. med. Wschr. **1899**, Nr 35. — Herz, M.: Über die Behandlung der räumlichen Mißverhältnisse zwischen dem Herzen und dem Thorax. Z. physik. u. diät. Ther. **12**, 335 (1909). — Derselbe:

Lehrbuch der Heilgymnastik. Berlin und Wien 1903. — Hirsch: Unterdruckatmung. Med. Klinik **1913**, Nr 25. — Hirschfeld: Über die Anwendung der Muskeltätigkeit bei Herzkrankheiten. Dtsch. med. Wschr. **1897**, Nr 7, 100. Diskussion, ebendas. Vereinsbeilage 58. — Hughes: Lehrbuch der schwedischen Heilgymnastik unter Berücksichtigung der Herzkrankheiten. Wiesbaden 1896 (besonders S. 321). — Hürter: Einfluß kohlensäurehaltiger Bäder usw. Z. physik. Ther. **12**.

In der Stroht: Indifferenzpunkt bei Kohlensäure- und einfachen Wasserbädern. Ther. Mh. **23**, H. 4 (1909).

Jacob: Bergsteigen und Herzleiden. Z. physik. u. diät. Ther **17** (1913).

Kaiser und Schneyer: Heiße Teilbäder nach Schweninger. Z. physik. Ther. **34**, H. 3. — Kottmaier: Wärmetherapie. Zbl. Herzkrkh. **1924**, Nr 5.

Lommel: Über den Tonus der großen Gefäße und über das Verhalten der peripher gelegenen Gefäßgebiete bei lokalen Wasserprozeduren. Dtsch. Arch. klin. Med. **78**, 182 (1903).

Moritz: Grundzüge der Krankenernährung. Stuttgart 1898. — Müller, C. und Veil: Beiträge zur Kreislaufphysiologie des Menschen, besonders zur Lehre von der Blutverteilung. Slg. klin. Vortr. N. F. Nr 167—196. — Müller, Otfried: Über den Einfluß von Bädern und Duschen auf den Blutdruck beim Menschen. Dtsch. Arch. klin. Med. **74**, 316. — Derselbe: Über die Verteilung im menschlichen Körper unter der Einwirkung thermischer Reize. Dtsch. Arch. klin. Med. **82**, 547. — Derselbe: Dtsch. med. Wschr. **1906**, Nr 38/39. — Müller, O.: CO_2-Bäder. Kongr. inn. Med. **1907**. — Müller und Veiel: Über die Kreislaufwirkung kohlensäurehaltiger Solbäder. Verh. Ges. dtsch. Naturf. u. Ärzte Köln **3**, 80 (1908).

Nebel: Bewegungskuren mittels schwedischer Heilgymnastik und Massage mit besonderer Berücksichtigung der mechanischen Behandlung des Dr. G. Zander. Wiesbaden 1889. — v. Noorden: Über Übungstherapie und Flüssigkeitsbeschränkung bei Zirkulationsstörungen. Mschr. physik.-diät. Heilmeth. **1**, H. 1 (1909).

Oertel: Allgemeine Therapie der Kreislaufstörungen. 4. Aufl. Leipzig 1891. — Derselbe: Über Massage des Herzens. München 1889. — Derselbe: Über Terrainkurorte. Leipzig 1886. — Derselbe und Lichtheim: Über die chronischen Herzmuskelerkrankungen und ihre Behandlung. Verh. Kongr. inn. Med. 1888, 13ff.

Ramdohr: Allgemeine Gymnastik und Massage. Leipzig 1898. — Derselbe: Allgemeine Gymnastik und Massage. Penzoldt-Stintzings spez. Ther. inn. Krankh. 1. Aufl., **5**, 119. (Beschreibung der Zanderapparate und ihre Handhabung.) — Reis, N. van der: Die Geschichte der Hydrotherapie. Berlin: Med. Verlagsanst. 1914. — v. Reyher: Über Herzmassage und Herzgymnastik. Z. physik. u. diät. Ther **1**, 179 (1898). — Rumpf: Die Beeinflussung der Herztätigkeit und des Blutdrucks von schmerzhaften Druckpunkten aus. Münch. med. Wschr. **1907**, Nr 4, 153—157. — Derselbe: Zur Einwirkung oszillierender Ströme auf das Herz. Zbl. inn. Med. **1907**, Nr 18. — Derselbe: Über die Behandlung der Herzkrankheiten mit oszillierenden Strömen. Dtsch. med. Wschr. **1908**, Nr 52. — Derselbe: Oszillierende Ströme. Zbl. inn. Med. **1907**, Nr 18.

Sachs, N.: Kuhnsche Maske. Dtsch. med. Wschr. **49**, Nr 40 (1923). — Samberger: CO_2-Bäder. Dermatol. Wschr. **72** (1921). — Sarason: Über moussierende Sauerstoffbäder. Dtsch. med. Wschr. **1904**, Nr 45. — Schminke: Über die Einwirkung von Bädern auf die Herzgröße. Fortschr. Med. **1910**. — Schott, Aug.: Zur Therapie der chronischen Herzkrankheiten. Berl. klin. Wschr. **1885**, Nr 33—36. — Derselbe: Die Wirkung der Bäder auf das Herz. Berl. klin. Wschr. **1880**, Nr 25. — Schott, E.: Hydrostatische Bäderwirkung. Dtsch. Arch. klin. Med. **140** (1922). — Schott, Th.: Beiträge zur tonisierenden Wirkung kohlensäurehaltiger Thermalsolbäder aufs Herz. Berl. klin. Wschr. **1883**, Nr 28, 428. — Derselbe: Physikalische Therapie. Med. Klin. **1914**, Nr 27. — Derselbe: Physikalische Behandlung der chronischen Herzkrankheiten. 1916. — Selig, A.: Der Einfluß hydriatischer Prozeduren auf die Herzgröße. Berl. klin. Wschr. **1909**, Nr 22. — Senator: Bewegungstherapie. v. Leydens Handbuch der Ernährungstherapie und Diätetik. **1**, 405 (1897). — Derselbe und Frankenhäuser: Zur Kenntnis der Wirkung von kohlensäure- und anderen gashaltigen Bädern. Ther. Gegenw. **1904**, Jan. — Stadler: Diätetische Fragen. Dtsch. med. Wschr. **52** (1926). — Stifler: Über Herzheilbäder. München 1901. — Straßburger: Blutdruck, Gefäßtonus usw. bei Bädern. Arch. klin. Med. **83**, 459.

Tiedemann und Lund: Über den Einfluß von Bädern usw. auf Herzkranke. Arch. klin. Med. **91**, 554.

Veiel: Der Einfluß der sinusoidalen Vierzellenbäder auf die Herzarbeit. Münch. med. Wschr. **1909**, Nr 42.

Weber, E.: CO_2-Bäder. Z. exper. Med. **8** (1919). — Weiß, L.: Med. Klin. **17**, Nr 32 (1921). — Winternitz: Über den Einfluß verschiedener Bäder insbesondere auf den Gaswechsel. Dtsch. Arch. klin. Med. **72**. — v. Wyss: Höhenklima. Schweiz. med. Wschr. **51**, Nr 2 (1921).

Zuntz und Tangel: Einwirkung der Muskelarbeit auf den Blutdruck. Pflügers Arch. **70**.

Operative Herztherapie.

Allan and Barker: Mitralklappenchirurgie. Amer. Heart J. 1, Nr 6 (1926).
Bittrolff: Münch. med. Wschr. 71, Nr 16 (1924).
Cutler, Levine and Beck: Mitralstenose. Arch. Surg. 9, Nr 3 (1924).
Guleke und Lommel: Klin. Wschr. 4, Nr 16 (1925).
Hesse: Münch. med. Wschr. 1919, Nr 21. — Hohlweg: Münch. med. Wschr. 1923, Nr 34/35.
Jarotzky: Mitralstenose. Zbl. Chir. 53, Nr 3 (1916).
Kirschner und Matthes: Obliteration des Perikards. Dtsch. med. Wschr. 52, Nr 6 (1926). — Külbs: Punktion perikarditischer Exsudate. Verh. dtsch. Ges. inn. Med. 1922.
Lenormant, Richard et Sénèque: Adrenalin. Presse méd. 32, Nr 22 (1924).
Tornai: Intraaortale Injektion. Med. Klin. 1923, Nr 23.
v. d. Velden: Münch. med. Wschr. 1919, Nr 10.
Volhard und Schmieden: Schwielige Perikarditis. Klin. Wschr. 2, Nr 1 (1923).
Williamson, Spencer and Ets: Arch. int. Med. 38 (1926).

Diätetische Therapie.

Braun: Therapie der Herzkrankheiten. Berlin u. Wien 1903. — Burwinkel: Herzleiden und Ernährung. Dtsch. Ärzte-Ztg. 1901, Nr 8.
Goldscheider: Hygiene des Herzens. München 1905.
His, W.: Zur Anwendung der Karellschen Milchkur bei Herzkranken. Ther. Monatsh. 26, Januar (1912). — Derselbe: Charité-Ann. 34 (1909). — Hirschfeld, F.: Die Karellsche Milchkur und die Unterernährung bei Kompensationsstörungen. Charité-Ann. 4, 1587 (1908). — Hoffmann, Alb.: Betrachtungen über absolute Milchdiät. Z. klin. Med. 7, Supplement. — Hoffmann, F. A.: Vorlesungen über die allgemeine Therapie. 2. Aufl. 1888, 60. — Högerstedt: Kasuistischer Beitrag zur Wertbeurteilung der Milchdiät bei Herzleiden. Z. klin. Med. 14, 16 (1888).
Jacob: Über die Bedeutung der Karell-Kur. Mitt. Hamburg. Staatskrankenanstalten 8 (1908). — Jacoby, L.: Über die Bedeutung der Karellkur bei der Beseitigung schwerer Kreislaufstörungen und der Behandlung der Fettsucht. Münch. med. Wschr. 4, 839 (1908). — Jürgensen, Th.: Über das Schrothsche Heilverfahren. Dtsch. Arch. klin. med. 1.
Karell, Th.: Petersburger med. Z. 8 (1865). Arch. gén. Méd. 1868. — Krehl: Einiges über allgemeine Behandlung der Herzkrankheiten. Dtsch. Klin. 4, 362.
Oertel: Allgemeine Therapie der Kreislaufstörungen. 4. Aufl. 1891.
Strauß: Über die Stellung der Karellschen Milchkur in der Entfettungsbehandlung. Med. Klin. 1910, Nr 13.

V. Die organischen Erkrankungen des Herzens.
Die entzündlichen Erkrankungen.
Endokarditis.

Dietrich: Herzklappenentzündung. Z. exper. Med. 50 (1926).
Gurich: Myokardveränderung bei Leuchtgasvergiftung. Münch. med. Wschr. 1925, Nr 51.
Heß: Münch. med. Wschr. 1915, Nr 6. — Hirschfelder, A. D.: The Rapis Formation of Endocarditic „Vegetation". Bull. Hopkins Hosp. Baltimore 18 (1907). — His: Über Herzkrankheiten bei Gonorrhöe. Berl. klin. Wschr. 1892. — v. Hoffmann, K.: Ritter: Gonorrhoische allgemeine Infektion und Metastasen. Zbl. Grenzgeb. Med. u. Chir. 6, 308 (1903).
Königer: Histologische Untersuchungen über Endokarditis. Arb. path. Inst. Leipzig 1903. — Koester: Die embolische Endokarditis. Arch. Virchows 72, 257 (1878) Berlin. — Külbs: Über Endokarditis gonorrhoica. Wien. klin. Wschr. 1907, Nr 1.
v. Lamezan: Zbl. Herzkrkh. 13 (1921). — v. Langer, L.: Über die Blutgefäße in den Herzklappen bei Endokarditis valvularis. Virchows Arch. 109, 465 (1887) Berlin. — Lenhartz, H.: Die septischen Erkrankungen. Nothnagels Handbuch der spez. Pathologie und Therapie 3 II (1904) Wien. — v. Leyden, E.: Über Endocarditis gonorrhoica. Ibid. 19, 1123 (1893). — Litten: Die Endokarditis und ihre Beziehung zu anderen Krankheiten. Verh. Kongr. inn. Med. 1900.
Meckel: Mém. Acad. Roy. Sci. Berl. 1756.
Orth, J.: Über die Ätiologie der experimentellen mykotischen Endokarditis. Nachschr. z. vorstehenden Mitteil. v. Dr. Wyssokowitsch. Virchows Arch. 103.
Ribbert, H.: Über experimentelle Myo- und Endokarditis. Dtsch. med. Wschr. Leipzig 1885; Fortschr. Med. 4, 1 (1886) Berlin. — Rokitansky: Handbuch der spez. pathol. Anatomie 1 (1844) Wien. — Romberg: Über die Bedeutung des Herzmuskels für die Symptome und den Verlauf der akuten Endokarditis. Dtsch. Arch. klin. Med. 53. — Rosenbach, O.: Über artifizielle Aorteninsuffizienz. Arch. exper. Path. 9.

Sahli, H.: Zur Ätiologie des akuten Gelenkrheumatismus. Dtsch. Arch. klin. Med. 11 (1893), 451.

Thayer, W. S.: On Gonorrhoeal Septicaemia and Endocarditis. Trans. Assoc. amer. Physicians 20, 391 (1905) Philadelphia.

Weichselbaum: Beiträge zur anat. und pathol. Anatomie der Endokarditis. Zieglers Beitr. 4 (1889). — Derselbe: Zur Anatomie der akuten Endokarditis. Z. Path. 1887. — Derselbe: Zur Ätiologie der akuten Endokarditis. Zbl. Bakter. 11, 209 (1887). Jena. — Wyssokowitsch: Beiträge zur Lehre von der Endokarditis. Virchows Arch. 103, 333 (1886) Berlin.

Ziegler: Verh Kongr. inn. Med. 1888.

Myokarditis.

Aschoff: Zur Myokarditisfrage. Dtsch. path. Ges. Breslau 1904, 46.

Bard et Philippe: De la myocardite interstitielle chronique. Rev. Méd. 1893, 345, 603, 660. — Barié, E.: The Dechloridation treatment in diseases of the heart. Internat. Clin. Philadelphia 1906. — Brauer: Kardiolyse. Münch. med. Wschr. 44, 982 (1902). — Derselbe: Untersuchungen an Herzen nach Kardiolysis und ihre Indikationen. Arch. klin. Chir. 21, 258 (1903).

Geipel: Untersuchungen über rheumatische Myokarditis. Arch. klin. Med. 85.

Huchard: Les myocardites. Congr. franc. méd. 5. Lille 1899.

Köster: Über Myokarditis. 1888. Bonner Programm. — Kreysig: Herzkrankheiten. 2, 67.

Ortner: Z. Heilk. 1905 und Kongr. inn. Med. 1904, 255.

Romberg: Die Erkrankungen des Herzmuskels bei Typhus abdominalis, Scharlach und Diphtherie. Dtsch. Arch. klin. Med. 48/49.

Wiesel: Wien. med. Wschr. 1906, Nr 1 und Wien. klin. Wschr. 1906, Nr 24.

Perikarditis.

Banti: Über die Ätiologie der Perikarditis. Dtsch. med. Wschr. 1888, Nr 14. — Bergmann: Ein Fall von subkutaner traumatischer Ruptur des Herzens und des Herzbeutels. Mschr. Unfallheilk. 1901, Nr 1. — Blauel: Zur Technik der Kardiolysis. Zbl. Chir. 1907, Nr 33. — Boehr: Über einen zweiten Fall von Pulsus paradoxus infolge von Perikarditis ohne Mediastinitis. Berl. klin. Wschr. 1883, Nr 13. — Brauer: Die Kardiolysis und ihre Indikationen. Zbl. Chir. — Bunge: Talmaoperation bei kardialer Zirrhose. Verh. dtsch. Ges. Chir. 31. Kongr. S. 99.

Chiari: Über einen Fall von fast vollständigem Defekt des Pericardium parietale. Wien. med. Wschr. 1880, Nr 14. — Clemens: Ein mit Talmascher Operation behandelter Fall von Synechia pericardii. Münch. med. Wschr. 1903, Nr 22. — Crédé: Die Talmasche Operation. Berl. klin. Wschr. 18, 813 (1910). — Curschmann: Zur Beurteilung und operativen Behandlung großer Herzbeutelergüsse. Ther. Gegenw. 7, 337, 385 (1905). — Derselbe: Zur Differentialdiagnostik der mit Aszites verbundenen Erkrankungen der Leber und des Pfortadersystems. Dtsch. med. Wschr. 1884, 564.

Drysdale: Perikardialsarkom. Schmidts Jb. Ref. 290, 132 (1906). — Durst: Ruptura traumatica cordis Haemopericardium. Ref. Zbl. Chir. 1902, 814.

Eichel: Die Schlußveretzungen des Herzbeutels. Arch. klin. Chir. 59, 1 (1899). — v. Eiselsberg: Inzision des Herzbeutels wegen eitriger Perikarditis. Wien. klin. Wschr. 1895, Nr 2. — Eisenmenger: Über die sog. perikarditische Pseudoleberzirrhose. Wien. klin. Wschr. 1900, Nr 11. — Elias und Feller: Stauungstypen bei Kreislaufstörungen mit besonderer Berücksichtigung der exsudativen Perikarditis. Berlin-Wien: Jul. Springer 1926.

Fischer: Die Wunden des Herzens und des Herzbeutels. Arch. klin. Chir. 9, 571ff. — Fränkel, A.: Zur Lehre von der Punktion des Herzbeutels. Ther. Gegenw. 1902, 4. — Francois-Franck: Des bruits extracardiaques in général, en particulier des bruits gastrique rhythmes avec le coeur; contribution au diagnostic de l'adhérence au péricarde. Gaz.hebd. Méd. 22, 2 sér., 757 (1885) Paris.

Halbey: Ein Beitrag zur Lehre der Herzverletzungen. Dtsch. med. Wschr. 1909, Nr 52. — Hansen: Die Perkussionsverhältnisse bei der Perikarditis. Zbl. inn. Med. 1897, 274. — v. Hecker: Panzerherz. Fortschr. Röntgenstr. 31 (1923). — Heidemann: Über Folgezustände von perikardialen Obliterationen. Berl. klin. Wschr. 1897, Nr 5/6. — Heß: Über Stauung und chronische Entzündung in der Leber und den serösen Höhlen. Habilitationsschrift. Marburg 1902, 85 u. 136. — Holmes: J. amer. med. Assoc. 83, Nr 22 (1924).

Jacoel et Giroux: Pneumoperikard. Arch. Mal. Coeur. 19, Nr 3 (1920).

Kast: Über eitrige Perikarditis bei Tuberkulsoe der Lymphdrüsen. Virchows Arch. 96, 489—501. — Kirch, A.: Wien. Arch. klin. Med. 2 (1920). — König, F.: Zur Technik der Kardiolyse. Zbl. Chir. 1907, Nr 27. — Kußmaul: Über schwielige Mediastinoperikarditis und paradoxen Puls. Berl. klin. Wschr. 10, 433, 445, 461 (1873).

Landgraf: Ein Fall von linksseitiger Stimmbandlähmung bei Perikarditis. Charité-Ann. 14, 888. — Lehmann und Schmoll: Pericarditis adhaesiva im Röntgenogramm. Fortschr. Röntgenstr. 9, 196 (1905). — Lenhartz: Diagnose und Therapie großer akuter perikarditischer Exsudate und der akuten eitrigen Mediastinitis. Münch. med. Wschr. 1902, 501 und Dtsch. med. Wschr. 1902, 179, Nr 5.

Manges, M.: Adherent Pericardium. Internat. Clin. Philad. 1905, 15 ser, Nr 1, 1. — Mintz: Zur Drainage des Herzbeutels. Zbl. Chir. 1904, 59. — Mracek: Die Syphilis des Herzens bei erworbener und ererbter Lues. Arch. f. Dermat. Ergänzungsh. 1893.

Osler: Tuberculous pericarditis. Amer. J. med. Sci. 1893, Januar.

Pelcz: Ein kasuistischer Beitrag zur Ätiologie des Pneumoperikards. Wien. med. Wschr. 1900, Nr 52. — Pick, F.: Über chronische unter dem Bilde der Leberzirrhose verlaufende Perikarditis. Z. klin. Med. 29, H. 5/6.

Redtenbacher: Primäres Angiosarkom des Herzbeutels. Wien. klin. Wschr. 1889, Nr 10—12. — Rehn, L.: Med. Klin. 16, Nr 39 (1920). — Reichardt: Zur Kasuistik der Operation bei Perikarditis. Mitt. Grenzgeb. Med. u. Chir. 7, 356 (1901). — Riedinger: Verletzungen des Herzbeutels. Handbuch für Chirurgie von Bergmann-Bruns 3. Aufl., 2, 528. — Riegel, F.: Über extraperikardiale Verwachsungen. Berl. klin. Wschr. 14, 657 (1877). — Riesmann: Primary tuberculosis of the pericardium. Amer. J. med. Sci. 1901, Juli. — Rieß: Über ein neues Symptom der Herzbeutelverwachsung. Berl. klin. Wschr. 1878, Nr 51; 1879, Nr 23. — Rindfleisch: Münch. med. Wschr. 71, Nr 49 (1921). — Rivet: Ossification en calcification du péricarde. Progr. méd. 1882, Nr 49. — Rose: Herztamponade. Ein Beitrag zur Herzchirurgie. Dtsch. Z. Chir. 1884. — Derselbe: Ein Fall von Parazentese wegen Pericarditis rheumatica. Zbl. Chir. 1902, 15 und Dtsch. med. Wschr. 5, 13 (1902). — Rosenbach, O.: Zur Lehre von der Symptomatologie der Perikarditis usw. Dtsch. med. Wschr. 1882, Nr 45, 601. — Rosenstein: Ein Fall von Inzision des Perikardium. Berl. klin. Wschr. 1881, Nr 5.

Saxer: Defekt des Perikards. Dtsch. med. Wschr. 5, 186 (1902). — Schaposchnikoff: Zur Frage der Perikarditis. Mitt. Grenzgeb. Med. u. Chir. 2, H. 1/2 und Rev. Méd. 25, Nr 10, 785 (1905). — Schlesinger, H.: Panzerherz. Med. Klin. 22, Nr 1 (1926) (Lit.). — Schmieden und Fischer: Erg. Chir. 19 (1926). (Lit.) — Schott: Zur Differentialdiagnose zwischen Perikardialexsudat und Herzdilatation. Verh. 10. Kongr. inn. Med. Zbl. klin. Med. (Autoreferat) 1891, 60 ff der Beilage. — Schüle: Zur physikalischen Diagnostik der pleuralen und perikardialen Flüssigkeitsansammlungen. Münch. med. Wschr. 1898, 679. — Schultze, Fr.: Dtsch. med. Wschr. 47, Nr 30 (1921). — Schupfer: Perikardiale Pseudozirrhose. Zbl. f. inn. Med. 1904. — Sievers: Ein Fall von Pneumopyoperikardium. Berl. klin. Wschr. 1901, Nr 12. — Stricker: Pulsus paradoxus bei Pericarditis tuberculosa aber ohne Mediastinitis. Charité-Ann. 1877. — Stuertz: Zur Diagnose der Pleuraadhäsionen aus Perikard und Zwerchfell. Fortschr. Röntgenstr. Hamburg 7, 215 (1904).

Talma: Chirurgische Öffnung neuer Seitenbahnen für das Blut der Vena portae. Berl. klin. Wschr. 1898, Nr 38; 1904, Nr 34. — Türk: Concretio pericardii. Dtsch. med. Wschr. 5, 30 (1902). — Turner: Internat. Clin. 4 (1924).

Umber: Perikarditis und mediastinale Verwachsungen und Kardiolysis. Ther. Gegenw. 1905. — Derselbe: Die deutsche Klinik am Eingang des 20. Jahrhunderts 4.

Venus: Die chirurgische Behandlung der Perikarditis und der chronisch-adhäsiven Mediastinoperikarditis (Kardiolysis). Sammelreferat. Mitt. Grenzgeb. Med. u. Chir. 9, 401 (1908). — Virchows: Ein Fall von primärer Tuberkulose des Perikards. Berl. klin. Wschr. 1892, 51.

Wagner: Die Diagnose der Perikarditis. Berl. klin. Wschr. 1881, N 25. — Weichselbaum: Über seltenere Lokalisationen des pneumonischen Virus. Wien. klin. Wschr. 1888, Nr 28—32. — Weinberg: Zwei Fälle von Pericarditis tuberculosa mit Herzbeutelverwachsung und Aszites. Münch. med. Wschr. 1887, 891 u. 936. — Wenckebach, K. F.: Remarks on some points in the pathology and treatment of adherent pericardium. Brit. med. J. 1, 63 (1907) London. — Derselbe: Über pathologische Beziehungen zwischen Atmung und Kreislauf. Slg. klin. Vortr. Leipzig 1907, Nr 465, 466. — Derselbe: For a review of the subject see also Delatour, H. B. Surgery of the Pericardium and Heart. Amer. J. Surg. New York 1909.

Herzklappenfehler.

Allgemeines.

Aschoff: Lehrbuch der pathologischen Anatomie. — Derselbe: Über Arteriosklerose. Med. Klin. 1908, Beih. 1.

Bornstein: Pflügers Arch. 132.

Dehio, K.: Myofibrosis cordis. Arch. klin. Med. 62.

Eichhorst: Handbuch der speziellen Pathologie und Therapie.

Fatianoff: Zur Statistik über die Ätiologie der Herzklappenfehler. Diss. Basel 1910. — Fellner, O.: Herz und Schwangerschaft. Mschr. Geburtsh. 14, 370 (1901); 74 (1913). —

Fromme, F.: Die Beziehungen der Erkrankungen des Herzens zu Schwangerschaft, Geburt und Wochenbett. Verh. dtsch. Ges. Gynäk. 15. Vers. Halle **1913**, 1.
Gerhardt, D.: Herzklappenfehler. Wien und Leipzig 1913. — Guttmann, E.: Zur Statistik der Herzklappenfehler. Diss. Breslau 1890.
Hasenfeld und Romberg: Die Reservekraft des hypertrophischen Herzmuskels. Arch. exper. Path. u. Ther. **39**. — Hildebrandt: Beitrag zur Ätiologie der Herzklappenfehler. Diss. Berlin 1898. — Hirsch, C.: Über die Beziehungen zwischen dem Herzmuskel usw. Dtsch. Arch. klin. Med. **68**, 323. — Hirschfelder, A. D.: Diseases of the heart and aorta. Philadelphia and London 1910.
Jaschke, R. Th.: Die Prognose von Schwangerschaft, Geburt und Wochenbett bei Herzfehlern. Arch. Gynäk. **92**, H. 2 (1910).
Kaufmann, E.: Lehrbuch der speziellen pathologischen Anatomie. — Krehl und Romberg: Über die Bedeutung des Herzmuskels. Arb. Leipz. Klin. **1893**, 83.
Lench: Statistisch-klinische Mitteilungen über Herzklappenfehler. Diss. Zürich 1889. — Lewy, B.: Die Arbeit des gesunden und kranken Herzens. Z. klin. Med. 31.
Martius, F.: Allgemeine Kreislaufstörungen. Erg. Path. **1895**. — Mohr: Über familiäre Klappenfehler. Med. Klin. **1905**, Nr 23. — Müller, W.: Die Massenverhältnisse des menschlichen Herzens. Hamburg 1884.
Romberg: Lehrbuch der Krankheiten des Herzens.
Schmitt, A.: Statistische Mitteilungen über Herzklappenfehler. Diss. Jena 1893. — Stadler, E.: Über die Massenverhältnisse des Kaninchenherzens bei experimentell erzeugter Trikuspidalinsuffizienz. Arch. klin. Med. **83**. — Derselbe: Experimentelle und histologische Beiträge zur Herzhypertrophie. Arch. klin. Med. **93**. — Derselbe: Mechanik der Klappenfehler. Erg. inn. Med. 5. — Stolnikow: Arch. f. Physiol. **1886**.
Uhlenbruck: Statistik der Herzklappenfehler. Inaug.-Diss. Köln 1922.
Vierordt: Die angeborenen Herzkrankheiten. Nothnagel **15** (1898).
Wolfer: Arch. f. exper. Path. **68**, 435. — Worobjew, W. A.: Zur Frage über die Ätiologie der Herzfehler. Dtsch. Arch. klin. Med. **69**, 466 (1901).
Zuntz und Fr. Müller: Veröffentlichungen der Zentralstelle für Balneologie.

Spezielles.

Achelis: Herzuntersuchung bei Tuberkulösen. Arch. klin. Med. **104**, 350. — Anders, J.: Muskuläre Aorteninsuffizienz. Bull. Hopkins Hosp. July **1909**. Arch. Mal Coeur **1910**, 188.
Basch, S. v.: Allgemeine Physiologie und Pathologie des Kreislaufs. Wien 1892. — Baumbach: Über das Verhalten des linken Ventrikels bei der Mitralstenose. Arch. klin. Med. **48**. — Beck: Herzgröße bei Tuberkulösen. Arch. klin. Med. **100**, 429. — Becker: Über Retinalarterienpuls bei Insuffizienz der Aortenklappen. Mschr. Augenheilk. **1870**. — Braun, L.: Über Herzstoß und Herzbewegungen. Jena 1898. — Burke: Über angeborene Enge des Aortensystems. Dtsch. Arch. klin. Med. **71**.
Ceranlo: Rekurrenslähmungen bei Mitralfehlern. Morgagni, Juni 1907. Zit. Münch. med. Wschr. **1907**, 1795. — Corrigan, D. J.: On permanent patency of the mouth of the aorta or inadequacy of the aortic valves. Edinburgh med. J. **37**, 225 (1832). — Curschmann, H.: Über eine eigentümliche Lokalisation des systolischen Geräusches, besonders bei frischen Mitralfehlern. Arb. med. Klin. Leipzig **1893**.
Dehio, K.: Entstehung und Bedeutung des gespaltenen zweiten Herztons. Petersburg. med. Wschr. **1891**. — Delbet und Hertz: Clin. ophthalm. **1911**. Zit. Zbl. Herzkrkh. **1911**, 186. — Dmitrenko: Rekurrenslähmung bei Mitralstenose. Wratsch 1910. Zit. Zbl. Herzkrkh. **1910**, 131. — Dunbar, W. P.: Über das Verhalten des linken Ventrikels bei den Fehlern der Mitralklappe. Arch. klin. Med. **49**.
Ensgraber: Weiterer Fall von Kardiolyse. Diss. Tübingen 1907. — Erben: Bedeutung der systolischen Einziehungen in der Herzgegend. Prag. med. Wschr. **1908**, Nr 39.
Frank, O.: Zur Dynamik des Herzmuskels. Z. Biol. Nr 14. — Fränkel: Des secousses rhythmique de la tete chez les aortiques. Rev. Méd. Paris **1902**, 664.
Gerhardt, C.: Zur Kenntnis der Aorteninsuffizienz. Charité-Ann. **12**. — Derselbe: Pulmonalklappeninsuffizienz. Charité-Ann. **17** und Kongr. inn. Med. **11**. — Derselbe: Über den Puls des Aortenbogens und des Truncus anonymus. Ebenda **25**. — Derselbe: Über die Kompensation von Mitralfehlern. Arch. f. exper. Path. **45**. — Goldscheider: Dikrotie bei Aorteninsuffizienz. Z. klin. Med. **59** u. 65.
Hampeln: Über zwei Formen der Aortenklappeninsuffizienz. Petersburg. med. Wschr. **1889**, Nr 20. — Hasebroek: Theorie der gymnastischen Therapie der Zirkulationsstörungen. Arch. klin. Med. **77**. — Hasenfeld, A. und E. Romberg: Über die Reservekraft des hypertrophischen Herzmuskels usw. Arch. f. exper. Path. **39**, 333 (1897) Leipzig. — Henschen, S. E.: Über die sog. anämischen akzidentischen Geräusche. Zbl. ges. Ther. 1905. — Hering, H. E.: Kann man klinisch die Trikuspidalinsuffizienz diagnostizieren?

Med. Klin. 1909, Nr 38. — Hermann, F.: Beitrag zu den Erkrankungen der Herzklappen. Diss. Halle 1903. — His: Über Herzkrankheiten bei Gonorrhöe. Arb. Leipzig. Klin. 1893. Janowski: Dikrotie bei Aorteninsuffizienz. Z. klin. Med. 61. — Jürgensen: Zwerch-Fellhochstand und Kreislauf. Arch. Verddgskrkh. 16, 419. — Derselbe: Klappenfehler. Nothnagels Handbuch 1. Aufl.

Kisch: Mors subita bei Herzkranken. Münch. med. Wschr. 1908, Nr 14. — Kornfeld, S.: Über den Mechanismus der Aorteninsuffizienz. Z. klin. Med. 29, 91, 344 (1896). Müller, Fr.: Pulsation des Gaumens bei Aorteninsuffizienz. Charité-Ann. Berlin 1889, 251.

Naunyn, B.: Systolisches Geräusch am Pulmonalostium bei Mitralinsuffizienz. Berl. klin. Wschr. 1868. — Neukirch, R.: Über relative Stenose der Herzostien. Berl. klin. Wschr. 1882. — Nußbaum: Schlußmechanismus und Altersverdickungen der Atrioventrikularklappen. Frankf. Z. Path. 8, 80.

Oestreich, R.: Das Verhalten der linken Herzkammer bei den Erkrankungen der Mitralis. Virchows Arch. 151. — Ortner: Genese und Bedeutung echter systolischer Spitzenstoßeinziehungen. Dtsch. med. Wschr. 1908, Nr 15. — Otten, M.: Die Bedeutung der Orthodiagraphie für die Erkennung der beginnenden Herzerweiterung. Arch. f. klin. Med 105.

Quincke: Pulsationen an Kapillaren und Venen. Berl. klin. Wschr. 1870 u. 1890. Renvers: Relative Aorteninsuffizienz. Charité-Ann. 1888. — Rihl: Venenpuls nach Läsion der Trikuspidalklappen. Kongr. inn. Med. 1907. — Rosenbach, O.: Über artifizielle Herzklappenfehler. Arch. f. exper. Path. 9, 1 (1878) Leipzig. — Derselbe: Lehrbuch der Herzkrankheiten. Berlin.

Sänger: Arch. Heilk. 19, 448. Daselbst ältere Literatur. — Schreiber, J.: Entstehung und Bedeutung der Doppeltöne in peripherischen Gefäßgebieten. Arch. klin. Med. 28. — Schultz, W.: Über Doppeltonbildung an den Kruralgefäßen. Berl. klin. Wschr. 1905. Stadler, E.: Über die Massenverhältnisse des Kaninchenherzens bei experimentell erzeugter Trikuspidalinsuffizienz. Arch. klin. Med. 83. — Starck: Pathologie und Therapie der Basedowschen Krankheit. Dtsch. med. Wschr. 1911, Nr 47. — Stintzing: Über den ursächlichen Zusammenhang von Herzfehler und Epilepsie. Arch. klin. Med. 66. — Strasburger: Zur Lehre von der allgemeinen Enge des Aortensystems. Verh. 26. Kongr. inn. Med. 1909. — Derselbe: Physikalisch-anatomische Untersuchungen zur Lehre von der allgemeinen Enge des Aortensystems. Frankf. Z. Path. H. 3, 2. — Strauß, H.: Zur Pathologie der engen Aorta usw. Charité-Ann. 29 (1905).

Traube: Über zwei eigentümliche Phänomene bei Insuffizienz der Aortenklappe. Gesammelte Beitr. 2, 793 und Berl. klin. Wschr. 1872.

Weckbacher: Zur Kasuistik seltener Herzklappenfehler. Diss. Gießen 1890. — Wenckebach: Über pathologische Beziehungen zwischen Atmung und Kreislauf. Slg. klin. Vortr. 465/466. — Widreoe, S.: Die Massenverhältnisse des Herzens unter pathologischen Zuständen. Christiania 1911. — Wolkow: Arterienrigidität und Aortenenge. Verh. dtsch. Kongr. inn. Med. Wiesbaden 1910.

Zollinger: Zur experimentellen Pathologie und Therapie der akuten Aorteninsuffizienz. Arch. f. exper. Path. 61.

Myodegeneratio cordis.

Aschoff: Über die neueren anatomischen Befunde am Herzen. Med. Klin. 1909. — Aschoff und Tawara: Die heutige Lehre von den pathologisch-anatomischen Grundlagen der Herzschwäche. Jena 1906. — Aufrecht: Alkoholische Myokarditis. Dtsch. Arch. klin. Med. 54.

Gerhardt, D.: Über Herzmuskelerkrankungen. Würzburg. Abh. 3.

Hampeln: Herzmuskelerkrankungen. Stuttgart 1892.

Kraus und Ribbert: Über Fettdegeneration des Herzens. Dtsch. path. Ges. Jena 1904. — Kraus, F.: Myokarderkrankungen. Eulenburgs Realenzyklopädie. — Krehl: Die Erkrankungen des Herzmuskels. Nothnagels Handbuch 2. Aufl. — Derselbe: Über fettige Degeneration. Dtsch. Arch. klin. Med. 51.

Pletnew, D. D.: Läßt sich ein Aneurysma der Herzventrikel intra vitam feststellen. Z. klin. Med. 104, H. 3/4 (1926).

Romberg: Herzmuskel bei Typhus abdominalis. Dtsch. Arch. klin. Med. 48. — Derselbe: Herzmuskel bei akuter Endokarditis und chronischem Klappenfehler. Dtsch. Arch. klin. Med. 53. — Rühle und Köster: Myokarditis. Dtsch. Arch. klin. Med. 22.

Die Mißbildungen im Herzen.

Arkusski: Pulmonale Stenosen. Fortschr. Röntgenstr. 35 (1926).

Bard, L.: Formen des offenen Ductus Botalli. Arch. Mal. Coeur. 14, Nr 5 (1921). — Budde, O.: Zbl. inn. Med. 42, Nr 6 (1921).

de la Camp, O.: Familiäres Vorkommen angeborener Herzfehler; zugleich ein Beitrag zur Diagnose der Persistenz des Ductus arteriosus Botalli. Berl. klin. Wschr. **11**, 48 (1903).
Francois-Franck, A.: Sur le diagnostic de la perseverance du canal arteriel. Cong. de l'avancement des sciences. Paris 1878.
Gassul: Offener Ductus Botalli. Fortschr. Röntgenstr. **28** (1921).
Hausmann: Münch. med. Wschr. **1925**, Nr 49/50. — Holzknecht, G.: Die Röntgeno-logische Diagnostik der Erkrankungen der Brusteingeweide. Fortschr. Röntgenstr. Hamburg **1901**, Ergänzungsheft 6.
Krecker, K.: Zbl. Herzkrkh. **13**, Nr 16 (1921).
Müller, H. jun.: Dtsch. Arch. klin. Med. **133**, (1920).
Raab: Aug. Voluer, Weiß-Löwbler und Riehl: Wien. klin. Arch. Med. **7** (1924). — Rauchfuß: Mißbildungen des Herzens. Gerhardts Handbuch der Kinderkrankh. **4**, 1 (1878) part. — Rominger: Mschr. Kinderheilk. **18** (1920). — Roubier und Richard: Dextrocardia. Lyon méd. **129** (1920).
Schittenhelm, A.: Ductus Botalli apertus. Dtsch. med. Wschr. **46**, Nr 42 (1920). — Schober, F.: Studien zur Pathologie der Entwicklung. **2** (1920).
Vierordt, H.: Die angeborenen Herzkrankheiten. Nothnagels Handbuch der spez. Pathologie und Therapie. **15** (1901) Wien. II. part. 1.
Uhlenbruck: Pulmonal Stenose. Z. Kreislaufforschg **1927**, H. 18.
Zinn, W.: Zur Diagnose der Persistenz des Ductus arteriosus Botalli. Berl. klin. Wschr. **35**, 433 (1898).

VI. Die organischen Erkrankungen der Gefäße.

Krankheiten der Arterien.

Arteriosklerose.

v. Anitschkow: Erg. inn. Med. **28**, 1 (1925). — Apelt: Zur Kasuistik der allgemeinen Enge des Aortensystems. Jb. Hamburg. Staatskrankenanstalten 8. — Aschoff: Über Arteriosklerose und andere Sklerosen des Gefäßsystems. Med. Klin. **1908**. — Derselbe: Über Entwicklungs-, Wachstums- und Altersvorgänge an den Gefäßen vom elastischen und muskulösen Typus. Jena 1909. — Derselbe: Arteriosklerose. Med. Klin. **1914**.
Baer, H.: Apoplexie und Hypertonie. Frankf. Z. Path. **30** (1924). — v. Basch: Über latente Arteriosklerose. Wien. med. Presse **1893**, Nr 30. — Derselbe: Die Herzkrank-heiten bei Arteriosklerose. Berlin 1901. — Bäumler: Über Arteriosklerose und Arteriitis. Münch. med. Wschr. **1908**, Nr 5. — Bayer: Über den Einfluß des Kochsalzes auf die arteriosklerotische Hypertonie. Arch. f. exper. Path. 5. — Benda: Die Arteriosklerose im Sinne der experimentellen Forschung. Ther. Gegenw. **1909**. — Bischoff: Ischaemia cordis intermittens. Lancet Okt. 1925. — Boveri: Arteriosklerose, Herzleiden infolge von Muskelarbeit. Zbl. Herzkrkh. **1909**, 207.
Charcot: Sur la claudication intermittente par oblitération artérielle. Progrès méd. **1887**. — Derselbe: C. r. Soc. Biol. **1858**. — Cohnheim und Schultes-Rechberg: Über die Folgen der Kranzarterienverschließung für das Herz. Virchows Arch. **1881**, 135, 503. — Cramer: Nervöse und psychische Störungen der Arteriosklerose. Dtsch. med. Wschr. **1909**, Nr 37. — Curschmann: Die Sklerose der Brustaorta usw. Arb. med. Klin. Leipzig **1893**, 248. — Curschmann, H.: Slg Abh. Verdgskrkh. **6**, H. 5 (1920).
Determann: Das Verhalten der Blutviskosität bei Joderkrankung. Dtsch. med. Wschr. **1908**, Nr 20.
Edgreen: Die Arteriosklerose. Leipzig 1898. — Erb: Über das intermittierende Hinken und andere nervöse Störungen infolge von Gefäßerkrankungen. Dtsch. Z. Nerven-heilk. **13** (1898). — Erb, W., jr.: Experimentelle und histologische Studien über Arterien-erkrankung nach Adrenalininjektion. Arch. f. exper. Path. **53** (1905).
Fahr: Kongr. inn. Med. **1910**, 735 und Münch. med. Wschr. **1911**, 2419. — Fellner: Klinische Erfahrungen über Vasotonin. Verh. 27. Kongr. inn. Med. Wiesbaden **1910**, 647. — Frank, E.: Nephrogene Hypertonie. Berl. klin. Wschr. Nr 14. — Fränkel, A.: Über die klinischen Erscheinungen der Arteriosklerose und ihre Behandlung. Z. klin. Med. **4**, 14. — Derselbe: Über die klinischen Erscheinungen der Arteriosklerose und ihre Behandlung. Z. klin. Med. **4**, 1 (1882). — Frey, W.: Münch. med. Wschr. **72**, Nr 33 (1925). — Friedrich: Über Arteriosklerose im Jugendalter. Zbl. Herzkrkh. **1910**, 6. — Friedrick: Das früh-zeitige Vorkommen der Arteriosklerose bei industriellen Arbeitern. Münch. med. Wschr. **1909**, 2080.
Goldzieher: Die Nebennieren. Jena 1912. — Grober: Massenverhältnisse des Herzens bei künstlicher Arterienstarre. Verh. 22. Kongr. inn. Med. **1907** Wiesbaden.
Hallenberger: Über die Sklerose der Art. radialis. Dtsch. Arch. klin. Med. 87 (1906). — Heilner: Münch. med. Wschr. 67, Nr 18 (1920). — Hildebrand: Experimentell erzeugte lokale Arteriosklerose usw. Diss. Heidelberg 1912. — Hirsch, C.: Vergleichende Anatomie.

Klin. Wschr. 4, Nr 33 (1925). — Hirschfeld: Über Arteriosklerose und Nephritis. Berl. klin. Wschr. 190, Nr 14. — Huchard: Arch. Mal. Coeur. Paris 1889.

Idelson: Dtsch. Z. Nervenheilk. 80 (1924). — Israel: Klinische Beobachtungen über das Symptom der Hypertension. Slg klin. Vortr. Nr 449/450.

Jores: Herzhypertrophie und Gewebsuntergang in der Schrumpfniere. Dtsch. path. Ges. Kiel 1908, 187. — Derselbe: Wesen und Entwicklung der Arteriosklerose. Wiesbaden 1903.

Kutznetzowsky: Virchows Arch. 245 (1923).

Lander-Brunton: Über die Anwendung von Kaliumnitrat und -nitrit bei chronischer Steigerung der Aortenspannung. Dtsch. med. Wschr. 1902, Nr 10. — Lubarsch: Münch. med. Wschr. 1909, 1819.

Marchand: Über Arteriosklerose. Ref. Verh. 21. Kongr. inn. Med. Leipzig 1904. — Derselbe: Über das Verhalten der Syphilis und Arteriosklerose zur Entstehung der Aortenaneurysmen. Verh. path. Ges. 6, 197 (1903). — Meyer, I.: J. amer. med. Assoc. 83, Nr 18 (1924). — Mönckeberg: Über die reine Mediaverkalkung der Extremitätenarterien und ihr Verhalten zur Arteriosklerose. Virchows Arch. 171, 141. — Derselbe: Münch. med. Wschr. 67, Nr 13 (1920).

Neusser: Angina pectoris. Ausgewählte Kapitel der klin. Symptomatologie. Wien 1904.

Obrastzow und Straschesko: Thrombose der Koronararterien. Z. klin. Med. 71, 116 (Lit.). — Ortner: Zur Klinik der Angiosklerose der Darmarterien. Slg klin. Vortr. 347.

Pal: Über toxische Reaktion der Kranzarterien. Dtsch. med. Wschr. 1912, Nr 1. — Pal, I.: Über permanente Hypertonie. Med. Klin. 35/36 (1909).

Ranke, O.: Beitr. path. Anat. 71 (1922). — Rautenberg: Erzeugung chronischer Nierenerkrankungen usw. Dtsch. med. Wschr. 1910, Nr 12. — Remlinger: Abteilung zur Statistik der Arteriosklerose. Marburg 1905. — Rodler: Arch. f. Dermat. 91 (1907). — Romberg, F.: Die Rolle der Gefäße bei inneren Krankheiten mit Ausschluß der eigentlichen Gefäßkrankheiten. Slg klin. Vortr. 1909, Nr 170. — Romberg und Marchand: Über Arteriosklerose. Ref. Verh. 21. Kongr. inn. Med. Wiesbaden 1904. — Rosenbusch: Zur Diagnose der arteriosklerotischen Erkrankungen der unteren Extremität. Berl. klin. Wschr. 1911, Nr 38.

Sack, E.: Über Phlebosklerose und ihre Beziehung zur Arteriosklerose. Virchows Arch. 1888. — Scharff: Z. Path. 2 (1908). — Schultz, A.: Pathologie der Blutgefäße. Erg. Path. I 22. — Straßburger, I.: Über die Elastizität der Aorta bei Beginn der Arteriosklerose. Münch. med. Wschr. 1907, Nr 15. — Derselbe: Physikalisch-anatomische Untersuchungen zur Lehre von der allgemeinen Enge des Aortensystems. Frankf. Z. Path. 3. — Strauß: Die diätetische Behandlung der Arteriosklerose. Jkurse ärztl. Fortbildg München 1911.

Tobias, E.: Z. Neur. 70 (1921).

Virchow: Akute Entzündung der Arterien. Ges. Abh. S. 395.

Weinfurter, Fr. Wien. klin. Wschr. 34 (1921).

Zak, E.: Wien. Arch. inn. Med. 2, H. 3 (1921). Wien. med. Wschr. 74, Nr 7 (1924). — Zoege v. Manteuffel: Die Arteriosklerose der unteren Extremitäten. Mitt. Grenzgeb. Med. u. Chir. 10, 343 (1912).

Syphilis der Gefäße.

Amelung und Sternberg: Frühsyphilis. Dtsch. Arch. klin. Med. 145 (1924).

Backhaus: Über Mesarteriitis syphilitica und deren Beziehung zur Aneurysmenbildung. Zieglers Beitr. 22 (1897). — Bartel: Mesaortitis und Konstitution. Z. Konstit.lehre 6 (1920). — Benda: Krankheiten der Gefäße. In Aschoff: Path. Anatomie 1913. — Berger und O. Rosenbach: Über die Koinzidenz von Tabes dorsalis und Insuffizienz der Aortenklappen. Berl. klin. Wschr. 1879, Nr 27. — Bittorf: Zur Symptomatologie der Aortensklerose. Dtsch. Arch. klin. Med. 81 (1904). — Bock, G.: Med. Klin. 16, Nr 17 (1920). Bruhns: Über Aortenerkrankungen bei kongenitaler Syphilis. Berl. klin. Wschr. 1906, Nr 18.

Chiari: Über die syphilitischen Aortenerkrankungen. Dtsch. path. Ges. Kassel 6 (1903). Curschmann, Heinr.: Besserungs- und Heilungsvorgänge bei Aneurysmen der Brustaorta. Arb. med. Klin. Leipzig 1893.

Deneke: Zur Klinik der Aortitis luetica. Dermatol. Studien 21. (Festschrift f. Unna, Teil II). Hamburg-Leipzig 1910. — Döhle: Ein Fall von eigentümlicher Aortenerkrankung bei einem Syphilitischen. Inaug.-Diss. Kiel 1885. — Derselbe: Über Aortenerkrankung bei Syphilitischen und deren Beziehung zur Aneurysmabildung. Dtsch. Arch. klin. Med. 55 (1895). — Donath: Über die Wassermannsche Reaktion bei Aortenerkrankungen usw. Berl. klin. Wschr. 1909, Nr 45.

Ehrlich: Z. klin. Med. 1, 378. — Eich, Paul: Beiträge zur pathologischen Histologie, Genese und Ätiologie der Döhle-Hellerschen Aortitis. Frankf. Z. Path. 17 (1911). — Erb, Wilh.: Syphilis und Tabes. Berl. klin. Wschr. 1904, Nr 1.

Fahr: Zur Frage der Aortitis syphilitica. Virchows Arch. 177 (1904). — Fränkel und Much: Die Wassermannsche Reaktion an der Leiche. Münch. med. Wschr. 1908, Nr 48. — Frisch: Klin. Wschr. 2, Nr 30 (1923). — Fukushi, M.: Über die pathologische Histologie der syphilitischen Aortitis usw. Virchows Arch. 211 (1913).

Goldscheider: Die syphilitische Erkrankung der Aorta. Med. Klinik 1912, 471. — Graßmann: Welche Herzerkrankungen bilden voraussichtlich eine Kontraindikation gegen die Anwendung von Ehrlich-Hata 606? Münch. med. Wschr. 1910, Nr 42. — Grau: Über die luetische Aortenerkrankung. Z. klin. Med. 72, 292 (1910). — Groedel, F. M.: Aneurysma der Subklavia im Röntgenbilde. Fortschr. Röntgenstr. 18 (1912). — Gruber, B. G.: Die Döhle-Hellersche Mesaortitis. Jena 1914.

Heller: Über die syphilitische Aortitis und ihre Bedeutung für die Entstehung von Aneurysmen. Dtsch. path. Ges. 2 (1899) München. — Derselbe: Aortenaneurysma und Syphilis. Virchows Arch. 171, 179. Münch. med. Wschr. 1899. — Heubner, O.: Die luetische Erkrankung der Hirnarterien. Leipzig 1874. — Hoppe-Seyler: Über die diagnostische Bedeutung diastolischer Geräusche über Erweiterungen der Aorta. Münch. med. Wschr. 1909, Nr 24. — Huchard et Fiessinger: Syphilis du coeur. Rev. Méd. 1907, 498.

Köster, R.: Über die Entstehung spontaner Aneurysmen und die chronische Mesarteriitis. Berl. klin. Wschr. 1875, Nr 23. — Derselbe und Tschermak: Über den Nervus depressor als Reflexnerv der Aorta. Pflügers Arch. 93 (1902). — Krause, P.: Die Röntgenuntersuchung der Gefäße. Atlas der Röntgendiagnostik in der inneren Medizin. Herausgeg. von F. M. Groedel. München 1909.

Leube: Über Albuminurie bei Aortenklappeninsuffizienz. Münch. med. Wschr. 1903, Nr. 30.

Malmeten: Aortaaneurysmen. Etiologi. Stockholm 1883. — Marchand, F.: Über das Verhältnis der Syphilis und Arteriosklerose zur Entstehung der Aortenaneurysmen. Dtsch. path. Ges. Kassel 1903, 6, 197. — Derselbe: Über Arteriosklerose. Ref. Verh. 21. Kongr. inn. Med. Leipzig 1904. — Marey, Ed.: La circulation du sang. Paris 1881, 620. — Martinos: Todesfälle bei Salvarsan bei Herz- und Gefäßkrankheiten. Münch. med. Wschr. 1911, Nr 20.

Nonne: Syphilis und Nervensystem. Berlin 1902.

Oestreich und de la Camp: Anatomie und physikalische Untersuchungsmethoden. Berlin 1905. — Ortner: Zur Klinik der Angiosklerose der Darmarterien. Slg. klin. Vortr. N. F. Nr 347.

Philip, C.: Über Entstehung und Häufigkeit der Aneurysmen der Aorta abdominalis. Prag. med. Wschr. 1902, — Pletnow: Z. klin. Med. 103 (1920).

Quincke: Krankheiten der Gefäße in Ziemßens Handbuch der spez. Pathologie u. Therapie. Leipzig 1879.

Rasch: Über die Beziehungen der Aortenaneurysmen zur Syphilis. Arch. f. Dermat. 47 (1899). — Rebaudi: Aortitis bei kongenital syphilitischen Kindern. Mschr. Geburtsh. 35, 681. — Reitter: Beitrag zu den syphilitischen Erkrankungen usw. Hamburg. Staatskrankenanstalten 12, 115. — Rogge und Ed. Müller: Tabes dorsalis, Erkrankungen der Zirkulationsorgane und Syphilis. Dtsch. Arch. klin. Med. 89 (1907). — Ruge und Hüttner: Über Tabes und Aorteninsuffizienz. Berl. klin. Wschr. 1897, Nr 35.

Saathoff: Das Aortenaneurysma auf syphilitischer Grundlage und seine Frühdiagnose. Münch. med. Wschr. 1906, Nr 42. — Scharpff: Zur Frage der Aortenveränderungen bei kongenitaler Syphilis. Frankf. Z. Path. 2 (1909). — Schittenhelm, A.: Aortitis luetica. Dtsch. med. Wschr. 48, Nr 2 (1922). — Schlesinger: Syphilis und innere Medizin. III. T. Wien 1928. — Schlimpert: Beobachtungen bei der Wassermannschen Reaktion. Dtsch. med. Wschr. 1909, Nr 32. — Schmincke: Ätiologie und Therapie der Aortitis. Vortragsreferat. Dtsch. med. Wschr. 1911, Nr 23. — Seligmann und Blume: Die Luesreaktion an der Leiche. Berl. klin. Wschr. 1909, Nr 24. — Stadler: Die Klinik der syphilitischen Aortenerkrankung. Jena 1912. — Stadler, E.: Zbl. Herzkrkh. 12, Nr 7 (1920). — Strümpell: Über die Vereinigung der Tabes dorsalis mit Erkrankungen des Herzens und der Gefäße. Dtsch. med. Wschr. 1907, Nr 47.

Thorel: Pathologie der Kreislauforgane. Erg. Path. 14 II, 681 (1910).

Vaquez: Latension artérielle dans le saturnisme etc. Semana méd. 1904.

Weintraud: Über die Salvarsanbehandlung syphilitischer Herz- und Gefäßerkrankungen. Ther. Gegenw. Oktober 1911. — Wiesner: Über Erkrankungen der großen Gefäße bei Lues congenita. Zbl. Path. 16, Nr 20 (1905).

Aneurysma.

Arnsperger: Die Ätiologie und Pathologie der Aortenaneurysmen. Dtsch. Arch. klin. Med. 78, 387 (1903). Leipzig.

Benda: Das Arterienaneurysma. Erg. Path. 8, 1 (1912). — Derselbe: Aneurysma und Syphilis. Dtsch. path. Ges. Kassel 6, 164 (1903).

Döhle: Über Aortenerkrankung bei Syphilitischen und deren Beziehung zur Aneurysma-bildung. Dtsch. Arch. klin. Med. 55 (1895).

Ebstein: Zur Kasuistik der durch Aneurysmen der aufsteigenden Aorta bedingten Stenosen der A. pulmonalis. Dtsch. Arch. klin. Med. 6 (1872).

Frank, E.: Über die Bedeutung des Oliverschen Symptoms für die Diagnostik der Aneurysmen der Brustaorta. Dtsch. med. Wschr. 1899.

Heller: Über die syphilitische Aortitis und ihre Bedeutung für die Entstehung von Aneurysmen. Dtsch. path. Ges. II. München 1899. — Henschen, S. E.: Das Aneurysma Arteriae pulmonalis. Slg. klin. Vortr. Leipzig 1906, Nr 422/23. — Hewlet, A. W. and W. R. P. Clark: The symptoms of descending thoracic aneurysm Am. 7 M. Sc. Phila. and N. Y. 137, 792 (1909). — His: Das Aneurysma. Neue Dtsch. Klinik. 1928.

Köster: Über die Entstehung spontaner Aneurysmen und die chronische Mesarteriitis. Berl. klin. Wschr. 1875, Nr 23. — Derselbe und Tschermak: Über den Nervus depressor als Reflexnerv der Aorta. Pflügers Arch. 93 (1902).

Lanceraux and Paulesco: Du traitement des anéurismes en général et de l'anéurisme de l'aorte en particulier par injections sous-cutanées d'une solution gelatinense. Bull. Acad. méd. Paris 1897. — Landmann: Gelatine und Blutgerinnung. Mitt. Grenzgeb. Med. u. Chir. 14, 682. — Lexy-Dorn: Zur Diagnostik der Aneurysmen mittels Röntgenstrahlen. Verh. Kongr. inn. Med. 1897.

Malmsten: Aorta-Aneurysmens Etiologie. Stockholm 1883. — Marchand, F.: Über das Verhältnis der Syphilis und Arteriosklerose zur Entstehung der Aortenaneurysmen. Dtsch. path. Ges. Kassel 6, 197 (1903). — Moore, C. H.: On an new method of procuring the consolidation of fibrin in certain incurable aneurisms. Trans. med. chir. Soc. 47 (1864) London. — Murray, W.: An account of a case of aneurism of the abdominal aorta which was cured by compression of that artery immediately above the tumor. Trans. med. chir. Soc. 47, 187 (1864) London.

Oétrequin: Sulte et fin du mémoire concernant une nouvelle méthode pour guérir certains aneurismes sans operation à l'aide du galvanopuncture. Rec. trav. Soc. Méd. Indre-et-Loire, Tours 1845, 117, C. r. Acad. Sci. Paris 21, 992 (1845).

Philip, C.: Über Entstehung und Häufigkeit der Aneurysmen der Aorta abdominalis. Prag. med. Wschr. 27 (1902).

Quincke: Krankheiten der Gefäße in Ziemßens Handbuch der spez. Pathologie u. Therapie. Leipzig 1879.

Richter, C. M.: Zur Statistik der Aneurysmen usw. Arch. klin. Chir. 32, 524 (1885) Berlin.

Saathoff: Das Aortenaneurysma auf syphilitischer Grundlage und seine Frühdiagnose. Münch. med. Wschr. 1906, Nr 42. — Strasburger, J.: Zur Diagnose der Aortenaneurysmen. Münch. med. Wschr. 1906.

Tufnell, J.: The successful treatment of aneurysm by Consolidation of the conténts of the sac. London 1875.

Weinberger, M.: Über die Diagnostik und klinischen Verlauf der mykotisch-embo-lischen Aneurysmen und Gefäßrupturen, sowie der Influenzaendokarditis. Z. klin. Med. 42, 457 (1907) Berlin. — Weitz: Beiträge zur Kenntnis der Bauchaortenaneurysmen. Dtsch. Arch. klin. Med. 104, 911.

v. Ziemssen: Über den Pulsus differens und seine Bedeutung bei Erkrankungen des Aortenbogens. Dtsch. Arch. klin. Med. 46, 288 (1890) Leipzig.

Arteriitis und Periarteriitis.

Kußmaul und B. Maier: Dtsch. Arch. klin. Med. 1.

Schmorl: Münch. med. Wschr. 1905, Nr 35 und Verh. dtsch. path. Ges. 1903, 204.

Versé: Münch. med. Wschr. 1905, Nr 38 und Beitr. path. Anat. 40, 409.

Krankheiten der Venen.

Bormann: Beiträge zur Thrombose des Pfortaderstammes. Dtsch. Arch. klin. Med. 59.

Epstein: Über die Struktur normaler und ektatischer Venen. Virchows Arch. 108, 103 u. 209.

Rokitansky: Handbuch der pathologischen Anatomie. 2 (1844) Wien.

Thrombose und Embolie.

Arnold: Über rückläufigen Transport. Virchows Arch. 124, 385. — Aschoff: Über den Aufbau der menschlichen Thromben und das Vorkommen von Plättchen in den blut-bildenden Organen. Virchows Arch. 130, 93. — Derselbe, de la Camp, v. Beck und König: Beiträge zur Thrombosefrage. Leipzig 1912.

Baumgarten: Über den neueren Standpunkt in der Lehre von der Thrombose. Berl. klin. Wschr. 1886, Nr 24. — Beneke: Die Ursache der Thrombenorganisation. Beitr. path. Anat. 5, 469. — Bier: Über die Entstehung des Kollateralkreislaufs. Virchows Arch.

147, 256 u. 444; 153, 306 u. 434. — Bührer: Über 2 Fälle von Embolie der Aorta abdominalis. Münch. med. Wschr. 1901, Nr 15.

Cohn: Klinik der embolischen Gefäßkrankheiten. Berlin 1860. — Cohnheim: Untersuchungen über die embolischen Prozesse. Berlin 1872. Ges. Abhandl. 301. — Czerny: Über die klinische Bedeutung der Fettembolie. Berl. klin. Wschr. 1875, Nr 44/45.

Dietrich, A.: Virchows Arch. 254 (1925). — Drasche: Zur Kenntnis der Embolie in der Pulmonalarterie. Wien. klin. Wschr. 1900, Nr 23.

Faber: Die Embolie der Arteria mesenterica superior. Dtsch. Arch. klin. Med. 16. — Fischer: Über die Gefahren des Lufteintritts in die Venen. Slg. klin. Vortr. 1877, N. 113.

Gerhardt: Der hämorrhagische Infarkt. Slg. klin. Vortr. Nr. 91. — Derselbe: Embolie der Arteria mesent. inferior. Würzburg. med. Z. 4, 141 (1863). Zitiert nach Quincke.

Jürgens: Ein Fall von Embolie der Aorta abdominalis. Münch. med. Wschr. 1894, Nr 43.

Kockel: Über Thrombose der Hirnsinus bei Chlorose (Literaturangaben über Venenthrombose bei Chlorose überhaupt). Dtsch. Arch. klin. Med. 52, 557.

Marchand: Zur Kenntnis der Embolie und Thrombose der Hirnarterien. Berl. klin. Wschr. 1894, Nr 1—3. — Minkowski: Thrombose der V. magna Galeni. Münch. med. Wschr. 1904, Nr 23. — Morawitz: Die Chemie der Blutgerinnung. Erg. Physiol. 4, 307 (1905).

Nonne: Zur Ätiologie der Pfortaderthrombose. Dtsch. Arch. klin. Med. 37, 241.

Panum: Experimentelle Beiträge zur Lehre von der Embolie. Virchows Arch. 25, 433. Penzoldt: Über den hämorrhagischen Infarkt der Lunge bei Herzkranken. Dtsch. Arch. klin. Med. 12, 13. — Procksch: Über Venensyphilis. Bonn 1898.

Rauchfuß: Über Thrombose des Ductus arteriosus Botalli. Virchows Arch. 17, 376. — v. Recklinghausen: Embolische Herde des Magens. Virchows Arch. 30, 368. — Derselbe: Über die venöse Embolie und den retrograden Transport in den Venen und in den Lymphgefäßen. Virchows Arch. 100, 503. — Ribbert: Über Embolie. Rindfleisch-Festschrift. Leipzig 1907, 172. — Derselbe: Über die retrograde Embolie. Rindfleisch-Festschrift Leipzig 1907, 185. — Riebold: Beitrag zur Symptomatologie der Milz- und Niereninfarkte. Dtsch. Arch. klin. Med. 84, 498.

Schimmelbusch und Eberth: Die Thrombose nach Versuchen und Leichenbefunden. Stuttgart 1888. Schorl: Zwei Fälle von Leberruptur mit embolischer Verschleppung von Lebergewebe. Dtsch. Arch. klin. Med. 42, 499. — Sperling: Über Embolien bei Endokarditis. Diss. Berlin 1872.

Trendelenburg: Zur Operation der Embolie der Lungenarterien. Zbl. Chir. 1908, Nr 4.

Uhlenbruck und Stratmann: Z. Kreislaufforschg. 1928.

Virchow: Gesammelte Abhandl. 1856, 219. — Derselbe: Über kapilläre Embolie. Virchows Arch. 9, 307. — Derselbe: Neuer Fall von tödlicher Embolie der Lungenarterien. Virchows Arch. 10, 225.

VII. Die nervösen Erkrankungen der Zirkulationsorgane.

Apelt: Zur Kasuistik der allgemeinen Enge des Aortensystems. Arch. Hamburg. Staatskrankenanstalt 8. — Astruck, P.: Herz und Hypnose. Münch. med. Wschr. 69, Nr 50 (1922).

Bamberger: Kasuistische Beiträge zur Symptomatologie der Herzneurosen. Wien. klin. Wschr. 1888. — Behrendt und Hopmann: Über nichttetanische Erregbarkeitsveränderungen. Klin. Wschr. 1924, 223. — Behrenroth: Phrenokardie. Dtsch. med. Wschr. 1913, Nr 3. — v. Bergmann: 36. Kongr. inn. Med. 1925. — Binswanger, O.: Die Pathologie und Therapie der Neurasthenie. Jena 1896. — Blauel, O., Müller und Schlayer: Über das Verhalten des Herzens bei Struma. Beitr. klin. Chir. 1909. — Braun, L.: Herz und Psyche in ihren Wirkungen aufeinander. Leipzig: F. Deuticke 1920. Cherechewsky: La mobilité du coeur et sa valeur diagnostique. Ganz. méd. Paris 1887. — Christoffel, H.: Übersicht und Fälle. Schweiz. med. Wschr. 54, Nr 13 (1924). — Citron: Zur Pathologie der psychophysiologischen Blutverschiebung. Dtsch. med. Wschr. 1911, Nr 39. — Cordes: Angina pectoris vasomotoria. Dtsch. Arch. klin. Med. 14. — v. Cyon, E.: Les nerfs du coeur. Paris 1905.

Dehio: Über nervöses Herzklopfen. Petersburg. med. Wschr. 1886. — Determann: Über Herz- und Gefäßneurosen. Slg. klin. Vortr. 1894, Nr 96/97.

Edgreen: Über die sog. nervösen Herzkrankheiten. Wien. med. Presse 1903, Nr 29—31. Erb: Ist die von Max Herz beschriebene Phrenokardie eine scharf abzugrenzende Form der Herzneurosen? Münch. med. Wschr. 1909, Nr 22, 57. — Eulenburg und Landois: Über vasomotorische Herzneurosen. Wien. med. Wschr. 1868.

Faber: Reflexhyperästhesien bei Verdauungskrankheiten. Dtsch. Arch. klin. Med. 65, 334 (1900). — Fahrenkamp: Herzklopfen. Med. Klin. 17 (1921). — Falta: Innere Sekretion. Die Erkrankungen der Blutdrüsen. 2. Aufl. Berlin: Jul. Springer 1928.

Gerhardt, C.: Über einige Angioneurosen. Slg. klin. Vortr. Nr 209. — Gerhardt, D.: Die Differentialdiagnose der nervösen Herzstörungen. Klinik psych. u. nerv. Krankh. Herausgeg. von Sommer 1908. — Gibson: Die nervösen Erkrankungen des Herzens.

Wiesbaden 1910. — Goldscheider: Über Abgrenzung und Behandlung der Herzneurosen. Z. physik. u. therap. Ther. **16**.

Head: Die Sensibilitätsstörungen der Haut bei Viszeralerkrankungen. Berlin 1898. — Hering, E.: Die Funktionsprüfung der Herzvagi beim Menschen. Münch. med. Wschr. **1910**, Nr 37. — Hering, H. E.: (Auch neurogen-myogen.) Wien. med. Wschr. **73**, Nr 16, 20 u. 22 (1923). — Herz, H.: Über Alkoholneurosen. Dtsch. Arch. klin. Med. **53** (1894). — Derselbe: Die Mitwirkung der Suggestion bei der physikalischen Behandlung der Herzkranken. Med. Klin. **1910**, Nr 51. — Herz, M.: Die sexuelle psychogene Herzneurose. Wien 1909. — Heß, L.: Vagotonische Herzneurose. Wien. med. Wschr. **1911**, 1743. Zbl. Herzkrkh. Ref. **1911**, 283. — Heyer: Das körperlich-seelische Zusammenwirken. Wiesbaden-München: J. F. Bergmann 1925. — Hochhaus: Über funktionelle Herzkrankheiten. Dtsch. med. Wschr. **1900**, Nr 14. — Hoeflmayr: Nervöse Herzgeräusche. Münch. med. Wschr. **1897**. — Hoffmann: Die Lehre von den Herzneurosen. Dtsch. Z. Nervenheilk. **38** (1910). — Hoffmann, A.: Herz und Verdauungstraktus. Beitr. z. Arch. Verdgskrkh. **30** (1922). — Derselbe und E. v. Romberg: Referate in der Ges. dtsch. Nervenärzte. Wien 1909. Dtsch. Z. Nervenheilk. **38**. — Hopmann: Die galvan. Erregbarkeitsprüfung der Muskeln zum Studium der nerv. Organstörungen. Z. klin. Med. **105** (1927). — Huchard: Paralysie du nerv pneumogastrique. Union med. **1879**. — Derselbe: L'asystolie nerveuse. Journ. J. praticiens **1893**. — Hue: Cardiopathies et neuroses. Thèse Paris **1891**.

Kassirer: Die vasomotorisch-trophischen Neurosen. Berlin 1901. — Kraus, F.: Die Pathologie der Tiefenperson. Berlin 1927. — Kraus, Fr.: Über das Kropfherz. Wien. klin. Wschr. **1899**, Nr 15. — Krehl: Zur Behandlung nervöser Herzerkrankungen. Z. ärztl. Fortbild. **1906**, Nr 23, 682. — Derselbe: Über nervöse Herzerkrankungen und den Begriff der Herzschwäche. Arch. f. exper. Path. **30**; Münch. med. Wschr. **33**, 23 (1906). — Derselbe: Die Erkrankungen des Herzmuskels und die nervösen Herzkrankheiten. Nothnagels Handbuch **15**, 1. — Kretschmer: Körperbau und Charakter. Berlin: Jul. Springer 1926. — Krogh: Grundumsatz. Wien. klin. Wschr. **1922**, 290.

Lehr: Die nervöse Herzschwäche. Wiesbaden 1891.

Mackenzie: The study of the pulse. Edinburgh and London 1902. — Derselbe: Diseases of the heart. London 1908. — Müller, F.: The nervous affections of the heart. Arch. int. Med. **1908**, January.

Nagayo: Pathol.-anat. Beiträge zum Adams-Stockes. Z. klin. Med. **67**. — v. Noorden: Hysterische Vagusneurosen. Charité-Ann. **18**, 249. — Nothnagel: Schmerzhafte Empfindungen bei Herzkrankheiten. Z. klin. Med. **19**, 209.

Oppenheim: Lehrbuch der Nervenkrankheiten. Berlin 1908.

Pal, I.: Gefäßkrisen. Leipzig 1905. — Pick: Über nervöses Herzklopfen. Prag. med. Wschr. **1884**. — Pletnew: Erg. klin. Med. **2**. — Plönies: Herzstörungen bei Magenerkrankungen. Kongr. inn. Med. **1909**, 577. — Polland: Ätiologische Rolle des Vasomotorenzentrums bei Herzneurose. Zbl. inn. Med. **1907**, 46.

Reißner: Über unregelmäßige Herztätigkeit auf psychischer Grundlage. Z. klin. Med. **1904**, 53. — Renaud: Tachycardie et asystolie dans les compressions du nerf. vag. Thèse Paris **1893**. — Romberg: Die Lehre von Herzneurosen. Z. Nervenheilk. **38** (1910). — Römheld: Med. Klin. **18**, Nr 11 (1922). — Derselbe: Gastrokardialer Komplex. Fortschr. Med. **13**. — Rosenbach: Die Behandlung der Herzneurosen. Dtsch. med. Wschr. **1905**, Nr. 52. — Rosenbach, O.: Über nervöse Herzschwäche, Neurasthenie vasomotoria. Breslauer ärztl. Z. **1886**. — Derselbe: Krankheiten des Herzens. Berlin-Wien 1897. — Rumpf: Diagnose und Behandlung des Herzens und Gefäßneurosen. Dtsch. med. Wschr. **1910**, Nr 28/29. — Rumpf: Wanderherz. Dtsch. Arch. klin. Med. **129** (1919).

Schmidt, Ad.: Beiträge zur Kenntnis der Herzneurosen. Dtsch. med. Wschr. **1901**, Nr 16. — Schön: Herz- und Magenneurosen durch Höhenschielen. Münch. med. Wschr. **1909**, Nr 40. — Singer: Störung der Herztätigkeit bei Erkrankung des Magendarmkanales. Wien. klin. Rdsch. **1901**.

Treupel: Ist die von Herz beschriebene „Phrenokardie" eine scharf abzugrenzende Form der Herzneurosen? Münch. med. Wschr. **1909**, Nr 31. — Derselbe: Über Herzneurosen. Münch. med. Wschr. **1909**, Nr 97.

Weiland, W.: Experimentelle Untersuchungen am Säugetierherzen über den fördernden Einfluß der Vaguserregung auf das Auftreten von Extrasystolen. Z. f. exper. Path. **9** (1911).

Zondek: Die Krankheiten der endokrinen Drüsen. 2. Aufl. Berlin: Jul. Springer 1926.

Angina pectoris.

Bischoff: Ischaemia cordis intermittens. Lancet **1925**, Oktober, 753. — Bittorf: Med. Klin. **1920**, H. 16. — Borchard: Arch. klin. Chir. **127** (1923). — Brüning: Arch. klin. Chir. **126** (1923). — Brunn: Wien. klin. Wschr. **39**, Nr 39 (1926). — Burwinkel: Angina pectoris. Halle 1924.

Coffey and Brown: Arch. int. Med. **31**, Nr 2 (1923). — Czyhlarz: Wien. med. Wschr. **74**, Nr 48 (1924).

Danielopolu: L'angine de poitrine. Pathogénin. Traitem. Méd. Chir. Bukarest **1924**.
Derselbe: Bull. Soc. méd. Hop. Bucarest 7, Nr 5 (1925; 7, Nr 6 (1925).
Eppinger: Münch. med. Wschr. **1927**, Nr 1. — Derselbe und Hofer: Ther. Gegenw.
64, H. 5 (1923).
Gallavardin: Tabak und A. p. Presse méd. **32**, Nr 59 (1924). — Goldscheider:·
Klin. Wschr. **1925**, 2425.
Hesse: Arch. klin. Chir. **137** (1925).
Jonnesco: Presse méd. **31**, Nr 46 (1923); **32**, Nr 13 (1924).
Kappis, M.: Med. Klin. **19**, Nr 51/52 (1923. — Kaufmann, R.: Wien. med. Wschr.
74, Nr 45 (1924). — Kohn, H.: Erg. Med. **1926**, Nr 9. — Külbs: Klin. Wschr. **6**, Nr 20.
(1927). — Kutschera-Aichbergen: Wien. klin. Wschr. **1928**, Nr 1.
Mackenzie: Lancet **207**, Nr 14 (1924). — Mandl: Die paravertebrale Injektion.
Wien 1927. — Morawitz und Hochrein: Münch. med. Wschr. **1928**, H. 1.
Pal, J.: Wien. Arch. inn. Med. **6** (1923). — Derselbe: Diskussion zu Wenckebach.
Wien. klin. Wschr. **1928**, Nr 1.
Roemheld: Fortschr. Med. **1913**, Nr 3.
Schittenhelm und Kappis: Münch. med. Wschr. **72**, Nr 19 (1925). — Schmidt, R.:
Aortalgie. Med. Klin. **18**, Nr 1 (1922). — Spiegel und Wassermann: Z. exper. Med.
52 (1926). — Stahl und Brüning: Die Chirurgie des vegetativen Nervensystems. 1924. —
(Lit.). Sternberg, C.: Anatomie. Wien. med. Wschr. **74**, Nr 45 (1924). — Swetlow:
Amer. Heart J. **1**, Nr 4 (1926).
Wenckebach: Brit. med. J. **1924**, 3306. — Derselbe: Toter Punkt, second wind und
Angina pectoris. Wien. klin. Wschr. **1928**, Nr 1.

Blutdruck und Hypertonie.

Boas and Fineberg: Amer. J. med. Sci. **172** (1926). — Burlage: Amer. J. Physiol.
64 (1923).
Durig: Verh. dtsch. Ges. inn. Med. **1923**.
Fahrenkamp: Erg. Med. **5**, H. 1 (1923). — Derselbe: Med. Klin. **19**, Nr 18 (1923);
20 Nr 6 (1924). — Fleisch: (S. Sternberg.) Handbuch der normalen und pathol. Physiol.
7 II (1927). — Frey, E.: Reflexhypertonie. Berl. klin. Wschr. **1921**, Nr 40.
Kahler: Wien. klin. Wschr. **37** (1923); Erg. inn. Med. **25** (Literatur). — Kauffmann:
Münch. med. Wschr. **71**, Nr 36 (1924). — Kempmann: Pneumonie und Blutdruck. Münch.
med. Wschr. **71**, Nr 6 (1924). — Kisch, Fr.: Klimakterische Hypertonie. Münch. med.
Wschr. **69**, Nr 29 (1922). — Derselbe: Hochdruck und Nierenfunktion. Wien. Arch.
inn. Med. **9** (1924). — Külbs: Dtsch. med. Wschr. **48**, Nr 22 (1922). — Kylin: Die Hyper-
toniekrankheiten. Berlin: Jul. Springer 1927.
Mac Lester: Amer. J. med. Sci. **172**, Nr 5 (1926). — Matthes: Med. Klin. **1925**,
Nr. 7/8. — Mannaberg: Grundumsatz. Wien. klin. Wschr. **37**, Nr 4 (1927). — Müller,
Fr.: Münch. med. Wschr. **70**, Nr. 1 (1923). — Münzer: Zbl. Herzkrkh. **1924**, Nr 8—11.
Rominger: Arch. Kinderheilk. **73**.
Schneider und Truesdell: Amer. J. Physiol. **61** (1922).
Volhard, F.: Verh. dtsch. Ges. inn. Med. **1923**.
Weitz, W.: Verh. dtsch. Ges. inn. Med. **1922**. — Wiechmann und Bamberger:
Blutdruck im Schlaf. Z. exper. Med. **41** (1924).

Hypotonie.

Curschmann: Z. klin. Med. **103** (1926). — Friedlander, A.: Hypotension. Medicine
6, Nr 2 (1927) (Baltimore).
Martini und Pierach: Klin. Wschr. **5**, Nr 39/40 (1926). — Munk, F.: Med. Klin.
22, Nr 37 (1926).
Pal: Med. Klin. **19**, Nr 13 (1923).

Gefäßtherapie.

Blumenfeldt und Cohn: Animasa. Med. Klin. **20**, Nr 38 (1924).
Cohn und Cohn-Wolpe: Depression. Zbl. Herzkrkh. **1925**, Nr 6.
Detering: Telatuten. Inaug.-Diss. Köln 1922.
Griesbach: Animasa. Zbl. Herzkrkh. **1923**, Nr 21/22. — Grober: Münch. med. Wschr.
71, Nr 6 (1924).
Heß: Aderlaß. Sammelreferat. Dtsch. med. Wschr. **1923**, Nr 29/30. — Heilner:
Münch. med. Wschr. **68**, Nr 15 (1921).
Leva: Vasotonin. Ther. Mh. April **1912**. — Lindlau, Schürmeyer und Uhlen-
bruck: Aderlaß. Z. exper. Med. **50** (1926).
Michael: Telatuten. Münch. med. Wschr. **70**, Nr 24 (1923).
Nonnenbruch: Sammelreferat über Aderlaß. Münch. med. Wschr. **1927**.
Rosenow: Aderlaß. Dtsch. med. Wschr. **52** (1926).

Schüz: Animasa. Zbl. Herzkrkh. **16**, Nr 3 (1924).
Uhlenbruck: Aderlaß. Dtsch. Arch. klin. Med. **154** (1927).
Wiesel: Jodtherapie. Wien. klin. Wschr. **36** (1923).
Zondek: Pankreasextrakt, experimentell. Dtsch. Arch. klin. Med. **115** (1914).

VIII. Der Kreislauf in seinen Beziehungen zu physiologischen und pathologischen Zuständen.

Albu: Die Wirkung körperlicher Anstrengung beim Radfahren. Berl. klin. Wschr. **1897**, Nr 10.

Bachus: Über Herzerkrankungen bei Masturbanten. Dtsch. Arch. klin. Med. **54**. — Bamberger: Wien. med. Wschr. **1880**, 352. — Beneke: Die Altersdisposition. Marburg 1879. — Derselbe: Über das Volum des Herzens und die Weite der Aorta pulmonalis und Aorta ascendens. Schriften z. Bef. der ges. Naturwiss. in Marburg. Kassel **1879**, 9, Suppl. H. 2. — Bingel, A.: Untersuchungen über den Einfluß des Biertrinkens und Fechtens auf das Herz junger Leute. Münch. med. Wschr. **1907**, Nr 2. — Blacker, G. F.: Heart diseases in relation to pregnancy and Labor. Brit. med. J. London **1**, 1225 (1907). — Bürger, Max: Über Herzfleischveränderungen bei Diphtherie. Diss. Würzburg 1911.

Condray: Pathogenese der sog. Wachstumsschmerzen. Münch. med. Wschr. **1909**, 1213. — Curschmann, H.: Vasomotorische Krämpfe bei Stenokardie. Dtsch. med. Wschr. **1906**, Nr 38.

Dietlen: Größe und Lage des normalen Herzens und ihre Abhängigkeit von physiologischen Bedingungen. Dtsch. Arch. klin. Med. 88.

Feis, O.: Über die Komplikation von Schwangerschaft, Geburt und Wochenbett mit chronischem Herzfehler. Slg klin. Vortr. Leipzig, Gynäkolog. Nr 78. — Fellner, O.: Herz und Schwangerschaft. Mschr. Geburtsh. **14**, 370 (1901) Berlin. — Ferranini: Infantilismo mitralico. Riforma med. **1900**, Nr 281—283. — Fiedler: Über Herzkrankheiten infolge von Überanstrengung. Jb. Ges. Natur- u. Heilk. Dresden 1894/95. — Fischer und Schlayer: Arteriosklerose und Fühlbarkeit der Arterienwand. Dtsch. Arch. klin. Med. **98** (1910). — Francois-Franck: Sur la part importante qui revient à l'état du muscle cardiaqué dans la production des insuffisances tricuspidiennes transitoires. C. r. Soc. Biol. **34**, 88 (1882) Paris. — Freuderthal: Beiträge zur Kenntnis der idiopathischen Herzerkrankung infolge von Überanstrengung. Diss. Breslau 1889.

Graßmann: Einfluß des Nikotins auf die Zirkulationsorgane. Münch. med. Wschr. **1907**, Nr 20.

Hamburger: Arterienrigidität im Kindesalter. Münch. med. Wschr. **1911**, 250. — Hellendal, H.: Herzfehler in der Schwangerschaft und operative Sterilisation. Med. Klin. **1907**, 763. Berlin. — Henschen: Zur akuten Dilatation beim Alkoholherz und bei der Herzdegeneration. Mitt med. Klin. Upsala **1898**. — Herxheimer: Fettinfiltration und Fettdegeneration. Erg. Path. 8, 1 (1902).

Kisch: Das Mastfettherz. Prag 1903. — Kraus: Über Fettdegeneration und Fettinfiltration. Verh. dtsch. path. Ges. **1903**. — Kraus, F.: Konstitutionelle Herzschwäche. Med. Klin. **1905**, Nr 50. — Kraus, Fr.: Die Ermüdung als ein Maß der Konstitution. Bibliogr. inn. Med. **1**. — Krehl: Schädigungen des Herzens durch übermäßigen Sport. Münch. med. Wschr. **1909**, 1558. — Derselbe: Erkrankungen des Herzmuskels. Nothnagels Handbuch der speziellen Pathologie und Therapie. Wien 1901. — Külbs, F.: Experimentelles über Herzmuskel und Arbeit. Arch. f. exper. Path. **56**; Kongr. inn. Med. **1906**. — Derselbe: Über den Einfluß der Bewegung auf den wachsenden und erwachsenen Organismus. Dtsch. med. Wschr. **1912**. — Derselbe und Brustmann: Untersuchungen an Sportsleuten. Z. klin. Med. **77**, H. 5—6.

Lancereaux: Des anomalies cardiaques. Gaz. Hôp. **53**, 850, 875, 883, 890, 906, 930, 981 (1880) Paris. — Lehmann: Untersuchungen über den Tabakrauch. Münch. med. Wschr. **1908**, Nr 14. — Lewinski: Die Störungen im Zirkulationsapparat Chlorotischer. Virchows Arch. **76**, 292. — Leyden: Über Fettherz. Z. klin. Med. **5**. — Derselbe: Über die Komplikation der Schwangerschaft mit chronischer Herzkrankheit. Z. klin. Med. **23**, 1 (1893) Berlin. — Derselbe: Herzkrankheiten infolge von Überanstrengungen. Z. klin. Med. **11**.

Neu und Wolff: Experimentelles und Anatomisches über „Myomherz". Münch. med. Wschr. **1912**, Nr 2.

Peacock, Z. B.: Malformations of the human heart. London 1866.

Romberg, E.: Lehrbuch der Krankheiten des Herzens u. der Blutgefäße. Stuttgart 1906.

Schwiening: Militärtauglichkeit der zum einjährig-freiwilligen Dienst berechtigten Wehrpflichtigen. Münch. med. Wschr. **1909**, 2271. — Stengel, A. and Stanton: Heart and circulation in pregnancy and the puerperium. Trans. Assoc. amer. Physicians **19**, 520 (1904) Philad. — Szabo: Über die Bradykardie im Wochenbett. Frommels Jb. **1901**, 700.

Traube: Diffuse Nephritis, in deren Verlauf sich Perikarditis und Pleuritis entwickeln. Kurz nach der Aufnahme starker asthmatischer Anfall durch eine diffuse Stauungspneumonie bedingt. Beitr. Path. u. Physiol. **3**, 153. — Derselbe: Über die Hypertrophie der linken

Herzkammer und über Nierenschrumpfung. Ges. Beitr. Path. u. Physiol. 2. — Derselbe:
Die Erscheinungen der abnormen Spannung des Aortensystems bei Nierenkranken. Daselbst 2.

v. Zebrowski: Einfluß des Nikotins auf die Zirkulationsorgane. Münch. med. Wschr.
1907, Nr 20.

Herz und Trauma.

Adam: Z. Kreislaufforschg. 1927, 313. — Albertini: Frankf. Z. Path. 27 (1922). —
Aschoff, L.: Lehrbuch der pathologischen Anatomie. Jena 1923.

Barié: Recherches cliniques et expériment. sur les ruptures valvulaires du coeur.
Rev. Méd. 1881. — Bernstein, R.: Über Verletzungen und Erkrankungen des Herzens
durch stumpfe Gewalteinwirkung auf den Brustkorb. Vjschr. gerichtl. Med. III. F. 30
(1905). — Derselbe: Über die durch Kontusion und Erschütterungen entstehenden Krankheiten des Herzens. Z. klin. Med. 29, 519. — Bracht und Wächter: Beitrag zur Ätiologie
und pathologischen Anatomie der Myocarditis rheumatica. Arch. klin. Med. 96 (1907). —
Brentano: Zur Kasuistik der Herzverletzungen. Diss. Berlin 1890.

v. Criegern: Über Schädigung des Herzens durch eine bestimmte Art von indirekter
Gewalt, von Zusammenknickung des Rumpfes über seine Vorderfläche. Mitt. Grenzgeb.
Med. u. Chir. 13, H. 1 (1904).

Denning: Ein Fall von Papillarmuskelzerreißung. Arch. klin. Med. 96 (1909). —
Devé: Rupture spontanée dun' pituitaire du coeur, mort rapide. Bull. méd. 1908. —
Düms: Handbuch der Militärkrankheiten. 2 Leipzig (1889).

Ebbinghaus: Ein Beitrag zur Lehre von den traumatischen Erkrankungen des
Herzens. Dtsch. Z. Chir. 66. — Ercklentz: Traumatische Herzerkrankungen. Z. klin.
Med. 44, 413.

Francois-Franck: Leçons inédites de 1881, Nr 82 de mots, zitiert nach Sterns. —
Fränkel, E.: Traumatische Herzklappenzerreißung. Münch. med. Wschr. 1905, Nr 15.

Giercke: Kriegsverletzungen des Herzens. Veröff. Kriegs- u. Konstit.path. 2, H. 5. —
Goldscheider: Herzneurose und Arteriosklerose nach Trauma. Berl. klin. Wschr. 1906,
Nr 17.

Heller, A.: Über ein traumatisches Aortenaneurysma und traumatische Insuffizienz
der Aortenklappen. Dtsch. Arch. klin. Med. 79 (1904). — Henny: Kasuistischer Beitrag
zur Kenntnis der traumatischen Herzverletzungen. Korresp.bl. Schweiz. Ärzte 1907,
Nr 24. — His und Beitzke: Berl. klin. Z. 1910. — Derselbe: Herzleiden und Anfälle.
6. Vortrag gehalten im Reichsversicherungsamt am 19. Dez. 1908. — Hochhaus: Beiträge
zur Pathologie des Herzens. Dtsch. Arch. klin. Med. 51 (1893). — Huismans: Münch. med.
Wschr. 1916, 993.

Jaffé, R.: Münch. med. Wschr. 1917, Nr 23. — Jochmann: Zur Kasuistik traumatischer Herz- und Gefäßaffektionen. Mschr. Unfallheilk. 1902.

Kirch, E.: Pathologie des Herzens. Erg. Path. 22 I (Lit.!) — Krehl: Die Erkrankungen
des Herzmuskels und die nervösen Herzkrankheiten. Wien 1901. — Külbs: Experimentelle Untersuchungen über Herz und Trauma. Verh. dtsch. path. Ges. 1908; Mitt. Grenzgeb.
Med. u. Chir. 19, H. 4 (1909). — Derselbe: Lunge und Trauma. Arch. f. exper. Path. 62.

Lorenz: Die Bloßlegung des verletzten Herzens. Arch. klin. Chir. 67.

Ores: Verletzungen und chirurgische Krankheiten des Thorax. Dtsch. Chir. 1888,
Lieferung 42. — Osten: Traumatische Herzerkrankungen. Münch. med. Wschr. 1910, 794.

Rehn: Zur Chirurgie des Herzens. Dtsch. Ges. Chir. 1907. Diskussion daselbst. — Reu-
bold: Bemerkungen über die Quetschung der Eingeweide von Brust- und Bauchhöhle.
Friedreichs Bl. 1890. — Revensdorf: Über traumatische Rupturen des Herzens mit
besonderer Berücksichtigung des Mechanismus ihrer Entstehung. Mitt. Grenzgeb. Med.
u. Chir. 2 (1903). — Derselbe: Über traumatische Aortenwandrupturen usw. Mitt. Grenzgeb. Med. u. Chir. 4, H. 4 (1905). — Riedinger: Verletzungen und chirurgische Krankheiten
des Thorax. Handbuch der praktischen Chirurgie 2, 2. Aufl. Stuttgart (1902). — Rose:
Herztamponade. Dtsch. Z. Chir. 20 (1884). — Rumpf: Med. Klin. 1912, Nr 45.

Schlecht: Zur Frage der traumatischen Herzerkrankungen. Mschr. Unfallheilk. 15,
Nr 10. — Schmidt, M. B.: Über traumatische Herzklappen- und Aortenzerreißung.
Münch. med. Wschr. 1902, Nr 38. — Stern, B.: Über traumatische Entstehung innerer
Krankheiten. 2. Aufl., H. 1 1907, Jena: Gust. Fischer.

Ziemke: Beiträge zum Tod durch Herzverletzungen. Vjschr. gerichtl. Med. III. F.
35, Suppl.-H.

Herz und andere organische Erkrankungen.

Respirationsorgane.

v. Basch: Klinische und experimentelle Studien. 1/2. — Bettelheim und Kauders:
Experimentelle Untersuchungen über die künstlich erzeugte Mitralinsuffizienz und ihren
Einfluß auf Kreislauf und Lunge. Z. klin. Med. 17, 74. — Bohr: Über die Lungenatmung.
Skand. Arch. Physiol. (Berl. u. Lpz.) 2, 236. — Brugsch: Herz bei Kyphoskoliose. Münch.
med. Wschr. 1910, Nr 33.

Hering, E.: Beziehung der kardialen Lungenhyperämie zur Atmung. Verh. Kongr. inn. Med. **1901**, 603. — **Herz**: Beeinträchtigung des Herzens durch schlechte Körperhaltung. Ther. Gegenw. Juni **1908**. — **Derselbe**: Herzmuskelinsuffizienz durch Raummangel. Kongr. inn. Med. **1908**, 292.

Kockel: Über entzündliches Lungenödem. Naturforschervers. Frankfurt **1896**. — **Kraus**: Die Ermüdung als ein Maß der Konstitution. Bibl. med. D. I. **1897**, H. 3, 36.

Löwit: Über die Entstehung des Lungenödems. Beitr. path. Anat. **14**, 401.

Matthes: Die Erkrankungen der Atmungs- und Kreislauforgane. v. Noordens Handbuch der Pathologie des Stoffwechsels. 828. — **Müller**, Fr.: Die Erkrankungen der Bronchien. Dtsch. Klin. **4**, 279. (Untersuchung des Auswurfes auf Eiweiß.)

Orth: Zur Kenntnis der braunen Induration der Lunge. Virchows Arch. **58**, 126.

Rubow: Untersuchungen über die Atmung bei Herzkrankheiten. Dtsch. Arch. klin. Med. **92**, 255.

Sahli: Zur Pathologie und Therapie des Lungenödems. Arch. f. exper. Path. **19**, 433. — **Derselbe**: Zur Pathologie des Lungenödems. Z. klin. Med. **13**, 482. — **Schmidt**, A.: Über die Wechselbeziehungen zwischen Herz- und Magendarmleiden. Berl. klin. Wschr. **1909**. — **Schott**, A.: Zur allgemeinen Pathologie der Herzkrankheiten. Z. klin. Med. **12**, 306.

Traube: Bemerkungen über kardiales Asthma. Beitr. usw. **3**, 909.

Vejas: Mitteilungen über den Puls und die vitale Lungenkapazität usw. Slg. klin. Vortr. **1886**, Nr 269. Leipzig.

Wenckebach, K. F.: Über pathologische Beziehungen zwischen Atmung und Kreislauf beim Menschen. Slg. klin. Vortr. **1907**, 465—660.

Infektionskrankheiten.

Aschoff: Zur Myokarditisfrage. Verh. dtsch. path. Ges. **1904**, H. 2, 46.

Desnos et **Huchard**: Des complications cardiaques dans la variole et notamment de la myocardite varioleuse. Paris 1871. — **Dietlen**: Über Herzdilatation bei Diphtherie. Münch. med. Wschr. **1905**, Nr 15.

Eppinger: Die toxische Myolyse des Herzens bei Diphtheritis. Dtsch. med. Wschr. **1903**, Nr 15. — **Derselbe**: Herz und Syphilis.

Fiedler: Über akute interstitielle Myokarditis. Festschrift zum 50jährigen Bestehen des Stadtkrankenhauses zu Dresden.

Geipel: Untersuchungen über rheumatische Myokarditis. Dtsch. Arch. klin. Med. **85**, 75. — **Gottlieb**: Über die Herz- und Gefäßwirkung des Diphtheriegiftes. Med. Klin. **1905**, Nr 25.

Henschen: Über akute Herzerweiterung bei akutem Rheumatismus und Herzklappenfehlern. Mitt. med. Klin. Upsala **2** (1899). — **His**: Über Herzkrankheiten bei Gonorrhöe. Berl. klin. Wschr. **1892**, Nr 40.

Landouzy et **Siredey**: Contribution à l'histoire de l'artériite typhoidique. Rev. Méd. **1885**, 843. — **Leyden**: Über die Herzaffektionen bei der Diphtherie. Z. klin. Med. **4**, 334.

Mayer, A.: Herz und Tuberkulose. — **Mosler**: Über Collapsus nach Diphtherie. Arch. Heilk. **14**, 61 (1873).

Ortner: Klinische Beobachtungen über das Verhalten der Kreislauforgane bei akuten Infektionskrankheiten. Wien und Leipzig 1905 und Verh. Kongr. inn. Med. **1905**, 506.

Päßler und **Romberg**: Weitere Mitteilungen über das Verhalten von Herz und Vasomotoren bei Infektionskrankheiten. Verh. Kongr. inn. Med. **6**, 25 (1896). — **Pfeiffer** (unter **Ribbert**): Beitrag zur Histologie der akuten Entzündung. Diss. Bonn 1887. —

Ribbert: Über Myokarderkrankungen nach Diphtherie. Mitt. Grenzgeb. Med. u. Chir. **5**. — **Rolly** (unter **Gottlieb**): Über die Wirkung des Diphtheriegiftes auf das Herz. Arch. f. exper. Path. **42**, 283. — **Romberg**: Über die Erkrankungen des Herzmuskels bei Typhus abdominalis, Scharlach und Diphtherie. Dtsch. Arch. klin. Med. **48**, 368; **49**, 412. — **Derselbe**: Über die Bedeutung des Herzmuskels für die Symptome und den Verlauf der akuten Endokarditis und der chronischen Klappenfehler. Dtsch. Arch. klin. Med. **53**, 141. — **Derselbe**: Welchen Anteil haben Herz und Vasomotoren an den als Herzschwäche bezeichneten Erscheinungen bei Infektionskrankheiten. Berl. klin. Wschr. **1895**, Nr 51/52.

Schlesinger: Herz und Syphilis. — **Schmaltz**: Die klinischen Erscheinungen am Zirkulationsapparat bei der Diphtherie. Jb. Kinderheilk. **1897**, 97. — **Derselbe**: Über chronische Herzstörungen nach Diphtherie. Festschrift zum 50jährigen Bestehen des Stadtkrankenhauses zu Dresden. — **Derselbe**: Zur Kenntnis der Herzstörungen beim Scharlach und ihrer Folgen. Münch. med. Wschr. **1904**, Nr 32. — **Sellentin** (unter **Hansemann**): Akute isolierte interstitielle Myokarditis. Z. klin. Med. **54**, 298. — **Sommer**: Ein Fall von Herzthrombose bei Myokarditis fibrosa nach Scharlach usw. Charité-Ann. **13**, 647 (1888). — **Steffen**, W.: Bleibende Mitralinsuffizienz nach Diphtherie. Jb. Kinderheilk. **48**, 285.

Wiesel: Über Erkrankungen der Koronararterien im Verlaufe akuter Infektionskrankheiten. Wien. klin. Wschr. **1906**, Nr 24.

Herz und Schwangerschaft.

Frey, W.: Klin. Wschr. 1925, Nr 13. — Derselbe: Herz und Schwangerschaft. Leipzig:
G. Thieme 1923. — Frey und Reinhart: Zbl. Gynäkol. 40 (1923).
Haupt: (mündl. Bericht) Sitzgsber. Kölner wiss. Ges. a. d. Univ. Jan. 1928.
Kaboth: Zbl. Gynäkol. 13 (1923). — Klee: Z. Geburtsh. 88 (1924).
Mahnert: Arch. Gynäkol. 114 (1920).
Weiss: Klin. Wschr. 3 (1924). — Winter, H.: Myomherz. Z. Geburtsh. 87, H. 2 (1924).

Herz und Kropf.

Baurmann: Zbl. Herzkrkh. 12, Nr 21 (1920). — Bickel und Frommel: Schweiz.
med. Wschr. 56, Nr 11 (1926).
Oswald: Das Basedowherz. Schweiz. med. Wschr. 55, Nr 3 (1925).
Steiner, O.: Mitt. Grenzgeb. Med. u. Chir. 35, H. 1/2 (1922).
Zondek: Herz und innere Sekretion. Z. klin. Med. 90, H. 3/4 (1920).

Herz und Alter.

Kirsch, E.: Siehe unter Entwicklungsmechanik.
Schaetz, G.: Entwicklungsmechanik des Herzens. Ref. Zbl. inn. Med. 46, Nr 30 (1925).

Herz und Anstrengung.

Ackermann: Z. klin. Med. 103 (1926).
Bruns, O.: Münch. med. Wschr. 68, Nr 29 (1921).
Ewig: Z. exper. Med. 51 (1926).
Herxheimer, H.: Z. klin. Med. 96 (1923); Klin. Wschr. 1 (1922).
Schott, E.: Dtsch. Arch. klin. Med. 144 (1924). — Secher, K.: Z. exper. Med. 14
(1921).

Herz und Konstitution.

Borchardt: Erg. inn. Med. 21 (1922).
Grote: Dtsch. med. Wschr. 1921.
Hess, L.: Z. Anat. II; Z. Konstit.lehre 9, H. 1 (1923).

Herz und Krieg.

Bainbridge: The physiology of muscular exercise. London 1919.
Giercke, H. W.: Veröff. Kriegs- u. Konstit.path. 2, H. 1 (1920).
Külbs: Erg. inn. Med. 17, 48 (1919) (Lit.)
Lewis: Effort syndrom. — Lubarsch: Kriegspathol. Tagg.
Moritz: Münch. med. Wschr. 1915, Nr 1.
Romberg: Münch. med. Wschr. 1915, Nr 20.
Schott: Berl. klin. Wschr. 57, Nr 51/52 (1920). — Steffens: Z. ärztl. sozial. Versorggs-
wesen 2, H. 12 (1923). — Stoerk und Horak: Zur Klinik des Lymphatismus. Berlin 1913. —
Strauß, H.: Münch. med. Wschr. 1916, Nr 16.
Vollmer: Münch. med. Wschr. 1915, Nr 24.

Herz und Fettleibigkeit.

Deupmann, J.: Dtsch. med. Wschr. 49, Nr 4 (1923).
Knud, Secher: Acta med. scand. 65 (1927).
Romberg: Klin. Wschr. 1927, Nr 42.

Herz und Blutmenge.

Meyer, Erich: Dtsch. med. Wschr. 49, Nr 44 (1923).
Reid, W.: Perniziöse Anämie. J. amer. med. Assoc. 80 (1923).

Prophylaktische Digitalisierung.

Hoffmann, V.: Klin. Wschr. 1924,3, Nr 40 (1924).
Meyer, E. und Reinold, Klin. Wschr. 1925, Nr 41.

Die Erkrankungen des Mediastinum.

Von

G. von Bergmann-Berlin.

Mit 10 Abbildungen.

Gemäß der Tendenz dieses Handbuches soll auch bei den Erkrankungen des Mediastinum der Versuch gemacht werden, sie unter dem Gesichtswinkel der pathologischen Physiologie, besser der Pathologie als Änderung physiologischer Funktion: — „funktionelle Pathologie" — zu betrachten. Dies ist schon deshalb nur bedingt möglich, weil von einer Organfunktion des Mediastinum nirgends die Rede ist, sensu strictiori natürlich auch nicht die Rede sein kann. Ist das Mediastinum doch scheinbar ein negatives, jener Rest des Thoraxraumes, der nicht von den durch die Lungen gefüllten Pleurasäcken eingenommen wird. Anders ließe er sich auch als der Sammelraum definieren, in den die Organisation alles gelegt hat, was nicht Lunge ist und doch im Thorax Unterkommen finden mußte. Der Mittelraum, den hierfür die Entwicklung geschaffen hat, besitzt, da ihm die Aufgabe geworden ist, eine ganze Reihe lebenswichtiger Organe zu beherbergen, in diesem Sinne eine Funktion. Ist man auch bisher nicht gewohnt, von einer „mediastinalen Funktion" zu sprechen oder gar die funktionelle Pathologie des Mediastinum zur Grundlage einer Einteilung der Klinik des Mediastinum zu machen, so wird doch eingesehen werden, daß wir in unserer klinischen Diagnostik zunächst unbekümmert um die Frage, was im anatomisch-pathologischen Sinne vorliegt, stets zuerst nach solchen geänderten Funktionen auch hier unbewußt fragten.

Mediastinum-Funktionen. 1. Das ganze Mediastinum kann aufgefaßt werden als Scheidewand zwischen beiden Lungen; als solches kommt ihm die Aufgabe zu, die Unabhängigkeit der einen Lunge bezüglich Pleura vor der anderen zu wahren. Nur durch die vorhandene Scheidewand sind verschiedene Druckverhältnisse rechts und links vom Mediastinum möglich, nur so vermag die eine Lunge bei Beeinträchtigung der Funktion der anderen kompensatorisch mehr zu leisten, nur so bleibt ein Pleuraexsudat auf eine Seite beschränkt, ebenso ein Empyem begrenzt, nur so ist eine Pneumothorax-Therapie möglich u. a. m.

Wir werden sehen, daß pathologische Phänomene der Klinik, wie die Verlagerung des Mediastinum in toto, wie gewisse Ausbuchtungen „schwacher Stellen" am Mediastinum als Änderung jener Scheidewandfunktion des Mittelfells zu verstehen sind.

2. Hätte das Mediastinum nur die Aufgabe einer Scheidewand zwischen den Lungen, so wäre das „Mittelfell" gewissermaßen nichts wie ein senkrechtes Zwerchfell (sit venia verbo), das nur die trennende, nicht die motorische Aufgabe mit jenem gemein hätte. Die zweite Gruppe von Aufgaben scheint mir für das Mediastinum so gestellt, daß durch den Mittelfellraum eine Bahn frei gehalten wird, die von den lebenswichtigsten Strömungen benutzt werden muß und zwar so, daß trotz der ständigen Druckschwankungen zu beiden

Seiten dieser Bahn und trotz der mit jedem Atemzuge wechselnden Volumen-
änderungen der Nachbarschaft die Strömungen unbeengt ihren Weg nehmen
können.

Gilt die Notwendigkeit einer unbeengten Lage im Mediastinum vor allem
für das Zentrum der Blutströmungen, für das Herz, wie auch für die von
den Lungen und zu ihnen führenden Blutbahnen, die ja nur kurze Strecken
im Mediastinum verlaufen, so spielt für den großen Kreislauf die Freihaltung
der Bahn die größte Rolle, vor allem für die zum Herzen zurückführenden
venösen Ströme, die wegen der Nachgiebigkeit der dünnen Venenwandung
an sich in Gefahr sind, komprimiert zu werden. Dies gilt von der großen oberen
Hohlvene nicht allein, beide Venae anonymae, die Venae azygos, auch hemiazygos benötigten freie Passage. Es ist bekannt genug, wie auch hier die Pathologie diese nötige Funktion des Mediastinum in ihr Gegenteil verwandelt.

Es genügt zu erinnern, daß ebenso wie die Blutströme mit den sie einhüllenden
Organen, Herz mit Perikard, Arterien und Venen, der Luftstrom von Trachea
und Hauptbronchien eingefaßt, durch die freigehaltene Bahn des Mediastinum
hindurch zur Lunge geführt ist, daß die Ingesten mittels der Speiseröhre das
Mediastinum passieren und außer dem Phrenikus und Ästen spinaler Nerven,
Sympathikus und Vagus, die Herz- und Lungenarbeit regulierend, diesen Raum
durchziehen, um auch jenseits des Zwerchfells alle automatische Organfunktion
zu beeinflussen.

Wer sich klar wird, daß diese für den menschlichen Organismus lebenswichtigsten Transporte durch das neutrale Gebiet des Mediastinum unbehelligt
passieren müssen, der ahnt, welch tiefgreifende Störungen zu erwarten sind,
wenn statt der Neutralität im Mediastinum ein Widerstand gesetzt ist.

3. Sondern wir endlich eine dritte Aufgabe ab: Das Mediastinum ist
eine Sammelstelle von Lymphbahnen; nicht nur daß der Ductus thoracicus hindurchzieht, durch die Stomata des Zwerchfells kommuniziert der
Peritonealraum, jenes andere gewaltige Lymphspaltensystem, mit dem Mediastinum. Ja, noch mit mehr Recht als das Peritoneum ist gerade der Mittelfellraum mit allen seinen Lücken und Spalten und den sie erfüllenden lockeren
Bindegewebszügen als große, kompliziert gebaute Lymphspalte angesehen worden.
Diese Funktion des Mediastinum als Lymphraum wird bedeutungsvoll,
wenn entzündliche Prozesse sich hier lokalisieren. Fast haltlos kann die akute
Entzündung hier um sich greifen, während die chronische gerade im Mediastinum
die Vorbedingungen für stärkste Bindegewebs-Proliferation findet. Endlich
spielt die Luft, die zwischen die Spalten sich drängt, „das mediastinale
Emphysem" dieser Lymphspaltenfunktion des Mediastinum gegenüber eine
Rolle.

Fasse ich zusammen, so sollen, das wurde bisher angedeutet,
drei Funktionen bei den Krankheiten des Mediastinum so in Betracht gezogen werden, daß das pathologische Geschehen gerade
darin Berücksichtigung findet, daß es zur Änderung dieser physiologischen Funktionen führt: das Mediastinum erstens als Scheidewand zwischen den Lungen, zweitens das Mediastinum als Raum
für Herz und Gefäße, Trachea und Bronchien, Ösophagus, Thymus
und Nerven, drittens das Mediastinum als Lymphspaltensystem.
Daraus ergibt sich unmittelbar die folgende Einteilung:

A. Verlagerungen des Mediastinum durch Druck oder Zug von
    außen (functio laesa des Mediastinum als Trennwand).

    I. Totale Verlagerungen.

    II. Partielle Ausbuchtungen.

B. Raumbeengende Prozesse im Mediastinum (functio laesa des Mediastinum als freier Bahn).

  I. Symptomatologie.

   1. Kompressionssymptome, a) der Venen, b) der Arterien, c) der Luftwege, d) des Ösophagus, e) der Nerven.
   2. Andere physikalische Symptome, namentlich die Röntgendiagnostik.

  II. Ursprungsort und Art der raumbeengenden Prozesse im Mediastinum (spezielle Pathologie und pathologisch-anatomische Übersicht).

  III. Klinischer Verlauf, Diagnose, Therapie dieser raumbeengenden Prozesse.

C. Pathologische Vorgänge in den Spalten des Mediastinum (functio laesa des Mediastinum als Lymphraum).

  I. Die chronische Mediastinitis.
  II. Die akuten Entzündungen.
  III. Blut im Mediastinalraum.
  IV. Das mediastinale Emphysem.

Es ist klar, daß wir dies funktionelle Einteilungsprinzip wie jedes Prinzip nicht so weit treiben dürfen, die spezielle Pathologie, oder auch eine pathologisch-anatomische Betrachtungsweise für die Einteilung des Stoffes gar nicht mitwirken zu lassen. Immerhin grenzt diese Definition auch das am besten ab, was wir von den Krankheiten im Mediastinum hier folgerichtig zu besprechen haben, nämlich nur diejenigen Erkrankungen, die das Mediastinum als solches betreffen, also mit den eben entwickelten allgemeinen Funktionen des Mediastinum etwas zu tun haben, nicht aber alle Krankheiten der im Mediastinum gelegenen zahlreichen Organe. Damit ist klar, daß nicht nur die Krankheiten des Herzmuskels und Endokards uns hier nichts angehen, auch die Perikarderkrankungen wären nur insoweit heranzuziehen, als eine Perikarditis auf das Zellgewebe des Mediastinum so übergreift, daß von Mediastinoperikarditis gesprochen werden muß, welche ihren Einfluß ja auch auf die arterielle Blutströmung (Pulsus paradoxus) dokumentiert, also Störungen sowohl der Funktion der freien Passage, wie direkte Änderungen der Funktion als Lymphraum bedingt. Weiter gehen uns hier nicht nur die Ösophaguskrankheiten nichts an, sondern auch ein Aneurysma der Aorta nur insoweit, als es zu einem raumbeengenden Prozeß im Mediastinum wird. Alles andere, was beim Aortenaneurysma für die Klinik in Betracht kommt, gehört selbstverständlich in das Gebiet der Gefäßerkrankungen. Nicht die Krankheiten der Thymus oder der Lymphdrüsen im Mediastinum gehören streng genommen hierher, wohl aber Drüsentumoren und Thymustumoren genau so gut wie solche Mediastinaltumoren, die von Organen ausgehen, welche gar nicht mehr im Mittelfellraum liegen, z. B. eine Struma, die als retrosternale zum raumbeengenden Etwas im Mediastinum wird, also in das funktionelle Gebiet raumbeengender Geschehnisse des Mediastinum gehört.

Anatomisches [1]: Sehen wir zunächst zu, wie die Ausführung des Baues, nämlich die Anatomie, den oben entwickelten drei Funktionsgruppen gerecht wird. Für die Darstellung morphologischer Verhältnisse wird es sich jedoch empfehlen, die funktionelle, d. h. physiologische Gliederung nicht getrennt durchzuführen, sondern topographisch, im wesentlichen nach der Lage der Teile im Mediastinalraum vorzugehen:

Versucht man das Mediastinum in seiner Gesamtheit als trennende Wand zu erfassen so verschiedenartige Gebilde, die anatomisch nichts miteinander zu tun haben, es auch enthält, so erscheint es etwa in dem Sinne einheitlich wie ein Konglomeratgestein, um diesen Vergleich aus der Mineralogie zu wählen. Durch ein Gewirr sich kreuzender und umschlingender Stränge, durch ein festes Bindegewebe, welches durch seinen reichlichen Gehalt an elastischen Fasern ausgezeichnet ist und in alle Fugen und Ecken eindringt, erhält das Mediastinum eine relativ große Festigkeit, das Bindegewebe hat eine innige Verwachsung ganzer Teile herbeigeführt. An der Leiche fällt es auf, wie schwer sich der untersuchende Finger in diesem Netzwerk einen Weg zu bahnen vermag; im Leben, während dessen die elastischen Elemente angespannt sind, mag die Festigkeit durch höheren Elastizitätsgrad eher noch vermehrt sein. Auch lockere Fett- und Bindegewebspartien finden sich im Mediastinalraum (besonders in der Thymusnische), das ist hinlänglich bekannt. Trotzdem, als Trennwand genommen, erscheint auch anatomisch das Mediastinum als relativ feste, bindegewebige Wand, die nur an einzelnen Stellen wesentlich schwächer gebaut ist. Diese schwächeren Partien sollen uns noch genauer beschäftigen. „Dennoch

---

[1] Für die anatomische Darstellung und die Verlagerungen (Teil I) ist die Arbeit von G. Nitsch: Die schwachen Stellen des Mediastinum, Beitr. Klin. Tbk. 18, H. 1, in ausgiebiger Weise herangezogen worden.

ist der Mittelfellraum im Grunde ein Raum ohne eigene äußere Grenzen. Solange benachbarte Organe eine Wand für ihn bilden, ist er begrenzt, wo das nicht der Fall ist, geht er ohne erkennbare Marke in die Umgebung über" (Walther Felix). Die breiten seitlichen Grenzwände sind die Pleurae parietales-mediastinales. Besonders wichtig ist, daß eine obere Grenzwand fehlt und dort ein ungetrennter Übergang zum Halsgebiet vorhanden ist.

Achtet man bei der anatomischen Betrachtungsweise mehr auf das Mediastinum als Raum, so erscheint er seitlich durch die beiden Mittelfelle, jene Teile der Pleura, die als dünne Scheidewände in sagittaler Richtung von vorn nach hinten ziehen, begrenzt. Im wesentlichen lassen die Pleurasäcke zwischen sich hinten fast nur die Wirbelsäule frei, vorn das Sternum mit etwas größeren Rippenanteilen beiderseits, namentlich dort, wo die Pleurablätter, ähnlich wie die Lungenränder, zurückweichen, um Teile des Herzens (absolute Dämpfung) frei zu lassen. Daraus folgt die übliche Beschreibung des Mediastinum als jenes Raumes, der nach vorn vom Sternum und gewissen Rippenstücken, hinten von der Wirbelsäule und seitlich von dem Pleurae mediastinales begrenzt wird. Der Raum hat in seiner Anordnung eine gewisse Sanduhrform, die engste Partie liegt nahe über dem Herzen, der untere Teil, der im wesentlichen das Herz enthält, wäre ein größerer Sanduhrtrichter das Mediastinum inferius, während der suprakardiale Teil nur in Zeiten, wo die Thymus noch ein großes Organ ist, als größerer Raum in Betracht kommt.

Die Scheidung in ein oberes und unteres Mediastinum ist also eine natürliche, die Scheidung des oberen Mediastinum in ein vorderes und hinteres dagegen mehr eine praktisch zweckmäßige als eine formal gegebene. Man denkt sich eine frontale trennende Ebene durch Trachea und die beiden Hauptbronchien gelegt und findet so gewisse Organe im Mediastinum posticum vereinigt: den Ösophagus, die Aorta descendens, die Vena azygos und hemiazygos, die Nervi vagi, den Sympathikus und den Ductus thoracicus.

Für das vordere Mediastinum bleiben dann übrig: die Aorta ascendens und zum Teil der Arcus, die Arteria pulmonalis, Vena cava superior, die Trachea und großen Bronchien, die Nervi phrenici, die Thymus oder die Thymusreste. Nach oben geht das Mediastinum ohne scharfe Begrenzung in die mittlere Halsregion über; das ist wichtig für eitrige Prozesse, die deshalb vom Hals in das Mediastinum ungehindert eindringen können. Unten wird das Mediastinum vom Diaphragma geschlossen.

„Eröffnen wir den Thorax von vorn durch Wegnahme des Sternum und ziehen die beiden Lungen nach der Seite, so sehen wir den größten Teil des Mediastinum vor uns. Direkt unter dem Sternum finden wir ein lockeres Fett- und Bindegewebe, das vom oberen Rande des Manubrium bis zum Herzen etwa in der Höhe der 3. oder 4. Rippe hinabzieht, das ist die Thymusnische, in welcher von der Struktur der Thymus noch oft etwas zu sehen ist, wenn längst das spezifische Drüsengewebe zugrunde gegangen und durch wucherndes Bindegewebe ersetzt ist. Beim Erwachsenen finden wir in der Regel nur noch Reste aus Bindegewebszügen mit eingelagertem Fettgewebe bestehend, vom Drüsengewebe meist nichts mehr. Die Konsistenz dieser wichtigen Partie des Mediastinum hängt also vom Grade der Erhaltung der Drüse ab. Hier liegt, gleichsam zwischen beiden Lungen eingekeilt, ein schmales Polsterkissen, wie Nitsch, dem wir hier folgen, ausführt. Jede einzelne Bewegung der Lungen bleibt nicht ohne Einfluß auf diese relativ weiche Partie."

Wir dürfen daher erwarten, daß bei pleuritischem Exsudat oder Pneumothorax an dieser Stelle der mediastinalen Platte recht erhebliche Verdrängungserscheinungen nach der rechten oder linken Seite beobachtet werden können. Es handelt sich um die vordere sog. „schwache Stelle" des Mediastinum, auf die Brauer und seine Schule die Aufmerksamkeit gelenkt haben. Das lockere Gewebe dringt in die Teile des Mediastinum ein, wo es alle Ecken und Furchen zwischen den einzelnen Organen auskleidet. Bei der engen Umschlingung und nahen Berührung aller im Mediastinalraume liegenden Gebilde kommt es nirgends zu der reichlichen Entwicklung, die wir direkt unter dem Manubrium sterni fanden. Erst nach der Entfernung dieses Gewebes liegen die großen Gefäße des oberen vorderen Mediastinum vor uns.

Topographisch orientieren wir uns besser, wenn wir gleichsam durch die Pleurae mediastinales von rechts und von links auf das Mediastinum sehen:

Man erblickt [1] durch sie hindurch von den ausgeräumten Pleurahöhlen aus, den Hauptinhalt des Mediastinum: So sieht man rechterseits außer den durch den Herzbeutel hindurch schlecht erkennbaren Teilen des Herzens die Vena cava superior, auf ihr den Nervus phrenicus, der sich auf dem Herzbeutel zum Zwerchfell verfolgen läßt, man sieht die Vena azygos und deren Einmündung in die Vena cava superior, die Vasa intercostalia, den Ösophagus, den Nervus vagus, den Grenzstrang des Nervus sympathicus mit den Nervi splanchnici und die Lymphknoten an der Lungenwurzel. Man sieht linkerseits außer dem Herzen den Nervus phrenicus sinister und wie rechts die Vasa pericardiacophrenica, die Aorta

---

[1] Zitiert nach dem Atlas der topographischen Anatomie von Oscar Schultze (Lehmanns Atlanten).

descendens, die Subclavia sinistra mit abgehender Arteria mammaria interna, die Anonyma sinistra mit einmündender Hemiazygos, den Nervus vagus, den Grenzstrang des Nervus sympathicus sinister, die Vasa intercostalia sinistra, sowie zahlreiche Lymphdrüsen.

Es ist nicht nötig, an dieser Stelle den Verlauf der Gefäße, der luftführenden Wege und der Nerven zu besprechen, es sei auf topographisch-anatomische Darstellungen verwiesen. Betont sei nur in Rücksicht auf die Funktion des Mediastinum als Lymphraum das ungemein verbreitete System von Lymphsträngen und Lymphdrüsen. Die Trachea ist von zahlreichen Lymphoglandulae tracheales begleitet. In den Winkeln zwischen beiden Bronchien und der Trachea sind sie besonders reichlich vorhanden als Lymphoglandulae tracheobronchiales und ebenso im Winkel, den beide Bronchien miteinander bilden (Glandulae bronchiales), am Lungenhilus ebenfalls zahlreiche Lymphdrüsen (Glandulae pulmonales) und auch sonst im Mediastinum anticum und posticum in der Umgebung der großen Gefäße und des Ösophagus (Glandulae mediastinales anteriores und posteriores).

An zwei Stellen ist das Mediastinum als Scheidewand betrachtet besonders dünn und nachgiebig. Die erste ist bereits oben eingehender geschildert, es ist die Thymusnische. In manchen Fällen sieht man an dieser Stelle, wenn fast kein Fett und Bindegewebe an die Stelle der Thymus getreten ist, überhaupt nur ein feines, seidenpapierdünnes Häutchen, das die miteinander verklebten beiden Blätter der Pleurae mediastinales darstellt. Es ist meist nur eine kleine, 3—4 cm in die Tiefe reichende Fläche. Nitsch hat auf Brauers Anregung, indem er von der Seite her das Mediastinum freilegte, diese „vordere schwache Stelle" des Mediastinum genau studiert und sie uns auch stereoskopisch schön zur Anschauung gebracht. Bläht man eine Pleurahöhle auf, so kann man das Herüberwandern des Mediastinum und speziell dieser Stelle in die andere Thoraxhälfte beobachten. Bei einem gewissen Druck wird das Mediastinum in toto nicht weiter verdrängt, aber die schwache Stelle wird „überbläht", sie wölbt sich wie ein aufgeblasener Gummiballon sehr weit in die entgegengesetzte Seite vor.

Die zweite schwache Stelle des Mediastinum liegt in seinem hinteren unteren Abschnitt. Sie wird hinten von der Wirbelsäule und der ihr aufliegenden Aorta, vorn von der Speiseröhre und dem Herzen begrenzt. Hier kommen die beiderseitigen Pleurablätter sehr nahe zusammen und sind nur durch Aorta und Speiseröhre getrennt. Während die Aorta mit der Wirbelsäule in festem Konnex steht (Interkostalarterien), ist sie mit der Speiseröhre ja nur sehr locker verbunden; es kann der Pleurasack bei einseitiger Drucksteigerung sich hier einschieben, ja wir finden auch in der Norm häufiger einen Recessus pleurae, der deutlich in die andere Thoraxhälfte vordringt. Der Bau erklärt es, daß häufiger von rechts her der Pleurarezessus nach links hin vordringt als umgekehrt, da die rechte Pleura schon in der Norm bis zur Mittellinie vorgedrungen ist (liegen doch Aorta und Ösophagus linkerseits, so daß die Pleura ungehindert bis zur Medianlinie reichen kann).

A. Verlagerung des Mediastinum durch Druck oder Zug von außen.

Die Verlagerungen mediastinaler Organe, soweit sie durch Prozesse im Mediastinum selbst bedingt sind, bedeuten im Grunde dasselbe wie die Kompressionssymptome; sie sind nur Ausdruck raumbeengender Prozesse im Mediastinum, und als solche im Abschnitt II besprochen. Mit Ausnahme der laryngoskopischen Untersuchung, welche Verlagerung von Larynx und Trachea nachweisen läßt, werden sie ganz vorwiegend durch das Röntgenverfahren erkannt, finden sich also dort, soweit nötig, besprochen. Nur die Kompressionen machen auch ohne das Röntgenverfahren nachweisbare Symptome; sie sind deshalb nicht nur die länger bekannten, sie sind auch heute noch, als die gefährdenden, die klinisch wesentlichen Symptome (s. Abschnitt II).

Verlagerungen des Mediastinum können durch Kyphoskoliosen (auch die Trichterbrust) und gelegentlich andere extramediastinale Prozesse hervorgerufen werden, die nichts mit der „Trennwandfunktion" zu tun haben. Das Kyphoskoliosen-Herz hat in diesem Sinne große Bedeutung, bei unserer Darstellung müssen und dürfen wir diese Verhältnisse übergehen.

I. Totale Verlagerungen.

Durch alle einen vermehrten Raum beanspruchenden Prozesse in den Pleurasäcken und ebenso durch alle schrumpfenden Prozesse innerhalb der Pleuren muß die Trennwand, eben das Mediastinum, beeinflußt werden; ist es doch nie eine starre Scheidewand, sondern verschiebbar und dehnbar, wie das schon die kostale Atmung verlangt, bei der sich das Sternum von der Wirbelsäule entfernt, also die sagittale mediastinale Entfernung verlängert, resp. in der Exspiration wiederum verkürzt wird.

Positive oder negative Spannungsänderungen in einem Pleuraraum verschieben das Mediastinum in seiner Gesamtheit um die fixen Punkte, die sich im wesentlichen am oberen und unteren Pole des Mediastinum befinden: Hieraus folgt eine Art bogenförmige Seitenspannung des Mediastinum. Die verschiedene Widerstandsfähigkeit bedingt freilich an den einzelnen Stellen des Mediastinum erhebliche Abweichungen von einer bogenförmigen Verschiebung. Auf die Verlagerungen, die durch veränderte Spannungsverhältnisse das Herz und die anderen Organe des Mediastinum erfahren müssen, gehen wird hier nicht ein. Man unterscheidet nun die Verlagerungen per continuitatem z. B. der Trachea und der Bronchien, die selbstverständlich, wenn die Lunge ihre Lage verändert, mitgehen müssen, und die Verlagerungen als Ausdruck lediglich veränderter Druckverhältnisse, eine Art indirekten mechanischen Mitgehens. Wie die geänderten Druckverhältnisse in den Pleuren zustande kommen, geht uns hier nichts an; erinnert sei nur, daß die negativen Drucke in der Pleuraspalte in der Norm virtuelle Größen sind (der sog. Donderssche Druck!), und daß der Druck durchaus nicht allein von der Menge eines Exsudates oder der Menge der in der Pleuraspalte vorhandenen Luft abhängig ist. Die Nachgiebigkeit des Pleurasackes, und zwar gerade der Pleura mediastinalis, spielt eine erhebliche Rolle.

Sauerbruchs Auffassung, gegensätzlich zu den Lehren der Physiologie, sieht in der „Adhäsion" zwischen parietaler und viszeraler Pleura das wesentliche Moment ihres Zusammenschlusses. Der Pleuraraum ist normaliter etwas Irreales, es sind die Zugkräfte der angespannten elastischen Lungenfasern, die das Mediastinum und seine Organe gewissermaßen diastolisch beeinflussen. Nicht der Atmosphärendruck halte die Pleurablätter aneinander, sondern die Adhäsionskraft, die stärker sei als der Zug der Lunge. So verstehen wir auch unter bestimmten physikalischen Momenten das „Mediastinalflattern".

Curschmann und Brauer weisen darauf hin, daß die Elastizität von Perikard bzw. Pleura sich ganz erheblich ändern kann, daß durch Entzündungsprozesse eine mächtige Auflockerung statthat, während im Verlauf chronisch-entzündlicher Veränderungen das Gegenteil, eine besonders feste Bindegewebs-Beschaffenheit, resultiert. Am Perikard ist das jedem einleuchtend: Es ist ausgeschlossen, in das gesunde Perikard solche Flüssigkeitsmengen einzuspritzen, wie sie das Perikard bisweilen bei exsudativer Perikarditis enthält. Ganz analog verhalten sich auch die Pleuren überhaupt und speziell die Pleurae mediastinales. Neben den Exsudat- oder Luftmengen im Pleura-Spalt hängt also der Druck im Pleuraraum ganz wesentlich von der Beschaffenheit der Scheidewand selbst ab. Ein zweites klarzulegen, ist noch wesentlich. Nicht das Exsudat oder die Luftmenge verdrängen in der Regel das Mediastinum mit seinen Organen, vielmehr (auch darin folgen wir Brauer) saugt die gesunde, besonders stark respirierende Seite das Mediastinum in toto herüber. Die Thoraxweitung bei der Inspiration saugt nicht nur die Luft durch den Bronchialbaum ein, sie saugt auch das Mediastinum hinüber, wenn auf der anderen Seite die Saugung geringer geworden ist. So kommt es, daß auch ohne positiven Exsudat- oder Pneumothoraxdruck das Mediastinum und seine Organe bereits Zeichen von Verlagerungen zur gesunden Seite aufweisen. Im wesentlichen ist maßgebend die Druckdifferenz zwischen beiden Thoraxseiten, und zwar nicht die virtuellen Drucke der Pleuraspalte, sondern die Drucke, die an der Lungenseite der Pleurae mediastinales angreifen. Solange diese sich vollkommen mit den Pleurae pulmonales berühren, wird von der Pleura pulmonalis alles auf die mediastinale Pleura übertragen. Nur denke man sich nicht jene Tendenz an allen Stellen des Pleurasackes gleich groß.

Für die Beeinflussung der Lage des Mediastinum ist also die Kräfte-differenz maßgebend, die von rechts und von links auf das Organ einwirkt (s. auch später [Teil II] die Verlagerung des Mediastinum bei Broncho-stenose, als Kompressionserscheinung). Für den Grad, wie das Mediastinum diese Druckdifferenz beantwortet, ist außerdem maßgebend der Festigkeits-grad in der Trennwand selbst, der ein sehr verschiedener ist im ganzen und in einzelnen Teilen. So leistet ein intaktes Mediastinum geringeren Druck-differenzen gegenüber deutlichen Widerstand.

Was hier vom Druck oder Zug gesagt ist, gilt in sehr ähnlicher Weise von jenen Zugkräften, die direkt von außen das Mediastinum anpacken; sei es dort, wo Pleura mediastinalis und Perikard miteinander verwachsen sind, sei es, wo allein die Pleuraflächen des Mediastinum durch Verwachsungen gezogen werden: Entsprechend dem „rétrécissement toracique" wird auch das Mediastinum in die schrumpfende Seite gezerrt. Deutlich sieht man bisweilen im Röntgenbilde die Stränge der Pleuromediastinitis oder der Pleuropericarditis externa und staunt, wie das Herz eine Lage fast wie bei einer Dextrokardie annehmen kann. Diese letzteren Verhältnisse gehören in das Kapitel der pleuritischen Schrumpfungen. Hier war unsere Aufgabe, nur die mechanischen Druck-momente so weit zu vergegenwärtigen, als sie die Funktion des Mediastinum als Scheidewand angehen.

II. Partielle Ausbuchtungen.

Besonderes Interesse verdienen die beiden schwachen Stellen, die oben anatomisch besprochen wurden. Brauer spricht hier von „Überblähung'

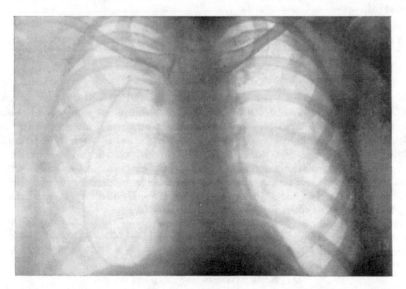

Abb. 1. Vordere Überblähung bei therapeutischem Pneumothorax weit in die gesunde Seite hinein. (Der Pneumothorax wurde links angelegt.)

der schwachen Stellen beim Pneumothorax; durch die entzündliche Pleura-auflockerung können in der Tat die schwachen Stellen so ausgebuchtet werden, daß er geradezu von einer „Mediastinal-Hernie" spricht, die nach der gesunden Seite hin sich vorbuchtet (s. den Fall mit Spengler, Beitr. Klin. Tbk. **1911**, 253). Durch die Röntgendurchleuchtung sind diese Verhältnisse klar geworden; sowohl an der hinteren wie namentlich an der vorderen schwachen Stelle können ganz erhebliche solche Ausbuchtungen in die gesunde Seite statthaben, die auch perkutorisch nachweisbar werden (s. Abb. 1). Umgekehrt sind analoge Dinge auch bei Lungenschrumpfung in die erkrankte Seite beobachtet. Zu Zerreißungen kommt es trotz dieser Ausbuchtungen nicht. Es würde ein Einreißen der kranken Pleura auch nur Mediastinal - Emphysem und nicht ein Eindringen von Luft in die gesunde Seite veranlassen.

Sind auch die Verhältnisse beim Hunde durchaus abweichende, so fällt es doch auf, daß im Experiment gefärbte Gelatine-Exsudate der einen Seite schnell den Farbstoff zur anderen Seite übertreten lassen (nicht publizierte Beobachtung von Steyrer und Siegel). Auch dies ist durch die Saugwirkung der gesunden Seite, etwa durch die schwachen Stellen hindurch (beim Hunde existieren geradezu Blindsäcke) nicht unverständlich.

Wir verlassen damit die Funktion des Mediastinum als Scheidewand. Fassen wir zusammen, so ist zu betonen, daß die physikalischen Elastizitätsverhältnisse der Wand selbst, die an verschiedenen Stellen differieren, maßgebende Faktoren für die Druckgrößen rechts und links vom Mediastinum sind, daß die Lage bei pleuritischem Exsudat und Pneumothorax ferner nicht als unmittelbarer Druck, sondern mit mehr Recht als Saugung der gesunden Seite aufzufassen ist, daß im wesentlichen die Differenz der Drucke, die pulmonalwärts auf den Blättern der Pleura mediastinalis lastet, für die Lage des Mediastinum im ganzen maßgebend ist, daß endlich die Auflockerung gerade der schwachen Stellen zu großen Ausbuchtungen jener Partien führt. Letzteres ist für die Deutung der Röntgenbefunde und der Perkussionsergebnisse ungemein wesentlich.

B. Die raumbeengenden Prozesse im Mediastinum.

I. Symptomatologie.

Die Beeinträchtigung des vorgesehenen Mediastinalraumes geschieht durch Tumoren im weitesten Sinne des Wortes, dann etwa noch durch Flüssigkeits- und Luftansammlungen (mediastinales Empyem, mediastinaler Bluterguß, mediastinales Emphysem u. ä.). Endlich kann auch ein Druck auf die Pleurae mediastinales von den Lungenräumen her, wie wir ihn oben besprochen haben, gewisse mediastinale Kompressionssymptome veranlassen. Ehe wir hier differentiell-diagnostisch zu scheiden versuchen, ist es bei unserer Darstellungsart folgerichtig, die für alle raumbeengenden Prozesse gemeinsamen Symptome darzulegen.

Wir folgen damit aber vor allem auch dem Gang, den eine systematische Untersuchung bei einem Patienten zu gehen hat, welcher als mediastinal Erkrankter verdächtig ist.

1. Kompressionssymptome.

a) **Kompression der Venen.** Als die auffälligste Erscheinung, die bei der Inspektion als erstes imponiert, sei über die Kompression der Venen zuerst gehandelt. Die Abb. 2 und 3 zeigen uns zwei Typen von Kompressionsfolgen, wie sie bei Druck auf die großen im Mediastinum verlaufenden Venen sich herauszubilden pflegen.

Abb. 2 zeigt uns die mächtige Injektion sehr vieler, sonst kaum sichtbarer Hautvenen an der ganzen Brustfläche, ja weit hinunter über den Bauch verbreitet. Ähnliches kann auch am Rücken konstatiert werden. Auch die Jugularvenen sind als dicke Stränge erkennbar. Untersucht man die Strömungsrichtung, indem man einige Venen zudrückt, so schwellen sie oberhalb der Kompression an, während sie unterhalb kollabieren, ein Symptom, welches ohne weiteres beweist, daß eine Strömung aus dem Gebiet der Vena cava superior in das der inferior durch jene in höchstem Maße ausgeprägten

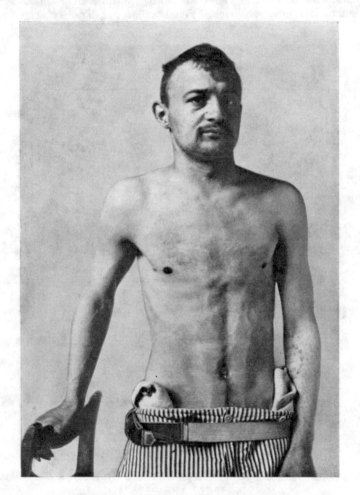

Abb. 2. Venenfüllung bei Mediastinaltumor.

Kollateralen vermittelt werden soll. Reicht dieser kollaterale Kreislauf, der als Kompensation zu denken ist, nicht aus oder gelingt aus zum Teil nicht zu übersehenden Gründen die Ausbildung des Kollateralkreislaufes nicht, so resultiert mehr jenes Bild des prallen Ödems bei zyanotischer Haut, der Fingereindruck bleibt an der Haut des Gesichtes wie an der oberen Hälfte des Rumpfes, ebenso an den Armen bestehen. Die ganze obere Hälfte zeigt diese ödematöse Prallheit, ein Verwaschensein der Konturen, währenddem etwa von der Höhe des Zwerchfells an nach abwärts keinerlei Schwellung zu sehen ist. Dieser Kragen von Stokes ist ein ebenso untrügliches Zeichen der Kompression des Planum venosum wie jene ausgesprochenen Kollateralen. Er kommt in der Abb. 3 typisch zum Ausdruck, auf welcher außerdem die Schwellung der Jugularvenen links deutlich erkennbar ist. Starke Zyanose bestand gleichzeitig, ebenso jener injizierte Venenkranz in der Gegend der Zwerchfell-insertion, wie er uns ja in geringerem Grade beim Emphysem geläufig ist. Von diesen beiden ausgesprochensten Typen der Stauung im Gebiet der oberen Hohlader ausgehend, sind auch alle geringeren Formen verständlich bis zu jenen, die nur vereinzelte Venektasien am Thorax zeigen. Handelte

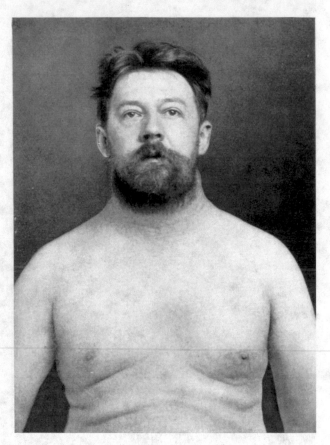

Abb. 3. Pralles Ödem der oberen Körperhälfte mit Zyanose bei Mediastinaltumor. „Kragen von Stokes".

es sich hier um Kompression der Vena cava superior, so ist andererseits ein halbseitiges Ödem ein Zeichen für Kompression der Vena anonyma, man wird bei geringeren zirkumskripten Ödemen leicht finden, welches Venen-gebiet komprimiert ist. Es gibt Fälle von syphilitischer Obliteration einer Vena anonyma (ja auch der Vena cava superior), mit entsprechendem Halbseitenödem, die also nach diesen Kompressionszeichen beurteilt, ganz analog einem großen komprimierenden Tumor Stauungen veranlassen.

Die Kompression kann sich auf die Vena cava superior, auf die beiden Anonymae, auf die Vena azygos und hemiazygos, ebenso wie auf die Pulmonal-venen erstrecken. Es kann zu partiellem wie totalem Verschluß, ebenso zur Thrombosierung kommen. Dieulafoix, dem wir als dem ersten zusammenfassenden klassischen Darsteller in diesem Punkte folgen, entwickelt am klarsten die Folgen der Kompression in der Cava superior: Stauung aller Gebiete, die in die Kava münden, ist die Folge. Der Kopf, die oberen Extremitäten und die obere Thoraxhälfte werden in Mitleidenschaft gezogen. Die subkutanen, sonst kaum sichtbaren Venen erreichen das Zehnfache und mehr an Ausdehnung, die bläulichen Netze zeigen sich auf dem Thorax, den Schultern, auch dem Rücken und den Armen, die Jugularvenen schwellen wie gewaltige Schlangen an. Das venöse Blut läuft nun in entgegengesetzter Richtung und sucht, ähnlich etwa wie bei der Leberzirrhose, gerade das Gebiet der unteren Hohlader zu erreichen. Die tiefen, wie die oberflächlichen Anastomosen werden in höchstem Maße ausgenutzt, auch die Vena azygos, falls die Kompression der Kava nicht unmittelbar am rechten Vorhof gelegen ist, so daß auch die Vena azygos ihr Blut nicht mehr in die Vena cava superior ergießen kann. Ist das kurze Stück von der Einmündung der Azygos in die Cava superior bis zum rechten Vorhof aber frei und die Vena azygos selbst auch unkomprimiert (häufiges Vorkommen, da die Vena cava superior meist distalwärts komprimiert wird), so ist nicht nur die Vena cava inferior, sondern auch die Vena azygos befähigt, aus den Kollateralen das Blut zum Herzen zu transportieren. Im Falle die Vena azygos an der Kompensation beteiligt ist, wird die Ausbildung der Hautkollateralen also weniger ausgesprochen sein.

Als Anastomosen kommen außer den Venae azygos die Interkostalvenen, die Venae mammariae internae, die epigastrischen Venen und die Circumflexa ileum unter anderen in Betracht. So läuft das Blut aus Kopf und Armen erst weit unter das Zwerchfellniveau hinab, um zum rechten Herzen wieder hinauf zurückkehren zu können.

Nur wenn die Kollateralenausbildung insuffizient ist, treten die anderen Folgen der Unterbrechung des Blutstromes stärker zutage: Zunächst zeigt sich nur eine im Turgor vermehrte sukkulente Haut; dann das Ödem, welches eine besondere pralle Beschaffenheit besitzt. Dies Ödem der oberen Körperhälfte nimmt gewaltigste Grade an, hinzu kommt Zyanose der Lippen, des ganzen Gesichts, die dunkelbläulichrot injizierten Konjunktiven der Augen, der Kranke wird von Schwindel erfaßt, leidet an Kopfschmerzen, es kann zu schwerstem Nasenbluten kommen, kurz alle Zeichen der Kongestion durch venöse Stase treten auf.

Blutungen aus den erweiterten Venen sind außer dem relativ häufigen Nasenbluten doch Seltenheiten. In der Literatur finden sich Blutungen aus dem Ösophagus, der Trachea und meningeale Blutungen erwähnt.

Findet ein sichtbares Pulsieren der unter starkem Druck stehenden Venen statt (Venendruckmessung!), so muß auch an die Möglichkeit einer Kommunikation zwischen Arterien und Venen gedacht werden, wie sie bei Durchbruch eines Aneurysma in eine der großen Venen, wenn auch selten, vorkommen kann.

Häufig ist eine Polyglobulie an der gestauten Körperhälfte nachweisbar, während die untere Körperhälfte normale Zahlen ergibt; so auch im Falle der Abb. 3, wo $8^1/_2$ Millionen Rote wiederholt bei Untersuchungen des Blutes aus dem Ohr oder der Fingerbeere gezählt wurden.

Nachweis der Entwicklung kollateraler Bahnen, Ödeme und Zyanose der oberen Körperhälfte, also der Kragen von Stokes, das sind die wichtigsten Zeichen der Kompression der Vena cava superior oder ihrer Hauptäste, soweit sie im Mediastinum gelegen sind.

Eine Kompression der Azygos bzw. Hemiazygos allein soll zu Hydrothorax auf der befallenen Pleuraseite führen. Chylöser Hydrothorax läßt auf gleichzeitige Kompression des Ductus thoracicus schließen.

Die Kompression der Lungenvenen führt zu schwersten Stauungserscheinungen in den Lungen und ebenfalls zu Hydrothorax. Zu Hämoptoe kommt es dabei selten.

b) Kompression der Arterien und des Herzens. Die Arterien weichen ihrer ganzen mechanischen Beschaffenheit nach leichter dem Druck aus. Bei ihnen spielt eher die Verlagerung eine Rolle, so die des Aortenbogens in dem Maße, daß er deutlich im Jugulum hervortreten kann, das gehört, streng genommen, nicht hierher, wohl aber die Stenosenzeichen an der Aorta, die sich als systolisches Geräusch dokumentieren können. Nur im Zusammenhang mit anderen Kompressionserscheinungen kann selbstverständlich ein systolisches Geräusch über der Aorta diese symptomatische Auslegung finden. Ähnlich steht es mit der Kompression der Arteria pulmonalis und entsprechenden akustischen Zeichen einer durch Kompression bedingten Stenosierung des Pulmonalrohrs.

Bei Kompression der Aorta an den Abgangsstellen von Anonyma bezüglich Subklavia usw. kann ein Pulsus differens resultieren.

Auch das Herz selbst kann Kompressionen erleiden, und schwerste diastolische Hinderung erfahren, Erscheinungen ähnlich der Konkretion des Perikards sind hierbei möglich, namentlich beim Übergreifen eines Mediastinaltumors auf das Perikard; besonders bei den flächenförmig sich ausbreitenden Kundratschen Lymphosarkomen wird das Herz nicht nur eingemauert, sondern vom Perikard her geradezu mechanisch zusammengedrückt. Als erstes Zeichen weist Hildebrandt auf eine Tachykardie hin. Akuter verläuft die Kompression des Herzens, namentlich der Vorhöfe, außerdem der zuführenden Venen, beim schnell vorschreitenden mediastinalen Emphysem (s. dieses).

c) Kompression der Luftwege. Die Kompression der großen Luftwege und der Lungen bietet nach den Zeichen venöser Stauung die wichtigsten Symptome in der Reihe der Kompressionserscheinungen.

α) Die Kompression und Verlagerung der Trachea gibt die auch sonst bekannten Zeichen der Trachealstenose, meist auffallend langsame, mühsame Atmung, bei der es nicht nötig ist, daß die Inspiration die Exspiration zeitlich überwiegt. Es ist hier in den einzelnen Fällen sicher ein verschiedenes Verhalten, das nicht der Einheitlichkeit des Resultates im Tierexperimente entspricht. Mühsame, lange Inspiration oder auch lange In- und Exspiration mit hörbarem Stridor, evtl. den bekannten Einziehungen sind die wesentlichsten Erscheinungen; mag sein, daß Beeinflussung des Respirationsvagus das wechselnde Verhalten erklärt. Die Dyspnoe ist meist gleichmäßig, es kommen aber durchaus auch Erstickungsanfälle als Exazerbationen vor, die nur zum Teil mit vorübergehenden Änderungen des komprimierenden Agens zusammenhängen mögen, ebenso spielen katarrhalische Schwellung bzw. Sekrete in der Trachea dabei eine Rolle. Nerveneinflüsse auf den Larynx direkt, die sich häufig kombinieren, werden bei den Kompressionserscheinungen auf die Nerven abzuhandeln sein (s. auch die Röntgendiagnostik).

β) Die Kompression der Hauptbronchien, und nur um diese Bronchien handelt es sich bei einem auf das Mediastinum beschränkten raumbeengenden Prozeß, unterscheidet sich von der der Trachea vor allem durch die Einseitigkeit des Prozesses. Ist nur ein Bronchus stenosiert, so wird die Atmung durch die andere Seite kompensiert aufrecht erhalten. Die Zahl der Respirationen ist eher vermehrt, In- und Exspiration in ihrem Verhältnis nicht verschoben, Abschwächung von Atemgeräusch und Stimmfremitus auf der befallenen Seite sind selbstverständlich. Für die Inspektion ist das Nachschleppen ebenso wie die inspiratorischen Einziehungen der befallenen Seite nicht immer deutlich, der Perkussionsschall bleibt sonor, Stenosengeräusche werden akustisch oft wahrgenommen. Ein atelektatischer Lappen wird leicht von Pneumonie befallen, aber schon die relative Stenose schafft die Disposition zur Lappenpneumonie im beeinträchtigten Gebiet.

γ) Die Kompression der Lungen braucht hier in ihrer physikalischen Diagnostik kaum besprochen zu werden; sie ergibt sich aus den bekannten Tatsachen physikalischer Diagnostik von selbst: abgeschwächtes Atmen, evtl. bronchiales Kompressionsatmen wird wahrgenommen, bisweilen verstärktes Atemgeräusch durch den Tumor hindurch.

Gerade zwischen den Schulterblättern kommt eine vom Mediastinum ausgehende Lungenkompression oft besonders deutlich zum Ausdruck, indem hier ausgedehntes Bronchialatmen vorliegt. Die auftretenden Dämpfungen lassen sich teils als Tumordämpfung, teils als Ausdruck der Verdrängung der Lungen durch wachsende Tumormassen auffassen. Wir kommen auf die Perkussionsresultate noch im Zusammenhang zurück.

Es ist klar, daß sekundäre Prozesse als Folgen der Kompression sich in der Lunge etablieren können. So kommt es zu bronchitischem Auswurf, oft mit blutigen Beimengungen als Zeichen wohl auch zirkulatorischer Stauungen, zu Atelektase, Emphysem, Bronchiektasie, Bronchopneumonie sind hier zu nennen, außer der Lappen-Pneumonie durch Kompressions-Atelektase (s. oben) begünstigt.

d) Kompression des Ösophagus. Schlingbeschwerden des Patienten sind manchmal der erste diagnostische Hinweis auf das Leiden. Auch schmerzhafte Erscheinungen am Ösophagus kommen vor. Die Dysphagie ist objektiv nachweisbar; auch in Fällen, wo die Sondenuntersuchung eine Stenosierung nicht erkennen läßt, wird man im eingehenden Röntgenstudium weit präzisere Feststellungen gewinnen, überlegen jedenfalls der manchmal gefährlichen Sondierung.

e) Kompression der Nerven. Sie ist in ihrer Symptomatologie von höchster Bedeutung. Der Vagus, dessen Einwirkung wir schon bei dem geänderten Atemtypus der Trachealstenose streiften, kann durch seinen Rekurrens lebensbedrohenden Spasmus glottidis hervorrufen. Weit häufiger wird es sich um die linksseitige Rekurrenslähmung handeln, das bekannte Aneurysmasymptom, welches durchaus auch bei anderen Mediastinaltumoren, wenn auch weniger häufig, in die Erscheinung tritt.

Die beginnende Rekurrenslähmung tritt klinisch bekanntlich als Postikuslähmung in die Erscheinung. Einseitige Rekurrenslähmung wird durch Übergreifen des gesunden Stimmbandes kompensiert, deshalb auch an dieser Stelle die Betonung, daß auch ohne Heiserkeit und ohne ein Larynxsymptom die Laryngoskopie unbedingt durchzuführen ist. Man achte dabei auch auf Verlagerungen der Trachea.

Der Reizhusten, wie er eines der bekanntesten Symptome bei Bronchialdrüsen-Tuberkulose darstellt, kann auch als allgemeines mediastinales Drucksymptom auf den Vagus gelten.

Am Herzen wird sich die Vaguskompression in Bradykardie als Reizung des komprimierten Herzvagus, als Tachykardie in späteren Stadien durch Lähmung des Herzvagus äußern. Die Tachykardie ist übrigens weit häufiger als die Bradykardie ein Drucksymptom.

Da forcierte In- und Exspiration, ebenso das Festhalten maximaler Inspirationsstellung nicht nur durch Druck und Zugwirkungen auf die Nervenstämme wirksam ist, sondern hemmende und erregende Impulse dem Vagus zuführt, die auch auf die Herzaktion einwirken (z. B. der Pulsus respiratorius, Hering), so wird auf diese Reaktionen des Herzrhythmus in Zukunft mehr zu achten sein. Sie könnten, ähnlich wie extrasystolische Arrhythmien, ebenfalls auf eine Beteiligung des Vagus während seines Verlaufes durch das Mediastinum hinweisen.

Auch andere vagische Symptome, unter anderen vom Intestinaltrakt aus (Brechen, Übelkeit, Hyperazidität, ferner Darmerscheinungen), können auf Reizungen und Lähmungen des Vagus durch mediastinale Prozesse zurückgeführt werden, die den Nerven während seines Verlaufes durch den Mediastinalraum beeinträchtigen. (Ulkusartige Symptome, etwa bei Hilusdrüsen-Tuberkulose, deutet Singer so.)

Der Sympathikus, der in seinem Grenzstrange eine lange Strecke durch das Mediastinum verläuft und noch in ihm die Äste zu den Nervi splanchnici liefert, könnte entsprechende Symptome veranlassen.

Symptome von seiten des Splanchnikus scheinen aber weniger beobachtet. Bekannt dagegen ist die Pupillenerweiterung (evtl. auch Verengerung) als Reizsymptom im Sympathikus bei Mediastinalprozessen. Es sei betont, daß sie oft nur bei tiefer Inspiration deutlich wird.

Von anderen Sympathikussymptomen sei nur einseitiger Exophthalmus und einseitige Hyperhidrosis genannt (ihr gemeinsames Vorkommen übrigens auch ein Beweis der sympathischen Schweißdrüseninnervation).

Es kann zur vollen Ausbildung eines einseitigen Hornerschen Symptomenkomplexes kommen mit enger Lidspalte, enger Pupille, halbseitigem Schweiß als Lähmungssymptom von seiten des Sympathikus.

Der Nervus phrenicus kann seine Kompression durch ungleichmäßige Bewegung der rechten bezüglich linken Zwerchfellhälfte dokumentieren. Dabei denke man aber stets an Bronchialstenose als Ursache des Zurückbleibens einer Zwerchfellseite. Auch kann eine Beeinflussung des Phrenikus an ganz anderer Stelle, z. B. der Lungenspitze, ähnliche Störungen in der Zwerchfellsexkursion bedingen (Symptom von Williams). Wichtiger sind deshalb andere Störungen der Zwerchfellsaktion, vor allem Singultus als Kompressionssymptom (eigene Beobachtung); auch sollen Neuralgien des Phrenikus eine Rolle spielen (?).

Von peripheren Nerven kommt noch eine Kompression der Interkostalnerven, ferner der Rami communicantes mit entsprechend ausstrahlenden Schmerzen in Betracht, zuweilen von gewaltigster Schmerzintensität; auch Schmerzirradiationen bis in den Nervus ulnaris hinein und vasomotorisch-trophische Störungen sind beschrieben.

Umwachsungen der Nerven, Durchwachsungen des Plexus sind keine ungewöhnlichen Obduktionsbefunde. Die Schmerzsymptome scheinen aber auch ohne unmittelbaren Druck auf die spinalen Wurzeln verständlich, wenn man bedenkt, daß selbst Prozesse am Herzen Ulnarisschmerzen herbeiführen können. Es wären diese Erscheinungen auch als Symptome von seiten der zum Herzen ziehenden Nervenstämme mit Irradiationen durch die Rami communicantes in die spinalen Gebiete denkbar; andererseits werden heftige Interkostalneuralgien gerade wie beim Aneurysma ungezwungener als direkte Druckwirkung vom Mediastinum aus aufzufassen sein. In der Tat sind Anfälle von Angina pectoris auch ohne Koronarveränderungen bei Mediastinaltumoren festgestellt („Neuralgien der kardialen Plexus?“).

2. Andere physikalische Symptome.

Anschließend an diese Beeinträchtigungen des Mediastinalraumes als der freien Bahn für alle hier besprochenen Organgruppen sei der Kompressionen gedacht, soweit sie sich äußern als Verlagerung des Herzens, der Lungen und Verbiegungen der Thoraxwand selbst. Das Herz kann nach links und unten verlagert werden. Über die Kompression der Lungen ist schon gesprochen; das Zurücktreten der Lungenränder läßt eine Dämpfung entstehen, die physiologisch als absolute Dämpfung bekanntlich nur sehr geringe Ausdehnung hat. Die absolute Herzdämpfung ist, wenn man will, die physiologische Dämpfung des vorderen unteren Mediastinum und auf dem Manubrium ist mit subtilen Perkussionsmethoden eine Dämpfung konstatierbar als Ausdruck des Auseinanderweichens der vorderen oberen Lungenränder an der Stelle des Mediastinum anterius über dem Herzen. Gerade dort, also oberhalb der Herzdämpfung, können sich perkutorisch große Dämpfungsbezirke etablieren als Ausdruck von Tumoren (im weitesten Wortsinne), die alle Formen und Dimensionen annehmen können.

Entsprechend diesen Perkussionsfiguren findet sich nun häufig eine Vorwölbung der Thoraxwand mit oder ohne Ödem darüber. Man achte auch auf die kleinsten Asymmetrien, die im Zusammenhang mit anderen Kompressionserscheinungen, etwa einigen stärker injizierten Venen, von höchster Bedeutung werden können. Daß ein solider Tumor unter gewissen Bedingungen das Atemgeräusch an dieser Stelle zum Verschwinden bringen kann, andererseits als schalleitender, fester Körper bisweilen ein normales oder Kompressionsatmen gut zum Ohre leitet, leuchtet wohl ohne weiteres ein.

Wir haben mit diesen Andeutungen die Besprechung der Druckphänomene schon zum Teil verlassen und sind damit auch diagnostisch einen Schritt weiter gegangen. Lautet die erste diagnostische Frage: Bestehen irgendwelche Symptome, die für einen vermehrten Druck im Mediastinum sprechen? und wird diese Frage am besten in der Reihenfolge beantwortet, in der wir die Drucksymptome der einzelnen Organkomplexe eben abgehandelt haben, so lautet die zweite diagnostische Fragengruppe: Welcher Art ist das raumbeengende Etwas im Mediastinum?

Eine gewisse Vorstellung der quantitativen Raumbeengung ist aus der Intensität der besprochenen Symptome schon gegeben, ebenso ein Hinweis auf die Lokalisation, ja es wird bei einer exakten Beurteilung aller erwähnten Drucksymptome schon meist ein Urteil resultieren, ob im Mediastinum anticum oder posticum, ob oben oder unten eine geringe oder hochgradige, eine ausgedehnte oder räumlich engbegrenzte Kompression gegeben ist. Die Zeichen der Thoraxveränderung, der Auskultation, aber vor allem der Perkussion haben diese ersten diagnostischen Schlüsse vertieft; noch aber ist ein Urteil über die Art des raumbeengenden Agens und seine präzise Lokalisation und Begrenzung zu fällen.

Die pulsatorischen Erscheinungen des Aneurysma übergehen wir hier, da über das Aneurysma an dieser Stelle nicht zu handeln ist. Betont sei freilich auch hier, daß ein solider Tumor geringe Pulsationserscheinungen, fortgeleitet von Herz und Gefäßen her, an der Thoraxwand hervorrufen kann.

Röntgendiagnostik[1].

Eine Diagnostik des Mediastinum ohne Heranziehung des Röntgenverfahrens ist heute nicht mehr zu verantworten; wohl mag die übrige Untersuchung oft genug mehr oder weniger deutliche Hinweise geben, die Erschließung dessen, was vorliegt, ist aber nur durch die Heranziehung des Röntgenverfahrens möglich. Daß hierbei die Frage nach der histologischen Natur eines Tumors offen bleibt, ja daß gelegentlich selbst die differentiell-diagnostische Frage, ob Aneurysma oder Tumor im engeren Wortsinne, einmal unentschieden bleiben muß, weiß der Erfahrene. Es ist hier nicht der Ort, die Röntgendiagnostik und differentielle Diagnostik des Aneurysmas abzuhandeln.

a) **Die Mediastinal-„Tumoren".** Gehen wir von den großen Mediastinaltumoren aus, so imponiert beim gewöhnlichen dorsoventralen Strahlengang schon auf dem Schirm die Prominenz, die sich zwischen Mittelschatten und Lungenfeldern wie ein Maulwurfshügel von der Erdoberfläche erhebt — um einen Vergleich Holzknechts zu benutzen. — Wie der Tumor in aller Mannigfaltigkeit teils scharf abgegrenzt, halbkugelartig vorspringend, mit dem Hilus als Mittelpunkt sich erhebt, wie in anderen Fällen ausgezackte Konturen, ja Krebsfüße wie bei einem Taschenkrebs weit in das Lungenfeld hineinragen, zeigt nur die Anschauung

---

[1] Die Röntgendiagnostik des Mediastinum ist an dieser Stelle in toto abgehandelt.

(s. Abb. 4). Hier ist für den Röntgenologen die Abgrenzung des Mediastinaltumors im strengen Wortsinne vom bronchogenen Lungenkarzinom der Hilusgegend oft genug schwer durchführbar. Neben diesen Tumoren verschiedenster Gestalt bis zu jenen, bei denen die Bronchuskompression zur Atelektase des

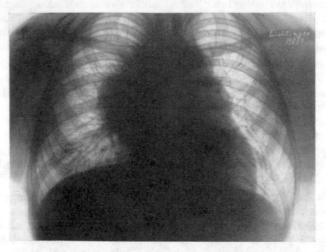

Abb 4. Mediastinaltumor der Hilusgegend (Lymphosarkom?).
Das rechte Lungenfeld durch beginnende Kompression luftärmer.

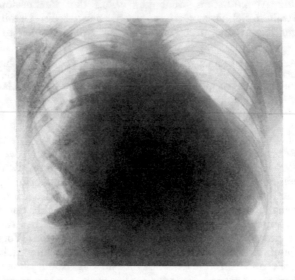

Abb. 5. Riesiger Mediastinaltumor (Lymphogranulom) rezidiviert nach Bestrahlung. Bogige Konturen, beiderseitige Entwicklung, Reizhusten, schwerste Atemnot, 19 jähr. Patientin.

Lungenlappens führt und damit zur Verschattung bis an den äußeren Rand des Lungenfeldes finden sich alle Übergänge. Man sieht Geschwulstknoten, deren Zusammensetzung aus zahlreichen Teilen durch die scharf bogig gekrümmte Begrenzung und die gekerbten Konturen deutlich ist (s. Abb. 5), sie überragen bei der üblichen Durchleuchtungsrichtung den Herzgefäßschatten. Aber stets unterlasse man die Untersuchung in den verschiedenen schrägen Durchmessern nicht und wird hierbei noch kleinere Tumoren erkennen und ihre räumliche

Beziehung zu den Gefäßen und namentlich zur Aorta erschließen. Die Tumoren können von der Aorta mitgeteilte Pulsation zeigen, die in einzelnen Fällen kaum von der dilatorischen Pulsation des Aneurysmas unterscheidbar ist. Auch umgekehrt können Bronchialkarzinome in das Mediastinum gewuchert dem Röntgenbeobachter ganz als Mediastinaltumoren imponieren, ebenso wie die Tumoren des Mediastinums Metastasen sein können, ja man sollte, ehe man sich zur Operation irgendeines Tumors entschließt, die Frage der Metastasierung in Lunge oder Mediastinum regelmäßig prüfen. Die Art des Tumorwachstums bringt es mit sich, daß gelegentlich der Tumor auch weit außerhalb des eigentlichen Mediastinums zu liegen scheint, ich bringe ein Bild, bei dem die Obduktion ein vom Mediastinum ausgehendes Spindelzellensarkom nachwies,

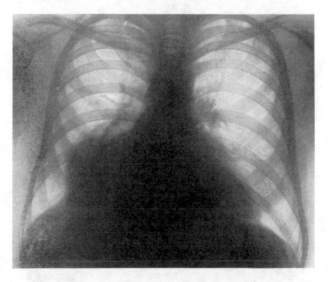

Abb. 6. Spindelzellensarkom, vom Mediastinum ausgehend, weit in das rechte Lungenfeld ragend, bogige Konturen. Die Diagnose schwankte zuerst zwischen perikardialem Exsudat, Pleuritis mediastinalis externa, paraösophagealer Hernie, 33jähriger Patient. Obduziert.

das eine Zeitlang für ein perikardiales Exsudat gehalten wurde, dann als Lungentumor des rechten Unterlappens imponierte. Mächtig ragt der Tumor nach rechts hinüber (Abb. 6). Auch die Tumoren bei Lymphogranulomatose können als ganz mächtige, weit in das Lungenfeld hineinragende Schattenbildungen imponieren.

So sichert zwar der Röntgenbefund weit besser wie Perkussion, Auskultation und die Feststellung der Kompressionserscheinungen die Größe, Ausdehnung und Form des raumbeengenden Etwas, während die anatomische Natur des Tumors, sein Ausgangspunkt, ja die strenge Zugehörigkeit zum Mediastinum selbst, in nicht wenigen Fällen durch das Röntgenverfahren nicht entschieden werden kann. Weniger dem Aneurysma wie den eigentlichen Lungentumoren gegenüber bleibt die Frage oft eine offene.

Eine große, vom Mediastinum ausgehende Dermoidzyste bei einem jungen Mädchen wurde von Dr. Liebermeister (Düren) diagnostiziert, ich danke ihm die Überlassung des schönen Bildes (Abb. 7).

Unter den großen Schattenveränderungen im Mediastinum sind in zweiter Linie zu nennen die Senkungsabszesse, von denen ich ein Beispiel bringe, bei dem sich die Schattengebung weit in das rechte Lungenfeld erstreckt (Abb. 8).

Im hinteren Mediastinum spielen sie eine besondere Rolle, man sieht neben der Wirbelsäule, ihr angelagert, einen bogig begrenzten Schatten, der sich abwärts, auch aufwärts vom kariösen Herde, der Wirbelsäule entlang erstreckt

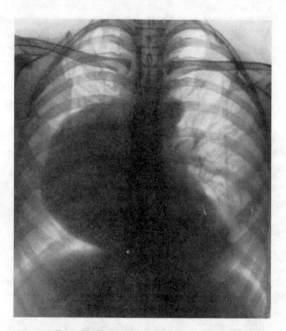

Abb. 7. Riesige Dermoidzyste bei jungem Mädchen. Fall von Professor Liebermeister-Düren.

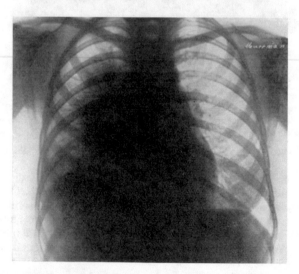

Abb. 8. Senkungsabszeß von einer Karies der zweiten rechten Rippe ausgehend, deshalb ausnahmsweise im vorderen Mediastinum sich ausdehnend.

(Aßmann), nicht selten durch Herz- und Gefäßschatten verdeckt, so daß erst der schräge Strahlengang einen Befund ergibt, wenn nicht innerhalb des Herz- und Gefäßschattens sich ein charakteristischer Befund abhebt. Beide Strahlenrichtungen sind anzuwenden, auch Heranziehung harter Strahlen. Bandartige Verbreiterung des Wirbelsäulenschattens mit bogig gekrümmtem Randkontur können auf Abszesse, vom Retropharyngealraum her gesenkt, hinweisen, so werden auch paraösophageale und paratracheale Abszesse und Infiltrationen bei sorgfältiger Ableuchtung erkennbar, ebenso wie Tumoren der Wirbelsäule selbst, die wir hier übergehen (s. bei Aßmann).

Die kleineren Tumoren des Mediastinums, namentlich die der Lymphdrüsen, können durch Verkalkungen besonders deutlich werden und zeigen alle fließenden Übergänge bis zu den ganz großen Drüsenpaketen, etwa einer Lymphogranulomatose. Das Kapitel der Röntgendiagnostik der Hilusdrüsen ist an anderem Orte behandelt.

Die Thymus gibt für gewöhnlich keinen einwandfrei erkennbaren Schatten, ich schließe mich hier, entgegen Hochsinger, der Auffassung von Aßmann an, der betont, daß er eine einfache Hyperplasie beim Erwachsenen noch nie im Röntgenbilde diagnostiziert habe, es sei denn Thymushyperplasien, wie sie bei lymphatischer Leukämie vorkommen können. Selbstverständlich machen aber von der Thymus ausgehende echte Tumoren pathologische Schattengebungen gerade wie andere große Mediastinaltumoren.

Die substernale Struma ist im Röntgenbilde zu erkennen, meist in den Brustkorb nur hineinragend vom Halse her, oder auch als reine thorakale Struma imponierend, die Aorta wird nach abwärts gedrückt, es imponiert entweder ein der Aorta aufsitzender kugeliger Schatten oder die Konfiguration des Mittelschattens nach

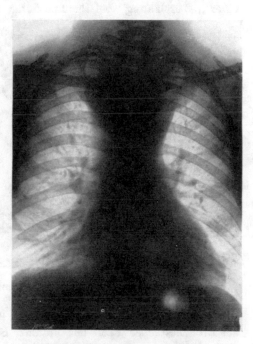

Abb. 9. Struma retrosternalis mit geradliniger beiderseitiger Schattengebung. Starke Venenstauung.

oben hin zeigt ein- oder beiderseitig einen nach oben divergierenden Kontur, der gegenüber dem Aneurysma der Anonyma oder der Aorta nicht leicht zu unterscheiden ist (Abb. 9). Die Verlagerung der Luftröhre ist zu beachten, ihre säbelscheidenartige Einengung. Gelegentlich hilft die unregelmäßige Gestaltung des Konturs bei der Struma: nicht einmal die Hebung des fraglichen Schattens beim Schluckakt (das Hüpfen des Schattens) ist nach Aßmann, dem ich hier folge, immer entscheidend, noch weniger die Pulsation.

b) Die Röntgendiagnostik anderer Mediastinumerkrankungen. Das mediastinale Emphysem zeichnet sich röntgenologisch durch Aufhellungen im Mittelfelde aus, es kann zu einem paravertebralen Lichtband mit Verlagerung der Herzsilhouette kommen (Wimberger). Aßmann beschreibt fingerbreite helle Streifen entlang den Rändern des Mittelschattens. Hierbei handelt es sich wohl oft um Luftansammlungen im abgesackten Pneumothorax zwischen Pleura pulmonalis und mediastinalis, der zwar als „mediastinaler Pneumothorax" bezeichnet wird, aber außerhalb des Mediastinums liegt und nichts ist wie eine besondere Lokalisation des Pneumothorax.

Von der „mediastinalen Pleuritis" ist dasselbe auszusagen, ihre Schattengebung am Randkontur des Mediastinums ist eine extramediastinale, nichts wie
eine abgesackte Flüssigkeitsansammlung innerhalb der Pleurahöhle, sie kann
aber gerade deshalb im Röntgenbilde wie ein Tumor oder eine Eiteransammlung
im Mediastinum selbst aussehen.

Die Verlagerungen und Verschiebungen des Mediastinums und
seiner Organe, die oben besprochen sind, werden ebenfalls durch die Röntgenbeobachtung unmittelbar zur Anschauung gebracht. Wir brachten das Beispiel
einer „Überblähung" bei Pneumothorax nach der gesunden Seite hin (Abb. 1).

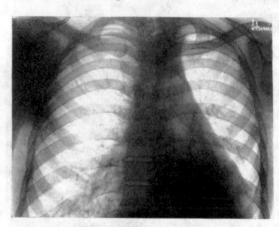

Abb. 10.
Mediastino-perikarditische Schwarte mit zeltförmiger
Ausziehung der Herzfigur. Bronchiektasen rechts
deutlich. Verziehung des Herzens nach links.

Alle Druck- und Zugverhält-
nisse, die an der Trennwand
des Mediastinums angreifen,
werden zu entsprechenden charakteristischen Bildern der
Verlagerung führen, wie der
Pneumothorax, so die Pleura-
Exsudate, so die schrumpfenden Schwartenbildungen der
Pleura, ebenso schrumpfende
Prozesse der Lunge selbst bei
der Phthise, der karnefizieren-
den chronischen Pneumonie,
Stenosierungen von Haupt-
bronchien durch Karzinome,
Narbenstenosen usw. Jede Behinderung der inspiratorischen
Thoraxerweiterung einseitiger
Art, jede Zwerchfellähmung
kann sich auch an der Lage
des Mediastinums äußern. Bei
einseitiger Zwerchfellähmung wird sich das Mediastinum nach der gesunden,
bei Bronchostenose nach der kranken Seite verschieben, wie Aßmann betont.

Bei Infiltrationen und Abszessen namentlich im vorderen oberen
Mediastinum verlaufen die Begrenzungen als schräge, senkrechte oder etwas
gebogene Konturen nach oben, die mit Tumoren, namentlich des oberen
vorderen Mediastinums, verwechselt werden können.

Die chronische Mediastinoperikarditis gibt der Herzsilhouette die
merkwürdige zeltförmige Konturbegrenzung, bei der die einzelnen Bögen des
Herzbildes mehr oder weniger verschwunden sind und durch gradlinige Begrenzungen ersetzt sind (Abb. 10). Näheres darüber unter Perikarditis und
Synechie des Perikards im Kapitel der Herzkrankheiten.

Die Röntgenuntersuchung des Ösophagus selbst gehört nicht an diese
Stelle, wohl aber, wenn das Ösophaguskarzinom übergreifend Bronchostenosen
erzeugt, regionäre Drüsenmetastasen, namentlich im schrägen Durchmesser
erkennbar werden oder gar ein Durchbruch zur jauchigen Mediastinitis führt.
Bei all diesen Komplikationen kann das Röntgenbild entscheidende Auf-
klärungen geben.

II. Ursprungsort und Art der raumbeengenden Prozesse im Mediastinum (spezielle Pathologie und pathologisch-anatomische Übersicht).

Der Gang der Diagnostik ergab sich dadurch von selbst, daß ich mich bemühte, die Symptome funktionell zu gruppieren. Ehe wir nun ergänzend den klinischen Verlauf behandeln müssen, sind zwei Fragen zu beantworten:

Von wo gehen die raumbeengenden Prozesse aus? und welcher Art sind sie?

Diese Fragen sind pathologisch-anatomischer Natur. Sie können gerade bei Mediastinalkrankheiten vom Kliniker unendlich oft nicht befriedigend beantwortet werden, im speziellen gilt das von den Mediastinaltumoren im engeren Wortsinne, den großen malignen Tumoren. Und auch der Obduzent ist hier oft nicht mehr in der Lage, die Ausgangsstelle zu bestimmen. So ist es berechtigt, daß wir nur registrierend diese Frage berühren, muß doch in jedem Falle der Versuch der Beantwortung gemacht werden. Ist dessen Durchführung möglich, so hat der bisherige Gang der Diagnostik und, wie ich zeigte, dort gerade das Röntgenverfahren die differentiell-diagnostischen Probleme zu klären.

Neben diesen direkt am Mediastinum erhobenen Symptomen wird die gesamte klinische Untersuchung oft entscheidend die pathologisch-anatomische Diagnose am Krankenbett beeinflussen. Die Frage, ob leukämische oder pseudoleukämische Tumoren im weitesten Sinne im Mediastinum vorliegen, wird außerhalb mediastinaler Symptome hämatologisch-klinisch beantwortet. Für die Aneurysmendiagnose sind die mediastinalen Phänomene nur ein Bruchteil. Die tuberkulöse Natur mediastinaler Prozesse wird durch andere klinische Untersuchungen erhärtet, das ist selbstverständlich. Die folgende Registrierung wird genügen, dem klinisch Denkenden zu sagen, welchen Weg die Diagnostik im Einzelfalle weiter zu gehen hat, wenn die Art der Drucksymptome analysiert und durch die physikalischen Untersuchungsmethoden: Perkussion, Auskultation, Röntgenverfahren, alles was an Symptomen das Mediastinum selbst gibt, erschöpft ist.

Von wo gehen die raumbeengenden Prozesse aus?

1. Ursprungsort der raumbeengenden Prozesse.

a) Raumbeengende Prozesse, die keine Mediastinaltumoren sind.

α) Extramediastinale Prozesse, die nur von außen her das Mediastinum beengen.

1. Die geänderten Druckverhältnisse von außen her sind bereits besprochen (S. 637 ff.). Es sind Verschiebungen des Mediastinum im ganzen oder Ausbuchtungen der „schwachen Stellen". Sie werden naturgemäß gewaltige Kompressionen nicht hervorbringen können, da das Mediastinum ausweicht.

2. Sofern Tumoren nicht dem Mediastinum angehören und durch Druck von außen her wirken (Lungen-, Pleura-, Knochentumoren u. ä.) könnten sie hier angeführt werden, meist wuchern sie aber in das Mediastinum ein.

3. Die Pleuritis mediastinalis wie der mediastinale Pneumothorax gehören auch zu den extramediastinalen Prozessen (s. o.).

β) Intramediastinale Prozesse diffuser Art.

Die Luft- und Blutansammlungen und die viel häufigeren eitrigen Entzündungen im Mediastinum, die fast immer von außen her ihren Weg in das Mediastinum finden, gehören zu den Erkrankungen des Mediastinum als Lymphraum, ebenso die Bindegewebsproliferationen, welche vor allem durch Verwachsungen und Narbenschrumpfung, also durch Zugwirkung verengend auf Gefäße und Bronchien, reizend auf Nerven einwirken können. Dahin gehören genau genommen auch die Erkrankungen des lymphatischen Apparates, soweit er aus den Lymphdrüsen besteht. Handelt es sich um die einfachen glandulären Schwellungen als Ausdruck infektiöser Prozesse der Nachbarschaft, so sollen sie auch dort ihre Besprechung finden. Die spezifischen und tumorartigen Erkrankungen passen aber nicht mehr in das hier abgegrenzte Gebiet diffuser, intramediastinaler Prozesse.

Wir würden also unterscheiden:

1. Eiteransammlungen im Mediastinum, allgemeine und mehr begrenzte Abszedierungen, auch „kalte" Abszesse.

2. Chronisch entzündliche Prozesse, Bindegewebsproliferationen (Verwachsungen, Stränge).

3. Luftansammlungen, ein mediastinales Emphysem, Blutansammlungen (traumatisch) durch Gefäßrupturen.

γ) Im Mediastinum gelegene Organe, die durch eigene pathologische Prozesse einen Druck auf das Mediastinum und seine übrigen Organe ausüben.

1. Ösophagus. Selten wird durch eine Dilatation oder ein Divertikel, solange es gefüllt ist, auf andere Organe, z. B. Herz, Nerven, ein erheblicher Druck ausgeübt.

Ein Übergreifen narbiger Prozesse gehört kaum noch hierher, noch weniger ein solches von Tumoren.

2. Herz und Perikard. Daß ein großes, perikardiales Exsudat den linken Unterlappen der Lunge komprimiert, ist geradezu typisch. Der Druck auf den Rekurrens, auf den Ösophagus, auf andere mediastinale Organe ist klassisch. So kann durchaus die Differentialdiagnose: Tumor mediastini oder Pericarditis exsudativa ernstlich in Frage kommen. Auch die Dämpfung seitlich vom Manubrium ist beiden gemeinsam. Es gilt, die Symptome exsudativer Perikarditis und dabei auch ihr Röntgenbild genau zu kennen.

Aber auch ein großes Herz kann als raumbeengendes Etwas Drucksymptome im Mediastinum hervorrufen. Bekannt ist bei großem linken Vorhof (Mitralstenose) die Rekurrenslähmung, bekannt sind Schlingbeschwerden als Druck auf den Ösophagus (differentiell-diagnostisch Ösophagusstenose oder großes Herz), das Gefühl von Oppression und Schmerzen sind manchen Mediastinaltumoren genau so eigen wie gewissen großen Herzen.

3. Die Gefäße. Nicht nur die Aortenaneurysmen, auch die der Anonyma und der Subklavia und Karotis links im proximalsten Teile machen Drucksymptome des Mediastinum, so daß sie als Tumoren des Mediastinum in weiterem Wortsinne gefaßt wurden. Mit demselben Recht gälte das gleiche von Herz und Perikard. Da es sich um Prozesse im Mediastinum anticum superius handelt, können in der Tat alle raumbeengenden Symptome vom Aneurysma in gleicher Weise wie von soliden Tumoren erzeugt sein. Funktionell gesprochen sind es Tumoren, und selbst die übrige physikalische Diagnostik kann hier durchaus nicht immer entscheiden; das wurde bei der Röntgendiagnostik betont. Auch im klinischen Verlauf ist darauf zurückzukommen.

b) Tumoren im engeren Wortsinne.

Sie gehen aus:

α) Von außerhalb des Mediastinum gelegenen Organen, Lungen (inklusive Bronchialkarzinom), Pleura, Knochen (Wirbel, Sternum, Rippen), Thyreoidea (die retrosternalen Strumen finden noch gesonderte Besprechung), evtl. auch als von außen eindringende Metastasen.

Es ist klar, daß schon hier die Unterscheidung, ob ein Tumor eingewuchert oder im Mediastinum entstanden ist, für viele Fälle, namentlich klinisch, unmöglich ist.

β) Ausgehend von im Mediastinum gelegenen Organen:

1. vom Perikard (Tumoren selten),
2. vom Ösophagus (Karzinom, häufig im Mediastinum weiterwuchernd),
3. von den Drüsen des Mediastinalraums,
4. von der Thymus,
5. vom mediastinalen Bindegewebe.

Beim wichtigsten Kapitel der mediastinalen Erkrankungen, den Mediastinaltumoren im engeren Wortsinn, ist damit wenig geschehen, daß die Frage aufgeworfen wird: von wo gehen sie aus? Immer wieder muß betont werden, daß die Frage nach dem Ursprungsort, z. B. ob sie von Thymusresten oder von Lymphdrüsen ausgehen, am Krankenbett oft unbeantwortet bleibt. Wichtiger erscheint ein Wissen von den pathologisch-anatomischen Möglichkeiten, die hier zu erwarten sind, aber auch bei dieser Fragestellung ist dem Kliniker die Entscheidung oft genug unmöglich.

Wir fragen: welcher Art sind die mediastinalen Tumoren? und begnügen uns mit einer Aufzählung:

2. Art der raumbeengenden Prozesse (Pathologisch-anatomisches).

a) Kleinere Tumoren im Mediastinum

(fast ausnahmslos von den Lymphdrüsen ausgehend).

Die scheinbar willkürliche Scheidung in „kleinere" und „große" Mediastinaltumoren, die weder pathologisch-anatomisch ist, noch sonst eine durchgreifende Scheidung bedeuten soll, ist praktisch dennoch die beste, sie ist klinisch voll berechtigt, da die Raumbeengung im Mittelpunkt unserer Darstellung steht.

Es leuchtet ein, daß zunächst diese Tumoren raumbeengende Erscheinungen nicht hervorrufen werden, evtl. sind sie dennoch der Röntgendiagnostik zugänglich (s. diese), früh aber können namentlich vom Nerven aus Reizerscheinungen auftreten (z. B. Reizhusten) und schon deshalb ist es konsequent, sie in diesem Abschnitt aufzuführen.

1. **Lymphdrüseninduration als Teilerscheinung der Pneumokoniosen.** Meist anthrakotische, auch durch Kieselsäure (Steinhauerlunge) und Eisenstaub (Eisenarbeiterlunge). Bei der bekannten Erweichung solcher indurierten Drüsen ist ein Einbruch in Venen, Trachea, Bronchien möglich.

2. **Lymphadenitis acuta.** Als Folge von entzündlichen Prozessen der Nachbarschaft. Bei Pneumonie, Lungenabszeß, Gangrän, eitrigen Bronchitiden usw. sind die Lymphdrüsen entzündlich vergrößert.

3. **Tuberkulöse Lymphdrüsenerkrankungen,** generalisiert wie regionär vorkommend. Bisweilen mächtige Drüsentumoren, die dann dem Gebiete der „großen Mediastinaltumoren" klinisch zugehören. Die häufigste, die Bronchialdrüsentuberkulose der Kinder, ist in Bd. 4 behandelt, auch beim Erwachsenen ist natürlich die Hilusdrüsentuberkulose von Bedeutung.

4. **Syphilitische Lymphdrüsenschwellungen.** Klinisch in dieser Lokalisation von ganz untergeordneter Wichtigkeit wie überhaupt die „Syphilis des Mediastinum".

5. Andere Lymphome, Lymphadenome wie Granulome, lokalisierte wie generalisierte, dabei vor allem die „Lymphogranulomatose (Sternberg)". Auch hierbei können große Lymphdrüsenpakete im Mediastinum resultieren; mehr weil die Abgrenzung von den tuberkulösen Lymphomen gewisse Schwierigkeiten bietet, führen wir diese Arten hier an, obwohl sie mit fast gleichem Recht zu den „großen Mediastinaltumoren" zu zählen wären.

6. Metastatische Drüsengeschwülste (sekundäre Tumoren), seltener sarkomatös, weit häufiger sind es Karzinommetastasen. Sie sind klinisch von sehr erheblicher Bedeutung.

Beim Mammakarzinom, bei primären Lungentumoren, aber auch bei jedem ferngelegenen Karzinom können Metastasen am Hilus oder sonst im Mediastinum auftreten, gerade wie die tuberkulösen Lymphome können sie gewaltige Dimensionen annehmen und so klinisch in das Bild der „großen Mediastinaltumoren" gehören. Hier kommt es an auf die kleineren Drüsen, die röntgenologisch und durch einzelne Drucksymptome gefunden werden, Symptome, die an die Möglichkeit denken lassen, daß eben metastatische Drüsentumoren vorliegen. Im Mediastinum posticum kann man so z. B. karzinomatöse Drüsen wahrscheinlich machen, die für die Frühdiagnose des Ösophaguskarzinoms [1] wichtig sind. Ebenso ist der Nachweis von Drüsen im Sternoklavikularwinkel wesentlich, z. B. als Unterstützung eines Karzinomverdachtes (ähnlich wie die links, supraklavikular gelegene „Virchowdrüse" bei Magenkarzinom). Auch auf anderem Wege als durch Verschleppung im Ductus thoracicus sind Metastasen links wie rechts im Sternoklavikularwinkel nichts Seltenes, die übrigens auch hier zu großen Tumorpaketen anwachsen können. Auch Ganglioneurome und Neurofibrome, ausgehend vom Vagus, Sympathikus oder den Nervenplexus, kommen häufiger bei Frauen als bei Männern vor. Meist indes sind sie nur Zufallsbefunde, nicht selten als Komplikation oder Teile des Morbus Recklinghausen (Redlich).

b) Die „großen" Mediastinaltumoren

(von den Lymphdrüsen und der Thymus ausgehend).

Ihre Entstehung von Lymphdrüsen aus ist die häufigste. Da aber im Einzelfalle auch aus Thymusresten und direkt von Bindegewebsmassen aus die Tumorentwicklung ausgehen kann, wird klinisch — wie oben auseinandergesetzt — die Scheidung nach dem Ausgangspunkte meist unmöglich. Wegen dieser Schwierigkeit sind die „großen" Mediastinaltumoren nun einmal eine anerkannte klinische Sondergruppe, obwohl wir schon bei den oben angeführten kleinen Tumoren, namentlich unter 3, 5 und 6 gesehen haben, daß auch sie zu großen Mediastinaltumoren werden können, dann also auch in diese Gruppe gehören. Wir führen an weiteren großen Mediastinaltumoren an:

α) Von den Lymphdrüsen ausgehende „große" Tumoren.

7. Die leukämischen und aleukämischen Lymphadenosen. Gleichgültig, ob das Blutbild leukämischen oder aleukämischen Charakter trägt, es sind Lokalisationen einer allgemeinen Lymphadenose, wie wir sie am typischsten bei den lymphatischen Leukämien finden. Es handelt sich bekanntlich um pathologisch-anatomisch identische Prozesse, ja häufig genug namentlich sub finem vitae Übergänge des aleukämischen Verhaltens in das typisch leukämische. Wir halten uns hier den Anatomen unter den Pathologen folgend (s. Fränkels Referat über Pseudoleukämie) an die histologische Differenzierung und rechnen nicht etwa jede generalisierte Drüsenschwellung ohne leukämischen Blutbefund zu den „Pseudoleukämien". Auch die Chloromatosen mit und ohne lymphatischen leukämischen Blutbefund rechnen wir zu dieser Gruppe.

8. Gewisse lokalisierte Lymphadenosen und der Status thymo-lymphaticus (Paltauf, s. 4, 499) sind ebenfalls histologisch identisch mit den Lymphdrüsenbefunden bei lymphatischer Leukämie und Pseudoleukämie, zu „großen" Tumoren kommt es dabei selten.

9. Das sog. „Lymphosarkom" von Kundrat, welches nichts mit den echten Lymphosarkomen zu tun hat (Fränkel) und deshalb nach Orth einfach als bestimmte Lymphomart bezeichnet werden sollte, ist histologisch ebenfalls verwandt mit den leukämisch-aleukämischen lymphatischen Affektionen, klinisch aber doch so weit verschieden, daß meist eine strenge Trennung durchführbar ist. Es bleibt mehr regionär als jene

---

[1] Metastasen beim Ösophaguskarzinom sind entgegen Virchows Annahme nicht selten.

Affektionen, macht zwar keine Metastasen, aber hat die Tendenz gewaltig in die Umgebung überzugreifen, namentlich nach irgendeiner Geschwulstverletzung (Probeexzision unterlassen!).

Wir führen im folgenden eine Tumorart an, von der unter den Pathologen zwar noch nicht Einigkeit herrscht, ob sie zu jenen Kundratschen Lymphosarkomen zu rechnen ist, Kundrat selbst hat es getan.

Fränkel sagt darüber etwa folgendes: „Ähnlich (scilicet: Verwandtschaft mit den pseudoleukämischen Affektionen) liegt es mit jenen vom Mediastinum ihren Ausgang nehmenden, oft ganz extreme Dimensionen erreichenden, in das Gebiet dieser Lymphosarkome gerechneten Tumoren, die namentlich bei jugendlichen, in der Mitte zwischen dem zweiten und dritten Lebensdezennium stehenden Individuen vorkommen, den Herzbeutel durchwachsen und in die Lungen einbrechen können und bei denen sich der Prozeß innerhalb des Thoraxraumes abspielt, ohne daß entferntere innere oder äußere Lymphdrüsen in die Erkrankung einbezogen zu werden brauchen. Beobachtet man solche Fälle, dann macht sich das Eigenartige derselben, das sie von leukämischen und pseudoleukämischen Prozessen Trennende bemerkbar, und man weist den Gedanken von einer Identifizierung mit den letzteren weit von der Hand."

10. Das Hodgkinsche Lymphogranulom, das histologisch von pseudoleukämischen Lymphdrüsenaffektionen abweicht, sei angeführt. Es ist wohl nur eine mehr lokalisierte Form der Lymphogranulomatose Sternberg, die mit gewaltigen mediastinalen Drüsenpaketen verlaufen kann, an denen man die Konfluenz aus einzelnen Drüsen an dem bogigen Kontur im Röntgenbilde erkennt, oft machen sie lange Zeit keine erheblichen Druckerscheinungen. Es ist hier nicht der Ort, die Klinik der Lymphogranulomatose abzuhandeln (s. bei den Blutkrankheiten), aber es ist wichtig, zu wissen, daß unter den generalisierten Lymphdrüsenschwellungen gerade die im Mediastinum gelegenen Drüsenpakete prävalieren können, so daß sie gelegentlich die Diagnose unklarer Fieberbewegungen zusammen mit einem typischen Blutbild erst sichern.

11. Die echten metastasierenden Lymphosarkome, die großzelligen, kleinzelligen, spindelzelligen, rundzelligen und die Melanosarkome seien endlich noch angeführt.

β) Von der Thymus ausgehende Tumoren.

12. Sog. „Thymussarkom", eine bösartige Geschwulst, die sich durch ihr gleichmäßiges, diffuses Wachstum auffällig von den Lymphosarkomen unterscheidet, welche ja gerade durch ihren knolligen Aufbau ausgezeichnet sind. Die Schnittfläche ist glatt und von grau-weißlichem Aussehen, Malignität, sehr stark infiltrierendes Wachstum mit ausgedehnter Metastasenbildung, histologisch gleichmäßiger Aufbau, runde Zellen, den Rindenzellen der Thymus ähnlich. Falls dieses mehr wie eine Ähnlichkeit ist, spräche man richtiger von „Thymuskarzinomen", es sollen Hassalsche Körperchen in den Tumoren vorkommen. Schridde, dem wir in der Beschreibung dieser Geschwülste folgen, schlägt vor, sie vorläufig einfach als bösartige Thymusgeschwülste zu bezeichnen.

Sekundäre Tumoren, die oben schon erwähnt wurden, imponieren gerade, wenn sie von den Bronchien ausgehen und schnell sich zum Mediastinum wenden, als Karzinome im Mediastinum, deren Ausgangspunkt unklar bleibt mit allen Übergängen zu den Lungengeschwülsten.

Kott fand unter 20 Mediastinaltumoren 12 Sarkome, 4 Karzinome, 4 Lymphogranulome.

Das bronchogene Lungenkarzinom entwickelt sich gelegentlich innerhalb des Mediastinalschattens, im ersten Stadium können so die Erscheinungen scheinbar mediastinaler Art sein: Heiserkeit, leichte Schluckbeschwerden, Zyanose, Dyspnoe, im Röntgenbild verbreiteter Hilusschatten. Erst im weiteren Verlauf kommen die Lungen- und evtl. Pleuraerscheinungen hinzu und das Röntgenbild zeigt den Tumor wie vom Hilus ausgehend (Barjon).

γ) Benigne Mediastinaltumoren (meist Raritäten!).

Es seien nur angeführt als sehr selten: solide Tumoren, Fibrom, Lipom; als häufiger: Dermoidzysten (Haare im Sputum expektoriert, bei Durchbruch in die Trachea), auch andere Zysten (nach den Beschreibungen in der Literatur im Ursprung nicht klar), vor allem Zysten mit Flimmerepithel, wahrscheinlich aus der Thymusanlage stammend, während die auch vorkommenden echten Teratome nicht in Beziehung zur Thymusdrüse zu bringen sind.

Echinokokken, im Mediastinum sehr selten (Serum-Reaktion!).

Immerhin wird man bei scharf begrenzten, zystischen Gebilden im oberen vorderen Mediastinum an die operablen Dermoid- und Flimmerepithelzysten zu denken haben.

δ) Die endothorakalen Strumen.

Soweit die Strumen nicht für den Basedow in Betracht kommen, sind sie in diesem Handbuche nicht abgehandelt. In den chirurgischen Lehrbüchern mag die Einteilung der Nebenkröpfe in falsche und echte, alliierte und isolierte nachgesehen werden. Praktisch teilt man sie am besten mit Madelung nach unteren, hinteren, oberen und vorderen Nebenkröpfen ein, wobei die oberen in bezug auf die retrosternale Lage nicht in Betracht kommen, währenddem die übrigen gelegentlich durch Tiefertreten alle in den Begriff der endothorakalen Strumen fallen können. Die mit der Thyreoidea noch fest zusammenhängenden sind diagnostisch leicht durch den palpatorischen Nachweis des Stranges feststellbar, die vollkommen isolierten diagnostisch bisweilen überhaupt nicht aufzuklären, Verwechslung mit Dermoidzysten des Mediastinum. Operativ anzugehen sind sie alle. Man achte auf die Verschiebung beim Schlucken und Husten (Fluoreszenz-Schirm!). Es ist klar, daß sowohl Schluckbeschwerden wie schwerste Atembehinderungen hervorgerufen werden können. Die Abgrenzung von anderen Tumoren im Mediastinum, selbst Aneurysmen kann ernste Schwierigkeiten bereiten (s. Sauerbruch: Chirurgie der Brustorgane und Wendel: Die Chirurgie des Mediastinum 1926).

III. Klinischer Verlauf, Diagnose, Therapie.

Nachdem die Symptome ausführlich geschildert sind, ist über den **Verlauf** nur wenig hinzuzufügen; besteht das klinische Bild hier ja im wesentlichen darin, daß die Symptome nacheinander in verschiedenster Intensität und Reihenfolge sich entwickeln.

In diesem Sinne gibt es Fälle, die lange Zeit, fast die ganze Dauer der Erkrankung, latent verlaufen und den Kranken kaum zu belästigen scheinen; die allgemeinen Symptome: Kachexie, Appetitlosigkeit u. ä. überwiegen.

Es ist müßig, alle Varianten des so ungemein wechselvollen Bildes aufzuzählen bis zu jenem anderen Extrem, bei dem in rascher Folge sämtliche Drucksymptome in schwerster Weise in die Erscheinung treten.

Nur eine gewisse Gruppierung, die aber durchaus eine scharfe Grenze nicht besitzt, erscheint berechtigt: Die im vorderen Mediastinum sich entwickelnden Tumoren machen mehr Drucksymptome der Gefäße. Es werden hier die besprochenen Stauungen überwiegen. Die Prozesse im hinteren Mediastinum drücken dagegen früher auf Ösophagus und vor allem auf die Luftwege. Hier wird die Stauung die unwesentliche, die Dyspnoe, evtl. Dysphagie eine wichtigere Rolle spielen. Es ist klar, daß diese zweite Gruppe akuter und in bezug auf ihre Erscheinungen (Lufthunger) bedrohlicher verläuft, oft genug auch durch Erstickung den Tod früh herbeiführt. Dazu gesellen sich bei dieser Gruppe häufiger Schmerzen durch Druck auf die Interkostalnerven. Umgekehrt wird die Gruppe der Kompressionserscheinungen im vorderen Mediastinum, wenn die Kollateralen gut ausgebildet sind, oft jahrelang ein Leben ermöglichen. Es braucht nicht gesagt zu werden, daß diese gutartigere Gruppe von Drucksymptomen des vorderen Mediastinum und jene andere schlimmere des hinteren Mediastinum selten in reinen Typen vorhanden sein werden, daß man mehr vom Prävalieren der einen und anderen Gruppe sprechen darf; immerhin ermöglicht die Gruppierung nach diesem Gesichtspunkte erstens eine Lokalisation und zweitens eine Art von Prognose.

Die **Diagnostik** hat hier im wesentlichen die Aufgabe, nach Drucksymptomen zu suchen. In jedem Falle, wo Reizhusten, wo Oppressionsgefühl in der Brust, wo Schmerzen vorhanden sind, die im Sinne von Drucksymptomen deutbar sind, muß dann an einen mediastinalen Prozeß gedacht werden, wenn die Erscheinungen auf Herz, Lungen und Aorta nicht zu beziehen sind. In diesem Sinne ist mancher mediastinale Tumor erst als Asthma, Laryngitis, auch Keuchhusten, als Emphysem, Bronchitis, irgendeine Herzaffektion, namentlich mit Koronarbeschwerden und als chronischer Lungenprozeß, einer Phthise ähnlich, bei oberflächlicher Betrachtung in die

Erscheinung getreten. Heutzutage wird man nach genauer Inspektion (Venen, Ödeme), nach genauer Palpation (Vorwölbungen der Brustwand, Pulsationen), nach genauer Perkussion (über die typischen Dämpfungen ist gesprochen) vor allem die Röntgendurchleuchtung mit heranziehen, wird sich nicht auf die wichtigste dorsoventrale Betrachtung beschränken, sondern vor allem auch durch Drehen die schrägen Durchmesser berücksichtigen; dann dürften größere mediastinale Tumoren nicht mehr zu übersehen sein.

Die Zeichen, die für eine Gutartigkeit sprechen, sind die Lokalisation im oberen Mediastinum mit Beziehung zu den Gebilden des Halses und mit scharfer, kugelig-zystischer Begrenzung (man vergleiche das bei den gutartigen Tumoren Angeführte). Die allgemeinen Zeichen der Gutartigkeit: chronischer Verlauf, gutes Allgemeinbefinden usw., haben bedingten Wert. Vor allem sind die gutartigen Prozesse im Vergleich zu den übrigen äußerst selten, wenn man die Malignität im klinischen, nicht streng pathologisch-anatomischen Sinne nimmt.

Die Bösartigkeit der Mediastinaltumoren erhellt oft ohne weiteres aus der Geschwindigkeit des Fortschreitens des Prozesses. Gerade jugendliche Individuen werden vielfach befallen, in einem Jahr und früher können die Drucksymptome so gewaltig sein, daß das Leben nicht aufrecht zu erhalten ist, Kachexie, Kräfteverfall in jeder Hinsicht, wurden erwähnt, häufiger aber führt die Kompression selbst den Tod herbei. Temperaturen, bei pseudoleukämischen (Lymphogranulomatose) und leukämischen Prozessen häufig, kommen auch bei anderen Tumoren vor, sind aber da nicht die Regel.

Weit langsamere Verlaufstypen als diese skizzierten bösartigsten sind die häufigeren; zwei, sechs und mehr Jahre kommen durchaus vor bei Tumoren, die durch ihr Weiterwachsen perniziös sind, ohne den malignen Geschwülsten recht eigentlich zuzugehören (s. oben die pathologisch-anatomische Einteilung). Man wird auf alle Lymphdrüsengruppen achten, bei generalisierter Drüsenaffektion durch die notwendige Probeexzision in Kombination mit einer hämatologischen Blutuntersuchung [auch ohne lymphämischen Blutbefund kann diese Untersuchung auch hier uns helfen (s. bei Nägeli: „Blutkrankheiten")] die pathologisch-anatomische Diagnose oft stellen. Man hüte sich, in der Klinik die „Pseudoleukämie" als bequeme Diagnose für alles, was nicht leukämisch ist, zu verwenden.

Bei lokalisiertem großen Mediastinaltumor (d. h. ohne generalisierte Lymphdrüsenvergrößerungen) denke man in erster Linie an die Möglichkeit, daß ein „sekundärer Tumor" vorliegt, ferner an das „Kundratsche Lymphosarkom", und die „bösartige Thymusgeschwulst", seltener sind die anderen Affektionen (s. oben), auch die „echten Sarkome".

An besonderen Zwischenfällen ist der Tod durch Spasmus glottidis zu erwähnen, an Komplikationen: Pneumonien, Pleuritiden, Übergreifen des Tumors auf das Herz (Kundratsches Lymphosarkom), auf die Pleuren und Lungen usw. Man achte auf das Auftreten von Metastasen in der Haut, die die Diagnose klären können.

Nochmals: alle Varianten im Verlauf kommen vor, deshalb ist eine eingehendere Schilderung unmöglich.

Therapie. Die gutartigen Tumoren, insbesondere die retrosternalen Strumen sind der chirurgischen Therapie zugänglich (evtl. nach Aufklappen des Manubrium), namentlich dann, wenn sie hoch im Mediastinum anticum sitzen, sonst wird man bei retrosternalen Strumen geringerer Ausdehnung eine energische Jodmedikation zur Verkleinerung versuchen, ausgenommen natürlich bei Komplikation mit Basedow, bei dem retrosternale Strumen ebenfalls beobachtet sind, das Jod aber nur in kleinsten Dosen erlaubt wäre.

Für die übrigen mediastinalen Tumoren kommt bei auch nur entferntem Verdacht auf Lues die spezifische Therapie mit aller Energie in Betracht: Neosalvarsandosen gleichzeitig mit Quecksilber und Jod, auch Wismut.

Bei den übrigen nicht luetischen großen Tumoren sind zwei Wege ausnahmslos zu beschreiten:

I. Die **Arsenmedikation,** am besten in der Form der von Naegeli empfohlenen peroralen Arsazetindarreichung (dreimal täglich 0,05), evtl. auch in Form einer Salvarsantherapie.

II. Die **Strahlenbehandlung** [1]. Röntgen- und Radiumtherapie sind prinzipiell gleichwertig; beide benutzen die Energie kurzwelliger Strahlen (beim Radium kommen nur die Gammastrahlen im Bestrahlungsfeld zur Wirkung), die im Gewebe in Korpuskularstrahlung umgewandelt werden. Mit beiden Verfahren allein und ebenso mit der Kombination beider Verfahren sind hinsichtlich der subjektiven Beschwerden und des objektiven Befundes recht günstige Erfolge erzielbar. Die oft qualvollen Symptome der Erkrankung (Atemnot, Schluckbeschwerden, allgemeine und örtliche Kreislaufstörung, Druckwirkungen auf Nervenstämme) sind schon nach Tagen erheblich gebessert und häufig auf lange Zeit ganz beseitigt; die Geschwulst zeigt deutlichen Größenrückgang. Manchmal erfolgt die Einschmelzung der Tumoren überraschend schnell. In den ersten Stunden nach der Bestrahlung besteht die Möglichkeit einer vorübergehenden reaktiven Schwellung des Tumors und Verschlechterung des Befindens, die eine besondere Überwachung und dementsprechend die stationäre Durchführung der Strahlenbehandlung im Krankenhaus notwendig macht. Die Dauer der erzielten Besserung wird maßgebend beeinflußt durch sachgemäße Verteilung der Einzeldosen und vorsichtige Bemessung der Gesamtdosen, welche sich vor allem vor Überbestrahlung des Tumors und vor Schädigungen der Körperbedeckungen und des Blutes zu hüten hat. Trotz bester Technik gelingt es aber kaum je (angeblich bei gewissen Lymphosarkomen?), der großen Neigung der meisten mediastinalen Tumoren zur Rezidivierung auf die Dauer Herr zu werden; auch bei kunstgerechter Durchführung der Nachbestrahlung entwickelt sich nach Monaten oder Jahren ein strahlenrefraktärer Zustand der Geschwulst, oft zusammen mit ausgebreiteter Metastasierung, der gegenüber die beim gleichen Kranken vorher so wirksame Wiederholung der Bestrahlung nunmehr versagt. Der dringende Wunsch der Kranken kann in diesem Zustand den Arzt vor die Frage stellen, ob er zu Palliativ- und Scheinbestrahlungen raten darf.

a) Die Röntgenbestrahlung soll nur von erfahrenen Röntgenologen mit besonderer Durchbildung in der Strahlentherapie durchgeführt werden. Die heute zu einer gewissen Standardisierung gelangte Technik der Bestrahlungen der in Frage kommenden Tumoren benutzt härteste Röntgenstrahlung (180 bis 240 Kilovolt Spannung an der Röhre und Hartfilter von 0,5—1,0 mm Cu oder Zn), mittlere Röhrenstromstärke (3—8 Milliampère), mittleren Fokushautabstand von 30—40 cm. Mit dieser Technik wird die Erythemdosis an der Haut in 12—30 Minuten erreicht, eine Verkürzung der notwendigen Bestrahlungszeit, die besonders bei den stark dyspnoischen Kranken sehr erwünscht ist, aber aus technischen und biologischen Gründen trotz technischer Möglichkeiten nicht gerne weiter unterschritten wird. In eine Tiefe von 10 cm wird dabei noch eine Wirkungsdosis von 20—28 % der Oberflächendosis gebracht. Bei dem meist hautfernen Sitz und der medianen Lage der mediastinalen

---

[1] Den Abschnitt über Strahlentherapie verdanke ich meinem Mitarbeiter Dr. Kroetz.

Tumoren ist es leicht möglich, ohne Überlastung der Körperbedeckungen mit Strahlen genügende Wirkungsdosen an den Tumor zu bringen durch die Benutzung mehrerer Einfallsfelder (je ein Brust- und Rückenfeld oder 3 Felder auf die Zirkumferenz des Brustkorbs, ein Brust- und zwei Rückenfelder bzw. umgekehrt). Die nötigen Wirkungsdosen, ihre Unterteilung in eine Reihe von Teildosen und deren zeitliche Verzettelung auf Tage oder Wochen sind nicht nur nach der Art der Tumoren, sondern auch nach dem Allgemeinzustand des Kranken durchaus individuell zu bemessen und erfordern große Erfahrung des Röntgentherapeuten. Die biologischen Versuche, die Zellen im Zustand der Mitose und damit ihrer größten Strahlenempfindlichkeit durch Bestimmung des karyokinetischen Index zu erkennen und für die Bestrahlung zu erfassen, sind für die Praxis noch nicht durchführbar. Es muß erwähnt werden, daß besonders die Mediastinaltumoren jugendlicher Kranker (Thymustumoren und gewisse Lymphosarkome) sehr strahlenempfindlich sind und schon durch recht geringe Strahlendosis eingeschmolzen werden. Überschreitung einer gewissen Strahlendosis führt zu überstürzter Rückbildung und kann durch Vergiftung mit Zerfallsprodukten zu akuten Todesfällen im Anschluß an die Bestrahlung führen. Vor zu großen und zu rasch aufeinanderfolgenden Strahlendosen hat man sich ferner beim Lymphogranulom zu hüten. Große Dosen führen hier zwar zur Rückbildung, aber oft zu besonders rascher Generalisation. Chaoul hat von der Verabreichung kleinster Strahlendosen, die während 4 bis 6 Wochen zuerst täglich, dann jeden 2. oder 3. Tag wiederholt werden, wesentlich günstigere Resultate mit Wiederkehr voller Arbeitsfähigkeit bis zu $3^1/_2$ Jahren gesehen und diese Erfahrungen sind seitdem allgemein bestätigt worden. Bei den Karzinomen im Mediastinalraum sind die Bestrahlungsaussichten von vorne herein hinsichtlich eines längeren Bestrahlungserfolges geringer.

b) Die Radiumbestrahlung der Mediastinaltumoren hat in manchen Fällen, wo gegenüber den Röntgenstrahlen eine Unempfindlichkeit oder doch eine schlechte Ansprechbarkeit aufgetreten war, noch deutliche Erfolge erzielen können. Man ist geneigt, diese Besonderheit der Wirkung auf die andere zeitliche Verteilung der Strahlendosis bei der Radiumbehandlung zu beziehen, bei der es sich um das Hinausziehen einer in der Zeiteinheit geringen, aber auf lange Zeit gleichmäßig fortgeführten Dosis handelt. Vielleicht spielt dabei die günstigere Aussicht, möglichst viele Mitosen des wachsenden Tumors zu erfassen, eine Rolle. Doch können noch andere, im einzelnen unbekannte Einflüsse von Bedeutung sein. Welches radioaktive Element für die Durchführung der Radiumbestrahlung verwendet wird, ob Radiumsalze, Radiumemanation, Mesothorium, ist prinzipiell unwichtig. Die Wirkungsdosen, deren Bemessung ebenso wie die besondere Anordnung der Einfallsfelder und der Hautabstände große Erfahrung erfordert und nur vom Fachmann bestimmt werden kann, werden für alle genannten radioaktiven Substanzen einheitlich in der äquivalenten Menge von Milligrammstunden des reinen Radiumelements ausgedrückt (unter Berücksichtigung des Hautabstandes und der Trägerverteilung). Vom klinischen Standpunkt aus ist als Vorteil der Radiumbehandlung zu erwähnen, daß die Behandlung bei Schwerkranken im Bett durchgeführt werden kann und die Transporte und oft anstrengenden Lagerungen des dyspnoischen Kranken, wie sie bei der Röntgenbehandlung nötig sind, wegfallen. Ferner scheint es, wohl wegen der Verteilung der Wirkungsdosis auf größere Zeitabschnitte, bei der Radiumbehandlung seltener zu schweren Beteiligungen des Allgemeinzustandes ("Katererscheinungen") zu kommen.

c) Die *kombinierte Röntgen- und Radiumbehandlung* hat in gewissen Fällen gute Erfolge zu verzeichnen, ihr allgemeiner Ausbau ist noch wenig durchgearbeitet.

d) Von der *intravenösen Thoriumbehandlung* sind entscheidende Einflüsse auf das Tumorwachstum nicht beobachtet.

e) Die *Sensibilisierung des Gewebes für die Bestrahlung* durch chemische Stoffe (Zuckerlösungen, Schwermetalle) steht noch in den Anfangsstadien einer vielleicht möglichen Entwicklung. Günstige Erfolge der Jod-Arsenbehandlung neben der Bestrahlung werden auf Allgemeinwirkungen zu beziehen sein.

Die übrige Therapie richtet sich symptomatisch gegen die Druckbeschwerden. Neben den Opiaten sei erinnert an die Infiltrationen der Haut als Mittel gegen Wurzelschmerzen und verwandte Beschwerden, vor allem paravertebrale Anästhesien, selbst blutige Wurzeldurchtrennung.

C. Änderungen in den Spalten des Mediastinum.

Die begrenzten, kompakten Neubildungen, die im Mediastinum infolge ihres Wachstums Raum beanspruchen, erfüllen als das Wesentlichste das vorige Kapitel. Auch die nun zu schildernden Erkrankungen können den Mediastinalraum im ganzen oder in bezug auf einzelne Organe beengen, weiter werden sie durch Traktion an den und jenen Organen, vor allem an Nerven und Gefäßen diagnostisch wesentliche Erscheinungen hervorrufen. Dennoch ist die Abtrennung zu einem besonderen Abschnitt berechtigt.

Die Prozesse entwickeln sich so recht im Gewebe des Mediastinum selbst, der maschige Bau des Gewebes, das Gewirr der Stränge und Spalten ist es, was den folgenden Krankheitserscheinungen besonderen Charakter verleiht. Einmal ist es das Bindegewebe selbst, das sich entzündlich verändert, plastische Exsudate setzt, die bald organisiert werden und zum Bilde der chronischen Mediastinitis mit seinen bisweilen gewaltigen Bindegewebsvermehrungen, den Schwielen und Schwarten führt. Zweitens sind es akute Entzündungsprozesse, bei denen ein eitriges Einschmelzen durch das Exsudat infolge infektiöser Reize gesetzt wird, ja selbst jauchige Phlegmonen kommen im Mediastinum zustande. Je nach Lage der Prozesse im Mediastinum und nach der Art der Reaktion des Gewebes wird — ähnlich wie in dem anderen größten Lymphraum, dem Peritoneum — eine begrenzte Eiteransammlung, ein Abszeß oder eine mehr diffuse eitrige, selbst jauchige Entzündung entstehen, die, schnell sich ausbreitend, meist in deletärer Wirkung vom Mediastinum Besitz ergreift. Endlich kann im Mediastinum Blut sich ansammeln, weit häufiger noch Luft sich ausbreiten. Auch hier — ähnlich wie bei der Zellgewebsentzündung, mit der sich übrigens das „Emphysem" kombinieren kann — dringt die Luft in alle Lücken und Maschen ein und kann akut bedrohlich die Rolle des raumbeengenden Etwas spielen, oft schleunigste chirurgische Hilfe erheischend.

So ergibt sich die Einteilung der in den Spalten des Mediastinum spielenden, meist diffus sich ausbreitenden Prozesse:

a) Chronische Entzündungen (fibröse Mediastinitis und Mediastino-Perikarditis).

b) Entzündung — Eiter im Mediastinum oder mediastinaler Abszeß (auch „kalter Eiter" im Sinn eines Senkungsabszesses).

c) Blut im Mediastinum.

d) Luft im Mediastinum, mediastinales Emphysem (und mediastinaler Pneumothorax).

e) Die Lymphadenitis, soweit sie nicht zu raumbeengenden Prozessen gehört, würde sich an dieser Stelle anzuschließen haben. Fließende Übergänge führen aber von einfachen Lymphdrüsenschwellungen zu jenen kleinen mediastinalen Tumoren, die dieses oder jenes

Drucksymptom hervorrufen. Um der Einheit der Darstellung willen findet sich deshalb die Lymphadenitis im Kapitel der hauptsächlich raumbeengenden Prozesse bei den kleinen Tumoren besprochen.

I. Die chronische Mediastinitis.

Ätiologie. Die chronische Mediastinitis (markanter als fibröse oder schwielige Mediastinitis bezeichnet) kann in selteneren Fällen einmal aus einer **akuten** oder **subakuten Form** hervorgehen, bei der die schweren Entzündungserscheinungen von Anfang an weniger virulent verlaufen und bald fibrinreiche kleine Exsudate in den Maschen gesetzt werden, die sich schnell organisieren. Dies ist z. B. bei „kalten" Eiterungen, fortgeleitet von kariösen Prozessen relativ häufig (s. später).

Im ganzen aber verläuft die schwielige Mediastinitis von Anfang an chronisch und ist oft nur eine **Teilerscheinung allgemeiner fibröser Entzündungsprozesse.** Von solchen Prozessen der Pleura, noch häufiger des Perikards aus setzt sich der chronische Prozeß in das Mediastinum, meist das Mediastinum anticum, fort, so daß wir in der Mehrzahl der Fälle nicht von Mediastinitis schlechtweg, sondern von Pleuro-Mediastinitis oder von Mediastino-Perikarditis zu sprechen haben. Gerade der erste Fall dieser Erkrankung, welcher auf Veranlassung **Griesingers** im Jahre 1856 von **Wiedemann** beschrieben ist, war ein solcher von Mediastino-Perikarditis. Hier wird zum erstenmal die These vertreten: „Es gibt außer der bekannten eitrigen auch eine Mediastinitis mit vollständig erstarrendem Exsudat. Ob solche immer nur mit Perikarditis oder auch ohne solche vorkomme, lassen wir dahingestellt."

Pathologische Anatomie. Die Beschreibung dieses ersten Falles der Literatur wiederholt sich mit geringen Änderungen in manchem späteren Sektionsprotokoll. Darum möge sie im Auszuge folgen:

„Beim Versuche, das Brustbein wegzunehmen, zeigt sich nicht das gewöhnliche lockere Bindegewebe, sondern eine feste Exsudatmasse, durch welche das Brustbein mit dem verdickten Herzbeutel und weiter oben mit den das Cavum mediastini antici ausfüllenden entzündlichen Produkten fest verwachsen ist.

Nachdem man es abpräpariert hat, sieht man, wie der ganze Raum zwischen den beiden Platten, das vordere Mediastinum, von einem sehr festen, in einzelnen Schichten übereinander gelagerten, grauweißen Gewebe erfüllt ist, welches sich von dem Zwerchfell bis hinauf zu dem Manubrium sterni erstreckt. Am dicksten ist diese Schicht an der Umschlagstelle des Perikardium auf die großen Gefäße und hinter dem Manubrium sterni. Die Grenzen des Perikardium und die Stämme der Arteria pulmonalis und Aorta sind deswegen nicht mehr zu erkennen.

Die äußere Fläche des Herzbeutels ist mit mehreren Schichten dieser derben Schwarten überzogen....... Das Exsudat hat sich weniger in die Breite ausgedehnt und dadurch das Cavum mediastini nicht in querer Richtung vergrößert. Es lagert somit unmittelbar auf den großen Gefäßstämmen und zieht sich überall zwischen dieselben hinein, wodurch sie untereinander unmittelbar mit der Brustwand und dem parietalen Blatt der Pleura ganz innig verwachsen sind. Es gelingt kaum, die einzelnen großen Gefäßstämme herauszuschälen, der Bogen der Aorta hat nicht die normale Wölbung mehr, sondern ist an mehreren Stellen deprimiert oder geknickt, dabei ist das Rohr nicht mehr rund, sondern von beiden Seiten oval gedrückt und überhaupt enger als gewöhnlich. Diese Knickung und seitliche Kompression kommt dadurch zustande, daß einzelne Leisten und Platten des Stammexsudates über den Bogen der Aorta hinwegziehen und ihn nach unten gegen die Pulmonalis und zur Seite ziehen. Gerade auf der Höhe des Bogens, wo die drei arteriellen Gefäße entspringen, umgürten diese Exsudatzüge das arterielle Rohr und umstricken auch noch den Anfang seiner drei großen Zweige, weshalb auch diese krumm gedrückt, verengert und zum Teil um die Achse gedreht sind."

Noch weitere Verzerrungen und Verlagerungen durch die Fibrin-Bindegewebsmassen werden beschrieben, wir würden heute nicht mehr von fester Exsudatmasse sprechen.

Symptome. Je nach dem subakuten oder chronischen Verlauf haben wir mehr oder weniger Schmerzsymptome zu erwarten. Fieber und Druckerscheinungen sind ebenfalls geringer als bei der im folgenden zu schildernden akuten Erkrankung. Sie hängen z. B. von den Begleitkrankheiten, von Perikard und Pleura ab. Hier interessiert mehr der Folgezustand, streng genommen nicht die Mediastinitis selbst, sondern die dauernd gesetzte Veränderung im Mediastinum.

Es ist klar, daß, auch wenn der Prozeß zur Ruhe kommt, die mechanischen Momente, eigentlich nur die Folgen der Mediastinitis bestehen bleiben.

Die Synechie der Perikardblätter gehört in das Gebiet der Perikarditis; erst wenn die äußere Fläche des parietalen Perikardblattes mitergriffen wird, schreitet der Entzündungsprozeß in das Mediastinum selbst. Nun kann die Thoraxwand mit dem Perikard fest verwachsen, es zeigen sich dann die Zeichen der Synechie des Herzens mit der Brustwand, während die reine Konkretion des Perikards ja meist symptomlos verläuft. Nur mit Schlagworten sei an diese hier nicht zu behandelnden Symptome erinnert: systolisches Hineinziehen der Brustwand in der Gegend des Spitzenstoßes, diastolisches Vorschleudern mit Schleuderton (zweiter diastolischer Ton oft als lautester Ton der Herzaktion). Diastolischer Venenkollaps. Hoher Venendruck bei kleinem Herzen. Auch der Therapie dieser Zustände, der Kardiolyse nach Brauer sei hier nur Erwähnung getan.

Es ist klar, wie schon eingangs erwähnt, daß alle Druck-, richtiger in diesem Falle Zerrungssymptome an allen Organen des Mediastinum, namentlich den Gefäßen und Nerven vorkommen können und gelegentlich vorkommen, daß die Atmung, abgesehen von Tracheal- und Bronchialstenose, bisweilen erschwert ist durch feste sagittale Verbindungen zwischen Wirbelsäule und Sternum. Auch die Symptome bei der Röntgenuntersuchung ergeben sich wie von selbst. Neben Verlagerungen des Ganzen oder einzelner Teile sind alle gröberen Stränge gelegentlich sichtbar, gerade die freien Winkel der Perikardblätter können deutlich werden und die ganze Herzbewegung zeigt mehr gradlinigen Verlauf, namentlich bei tiefer Inspiration (s. hierüber unter Perikarditis), nur ein Symptom bedarf einer eingehenden Erwähnung: „der Pulsus paradoxus oder Pulsus inspiratione intermittens". Die erwähnte erste Beschreibung der chronischen Mediastinitis enthält als Beobachtung Griesingers zuerst das Symptom des Kleinerwerdens und Ausbleibens des Pulses bei tiefer Inspiration. Die besonders starke Verzerrung und „Verrenkung" der Aorta und ihrer abgehenden Gefäße, die dort beschrieben ist, gab wie von selbst die Erklärung; die Theorie wurde aufgestellt und von Kußmaul durch klassische Beobachtungen (publiziert im Jahre 1873) bestätigt, daß bei der Inspiration die Stränge direkt die Aorta und ihre Gefäße abschnüren und so das Verschwinden des Pulses erklärt. „Dieses Symptom ist stets Folge einer mediastinalen Affektion. Es kann auch ohne Perikarditis bei reiner Mediastinitis vorkommen." Riegel zeigte später, daß die rein mechanische Kompression der großen Gefäße nur eine Gruppe jener Krankheitsprozesse darstellt, die den paradoxen Puls hervorrufen. Bei ihnen findet gleichzeitig stets das inspiratorische Anschwellen der großen Venen statt. Die Kombination beider Symptome spricht für Mediastinitis, auch die basale Fixation des Herzens durch Obliteration des Herzbeutels und die hiermit gesetzte Bewegungsbehinderung des Herzens selbst bei tiefer Inspiration kommt neben den direkten Verwachsungen für das Kleinerwerden des Pulses in Betracht.

Zwei weitere Gruppen für den paradoxen Puls stellt Riegel noch auf: Erschwerung des Lufteintritts in die Lungen, damit Erhöhung des negativen inspiratorischen Druckes, d. h. Retention des Blutes in den Lungen: Bei Larynxstenose, Diphtherie kann das Auftreten des paradoxen Pulses geradezu als Indikation für die Tracheotomie Verwendung finden (Rauchfuß, zitiert nach Gerhardt).

Die zweite Gruppe nach Riegel stellt die Herzschwäche dar. Das geschwächte Herz soll den normalen intrathorazischen Druckschwankungen leichter nachgeben wie das normale.

Die jüngste Zeit hat die Frage vertieft. Gaisböck erkennt den vermehrten negativen intrathorazischen Druck mit der resultierenden Blutverschiebung in das Lungengefäßgebiet als ein veranlassendes Moment an, namentlich wenn die chronische Mediastinitis noch die zuführenden Venen verzieht und verengt. Er macht aber vor allem mit Recht Gefäßreflexe verantwortlich, Erregungen des Vasomotorenzentrums als Folge geänderter Blutströmung und Blutverteilung, die eine Vasokonstriktion der Peripherie bedingen. Bei erhöhter Erregbarkeit des Nervensystems kann rein psychogen der Pulsus paradoxus zustande kommen, namentlich bei gewissen vasomotorischen Neurosen.

Es gibt also eine Stufenleiter von der größtenteils mechanisch bedingten Intermission des Pulses (die ursprüngliche Auffassung) bis zur neurogen bedingten Intermission des Pulses. In Kombination mit dem inspiratorischen Anschwellen der Halsvenen und der übrigen klinischen Beobachtung (namentlich dem Röntgenverfahren) behält der paradoxe Puls Kußmauls wesentliche Bedeutung.

Eigene Beobachtung: 20jähriges Dienstmädchen wird mit schwerer Polyarthritis rheumatica und beginnender Endokarditis eingeliefert. Normaler, frequenter, von der Inspiration nicht ungewöhnlich beeinflußter Puls. Die Endokarditis verschlimmert sich, einige sicher perikardiale Geräusche treten auf, noch zeigt der Puls das gleiche Verhalten. Da tritt einige Tage später das klassische Verschwinden des Pulses bei tiefer Inspiration auf. Die diagnostische Folgerung, daß nun das Mediastinum beteiligt sei, bestätigt sich durch Verlauf und Obduktion. Der paradoxe Puls war das führende Symptom für die Diagnose Mediastinitis.

Der angeführte Fall, wie unendlich viele klinische Beobachtungen, berechtigt zur Warnung, den Wert des paradoxen Pulses für die Diagnose der Mediastinitis zu unterschätzen. So richtig die Gaisböcksche Auffassung uns erscheint und überhaupt die Feststellung, daß ein absoluter Wert dem Symptom nicht zukommt, so wertvoll bleibt der paradoxe Puls zur Beurteilung im Einzelfalle.

Welcher Art ist die chronische Mediastinitis? Am häufigsten tuberkulöser Natur, fortgeleitet von einer Pleuraffektion oder als Teilerscheinung einer Polyserositis, wohl fast ebenso häufig im Verlauf einer rheumatischen solchen Affektion oder einer Pankarditis, speziell der rheumatischen Perikarditis.

Die echte mediastinale Pleuritis ist den Franzosen schon lange bekannt (Dieulafoy). Savy stellte sie zusammenfassend dar, die deutsche Literatur beschränkte sich vorwiegend auf Röntgenfeststellungen. So hat besonders Aßmann die mediastinalen Pleuritiden, Ergüsse und Schwarten geschildert, gründlich ist Herrnheisers Darstellung der kosto-mediastinalen Pleuritis. Aus dem Komplex der Pleuritis mediastinalis grenzt er die Prozesse im vorderen und hinteren Sinus costo-mediastinalis ab, deren Feststellung vor allem auf die Röntgenuntersuchung angewiesen ist. Neben dem vorderen Mediastinum besteht die Verwechslungsmöglichkeit mit einem perikardialen Exsudat: parakardiale, parasternale Dämpfungsbezirke, Verschiebungen der Herzdämpfung können auf diese Erkrankungen hinweisen oder bei Prozessen neben dem hinteren Mediastinum paravertebrale Dämpfungen mit Kompressionserscheinungen der Lunge, auch der Mediastinalorgane. Auf eine Kompressionserscheinung der Unterlappen hat

Laufer hingewiesen in einem Fall, den er als Pleuritis costo-mediastinalis posterior bezeichnet. Brieger und Schröter haben 1925 das klinische Bild bekannter gemacht für Deutschland: Das „Syndrome mediastinal" von Dieulafoy (Presse méd. 1896) besteht in stridorartiger inspiratorischer Dyspnoe, Larynxödem, Heiserkeit durch Rekurrensdruck, Dysphagie (Ösophagusdruck), Herzangst. Es bezieht sich auf die Pleuritis mediastinalis posterior, während die rechtsseitige Mediastinitis anterior hochgradige Zyanose durch Kompression der Vena cava superior hervorrufen kann. Ein linksseitiges vorderes mediastinales Exsudat (ebenso ein Empyem) zeigt starke Schmerzen hinter dem Sternum und links davon, Angstgefühl und Druck, Verdrängung des Herzens nach rechts.

Solche akuten exsudativen Prozesse treten als Komplikation von Tuberkulose, Pneumonie, Gangrän auf.

Bei schleichender Pleuritis mediastinalis können sie fehlen, wir sind hier vorwiegend auf die oft nicht leichte Deutung der Röntgenbefunde angewiesen. Ferner hat Rehberg 1920 die mediastinale Pleuritis studiert, sie ist häufiger im vorderen als hinteren Mediastinum, kann trocken, serös und eitrig sein, ihr Ausgangspunkt nach Savy ist 1. die Lunge, 2. tracheobronchiale Lymphdrüsen (beim Kinde), 3. das Perikard, 4. Brustwanderkrankungen und solche der mediastinalen Organe selbst.

Van der Mandele weist besonders auf die Grenzräume der Pleura mediastinalis mit den Rippen und dem Zwerchfell hin, den „Sinus" als Sitz von Schwielen und Ergüssen. Entwickeln sich hier schrumpfende Prozesse, so beeinflussen sie das Mediastinum und seine Organe. Im Begriff der „Pleuritis mediastinalis", wie er hier skizziert wurde, sind Prozesse eingeschlossen, die zum Teil nicht primär im Mediastinum gelegen sind, sondern nur Teile eines Pleuraprozesses darstellen, wie etwa auch die Pleuritis diaphragmatica, sie liegen danach primär extramediastinal, da aber das Mediastinum im Grunde eigene Grenzen nicht besitzt, sondern diese nichts sind wie die parietale Pleura, sind die Übergänge zur echten oben geschilderten Mediastinitis per continuitatem gegeben.

II. Die akuten Entzündungen.

Weit häufiger als zu einem begrenzten Abszeß kommt es zu diffuser, phlegmonöser Zellgewebsentzündung. Ohne größere Eiteransammlungen breitet sich der Prozeß schnell über größere Strecken des Mediastinum aus, dabei weit häufiger das Mediastinum anticum befallend (unter 36 Fällen akuter Mediastinitis einer Zusammenstellung wurde dreißigmal das vordere Mediastinum befallen, zitiert nach Hoffmann). Der Bau des Médiastinum, sein weitmaschiges Gefüge, bringt es mit sich, daß wesentliche Schranken innerhalb des Mittelfellraumes dem Fortschreiten der Entzündung nicht gesetzt, daß die Resorptionsbedingungen der giftigen Stoffe ausgezeichnete sind und darum der Verlauf der Krankheit meist ein septisch-pyämischer ist.

Symptomatologie. Beginnen wir mit der Schilderung der am schnellsten verlaufenden Prozesse. Alle Übergänge zu langsamerem Verlauf sind gegeben, ja es ist wohl keine Frage, daß namentlich die von käsigen Prozessen der Nachbarschaft ausgehende akute Mediastinitis in einen chronischen und damit benigneren Verlauf übergehen kann.

Neben den allgemeinen Erscheinungen einer rasch um sich greifenden Eiterung in der Tiefe, d. h. einem schweren septisch-pyämischen Krankheitsbilde mit Schüttelfrost, Schweißausbrüchen und Verfall, finden wir an lokalen Symptomen den Schmerz meist wegen der Häufigkeit der Prozesse im vorderen Mediastinum hinter oder neben dem Sternum gelegen, nach beiden Seiten ausstrahlend, bisweilen als pulsierender Schmerz, ein Schmerz, der an die Anfälle echter Koronarsklerose erinnert, der vor allem aber bei Druck auf das Sternum oder dessen Umgebung gewaltig exazerbieren kann, seltener Ausstrahlung des Schmerzes zur Wirbelsäule, oder bei Prozessen im Mediastinum posticum vorwiegend Schmerz im Rücken mit Beteiligung der spinalen Wurzeln, ein Schmerz, der in die Schulterblätter ausstrahlt.

Als weiteres Symptom kommt ein zirkumskriptes Ödem der Haut in Betracht; ähnlich wie beim Empyema necessitatis der Pleura kommt an zirkumskripter Stelle ein Ödem der Haut zustande, das zum Entzündungsvorgang der Tiefe bestimmte Beziehung hat (in welcher Weise mag ebenso wie beim Hautödem des Empyems der Tiefe unerörtert bleiben).

Das wesentlichste Moment ist anscheinend nicht die Kompression in die Tiefe ziehender Venen, obwohl auch davon, ähnlich wie bei den Mediastinaltumoren, ein Ödem resultieren kann. So findet sich supraklavikulär, in den Fossae jugulares, aber auch auf dem Sternum usw. dieses die Entzündung der Tiefe verratende Ödem.

Endlich können alle Drucksymptome, die wir im früheren Abschnitt kennen gelernt haben, in die Erscheinung treten; nur wird dem diffusen Prozeß leichter der Nerv oder gar die Arterie ausweichen können. Selten werden Drucksymptome die Höhe erreichen wie beim soliden Tumor, ausgeschlossen aber ist keines der Drucksymptome auch bei der Phlegmone im Mediastinum. (Unter den Drucksymptomen sei auf die allgemeine Zyanose und den besonders ausgesprochenen Pulsus respiratorius als Vagussymptom, evtl. auch dauernde Tachykardie, endlich auf Zwerchfellslähmung noch besonders hingewiesen.)

In noch höherem Maße gilt das Kompressionsmoment von den Symptomen, die der Abszeß erzeugt. Hier bedingt ein einheitlicher Hohlraum auch sonst deutlichere physikalische Phänomene, sichere Dämpfungen sind hier die Regel, die perkutorische Begrenzung ist eine schärfere, die Röntgendurchleuchtung gibt ein präziseres Resultat. Die Abszesse sammeln sich mit Vorliebe neben der Wirbelsäule oder hinter dem Manubrium an, wo sie am Jugulum hervortreten können.

Verlauf. Im Verlauf der Erkrankung kann sowohl die diffuse als die zirkumskripte Eiterung zum Durchbruch führen, im günstigsten Falle zum Durchbruch nach außen durch einen Interkostalraum oder zum Jugulum und zu den Fossae supraclaviculares hin. Ein solcher sich vorbereitender Durchbruch wird dem Chirurgen am besten den Weg zum Eingriff weisen. Häufiger indes ist der Durchbruch weniger glücklich, Durchbruch in die Trachea ist schon von Erstickung gefolgt gewesen, ebenso kann in den Ösophagus, kann in Perikard und Pleura ein Durchbruch eintreten.

Neben dem Durchbruch kommt die Fortleitung des akuten Entzündungsprozesses in Betracht. Auch hier kommen Pleura und Perikard vor allem in Frage, sei es, daß eine trockene fibröse Perikarditis oder Pleuritis im Gefolge der Erscheinungen auftritt, oder daß, seltener, ein seröses, häufiger ein eitriges Exsudat in jenen beiden Räumen durch Fortleitung sich ausbreitet.

Ätiologie. Fragen wir wieder nach dem Ausgangspunkt des Prozesses, so ist damit gleichzeitig die Ätiologie besprochen, vor allem aber neben den direkten Symptomen das wichtigste diagnostische Moment gegeben. Die eitrige Mediastinitis soll möglichst nur so diagnostiziert werden, daß eine Vorstellung über ihren Ausgangspunkt existiert, kommt doch eine primäre Entzündung kaum in Frage, eine traumatische Entstehung ist zum mindesten selten, höchstens das direkte Trauma, Stichverletzung von vorn oder im Rücken kann eine akute Infektion im Mediastinum erzeugen.

Durch infektiöse Prozesse aus der Ferne, also metastatisch, kann die akute Mediastinitis zustande kommen bei jeder Septiko-Pyämie, auch beim Erysipel wie beim Typhus. Schon diese Vorkommnisse sind nicht gerade häufig. Raritäten geradezu sind die metastatische Phlegmone im Mediastinum bei Pneumonie und Variola. Seit 1918 bei den Grippe-Pneumonien ist sie jedoch öfter beobachtet.

Bei weitem in der Überzahl der Fälle handelt es sich um unmittelbar fortgeleitete Entzündungen aus der Nachbarschaft.

In erster Linie von oben her; wir sahen, daß das Mediastinum nach oben von den Halsorganen anatomisch nicht scharf abgegrenzt ist.

Vom Präviszeralraum, dem Bindegewebe vor Kehlkopf und Trachea, können Abszesse der Schilddrüse und Eiterungen, die von Kehlkopf oder Luftröhre ihren Ausgang nehmen, hinabwandern.

Auch entlang der Gefäßscheide von Karotis und Jugularis ist die Wanderung längs der Lymphbahnen möglich.

Am häufigsten aber ist es der Retroviszeralraum hinter Pharynx und Ösophagus, dort das bekannte lockere Bindegewebe, das diese Organe von der Wirbelsäule trennt, in dem leicht die Eiterung hinabeilt, so von den häufigen Retropharyngealabszessen, entstanden durch Vereiterung retropharyngealer Lymphdrüsen, auch von tuberkulösen Erkrankungen dieser Drüsen, von phlegmonösen Mandelprozessen aus, Eiterungen am Kehlkopf (Perichondritis arytaenoidea) usw.

Von anderen, auswärts vom Mediastinum gelegenen Organen kommen seitlich die Pleuren in Betracht — Durchbruch eines Empyems — und die Lungen — Durchbruch von Lungenabszeß, Lungengangrän, von Kavernen, die mit den Pleuren verwachsen waren.

Weiter von den Knochen, die zum Mediastinum benachbart liegen, können sich Eiterungen fortleiten, akute Knochenentzündungen, Osteomyelitis von Sternum und Rippen.

Endlich veranlassen die Organe, die im Mediastinum selber liegen, die akute Mediastinitis. In erster Linie Durchbrüche aus dem Ösophagus, Karzinome, perforierende Fremdkörper, namentlich verkehrte Sondierungen, Durchbrüche der Trachea, Durchbruch einer eitrigen Perikarditis, Vereiterung von Bronchialdrüsen.

Therapie. Die Therapie der akuten Prozesse im Mediastinum ist eine chirurgische. Die Entscheidung, wo einzugehen ist, ist leicht bei einer sich vorbereitenden Perforation nach außen, sonst noch am ersten durch Röntgenuntersuchung zu gewinnen, günstige Stellen neben der Wirbelsäule und am Jugulum, evtl. auch Entfernung des Manubrium, so wirkungsvoll therapeutisch die Abszeßeröffnung sein kann, den diffusen phlegmonösen Prozessen im Mediastinum steht der Chirurg meist ohnmächtig gegenüber.

Anhang. Außer den akuten Entzündungen kommt es zu Eiteransammlung im Mediastinum im Sinne **chronischer Senkungsabszesse,** die namentlich von einer Karies des Wirbelkörpers ausgehen: „Intrathorakaler Senkungsabszeß". Gelegentlich zeigen sie nicht die übliche Senkung, sondern ansteigend können sie sich ausbreiten, so daß der kranke tuberkulöse Wirbelkörper selbst am tiefsten Punkt der Eiteransammlung liegt; namentlich, wenn beim liegenden Kranken es zum kalten Abszeß kommt, kann diese Ausbreitungsart charakteristisch sein. Auch von tuberkulösen Knochenerkrankungen der Rippen

und des Sternums (Schlesinger) können einmal mehr zirkumskripte Abszesse
sich im Mediastinum entwickeln. Im klinischen Verlauf ist diesen Erkrankungen
gemeinsam der absolute Gegensatz zur akuten eitrigen Mediastinitis,
schleichender Verlauf, subfebrile, selbst fehlende Temperaturerhöhungen, neben
charakteristischen Perkussionsbefunden, namentlich am Rücken und dem
Nachweis eines Gibbus oder auch nur eines Druckschmerzes an einem Wirbeldorn, manchmal nichts anderes als Symptom wie lediglich ein charakteristischer Röntgenbefund.

III. Blut im Mediastinalraum.

Es ist selbstverständlich, daß durch in die Tiefe dringende traumatische Verletzungen,
Stich- und Schußwunden, Blutungen im Mediastinum zustande kommen können, aber
auch ohne Hautverletzung durch stumpfe Traumen mit Infraktionen z. B. des Sternum
kommt es zu selbst lebensbedrohenden Hämatomen im Mediastinum. Ebenso können
Verletzungen vom Ösophagus und der Trachea aus Blutungen im Mediastinum hervorrufen. Die häufigste Blutung ist wohl noch die Perforation eines Aneurysma der Aorta,
auch anderer im Mediastinum verlaufender Arterien, in das Mediastinum. Kleine Blutungen
können symptomlos, für den Patienten indifferent, größere unter gewaltigen Phänomenen
zum Tode führend verlaufen. Im ganzen ist wegen der Seltenheit der Prozesse diese Erkrankung für den Kliniker fast belanglos.

IV. Das mediastinale Emphysem.

Diagnostisch ist vor allem die Frage zu klären: befindet sich wirklich die
Luft im Mediastinalraum? Ein falsches Mediastinalemphysem spielt namentlich
seit der Pneumothorax-Therapie eine irreleitende Rolle.

Es sei zuerst hier besprochen das unechte, oberflächliche Emphysem, „Subfasziales Emphysem". Dringt bei der Pneumothoraxtherapie die Kanüle zwischen der intrathorakalen Faszie, welche die Interkostalmuskeln und Rippen von innen her überkleidet einerseits, und zwischen
Pleura costalis andererseits ein, so breitet sich meist unter Schmerzen Luft in
dieses lockere Gewebe der Fascia endothoracica aus. Es bleibt hinter den Rippen
gelegen, deshalb erscheint ein Hautemphysem erst oben am Jugulum, gerade
wie beim echten mediastinalen Emphysem, und kann sich von hier weiter unter
der Haut ausbreiten. Nicht nur bei einer Pneumothoraxtherapie, sondern
bei jeder auch zum gewöhnlichen Hautemphysem gelegentlich führenden Brustwandverletzung kann die Luft nicht nur ihren Weg quer durch Pleura costalis
und Fascia endothoracica hindurch nehmen, sondern auch zwischen Rippen
und Pleurasack wandern. Auf diesem Wege wird aber kaum je das Mediastinum
selbst erreichbar sein. Solche Emphyseme, bei der Pneumothoraxtherapie
schon wegen der begrenzten Luftmenge, sind meist absolut harmlos und bedürfen keiner Behandlung.

Das echte mediastinale Emphysem kann auch zuerst durch das Erscheinen von Hautemphysem in der Halsgegend bemerkt werden. Gleichzeitig tritt hochtympanitischer Schall der mediastinalen Gegend, z. B. auch
statt der Herzdämpfung auf, synchron mit der Herzaktion ist ein Knistern
bemerkbar, die Herztöne verschwinden fast, und allgemeine mediastinale Drucksymptome, namentlich Dyspnoe stellen sich ein. So kann der Zustand lebensbedrohend werden, wenn nicht der Chirurg der Luft freien Austritt verschafft
(Saugungsmethode am Jugulum!) oder die Luft zuführende Stelle verschließen
kann (s. hierüber chirurgische Abhandlungen). Diese schwerste Form des
mediastinalen Emphysems bleibt eine Seltenheit, die nur dann zustande kommt,

wenn mit jeder Atmung neue Luftmengen in den Mediastinalraum gepreßt werden, meist wird nach dem Eintritt geringerer Luftmengen die Eingangs-pforte verschlossen und so auch das mediastinale Emphysem in seinen Sym-ptomen unwesentlicher, in seinem Verlauf harmlos sich geben.

Die Einbruchspforten liegen im Verlauf der Luftwege. Selbst vom Larynx kann die Luft ins Mediastinum hinabgedrängt werden, ebenso von der Trachea aus (nicht selten bei Tracheotomiewunden) und den Bronchien, häufig Bronchialverletzung bei der Bronchoskopie durch weniger Geübte. Meist aber dringt die Luft vom Hilus selbst ein durch Zerreißungen von Lungengewebe oder von feinen Bronchien (Kavernen-Perforation, Lungenabszesse, erweichte maligne Tumoren der Lungen u. ä.). Gerade in diesen Fällen kann, ähnlich wie beim Ventilpneumothorax mit jedem Atemzuge neue Luft in die Inter-stitien gepreßt werden und vom Hilus aus in das Mediastinum gelangen.

Auch nach Ausführung des Pneumoperitoneums ist einmal das mediastinale Emphysem beobachtet worden, offenbar gelangte die Luft zwischen den Zwerch-fellschenkeln in den Mittelfellraum. Bei offenen Halsverletzungen kann es deszendierend dazu kommen, wenn ventilartig die Luft durch die Wunde an-gesaugt wird, so wurde es von Gold bei der Operation substernaler Kröpfe viermal beobachtet. Jehn beobachtete an der Klinik Sauerbruch ähnliches, hier war offenbar längs der Lymphscheiden der Bronchien, ohne Verletzung der seitlichen Mediastinalwände, die Luft eingedrungen. Oft mögen kleinste Luftröhrenverletzungen der Ausgangspunkt sein. Mit jeder Exspiration wird Atmungsluft in die Gewebsspalten des Jugulum ausgestoßen und von dort bei genügendem Gegendruck in das lockere Zellgewebe des Mediastinum ge-drängt, dann, wenn subkutane Zerreißungen vorliegen oder sich die Weichteile ventilartig hinter dem Hautdefekt zusammenschließen. Auch bei subkutaner Verletzung einer mit der Pleura parietalis verwachsenen Lungenspitze kann ein solcher Mechanismus sich ereignen. Namentlich bei chirurgischen Lungen-operationen, wenn intramediastinale Abschnitte der Trachea oder der Stamm-bronchien verletzt werden, auch nach Lungenlappenamputationen entsteht das Emphysem als Komplikation. Es erscheint dann aszendierend auch als Hautemphysem im Jugulum und der Kranke geht in kürzester Zeit an Media-stinaldruck etwa auch kombiniert mit einer mediastinalen Phlegmone zugrunde (Sauerbruch). Ähnliches ereignet sich bei Thoraxkontusionen. Auf mittel-barem Wege kann nach Jehn bei kleinen subpleuralen Rissen, die zunächst zu interstitiellem Lungenemphysem führen, die Luft durch die Lymphscheiden der Bronchien in den Mittelfellraum gelangen. Bei übertriebener Preßatmung, Erregungszuständen Geisteskranker, hat sich dies ereignet, auch beim Span-nungspneumothorax kann die Luft durch einen Riß der Mediastinalwand sekun-där in den Mittelfellraum eingepreßt werden. Bedrohlich ist dann der akut entstehende Mediastinaldruck (auch nach Ösophagusverletzung oder Kar-zinomen, Kehlkopffraktur, Jehn).

An Menge und Schnelligkeit des Eindringens der Luft sind die klinischen Erscheinungen geknüpft, ominöses Zeichen ist das Auftreten der „Preß-atmung", meist mit Luftansammlungen in der Kehlgrube, hochgradige Dyspnoe, tief zyanotisches Gesicht, pralle Füllung der Hautvenen, hochgradige Puls-verlangsamung. Nach motorischer Unruhe, Apathie, geht, wie beim doppel-seitigen Pneumothorax, der Kranke unter kleinem fliegendem Puls mit schnap-penden Atemzügen zugrunde. An physikalischen Zeichen kann die Abschwächung des Atemgeräusches, das Auftreten von Tympanie und am Herzen das „Mühlen-geräusch" charakteristisch sein. Auch wenn eine Röntgenuntersuchung un-möglich ist, steht die schwere mechanische Störung, die sich auch am Kreislauf äußert, deutlich ausgeprägt da. Dem schweren Zustand kann auch im Experiment noch völlige Erholung folgen, wir folgen hier der Darstellung von Jehn, wenn weiteres Einpressen von Luft unterbleibt. Es kommt zur Behinderung der Blutzufuhr zum Herzen, namentlich der rechte Vorhof, die großen Hohlvenen und die großen Lungenvenen sind im Mediastinum durch die Luft komprimiert, die Zwerchfelle nach unten gedrängt, zur Stauung des Zuflusses kommt die mechanische Herztamponade; so staut sich auch in den Lungen das Blut. Auch bei zirkumskripter Ansammlung nur im oberen Mediastinum ist die Drosselung der Lungenvenen, die Beengung des Thoraxraumes das Bedrohliche, auch sie veranlaßt schon die Preßatmung. Therapeutisch versucht man die Mediastinotomie am Halse, um der eingepreßten Luft einen Ausgang zu schaffen und schließlich kann selbst die Freilegung des Mediastinums ein letzter, wenn auch gefährlicher Ausweg werden. Für diesen Eingriff empfiehlt sich die Sauerbruchsche Unterdruckatmung.

Kommt es zum mediastinalen Gasbrand (z. B. im Kriege nach Schußverletzung) direkt oder verschleppt (Halsphlegmonen, Lungengangrän, Ösophagus usw.), so addieren sich die schweren toxischen Schädigungen hinzu (s. o.).

Der **mediastinale Pneumothorax** gehört streng genommen ebensowenig wie oft die Pleuritis mediastinalis zu den Mediastinalerkrankungen sensu strictiori, denn die Luftansammlung findet nicht wie beim mediastinalen Emphysem innerhalb des Mittelfellraumes statt, sondern zwischen Pleura mediastinalis (parietalis) und pulmonalis. Es handelt sich also um ein Teilkapitel der Lehre vom Pneumothorax. Nachdem ich selbst zuerst einen Fall publiziert habe, dessen Röntgenbild mir aber nicht mehr eindeutig scheint (es ist deshalb in dieser Auflage fortgelassen), liegen eine Reihe von einwandfreien Feststellungen vor, so von Aßmann, Fleischner (7 Fälle) und anderen Autoren. Zur Ätiologie und Pathogenese sei auf den Pneumothorax überhaupt verwiesen. Dieser abgesackte Pneumothorax entsteht spontan vorwiegend bei käsigen Erweichungsprozessen der Phthise, auch einmal bei Ruptur von „Spitzennarbenblasen" (Fischer-Wasels), er kann auch als Rest eines therapeutischen Pneumothorax sich erhalten.

Im Röntgenbild besteht ein helles Band neben dem Mittelschatten, scharf begrenzt, zu differenzieren von emphysematöser Lunge (dort am Lungenrande besonders oft ausgesprochenes Emphysem). Die apikale und subapikale Lage ist die häufigere (Verwechslung mit der verlagerten Trachea, auch mit einer Kaverne). Die schmale Fortsetzung längs des Gefäßschattens neben dem Wirbelsäulenschatten ist charakteristisch, der Wechsel in Größe und Ausdehnung ist typisch (Evans). Da es sich um kleine Luftansammlungen handelt, fehlt Anamnese und charakteristischer Befund wie beim großen Spontanpneumothorax. Auch entsprechend der Häufigkeit der externen Pleuritis mediastinalis nach Haudek und Grödel ist ein abgesackter mediastinaler Pneumothorax wohl nicht als gar zu selten zu erwarten.

Literatur.

Aschoff: Lehrb. d. spez. Anatomie. — Aßmann: Die klinische Röntgendiagnostik der inneren Krankheiten. Leipzig: Vogel 1924. — Derselbe: Kongreßverhandlungen 1927. Aßmann mit Dietlen: Kongreßverhandlungen 1927.

Barjon: Etude clinique et radiol. du cancer mediastino-pleuro-pulmonaire. J. de Radiol. **5** (1921). — v. Bergmann, E. und Bruns: Erkrankungen des Mediastinums. Handb. d. prakt. Chirurgie. 2. — G. v. Bergmann: Die Erkrankungen des Mediastinums im Mohr-Staehelin, Handb. d. inn. Med. 2. Berlin: Julius Springer 1914. — Brieger und Schröter: Beitr. z. Klinik d. Tuberkulose **61** (1925).

Charcot, Bouchard, Brissaud: Les maladies du mediastin. Traité de med. 4. Dieulafoy: Presse méd. **1896.**

Finckh: Bruns' Beitr. **59.** — Fischer-Wasels: Klin. Wschr. **1922,** Nr 29. — Fleischner: Beitr. Klin. Tbk. **55** (1923).

Gold: Arch. klin. Chir. **1925, 138.**

Herrnheiser: Med. Klin. **1924,** Nr 25. — Holzknecht: Die Röntgendiagnostik der Brustorgane. — Hoffmann: Erkrankungen des Mediastinums.

Jehn und Nissen: Dtsch. Z. Chir. **206** H. 4/5 (1927).

Kästle: Münch. med. Wschr. **1909**, Nr 38. — Kienböck: Med. Klin. **1908**, Nr 14. — Derselbe: Zur Differentialdiagnose der Aneurysmen und Mediastinaltumoren. 8. Röntgenkongreß 1912. — Kott: Dtsch. med. Wschr. **1922**, Nr 31.

Laufer: Klin. Wschr. **1924**, Nr 47. — Lorey: Mediastinitis acuta. 8. Röntgenkongreß 1912.

Naegeli: Blutkrankheiten und Blutdiagnostik. 2. Aufl. Leipzig: Veit u. Comp. 1923. — Nothnagel: Spez. Path. u. Ther. **13**. — Derselbe: Realenzyklopädie d. ges. Heilk. **29** (1897). — Derselbe: Mediastinalgeschwülste, Realenzyklopädie d. ges. Heilk. **9**, 4. Aufl. (1910). Mediastinum.

Rehberg: Med. Klin. **1920**, 1033. — Rieder: Röntgenuntersuchung des Mediastinums (in Rieder-Rosenthal, Lehrb. d. Röntgendiagnostik). **1**. Leipzig 1913.

Samajo: Kongreßz. 1921. — Sauerbruch: Chirurgie der Brustorgane. 2. Aufl. Berlin: Julius Springer 1920 und 1926. — Savy: Progrès méd. **1910**, 371.

Allgemeine und spezielle Zwerchfellpathologie.

Von

H. Eppinger-Freiburg i. Br.

Mit 38 Abbildungen.

Spezifische Erkrankungen des Zwerchfells gehören zu den großen Seltenheiten, doch sind pathologische Zustände, bei welchen das Zwerchfell eine wichtige Rolle spielt, relativ häufig. In diesem Sinne erscheint hier die allgemeine Pathologie mehr in den Vordergrund gerückt als die Lehre der speziellen Zwerchfellerkrankungen, von denen an dieser Stelle nur die Hernien, die Lähmungen und die krampfhaften Zustände des Diaphragmas Berücksichtigung finden werden. Ebensogut könnten in diesem Rahmen auch der subphrenische Abszeß und die Pleuritis diaphragmatica zur Sprache kommen; diese Krankheitszustände haben aber bereits an anderer Stelle Aufnahme gefunden.

I. Anatomie.

Das Zwerchfell ist ein platter Muskel, welchem zunächst die Aufgabe zufällt, im Bereiche der unteren Thoraxapertur die Brust vom Bauchraume zu trennen. Die Form des Diaphragmas ist weniger von der Konfiguration des Brustkorbes abhängig als von den Druckverhältnissen, welche in den beiden großen Leibeshöhlen herrschen; dementsprechend bildet das Zwerchfell unter normalen Bedingungen ein Gewölbe mit einer gegen den Brustraum gerichteten Konvexität, dessen Scheitelpunkt sich aber nicht im Zentrum des Diaphragmas befindet, sondern etwas weiter nach vorne und mehr nach rechts zu liegen kommt; außerdem ist die Wölbung derart beschaffen, daß die beiden seitlichen Teile des Zwerchfells je eine kuppelförmige Erhebung bilden, welche durch eine mediane Einsenkung voneinander getrennt sind. Von dem Plateau der Zwerchfellkuppen fallen die lateralen Partien nicht an allen Stellen in gleicher Steilheit ab; nach vorn ist die Neigung am geringsten, dorsalwärts am größten, links stärker als rechts. Das aus der Leiche herauspräparierte Zwerchfell bietet sich als ein flaches Organ dar, welches aus einem peripheren, radiär angeordneten Muskelanteile und einem zentralen, platten Sehnenabschnitte (Centrum tendineum) besteht. Je nach der Insertionsstelle spricht man von einem „sternalen", „kostalen", „lumbalen" und „vertebralen" Teile der Zwerchfellmuskulatur. Zwischen den einzelnen Abschnitten der Zwerchfellmuskulatur befinden sich Lücken, durch welche — besonders bei fettleibigen Individuen — das mediastinale und das subperitoneale Bindegewebe miteinander in Fühlung tritt. Entlang diesen Lücken können eventuell entzündliche Veränderungen aus einem Cavum gegen das andere vorrücken. Infolge des Umstandes, daß der Rand des letzten kostalen Muskelbündels, welches in das lumbale Bündel übergeht, in die Fascia transversa eingepflanzt ist, können sich etwaige Flüssigkeitsansammlungen (Eiter im Retromediastinum) nicht hinter dem rückwärtigen parietalen Peritoneum, sondern hinter der äußeren Partie des vertebralen Zwerchfellanteiles, somit hinter der Fascia iliaca, längs der Oberfläche des M. ileopsoas bis herab in die Fossa iliaca senken. Der lumbale Teil des Zwerchfells ist recht kompliziert gebaut: seine Schenkel — man unterscheidet äußere, mittlere und innere Crura — gehen vor ihrem Einschmelzen in das Centrum tendineum wechselseitige Beziehungen ein, wodurch es zur Bildung der Durchtrittsstellen für den Ösophagus, für Venen und Nerven und für die Aorta kommt (Abb. 1).

Die Pars tendinea des Zwerchfells ist eine echte Sehne; da die Muskelbündel des peripheren Diaphragmateiles von ihren ringsum gelegenen Inser-

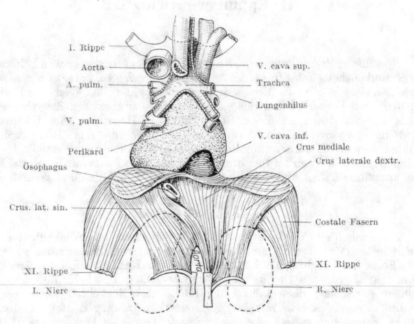

Abb. 1. Anatomie des Zwerchfelles (von rückwärts präpariert).

tionen gegen das Zentrum verlaufen und sich in einen sehnigen Anteil fortsetzen, durchkreuzen sich auch die Sehnenfasern, woraus sich die Vielschichtigkeit des Centrum tendineum erklärt. Im Bereiche der Pars tendinea des Zwerchfells liegt die Durchtrittsstelle der Vena cava inferior; die Sehnenfasern, welche parallel den Seiten der annähernd viereckigen Durchtrittsöffnung dieses Blutgefäßes verlaufen, mischen sich zum Teile mit Fasern, die in der Wand der Cava inferior liegen. Die Durchtrittsstelllen des Grenzstranges, der Vagi und des Ductus thoracicus bieten wenig Charakteristisches.

Die wichtigsten Nerven des Zwerchfells sind die N. phrenici, von denen der linke in der Nähe der Herzspitze, der rechte gemeinsam mit der Cava inferior in das Diaphragma eindringt; bereits in der Höhe des unteren Halsganglions mengen sich sympathische Nervenfasern hinzu; außerdem bekommt der N. phrenicus noch Fasern von den letzten Nn. intercostales. Einzelne Züge des Phrenicus durchsetzen das Zwerchfell, ziehen zum serösen Überzug der Leber und lassen sich bis in den Plexus solaris verfolgen; bezüglich des Nebenphrenicus verweisen wir auf S. 725.

Lymphbahnen bilden unter der obersten Schichte der serösen Haut dichte polygonale und quadratische Maschenräume, besonders im Bereiche des Centrum tendineum; sie sind die Anfänge der eigentlichen Lymphbahnen; auch stehen diese Maschenräume durch die „Stomata" zwischen den Endothelien der serösen Decken des Zwerchfells einerseits mit dem peritonealen Raume, andererseits mit der Brusthöhle in Kommunikation. Die aus dem Zwerchfell austretenden Lymphbahnen münden teils direkt in den Ductus thoracicus, teils indirekt auf dem Umwege des Mediastinums.

In wirklich innige Berührung mit dem Zwerchfell tritt nur die Leber; zahlreiche Lymphbahnen der Leber durchsetzen das Zwerchfell; mit diesem anatomischen Befunde steht auch die Beobachtung in Einklang, daß entzündliche Prozesse eher die Neigung haben, sich durch das Zwerchfell hindurch als entlang seiner Fläche auszubreiten.

Beide Zwerchfellflächen werden von Serosen überzogen; damit hängt auch die Beziehung der einzelnen Organe zum Diaphragma zusammen; aus klinisch praktischen Gründen sei auf die Abb. 2 Bezug genommen, die die Topographie der einzelnen Organe im Bereiche der linken Diaphragmakuppe charakterisiert.

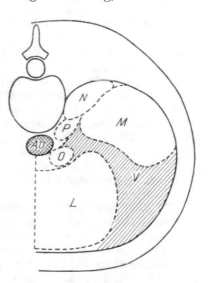

Abb. 2.

Organe, die die l. Diaphragmakuppe von unten berühren. (Nach Corning.)

Ao Aorta, N Niere, P Nebenniere, O Oesophagus, V Ventricul. L Leber, M Milz.

Für das Verständnis der Physiologie des Zwerchfells erscheint von Wichtigkeit der Hinweis auf die Rolle, welche das Diaphragma in jener Periode der Entwicklungsgeschichte spielt, in welcher die Lunge noch in der Bauchhöhle gelegen ist; bei solchen Tieren zeigt es sich, daß dem Zwerchfell fast ausschließlich die Aufgabe zukommt, die Bauchhöhle zu verkleinern und solchermaßen das Blut aus der Bauchhöhle herzwärts zu treiben; diese Aufgabe gewinnt noch dadurch an Sinnfälligkeit, daß gerade bei diesen Tieren Zwerchfell und vordere Bauchwand eins sind; es wird hier also mit jeder Kontraktion des Zwerchfells die Lunge leergedrückt, sicherlich eine Tatsache, an welcher auch bei der Betrachtung der Physiologie des menschlichen Zwerchfells nicht vorübergegangen werden kann.

II. Physiologie.

A. Eine überaus wichtige Funktion des Diaphragmas besteht darin, als Scheidewand zwischen Brustraum und Abdomen zu dienen; die Bedeutung dieser Funktion tritt in besonderer Deutlichkeit bei jenen Zuständen hervor, wo durch eine Verletzung des Diaphragmas plötzlich die normalerweise bestehende Abgesondertheit und Selbständigkeit der beiden großen Leibeshöhlen gestört wird.

B. Als Atmungsmuskel zu wirken ist eine noch bedeutungsvollere Aufgabe des Diaphragmas. Die Lüftung der Lunge erfolgt durch die Erweiterung des Thoraxinnern; diese wird von den oberen Thoraxmuskeln, von den Muskeln der Interkostalräume und vom Zwerchfell besorgt; im allgemeinen hat der Thorax, bzw. seine Muskeln den prozentuell größeren Anteil an dieser Funktion, als das Diaphragma; doch gibt es hier sicherlich große individuelle Verschiedenheiten. Die Rolle, welche dabei dem Zwerchfell zukommt, erhellt aus dem Wirkungsmechanismus desselben; das erschlaffte Zwerchfell, welches die Form einer halbkugeligen Muskelschale hat, wird durch den im Thorax herrschenden „negativen Druck" hochgezogen und dadurch gespannt. Kontrahiert sich das Zwerchfell, so bewegen sich die Zwerchfellkuppen allmählich abwärts; erreicht diese Abflachung hohe Grade, dann nimmt das Diaphragma schließlich die Gestalt einer flach ausgebreiteten Scheibe an. Der Abflachung des Zwerchfellgewölbes und dem dadurch bedingten Abwärtsrücken des Zwerchfells wird in der Norm insofern gewisse Grenzen gesetzt, als das Centrum tendineum mit dem Herzen, also auch indirekt mit dem Mediastinum, in engem Zusammenhange steht und letztere infolge der Fixierung der großen Gefäße an die obere Thoraxapertur der Abwärtsbewegung nur einen beschränkten Spielraum gewähren. Unter normalen Verhältnissen stellt sich bezüglich der Lage und der Ausbuchtung des Zwerchfells ein Gleichgewichtszustand her, welcher aus dem Wirken verschiedener Kräfte resultiert: in der Richtung nach aufwärts macht sich der intraabdominelle Druck geltend, sowie die Zugkraft, welche sich mit dem Schlagworte des „negativen Thoraxdruckes" zusammenfassen läßt; diesen beiden gleichsinnig gerichteten Kräften wirkt die Spannung entgegen, welche von der Muskulatur des Zwerchfells selbst ausgeübt wird, wobei nicht nur die aktive Kraft der Muskelfasern, sondern vor allem auch der Tonus der Zwerchfellmuskulatur in Betracht kommt. Nach den neuesten Untersuchungen von Kure steht auch der Muskeltonus des Zwerchfells unter der Herrschaft des Sympathikus.

Bei jeder Kontraktion des Zwerchfells wird durch das Wechselspiel der den Gleichgewichtszustand des Zwerchfells bedingenden Kräfte eine Verschiebung desselben herbeigeführt, da infolge des Herabrückens des Diaphragmas der sog. negative Druck im Thoraxinnern gesteigert wird, was ein Einströmen von Außenluft in den Bronchialbaum der Lunge und somit eine Vergrößerung der Lunge zur Folge hat. Die Bedeutung des Zwerchfellmuskels für das Atemgeschäft des Organismus ist ursprünglich überschätzt worden; einseitige Zwerchfellähmung führt nicht zu Dyspnoe; noch viel auffälliger ist die Beobachtung von Sauerbruch, der selbst nach beiderseitiger Phrenicotomie keinerlei Störungen für den Kranken erkennen konnte; ähnliches berichtet Kroh; das Respirationsgeschäft wird eben vom Diaphragma nicht allein besorgt, sondern von der Gesamtheit der Atemmuskeln; offenbar kann der Mensch, soweit die anderen Respirationsmuskeln intakt sind, ohne Zwerchfelltätigkeit leben.

Der sehnige Anteil des Zwerchfells (Centrum tendineum) ist infolge seiner zentralen Lage geeignet, den Bewegungsmodus des Zwerchfells zu charakterisieren. In relaxiertem Zustande zeigt das Diaphragma weniger eine Schalenform, als vielmehr die Form eines abgestumpften Kegels: die Mantelfläche wird von den Muskelfasern gebildet, während das Centrum tendineum die obere Schnittfläche darstellt. Diesem anatomischen Aufbau ist es zuzuschreiben, daß das Zwerchfell sich in seiner Funktion ähnlich einem Pumpenstempel verhält, welcher effektiv viel besser zu fördern imstande ist, als eine Kugelschale, wenn sie sich abflacht. Die eigentümliche Anordnung des Centrum tendineum bedingt es, daß die Muskelfasern sehr steil — beinahe vertikal — emporsteigen und sich fast unter einem rechten Winkel in ihre Sehnen fortsetzen. Durch den negativen Zug im Thoraxinnern werden die muskulösen Partien gekrümmt und nähern sich dadurch der Pleura costalis. Kontrahiert sich das Diaphragma, so strecken sich vor allem die Muskelfasern, welche im Ruhezustande gekrümmt sind, so daß der Sinus phrenico-costalis, welcher während

der Exspiration nur einen schmalen keilförmigen Raum bildet, breit und stumpf-
randig wird. Die frühere Annahme, daß das Zentrum tendineum bei der Inspiration kaum eine Mitbewegung aufweise, ist durch die Röntgenbeobachtung
dahin richtig gestellt worden, daß eine fast völlige Horizontalstellung des Zwerchfells gar keine so besondere Seltenheit zu sein scheint. Solcherweise kann es
während der Inspiration sogar zu einer Verengerung der unteren Thoraxappertur
kommen. Daß nicht schon unter physiologischen Bedingungen bei jedem Atemzuge eine Einengung der unteren Zirkumferenz der Brust erfolgt, ist auf das
Konto der Steigerung des intraabdominellen Druckes zu setzen. Die diesbezüglichen Versuchsanordnungen von Duchene gelten auch heute noch als
vollkommen zu Recht bestehend.

Neben den aktiven Bewegungen des Zwerchfells, welche ausschließlich auf
Eigenzusammenziehungen desselben zurückzuführen sind, müssen auch jene
berücksichtigt werden, welche durch Aktionen der Rippen bedingt sind. Je
stärker der thorakale Atemtypus ausgeprägt ist, desto mehr verschaffen sich
diese passiven Bewegungen Geltung. Bei jeder vertieften gemischten (thoraco-
abdominalen) Atmung ist die Kombination von aktiver und passiver Zwerchfellbewegung zu erkennen. Vor dem Röntgenschirme sind die passiven Zwerchfellbewegungen an dem Höhertreten der Pars sternalis diaphragmatis sichtbar. Im Alter, wo das Zwerchfell den wesentlichsten Inspirationsmuskel darstellt, ist wohl sicherlich die zunehmende Starre der Rippenknorpel dafür
verantwortlich zu machen, daß das Diaphragma die dominierende Rolle dabei
zu übernehmen hat.

Ein Ineinandergreifen aktiver und passiver Zwerchfellbewegungen ist
auch bei ein- und demselben Individuum bemerkbar, je nachdem es seichter
oder vertiefter atmet; man darf durchaus nicht glauben, daß die vertiefte
Atmung nichts anderes sei, als eine stärker ausgeprägte Form der ruhigen
Atmung; dies ist manchmal sehr deutlich vor dem Röntgenschirme aus dem
Verhalten der Zwerchfellkuppen zu ersehen: die bekannte Tatsache, daß die
Zwerchfellkuppen bei tiefer Inspiration eher höher stehen als in der exspiratorischen Atemphase, ist dabei auf eine stärkere Beteiligung der Thoraxmuskulatur zurückzuführen; es überwiegt eben die passive Zwerchfellsbewegung
über die aktive.

Von eventuellen Änderungen des Zwerchfellstandes bei Lagewechsel kann
man sich röntgenologisch leicht überzeugen. Im Liegen sind die Zwerchfellkuppen höher als im Stehen; am tiefsten stellt sich das Zwerchfell im Sitzen
ein. Bezüglich der Beweglichkeit des Zwerchfells läßt sich sagen, daß die Exkursionen des Diaphragmas sich desto ergiebiger gestalten, je höher es während
der Exspiration zu stehen kommt. Bei Einnehmen der Seitenlage sind die
Zwerchfellbewegungen eigentümlich; im allgemeinen gilt, daß die nach unten
liegende Zwerchfellhälfte bei der Exspiration stärker kranialwärts gehoben
erscheint, als die obere Hälfte und daß dementsprechend auch die untere Partie
die größeren Exkursionen zeigt, als die obere; die der Unterlage abgekehrte
Zwerchfellpartie beteiligt sich zumeist gar nicht an der Atmung. Dieses Verhalten wird bei der Beurteilung der respiratorischen Verschieblichkeit nicht
immer genügend berücksichtigt (s. Abb. 19).

C. Die Bedeutung des Zwerchfells als Förderer der Zirkulation wird ebenfalls nicht immer in entsprechender Weise gewürdigt. Das gegenseitige Verhältnis
zwischen Zwerchfell und Vena cava inferior, resp. Pfortadermündung ist zuerst
von Hasse geklärt worden; als wichtigstes Ergebnis seiner Untersuchungen
ist zu vermerken, daß die Lebervenen nicht, wie in manchen anatomischen
Atlanten abgebildet, innerhalb der Hohlvenenfurche der Leber in die Cava inferior
einmünden, sondern erst im Bereiche des auf die untere Hohlvene nach oben

umbiegenden Teiles des Perikards, also hyperphrenisch (Abb. 3); hier bildet die Cava inferior eine Art Bulbus, in welchen die Lebervenen einmünden. Auf Hasses Untersuchungen ist auch die außerordentlich wichtige Erkenntnis zurückzuführen, daß die Porta hepatis retroperitoneal hinter dem Pankreas zu liegen kommt. Für unsere folgenden Auseinandersetzungen wollen wir uns einer schematischen Darstellung bedienen; bei der Inspiration bewegt sich das Zwerchfell abdominalwärts, es kommt zu einer Drucksteigerung innerhalb der Bauchhöhle; dies zeigt sich in einer Vorwölbung der vorderen Bauchwand. Genau so wie sich beim Abwärtstreten des Zwerchfells die intraabdominelle Druckzunahme nach vorne zu bemerkbar macht, kommt sie auch nach unten, nach rückwärts und nach oben zur Geltung. Bei älteren Frauen mit relaxiertem Beckenboden ist z. B. die Druckzunahme in der Richtung nach unten an einer Vorwölbung der Vagina feststellbar. Die Druckzunahme in der Richtung nach

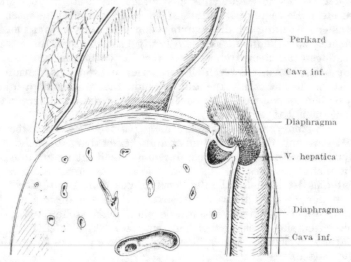

Abb. 3. Einmündungsgebiet der Lebervenen in die V. cava inf. im Bereiche des Diaphragmas. (Nach Hasse.)

rückwärts muß sich auch an der Cava inferior bemerkbar machen; der Blutstrom in der Cava inferior wird bei jeder ergiebigen abdominalen Atmung inspiratorisch gehemmt sein müssen, was sich auch tatsächlich plethysmographisch an einer Zunahme des Fußvolumens bei jeder Inspiration, gegensätzlich zu einer Abnahme des Armvolumens, sinnfällig veranschaulichen läßt. Berücksichtigt man, daß sich die inspiratorische Druckzunahme im Abdomen auch in der Richtung nach oben zu geltend machen muß, so folgert daraus, daß die Leber bei der Inspiration sowohl von oben (infolge des Tiefertretens des Zwerchfells) als auch von unten (infolge der intraabdominellen Drucksteigerung) gepreßt wird; da nun innerhalb der Leber nur das Blut einem Drucke auszuweichen vermag, so wird es aus der Leber strömen, und zwar natürlich in einer Richtung, in welcher diesem Ausströmen der geringste Widerstand entgegengesetzt wird, das ist: gegen das Herz zu; von seiten der Pfortader, auf welcher gemäß der retroperitonealen Lage derselben ein gleich großer Druck lastet wie auf der Cava inferior, wird dem Blutabflusse ein beträchtlicher Widerstand entgegengesetzt, was herzwärts nicht der Fall ist; denn die von Hasse aufgedeckten Lageverhältnisse der Lebervenen zur Cava inferior lassen es erklärlich erscheinen, warum trotz Abwärtstreten des Zwerchfells dem Blutabflusse aus der Leber in die Richtung gegen das Herz kein Hindernis entgegengestellt wird; im Gegenteile, man gewinnt sogar den Eindruck, als ob gerade infolge der Kontraktion des Zwerchfells das in der Leber aufgespeicherte Blut herzwärts ausgepreßt würde. Die Wechselbeziehungen zwischen Leber und Zwerchfell hat man mancherseits in das Gleichnis gebracht, daß eine Hand (das Zwerchfell) gewissermaßen einen mit Flüssigkeit durchtränkten Schwamm (die Leber) umspannt; gleichwie nun die sich schließende Hand die Flüssigkeit aus dem Schwamme zwischen den Fingern ausrinnen läßt, preßt das sich kontra-hierende Zwerchfell das Blut aus der Leber heraus, und zwar kranialwärts. Betrachtet man von diesem Gesichtspunkte aus die Einflußnahme des Zwerch-fells auf die Leberzirkulation, so wird man verstehen, wie zweckmäßig die Ein-richtung erscheint, daß während der Inspiration infolge der Drucksteigerung innerhalb des Abdomens der Fluß des Blutes im Bereiche der eigentlichen Cava inferior gehemmt ist; die Menge des Pfortaderblutes dürfte wohl nicht wesentlich geringer sein als die Blutmenge, welche aus den Beinen kommt; die beiden Blutströme müßten sich — so sollte man meinen — dort, wo die Lebervenen in die Cava inferior münden, gegenseitig hinderlich gegenüber-stehen; das Zwerchfell scheint nun hier der Regulator zu sein, welcher eine gegenseitige Beeinträchtigung dieser beiden Blutströme hintanhält; demnach hat es den Anschein, daß während der Inspiration das Pfortaderblut, während der Exspiration aber das aus den Beinen zufließende Blut ungestört herzwärts zuströmen kann. Das hier geschilderte Verhalten gilt in erster Linie für die vorwiegend abdominale Atmung. Wie gestalten sich aber diese Verhältnisse der Blutströmung bei rein kostaler Atmung? Auf Grund theoretischer Erwägung sollte man nach dem eben Vorgebrachten erwarten, daß entweder der Blut-strom innerhalb der Pfortader und der Cava inferior ein kontinuierlicher sei, oder aber, daß es zu ungünstigeren Abflußbedingungen — wenigstens im Bereiche der Leber — kommen müsse. Letzteres scheint wohl kaum allgemein der Fall zu sein, da das Vorhandensein einer „großen" Leber bei Individuen mit rein kostaler Atmung immerhin zu den Seltenheiten gehört; Hasse meint, daß es auch bei rein kostaler Atmung zu einer intraabdominellen Drucksteigerung kommt; dadurch wäre auch hier eine günstige Blutströmung gewährleistet. Vielleicht nimmt der Tonus der Zwerchfellmuskulatur dabei zu, denn eine geringe Abflachung des Zwerchfells ist auch bei intensivster kostaler Atmung zu be-merken; die hier fast immer zu beobachtende Einziehung der vorderen Bauch-decken deutet darauf hin, daß möglicherweise der intraabdominale Druck auf solche Art eine Steigerung erfährt.

Die Tatsache, daß ein neugeborenes Kind eine relativ große Leber hat, welche bald nach der Geburt an Volumen abnimmt, meint Hasse ähnlich deuten zu sollen, und zwar derart, daß die intrauterin fehlende Zwerchfell-bewegung dafür verantwortlich sei; nicht allein die Leberhyperämie der Neu-geborenen, auch das Auftreten des Ikterus neonatorum führt der genannte Autor auf die gleiche Ursache zurück, indem seiner Auffassung nach die Schwel-lung der Leber, speziell des Lobus Spigeli einen so starken Druck auf die Gallenwege ausübe, daß der Abfluß der Galle behindert werde.

Die Bedeutung des Zwerchfells für die Zirkulation ist zwar von Hitzen-berger nicht bezweifelt worden, aber immerhin ist von ihm auf einige Tat-sachen verwiesen worden, die geeignet wären, die Beweiskraft der Untersuchungen von Hasse in ein anderes Licht zu stellen; sowohl Hitzenberger, als auch vor ihm schon Elias, haben sich von der hyperphrenischen Lagerung der V. hepatica nicht in jedem Falle überzeugen können; einmal fand sich die Mündung der Lebervene sogar unter dem Niveau des Diaphragmas. Im Sinne von Hasse möchte ich doch zu denken geben, ob hier nicht die Art der Leichenfixierung von Entscheidung ist; bekanntlich kann die Leiche nur in exspiratorischer Stellung fixiert werden, und ob nicht während der Inspiration die Topographie an dieser Stelle eine ganz andere ist, wäre noch zu untersuchen.

Auch die Experimentalforschung hat sich für die Einflußnahme der Funktion des Diaphragmas auf das Schlagvolumen des Herzens interessiert. Zeichnet man mittels der plethysmographischen Methode von Rothberger das Schlagvolumen, so kann man deutlich feststellen, daß konform mit jeder Zwerchfellreizung das ausgetriebene Blutquantum zunimmt (s. Abb. 4). Die Annahme Hasses, daß das Zwerchfell ein wichtiger Förderer der Blutzirkulation darstellt, ist wohl als eine erwiesene Tatsache zu werten.

Die Bedeutung des Zwerchfells für die Zirkulation wird besonders auffällig, wenn man die Funktion des Diaphragmas entwicklungsgeschichtlich verfolgt: ursprünglich ist das Zwerchfell ein Muskel, der mit der Atmung gar nichts zu tun hat, sondern nur der Blutzirkulation dient; der Wandel des Zwerchfells von einem Zirkulations- zu einem Respirationsorgan wurde besonders klar auf Grund der Untersuchungen von Keith.

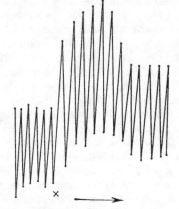

Abb. 4. Schlagvolumen des Herzens (plethysmographisch gemessen) vor und nach Phrenikusreizung.

D. Wirkung der Zwerchfellbewegung auf die Darmbewegung und Galle. Es ist wohl als sicher anzunehmen, daß die Druckschwankungen innerhalb des Abdomens, wie sie hauptsächlich vom Diaphragma bedingt werden, auf die Bewegungen des Darmes als auch der Galle von günstigem Einfluß sein müssen. Wenn auch dieses Gebiet der Physiologie resp. Pathologie noch wenig wissenschaftlich bearbeitet wurde, so ist an deren Bedeutung wohl kaum zu zweifeln, obwohl darauf praktisch wenig Wert gelegt wird.

Schließlich soll nicht unerwähnt bleiben, daß das Diaphrama sowohl bei der Defäkation als auch während der Geburt entsprechende Arbeit zu leisten hat.

E. Tonus und Innervation. Die Bewegungen des Zwerchfells, sowie der übrigen Atemmuskeln erfolgen automatisch. Offenbar geschieht dies von einem gemeinsamen Zentrum aus. Die Verbindung zwischen diesem Zentrum und dem Diaphragma stellt vor allem der N. phrenicus her. Abgesehen von den automatischen Bewegungen steht es in der Macht jedes Menschen, zu beliebiger Zeit eigene Atembewegungen zu interpolieren, sowie automatisch begonnene Zwerchfellsbewegungen zu inhibieren; auch diese Bewegungen dürften sich an die Bahnen des Phrenikus halten. Manches spricht dafür, daß der N. phrenicus auch sensible Fasern führt; Dittler zeigte, daß im Phrenikus bei der Inspiration zentrifugal elektrische Oszillationen laufen, welche aber während der Ausatmung nicht nachweisbar sind.

Durchschneidet man den N. phrenicus, so hören die automatischen Zwerchfellbewegungen auf, aber trotzdem behält das Zwerchfell auch nachher noch die längste Zeit seine Form bei; allmählich buchtet es sich dann gegen den Thorax zu aus. Kommt ein solcher Fall frühzeitig zur Sektion, so ist von Veränderungen in der Muskulatur, analog denen bei Durchtrennung eines peripheren Nerven, nicht viel zu bemerken. Jedenfalls gelingt es durch bloße Durchschneidung des N. phrenicus niemals, ein Krankheitsbild hervorzurufen, welches sich mit jenem vergleichen ließe, das die Kliniker „Relaxatio" nennen. Es ist das Verdienst von Kure und seiner Schule, auf die doppelte Innervation des Diaphragmas verwiesen zu haben. Es scheint, daß das Zwerchfell auch sympathische Fasern bekommt, denn erst nach Durchtrennung dieser Elemente geht das Zwerchfell in einen völlig relaxierten Zustand über. Dieser Befund ist für die ganze Muskelphysiologie von größter Bedeutung, weil sich selten in so eindeutiger Weise die Abhängigkeit des Tonus vom Sympathikus demonstrieren läßt. Als Arzt hat man unbedingt mit dem Tonusbegriff des Zwerchfells zu rechnen, und zwar nicht nur bei Störungen der Innervation. Als Maß des Tonus kann uns die Größe der Dislokation des Zwerchfell-schattens (z. B. nach Belastung eines großen, um das Abdomen gelegten, aufblasbaren Riva-Rocci-Binde) dienen; dabei zeigen sich große individuelle Unterschiede: bei älteren Menschen ist es im allgemeinen viel schwieriger, durch Kompression des Abdomens den Zwerchfellschatten nach aufwärts zu drängen.

III. Allgemeine Symptomatologie.

Erst seitdem das Röntgenverfahren eine allgemein geübte klinische Untersuchungsmethode geworden ist, nimmt die Zwerchfellpathologie einen größeren Raum für sich in Anspruch. Daß es aber auch mittels Perkussion und Adspektion allein gelang, die Erkrankungen des Zwerchfells weitgehend zu erkennen, beweist am besten eine Darstellung von Gerhardt aus dem Jahre 1860, in welcher bereits fast alle das Zwerchfell betreffende Fragen behandelt sind.

Selbstverständlich ist weder die Lage noch die Fixation des dünnen Zwerchfells perkutorisch zu erkennen möglich, sondern nur die Grenzen der hier aneinander stoßenden Organe sind solcherweise feststellbar. Die mittels der Perkussion ermittelte Grenze entspricht in den wenigsten Fällen der anatomischen Insertionsstelle des Diaphragmas im Thoraxgerüste, bestenfalls ist sie ein Maß für die Kantenstellung des Sinus phrenico-costalis, in den die Lungenränder eintauchen. Die Perkussionslinie, welche sich solcherweise aufzeichnen läßt, repräsentiert meist annähernd die Mittelstellung des Zwerchfells; leise, also oberflächliche Perkussion ist hierfür Vorbedingung. Atmet der Untersuchte nur in geringem Ausmaße, so sind die Exkursionen der Lunge und somit auch des Zwerchfells so gering, daß die Perkussionsergebnisse nur innerhalb jener Fehlergrenzen zu liegen kommen, welche der Perkussion überhaupt anhaften. Als Durchschnittsmaße für den Mittelstand des Zwerchfells gelten: in der Medio-Clavikularlinie die 6. Rippe, in der Axillarlinie die 8. bis 9. Rippe, in der Skapularwinkellinie die 10. Rippe und in der rückwärtigen Mittellinie der XI. Wirbeldorn. Die durch die angegebenen Punkte gezogene Linie entspricht fast einer Horizontalen. Auf der rechten Körperseite ist diese Linie natürlich viel leichter zu ermitteln als links, wo der Bauchschall viel schwerer von dem Lungenschall abgrenzbar ist. Die Zwerchfellkuppen sind nicht immer perkutorisch leicht feststellbar; jedenfalls divergieren nicht selten die perkutorisch ermittelten Befunde von den röntgenologischen Kontrollen. Im allgemeinen ist der höchste Stand der rechten Zwerchfellkuppe bei liegenden Patienten in der Höhe der 4. Rippe zu finden. Da auch bei größtmöglich tiefer Inspiration eines vollkommen gesunden Individuums es nicht erreicht werden kann, daß der phrenico-costale Winkel so gelüftet wird, als dies zur Feststellung der anatomischen Ansatzlinie des Zwerchfells nötig wäre, so begnügt man sich damit, die respiratorische Verschieblichkeit überhaupt zu prüfen; zumeist genügt es für den klinischen Gebrauch, den mittleren Zwerchfellstand allein festzustellen.

Oft ist die Stellung des Zwerchfells sehr gut durch die bloße Inspektion erschließbar; unter günstigen Beleuchtungsbedingungen ist häufig im Bereiche des unteren Lungenrandes ein linearer, zirkulär verlaufender Schatten zu sehen, welcher sich bei jeder Inspiration gleichsinnig mit dem auch perkutorisch feststellbaren Tiefertreten des Zwerchfells nach unten bewegt; bei der Exspiration gleitet dieser Schatten wieder aufwärts und macht in seiner Ausgangslinie halt (Litten-Phänomen). Bei einiger Übung vermag man dieses Phänomen auch bei ungünstigerer Beleuchtung zu beobachten; besonders deutlich ist es bei mageren Individuen erkenntlich. Das Zustandekommen dieses Phänomens wird nicht einhellig gedeutet; wahrscheinlich kommt hier die Zwerchfellkontraktion in demjenigen Teile des komplementären Pleuraraumes, welcher unterhalb des unteren Lungenrandes gelegen ist, zu sinnfälliger Wahrnehmung, also vielleicht jene Stelle, an der sich das kontrahierende Zwerchfell bei gleichzeitiger Verschiebung der unteren Lungenränder vom Thorax loszulösen beginnt; sicherlich spielt aber beim Zustandekommen dieses Phänomens außerdem auch die Drucksteigerung von seiten des Abdomens eine Rolle. In jenen Fällen, in welchen das „Litten-Phänomen" deutlich vorhanden ist, läßt sich aus ihm weitgehend auf die Beweglichkeit und den Stand des Zwerchfells schließen; aus dem Nichtvorhandensein des Litten-Phänomens sind wir aber zu keinerlei Schlüssen berechtigt. Da uns die perkutorische Methode bei der Bestimmung der linken Zwerchfellage sehr oft völlig im Stiche läßt, so ist das eventuelle Vorhandensein des Litten-Phänomens auf der linken Seite häufig von besonderer Wichtigkeit. Wie weit man es in der diagnsotischen Bewertung des Litten-Phänomens bringen kann, das zeigt die Monographie von Zabel. Auch das Buch von E. Weiß soll in diesem Zusammenhang Erwähnung finden.

Gewöhnlich gilt es als ein Kriterium dafür, ob sich das Zwerchfell bei der Atmung nach abwärts bewegt, daß sich dabei die Magengrube vorwölbt; absolut sicher kann man sich aber darauf nicht verlassen, da nicht selten die Betrachtung vor dem Röntgenschirme ein inspiratorisches Tiefertreten der Zwerchfellkuppen erweist, trotzdem die Magengrube sich inspiratorisch einzieht; offenbar werden die Darmeingeweide unter gewissen Bedingungen gleichzeitig sowohl von seiten der Bauchwand als auch vom Diaphragma unter Druck gesetzt; welcher Faktor von den beiden der kräftigere, ist individuell verschieden.

Je horizontaler das Zwerchfell zu stehen kommt, desto mehr büßt es an Kraft ein, den abdominellen Druck zu steigern und desto mehr zeigt sich das Bestreben des Diaphragmas, die peripheren Insertionsstellen in der Richtung gegen das Centrum tendineum heranzuziehen, was zur Folge hat, daß die untere Thoraxzirkumferenz sich bei der Inspiration nicht erweitert, sondern im Gegenteil sich eher verengt. Am deutlichsten tritt dies bei Leuten mit einem schweren Atemhindernis in der Luftröhre in Erscheinung, bei denen es zu einer beträchtlichen inspiratorischen Einziehung des unteren Teiles des Sternums und der benachbarten Rippen kommt; je weniger starr der Thorax in solchen Fällen ist, desto deutlicher zeigt sich diese Einziehung ausgeprägt. Daß ein derartiger Bewegungsmodus des Zwerchfells nicht geeignet ist, das Thoraxinnere inspiratorisch zu erweitern, liegt auf der Hand.

Eine Methode, welche gleichfalls geeignet ist, um sich über den Bewegungsmodus des Zwerchfells zu informieren, ist folgende: man schiebt beide Fäuste so tief als angängig unter die beiden Rippenbögen vor und läßt den Untersuchten dann regelmäßig atmen; besteht keine allzu intensive Bauchdeckenspannung, so werden die Fäuste synchron mit der Inspiration bei normalen Bedingungen vorgeschoben; unter pathologischen Verhältnissen aber, z. B. bei einseitiger Zwerchfellähmung, bei Hernien oder Umkrempelungen des Zwerchfells bei Pleuritis usw., wird die entsprechende Faust nicht nur nicht vorgeschoben, sondern man kann da bei der Inspiration paradoxerweise die eine Faust sogar noch tiefer hineindrücken. In seltenen Fällen — bei exzessiver Flüssigkeitsansammlung im Thorax — kann man sogar das nach unten gewölbte Zwerchfell tasten. Verwechslungen mit Tumoren können dabei vorkommen. Bei Zwerchfelltiefstand kann die Milz gelegentlich so tief nach unten gedrängt erscheinen, daß man an einen Tumor lienis denken könnte.

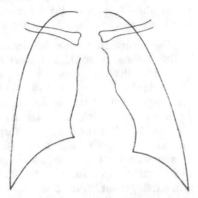

Abb. 5. Normales Zwerchfell im Röntgenbild.

Die weitaus bedeutungsvollste Untersuchungsmethode des Zwerchfells stellt das Röntgenverfahren dar. Vor allem läßt sich damit topographisch die Höhe der Zwerchfellkuppen genau feststellen (s. Abb. 5). In der Zusammenstellung von Dietlen kann man sich am besten über die normalen Verhältnisse orientieren. Durchschnittlicher Stand des Zwerchfells in Prozenten berechnet:

		3. R.	3. ICR.	4. R.	4. ICR.	5. R.	5. ICR.	Zahl der Fälle
Rechts:	Männer	—	—	25	37	38	—	106
	Frauen	4	17	49	16	14	—	70
Links:	Männer	—	—	10	28	60	2	106
	Frauen	—	3	38	31	—	—	70

Als Nebenbemerkung sei eine Angabe Dietlens noch hervorgehoben, der zufolge die Körpergröße keinen wesentlichen Einfluß auf den Zwerchfellstand hat; dagegen zeigen lange und schmale Thoraxformen meist einen beträchtlichen Tiefstand des Zwerchfells, während Personen mit kurzer und breiter Brust an und für sich schon ein hochstehendes Zwerchfell aufzuweisen pflegen. Um das Verhältnis der Zwerchfellkuppen zum Thoraxgerüste sowohl während des In-, als auch des Exspiriums scharf zu präzisieren, zeichnet man orthodiagraphisch zunächst den Seitenrand des Thorax und dann die Schattenlinien des Zwerchfells, und zwar erst in Inspirations-, darauf in Exspirationsstellung, wobei man als fixen Punkt den kranialen Rand der Lungenspitzenfelder wählen kann. Bei dorsoventraler Durchleuchtung imponiert jede Zwerchfellhälfte fast als ein Halbkreis; bei seitlicher Durchleuchtung bekommt man aber erst eine richtige Einsicht in das komplizierte Relief,

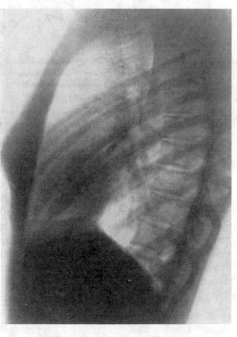

Abb. 6. Normales Diaphragma. Seitliche Aufnahme (l. Seitenbild). (Nach K. Hitzenberger.)

welches die Konvexität des Diaphragmas darstellt. Die seitliche Durchleuchtung zeigt, daß der dorsale Teil des Zwerchfells ziemlich steil gegen die Thoraxwand abfällt, während die vorderen Partien des Diaphragmas, auf welchen das Herz aufgelagert ist, nur schwach geneigt sind (s. Abb. 6).

Die Intensität der inspiratorischen Abwärtsbewegung jeder Zwerchfellhälfte läßt sich röntgenologisch sehr gut studieren; sie ist selbstverständlich auch von der Art des Atemtypus abhängig. Bei gemischter Atmung (costoabdominaler Typus), wie es meist der Fall zu sein pflegt, rücken die Zwerchfellkuppen bei mittelstarker Atmung um ca. 1—2 cm tiefer, ohne daß es dabei zu einer wesentlichen Änderung der Kontur des Zwerchfells kommt; die annähernde Halbkreisform der Kuppen bleibt erhalten. Größeres Interesse beansprucht das Verhalten der phrenico-costalen Winkel; bei ruhiger Atmung zeigen dieselben eine spitzwinkelige Form, deren tiefster Punkt nur wenig tiefer rückt; bei forciert tiefer Inspiration wird der phrenico-costale Winkel zunächst größer und kann um 4—5 cm nach abwärts rücken; die genaue Beobachtung dieses Verhaltens ermöglicht in ausgezeichneter Weise die Feststellung eventuell bestehender Verwachsungen. Selbstverständlich zeigt sich auch hier der Atemtypus von Einfluß auf das respiratorische Verhalten, desgleichen die Stellung des Untersuchten; im Liegen steht das Zwerchfell höher als im Stehen; individuelle Differenzen vor allem aber die Druckverhältnisse im Abdomen und Thorax, sowie Form der unteren Thoraxapertur spielen dabei eine große Rolle (s. Abb. 7). In Ausnahmefällen kann sogar (Sahli) das Diaphragma im Stehen höher sein als im Liegen; es wäre möglich, daß eine Hebeldrehung der Leber um die frontale Achse das Zwerchfell höher treibt; außerdem muß man bedenken, daß bei vielen Menschen im Liegen die vorderen Bauchmuskeln entspannt werden; jedenfalls liegt das Zwerchfell beim Liegen nicht ausnahmslos höher. Bei horizontaler Lage sind die Unterschiede zwischen inspiratorischer und exspiratorischer Stellung nicht so groß wie im Stehen. Magere Menschen zeigen manchmal bei forciert tiefer Inspiration eine Einziehung der oberen Bauchpartie; die dorso-ventrale Durchleuchtung läßt hier eventuell eine paradoxe Zwerchfellbewegung erkennen, indem das Zwerchfell inspiratorisch höher tritt; die Betrachtung bei seitlicher Durchleuchtung aber klärt auf, daß die Bewegung der eigentlichen Zwerchfellkuppen dabei ganz normal verläuft, daß aber die vorderen (thorakalen) Partien des Zwerchfells höher steigen, wodurch eine — allerdings nur bei dorso-ventraler Durchleuchtung eruierbare — Hebung des Diaphragmas vorgetäuscht wird.

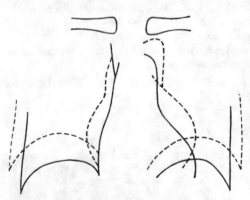

Abb. 7. Orthodiagramm eines gesunden Mannes, stehend — und liegend ···· untersucht. Orientiert nach den Schlüsselbeinen.
(Nach K. Hitzenberger.)

Jamin stellte Beobachtungen über die Bewegungen des Zwerchfells unter dem Einflusse der faradischen Reizung des N. phrenicus an; hier kommt ein derart starkes Tiefertreten des Zwerchfells zustande, wie es durch noch so intensiv ausgeführte Einatmung nicht erreicht zu werden vermag, so daß da — wie Jamin sagt — tatsächlich aus dem „Bogen" gelegentlich eine „Sehne" werden kann. Diese Feststellungen sind deshalb so wertvoll, weil sie in eindeutiger

Weise klarlegen, wie das Zwerchfell arbeitet, wenn es sich von der Thorax-
bewegung ganz unabhängig macht (s. Abb. 8 u. 9).

Durch Einblasen von Luft im Sinne des Pneumoperitoneum werden Möglichkeiten geschaffen, die eine Röntgenuntersuchung des Diaphragmas in seiner ganzen

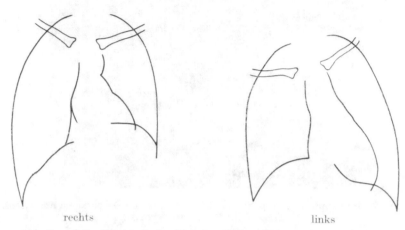

rechts   links

Abb. 8 und 9. Röntgenbefund bei faradischer Reizung des Zwerchfells.

Ausdehnung gestatten. Bei aufrechter Stellung des zu untersuchenden Patienten
präsentiert sich das Zwerchfell auf beiden Seiten als eine etwa 1—2 mm dünne
Spange (s. Abb. 10); an der Unterfläche des Diaphragmas sieht man, besonders rechts, die Muskelansätze an den Rippen, die flächenförmigen Streifen entsprechen.

Das Eintreten von größe-
ren Luftquantitäten zwischen
Zwerchfell einerseits und Leber,
Magen, Milz anderseits führt
zu Beschwerden nicht nur im
Oberbauch, sondern auch zu
ausstrahlenden Schmerzen in
die Schulter; erst nachdem die
Luft wieder resorbiert, was bei
größeren Quantitäten nach 3
bis 4 Tagen erfolgt, treten
wieder normale Verhältnisse
ein. Die Adhäsionskraft zwischen Zwerchfell und Leber
scheint oft eine ziemlich große
zu sein; das Abdrängen der
Leber beim Pneumoperitoneum
setzt oft nicht unmittelbar
nach dem Einblasen der Luft
ein, sondern erst allmählich;

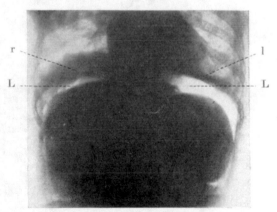

Abb. 10. Pneumoperitoneum.
(Nach K. Hitzenberger.)
r schwartig verdicktes rechtes, l linkes Diaphragma.
L Luft.

auch der Fundus des Magens ist zumeist innig an das Zwerchfell angefügt;
eine Abdrängung kann durch den Darm erfolgen, ist aber auch bei Enteroptose
zu sehen (G. Schwarz).

Das Pneumoperitoneum ermöglicht es uns, eventuelle Verwachsungen
zwischen Leber, Magen, Milz und Zwerchfell festzustellen; auf die dabei auf-

tretenden Schmerzen, die in besonders charakteristischer Weise gegen die Schulter ausstrahlen, soll noch später eingegangen werden.

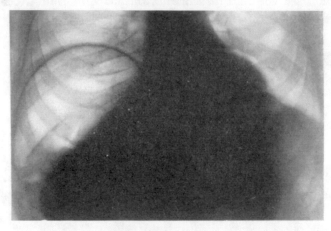

Abb. 11. Hepatoptose (Interposition des Kolon zwischen Diaphragma und Leber.)
(Nach K. Hitzenberger.)

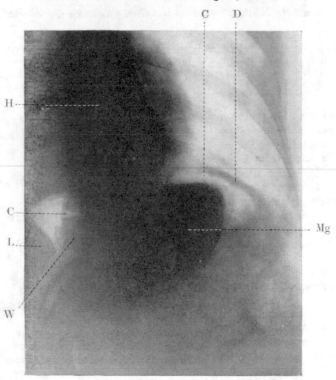

Abb. 12. Interposition des Kolon zwischen Diaphragma und Magen (horizontale Rückenlage).
Mg Magen, C Kolon, D Diaphragma, L Leber, W Wirbelsäule, H Herz.
(Nach K. Hitzenberger.)

Ein Zustand möge hier noch in diesem Zusammenhange, speziell in diagnostischer Beziehung, Erwähnung finden — die Hepatoptose durch Interposition des Kolons zwischen Diaphragma und Leber (Chileiditti-Wimberger); kommen solche Menschen zur Röntgenbeobachtung und bestehen sonst die Erscheinungen eines unklaren Fiebers, so kann es zur Verwechslung mit dem subphrenischen Abszeß kommen; insofern erscheint es angebracht, ein Bild anzufügen, das die entsprechenden Charakteristika dieses Zustandes wiedergibt (Abb. 11). Eine Interposition des Kolons zwischen Magen und Zwerchfell führt zu Diaphragmahochstand (s. Abb 12).

Ein relativ seltenes Symptom, das bei Erkrankungen des Zwerchfells zu sehen ist, stellt die Dysphagia paradoxa vor; an der Durchtrittsstelle des Ösophagus durch das Diaphragma können durch Verziehungen des Centrum tendineums und der Umgebung Schluckbeschwerden auftreten; auf das ziemlich typische Vorkommen dieses Phänomens bei Zwerchfellhernien kommen wir noch zu sprechen.

IV. Funktionsprüfung.

Die Aufgabe jedes muskulären Organes ist, eine bestimmte Bewegung auszuführen; insofern besteht auch beim Zwerchfell die Funktionsprüfung in der Analyse seiner Bewegungen; dies kann durch die verschiedensten Untersuchungsmethoden geschehen: Inspektion, Palpation, Perkussion und Röntgendurchleuchtung. Am weitesten führt uns das Röntgenverfahren. Man unterscheidet

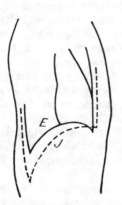 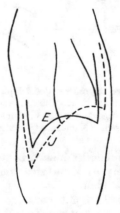

Abb. 13. Abdomineller Atemtypus.   Abb. 14. Kostaler Atemtypus
(Abb. 13 u. 14 nach Hasse und Hitzenberger.)   (pseudo-paradoxe Bewegung).

im allgemeinen 3 Bewegungsformen: die aktiven, die passiven und die statischen; die aktiven geschehen durch die eigene Kraft des Zwerchfells; sie bemühen sich nicht nur die Kuppen nach abwärts zu drängen, sondern auch die seitlichen Partien rings um das Centrum tendineum zu vergrößern; letzteres ist besser bei seitlicher Beleuchtung zu sehen; das Gesamtresultat dieser kombinierten Bewegung ist, daß die Halbkugel des Diaphragmas in einen Pyramiden- oder Kegelstumpf verwandelt wird (Hitzenberger). Die passiven Bewegungen lassen sich am besten studieren, wenn man den Patienten auffordert seinen Bauch einzuziehen; infolge der intraabdominellen Drucksteigerung steigt das Diaphragma in die Höhe; da dabei die untere Thoraxapertur etwas weiter wird, kommt es zu einer Abflachung (statistische Bewegung) des Zwerchfells;

statt der spontanen Baucheinziehung kann man zur Prüfung der passiven Bewegungen auch das Summen nach Hofbauer verwenden; die Versuchsperson wird aufgefordert, bei geschlossenem Munde einen brummenden Ton von sich zu geben. Aus der Kombination der aktiven, passiven und statischen Bewegungen resultiert der Atemtypus der einzelnen, der einmal stärker costalen, das andermal mehr abdominellen Charakter zeigt. Der Normalmensch zeigt angeblich den gemischten Atemtypus. Die dem Menschen charakteristische Atemform ist nur zu erkennen, wenn man ihn unbeeinflußt untersucht; die Aufforderung tief Atem zu holen, ändert den Normaltypus. Ohne auf eine detaillierte Besprechung des Einzelnen einzugehen, verweisen wir auf die Bewegungsskizze (Abb. 13—14).

Ursprünglich hat man sich sehr für die Frage interessiert, zunächst rein theoretisch, ob das Centrum tendineum an der Bewegung des Diaphragmas überhaupt Anteil nimmt oder stillsteht. Sowohl auf Grund von Versuchen an der Leiche, vor allem aber seit Einführung der Röntgentechnik weiß man, daß das Zentrum an der Bewegung des Diaphragmas auch, wenn auch in geringerem Maße als die seitlichen Partien teilnimmt.

Zur Funktionsprüfung des Zwerchfells kann auch der Müllersche Versuch herangezogen werden: nach kräftiger Exspiration läßt man Mund und Nase

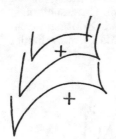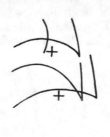

schließen und jetzt inspirieren, wobei es natürlich beim bloßen Versuch bleibt. Trotz der Druckherabsetzung im Thorax soll es einem normalen Zwerchfell keine Schwierigkeiten machen, diesem Zuge nicht nur nicht stand zu halten, sondern sogar kaudalwärts zu treten. Untersucht man den Patienten bei posterior - anteriorer Durchleuchtung, so möchte man glauben, daß es oft doch zu einer Hebung kommt; untersucht man das Diaphragma in seitlicher Stellung, so zeigt sich, daß gelegentlich nur die vorderen

Abb. 15. Bewegungsskizze des Diaphragmas bei einer Adhäsion im linken Phrenikokostalwinkel.

+ extreme Ausschläge beim Baucheinziehen und -aufblasen. (Nach K. Hitzenberger.)

Zwerchfellanteile kranialwärts steigen, während die lumbalen Partien doch abwärts treten; es kann sich hier also um eine pseudoparadoxe Zwerchfellsbewegung handeln.

Bei Menschen mit vorwiegend thorakaler Atmung kommt es oft doch zu einem Emporrücken des Zwerchfells auch bei seitlicher Beleuchtung (Hitzenberger). Das wesentliche dieser Methode liegt aber nicht an der Analyse der beiden Zwerchfellshälften, als vielmehr in der Analyse der einen Seite. Ein krankes Diaphragma kann der Saugwirkung nicht widerstehen und wird daher emporgezogen.

Der Müllersche Versuch, der auch von Bittorf und Aßmann zur Analyse der Zwerchfellbewegungen sehr empfohlen wurde, ist für den einzelnen Patienten nicht immer leicht durchführbar; es ist daher wichtig, daß man mehr oder weniger zu demselben Resultate kommt, wenn man den Patienten nur „Schnupfen" läßt: beim normalen Menschen kommt es zu nach abwärts gerichteten, ruckartigen Bewegungen des Zwerchfells, während alle nervösen oder muskulären Läsionen einer Zwerchfellshälfte mit einem Emporsteigen reagieren (Hitzenberger); auf diese Weise kann es sogar zu paradoxen Bewegungen kommen; diese Methode soll sogar empfindlicher sein als die Funktionsprüfung mittels des Müllerschen Versuches.

Selbstverständlich ist bei der Funktionsprüfung des Zwerchfells auch auf eventuelle Adhäsionen im phrenico-costalen Winkel zu achten. Wir verweisen auf Abb. 15.

V. Allgemeine Pathologie.

Es gibt nur wenige, gewissermaßen „spezifische", d. h. vom Zwerchfell selbst ausgehende Erkrankungen des Diaphragmas; wohl aber sind zahlreiche pathologische Zustände sowohl des Thorax, als auch des Abdomens imstande, den normalen Ablauf der Bewegungen des Zwerchfells zu beeinträchtigen. In diesem Zusammenhange wäre es eigentlich geboten, alle derartige pathologische Zustände im Hinblicke auf ihren Einfluß auf das Zwerchfell zu besprechen. Um jedoch vielfachen, solcherweise unvermeidbaren Wiederholungen aus dem Wege zu gehen, wollen wir die diesbezüglichen Störungen nur ganz im allgemeinen betrachten.

A. Zwerchfellhochstand.

1. Bedingt durch gesteigerten Abdominaldruck. Der normale Druck innerhalb des Bauchraumes dürfte kaum einen nennenswerten Einfluß auf die Höhe oder Rundung des Diaphragmas ausüben; wenigstens soll sich der Zwerchfellstand kaum ändern, wenn das Abdomen geöffnet wird. Nimmt der intraabdominelle Druck infolge irgendwelcher Zustände zu, so muß der Bauchinhalt entweder nach vorne oder nach oben hin ausweichen, jedenfalls doch in jene Richtung, wo der geringere Widerstand vorhanden ist. Da das Zwerchfell schon an und für sich die Tendenz hat, sich aus dem Abdomen kranialwärts emporzustülpen, so wird der dem erhöhten Innendrucke des Bauchraumes ausweichende Bauchinhalt sich eher zwerchfellwärts drängen lassen als nach vorn, im Sinne einer Vorwölbung

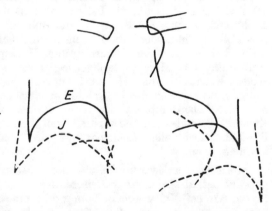

Abb. 16. Hochstand des Diaphragmas infolge von enormem Aszites.
E ruhige und forcierte Exspiration.
J tiefe Inspiration.

der Bauchdecken. Sieht man daher bei einem Individuum eine deutliche Prominenz des Abdomens, so kann man mit einiger Wahrscheinlichkeit hier auch einen Zwerchfellhochstand annehmen; exzessive Grade davon sind z. B. bei Aszites zu sehen (s. Abb. 16). Gar zu sicher, darf man aber bei einer solchen Annahme nicht sein, da die Kontrolle vor dem Röntgenschirme oft genug zeigt, daß bei prominentem Abdomen kein Zwerchfellhochstand, umgekehrt bei wenig vortretenden Bauchdecken ein mächtiger Zwerchfellhochstand vorhanden ist. Sicherlich spielt der Zwerchfelltonus hierbei eine entscheidende Rolle. Besteht Zwerchfellhochstand, so kann das Zwerchfell während der Inspiration ziemlich tief herabrücken, doch zumeist erreicht der inspiratorische Zwerchfellstand kaum die normale Tiefe. Abnormer Zwerchfellhochstand bei nicht wesentlicher Drucksteigerung im Abdomen wird von Byloff als Degenerationszeichen gewertet.

Ein in Hinsicht auf das Zustandekommen eines Zwerchfellhochstandes infolge intrabdomineller Drucksteigerung berücksichtigungswerter Faktor ist die zeitliche Entwicklungsdauer dieser Drucksteigerung. Entwickelt sich dieselbe relativ langsam und allmählich (wie dies z. B. bei der Gravidität, bei Ovarialzysten usw. der Fall ist), so kommt es gewöhnlich zu einer Erweiterung der unteren Brustapertur; die peripheren Zwerchfellteile werden dadurch beträchtlich auseinandergedrängt, das Zwerchfell wird demnach stärker gespannt und flacher; solcherweise vermag das Diaphragma dem erhöhten intraabdominellen Drucke nicht mehr entsprechend nachzugeben. Sehr deutlich zeigt sich dieses Verhalten bei Graviden, welche auch in der letzten Zeit vor dem Partus noch einen fast normalen Zwerchfellstand aufzuweisen pflegen; nach erfolgter Geburt bildet sich die Erweiterung der unteren Thoraxapertur wieder zurück, der Rippenbogen kehrt in seine ursprüngliche Stellung zurück und das Diaphragma rückt gleichzeitig um einige Zentimeter höher; damit wird auch bewiesen, daß nur die erhöhte Spannung des Zwerchfells den Widerstand gegen den erhöhten Druck im Bauchraume zu leisten imstande ist. Wenn bei beträchtlich erweitertem Abdomen kein wesentlicher Zwerchfellhochstand besteht, so kann unter bestimmten Voraussetzungen daraus auf ein langsames Wachstum eines fraglichen „Tumors" im Abdomen geschlossen werden.

Die Feststellung eines Zwerchfellhochstandes ohne Röntgenuntersuchung ist nicht immer leicht; die Perkussion läßt uns da manchmal völlig im Stiche; in Fällen, wo uns die Röntgenuntersuchung nicht zur Verfügung steht, kann das „Litten-Phänomen" die Diagnose ermöglichen; indirekt vermag der Zwerchfellhochstand aus der Lagerung des Herzspitzenstoßes erschlossen werden; daß dabei das Herz (Querlagerung desselben) vergrößert erscheinen kann, wodurch irrtümlich eine Herzverbreiterung diagnostiziert wird, ist im Zusammenhange mit der Frage des Zwerchfellhochstandes erwähnenswert. Die Beschaffenheit der Leberdämpfung ist nicht immer eindeutig für die Sicherung des Zwerchfellstandes zu verwerten, weil bei intraabdomineller Drucksteigerung die Leber nicht allein hochgedrängt wird, sondern auch „Kantenstellung" einnehmen kann.

Meist ist der Zwerchfellhochstand beiderseitig; je stärker derselbe ausgeprägt ist, desto mehr verwischt sich die physiologische Tieferstellung der linken Kuppe. Nur wenn ein Tumor oder eine entzündliche Reizung in unmittelbarer Nähe des Zwerchfells liegt, macht sich die intraabdominelle Drucksteigerung vorwiegend einseitig geltend. Völliges Fehlen jeder inspiratorischen Zwerchfellbewegung findet man bei Schmerzen und entzündlichen Veränderungen des Peritoneums.

Beobachtungen über das Verhalten des Diaphragmas bei bestehendem Zwerchfellhochstand ergeben, daß beim Einnehmen der „Rückenlage" ein deutliches Höhertreten des Zwerchfells erfolgt; Patienten mit habituellem Zwerchfellhochstand empfinden das Höhertreten des Zwerchfells bei Rückenlage als unangenehmes Herzdrücken, verbunden mit Kurzatmigkeit; dabei kommt fraglos die Einengung der Lungenoberfläche sowie die geringere Ausgiebigkeit jedes einzelnen Atemzuges zur Geltung. Die Vergrößerung der Herzdämpfung bei Zwerchfellhochstand findet ihren Grund nicht allein in dem Umstande, daß das Herz hier gleichsam von unten her breitgedrückt wird, sondern auch in der Andrängung des Herzens an die vordere Brustwand; durch den Hochstand des Diaphragmas wird das Herz förmlich zwischen die vordere Abflachung des Zwerchfells und die vordere Thoraxwand eingeklemmt, wodurch es — wenigstens soweit die absolute Herzdämpfung in Frage kommt — größer erscheint.

Im Falle einer Bewegungsbehinderung des Zwerchfells, wie dies ja auch beim Zwerchfellhochstand zutrifft, müssen sich Zirkulationsstörungen innerhalb des Bauchraumes, insbesondere aber in der Leber einstellen; so sind da fast immer

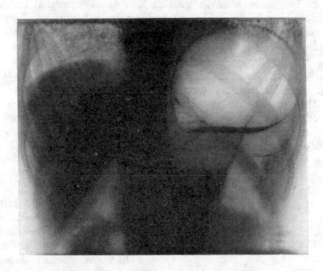

Abb. 17. Pneumatosis ventriculi. Hochstand des linken Zwerchfells.
(Nach K. Hitzenberger.)

Stauungserscheinungen der Leber anzutreffen. Je rascher sich eine Hochstellung des Zwerchfells entwickelt, desto sinnfälliger macht sich das Eintreten einer ungünstigen Zirkulation in der Leber bemerkbar. Ein sehr oft vorhandenes Symptom eines Zwerchfellhochstandes ist das Vorhandensein einer deutlichen Blutdrucksteigerung; dafür scheint nicht so sehr die Hochdrängung des Zwerchfells als die allgemeine Drucksteigerung innerhalb des Abdomens verantwortlich gemacht werden zu dürfen, wiewohl von einigen Pathologen schon bei mechanischer Reizung der Zwerchfellunterfläche eine Blutdrucksteigerung erwiesen werden konnte. Der Zusammenhang zwischen Zwerchfellhochstand und Blutdrucksteigerung wird durch den Umstand erhärtet, daß bei Besserung des Zwerchfellstandes in solchen Fällen der Blutdruck entsprechend abzusinken pflegt.

An dem Zustandekommen eines nur einseitigen Zwerchfellhochstandes (siehe Abb. 18), welcher eigentlich nur links zur Beobachtung gelangt, trägt nicht immer ein Tumor die Schuld, sondern auch das Bestehen einer starken Luft- und Gasfüllung des Magens bzw. des Kolons; daß es hierbei nicht auch auf der rechten Seite zur Ausbildung eines Zwerchfellhochstandes

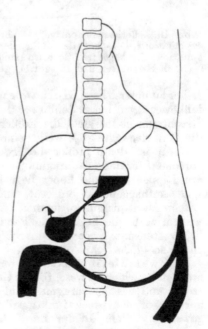

Abb. 18. Einseitiger Zwerchfellhochstand bei Milztumor.

kommt, ist auf Konto der Leber zu setzen, deren Schwere sich der Empor-
drängung widersetzt. Unter Umständen kann ein linksseitiger Zwerchfellhochstand auch durch einen Milztumor (z. B. bei Leukämie) bedingt sein, wenn
sich der untere Pol einer exzessiv großen Milz gewissermaßen im Becken ver-
ankert. Bei dem durch einen Tumor bedingten linksseitigen Zwerchfellhochstand sieht man in Rückenlage das Diaphragma noch höher treten, was bei
Zwerchfellhochdrängung infolge Gasansammlung im Digestionstrakte nicht der
Fall ist. Bei Beschreibung eines Symptomenkomplexes, welchen er „cardio-
intestinalen" benennt, wies F. Kisch auch darauf hin, daß unter der Einwirkung geeigneter Maßnahmen zur Hintanhaltung einer starken Gasansammlung im Digestionstrakte der bestehende Zwerchfellhochstand wesentlich herab-
gemindert werden kann, wobei auch der gesteigerte Blutdruck in erheblichem
Maße abzusinken pflegt.

Findet sich ein rechtsseitiger Zwerchfellhochstand, so handelt es sich fast
immer um eine vergrößerte Leber oder, was sehr selten vorkommt, um Ansammlung von Flüssigkeit zwischen Leber und Zwerchfell.

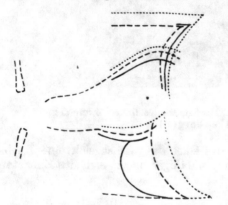

Abb. 19.   Rechte Seitenlage: — in der
Exspiration; - - - - auf der Höhe der In-
spiration; ...... bei aufrechter Körperstellung.
(Nach Hofbauer und Hitzenberger.)

Im Zusammenhang mit dem einseitigen Zwerchfellhochstande sei auch
das eigentümliche Verhalten des Diaphragmas bei Seitenlage des Menschen
erwähnt; es kommt dabei zu einer
völligen Dissoziation der beiden Hälften; legt sich die zu untersuchende
Person auf die rechte Seite, so sieht
man die untere Zwerchfellhälfte hoch
in den Thorax hinaufsteigen, so hoch
wie in keiner anderen Körperlage,
während die obere, also linke Hälfte
kaum eine Änderung erkennen läßt;
legt sich das betreffende Individuum
auf die andere Seite, so ist das entgegengesetzte zu erkennen, wenn auch
nicht in dem Ausmaße, als wenn die
Leber zu unterst liegt (Hofbauer und Holzknecht). Studiert man die Zwerchfellbewegungen bei Seitenlage während der Atmung, so zeigt die tiefer liegende
Diaphragmahälfte stets die größeren Exkursionen. Der Vorgang erinnert an
die Pendelbewegung; je weiter eine Stelle des Pendels vom Aufhängungspunkte
entfernt ist, desto größer die Exkursionen. Der Aufhängepunkt (bildlich gesprochen) für das Diaphragma ist bei der seitlichen Durchleuchtung der Ansatz
am Rippenkorb; die Leber liegt bei Rechtslage des Patienten am weitesten
vom Aufhängepunkt entfernt, und zeigt die größten örtlichen Bewegungen.
Diesen Mechanismus zu kennen ist wichtig, weil uns dies auf die Fährte führt
warum z. B. die beginnende Pleuritis selten auf der kranken Seite liegt; das
höher stehende Zwerchfell macht die geringeren Bewegungen und löst dabei
nicht so große Schmerzen aus.

2. Zwerchfellhochstand, bedingt durch thorakalen Zug. Symptomatisch besteht kein wesentlicher Unterschied zwischen dem solcherart bedingten
Hochstand des Diaphragmas und dem durch Drucksteigerung im Abdomen
hervorgerufenen, doch funktionell müssen diese beiden Formen ganz anders
gewertet werden. In der Lunge können sich zahlreiche Prozesse entwickeln,
welche zu Schrumpfungen Anlaß geben; daß man sich nicht allzuhäufig von
der Einwirkung dieser Schrumpfungsvorgänge in Hinsicht auf das Zwerchfell

überzeugen kann, liegt meist an den gleichzeitig bestehenden Adhäsionen im Bereiche der Pleura, welche das Hochziehen des Diaphragmas verhindern. Einen wirklich deutlichen Zwerchfellhochstand sieht man bei der chronischen Pneumonie, sobald die Lunge sich in zirrhotisches Gewebe verwandelt hat. Schrumpfungsvorgänge anderer Art (z. B. nach interlobären Empyemen oder bei Bronchiektasien) können gleichfalls Zwerchfellhochstand bedingen, doch geben sich die Störungen hier mehr während der Aktion des Zwerchfells kund, also z. B. bei tiefer Inspiration, weniger bei relativer Ruhigstellung, bei welcher eine Hochstellung kaum zu erkennen ist. Auch die Art und Weise dieser Hochstellung ist anders wie die vorher beschriebene, indem sich oft Knickungen der Zwerchfellkontur bemerkbar machen; an einer Stelle wird das Zwerchfell festgehalten, so daß ein nach unten offener Knickungswinkel zustandekommen kann. Bei den meisten Formen des Zwerchfellhochstandes dieser Art weist das Zwerchfell eine geringere Beweglichkeit auf; bei der Hochzerrung infolge Zuges nach oben gilt dies ganz besonders. Es kann als allgemein gültige Regel hingestellt werden, daß auf der Seite, auf welcher das Zwerchfell die geringere Tätigkeit zeigt, auch die krankhafte Störung liegt, da es eine pathologischerweise erfolgende aktive Zunahme der Zwerchfellaktion nicht gibt.

Eine Begleiterscheinung des durch thorakalen Zug bedingten Zwerchfellhochstandes ist der Mangel an synchronem Zusammenarbeiten der beiden Zwerchfellhälften; meist hinkt die kranke Seite der gesunden zeitlich nach. Das inspiratorische Zurückbleiben einer Zwerchfellhälfte wurde auch als ein Zeichen einer auf der betreffenden Seite bestehenden tuberkulösen Lungenspitzenaffektion gedeutet (Williamssches Symptom). Von mancher Seite war man bemüht, eine Läsion des N. phrenicus dafür verantwortlich zu machen. Die dem N. phrenicus benachbarten pathologisch veränderten Lungenspitzen sollen in ihm eine Neuritis auslösen. Offenbar ist jeder Lungenprozeß imstande, auf die Relaxation der Lunge Einfluß zu nehmen; nicht die primär verminderte Inspiration trägt hierbei die Schuld, sondern der Umstand, daß das Zwerchfell infolge der geschwächten Retraktionskraft exspiratorisch weniger emporgehoben wird. Das Zurückbleiben der erkrankten Seite bei der Atembewegung ist daher nur ein scheinbares, da doch die Kraft des Zwerchfellmuskels unvermindert bleibt.

Das auslösende Moment für einen Zwerchfellhochstand kann auch darin gelegen sein, daß die Lunge sich bei der Inspiration nur mangelhaft entfaltet; ist ein Hindernis in einem Bronchus vorhanden, und zwar so, daß zu wenig Luft in die Alveolen dringt, so kommt es zu einem inspiratorischen Hochstand des Diaphragmas. Die Zugkraft teilt sich meist nicht nur in der Richtung des Zwerchfells mit, sondern wirkt auch auf das Mediastinum; die Folge davon ist, daß das Mediastinum bei jeder Inspiration gegen die kranke Seite zu rückt. Die sich kontrahierenden Thoraxmuskeln vermögen die kranke Lunge nicht zu erweitern, weswegen sich der Zug auf das Mediastinum überträgt.

Bei der Basedowschen Krankheit sowie bei verschiedenen Arten der Anämie ist ebenfalls nicht selten ein Zwerchfellhochstand zu beobachten. Ursprünglich fand man in solchen Fällen nur eine Verbreiterung der absoluten Herzdämpfung (nach links und rechts), erst später wurde die Aufmerksamkeit auch auf das Vorhandensein eines Zwerchfellhochstandes gelenkt. Die Annahme, daß es sich hierbei um hypoplastische Lungen handeln könnte, wird dadurch widerlegt, daß bei Besserung dieser Krankheitszustände auch der Zwerchfellhochstand zum Schwinden kommt.

3. Mit einem Zwerchfellhochstand infolge verminderten Zwerchfelltonus hat man wohl nur indirekt zu rechnen; wenn man zu beobachten Gelegenheit hat, daß bei verschiedenen Individuen unter gleichen Bedingungen

(z. B. bei Meteorismus oder Aszites) verschiedene Grade von Zwerchfellhochstand zustandekommen, so drängt sich die Frage auf, ob nicht ein individuelles Verhalten des Zwerchfelltonus ein hier in Betracht kommender Faktor sei. Trotzdem wir — wie bereits erwähnt — die Möglichkeit einer Methodik haben, uns über den Tonus des Zwerchfells zu orientieren, bereitet uns die präzise Angabe der Gradunterschiede desselben Schwierigkeiten. Seitdem man weiß, daß der Tonus der quergestreiften Muskulatur unter dem Einflusse des sympathischen Nervensystems steht, wird auf Kombinationen von Tonusverminderung des Zwerchfells und Störungen im Sympathikus genauer geachtet werden müssen. Der höchste Grad von Herabsetzung des Tonus im Zwerchfell dürfte bei der Relaxation des Diaphragmas bestehen; wir werden auf dieses Krankheitsbild bei Besprechung der Zwerchfellhernien des näheren zu sprechen kommen.

Im konkreten Falle ist es oft nicht leicht präzise zu sagen, ob Zwerchfellhochstand vorliegt; zur besseren Orientierung wurde von Haudeck der Begriff der respiratorischen Reserve eingeführt; darunter versteht man die Distanz der tiefsten Inspirations- und höchsten Exspirationsstellung; bei Tiefstand ist natürlich die inspiratorische Reserve kleiner, die exspiratorische Reserve größer, bei Zwerchfellhochststand ist das Verhalten gerade umgekehrt; nach Haudek soll nun beim normalen Menschen das Verhältnis ungefähr folgendes sein: I.R : ER. — 1 : 2. Da der Tonus dabei sicher auch in Frage kommt, so sei dies hier hervorgehoben.

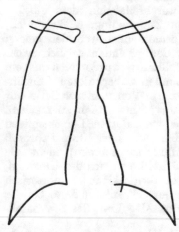

Abb. 20. Zwerchfelltiefstand.
Röntgenbefund.

B. Zwerchfelltiefstand.

Die Wölbung des Zwerchfells stellt gewissermaßen die Resultierende jener Kräfte dar, welche einerseits durch die Retraktion der Lunge und andererseits durch den Muskeltonus des Zwerchfells wirksam werden. Gleichsinnig der Retraktionskraft wirkt der intraabdominelle Druck. Zu einem Tiefstand des Zwerchfells kommt es daher, wenn die Lunge an Elastizität einbüßt oder wenn sie behindert wird, sich zusammenzuziehen, oder aber wenn der sogenannte negative Druck im Pleuraraume fehlt; endlich vermag auch Ansammlung von Flüssigkeit oberhalb des Zwerchfells in diesem Sinne zu wirken.

1. Zwerchfelltiefstand bei vermindertem Lungenzug. Bei Bestehen eines „Volumen pulmonum auctum" befindet sich das Zwerchfell gewissermaßen in inspiratorischer Dauerstellung; demzufolge kommt es nicht allein zu einer Tieferstellung der Diaphragmakuppen, sondern auch zu einer Verbreiterung der phrenico-costalen Winkel. Bei Tiefstand des Zwerchfells (s. Abb. 20) befindet sich dasselbe in Exspirationsstellung ungefähr dort, wo es normalerweise auf der Höhe der Inspiration sein müßte. Die Folge davon ist, daß hier das Zwerchfell bei erhöhter Inanspruchnahme der anderen Respirationsmuskeln eine geringere Arbeit leistet.

Bei weiterer Zunahme des „Volumen pulmonum auctum" sollte man eigentlich eine völlige Flachstellung des Zwerchfells erwarten; de facto wird solches aber einerseits durch den intraabdominellen Druck, andererseits durch den Gegenzug des Mediastinums verhindert. Je horizontaler das Diaphragma zu liegen kommt, desto weniger vermag die sich kontrahierende Muskulatur das

Volumen des Pleuraraumes zu vergrößern; trotzdem kontrahiert sich aber die Muskulatur bei jedem Atemzug und ist eventuell bestrebt, die peripheren Insertionsstellen gegen das Zentrum heranzuziehen. Solange der Thorax biegsam ist, kann dies Bestreben auch tatsächlich erfolgreich sein und führt gelegentlich zu einer förmlichen „Schnürfurche". Beim chronischen Volumen pulmonum auctum, also beim Emphysem, besteht fast immer eine Erweiterung der unteren Thoraxapertur; dies vermag die Insertionspunkte des Zwerchfells gleichfalls auseinanderzuziehen und den eventuell bereits bestehenden Zwerchfelltiefstand noch beträchtlicher zu gestalten. Parallel mit der Zusammenziehung des Diaphragmas kann gelegentlich auch eine inspiratorische Einziehung der oberen Bauchabschnitte erfolgen.

Auch während eines akuten asthmatischen Anfalles kommt es zu einem Tiefstand des Zwerchfells. Da von mancher Seite hier an einen tonischen Krampf des Diaphragmas gedacht wurde, sei ausdrücklich betont, daß trotz des Tiefstandes immer noch Bewegungen des Zwerchfells bestehen, wie röntgenologisch festgestellt werden kann. Bei vielen Menschen läßt sich ein Zwerchfelltiefstand dadurch hervorrufen, daß man dieselben rasch hintereinander tief ein- und ausatmen läßt; schon nach 40—60 tiefen Atemzügen kann da ein Tiefstand des Zwerchfells beobachtet werden; wird dann die Hyperpnoe plötzlich beendigt, so kehrt das Zwerchfell nicht unmittelbar darauf in seine normale Lage zurück, sondern beharrt noch einige Zeit in seiner tieferen Stellung. Mit dieser Tatsache muß man auch bei jeder Dyspnoe rechnen. Steigt die Respirationszahl weit über die Norm, so macht sich dies hauptsächlich zuungunsten der Exspiration bemerkbar; im Gegensatze zur Inspiration, welche einen aktiven, durch Muskeltätigkeit bedingten Vorgang darstellt, ist die Exspiration hauptsächlichst von elastischen Faktoren im Thorax abhängig; letztere vertragen eine Verkürzung ihrer Wirkungsdauer viel schlechter als die Inspirationen, welche sich — durch Muskelzug hervorgerufen — viel weniger beeinträchtigen lassen. Die praktische Konsequenz davon ist, daß es fast bei jeder Dyspnoe zu einem Volumen pulmonum auctum kommt.

Gleichwie bei Zwerchfelltiefstand die Ventilation der Lunge leidet, wird auch die Zirkulation im Abdomen, vor allem in der Leber, beeinträchtigt. Da bei ausgiebiger Kontraktion des Diaphragmas die Leber unter Druck gesetzt wird, ist es leicht verständlich, warum bei Tiefstand des Zwerchfells und demzufolge auch geringerer Beweglichkeit desselben eine Stauungsleber zur Ausbildung kommen kann. Bei ansonst guten Zirkulationsverhältnissen braucht sich der Zwerchfelltiefstand nicht auffällig bemerkbar zu machen, da hier kompensatorische Kräfte sicherlich vikariierend einzugreifen vermögen; anders ist es aber, wenn bereits Stauungserscheinungen vorhanden sind und daher eine Rolle spielen. Die Therapie hat in solchen Fällen eine Regelung der Atmung zu erstreben; die „Atemgymnastik" im Sinne Hofbauers vermag hier sehr wertvolle Dienste zu leisten. Gibt man bei hochgradiger Dyspnoe mit Zwerchfelltiefstand Morphium, so sieht man bei eintretender Beruhigung gleichzeitig mit der Verlangsamung der Atmung auch das Zwerchfell höher rücken.

Im Zusammenhange mit dem durch verminderten Lungenzug verursachten Zwerchfelltiefstand ist auch der einseitige Tiefstand des Diaphragmas, wie er bei Pneumothorax und bei Pleuritis zustandekommt, der Erörterung zu unterziehen.

a) Pneumothorax (s. Abb. 21). Wird der Thorax in weiterem Ausmaße eröffnet und nun das Zwerchfell — hauptsächlichst in seinem linken Anteile — betrachtet, so zeigt es sich, daß die typische Wölbung des Diaphragmas noch immer erhalten ist, nur scheint es weniger gespannt und läßt sich sogar bei Druck vom Thorax her gegen den Bauchraum eindrücken. Der intraabdominelle Druck ist also immer noch stark genug, um sich dem Einflusse der Außenluft gegenüber Geltung zu verschaffen. Daß hier tatsächlich der intraabdominelle Druck ausschlaggebend ist, läßt sich leicht demonstrieren, wenn man den Patienten mit geöffnetem Thorax sowohl beim Liegen als beim Stehen untersucht; in Horizontallage erscheint das linke Zwerchfell noch immer gegen den Thorax leicht vorgewölbt, in aufrechter Stellung dagegen erweist es sich vollkommen abgeflacht. Bei geschlossenem Pneumothorax und bestehendem Überdruck im Thoraxraum ist das erheblich tieferliegende Zwerchfell regelmäßig gegen den Bauchraum vorgewölbt; das gilt natürlich wiederum nur bezüglich des linken Zwerchfells. Die an einem derart verlagerten Zwerchfell sich gelegentlich zeigenden Bewegungen sind paradox, von Jamin werden sie als passive Zwerchfellbewegungen, durch Hebung des Brustbeines und der Rippen hervorgerufen, bezeichnet. Noch viel deutlicher können sich diese paradoxen Bewegungen bemerkbar machen, wenn oberhalb des nach unten vorgewölbten Zwerchfells etwas Flüssigkeit angesammelt

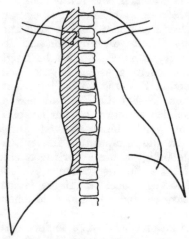

ist; die Flüssigkeit vermag infolge ihrer eigenen Schwere das heruntergedrückte Diaphragma noch mehr aus seiner Gleichgewichtslage herabzudrängen; atmet ein solcher Kranker tief ein, so sieht man vor dem Röntgenschirm die gesunde Zwerchfellseite normal abwärtssteigen, während die kranke Seite emporsteigt; bei der Exspiration ist das umgekehrte Verhalten zu beobachten. De la Camp vergleicht diese Bewegungen mit den Schwingungen eines Wagebalkens um seinen zentralen Aufhängepunkt.

Die Erklärung für diese paradoxen Bewegungen dürfte darin zu suchen sein, daß das nach unten gestülpte Diaphragma sich noch immer synchron mit jeder Inspiration kontrahiert, so daß eine eventuell oberhalb des Diaphragmas befindliche Flüssigkeit inspiratorisch gehoben wird; sicherlich

Abb. 21. Zwerchfelltiefstand
bei Pneumothorax.

spielt da auch die inspiratorische Anspannung der Bauchdecken eine Rolle. Bei intensiven Graden einer Flüssigkeitsansammlung oberhalb des Zwerchfells kann das Phänomen der paradoxen Zwerchfellbewegung fehlen, da die Zwerchfellmukulatur dann nicht mehr imstande ist, die ganze Masse emporzuheben.

b) Pleuritis. Auch die Ansammlung von Flüssigkeit im Pleuraraume allein vermag — falls die Flüssigkeitsmenge beträchtlich genug ist — ein Tieferrücken des Zwerchfells herbeizuführen. Bei Obduktionen kann man sich von dem Vorhandensein größerer Flüssigkeitsansammlung im linken Thoraxraum noch vor Eröffnung der Brusthöhle überzeugen, wenn man unter den linken Rippenbogen greift; da ist oft sogar das Diaphragma nach unten umgestülpt zu fühlen. Viel schwieriger ist dieser Nachweis am Lebenden zu erbringen. Die Resultate, welche man durch Perkussion oder Palpation ermitteln kann, sind lange nicht so eindeutig; dies gilt sowohl von der linken wie auch von der rechten Seite. Auf der linken Seite ist die Herabdrängung des Diaphragmas infolge einer Pleuritis am besten röntgenologisch aus der Lagerung der Magengasblase zu erschließen; solcherweise läßt es sich gelegentlich auch ermitteln, daß nicht jede, selbst ausgiebigere Pleuritis unbedingt einen deutlichen Zwerchfelltiefstand herbeiführen muß. Zu Beginn einer Pleuritis scheint die Beweglichkeit des Diaphragmas deutlich eingeschränkt; wahrscheinlich ist es die

Schmerzhaftigkeit, welche hier von ausschlaggebender Bedeutung sein dürfte. Auch bei der Pneumonie ist die verminderte Beweglichkeit des Zwerchfellschattens im Falle bestehender Schmerzen eine fast ausnahmslose Erscheinung. Bei einfachem Hydrothorax verhält sich die Zwerchfellbeweglichkeit besser.

2. Zwerchfelltiefstand infolge erhöhtem Zwerchfelltonus. Unsere Kenntnisse hierüber sind noch recht problematisch; bei einem jugendlichen Individuum, welches an paroxysmalen Anfällen von tonischen Zwerchfellkrämpfen litt, konnte ich in der anfallsfreien Zeit, die oft 3—4 Wochen dauerte, einen erheblichen Zwerchfelltiefstand beobachten.

3. Zwerchfelltiefstand bei zu weiter unterer Thoraxapertur. Unter jenen Momenten, die zu einer Erweiterung der unteren Thoraxapertur führen und welche infolge der dadurch herbeigeführten Abdrängung der distalen Muskeln des Diaphragmas eine Abflachung und einen Tiefstand des Zwerchfells bewirken, kommen nebst Veränderungen des Thoraxgerüstes selbst und Prozessen, welche von außen her die untere Thoraxpartie erweitern (Abdominaltumoren), vor allem pathologische Erscheinungen an der Lunge in Betracht (Emphysem). Bei Individuen mit glockenförmigem Thorax (Rachitis, abgeheilte Bauchwassersucht) findet sich oft ein mäßiger Zwerchfelltiefstand. An dieser Stelle glauben wir auch das Tiefertreten des Diaphragmas bei Heben der Arme erwähnen zu müssen; Wenckebach gibt dafür folgende Erklärung: beim Hochheben eines Armes werden die unteren Thoraxpartien an der nämlichen Seite ziemlich stark gehoben und zugleich auch seitwärts gebracht; bei dieser Erweiterung des Rippenbogens wird das Zwerchfell mehr gestreckt, die Kuppel muß sich abflachen und dabei den Bauchinhalt etwas herunterdrücken.

4. Zwerchfelltiefstand bei vermindertem Abdominaldruck. Bei der Enteroptose gehört das Vorkommen eines Zwerchfelltiefstandes durchaus nicht zur Seltenheit. Bedenkt man, daß sowohl im Brustraum wie auch im Abdomen die darin befindlichen Organe labil aufgehängt sind und daß jede Zwerchfellbewegung gewissermaßen Lageveränderungen derselben verursachen muß, wobei auch die gesamten In- und Exspirationsmuskeln einen Anteil haben, so kann man füglich davon sprechen, daß die Organe der Brust- und Bauchhöhle einerseits vom Zwerchfell, andererseits von der antagonistischen Bauchwandmuskulatur hin- und herbewegt werden. Normalerweise ist „Atmungsebbe und -flut" gleichgewichtsmäßig aufeinander eingestimmt; wenn aber die Inspirationsmuskeln das Übergewicht bekommen, so resultiert daraus ein Tiefertreten der Brustorgane sowie auch der Bauchorgane, wodurch eine „Enteroptose" zustandekommt. Bauchwandbeschaffenheit und Verhalten des Zwerchfells spielen eine Rolle beim Krankheitsbilde der Enteroptose. Keith wies an Leichen, welche in toto in Formol konserviert waren, das Bestehen eines Zwerchfelltiefstandes bei Enteroptose nach, wovon man sich auch oftmals röntgenologisch in vivo überzeugen kann. Den Zwerchfelltiefstand bei der Enteroptose als primäres ätiologisches Moment zu werten, ist wohl nicht angängig, nur als ein Symptom dieses Krankheitszustandes darf man ihn ansehen. Wieso es zu einem Tiefertreten des Diaphragmas kommen kann, wie ein solches zu der Lageveränderung anderer Organe in Beziehung steht, erhellt aus folgenden Betrachtungen; das Zwerchfell ist ein Inspirationsmuskel, dessen Herabsinken durch die Gegenwirkung der Bauchwand einschließlich der Eingeweide gehindert wird und dessen Funktionswirkung von der Beweglichkeit und Stellung der unteren Thoraxapertur wesentlich abhängig ist. Bei schlaffen Bauchdecken ist die Gegenwirkung gegen die inspiratorische Herabsetzung des Zwerchfells geringer, es kann das Diaphragma also leichter tiefertreten, wodurch die Baucheingeweide auch nach abwärts gedrückt werden; infolge des mangelhaften Druckes der Bauchwand wird das Zwerchfell dann exspiratorisch weniger

energisch in seine Ausgangsstellung zurückgebracht. Dafür aber vermag hier
das Zwerchfell die untere Thoraxapertur inspiratorisch in der Richtung von
vorn nach hinten abzuflachen. De norma ist das Zwerchfell ja bestrebt, die
peripheren Insertionsstellen gegen das Centrum tendineum zu ziehen, wobei
der intraabdominelle Druck es hintanhält, daß beim inspiratorischen Tiefertreten
des Diaphragmas auch eine Zusammenschnürung der unteren Thoraxapertur
erfolgt. Durch eine besondere Stellung der Rippen, wie sie bei Individuen
mit schlaffer Bauchmuskulatur häufig angetroffen wird, erfolgt auch eine Änderung des Atemtypus. Während die Funktion des spinalen (hinteren) Teiles
der Zwerchfellmuskulatur unabhängig von der Stellung der Rippen und von
dem Atemtypus (kostal oder abdominal) immer gleichbleibt, indem das Centrum
tendineum und die daran hängenden Organe (ev. Herzbeutel, Herz, Lunge)
nach abwärts gezogen werden, erweist sich der kostale Anteil des Zwerchfellmuskels von der Stellung der Rippen erheblich abhängig. Bei einer Rippenstellung, in welcher die Rippen einen spitzen Winkel mit der Horizontalen bilden
(neugeborene Kinder), verlaufen die kostalen Muskelfasern des Zwerchfells
fast parallel mit der Längsachse der Rippen, wodurch die in der Zwerchfell-
konkavität liegenden Eingeweide infolge des sternalen Faserzuges gegen die
vordere Bauchwand gedrängt werden; bei schrägerer Stellung der Rippen
arbeiten die kostalen Fasern beinahe gleichsinnig mit den spinalen, so daß
die Eingeweide mehr nach abwärts gedrängt werden. Es ist nun wichtig, daß
bei Enteroptotikern die Rippen fast ausnahmslos in sehr schräger Richtung
von der Wirbelsäule nach unten zu verlaufen. Sehr oft haben Enteroptotiker
auch nur eine mäßige Lordose der Lendenwirbelsäule und eine geringe Becken-
neigung, wodurch wegen der Distanzverkürzung der Befestigungspunkte der
Bauchmuskulatur eine weitere Entspannung der ohnedies schlaffen Bauchmuskeln herbeigeführt wird. Alle diese Verhältnisse vermögen bei Enteroptotikern eine ganz typische Körperhaltung zu veranlassen, die nicht ohne Einfluß
auf das Gepräge des Thorax bleibt. Wenckebach sagt: „Der Thorax ist nicht
flach wie der phthisische, nicht gewölbt und faßförmig wie beim Emphysem,
sondern oben weit und tief, unten schmal, er hat die Form einer Birne, mit dem
dünnen Ende unten — Thorax piriformis; indem nur der obere Teil des
Brustkorbes allseitig gewölbt ist, fällt der untere Teil flach und steil ab, die
Rippen verlaufen etwas einwärts, so daß die untere Thoraxpartie wirklich
verengt erscheint."

Beim Menschen erlangen die Rippen erst bei fortschreitendem Wachstum
eine mehr schräg-abwärts gerichtete Stellung, wobei außer einer Herabsetzung
des Tonus der Bauchmuskulatur zweifellos der Atemtypus eine Rolle spielt.
Wenn jene Kraft, welche dem Zwerchfell entgegenwirkt, fehlt, vermag dieses
seine peripheren Insertionsstellen an das Zentrum heranzuziehen, wodurch
sich die Rippen schiefer stellen können und ein synergisches Arbeiten des kostalen
mit dem spinalen Anteile des Zwerchfellmuskels bewirkt wird. Wie bereits erwähnt,
übt der spinale Anteil des Diaphragmas stets eine nach unten gerichtete Wirkung
aus; gesellt sich nun eine gleiche Wirkungstendenz von seiten des kostalen
Anteiles hinzu, so sind die günstigsten Bedingungen für eine Verlagerung der
Intestina nach abwärts geschaffen. Solcherweise kommen nebst Störungen
des Mechanismus auch Reliefänderungen des Zwerchfells zustande. Schürmayer wies als erster bei Nephroptose auf eine röntgenologisch beobachtete Änderung der Zwerchfellstellung hin, welche in einer sternalwärts gerichteten Heranziehung der Umbiegungsstelle zwischen kostalem und spinalem Zwerchfellanteile
unter Verbreiterung des phrenico-lumbalen Winkels besteht. Meiner Meinung
nach ist diese atypische Zwerchfellstellung nicht als Folge der Nephroptose
anzusehen, vielmehr die Nephroptose als Folge der atypischen Zwerchfell-

stellung, bzw. der hier modifizierten Zwerchfellwirkung. Hierfür spricht der Umstand, daß die Nieren im Gegensatz zu anderen Bauchorganen nicht fix befestigt
sind, sondern nur durch die Kraft und den Tonus der Bauchmuskulatur festgehalten werden und infolge der anatomischen und topographischen Verhältnisse schon
physiologischerweise die respiratorischen Schwankungen der Abdominalorgane
mitmachen müssen. Bereits Litten, Curschmann und Israel betrachteten
die Nieren als respiratorisch verschiebliche Organe, was röntgenologisch von
Schürmayer bestätigt wurde. Der Grad der Beweglichkeit hängt lediglich
von der Zwerchfelltätigkeit ab, je nachdem die Resultierende der Kräfte des
spinalen und kostalen Zwerchfellanteiles mehr oder weniger vertikal ist. Keith
gebraucht dafür folgenden Vergleich: „die Viscera werden auf den arkuaten
Fasern wie Holzscheite auf einem Schlitten hin und her geschoben."
    Bei Flachstellung des Zwerchfells entsprechend dem Atemtypus infolge der
eigentümlichen Rippenstellung können zwei Momente unschwer eine Nephroptose
bewirken: einerseits die starke Lokomotion der beiden gleichsinnig arbeitenden
Zwerchfellhälften, welche sich auch den Nieren mitzuteilen vermag, andererseits kommen die Nieren infolge der Erweiterung des phrenico-lumbalen Winkels
und infolge der Verkürzung des subdiaphragmatischen Raumes an und für sich
tiefer zu liegen und werden möglicherweise auch durch die Stellung des Zwerchfells aus ihrem Lager gewissermaßen herausluxiert. Für die Verkürzung des
subdiaphragmatischen Raumes brachte Keith auch anatomische Beweise.
    Nach all dem Vorgebrachten erscheint es wohl sicher, daß das Zwerchfell
in der Pathogenese der Enteroptose eine große Rolle spielt; zumindest
muß diese Krankheit als die Folge einer gestörten muskulären Atmung angesehen
werden; damit soll aber die Bedeutung des Zwerchfellantagonisten, nämlich
der Bauchwandmuskulatur, bezüglich der Ätiologie der Enteroptose durchaus
nicht unterschätzt werden.
    Nicht allein Stellung und Lage des Zwerchfells, auch Rhythmus und Form
der Zwerchfellbewegungen weicht bei vielen Enteroptotikern, namentlich bei
solchen mit schlaffen Bauchdecken, von der Norm ab; bei tiefer Atmung offen-
bart sich da häufig, daß die unteren Rippen inspiratorisch weder vorwärts
noch seitlich gehoben werden, sondern zurücksinken, wodurch auch das Epigastrium einsinkt. Vor dem Röntgenschirm sieht man hier bei forcierter Atmung
eine pardoxe Zwerchfelltätigkeit, indem ein inspiratorisches Höhersteigen des
Zwerchfells erfolgt. Wie ist das zu erklären? Bei nicht allzu steil abfallender
Stellung der Rippen zieht das Zwerchfell indirekt auch die untere Thoraxpartie in die Höhe, wobei ein gewisser Druck von seiten des Abdomens gleichfalls erforderlich ist; sind die genannten Bedingungen nicht gegeben, dann
wird bei jeder Zwerchfellkontraktion die untere Thoraxpartie eingezogen,
durch Annäherung seiner Insertionspunkte kann das Zwerchfell schlaffer und
in die Höhe gezogen werden. Die Atmung wird solchermaßen unzulänglich;
zwecks Herbeiführung einer entsprechenden Ventilation müssen die auxiliären
Atemmuskeln in Aktion treten; dadurch werden die oberen Brustpartien stark
gehoben und erweitert, die unteren jedoch zumindest nicht erweitert, ja eher
verengt sein. Ein nicht tätiges oder mangelhaft arbeitendes Zwerchfell vermag
von den kräftig arbeitenden oberen Brustpartien unschwer in die Höhe gezogen
zu werden.
    Bei echten Enteroptosen kann durch Anlegen einer gutsitzenden Leibbinde
das Verhalten des Zwerchfells vollkommen korrigiert werden, was bei anderen
Formen nicht erzielt werden kann.
    Nebst den anderen Folgen des Zwerchfelltiefstandes und der dadurch
bedingten Verminderung der Zwerchfellmotilität sei hier noch der einen Erwähnung getan, nämlich des gerade bei Enteroptotikern häufigen Vorkommens

großer und blutreicher Lebern; das ist auf das Konto des Wegfalls der normalen Zwerchfellfunktion zu setzen, aus der Leber inspiratorisch Blut auszudrücken.

Noch eine andere Erscheinung ist bei Zwerchfelltiefstand, insbesondere bei Enteroptotikern, zu beobachten: das Cor pendulum und das damit in Zusammenhang zu bringende Oliver-Cardarellische Symptom. Das Pendelherz (Tropfenherz) hängt gewissermaßen ohne feste Unterlage an den großen Gefäßen, an der Trachea und an den Halsfaszien und hat eine gegenüber der Norm veränderte Lage, indem die Herzspitze mehr nach vorn und medianwärts gerichtet ist; dies Hängen des Herzens bedingt, daß es sich bei jeder Systole gleichsam selbst hinaufziehen muß, wobei die Trachea etwas heruntergezerrt wird, was an einem leichten Ruck des Larynx nach abwärts zum Ausdrucke kommt (Oliver-Cardarelli). Dieses bei manchen Aortenaneurysmen auf andere Weise zustandekommende Symptom wurde von Wenckebach bei Enteroptose zuerst beobachtet und findet sich bei leichteren Fällen nur bei der Inspiration, also nur dann, wenn es während der Inspiration zu Zwerchfelltiefstand kommt. Wenckebach gibt auch das inspiratorische Anschwellen der Halsvenen als ein Symptom der Enteroptose an; dies käme etwa so zustande, daß bei absolut (z. B. langer Thorax) oder relativ vorhandenem Zwerchfelltiefstand durch das inspiratorische Tieferrücken des Zwerchfells dem Herzen der stützende Diaphragmaboden entzogen wird, so daß es nun am großen Gefäßbündel gleichsam frei hängt; durch diese Zerrung kann es zu ungünstigen Zirkulationsverhältnissen, insbesondere in den Venen, kommen, was ein inspiratorisches Anschwellen der Halsvenen zur Folge haben kann.

Abschließend sei erwähnt, daß bei Enteroptotikern als kompensatorischer Vorgang eine verstärkte Zervikalkrümmung der Wirbelsäule (William) beobachtet wird; der Organismus hilft sich da, indem durch die vermehrte Krümmung der Halswirbelsäule der Aufhängeapparat des Herzens nach abwärts verlegt erscheint.

C. Concretio cordis.

Um dem Verständnis der sehr komplizierten Frage bezüglich des Zwerchfelleinflusses auf das Zustandekommen dieses Krankheitsbildes etwas näher zu kommen, muß der funktionellen, sowie der topographischen Beziehungen zwischen Atmungsmuskulatur, Herz und Lungen eingehender gedacht werden.

Die Cava inferior zieht von dem Mediastinum durch den zentralen (sehnigen) Zwerchfellteil gegen das Retroperitoneum; es ist anatomisch (Keith) und röntgenologisch sichergestellt, daß auch das Centrum tendineum (entgegen früherer unrichtiger Ansicht) die Zwerchfellbewegungen mitmacht. Bei rein kostaler Atmung, bei welcher die Zwerchfellfunktion nur in einer Erhöhung des Diaphragmatonus ohne Tieferrücken des Zwerchfells angenommen wird, ist infolge des Verwachsenseins des Perikards mit dem Zwerchfell eine pendelartige Vorwärtsbewegung und Hebung des Sternums feststellbar; das hat eine Vorwärtsbewegung und leichte Hebung des Herzens zur Folge. Dies ist bedingt durch die lockere Fixation des Herzens am Ösophagus und an der Trachea. Vor dem Röntgenschirme sieht man auch tatsächlich, daß bei rein kostaler Atmung der Herzschatten vorwärtsbewegt und gehoben wird und daß der helle Schatten zwischen Herz- und Wirbelsäule erweitert wird; ferner läßt sich feststellen, daß die rückwärtige Grenzwand des Mediastinumdreieckes, welche bei Ruhelage nach hinten und unten verläuft, auf der Höhe einer kostalen Inspiration fast vertikal zu stehen kommt. Die pendelartige Vorwärtsbewegung und -hebung des mediastinalen Inhaltes ist einerseits durch die Befestigung der Zwerchfellcrura am hinteren Rande des Centrum tendineum und ihre

Verbindung mit dem hinteren Mediastinum bedingt, andererseits durch die Fixation des Mediastinums am Sternum. Bei rein kostalem Atemtypus wird bei der Inspiration nur die ventrale Partie mit dem Sternum gehoben und vorwärts gezogen, während die dorsale Partie festgehalten wird und in Fortsetzung der Crura-Richtung stehenbleibt. Bei reiner Abdominalatmung besorgt das Zwerchfell allein das Atmen. Solange als nur die peripheren Zwerchfellteile sich abflachen, während das Zentrum unbeweglich bleibt, wie das bei ruhiger Abdominalatmung der Fall ist, wird das Mediastinum nur in geringem Maße beeinflußt; wenn sich aber auch der mittlere Zwerchfellanteil herabsenkt, durch welchen die Vena cava inferior durchtritt, dann muß es zu beträchtlichen Verschiebungen des Mediastinums kommen. Dies hat seinen Grund darin, daß der mittlere Zwerchfellteil vermittels der hinteren Perikardialwand mit dem Lungenhilus verbunden ist, so daß jede Verlagerung des einen Teiles mit einer Verlagerung auch des anderen Teiles einhergehen muß. Da jedwede Herabsenkung des Zwerchfellzentrums auch eine Tieferlagerung des Hilus bedingt, tritt auch das Herz infolge seiner Verbindung mit dem Hilus nach abwärts. Die Distanz zwischen Einmündung der Cava inferior und Hilus bleibt konstant, nicht so die Entfernung zwischen Hilus und oberer Thoraxapertur, welch letztere infolge der Dehnbarkeit und Elastizität der Trachea und Halsgefäße wechselnd ist. Röntgenologisch läßt sich nicht selten dabei feststellen, daß das Herz nur nach abwärts tritt, ohne eine Verlagerung nach vorne zu erfahren. Bei costo-abdominaler Atmung, welche ja der Atemtypus der meisten Menschen ist, tritt das Herz sowohl nach abwärts, als auch nach vorwärts (Diagonalbewegung) unter mäßiger Verbreiterung des hinteren Mediastinums; ist das Zwerchfell mehr in Aktion, so ist die Abwärtsbewegung des Herzens sinnfälliger; sind die Kostalmuskel stärker in Tätigkeit, dann ist die Vorwärtsbewegung des Herzens ausgesprochener.

Da der Inhalt des Mediastinums bei der Atmung stets ein einheitliches Ganzes bildet, bringt auch eine Verwachsung des Herzens mit dem Perikard keine bedeutungsvollen Störungen in den Beziehungen zwischen Herz, Hilus und Zwerchfell hervor. Wenckebach sagt in dieser Hinsicht treffend, daß eine Verwachsung des Herzens mit dem Perikard die Bewegungen nicht stärker beeinträchtigt als etwa ein Handschuh die Handbewegungen.

Bei chronisch adhäsiver Perikarditis aber, welche das Mediastinum und die Umgebung des Herzens in Mitleidenschaft zieht und unter Schwartenbildung das Herz förmlich einmauert, kann es zu erheblichen Stauungserscheinungen kommen, insbesonders wenn die großen Gefäße in die Verwachsungen miteinbezogen sind. Bestehen bei chronisch adhäsiver Perikarditis nicht nur Verklebungen zwischen Herz und Zwerchfell, sondern auch Verwachsungen zwischen Perikard einerseits und Wirbelsäule, Fascia colli und oberer Brustapertur oder Innenseite der vorderen Thoraxwand andererseits, dann wird die Herzfunktion erklecklich behindert; Systole und Diastole, Füllung und Entleerung des Herzens sind beeinträchtigt. Daß bei diesem pathologischen Zustande Atmung und Zwerchfell eine große Rolle spielen, liegt auf der Hand.

Die im Verhältnis zu den anderen venösen Stauungserscheinungen übermäßig große Stauungsleber, eines der markantesten Symptome der Concretio cordis, die hier vorhandene Stauung im Bereiche der Pfortader und der unteren Cava ist nach Ortner und Wenckebach in der mangelhaften oder pathologisch veränderten Zwerchfellatmung begründet; die ungenügende Herztätigkeit hat dabei sicherlich auch eine nicht zu unterschätzende Bedeutung. Bezüglich des unzweifelhaften Zusammenhanges zwischen pathologischer Zwerchfellarbeit und Stauungsleber bei der Concretio cordis bestehen insofern noch Meinungsverschiedenheiten, als die Art und Weise der hier vorliegenden Behinderung der

Zwerchfelltätigkeit nicht geklärt erscheint. Nach Ansicht Ortners verursacht der Wegfall der Zwerchfellsatmung (Verwachsung der rechten oder linken Pleurahöhle) im Vereine mit der (supponierten) Herzschwäche die übermäßige Stauungsleber, während Wenckebach die Meinung vertritt, daß eine Zerrung und Verengerung der Cava inferior an der Durchtrittsstelle durch das Diaphragma die Schuld daran trägt, da bei einer Fixierung des Herzens an die Rippen oder an das Sternum einerseits das Verbindungsstück der oberen und unteren Cava nach vorne abgeknickt wird, andererseits das Herz hier außerstande ist, inspiratorisch dem Zwerchfelle zu folgen. Solcherweise wird die in diesen Fällen bestehende außerordentliche Spannung und Stauung der Leber, welche oft der Bildung allgemeiner Ödeme lange vorausgeht, begreiflich; auch den hier oft ausgezeichneten Erfolg der Kardiolyse (Brauer) vermag diese Annahme zu erklären. Auf Grund von Versuchen, welche ich an Leichen diesbezüglich vornahm, möchte ich mich zu der Meinung bekennen, daß die Auffassung Wenckenbachs für sehr viele Fälle volle Geltung hat. Es wäre vielleicht nur noch anzufügen, daß in manchen hierher zu rechnenden Fällen die Zwerchfellbewegungen deswegen scheinbar paradox sind, weil das Diaphragma mechanisch gezogen wird oder weil es möglicherweise bestrebt ist, kompensatorisch dem Zuge des Herzens zu folgen, um derart der Knickung der Cava inferior zu begegnen. Diese Bemerkung soll darauf verweisen, daß der Atemtypus für das Wohlbefinden derartiger Patienten von Bedeutung sein dürfte; kostal atmende Individuen sind im allgemeinen hier besser daran als abdominal atmende.

Ein Typus von Concretio cordis, bei welchem das Diaphragma mitbeteiligt ist, betrifft jene Fälle, die bei der tiefen Respiration einen Pulsus paradoxus und ein paradoxes Verhalten der Halsvenen (Wenckebach) aufweisen. Den Beobachtungen Wenckebachs verdanken wir die Kenntnis, daß bei Concretio cordis eigentümliche Bewegungen des Thorax vorhanden sind, indem eine inspiratorische Hebung des ganzen Brustkorbes einschließlich der Schultern und Arme erfolgt, während die unteren Partien des Sternums eingezogen werden und das Abdomen flach oder nur sehr wenig vorgewölbt erscheint. Dies bedeutet aber kurz ausgedrückt folgendes: das Zwerchfell hat die Tendenz, das Herz herunterzuziehen; da aber das Herz fixiert ist oder infolge der Hebung der oberen Brustapertur nach aufwärts gezogen ist, muß das Diaphragma entweder dem Zuge nach oben mitfolgen oder es zieht den unteren Sternalteil nach hinten; die Abflachung des Abdomens ist ebenfalls auf die Emporhebung des Sternums zu beziehen, da derart die Entfernung der Symphyse von dem Sternum vergrößert erscheint. Der Raum zwischen Cava inferior und oberer Brustapertur wird gedehnt, was eine gewisse Nachgiebigkeit der hier befindlichen Gewebe voraussetzt; wird die sonst gerade Linie dieses Spatiums infolge Verzerrungen auf Grund mediastinaler Verwachsungen verändert oder unnachgiebig, so müssen sich schwere Zirkulationsstörungen ergeben. Mediastinale Prozesse vermögen aber auch Schrumpfungen herbeizuführen, infolge derer auch die normale Distanz zwischen Zwerchfell und oberer Thoraxapertur verkürzt werden kann; hier muß es — auch ohne Verwachsungen des Herzens mit dem Sternum — zu Störungen der Zirkulation kommen; besteht bei solchen Zuständen neben einer ausgiebigen Hebung der ersten Rippe auch noch eine entsprechende Zwerchfelltätigkeit, so müssen sich die Stauungserscheinungen an der oberen Cava noch verstärken.

Da beim Bestehen einzelner Formen von Concretio cordis die Gefäße und das Herz infolge der Thoraxbewegungen selbst gezerrt werden können, wodurch die Tätigkeit des Herzens infolge der Verwachsungen mit dem Herzbeutel ohnedies behindert und noch mehr in Mitleidenschaft gezogen wird, erscheint für viele Fälle, aber durchaus nicht für alle, die operative Losschälung des gesamten

Zirkulationsapparates von den beweglichen Thoraxteilen (Kardiolyse Brauers) angezeigt; für manche Fälle dürfte auch die Loslösung des Aufhängeapparates des Herzens durch Resektion der ersten Rippe noch in Betracht kommen.

Nebenher sei bemerkt, daß die bloße Fixation des Herzens an das Zwerchfell selbst gewiß keine wesentliche Beeinträchtigung der Zirkulation bewirkt; man darf sogar annehmen, daß eine Fixation des mit dem Perikard verwachsenen Herzens am Sternum bei übriger freier Fläche eines solchen Herzens für den Patienten noch ungünstiger wäre, da es solcherweise zu noch beträchtlicheren Zerrungen an dem mediastinalen Teile der Cava inferior kommen könnte, als bei allseitiger Synechie.

Die Bedeutung des Zwerchfells für die Symptomatologie der Concretio cordis läßt sich folgendermaßen zusammenfassen: die Stauungsleber ist sicherlich eine Folge ungenügender oder unzweckmäßiger Zwerchfelltätigkeit, welche heraufbeschworen ist durch eine Verwachsung der Pleuren oder durch eine Fixation des Herzens am Sternum, wodurch der mediastinale Teil der Cava bei jeder Zwerchfellkontraktion abgeknickt werden kann; oder bei bestehender Längenverkürzung des Mediastinums infolge Gewebsschrumpfung kann sich teils durch Zwerchfellkontraktion, teils durch Emporziehung der Herzinsertion die Funktionsstörung bei jedem Atemzug noch deutlicher manifestieren; sowohl die Zirkulation im Bereiche der oberen Cava wie unterhalb des Diaphragmas vermag dadurch beeinträchtigt zu werden. Oft erscheint eine Zerrung am thorakalen Zirkulationsapparat infolge der inspiratorischen Erweiterung des Thorax für das schwere Krankheitsbild der Concretio cordis verantwortlich. Jedenfalls ergeben sich zahlreiche Möglichkeiten für das Zustandsbild dieser Krankheit. Eine genaue Kenntnis der Physiologie des Zwerchfells und die Vertrautheit mit den verschiedenen pathologischen Zuständen (Lageveränderungen und Funktionsanomalien) des Diaphragmas vermögen wichtige Anhaltspunkte für die Erkennung der Concretio cordis aus den hier bestehenden Störungen der Zwerchfelltätigkeit zu liefern.

D. Bedeutung der Zwerchfellstellung für kardiale Zirkulationsstörungen.

Störungen des Kreislaufes sind sowohl bei Zwerchfellhochstand als auch Tiefstand zu sehen. Bei sonst normalen Menschen erweist sich die Zirkulation dabei nicht wesentlich verändert; handelt es sich aber um bereits kreislaufgeschädigte Menschen, so können Anomalien des Zwerchfellstandes noch das ihrige dazu tun; offenbar sind es aber nicht nur Beeinträchtigungen des Herzens selbst (z. B. Hochdrängung), sondern vor allem Störungen der Herzfüllung, die sich weitgehend von der Tätigkeit des Diaphragmas abhängig erweist.

Bei allen Zirkulationsstörungen, insbesondere bei solchen mit Dyspnoe, sollte auf die Funktion des Diaphragmas geachtet werden. Gar nicht selten ist eine fortschreitende Verschlechterung der Kreislaufverhältnisse bei bestehenden Zirkulationsstörungen auf das Konto unrichtiger und unzweckmäßiger Zwerchfellarbeit zu setzen. Hier kann eine rechtzeitig einsetzende, kausale Therapie sehr viel leisten. Hofbauer hat sich ein außerordentlich großes Verdienst um die Erkenntnis dieser Zusammenhänge erworben, indem er als erster darauf hinwies, daß die vertiefte Respiration, wie z. B. bei der Dyspnoe, zwar mit einer verstärkten Inspiration einhergeht, ohne daß die Exspiration dabei in entsprechender Weise zunimmt. Auf Grund seiner Beobachtungen über Lage und Stellung des Zwerchfells konnte Hofbauer nachweisen, daß in vielen Fällen die Inspirationsbewegung erheblich gesteigert ist, die Exspirationsbewegung jedoch keineswegs dementsprechend intensiver wird, vielmehr geringer als normal sein kann. Bei Herzkranken sieht man nicht selten unter Auftreten einer heftigen Dyspnoe und unter Verschlechterung des Pulses, wodurch der Gedanke an eine hinzugetretene Herzschwäche gerechtfertigt erscheint, den Exitus eintreten; orientiert man sich perkutorisch oder besser noch röntgenologisch über den Verlauf eines solchen Zustandes, so läßt sich ein ständiges Tiefertreten des Zwerchfells bei fortschreitendem Prozesse feststellen. Da die Leber als Blutreservoir unter dem Einflusse des Zwerchfells steht, da ferner infolge des Zwerchfells die Exkursionsbewegungen der respirierenden Lungenoberfläche geringer werden und die Lebermassage, welche durch das Diaphragma besorgt wird, äußerst klein wird, da des weiteren infolge des Tiefertretens des Zwerchfells der Raum zwischen Crura diaphragmatica und unterer Cavamündung, sowie oberer Thoraxapertur erheblich gedehnt wird (letzteres insbesonders dann, wenn infolge heftiger Dyspnoe die obersten Rippen durch die Mitarbeit der auxiliären Thoraxmuskulatur inspiratorisch emporgehoben werden), so leuchtet es ein, daß alle genannten Momente eine Zirkulationsstörung heraufbeschwören können, welche ihrerseits wieder Anlaß zu verstärkter Dyspnoe bieten kann. Die ungenügende Exspiration ist hier als das Primäre des Krankheitsbildes anzusehen, weshalb auch die Therapie an dieser Stelle den Hebel anzusetzen hat. Das Gefühl der Dypsnoe veranlaßt meist eine schnellere Atmung, wobei tiefer inspiriert und unzureichend exspiriert wird; hier vermag das Morphium der Bedrohlichkeit der Dyspnoe oft wirksam entgegenzuarbeiten, indem es die Atmung in ein langsameres Tempo bringt; es gewinnt dann die Retraktionskraft der Lunge im exspiratorischen Moment genug Zeit, um das Plus an residualer Luft herauszudrängen, wodurch das Diaphragma wieder höher zu treten vermag und derart gleichsam zu kräftigerer Arbeit auszuholen imstande ist; solcherweise gewinnt auch das Spatium zwischen oberer Thoraxapertur und Diaphragma wieder seine normale Größe, so daß das Herz nun entsprechend gefüllt und genährt werden kann.

Ähnlich den geschilderten Verhältnissen sieht man auch bei Kranken mit Zirkulationsstörungen bei chronischem Emphysem das Zwerchfell tiefstehend und weniger aktionsfähig, wobei der mediastinale Anteil desselben inspiratorisch entweder stillsteht oder sogar höher hinaufgezogen ist. Auch hier müßte intensiver auf die Stellung und Bewegung des Zwerchfells geachtet werden; die therapeutischen Konsequenzen, welche Hofbauer beim Emphysem aus dem Zwerchfellverhalten zieht, sind sicherlich bedeutungsvoll.

E. Pulsatorische Bewegungen im Bereiche des Zwerchfelles.

Zuerst haben auf pulsatorische Bewegungen des Zwerchfells Schwarz und Dietlen aufmerksam gemacht; bestehen Verwachsungen zwischen Herz resp. Perikard und Zwerchfell, so kann es zu pulsatorischen Zuckungen desselben kommen; daraufhin die Diagnose einer Pericarditis chronica zu stellen, erscheint möglich; Dietlen sah dieses Phänomen hauptsächlich im Bereiche des linken Zwerchfells.

Pulsationen des rechten Zwerchfells ohne Perikarditis, aber gleichzeitiger Trikuspidalinsuffizienz hat zuerst Holzknecht beschrieben; daß in diesen Pulsationen nichts anderes zu sehen sei, als der sichtbare Ausdruck des venösen Leberpulses, lag nahe; „man sieht synchron mit dem Spitzenstoß eine deutliche rhythmische Hebung der Zwerchfellkonturen" (Holzknecht).

Mit der genauen Analyse dieses Problems hat sich in jüngster Zeit Hitzenberger beschäftigt; schon bei normalen Menschen lassen sich während des

Respirationsstillstandes und da wieder am besten im Bereiche des hinteren Zwerchfellanteils (Seitenansicht) Pulsationen erkennen; wenn man den Röntgenschirm von der Brust des Patienten etwa 10—20 cm entfernt, so sind diese Exkursionen des Zwerchfells viel besser zu sehen. Als Ursache dieser Pulsationen kommen verschiedene Möglichkeiten in Betracht: herzsystolische Aufwärtsbewegung des Diaphragmas, oder Auf- und Abwärtsbewegung des rechten Zwerchfells infolge Pulsation der ganzen Bauchhöhle (mitgeteilte Aortenpulsation, oder spontane Pulsation der Leber infolge der Herztätigkeit. Um diese Frage in dem einen oder anderen Sinne klarzustellen, hat Hitzenberger die Röntgenkinomatographie zu Rate gezogen; die dabei erhaltenen Kurven des Diaphragmas und linken Ventrikels beweisen, daß die Pulsationen beim normalen Menschen auf venöse Schwankungen der Leber zu beziehen sind; in der Herzsystole erfolgt stets eine abwärts gerichtete Bewegung; da bei Tricuspidalinsuffizienz die Leberpulsationen am größten, sind sie hier auch am leichtesten zu erkennen; selbstverständlich kommt es dabei zu herzsystolischen Erhebungen des Diaphragmas.

VI. Spezielle Pathologie.

A. Zwerchfellhernien mit Einschluß der Relaxatio diaphragmatis.

Unter den angeborenen Erkrankungen des Zwerchfells, die sowohl den Muskel - Sehnenteil desselben als auch seine seröse Hülle betreffen können, interessieren uns vor allem diejenigen, welche das Bild einer Zwerchfellhernie bieten (s. „Zwerchfellhernien"), während die Exzeßbildung des Diaphragmas ein überaus seltenes Vorkommnis darstellt.

Erworbene Hernien kommen für den Arzt nur dann in Betracht, wenn anamnestisch ein Trauma vorausgegangen; symptomatisch sind beiderlei Zustände außerordentlich ähnlich, insofern erscheint es kaum angebracht, eine prinzipielle Trennung vorzunehmen, weswegen eine räumliche Absonderung in der Besprechung einerseits der angeborenen, andererseits der erworbenen Hernien unterbleibt.

a) Pathologische Anatomie.

Unter einer „echten" Zwerchfellhernie ist eine bruchsackartige Vorstülpung des Bauchfells gegen die Brusthöhle zu verstehen, wobei jedes der in der Bauchhöhle befindlichen Organe den Bruchinhalt bilden kann. Der Entstehungsmechanismus solch einer Hernie kann sich darauf gründen, daß eines der präformierten Foramina des Zwerchfells abnorm weit angelegt ist oder sich erst allmählich erweitert, oder darauf, daß Defekte der Muskelbündel, bzw. ein Auseinanderweichen derselben einen Locus minoris resistentiae schaffen, durch welchen unter Vorstülpung des Bauchfells Teile des Bauchinhaltes vordringen können. Als „falsche" Zwerchfellhernie bezeichnet man das freie Vorfallen von Baucheingeweiden in die Brusthöhle durch eine Öffnung oder einen penetrierenden Riß des Zwerchfells, wobei es also nicht zur Bildung eines Bruchsackes kommt. In vivo ist es oft unmöglich, die Differentialdiagnose zwischen „echter" (Hernia diaphragmatica vera) und „falscher" (Hernia diaphragmatica spuria s. falsa) Zwerchfellhernie zu stellen; auch der pathologische Anatom stößt da manchmal auf große Schwierigkeiten, da „falsche" Hernien nachträglich unter Vorstülpung des großen Netzes oder ähnlicher Pseudomembranen förmlich in einen serösen Bruchsack gelagert erscheinen können.

Die Zwerchfellhernien können zweckmäßig in „vollständige" und „unvollständige", ferner in „kongenitale" und „akquirierte" eingeteilt werden; schließlich darf man ihnen auch die „Eventratio diaphragmatica" zugesellen, bei der es sich zwar weder um eine Bruchsackbildung, noch um eine Kontinuitätstrennung des Zwerchfells handelt, sondern um eine hochgradig gedehnte Zwerchfellhälfte, welches Krankheitsbild mancherlei den Hernien ähnliche klinische Merkmale aufweist.

Angeborene Defekte des Zwerchfells (Hernia diaphragmatica congenita falsa s. spuria) können in vollständigem Mangel des Diaphragmas bestehen oder im Fehlen der einen oder der anderen Zwerchfellhälfte oder aber in einem Defekte innerhalb einer Zwerchfellhälfte, welcher seine Ursache in einer Hemmungsbildung hat; so kann der die laterale Umrandung des Foramen Bochdalecki bildende Teil des Zwerchfells angeborenerweise fehlen; scheinbar am häufigsten sind Zwerchfelldefekte am dorsalen Teile der kostalen Partie des Diaphragmas, was sich auch entwicklungsgeschichtlich begründet erweist. Nach Wolf v. Gößnitz liegen die kleinen Defekte des Zwerchfells immer an der Grenze zwischen kostalem und lumbalem Anteil, bei größeren Defekten kommen auch die anstoßenden lateralen, bei noch größeren Defekten auch Teile der ventralen Partien der kostalen Region nicht zur Ausbildung; die hochgradigsten Defekte lassen nur mehr einen vom Sternum zur seitlichen Brustwand ziehenden leistenförmigen Rest von Zwerchfellmuskulatur erkennen. Die verschiedenen Formen angeborener Zwerchfelldefekte sind als Entwicklungshemmungen zu betrachten, welche auf verschiedenen Stadien stehengeblieben sind.

Außer den angeführten Zwerchfelldefekten sind noch Zwerchfellücken, welche die Sternalpartie allein betreffen, zu erwähnen, ferner angeborene Defekte, die sich als kleine runde, streng umschriebene Löcher an Stellen zeigen, welche entwicklungsgeschichtlich und anatomisch abgrenzbaren Stücken des Zwerchfells nicht entsprechen, bei denen merkwürdigerweise auch eine Defektbildung des Herzbeutels gefunden wird.

Die angeborenen Zwerchfelldefekte sind pathogenetisch auf mechanische Störungen (zu starke Krümmung des Fötus) zurückzuführen, welche in jene Zeit des intrauterinen Lebens fallen, in welcher es noch zu keinem vollständigen Abschlusse der Brusthöhle gegen die Bauchhöhle gekommen ist. Die Frage, inwieweit Wachstumsanomalien der Leber auf das Zustandekommen angeborener Zwerchfelldefekte Einfluß nehmen können, ist nicht einhellig beantwortet.

Als anatomische Folgen angeborener Zwerchfelldefekte machen sich Anomalien am Herz- und Zirkulationsapparat geltend, sowie auf Wachstumsstörungen beruhende Veränderungen der Lunge.

Echte angeborene Zwerchfellhernie (Hernia diaphragmatica congenita vera); hierher sind nur — wie bereits erwähnt — gleichsam mit einem Bruchsack (zumeist vom Bauchfell und gleichzeitig von der Pleura diaphragmatica gebildet) und einer Bruchpforte ausgestattete Zwerchfelldefekte zu rechnen; sie sind bei weitem seltener als die einfachen Defekte und liegen zumeist links. Die echten Zwerchfellhernien, welche verschieden groß sein können, finden sich an allen jenen Stellen, wo auch die angeborenen durchgreifenden Zwerchfelldefekte vorzukommen pflegen. Der Bruchsack kann sehr groß sein, so daß die Kuppel weit gegen die obere Brustapertur vorzuragen vermag, was nicht durch einfache Dehnung des die Bruchpforte deckenden Peritoneums zustandekommt, sondern durch Mitbeteiligung des der Bruchpforte benachbarten Peritoneums. Der Bruchsackinhalt wird vom Magen- und Darmkanal, eventuell auch von Teilen des linken Leberlappens, zuweilen sogar vom Pankreas gebildet.

Pathogenetisch dürfte die angeborene echte Zwerchfellhernie ähnlich zu beurteilen sein, wie die durchgreifende angeborene Defektbildung des Zwerchfells, nur der Zeitpunkt der Hemmungsbildung ist wohl bei diesen different.

Hernia diaphragmatica vera acquisita. Hier kommen Verlagerungen von Baucheingeweiden in „erworbene" Bruchsäcke in Betracht. Die Bruchpforten werden entweder durch natürliche Lücken oder Spalten des Zwerchfells oder durch pathologischerweise verursachte, scharf umschriebene, nachgiebige Stellen des Zwerchfells gebildet; letzteres ist seltener der Fall. Die äußere (seröse) Hülle des Bruchsackes ist von der parietalen Pleura gebildet, die innere Bruchsackwand von dem Peritoneum diaphragmaticum.

Nach der Lokalisation der Hernia diaphragmatica vera acquisita unterscheidet man: eine Hernia diaphragmatica vera sternalis, zwischen dem sternalen und kostalen Anteil des Zwerchfells einerseits und dem Sternum, bzw. VII. Rippenknorpel andererseits gelegene; hier findet sich eine Lücke, welche bei abnormer Fettablagerung daselbst durch Beiseitedrängen der muskulösen Schenkel erweitert werden kann; schwindet das Fett durch Abmagerung, dann ist die Bruchpforte gleichsam offen. Sobald ein Stück des Netzes oder Darmes das Bauchfell in eine sterno-kostale Lücke vorstülpt, ist die Hernienbildung schon in die Wege geleitet; infolge Druckes und chronischer Reizung können die sterno-kostalen Muskelzacken, welche die seitlichen Schenkel des Bruchringes bilden, sich in Bandmassen umwandeln und so gewissermaßen als Fortsetzung des Centrum tendineum imponieren; nach vorne wird die Bruchpforte vom Sternum oder manchmal auch von Bündeln des Musculus triangularis sterni abgegrenzt. Die obere und die hintere Wand des Bruchsackes, welcher verschiedene Gestalt und Größe aufzuweisen vermag, ist meist abgerundet und von der Pleura parietalis, oft auch vom Perikard umhüllt; teilweise ist das auch bei der seitlichen Bruchsackwand der Fall. Der Weg, welchen sich der Bruchsack gegen die Brusthöhle bahnt, ist durch die anatomischen Verhältnisse gegeben, weshalb die Lage dieser Hernie typisch ist. Die Richtungslinie einer rechtsseitigen Hernia sternalis ist durch den Verlauf der Mammargefäße (zwischen Perikard und Pleura rechts vom Sternum) vorgezeichnet. Je nach der Größe der Hernie ist die durch sie bewirkte Verdrängung des Herzens und Perikards mehr oder weniger ausgesprochen. Bei rechtsseitiger Hernia sternalis kann die Herzspitze bis zur linken Axillarlinie verdrängt sein. Linksseitige Hernien dieser Art vermögen nur dann eine Verdrängung des Herzens zu bewirken, wenn sie außerordentlich groß sind. Bruchinhalt der Hernia sternalis ist fast immer Kolon und großes Netz, ausnahmsweise auch eine Dünndarmschlinge; durch die hier bestehende abnorme Querdarmlage kann es auch zu Lageveränderungen der Eingeweide, insbesondere des Magens kommen

An der Durchtrittsstelle des Ösophagus durch das Zwerchfell kann sich gleichfalls eine Hernie etablieren: Hernia diaphragmatica vera para-oesophagea. Hier besteht physiologischerweise eine Lücke zwischen Zwerchfell und Ösophagus, welche nur von Peritoneum und Pleura bedeckt ist; als para-ösophageale Bruchpforte des Zwerchfells ist nur der rechtsseitige Spalt am Foramen oesophageum anzusehen; nur dieser halbmondförmige Raum ist infolge der hier herrschenden anatomischen Bedingungen für eine eventuelle Vorstülpung des Peritoneums und für eine Bruchsackbildung geeignet (Eppinger). In zwei von mir beobachteten Fällen dieser Art konnte ich Anomalien am Zwerchfellmuskelapparate als die Hernienbildung begünstigende Momente feststellen. Der Rand des Bruchringes ist stets scharf, der Bruchsack ist meist klein, die Lage desselben ist ausnahmslos hinter dem Perikardialraum, entlang dem rechten Rande des Ösophagus; die Bruchsackwände sind meist mit der Umgebung verwachsen; Bruchinhalt sind Teile des Magens. Außer einer leichten

Linkslagerung des Herzens ist von einer Verdrängung der Brustorgane nichts zu bemerken. Eine andere Form der paraösophagealen Hernie ergibt sich, wenn der Ösophagus kongenital verkürzt ist; er geht nicht durch das Foramen oeso-phagum und zieht dadurch den Fundusanteil gegen den Thorax (Thoracie stomach nach Bailey). Auf weitere Formen hat Akerland aufmerksam ge-macht; so kann es zu Diaphragmadivertikel in unmittelbarer Umgebung des Hiatus kommen; ob es sich tatsächlich, wie Akerland meint, um relativ häufige Befunde handelt, muß dahingestellt werden; seine Angabe, wenn er von 53 hier-her gehörigen Fällen spricht, ist jedenfalls auffällig.

Eine dreieckige Lücke zwischen äußerem oder dritten Schenkel des Lenden-teiles, der angrenzenden kostalen Zacke und der letzten falschen Rippe, mit der Spitze nach vorn und oben gegen das Centrum tendineum gerichtet, mit der Basis auf die letzte falsche Rippe gestützt, ventralwärts von Bündeln

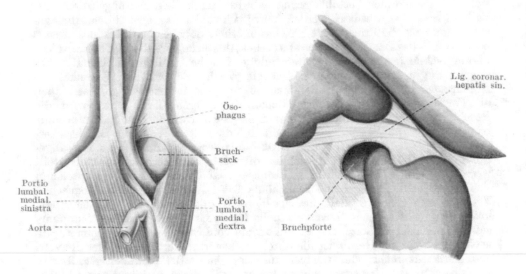

Abb. 22 und 23. Hernia para-oesophagea. (Nach Eppinger.)

der Pars costalis begrenzt (Foramen Bochdalecki), ist manchmal der Ort einer echten Zwerchfellhernie: Hernia diaphragmatica vera Bochdalecki. Trotzdem die anatomischen Bedingungen für das Zustandekommen einer Zwerchfellhernie hier ungünstig sind (die Lücke ist durch ein „Hautblatt" völlig verschlossen und meistens ganz von der Nebenniere bedeckt, welche doch größtenteils retro-peritoneal gelegen ist, so daß sie vom Bauchfell gar nicht überzogen wird), sind hier echte Zwerchfellhernien beobachtet worden. Ein schmaler Spalt zwischen Crus medium und externum der lumbalen Zwerchfellpartie (Durch-trittsstelle des N. sympathicus) kann zur Bruchpforte einer Hernia diaphrag-matica werden; dagegen ist der Hiatus aortae und die Durchtrittsstelle der Cava inferior niemals als Bruchpforte beobachtet worden. Im übrigen sind aber vereinzelte Fälle atypisch gelegener echter Zwerchfellhernien in der Literatur verzeichnet, deren Größe ganz verschieden sein kann.

Erworbene Kontinuitätstrennungen des Zwerchfells (Hernia diaphragmatica traumatica spuria). Derlei erworbene Kontinuitätstren-nungen mit Verlagerung von Baucheingeweiden in die Brusthöhle können durch perkutane Eröffnung des Zwerchfells infolge Stich-, Schuß- und Schnittverletzungen, infolge Pfählung, Explosion und operativer Eingriffe entstehen, wobei Lage, Größe und Form, sowie die Beschaffenheit der Ränder je nach der Art des Traumas verschieden sind. Die anamnestischen Angaben bieten hier für die Diagnose die größte Bedeutung. Daß bei derartigen Traumen auch allerlei Verletzungen der Thorax- und Bauchwand, sowie der Eingeweide erfolgen können, liegt wohl auf der Hand. Auch ohne äußere Verletzungen, durch Einwirken einer stumpfen Gewalt können Kontinuitätstrennungen des Zwerchfells zustandekommen (Ruptura diaphragmatica); hier spielen Verschüttungen, Puffereinwirkung, Überfahrenwerden, Sturz und Anprall schwerer Lasten oder Sturz aus beträchtlicher Höhe, bzw. mit großer Wucht eine ursächliche Rolle. Die Ruptur betrifft am häufigsten das Centrum tendineum, seltener den Muskelanteil des Diaphragmas; meistens ist die linke Seite betroffen; die Richtung der Ruptur entspricht gewöhnlich dem Faserverlauf; die Ränder der rupturierten Stelle sind scharf und fetzig; die Ausdehnung der Ruptur kann sehr verschieden sein; zu bedeutenderen Blutungen kommt es da fast niemals. Unter den in die Brusthöhle vorgefallenen Baucheingeweiden befindet sich in den meisten Fällen der Magen. Im Anschlusse an das Trauma kann es auch zu einer Inkarzeration eines Darmstückes durch die Ränder der Rißöffnung kommen. Den Zwerchfell-Kontinuitätstrennungen traumatischer Ursache ist auch das Zerreißen des Diaphragmas infolge heftigen Erbrechens zuzurechnen; solche Fälle gehören aber zu den Seltenheiten; daß infolge heftigen Pressens bei Geburtswehen eine Zwerchfellruptur zustandekommen könnte, ist nicht einwandfrei erwiesen worden. Perforationen des Zwerchfells auf Grund eines Pleuraempyems oder einer eitrigen Perikarditis, eines subphrenischen Abszesses oder eines Leberabszesses geben wohl kaum den Anlaß für den Vorfall von Eingeweiden in die Brusthöhle.

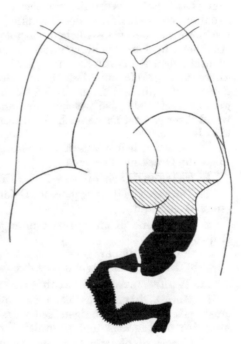

Abb. 24. Eventratio diaphragmatis.

Ursache für eine falsche Deutung können jene, gewiß nicht häufigen Hernien des Zwerchfells geben, welche sich nicht an Stellen physiologischer Lücken, sondern an den verschiedensten atypischen Stellen des sehnigen oder muskulösen Zwerchfellteiles finden (Hernia diaphragmatica acquisita vera atypica-traumatica); Ursache derselben ist meist ein Trauma. Nicht außer acht darf gelassen werden, daß zur Sicherung einer derartigen Diagnose das Charakteristikum einer Bruchpforte gegeben sein muß, nämlich das Bestehen einer Lücke, an deren Stelle die Muskeln oder Sehnen durch eingetretene pathologische Veränderungen geschwächt, bzw. minder resistent geworden, jedoch vom Peritoneum überzogen geblieben sind.

Als Eventratio diaphragmatica (Relaxatio diaphragmatica diffusa) (s. Abb. 24) bezeichnet man einen pathologischen Zustand, bei welchem eine Zwerchfellhälfte (fast ausnahmslos die linke) hochgradig ausgedehnt und nach aufwärts (gegen die Brusthöhle) stark gehoben ist. Solcherweise kommt es zur

Bildung eines förmlich halbkugeligen oder kegelförmigen Sackes, dessen Kuppel im Niveau der vierten Rippe oder sogar noch höher liegen kann. Die betroffene Zwerchfellhälfte erfährt dabei eine Verdünnung des muskulären Anteiles, so daß sie den Eindruck etwa einer etwas dickeren Membran macht. Der Grund, warum dieses Krankheitsbild mit zu den Hernien gerechnet zu werden pflegt, liegt in der Ähnlichkeit des ausgedehnten, sackartigen Zwerchfells mit einem Bruchsack; von einer Bruchpforte oder einem tatsächlichen Bruchsacke ist da aber gar keine Rede. Da es sich hier um eine Folge absoluter Erschlaffung und Dehnung des Zwerchfells handelt, erscheint auch die Bezeichnung „Relaxatio" treffender als „Eventratio". Die Pathogenese dieser gewiß seltenen Affektion schien bis vor kurzem ganz ungeklärt; vermutlich wurde Licht auf dieses Problem geworfen durch die bekannten Untersuchungen von K. Kure und seiner Schule. Durchschneidet man bei Affen den Phrenikus und die das Zwerchfell versorgenden sympatischen Äste, die von der Bauchhöhle her kommen, so läßt sich tatsächlich ein experimentelles Krankheitsbild schaffen, das mit der Relaxatio, die man von der menschlichen Pathologie her kennt, große Ähnlichkeit zeigt. Anatomische Untersuchungen über das Verhalten des Sympathikus bei der menschlichen Relaxatio liegen bis jetzt nicht vor; Durchtrennung des Phrenikus allein bedingt nie eine Relaxation Außer den Fällen mit einer Beteiligung der ganzen (linken) Zwerchfellhälfte an dem genannten Krankheitszustande gibt es auch Fälle, bei welchen nur eine partielle Ausstülpung der Zwerchfellwand ihrer ganzen Dicke nach — zirkumskripte Bildung im Sinne eines Divertikels — erfolgt.

In übersichtlicher Zusammenfassung kann man die Zwerchfellhernien in folgende Gruppen einordnen:

I. Falsche Hernien des Zwerchfells.

1. Durchgreifende angeborene Defekte, bzw. Hernia diaphragmatica falsa (spuria) congenita.

2. Erworbene Kontinuitätstrennungen durch Trauma (Verletzungen und Rupturen).
    a) Hernia diaphragmatica falsa (spuria) acquisita acuta.
    b) Hernia diaphragmatica falsa (spuria) acquisita chronica.

II. Wahre (echte) Zwerchfellhernien.

1. Hernia diaphragmatica vera congenita (angeborene Defekte bloß des muskulären oder des sehnigen Teiles des Zwerchfells bei Ausbildung und Erhaltung des peritonealen und p'euralen Überzugs).

2. Hernia diaphragmatica vera acquisita typica.
    a) Hernia diaphragmatica parasternalis.
    b) Hernia diaphragmatica paraoesophagea.
    c) Hernia diaphragmatica foraminis Bochdalecki.
    d) Hernia diaphragmatica foraminis N. sympathici.

3. Hernia diaphragmatica vera acquisita (traumatica) atypica.

III. Eventratio diaphragmatica.

1. Eventratio diffusa (Relaxatio diaphragmatica).

2. Diverticulum diaphragmaticum.

b) Symptomatologie der Zwerchfellhernien.

1. Allgemeine Symptomatologie.

Klinisch müssen wir daran festhalten, daß sich eine Zwerchfellhernie durch den „Vorfall von Baucheingeweiden durch eine zu weite, aber physiologischerweise vorhandene oder durch eine pathologischerweise entstandene Zwerchfell-Lücke in die

Brusthöhle" (mit oder ohne Bruchsack) charakterisiert (s. Abb. 25
u. 26). Gelingt der Nachweis, daß
sich Baucheingeweide oberhalb des
Zwerchfells (demnach im interpleu-
ralen Thoraxraume) befinden, so
ist die Diagnose gesichert. Am
leichtesten ist dieser Nachweis
zu erbringen, wenn sich innerhalb
des Bruchsackes oder zwischen den
Organen des Eingeweidevorfalles
auch ein Stück Darm befindet;
letzterer läßt an Stellen, an welchen normalerweise der Schall des
Lungengewebes vernehmbar ist,
einen tympanitischen Perkussionsschall, auffallend voll und hohl
klingend, feststellen; wechselndes
Verhalten der Tonfarbe an solchen
Stellen, bedingt durch den jeweils
geänderten Füllungszustand der
prolabierten Intestina, gibt wertvolle Anhaltspunkte für die Diagnose. Natürlich nur bei großen
Zwerchfellhernien (wahren oder falschen), welche ein Abdrängen der
Lunge von der Thoraxwand be-

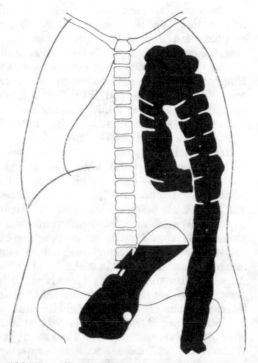

Abb. 25. Zwerchfellhernie (s. auch Abb. 26).

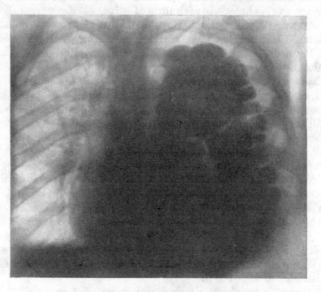

Abb. 26. Hernia diaphragmatica sinistra.
Derselbe Fall wie in Abb. 25 mit gefülltem Dickdarm. Einlauf in Rückenlage.
(Nach K. Hitzenberger.)

wirkten, fehlt in der Zone der Hernie das Atemgeräusch, während an den Randpartien, wo eine Anlagerung einzelner Lungenabschnitte an große Hohlorgane

angenommen werden kann, metallisch klingende Atemphänomene vernehmlich werden; da aber hier oft die Lungenpartien selbst komprimiert sind, so hört man zeitweilig metallisches In- und Exspirium. Infolge der meist bestehenden Atelektase der der Zwerchfellhernie anliegenden Lungenpartien ist die perkutorische Bestimmung der Grenze zwischen Lungengewebe und Eingeweideprolaps oft ungemein schwer; die Prüfung des Stimmfremitus oder das Verfahren von Weisz (die Interkostalräume werden bei Phonation vorgewölbt) ist hier manchmal ergebnisreicher. Über der Stelle der Hernie kann man gar häufig neben den randwärts deutlichen metallischen Atmen eigentümlich klingende Geräusche hören, welche unabhängig von der Atmung auftreten und an jene erinnern, die man bei der Auskultation des Bauches hört. Dann und wann kann die aufgelegte Hand das Gefühl des Herabfließens einer Flüssigkeitssäule längs des Thoraxinnern erkennen lassen. Die „Succussio Hippokratis", manchmal besser bei Vor- und Rückwärtsneigen des Thorax als beim Schütteln desselben hörbar, ist dann wahrnehmbar, wenn Organe mit großem Hohlraumdurchmesser prolabiert sind; da solche Geräuschphänomene vom Inhalte eines vorgelagerten Darmabschnittes abhängig sind, so ist ihre Wahrnehmung auch nicht konstant; auch „metallisches Tropfenfallen" ist nur zeitweise in einigen Fällen wahrnehmbar. Aus den mannigfachen Angaben über diagnostisch verwertbare Phänomene, welche Aufschluß darüber geben sollen, ob der Magen am Inhalte des Bruchsackes mitbeteilgt ist, seien folgende vermerkt: bei Flüssigkeitsverabreichung treten Sukkussionsgeräusche im Bezirke der Hernie auf, die bei Bettruhe länger anhalten als bei Bewegung oder Arbeitsverrichtung des Patienten; in sehr schneller Weise läßt sich ein Wechsel der Phänomene mittels Auspumpen der Flüssigkeit aus dem Magen bewerkstelligen; durch Perkussion lassen sich ähnlich wechselnde Phänomene ermitteln; die Zuhilfenahme der „Stäbchen-Plessimeter-Perkussion" zwecks Feststellung der wechselnden Ausdehnung (Luftgehalt der vorgefallenen Organe) einer der Thoraxwand anliegenden Hernia diaphragmatica empfahl Leichtenstern. Manchmal ändern sogar während der Vornahme der Untersuchung die perkutorischen Grenzen sowie die Zonen, in welchen metallische Phänomene zu hören sind, ihre Lage. Auftreten von Lungenschall und vesikulärem Atmen an vorher tympanitischen Stellen kann davon herrühren, daß die Lunge an den Ort vorrücken kann, an welchem vordem ein Bauchorgan sich befand; das bedeutet aber noch keineswegs die Reposition des Bruches; die vorübergehende Kontraktion eines angefüllten Darmteiles vermag zeitweise gedämpften Lungenschall herbeizuführen. Eine manchmal bei großen Zwerchfellhernien links vom 6.—8. Dornfortsatz feststellbare Dämpfungszone wird verschieden gedeutet (durch den Zwerchfellschlitz durchgetretener linker Leberlappen, komprimierter Lungenabschnitt usw.) und kann den Anlaß für die Fehldiagnose eines Pyopneumothorax geben.

Im allgemeinen ist die Feststellung eines der Thoraxwand unmittelbar anliegenden Baucheingeweidevorfalles in die Brusthöhle, zumal wenn er ein beträchtliches Volumen hat, nicht allzu schwierig; die Diagnose eines kleinen und im zentralen Zwerchfellteile gelegenen Bruchsackes begegnet dagegen oft allergrößten Schwierigkeiten. Hier wird das Hauptgewicht auf den fortwährenden Wechsel der physikalischen Erscheinungen im Bereiche der mutmaßlichen Hernie zu legen sein.

Bei allen bisher gebrachten Erscheinungen handelt es sich um die Feststellung eines im Thorax befindlichen Hohlraumes, welcher unabhängig von der Atmung und der Körperbewegung selbständige Volums- und Lageveränderungen erkennen läßt; es muß aber auch ermittelt werden, ob sich dieser Hohlraum tatsächlich oberhalb des Zwerchfells befindet; sind Zwerchfellbewegungen vorhanden, dann sind sie im Sinne der Sicherung einer Diagnose „Hernie" gut verwertbar, doch liegt eben die Schwierigkeit allzuhäufig in der mangelnden Möglichkeit einer derartigen Feststellung, bei welcher sogar das Röntgenverfahren uns im Stiche lassen kann, da der Stand des Bruchringes, also der Zwerchfellöffnung, nicht immer sichtbar gemacht werden kann.

Relativ oft erscheint die Thoraxhälfte, in welcher sich der Zwerchfellbruch befindet, erweitert, wodurch die Interkostalräume hier mehr oder weniger verstrichen sind, oder sich (bei wandständigen Hernien) inspiratorisch vorwölben. Die Asymmetrie der Thoraxhälften, welche derart bedingt ist, vermag auch zu Skoliosen zu führen (insbesondere bei im rückwärtigen Zwerchfellteile gelegenen Hernien); je jünger das Individuum, desto ausgeprägter ist die vorhandene Thoraxasymmetrie; bei älteren Individuen zeigt sich gewöhnlich nur eine Vowölbung der unteren Thoraxpartie; infolge der zumeist linksseitigen Lokalisation der Zwerchfellhernien ist auch die linke Thoraxseite die gewöhnlich von der Formveränderung betroffene. Die erkrankte Brusthälfte weist zumeist geringere Atemexkursionen und ein Zurückbleiben gegenüber der gesunden Seite auf. Mittels des „Doppelstethographen" von May kann man selbst geringfügigere Störungen dieser Art deutlich erkennen. Größere Flüssigkeitsaufnahme und Blähung des Magens vermag die Asymmetrie erheblich zu steigern; bleibt bei derlei Versuchen die Regio epigastrica unverändert, so spricht das für die Verlagerung des Magens in den Bruchsack. Es ist unerläßlich, bei solchen Untersuchungsversuchen mit großer Vorsicht zu Werke zu gehen, da nicht nur lästige, sondern auch bedrohliche Folgen daraus entstehen können (Angstgefühl, Atemnot, Herzklopfen,

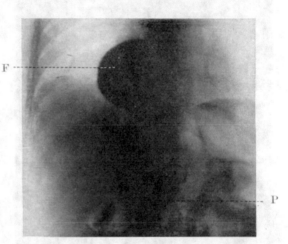

Abb. 27. Hernia diaphragmatica paroesophagea dextra. Kontrastgefüllter Magen. Rückenlage. F Fundus. P Pars pylorica ventriculi.
(Nach K. Hitzenberger.)

Zyanose, Schweißausbruch, einseitiger Brustschmerz, Bewußtlosigkeit), was dadurch verständlich wird, daß Personen mit großen Zwerchfellhernien an sich schon Kreislaufschädigungen aufzuweisen pflegen und bereits nach leichter Arbeit Dypnoe, Zyanose und Beklemmungsgefühl haben. Gewöhnlich ist dies jedoch nur bei Patienten der Fall, welche eine Dislokation des Herzens aufweisen. Eine von mancher Seite als Zwerchfellhernien-Symptom angegebene Erscheinung ist die sog. „Dysphagia paradoxa" (das Schlucken ungewöhnlich großer Bissen geht leichter vonstatten als das Herunterbefördern kleiner und gekauter oder breiförmiger Bissen), welche auf ein abnormes Verhalten des Ösophagusverlaufes (Umbiegen desselben nach oben, nachdem er durch das Zwerchfell durchgetreten ist) bezogen wird. Es können sich auch Schluckbeschwerden einstellen, die sogar den Eindruck einer Ösophagusstenose erwecken; meiner Meinung nach muß man in solch' einem Falle mit der Möglichkeit rechnen, daß die unmittelbare Fortsetzung der Speiseröhre — der Magen — disloziert ist oder daß die Bruchpforte in der Nähe, wenn nicht sogar im Foramen oesophageum selbst liegt. Diesem Umstande ist es vielleicht zuzuschreiben, warum das Erbrechen und Luftaufstoßen

bei „Zwerchfellhernien" ein relativ seltenes Vorkommnis darstellt Manche
Patienten können nur in bestimmter Körperlage aufstoßen; Aufnahme von
CO_2 haltigen Getränken wird ängstlich vermieden. Die subjektiven Beschwerden
der Zwerchfellhernien sind von recht wechselnder Beschaffenheit; wir haben
einigemal von Patienten mit „Zwerchfellhernien" Klagen über Schulterschmerzen gehört; bei der Röntgenuntersuchung eines Patienten, der über
Schmerzen vom Typus der Angina pectoris klagte, zeigte sich eine Zwerchfellhernie. Zeiten schlechteren und besseren Befindens folgen einander regellos; nach
traumatischen Hernien treten oft erhebliche Gewichtsverluste ein, die zum
Teile darauf zurückzuführen sind, daß die Nahrungsaufnahme mit heftigen
Schmerzen verbunden ist. A. Herz hat darauf hingewiesen, daß stärkere Fett-
zunahme mit dem Eintritt be-
deutenderer Beschwerden ursächlich in Zusammenhang gebracht werden muß.

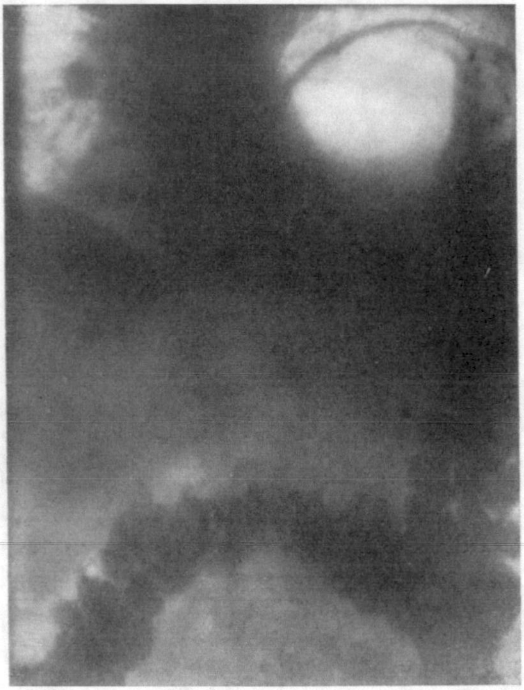

Das Aussehen von Individuen
mit Zwerchfellhernien braucht
absolut nichts charakteristisches
zu bieten, doch weist manchmal
Zyanose und ein gelbliches Kolorit bei angeborenen Hernien und
bei sehr großem Bruchsack eine
Anämie und eine gewisse körperliche Unentwickeltheit auf das
Vorliegen einer Erkrankung. Zumeist sind bei angeborenen (echten oder falschen) Zwerchfellhernien auch andere Entwicklungshemmungen vorhanden, die
entweder so hochgradig sein
können, daß derartige Früchte
nicht lebensfähig sind, oder nur
geringe Bedeutung (Syndaktylie,
Polydaktylie, vierlappige Lunge,
Hufeisenniere, Kryptochismus
usw.) haben.

Abb. 28. Eventratio diaphragmatica. Füllung des
Dickdarms. (Nach K. Hitzenberger.)

Lageveränderungen des Herzens geben oft einen sehr wichtigen Hinweis auf das Vorhandensein einer Zwerchfellhernie; da Zwerchfellshernien so-
wie auch Zwerchfelldefekte überwiegend linksseitig vorzukommen pflegen, kann
eine Verlagerung des Herzens nur nach rechts erfolgen; sind andere Ursachen
einer Dextrokardie (Pleuritis, Cirrhosis pulmonis usw.) ausgeschlossen, so ist
die Annahme einer Zwerchfellhernie (bzw. eines Zwerchfelldefektes) gerechtfertigt. Eine außerordentlich krasse Rechtsverlagerung des Herzens wird im
allgemeinen in solchen Fällen nicht gefunden, meist nur eine Verdrängung
aus dem linken Thoraxraum bis zu dem Grade, daß der linke Herzrand höchstens
an die Mitte des Sternums heranrückt. Differentialdiagnostisch gegen eine
angeborene Dextrokardie ist von Belang, daß in letzterem Falle röntgenologisch
ausgiebigere Pulsationen an der rechten Herzkontur, bei Rechtsverlagerung
des Herzens infolge Zwerchfellshernien aber keine auffälligen Pulsationen zu
beobachten sind; überdies besteht in den letztgenannten Fällen auch eine Dis-

lokation der großen Gefäße, der Trachea und des Mediastinums. Eigentlich kommt eine Herzverlagerung nur bei jenen Zwerchfellhernien zustande, bei welchen die Bruchpforte, bzw. die Zwerchfell-Lücke im vorderen Zwerchfell-anteile liegt oder wo das Zwerchfell in seinem vorderen Teile emporgedrängt ist; große rückwärts gelegene Hernien könnten unter Umständen infolge des vikariierenden Emphysems des vorderen linken Lungenrandes die normale Herzdämpfungszone perkutorisch derart undeutlich machen, daß an eine Herzverlagerung gedacht werden könnte, was aber auskultatorisch und deut-licher noch röntgenologisch richtiggestellt zu werden vermag. Bei nicht sehr großen Bruchsäcken ist das Verhalten der Herzdämpfung manchmal sehr wech-selnd; es treten Unterschiede der Begrenzungslinie bei Lagewechsel ein. Aus-kultatorisch ist das häufige Vorkommen eines systolischen Geräusches, das an der Basis besonders deutlich zu sein pflegt, zu vermerken; Abknickung der großen Gefäße dürfte wahrscheinlich daran schuld sein. Sind systolische und

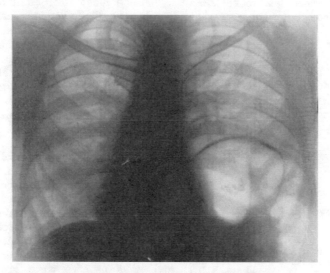

Abb. 29. Eventratio diaphragmatica. (Nach K. Hitzenberger.)

diastolische Geräusche wahrnehmbar, so muß an die Möglichkeit angeborener oder ev. auch erworbener Herzklappenfehler gedacht werden, welche mit Zwerch-fellhernien kombiniert sein können. In vielen Fällen mit chronischer Zwerch-fellhernie ist eine Bradykardie feststellbar.

Das röntgenologische Verfahren hat die souveräne Stellung für die Dia-gnose der Zwerchfellhernie, sowie auch für die Sicherstellung des Bruchinhaltes; über das Vorhandensein des Magens in dem Bruchsacke kann man sich aber auch durch Flüssigkeitsfüllung des Magens (ist er Bruchsackinhalt, dann ver-schwindet der tympanitische Schall an der betreffenden Thoraxstelle, um einer Dämpfungszone Platz zu machen) oder durch Aufblähung des Magens (wobei der tympanitische Schall in der Brusthöhle noch deutlicher wird) orientieren. Bei Einführung der Magensonde stößt man manchmal auf ein Hindernis, wobei vom Untersuchten ein Schmerz hinter dem Processus ensiformis angegeben zu werden pflegt; bei chronischer Zwerchfellhernie ist dies Passagehindernis nicht derart, daß man nicht in die Kardia käme. Doch sei schon hier betont, daß man bei bestehendem Hindernis auch an das Vorhandensein einer inkarzerierten Hernie denken muß. Bildet der Magen den Bruchsackinhalt, dann verändert

er seine topographische Lage gewöhnlich so, daß seine, normalerweise quer-
verlaufende Achse in senkrechte Stellung kommt, wobei die große Kurvatur,
nach oben und vorn, die kleine Kurvatur nach unten und hinten gerichtet
ist. Wenn nur ein Teil des Magens gleichsam als Divertikel in den Bruchsack
schlüpft, so kann je nachdem, ob dies der Fundus oder der Pylorus ist, und je
nachdem ob der Durchtritt links oder rechts von der Kardia erfolgt, eine verschiedenartige Torsion des Magens bedingen.

Um sich darüber zu vergewissern, ob das Kolon mit zum Bruchsackinhalt
gehört, macht man möglichst geraume Zeit nach einer Nahrungsaufnahme
die Einführung eines Darmrohres und appliziert eine Eingießung; sind unmittelbar darauf musikalische Geräusche in einer der Brustseiten zu hören, so ist
die Annahme der Verlagerung des Kolons durch eine Zwerchfell-Lücke berechtigt.
Ebenso wie die Magenblähung kann auch die Kolonblähung bei Bestehen einer
Zwerchfellhernie mit bedrohlichen Erscheinungen verbunden sein.

Bluterbrechen gehört bei Zwerchfellhernien nicht zur Seltenheit; es kann
sowohl Zeichen einer Inkarzeration sein, als auch die Folge eines mit Zwerchfell-

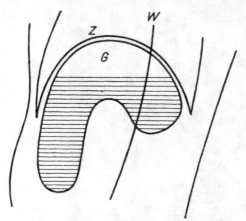

hernie kombinierten Magenge-
schwürs; auch ist eine ursächliche
Beziehung zwischen Magengeschwür
und Dislokation des Magens ebenfalls nicht von der Hand zu weisen.

Ein Symptom der chronischen
Zwerchfellhernie kann Obstipation
sein; nicht selten sind die Patienten
während der Dauer der Obstipation
dyspnoisch, nach erfolgter Defäkation beschwerdefrei. Deutliche Einziehung des Leibes bei gleichzeitiger Ausdehnung einer Brusthälfte
dürfte als Symptom einer „traumatischen" Zwerchfellhernie Beachtung verdienen. Anderseits sind
uns mehrfache Beobachtungen bekannt, wo trotz großer Zwerchfellshernie von einer Hartleibigkeit
niemals die Rede war.

Abb. 30. Magen bei Relaxatio diaphragmatis
bei seitlicher Durchleuchtung.
Z Diaphragma. W Wirbelsäule. G Gasblase.
(Nach K. Hitzenberger.)

Wie bereits erwähnt, ist die röntgenologische Untersuchung zwecks Feststellung einer Zwerchfellhernie nicht allein die zuverlässigste, sondern auch
die für den Patienten schonendste Methode; dabei darf aber nicht außer acht
gelassen werden, daß der bedeutende Luftgehalt der im Bruchsacke liegenden
Darmabschnitte den X-Strahlen gleiche Durchlässigkeit gewährt wie das Lungengewebe, weshalb eine wiederholte Beobachtung vor dem Röntgenschirme nötig
ist, um sich über die Herniengrenzen schätzungsweise zu informieren; ferner
muß der Stand des Zwerchfells röntgenologisch ermittelt werden. Kleine Hernien
entgehen nicht selten der röntgenologischen Veranschaulichung, da sich bei
diesen der Schatten derselben synchron mit dem erhaltengebliebenen Zwerchfell inspiratorisch nach abwärts bewegt. Auch bei größeren Hernien (große
Bruchpforte bzw. Zwerchfellöffnung, großer Bruchinhalt), bei denen sich oft
nur ein strichförmiger Grenzschatten hoch im Brustraume findet, welcher keine
deutlichen respiratorischen Verschiebungen erkennen läßt, ist es manchmal
ungemein schwierig, die Differentialdiagnose zwischen Prolaps von Eingeweiden,
echter Zwerchfellhernie und Eventratio diaphragmatica zu stellen, da es fall-
weise ungemein schwer hält, die Beweglichkeit und die Stellung des Zwerch-

fells in dem Konvolut luftgefüllter Organe, welche gegen den Thorax zu vor-
gelagert sind, richtig zu beurteilen. Wenn die Beobachtung, daß die synchrone
Abwärtsbewegung des eventrierten Abdominalabschnittes für eine Eventratio
diaphragmatica, die paradoxe (inspiratorische) Hebung dagegen für eine falsche
Hernie spricht, sich als gesetzmäßig erweist, so wäre damit ein guter Schritt
nach vorwärts in der Diagnostik solcher Zustände getan. Bezüglich der Erklärung des Phänomens der paradoxen Bewegung im „Zwerchfellschatten" ist
auf die Vorstellung zu rekurrieren, daß bei der inspiratorischen Drucksteigerung
im Abdomen die Baucheingeweide nach der Seite des geringsten Druckes ausweichen, also auch durch einen Zwerchfellschlitz oder in einem relativ schwach-
wandigen Bruchsack gegen den Thorax hin dringen können; das allerdings
muskelfreie, fast bindegewebige, aber noch immer derbe eventrierte Zwerchfell scheint bei gewöhnlicher Atmung mehr Widerstand leisten zu können. Bei
der paradoxen Aktion spielt vielleicht auch der Umstand eine Rolle, daß bei
der Inspiration nicht allein eine Luftaspiration durch die Trachea erfolgt,
sondern auch eine aspiratorische Zugwirkung auf die, durch die Zwerchfell-
Lücke vordringenden Intestina. Die röntgenologische Betrachtung des in dem
Thorax vorgestülpten und gefüllten „Bruchsackes läßt Charakteristika erkennen,
die differentialdiagnostisches Interesse haben können. Die Kuppe der „Hernie"

kann Bewegungen zeigen, die natürlich mit dem Bruchsacke nichts zu
tun haben, sondern auf peristaltische
Wellen der ausgetretenen Intestina zu
beziehen sind (s. Abb. 31). Da zumeist
im „Bruchsacke" der Magen gelegen
ist, so kann es auch zu Änderungen
in der Größe und Form der Magenblase kommen. War der Magen mit
Wismut gefüllt, so zeigt er oft eine
völlig atypische Lage; häufig schlüpft
der Magen mit dem Fundus voran
nach links und oben; dann dreht er
sich um die so gestellte Längsachse,
wonach die große Kurvatur fast sagit-

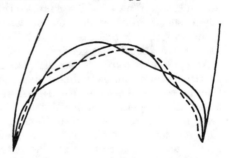

Abb. 31. Drei peristaltische Wellen
des Diaphragma. Seitenbild.
(Nach K. Hitzenberger.)

tal, also größtenteils nach vorne und oben zu liegen kommt, die kleine Kurvatur nach unten und hinten (s. Abb. 30). Zufolge dieser atypischen Lagerung,
plus der Interposition von Kolon ist es verständlich, warum der die „obere
Zwerchfellskuppe" gleichsam aus mehreren Konturen zwei- bis vierfache
Bogen — zu bestehen scheint; dieses Verhalten wurde von Gläßner als
ein Charakteristikum der Relaxation gegenüber der Hernie angenommen; dieses
Differentialdiagnostikum scheint sich nicht zu bestätigen. Wenn man bedenkt,
daß sowohl der Herniensack, als auch das relaxierte Zwerchfell zu ganz dünnen
Membranen geworden, so wird man es verstehen, warum die darin lagernden
Intestina bestimmenden Einfluß auf die Form haben müssen.

Anstatt der Beobachtung der Kontrastmasse vor dem Röntgenschirme
kann die der quecksilbergefüllten Sonde in manchen Fällen über den Inhalt
des Bruchsackes besser informieren; da die Sonde dem Laufe des Magens folgt,
so kann eine Dislokation desselben recht deutlich veranschaulicht werden.

Differentialdiagnostisch kam früher gegenüber einer Zwerchfellhernie
vor allem der Pneumothorax in Betracht; dieses Moment kommt derzeit
wohl kaum mehr in Frage; insofern haben die folgenden Bemerkungen
mehr historisches Interesse. Bei letzterem besteht meist Dyspnoe, Zyanose,
ev. auch Fieber, die akustisch-metallisch klingenden Phänomene bleiben

stets gleich, metallische Borborygmen fehlen. Da der nichttraumatische
Pneumothorax doch fast immer eine Folge schwerer Lungenerkrankung ist,
so müssen Lungenveränderungen bezüglich ihrer Erscheinungen genau berücksichtigt werden. Schluckbeschwerden, Magenbeschwerden, auffallender Wechsel
der perkutorischen und auskultatorischen Phänomene vor und nach Nahrungsaufnahme kommt bei Pneumothorax niemals vor, dagegen ist reichliche
Expektoration nur eine seltene Komplikation bei einer Zwerchfellhernie. Vor
dem Röntgenschirme charakterisiert sich der Pneumothorax durch eine typische
Aufhellung eines Lungenfeldteiles, tiefstehendes Zwerchfell oder sogar Exkava-
tion desselben nach unten; bei chronischem Pneumothorax bildet sich fast regelmäßig eine flüssige Exsudation aus, welche einen Flüssigkeitsschatten an der
tiefsten Stelle erkennen läßt; der Nachweis einer Flüssigkeitsansammlung
kann hier zumeist schon durch die gewöhnlichen klinischen Untersuchungsmethoden erbracht werden. Ein typischer Wechsel des Flüssigkeitsniveaus
bei Lageänderung besteht bei chronischem Pyopneumothorax nicht! Eine
respiratorische Seitenverschiebung des Mediastinums in der Richtung gegen
die gesunde Seite kann nicht als zuverlässiges Differentialsymptom für einen
Pneumothorax verwertet werden, da es bei echten Zwerchfellhernien und bei
Prolaps nicht unbedingt fehlen muß. Trotz Beachtung aller für das eine und
das andere Krankheitsbild charakteristischen Symptome ist es in manchen
Fällen selbst röntgenologisch schwierig, die sichere Entscheidung zwischen
Pyopneumothorax und Hernie zu fällen, wogegen die Differentialdiagnose einer
exsudativen Pleuritis gegenüber im allgemeinen nicht schwer sein dürfte.

Das Krankheitsbild einer Eiteransammlung zwischen Leber und Zwerchfell (Pyopneumothorax subphrenicus) kann dem einer Hernia diaphragmatica
ähneln; vor allem ist hier der Allgemeineindruck, welchen der Patient darbietet,
zu berücksichtigen, dann der Umstand, daß der Pyopneumothorax subphrenicus
meist auf der rechten Seite, Hernien dagegen meist links zur Beobachtung
gelangen, ferner die physikalischen Befunde; mehr zirkumskripte Ausdehnung
einer Thoraxseite, respiratorischer Stillstand und Verstrichensein der Interkostalräume sowie teigige Schwellung der Haut, ständig leerer oder tympanitischer
Perkussionsschall, welcher sich auch nach Nahrungsaufnahme nicht ändert,
wohl aber bei Lagewechsel, sind dem Pyopneumothorax subphrenicus eigen;
sie kommen bei Zwerchfellhernien kaum vor; amphorisches Atmen, musikalische
Rasselgeräusche, ev. Succussio Hippokratis sind Auskultationsphänomene,
welche bei Hernien nicht beobachtet werden; bestehender Stimmfremitus, Verdrängung der Leber, bzw. der Milz, kommt dem subphrenischen Pyopneumothorax zu, der Hernie aber nicht. Eine seitliche Verdrängung des Herzens
findet sich bei der Hernie, beim Pyopneumothorax subphrenicus dagegen gewöhnlich nicht; letzterer kann mit einer gleichzeitigen Pleuritis einhergehen, so daß
dann die sonst vorhandene respiratorische Verschieblichkeit fehlt. Der Perkussionsschall hellt oftmals die Diagnose nicht auf, da sowohl bei Hernie wie
bei subphrenischem Pyopneumothorax der Übergang von vollem zu gedämpftem
Schall ganz allmählich erfolgen kann; der Charakter des Atemgeräusches vermag in manchen Fällen gleichfalls keinen Aufschluß zu geben, da bei dem einen
wie bei dem anderen Krankheitsbilde die Lunge frei beweglich sein kann. Ätiologische Momente werden nicht selten einen Fall aufzuklären imstande sein:
Husten mit Hustenreiz und schmerzhafter Expektoration, bei Anstrengung
sich steigernde Dyspnoe sprechen wohl mehr für subphrenischen Pyopneumothorax, obgleich auch bei Hernien mit erheblicher Herzverdrängung Atemnot sich geltend machen kann. Die Röntgenbeobachtung hat zu ergeben, ob
Magen und Darm im Abdomen sich befinden oder nicht, andererseits nach
Zeichen zu fahnden, welche für eine Verdrängung der Leber und Milz sprechen;

auch das Verhalten der respiratorischen Zwerchfellbewegung ist zu berücksichtigen, da dieses bei subphrenischem Abszeß oft in einem lähmungsartigem
Zustande verharrt. Infolge des Umstandes, daß gashaltige subphrenische
Abszesse meist von einem Erkrankungsherde innerhalb des Abdomens ausgehen, wird auf diesbezügliche anamnestische Daten und insbesondere auf
schwere Allgemeinerscheinungen (Fieber, peritoneale Reizerscheinungen, Abmagerung, Kräfteverfall, Durchfälle) besondere Rücksicht genommen werden müssen.

Die Zahl der schon in vivo beobachteten Fälle von „Zwerchfellshernie" hat in
der Röntgenära sehr zugenommen, und insofern auch die Diagnostik; Irrtümer
sind sicher noch möglich, aber der erfahrene Röntgenolog dürfte wohl sicher
im gegebenen Falle Pyopneumothorax oder subphrenischen Abszeß ausschließen
können; noch immer schwierig gestaltet sich die Frage, ob im gegebenen Falle,
eine wahre Hernie, ein Prolaps oder eine Relaxation vorzuliegen scheint.
Sieht man eindeutig den Zwerchfellkontur, und darüber im Thorax ein Organ,
dann erscheint die Diagnose Hernie wohl sichergestellt, besonders dann, wenn
es sogar gelingt, das Loch im Zwerchfell selbst zu sehen. Weiters scheint
zugunsten einer wahren Hernie zu sprechen, wenn große Unterschiede zwischen
der oberen Grenzlinie im Liegen und Stehen vorkommen. In jüngster Zeit hat
Hitzenberger das Pneumoperitoneum als Diagnostikum empfohlen; dringt
Luft aus dem Bauchraum in den Thorax, dann muß ein Loch im Diaphragma
vorliegen; der umgekehrte Schluß, daß keine Luft in den Thorax eindringt,
und daher keine Hernie vorliegen dürfte, scheint nicht gerechtfertigt, da eventuelle Verwachsungen an der Bruchpforte das verhindern können.

Bezüglich der Trennungsmöglichkeit zwischen Relaxation und Hernie resp.
Prolaps hat sich oft das Verhalten während der Atmung bewährt; es kann wohl
als ziemlich sicher angenommen werden, daß eine Eventration häufig paradoxe
Bewegungen zeigt, eine Hernie aber im Gegensatz hierzu oft normalsinnige
Bewegungen aufweist.

Divertikel des Ösophagus (unmittelbar oberhalb des Zwerchfells), der „Vor-
magen", epibronchiale Pulsionsdivertikel, Verzerrung und abnormer Hochstand
des Zwerchfells im Anschluß an eine abgesackte chronische Pleuritis, eventuell
auch zirrhotische Lungenprozesse stellen ein- oder das andere Mal Veränderungen
dar, welche differentialdiagnostisch gegenüber der Zwerchfellhernie bzw. der
Eventration in Frage kommen könnten. Hier wie auch bei einem Situs viscerum
inversus vermag das Röntgenbild die Verhältnisse zu klären; doch auch anamnestische Angaben und die Berücksichtigung der einzelnen Symptome können eine
Sicherung der Diagnose ermöglichen.

Kurze Bemerkungen seien noch der Symptomatologie der „inkarzerierten" Zwerchfellhernie gewidmet, welche auch als „akute" bezeichnet
wird. Eine Inkarzeration chronischer Hernien, etwa in 15% der Fälle eintretend,
kann trotz der relativen Weite der Bruchpforte durch Dislokation des Magens,
durch Stildrehung und Achsentorsion des Darmes zustande kommen, wobei stürmische Erscheinungen auftreten können. Steigerung der Peristaltik, Volumzunahme der prolabierten Organe bewirkende Noxen sind als
ursächliche Momente zu beschuldigen; ebenso erhebliche Drucksteigerung im
Abdomen (Partus, schwere Defäkation), endlich auch äußere Einwirkungen
(Sturz, Stoß, Fall) auf den Leib, durch welche ein großer Teil der Eingeweide
disloziert zu werden vermag. Die Inkarzeration kann ungeahnt plötzlich einsetzen, oder aber es können ihr auch chronische Magen-Darmstörungen vorausgehen, was durch Verwachsungen an den Stellen der Zwerchfellöffnungen
bedingt zu sein pflegt, wodurch das Aus- und Einschlüpfen der prolabierten
Organe behindert ist. Bei ganz großen Zwerchfellhernien mit sehr weiter Bruchpforte und bei Eventration wurden ileusartige Erscheinungen beobachtet,

die nicht als Folge einer Inkarzeration, vielmehr einer inneren Verschlingung (meist Achsendrehung) angesehen werden müssen; hier zeigen sich partielle Verwachsungen und Adhäsionsstränge als begünstigende Momente.

Trotz der Ähnlichkeit des Krankheitsbildes einer inkarzerierten Hernia diaphragmatica mit dem eines inneren Darmverschlusses ist es wohl möglich, eine richtige Diagnose zu stellen, besonders dann, wenn das Bestehen einer Zwerchfellhernie schon vor Einsetzen der Inkarzerationserscheinungen festgestellt oder zumindest angenommen wurde. Natürlich ist hier auf alle jene Symptome zu achten, welche bei den nichtinkarzerierten Hernien besprochen wurden. Kann von dem Patienten angegeben werden, es sei ihm „im Brustinnern etwas gesprungen und seitdem fühle er ein Glucksen und Schwappen in der Brustseite", so ist für die richtige Erkenntnis der Inkarzerationsstelle eine eindeutige Handhabe geboten; andere Erscheinungen wie plötzliches Einsetzen der Beschwerden, Übelkeit und Schwächegefühl, schmerzhaftes Erbrechen, Würgerscheinungen ohne erfolgendes Erbrechen, Schmerzhaftigkeit im Epigastrium oder in den seitlichen Thoraxpartien, eigentümlich spannenden Charakters, oder „Gürtelschmerz" sind Hinweise auf eine erfolgte Inkarzeration. Wenn schon vor der Inkarzeration ein großer Eingeweidevorfall im Brustraum bestand, pflegen sich keine allzuheftigen Zirkulationsstörungen einzustellen, wo dies aber nicht der Fall war, tritt manchmal Dyspnoe und Zyanose anfallsartig auf, auch ein unregelmäßiger, kleiner und frequenter Puls zeigt sich da im Beginne der Inkarzeration. Mancherseits wird auf das Vorhandensein eines Kribbelns und Pelzigseins der Finger, welches zu tetanieartigen Verkrampfungen der Hände exazerbieren kann, aufmerksam gemacht. Auf die bestehende „Dextrokardie" als Symptom der akuten (inkarzerierten) Hernia diaphragmatica hat besonders Guttman und Abel hingewiesen; wir möchten dies Symptom nur dort als zuverlässig bewerten, wo der Magen den Bruchsackinhalt bildet. Gleich dem Ileus ist auch bei inkarzerierten Zwerchfellhernien infolge der gestörten Durchgängigkeit des Darmes das Fehlen von Wind- und Stuhlabgang fast die Regel; die Anschwellung des Abdomens als Folge dieses Zustandes tritt zwar oft ein, kann jedoch auch fehlen; wenn es an Stelle dessen zu einer Umfangzunahme der einen Thoraxseite kommt, so ist damit ein wichtiger und recht eindeutiger Hinweis auf das Bestehen einer inkarzerierten Zwerchfellhernie gegeben. Nicht selten klagen derartige Patienten über Ösophagusbeschwerden (unangenehmes Gefühl oder Schmerz beim Schlucken); fühlt man bei Einführung der Magensonde einen deutlichen Widerstand, wobei Schmerzhaftigkeit angegeben wird, so ist man berechtigt, eine Inkarzeration des Magens anzunehmen. Gesichtsausdruck und Kräfteverfall sind für die Inkarzeration ebenso wie für die innere Einklemmung ganz typisch; Auftreten von Fieber spielt keine wichtige Rolle. Eine Zwerchfellinkarzeration kann sich nach 1—2 Stunden von selbst rückbilden, doch kann es auch zum Aussetzen der stürmischen Erscheinungen kommen, ohne daß die Hernie sich zurückbildet; es setzen dann nach kurzer Remission neuerlich die bedrohlichen Erscheinungen ein, die zum Exitus führen können. Tritt der Tod verhältnismäßig schnell nach Beginn der Inkarzeration ein, so muß Shockwirkung oder eine durch Lungen- und Herzkompression bewirkte Paralyse als Todesursache angenommen werden; bei längerer Dauer der Inkarzeration dürfte die unmittelbare Todesursache in einer Peritonitis, welche als Folge gangränöser inkarzerierter Darmabschnitte eintritt, liegen; andere seltene Zufälle (Gangränöswerden eines inkarzerierten Magenteiles und Zurückfallen desselben in die Bauchhöhle, Brustkotfisteln, Ausbildung eines Magen- oder Darmgeschwüres während der Dauer einer Inkarzeration und Perforation eines solchen) finden sich in manchen Literaturangaben.

Wie Hirsch richtig bemerkt, liegt in dem „Darandenken" und in wieder-
holtem ‧gründlichen Untersuchen auch hier das Geheimnis einer richtigen Differentialdiagnose; liegen Symptome einer inneren Inkarzeration vor, bestehen
in demselben Falle auch Angaben und Anzeichen der Möglichkeit einer vorausgegangenen Zwerchfellverletzung, dann darf eben bei Beurteilung des Zustandes
auch der Gedanke an eine inkarzerierte Zwerchfellhernie nicht außer acht
gelassen werden; jedenfalls empfiehlt es sich, sich die differentialdiagnostischen
Zeichen der Zwerchfellhernien im allgemeinen auch bei Verdacht auf eine
Inkarzeration stets vor Augen zu halten.

2. Spezielle Symptomatologie der einzelnen Zwerchfellhernien.

Ist es auch nicht strikte durchführbar, die klinische Symptomatik der verschiedenen Zwerchfellhernien in voller Übereinstimmung mit den anatomischen
Kriterien derselben darzulegen, so soll doch soweit als angängig dieser Gesichtspunkt gewahrt werden.

a) Die Hernia vera acquisita sternalis ist wohl die relativ am häufigsten
beobachtete Art der Zwerchfellhernie; für
die Diagnose erscheint mir auf Grund eigener
Beobachtung ein glucksendes, mit der
Herztätigkeit synchron auftretendes Geräusch wichtig; der tympanitische Perkussionsschall über dem Sternum, gegen
den normalen Lungenschall recht scharf
abgrenzbar, ist gleichfalls bedeutungsvoll;
die Herzverlagerung nach links bei rechtsseitiger Hernie dürfte typisch sein; bei linksseitiger sternaler Zwerchfellhernie dürfte
wohl eine Verlagerung des Herzens nach
rückwärts zu erwarten sein. Aus Literaturangaben geht hervor, daß sehr fettreiche
Individuen das Hauptkontingent für sternale Zwerchfellhernien stellen; möglicherweise übt Fetteinlagerung in die physiologischen Lücken einen ungünstigen Einfluß auf den Zwerchfellverschluß aus. Meist

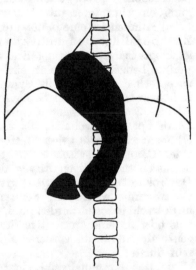

Abb. 32. Hernia sternalis.

handelt es sich um ältere Personen, welche eine derartige pathologische Erscheinung bieten. Gewöhnlich gehen solche Patienten an Erkrankungen zugrunde, welche mit der Zwerchfellhernie in keinerlei Zusammenhang stehen
(s. Abb. 32).

b) Schluckbeschwerden sind wohl das häufigste Symptom der Hernia
diaphragmatica paraoesophagea vera (s. Abb. 22 u. 23); unmittelbar nach
der Nahrungsaufnahme erfolgendes Erbrechen, welches in wenigen Fällen dieser Art
bei Kindern zu baldigem Exitus infolge Inanition führt (in einem meiner Fälle
bestand auch eine Atresia ani), scheint ein markantes Zeichen dieser Hernie.
Ältere Individuen weisen im allgemeinen kein besonders bedeutendes und vor
allem kein andauerndes durch diese Hernie bedingtes Ösophagushindernis auf;
doch kann auch hier unter stürmischen Erscheinungen der Tod eintreten. In
den Perioden mit ausgesprochenen Schluckbeschwerden gibt sich bei der Sondierung ein Hindernis kund, welches zu Zeiten guter Schluckmöglichkeit sich
nicht geltend macht. Diagnostisch wichtig erscheint mir der Auskultations-
befund über dem Herzen, indem ein dem ersten Tone anhängendes leicht musikalisch klingendes Geräusch (besonders im Exspirium) — wenn auch nicht

konstant — vernehmbar ist. Der von mir in einem solchen Falle erhobene
Röntgenbefund zeigte einen medial von der Herspitze gelegenen kreisrunden,
gut begrenzten Luftschatten, welcher bei ruhiger Atmung anscheinend unter
dem Diaphragma lag; bei forcierter Inspiration jedoch konnte man sehen,
daß der Herzschatten einen Teil des helleren Luftschattens halbmondförmig
abzuschneiden schien; auch konnte man bei schräger Durchleuchtung feststellen, daß die Lage des hellen Luftschattens in Beziehung zur Zwerchfellkuppel
unverändert blieb; unter Beobachtung einer Sonde, bzw. des Kontrastbissens
ließ sich sicherstellen, daß dies kreisrunde lufthaltige Gebilde medial von der
Speiseröhre gelegen sein mußte. Differentialdiagnostisch kam hier außer einem
tiefsitzenden Ösophagusdivertikel, das nach dem Röntgenbefunde abzulehnen
war, ev. noch ein, von einem ulzerierten, tiefsitzenden Ösophaguskarzinom ausgehender Gasabszeß in Frage, welch' letzterer aber auf Grund des Krankheitsverlaufes ausgeschlossen werden konnte; die auf eine Hernia diaphragmatica
paraoesophagea vera gestellte Diagnose fand im Obduktionsbefunde ihre Bestätigung; ein sehr interessanter Fall wurde in letzter Zeit von Schilling beobachtet.

c) Klinisch ist eine prägnante Scheidung zwischen kongenitalen wahren
Zwerchfellhernien und Zwerchfelldefekten auch mit Hilfe der röntgenologischen Beobachtung nicht durchführbar, so daß es vom klinischen Standpunkte berechtigt erscheint, einfach nur von Zwerchfellhernien im allgemeinen
zu sprechen. Die spezielle Symptomatik dieser beiden Zustände ist natürlich
in hohem Grade von der Größe sowie von der Lagerung des Defektes abhängig.
Kleine, zentral gelegene Defekte (Hernien oder Prolapse) werden — wenn
überhaupt — gewöhnlich als Zufallsbefunde bei der Röntgendurchleuchtung
erhoben; rückwärts gelegene Hernien charakterisieren sich durch den Mangel
einer Dämpfung zwischen dem tympanitischen Gebiete der Hernie und dem
normalen rückwärtigen Ansatz des Zwerchfells, auch durch das Fehlen einer
Dextrokardie (außer bei ganz großen Hernien). Im Falle des Bestehens einer
Dextrokardie wird man, wenn überhaupt dabei das Bestehen einer Hernie
in Betracht gezogen werden muß, eher an eine Hernie des ganzen linken Zwerchfells oder an eine linksseitige Sternalhernie zu denken haben, als an eine kon-
gentinale Hernie im vorderen Zwerchfellanteile, weil letztere doch sehr selten
sein dürfte.

4. Das Krankheitsbild einer Eventratio diaphragmatica, d. i. ein
einseitiger (meist links bestehender) Hochstand des Zwerchfells mit fast völliger
Bewegungseinschränkung desselben, hat große Ähnlichkeit mit dem einer
großen Zwerchfellhernie, so daß diese beiden ätiologisch und anatomisch verschiedenen Prozesse diagnostisch schwer auseinander zu halten sind. Die röntgenologische Untersuchung dürfte hier dazu berufen sein, Differentialdiagnosen
zu sichern, obgleich die bisherigen Versuche dieser Art die erforderliche Ein-
deutigkeit der Befunde nicht brachten; die meisten Chancen bietet noch der
Vorschlag von Jamin und Heß, den Einfluß der Phrenikusreizung auf das
hochgestellte Zwerchfell zu beobachten, wobei Bewegungen des Zwerchfells,
selbst wenn es sich um einen schwer degenerierten Zwerchfellmuskel handelt,
für eine Eventratio zu verwerten wären; doch muß auch berücksichtigt werden,
daß Muskelbündel des Zwerchfells an der Durchtrittsstelle prolabierter Eingeweide letzteren innig anliegen können und sie mitzuziehen vermögen. Demnach ist auch dieser Befund nicht als sicheres diagnostisches Merkmal der
Eventration anzusprechen.

5. Traumatische Hernien. Perforierende Verletzungen des Zwerchfells
können infolge der Druckdifferenz im Abdomen und Thorax stets zu einem
Darmprolaps führen; Größe und Lage der Perforationsstelle spielen für das
tatsächliche Zustandekommen einer solchen Hernie eine entsprechende Rolle.

Unter den Traumen kommen hier Stich- und Schußverletzungen in erster Linie, seltener Verletzungen vom Ösophagus, also von innen her, in Betracht. Perkutane Traumen, welche zu Läsionen des Zwerchfells führen, gehen gerne mit Verletzungen des Thorax einher, subkutane Traumen mit Rippenfrakturen. Die Entstehung eines Pneumothorax in Verbindung mit der Zwerchfellverletzung wirkt infolge des Fehlens der Aspiration von seiten des Thorax eigentlich dem Zustandekommen eines Darmprolapses entgegen. Da das Zwerchfell nur in sehr geringem Maße reparations-, bzw. heilfähig ist, so gehört eine Spontanheilung hier entstandener Verletzungen zur Seltenheit und dann auch nur vermittels benachbarter Gewebe; dementsprechend können rechtsseitig gelegene Perforationen eher verheilen, weil da Verklebungen und Verwachsungen mit der Leber vorkommen und indirekt Heilung bringen. In der überwiegenden Zahl der Zwerchfellperforationen entsteht sehr rasch nach der Verletzung ein Vorfall von Baucheingeweiden (Netz, Magen, Darm), nur in einem geringen Prozentsatze der hierhergehörigen Fälle kommt es — laut statischen Erhebungen — überhaupt zu keinem Prolaps. Chirurgische Behandlung der Zwerchfellverletzungen (Naht) gibt eine sehr gute Prognose; erfolgt kein chirurgisches Eingreifen, so besteht — auch bei Ausheilung der äußeren Wunde — keine Aussicht auf eine Heilung; Hernien, welche derart entstehen, können auch ohne besondere Beschwerden verlaufen, können aber schließlich doch zu einer Inkarzeration führen. Die Beurteilung von Zuständen, welche sich eventuell als Kombination von subkutaner Verletzung bei gleichzeitiger Hernie ergeben, ist oft ungemein schwierig; einerseits kann bei tatsächlich bereits bestehender kongenitaler Zwerchfellhernie ein erfolgtes subkutanes Trauma als Ursache derselben fälschlich angesehen werden, welche Berichtigung erst durch die Obduktion erfolgt, andererseits kann jedes Trauma eine bestehende Zwerchfellhernie sehr ungünstig beeinflussen, so daß es zu einer Inkarzeration Anlaß geben kann. Perkutane Kontinuitätstrennungen vermögen Zwerchfellrupturen herbeizuführen, welche hinter anderen schweren inneren Verletzungen unerkannt bleiben können; solche Rupturen sind manchmal gar nicht typisch lokalisiert und folgen der Richtung der Zwerchfellmuskelfasern, manchmal aber sind sie ganz typisch; typisch z. B. sind Zwerchfellrupturen nach Kompression durch Eisenbahnpuffer, Überfahrenwerden, Verschüttung, Sturz aus beträchtlicher Höhe. Die Zwerchfellwunde ist da entweder sofort als „durch Platzen des gespannten Zwerchfells" entstanden zu erkennen, oder aber es ist ein Abreißen des Zwerchfellmuskels an seiner Insertionsstelle zu finden. Der jeweilige Kontraktionszustand der Zwerchfellmuskulatur, die Füllung der Organe und die Stellung des Unfallbetroffenen kommen beim Effekte des Traumas bezüglich des Entstehens einer Zwerchfellruptur gewiß in hohem Grade zur Geltung. Rupturen des Zwerchfells sind gar nicht so selten und bilden im Vergleiche zu den durch direkte Verletzung entstandenen Kontinuitätstrennungen des Zwerchfells ein immerhin recht beträchtliches Kontingent.

Die Symptome, welche sich infolge eines Zwerchfellrisses darbieten, charakterisieren sich durch heftige Schmerzen in der Zwerchfellgegend; bei Inspiration steigern sich dieselben, der Verletzte trachtet das Zwerchfell möglichst ruhig zu stellen (Vermeidung der Bauchpresse); dagegen ist auf der betroffenen Seite gewöhnlich die Tätigkeit der Interkostalmuskulatur erhöht. Infolge der fast immer auftretenden Verlagerung des Herzens und der Verdrängung der Lungen kommt es zu Dyspnoe, die ihrerseits wieder infolge der dabei notwendigen größeren Bewegung des Zwerchfells zu Steigerung der Schmerzen führt; oft besteht auch Hustenreiz; der Gesichtsausdruck der Patienten pflegt ängstlich zu sein; nicht selten krümmen sich die Kranken in charakteristischer Seitenlage. Die geschilderten Zustände müssen nicht unmittelbar nach erfolgtem

Trauma einsetzen, sondern können sich auch erst viele Stunden später einstellen, was wohl auf die sich ausbildende eigentliche Dislokation oder eine Vergrößerung des Eingeweidevorfalls zurückzuführen sein dürfte. Wie bereits erwähnt, können die anderen Folgen eines hier in Betracht kommenden Traumas so gewaltig sein, daß das gleichzeitige Bestehen einer Zwerchfellruptur ganz übersehen werden kann; eine kahnförmige Einziehung des Abdomens darf als diagnostisch wertvolles Zeichen angesehen werden; bestehende Dextrokardie, ein sonst wichtiges Symptom einer Hernia diaphragmatica, ist in diesen Fällen wegen des oft gleichzeitig zur Ausbildung gelangten Pneumothorax nicht eindeutig für Zwerchfellruptur mit Eingeweidevorfall; dasselbe gilt für die Feststellung tympanitischen Schalles und plätschernder Geräusche, welche ja auch durch den Pneumothorax bedingt sein können. Ist eine Zwerchfellverletzung durch ein äußeres Trauma herbeigeführt, so kann das Auftreten einer septischen Peritonitis Erscheinungen zeigen, welche alle anderen Symptome in den Hintergrund rücken lassen. Ein Prolaps von Eingeweiden, insbesondere von Magen und Darm, führt zur Entwicklung charakteristischer Symptome: Aufstoßen, zeitweiliges Erbrechen, Unfähigkeit zur Aufnahme größerer Speisemengen, im weiteren Verlaufe Fehlen des Abganges von Stuhl und Darmgasen, ileusartiges Erbrechen (Zeichen eines Darmverschlusses). Rechtzeitige Operation vermag die bedrohlichen Erscheinungen der akuten Hernie zu bannen, doch kann der Exitus dann trotzdem noch infolge der durch das Trauma gesetzten direkten Folgeerscheinungen bedrohlicher Art erfolgen.

3. Prognose und Therapie der Zwerchfellhernien.

Form, Größe und Lokalisation der Hernie, ihre Entstehungsweise (traumatische, nichttraumatische) sind die Hauptfaktoren, welche für die Prognose in Betracht kommen. Die Hernia sternalis ist die relativ prognostisch günstigste, die Hernia paraoesophagea bietet größere Gefahren (Inkarzeration, Gangrän der eingeklemmten Teile). Bei Kindern mit Zwerchfellhernien, bei denen sich frühzeitig Ösophagushindernisse geltend machen, ist die Prognose meist schlecht. Vollständige oder teilweise Defektbildung der Zwerchfellanlage kann sowohl symptomlos sein als auch mit schwersten subjektiven Erscheinungen einhergehen, weshalb eine allgemeine Prognose kaum gestellt werden kann. Mit der Möglichkeit des Eintretens einer Inkarzeration muß immer gerechnet werden. Die prognostische Beurteilung traumatischer Zwerchfellhernien hängt in nicht geringem Maße von der Schwere der anderweitigen traumatischen Organschädigungen ab; Leber, Lunge, Magen, Darm, Herz und Milz kommen hier in Betracht; am wenigsten bedrohlich erscheinen hierbei Verletzungen der Lunge. Starke Blutungen aus dem eingerissenen Zwerchfell sind nicht zu befürchten, da die vorfallenden Eingeweide die blutenden Zwerchfellgefäße gewissermaßen tamponieren. Üble Zufälle sind bei Verheilung der Zwerchfellwunde selbst immer zu gewärtigen.

Die konservative Behandlung von Zwerchfellhernien wird sich darauf zu beschränken haben, durch Prophylaxe dem Eintreten einer Inkarzeration tunlichst entgegenzuwirken; so sind voluminöse Mahlzeiten, große Flüssigkeitszufuhr, Brechmittel und alle Umstände, welche zu Erbrechen Anlaß geben können, zu vermeiden, für leichten Stuhlgang ist Sorge zu tragen, vor Geburten zu warnen usw. Während man meiner Meinung nach nichtinkarzerierte Hernien ohne zwingende Gründe nicht operieren soll, ist eine Zwerchfellverletzung eine Operationsindikation, da nach exakter Naht der Zwerchfellwunde die Entstehung einer Zwerchfellhernie kaum mehr zu befürchten ist; bei Rupturen des Diaphragmas ist über den etwaigen Erfolg eines chirurgischen Eingriffes noch kein abschließendes Urteil möglich. Bei Inkarzeration muß chirurgisch vorgegangen werden: bei Inkarzerationen, welche nach einem Trauma entstanden sind, wird man im allgemeinen besser vom Thorax her operieren, bei Hernien, welche bereits chronische Zeichen darbieten, wird per laparatomiam vorgegangen werden müssen.

B. Nervöse Krankheiten des Zwerchfells.

Der Besprechung der nervösen Erkrankungen des Zwerchfells seien einige allgemeine Bemerkungen vorausgeschickt, die unsere gegenwärtigen Kenntnisse über die Innervation des Diaphragmas beleuchten sollen. 4 Nervengruppen kommen hier in Betracht: der N. phrenicus, die Nervi intercostalis, der Sympathikus und der Vagus.

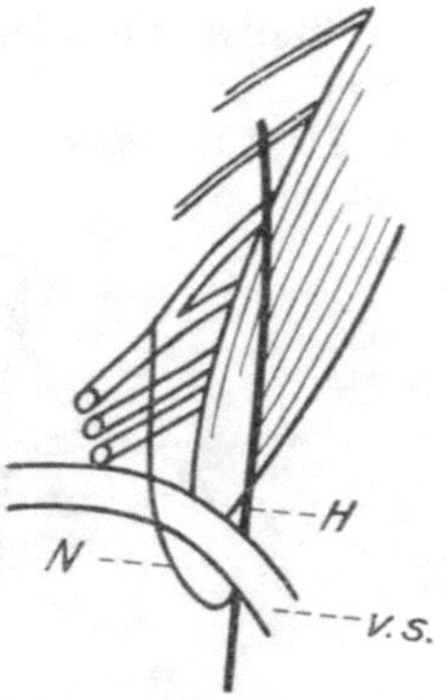

Der N. phrenicus entspringt dem IV. Zervikalsegment; nach Oppenheim soll der Phrenicus auch Zuzüge aus dem III. und V. Halssegment erhalten; über die mutmaßliche Lokalisation eines nervösen Zwerchfellzentrums im Gehirn gehen die Meinungen auseinander; Preobraschewsky fand eine Stelle in der Nähe des Sulkus, der die zweite von der dritten Stirnwindung trennt, von der er die Atmung in Exspirationsstellung zum Stillstande bringen konnte; in der Nähe dieser Stelle fand er auch einen Punkt, bei dessen Reizung es zu Inspirationstetanus kam, die Punkte liegen bilateral; Hitzenberger hat diese Versuche überprüft und im wesentlichen bestätigen können; wurden die Phrenici durchschnitten, so blieb die Kontraktion aus; es scheint somit bei der Katze eine motorische Region im Großhirn zu existieren; Hitzenberger machte eine Krankenbeobachtung,

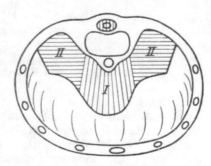

Abb. 33.
Innervation d. Zwerchfells.
(Nach A. Plenk und R. C. Matson.) (H Hauptphrenikus. v. s. vena subclavia. N Nebenphrenikus.

die ebenfalls zugunsten eines Zwerchfellzentrums im menschlichen Gehirn zu sprechen scheint.

Auf die genaue Topographie des N. phrenicus wollen wir nicht eingehen, wohl aber betonen, daß nach Felix in etwa 20% der Fälle ein Nebenphrenikus vorkommt; dieser liegt lateral vom Hauptstamm und entspringt dem V. Zervikalsegment; mit der Existenz des Nebenphrenikus hat der Chirurg zu rechnen; wird dieser Nerv nicht durchtrennt, so können nach Durchschneidung des Hauptstammes noch immer Bewegungen des Zwerchfells beobachtet werden.

An den Stamm des N. phrenicus lagern sich spinale Nerven an, ebenso empfängt er reichlich Zuzüge von seiten des Sympathikus; diesem Umstande ist es zuzuschreiben, warum Kure mit Shimbo

Abb. 34.
Motorische Zwerchfellinnervation.
Schema. I Phrenikus + Sympathikus.
II N. intercostalis. XII. Rest nur vom Phrenikus innerviert.
(Nach K. Hitzenberger.)

und Aoyagi im Stamme des N. phrenicus (des Affen) auch marklose Nervenfasern fand. Auf die Details bezüglich der sympathischen Innervation verweisen wir auf den Abschnitt: Relaxation des Zwerchfells.

Daß der N. phrenicus ein zentripetaler Nerv ist, wurde bereits 1883 von

Schreiber angenommen; wohl am beweisendsten sind neuere Versuche am Menschen; reizt man nach Phrenikotomie das zentrale Ende, so empfinden die Patienten Schmerzen in der betreffenden Schulter und es kommt zu einer reflektorischen Beeinflussung der Atmung, sowie Blutdrucksteigerung.

Die verschiedenen Partien des Zwerchfells erfahren auch eine verschiedene motorische Innervation; Felix und Kure, die auf diesem Gebiete die größte Erfahrung sammelten, halten eine motorische Innervation durch den Sympathikus für sichergestellt. Die beigefügte Abbildung zeigt die Verteilung der motorischen Zwerchfellinnervation (Abb. 34).

Capp und Colemann prüften beim Menschen die sensible Innervation des Zwerchfells; die Pleura diaphragmatica erhält ihre Versorgung sowohl vom Phrenikus, als auch von den sechs unteren Interkostalnerven; ähnliches gilt vom Peritoneum des Diaphragmas.

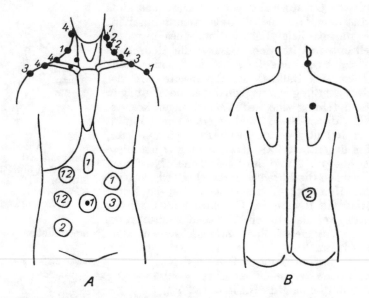

Abb. 35. A Schmerzpunkte am Nacken und Bauch, B am Rücken
in 61 Fällen von Pleuritis diaphragmatica. (Nach Capps.)

All diese Angaben erscheinen uns wichtig, weil auf Grund dieser Kenntnisse die Schmerzphänomene bei Erkrankungen des Zwerchfells eine Erklärung finden; vor allem handelt es sich um die Analyse des bei Zwerchfellerkrankungen so häufig zu beobachtenden Schulterschmerzes; daß derselbe gar so oft nach Anlegung eines Pneumoperitoneums zu finden ist, wurde bereits erwähnt.

Wohl am charakteristischsten ist der Schulterschmerz bei der Pleuritis diaphragmatica zu finden; deswegen soll nicht verschwiegen werden, daß ganz gleiche Druckpunkte bei der Perikarditis sowie bei der Pneumonie des Unterlappens vorkommen; im Bauchraum kommen alle Krankheiten in Betracht, welche das Peritoneum diaphragmaticum in Mitleidenschaft ziehen können; da sind es wieder vor allem die akut einsetzenden. Ein großes Material hat von diesem Gesichtspunkte aus, Capps untersucht; wir geben aus seiner Zusammenstellung die beigefügte Abbildung. Warum bei Erkrankungen oder bei Mitbeteiligung des Zwerchfells die Schmerzen gerade in der Schulter empfunden werden, ist der Gegenstand vielfacher Diskussionen gewesen. Existiert eine Möglichkeit der Schmerzübertragung aus dem Gebiete des Nervus phrenicus in das der Nn. supraclariculares? Direkte Anastomosen gibt es nicht. Via Sympathikus wäre eine Übertragung möglich; zu letzterer Annahme neigt besonders Felix, sowie schon vor längerer Zeit auch Mackenzie. Die Schulterregion wäre daher die Headsche Zone des Zwerchfells. Wir fügen auch die entsprechende schematische Darstellung von Mackenzie bei. Am wahrscheinlichsten erscheint aber eine Erklärung von Hitzenberger: Die sensible Erregung läuft durch den Phrenikusstamm ins IV. Zervikalsegment des Rückenmarks. Dort wird eine vorübergehende oder dauernde Erregung zu allen den dort vertretenen Nerven gesetzt; die Erregung der sensiblen Nerven führt zum Schulterschmerz. Eigentlich sollte man in Analogie auch einen viszeromotorischen Reflex erwarten; klinische Angaben fehlen in dieser Richtung.

Die Erklärung des Mussyschen Druckpunktes, der so häufig bei Erkrankungen des Diaphragmas oder dessen Umgebung zu konstatieren ist, wird sich wohl in gleicher Richtung bewegen. Solche Druckpunkte finden sich

1. zwischen den beiden Schenkeln des N. sternocleido mastoideus,

2. sternale Enden der obersten Interkostalräume.

3. Schnittpunkt zweier Linien, von denen die eine paralell mit dem Sternalrand läuft, die andere in der Verlängerung der X. Rippe.

Das Diaphragma besitzt sowohl sensible als auch motorische Nerven, so daß eigentlich fünf Arten nervöser Störungen hier im Bereiche der Möglichkeit liegen (Lähmung, Reizung, Anästhesie, Hyperästhesie und Krampf), tatsächlich aber kennt die Zwerchfellpathologie bisher nur den Zustand der Lähmung und des Krampfes.

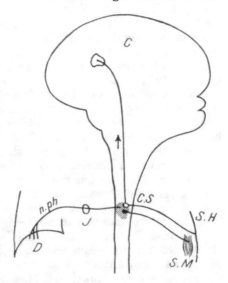

Abb. 36. Schema, modifiziert nach Mackenzie, darstellend die Bahn der projizierten Schulterschmerzen. D Diaphragma. n. ph. nervus phrenicus. J Ganglion intervertebr. C S Zervikalsegment. C Cerebrum. S M Schultermuskulatur. S H Schulterhaut.

1. Die Zwerchfell-Lähmung.

Die Motilität des Zwerchfells wird vom Nervus phrenicus besorgt; die N. phrenici entspringen, wie erwähnt, aus den vierten Zervikalnervenpaaren und werden häufig durch Fasern aus den dritten und auch fünften Zervikalnervenpaaren verstärkt. Auf dem Wege zum Diaphragma verbinden sie sich zunächst mit Fasern der Plexus brachialis, verlaufen hernach aber isoliert. Jeder der beiden Phrenici verläuft über die vordere Fläche des M. scalenus anterior und gelangt dann vor der Arteria subclavia und hinter der Vena anonyma durch die obere Brustapertur in den Thorax, zieht über die Vorderfläche der Spitze des Pleurasackes an dessen Mittelfellplatte und weiterhin einwärts von dem Lungenhilus (links mehr ventral als rechts), dann zwischen dem Herzbeutel und der an diesem festgewachsenen Mediastinallamelle in der Richtung nach unten und rückwärts gegen die Zwerchfellkuppe und splittert sich in letzterem auf. Der rechte Phrenikus hält sich vor seiner Verzweigung unmittelbar an den Verlauf der Vena cava inferior, der linke Phrenikus ist im Niveau der Herzspitze aufzusuchen. Auf der ganzen Strecke kann es zu Läsionen des N. phrenicus kommen.

a) Ätiologie der Zwerchfell-Lähmung. Lähmungen des Zwerchfells, die auf zerebrale Lähmungen zu beziehen wären, dürften wohl kaum vorkommen, da diese Zentren wohl sicher bilateral angelegt sind. Jedenfalls konnte man selbst bei sehr ausgebreiteten Hemiplegien nie eine einseitige Störung der Zwerchfellstätigkeit nachweisen. Eine Schädigung des motorischen Zentrums in der Zervikalanschwellung (bei Poliomyelitis anterior, durch Geschwülste, Tuberkel, Syphilome, Lepraknoten, Abszesse des mittleren Halsmarkes, Erkrankungen der Wirbelknochen und der spinalen Häute an dieser Stelle, Frakturen und Verrenkungen der mittleren Halswirbelsäule durch Mitbeteiligung und Zerstörung der Vorderhörner des mittleren Halsmarkes, bzw. des Phrenikuszentrums oder der hier austretenden Spinalwurzeln, Blutungen in den Vorderhörnern — Hämatomyelis — oder zwischen und in die Häute des Zervikalmarkes — Haemorrhagia intermeningealis spinalis — usw.) ist immerhin eine Seltenheit.

Trotzdem der Phrenikus in seinem extravertebralen Verlaufe speziell am Halse recht gut geschützt ist, so kommen doch traumatische Verletzungen (auch bei operativen Eingriffen) öfter zur Beobachtung. Über den Zusammenhang der Phrenikuslähmung mit der Duchenne-Erbschen Lähmung nach Plexuszerreißung besteht noch keine Klarheit; Naunyn meinte, daß dies darauf beruhe, daß der Phrenikus wichtige Fasern aus dem 5. bis 7. Zervikalnervenpaare beziehe; uns scheint die Annahme richtiger, daß der schon höher oben gesonderte Stamm des Phrenikus infolge seiner Nähe zum Erbschen Punkte von dem gleichen Trauma wie der Plexus getroffen wird (Moritz). Tumoren in der Halsgegend können gleich Traumen den Phrenikus schädigen.

In seinem Verlaufe innerhalb des Thorax kann der Phrenikus durch Tumoren (Mediastinaltumoren, Aneurysmen) geschädigt sein. Merkwürdigerweise sind die Phrenici nur äußerst selten durch Tuberkulose der thorakalen Drüsen (mit ihrer Tendenz zu narbiger Schrumpfung und konsekutiver Verzerrung des benachbarten Gewebes) in Mitleidenschaft gezogen.

Relativ häufig bedingt eine Neuritis des N. phrenicus Zwerchfell-Lähmung. Solch eine Neuritis kann sich im Anschlusse an eine Infektionskrankheit (besonders Diphtherie) ausbilden; auch bei akuten und chronischen Vergiftungen (Polyneuritis der Alkoholiker) kommt eine Neuritis phrenica vor; bei Bleiintoxikation, Arsen-, Kohlenoxyd- und Opiumvergiftung liegt eine Phrenikuslähmung im Bereiche der Möglichkeit. Ob da die Giftschädigung zentral oder peripher erfolgt, ist kaum zu entscheiden. Eulenburg machte auch auf das Vorkommen echter rheumatoider, auf Erkältung zurückzuführender Phrenikuslähmung aufmerksam (der Zusammenhang zwischen Gelenkrheumatismus und Polyneuritis wird vielfach vertreten).

Im Verlaufe akuter und chronischer Entzündungen, welche sich in nächster Nähe des Phrenikus und des Diaphragmas abspielen, kann es gleichfalls zu einer Zwerchfell-Lähmung kommen; die Pleura scheint da eine entscheidende Rolle zu spielen; ob es sich dabei um eine Degeneration des Zwerchfellnerven handelt oder ob der Entzündungsprozeß sich direkt auf die Muskelsubstanz fortpflanzt, muß in suspenso gelassen werden.

Auch bei der Tabes kann es zur Ausbildung einer Phrenikuslähmung kommen; in einem Fall von Syringomyelie schien mir die Annahme einer Zwerchfellparese wahrscheinlich.

Duchenne betont, daß bei der progressiven Muskelatrophie das Zwerchfell mitbeteiligt sein kann; in einem Falle hochgradiger progressiver Muskelatrophie sah ich stark atrophierte Muskelfasern einzelner Zwerchfellmuskeln, trotzdem in vivo keine klinischen Erscheinungen einer Zwerchfell-Lähmung bestanden. Die Eventratio diaphragmatica, bei welcher das anatomische Verhalten, und der objektive klinische Befund des Diaphragmas für eine Lähmung desselben sprechen, ist doch ein wahrscheinlich angeborener Zustand, charakterisiert durch die Ausdehnung und Vorwölbung des Zwerchfells, wobei der N. phrenicus in der Regel vollkommen intakt ist; im übrigen verweisen wir auf die Befunde von Kure (s. S. 710).

Nach Oppenheim gibt es auch hysterische Zwerchfell-Lähmungen. Die Röntgenkontrolle scheint zur Sicherstellung solcher Fälle unumgänglich.

Seitdem die Phrenikotomie zur Behandlung der Lungentuberkulose herangezogen wird, gehört die Zwerchfellähmung nicht mehr zu den großen Seltenheiten.

b) Symptomatologie der Zwerchfell-Lähmung (s. Abb. 37). Die Röntgenuntersuchung hat bedeutende Fortschritte in der Erkennung von Zwerchfell-Lähmungen gebracht; durch sie gelingt es, das Hauptsymptom solch einer Lähmung, nämlich das Fehlen des inspiratorischen Herabsteigens der erkrankten Zwerchfellhälfte, welche passiv in den Thorax mitgezogen, bzw. hinaufaspiriert wird, nachzuweisen. Das gelähmte Zwerchfell zeigt meist eine stärkere Wölbung. Die Magenblase ist darunter meist stark ausgeprägt. Dieses pathologische Verhalten des Zwerchfells zeitigt abnorme Druckverhältnisse im Thorax und im Bauchraum und kann desweiteren Lageveränderungen der betreffenden Eingeweide, sowie Störungen im Kreislaufe und der Lungenventilation nach sich ziehen, wodurch dann indirekt die Diagnose einer Zwerchfell-Lähmung gestellt werden kann. Oft zeigt der Magen bei einer linksseitigen Lähmung die Erscheinungen eines Kaskadenmagens; insofern besteht eine Verwandtschaft mit der Eventration. Derartige Patienten zeigen bei der Inspiration insofern ein eigenartiges Verhalten, als infolge

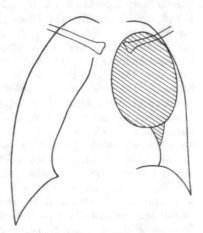

Abb. 37. Zwerchfell-Lähmung.

der fehlenden Kontraktion des Diaphragmas bei normaler Tätigkeit der Bauchmuskeln die Oberbauchgegend einschließlich der Hypochondrien — bei einseitiger Zwerchfell-Lähmung — entweder nicht so ausgiebig erweitert wird, wie auf der gesunden Seite oder sogar einsinkt, während die oberen Teile des Thorax sich stark erweitern; bei der Exspiration buchtet sich die obere Partie der Thoraxgegend auf der kranken Seite stärker vor als auf der gesunden Seite, das Epigastrium erleidet eine Einziehung, welche manchmal um so augenfälliger erscheint, als die Thoraxexkursionen und damit die Zunahme der unteren Brustapertur sich ausgiebiger gestalten. Dies Verhalten bei Zwerchfell-Lähmung wird undeutlich, wenn das betreffende Individuum an und für sich schon ein vorwiegend thorakaler Atmer ist; aus demselben Grunde sind diese Symptome während des Schlafes (wo der thorakale Atemtypus prävaliert) undeutlicher als im Wachen. Wie gering die Symptome einer Zwerchfell-Lähmung sein können, darüber wird man sich erst recht klar, wenn man nach den Symptomen sucht, nachdem die Diagnose mittels des Röntgenverfahrens bereits sicher gestellt wurde. Bei einseitiger Ausschaltung der Zwerchfelltätigkeit kann es eventuell zu Dyspnoe kommen, was sich durch vorwiegende Inanspruchnahme der thorakalen Atemmuskeln kundgibt. Leistet ein Patient mit einseitiger Zwerchfell-Lähmung körperliche Arbeit, so daß auch eine verstärkte Zwerchfelltätigkeit nötig wird, dann kann das inspiratorische Einsinken der Oberbauchgegend auf der gelähmten Seite besonders deutlich werden.

Die Kombination einer Lungen- oder Herzerkrankung mit Zwerchfell-Lähmung kann sehr gefährlich werden, da die Expektoration auf der Seite des gelähmten Zwerchfells erschwert oder sogar unmöglich ist. Solche Individuen gehen jeder körperlichen Anstrengung ängstlich aus dem Wege, da bei verstärkter Tätigkeit der gesunden Zwerchfellhälfte der Druck im Abdomen inspiratorisch gesteigert wird, wodurch die gelähmte Zwerchfellhälfte noch mehr gegen den Thorax gedrängt und damit die inspiratorische Oberfläche der Lunge eingeschränkt wird. Unter solchen Umständen schaffen schlaffe Bauchdecken eigentlich günstigere Bedingungen als straffe, weil sich die verstärkte Tätigkeit der gesunden Diaphragmahälfte gleichmäßiger auf beide Seiten der vorderen Bauchwand verteilt. Zumeist ist die Atmung bei Diaphragmalähmung beschleunigt, die Sprache zögernd, leise und abgesetzt. Alle diese Erscheinungen sind bei doppelseitiger Zwerchfell-Lähmung in erhöhtem Maße vorhanden; eigentlich ist es geradezu verwunderlich, daß eine beiderseitige Diaphragmalähmung überhaupt vertragen werden kann; vielleicht darf man da annehmen, daß eine Bewegungslähmung nicht mit vollkommener Tonusherabsetzung verbunden zu sein braucht.

Kranke mit Zwerchfell-Lähmung geben zuweilen an, daß sie bei tiefer Inspiration das Gefühl haben, als würden Baucheingeweide gegen den Brustraum hinaufsteigen; auch können bei ihnen während anderer Funktionen, bei welchen es zu vorübergehender Drucksteigerung im Abdomen kommt (Husten, Räuspern, Defäkation, Niesen usw.), dyspnoische Beschwerden auftreten, da die Baucheingeweide durch die Kontraktion der Bauchmuskeln gegen das gelähmte Diaphragma gedrängt werden und dasselbe noch mehr emporheben.

Vermittels des Littenschen Phänomens kann man eine Zwerchfell-Lähmung schon vor der Durchleuchtung erkennen, da der Zwerchfellschatten hier bei der Inspiration emporsteigen kann, anstatt herabzurücken; größtenteils wird aber nur eine Verminderung, bzw. ein Fehlen der physiologischen Exkursionsbreite beschrieben. Gerhardt, dann Oppenheim und Eulenburg haben die faradische Reizung des N. phrenicus benützt, um eine Schädigung der Nervenleitung zu ermitteln.

Mittels Perkussion läßt sich auch mancher Anhaltspunkt für das Bestehen einer Zwerchfell-Lähmung erbringen; die untere Lungengrenze steht über der gelähmten Zwerchfellhälfte höher; bei ruhiger Atmung verschiebt sich der betreffende untere Lungenrand nicht; bei verstärkter Inspiration ist die Lungenverschieblichkeit ev. paradox. Der untere Lungenrand pflegt auf der gelähmten Seite in aufrechter Stellung tiefer zu stehen als in horizontaler Lage. Von mancher Seite wird angegeben, daß oberhalb des gelähmten Zwerchfells über der ganzen Lunge eine relative Dämpfung besteht. Schon durch einfache Palpation des Abdomens, deutlicher noch durch Druck auf den Unterleib läßt sich die pathologische Seite bei einer Zwerchfell-Lähmung erkennen, da die kranke Seite leichter eindrückbar ist als die gesunde und weil die untere Lungengrenze auf der kranken Seite um Rippenbreite nach aufwärts verdrängt werden kann. Bei tiefer Atmung rückt im Falle einer Zwerchfell-Lähmung der untere Leberrand inspiratorisch nicht herab, sondern hinauf, was gelegentlich palpatorisch feststellbar ist; sicher ist dieses Symptom nicht, da bei kräftiger kostaler Atmung, speziell bei aufrechter Stellung der ventrale Leberanteil auch normalerweise emporsteigen kann. An den Randpartien der Lunge ist wegen Mangels einer Verbreiterung der Zwerchfellgrenzen das respiratorische Geräusch bei Zwerchfell-Lähmung nur sehr leise hörbar.

Das Röntgenbild zeigt bei einseitiger Zwerchfell-Lähmung vor allem einen

Hochstand des Zwerchfellschattens auf der gelähmten Seite, was in Horizontallage noch markanter wird. Sind die darüberliegenden Lungenräume lufthaltig, so ist der Stand der beiden Zwerchfellkuppen leicht feststellbar; befindet sich Flüssigkeit im Thoraxraum, dann kann die Magenblase die Bestimmung des ungefähren Standes des Diaphragmas ermöglichen. Die paradoxe Zwerchfelltätigkeit ist vor dem Röntgenschirme sehr deutlich zu sehen, sie stellt ein Charakteristikum der Zwerchfell-Lähmung dar; bei Parese ist dieser Symptom weniger deutlich ausgeprägt. Der Nachweis nur geringer Grade von paradoxer Zwerchfellbewegung, welche meist nur auf Mangel einer aktiven Zwerchfelltätigkeit beruht, ist für die Diagnose einer Zwerchfell-Lähmung nicht verwertbar. Bei deutlich ausgesprochenen Fällen von Zwerchfell-Lähmung wird wohl kein Zweifel obwalten, insbesondere wenn auch die seitliche Durchleuchtung vorgenommen wird. Außerdem kann man sich durch Druck auf das Abdomen von der Insuffizienz der befallenen Zwerchfellhälfte röntgenologisch leicht überzeugen; durch einige Kunstgriffe vermag man sich auch in Fällen nicht vollständiger einseitiger Zwerchfell-Lähmung Klarheit zu verschaffen (man läßt maximal inspirieren, zeigt sich dabei keine hochgradige Differenz im Stande der beiden Diaphragmahälften, so drückt man gleichzeitig kräftig auf das Abdomen; es zeigt sich dann, daß das Zwerchfell auf der gesunden Seite in normale Inspirationsstellung tritt, während der Zwerchfellschatten auf der gelähmten Seite eine bedeutend geringere Exkursion aufweist als ohne Druck auf das Abdomen. Mittels faradischer Phrenikusreizung (Methode von Jamin) kann man ev. auch in frischen Fällen periphere von zentralen Phrenikuslähmungen unterscheiden.

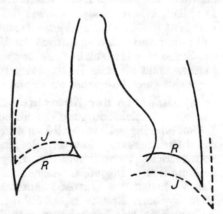

Abb. 38. Paradoxe Bewegung.
J Inspirium. R Ruhige Atmung.

Hofbauer und Holzknecht wiesen zuerst darauf hin, daß bei der röntgenologischen Betrachtung über dem gelähmten und daher hochgestellten Diaphragma das Lungenfeld deutlich dunkler erscheint, als auf der gesunden Seite. Dieser Befund erweist sich als bedeutungsvoll, zumal bei Rückgang der Lähmung die Verdunklung des Lungenfeldes vollkommen schwindet. Von den genannten Autoren wird der Umstand für dieses Phänomen verantwortlich gemacht, daß die Lunge retrahiert und demzufolge luftärmer ist. Holzknecht macht auch auf die Stellung des Mediastinums bei Zwerchfell-Lähmung aufmerksam; bei jeder Inspiration bewegt sich das Mediastinum gegen die gesunde Seite, was auf eine Zugwirkung des Mediastinums nach der gesunden Seite hin zurückzuführen sei.

Von manchen Autoren wird das Vorhandensein eines schmerzhaften Druckpunktes am äußeren Rande des M. scalenus als Symptom für eine Phrenikuserkrankung gewertet; allgemeine Geltung dürfte diesem Zeichen nicht zukommen, bei Phrenikusneuritis könnte es erwartet werden.

Unter der großen Reihe von Symptomen der Zwerchfell-Lähmung wäre noch die Erscheinung zu erwähnen, daß infolge einseitiger Diaphragmalähmung bei jugendlichen Individuen eine Skoliose der Wirbelsäule mit einer, nach der kranken Seite gerichteten Konvexität zur Ausbildung gelangen kann, wie dies von Lesser behauptet wird. Häufig ist dieses Symptom nicht.

Die Inaktivität der einen oder sogar der beiden Zwerchfellhälften ist anscheinend nicht so bedrohlich für den Erkrankten, wie die Schädigung des Tonus des Diaphragmas, da in ersterem Falle der Muskel, wenn auch gelähmt, der Aspiration noch Widerstand entgegenzusetzen vermag, so daß mit Hilfe der Interkostal- und der Auxiliärmuskel immerhin eine Ausdehnung der Lunge und sogar ihrer unteren Abschnitte erfolgen kann; bei Tonusverlust wird aber das gelähmte Diaphragma bei jedem Atemzuge gegen das Thoraxzentrum emporgehoben, so daß der Zustand gefahrdrohend, bei beiderseitiger Lähmung sogar unhaltbar wird. Eine Bedeutung dürfte hierbei dem Alter zukommen, und zwar sind jugendliche Personen da schlechter daran als ältere. Die Inaktivität des Zwerchfells übt gewiß einen Einfluß auf den Blutkreislauf im Abdomen aus; vereinzelte Beobachtungen dieser Beziehungen berichten über Zyanose und akut einsetzende Obstipation, Blutreichtum der Abdominalorgane (Stauungs-Muskatnußleber in einem Falle eigener Beobachtung) infolge Paralyse und Atrophie der rechten Zwerchfellhälfte; es ist ja logisch begründet, daß bei Wegfall der „Lebermassage" — wie das bei Zwerchfell-Lähmung der Fall ist — das Blut des Pfortadergebietes erschwert strömt. In den Anfangsstadien der Lähmung wird sich diagnostisch der Müllersche Versuch oder das „Schnupfen" im Sinne von Hitzenberger bewähren. Eine Parese des Zwerchfells zu erkennen, fällt oft dem Röntgenologen schwer; hier scheint sich der „Schnupfversuch" ganz besonders zu bewähren.

c) Diagnose der Zwerchfell-Lähmung. Die geschilderten Symptome sowie die Berücksichtigung der ätiologischen Momente werden in ausgeprägten Fällen einseitiger Zwerchfell-Lähmung die Diagnosestellung leicht ermöglichen; die Lähmungssymptome der Respiration, besonders der Einatmung, die exspiratorische Vorwölbung des Epigastriums, bzw. die inspiratorische Einziehung dieser Gegend, die eigentümlichen (paradoxen) Perkussionsphänomene, das Verhalten des „Litten-Phänomens", die subjektiven Störungen (Dyspnoe, leise Sprache, Erstickungsgefühl bei körperlicher Anstrengung) usw. können so sinnfällig sein, daß kaum eine Verwechslung mit anderen Zuständen zu befürchten ist. Oft aber sind die objektiven Erscheinungen einer Zwerchfell-Lähmung kaum angedeutet, so daß nur die Anamnese den Weg zur richtigen Diagnose weist und erst die röntgenologische Untersuchung Klärung bringt. Auf die Deutung des Müllerschen Versuches und des „Schnupfphänomens" ist mit Nachdruck hingewiesen worden.

Manchmal ist die einseitige Zwerchfell-Lähmung leichter zu erkennen als die beiderseitige, weil das normale Vergleichsobjekt die Erkennung verdeutlicht, manchmal schwerer, weil die subjektiven Beschwerden bei der beiderseitigen Diaphragmalähmung stärker in den Vordergrund treten. In einzelnen schwierigen Fällen muß die elektrische Erregbarkeit der N. phrenici geprüft werden, um zur Diagnose der Zwerchfell-Lähmung zu gelangen. Besondere Schwierigkeiten macht die Erkennung einer zentralen Zwerchfell-Lähmung.

Die Eventratio diaphragmatica und die Atrophie des Zwerchfells beruht — wie wir annehmen dürfen — auf einer angeborenen Hypoplasie des muskulären Zwerchfellteiles, so daß die Funktionstüchtigkeit des Diaphragmas an sich eine mindere ist, mit zunehmendem Alter noch geringer wird, schließlich derartige Grade annimmt, daß Dextrokardie eintritt. Der Zwerchfellnerv zeigt dabei keinerlei Veränderungen. Zur differentiellen Diagnose dieses Zustandes gegenüber der echten Zwerchfell-Lähmung muß berücksichtigt werden, daß bei der Eventratio diaphragmatica alle anamnestischen und ätiologischen Momente fehlen, welche für die echte Lähmung sprechen würden; der charakteristisch hohe Zwerchfellstand ist für die echte Diaphragmalähmung

entscheidend, für die Eventration ist das Vorhandensein etwaiger anderer angeborener Störungen zu verwerten.

Zwei weitere Krankheiten sind differentialdiagnostisch noch in Erwägung
zu ziehen, die Aerophagie und die Bronchusstenose, die uns selbst bei der
Untersuchung hinter dem Röntgenschirm Schwierigkeiten bereiten können. Bei
der Pneumatosis ventriculi zeigt sich auf den ersten Blick das Bild einer „Lähmung"; die Funktionsprüfung bringt aber rasch Klärung. Hochstand des Diaphragmas infolge Bronchusstenose zeigt starke Atelektase der Lunge, sowie den
Tumor im Bereiche des Mediastinums selbst. Die Wanderung des Mediastinums infolge Zwerchfell-Lähmung erfolgt in die gesunde Seite, bei Bronchusstenose dagegen in die kranke.

Infolge entzündlicher oder eitriger Prozesse in der Nachbarschaft des Zwerchfells entstandene Diaphragmalähmungen sind oft sehr schwer zu erkennen;
selbst wenn die betreffende Zwerchfellhälfte vom Phrenikus aus nicht erregbar
sein sollte, so spricht das nicht unbedingt für Lähmung Gerhardt). Genaue und
kundige Röntgenuntersuchung kann da vor diagnostischen Irrtümern bewahren.

d) Prognose der Zwerchfell-Lähmung. Die relativ günstigsten Aussichten einer Wiederherstellung bieten die auf Intoxikation (Alkohol, Blei)
zurückzuführenden Lähmungen, ebenso die „hysterischen" Diaphragmalähmungen; auch die rheumatoiden Lähmungen des Diaphragmas können rasch
heilen; ungünstiger sind die Verhältnisse bei der Diphtherie, obwohl auch
da Heilung erfolgen kann. Dubiös ist die Prognose bei Phrenikusneuritis.
Ist die Lähmung durch einen Tumor bedingt, dann hängt die Prognose einerseits von der Malignität des Tumors und von seiner Operationsfähigkeit, andererseits von der Dauer des Lähmungszustandes ab. Im Gefolge von Frakturen
oder Zerrungen entstandene Zwerchfell-Lähmungen bieten eine üble Prognose.
Die Prognose quoad vitam richtet sich nach dem Allgemeinbefinden, der Ausdehnung der Lähmung und nach individuellen Momenten. Treten zu einer
anscheinend ungefährlichen Diaphragmalähmung Erkrankungen der Lunge, so
wird die Prognose außerordentlich ungünstig beeinflußt. Eine doppelseitige
Zwerchfell-Lähmung muß — wenn sie auch nicht unbedingt tödlich ist —
doch stets als gefahrdrohend erachtet werden. Die beiderseitige Zwerchfell-
lähmung im Verlaufe einer Polyneuritis ist wohl nicht so sehr wegen der Beider-
seitigkeit gefährlich, sondern es handelt sich hier um ein Zeichen einer weit
vorgeschrittenen Erkrankung; insofern ist die Prognose schlecht; die Vorstellung, als wären Patienten mit Zwerchfellähmung zu Pneumonien ganz
besonders disponiert, ist nicht richtig, denn das Zwerchfell beteiligt sich als
Inspirationsmuskel nicht aktiv an der Expektoration; im Gegenteil, das Aushusten wird unter diesen Bedingungen eher begünstigt

e) Therapie der Zwerchfell-Lähmung. Hier ist vor allem die
Ätiologie zu berücksichtigen! Bei progressiver Paralyse, Tabes, Poliomyelitis
(Erkrankungen des Phrenikuszentrums) dürfte von einer Therapie nicht viel
zu erwarten sein; immerhin könnten die gerade in letzter Zeit angeratenen
therapeutischen Maßnahmen gegen das Grundleiden bei nicht allzulanger
Dauer der Lähmung auch eine ev. Besserung des letzteren bewirken. In
verzweifelten Fällen ist eine Faradisation des N. phrenicus zu versuchen
(mit gleicher Vorsicht wie bei anderen motorischen Lähmungen). Strychnin-
injektionen sollen bei diphtheritischer Lähmung Erfolg versprechen. Die
chirurgische Behandlung (Exstirpation von Tumoren, passende Lagerung frak-
turierter Knochenstücke usw.) ist oft aussichtsreich; nur muß genau erwogen
werden, ob jeweils die Schwere des Eingriffes und seine Gefahren mit den
bestehenden Ausfallserscheinungen in Einklang zu bringen sind. Eintretende
Komplikationen sind nach den für letztere geltenden Prinzipien zu bekämpfen.

Bei plötzlich einsetzender Lähmung beider Zwerchfellhälften (Poliomyelitis, Diphtherie usw.) muß künstliche Atmung zu allererst versucht werden; dann Faradisation des Phrenikus; ziemlich kräftige Ströme sind nach v. Ziemssen angezeigt und da es zweckmäßig erscheint, auch die Auxiliärmuskeln anzuregen, sollen die Elektroden nicht zu klein sein und am äußeren Rande des Sterno-cleidomastoideus angelegt werden; Kopf, Schulter und Arme sollen dabei fixiert werden; die Dauer der elektrischen Reize soll 1—2 Sekunden sein und synchron mit einer mäßig beschleunigten Atmung einsetzen, wobei durch Druck auf das Abdomen während der Exspiration Zwerchfellhochstand bewirkt werden soll. Innerlich sind die gleichen Medikamente wie bei anderen motorischen Lähmungen zu verordnen.

Im Anschluß an die Besprechung der Zwerchfell-Lähmung erscheint es angebracht, einiges über die artifizielle Lähmung, herbeigeführt durch Eingriffe am Phrenikus, zu sagen; sie ist zuerst (1912) auf Anempfehlung von Stürtz von Bardenheuer zur Besserung eines Falles von Bronchiektasie empfohlen worden; als Operationsmethode zur Beeinflussung eines tuberkulösen Lungenprozesses wurde sie später von Sauerbruch und seiner Schule weitgehend ausgebaut. Je nach dem Zweck, ob man eine dauernde oder nur temporäre Ausschaltung wünscht, wird der Phrenikus entweder reseziert oder vereist resp. durch Kokain für einige Stunden lahmgelegt. Beabsichtigt man eine bleibende Lähmung des Diaphragmas in die Wege zu leiten, so genügt für viele Fälle die Durchtrennung des Phrenikusstammes nicht; manchmal kommt es danach kaum zu einer Störung des Zwerchfelles, wie sich dies röntgenologisch leicht feststellen läßt; bessere Resultate erzielt man durch Resektion eines 1—2 cm langen Stückes; am ehesten wird ein Erfolg gezeitigt, wenn man die Exairese (zunächst Durchtrennung und nachträgliches Ausreißen des peripheren Stückes des Phrenikus) in Anwendung zieht. Das Wesentliche eines vollen Erfolges ist in der Mitentfernung des Nebenphrenikus zu sehen, der eigentlich nur nach der Exairese oder nach der radikalen Phrenikotomie (wobei der Nebenphrenikus aufgesucht und mit durchschnitten wird) erzielt wird.

Die Symptome einer gelungenen Phrenikusdurchtrennung sind nach längstens 24 Stunden gut nachweisbar. Auf das Indikationsgebiet der Phrenikusdurchschneidung kann natürlich nicht eingegangen werden; physiologisch und insofern auch von klinischem Interesse erscheint uns die Beobachtung, daß sich die bereits mehrfach erwähnten Schulterschmerzen, welche so häufig bei Erkrankungen in der Nähe des Diaphragmas zu sehen sind, durch Phrenikotomie beseitigen lassen.

2. Der tonische Zwerchfellkrampf.

a) Symptomatologie. Der Zwerchfellkrampf ist in seiner reinen Form eine sehr seltene Erkrankungsart. Duchenne machte die Erfahrung, daß die gleichen Zustände, welche sich als tonische Zwerchfellkontraktionen auf faradische Reizung des N. phrenicus hin einstellen, auch beim Menschen spontan eintreten können; in diesem Sinne beschrieb er ein Krankheitsbild, welches als Folge einer Erkältung oder im Anschlusse an gleichartige Interkostalneuralgien oder als Begleiterscheinung anderweitiger lokalisierter Krampfzustände auftreten kann.

Ein von mir (auch während des Anfalles röntgenologisch) beobachteter Fall bot folgende Erscheinungen: der 25 Jahre alte Mann, welcher aus neuropathischer Familie stammte und viele Jahre an Kopfschmerzen litt, wurde plötzlich aphonisch und zeigte eine Lähmung des rechten Fußes; nach 3 Tagen schwand Aphonie und Lähmung plötzlich wieder; einige Wochen, bevor ich den Patienten zu sehen Gelegenheit hatte, bekam er mitten in bestem Wohlbefinden

Schmerz in der Herzgegend mit hochgradiger Dyspnoe; er soll damals blau im Gesichte gewesen sein, die Augen seien hervorgequollen, die Halsvenen angeschwollen; dann trat Tachypnoe ein; Schmerz und Kurzatmigkeit bestanden etwa 5 Minuten. Diese Anfälle wiederholten sich in der Folge; Patient gibt an, durch Berührung der Herzgegend einen Anfall provozieren zu können. Als ich den Patienten, welcher etwas basedowoiden Eindruck machte und dessen Herzfrequenz und Atmung mäßig beschleunigt war, untersuchte, stellte sich unmittelbar nach Palpation des Herzspitzenstoßes ein Anfall ein; der Kranke bäumte sich unter Höhlung des Rückens plötzlich auf; es bestand leichter Opisthotonus; das Abdomen erhob sich unvermittelt über Thoraxniveau und stand still, während die Brust anfangs langsam und tief, später immer schneller und flacher in- und exspiratorisch sich bewegte; der anfänglich langsame Puls wurde schneller und klein; trotz der energischen Thoraxatmung wurde das Gesicht zyanotisch; der Patient mußte sich dann aufsetzen; dabei bestand weder Stridor noch Rasseln über der Lunge; etwa 3 Minuten nach Beginn des Anfalles trat plötzlich Ruktus unter Entleerung großer Luftmengen auf, worauf der Anfall sich allmählich löste, indem zuerst einzelne heftige und unregelmäßige Bewegungen im Bereiche des M. rectus abdominis auftraten, dann bewegte sich die Abdominalmuskulatur — anfänglich nur schwach, später energischer — synchron mit dem Thorax. Die Röntgenbeobachtung ergab in einem solchen Anfalle folgenden Befund: das vor dem Anfalle mit ziemlich breiter Basis auf dem Zwerchfellschatten ruhende Herz folgte nach Berührung der Herzgegend mit der Hand dem Zwerchfelle nach, welches fast plötzlich in Inspirationsstellung trat und dann allmählich immer tiefer und tiefer herabsank, bis es in jene Horizontalstellung kam, welche man bei beiderseitiger Phrenikusreizung zu sehen bekommt; das Herz stellte sich demnach immer steiler und nahm schließlich die Gestalt eines Tropfenherzens an; aber trotzdem sah man noch zwischen dem unteren Rande des Herzschattens und dem Centrum tendineum durch. Während des Abwärtssteigens machte das Zwerchfell keine Respirationsbewegungen mit; im Anfalle blieb es dann in ruhiger Horizontalstellung. Bei Abklingen des Anfalles stieg das Diaphragma empor und machte äußerst schnelle Respirationsbewegungen, welche allmählich langsamer wurden und schließlich sich in den Rhythmus der noch immer heftig arbeitenden oberen Brustmuskeln einfügten. Auffälligerweise war das Diaphragma noch 4—5 Minuten nach dem Anfalle nicht in seiner ursprünglichen Exspirationsstellung. Am Herzen ließ sich ein sehr interessanter Befund erheben, da es sich beim Tiefertreten des Zwerchfells und nach Aussetzen der Zwerchfelltätigkeit verkleinerte, bei Wiederaufnahme der Zwerchfelltätigkeit seine ursprüngliche Größe wiedererlangte; vielleicht ist das tiefergestellte und nicht arbeitende Zwerchfell die indirekte Ursache für eine zu geringe Füllung des Herzens (infolge zu geringer Lebermassage).

In dem oben geschilderten Falle finden sich fast alle für dieses Krankheitsbild charakteristischen Symptome. Der objektive Befund ähnelt außerordentlich jenem bei Zwerchfelltiefstand als Folge allgemeiner Lungenblähung; die Lungengrenzen stehen tief und sind unbeweglich, auch die Herzdämpfung ist tiefergerückt, im weiteren Verlaufe kaum mehr nachweisbar; die Leber läßt sich unter dem Rippenbogen palpieren; ein vor Einführung der Röntgendiagnostik besonders markantes Kriterium des tonischen Zwerchfellkrampfes war die Unbeweglichkeit (tonischer Stillstand des Diaphragmas) des gut palpablen Leberrandes.

b) Diagnose und Differentialdiagnose. Die sich aus dem oben geschilderten Symptomenbild ergebende Diagnose wird unterstützt, wenn der Anfall im Verlaufe eines Muskel- oder Gelenkrheumatismus, einer Tetanie, eines Tetanus oder bei Hysterie, welche Erkrankungen leicht tonische Kontraktionen der Muskel herbeizuführen imstande sind, beobachtet wird. Immerhin muß man mit der Diagnose vorsichtig sein, da ja die Gesamtmechanik des Zwerchfells mittels der klinischen Methoden (Palpation und Inspektion) mit Ausnahme der Betrachtung vor dem Röntgenschirme nur schwer mit Sicherheit beurteilt zu werden vermag. Oft dürfte es auch schwer fallen, Zustände von akuter Lungenblähung vom tonischen Zwerchfellkrampfe zu unterscheiden, besonders wenn man den Anfall nicht von Anbeginn zu beobachten in der Lage war. Differentialdiagnostisch kommt ev. der bronchialasthmatische Anfall in Betracht, bei welchem aber Beginn und Ausgang nicht so plötzlich zu erfolgen pflegt; auch ist er durch die erschwerte Exspiration sowie durch die lauten Rhonchi charakterisiert, fast immer lassen sich bei ihm — wenn auch geringe — Zwerchfellbewegungen nachweisen. Die Ähnlichkeit der beiden Krankheitsbilder gab auch Anlaß zu der — als irrig erwiesenen — Annahme, ein tonischer Zwerchfellkrampf sei die Ursache für das Asthma bronchiale; bei ersterem ist das tiefgestellte und unbewegliche Zwerchfell das Primäre, die Lungenblähung nur die Folge dieses Zustandes, bei dem Asthma bronchiale ist die Lungenblähung dagegen das Primäre und der Zwerchfelltiefstand das Sekundäre. Eine Reihe anderer eigentümlicher Krankheitszustände kommen ebenfalls differentialdiagnostisch noch in Betracht; so die von Tuczek, Krehl, Edinger und Riegel beschriebene erhebliche Pulsbeschleunigung unter Auftreten einer akuten Lungenblähung, wobei die anderen typischen Zeichen eines Asthma bronchiale (erschwerte Exspiration, Rhonchi) fehlen; auch die typische Tachypnoe kann wegen der unzweckmäßigen Exspiration verhältnismäßig rasch zu Lungenblähung führen; mäßige Trachealstenose kann, wenn sie plötzlich einsetzt, schnell zu Lungenblähung, zu Zwerchfelltiefstand und scheinbarer (tonischer) Unbeweglichkeit des Diaphragmas Anlaß geben. Der Stimmritzenkrampf dürfte trotz mancher Ähnlichkeit mit dem Symptomenbilde des Zwerchfellkrampfes doch keine differentialdiagnostischen Schwierigkeiten bieten. Unter Umständen kann der durch Ärophagie bedingte Zustand sowie mancher Fall von Angina pectoris (Schmerz in der Herzgegend, Tympanismus) eine gewisse Ähnlichkeit mit dem Zwerchfellkrampfe haben; genaue Beobachtung und Betrachtung vor dem Röntgenschirme werden hier Klarheit schaffen können.

c) Therapie. Selbstverständlich spielt hier die Berücksichtigung der Ätiologie die größte Rolle. Die symptomatische Behandlung des Anfalles besteht in Verabreichung starker Hautreize, energischer Riechmittel, ev. in Vornahme künstlicher Atmung durch rhythmische Massage des Abdomens und des Thorax; gegen die Schmerzen kann Morphium gegeben werden. Hysterische Symptome müssen besonders berücksichtigt werden. In schweren Fällen vermögen wir den letalen Ausgang nicht aufzuhalten. Affektionen im Bereiche des Phrenikus sind imstande, den Tod durch Asphyxie herbeizuführen; zumeist ergreift aber der Krampf nicht isoliert das Zwerchfell, sondern die gesamte Muskulatur des inspiratorischen Atmungsapparates.

3. Der klonische Zwerchfellkrampf.

Der durch Phrenikusreizung ausgelöste klonische Zwerchfellkrampf, bzw. Singultus äußert sich in seiner heftigen, stoßweise erfolgenden Kontraktion des ganzen Diaphragmas, welche sich durch eine kurze, abrupte Inspiration und durch plötzliches Hervordrängen des Unterleibes kundgibt. Infolge des überaus raschen Tiefertretens des Zwerchfells wird unter eigentümlich klatschendem Schalle Luft in die Lungen eingesogen, wobei das Gefühl eines

Stoßes in der Oberbauchgegend, welcher auch von der aufgelegten Hand wahrgenommen werden kann, vorhanden ist. Der eigenartig klatschende Schall, welcher manchmal wie ein Seufzen klingt, dürfte so zustandekommen, daß infolge der sehr rasch erfolgenden Inspiration und der gleichzeitig sich verengernden Stimmritze, Luft ruckweise von der Lunge angezogen wird; das Tiefertreten des Kehlkopfes, das während des Singultus leicht zu spüren, ist gleichfalls auf die plötzliche Kontraktion des Zwerchfells zu beziehen. Während des Singultus ist das normale Atemholen unterbrochen, das Sprechen und Schlucken behindert. Der einzeln auftretende Singultus verursacht keinen Schmerz, doch wiederholt sich derselbe oft hintereinander und durch geraume Zeit, dann kann der Zustand qualvoll werden, ev. auftretende Schmerzen werden hauptsächlich im Epigastrium und längs der Zwerchfellinsertion verspürt; wenn die Inspirationsstöße einander so rasch folgen, daß sie fast unzählbar werden und Dyspnoe auftritt, welche den Zustand gefahrdrohend gestaltet, kann auch Empfindlichkeit im Bereiche der unteren Halswirbel und längs des Phrenikus bestehen. Solches ereignet sich aber recht selten. Da mit dem Zwerchfellkrampfe auch Krämpfe anderer, an dem Respirationsakt beteiligter Muskeln statthaben können, wurde angenommen (Erb), daß der Singultus nicht allein einen Krampf des Zwerchfells, sondern auch eine direkte oder reflektorische Reizung des Inspirationszentrums vorstellt, ja es kann auch zu Singultus ohne Beteiligung des Zwerchfells kommen, wie sich das röntgenologisch leicht feststellen läßt; nicht jeder Singultus ist auf klonischen Zwerchfellkrampf zu beziehen, es gibt sicherlich auch klonische Kontraktionen der beiderseitigen Hals-, Schulter- resp. Brustmuskeln, die ebenfalls plötzliche Erweiterungen des Thorax bedingen und so dieselben Vorbedingungen schaffen, wie dies vom klonischen Zwerchfellkrampfe angenommen wird. Die reflektorische Reizung kann von den verschiedensten Regionen her ausgelöst werden; es gibt wohl kaum eine Erkrankung von Abdominalorganen (Verdauungstrakt, Geschlechtsorgane), welche nicht in dieser Beziehung genannt worden wäre; inwieweit das berechtigt ist, muß vorläufig in suspenso gelassen werden. Beachtungswert sind jene Fälle, bei welchen sich klonische Zwerchfellkontraktionen und gleichzeitig anatomische Veränderungen im Bereiche des N. phrenicus fanden (Phrenikus in Exsudatmassen einer tuberkulösen Mediastinal-Perikarditis eingebettet; diffuse Ösophaguserweiterung; Aortenaneurysma; Abgang der linken A. subclavia aus dem Truncus anonymus; ev. atypische Halsrippen). Die Ansicht Langendorfs, daß der Aktionsstrom des Herzens unter pathologischen Umständen auf den N. phrenicus überspringen kann und daß solcherweise Kontraktionen des Diaphragmas ausgelöst zu werden vermögen, ist theoretisch und experimentell möglich; de facto dürfte aber der Singultus in einer Erregung des Phrenikus vom Inspirationszentrum her seine Ursache haben, wie dies Erb annimmt. Für diese letztere Annahme spricht das Vorkommen von Singultus bei Hirn- und Rückenmarkserkrankungen, bei heftigen Gemütsaffektionen. Interessant ist auch, daß der Singultus in unbewußter Nachahmung (Pseudoansteckung) auftreten kann, so daß es zu förmlichen Endemien kommt. Bei Hysterischen und bei degenerativ minderwertigen Individuen (polnische Juden) scheinen konstitutionelle Bedingungen die Auslösung des Singultus zu begünstigen, desgleichen bei Zuständen mit allgemeinen Ernährungsstörungen (Anämie, Chlorose, Kachexie). Bekannt ist der Singultus bei Alkoholikern. Reizung der peritonealen Zwerchfellseite (Peritonitis, ev. auch infolge üppiger Mahlzeiten oder bei Blähung der Oberbauchgegend) kann Singultus bewirken; bei Reizung der konvexen (oberen) Zwerchfellseite ist dies nicht der Fall (z. B. bei Pleuritis, Empyem).

Auch gehäufte und lange dauernde Singultusanfälle sind an sich nicht bedrohlich, sie werden es aber, wenn sie sich als Teilerscheinung einer anderen, schweren

Erkrankung bekunden. Auftreten von Singultus läßt den Schluß auf vorhandene Bewegungsfähigkeit des Zwerchfells zu, da er bei ausgedehnteren Verwachsungen des Diaphragmas nicht zustande kommen soll. In differentialdiagnostischer Beziehung kommt dem Singultus außer bei Peritonitis keine sonderliche Bedeutung zu.

Die Singultusanfälle verlaufen meist chronisch, können Monate und Jahre in verschieden langer Dauer und Häufigkeit anhalten; der idiopathische Singultus hört im Gegensatz zum symptomatischen gewöhnlich während des Schlafes auf, setzt aber beim Erwachen wieder ein.

Es kommt vor, daß einem Singultusanfalle kein zweiter mehr folgt, aber gewöhnlich reihen sich an den ersten Anfall mehr oder weniger zahlreiche andere; bei der symptomatischen Form des Singultus hängt die Prognose natürlich von dem Grundleiden ab; im allgemeinen ist die Prognose des Singultus nicht schlecht. In den Jahren 1920 und 1921 wurden Grippefälle vergesellschaftet mit Singultus beschrieben; ob es sich hier um den Ausdruck einer Intoxikation handelt, oder vielleicht zerebral lokalisatorisch infolge kleiner enzephalitischer Herde, konnte nicht entschieden werden; prognostisch waren diese Fälle gutartig.

Angeregt durch einen Vortrag Küttners auf dem Chirurgenkongreß 1921 wird von chirurgischer Seite dem postoperativen Singultus jetzt mehr Aufmerksamkeit geschenkt; darunter wird aber nicht so sehr der Singultus als Begleiterscheinung einer beginnenden akuten Peritonitis speziell in der oberen Bauchgegend verstanden, sondern der nach Operationen an anderen Körperstellen oder zum mindesten an Stellen, die fern vom Zwerchfell liegen (z. B. bei Operationen am Harnapparate).

Einer Therapie bedarf der Singultus nur dann, wenn Dauer und Häufigkeit seines Auftretens den Betroffenen arg belästigen, oder wenn bei bestehender schwerer Erkrankung der Zustand des Patienten durch Singultus beeinträchtigt werden kann. Morphium und andere Narkotika (Opium, Kodein, Chloreton usw.), eventuell auch Chloroformnarkose, desgleichen Atropin werden angewendet; ich selbst sah einmal von Skopolamin guten und dauernden Erfolg. Andererseits liegen eine Menge Angaben vor, die jeglichen Einfluß der Narkotika leugnen. Durch Ableitung der auf das Leiden gerichteten Aufmerksamkeit des Patienten, desgleichen durch Anwendung von Mitteln zur Erregung eines anderen Reizes kann der Singultus wirksam bekämpft werden (Niesmittel, Brechmittel, faradische Reizung des N. phrenicus, Galvanisation des Nackens, Einführung von Metallsonden in den Ösophagus, Schröpfköpfe, Pflaster und Salben, Halten der Zunge, Erschrecken, auch suggestive Beeinflussung usw.). Eigene Energie kann die atypischen Bewegungen des Zwerchfells einschränken oder auch unterdrücken. Wo der Singultus als Symptom einer Erkrankung gewertet werden muß, ist dieses Grundleiden zu behandeln (Uterusleiden, Menstruationsstörungen, Blasenleiden, Prostata-Affektionen, Magen-, Darmerkrankungen, Anämie, Chlorose usw.).

Schlagen alle therapeutischen Versuche fehl und hat man den Eindruck, daß der Patient unter den Folgen des Singultus gefährdet erscheint, so soll man das Zwerchfell entweder durch Phrenikotomie oder durch temporäre Phrenikusblockade (Vereisung oder Umspritzung mit Novokain) ausschalten. Zuerst kann die einseitige Tomie versucht werden; radikaler ist sicher die Exhairese; man braucht selbst vor einer doppelseitigen Resektion nicht zurückzuschrecken; trotzdem gibt es auch hier noch Mißerfolge. Kappis empfiehlt Kompression des Larynx im oberen Teil des Schildknorpels, gerade so stark, daß der Patient bei ruhiger Atmung genügend Luft bekommt. Großes Gewicht — und zwar merkwürdigerweise auch von chirurgischer Seite — wird der psychischen Therapie beigemessen; letzteres gilt natürlich nicht von dem Singultus bei Peritonitis, aber immerhin erscheint es interessant, wenn selbst Küttner sagt, daß er in seinen Fällen von postoperativem Singultus nicht genötigt war, einen Eingriff am Phrenikus vorzunehmen, weil der Singultus schließlich von selbst aufhörte.

Außer dem Singultus, d. i. dem klonischen doppelseitigen Zwerchfellkrampf, kommt auch gelegentlich ein einseitiger klonischer Zwerchfellkrampf vor; Schapiro berichtet über ein eigentümliches, krampfartiges Zucken des linken Diaphragmas, welches unabhängig von der normalen Atembewegung erfolgte; bei diesem Falle, bei welchem dieser Zustand seit frühester Kindheit bestand (Abart des gewöhnlichen Inspirationsimpulses), meinte er, daß sich der Inspirationsimpuls möglicherweise im linken Phrenikus schneller fortpflanzt als im rechten; damit wäre ein Argument mehr für die Annahme eines doppelten Atemzentrums gegeben. Ein von mir beobachteter Fall dauernden klonischen einseitigen Diaphragmakrampfes ließ die Vermutung aufkommen, daß es sich bei demselben um ein Überspringen des Herzaktionsstromes auf den Phrenikus (im Sinne Langendorfs) handeln könnte.

Zum Schlusse seien noch der Gähnkrampf und der Nieskrampf als Krampfzustände im Bereiche des Phrenikus erwähnt; beide Arten der Krämpfe beruhen auf Erregung der inspiratorischen Zentren; die hierbei zur Beobachtung gelangenden Zwerchfellbewegungen bieten kein sonderliches klinisches Interesse.

4. Die Neuralgia phrenica.

Es kann mit großer Wahrscheinlichkeit angenommen werden, daß der N. phrenicus auch sensible Fasern hat; analog den Erkrankungen rein sensibler Nerven, welche Neuralgien genannt werden, kennt man dergleichen auch beim N. phrenicus. Nach Falot (Neuralgie du nerf phrenique) beschrieb auch Peter ein derartiges Krankheitsbild. Solche Patienten klagen über Schmerzen in der Herzgrube und in der Schulter; es kann auch Schmerzhaftigkeit am Halse, Genick und Kiefer festgestellt werden; überdies können folgende Druckpunkte ermittelt werden: die ventralen Ansätze des Diaphragmas entlang der 7. bis 10. Rippe, rückwärts entsprechend der letzten Rippe; längs des Stammes des N. phrenicus sowohl zwischen den beiden Ansätzen des Sternocleidomastoideus, als auch neben dem Sternum in der Höhe des II. und III. Interkostalraumes. Außerdem werden ausstrahlende Schmerzen in der Ausbreitung des Zervikal- und Brachialplexus angegeben; besonders häufig irradiieren die Schmerzen in die gleichseitige Schulter. Zuweilen werden auch in der Schlüsselbeingegend, an der Innenseite des Oberarmes, im Ellenbogen und im kleinen Finger Schmerzen empfunden. Das Gefühl des Eingeschlafenseins des Armes auf der entsprechenden Seite wird gleichfalls angegeben. Peter gibt 7 Gruppen von Krankheiten an, bei welchen die Neuralgia phrenica vorkommen soll: 1. Anämie, Chlorose, Erkältung; 2. Hysterie, Epilepsie; 3. Angina pectoris; 4. Herzleiden ohne Angina pectoris; 5. Morbus Basedowii; Milzerkrankungen; 7. Leberleiden.

Die Neuralgia phrenica, welche sich durch das Vorfinden von Druckpunkten, die kaum auf einen anderen Nerven wie den Phrenikus bezogen werden können, tritt besonders auf der linken Seite auf, was vielleicht auf das relativ häufige Vorkommen dieser Erkrankung bei Herzbeutel- und Milzaffektionen zurückzuführen wäre.

Es erscheint klinisch zweckmäßig, diese Neuralgien in idiopathische und symptomatische zu sondern; Prognose und Therapie richtet sich nach der Ätiologie; ist die Ursache nicht stationär, dann kann auch die Neuralgie bald zum Abklingen oder Schwinden kommen. Im allgemeinen hat die Therapie die gleichen Wege einzuschlagen, wie bei anderen Neuralgien.

Literatur.
Zusammenfassende Darstellungen.

Eppinger: Allgemeine und spezielle Pathologie des Zwerchfelles. Wien 1911. — K. Hitzenberger: Das Zwerchfell im gesunden und kranken Zustand. Wien: Julius Springer. 1927.

Abel: Fall von angeborenem linksseitigem Zwerchfelldefekt. Berlin. klin. Wochenschr. 1894. S. 84 u. 114. — Akerland, Öhnell und Key: Hernia diaphr. hiatus oesophagea. Acta radiol. Vol. 6. 1926. — Andree: Eventratio. Med. Klinik. 1918. Nr. 40. — Andrews: The height of the diaphragma. Lancet. Vol. 1. p. 790. 1903. — Anrep und Cybulski: Physiologie des Nerv. phrenic. Pflügers Arch. f. d. ges. Physiol. Bd. 33. S. 243. — Aoyagi: Histologie des Nerv. phrenicus. Mitt. d. med. Ges. Tokio. Bd. 10. H. 3. 1913. — Arns-perger: Eventratio diaphrag. Arch. f. klin. Med. Bd. 93. S. 88. 1908 und Mitt. a. d. Grenzgeb. Bd. 8. S. 367. 1901. — Assmann: Hernie und Eventratio diaph. Fortschr. a. d. Geb. d. Röntgenstr. Bd. 26. H. 1. 1919. — Auvray: Hernia diaphr. Presse méd. 1919. Nr. 27. — Balderry: Experim. study of immobility of the diaphragm. New York med. journ. Vol. 117, p. 202. 1923. — Balfour: Nicht eingeklemmte Zwerchfellhernie. Ann. of surg. 1916. Nr. 1. — Bardenheuer: Hernia diaphrag. Berlin. klin. Wochenschr. 1879. S. 195. — Bassenge: Zwerchfellverwachsungen. Berlin. klin. Wochenschr. 1909. S. 1053. — Bauert: Zwerchfellhernien. Diss. Freiburg 1900. — Bayley, P.: Thoracic. stomach. Anat. record. Vol. 17. 2. p. 107. 1919. — Behrenroth: Zwerchfellähmung. Volkmanns Samml. N. F. 205. — Beltz: Differentialdiagnose zwischen Hernia und Even-tratio diaphragmatica. Münch. med. Wochenschr. 1910. S. 1006. — Bergmann: Even-tratio. Ergebn. d. inn. Med. Bd. 12, S. 327. 1913. — Bittorf: Subphrenischer Abszeß. Mitt. a. d. Grenzgeb. d. Med. u. Chirurg. Bd. 26. S. 1. 1913. — Derselbe: Paradoxe Zwerchfellbewegungen. Münch. med. Wochenschr. 1910. S. 1218. — Blair: A study of the central tendon of the diaphrag. Journ. of anat. Vol. 57, p. 203. 1923. — Bogendörfer: Phrenikostomie. Therapie d. Gegenw. 1922. S. 203. — Borseky: Verletzungen des Zwerch-fells. Beitr. z. klin. Chirurg. Bd. 48, S. 2. 1906. — Brauer: Kardiolysis und ihre Indika-tionen. Arch. f. klin. Chirurg. Bd. 71, S. 258. 1903. — Briscoe: Unilateral phrenic nerve paralysis. Lancet. 1925. p. 376. — Derselbe: Muscular mechanisme of the diaphrag. Journ. of physiol. Vol. 54, p. 46. 1920. — Bromann: Divertikel. Beitr. z. pathol. Anat. u. z. allg. Pathol. Bd. 27, S. 371. 1900. — Brückner: Habitueller Zwerchfellhochstand. Zeitschr. f. d. ges. physiol. Therapie. Bd. 29, S. 41. 1924. — Bucky: Hernia diaphr. Berlin. klin. Wochenschr. 1917. S. 615. — Burkhardt: Pathologie der Zwerchfelldynamik. Münch. med. Wochenschr. 1924. S. 125. — Derselbe: Kontinuitätsinfektion durch das Zwerchfell. Beitr. z. klin. Chirurg. Bd. 30, S. 731. 1901. — Byloff: Zwerchfellhochstand als Ausdruck degenerativer Veränderungen. Wien. klin. Wochenschr. 1912. S. 503. — Derselbe: Bestimmung des Zwerchfellhochstandes und Zwerchfellfunktion. Wien. klin. Wochenschr. 1913. S. 1265. — Cahn: Traumatische falsche Zwerchfellhernie. Dtsch. med. Wochenschr. 1916. S. 1595. — Cailloud: Rechtsseitiger Zwerchfelldefekt beim Erwachsenen. Virchows Arch. Bd. 218, S. 64. 1914. — Camp, de la: Physiologie und Pathologie der Zwerchfellbewegung. Zeitschr. f. klin. Med. Bd. 49, S. 410. 1903. — Camp, de la und Mohr: Williamsches Symptom bei Lungenspitzentuberkulose. Zeitschr. f. exp. Pathol. Bd. 1, S. 373. 1905. — Capp und Collmann: Localisation of pain sense in parietal and diaphragmatic peritoneum. Arch. of internal. med. Vol. 30, p. 156. 1922. — Capp: A clinical study of pain arising from subphrenic. inflamation. Arch. of internal med. Vol. 151, p. 333. 1916. — Cavalic: Innervation du diaphrag. par le nerfs intercostaux. Journ. de l'anatom. Vol. 34, p. 642. 1898. — Chiari: Genese der Zwerchfellfurchen der Leber. Verhandl. d. pathol. Ges. 1900. S. 107. — Chilaiditti: Fortschritte auf dem Gebiete der Röntgenkunde. Bd. 16, S. 173. 1912. — Cohn: Hernia diaphragmatica. Arch. f. Verdauungs-krankh. Bd. 17, S. 502. 1910. — Cruveilhier: Anatomie pathol. du corps humain. Liv-rais. Tom. 17, p. 15. 1849. — Curschmann: Physikalisch-medizinische Monatshefte. I. 1904. — Dackau: Halbseitige Atemstörung bei pont. Hemiplegien. Dtsch. med. Wochen-schrift. 1922. S. 1549. — Damsch: Zwerchfellhernie. Dtsch. med. Wochenschr. 1905. S. 510. — Dawidoff: Permanenter Singultus infolge Adhäsionen des Phrenikus. Ref. Zentralbl. f. d. ges. Neurol. u. Psych. Bd. 30. S. 266. 1922. — Daxenberger: Zwerchfell-hernie mit Magenruptur. Münch. med. Wochenschr. 1906. S. 313. — Dietlen: Herz und Gefäße im Röntgenbilde. 1923. — Dietlen und Knierim: Hernia diaphr. dextra. Berlin. klin. Wochenschr. 1910. Nr. 25. — Dittler: Innervation des Zwerchfelles. Pflügers Arch. f. d. ges. Physiol. Bd. 130, S. 400. 1910. — Döring: Eventratio diaphragm. Arch. f. klin. Med. Bd. 72, S. 407. 1902. — Domarus und Salomon: Kenntnis der Zwerchfellhernie. Fortschr. a. d. Geb. d. Röntgenstr. Bd. 23, S. 319. 1915. — Don: Congenital diaphr. hernia in an old man. Edinburgh med. journ. 1908. p. 442. — Dorn: Über Zwerchfell. Dtsch. med. Wochenschr. 1901. S. 858. — Dubs: Hernia diaphr. paraoesoph. mit Volvulus des Magens. Zeitschr. f. Chirurg. Bd. 151, S. 60. 1919. — Duchene: Mouvements de la respiration. Paris 1866. — Edinger und Riegel: Zur Lehre vom Asthma. Zeitschr. f. klin. Med. Bd. 5, S. 413. 1888. — Eggeling: Anatomischer Befund b. e. Eventratio diaphr. Münch. med. Wochenschr. 1912, S. 2284. — Elias und Fellner: Stauungstypen. Wien 1926. — Engel: Zwerchfellhernie in der rechten Seite mit Leber als Inhalt. Wien. med. Wochenschr. 1867. S. 737. — Eppinger: Hernia diaphragmatica paraoesophagea. Zeitschrift f. Heilk. Bd. 25, H. 11. 1904. — Derselbe: Zwerchfellfunktion beim Zustandekommen der ortostat. Albuminurie. Ges. f. inn. Med. Bd. 11. S. 100. 1912. — Eppinger und Hofbauer: Zwerchfellatmung und Zirkulation. Zeitschr. f. klin. Med. Bd. 72, S. 154. 1911. — Eulenburg: Lehrbuch der Nervenkrankh. 1878. S. 573. — Falkenberg: Neuralgia phrenica. Dtsch. med. Wochenschr. 1888. S. 316. — Falot, de la: Nevralgia phrenica. Montpellier med. Mai 1866. — Faulhaber: Zwerchfellhernien. Diss. München. 1897. — Felix: Untersuchungen über den Phrenikus und Zwerchfellinnervation. Zeitschrift f. Chirurg. Bd. 171, S. 283. 1922. — Derselbe: Bewegungen des gelähmten Zwerchfelles. Zeitschr. f. d. ges. exp. Med. Bd. 33, S. 458. 1923. — Derselbe: Phrenikusausschaltung. Ergebn. d. Chirurg. u. Orthop. Bd. 18, S. 690. 1925. — Ferguson: The phrenic. nerve. Brain. Vol. 14, p. 282. 1891. — Fidler: Zur Untersuchung der Hernia diaphr. Berlin. klin. Wochenschr. 1914. S. 1795. — Fisher: Diaphragmatic hernia. Lancet. Vol. 2, p. 1584. 1897. — Fischer: Radikale Phrenikotomie. Klin. Wochenschr. 1923. S. 535. — Fleiner: Eventratio dextr. Münch. med. Wochenschr. 1916. S. 113. — Förster: Zwerchfellbewegungsstörungen bei Tuberc. peritonei. Münch. med. Wochenschr. 1920. S. 38. — Fraenkel: Über Eventratio diaphr. Berlin. klin. Wochenschr. 1914. S. 1474. — Frank: Zwerchfellinsuffizienz. Bruns Beitr. z. klin. Chirurg. Bd. 74, S. 358. 1911. — Freund: Zwerchfellhernie. Med. Klinik 1916. S. 208. — Frischauer: Phrenikuslähmung. Wien. klin. Wochenschr. 1905. Nr. 47. — Frohmann: Eventratio. Dtsch. med. Wochenschr. 1918. S. 533 u. Med. Klinik 1917. Nr. 10. — Fromme: Gesichtsverhältnisse des Diaphragmas. Virchows Arch. f. pathol. Anat. u. Physiol. Bd. 221, S. 117. 1916. — Gebele: Zwei Zwerchfellhernien. Dtsch. med. Wochenschr. 1918. S. 560. — Gerhard: Stand des Diaphragmas. Tübingen 1860. — Gerhard: Tabes mit Zwerchfellähmung. Berlin. klin. Wochenschr. 1893. Nr. 16. — Gerhard, D.: Schulterschmerzen bei Pleuritis. Münch. med. Wochenschr. 1913. S. 2873. — Glaser: Eventratio diaphragm. Arch. f. klin. Med. Bd. 78, S. 370. 1903. — Glässner: Eventratio dextr. Fortschr. a. d. Geb. d. Röntgenstr. Bd. 24, H. 3. S. 268. — Goetze: Nervus phrenicus. Klin. Wochenschr. 1922, S. 1496 und Münch. med. Wochenschr. 1922, S. 838 und 1925, S. 1110. — Gössnitz, Wolf: Sechs Fälle von linksseitigem Zwerchfelldefekt. Diss. Jena 1903. — Grawitz: Poliomyelitis mit Zwerchfellähmung. Berlin. klin. Wochenschr. 1896. S. 245. — Greiner: Hernia diaphr. Zeitschr. f. angew. Anat. u. Konst. Bd. 5, H. 1. 1919. — Grönroos: Centrum tendineum. Anat. Anz. 1897. S. 536. — Grosser: Zwerchfellhernien. Wien. klin. Wochenschr. 1899. S. 655. — Gruber: Hernia diaphr. Virchows Arch. f. pathol. Anat. u. Physiol. Bd. 7, S. 30. 1869. — Derselbe: Zwerchfellverletzung. Mitt. a. d. Grenzgeb. d. Med. u. Chirurg Bd. 32, S. 129. 1920 und Virchows Arch. f. pathol. Anat. u. Physiol. Bd. 218, S. 84. 1914. — Gutmann: Angeborener Defekt der linken Zwerchfellhälfte. Berlin. klin. Wochenschr. 1893. S. 33. — Guttmann: Über einen Fall von Hernia diaphr. Dtsch. med. Wochenschr. 1884. S. 209. — Gutzmann: Zwerchfellähmung. Berlin. klin. Wochenschr. 1919. S. 379. — Haenisch: Ösophagusdivertikel. Fortschr. a. d. Geb. d. Röntgenstr. Bd. 30, S. 520. 1922/23. — Hansemann: Echte Zwerchfellhernie. Dtsch. med. Wochenschr. 1902. S. 337. — Hasse: Form des menschlichen Körpers und der Formänderungen bei der Atmung. Jena 1888 sowie Arch. f. Anat. u. (Physiol.) 1906. S. 288 und 1907. S. 209. — Haudeck: Revision der Methodik der röntg. Harnröhrenbeurteilung. Jahreskurse f. ärztl. Fortbild. 1918. Augustheft. — Heidenhain: Inkarzeration des Magens in einer Zwerchfellhernie. Zeitschr. f. klin. Chirurg. Bd. 76, S. 394. 1905. — Henogne: Sensible Leitung im Phrenikus. Arch. de physiol. norm. et pathol. Vol. 1, p. 45. 1893. — Henzelmann: Reizung des Phrenikus. Wien. klin. Wochenschr. 1914. Nr. 30. — Hermann: Diaphragmakrampf. Zeitschr. f. d. ges. Neurol. Zit. bei Oppenheim. Bd. 2, S. 1299. 1913. — Herz, A.: Eventratio diaphragmatica. Wien. klin. Wochenschr. 1907. Nr. 47. — Derselbe: Zwerchfellhernien. Münch. med. Wochenschr. 1905. Nr. 40. — Herz, M.: Zwerchfellherzneurosen. Wien. klin. Wochenschr. 1908. S. 1416. — Hess: Schußverletzungen des Diaphragmas. Mitt. a. d. Grenzgeb. d. Med. u. Chirurg. Bd. 30, S. 346. 1918. — Derselbe: Eventratio diaphr. Dtsch. med. Wochenschr. 1906. S. 1990. — Derselbe: Eventratio diaphragm. 1906. p. 1990. — Derselbe: Neuer Zwerchfellreflex. Kongr. f. inn. Med. 1906. S. 359 u. Münch. med. Wochenschr. 1906. S. 1754. — Hildebrand und Hess: Diff.-Diagnose zwischen Hernie und Eventration. Münch. med. Wochenschr. 1905. S. 745. — Hirsch: Klinische Diagnose der Zwerchfellhernie. Münch. med. Wochenschr. 1900. S. 996. — Hitzenberger: Wien. Arch. f. inn. Med. Bd. 9, S. 205. 1924 und Bd. 9, S. 125. 1924. — Derselbe:

Pulsatorische Bewegungen des rechten Diaphragmas. Wien. Arch. f. i. Med. Bd. 5, S. 30. 1923. — Derselbe: Doppelbogen des Zwerchfelles bei Reluxatio diaphr. Wien. klin. Wochenschr. 1922. S. 580. — Hodkinson: Linksseitiger Zwerchfellmangel. Brit. med. journ. 1914. p. 709. — Högler und Klenkhart: Mussyscher Druckpunkt. Wien. Arch. f. i. Med. Bd. 5, S. 1. 1923. — Hofbauer und Holzknecht: Mitteilungen aus dem Röntgen-laboratorium. Jena 1907. H. 2. — Hofbauer: Atmungs-Pathologie und Therapie. Berlin 1921. S. 294. — Hofbauer und Holzknecht: Einfluß der Respiration auf Blutdruck und Gefäße. Zeitschr. f. klin. Med. Bd. 70, S. 358. 1911. — Hoffmann: Rudimentäre Eventratio. Münch. med. Wochenschr. 1907. S. 112. — Derselbe: Traumatische Zwerch-fellhernie. Bruns Beitr. z. klin. Chirurg. Bd. 114, S. 254. 1919. — Holzknecht: Einseitige Phrenikuslähmung. Ges. f. i. Med. Wien 1902. 17. April. — Horoch: Zwerchfellhernien. Allg. Wien. med. Ztg. 1884. Nr. 50ff. — Huber: Magenzwerchfellhernie. Dtsch. med. Wochenschr. 1925. S. 729. — Hultkranz: Respiratorische Bewegungen des menschlichen Zwerchfells. Skand. Anz. f. Physiol. Bd. 2, S. 70. 1890. — Hume: Congenital diaphragm. hernia. Brit. med. journ. of surg. 1922. p. 207. — Hunt: Clonic spasm. of the diaphragm. Brit. med. journ. 1909. 7. Aug. — Jagic: Anatomie und Physiologie des Zwerchfells. Wien. med. Wochenschr. 1916. S. 1256. — Jamin: Phrenikusreizung beim Menschen. Festschrift für Rosenthal. II. Teil. S. 85. Leipzig: Thieme 1906. — Derselbe: Stand und Bewegung des Zwerchfells. Kongr. f. inn. Med. 1906. S. 565. — Derselbe: Zwerchfell-neurosen. Münch. med. Wochenschr. 1919. S. 1408. — Jehn und Naegeli: Eventration des Magens in die linke Brusthöhle. Münch. med. Wochenschr. 1918. S. 1429. — Iselin: Zwerchfellsverletzungen. Zeitschr. f. Chirurg. Bd. 88, S. 150. 1907. — Israel: Palpation gesunder und kranker Nieren. Berlin. klin. Wochenschr. 1889. S. 125. — Jürgensen: Kreislauf und Zwerchfellhochstand. Arch. f. Verdauungskrankh. Bd. 16, S. 419. 1910. — Kakels: Zwerchfellhernie. Arch. f. Verdauungskrankh. Bd. 21, S. 446. 1915. — Kappis: Singultus. Klin. Wochenschr. 1924. S. 1065. — Kaufmann: Zwerchfellhernie mit Inner-vation. Dtsch. med. Wochenschr. 1887. Nr. 28. — Keith: Nature of the mamalian dia-phragma and pleural cavities. Journ. of anat. a. physiol. Vol. 39. April 1905. — Derselbe: The nature and anatomy of enteroptosis. Lancet 1903. Vol. 1. March 7. 14. p. 631 u. 709. — Kienböck: Zwerchfellhernie. Zeitschr. f. klin. Med. Bd. 62, S. 631. 1907. — Klee: Brechakt und Zwerchfell. Arch. f. klin. Med. Bd. 128, S. 220. 1918 u. Bd. 132, S. 265. 1920. — Knapp: Zwerchfellzentrum und Singultus. Monatsschr. f. Psych. u. Neurol. Bd. 50, S. 333. 1921. — Köninger: Diff.-Diagnose der Zwerchfellhernien. Münch. med. Wochenschr. 1909. S. 282. — Kostin: Zwerchfelltonus. Zentralbl. f. Physiol. 1903. S. 617 und 1904. S. 617. — Kremer: Über den Singultus. Ergebn. d. Chirurg. u. Orthop. Bd. 15, S. 362. 1922. — Kreuzfuchs: Singultus. Wien. med. Wochenschr. 1916. Nr. 36. — Kroh: Ein- und doppelseitige Lähmung des Zwerchfelles. Münch. med. Wochenschr. 1921. S. 807. — Küttner: Lymphbahnen des Zwerchfelles. Bruns Beitr. z. klin. Chirurg. Bd. 40, S. 136. 1903. — Kure: Experimentelle Untersuchungen über die Entstehung des Reluxatio diaphragmatica. Zeitschr. f. exp. Med. Bd. 26, S. 164. 1922 und Bd. 26, S. 190. 1922. — Kure und Shimbo: Trophischer Einfluß des Sympathikus auf das Zwerchfell. Zeitschr. f. d. ges. exp. Med. Bd. 26, S. 190. 1922. — Kwassek: Eventratio diaphrag. Arch. f. Verdauungskrankh. Bd. 24, H. 6. 1919. — Lacher: Zwerchfellhernien. Arch. f. klin. Med. Bd. 27, S. 268. 1880. — Landé: Einfluß der Phrenikus-Exairese auf das Zwerch-fell. Zeitschr. f. Tuberkul. Bd. 39, S. 418. 1924. — Landelius: Inkarz. Zwerchfellhernie. Zentralbl. f. Chirurg. 1919. S. 782. — Lange: Zwerchfellslähmungen. Zeitschr. f. Chirurg. Bd. 169. S. 199. 1922. — Langendorf: Elektrophys. Mitteilungen. Pflügers Arch. f. d. ges. Physiol. Bd. 93, S. 277. — Latzel: Diagnose der traumatischen Zwerchfellhernien. Med. Klinik. 1919. S. 949. — Leenderts: Klinik der Zwerchfellähmung. Mitt. a. d. Grenz-gebieten d. Med. u. Chirurg. Bd. 32, S. 140. 1920. — Lehmann: Singultus. Klin. Wochen-schrift. 1923, S. 1221. — Leichtenstern: Hernia diaphragmatica. Berlin. klin. Wochen-schrift 1874. Nr. 40 u. ff. — Lesser: Experimentelles über Skoliose. Virchows Arch. f. pathol. Anat. u. Physiol. Bd. 113, S. 10. 1888. — Levi: Ermüdbarkeit des Zwerchfelles bei Myasthenia. Wien. klin. Rundsch. 1906. S. 265. — Lewinsky: Einseitige Zwerchfell-parese. Med. Klin. 1908. S. 1413. — Liepmann: Kongenitale Zwerchfellhernien. Arch. f. Geburtsh. Bd. 68, S. 780. 1903. — Litten: Zwerchfellphänomen und seine Bedeutung. Dtsch. med. Wochenschr. 1892. Nr. 13. — Lochmann: Schulterschmerz bei Appendizitis. Zentralbl. f. inn. Med. 1913. S. 184. — Löffelmann: Schulterschmerz bei Erkrankungen der Bauchorgane. Bruns Beitr. z. klin. Chirurg. Bd. 92, S. 225. 1914. — Löffler: Poly-neuritis alkoh. mit einseitiger Zwerchfellähmung. Dtsch. med. Wochenschr. 1915. S. 1308. — Lotze: Eventratio diaphr. Dtsch. med. Wochenschr. 1906. S. 1622. — Luksch: Erworbene Zwerchfellhernie. Prag. med. Wochenschr. 1904. S. 145. — Mall: Entwick-lung des Zwerchfells. Keibel u. Matt: Handb. d. Entwickl. Bd. 1, S. 527. 1910. — Mar-tius: Zwerchfellphänomene. Wien. med. Wochenschr. 1895. Nr. 10. — Matson: Dia-phragmat. irregularitis. Journ. of the Americ. med. assoc. 1922. Nr. 22. — Mettleitner: Bedeutung des Zwerchfelles für den Blutkreislauf. Zeitschr. f. Chirurg. Bd. 188. S. 279.

1924. — Minkowski: Eventr. diaphr. Berlin. klin. Wochenschr. 1917. S. 541. — Möslein: Traumatische Zwerchfellshernien. Diss. Berlin 1909. — Monti: Angeborene Zwerchfellbrüche. Wien. klin. Wochenschr. 1915. S. 788. — Moriz: Mitbeteiligung des Phrenikus bei Duchenne-Erbscher Lähmung. Dtsch. med. Wochenschr. 1906. S. 909. — Morrison: Diaphrag. Hernia of fundus. Journ. of the Americ. med. assoc. 1925. — Müller: Zwerchfellhernie. Münch. med. Wochenschr. 1916. S. 574. — Münch: Topographische Anatomie des Nervus phrenicus. Klin. Wochenschr. 1923. S. 1671. — Naegeli: Heilung von Zwerchfellwunden. Zeitschr. f. Chirurg. Bd. 179, S. 109. 1923. — Derselbe: Darstellung des Zwerchfelles durch abdominelle Lufteinblasung. Fortschr. a. d. Geb. d. Röntgenstr. Bd. 27, S. 603. 1919/21. — Naunyn: Erbsche Plexuslähmung mit Phrenikuslähmung. Dtsch. med. Wochenschr. Bd. 52. Ver.-Ber. 1902. — Neugebauer: Chirurgie des Zwerchfells. Arch. f. klin. Chirurg. Bd. 73, S. 1014. 1904. — Neuhöfer: Künstliche Phrenikusschädigung. Mitt. a. d. Grenzgeb. d. Med. u. Chirurg. Bd. 35, S. 1. 1922. — Neumann: Phrenikusdruckpunkte bei der Tuberkulose. Beitr. z. Klin. d. Tuberkul. Bd. 45, S. 206. 1920. — Derselbe: Eventratio diaphr. Dtsch. med. Wochenschr. 1919. S. 905. — Oberndorfer: Zwerchfellschüsse und Zwerchfellhernien. Münch. med. Wochenschr. 1918. S. 1426. — Öhlecker: Klinik und Chirurgie des Nervus phrenicus. Zentralbl. f. Chirurg. 1913. S. 852. — Oehler: Doppelseitige Phrenikusdurchtrennung bei Singultus. Münch. med. Wochenschrift 1922. S. 1344. — Ohm: Zwerchfellähmung. Zeitschr. f. klin. Med. Bd. 59. S. 521. 1906. — Oppenheim: Lehrbuch der Nervenkrankheiten. 6. Aufl. 1913. S. 485. — Orr, Thomas: Importance of phrenic shouldes pain. Journ. of the Americ. med. assoc. 1923. Nr. 20. — Ortner: Concretio und Accretio cordis. Med. Klinik. 1907. S. 380 und Wien. klin. Wochenschr. 1908. S. 468. — Otten und Schefold: Diff.-Diagnose zwischen Eventratio und Hernia. Arch. f. klin. Med. Bd. 99. S. 468. 1910. — Paillard: Les varietes anatomiques de la hernie diaphragm. congenit. Thèse de Paris 1903. — Pasteur: On paralysis of the diaphragm. after diphtheria. Lancet. Vol. 1, p. 975. 1887. — Perussia: Einseitiger Spasmus des Zwerchfelles. Radiol. med. 1915. S. 76. — Peter: Neuralgie diaphragmatique. Arch. gener. d. med. Tom. 17, p. 303. 1871. — Peters: Röntgendiagnose der Hernia diaphrag. Fortschr. a. d. Geb. d. Röntgenstr. Bd. 24, S. 225. 1916/17. — Pette: Akute Atemstörungen bei Tabes. Münch. med. Wochenschr. 1921. S. 1188. — Pfuhl: Mechanik der Zwerchfellbewegung. Zeitschr. f. Konstitutionslehre. Bd. 12, H. 2. 1926. — Plenk und Matson: Phrenikostomiefrage. Beitr. z. Klin. d. Tuberkul. Bd. 62, H. 3/4. 1925. — Posner und Langer: Eingeklemmter Zwerchfellbruch. Berlin. klin. Wochenschr. 1918. Nr. 12. — Preobraschensky: Atmungszentren in der Hirnrinde. Wien. klin. Wochenschr. 1890. Nr. 41 u. 43. — Pribram: Hämoptoe-Phrenikotomie. Wien. klin. Wochenschr. 1918. Nr. 48. — Quénu: Les hernies diaphragmatiques. Paris 1920. — Rach: Exspiratorische Dyspnoe mit Zwerchfelltiefstand. Zeitschr. f. Kinderheilk. Bd. 38, S. 266. 1924. — Ramström: Nerven des Diaphragmas. Anat. Hefte. Bd. 30, H. 3, S. 669. — Derselbe: Peritoneusnerven des Diaphragmas. Mitt. a. d. Grenzgeb. d. Med. u. Chirurg. Bd. 15, S. 642. 1906. — Rautenberg: Röntgenphotographie des Zwerchfelles. Dtsch. med. Wochenschr. 1914. S. 1205. — Reich: Einseitiger Zwerchfellhochstand. Fortschr. a. d. Geb. d. Röntgenstr. Bd. 30, S. 305. 1923. — Risel: Zwerchfellhernien. Münch. med. Wochenschr. 1907. S. 637. — Robert: Zwerchfellschußverletzungen. Zeitschr. f. Chirurg. Bd. 147, S. 342. 1918. — Roemheld und Ehmann: Zwerchfellhernie nach Schußverletzung. Med. Klinik 1917. Nr. 12. — Rosenfeld: Einseitiger Zwerchfellhochstand. Berlin. klin. Wochenschr. 1914. S. 1140. — Ruhemann: Nebenphrenikus bei Tier. Beritr. z. Klin. d. Tuberkul. Bd. 62, S. 511. 1926. Bd. 59, S. 553. 1924. — Rumpf: Zwerchfellatmung bei Herzschwäche. Dtsch. med. Wochenschr. 1910. S. 652. — Ruzička: Halbseitige Zwerchfellparese bei Kinderlähmung. Mitt. d. Ges. f. inn. Med. Wien 1909. S. 45. — Sahli: Lehrbuch. 6. Aufl. Bd. 1, S. 290. 1920. — Sauerbruch: Beeinflussung von Lungenerkrankungen durch künstliche Lähmung des Zwerchfells. Münch. med. Wochenschr. 1913. S. 625 und 1923. S. 693. — Seefeld: Stand des Zwerchfelles bei Gesunden und Emphysem. Beitr. z. Klin. d. Tuberkul. Bd. 15, S. 189. 1910. — Seeliger: Subkutane Zwerchfellzerreißung. Klin. Wochenschr. 1926. S. 204. — Seifert: Eingeklemmte Zwerchfellhernie. Münch. med. Wochenschr. 1918. S. 1430. — Siciliano: Magenstörungen bei Eventratio diaphr. Radiol. med. 1915. S. 70. — Sielmann: Hernia diaphr. dextr. parastern. vera. Fortschr. a. d. Geb. d. Röntgenstr. Bd. 32. S. 426. 1924. — Sihle: Zwerchfelllähmung nach Ammoniakinhalation. Zentralbl. f. Physiol. 1903. S. 238. — Simeni und Chavigny: Chorea des Zwerchfelles histerischer Ursache. Presse méd. 1916. 2. Sept. — Simon: Subjektive Beschwerden beim Pneumoperitoneum. Med. Klinik. 1925. S. 591. — Sohn: Hernia diaphr. incarcerata. Zeitschr. f. Chirurg. Bd. 171, S. 82. 1922. — Schapiro: Klonischer Krampf der Inspirationsmuskeln. Zeitschr. f. klin. Med. Bd. 8, S. 308. 1884. — Scheele: Eingeklemmte Zwerchfellhernie. Münch. med. Wochenschr. 1919. S. 1503. — Scheidenmantel: Eventratio diaphr. Münch. med. Wochenschr. 1912. S. 2168. — Schieferdecker: Faserdicke des Zwerchfells. Pflügers Arch. f. d. ges. Physiol. Bd. 139. S. 423. — Schilling: Kasuistik der Hernia paraoesophagea, Fortschr. a. d. Geb. d. Röntgenstr. 1928.

XXXVII. S. 165.—Derselbe: Zwerchfellbewegung beim Sprechen und Singen. Dtsch. med. Wochenschr. 1922. S. 1551. — Schlaepfer: Motorische Innervation des Zwerchfells. Klin. Wochenschr. 1923. S. 1554. — Schlesinger: Zwerchfell bei Asthma bronchiale. Wien. klin. Wochenschr. 1898. Nr. 15. — Schlippe: Eventration. Arch. f. klin. Med. Bd. 76. S. 450. 1903. — Schloeßmann: Chronischer Zwerchfellbruch als typische Kriegsverletzungsfolge. Bruns Beitr. z. klin. Chirurg. Bd. 113. S. 669. 1918. — Schmalz: Zwerchfellhochstand-Herzbeschwerden. Münch. med. Wochenschr. 1914. S. 562. — Schoening: Einseitiger Zwerchfellhochstand bei Pankreatitis. Mitt. a. d. Grenzgeb. d. Med. u. Chirurg. Bd. 34, S. 101. 1921. — Schröder und Green: Diaphragmatic. hernia. Americ. journ. of the med. science. 1902. p. 196. — Schürch: Phrenikus-exaerese. Brauers Beitr. Bd. 61, S. 552. 1925. — Schürmayer: Normale und pathologische Zwerchfellsbewegung. 1. Röntgen.-Kongr. 1905 sowie Fortschr. a. d. Geb. d. Röntgenstr. Bd. 10, S. 353. 1907. — Schuhmacher: Entstehung der traumatischen Zwerchfellhernie. Arch. f. klin. Chirurg. Bd. 129, S. 782. 1924. — Schwalbe: Kongenitale Zwerchfellhernie. Münch. med. Wochenschr. 1899. S. 12. — Schwarz: Röntgenuntersuchung der Verdauungsorgane. Berlin. Bd. 2. 1924. — Schwenke: Eventratio diaphr. Dtsch. med. Wochenschr. 1919. S. 1191. — Stadtmüller: Hernia diaphr. paraoesophagea. Zeitschr. f. Anat. u. Entwicklungsgesch. Bd. 76, S. 180. 1925. — Steinitz: Rechtsseitiger idiop. Zwerchfellhochstand. Fortschr. a. d. Geb. d. Röntgenstr. Bd. 29, H. 6. 1922 und Bd. 32, S. 604. 1925. — Stern und Lehmann: Singultus. Münch. med. Wochenschr. 1923. S. 133. — Stöhr: Schulterschmerzen. Med. Klin. 1925. Nr. 30. — Ström: Eventratio und Hernia diaphr. Zentralbl. f. Chirurg. 1916. S. 852. — Struppler: Diagnose der Zwerchfellhernie. Arch. f. klin. Med. Bd. 70, S. 1. 1901. — Stürz: Phrenikotomie. Dtsch. med. Wochenschr. 1912. S. 897. — Szanto: Zwerchfellhochstand. Dtsch. med. Wochenschr. 1925. Nr. 38. — Teske: Paradoxe Zwerchfellbewegung. Münch. med. Wochenschr. 1910. S. 1892. — Thoma: Vier Fälle von Hernia diaphr. Virchows Arch. f. pathol. Anat. u. Physiol. Bd. 88, S. 515. 1882. — Timofejew: Nervenendigungen im Bauchfell und Diaphragma. Arch. f. mikroskop. Anat. Bd. 59, S. 629. 1902. — Tondorf: Wahre Zwerchfellhernien. Zeitschr. f. Chirurg. Bd. 179, S. 259. 1923. — Torrey: Epidemic diaphragmatic pleurodynia. Americ. journ. of the med. sciences. Vol. 168, p. 564. 1924. — Tscherning: Therapie des schweren Singultus. Münch. med. Wochenschr. 1925. S. 297. — Tuczek: Vaguslähmung. Arch. f. klin. Med. Bd. 21, S. 102. 1877. — Unverricht: Paradoxe Zwerchfellbewegungen. Berlin. klin. Wochenschr. 1921. S. 768. — Uskow: Entwicklung des Zwerchfells. Arch. f. mikroskop. Anat. Bd. 22, S. 143. 1883. — Vayhinger: Operative Behandlung inkarz. Zwerchfellhernien. Bruns Beitr. z. klin. Chirurg. Bd. 50, S. 322. 1906. — Weckerle: Hernia diaphr. spuria. Münch. med. Wochenschr. 1906. S. 2014. — Weigert: Eventratio diaphr. Bruns Beitr. z. klin. Chir. 119, p. 30. 1920. — Weihe: Linksseitige kongenitale Hernie. Münch. med. Wochenschr. 1915. S. 1690. — Weil: Zwerchfelldiagnostik. Fortschr. a. d. Geb. d. Röntgenstr. Bd. 22, S. 39. 1924. — Derselbe: Röntgenbild des Zwerchfelles. Ergebn. d. inn. Med. Bd. 28, S. 371. 1925. — Weinberger: Fortschritte auf dem Gebiete der Röntgenkunde. Bd. 25, H. 5, S. 381 und Münch. med. Wochenschr. 1917. S. 624. — Weiss, E.: Diagnostik mit freiem Auge. Wien 1924 und Klin. Wochenschr. 1924, S. 970. — Wellmann: Paradoxe Zwerchfellbewegung bei künstlichem Pneumothorax. Arch. f. klin. Med. Bd. 103. — Wenckebach: Pathologische Beziehungen zwischen Atmung und Kreislauf. Volkmanns Samml. S. 465/66. 1907. — Derselbe: Thoraxformen. Wien. Arch. f. inn. Med. Bd. 1, S. 1. — Wernicke: Insuffizienz des Nervus phrenicus. Arch. f. Physiol. u. Neurol. Bd. 2, S. 200. 1897. — Widemann: Kasuistik der Zwerchfellhernien. Berlin. klin. Wochenschr. 1901. S. 279. — Wieting: Hernia diaphr. Zeitschr. f. Chirurg. Bd. 82, S. 316. 1906 und Bd. 134, S. 553. 1915. — William: The Röntgen Rays in thoracic diseases. Americ. journ. of the med. sciences. 1897. p. 665. — Winckler: Angeborene Zwerchfellhernie. Frankf. Zeitschr. f. Pathol. Bd. 6, H. 3. 1911. — Winterstein: Phrenikuslähmung bei Lähmung des Plexus brachialis. Mitt. a. d. Grenzgeb. d. Med. u. Chirurg. Bd. 34, S. 188. 1921. — Zabel: Spiel des Zwerchfelles über dem Pleurasinus. Wien-Berlin 1906. — Zahn: Degenerative Veränderungen der Zwerchfellmuskulatur. Virchows Arch. f. pathol. Anat. u. Physiol. Bd. 73, S. 166. 1878. — Ziemssen: Elektrische Erregbarkeit des Nervus phrenicus. Arch. f. klin. Med. Bd. 30, S. 270. 1882.

Erkrankungen der oberen Luftwege.

Von

Edmund Meyer-Berlin.

Mit 107 Abbildungen.

A. Erkrankungen der Nase.

Die Untersuchung der Nase.

(Die Abbildungen 1—4 zeigen die Haltung des Kranken und des Nasenspiegels
zur Besichtigung der verschiedenen Abschnitte der Nasenhöhle.)

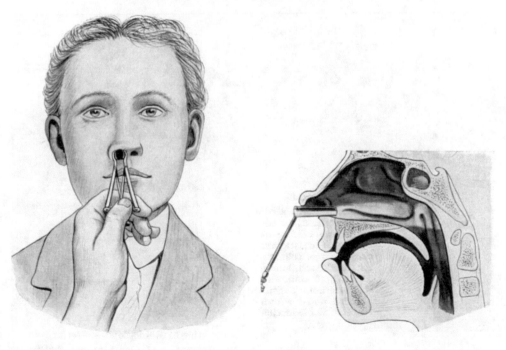

Abb. 1.   Abb. 2.

Besichtigung des unteren Abschnittes der Nasenhöhle: untere Muschel, unterer Nasengang,
Nasenboden, unterster Abschnitt des Septum.   Stellung des Kranken: Kinn der Brust
angenähert.   Nasenspitze durch Spekulum angehoben.

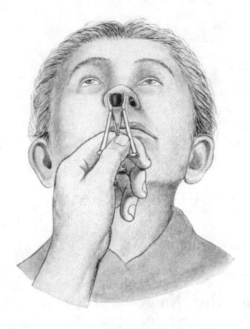

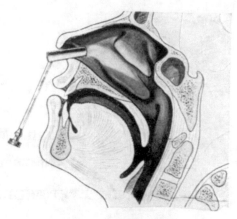

Abb. 3.   Abb. 4.

Besichtigung des oberen Abschnittes der Nasenhöhle: mittlere Muschel bis zur Fissura
olfactoria, mittlerer Nasengang, entsprechender Septumabschnitt. Stellung des Kranken:
Kopf etwas nach hinten übergebeugt, Nasenspitze nicht angehoben.

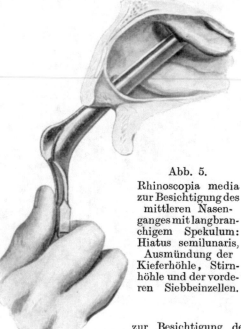

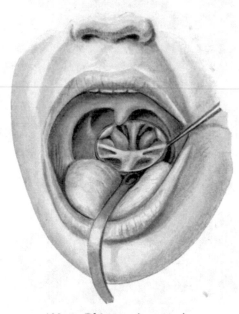

Abb. 5.
Rhinoscopia media
zur Besichtigung des
mittleren Nasen-
ganges mit langbran-
chigem Spekulum:
Hiatus semilunaris,
Ausmündung der
Kieferhöhle, Stirn-
höhle und der vorde-
ren Siebbeinzellen.

Abb. 6. Rhinoscopia posterior

zur Besichtigung des Nasenrachens und der hinteren Enden der
Muscheln, der Nasengänge und des Septum. Die Zunge mit Spatel
heruntergedrückt, der Rachenspiegel mit der spiegelnden Fläche nach
oben vom linken Mundwinkel eingeführt.

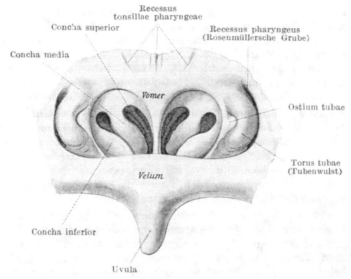

Abb. 7 [1]). Das postrhinoskopische Bild.

I. Der Nasenkatarrh.

1. Der akute Nasenkatarrh (Schnupfen, Rhinitis acuta, Coryza).

Unter dem Namen Schnupfen wurden in früheren Zeiten die verschiedensten Erkrankungen der Nase zusammengefaßt, die wir erst seit der Entdeckung der Rhinoskopie und der Entwicklung der Rhinologie voneinander zu unterscheiden vermögen. Im Volke werden heute noch fast alle Nasenaffektionen, die zur Veränderung der Absonderung oder zur Nasenverstopfung führen, als fließender Schnupfen oder Stockschnupfen bezeichnet. Wir Ärzte verstehen unter Schnupfen die unter dem Bilde einer akuten Infektionskrankheit verlaufende genuine, akute, diffuse Entzündung der Nasenschleimhaut, die Rhinitis acuta. Von ihr zu trennen ist nicht nur die bei Infektionskrankheiten wie Grippe, Masern, Gonorrhöe auftretende symptomatische Rhinitis acuta, sondern auch die auf Idiosynkrasie, einer Überempfindlichkeit beruhenden, gewöhnlich als Coryza vasomotoria bezeichnete Nasenaffektion.

Ätiologie. Über die Entstehung des akuten Nasenkatarrhs bestehen verschiedene Theorien: der im Volk verbreitetsten, aber auch von Ärzten geteilten Auffassung der Affektion als Erkältungskrankheit steht die Ansicht, daß es sich um eine Infektionskrankheit handelt, gegenüber; endlich sollen Erkältung und Infektion zusammen das Schnupfenbild bedingen.

Daß die klimatischen Verhältnisse für das Zustandekommen des Schnupfens von großer Bedeutung sind, lehrt die tägliche Erfahrung. Nicht die extremen Temperaturen führen zur Erkältung, sondern ihre Schwankungen, die plötzliche Abkühlung der Haut durch Luftbewegung und der Feuchtigkeitsgehalt der Luft. Der an den Aufenthalt im Freien gewöhnte Mensch ist imstande, sich durch den in der Haut und der Schleimhaut der Nase vorhandenen Wärmeregulierungsapparat — Blutverteilung im Körper unter dem Einfluß der Vasomotoren und des Sympathikus — gegen die Schädigungen durch diese klimatischen

[1]) Die Abb. 7, 10, 11, 15—19, 27, 32—34, 37—40, 50, 51, 62, 70, 73, 75, 88, 90—94, 97, 99—106 wurden aus „Schmidt-Meyer, Die Krankheiten der oberen Luftwege", 4. umgearb. Aufl. Berlin: Julius Springer 1909, übernommen.

Verhältnisse zu schützen; er ist, wie wir sagen, abgehärtet. Der durch unzweckmäßige, unhygienische Lebensweise verweichlichte Bewohner der Städte, vor allem der Großstädter, besonders Personen, die durch ihren Beruf oder sonstige Lebensgewohnheiten an den Aufenthalt in geschlossenen, häufig überheizten Räumen gewöhnt sind, läßt seine natürliche Wärmeregulation verkümmern (Sticker) und erwirbt dadurch eine Disposition für katarrhalische Affektionen im allgemeinen und für den Schnupfen im besonderen.

Aber auch eine angeborene katarrhalische Disposition gibt es, lymphatische Personen und schwächliche anämische Individuen mit exsudativer Diathese sind der Einwirkung klimatischer Einflüsse in hohem Maße ausgesetzt. Endlich kann auch die Neigung zum Schnupfen durch anatomische oder pathologische Verhältnisse der Nasenhöhle — wie Verbiegungen der Nasenscheidewand, Schwellung der Schleimhaut oder Tumoren —, oder des Nasenrachens — wie adenoide Vegetationen — lokal bedingt sein.

Die Erfahrung lehrt uns, daß auch chemische und mechanische Reize, wie der Gebrauch von Jod, das Einatmen von Säuren, Ammoniak, Quecksilber, Arsenik, von Staub und Ruß zu akuten entzündlichen Prozessen der Nasenschleimhaut Veranlassung geben können. Der Verlauf dieser „Katarrhe" unterscheidet sich aber ebenso wie der der durch Gräserpollen oder Toxine ausgelösten in den wesentlichen Punkten von dem des Erkältungsschnupfens, der als einziger alle Stadien der Schleimhautentzündung durchläuft.

Zu den prädisponierenden Momenten muß das die Krankheit auslösende Agens hinzutreten, das wohl stets aus Mikroorganismen besteht. Der akute Schnupfen ist in der überwiegenden Mehrzahl der Fälle eine akute Infektionskrankheit; das beweist der örtliche Verlauf, das Vorhandensein von Allgemeinerscheinungen und die Übertragbarkeit, die durch die tägliche Beobachtung festgestellt ist, experimentell aber nur sehr selten beobachtet werden konnte (Beckmann, Kruse, Doldt). Der Keimgehalt der gesunden Nasenhöhle ist im allgemeinen sehr gering. Die Regel ist, daß er am Naseneingang am größten ist und nach hinten, d. h. nach dem Rachen hin, sehr schnell abnimmt (Calderi, Plaget, Thomson und Hewlett).

Für dieses Verhalten hat man zunächst die Tätigkeit der Flimmerhaare des Nasenschleimhautepithels verantwortlich gemacht, die die auf die Schleimhaut niedergeschlagenen korpuskulären Elemente schnell nach den Choanen hin befördert. Da die Flimmerepithelien beim Schnupfen Veränderungen unterliegen, wäre dadurch die Keimvermehrung in der Nase beim akuten Katarrh erklärt.

Die Ansicht, daß der Nasenschleim bakterizid wirke, ist experimentell nicht erwiesen. Malato konnte bei seinen Versuchen am lebenden gesunden Menschen keine keimtötende Wirkung des Nasensekretes feststellen. Fermi und Brettschneider halten das Nasensekret entzündeter Nasen sogar für einen guten Nährboden. Die im Reagenzglas angestellten Versuche haben zu ganz ungleichen Resultaten geführt, während Lermoyez und Wurtz eine hemmende Wirkung des Nasenschleimes auf das Wachstum der Milzbrandbazillen, Plaget auf Staphylo-, Streptokokken und Diphtheriebazillen beobachtet haben wollten, konnten F. Klemperer und Marx keinen Einfluß feststellen.

Daß auch die Leukozyten bei der Keimvertilgung in der Nase eine gewisse Rolle spielen, ist nach den Beobachtungen von Viollet, Thomson und Hewlett und Allen sichergestellt.

Die in den gesunden Nasen vorhandenen Keime entsprechen im allgemeinen den in der umgebenden Luft verteilten, d. h. es handelt sich meist um Saprophyten und um fakultative Krankheitserreger, unter diesen besonders um Staphylococcus pyogenes aureus und albus, Streptokokkus und Pneumokokkus und -bazillus. Eigentlich virulente Mikroorganismen finden sich in der gesunden Nase meist nur in der Umgebung von Kranken.

Nicht unerwähnt wollen wir es lassen, daß auch die Resultate der bakteriologischen Nasenuntersuchung nicht ohne weiteres für die Erklärung der Entstehung der Infektion verwendbar sind, hängen sie doch von der Art der Entnahme des Materials — Platinöse, Wattebausch, Ausspülen oder Ausblasen — vom Ort der Entnahme — ob aus dem vorderen oder hinteren Nasenabschnitt, aus dem unteren oder oberen Teil der Nase — und nicht zum wenigsten von der Wahl des Nährbodens ab.

In der katarrhalisch veränderten Nase nimmt der Keimgehalt zu, es ist aber trotz zahlreicher Untersuchungen bisher noch nicht gelungen, einen bestimmten Schnupfenerreger festzustellen.

Weder Pneumokokken, die nach Thost, noch Streptokokken, die nach Malato, noch Pneumobazillen, die nach Allen Schnupfenerreger sein sollen, noch der Klebs-Hajeksche Diplococcus coryzae erfüllen die Kochschen Postulate.

Die Tierversuche mit diesen Mikroorganismen versagten vollständig und auch die Übertragungsversuche Fermis und Brettschneiders auf menschliche Nasen blieben ergebnislos, auch die Allenschen Versuche mit dem Bacterium pneumoniae haben die Frage nicht geklärt. Wir müssen aus unseren bisherigen Erfahrungen schließen, daß verschiedene Erreger imstande sind, einen akuten Schnupfen hervorzurufen; auf der durch anderweitige Schädlichkeiten (Erkältung) veränderten Schleimhaut finden sie den geeigneten Nährboden für ihre Entwicklung. Gestützt wird diese Ansicht durch die Tatsache, daß pathogene Keime, wie der Diphtheriebazillus, der Grippeerreger, der Gonokokkus u. a. katarrhalische Entzündungen der Nasenschleimhaut herbeizuführen vermögen.

In neuerer Zeit sind die anaeroben Mikroorganismen in Zusammenhang mit dem Schnupfen gebracht worden, Ruth Tunnicleff hat einen gramnegativen bei Nasen- und einigen Halsinfektionen gefunden, der beim Selbstversuch eine Rhinitis und eine Pharyngitis für 48 Stunden erzeugte. Kruse hat bei Überimpfung von filtriertem bakterienfreiem Nasensekret bei einem Versuch bei 4 von 12 Versuchspersonen, bei einem zweiten bei 10 von 36 Personen einen akuten Nasenkatarrh auslösen können. Doldt prüfte die Kruseschen Versuche mit positivem Resultat nach, es gelang ihm, auf Aszitesbouillon mit Kaninchenniere unter Paraffinabschluß eine Trübung zu züchten, die in vierter Generation bei 2 von 3 Geimpften einen 5 Tage dauernden Katarrh mit Niesen, vermehrter Sekretion, Husten und konjunktivaler Reizung verursachte. Weitere Untersuchungen in dieser Richtung werden vielleicht eine Klärung der Frage bringen.

Symptomatologie und Verlauf. Die Erkrankung setzt in den meisten Fällen unter nicht erheblichen allgemeinen Störungen — leichter Temperatursteigerung — höhere Temperaturen kommen nur bei zu Fieber neigenden Menschen vor, — Milzschwellung, wie sie Friedreich wiederholt beobachtete, und Abgeschlagenheit — mit Niesen, Brennen, Stechen und Trockenheitsgefühl im Halse und im Nasenrachen ein.

Eine Behinderung der Nasenatmung als Folge der Schleimhautschwellung zeigt sich schon frühzeitig, sie ist besonders lästig, weil sie nachts auftritt und dadurch den Schlaf trotz des Schlafbedürfnisses des Kranken stört. An den Konjunktiven kann man mitunter frühzeitig Rötung, Kitzeln und Tränenfluß beobachten.

Die Absonderung in der Nase ist im Beginn fast immer vermindert. Nach wenigen Stunden, mitunter erst nach mehreren Tagen, nimmt die Nasenverstopfung ab, die Schleimhaut wird feucht, reichliche Mengen einer wasserklaren Flüssigkeit werden unter Nachlaß des Spannungsgefühls abgesondert — der Katarrh löst sich. Allmählich wird das Sekret mehr schleimig; abgestoßene Epithelien und ausgewanderte Lymphzellen finden sich reichlich beigemengt; endlich wird die Absonderung rein eitrig. Unter Nachlaß der Sekretion bilden sich die entzündlichen Veränderungen der Schleimhaut zurück, bis nach Ablauf von 2—3 Wochen eine vollständige Heilung eingetreten ist.

Der Schnupfen bedingt oft im ersten Stadium eine Eingenommenheit des Kopfes, die geistige Arbeit und Konzentration der Gedanken unmöglich macht und sich nicht selten zu mehr minder starken, meist in der Stirngegend lokalisierten Kopfschmerzen steigert. Im zweiten Stadium ist die Nase bald zugeschwollen, bald für die Luft durchgängig, dementsprechend wechselt das

Gefühl des Benommenseins. In frischer Luft lassen die Beschwerden gewöhnlich
nach, um beim Aufenthalt in geschlossenen, besonders überhitzten Räumen
und vor allen Dingen beim Liegen im Bett in erhöhtem Maße wiederzukehren.
In diesem Stadium des Katarrhs, mehr aber noch im dritten, verschwindet
die Eingenommenheit; statt dessen stellen sich mitunter Schmerzen ein, die
bald in der Stirn, bald über den Augenbrauen, bald hinter den Augenhöhlen
lokalisiert werden, bald vollständig unter dem Bild einer Supraorbitalneuralgie
verlaufen. Die Schmerzen sind auf ein Übergreifen des entzündlichen Prozesses
auf die Nasennebenhöhlen zu beziehen, ohne daß aus der Lokalisation des
Schmerzes auf die befallenen Nebenhöhlen geschlossen werden könnte.

Von sonstigen Symptomen ist Nasenbluten zu erwähnen. Durch übermäßige Anstrengung bei den Versuchen, das zähe Sekret aus der Nase zu entfernen, kommt es zum Zerreißen feiner Gefäße am Locus Kieselbachii, aus denen
es meist nur wenig blutet. Bei dem nur unsicheren Verschluß des rupturierten
Gefäßes durch ein Gerinnsel oder eine Borke wiederholen sich die Blutungen
oft, sie treten mitunter bei jedem Schnäuzen auf. Im dritten Stadium des
Schnupfens, meist kurz vor seinem Verschwinden, verleiten die vorne am
Septum angetrockneten, nur sehr schwer zu entfernenden Borken den Patienten
leicht zu einem Nachhelfen mit dem Fingernagel — zum nicht genug zu ver-
urteilenden Bohren in der Nase —, dadurch kommt es sehr leicht beim Abreißen
der Borke zu einer Verletzung der darunter liegenden Schleimhaut mit nachfolgender profuserer Blutung. Bei älteren Leuten mit Atherosklerose, bei Nephritikern und bei Patienten mit Herzfehlern kann der Schnupfen die Gelegenheitsursache für eine profuse Nasenblutung werden, durch die mit dem Niesakt
verbundene plötzliche venöse Stauung oder beim Schneuzen der Nase zerreißt
die schon vorher veränderte Gefäßwand. Während die anfangs erwähnten
geringen Blutungen bedeutungslos sind, den Kranken aber nicht selten be-
unruhigen, können die zuletzt besprochenen Hämorrhagien so stark sein, daß
sie das Allgemeinbefinden beeinträchtigen (näheres Kapitel IV).

Die Störungen des Geruchsinnes sind eine regelmäßige Begleiterscheinung des Schnupfens, sie kommen entweder als Folge der Nasenverstopfung als Anosmia respiratoria oder infolge einer Entzündung der Riech-
schleimhaut mit Beteiligung der Riechnervenendigungen als Anosmia essentialis
zur Beobachtung, sie können als partielle Störungen für einige Geruchsqualitäten
oder als totale Anosmie auftreten. In den meisten Fällen wird das Geruchsvermögen mit der Heilung des Schnupfens wieder normal, es sind aber Fälle
beobachtet, in denen die Wiederherstellung lange Zeit auf sich warten ließ
oder auch ganz ausblieb. Häufiger sieht man bleibende Geruchsstörungen nach
symptomatischer Rhinitis bei akuten Infektionskrankheiten, besonders der
Grippe.

Husten und Räuspern sind nur indirekt die Folge des akuten Schnupfens,
soweit sie durch das Herabfließen des Sekrets durch die Choanen nach dem
Rachen und Kehlkopf ausgelöst werden. In den meisten Fällen sind sie auf
die gleichzeitig vorhandenen Reizerscheinungen im Rachen, Kehlkopf, Luftröhre
und Bronchien zu beziehen.

Pathologisch-anatomisch handelt es sich bei dem akuten Katarrh um eine Hyperämie
und Durchtränkung des Gewebes, Erweiterung der Drüsenausführungsgänge und Epithelveränderung, insbesondere um eine Rundzelleninfiltration des Oberflächerepithels und
der subepithelialen Schicht, welche sich besonders um die Querschnitte der Gefäße lokalisiert (Suchanneck).

Rhinoskopisches Bild. Im Beginn der akuten Katarrhs sind Rötung, Trockenheit und Schwellung der unteren Muscheln, insbesondere am vorderen und
hinteren Ende regelmäßig vorhanden. Die untere Muschel berührt das Septum
und hindert den Überblick über die tieferen Teile der Nase. Im weiteren Verlauf

richtet sich der rhinoskopische Befund nach dem Füllungszustand des Schwell-gewebes. Bald sieht man die Muscheln gerötet und der Nasenscheidewand anliegend, bald blaß und schlank, nur wenig vom normalen Bilde abweichend.

Nach Suchannek ist eine ungleichmäßige, oft inselförmige, an der Schleim-haut auftretende Rötung charakteristisch für den Schnupfen.

Am Nasenboden, bei Beteiligung der Nasennebenhöhlen im mittleren Nasen-gang oder in der Fissura olfactoria sieht man regelmäßig mehr oder weniger große Sekretmengen, die im zweiten Stadium grauweiß, im letzten Stadium mehr gelblich oder grünlich erscheinen.

Die **Prognose** des Schnupfens ist günstig. Auch ohne Behandlung tritt Genesung ein. In manchen Fällen kehrt die Nasenschleimhaut nicht voll-ständig zur Norm zurück, eine leichte Schwellung bleibt bestehen meist mit schleimiger oder schleimig-eitriger Absonderung, so entwickelt sich aus der Rhinitis acuta ein chronischer Nasenkatarrh.

Komplikationen an den Nachbarorganen kommen sehr häufig beim Schnupfen vor. Die katarrhalische Entzündung kriecht direkt auf den Nasenrachen fort, der fast regelmäßig an jeder Schnupfenerkrankung teilnimmt; sie greift aber auch als deszendierender Katarrh weiter auf Mundrachen, Kehlkopf, Luftröhre und Bronchien über; nicht selten überspringt sie einen oder mehrere Abschnitte der oberen Luftwege und geht ohne direkten Zusammenhang von der Nase auf den Kehlkopf oder die Luftröhre über.

Auch die Nasennebenhöhlen nehmen sehr häufig an der katarrhalischen Entzündung der Nasenschleimhaut teil, wir werden im Kapitel II auf diese Komplikation näher eingehen.

Die als Folge des Schnupfens auftretenden Ohraffektionen: Tubenkatarrh, Mittelohrkatarrh und Mittelohrentzündung sind fast immer vom Nasenrachen aus per continuitatem fortgeleitet, ein Übergreifen von der Nase auf das Hör-organ ohne Vermittelung des Nasenrachens gehört zu den seltenen Ausnahmen.

Daß eine Konjunktivitis als Frühsymptom des Schnupfens vorkommt, haben wir schon erwähnt, sie kann sich aber auch im späteren Stadium ent-wickeln, entweder durch Fortkriechen der Entzündung durch den Tränen-nasengang oder infolge einer Übertragung durch unsaubere Taschentücher oder Finger. Episkleritis und Keratitis können gleichfalls als Komplikationen des akuten Nasenkatarrhs auftreten.

Die Haut des Naseneinganges und der Oberlippe ist fast immer, die Nasenspitze seltener, mehr oder weniger stark gerötet. Das aus der Nase herausfließende Sekret, besonders das sehr reichliche seröse des zweiten Stadiums wirkt stark reizend, es kommt zu erythemartiger Rötung des Naseneinganges, der Nasenspitze und der Oberlippe, zur Borkenbildung, zu schmerzhaften Rhagaden und zum impetiginösen Ekzem mitunter mit Furunkelbildung.

Therapie. Bei zu Schnupfen disponierten Menschen ist die Prophylaxe wichtiger als die Behandlung des einzelnen Anfalls. Man wird lokale Erkran-kungen der Nase in der freien Zeit beseitigen und wird vor allen Dingen auf eine Erhöhung der Widerstandsfähigkeit des Organismus durch zweckmäßige Abhärtung hinwirken. Einen im Entstehen begriffenen akuten Katarrh kann man mitunter durch eine energische diaphoretische Behandlung abschneiden. Auch eine einmalige lokale Pinselung mit 5% Protargol und Suprarenin wirkt manchmal kupierend. Aspirin oder Salipyrin, zugleich mit heißen Getränken, leisten gute Dienste; auch allgemeine Schwitzbäder können mit gutem Erfolge verwendet werden. Die Biersche Stauung übt mitunter einen günstigen Einfluß auf den Verlauf des Schnupfens aus. Man legt nach Henles Empfehlung eine Gummibinde oder einen Gummischlauch unter einem Druck von 25—30 mm Quecksilber um den Hals und läßt ihn 1—2 Stunden liegen; bei älteren Leuten mit Gefäßveränderungen ist größte Vorsicht am Platze. Die Anwendung von Kopflichtbädern ist sehr zu empfehlen, sie wirken symptomatisch recht günstig und scheinen den Verlauf abzukürzen. Bettruhe und Zimmeraufenthalt ist nur bei Fieber und bei schwächlichen, zu Entzündungen disponierten Patienten notwendig. Kleine Kinder und alte Leute hält man besser zu Hause, während sonst gesunde Menschen mit einem akuten Nasenkatarrh auch bei kaltem Wetter ausgehen dürfen, ja sogar meist in frischer Luft wohler sind als im geschlossenen Raum. Die Benommenheit des Kopfes als Folge der Nasenverstopfung läßt sich durch Schnupfpulver und Sprays, die Menthol, Anästhesin, ein Nebennierenpräparat oder Kokain enthalten, wenigstens zeitweise beseitigen. Auch Einatmungen von Forman können zum gleichen Zwecke mit Erfolg verordnet werden. Stärkere Schmerzen, besonders die neuralgiformen, werden durch Kataplasmen, Kopflichtbäder oder Anwendung von Thermophoren günstig beeinflußt. Chinin, Aspirin, Salipyrin, Pyramidon usw. leisten bei stärkeren Schmerzen gute Dienste.

In seltenen Fällen mit heftigen Kopfschmerzen und starkem Niesreiz kann man kleinerer Dosen Morphin oder seiner Derivate nicht entraten. Die Belladonnapräparate erfreuen sich besonders in Amerika großer Beliebtheit, sie setzen die Absonderung für einige Zeit herab, einen Einfluß auf den Ablauf der Krankheit besitzen sie aber nicht.

Die von Allen Parker und Hitchens mit autogener Vakzine gemachten therapeutischen Versuche sind bisher praktisch nicht verwertbar.

Endlich wirkt bei Beteiligung der Nebenhöhlen die Anwendung eines Kokain-Adrenalin-Sprays auch auf die Schmerzen sehr günstig. Die am Naseneingang und der Oberlippe vorhandenen Hautentzündungen behandelt man mit indifferenten Salben, die man zweckmäßig bei stärkerer Absonderung schon prophylaktisch gebrauchen läßt.

Die **spezifischen Rhinitiden,** die namentlich bei Grippe, Masern, Diphtherie und Meningitis als Initialsymptom auftreten, unterscheiden sich im Beginn kaum vom gewöhnlichen Schnupfen. Sind bei einem akuten Nasenkatarrh starke, länger andauernde Störungen des Allgemeinbefindens besonders bei Kindern vorhanden, so muß man an die genannten Infektionskrankheiten denken und seine Aufmerksamkeit auf das Erscheinen ihrer charakteristischen Symptome lenken. Aus dem rhinoskopischen Bilde ist meist nicht viel zu entnehmen, in einem von mir beobachteten Fall war es allerdings möglich, den ersten Beginn eines Masernexanthems auf der Nasenschleimhaut festzustellen. Erst der weitere Verlauf zeigt die Natur der Erkrankung. Bei Diphtherie, Meningitis und Grippe kann die bakteriologische Untersuchung die Frühdiagnose ermöglichen. Die Coryza neonatorum ist eine Gonokokkeninfektion, sie erfolgt wie die der Konjunktiven intra partum. Der Nachweis der Gonokokken gelingt im Nasensekret leicht, man muß sich aber vor einer Verwechslung mit anderen Diplokokken, die regelmäßig, jedoch nicht intrazellular im Naseneiter vorkommen, hüten. Gonorrhoische Erkrankungen der Nasenschleimhaut beim Erwachsenen sind selten.

2. Der chronische Nasenkatarrh (Rhinitis chronica).

Der chronische Nasenkatarrh gehört zu den häufigsten Erkrankungen der Kulturmenschen. Fast bei jedem Stadtbewohner sind in der Nase chronisch-katarrhalische Prozesse nachweisbar, die die verschiedensten Übergänge von der einfachen Hyperämie zu ausgesprochenen anatomischen Schleimhautveränderungen bieten.

Einteilung. Wir unterscheiden zwei Grundformen des chronischen Nasenkatarrhs: die hyperplastische und die atrophische. Die Betrachtung der Rhinitis chronica simplex als einer besonderen Form erscheint mir unzweckmäßig, da sie nur einen verschiedenen Entwicklungsgrad, ein Initialstadium des hyperplastischen Katarrhs darstellt.

Ätiologie. Der chronische Katarrh ist fast niemals die Folge eines einzelnen Reizes, sondern das Resultat zahlreicher kleiner Irritationen der Schleimhaut. Infolgedessen spielt auch die Erkältung, die beim akuten Katarrh der Nase als Ursache an erster Stelle steht, für den chronischen Katarrh nur eine untergeordnete Rolle.

Für das Zustandekommen des chronischen Nasenkatarrhs ist fast immer eine konstitutionelle oder eine lokale Disposition vorhanden. Unter den ersteren ist die exsudative Diathese und die Anämie zu nennen, die eine Neigung zu akuten Nasenkatarrhen bedingen. Die wiederholten akuten Reizzustände der Schleimhaut bilden sich nicht vollkommen zurück, es bleiben geringgradige Schwellungen und Sekretionsanomalien bestehen, die nach jedem akuten Nachschub zunehmen und zu chronischen Veränderungen mit Neigung zu akuten Exazerbationen in der Nase führen.

Zu den prädisponierenden Momenten gehören alle diejenigen Erkrankungen, welche Stauungen im Kreislauf bedingen; die Erkrankungen des Herzens und Gefäßsystems, die Veränderungen der Lunge, Leberzirrhose, Nephritis u. a. Bei der Gravidität kann es zu einer wirklichen Hyperplasie der Nasenschleimhaut kommen, wenn es sich auch in den meisten Fällen nur um eine Hyperämie der Schleimhaut handelt, die wir auch bei den Menses sehr häufig zu beobachten Gelegenheit haben.

Auch die akuten und chronischen Infektionskrankheiten können durch Schwächung der Widerstandskraft des Organismus zur Entwicklung von chronischen Nasenkatarrhen führen; die Tuberkulose schafft beim Erwachsenen, mehr aber noch beim Kinde eine Disposition für chronische Katarrhe im allgemeinen und der Nase im besonderen. Armigaud will bei $80^0/_0$ seiner Fälle aktive oder frühere Tuberkulose festgestellt haben.

Die Syphilis steht auch in enger Beziehung zur Rhinitis chronica, sie scheint besonders zu atrophierenden Katarrhen zu disponieren; umstehende Abb. 8 u. 9 beweist, daß auch die hypertrophische Form bei alter Lues vorkommen kann, endlich ist auch oft bei Stoffwechselkrankheiten, wie Diabetes und Gicht, eine Neigung zu chronischen Katarrhen vorhanden.

Eine hereditäre Veranlagung scheint bei der Ozäna nicht ohne Bedeutung zu sein. Ob die durch die Schädelform bedingte Nasenform, die Weite ihrer Höhle oder eine Vulnerabilität der Schleimhaut das prädisponierende Moment abgibt, ist nicht sicher. Jedenfalls ist hier sowohl eine allgemeine Disposition wie eine lokale, durch die anatomischen Verhältnisse der Nasenhöhle bedingte vorhanden. Alle anatomischen Veränderungen in der Nase, angeborene wie erworbene, die eine Verengerung der Nasenhöhle herbeiführen, und dadurch veränderte Bedingungen für Zirkulation und Atmung schaffen, können eine Neigung zum chronischen Katarrh bedingen.

Zu den prädisponierenden Momenten muß die eigentliche, den chronischen Katarrh auslösende Ursache hinzukommen. Sie ist fast nie eine rein bakterielle, kann sich aber als Folge einer Infektion entwickeln und durch saprophytische, auf der Schleimhaut als Reiz wirkende Mikroorganismen unterhalten werden. Wir können verschiedene Arten von Reizen unterscheiden, die entweder mechanisch oder chemisch irritieren. Endlich können mechanische und chemische Reizwirkungen zusammenkommen. Staub und Rauch, die hauptsächlichsten Ursachen des chronischen Katarrhs, wirken chemisch und mechanisch. Die gewerblichen Schädigungen, denen die Schleimhäute der Arbeiter in Mühlenbetrieben, Tuchfabriken, Wollkämmereien dauernd ausgesetzt sind, sind mechanische Reize, unter den chemischen sind hauptsächlich Tabak und Alkohol zu nennen, die allerdings mehr auf die Schleimhaut des Rachens und des Kehlkopfes wirken, aber auch unter den Ursachen des chronischen Nasenkatarrhs zu erwähnen sind.

O. Seifert hat bei Tabakschnupfern eine durch blasse gelatinöse Muscheln charakterisierte Form des chronischen Nasenkatarrhs als Rhinitis oedematosa beschrieben. Auch Medikamente können bei innerlicher Anwendung sowohl wie bei lokaler Applikation chronische Katarrhe auslösen. Bekannt ist, daß Jod bei längerer Anwendung keinen akuten, sondern einen chronischen Nasen-katarrh bedingt. Morphium und Kokain können bei fortgesetztem Gebrauch durch Schwächung des Organismus chronischen Katarrh herbeiführen, häufiger ist er bei Kokainschnupfern, bei denen eine direkte Schädigung der Nasen-schleimhaut durch die Droguc zustande kommt, in gleicher Weise wirken bei fortgesetzter lokaler Anwendung in der Nase die Nebennierenpräparate. Auf den Zusammenhang chronischer Nasenkatarrhe mit Quecksilbervergiftung hat in jüngster Zeit der Chemiker Stock die Aufmerksamkeit gelenkt, nicht nur die direkte Einatmung von Hg-Dämpfen kann nach ihm Rhinitis hyperplastica hervorrufen, sondern schon die Amalgamfüllungen von Zähnen sollen imstande sein, die gleiche schädigende Wirkung auszuüben, eine Ansicht, die von den meisten Zahnärzten nicht geteilt wird und höchstens für Kupferamalgam zugegeben wird.

a) Rhinitis hyperplastica.

Pathologische Anatomie. Beim hyperplastischen Katarrh handelt es sich um eine Schwellung der Schleimhaut mit abnormer Sekretion. Wir finden seröse Durchtränkung des Gewebes und Rundzelleninfiltration, die sich haupt-sächlich in der Epithelschicht und im subepithelialen Gewebe lokalisieren.

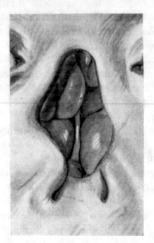
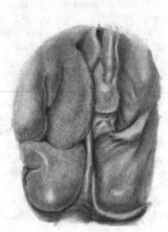

Abb. 8.   Abb. 9.

Abb. 8 u. 9. Schwellungskatarrh der Nase. Die äußere Nase und ein großer Teil des Septum durch Syphilis zerstört, die beiden unteren und die rechte mittlere Muschel stark hyper-plastisch. Im linken mittleren Nasengang Eiter, in der Fissura olfactoria links Schleimpolyp. 8 mit den erhaltenen Teilen der äußeren Nase. 9 mit beiseite gedrängten äußeren Weichteilen.

Eine Vermehrung des Bindegewebes ist bei jedem längere Zeit hindurch be-stehenden Katarrh vorhanden. Die Drüsen sind bald vermehrt, bald nicht. Die Gefäße können erweitert sein, das Epithel ist fast immer verdickt. Metaplasien des Flimmerepithels gehören nicht zu den seltenen Befunden. Auch die lymphatischen Elemente in der Schleimhaut zeigen mitunter eine ausgesprochene Vermehrung.

Die Beurteilung, ob wir im einzelnen Falle eine pathologische Veränderung vor uns haben, oder ob der vorhandene Schwellungszustand noch innerhalb der Grenzen des Normalen liegt, ist bis zu einem gewissen Grade von der individuellen Auffassung des Untersuchers abhängig. Als pathologisch aufzufassen ist jede Veränderung, die eine funktionelle Störung in der Nase bedingt und die Nasenatmung beeinträchtigt. Die Schwellung der Schleimhaut kann auf verschiedene Weise zustande kommen; es kann sich entweder um eine aktive Hyperämie mit übermäßiger Füllung der kavernösen Räume handeln, es kann die Schwellung durch Stauung bedingt sein, oder es kann sich eine Hyperplasie der Schleimhaut entwickelt haben, endlich kann eine Kombination

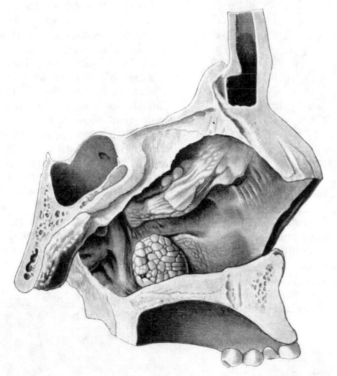

Abb. 10. Rhinitis hyperplastica inferior posterior.

von Hyperplasie mit aktiver oder Stauungshyperämie vorhanden sein. Die Schwellungen der Muscheln durch aktive oder Stauungshyperämie können außerordentlich hohe Grade erreichen; der Nasenbefund ist je nach dem Füllungszustand der kavernösen Räume sehr wechselnd.

Bei der Rhinitis hyperplastica sind die unteren Muscheln am häufigsten und stärksten verändert. Die Hyperplasie kann die Muscheln in ganzer Ausdehnung befallen, sie kann aber auch auf einzelne Stellen beschränkt sein. Besonders sind das vordere und hintere Ende (Abb. 9, 10, 12 u. 13) und die Pars opercularis der unteren Muschel von den Hypertrophien bevorzugt. Die zirkumskripten Hyperplasien sind entweder glatt oder höckerig; sie werden nach ihrer Form als einfach, himbeerförmig, blumenkohl- oder hahnenkammähnlich bezeichnet. Die himbeerförmigen Hyperplasien nach Hopmann Papillome zu benennen, ist aus pathologisch-anatomischen Gründen unzulässig. Die Bezeichnungen Rhinitis hyperplastica inferior oder media, anterior

48*

oder posterior sagen klar, was man meint, ohne anatomische Befunde zu präjudizieren.

Die Farbe der Schwellung ist wechselnd, bald rot, bald mehr blaß oder grau; an der mittleren Muschel sind die Hyperplasien meist auf das

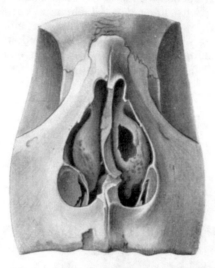

vordere oder hintere Ende beschränkt. Sie können den Polypen sehr ähnlich sein; auch mit der knöchernen Auftreibung der mittleren Muschel, der Concha bullosa (Abb. 11) kann die Hyperplasie bei oberflächlicher Betrachtung verwechselt werden. In zweifelhaften Fällen kann man die beiden Formen durch Sondenberührung ohne weiteres voneinander trennen. Die Hyperplasien der Muschel sind meist breitbasig aufsitzend. Sie können aber bei längerem Bestehen durch die Einwirkung des Luftstromes eine Art Stiel bekommen und sich auf diese Weise zu sog. Schleimpolypen entwickeln. Die Schleimpolypen sind in Wirklichkeit keine Tumoren, sondern ödematöse Schleimhautschwellungen, die in vielen Fällen aus den Nasennebenhöhlen in die Nase hineinwachsen (s. S. 803).

Abb. 11. Concha bullosa media.

Seltener als an den Muscheln findet man die Hyperplasien an der Nasenscheidewand und am Nasenboden, charakteristisch für Nebenhöhlenerkrankungen, wie Herzfeld es annimmt, sind Schleimhauthyperplasien am Septum aber nicht.

Die Sekretion beim chronischen hyperplastischen Katarrh ist meist ziemlich reichlich, schleimig-eitrig, derjenigen im zweiten Stadium des akuten Katarrhs ähnlich.

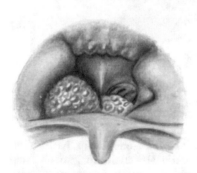

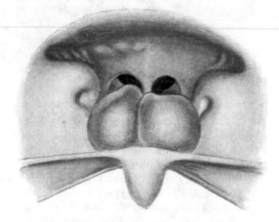

Abb. 12. Himbeerförmige Hypertrophie   Abb. 13. Polypöse Hypertrophie
am hint. Ende der unt. Muschel.   am hinteren Ende der unteren Muschel.
(Abb. 12 u. 13 aus Gerber: Atlas der Krankheiten der Nase. 1902.)

Mitunter besitzt das Sekret eine Tendenz zur Eintrocknung und Krustenbildung, besonders im vorderen Teile der Nase. Die Borkenbildung bei dieser Rhinitis hyperplastica sicca anterior ist regelmäßig sehr viel geringer als bei der atrophischen Form.

Die Wirkung des chronischen hyperplastischen Katarrhs auf die Atmung hängt von dem Grade der Schwellung ab. Bei geringgradiger Hyperplasie ist Vermehrung der Sekretion mit zeitweiser Behinderung der Nasenatmung vorhanden. Die Durchgängigkeit der Nase steht in enger Beziehung zu dem Füllungszustand des kavernösen Gewebes, je nach seiner Ausdehnung kann die Nase vollständig frei oder auch verlegt sein.

Bei horizontaler Lage nimmt die Nasenverstopfung gewöhnlich zu, beim Aufrichten wird die Atmung meist schnell freier; sehr häufig geben die Patienten an, daß nachts die der Körperseite, auf der sie liegen, entsprechende Nasenhälfte verstopft sei, die Folge einer durch Stauung in den kavernösen Räumen der Muscheln bedingten Schwellung. Die abwechselnde Verengerung beider Nasenhöhlen ist charakteristisch für die Hyperämie der Schleimhaut. Bestehen stärkere Hyperplasien der Schleimhaut, so ist die Nase als Atemweg verlegt, der Patient ist gezwungen, durch den Mund zu inspirieren. Dadurch ist die in die tieferen Luftwege eindringende Luft nicht genügend gereinigt, erwärmt und mit Wasserdampf gesättigt. Die Folge ist eine Neigung zu chronischen Katarrhen der Mundschleimhaut, des Rachens, des Kehlkopfes und der tieferen Luftwege. Auch die Neigung zu Infektionen, besonders zur Tuberkulose ist zweifellos bei gehinderter Nasenatmung gesteigert. Veränderungen am Skelettsystem, namentlich an den Knochen des Gesichtsschädels und am Brustkorb kommen beim chronischen Nasenkatarrh verhältnismäßig selten vor, während sie bei Stenosen, die durch andere Erkrankungen bedingt sind, fast regelmäßig beobachtet werden. Die Ursache hierfür dürfte darin zu suchen sein, daß der chronische Katarrh meist erst nach der Entwicklungszeit, d. h. wenn das Skelettsystem bereits seine definitive Form angenommen hat, entsteht, während die adenoiden Vegetationen gerade im Kindesalter zur Zeit des stärksten Knochenwachstums bereits ausgebildet vorhanden sind und die Nase verlegen.

Migräne, Kopfschmerzen und Schwindelgefühl sind häufige Begleiterscheinungen des chronischen Nasenkatarrhs. Sie sind teils direkt auf die Schwellung der Schleimhaut, teils auf begleitende Nebenhöhlenkatarrhe zu beziehen. Eines der regelmäßigsten Symptome des chronischen hyperplastischen Katarrhs der Nasenhöhle ist die Einwirkung auf das Riechen. Die Herabsetzung des Geruchssinnes kann entweder dadurch zustande kommen, daß infolge der Schwellung der mittleren Muschel die Riechstoffe nicht in die Regio olfactoria gelangen können (Anosmia respiratoria) oder daß durch die katarrhalische Affektion die Endausbreitungen des Nervus olfactorius in dem Epithel der Schleimhaut zugrunde gehen (Anosmia essentialis).

Komplikationen am Ohr sind bei der Rhinitis hyperplastica häufig. Auch am Auge stellen sich Folgeerscheinungen des chronischen Nasenkatarrhs ein, so Tränenträufeln bei Verlegung der nasalen Öffnung des Ductus nasolacrimalis, chronische Konjunktivitis und Phlyktäne. Die Stimme verliert durch die Beeinträchtigung der Resonanz in der Nasenhöhle den Klang, sie wird tot. An der äußeren Nase beobachtet man häufig eine Rötung der Spitze, die sich auch auf die Wangen fortsetzt, sich aber von der Akne rosacea deutlich unterscheidet.

Diagnose. Die genaue Untersuchung der Nase mittels der Rhinoskopia anterior und posterior unter Zuhilfenahme der Sondenuntersuchung führt regelmäßig zur sicheren Erkennung der vorhandenen Veränderung. Sind Schwellungszustände vorhanden, die einen Einblick in die tieferen Teile der Nase unmöglich machen, so muß man die Abschwellung der Muscheln durch einen Spray mit Kokain ($^1/_4$—$^1/_2$%) und Nebennierenextrakt oder durch Einpinseln mit Kokain-Suprarenin (2—5%) herbeizuführen suchen. Man wird

dann in den meisten Fällen in kurzer Zeit bis in die Tiefe der Nasenhöhle hineinblicken können. Die Prognose ist quoad vitam eine durchaus günstige, quoad
sanationem von der Durchführung hygienischer und diätetischer Maßnahmen
abhängig.

Für die **Behandlung** kommt in erster Linie die Regelung der Lebensweise
in Betracht. Fernhaltung von Reizen, Regelung des Stoffwechsels, Abhärtungs-
maßnahmen zur Vermeidung des Eintritts akuter Katarrhe, möglichste Fernhaltung von Infektionen sind vor allen Dingen zu berücksichtigen. Daneben
muß eine zweckentsprechende Lokaltherapie eingeleitet werden; zunächst sind
alle Schwellungen, die geeignet sind, die Nase zu verlegen, zu beseitigen,
zirkumskripte Hyperplasien sind zu entfernen, ebenso stärkere Verbiegungen
der Nasenscheidewand. Von Medikamenten sind vor allen Dingen Adstringenzien
indiziert. Zu vermeiden sind in der Nase unter allen Umständen Alaunsalze
und stärkere Lösungen von Argentum nitricum, die geeignet sind, eine Schädigung
der Endorgane des Riechnerven herbeizuführen. Ob man die anzuwendenden
Medikamente in Pulverform als Insufflation und Schnupfpulver oder flüssig
mittels Spray, Pinsel oder Tampon in die Nase hineinbringen will, hängt vom
einzelnen Falle ab. Besonders geeignet bei den chronischen hyperplastischen
Katarrhen ist das Protargol, das in steigender Konzentration von $^1/_4-5\%$ als
Spray oder in Tampons in der Nase verwendet wird.

Als **Folge des chronischen Katarrhs** beobachtet man mitunter eine Behinderung der Nasenatmung, auf die Moritz Schmidt zuerst aufmerksam
gemacht hat. Er konnte konstatieren, daß in manchen Fällen, wahrscheinlich
infolge einer mangelhaften Entwicklung des Flügelknorpels, eine Ansaugung
des Nasenflügels bei der Inspiration eintritt, die bei körperlichen Anstrengungen die Symptome einer vollständigen Nasenstenose auszulösen imstande ist. Durch eine einfache mechanische Erweiterung des Naseneinganges
kann man diesen recht störenden Zustand beseitigen (Feldbauschscher Nasen-
dilatator).

b) Rhinitis atrophica und Ozäna.

Pathologische Anatomie. Im Beginn der Erkrankung handelt es sich nach Lautenschläger um einen entzündlichen Prozeß mit einer an einzelnen Stellen stärker, an anderen
weniger stark ausgesprochenen kleinzelligen Infiltration des Epithels, des subepithelialen
Gewebes und der tieferen Schleimhautabschnitte, besonders in der Umgebung der Drüsen
und der Gefäße. Auch das Periost, die Haversschen Kanäle und das Knochenmark sind
im frühen Stadium beteiligt. Im weiteren Verlaufe kommt es zu einer interstitiellen Bindegewebswucherung, zur Fibrose der Schleimhaut, in deren Begleitung die Drüsen und
das Schwellgewebe zugrunde gehen. An den Gefäßen finden sich Veränderungen, die
von einigen Autoren als bindegewebige Degeneration der Adventitia, von anderen als
Verdickung der Adventitia und Media, von anderen als Endarteriitis beschrieben werden.
Bei der Rhinitis atrophica simplex, häufiger bei der Ozäna, kommt eine Metaplasie
des Epithels, eine Umwandlung des flimmernden Zylinderepithels in Plattenepithel
vor. Schreitet die Atrophie auf die Regio olfactoria fort, so gehen die Endapparate des
Riechnerven zugrunde und es entsteht eine essentielle Anosmie. Nach Lautenschläger
soll es sich auch bei der Ozäna um eine Anosmia respiratoria handeln, weil sich nach
Wiederherstellung der normalen räumlichen Verhältnisse in der Nase und nach Beseitigung des Fötors das Geruchsvermögen wiederherstellt.

An den Muscheln findet ein Knochenabbau statt, wie aus dem Vorkommen von Osteo-
klasten an den Knochenrändern ersichtlich ist. An Stelle des Knochens wird derbes
Bindegewebe gebildet. Gegenüber der Rarefikation der Muschelknochen findet man bei
der Ozäna sehr häufig der Knochenwandungen der Nebenhöhlen, besonders die mediale
Kieferhöhlenwand verdickt und sklerosiert, erst im späteren Alter werden auch diese
Knochen bei der Ozäna atrophisch. Nach der Ansicht einer Reihe von Autoren — Zaufal,
der die Atrophie der Muschelknochen für angeboren hält, Cholewa und Cordes und
Alexander — ist die Knochenveränderung das Primäre. Das Virus, entweder ein
organisiertes (Hofer) oder ein nicht organisiertes, führt zunächst zu einer pathologischen
Störung der Knochenernährung, erst später entwickeln sich die anderen Erscheinungen

der Ozäna als sekundäre Veränderungen. Es scheint aber auch nach den neuesten Arbeiten von Lautenschläger, daß die Annahme unserer Altmeister B. Fränkel, Zuckerkandl und Gottstein, daß es sich bei der Rhinitis atrophica ebenso wie bei der Ozäna zunächst

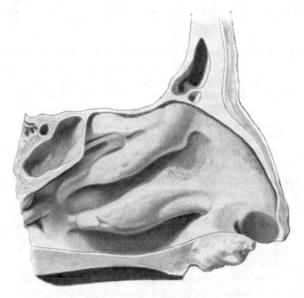

Abb. 14. Druckatrophie des vorderen Endes der unteren Muschel durch Septumverbiegung.

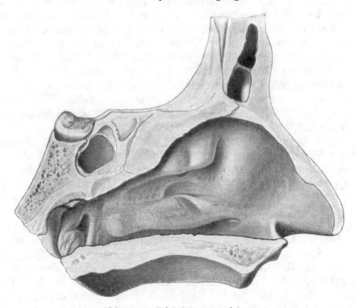

Abb. 15. Rhinitis atrophica.

um eine Schleimhauterkrankung handelt, die weiter nach der Tiefe fortschreitet und schließlich Periost und Knochen ergreift, die richtige ist.

Die Nasenhöhle selbst ist bei stark entwickelter Rhinitis atrophica sehr weit. Die unteren Muscheln erscheinen bei der Rhinoskopie nur als schlanke, von der lateralen Nasenwand wenig vorspringende Leisten, während die mittleren häufig noch ziemlich unverändert in der Form sind und sogar bis an das Septum heranreichen können. In anderen Fällen beteiligen sich die mittleren Muscheln an dem atrophierenden Prozeß, die ganze Nasenhöhle erscheint dann als weiter Raum, durch den man bis in den Nasenrachen hineinblicken kann.

Die Sekretion ist stets vermindert und qualitativ verändert. Durch die geringe Flüssigkeitsmenge und die Beimischung zahlreicher Eiterzellen und abgestoßener Epithelien wird das Sekret sehr dickflüssig, es neigt zur Antrocknung und Borkenbildung. Krusten findet man hauptsächlich als graue, schwarzbraune oder graugrünliche Massen, der mittleren Muschel aufliegend; sie können aber auch die ganze Nasenhöhle austapezieren und so zeitweise eine Verlegung der Nase für die Luft herbeiführen.

Unter den Borken findet man fast regelmäßig dünnflüssiges oder mehr zähes aber doch noch flüssiges Sekret, durch dessen Austrocknung die Krusten an Dicke zunehmen. Durch die neueren Arbeiten ist die Ansicht B. Fränkels, daß es sich bei der Ozäna um eine Oberflächenabsonderung der Schleimhäute handelt, nicht wie Michel und Grünwald meinen, um ein Sekret, das einer der Nasennebenhöhlen entstammt, bestätigt worden. Nach Lautenschläger erfolgt die Absonderung nur an den noch entzündlich veränderten Stellen der Schleimhaut, nach Eintritt der Atrophie hört die Sekretion auf.

Zersetzt sich das in der Nase stagnierende Sekret durch Hinzutritt eines Mikroorganismus oder eines Fermentes, so entsteht das Bild der **Ozäna**, die wir als eine mit der Absonderung eines übelriechenden, zur Borkenbildung neigenden Sekrets verbundene, diffuse atrophierende Rhinitis definieren möchten. Nach Grünwald soll bei der Ozäna stets eine Nebenhöhlen- oder Knocheneiterung oder eine Affektion der Rachentonsille vorhanden sein, eine Anschauung, die durch die klinische Beobachtung durchaus nicht bewiesen werden kann. Die Ozäna tritt häufig im Kindesalter auf; sie wird nicht selten bei mehreren Mitgliedern derselben Familie beobachtet. Am häufigsten entwickelt sie sich zur Zeit der beginnenden Pubertät.

Bei rund 1000 untersuchten Ozänafällen fanden sich zwischen 1 und 10 Jahren $5,3^0/_0$, im zweiten Dezennium die meisten, $34,9^0/_0$, im dritten $25,4^0/_0$, im vierten $12,7^0/_0$, im fünften $5,4^0/_0$, im sechsten $3^0/_0$, über 60 Jahre waren im ganzen 13 Fälle gleich $1,3^0/_0$.

Ein gewisser Zusammenhang zwischen der Ozäna und dem Genitalapparat scheint durch die Zunahme der Borken und des Fötor während der Menses bewiesen zu werden. Die Ozäna befällt hauptsächlich schwächliche, anämische Individuen, vorwiegend Frauen, andererseits soll die Ozäna das Allgemeinbefinden schädigen. Nach operativer Beseitigung der Nasenerscheinungen sah Lautenschläger die Patienten aufblühen.

Mit Tuberkulose und Lues tritt sie nicht selten zusammen auf, nach Alexander scheint sie eine besondere Disposition zur Tuberkulose zu bedingen, die auf die mangelhafte Schutztätigkeit der ozänakranken Nase gegen das Eindringen der mit der Atemluft mitgerissenen Keime in die oberen und tieferen Luftwege zurückzuführen sein dürfte. Alexander fand bei 200 Phthisikern keinen Fall von Ozäna, dagegen bei 50 Ozänakranken 22 mal sichere Tuberkulose, 7 mal tuberkuloseverdächtige Lungenaffektionen. Bilancioni kommt zu dem Resultat, daß Ozänakranke eine Neigung zur Phthise, Phthisiker dagegen selten eine Ozäna haben.

Schwieriger ist es, das Verhältnis der Ozäna zur Syphilis festzustellen, da beide Affektionen in der Nase große Ähnlichkeit miteinander haben können. Die Syphilis kann in der Nase unter dem Bild der Rhinitis atrophica oder der

Ozäna verlaufen, aber nicht jede Rhinitis atrophica oder Ozäna ist deswegen syphilitisch, dementsprechend ist der Ausfall der Wassermannreaktion bei den Ozänakranken meist negativ, der positive Ausfall beweist zunächst nur eine neben der Ozäna vorhandene Syphilis. Für die Unabhängigkeit der Ozäna von der Syphilis sprechen auch die Fälle, in denen sich Ozänakranke mit Syphilis frisch infizieren. Die bei der fötiden atrophierenden syphilitischen Rhinitis vorhandenen Ulzerationen und Sequester unterscheiden sie sofort von der einfachen Ozäna.

Der bei der Ozäna beobachtete Geruch ist ein durchaus charakteristischer, der sich von dem bei Nebenhöhlenerkrankungen und Karies deutlich unterscheidet. Auf welche Momente die Entstehung des Fötors zu beziehen ist, ist noch nicht ganz klar, B. Fränkel führt die Borkenbildung auf den Zellreichtum, die Klebrigkeit auf den Eiweißgehalt und auf die Flüssigkeitsarmut des Sekrets, das von dem darüber streichenden Luftstrom ausgetrocknet wird, zurück. Dazu kommt bei der Ozäna ein Ferment, welches die stinkende Zersetzung in den Borken bedingt.

Daß die Grünwaldsche Herdtheorie mit den praktischen Erfahrungen nicht in Übereinstimmung ist, haben wir bereits erwähnt. Auch die Anschauung, daß die Epithelmetaplasie als Ursache der Ozäna aufgefaßt werden müsse, hat namentlich Oppikofers genauen histologischen Untersuchungen nicht standgehalten. Ebenso ist die Ansicht Hopmanns und Siebenmanns, daß Besonderheiten in der Skelettentwicklung in ursächlichem Zusammenhang mit der Ozäna zu bringen seien, durch sorgfältige Messung am Schädel nicht bestätigt. Die Auffassung, daß die Ozäna auf einer bakteriellen Infektion beruhe, wurde zuerst von Abel vertreten, der in dem von ihm entdeckten Bacillus mucosus foetidus den Erreger der Ozäna gefunden zu haben glaubte. In den letzten Jahren sind wieder zahlreiche Arbeiten über die Ozäna erschienen, die aber noch immer keine völlige Klarheit über ihre Ätiologie gebracht haben. Die bakterielle Entstehung wird hauptsächlich von Perez und Hofer vertreten, sie sehen in dem von Perez gezüchteten Coccobacillus foetidus den Erreger der Krankheit. Durch experimentelle Studien am Kaninchen, deren Beweiskraft Amersbach auf Grund eigener Versuche anzweifelt, glaubt Hofer die Ansicht von der ätiologischen Bedeutung des Perezschen Bazillus für die genuine Ozäna wesentlich gestützt zu haben. Die Arbeiten über die pathogene Bedeutung des Perezschen Bazillus ergeben ganz verschiedene Resultate, während z. B. Ritter u. a. die Spezifizität des Perezschen Bazillus anerkennt, lehnen William R. Murray und W. P. Larsen sie auf Grund klinischer und experimenteller Studien ab.

A. Lautenschläger faßt die Ozäna als eine in innigem Zusammenhang mit Nebenhöhlenerkrankungen stehende Krankheit auf. Nach ihm entsteht sie akut, fieberhaft, als eitrige Entzündung der Schleimhäute der oberen Luftwege fast immer vor der Pubertät. In diesem ersten Stadium sind Hypertrophien vorherrschend. Im zweiten intermediären Stadium ist in der Nasenhöhle eine leichte Rhinitis, in den Nebenhöhlen ein chronischer hypertrophischer Katarrh. Das flüssige Sekret der Nebenhöhlen schädigt die Nasenschleimhaut nur wenig, wird die Absonderung aber spärlich und zur Eintrocknung neigend, so übt sie einen Druck auf die Schleimhaut aus und führt zur Atrophie, Borkenbildung und Fötor in der Nasenhöhle und zur Fibrose der Schleimhaut, der Gefäße und der Knochen in den Nebenhöhlen.

Die Akten über die Frage, ob die Ozäna als konstitutionelles Leiden oder als bakterielle Erkrankung aufzufassen ist, sind noch nicht geschlossen, die anatomischen Veränderungen dürften auf konstitutionellen Ursachen beruhen; wir müssen aber ganz offen eingestehen, daß wir nicht wissen, welche Konstitutionsanomalien ätiologisch wichtig sind, ob nicht auch die endokrinen Drüsen eine Rolle bei der Entstehung spielen. Der Fötor dürfte wahrscheinlich auf eine bakterielle Zersetzung des Sekretes beruhen, bei der wahrscheinlich der Perezsche Kokkobazillus eine Rolle spielt, ohne aber als alleiniger Erreger des Zustandes angesehen werden zu können.

Zarniko faßt die Ozäna als Trophoneurose auf, eine Ansicht, die Gherardo Ferreri durch Versuche gestützt zu haben glaubt. während Galloti auf Grund anatomischer Untersuchungen an 12 Ozänakranken die Nervenveränderungen für sekundär hält.

Von Lautenschläger werden die akuten Infektionskrankheiten des Kindesalters, vor allen Dingen Masern, Scharlach, Grippe und Pneumonie mit der
Entstehung der Ozäna in ätiologischen Zusammenhang gebracht; ihre Erreger
sollen ausgesprochene rhinotrope Eigenschaft besitzen, sie sollen durch ihre
tiefgreifende Wirkung auf die Schleimhaut den Grund zur Rhinitis atrophicans
legen.

Auch operative Eingriffe, die zur Erweiterung der Nasenhöhlen führen, wie
vor allen Dingen die eine Zeitlang sehr beliebten Konchektomien, können zu
einem der Ozäna völlig gleichenden Krankheitsbilde führen.

Dis **subjektiven Beschwerden** der Ozänakranken sind meist nicht sehr stark.
Der Fötor entzieht sich infolge der Zerstörung der Endorgane des Olfaktorius
oder durch die Gewöhnung der Wahrnehmung des Patienten selbst, während
die Umgebung stark darunter leidet. Der Fötor ist für die Ozänakranken das
größte Leiden, da es die Patienten in sozialer Hinsicht schwer schädigt und
das Zusammenleben mit ihnen in ausgesprochenen Fällen fast unmöglich macht,
ist er doch sogar als Scheidungsgrund anerkannt. Die meisten Beschwerden
werden durch die Beschaffenheit des Sekrets herbeigeführt, die das Reinhalten
der Nase zu einer schwierigen Aufgabe macht. Ein Gefühl der Trockenheit in
Nase und Hals ist regelmäßig vorhanden. Bilden sich feste Borken, so wird
die Nasenatmung behindert, die Patienten sind zur Atmung durch den Mund
gezwungen. Werden die Borken sehr umfangreich, so rufen sie ein Druck-
oder Schmerzgefühl im Kopfe hervor, das von einigen Autoren weniger auf die
mechanische Einwirkung als auf die Resorption fötider Stoffe bezogen wird.

Die **Diagnose** ergibt sich aus dem rhinoskopischen Bilde. Man muß aber
regelmäßig eine genaue Untersuchung der Nebenhöhlen vornehmen, um das
Vorhandensein einer Herderkrankung nicht zu übersehen. Differentialdiagnostisch muß man Syphilis durch die Wassermannsche Reaktion, Rhinosklerom
durch die bakteriologische Untersuchung ausschließen.

Komplikationen. Die Nebenhöhlenerkrankungen, die nicht eigentlich als
Komplikationen zu betrachten sind, werden wir an anderer Stelle besprechen
(s. S. 765), ebenso die Ozaena laryngis (s. S. 906) et tracheae und die Tracheo-
pathia osteoplastica. Komplikationen von seiten des Auges sind bei der Ozäna
selten, nur Konjunktividen und Eiterungen im Tränenapparat werden mitunter
beobachtet.

Auch das Ohr ist nur selten bei Ozäna beteiligt, akute Mittelohrentzündungen
sind selten, häufiger beobachtet man bei Ozäna eine Sklerose, es ist aber schwer
zu entscheiden, ob sie mit der Nasenerkrankung in direktem Zusammenhang
steht oder ob nicht vielmehr dieselbe Ursache die beiden Erkrankungen
bedingt.

Die Therapie der Ozäna war lange symptomatisch. Man versuchte vor allen
Dingen das lästigste Symptom, den an die Borken gebundenen Fötor zu beseitigen. Spülungen und Sprays mit allen möglichen medikamentösen Lösungen
sind für diesen Zweck empfohlen, von denen schwache Kochsalz- und Soda-
lösungen und das Gerngroßsche Mucidan als brauchbar erwähnt seien. Die
mechanische Reinigung mit Kornzange, Pinzette und Wattetampons sollte nur
nach vorheriger Erweichung der Borken vorgenommen werden, da man sonst
Gefahr läuft, die Schleimhaut bei dem Abreißen der oft fest anhaftenden
Krusten zu verletzen. Am beliebtesten ist die Gottsteinsche Tamponade, die
zur Verflüssigung des Sekretes führt. Neben der rein symptomatischen Behandlung kamen schon frühzeitig Bestrebungen auf, die die Ursache der Erkrankung
beseitigen wollten. Die Ozäna ist eine Ernährungsstörung, folglich versuchte
man die verschiedenen Methoden, um eine bessere Schleimhauternährung zu
erreichen, aber weder die Schleimhautmassage, noch Ätzungen mit Galvano-

kaustik und chemischen Mitteln, weder die Diathermie noch die Vaporisation oder die Kupferelektrolyse, noch endlich die Strahlenbehandlung haben bleibende Erfolge gezeitigt. Auch verschiedene Sera und Autovakzine, die auf Grund der Auffassung, daß es sich bei der Ozäna um eine bakterielle Krankheit handelt, versucht und empfohlen worden sind, haben vollkommen versagt.

Mit allen diesen Methoden kann man vorübergehende Besserungen, d. h. Zunahme der Sekretion und Verflüssigung der Borken sowie ein zeitweises Verschwinden des Fötors erreichen, sie wirken als Reiz, auf den die Schleimhaut zunächst durch eine Entzündung reagiert; sobald die Reaktion vorüber, ist der Zustand wieder wie früher, wenn nicht schlechter.

Um die zu weite Nasenhöhle zu verengern, sind Obturatoren und Paraffininjektionen in die untere Muschel empfohlen, auch sie haben eine nur vorübergehende Besserung gezeitigt.

In neuerer Zeit hat man Versuche gemacht, die Ozäna auf operativem Wege zu heilen. Der Zweck der Operation ist durch Vorlagerung der lateralen Nasenwand die Höhle zu verengen, dadurch die Knochenbildung anzuregen, die Borkenbildung und dadurch den Fötor zu beseitigen und die Ernährung der Schleimhaut zu verbessern.

Die von Lautenschläger, Halle. Hinsberg, Steinberg und Brünings u. a. angegebenen Methoden scheinen günstige Resultate zu haben, ob sie aber zu Dauerheilungen führen, ist noch nicht einwandfrei festgestellt.

Ein anderes Operationsverfahren empfiehlt Wittmaack, er pflanzt bei schweren Ozänafällen den Ausführungsgang der Parotis in die Kieferhöhle ein, um den Parotisspeichel in die Nase überfließen zu lassen. Fötor und Borkenbildung sollen dadurch sehr schnell beseitigt werden, unangenehm ist nur das mitunter beobachtete Heraustropfen des durch den Kauakt in größerer Menge abgesonderten Speichels aus der Nase. Die interne Darreichung von Medikamenten, besonders von Jodpräparaten, ist wirkungslos.

Bei der Behandlung des einfachen atrophierenden Nasenkatarrhs sind dieselben Maßnahmen indiziert. Gewöhnlich lassen dabei die störenden Symptome, wie Trockenheit in der Nase, Benommenheit des Kopfes, in kurzer Zeit nach.

c) Rhinitis sicca anterior. Ulcus septum perforans.
Gewerbliche Schädigungen des Septum.

Die von Zuckerkandl als Xanthose beschriebene Erkrankung ist eine Gelbfärbung der Septumschleimhaut, die durch Ablagerung eines gelben oder bräunlichen, vom Blutfarbstoff stammenden Pigments in die Schleimhaut des vorderen Septumabschnittes charakterisiert und auf Blutungen in die Mukosa infolge von Gefäßveränderungen zurückzuführen ist. Diese Gefäßveränderungen entwickeln sich an der als Locus Kieselbachii bezeichneten Stelle namentlich bei Ekzema introitus durch häufige oberflächliche Verletzungen der Schleimhaut. Nach Ribary führt diese von ihm als zirkumskripte Rhinitis atrophica angesehene Affektion zu einer Epithelveränderung, in einigen Fällen verlieren die Epithelien ihre Flimmerhaare, in anderen kommt es zu einer Epithelmetaplasie. In den tieferen Schichten der Schleimhaut entwickeln sich sowohl am Perichondrium wie an den Drüsen Ernährungsstörungen.

Das abgesonderte spärliche Sekret trocknet vorn am Septum zu einer Borke ein, die der veränderten Schleimhaut fest anhaftet und ein unangenehmes Spannungsgefühl auslöst. Bei den Versuchen, die Borken abzukratzen, wird das Epithel oberflächlich verletzt und dabei häufig durch den nicht sauberen Fingernagel infiziert, die Folge ist eine traumatische Erosion (Siebenmann). Das Geschwür greift weiter in die Tiefe, sein Rand ist scharf, der Grund von nekrotischem Gewebe gebildet (Hajek), das Perichondrium zeigt eine Infiltration, die nicht selten eine größere Ausdehnung hat als die Veränderung an den oberflächlichen Schleimhautschichten. Auch an dem durch die Perichondritis seiner Ernährung beraubten Knorpel treten Veränderungen auf, die sich mikroskopisch als mangelhafte Färbbarkeit der Knorpelzellen darstellen, es kommt zur Nekrose des Knorpels und zur Ausstoßung eines meist kreisrunden, mitunter ovalen, stets auf den Septumknorpel beschränkten Sequesters. Der Entzündungsprozeß ergreift Perichondrium und Schleimhaut der anderen Seite, so daß eine Perforationsöffnung entsteht, deren Ränder meist vollkommen reizlos sind und sich fast immer spontan glatt benarben.

Nach den Untersuchungen Hajeks, Siebenmanns und Zuckerkandls, denen wir die genaue Kenntnis der pathologischen Veränderungen bei dieser Krankheit verdanken, kommen Abweichungen von dem geschilderten Verlauf vor. 1. Im Ulzerationsstadium kann bei geeigneter Behandlung eine Heilung vor Eintritt der Knorpelzerstörung zustandekommen. 2. Es können sich, wenn auch selten, auf beiden Seiten gleichzeitig Geschwüre entwickeln, die nach der Tiefe fortschreiten. 3. Durch den Knorpel hindurch kann der Entzündungsprozeß auf das Perichondrium und die Schleimhaut der anderen Seite übergreifen. 4. Trotz des Zerfalls eines Knorpelstückes kann Heilung ohne Perforation mit fühlbarem Knorpeldefekt eintreten.

Die Rhinitis sicca anterior und das sich aus ihr entwickelnde Ulcus septum perforans verläuft sehr häufig vollständig symptomenlos. Die durch das antrocknende Sekret verursachten Beschwerden sind so gering, daß die Patienten nur in den allerseltensten Fällen ärztliche Hilfe in Anspruch nehmen, infolgedessen sehen wir sehr häufig erst den Ausgang der Krankheit, d. h. die vernarbte Perforation im knorpligen Septum als zufälligen Nebenbefund bei Kranken, die irgendeiner anderen Affektion wegen zu uns kommen.

Die einzige Erscheinung, die die Patienten mitunter zum Arzt führt, ist die frühzeitig sich einstellende Epistaxis. Zunächst kommt es beim Abreißen der Borken nur zum Austritt von einigen Tropfen Blut, die sich mit dem später abgesonderten Sekret mischen und bei der Eintrocknung braune bis braunrote Krusten entstehen lassen. Sind die Veränderungen der Gefäße weiter vorgeschritten, so kommt es auch spontan zum Nasenbluten, das häufiger am Tage auftretend, recht profus werden kann (s. Kap. IV).

In manchen Fällen kommen die Kranken wegen Nasenverstopfung zum Arzt. Die am Septum angetrockneten Borken können so dick werden, daß sie ein Atemhindernis abgeben.

Ein ätiologischer Zusammenhang des Ulcus septum perforans mit Syphilis und Tuberkulose oder einer anderen Infektionskrankheit besteht nicht, wohl aber kann das Geschwür vorne am Septum sekundär mit Tuberkulose, Syphilis oder Erysipel infiziert werden, wie auch Ribary betont. Die Behandlung besteht bei beginnenden Fällen in der Anwendung von indifferenten Salben, um die Borkenbildung und den Juckreiz zu beseitigen. Ist ein Geschwür vorhanden, so sind die Granulationen abzukratzen und der Geschwürsgrund mit Argentum nitricum, Trichloressigsäure oder dem Kuppelbrenner zu ätzen. Den schon freigelegten Knorpel soll man nach Halle und Passow submukös resezieren, um möglichst eine Heilung ohne Perforation zu erzielen.

Über die Behandlung der Blutung s. Kap. IV.

Einen ganz ähnlichen Verlauf, wie wir für das Ulcus septum perforans geschildert haben, zeigen die Schädigungen, denen die Arbeiter in Betrieben ausgesetzt sind, in denen Steine, Sand und Eisen, Schmirgel, Kalk, Zement, Gips, Holz, Glas, Chlor, Arsen, Chromsäure, Schwefelsäure und schweflige Säure, Salzsäure, salpetrige und untersalpetrige Säure, Ammoniak, Chlornatrium und Chlorkalium u. a. entweder als feiner Staub oder in Gasform durch die Nase eingeatmet werden. Der Reiz, der auf die Schleimhaut wirkt, ist entweder

mechanisch — der scharfkantige Staub verletzt direkt die Schleimhaut — oder
chemisch — Chlor, Chromsäure, die gasförmigen Säuren wirken als Ätzmittel
oder die eingeatmeten Substanzen wirken sowohl mechanisch wie chemisch, —
endlich können auch Substanzen, wie Mehlstaub oder Tabak, nur austrocknend
auf die Schleimhaut wirken und dadurch zu einer Rhinitis anterior sicca mit
ihren Folgeerscheinungen führen.

Das wichtigste Mittel gegen diese Gewerbeschädigungen ist neben der strengen
Durchführung der gesetzlichen Schutzmaßregeln die Belehrung der Arbeiter
über die Gefahren der Betriebe, in welchen sie tätig sind. Tragen von Respira-
toren, Unterlassen des sehr schädlichen Bohrens mit dem Finger in der Nase,
Reinigung der Finger und besonders der Fingernägel, Auswaschen des Naseneinganges mit lauwarmem Wasser vor Verlassen der Arbeitsstelle tragen zur
Minderung der Zerstörung des Septum bei. Die Behandlung der schon eingetretenen Veränderungen entspricht vollkommen den für das Ulcus septum
perforans gegebenen Anleitungen.

Ganz ähnliche Veränderungen in der Nase wie bei den Gewerbeschädigungen
kommen auch bei Kokainschnupfern vor (Stein, Kasparganz, Lubet-
Barbons, Lichtenstein, Natanson und Lipskeroff). Ob es sich bei den
infolge Kokainmißbrauch entstandenen Perforationen um eine mechanische
Reizwirkung handelt, ob das geschnupfte Kokain die Gefäße der Schleimhaut
direkt schädigt oder ob beide Faktoren zusammenwirken, ist nicht festgestellt.

II. Erkrankungen der Nasennebenhöhlen.

Entzündliche Erkrankungen der Nasennebenhöhlen treten sehr viel häufiger
auf, als gemeinhin angenommen wird. In vielen Fällen sind ihre Symptome
so wenig charakteristisch, daß der Verdacht auf eine Erkrankung der Sinus
nicht leicht entsteht. In anderen Fällen aber sind Störungen vorhanden, die
der Patient selbst schon mit der Nase oder ihren Nebenhöhlen in Zusammenhang bringt.

Ätiologie. Die entzündlichen Nebenhöhlenerkrankungen beruhen stets auf
einer bakteriellen Infektion, nur in ganz wenigen Fällen können toxische
Einwirkungen, wie der Jodismus, eine Nebenhöhleneiterung hervorrufen. Alle
Eitererreger: Streptokokken, Staphylokokken, Pneumokokken, das Bacterium
coli, der Bacillus pyogenes foetidus, der Diplococcus lanceolatus, seltener der
Influenza-, der Diphtherie- und Pseudodiphtheriebazillus, der Bacillus pyo-
cyaneus und der Meningokokkus, endlich Aspergillusarten können bei Nebenhöhleneiterungen gefunden werden, ihre ätiologische Bedeutung ist aber nicht
ganz einwandfrei erwiesen. Sie wandern wohl regelmäßig von der Nasenhöhle
aus auf die Nebenhöhlen über. Diese sekundäre Entstehung der Nebenhöhlenerkrankung von der Nasenhöhle aus ist am häufigsten, während die gleichzeitige Entwicklung der entzündlichen Erkrankung der Nasenhöhle und ihrer
Adnexe, wie sie von Zarniko u. a. beschrieben ist, zu den Ausnahmen zählt
und wohl nur bei den akuten Infektionskrankheiten wie Grippe, Pneumonie,
Masern, Scharlach, Rose, Diphtherie, Typhus und Genickstarre vorkommt.

Die Erkrankung der Nebenhöhlen kann auch von anderen benachbarten
Organen aus zustande kommen. Vor allen Dingen ist der Zusammenhang
zwischen Zahnerkrankungen und Kieferhöhlenempyem schon von alters her
bekannt; dieser Modus der Infektion der Kieferhöhle galt lange Jahre hindurch
als einzige Ursache des Empyema antri Highmori. Auch vom Tränenapparat
aus kann eine sekundäre Infektion der Nebenhöhlen entstehen, wenn auch der

umgekehrte Weg der häufigere ist. Traumen, wie das Eindringen von Fremdkörpern, können gleichfalls als Ursache einer Nebenhöhlenerkrankung in Frage
kommen, bei starkem Schneuzen und Erbrechen können Sekret und Fremdkörper aus der Nase in die Nebenhöhlen hineingepreßt werden, dort längere
Zeit verweilen und zu einer sekundären Infektion der Schleimhaut führen.
Während des Krieges haben wir zahlreiche Empyeme als Folge von Schußverletzungen der Nebenhöhlen gesehen, teils handelte es sich um Durchschüsse,
teils um Steckschüsse mit Geschossen oder Geschoßsplittern in den Nebenhöhlen.

Nebenhöhlenentzündungen entwickeln sich nur selten als Folge endonasaler
Eingriffe; sie entstehen, falls nicht schon vorher entzündliche Prozesse in der
Nase bestanden haben, meist durch ungenügende Asepsis. Auch von kariösen

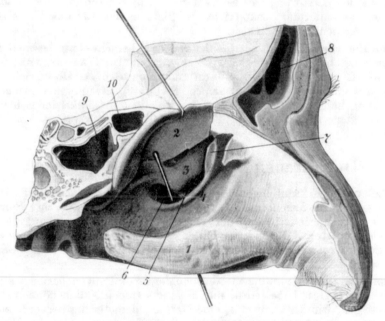

Abb. 16. Laterale linke Nasenwand.
Mittlere Muschel nach oben luxiert, so daß der Hiatus semilunaris freiliegt.
1 Concha inferior, 2 Concha media, 3 Bulla ethmoidalis, 4 Proc. ensiformis des Siebbeins, 5 Hiatus semilunaris,
6 Infundibulum (Sonde in der Kieferhöhle), 7 Ductus nasofrontalis, 8 Stirnhöhle, 9 Keilbeinhöhle,
10 hintere Siebbeinzellen.

Herden in den Knochenwandungen der Nase gehen — allerdings nicht oft —
Entzündungen der Nebenhöhlenschleimhaut aus, ebenso von malignen Tumoren
der Nase oder ihrer Adnexe.

Ein Übergreifen der Entzündung von einer Nebenhöhle auf eine andere
der gleichen Seite ist nicht selten; von der Stirnhöhle und den Siebbeinzellen
fließt häufig Eiter durch den Hiatus in die Kieferhöhle, in der sich entweder
ein Empyem oder ein Pyosinus (Killian) entwickelt. Siebbeinzellen und Stirnhöhle infizieren sich gegenseitig, ebenso Keilbeinhöhle und Siebbeinzellen.

Endlich kommt zweifellos, wenn auch selten, eine direkte Infektion der
Nebenhöhlen auf dem Wege der Blutbahn zustande; sie ist namentlich bei
den akuten Infektionskrankheiten, bei denen allerdings auch das Fortschreiten
der entzündlichen Erkrankung von der Nasenhöhle auf ihre Adnexe den
häufigeren Modus darstellt, beobachtet worden.

Pathologisch-anatomisch sieht man bei den akuten Nebenhöhlenentzündungen Schwellung und Rötung der Schleimhaut, die häufig mit zirkumskripten, diffusen ödematösen Schwellungen und mit Zystenbildung einhergehen. Nach Killian handelt es sich bei dem Ödem um eine Stauung, welche durch Druck der Schleimhaut auf die dünnwandigen Venen hervorgerufen wird. Mikroskopisch ist regelmäßig eine starke Rundzelleninfiltration und eine ödematöse Durchtränkung des Gewebes, verbunden mit subepithelialen Blutungen, nachweisbar. Die mit Zylinderepithel ausgekleideten Zysten sind als Drüsenretentionszysten aufzufassen. Fibrinöse Membranen kommen verhältnismäßig selten in den Nebenhöhlen vor.

Bei den chronischen Entzündungen können wir nach Zuckerkandl, Grünwald und Dmochowski zwei Formen unterscheiden. Bei der einen handelt es sich um eine seröse, zellarme Durchtränkung, bei der anderen steht die Rundzelleninfiltration so sehr im Vordergrunde des Bildes, daß die Struktur der Schleimhaut gar nicht mehr zu erkennen ist. Die Rundzellen finden sich hauptsächlich in der subepithelialen Schicht und in den papillären Erhabenheiten, während die tieferen Schichten der Schleimhaut ärmer an Zellen, mehr serös durchtränkt erscheinen. Bilden sich die Veränderungen zurück, so verraten häufig nur Zysten und papilläre Exkreszenzen die frühere Erkrankung. Bindegewebe und Rundzellen bleiben in der Regel vermehrt. Die Bindegewebsstränge, welche man häufig beobachtet, sind Reste von zurückgebildeten hydropischen Schwellungen, die mit der gegenüberliegenden Wand verklebt waren. Außerdem sieht man häufig Pigmentablagerungen, Polypenbildung und Hypertrophie in der Schleimhaut der Nebenhöhlen. Nach eitrigen Entzündungen bildet sich nicht selten eine fibröse Degeneration der Schleimhaut aus, die eine feste Verbindung der Mukosa mit dem Knochen bedingt und bei Beteiligung des Periosts zu Verdickungen des Knochens oder zur Bildung von Knochenschüppchen führt. Aus den letzteren können sich nach Zuckerkandl Osteome entwickeln. Das Epithel der Schleimhaut ist meist intakt; Epithelmetaplasien kommen aber vor, ebenso oberflächliche Geschwürsbildung. Bei dem engen Zusammenhang zwischen Knochen und Schleimhaut ist eine Beteiligung der knöchernen Wandungen nicht gerade selten. Nach Grünwald sollen Karies und Nekrose außerordentlich häufig zusammen mit Nebenhöhlenerkrankungen vorkommen, nach anderen Autoren gehören diese Fälle zu den Ausnahmen. Am häufigsten beobachtet man kariöse Prozesse am Siebbein. Sie dürften in der überwiegenden Mehrzahl der Fälle auf Tuberkulose oder Syphilis beruhen.

Symptomatologie. Die wichtigsten Symptome der Nebenhöhlenerkrankung sind Ausfluß aus der Nase und Kopfschmerzen. Die Absonderung ist schleimig, schleimig-eitrig oder rein eitrig. Sie ist einseitig, nur bei doppelseitiger Sinuitis entleert sich auch das Sekret aus beiden Nasenhälften. Einseitige Absonderung beim Erwachsenen kann von vornherein als Ausdruck einer Nebenhöhlenerkrankung aufgefaßt werden, während sie bei Kindern den Verdacht auf einen Fremdkörper in der Nase erwecken muß. Die Menge des Sekretes ist schwankend, es kann sehr reichlich, dauernd entleert werden, besonders bei den akuten Entzündungen, es kann aber auch spärlich nur zeitweise ausfließen, wie man es bei chronischen Fällen oft sieht. Die Menge ist von dem Sitz der Entzündung abhängig; ist eine der großen Höhlen erkrankt, so ist sie größer, sind die kleineren affiziert, so ist sie geringer, bei Beteiligung mehrere Höhlen ist auch die Sekretmenge meist erheblicher, Quantität und Qualität hängen auch von der Art der Entzündung ab. Die Körperhaltung ist nicht ohne Einfluß auf die Menge der zutage tretenden Absonderung; bei aufrechter Körperhaltung lassen die Stirnhöhle und die Siebbeinzellen ihre Sekrete ausfließen, während bei der Kiefer- und Keilbeinhöhle die Abflußbedingungen beim Bücken am günstigsten sind.

Der Kopfschmerz wird an den verschiedensten Stellen des Kopfes lokalisiert, ohne daß aus seinem Sitz ein Schluß auf die erkrankte Höhle möglich wäre. Am konstantesten ist der Stirnkopfschmerz bei akuten Stirnhöhlenentzündungen. Aber auch bei den Erkrankungen der Kieferhöhle wird der Schmerz häufig in die Stirn verlegt. In manchen Fällen tritt der Kopfschmerz anfallsweise nach Art der Supraorbitalneuralgien auf. Bei oberflächlicher Untersuchung findet man auch einen Druckpunkt am Nerven, prüft man aber genauer, so überzeugt man sich, daß nicht nur die Nervenaustrittsstelle druckempfindlich ist, sondern daß der ganzen Stirnhöhle entsprechend auf Beklopfen intensive Schmerzen angegeben werden, und daß ebenso der Boden der Stirnhöhle eine deutliche Druckempfindlichkeit besitzt (Höhlenschmerz). Die Schmerzen sind in vielen Fällen, besonders bei den akuten Entzündungen, von außerordentlicher Heftigkeit, in anderen Fällen wird mehr über eine dumpfe Benommenheit geklagt. Selten sind die Schmerzen den ganzen Tag über unverändert, sie exazerbieren oft zu bestimmten Zeiten, besonders nachmittags, so daß unter Umständen der Verdacht einer Malarianeuralgie erweckt werden kann. In andern Fällen ist der Typus der Schmerzen wechselnd, ihre Intensität sehr verschieden. Bei heftigen Störungen kann die Haut über der Stirnhöhle schon bei leichter Berührung schmerzhaft sein, ohne daß man berechtigt wäre, daraus den Schluß auf hysterischen Stirnkopfschmerz zu ziehen. Während bei der Erkrankung der vorderen Nebenhöhlen die Empfindlichkeit meist in den vorderen Teil des Kopfes verlegt wird, klagen die Patienten

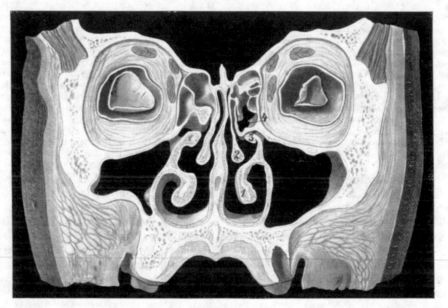

Abb. 17. Frontalschnitt durch einen entkalkten Schädel.
1 untere Muschel, 2 mittlere Muschel, 3 Proc. ensiformis des Siebbeins, 4 Bulla ethmoidalis.
Zwischen 3 und 4 Ausführungsgang der Kieferhöhle (Ostium maxillare).

bei Erkrankung des Keilbeines oder der hinteren Siebbeinzellen über ein dumpfes Gefühl hinter den Augen, oder über Schmerzen im Hinterkopf. Aber auch diese Lokalisation ist keine konstante, so daß auch sie nicht zur Differentialdiagnose verwendet werden kann. Das Benommenheitsgefühl kann ziemlich hohe Grade erreichen, so daß die Patienten in ihrer Arbeitsfähigkeit eine wesentliche Beeinträchtigung erleiden.

Störungen der Psyche durch die dauernden Kopfschmerzen und die Eingenommenheit des Kopfes treten als starke Reizbarkeit oder als Depressionszustände in die Erscheinung, auch Melancholie und schwerere Psychosen sind als Folgezustände beschrieben.

Eine häufige Klage der Patienten bezieht sich auf subjektive Geruchsempfindung, die zweifellos auf Zersetzung des in den Nebenhöhlen befindlichen Sekrets beruht und hauptsächlich bei den Affektionen der Kieferhöhle beobachtet wird. Der Patient gibt an, daß er selbst zeitweise einen üblen Geruch bemerkt, der einen ausgesprochen fauligen Charakter besitzt. Diese subjektive Kakosmie ist für die Nebenhöhlenerkrankungen charakteristisch, im Gegensatz zu dem Geruch bei Ozäna, der fast niemals vom Patienten selbst, sondern nur von der Umgebung wahrgenommen wird. Als Folge der Geruchsstörungen macht sich auch mitunter eine Herabsetzung der Geschmacksempfindung bemerkbar, die in manchen Fällen auch von praktischer Wichtigkeit sein kann. Ich behandelte vor Jahren einen Amerikaner, der als Teekoster seinen Unterhalt verdiente. Da er durch die Kieferhöhlenentzündung nicht nur den Geruch, sondern auch den Geschmack verloren hatte, mußte er seinen Beruf aufgeben. Nach Heilung der Kieferhöhlenentzündung stellte sich Geruch und Geschmack wieder ein. Die Klage über Nasenverstopfung ist nicht sowohl auf die Erkrankung der Nebenhöhlen selbst als auf die sekundäre Beteiligung der Nasenhöhle — Schleimhautschwellung, Polypenbildung — zu beziehen.

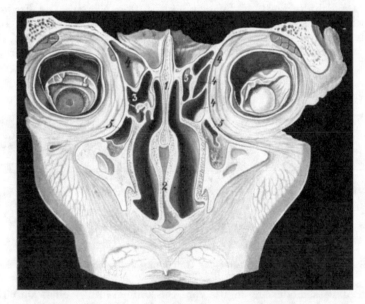

Abb. 18. Frontalschnitt durch den Kopf.

1 Lamina perpendicularis des Siebbeins, 2 Vomer, 3 Sinus frontalis, 4 Cellulae ethmoidales anteriores. 5 Sinus maxillaris.

Neben diesen Symptomen, die direkt von der Nase ausgelöst werden, kommen Störungen in entfernteren Organen zur Beobachtung. Dazu gehören Veränderungen in den oberen und tieferen Luftwegen in der Form katarrhalischer Affektionen. Die trockene Pharyngitis z. B. ist in zahlreichen Fällen auf eine Erkrankung der zweiten Gruppe der Nebenhöhlen zurückzuführen. Das nach hinten abfließende Sekret trocknet oft — besonders nachts — im Nasenrachen oder auf der hinteren Pharynxwand in Form einer Borke an. Bei dem Versuch, sie durch Räuspern und Würgen zu entfernen, entsteht nicht selten morgendliches Erbrechen. Es kommt zu chronisch-katarrhalischen Veränderungen der Bronchien, die sogar, wie v. Eicken und Stepp hervorheben, eine Lungentuberkulose vortäuschen können. Es stellen sich ferner, wenn größere Eitermengen verschluckt werden, mehr oder weniger starke Störungen von seiten des Verdauungstraktus ein, die Ernährungsstörungen bedingen können.

Einwirkungen auf das **Auge** sind häufig. Bei Erkrankung der hinteren Siebbeinzellen und der Keilbeinhöhle konstatiert man häufig eine Einengung des Gesichtsfeldes. Asthenopische Beschwerden und Flimmerskotom sind gleichfalls als Folge einer Nebenhöhlenerkrankung beobachtet worden, während eitrige Iritis oder Iridozyklitis verhältnismäßig selten als Folgeerscheinungen entstehen. Störungen des Sehnerven infolge von Nebenhöhlenaffektionen werden häufiger festgestellt. Sie finden ihre Erklärung in den anatomischen Verhältnissen, da der Nervus opticus am Dache der Keilbeinhöhle verläuft und, wie Onodi nachgewiesen hat, in besonders enge Beziehung zur hintersten Siebbeinzelle tritt. Auch eine Erkrankung des Sinus frontalis kann nach Simoni-Meckler zu Neuritis retrobulbaris mit Strabismus convergens führen.

Nervenstörungen machen sich häufig bei Erkrankungen der Nebenhöhlen bemerkbar. Die neuralgiformen Schmerzen am Supraorbitalis haben wir bereits erwähnt. In entfernteren Nervenbezirken hat Fließ schmerzhafte Störungen als Folge von Nebenhöhlenerkrankungen beobachtet, so im Genitalapparat, am Schulterblatt, im Magen und an den Nieren. Die Frage ist, ob es sich bei diesen sog. Fernwirkungen nicht um eine Neuritis durch Infektion vermittels der Lymphbahnen handelt. Bei den engen Beziehungen, die das Siebbein zum Schädelinnern hat, kommen auch endokranielle Störungen in

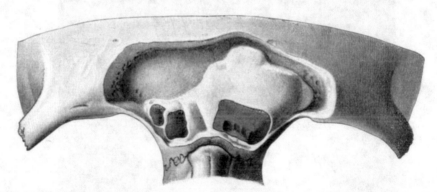

Abb. 19. Stirnhöhle durch Ausfräsung der Umgebung freigelegt. Kammerung der Höhle.

Form von Abszessen oder Meningitis vor. Sie können infolge eines Durchbruches der dünnen Knochen entstehen oder einer Durchwanderung von Mikroorganismen ihr Zustandekommen verdanken. Der Zusammenhang zwischen Nebenhöhlenerkrankungen und Epilepsie, der nach einer Anzahl klinischer Beobachtungen festgestellt zu sein scheint, bedarf noch weiterer Aufklärung. Endlich können auch allgemeine septische Infektionen von Nebenhöhleneiterungen aus ihren Ursprung nehmen. Eine ganze Anzahl von Fällen kryptogenetischer Pyämie dürfte auf diese Weise zu erklären sein. Durch zahlreiche Beobachtungen ist festgestellt, daß auch der akute Gelenkrheumatismus auf eine Infektion von einer erkrankten Nebenhöhle zurückgeführt werden kann. Jedenfalls sollte man es nicht versäumen, in allen zweifelhaften Fällen eine genaue Untersuchung der Nase und ihrer Adnexe vorzunehmen.

1. Die akuten Nebenhöhlenentzündungen.

Für die Beurteilung der Nebenhöhlenerkrankungen, besonders für unser therapeutisches Handeln, ist die Unterscheidung zwischen akuter und chronischer Sinuitis von Wichtigkeit.

Die akuten Nebenhöhlenentzündungen treten als Komplikation bei akuten Infektionskrankheiten auf, wir beobachten sie am häufigsten bei Schnupfen und bei Grippeepidemien, die sich allerdings betreffs der Häufigkeit dieser Komplikationen nicht gleichmäßig verhalten. Bei einigen Epidemien war die Beteiligung der Nebenhöhlen sehr häufig, in anderen kam sie nur selten vor. Auch die Schwere dieser Komplikationen war verschieden, in einer Epidemie bestand eine sehr ausgesprochene Tendenz zum Fortschreiten auf die Umgebung, in anderen war der Verlauf in den meisten Fällen leicht. Ob diese Differenzen auf eine verschiedene Virulenz des Influenzabazillus oder auf das häufigere oder seltenere Vorkommen von Mischinfektionen zu beziehen sind, ist bisher nicht einwandfrei festgestellt. Die Symptome der akuten Entzündungen sind meist recht stürmisch. Unter heftigen allgemeinen Störungen, leichter Temperatursteigerung, Kopfschmerzen, mitunter sogar Benommenheit setzt die akute Entzündung ein. Nach kurzer Zeit, zuweilen nach wenigen Stunden, in anderen Fällen allerdings erst nach 2—3 Tagen, stellt sich eine zunächst mehr schleimige, dann eitrige Absonderung aus einer Nasenhälfte ein, die das vorher sehr lästige Verstopfungsgefühl wenigstens zeitweise verschwinden läßt. In etwa 3 Wochen pflegt der Entzündungsprozeß abzuklingen. Die Sekretion läßt allmählich nach, die Kopfschmerzen verschwinden, endlich tritt spontan oder bei konservativer Behandlung die Heilung ein. In anderen Fällen kommt es zu einem einfachen Katarrh, der, ohne daß es zur Eiterung kommt, heilt.

Die Nebenhöhlenentzündungen sollen nach einer Reihe von Sektionsstatistiken, von denen ich nur die Zahlen von Harke 138 Sinuitiden bei 395 Sektionen und von Oppikofer 94 : 200 anführen möchte, sehr häufig sein. Meines Erachtens kann man aus diesen Zahlen keine Schlüsse ziehen, handelt es sich doch um an den verschiedensten Krankheiten Verstorbene; die Erfahrung lehrt, daß bei akuten und chronischen Infektionskrankheiten Nebenhöhlenkomplikationen häufig sind. Die Todesursache oder vielmehr die zum Tode führende Krankheit ist sicherlich von allergrößter Bedeutung für den Sektionsbefund an den Nebenhöhlen, bei infolge von Unglücksfall oder Selbstmord Gestorbenen konnten A. Alexander und der Verfasser kaum eine Erkrankung der Nebenhöhlen nachweisen, ein Resultat, das mit den Untersuchungen Oppikofers übereinstimmt.

Die Häufigkeit der Erkrankung der einzelnen Höhlen ist verschieden. Hört man die Berichte der Patienten, so muß man zu der Ansicht gelangen, daß die Stirnhöhle bei weitem am häufigsten erkrankt, fast jeder an Stirnkopfschmerz Leidende glaubt an eine Sinuitis frontalis und wird in dieser Anschauung auch sehr häufig von seinem Nichtfacharzt unterstützt. Nach den Sektionsbefunden steht die Stirnhöhle sicher nicht an erster Stelle unter den Nebenhöhlen, nach Wertheim ist die Kieferhöhle am häufigsten erkrankt, dann folgt die Keilbeinhöhle, während Siebbein und Stirnhöhle die gleiche Zahl von Erkrankungen aufweisen, nach Oppikofer steht die Kieferhöhle an erster Stelle, dann folgt Siebbein, Keilbein und Stirnhöhle. Bei Röntgenuntersuchungen der Nebenhöhlen stellt sich das Verhältnis etwas anders, Bennewitz sowohl wie Denker fanden die Siebbeinzellen am häufigsten erkrankt, dann erst die Kieferhöhle.

Für die **Diagnose** am wichtigsten ist die Untersuchung der Nase, die unter Zuhilfenahme der Rhinoskopia anterior und posterior und der Rhinoskopia media, bei der man mit einem langbranchigen Spekulum die Gegend des Hiatus semilunaris und die Fissura olfactoria (s. Abb. 5) besichtigt, ausgeführt wird. Unter den objektiv nachweisbaren Symptomen der Erkrankungen der Nebenhöhlen steht die eitrige Absonderung an erster Stelle. Eine einseitige Eiterung aus der Nase läßt, wie bereits erwähnt, von vornherein auf eine Nebenhöhlenerkrankung schließen, wenn nicht ein Fremdkörper oder ein kariöser Knochenprozeß nachzuweisen ist. Blickt man in die Nase hinein, so findet man in vielen

Fällen in der erkrankten Nasenhälfte Eiter oder angetrocknete Borken, die
zunächst noch keinen Schluß auf den Sitz der Erkrankung zulassen. Man muß
eine sorgfältige Reinigung der Nase vornehmen, um festzustellen, an welcher
Stelle der Eiter in die Nase eintritt. Manchmal gelingt es, sofort nach der
Reinigung das Nachfließen des Sekrets zu sehen, ein Beweis für die Erkrankung
einer großen Höhle, die als Eiterreservoir dient. In anderen Fällen bleibt
die Nasenhöhle nach Reinigung längere Zeit hindurch frei. Erst bei fortgesetzter Beobachtung sieht man entweder unterhalb der mittleren Muschel
— im mittleren Nasengang — oder zwischen mittlerer Muschel und Septum
— in der Fissura olfactoria — aufs neue Sekret in die Nase einfließen.

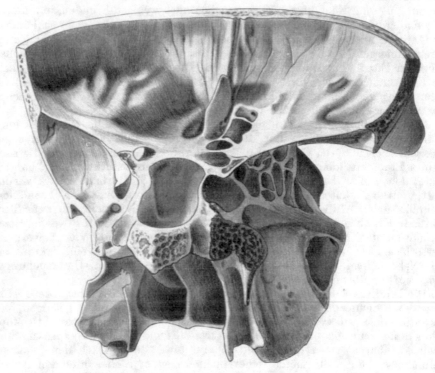

Abb. 20. Schädel mit von der Orbita und der vorderen Schädelgrube aus
eröffneten Siebbeinzellen und eröffneter Keilbeinhöhle.

Wir besitzen zwei Hilfsmittel, durch die wir das Einfließen des Sekrets
in die Nase fördern können. 1. Wir lassen den Patienten seine Kopfhaltung
wechseln. Da bei der Kiefer- und Keilbeinhöhle die Ausführungsöffnung dicht
unterhalb des Daches der Höhle liegt, sind die Ausflußbedingungen bei aufrechter Körperhaltung ungünstig, während beim Vornüberbeugen des Kopfes
unter gleichzeitiger Drehung nach der gesunden Seite das Sekret leichter abfließt. Lassen wir also den Patienten den Kopf in der beschriebenen Weise
halten, so sehen wir, nachdem vorher durch Kokain-Nebennierenextrakt eine
Abschwellung der Schleimhaut erreicht ist, Eiter in die Nasenhöhle eintreten. Ist die Fränkelsche Probe positiv, so können wir mit einer gewissen Wahrscheinlichkeit die Diagnose auf ein Kieferhöhlen- oder Keilbeinhöhlenempyem stellen. Der Ausführungsgang der Stirnhöhle, der Ductus
nasofrontalis, entspringt an der tiefsten Stelle der Stirnhöhle, die Ausfluß-

bedingungen sind also bei aufrechter Körperhaltung am günstigsten. Wir werden daher am leichtesten den Ausfluß aus der Stirnhöhle beobachten können, wenn wir den Patienten morgens im Bett beim ersten Aufrichten untersuchen, nachdem er die Nacht über horizontal gelegen hat, 2. Die zweite Methode, durch die wir selbst spärlichen Eiter in der Nase nachweisen können, ist die zuerst von Seifert angegebene, später von Sondermann ausgebildete Ansaugung. Man führt in das eine Nasenloch eine gut abschließende, mit einem Saugball oder einer Saugpumpe verbundene Olive ein und betätigt den Apparat, während Patient „ö" sagt, und während man die Nase durch Fingerdruck gut verschließt. Nach wiederholter Aspiration sieht man eitriges Sekret, falls eine offene Nebenhöhlenerkrankung besteht. Bei mangelhaftem Abschluß des Nasenrachens durch das Velum palatinum bleibt die Saugwirkung aus.

Die Stelle des Erscheinens des Sekrets ist von differentialdiagnostischer Bedeutung. Mit dem mittleren Nasengang kommunizieren im Hiatus semilunaris (Abb. 16, S. 766) die Stirnhöhle, die Kieferhöhle und die vorderen Siebbeinzellen. Sehen wir also Sekret im mittleren Nasengang, so muß eine der genannten Höhlen der Sitz der Erkrankung sein. In den oberen Nasengang entleeren die Keilbeinhöhle und die hinteren Siebbeinzellen ihre Sekrete (Abb. 16 und 20), so daß aus der Fissura olfactoria herabfließendes Sekret einer der zuletzt genannten Höhlen entstammen muß.

Außer dem Eiter finden wir bei der Rhinoskopie weitere Veränderungen in der Nasenhöhle selbst, die als sekundäre Erscheinungen angesprochen werden müssen. Das über die Schleimhaut fließende Sekret wirkt als dauernder Reiz; es verursacht entzündliche Schwellungen, die als Rhinitis hyperplastica in die Erscheinung treten. In anderen Fällen tritt an den mit dem Eiter in Berührung kommenden Schleimhautpartien zunächst eine zirkumskripte, meist ödematöse Schwellung auf, durch die Bewegung im Luftstrom bildet sich ein Stiel, auf diese Weise entsteht das Bild von Schleimpolypen in der Nase. Die Beziehung der Schleimpolypen zu den Nebenhöhlenerkrankungen ist lange Zeit hindurch strittig gewesen. Man hat angenommen, daß die Polypenbildung das Primäre sei, daß durch sie die Ausführungsöffnungen verlegt würden, und daß durch die Retention des Sekrets in den Nebenhöhlen die Eiterung hervorgerufen würde. Diese Auffassung hat den histologischen Untersuchungen nicht standhalten können. Wir müssen die Nasenpolypen, die nicht als heteroplastische Bildung aufgefaßt werden können, sondern nur eine ödematöse, zirkumskripte Schleimhauthyperplasie darstellen, als Folgezustände, nicht als Ursachen des Nebenhöhlenempyems ansprechen. In einer ganzen Reihe von Fällen stehen die Nasenpolypen direkt mit den gleichen Bildungen in den Nebenhöhlen besonders der Kieferhöhle und den Siebbeinzellen in Verbindung. Bei langdauernden chronischen Empyemen des Keilbeins und der hinteren Siebbeinzellen tritt an die Stelle der Schleimhauthyperplasie eine mehr oder weniger ausgebildete Atrophie, die Nasenhöhle erscheint weit, die Muscheln als schlanke, von dünner Schleimhaut überzogene Wülste. Die Schleimhautoberfläche selbst ist trocken, in vielen Fällen von einer grünlichen oder bräunlichen Borke bedeckt. Es kann sich auf diese Weise das ausgesprochene Bild der Ozäna entwickeln. Auch in diesen Fällen ist die Bedeutung der Nebenhöhlenerkrankung nicht ohne weiteres mit Sicherheit festzustellen. Es kann sich entweder um eine primäre Nebenhöhleneiterung mit sekundärer Beteiligung der Nasenschleimhaut handeln, es ist aber auch möglich, daß primär eine genuine Ozäna der Nase vorhanden war, die sich im weiteren Verlauf auf die Nebenhöhlenschleimhaut fortgesetzt hat.

In einfachen Fällen ist die Diagnose aus dem rhinoskopischen Bilde leicht, in anderen liegen die Verhältnisse sehr viel komplizierter, namentlich dann, wenn es sich um geschlossene Empyeme handelt, d. h. wenn keine freie Kommunikation der erkrankten Nebenhöhle mit der Nasenhöhle besteht, oder wenn eine kombinierte Nebenhöhlenerkrankung vorhanden ist. Bei der kombinierten Nebenhöhlenerkrankung kann entweder von einer erkrankten Nebenhöhle aus die Infektion der anderen durch Einfließen von Sekret stattfinden, oder es kann von der Nasenhöhle aus ein Fortwandern des Entzündungsprozesses auf mehrere Höhlen eintreten. In beiden Fällen wird das rhinoskopische Bild nicht ohne weiteres eine genau lokalisierte Diagnose

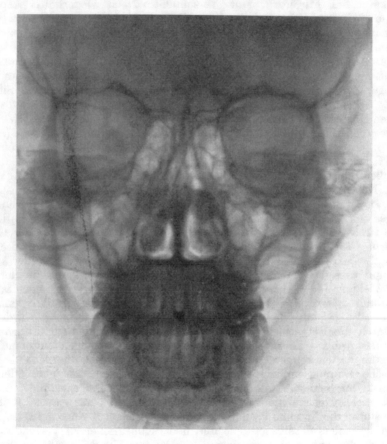

Abb. 21. Nase und Nebenhöhlen, occipito-frontal. (Aufnahme von Dr. Goedecke-Berlin.)

ermöglichen. Wir müssen entweder durch Einlegen von Tampons in die Fissura olfactoria die zweite Gruppe der Nebenhöhlen abdämmen, oder wir müssen durch Tamponnement des mittleren Nasenganges das der ersten Gruppe entfließende Sekret aufsaugen.

Außer den genannten endonasalen diagnostischen Hilfsmitteln besitzen wir noch zwei Methoden, die für die Diagnose von Wichtigkeit sind. Die zuerst von Heryng angegebene, später von anderen Autoren, insbesondere Vohsen, ausgebildete Durchleuchtung ist für die Diagnostik der Kiefer- und Stirnhöhlenerkrankungen von Bedeutung. Für die Kieferhöhle wird im verdunkelten Zimmer eine kleine Glühlampe in die Mundhöhle des Patienten eingeführt und zum Glühen gebracht. Bei freier Kieferhöhle sieht man dann die Wangen, die unteren Augenlider und die Pupillen hellrot aufleuchten. Ist auf einer Seite Eiter in der Kieferhöhle vorhanden, so wird ein größerer Teil des Lichtes absorbiert

und die entsprechende Kopfhälfte erscheint dunkel, was besonders an der Pupille festzustellen ist. Auch die subjektive Lichtempfindung ist auf der erkrankten Seite herabgesetzt. Natürlich können auch anderweitige Veränderungen in der Kieferhöhle, wie Tumoren,
eine Abdunkelung der entsprechenden Seite herbeiführen. Leider ist die Durchleuchtung
aber kein sicheres diagnostisches Mittel, weil Differenzen zwischen beiden Seiten infolge
verschiedener Ausbildung der beiderseitigen Höhlen und ihrer Wandungen zu den häufigen
Vorkommnissen gehören. Die Durchleuchtung der Stirnhöhle kann entweder vom Stirn-
höhlenboden aus oder durch Aufsetzen der Glühlampe oberhalb der Nasenwurzel (A. Meyer)
ausgeführt werden. Bei der Stirnhöhle sind die Durchleuchtungsresultate noch weniger
beweisend als beim Sinus maxillaris, weil hier Differenzen in der Entwicklung der beiden

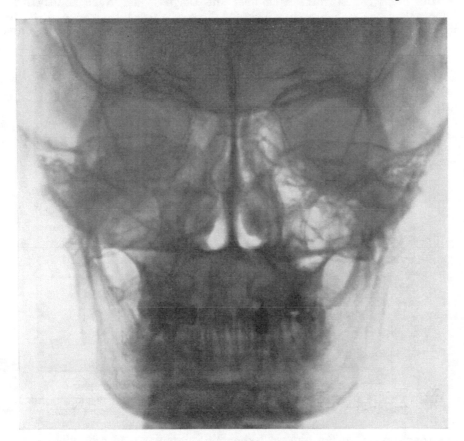

Abb. 22. Aufnahme wie Abb. 21. Kieferhöhle und Siebbeinzellen verschattet.
(Aufnahme von Dr. Goedecke - Berlin.)

Höhlen noch häufiger vorkommen, und weil das Fehlen einer Höhle durchaus nicht zu
den Ausnahmen gehört.

Ein weiteres wichtiges diagnostisches Mittel liefert die Röntgenuntersuchung
und -aufnahme, die für die Kiefer-, die Stirnhöhle und die Siebbeinzellen am besten
im okzipito - frontalen Durchmesser vorgenommen wird, für die Kieferhöhle wird am
besten Stirn und Nase, für die Stirnhöhle Kinn und Nase auf die Platte gelagert. Für
das Keilbein und die Feststellung der Tiefe der Stirnhöhle ist die seitliche Durchstrahlung
empfehlenswerter. Auch die Röntgenuntersuchung liefert keine vollständig einwandfreien Befunde. Abgesehen davon, daß ihre Deutung eine reiche Erfahrung voraussetzt, ist
auch für den Geübten nicht selten eine gewisse Schwierigkeit in der Erkennung der Röntgenplatte vorhanden. Unterschiede in der Stärke der Knochenwandungen, Schleimhaut-
verdickungen nach abgelaufenen Entzündungsprozessen verursachen nicht selten Schleie-
rungen in einer Kopfhälfte oder in einer Nebenhöhle, die von unerfahrenen Beobachtern

als Ausdruck einer bestehenden Eiterung aufgefaßt werden[1]). Die Differenzen auf der Röntgenplatte zwischen den beiderseitigen Höhlen können nur als diagnostisches Hilfsmittel betrachtet werden, sie sind niemals imstande, allein eine sichere Diagnose zu begründen.

Unter den diagnostischen Hilfsmitteln sind endlich noch die Sondierung der Nebenhöhlen, die Probepunktion und die Probespülung zu nennen, die entweder von den natürlichen Ausführungsöffnungen aus vorgenommen werden, oder bei der Kieferhöhle durch besonders angelegte Öffnungen vom unteren oder mittleren Nasengang oder von der Fossa canina aus erfolgen.

Die bisherigen Ausführungen über die Diagnose der Nebenhöhlenerkrankungen beziehen sich ausschließlich auf die sog. offenen Empyeme, d. h. diejenigen, welche in freier Verbindung mit der Nasenhöhle stehen. Die durch

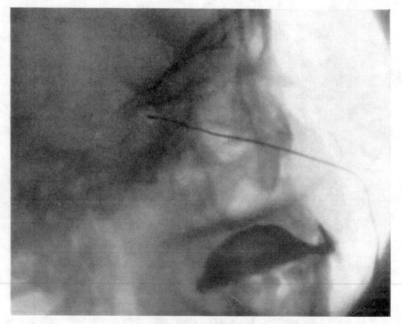

Abb. 23. Sonde in der chronisch erkrankten Keilbeinhöhle.
(Nach Thost, aus A. Schittenhelm, Lehrbuch der Röntgendiagnostik, Bd. I.
Enzyklopädie der klinischen Medizin. Berlin: Julius Springer 1924.)

die geschlossenen Empyeme bedingten Symptome sind sehr viel schwerer zu deuten, da die Nasenuntersuchung keinerlei Anhaltspunkte für die Erkennung der bestehenden Krankheit liefert. Bei dem geschlossenen Empyem ist ein Abfluß des gebildeten Eiters unmöglich. Es entsteht infolgedessen allmählich ein sehr starker Druck, der zur allseitigen Erweiterung der Höhle führt. Bei der Kieferhöhle entsteht eine annähernd rundliche Gestalt, meist wird zuerst die mediale und dann die vordere Wand vorgewölbt. Ein Rezessus der Kieferhöhle in den harten Gaumen hinein zeigt sich als weiche Geschwulst am Boden der Nasenhöhle oder als Vorwölbung am harten Gaumen, die häufig fluktuiert. Bei einem geschlossenen Empyem der Stirnhöhle wölbt sich der

---

[1]) Eine im Röntgenbild scharf abgegrenzte, klare Nebenhöhle kann trotzdem erkrankt sein. Ich habe in der letzten Zeit in einem Fall bei klarem Röntgenbild eine schwer erkrankte Stirnhöhle, in einem anderen eine schwer veränderte Kieferhöhle bei der Operation feststellen können.

innere Augenwinkel neben der Tränendrüse vor, oder die Schwellung zeigt sich nach außen. Bei der Siebbeinzellenauftreibung wird das Auge nach unten und außen verdrängt, als Folge stellt sich Doppelsehen ein, das mitunter als erste Erscheinung auftritt. Ist der Eiter nach der Orbita durchgebrochen, so kann eine Verwechslung mit einem retrobulbären Abszeß vorkommen. Die Auftreibung der Höhle ist stets ein Beweis dafür, daß ein vollständiger Abschluß gegen die Nasenhöhle vorhanden ist. Die früher allgemein verbreitete Ansicht, daß bei einem einfachen Empyem eine Vorwölbung der Knochenwandung zustande komme, ist unzweifelhaft irrig. Außer bei geschlossenem Empyem kommt die Vorwölbung der Wandungen nur bei Tumoren in den Höhlen oder bei Zystenbildungen vor.

Die **Prognose** der akuten Nebenhöhlenentzündungen ist im allgemeinen gut. Ein großer Teil der Fälle heilt spontan aus. Nach dem stürmischen Beginn lassen die Symptome allmählich nach; mitunter erst nach mehreren Wochen tritt völlige Heilung ein, die durch geeignete Behandlung beschleunigt werden kann. In einigen Fällen aber bleibt, ohne daß eine Ursache dafür zu finden wäre, die Heilung aus, es entwickelt sich aus der akuten Entzündung ein chronisches Empyem. Daß die Abflußbedingungen und das Allgemeinbefinden des Patienten sowie die Schwere der Infektion bei dem Übergang zur chronischen Eiterung eine gewisse Rolle spielen, ist unzweifelhaft.

Die Prognose der Nebenhöhlenerkrankungen ist quoad vitam eine günstige.

Komplikationen bei den Nebenhöhlenerkrankungen sind verhältnismäßig selten, von besonderer Bedeutung sind die orbitalen und die endokraniellen.

Bei den engen Beziehungen, die zwischen der Kieferhöhle, die dem Boden der Orbita, der Stirnhöhle, die ihrem Dach, den Siebbeinzellen, die ihrer seitlichen Wand, und der Keilbeinhöhle, die ihrem hinteren Abschnitt direkt anliegt, außerdem aber nach Onodi ebenso wie die hinteren Siebbeinzellen eine besonders nahe Verbindung mit dem Optikus hatten, bestehen, greifen entzündliche Prozesse nicht gerade selten auf die Augenhöhlen und ihren Inhalt über.

Am häufigsten beobachten wir orbitale Erkrankungen bei den akuten, im Verlauf akuter Infektionskrankheiten, besonders Scharlach und Grippe, auftretenden Nebenhöhlenentzündungen. Der Nachweis, daß die orbitalen Komplikationen auf die Infektion mit einem besonderen Mikroorganismus zurückzuführen seien, ist bisher nicht gelungen; gerade wie bei den Nebenhöhleneiterungen selbst kann man auch bei Augenhöhlenentzündungen verschiedene Bakterien nachweisen; die Ansicht Gerbers, daß dem Staphylokokkus bei den komplizierten Eiterungen eine besondere Bedeutung zukomme, ist nicht bewiesen, da auch Streptokokken und Pneumokokken im Orbitaleiter nachgewiesen werden.

Die Infektion der Augenhöhle kann 1. durch direktes Fortschreiten per continuitatem oder 2. verhältnismäßig selten auf metastatischem Wege durch Verschleppung der Keime auf dem Blutwege zustande kommen.

Die Dehiszenzen in den Knochenwandungen der Nebenhöhlen, denen man früher eine große Bedeutung für die Entstehung der orbitalen Komplikationen zuschrieb, kommen im Verhältnis zur Zahl der Augenerkrankungen so selten vor, daß sie ätiologisch kaum zu berücksichtigen sind. Auch die Sekretstauung in den entzündeten Nebenhöhlen fördert vielleicht das Zustandekommen von Komplikationen überhaupt, eine unerläßliche Vorbedingung ist sie aber nicht.

Der direkte Übergang der Entzündung auf die Orbita erfolgt entweder durch Vermittlung einer kariösen Ostitis, bei der Granulationsgewebe den Knochen durchsetzt und zur Einschmelzung bringt, oder durch eine Thrombophlebitis der Venae perforantes bei zunächst intaktem Knochen. Manasse hat in einem Fall die Gefäßkanäle im Knochen von Eiter erfüllt gefunden. Im weiteren Verlauf kann es zu einer ausgedehnten Zerstörung des Knochens, zur Defekt- oder Fistelbildung kommen. Knochensequester werden bei den Operationen gefunden.

Infolge der Entzündung des Knochens bildet sich auf seiner orbitalen Seite eine Periostitis, die zum Ödem des Orbitalgewebes mit mehr oder weniger starker Protusio bulbi, zum Lidödem und zur Chemose führt.

Das Periost reagiert auf den entzündlichen Reiz mit einer Proliferation, es wird dicker und schützt den Orbitalinhalt. Bildet sich im weiteren Verlaufe Eiter, so bricht er nicht leicht in die Augenhöhle durch, er hebt das Periost vom Knochen ab, es entsteht ein subperiostaler Abszeß, der sich selten nach hinten zum Optikus, häufiger nach vorne ausdehnt, über den konvexen Tarsusrand in das Augenlid durchbricht und hier zum Abszeß und zur Fistelbildung führt.

Eine Orbitalphlegmone ist verhältnismäßig selten, sie kann direkt durch den Durchbruch eines Nebenhöhlenempyems oder von einem subperiostalen Abszeß entstehen oder auf metastatischem Wege zustande kommen. Große Eiteransammlungen im Orbitalgewebe findet man als rhinogene Komplikation kaum, meist handelt es sich um multiple kleine Abszesse in der Umgebung kleiner Venen, an denen periphlebitische und thrombophlebitische Prozesse (Leber) nachweisbar sind.

Der Optikus kann bei Nebenhöhlenentzündungen entweder durch eine Orbitalentzündung erkranken, er kann aber auch direkt durch die Nebenhöhlenentzündung geschädigt werden. Durch die Untersuchung Onodis wissen wir, wie oben schon gesagt, daß der Optikus zu den hinteren Siebbeinzellen und zur Keilbeinhöhle in engster Beziehung steht, es kann daher nicht überraschen, daß er bei Erkrankungen der hinteren Nebenhöhlen nicht selten in Mitleidenschaft gezogen wird. Auch bei Eiterungen in den vorderen Nebenhöhlen finden sich mitunter die gleichen Veränderungen am Sehnerven. Auf Grund der festgestellten Möglichkeit des Zusammenhanges einer Neuritis optica mit einer Nebenhöhlenentzündung hat man fast immer eine Siebbein- oder Keilbeinhöhlenentzündung als Ursache der ätiologisch dunklen Fälle angenommen, in dieser Annahme wurde man noch dadurch bestärkt, daß Beobachtungen mitgeteilt wurden, nach denen Eröffnung der Siebbeinzellen auch ohne pathologischen Befund an der Schleimhaut von einer schnellen Besserung des Sehvermögens gefolgt war. Wir können die Neuritis optica nur auf eine Nasennebenhöhle zurückführen, wenn sich objektiv eine Erkrankung der Siebbeinzellen oder der Keilbeinhöhle nachweisen läßt, ist dies nicht der Fall, so handelt es sich wahrscheinlich um eine multiple Sklerose, die häufigste Ursache der retrobulbären Neuritis.

Die Sehstörungen sowohl wie das ophthalmoskopische Bild sind bei den rhinogen entstandenen Optikusstörungen wechselnd, sie sind untereinander nicht immer in Übereinstimmung, insofern als stärkere Sehstörungen bei normalem oder fast normalem Augenhintergrund vorhanden sein können. Der Verlauf der Sehstörung bei den akuten Fällen ist mitunter ein sehr schneller, die zentrale Sehschärfe verliert sich innerhalb weniger Tage bis zur völligen Erblindung, in anderen Fällen dehnt sich der Prozeß über Wochen und Monate aus.

In vielen Fällen bilden sich Gesichtsfelddefekte. Von einigen Autoren wie Ziem, Kuhnt, Gutmann u. a. wird die Einschränkung des peripheren Gesichtsfeldes als differentialdiagnostisch wichtiges Symptom für die rhinogene Entstehung der Augenstörung gewertet, während andere wie Grünwald, Birch-Hirschfeld, Henrici und Häffner u. a. keine periphere

Gesichtsfeldeinschränkungen feststellen konnten. Das zentrale Skotom soll nach Birch-Hirschfeld, Baumgarten, Stenger, Uffenorde u. a. besonders häufig bei Entzündungen des Keilbeins und der hinteren Siebbeinzellen gefunden werden. Nach van der Hoeve ist eine Vergrößerung des blinden Flecks für eine Erkrankung der hinteren Nebenhöhlen pathognomonisch, wenn das Skotom für Farben größer ist als für Weiß, wenn die Ausbreitung für Weiß und Farben bedeutend größer ist als normal und wenn die Größe des Skotoms sich während der Krankheit ändert. Das van der Hoevesche Skotom kommt nach anderen Autoren häufig vor, ist aber nicht von der ihm vom Entdecker zugeschriebenen Bedeutung, weil es nicht allein bei den Entzündungen der hinteren Nebenhöhlen beobachtet wird und auch bei diesen nicht konstant ist.

Ophthalmoskopisch kann man an der Papilla nervi optici alle Veränderungen von leichter zirkulatorischer Störung in Form einer leichten venösen Hyperämie bis zur Atrophia nervi optici feststellen.

Wir müssen es uns versagen, hier genau auf die Dinge, die hauptsächlich ein ophthalmologisches Interesse haben, einzugehen, eine ausgezeichnete zusammenfassende Darstellung gibt H. Marx: Orbitale Komplikationen bei Nebenhöhlenerkrankungen im Handbuch der Hals-, Nasen- und Ohrenheilkunde. Bd. 2. Berlin: Julius Springer 1926.

Komplikationen am Tränenapparat kommen bei Nebenhöhlen — besonders Kieferhöhlen- und Siebbeinzellenerkrankung in der Form von Epiphora oder Tränensackeiterung vor. Auch der Bewegungsapparat des Auges wird bei Nebenhöhlenentzündungen mitunter in Mitleidenschaft gezogen. Die Lähmung kann myogen oder neurogen sein. Myogene Lähmungen finden sich am Rectus superior, Trochlearis und Levator palp. sup., besonders bei Stirnhöhleneiterung infolge entzündlicher Schwellung mit kollateralem Ödem und bei Orbitalphlegmone, während die Erkrankungen der hinteren Nebenhöhlen eine neurogene Lähmung des Abduzens und Okulomotorius hervorrufen und orbitale besonders mit Perichondritis verbundene Entzündungen auch nach außen auf Okulomotorius, auf Trochlearis und Abduzens einwirken können. Die Nervenlähmungen können außerdem auf endokraniellen Komplikationen beruhen (siehe S. 780 u. 781), während die Muskellähmungen auch noch auf mechanische Ursachen zurückgeführt werden können.

Rhinogene endokranielle Komplikationen sind verhältnismäßig selten, sie sind nach Sektionsstatistiken sowohl wie nach den klinischen Erfahrungen sehr viel seltener als die otogenen. Fast immer schließen sie sich an Nebenhöhlenentzündungen an; nur in seltenen Fällen erfolgt die Infektion nach endonasalen Operationen und bei schweren Infektionen direkt durch die Lamina cribrosa hindurch. Daß die Entzündungen von den Nebenhöhlen auf das Schädelinnere fortkriechen, wird bei Betrachtung der anatomischen Verhältnisse ohne weiteres klar, sind doch Stirnhöhle, Keilbeinhöhle und Siebbeinzellen häufig nur durch dünne Knochenwände von dem Schädelinnern getrennt, gehören doch Dehiszenzen in den Wandungen der Nebenhöhlen nicht zu den seltenen Befunden.

Nach H. Burger kann die Infektion des Schädelinnern von den Nebenhöhlen aus auf folgenden Wegen erfolgen: 1. durch die Lymphbahnen, 2. durch präexistierende Knochendefekte, 3. durch ostitische Prozesse in den Knochenwandungen, 4. durch den Blutstrom, 5. durch Osteomyelitis der Schädelknochen, 6. durch Vermittlung einer Entzündung a) des Orbitalinhaltes oder b) der Weichteile in der Fossa pterygo-palatina, 7. durch Vermittlung einer Infektion der allgemeinen Lymphbahn.

Die Ursache für das Zustandekommen der endokraniellen Komplikationen ist die Virulenz der Infektionskeime bei akuten Infektionen, wie aus einer Statistik Gerbers hervorgeht, der bei 51 endokraniell komplizierten Stirnhöhlenentzündungen 39mal akute Infektionskrankheiten: Schnupfen, Influenza, Masern, Scharlach, Diphtherie und Erysipel fand. In einer Reihe von Fällen schließt sich das Fortwandern der Entzündung auf das Schädelinnere direkt an ein Trauma an, auch operative Eingriffe in der Nase haben mitunter zu endokraniellen Entzündungen Anlaß gegeben, namentlich wenn bei den Operierten nicht diagnostizierte Nebenhöhlenerkrankungen vorhanden waren. Häufiger schließen sich die meningealen und zerebralen Komplikationen an operative Eingriffe an den Nebenhöhlen selbst an, wenn sich durch die Eröffnung und Infektion der Diploe eine Osteomyelitis entwickelt hat.

Begünstigt wird ihre Entstehung durch Verlegung der Ausführungsöffnungen und -gänge der Nebenhöhlen, die zur Eiterverhaltung und Drucksteigerung in den Höhlen führt, und durch die Beschaffenheit der Höhle selbst. Große Höhlen mit Buchten und Septen, die meist dünne Knochenwandungen besitzen, scheinen infolge ihrer Neigung zur Sekretretention und infolge des leichten Durchwanderns durch den dünnen Knochen besonders zu endokraniellen Komplikationen disponiert, namentlich wenn auch noch Dehiszenzen in den Wänden vorhanden sind.

Die endokraniellen Komplikationen der Nebenhöhlenentzündungen treten unter verschiedenen Formen auf. Relativ häufig entwickelt sich nach dem Durchbruch durch die Knochenwand eine Pachymeningitis externa, die zu einem extraduralen Abszeß zwischen Knochen und Dura führt. Der Extraduralabszeß bleibt mitunter völlig latent, Kopfschmerzen sind sein einziges Symptom. Duraabszesse sind selten; in der Literatur ist nur ein Fall von Sandfort im Anschluß an eine Keilbeinhöhlenentzündung mitgeteilt, auch Subduralabszesse bilden sich selten. Viel häufiger ist eine Leptomeningitis, die entweder direkt im Anschluß an eine Entzündung der Siebbeinzellen oder der Keilbeinhöhle, seltener der Stirnhöhle oder durch Vermittlung einer anderen endokraniellen Komplikation entstehen kann. Als Vorstadium der eitrigen Leptomeningitis müssen wir die Meningitis serosa betrachten, die bei Siebbeinentzündungen als entzündliches, den Krankheitsherd umgebendes Ödem auftritt und nach operativer Entfernung des Herdes wieder verschwindet.

Die rhinogenen Infektionen können ebenso wie die otogenen zu Sinusthrombose und Sinusphlebitis führen. Während bei den letzteren der Sinus transversus erkrankt, handelt es sich bei den ersteren um den Sinus longitudinalis oder um den Sinus cavernosus. Die Phlebitis longitudinalis schließt sich an eine Stirnhöhleneiterung an, der Übergang der Infektion erfolgt nur selten direkt von der Höhle, meist durch Vermittlung einer Osteomyelitis der Knochenwand oder eines Extraduralabszesses. Die Thrombose des Sinus longitudinalis macht wenig charakteristische klinische Erscheinungen. Sie verläuft meist unter dem Bilde einer Pyämie mit Schüttelfrost und hohen intermittierenden Temperaturen. In anderen Fällen sind die meningitischen Erscheinungen im Vordergrunde des Krankheitsbildes, in wieder anderen die zerebralen Symptome, d. h. die motorischen Reizerscheinungen. Durch die Venen kann die Infektion vom Sinus aus verschleppt werden, es bilden sich dann extra- und intradurale Abszesse am Schädel und intrazerebrale Eiterungen, auch subperiostale Abszesse sind als Folge der Sinusphlebitis beobachtet worden.

Der Sinus cavernosus erkrankt meist im Anschluß an eine Keilbeinhöhleneiterung, was aus seinem Verlauf in der Höhlenwand ohne weiteres erklärlich ist. Da sich die Venae ophthalmicae, die ihren Blutzufluß aus sämtlichen Nebenhöhlen bekommen, in den Sinus cavernosus ergießen, so kann seine

Infektion auch von anderen Nebenhöhlen ausgehen. Bei seiner Thrombose stehen Stauungserscheinungen im Gebiet der Venae ophthalmicae im Vordergrund des Bildes, Exophthalmus, Ödem der Augenlider und der Bindehaut, Stauungspapille und Amaurose sind ständige Begleiterscheinungen. Im weiteren Verlauf treten Störungen am Okulomotorius, Trochlearis, Abduzens und Trigeminus I und II auf. Die Symptome sind zunächst einseitig, nach einiger Zeit können sie auch auf der anderen Seite auftreten, ein Zeichen dafür, daß die Thrombose über den Sinus circularis auf den anderen Sinus cavernosus übergegriffen hat. Durch Fortkriechen der Entzündung durch die Venen entstehen mitunter Abszesse in der Flügelgaumengrube.

Die oberflächlichen Hirnabszesse entstehen von den Nebenhöhlenentzündungen aus, wenn Knochen, Dura, die weichen Hirnhäute und die Hirnsubstanz miteinander verklebt oder verwachsen sind; entwickelt sich der Abszeß mehr in der Tiefe, so muß die Infektion durch feine Blutgefäße fortgewandert sein. Der rhinogene Hirnabszeß ist immer im vorderen Stirnlappen lokalisiert, er verläuft daher häufig ohne charakteristische Symptome, nur einseitige Geruchsstörungen und Veränderungen des Charakters und der Stimmung weisen mitunter auf den Sitz des Abszesses hin. Bei weiterer Ausdehnung des Abszesses nach hinten bei Beteiligung der Frontalwindungen, der präzentralen Windung und des motorischen Teils der inneren Kapsel treten Lähmungserscheinungen am Fazialis, an Arm und Bein der anderen Seite auf, denen sich bei linksseitigem Sitz Sprachstörungen anschließen.

Nach Embleton und Peters soll die Meningitis cerebrospinalis epidemica als Komplikation einer eitrigen Keilbeinhöhlenentzündung auftreten. Unter 34 Sektionen von an Meningitis cerebrospinalis epidemica Verstorbenen will Embleton 32mal ein Keilbeinhöhlenempyem nachgewiesen haben. Ich kann auf Grund meiner Erfahrungen bei der Meningitisepidemie in Oberschlesien 1904 diese Anschauung nicht bestätigen, nur in einem einzigen unter hunderten von untersuchten Fällen konnte ich eine Nebenhöhlenaffektion feststellen, während sonst die Nase und ihre Adnexe frei waren.

Die endokraniellen Komplikationen entwickeln sich in der Regel auf der Seite der Nebenhöhlenentzündung, es sind aber Fälle veröffentlicht, in denen die Diagnose durch den kontralateralen Sitz der Komplikation sehr erschwert oder sogar unmöglich gemacht wurde. Als Erklärung für die Infektion der anderen Seite müssen wir annehmen, daß die erkrankte Stirn- oder Keilbeinhöhle die Mittellinie weit überragt, oder daß durch die beide Höhlen trennende Scheidewand hindurch zunächst eine Infektion der Nachbarhöhle und von dieser aus ein Übergreifen auf das Schädelinnere stattgefunden hat.

Die Neigung zu endokraniellen Komplikationen ist für die verschiedenen Nasennebenhöhlen eine verschiedene. H. Burger hat bei 534 endokraniell komplizierten Nebenhöhlenentzündungen 321mal die Stirnhöhle, 94mal die Keilbeinhöhle, 79mal die Siebbeinzellen, 18mal die Kieferhöhle und 22mal eine Polysinuitis gefunden.

Die Diagnose der endokraniellen Komplikationen erfordert das ganze Rüstzeug der Neurologie, sie wird an anderer Stelle des Handbuchs ausführlich besprochen.

Die Prognose ist bei den operativen Maßnahmen nur schwer und unvollkommen zugänglichen Entzündungen des Keilbeins und des Siebbeins durchaus ungünstig. Die von der Stirnhöhle ausgehende Meningitis serosa, der Extraduralabszeß und der Stirnhöhlenabszeß sind prognostisch nicht ungünstiger als die otogenen endokraniellen Komplikationen, wenn sie frühzeitig diagnostiziert und operiert werden. Durchaus infaust ist die Prognose bei Thrombose des Sinus longitudinalis und des Sinus cavernosus.

Die Therapie der endokraniellen Komplikationen ist chirurgisch, wir müssen deshalb auf die besonderen Handbücher verweisen. Eine ausgezeichnete Darstellung der endokraniellen Komplikationen bei Nebenhöhlenentzündungen ist von H. Burger (Amsterdam) im Handbuch der Hals-, Nasen- und Ohrenheilkunde, Bd. II, Verlag Julius Springer 1926, erschienen.

Therapie. Die Behandlung der akuten Entzündung ist eine abwartende. Die Hauptaufgabe ist es, den gebildeten Sekreten Abfluß zu verschaffen und die Sekretion in Gang zu bringen. Der ersten Indikation entspricht die Anwendung eines Sprays, bestehend aus einer schwachen Kokainlösung ($^1/_4 - ^1/_2\,^0/_0$) unter Zusatz von geringen Dosen Nebennierenextrakt. Als sekretionsförderndes Mittel und gleichzeitig zur Schmerzlinderung ist feuchte Wärme das geeignete Mittel, und zwar in Form von stundenweise auf die erkrankte Gesichtshälfte applizierten Kataplasmen, auch Kopflichtbäder, die sich in neuerer Zeit besonderer Beliebtheit erfreuen, sind von guter Wirkung. Bei intensiven Beschwerden kann die Anwendung der Antifebrilia, unter denen sich das Chinin immer noch am besten für unsere Zwecke bewährt hat, von Nutzen sein. Lassen die Beschwerden, besonders die Kopfschmerzen und die Eiterung bei dieser Behandlung nicht nach etwa 2 Wochen nach, so geht man zu einer aktiveren Therapie über. Ausspülungen der erkrankten Höhle von der natürlichen oder von einer Punktionsöffnung aus mit leicht antiseptischen Lösungen führen meist zur Heilung. Im früheren Stadium sind die Ausspülungen nicht zu empfehlen, weil sie in frischen Fällen mitunter stärkere Reizerscheinungen auslösen. Bleiben auch die Spülungen wirkungslos oder stellen sich Anzeichen einer Verbreitung des Entzündungsprozesses auf die Umgebung, insbesondere Orbita oder Endokranium ein, so tritt auch bei den akuten Eiterungen sofort die chirurgische Behandlung in ihre Rechte, die die Freilegung des Herdes durch breite Eröffnung und Ausräumung der Höhlen zu bewirken hat.

2. Die chronischen Nebenhöhleneiterungen.

Die chronische Nebenhöhlenentzündung entwickelt sich wohl ausnahmslos aus einer akuten. Warum in den meisten Fällen die Heilung erfolgt, sich aber in einer kleinen Minderzahl eine chronische Entzündung entwickelt, läßt sich nicht durch Tatsachen erklären, wir sind zur Aufstellung von Hypothesen gezwungen. Daß ungünstige Ausflußbedingungen eine Disposition für die Entstehung chronischer Entzündungen in den Nebenhöhlen bedingen, ist sehr wahrscheinlich, dafür spricht der Umstand, daß die beiden Höhlen, in denen sich die Ausführungsöffnung nicht am Boden, sondern dicht unter dem Dach befindet — die Kiefer- und die Keilbeinhöhle — am häufigsten erkranken. Auch starke Septumverbiegungen, eine Concha bullosa media und ein enges Infundibulum, Schleimhautschwellungen und Nasenpolypen finden sich, wie die klinischen Erfahrungen und die Befunde auf dem Sektionstisch lehren, bei den chronischen Entzündungen sehr häufig, so daß ein Zusammenhang zwischen der Sinuitis und diesen die Nasenhöhle stark beengenden Veränderungen sehr wahrscheinlich wird. Daß auch das Allgemeinbefinden nicht ohne Einfluß auf das Zustandekommen einer chronischen Sinuitis ist, hat Hajek betont, konstitutionelle und Infektionskrankheiten, die den Organismus schwächen, schaffen eine Disposition nicht nur für den chronischen Katarrh, sondern auch für die chronischen Entzündungen der Nasennebenhöhlen.

Sehr viel leichter zu erklären ist die chronische Sinuitis in den Fällen, in denen Fremdkörper, tuberkulöse, syphilitische oder osteomyelitische Herde in den Knochenwandungen oder Zahnerkrankungen die Entzündungen verursacht haben. In diesen Fällen bleibt die Entzündung bestehen, bis die Ursache beseitigt ist. Die in der Schleimhaut sekundär entstandenen Veränderungen werden selbst nach Entfernung des Krankheitsherdes nicht ohne geeignete Behandlung heilen.

Die **Symptome** der chronischen Nebenhöhlenentzündung sind die gleichen wie die der akuten, meist nur wesentlich abgeschwächt. Die eigentlichen Entzündungserscheinungen: die Schmerzen und die Absonderung sind meist viel geringer. Temperatursteigerungen fehlen bei den chronischen Entzündungen vollständig, auftretendes Fieber ist entweder auf eine von den Nebenhöhlen ausgehende Komplikation wie Sepsis und Pyämie, Gelenkrheumatismus oder Erysipel zu beziehen, oder es wird durch eine interkurrente Krankheit, die mit den Nebenhöhlen in keinem ätiologischen Zusammenhang zu stehen braucht, hervorgerufen.

Die Verstopfung der Nase, die bei der akuten Entzündung meist durch akute entzündliche Schwellung der Nasenschleimhaut verursacht ist, spielt auch bei den chronischen Sinuitiden eine Rolle, nur mit dem Unterschied, daß es sich bei diesen Fällen um dauernde Verengerung durch Hyperplasie der Muscheln und durch Nasenpolypen handelt.

Auch die Störungen des Geruchssinnes sind bei den chronischen Nebenhöhlenentzündungen sehr häufig, es kann sich um eine essentielle oder respiratorische Anosmie handeln.

Häufiger als bei den akuten Entzündungen sind die Affektionen, die in den oberen und tieferen Luftwegen und im Magendarmkanal durch das herabfließende, aspirierte oder verschluckte Sekret ausgelöst werden. Häufiger sind auch bei den chronischen Entzündungen die psychischen Störungen, wie Hypochondrie und Depression.

Diagnose. Unsere Aufgabe ist es, zunächst das Vorhandensein einer Entzündung in den Nebenhöhlen überhaupt zu erkennen, dann ist die genaue Lokaldiagnose zu stellen, d. h. zu erforschen, welche Nebenhöhlen erkrankt, welche frei sind.

Die diagnostischen Hilfsmittel sind genau die gleichen wie bei den akuten: die Rhinoscopia anterior, posterior und media, die Sondierung der Nebenhöhlen, die Absaugung, die Probepunktion und Probespülung, die Durchleuchtung und Röntgenuntersuchung. Ich kann deshalb auf S. 771 ff. hinweisen. Besonders betonen möchte ich an dieser Stelle nur, daß nach dem ersten Einblick in die Nase eine Anämisierung der Schleimhaut für die Sicherheit des Untersuchungsresultates von größter Bedeutung ist und deshalb niemals versäumt werden darf.

Der **Verlauf** der chronischen Nebenhöhlenentzündungen zieht sich, falls die Krankheit sich selbst überlassen wird, über viele Jahre hin. Die Symptome wechseln wohl in ihrer Stärke — namentlich bei akuten Exazerbationen — infolge von Schnupfen und anderen akuten Infektionskrankheiten, im wesentlichen aber bleibt das Krankheitsbild unverändert, falls sich nicht eine der schon erwähnten Komplikationen einstellt.

Die **Prognose** ist dank der Vervollkommnung unserer diagnostischen Hilfsmittel und der Verbesserung der therapeutischen, besonders der operativen Methoden viel günstiger geworden. Wir können eigentlich jede unkomplizierte Nebenhöhleneiterung durch rechtzeitige sachgemäße Eingriffe heilen. In ganz seltenen Fällen von kombinierten Sinuitiden gelingt es nicht, dieses Ziel zu erreichen. Trotz ausgedehnter Radikaloperation bleibt glücklicherweise nur ausnahmsweise eine Eiterung bestehen. Ist der Entzündungsprozeß auf benachbarte Organe, besonders das Endokranium übergegangen, oder ist es zu einer Allgemeininfektion gekommen, so wird die Prognose natürlich sehr zweifelhaft.

Therapie. Bei den chronischen Entzündungen der Nebenhöhlen kommt man mit der einfachen medikamentösen Behandlung niemals zum Ziele. Die chronischen Höhlenerkrankungen bedürfen regelmäßig einer chirurgischen Behandlung, die zunächst den freien Abfluß der Sekrete zu gewährleisten hat. Dementsprechend müssen alle das Nasenlumen verengenden resp. die Mündungen der Höhlen verlegenden Schleimhautwucherungen, Septumverbiegungen, Knochenleisten usw. operativ beseitigt werden. In einer ganzen Reihe von Fällen genügen diese endonasalen Encheiresen, um den Boden für die Ausheilung des Prozesses zu ebnen. In anderen Fällen führen Ausspülungen von der natürlichen oder einer künstlichen Öffnung zur Heilung, in wieder anderen bleiben die chronischen entzündlichen Veränderungen bestehen, so daß man zu größeren operativen Eingriffen schreiten muß. Ich möchte allerdings nicht empfehlen, sofort die sog. Radikaloperationen zu machen, da in sehr vielen Fällen bei zielbewußter endonasaler Behandlung eine Ausheilung erreicht wird. Die einzelnen Operationsmethoden, die bei den Nebenhöhlenerkrankungen in Frage kommen, können wir hier nicht erörtern, wir müssen auf die speziellen Lehrbücher hierfür verweisen.

III. Erkrankungen der Nasenscheidewand.

1. Septumverbiegungen.

Anatomisches. Die Nasenscheidewand besteht aus einem häutigen Teil, aus einem knorpligen, der Cartilago quadrangularis, und einem knöchernen, der aus dem Vomer und der Lamina perpendicularis des Siebbeins gebildet wird. Das Septum cutaneum enthält den medialen Schenkel des Flügelknorpels. Der Vomer besitzt eine Rinne, in die von oben die Lamina perpendicularis hineinragt. Zwischen Vomer und Lamina perpendicularis schiebt sich von vorne her der Processus sphenoidalis der Cartilago quadrangularis. Das ganze knöcherne Septum besteht aus zwei seitlichen Knochenplatten, die eine diploeartige Substanz zwischen sich haben.

An der Nasenscheidewand müssen ganz besonders zwei Punkte berücksichtigt werden, der vorderste Abschnitt wegen der häufigen Lokalisation der Blutungen an dieser Stelle und der dem vorderen Ende der mittleren Muschel gegenüberliegende Teil, der gewöhnlich als Tuberculum septi bezeichnet wird. Ursprünglich nahm man an, daß die Vorragung an dieser Stelle durch Einlagerung von Schwellgewebe in die Schleimhaut bedingt sei. Bei den anatomischen Untersuchungen aber, wie sie besonders von Zuckerkandl angestellt worden sind, hat es sich ergeben, daß die Vorragung durch eine Unebenheit des Knochens bedingt ist, der gegenüber die Verdickung der Schleimhaut durch eingelagerte Drüsen von geringerer Bedeutung sei.

Das Tuberculum septi ist besonders dadurch bemerkenswert, daß der Nervus ethmoidalis an dieser Stelle meist oberflächlich verläuft, und daß infolgedessen besonders leicht Reizerscheinungen ausgelöst werden können, die das Zustandekommen der sog. Reflexneurosen bedingen. Wir werden auf diese Frage im Kapitel Reflexneurosen zurückkommen. Während im Kindesalter in der Regel das Septum in der Mittelebene des Körpers angeordnet ist, finden sich beim Erwachsenen, besonders beim erwachsenen Kulturmenschen, nach dem Zahnwechsel fast regelmäßig Verbiegungen, Leisten, Dornen oder Fortsätze an der Nasenscheidewand. Die Verbiegungen treten so häufig auf, daß man sie kaum als pathologische Bildungen ansehen kann. Erst wenn sie so hochgradig werden, daß sie die Nasenfunktion beeinträchtigen, gewinnen sie praktisch klinisches Interesse.

Die Zahl der Verbiegungen wird von Zuckerkandl bei 483 Schädeln auf 20,1%, und der Leistenbildungen auf 12,3% berechnet. Heymann hat bei 250 untersuchten Patienten nur 9 einigermaßen gerade Septa beobachtet. Diesen an Europäern gemachten Beobachtungen stehen die von Potiquet und Bergeat an Schädeln von wilden Völkerschaften gemachten Beobachtungen gegenüber, die fast regelmäßig eine gerade Nasenscheidewand besitzen. Auch bei den anthropoiden Affen ist die gerade Stellung des Septum nasi die Regel. Möglichenfalls ist diese Verschiedenheit auf das Verhältnis der Ossa nasalia zu der Lamina perpendicularis des Siebbeins zu beziehen. Während bei dem Kulturmenschen die Lamina perpendicularis den unteren Rand der Nasenbeine kaum erreicht, soll sie bei den niedriger stehenden Rassen den Rand weit überragen.

In welcher Weise die Verbiegungen der Nasenscheidewand zustande kommen, ist durch zahlreiche Arbeiten im wesentlichen aufgeklärt. Drei Momente kommen hauptsächlich dabei in Frage: äußere Gewalt, Anomalien des Wachstums und endlich beide genannten Faktoren gemeinschaftlich. Die Folgen einer äußeren Gewalteinwirkung (Abb. 25) auf die äußere Nase sind gewöhnlich

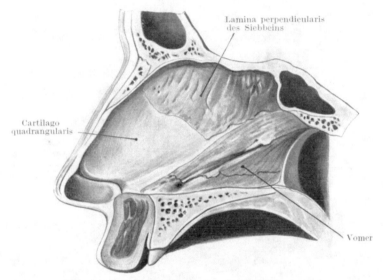

Abb. 24. Nasenscheidewand.

Brüche oder Sprünge in der Lamina perpendicularis oder im knorpligen Septum, die in den meisten Fällen in senkrechter, seltener in querer Richtung verlaufen. Die Brüche des Septumknorpels entstehen meist gleichzeitig mit Frakturen an den Nasenbeinen (Zuckerkandl), sie können aber auch isoliert vorkommen (Röpke und Katz). Die Lamina perpendicularis kann nur bei gleichzeitiger ausgedehnter Verletzung der äußeren Nase brechen, das Vomer nur bei schwereren Zertrümmerungen der Nase, wie wir sie im Kriege nach Schußverletzungen, wenn auch nicht häufig, gesehen haben. Durch Verschiebung der Bruchenden gegeneinander kommt es zu Leistenbildungen, die durch Kallusbildung noch stärker hervortreten. Auch an den Rändern der Brüche entsteht Kallus. Treffen die Verletzungen kleine Kinder, so können sie bei der Nachgiebigkeit der Ossa nasalia zunächst spurlos vorübergehen. Erst nach einiger Zeit, nach Eintritt der Kalluswucherung machen sich Deformitäten und Funktionsstörungen an der Nase bemerkbar. Auch bei den Leisten an der Grenze zwischen dem Vomer und der Lamina perpendicularis kann eine direkte Gewalt, die unter Umständen schon lange zurückliegen kann, mitwirken, in der Regel entstehen die Leisten und Vorsprünge aber an dieser Stelle durch das Nachgeben des einen Randes der Vomerrinne (Zuckerkandls hakenförmiger Fortsatz). So entsteht die von der Spina nasalis anterior inferior in schräger Richtung nach hinten und oben verlaufende Leiste. Die Lamina perpendicularis gleitet gewöhnlich mit ihrem unteren Rande von dem Hakenfortsatz ab und beteiligt sich so an der Leistenbildung. Verhältnismäßig selten sind die Vorsprünge an der Nasenscheidewand durch die als Reste des Jacobsonschen Organs anzusehenden vomeronasalen (Huschkeschen) Knorpel gebildet. Katz will diese Form der Leistenbildung weniger als eigentliche Leiste als als Geschwulstbildung auffassen.

Die Leistenbildung hängt in zahlreichen Fällen von der krankhaften Wucherung der Cartilago vomeris ab. Je nachdem dieser fötale Knorpel in der ganzen Länge der Vomerrinne vorspringt, oder nur in einem kleinen Teil entstehen Leisten-Cristae, und Dornen-Spinae.

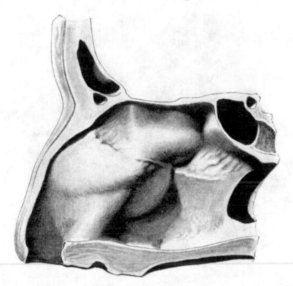

Abb. 25. Traumatische Nasenscheidewandverbiegung.

Bei Verbiegungen im Bereiche des Septumknorpels gleitet sein unterer Rand im vordersten Teile aus der Furche zwischen den beiden Cristae incisivae des Oberkiefers und springt dann mehr oder weniger in das eine Nasenloch hinein vor, eine Form der Verbiegung, die als Subluxatio septi bezeichnet wird. Gewöhnlich ist gleichzeitig weiter nach oben eine Verbiegung des Knorpels nach der entgegengesetzten Seite zu konstatieren, so daß beim Anheben der Nasenspitze die Cartilago quadrangularis wie um ihre sagittale Achse gedreht erscheint.

Die Deviationen werden in sehr vielen Fällen durch ein ungleichmäßiges Wachstum der das Septum konstituierenden Teile herbeigeführt (Franke u. a.). Die Nasenscheidewand ist als Strebepfeiler zwischen dem Gaumen und der Schädelbasis aufgerichtet, sie ist daher von der Form des Gaumens abhängig. Bei hohem, schmalen Gaumen kommt es infolgedessen häufig zu Abweichungen der Nasenscheidewand von der Mittelebene. Die Frage nach der Ursache der verschiedenen Gaumenformen ist noch nicht vollständig einwandfrei gelöst. Während Körner und seine Schule die Ansicht vertreten, daß der hohe, spitze Gaumen fast regelmäßig als Folgeerscheinung einer

Nasenstenose, besonders der adenoiden Vegetationen aufzufassen sei, ist Siebenmann dieser Ansicht entgegengetreten und auf Grund exakter Schädelmessungen zu der Anschauung gelangt, daß die Schädelform als solche die Ursache der verschiedenen Gaumenformen abgibt. Bei Leptoprosopen soll der schmale hohe Gaumen die Regel sein, und die Gaumenform ebenso wie die Form des Gesichtsschädels in den Familien vererbt werden. Für diese Ansicht spricht die Tatsache, daß man familienweise eigenartige Septumformen zu beobachten Gelegenheit hat. Ob es sich nun um ein unregelmäßiges oder übermäßiges Wachstum der Nasenscheidewand oder um Enge des umgebenden Knochenrahmens handelt, oder ob beide Faktoren zusammen kommen, die Wirkung auf das Septum bleibt die gleiche, es entstehen Verbiegungen, Knickungen, Leisten und Dorne.

Sehr selten werden die Verbiegungen der Nasenscheidewand durch pathologische Veränderungen der Nasenhöhle selbst bedingt. Starke Auftreibungen der mittleren Muschel (Concha bullosa) können eine Ausbuchtung des Septum nach der entgegengesetzten Seite mit kompensatorischer Verkrümmung am unteren Abschnitt hervorrufen. Auch einseitige Tumoren führen mitunter zu Ausbuchtungen der Nasenscheidewand. Nach Passow können die endonasalen Veränderungen nur eine Septumverbiegung herbeiführen, wenn sie in der Zeit des Wachstums der Nasenscheidewand vorhanden sind; entwickeln sie sich erst in späteren Jahren, so können sie vielleicht den Knorpel verdrängen, den Knochen aber nur durch Druckusur zerstören. Weiche Schleimhauthyperplasien als Ursache der Septumdeviationen anzusehen, ist nicht möglich, wir müssen bei derartigen Befunden die Hyperplasie der Schleimhaut und die Polypen als sekundäre Veränderungen, die sich in der weiten Nasenhöhle ausgebildet haben, betrachten; ihr Wachstum erfolgt regelmäßig in der Richtung des geringsten Widerstandes, d. h. nach vorne gegen den Naseneingang und nach hinten gegen die Choanen und den Nasenrachen. Die äußeren Einflüsse, wie Schlafen auf einer Seite, Schneuzen mit der rechten Hand und Bohren mit dem Finger, spielen beim Zustandekommen der Septumverbiegungen, wenn überhaupt, nur eine sehr untergeordnete Rolle.

Symptomatologie. Nach der Verlaufsrichtung unterscheiden wir horizontale und vertikale Verbiegungen. Sind die beiden Platten des Septum durch Druck von oben nach unten nach derselben Seite verbogen, so entsteht die C-förmige Krümmung, tritt die Verbiegung oben nach einer Seite auf, so zeigt sich in der Regel unten eine kompensatorische Verkrümmung nach der entgegengesetzten Seite, die S-förmige Verbiegung. Wirkt der Druck von hinten nach vorne, so entsteht eine Verbiegung, die auf dem Horizontalschnitt C- oder S-förmig aussieht.

Wie bereits gesagt, tritt die Verbiegung der Nasenscheidewand außerordentlich häufig ohne irgendwelche Störungen der Funktion der Nase auf. Erst bei höheren Graden machen sich Stenoseerscheinungen bemerkbar, die dann zu allen Folgeerscheinungen, die wir bereits früher bei den Verengerungen der Nase besprochen haben, führen können. Außer den Erscheinungen der Nasenstenose können aber auch bei mäßigeren Graden der Nasenscheidewandverbiegung Symptome ausgelöst werden, die wir als Fernwirkungen zu betrachten haben.

Die **Diagnose** der Verbiegungen ist im allgemeinen ohne weiteres bei der Rhinoskopia anterior zu stellen. Verwechslungen mit anderen Veränderungen der Nase sind bei einiger Aufmerksamkeit stets zu vermeiden, insbesondere wird man wohl nie Schwierigkeiten haben, eine Nasenscheidewandverbiegung von einer Concha bullosa zu unterscheiden, man braucht nur die Sondierung der Nasenhöhle vorzunehmen, um festzustellen, daß man zwischen dem sich hart anfühlenden Tumor und der Nasenscheidewand hindurchgleiten kann. Schwieriger liegen die Verhältnisse in den seltenen Fällen, in denen im vorderen Abschnitt der Nasenhöhle ein Osteom vorhanden ist.

Therapie. Die Verbiegung der Nasenscheidewand als solche wird niemals die Indikation für therapeutische Maßnahmen abgeben können. Nur wenn Störungen durch die Septumverbiegung bedingt sind, wenn sich Erscheinungen von Nasenstenose finden, wenn Reflexe ausgelöst werden, oder wenn der Abfluß der Sekrete bei Erkrankungen der Nebenhöhlen durch Vorsprünge an der Nasenscheidewand behindert ist, soll eingegriffen werden. Zur Beseitigung der Sporne und Leisten der Nasenscheidewand sind zahlreiche Methoden, galvanokaustische, elektrolytische und blutige angegeben worden, sie alle sind nur noch von historischem Interesse, seit Killian, Freer u. a. die submuköse Resektion des Septum zu einer typischen Operation ausgebaut hat.

2. Verletzungen der Nasenscheidewand.

Die Verletzungen der Nasenscheidewand kommen am häufigsten durch stumpfe Gewalteinwirkung zustande, meist durch Fall auf einen harten Gegenstand, oder durch Schlag mit der Faust oder einem Instrument. Dadurch kommen Frakturen der Nasenbeine, seltener der Processus nasales des Oberkiefers zustande, die fast regelmäßig mit Frakturen oder Infraktionen der Nasenscheidewand vergesellschaftet sind. Ist eine oberflächliche Schleimhautzerreißung eingetreten, so kommt es zu mehr oder weniger großem Blutverlust aus der Nase. Ist die Schleimhaut nicht in ihrer Kontinuität getrennt, so sind die Symptome zunächst sehr gering. Erst nach einiger Zeit, meist innerhalb der nächsten 24 Stunden, tritt eine Nasenverstopfung auf. Sieht man in die Nase hinein, so erblickt man auf einer oder häufiger auf beiden Seiten der Scheidewand einen gewöhnlich dunkelroten, breitbasig aufsitzenden, halbkugligen Tumor, der den Einblick in die tieferen Teile der Nase unmöglich macht (Abb. 26). Bei der Sondierung fühlt man den Tumor weich, eindrückbar, meist schmerzhaft. Bei stärkerer Gewalteinwirkung ist gewöhnlich gleichzeitig an der äußeren Nase eine Formveränderung nachweisbar. Punktiert man kurz nach der Bildung der Schwellung, so entleert man gewöhnlich flüssiges Blut, selten kommt es zu ausgiebigerer Gerinnselbildung - Haematoma septi. Ohne daß eine äußere Veränderung an der Geschwulst nachweisbar wäre, macht der Bluterguß eine Veränderung durch, es kommt zur Eiterbildung. Auf diese Weise entsteht der Abscessus oder die Perichondritis septi, bei der sich regelmäßig bei bimanueller Untersuchung Fluktuation nachweisen läßt. Macht man jetzt eine Probepunktion, so entleert sich dünnflüssiger Eiter. Fast immer kann man mit der Spritze durch eine Lücke im Septum von einer Seite auf die andere Seite gelangen. Überläßt man den Prozeß sich selbst, so kommt es gewöhnlich zu ausgedehnter Nekrose am Septumskelett, der Eiter

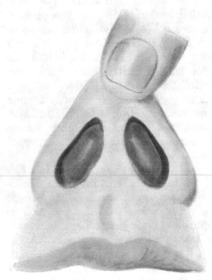

Abb. 26. Haematoma septi
bzw. Perichondritis septi traumatica.

bricht schließlich durch, Sequester werden entleert, und die Folge ist ein Einsinken der Nasenspitze mit dauernder Entstellung des Gesichts. Man soll deshalb, sobald sich ein Hämatom oder ein Abszeß entwickelt hat, die Flüssigkeit aus dem Tumor durch eine breite Öffnung entleeren — eine Probepunktion vorher ist, da die Beschaffenheit des Inhalts der Säcke für die Therapie gleichgültig ist, überflüssig. Nach der Entleerung sind die Frakturenden zu reponieren und durch eingelegte Gazetampons in der richtigen Lage zu erhalten.

Die **Diagnose** des Hämatoms sowohl wie der Perichondritis begegnen fast niemals irgendwelchen Schwierigkeiten, nur nach spontanem Durchbruch kann ein Bild entstehen, das mit einem tiefen, tuberkulösen Ulkus verwechselt werden könnte. An der Durchbruchsstelle bildet sich meist ein schmieriger Belag, dünnflüssiger Eiter, der auf der Oberfläche zu Krusten antrocknen kann, sickert hervor, Granulationen schießen auf, und das Bild der tuberkulösen oder syphilitischen Ulzeration wird dadurch vorgetäuscht. Kommt es zur Resorption des Ergusses zwischen Schleimhaut und Nasenskelett, so heilen die Frakturen meistens unter reichlicher Kallusbildung aus. Es entstehen auf diese Weise Leisten am Septum, die, wie bereits erwähnt, meist einen senkrechten Verlauf besitzen, im Gegensatz zu den durch Wachstumsanomalien entstandenen Leisten, die gewöhnlich eine mehr oder weniger horizontale Verlaufsrichtung haben. Als Komplikation der Nasenscheidewandfraktur wird ein Schädelbasisbruch nicht ganz selten beobachtet.

Schußverletzungen der Nasenscheidewand haben wir im Kriege häufig beobachtet. Glatte Durchschüsse besonders mit Infanteriegeschossen verlaufen meist ohne Störungen; sie lassen anfangs alle Symptome von Nasenverletzung vermissen. Erst später, wenn sich Synechien zwischen der lateralen Nasenwand und dem Septum ausbilden, treten Stenoseerscheinungen auf, deren Zustandekommen man leicht verhindern kann, wenn man bei jeder Schußverletzung, deren Richtung eine Beteiligung der Nasenscheidewand wahrscheinlich macht, rhinoskopisch untersucht und durch Einlegung von Tampons oder Drainröhren die Verwachsung verhindert.

Bei den Granatsplitterverletzungen sind ausgedehnte Splitterungen des Septum die Regel; man muß die Wunde nach den chirurgischen Grundsätzen versorgen, gelöste Knochen- und Knorpelstücke entfernen und tamponieren.

Erwähnt sei ein Fall von Peyser, in dem eine Revolverkugel in der Scheidewand stecken geblieben und reaktionslos eingeheilt ist.

IV. Nasenbluten.

Die Blutungen unter die Schleimhaut der Nase haben wir bereits besprochen. Sie treten gewöhnlich als Hämatome im Anschluß an Verletzungen auf, meist als Folge von Knorpel- oder Knochenbrüchen. Blutungen in die Schleimhaut beobachtet man bei Blutkrankheiten, besonders bei Morbus maculosus, bei Purpura haemorrhagica, bei Skorbut und bei Barlowscher Krankheit. Das eigentliche Nasenbluten, bei dem Blut auf die Oberfläche der Schleimhaut entleert wird und aus der Nase strömt, kommt entweder infolge lokaler Störungen oder als Symptom von Erkrankungen des gesamten Organismus oder einzelner Organsysteme zur Beobachtung. Traumatische Blutungen folgen schon leichten oberflächlichen Schleimhautverletzungen. Stärkere Hämorrhagien werden nach Fall, Stoß und Schlag auf die Nase häufig beobachtet. Tritt eine Blutung aus der Nase beim Sturz in sitzender Stellung auf, so kommt ihr eine schlechte prognostische Bedeutung zu, da sie meist als Begleiterscheinung einer Schädelbasisfraktur anzusehen ist.

Der Sitz der Blutung ist in der überwiegenden Mehrzahl der Fälle im vorderen Abschnitt des Septum, etwa da, wo die knorplige mit der knöchernen Nasenscheidewand zusammenstößt, zu suchen, wie Valsalva, Michel, Hartmann und vor allen Dingen Kiesselbach es beschrieben haben. Die häufige Lokalisation an dieser Stelle ist einerseits auf Schleimhautveränderungen zu beziehen, die Zuckerkandl als Xanthose beschrieben hat, andererseits darauf, daß der kratzende und bohrende Fingernagel just an dieser Stelle Substanzverluste verursacht. Bei der Rhinitis sicca anterior bilden sich vorn am Septum Borken, die ein unangenehmes Spannungsgefühl bedingen. Da durch Bewegungen der Nasenspitze eine Ablösung der Borken meist nicht gelingt, wird der Versuch gemacht, das angetrocknete Sekret mit dem Finger abzukratzen. Es kommt dabei zu oberflächlichen Schleimhautverletzungen, die zum Ulcus septum perforans (s. S. 19 ff.) und zu Gefäßveränderungen Veranlassung geben.

Nach Boeninghaus ist noch eine zweite Stelle, wenn auch viel seltener, der Sitz der Blutung. Wo sich der Boden des häutigen Vorhofes der Nase an den unteren Teil der Apertura piriformis ansetzt, d. h. am Limen nasi, verläuft in nicht seltenen Fällen eine Vene, die Insulten von seiten des bohrenden Fingers ebenso ausgesetzt ist wie der Locus Kieselbach und auch zu habitueller Epistaxis Veranlassung geben kann. Zu den traumatischen Blutungen gehören die postoperativen Hämorrhagien, die mit der Entwicklung der endonasalen Chirurgie bedeutend an Zahl zugenommen haben. Endlich führen Geschwüre, besonders bei Diphtherie und Syphilis, sowie bösartige Tumoren und der blutende Septumpolyp zu mehr oder weniger reichlichen Hämorrhagien.

Symptomatische Nasenblutungen werden bei all den Erkrankungen beobachtet, bei denen Veränderungen der Gefäßwand, Veränderungen in der Zusammensetzung des Blutes und Drucksteigerung oder Stauung vorhanden sind. Bei Hämophilie, Anämie, Leukämie und Aterosklerose können die Nasenblutungen sehr profus werden. Bei der Aterosklerose soll die Epistaxis nach Kampe als Vorläufer von Blutungen im Zentralorgan aufzufassen sein. Bei Nephritis und Leberzirrhose, bei Herzfehlern, bei Stenosen in den Luftwegen und bei Kropfkranken werden gleichfalls schwere Nasenblutungen beobachtet. Ob bei den im Verlauf von Infektionskrankheiten auftretenden Blutungen eine direkte Wirkung der Mikroorganismen oder die toxische Einwirkung oder endlich Veränderungen in der Gefäßwand als Ursache aufzufassen sind, steht dahin.

Am häufigsten treten Nasenblutungen bei Typhus abdominalis und exanthematicus, bei schwerer Grippe und bei Sepsis auf. Eine besondere Form des Nasenblutens beschreibt Hurtado Nuñcy bei Malaria, das er als larvierte Form dieser Erkrankung auffaßt. Er beobachtete 4 Fälle, bei denen zum Teil noch Plasmodien und Milzvergrößerung nachweisbar waren. Den Zusammenhang mit der Malaria schloß er aus dem Auftreten der Blutung täglich oder an jedem zweiten Tage zur gleichen Stunde, aus der Wirkung des Chinins und aus dem negativen Befund an den Gefäßen.

Ein zweifelloser Zusammenhang besteht zwischen Nasenbluten und Genitalsphäre. B. Fränkel, Endris u. a. haben Fälle beschrieben, in denen vikariierende Blutungen aus der Nase an Stelle oder vor der Menstruation eingetreten sind. Der Zusammenhang der Nasenblutung mit der Geschlechtssphäre wird ferner durch die Epistaxis bei Onanisten und durch Fälle von Nasenblutungen nach geschlechtlichen Erregungen bewiesen.

Daß der äußere Luftdruck auf die Epistaxis einwirkt, wird durch die Erfahrungen der Bergsteiger, Flieger und Luftschiffer bestätigt. Allerdings ist die Empfindlichkeit individuell verschieden. Bei einzelnen Individuen tritt das

Nasenbluten bereits in einer Höhe von 3000 m auf, während andere zu bedeutend größerer Höhe aufsteigen können, ehe sich eine Epistaxis einstellt.

Auch die strahlende Wärme führt mitunter zu Nasenbluten. Verf. beobachtete einen Feuerwehroffizier, der bei jedem Brande eine so profuse Nasenblutung bekam, daß er die Brandstelle verlassen mußte. Es handelte sich um eine oberflächlich am Septum verlaufende Arterie, aus der es bei der Einwirkung der strahlenden Wärme zu bluten begann. Nach ihrer Zerstörung durch Chromsäure verschwand die Epistaxis dauernd.

Die Größe des Blutverlustes ist verschieden. Die Angaben der Patienten in dieser Beziehung sind durchaus unzuverlässig. Da die meisten Kranken das Blut in einer mit Wasser gefüllten Waschschüssel auffangen, so genügt ein geringes Quantum Blut, um den ganzen Inhalt der Schüssel rot zu färben. Es erscheint daher die verlorene Blutmenge sehr viel größer, als sie es in Wirklichkeit ist. Die Häufigkeit der Blutungen wechselt, bei manchen Menschen treten sie in größeren Zwischenräumen auf, bei anderen können sie mehrfach am Tage vorkommen. Die Tageszeit spielt dabei eine geringe Rolle, nur bei jugendlichen Individuen, besonders in der Entwicklungszeit, sind nächtliche Blutungen häufig.

Die meisten Kranken beugen im Augenblick des Eintritts von Nasenbluten ihren Kopf vornüber. Dadurch wird die Stauung erhöht und die Blutung vermehrt. Zweckmäßiger ist es, den Patienten den Kopf etwas nach hintenüber neigen zu lassen. Durch Druck auf den äußeren Nasenflügel oder durch Einlegen eines einfachen Wattebausches gelingt es mitunter, die Blutung zum Stehen zu bringen. Kalte Umschläge auf die Nasenwurzel oder in den Nacken wirken vorteilhaft.

Diagnostisch kommt es weniger auf den Nachweis der Blutung, als auf die Feststellung ihres Sitzes und ihrer Ursache an. Letztere kann nur durch eine genaue allgemeine Untersuchung des Kranken richtig erkannt werden. Der Sitz der Blutung ist mitunter sehr schwierig festzustellen, besonders während der Dauer der Blutung; die ganze Nasenhöhle ist von flüssigem Blut und von Gerinnseln erfüllt; ehe man sie gereinigt hat, ist das Gesichtsfeld schon wieder durch das nachströmende Blut völlig unübersichtlich. Dazu kommt, daß das aus der Nase fließende Blut gar nicht der Nasenhöhle selbst zu entstammen braucht, die Blutung kann in den Nebenhöhlen, im Nasenrachen, im Mundrachen oder in den tieferen Luftwegen lokalisiert sein, andererseits kann das aus den Gefäßen der Nasenschleimhaut stammende Blut durch die Choanen nach hinten abfließen und verschluckt oder aspiriert werden und dadurch eine Magen- oder Lungenblutung vortäuschen.

Um den Sitz der Blutung festzustellen, muß man zunächst die Nase nach Möglichkeit reinigen, dann ihren hinteren Abschnitt durch einen Tampon abschließen, um zu sehen, ob das Blut dem vorderen Abschnitt der Nasenhöhle entstammt. Bei stärkeren Blutungen ist es zweckmäßig, zunächst eine Anämisierung der Schleimhaut durch Kokain-Nebennierenextrakt zu machen, um durch die Kontraktion der Gefäße ein Nachlassen der Blutung zu erreichen und so das Gesichtsfeld für die Untersuchung freizulegen. Durch Abtupfen der Schleimhaut kann man danach häufig die blutende Stelle erkennen. Wie bereits erwähnt, ist der Sitz der Epistaxis in der überwiegenden Mehrzahl der Fälle im vorderen Abschnitt der Nasenscheidewand und am Nasenboden zu suchen. Es handelt sich meist um varikös erweiterte Gefäße, aber auch aus oberflächlich verlaufenden Arterien kann es zu stärkeren Blutverlusten kommen. Blutungen aus dem hinteren Abschnitt der Nase sind im ganzen selten, wenn auch Moritz Schmidt sie öfter beobachtet haben will.

Gelingt es, eine bestimmte Stelle als Sitz der Blutung zu erkennen, so muß man sie mit Chromsäure in Substanz oder mit Galvanokaustik ätzen oder umschneiden (Passow). Man hüte sich davor, den weißglühenden Galvanokauter zur Blutstillung zu verwenden, er zerschneidet das Gefäß wie ein scharfes Messer, ohne es gleichzeitig zu verschorfen, während der rotglühende Brenner gleichzeitig einen Verschluß des Gefäßlumens bewirkt. Außer den genannten Mitteln ist Wasserstoffsuperoxyd in konzentrierter Lösung und Ferropyrin in $20^0/_0$iger Lösung zu empfehlen. Auch Clauden und Stypticin leisten mitunter Gutes.

Gelingt es nicht, eine einzelne blutende Stelle aufzufinden, so muß man zum Tamponnement der Nase schreiten, das namentlich bei postoperativen Blutungen indiziert ist. Man verwendet am besten Jodoform-, Xeroform-, Vioform- oder einfach sterilisierte Gazestreifen mit doppelter Webekante. Das Tamponnement wird entweder so ausgeführt, daß die Gaze ziemlich fest in die Nasenhöhle hineingestopft wird, oder man muß eine schichtweise Tamponade nach Reinhardt vornehmen, oder eine Gazeserviette in die Nase hineinbringen, die dann mit Watte oder Gazestücken ausgefüllt wird. Das Ausstopfen der Nase mit sog. blutstillender, d. h. mit Liquor Ferri sesquichlorati imprägnierter Watte, ist durchaus zu widerraten, da sie zwar momentan die Blutung stillt, dafür aber die Nasenschleimhaut reizt, die Nase verschmiert und zu Infektionen Veranlassung gibt. In den meisten Fällen kommt man mit dem Tamponnement von vorn aus. Nur ganz ausnahmsweise ist die hintere Tamponade der Nase mit dem Bellocschen Röhrchen oder einem elastischen Katheter notwendig. Die Tampons in der Nase sollen in der Regel nur 24, ganz ausnahmsweise 48 Stunden liegen, da sonst die Gefahr einer Komplikation vom Mittelohr aus vorliegt. Um beim Tamponwechsel eine stärkere Blutung zu vermeiden, löst man die Gaze durch Einspritzung von Wasserstoffsuperoxyd oder von sterilisierter physiologischer Kochsalzlösung oder endlich durch Einspritzung dünner Nebennierenextrakt-Lösungen (A. Rosenberg) von der Schleimhaut ab. Tritt eine unstillbare Blutung als Folge von Arrosion eines größeren Gefäßes ein, so ist der Versuch gerechtfertigt, die Blutung durch Unterbindung der Karotiden am Orte der Wahl zum Stehen zu bringen.

Neben der Lokalbehandlung hat, namentlich wenn es sich um Veränderung der Blutzusammensetzung handelt, die Allgemeinbehandlung einzutreten. Injektionen von Gelatina sterilisata Merck wirken günstig, ebenso sollen intravenöse Einspritzungen von Pferdeblutserum (evtl. Diphtherieserum), das die Gerinnbarkeit des menschlichen Blutes steigert, die Nasenblutung zum Stehen bringen; ich selbst sah wiederholt von der intramuskulären Injektion von Clauden 5 ccm guten Erfolg. Einspritzungen von Secale cornutum, Ergotin und Hydrastis sind im ganzen wirkungslos. Nach stärkerem Blutverlust muß dem Körper Flüssigkeit zugeführt werden. Subkutane, intravenöse oder rektale Injektionen, auch in Form eines Tropfklistiers mit sterilisierter physiologischer Kochsalzlösung oder Traubenzuckerlösung, der man zweckmäßigerweise Koffein, Digitalis oder Strophanthus zusetzt, sind nach stärkeren Blutverlusten häufig unerläßlich. Sie sind aber mit großer Vorsicht anzuwenden, weil bei stärkerem Ansteigen des Blutdruckes die Epistaxis wieder einsetzen kann. Eine Einwicklung und Hochlagerung der Extremitäten fördert die Wiederherstellung normaler Zirkulationsverhältnisse und wirkt der Herzschwäche entgegen. Man soll aber den Kopf dabei nicht zu tief lagern, um möglichst ein Wiedereintreten der Blutung zu vermeiden.

V. Nervenerkrankungen der Nase.

1. Erkrankungen des Riechnerven.

Wir unterscheiden respiratorische, essentielle und zentrale Anosmie. Die respiratorische Anosmie kommt dann zustande, wenn die Inspirationsluft, der Träger der Riechstoffe, durch anatomische Veränderung nicht bis zur Endausbreitung des Riechnerven gelangen kann. Sie entsteht daher in allen Fällen von Nasenstenose. Die essentielle Anosmie wird durch Erkrankung oder Zerstörung der Riechzellen und des Nervus olfactorius bedingt. In der Regel zerstören entzündliche Prozesse in der Schleimhaut die Riechhaare oder bei tieferen Entzündungen die Nervenfasern und die Ganglien. Eine Neuritis olfactoria kommt besonders bei akuten Infektionskrankheiten, wie Diphtherie und Influenza vor. Auch Vergiftungen können das gleiche Resultat zeitigen. Kokain, an die Riechsphäre gebracht, hebt das Riechen vorübergehend auf. Nikotin, Morphin, Atropin oder stärkere Adstringenzien, wie Alaun und konzentrierte Höllensteinlösung zerstören die Endorgane des Riechnerven. Auch bei allgemeinen Vergiftungen kommen Zerstörungen des Riechnerven vor. Ein Pigmentschwund in der Regio olfactoria kann gleichfalls eine essentielle Anosmie bedingen. Zentrale Anosmien sind die Folge einer Atrophie des Olfaktorius, die besonders bei Schädelverletzungen mit Beteiligung der Lamina cribrosa, durch Hirngeschwülste und Abszesse entstehen. Auch Tabes, Hysterie, traumatische Neurose und das Klimakterium führen zu ein- oder doppelseitiger Anosmie. Längere Einwirkung eines starken Geruchs setzt das Riechvermögen für diesen oder auch das gesamte Riechvermögen herab oder hebt es auf, wir müssen diese Form der Anosmie als Ermüdungs- oder Gewöhnungsanosmie auffassen. Eine genaue Untersuchung des Riechvermögens kann mit Hilfe von Zwaardemakers Olfaktometer ausgeführt werden.

Prognostisch ist die respiratorische Anosmie verhältnismäßig günstig zu beurteilen. Durch Wiederherstellung der Nasenatmung kann man auch das Riechvermögen bessern oder heilen. Die essentiellen Anosmien sind prognostisch ungünstig, weil wir keine Mittel besitzen, die zugrunde gegangenen Riechepithelien wieder funktionsfähig zu machen. Von den zentralen Anosmien sind die durch Gummigeschwülste bedingten relativ die günstigsten.

Eine Steigerung des Geruchsinnes (Hyperosmie) findet sich bei einer ganzen Reihe von Menschen als physiologische Erscheinung. Fälle von krankhaft gesteigertem Riechvermögen kommen bei Hysterie und Neurasthenie, mitunter auch während der Gravidität vor. Auch bei Epileptikern beobachtet man mitunter eine Überempfindlichkeit des Olfaktorius.

Von der Hyperosmie zu trennen ist die Parosmie. Wir verstehen darunter einen Zustand, in dem Gerüche anders aufgefaßt werden als von den meisten Menschen, oder in denen Gerüche wahrgenommen werden, welche wenigstens für gewöhnliche Nasen nicht vorhanden sind. Anscheinende Parosmien entstehen durch Erkrankungen der Nase oder im Rachen, genau genommen sind diese Fälle nicht unter die Parosmien zu rechnen, praktisch lassen sie sich aber nicht von vornherein von ihnen trennen. Parosmie ist nicht selten bei Epileptikern die Aura epileptica. Praktisch ist dies von Bedeutung, weil man es in derartigen Fällen immer versuchen sollte, eine örtliche Nasenerkrankung zu finden, die als Ursache der Anfälle in Frage kommen könnte. Parosmien zentralen Ursprungs finden sich bei Geisteskranken, Hysterischen und Graviden. In den meisten Fällen aber handelt es sich gar nicht um Parosmien, sondern um Erkrankungen der Nebenhöhlen, jedenfalls muß man sich überzeugen, ob nicht eine lokale Ursache für die Geruchsempfindungen vorliegt, ehe man die Diagnose „Parosmie" stellt.

Prognostisch sind die Fälle ohne objektiven Befund ungünstig, da eine therapeutische Einwirkung auf die zentrale Parosmie außerordentlich schwierig ist.

2. Erkrankungen der sensiblen Nerven.

Anästhesie und Parästhesie der Nasenschleimhaut ist außerordentlich selten. Vielleicht aber wird sie nur selten festgestellt, weil bei Kranken nach Apoplexien und Bulbärparalyse nie eine darauf hinzielende Untersuchung vorgenommen wird. Hyperästhesien in der Nase äußern sich in der Neigung zum Nießen, in Schmerzen bei der Einatmung oder bei mechanischen Reizen, wie sie durch Staub und Rauch hervorgerufen werden, sie spielt auch die Hauptrolle bei der erhöhten Reflexerregbarkeit, die zur Reflexneurose führt, soweit es sich in diesen Fällen nicht, wie wir unten sehen werden, um eine Idiosynkrasie handelt.

3. Nasale Reflexneurosen (Fernwirkungen) und Idiosynkrasien.

Im Anschluß an die Veröffentlichungen Hacks, daß von pathologischen Veränderungen in der Nase Erscheinungen in entfernten Organen und Organgruppen auf reflektorischem Wege ausgelöst werden, spielten die Reflexneurosen eine große Rolle; eine große Zahl von Krankheitsbildern wurde auf nasalen Ursprung zurückgeführt, in der Nase wurde geschnitten, gemeißelt, gesägt und gebrannt, um die angenommene Ursache der Krankheit zu beseitigen, um die Schleimhaut umzustimmen und um die Reflexerregbarkeit herabzusetzen. Bei kritischer Beobachtung der Fälle und Sichtung des Materials stellte es sich heraus, daß ein Teil der als angeblich auf reflektorischem Wege zustande gekommenen Erkrankungen durch direkte Fortsetzung des pathologischen Prozesses auf die Nachbarorgane erklärt werden muß, so z. B. die Erkrankungen der Augen bei Entzündungen der Nase und ihrer Nebenhöhlen. Schmerzen, besonders neuralgische und neuralgiforme, treten als Irradiationen auf, ein Ausdruck, durch den wir in der Physiologie Schmerzen bezeichnen, die eine durch Reizung eines sensiblen Nerven ausgelöste Empfindung in einem anderen Nervenbezirk als Schmerz fühlen lassen. Die Irradiationen von der Nase aus unterscheiden sich nach Kuttner allerdings in einem wesentlichen Punkte von den sonst beobachteten. Es können nämlich Schmerzempfindungen konsensuell bei den Nasenerkrankungen auftreten, ohne daß an der erkrankten Stelle der Nase eine lokale Schmerzhaftigkeit vorhanden zu sein braucht. Erst die Sondenuntersuchung zeigt, daß bestimmte Stellen der Nasenschleimhaut eine stärkere Empfindlichkeit besitzen. Auch mechanische Reize können eine Fortleitung auf entferntere Teile bedingen. So erzeugen Verengerungen an irgendeiner Stelle der oberen Luftwege Hyperämie und Katarrh in den tieferen Abschnitten infolge der bei der Einatmung eintretenden Luftverdünnung. Gewöhnlich handelt es sich hierbei nur um vorübergehende Störungen, die entweder durch Beseitigung der Ursache oder durch eine ausgleichende Tätigkeit des Herzens zum Verschwinden gebracht werden. Sitzt die enge Stelle am Eingang der Nase, so reicht die ansaugende Wirkung der Stenose bis auf die Lungenalveolen, falls nicht durch Eintritt der Mundatmung die ansaugende Wirkung der Verengerung beseitigt wird. Infolge der Schwellung der Schleimhaut kommt eine Erschwerung der Atmung zustande, die sich bis zum Erstickungsgefühl steigern kann. Bei Mundatmern wird sich diese Atemstörung sehr viel weniger bemerkbar machen als bei Menschen, die gewohnt sind, durch die Nase zu respirieren. Die auf diese Weise zustande kommenden Atemstörungen, die mitunter zu einer bestimmten Stunde in der Nacht auftreten, kann man nicht eigentlich als Asthma bezeichnen, ihre Entstehung auf mechanischem Wege ist durch die Art des Verlaufs der Störung charakterisiert. Kommt es infolge der Nasenerkrankung zu einer vollständigen Stenose der Nase, so bleiben die Störungen in der geschilderten Weise aus, weil dauernde Mundatmung sich entwickelt.

Von der geschilderten Form unterscheidet sich die durch Kompression der Trachea bedingte Atemnot, bei der eine dauernde Beeinträchtigung und Erschwerung der Respiration vorhanden ist, die höchstens bei vollständiger Ruhe des Körpers einigermaßen verschwindet, während bei der erstgenannten Form vollständig freie Zeit mit ausgesprochener Atemnot abwechseln.

Auch Hustenanfälle können auf mechanischem Wege ausgelöst werden, wenn es auch zweifellos einen reflektorischen Husten von der Nasenschleimhaut aus gibt. Ist in der Nase oder im Nasenrachen infolge eines entzündlichen Prozesses eine vermehrte Sekretion vorhanden, so fließt im Liegen der abgesonderte Schleim durch den Mundrachen in den Kehlkopf und führt durch den so hervorgerufenen Reiz zu Hustenattacken, die eine gewisse Ähnlichkeit mit dem nervösen Husten besitzen, sich aber dadurch von ihm unterscheiden, daß sie beim Niederlegen zunehmen, daher besonders nachts auftreten, während der nervöse Husten nachts gewöhnlich verschwindet.

Eine zweite große Gruppe von Krankheiten, die wir als Reflexneurosen auffaßten, ist durch die neueren Forschungen als durch gänzlich andere Faktoren bedingt erkannt worden. Seit im Jahre 1871 Voltolini und nach ihm B. Fränkel und Hack auf den Zusammenhang zwischen Asthma und Nasenpolypen hingewiesen hatte, wurden viele Asthmafälle als nasale Reflexneurosen angesehen und behandelt. Durch den Ausbau der Lehre von den Idiosynkrasien haben sich die Anschauungen über die Natur des Asthmas und des Heufiebers von Grund aus geändert, nicht die Reflexerregbarkeit der Nasenschleimhaut ist das ätiologische Moment, sondern „der Zustand erhöhter und qualitativ geänderter Reaktivität, der nach der Einverleibung bestimmter Stoffe (auslösender Substanzen) in Form krankhafter Funktionsstörungen in Erscheinung tritt" (Robert Doerr). Da die Idiosynkrasien von Doerr in einem besonderen Kapitel d. Handbuches Bd. IV 1 besprochen werden, verweise ich auf diesen Abschnitt. Nach Ausscheidung dieser beiden Gruppen bleibt nur eine ganz kleine Zahl von Krankheiten übrig, für die die reflektorische Entstehung von der Nasenschleimhaut aus in Frage kommt. Ehe wir sie besprechen, müssen wir den normalen Nasenreflex erörtern.

Der normale Nasenreflex kommt dadurch zustande, daß ein Reiz die Nasennerven im Trigeminus oder Olfaktorius trifft, auf das Zentralorgan übertragen wird und von diesem durch zentrifugale Fasern auf die Peripherie zurückwirkt. Der normale Nasenreflex ist für die Tätigkeit der Nase als Respirationsorgan und als Schutzeinrichtung für die tieferen Luftwege notwendig. Von dem sensiblen Nerven, dem Trigeminus, sowohl wie von dem Sinnesnerven der Nase, dem Olfaktorius, gehen die reflektorischen Wirkungen besonders auf das Schwellgewebe der Nase über, oder es werden durch Übertragung auf das Atemzentrum besondere Formen der Ausatmung, wie Husten und Niesen ausgelöst. Bei den pathologischen Veränderungen der Reflextätigkeit kommt eine gesteigerte Empfindlichkeit zustande, die zum Teil auf einer abnorm gesteigerten Erregbarkeit der Nerven bei allgemeinen Störungen des Nervensystems beruht. Es kann dabei entweder eine erhöhte Empfindlichkeit der peripherischen Nervenendigungen an der Stelle des primären Reizes vorhanden sein, die B. Loewy durch eine anatomische Vermehrung der Nervenfasern unter der Schleimhaut erklären will — eine Anschauung, die von Zarniko und Widakovich auf Grund anatomischer Untersuchungen abgelehnt wird, — oder es kann die Verbindung zwischen dem zentripetalen und dem zentrifugalen Teil des Reflexbogens sehr viel leichter wegsam sein als unter normalen Verhältnissen. Die Disposition für die erhöhte Übertragbarkeit der Reize im Zentralorgan kann entweder auf der allgemeinen Empfindlichkeit des Nervensystems beruhen oder dadurch herbeigeführt sein, daß häufig wiederholte Reflexe die Bahn eingefahren haben. Die Folge ist, daß im Beginn reflektorischer Störungen, wie Kuttner hervorhebt, die Beseitigung der Ursache den Reflex selbst ausschalten kann, während bei längerem Bestehen die Beseitigung der pathologischen Veränderung nicht den gewünschten Erfolg zeitigt, weil jede psychische oder sensible Erregung den pathologischen Reflex auf der „eingefahrenen" Bahn auszulösen imstande ist. Bei den sog. Reflexneurosen handelt es sich um funktionelle Störungen, nicht um organische Veränderungen des Reflexbogens.

Die äußeren Reize, die auf die sensiblen und sensuellen Fasern einwirken, können mechanischer oder chemischer Natur sein. Zu den mechanischen gehört gegenseitige Berührung benachbarter Schleimhautbezirke z. B. Druck der Nasenscheidewand auf die gegenüberliegende Muschelschleimhaut durch Verbiegungen und Leisten, bewegliche, im Luftstrom fluktuierende Polypen, oder die Concha media bullosa. Der Reiz kann ferner ausgelöst werden durch Substanzverluste an der Schleimhaut, die die Nervenendigungen freilegen, durch Fremdkörper und Parasiten, durch thermische Reize, wie zu heiße oder zu kalte Luft. Einige Substanzen können auf chemischem und mechanischem Wege gleichzeitig wirken, endlich kommen gewisse Geruchsempfindungen als reflexauslösende Reize in Frage.

Diagnose der Reflexneurose. Die Entscheidung der Frage, ob die beobachteten Krankheitserscheinungen wirklich auf reflektorischem Wege von der Nase aus zustande kommen, ist nicht immer leicht. Aus der einfachen Tatsache, daß durch Ätzen der Nasenschleimhaut Krankheitssymptome vorübergehend oder dauernd verschwinden, kann man nicht den Schluß auf ihr reflektorisches Zustandekommen ziehen; denn es ist eine immer wieder beobachtete Tatsache, daß ein stärkerer Reiz anderweitige schwächere Reizerscheinungen zum Verschwinden bringen kann. Um den Zusammenhang von Krankheitssymptomen mit der Nasenschleimhaut nachzuweisen, stehen uns zwei Wege zur Verfügung, einmal die Erregung der auftretenden Störung durch Reizung der Nasenschleimhaut selbst. Durch sorgfältige Untersuchung mit der Sonde wird man in einer Reihe von Fällen wenigstens pathologische Reflexe von bestimmten Stellen der Nasenschleimhaut aus auslösen können. In anderen Fällen wird es gelingen, eine erhöhte Reizbarkeit der gesamten Schleimhaut oder einzelner Abschnitte (Reflexpunkte) festzustellen. Einwandfrei ist aber auch ein positiver Ausfall des Reizversuches nicht, da wir es ja mit wenig widerstandsfähigen Neurasthnikern zu tun haben, bei denen selbst leichte Reize einen Reflex auslösen, ohne daß dadurch der Beweis erbracht wäre, daß das gesamte Krankheitsbild von der empfindlichen Stelle aus ausgelöst wird.

Die zweite Methode, die Nase in ihrer Beziehung zu den vorhandenen Symptomen zu erforschen, besteht in der Unterdrückung des supponierten Reflexes durch lokale Anwendung eines Anästhetikum, die sog. Kokainprobe. Hört nach streng lokaler Kokainisierung des angenommenen Reflexpunktes der ausgelöste Reflex auf, so ist damit der Zusammenhang zwischen der Nase und den Krankheitserscheinungen, wenn auch nicht absolut sichergestellt, so doch wahrscheinlicher gemacht, wir dürfen es nicht vergessen, daß das Kokain nicht ausschließlich lokal wirkt, selbst bei einer umschriebenen Pinselung wird Kokain, wenn auch nur in kleinen Mengen, von der Nasenschleimhaut resorbiert; aber auch diese kleinen Dosen genügen bei den ohnehin sehr empfindlichen Kranken, um eine Allgemeinwirkung auszulösen. Sollen wir einen von der Nase ausgelösten Reflex annehmen, so müssen wir unbedingt pathologische Veränderungen in der Nase verlangen. Es ist durchaus unberechtigt, bei vollständig normaler Nasenschleimhaut Eingriffe vorzunehmen, nur weil Symptome vorhanden sind, die erfahrungsgemäß als Reflexe von der Nase beobachtet werden können; nur bei krankhaften Prozessen an der Schleimhaut oder dem Skelettsystem der Nase dürfen wir eine nasale Therapie einleiten, wir müssen uns aber selbst darüber klar sein und auch dem Patienten keinen Zweifel darüber lassen, daß ein sicherer Erfolg durch die Nasenbehandlung nicht in Aussicht gestellt werden kann.

Als Reflexpunkt kann jeder Teil der Nasenschleimhaut in Frage kommen, jedoch sind gewisse Prädispositionsstellen vorhanden, so ist besonders die untere Muschel und das Tuberculum septi als Ursache reflektorischer Störungen festgestellt worden. Die Fliessche Anschauung, die von Koblanck, Schiff u. a. bestätigt wird, nach der in der Nase eine Art zentrale Repräsentation für die Erregung von Reflexreizen vorhanden sein soll, ist von zahlreichen anderen Autoren durch sorgfältige Beobachtung als nicht zu Recht bestehend erwiesen worden.

Bei der **Therapie** der nasalen Reflexneurosen haben wir zwei Indikationen zu erfüllen. Einmal müssen wir die Kräftigung des Organismus zu erreichen suchen, eine vernünftige körperliche und geistige Diät muß eingeleitet werden, Schädlichkeiten, wie Alkohol- und Tabakmißbrauch, sexuelle Exzesse, geistige und körperliche Anstrengungen sind unbedingt zu vermeiden. Unterstützt wird die Behandlung durch hydrotherapeutische Maßnahmen und durch Ernährungskuren, die das Nervensystem in günstigem Sinne zu beeinflussen imstande sind. Unter den zahllosen empfohlenen Medikamenten seien nur das Atropin, Strychnin, Calcium und Arsenik erwähnt, die in geeigneter Weise angewendet, günstige Wirkungen zeitigen. Narkotika dürfen nur mit größter Vorsicht verordnet werden, weil die Gefahr, die neurasthenischen Kranken zu Morphinisten oder Kokainisten zu erziehen, sehr nahe liegt. Neben der Allgemeinbehandlung ist eine zweckentsprechende Lokaltherapie durchaus notwendig, wenn sich auch nach dem Zuviel der achtziger und neunziger Jahre des vorigen Jahrhunderts eine ziemlich allgemeine Ablehnung der lokaltherapeutischen Maßnahmen geltend gemacht hat. Sind in der Nase deutliche lokale Störungen nachweisbar, so ist ihre Beseitigung gleichzeitig mit oder vor der Allgemeinbehandlung auszuführen. Schleimhauthyperplasien, Nasenpolypen, Septumverbiegungen und Leisten sind zu beseitigen. Man hüte sich auch hier vor dem Zuviel, da auch eine übermäßige Lokalbehandlung bei den nervös wenig widerstandsfähigen Patienten schädliche Folgen verursachen kann, namentlich muß vor der kritiklosen Anwendung der Ätzmittel, besonders der Galvanokaustik, energisch gewarnt werden.

Die **Prognose** der nasalen Reflexneurosen ist zweifelhaft. Am günstigsten ist sie, wenn wir es mit frischen Prozessen zu tun haben. Besteht die Erkrankung erst längere Zeit, so läßt die Beseitigung der Ursache häufig die gewünschte Wirkung vermissen.

Die Formen der Reflexneurosen. Jurasz unterscheidet: Reflexneurosen, bei denen die sensible Erregung von der Nase ausgeht, und der ausgelöste Reflex sich in einem außerhalb der Nase gelegenen Organ einstellt; Reflexneurosen, bei denen die sensible Erregung in der Nase stattfindet und sich durch einen Reflex in der Nase äußert, und Reflexneurosen, bei denen die sensible Erregung in einem anderen Organ ihren Ursprung nimmt und reflektorisch auf die Nase übertragen wird.

Zu der ersten Gruppe der nasalen Reflexe — Erregung in der Nase, Reflex in anderen Organen — wurde vor allen Dingen das Asthma gerechnet. Wir haben bereits darauf hingewiesen, daß das Bronchialasthma nicht als nasale Reflexneurose, sondern als Idiosynkrasie aufgefaßt wird, bei der „sensibilisiertes und reagierendes Organ (Schock oder Erfolgsorgan) die Bronchialwand ist" (s. Doerr: „Idiosynkrasien" dieses Handbuch Bd. IV/1, S. 448ff., und Kapitel Asthma dieses Handbuch Bd. II/2, R. Staehelin).

Als Tatsache bleibt aber bestehen, daß in manchen Fällen auch die Schleimhaut der oberen Luftwege, besonders der Nase, überempfindlich ist, und daß die asthmaauslösende Substanz durch die Nase eingeatmet und von hier aus wahrscheinlich auf dem Blutwege den Geweben der Bronchialwand zugeführt wird. Wir müssen auch die durch zahlreiche Autoren bestätigte Beobachtung eines Zusammenhanges zwischen pathologischen, die Nasenhöhle verengenden Veränderungen und Asthma als Tatsache hinnehmen. Die Literatur verzeichnet unzählige sichere Fälle, in denen durch Beseitigung von Nasenpolypen, Muschelschwellungen, Septumverbiegungen und Leisten usw. Asthma beseitigt wurde, das sich beim Rezidivieren der Polypen oder bei erneuter Schwellung der Muscheln wieder einstellte. Jeder beschäftigte Laryngologe kann aus eigener Erfahrung diese Beobachtungen bestätigen. Alle diese Fälle nur mechanisch durch die Verengerung der Nase zu erklären, scheint mir unmöglich, auch die Idiosynkrasie genügt als Erklärung nicht, vielmehr scheint es mir unvermeidlich, für diese Fälle eine Reizung der sensiblen, in der Nasenschleimhaut gelegenen Nervenendigungen anzunehmen, von denen aus wahrscheinlich reflektorisch der Anfall ausgelöst wird. Aus diesem Grunde ist es notwendig, bei Asthmatikern eine genaue rhinologische Untersuchung vorzunehmen, um die Nasenhöhle in einen möglichst normalen, die Atmung frei ermöglichenden Zustand zu versetzen. Ohne Rücksicht auf theoretische Fragen müssen wir alles tun, um den schwer leidenden Kranken jede irgend mögliche Erleichterung zu schaffen.

Schleimhauthyperplasien, Nasenpolypen, Septumverbiegungen und Nebenhöhlenerkrankungen bedürfen deshalb sorgfältiger spezialistischer Behandlung. Ob die nasale Therapie dem Patienten wesentlichen Nutzen bringt, läßt sich von vornherein nicht mit Sicherheit übersehen, schaden kann sie nicht, wenn wir uns vor dem Zuviel hüten und uns darauf beschränken, nachweisbare pathologische Veränderungen zu beseitigen.

Der Alpdruck, den Hack gleichfalls als reflektorischen Krampf der Bronchialmuskulatur erklären will, ist wohl meist mechanisch durch Nasenverstopfung bedingt.

Hustenanfälle können als Reflexe ausgelöst werden. Unter normalen Verhältnissen wird bei Sondenberührung der Nasenschleimhaut ein Kitzelgefühl, das sich bis zum Niesreiz steigern kann, ausgelöst. Bei pathologisch erhöhter Erregbarkeit aber kann eine Berührung des Tuberculum septi, der Muschelschleimhaut oder des Nasenbodens Hustenstöße auslösen, die in den meisten Fällen keinerlei Sekret zutage fördern und sich meist willkürlich nicht unterdrücken lassen. Die Auffassung, daß es sich auch beim Keuchhusten um eine nasale Reflexneurose ist in keiner Weise bewiesen.

Als sonstige in der Nase ausgelöste Reflexe sind Krämpfe in verschiedenen Nervengebieten zu erwähnen. Spasmus glottidis, Kieferklemme und der Kaumuskelkrampf, verbunden mit Trigeminusneuralgie sind wiederholt beobachtet und durch Nasenbehandlung beseitigt worden, auch Fazialiskrämpfe können von der Nasenschleimhaut ausgelöst werden.

Die Störungen am Auge sind fast immer als direkte Fortsetzung der Nasenkrankheit aufzufassen, nur für das Flimmerskotom und Photophobie wird von einigen Autoren der nasale Reflex als Ursache angeführt. Ob Schwindelanfälle und allgemeine Krampferscheinungen als Reflexe von der Nase aus zustande kommen oder durch die Stauung zu erklären sind, ist nicht ohne weiteres festzustellen. Auch Fälle wie ein von de Carli beschriebener, bei dem Borken in der Nase regelmäßig Schwindelanfälle auslösten, sind nicht einwandfrei für die reflektorische Natur der Anfälle zu verwerten.

Sehr eigenartig sind die Beziehungen der Epilepsie zu den Nasenerkrankungen. In der Literatur ist eine ganze Reihe von Fällen veröffentlicht, in denen epileptische und epileptiforme Anfälle durch Nasenbehandlung beseitigt werden konnten. Die von Stille als essentielle Epilepsie beschriebene Form ist naturgemäß einer Nasaltherapie nicht zugänglich, während bei der reflektorischen vielleicht eine Nasenbehandlung günstig einzuwirken imstande ist. Für die nasale Entstehung scheint in einer Reihe von Fällen die Aura in der Nase zu sprechen. Die Anfälle beginnen mit Niesen oder Jucken in der Nase, mitunter mit subjektiver Geruchsempfindung, die Schleimhaut ist empfindlich, aber es ist bisher noch nie gelungen, in einwandsfreier Weise durch Reizung der Nasenschleimhaut einen epileptischen Anfall auszulösen. Sicher beobachtet sind aber Fälle, in denen epileptische und epileptiforme Anfälle bei Kindern durch Beseitigung der hyperplastischen Rachentonsille dauernd verschwanden.

Zum Schlusse sei erwähnt, daß Fälle von Morbus Basedow, wenn auch selten, bemerkenswerte Besserung nach Nasenbehandlung aufweisen können (Moritz Schmidt, B. Fränkel, Musehold). Nach unseren heutigen Kenntnissen über die Natur des Morbus Basedow können wir diese therapeutischen Erfolge nur als zufällige ansehen, die jedenfalls nicht imstande sind, einen Schluß auf eine nasale Entstehung der Krankheit zuzulassen.

Besonders erwähnenswert sind die Beziehungen zwischen dem Genitaltrakt und der Nasenschleimhaut. Während Fließ von Genitalstellen der Nasenschleimhaut spricht und bestimmte Abschnitte der Nasenhöhle mit ganz bestimmten Störungen im Genitaltrakt in Zusammenhang bringen will, lehnen andere Autoren den reflektorischen Zusammenhang der genannten Störungen ab. Freund z. B. führt sowohl die Genitalstörungen wie die Veränderungen an den Muscheln auf eine innere Eierstocksekretion zurück, die Zirkulationsveränderungen bedingt. Wenn trotzdem durch eine galvanokaustische Behandlung der Nasenschleimhaut dysmenorrhoische Beschwerden schwinden, so liegt der Gedanke nahe, daß es sich hauptsächlich um eine suggestive Einwirkung handelt. Dieser Anschauung widerspricht Freund, der nicht nur dysmenorrhoische Beschwerden, sondern auch den Vomitus gravidarum nach galvanokaustischer Ätzung der hyperplastischen unteren Muscheln verschwinden sah. Die Frage ist nicht vollständig spruchreif. Es erscheint weder berechtigt, jede Dysmenorrhöe auf Veränderungen in der Nase zu beziehen, noch den Zusammenhang vollständig abzulehnen. Sind bei dysmenorrhoischen Störungen Veränderungen in der Nasenschleimhaut nachweisbar, läßt sich eine besondere Empfindlichkeit feststellen, so ist eine lokale Behandlung indiziert, ein sicherer Erfolg durch die lokale Therapie aber nicht gewährleistet.

Als Paradigma für die zweite Gruppe der Reflexneurosen, bei denen die sensible Erregung und der Reflex in der Nase lokalisiert ist, wurde früher die Coryza vasomotoria und das Heufieber beschrieben. Das letztere muß sicher aus der Zahl der Reflexneurosen gestrichen und in die Gruppe der

Idicsynkrasien eingereiht werden, auch für die Coryza vasomotoria ist eine Überempfindlichkeit der Nasenschleimhaut als wahrscheinlich anzunehmen, wenn wir auch in vielen Fällen das auslösende Moment nicht kennen. Mitunter ist es allerdings möglich, die Ursache für das Zustandekommen der Koryza festzustellen.

Die Coryza vasomotoria ist durch anfallsweises Auftreten charakterisiert, die einzelnen Anfälle können ein- oder mehrmals täglich auftreten, in anderen Fällen liegen zwischen den einzelnen Attacken längere Pausen völligen Wohl-befindens. Der Anfall setzt meist mit lange dauernden Nieskrämpfen ein, über 200maliges Niesen ist bei einzelnen Patienten beobachtet worden. Im Anschluß wird ein wässeriges, sehr profuses Sekret aus der Nase entleert, zu dessen Auftrocknung Dutzende von Taschentüchern notwendig sind. Der Anfall verschwindet ebenso schnell und plötzlich wie er begonnen. Nur in seltenen Fällen treten bei dem Anfall Atembeschwerden auf, regelmäßig fühlt sich der Patient nach der Attacke abgeschlagen und matt, er braucht mitunter Stunden, um sich wieder zu erholen.

In einer Reihe von Fällen sah ich Anfälle von Coryza vasomotoria nach lokaler Anwendung eines Nebennierenpräparates, gleichgültig ist es, welches man verwendet, und welche Dosis man gebraucht, auch nach dem synthetisch dargestellten Suprarenin. hydrochlor. blieben die Anfälle nicht aus. Mitunter stellte sich der Niesreiz und die Sekretion sofort nach der Einbringung des Präparats in die Nase ein, so daß ich es in der Sprechstunde beobachten konnte, in anderen Fällen erst nach einiger Zeit, d. h. nach Abklingen der ischämisierenden Wirkung des Präparates. Der Reizzustand ist von verschieden langer Dauer, einige Male verschwand er nach wenigen Stunden, in anderen Fällen war noch nach 48 Stunden, ja noch nach einigen Tagen Kriebeln in der Nase, Niesreiz und reichliche Sekretion vorhanden. Der Versuch, bei den gleichen Patienten durch subkutane Einspritzung von kleinen Dosen Suprarenin eine Koryza aus-zulösen, ergab ein negatives Resultat, möglich, daß größere Dosen zu einem positiven Ergebnis geführt hätten, möglich auch, daß die Idiosynkrasie nur für direkte Berührung vorhanden war. Ebenso wie die Nebennierenpräparate wirkt der Staub von Ipekakuanha. Bei den sonst bekannten auslösenden Körpern handelt es sich um fein in der Einatmungsluft verteilte organische Substanzen (Tierhaare, Federn usw.) oder um Staub (Mehl, oder Kohlenstaub — Eisenbahnschnupfen) oder um gewisse Gerüche, natürliche (Rosen, Hya-zinthen usw.) oder künstliche (Parfüms). In anderen Fällen sah ich eine Coryza vasomotoria bei bestehenden anderweitigen Nasenerkrankungen, besonders als Begleiterscheinung von Nasenpolypen; in einem Fall war das typische Krankheitsbild bei einer Dame mit latentem Kieferhöhlenempyem vorhanden. Nach operativer Heilung der Kieferhöhleneiterung verschwand auch die Koryza ebenso wie in den meisten Polypenfällen nach Entfernung der Polypen.

Rhinoskopisch ist gewöhnlich nur sehr wenig, selbst während des Anfalls zu sehen, eine mehr oder weniger ausgesprochene Hyperämie der Muscheln, mitunter auch der Septumschleimhaut, besonders in der Gegend des Tuberculum septi ist die einzig objektiv wahrnehmbare Veränderung; das von anderen Autoren beschriebene Ödem der Nasenschleimhaut konnte ich nicht feststellen.

Der Heuschnupfen, auch Sommerkatarrh oder Sommerasthma genannt, ist in seiner Ätiologie, in seinem Krankheitsbild und in seinem Verlauf genau erforscht. Seine Ursache ist die Einatmung der Pollen bestimmter Gras-arten. Sein Auftreten ist deshalb an bestimmte Zeiten, an die Zeit der Gras-blüte gebunden, die in unserem Klima zweimal im Jahr, Ende Mai bis Anfang Juli (Früjahrskatarrh) und im August (Herbstkatarrh) eintritt. Die Erkrankung beginnt bei uns regelmäßig um den 20. Mai herum, die zweite Periode ist kürzer und gewöhnlich weniger intensiv. Das Heufieber setzt mit Jucken, Brennen und Kitzeln in der Nase und in den Augen ein, Nieskrämpfe und Entleerung einer reichlichen dünnen, wässerigen Flüssigkeit vervollständigen das Krankheitsbild.

Die Zahl der Niesanfälle sowohl wie die Menge der abgesonderten Flüssigkeit ist sehr großen Schwankungen unterworfen. Gleichzeitig mit den genannten Störungen ist die Nase verstopft, die Konjunktiven sind rot und geschwollen, die Augenlider hyperämisch und ödematös. Tränenträufeln, Lichtscheu und Augenschmerzen belästigen den Patienten in hohem Grade. Im Rachen und Kehlkopf macht sich ein unangenehmes Trockenheitsgefühl bemerkbar, das sich zum Hustenreiz steigert. Die Störungen können sich zu ausgesprochenen asthmatischen Anfällen entwickeln. Das Allgemeinbefinden ist in hohem Maße gestört, die Patienten fühlen sich krank, in der Ausübung ihrer Tätigkeit, besonders jeder geistigen Arbeit behindert, eine Erscheinung, die um so wichtiger ist, als es sich bei den Heufieberkranken in der überwiegenden Mehrzahl der Fälle um Leute der gebildeten Stände handelt. Im geschlossenen Raume und bei verstopfter Nase sind die Beschwerden geringer, im Freien und bei Nasenatmung nehmen sie sofort zu. Daher kommt es, daß nachts im Zimmer bei geschlossenem Fenster ein relatives Wohlbefinden vorhanden ist, das nach Verlassen der Wohnung schnell wieder schwindet. Nach verschieden langer Dauer, in der Regel 6 Wochen, gehen alle Erscheinungen plötzlich zurück, volles Wohlbefinden stellt sich ein, falls die Patienten nicht einen Aufenthaltsort wählen, an dem die Grasblüte gerade im Gange ist.

Das Krankheitsbild ist in der schon zitierten Arbeit von Doerr so ausführlich beschrieben, daß ich, um Wiederholungen zu vermeiden, auf das genannte Kapitel verweisen möchte.

Diagnose. Die Kenntnis des als Heufieber bezeichneten Symptomenkomplexes ist so weit verbreitet, daß die Patienten meist schon mit der Angabe, daß sie an Heufieber leiden, zum Arzt kommen. In zweifelhaften Fällen kann man durch die konjunktivale Reaktion mit Pollantin oder Graminol zu einer sicheren Diagnose gelangen.

Die Prophylaxe ist wichtiger als die Behandlung des Anfalles (Doerr l. c.).

Die asthmatischen Anfälle werden durch intravenöse Einspritzung von Kalkpräparaten (Afenil und Brokal = Calcium bromatum) zum Verschwinden gebracht. Auch bei der Coryza vasomotoria wirken die Kalkpräparate günstig.

Gegen die einfache Coryza vasomotoria empfiehlt Herzfeld den innerlichen Gebrauch von Emmydrin in der Lösung 1,0:1000,0; 3 mal täglich 20 bis 30 Tropfen, das sich durch das Ausbleiben toxischer Erscheinungen von den übrigen Atropinpräparaten unterscheiden soll. Letzteren Vorteil kann Verf. bestätigen, während eine Einwirkung auf die Koryza und die profuse Absonderung von ihm nicht festgestellt werden konnte.

Reflexneurosen, bei denen die sensible Erregung von anderen Organen reflektorisch auf die Nase übertragen wird. Als Paradigma dient das Niesen beim Hineinsehen in die Sonne, das zweifellos auf einen reflektorischen Vorgang zurückzuführen ist, der nach den Untersuchungen von L. Freund besonders durch die blauen und violetten Lichtstrahlen ausgelöst wird.

VI. Neubildungen der Nase.

1. Gutartige Neubildungen der Nase.

Die gutartigen Geschwülste der Nase wurden früher ohne Rücksicht auf ihre histologische Beschaffenheit als Polypen bezeichnet. Erst in neuerer

Zeit haben sich Bestrebungen geltend gemacht, eine Klassifikation nach der histologischen Beschaffenheit durchzuführen (Hopmann, Zarniko). Wie bei allen übrigen Neubildungen müssen wir auch in der Nase Bindegewebs- und Epithelialtumoren unterscheiden. Zu den ersteren gehören Fibrome, Lipome und Lymphangiome, zu den letzteren Papillome und Adenome.

Die **Symptome** der gutartigen Neubildungen sind trotz histologischer Verschiedenheiten vollständig gleichartige. Bei kleineren Tumoren fehlen subjektive Beschwerden nicht selten vollständig, mitunter aber treten schon frühzeitig Störungen als Folge vorhandener gutartiger Geschwülste in der Nase auf; gerade kleinere bewegliche Polypen können durch den von ihnen auf die Nasenschleimhaut ausgeübten Reiz reflektorische Störungen wie Husten, Kopfschmerzen auslösen. Größere Geschwülste stören die Nasenatmung, der Atemtypus ändert sich, an Stelle der Nasenatmung tritt die Mundatmung mit allen ihren bereits früher erwähnten Folgeerscheinungen. Zu den regelmäßigen Begleiterscheinungen der Nasengeschwülste gehört eine Veränderung der Sekretion. Meist findet eine ziemlich reichliche, schleimige oder schleimigeitrige Absonderung statt. Es wäre verfehlt, diese Vermehrung des Sekrets ausschließlich auf das Vorhandensein der Neubildungen zu beziehen. Wir haben gesehen, daß die Nasenpolypen sehr häufig als Begleiterscheinungen von Nebenhöhlenerkrankungen oder von Knochenentzündungen entstehen. Wir müssen deshalb einen großen Teil der Sekretionsanomalien bei Nasenpolypen auf gleichzeitig vorhandene Erkrankungen der Nebenhöhlen zurückführen. Auch eine profuse wässerige Sekretion kommt bei Nasenpolypen vor, wie wir bei der Besprechung der Coryza vasomotoria (S. 800) erwähnt haben. Die häufig beobachteten Kopfschmerzen, Benommenheit des Kopfes und neuralgiforme Schmerzen hängen oft mit vorhandenen Nebenhöhlenentzündungen zusammen, wenn sie auch ausnahmsweise reflektorisch von den Polypen ausgelöst werden können. Störungen des Geruchs können die Folge der Verlegung der Fissura olfactoria durch Tumormassen sein (respiratorische Anosmie). Es kann aber auch durch den Druck der Polypen eine Zerstörung der Endigungen des Riechnerven und dadurch eine essentielle Anosmie bedingt werden. Andere Symptome, wie Veränderung der Sprache, Schnarchen, chronische Katarrhe der oberen und tieferen Luftwege sind die gewöhnlichen Begleiterscheinungen der Nasenstenose.

Histologie (Abb. 27). Die Nasenpolypen bestehen aus einem weitmaschigen Fasernetz, in dem sich feinkörniger Detritus, Lymphozyten und Eiterzellen befinden. Gefäße sind regelmäßig vorhanden, desgleichen Drüsen, die von einigen Autoren (Alexander, Okada, Heymann) als neugebildete, von anderen (Zuckerkandl) als durch interstitielles Gewebswachstum auseinander gedrängte Schleimhautdrüsen aufgefaßt werden. Zysten in den Polypen sind häufig, bald findet man ein oder mehrere kleine, bald ist fast die ganze Bildung von einer großen Zyste eingenommen, die von einer dünnen Gewebsschicht umgeben ist. Die zystösen unterscheiden sich von den übrigen Polypen durch ihre bernsteingelbe Farbe. Blutextravasate und Pigmentkörner in den Zellen sind häufig. Nerven sind von Kalischer in den Nasenpolypen regelmäßig nachgewiesen, sie endigen fast immer im Bindegewebe, ohne die Epithelschicht zu erreichen. Das glasige Aussehen der sog. Schleimpolypen (Fibroma oedematodes simplex) wird durch eine ödematöse Durchtränkung des Bindegewebes, das von einigen als Stauungstranssudat, von anderen als Entzündungsprodukt angesehen wird, bedingt. Die Anschauung, daß wir es bei den Nasenpolypen mit embryonalem Bindegewebe zu tun haben, daß es sich also um Myxome handle, ist durch neuere Untersuchungen widerlegt. Die in den Polypen mitunter nachweisbaren Charcot-Leydenschen Kristalle und eosinophilen Zellen sind sicher ohne jeden Zusammenhang mit Asthma entstanden. Auch Cholestearinkristalle und Fremdkörperriesenzellen sind oft in den Polypen nachweisbar. Die Nasenpolypen sind bald von flimmerndem Zylinderepithel, bald von einem mehr kubischen Epithel bekleidet, je nach ihrem Ursprung aus der Regio respiratoria oder Regio olfactoria. Ragen sie bis in den Naseneingang hinab, so macht sich häufig in den tiefsten, häufigen Läsionen ausgesetzten Abschnitten eine Epithelmetaplasie bemerkbar. Wir finden die Oberfläche von einem Plattenepithel, das mitunter deutliche Verhornung zeigt, bedeckt. An den von Plattenepithel bedeckten Abschnitten machen die Tumoren einen mehr festen Eindruck, zeigen eine rote Farbe, während weiter nach oben das graue bis graurötliche Aussehen der Schleimpolypen unverändert erhalten ist. Dekubitalgeschwüre an den im Nasengang gelegenen Abschnitten bilden sich häufig. Die Unterscheidung Zarnikos in Fibroma oedematodes simplex, Adenofibroma oedematodes und Fibroma oedematodes cysticum erscheint überflüssig, da sie der zufälligen einzelnen stärkeren Entwicklung einzelner regelmäßig in den Polypen vorkommender Bildungen zu viel Bedeutung beimißt. In den meisten Fällen müssen wir die sog. Nasenpolypen nicht als Heteroplasien auffassen, sondern nach Zuckerkandl als einfache ödematöse Schleimhauthyperplasien.

Entwicklung, Verlauf. In ihrer äußeren Form passen sich die Schleimpolypen vollständig den Raumverhältnissen der Nase an, so daß größere einen vollständigen Ausguß der Nase darstellen können. Sind zahlreiche kleinere Polypen vorhanden, so beeinflussen sie sich gegenseitig in Entwicklung und Form. Der Ursprung der Polypen kann von jeder Stelle der Schleimhaut aus vor sich gehen, wenn auch der hintere Abschnitt der mittleren Muschel und die Lefzen des Hiatus semilunaris am häufigsten als Ursprungsstelle in Frage kommen. Auch von der Septumschleimhaut können, wenn auch seltener, Polypen entspringen, ohne daß entzündliche Prozesse am Septumskelett vorhanden zu sein brauchen. Wenn die Nasenpolypen den oberen Teil der Nase bevorzugen, so ist das wohl mit Sicherheit auf die Beziehungen dieses Abschnittes zu den Nasennebenhöhlen zu beziehen. Zange gibt an, daß kleine, zahlreiche Polypen vorne im mittleren Nasengang meist aus den vorderen Siebbeinzellen und der Stirnhöhle, hinten im mittleren Nasengang aus den hinteren Siebbeinzellen und der Keilbeinhöhle stammen, während große gestielte Polypen sowohl in der Nase wie in den Choanen

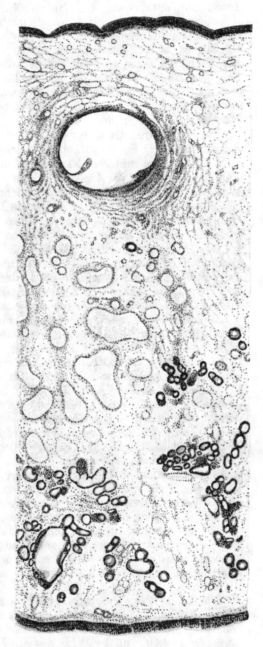

Abb. 27. Schnitt durch einen Nasenpolypen.

und im Nasenrachen aus der Kieferhöhle kommen. Im ganzen sind die Angaben wohl den Tatsachen entsprechend, wir dürfen aber nicht vergessen, daß Abweichungen von dieser Regel häufig sind, und daß nicht alle Polypen den

Nebenhöhlen entstammen, sondern auch von der Nasenschleimhaut selbst aus-
gehen können. Nach Cordes soll auch ein Teil der eigentlichen Nasenpolypen
durch die Entzündung der Nebenhöhlenschleimhaut unter Beteiligung des
Knochens bedingt sein. Uffenorde hat nachgewiesen, daß eine katarrhalische
Entzündung der Nebenhöhlen die häufigste Ursache der Polypenbildung ist.
Die anfangs kleinen Bildungen wachsen, sie füllen die Höhle mehr oder weniger
aus, und prolabieren schließlich durch die natürliche Öffnung oder durch ein
Foramen accessorium in die Nasenhöhle. Die Anschauung von O. Hirsch,
daß der Ursprung der Nasenpolypen in den meisten Fällen in der Kieferhöhle
zu suchen sei, wird durch die Beobachtungen anderer Autoren, Uffenorde,
Max Meyer u. a. nicht bestätigt.

Das Wachstum der Polypen geht in der Richtung des geringsten Wider-
standes vor sich. Sie entwickeln sich deshalb meist nach unten und ragen vom
mittleren in den unteren Nasengang und bis in den Naseneingang hinein.
Entspringen sie an der hinteren Hälfte der mittleren Muschel, so erfolgt das
Wachstum in der Richtung der Choane und durch diese hindurch in den
Nasenrachen. Es kann dann der ganze Polyp, wenn durch den Luftstrom die
Insertionsstelle zu einem längeren Stiel ausgezogen ist, in den Nasenrachen
hineinhängen und auf diese Weise einen Nasenrachenpolypen vortäuschen.

Die Polypen können in jedem Alter vorkommen. Sichere Fälle von angeborenen Polypen sind in der Literatur niedergelegt, z. B. von Krakauer,
Leroy, Cardone, Rupp. Am häufigsten finden wir aber die Polypen jenseits
des 20. Jahres. Frauen sind seltener befallen als Männer, vielleicht weil bei
ihnen Nebenhöhlenerkrankungen seltener vorkommen.

Die **Diagnose** ist im allgemeinen rhinoskopisch ohne weiteres zu stellen.
Durch ihre durch die Sondenuntersuchung nachweisbare Beweglichkeit unterscheiden sich die Polypen von den mehr breitbasig aufsitzenden Hyperplasien.
Auch das graue durchscheinende Aussehen ist bis zu einem gewissen Grade
charakteristisch, wenn auch bei in der Tiefe wuchernden malignen Tumoren oberflächlich das rhinoskopische Bild vollständig dem bei gutartigen Neubildungen
entsprechen kann. Eine Veränderung der Form der äußeren Nase ist bei gutartigen Neubildungen in der Nasenhöhle verhältnismäßig selten. Nur ausnahmsweise beobachtet man eine Verbreiterung des Nasenrückens oder eine Vordrängung eines Nasenbeines bei jugendlichen Individuen. Auch Verdrängungen
des Septum durch wachsende Polypen werden selten beobachtet, während
diese Erscheinung bei Auftreibung der mittleren Muschel, Concha bullosa,
häufiger auftritt. Bei einem 26jährigen Mann beobachtete Verf. eine sehr
starke Verbreiterung der Nase als Folge von Nasenpolypen, die mikroskopisch
als sicher gutartig nachgewiesen wurden.

Die **Prognose** ist im allgemeinen günstig. Lebensgefahr wird durch Nasenpolypen niemals bedingt; eine vollständige Heilung aber ist nur dann zu erwarten, wenn es gelingt, die Ursache der Polypenbildung, wie Nebenhöhleneiterung, Knochenkaries zu beseitigen, sonst stellen sich immer wieder Rezidive ein.

Die **Therapie** der Polypen ist eine operative. Sie hat einmal die Beseitigung
der vorhandenen Neubildungen zu bezwecken, und in zweiter Linie die Ausschaltung der primären Krankheit herbeizuführen. Von größter Bedeutung
ist es, festzustellen, ob der Polyp aus den Nebenhöhlen stammt und zutreffenden-
falls die Nebenhöhle zu eröffnen und die Wucherung an ihrer Ursprungsstelle
zu beseitigen.

Außer den einfachen ödematösen Fibromen kommt eine Anzahl **anderer
gutartiger Neubildungen** in der Nase vor. Zunächst der blutende Septumpolyp, der zwar zu den Fibromen zu rechnen ist, sich aber durch starken

Gefäßreichtum, durch Rundzelleninfiltration und frische und ältere Extravasate und Pigmentbildung von den gewöhnlichen Polypen unterscheidet. Nur in einem vom Verf. beobachteten Fall handelte es sich um ein sehr gefäßreiches Papillom. Durch die starke Blutgefäßentwicklung ist die Neigung zu Blutungen bei Berührung, beim Schneuzen usw zu erklären. In den meisten Fällen hängt der blutende Septumpolyp mit der Rhinitis sicca anterior Siebenmanns zusammen. Er ist ebenso wie das Ulcus septum perforans und die Epistaxis auf Traumen am Locus Kieselbachii zurückzuführen.

Von Bindegewebsgeschwülsten kommen — wenn auch verhältnismäßig selten — Lipome, Angiome und Lymphangiome in der Nase vor. Die kavernösen Angiome sind besonders dadurch bemerkenswert, daß sie bei relativer Kleinheit — sie erreichen meist nur Erbsengröße — die Ursache zu langdauernden heftigen Blutungen abgeben können. Die Diagnose der kavernösen Angiome ist dadurch sehr erschwert, daß die Geschwülste häufig durch die Schleimhautschwellung verdeckt sind. Kokainisiert man die Schleimhaut, oder wendet man ein Nebennierenpräparat an, dann schwillt nicht nur die Schleimhaut ab, sondern auch die Angiome kontrahieren sich und entziehen sich dadurch der Erkennung.

Zysten können sowohl in der Nasenhöhle selbst wie in den Nebenhöhlen vorkommen. In den letzteren handelt es sich meist um Retentionszysten, die durch Druck Vortreibungen der Nebenhöhlenwände herbeiführen können. Namentlich in der Kieferhöhle gehört die Vordrängung der medialen und der fazialen Wand durch wachsende Zysten nicht zu den Seltenheiten. In der Nase finden sich Zysten in dem vorderen Ende der unteren Muscheln, die sich nach Brown Kelly aus den azinösen Drüsen der Schleimhaut entwickeln sollen. Häufiger sind die als Zahnzysten aufzufassenden Tumoren im vorderen Teil der Nase, dicht hinter dem Nasenflügel, die durch Inzisionen mit Entfernung der Zystenwand zu beseitigen sind. Die Zysten der Nasenscheidewand entwickeln sich meist aus Hämatomen und enthalten nach Solis-Cohen eine kolloide Flüssigkeit.

Erwähnenswert sind die fibrösen Geschwülste, die als Ausläufer eines Nasenrachenfibroms in einer oder beiden Nasenhälften gefunden werden. Sie wachsen mitunter von der Nase aus in die Nebenhöhlen und die Orbita.

Die Concha bullosa ist nicht als Zyste aufzufassen, sie entsteht durch eine verlagerte Siebbeinzelle. Zu den größten Seltenheiten in der Nase gehören die Enzephalozelen, die vollständig das Bild eines einfachen Nasenpolypen vortäuschen können (Lennhoff). Auch Chondrome, Osteome, Neurome, Odontome, Cholesteatome und Gliome finden sich, wenn auch nur ganz ausnahmsweise, in der Nase.

Von epithelialen, gutartigen Neubildungen werden Papillome und Adenome in der Nase beobachtet. Erstere kommen auf der Schleimhaut des Rachens und des Kehlkopfs häufig vor, während sie in der Nasenhöhle verhältnismäßig selten sind. In der Nase entstehen sie nach Zarniko entweder im oberen Abschnitt, im Siebbein oder nahe dem Nasenloch. An der mittleren Muschel wurde ein Papillom von Gerber beobachtet. Adenome scheinen fast ausschließlich am Septum zu sitzen.

Bei der doppelseitigen Nasengeschwulst der Tropenländer handelt es sich nicht um eine eigentliche Tumorbildung, sondern um eine bakterielle Infektion, die an der Westküste, seltener an der Ostküste Afrikas, in Sumatra und Südchina bei Farbigen, niemals bei Europäern vorkommt. Es handelt sich dabei um eine bis hühnereigroße, dem Knochen fest aufsitzende, von geschwollener Schleimhaut überzogene, knochenharte, mit Kopfschmerzen und blutig-eitrigem Ausfluß einhergehende, doppelseitige Geschwulst, die in das Naseninnere hineinragt.

2. Bösartige Geschwülste der Nase.

Sarkome. Kleinzellensarkome finden sich hauptsächlich an der Nasenscheidewand, besonders dicht am Naseneingang. Sie entwickeln sich bilateral, zeigen keine große Tendenz zum Zerfall und ähneln den tuberkulösen Tumoren. In der Mehrzahl der Fälle entspringen die Sarkome in den Nebenhöhlen, am häufigsten im Siebbein, seltener in der Kieferhöhle und wachsen von hier aus in die Nasenhöhle hinein. Auch vom Nasenrachen aus können Sarkome in die Nase oder die Nebenhöhlen hineinwuchern. Sie breiten sich mit Vorliebe von der oberen Kieferhöhlenwand aus nach der Nase und nach der Orbita aus, verdrängen den Bulbus und führen zur Sehnervenatrophie und zur Amaurose. Spindelzellen- und Fibrosarkome, Rundzellen-, Angio- und Riesenzellensarkome sind wiederholt beobachtet, einen Fall von Riesenzellensarkom der rechten Nasen- und Kieferhöhle sah Verf. bei einem 19jährigen Mädchen, das 5 Jahre zuvor an einer Epulis operiert war. Melanosarkome der Nase sind selten. Einen Fall von angeborenem Myxosarkom der Nase berichtet Campo. Die Unterscheidung der Sarkome von den gutartigen Geschwülsten ist nicht immer leicht. Selbst mikroskopisch ist mitunter die Untersuchung zahlreicher Präparate erforderlich, ehe man zu einem sicheren Schlusse kommt. Charakteristisch ist eigentlich nur das schnelle Wachstum und die Veränderung der Gesichtsform, die durch das Auseinanderdrängen der Nasenbeine und die Verbreiterung und Abplattung der Nase herbeigeführt wird, eine Veränderung, die, wie oben erwähnt, nur ausnahmsweise bei gutartigen Geschwülsten zustande kommt.

Die **Karzinome** der Nase selbst sind verhältnismäßig selten im vorderen Teile lokalisiert, während sie sich im hinteren Abschnitt mitunter entwickeln. Sie bluten leicht bei Berührung und finden sich hauptsächlich bei älteren Individuen. Häufiger entsteht das Karzinom in den Nasennebenhöhlen, besonders dem Antrum Highmori, und wächst von dort durch das Ostium maxillare oder die laterale Nasenwand in die Nase hinein. Auch im Siebbein kommen primäre Karzinome vor, mehrere Fälle von Adenokarzinomen des Siebbeins veröffentlicht Max Meyer aus der Würzburger Klinik. Rhinoskopisch erscheint der Krebs meist als höckeriger, grauweißer bis graurötlicher Tumor im Hiatus semilunaris, der sich körnig anfühlt, bei Berührung leicht blutet oder auch spontan Tendenz zu Hämorrhagien zeigt. Erschwert wird die Diagnose häufig dadurch, daß in der Umgebung maligner Geschwülste einfache ödematöse Schleimhauthyperplasien (Nasenpolypen) vorkommen.

Verlauf, Therapie. Die malignen Geschwülste der Nase bleiben oft lange vollständig latent. Erst wenn sie zur Stenose führen oder Blutungen verursachen, lenken sie die Aufmerksamkeit auf sich, häufig erst dann, wenn eine operative radikale Entfernung auf endonasalem Wege oder durch Operation von außen nicht mehr möglich ist. Durch dieses langsame, latente Wachstum ist die Gefahr bedingt, daß bereits vor Erkennung ein Übergreifen der Geschwulst auf benachbarte Höhlen, wie das Schädelinnere und die Orbita stattgefunden hat, und daß dadurch irreparable Schädigungen herbeigeführt werden. Die Röntgenbestrahlung und die Radiumbehandlung haben bei den malignen Geschwülsten der Nase bisher noch keine sicheren Erfolge gezeigt. Vielleicht aber wird bei weiterer Entwicklung der genannten Methoden auch hier ein wichtiger Fortschritt zu verzeichnen sein.

VII. Erkrankungen der Nase bei Infektionskrankheiten.

1. Erkrankungen bei chronischen Infektionskrankheiten.

a) Die tuberkulösen Nasenerkrankungen [1]).

α) Vorbemerkung.

Die Tuberkulosen der oberen Luftwege sind keine rein lokalen Erkrankungen, sie stehen in engster Beziehung zum Ablauf der tuberkulösen Infektion im Organismus. Wie wir sehen werden, kommen Primärinfekte in der Nase, im Rachen, besonders im lymphatischen Ring, und, wenn auch selten, im Kehlkopf vor. In der sekundären Periode, der Periode der Reaktivität auf die Giftwirkung des Tuberkelbazillus, in der perifokale Entzündungen und die Rückbildung der tuberkulösen Herde besonders hervortreten, sehen wir in den oberen Luftwegen vorwiegend diejenigen Formen der Tuberkulose, die als lupöse bezeichnet werden, mit Beteiligung der Lymphdrüsen, bei geringen toxischen Allgemeinerscheinungen. Nach Ranke soll die Verbreitung der Tuberkulose in diesem Stadium hauptsächlich auf dem Blut- und Lymphwege erfolgen. In der dritten Periode steht die Lungenerkrankung mit ihren toxischen Auswirkungen — Fieber, beschleunigter Blutkörperchensenkungsgeschwindigkeit usw. — im Vordergrund des Bildes. Im Kehlkopf, im Rachen und in der Nase, die am häufigsten durch das Sputum infiziert werden, äußert sie sich als Schleimhauttuberkulose.

Die pathologisch anatomischen Grundlagen und die ätiologischen Verhältnisse sind bei allen Formen der Tuberkulose identisch, nur der klinische Verlauf unterscheidet sie voneinander.

Die Tuberkulose der Nase tritt klinisch in drei Formen auf: Skrofulose, Lupus und eigentliche Tuberkulose, die ätiologisch und histologisch identisch sind, im Verlauf aber und prognostisch große Differenzen erkennen lassen.

Das Bild des Lupus auf der äußeren Haut ist charakteristisch, es ist verschieden von dem der Hauttuberkulose, auf der Schleimhaut verwischen sich die Unterschiede sehr schnell (Killian), die Knötchen verschwinden selbst bei gleichzeitig vorhandenem Hautlupus. Der Unterschied liegt nur im Verlauf, der sich bei dem als Lupus bezeichneten mehr schleichend, langsam zerstörend, über Jahre hinzieht, während bei den tuberkulösen schnelles Fortschreiten und rasche Zerstörung die Regel ist. Da auch häufig Übergänge zwischen den beiden Formen der Nasentuberkulose vorkommen, ist auch klinisch die Trennung nicht durchführbar, die meisten Autoren, wie Hajek, Zarniko, Holländer, Fein, Piffl u. a. machen zwischen Lupus und Tuberkulose der Nase keinen Unterschied, sind doch beide ätiologisch identisch, Wirkungen ein und desselben Krankheitserregers, dessen verschiedene Äußerungen wir durch die Unterschiede in der Virulenz verschiedener Stämme, vor allen Dingen aber durch die individuelle Widerstandsfähigkeit der betroffenen Person und der verschiedenen Organe und Gewebe ein und desselben Individuums, wie wir uns heute ausdrücken, durch das immunbiologische Kräfteverhältnis des erkrankten Organismus erklären müssen.

β) Skrofulose.

Die Veränderungen am Naseneingang, die schon seit langer Zeit als skrofulös angesehen werden, erscheinen unter der Form des Ekzema introitus, das mit

---

Rhagadenbildung und Schwellung des Naseneingangs, der Nasenspitze und der Oberlippe einhergeht. Unter diesem Bilde erscheinen zwei verschiedene Krankheiten, das einfache und das tuberkulöse oder skrofulöse Ekzem. Das einfache Ekzem des Naseneingangs ist mit seinen Begleiterscheinungen, den adenoiden Vegetationen, der Tonsillarhyperplasie und der Neigung zu häufigen Katarrhen der oberen Luftwege, besonders der Nase, die durch das reichliche, bei der Rhinitis abgesonderte, als Reiz auf die empfindliche Haut des Naseneingangs und der Oberlippe wirkende Sekret als direkte Ursache des Ekzems zu betrachten sind, ein Symptom der exsudativen Diathese. Moritz Schmidt führt dieses von ihm als Pseudoskrofulose bezeichnete Syndrom auf die Hyperplasie der Rachentonsille zurück, während die genannten Symptome nicht in ätiologischer Beziehung zueinander stehen, sondern als Folgen ein und derselben Ursache: der exsudativen Diathese zu betrachten sind.

Das exsudative Kind mit Krankheitsbereitschaft zu Infekten der Luftwege ist nach Pirquet nicht besonders zur Tuberkulose geneigt, kommt aber eine tuberkulöse Infektion zustande, so wird es skrofulös. Die Skrofulose ist mithin ein kombiniertes Krankheitsbild, bei dem die Veranlagung oder Krankheitsbereitschaft (Pfaundler) und die Infektion zusammenkommen.

Klinisch lassen sich die beiden Formen, die einfache und die skrofulöse, nicht ohne weiteres voneinander unterscheiden; der äußere Anblick des Naseneinganges und der Oberlippe ist in beiden Fällen genau der gleiche, auch die Schwellung der regionären Lymphdrüsen hat nichts Charakteristisches. In manchen Fällen lassen die tiefen Rhagaden am Naseneingang den Verdacht auf eine tuberkulöse Affektion gerechtfertigt erscheinen, aber sicher ist auch dieses Symptom nicht. Zu einer sicheren Diagnose führt uns nur die Tuberkulinreaktion, die bei der starken Tuberkulinempfindlichkeit der Skrofulose nur mit Vorsicht angestellt werden darf.

Veränderungen am Tränenapparat sind bei Skrofulose des Naseneingangs häufig, sie sind meist weniger direkt auf die Naseneingangserkrankung als auf die exsudative Diathese zu beziehen. Durch Verlegung des Tränennasengangs infolge einer Anschwellung der unteren Muschel oder durch direktes Übergreifen der Entzündung auf den Canalis lacrimalis entstehen Entzündungen des Tränensacks, Bindehautkatarrhe und Phlyktänen.

Die Prognose der Skrofulose der Nase ist im allgemeinen günstig, handelt es sich doch um einen tuberkulösen Primäraffekt, der zunächst als lokale Erkrankung verläuft ohne Tendenz zur Propagation in anderen Organen abgesehen von den regionären Lymphdrüsen. Pirquet betont besonders, daß skrofulöse Kinder in der überwiegenden Mehrzahl als Erwachsene keine Lungentuberkulose zu haben brauchen.

Die Behandlung hat zwei Indikationen zu erfüllen: 1. muß eine allgemeine diätetische, die Veranlagung des Kindes berücksichtigende, eingeleitet werden; 2. sind die lokalen Störungen zu beseitigen. Betreffs der allgemeinen Behandlung verweise ich auf M. Klotz: Exsudative Diathese. Dieses Handbuch Bd. 4, 1. S. 514. Bei dem einfachen Ekzem genügen indifferente Salben, die aber erst nach Abweichung der Borken aufgetragen werden dürfen. Gut bewährt hat sich mir die von B. Fränkel empfohlene Salbe (Jodol 1,0, Acid. tannic. 2,0, Lanolin 7,0, Ol. Oliv. q. s. ad ungt. molle) oder Ungt. hydrarg. praec. rubr. mit Ungt. Paraff. āā. Tiefe, besonders schmerzhafte Rhagaden ätzt man mit Arg. nitr. in Substanz an eine Sonde angeschmolzen. Da die entzündlichen Erscheinungen mit Vorliebe im vorderen Rezessus des Introitus lokalisiert sind, muß man diesen Abschnitt, der meist nur mit einem kleinen Spiegel zu besichtigen ist, bei der Behandlung besonders berücksichtigen.

γ) Die Tuberkulose der Nase.

Die Tuberkelbazillen können entweder von außen in die Nase eindringen und sich dort ansiedeln — primäre Nasentuberkulose — oder sie können von einem im Organismus befindlichen Herd in die Nase gelangen und dort spezifische Veränderungen hervorrufen — sekundäre Nasentuberkulose. Die von Koch und seinen Schülern in erster Linie für die Entstehung der Tuberkulose verantwortlich gemachte Einschleppung der Krankheitserreger mit der Inspirationsluft ist für die Nase nur von untergeordneter Bedeutung. Die auf die Schleimhaut niedergeschlagenen Keime werden meist von Schleim eingehüllt und entweder durch die Flimmerbewegung oder durch Schneuzen und Niesen aus der Nase entfernt. Bestehen kleinere oder größere Epitheldefekte oder tiefere Ulzerationen, so ist den Tuberkelbazillen Gelegenheit gegeben, zu haften, in die Schleimhaut einzudringen und tuberkulöse Prozesse zur Entwicklung zu bringen. Die Substanzverluste können traumatisch oder durch anderweitige Krankheiten, besonders durch Syphilis veranlaßt sein. Außer der Inspirationsluft kommen noch andere Infektionsträger in Betracht: Dieudonné hat bei 2 von 15 untersuchten Kindern Tuberkelbazillen im Nagelschmutz nachgewiesen. Piffl und Boylan fanden bei je einem Patienten mit Nasentuberkulose die Ursache in einem tuberkulös erkrankten Finger, Robert Fischl sah einen tuberkulösen Primäreffekt auf der Nasenschleimhaut eines Säuglings, der durch die schmutzigen Finger der Wärterin verursacht war, Schech und Baginski führten eine Nasentuberkulose auf den Gebrauch eines mit tuberkulösem Material verunreinigten Taschentuchs zurück. Bei dieser Art der Entstehung ist es nur natürlich, daß der Beginn der Nasentuberkulose sehr häufig an der als Locus Kieselbachii bezeichneten Stelle, sehr viel seltener am vorderen Ende der unteren oder mittleren Muschel beobachtet wird.

Bei der sekundären Nasentuberkulose handelt es sich meist um eine primäre Erkrankung der Lunge oder des Kehlkopfs, von der aus die Infektion der Nase entweder durch das Sputum oder auf dem Blut- oder Lymphweg zustande kommt. Von benachbarten Organen kann die Tuberkulose per continuitatem auf die Nase fortschreiten, besonders von der Rachenmandel und der Haut aus. Letztere kommt besonders für die Lupusübertragung in Frage, jedoch ist der umgekehrte Weg — primärer Nasenlupus sekundäre Beteiligung der Haut — häufiger.

Anatomisch tritt die Nasentuberkulose als miliares Knötchen, als Infiltrat, als Geschwür, als Perichondritis und Periostitis und als Tuberkulom oder Lupom auf. Die verschiedenen Formen kommen in der Nase ebenso wie auf anderen Schleimhäuten einzeln oder in den verschiedensten Kombinationen vor [1]. Häufig sieht man, besonders bei der lupösen Form neben frischen Prozessen entweder feine, strichförmige Narben oder ausgedehnte derbe, die zu Verwachsungen, Verziehungen und Formveränderungen im Naseninnern und an der äußeren Nase führen. In den Narben sind häufig Tuberkel eingeschlossen, die gelegentlich Rezidive veranlassen. Die Unterscheidung in eine exstruktive und eine destruktive Form der Tuberkulose nach Blumenfeld scheint für die Nase nicht geeignet.

Der Verlauf der Nasentuberkulose zeigt zwei verschiedene Typen: Die primäre ist meist gutartig, sie schreitet meist wenigstens anfangs nur langsam fort und besitzt lange Zeit hindurch den Charakter einer lokalisierten Erkrankung. Demgegenüber schreitet die sekundäre namentlich bei fortgeschrittener primärer Lungenerkrankung schnell fort und führt unter Kräfteverfall zu ausgedehnter und schneller Zerstörung. Die Erklärung für dieses verschiedene

---

[1] Vgl. S. 917.

Verhalten ist in dem Abwehrzustand des Organismus gegenüber der Infektion zu suchen. Die Nasentuberkulose ist ebenso wie die anderweitigen Lokalisationen der Tuberkulose nicht als eine für sich bestehende Krankheit zu beurteilen, wir müssen sie in Beziehung bringen zu dem allgemeinen Immunzustand des Organismus.

Bei allen tuberkulösen Erkrankungen der Nase ist das weibliche Geschlecht entschieden bevorzugt, im Durchschnitt stellt sich das Verhältnis der Frauen zu den Männern auf 2:1.

Nasentuberkulose findet sich in allen Altersstufen, am häufigsten in der Pubertätszeit. Nach Gerber soll das Alter zwischen 25 und 60 Jahren die größte Zahl von Fällen liefern, nach Piffl ist das 3. und 4. Dezennium am häufigsten erkrankt.

In vielen Fällen bleibt der Prozeß auf die Nasenhöhle selbst beschränkt, Komplikationen durch Beteiligung der submentalen und retromaxillaren Lymphdrüsen durch Übergreifen auf den Tränenapparat und die Konjunktiva werden allerdings nicht selten beobachtet. Die Nebenhöhlen bleiben meist frei, am häufigsten sieht man noch eine Tuberkulose des Siebbeins.

Die subjektiven Beschwerden sind bei der Nasentuberkulose meist sehr gering. Bei der am Septum vorne lokalisierten, beginnenden Tuberkulose wird nur durch das antrocknende Sekret zeitweise ein gewisses Spannungsgefühl ausgelöst, gerade wie bei der Rhinitis anterior sicca.

Wenn ausgedehntere Abschnitte der Nasenschleimhaut erkrankt sind, tritt gewöhnlich eine Verminderung der Sekretion — Hyposekretion — ein, mit Neigung zur Eintrocknung und Borkenbildung und mit Trockenheitsgefühl; selten wird schleimiger Eiter abgesondert, fast niemals kommt es zu einer Hypersekretion.

Die Nasenatmung ist im Beginn der Erkrankung frei, Stenoseerscheinungen machen sich erst bemerkbar, wenn reichliche Granulationen, größere Tuberkulome oder Infiltrate, dicke Borken oder narbige Verwachsungen das Lumen der Nase am Eingang oder in der Nasenhöhle verengen. Blutungen aus der Nase sind häufig, sie sind die Folge von Geschwüren besonders am Septum und von Tumoren.

Tränenträufeln ist bei Verlegung der nasalen Ausmündung des Tränennasengangs durch eine tuberkulöse Erkrankung der unteren Muschel oder der lateralen Nasenwand ein regelmäßiger Befund. Eine plötzlich auftretende Amaurose durch Sehnervenatrophie beobachtete H. Kurzak bei Keilbeintuberkulose.

Rhinoskopischer Befund. Die Tuberkulose der Nase ist im Beginn am häufigsten vorne am Septum cartilagineum lokalisiert, erst im weiteren Verlauf greift sie auf das Septum osseum über. Da bei der Syphilis das Verhalten umgekehrt ist, können wir diese Lokalisation differentialdiagnostisch verwerten.

Beim Einblick in die Nase ist der Locus Kieselbachii oft von einer Borke bedeckt, die zunächst vorsichtig mit Öl, H_2O_2, oder Salbe abgelöst werden muß. In der freigelegten Schleimhaut sind Knötchen schwer zu erkennen, deutlicher werden sie, wenn man nach der Angabe von Mygind durch vorsichtiges Bestreichen mit einer Sonde die verdächtige Stelle reizt. Infiltrate erscheinen blaßrot mit eingesprengten Knötchen, nicht scharf abgegrenzt, häufig granuliert, Reaktionserscheinungen in der Umgebung fehlen. Das Infiltrat zeigt sehr verschiedene Ausdehnung, oft namentlich im Beginn klein auf den Locus Kieselbachii beschränkt, in seltenen Fällen das ganze Septum einnehmend und die Nase auftreibend. Geschwüre sind meist solitär, ihre Ränder sind infiltriert, manchmal unterminiert. Auch Granulo- und Fibrotuberkulome (Manasse) sind vorne am Septum häufig. Sie schwanken zwischen Erbsen- und Walnußgröße, sind meist breitbasig, selten gestielt, von graurötlicher bis dunkelroter Farbe, mitunter halbdurchscheinend, von glatter oder höckriger Oberfläche und von weicher Konsistenz. Sie greifen mitunter auf den Nasenboden und die Muschel über, zeigen häufig schon frühzeitig Neigung zum Zerfall und zu Hämorrhagie.

Die verschiedenen Formen der Tuberkulose treten zunächst fast immer einseitig auf, sie können aber auch bei erhaltenem Knorpel auf die andere Seite übergehen.

Greifen die tuberkulösen Prozesse weiter in die Tiefe, so kommt es zur Perichondritis mit Nekrose des Knorpels und Perforation des Septum. In anderen Fällen wird der Knorpel, wie Manasse festgestellt hat, aufgelöst und resorbiert. Jedenfalls ist ein kreisrunder, ovaler oder spaltförmiger Septumdefekt am Locus Kieselbachii ein sehr häufiger Befund; der Durchmesser der Perforation beträgt meist 1—2 cm.

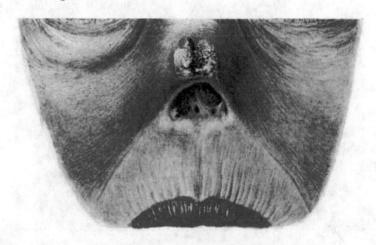

Abb. 28. Lupus der Nase und Oberlippe.

Selten findet sich der Defekt weiter nach vorne; ist in diesen Fällen auch das Septum cutaneum ergriffen und zerstört, so liegt der angenagte Knorpelrand frei. Bei Zerstörung der ganzen knorpeligen Scheidewand sinkt die Nasenspitze in die Apertura piriformis hinein, es entsteht die von den Franzosen als nez en lorgnette bezeichnete Nasenform.

Bei der sekundären, im Verlauf einer Lungen-, Kehlkopf- oder Darmtuberkulose auftretenden Nasenerkrankung dehnt sich das Infiltrat oder das Geschwür sehr viel schneller aus.

Viel seltener als das Septum erkranken die laterale Nasenwand und der Nasenboden. Eine primäre Ostitis tuberculosa ist selten, sie findet sich am Septum (Gerber), an den Muscheln (Wroblewski, Koschier), im Siebbein, im Keilbein (Kurzak) und in der vorderen Wand der Kieferhöhle (Manasse).

Die äußere Nase erleidet beim Lupus Formveränderungen, ist der untere Rand der Nasenflügel abgefressen, so sieht man im Profil auf den vorderen unteren Abschnitt des Septum, der Apex nasi kann zerstört sein, oder es kann durch narbige Verkürzungen des Septum die sog. Falken- oder Papageiennase entstehen. Bei Zerstörung der begrenzenden Weichteile erscheinen die Nasenlöcher erweitert, bei Verlust des Septum cutaneum et cartilagineum hat der Naseneingang die Form eines Dreiecks, dessen Spitze nach oben gerichtet ist. Narbige Verengerungen der Nasenlöcher sieht man mitunter, einen vollständigen Nasenverschluß nur sehr selten (Abb. 29).

Die Nasennebenhöhlen erkranken nur selten an Tuberkulose, Fälle von Kieferhöhlentuberkulose sind von Piffl, Rethi, Neumann, Lockard, Avellis, Hajek-Maydl, Panse, Guyot (tuberkulöser Tumor des Antrum) u. a. mitgeteilt worden. Die Nebenhöhlentuberkulose soll sich an eine Ostitis tuberculosa der Höhlenwand anschließen, daß aber eine Ostitis der Höhlenwand nicht zu einer Schleimhauttuberkulose in der Höhle zu führen braucht, beweist ein von Manasse operierter, vom Verfasser nachher behandelter Fall. Die Rhinitis und die Pansinuitis caseosa Dörners dürfte auf einer Knochentuberkulose beruhen. Stirnhöhlentuberkulose soll nach Killian im Anschluß

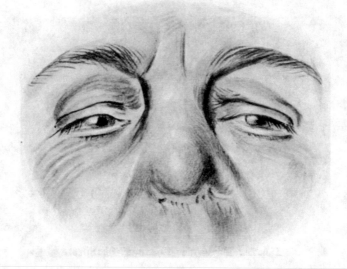

Abb. 29. Narbiger Verschluß beider Nasenlöcher bei Lupus. (Nach Edmund Meyer. Aus Handbuch der Hals-, Nasen-Ohrenheilkunde. Bd. IV. Berlin: Julius Springer 1928.)

an eine Karies des Orbitalrandes entstehen, scheint aber sehr selten zu sein. Siebbeintuberkulose — Fälle von Freer, Finder, Gorst, Killian, Otto, Scheibe, Stupka — tritt entweder unter dem Bilde einer Rhinitis caseosa oder eines Tumors auf. Keilbeintuberkulose ist im ganzen 9mal beobachtet (Zusammenstellung von Kurzak), sie erscheint als tuberkulöse Nekrose oder als Granulationsnekrose mit Neigung zu Perforationen und zur Beteiligung der Hypophyse und des Sehnerven, und ebenso wie bei Siebbeinerkrankungen zur Meningitis.

Die **Diagnose** wird in vielen Fällen aus dem rhinoskopischen Befund und der allgemeinen Untersuchung des Kranken mit an Sicherheit grenzender Wahrscheinlichkeit gestellt werden können, trotzdem müssen wir alle Hilfsmittel anwenden, um die Natur der Erkrankung ganz einwandsfrei festzustellen. Vom Bazillennachweis im Nasen- oder Geschwürsekret können wir bei dem sehr spärlichen Vorkommen der Bazillen nicht viel erwarten. In zweifelhaften Fällen muß die probatorische Tuberkulininjektion und die histologische Untersuchung eines aus dem Geschwürsrand, dem Infiltrat oder aus der Tiefe des Tumors entnommenen Gewebstückes zur Diagnose herangezogen werden.

Die Differentialdiagnose zwischen dem Ekzema simplex und tuber-
culosum durch die Tuberkulininjektion haben wir oben erwähnt. Geschwür
und Perforation vorn am Septum ist nicht ohne weiteres vom Ulcus septum
perforans zu unterscheiden, makroskopisch sichtbare Tuberkelknötchen,
oder ihr mikroskopischer Nachweis führen zur Klarheit. Für die Unterscheidung von Nasentuberkulose und Syphilis bietet der rhinoskopische Befund eine Reihe von Anhaltspunkten: 1. Die tuberkulösen Geschwüre
zeigen allmählich abfallende, nicht selten unterminierte Ränder, in denen miliare
und submiliare Knötchen erkennbar sind, schlaffe Granulationen am Rand
oder vom Grund aufschießend sind häufig. Die syphilitische Ulzeration hat
gewulstete, steil abfallende Ränder, und häufig speckigen, fest aufhaftenden
Belag auf dem Grund. 2. Die tuberkulösen Infiltrate sind meist blaß und
höckrig, Knötchen im oder am Rande sind häufig zu finden, das syphilitische
Infiltrat ist meist dunkelrot ohne Knötchen. Bei beiden Formen: dem Geschwür
sowohl wie dem Infiltrat ist bei Tuberkulose nur eine geringe lokale Reaktion
vorhanden, während bei Syphilis eine starke reaktive Rötung der Umgebung
die Regel ist. 3. Die Lokalisation des Prozesses läßt sich differentialdiagnostisch
verwerten; ausschließliche Erkrankung der knorpligen Nasenscheidewand
spricht für Tuberkulose, primäre Erkrankung des knöchernen Teils für Syphilis.

Unterstützt wird die Diagnose Tuberkulose durch einen positiven Lungenbefund und durch Hautlupus, das Vorhandensein syphilitischer Stigmata spricht
für Lues. Zur weiteren Klärung ist die Tuberkulin- und die Wassermannreaktion heranzuziehen, endlich müssen wir in zweifelhaften Fällen eine Probeexzision mit nachfolgender mikroskopischer Untersuchung machen, wenn auch
der histologische Befund gerade für die Unterscheidung zwischen Syphilis
und Tuberkulose auch für den geübten Untersucher große Schwierigkeiten
macht.

Die Diagnose ex juvantibus durch Verabreichung großer Dosen Jodkali
zu stellen, ist unmöglich, da Körner festgestellt hat, daß auch tuberkulöse
Schleimhautaffektionen auf die Jodtherapie reagieren. Erschwert wird die
Unterscheidung der beiden Affektionen noch dadurch, daß sie kombiniert
in der Nase vorkommen können, ein Tuberkulöser kann syphilitisch, und ein
Syphilitiker tuberkulös werden. Meist wird man zu einer Klarstellung der
Verhältnisse auch in diesen komplizierten Fällen kommen, wenn man die Unter-
suchungsresultate objektiv ohne vorgefaßte Meinung betrachtet und an die
Möglichkeit des Zusammenvorkommens beider Krankheiten denkt.

Die Unterscheidung von Tuberkulose und Rotz, die allerdings wegen
der Seltenheit dieser Erkrankung beim Menschen wenig praktisches Interesse
hat, ist sehr schwer. Genaue Aufnahme der Anamnese und die bakteriologische
und histologische Untersuchung müssen in zweifelhaften Fällen sichere Anhaltspunkte für die Diagnose liefern.

Zur Unterscheidung der tuberkulösen Geschwülste von den gutartigen Neubildungen, den einfachen Nasenpolypen, den Fibromen und
Papillomen und von den bösartigen, den Karzinomen und Sarkomen, ist die
histologische Untersuchung die einzig sichere Methode.

Die **Prognose** der sekundär bei Phthisikern auftretenden Nasentuberkulose
ist ungünstig, da sie erfahrungsgemäß erst bei fortgeschrittenen Lungenprozessen entsteht. Ungleich günstiger ist die Prognose der primären Nasentuberkulose, sie kann oft durch geeignete Behandlung zur klinischen Heilung
gebracht werden, namentlich wenn die Lokalisation und die Ausdehnung des
Prozesses die völlige Entfernung des Herdes und eine zweckmäßige Nachbehandlung ermöglicht. Rezidive in den Narben oder in den regionären
Lymphdrüsen kommen allerdings oft noch nach Jahren vor. Die lupösen Er-

krankungen der Nase sind ganz abgesehen von den lokalen Zerstörungen nicht immer als gutartig zu betrachten. Fortschreiten des tuberkulösen Prozesses auf andere Organe, besonders die Lunge, ist trotz der entgegengesetzten Ansicht Volkmanns durchaus nicht selten.

Die **Therapie** der Nasentuberkulose muß 1. das Allgemeinbefinden, den Lungenbefund und den Abwehrzustand des Organismus berücksichtigen, 2. den Krankheitsherd lokal zerstören. Die Allgemeinbehandlung wird in dem Kapitel Lungentuberkulose ausführlich erörtert, auf das ich verweisen muß.

Die medikamentöse Lokalbehandlung der Tuberkulose der oberen Luftwege werden wir bei der Kehlkopftuberkulose ausführlich besprechen (siehe S. 931). Ihre Erfolge sind im allgemeinen nicht zufriedenstellend, nur in den Fällen ist sie indiziert, in denen chirurgische Eingriffe wegen der Ausdehnung des lokalen Prozesses oder wegen des schlechten Allgemeinzustandes nicht ausführbar sind. Am geeignetsten sind die Ätzmittel, wie Milchsäure in 40—80%iger Lösung, Pyrogallussäure (v. Stein), die in die Ulzeration einzureiben sind.

Die chirurgische Behandlung der Nasentuberkulose ist allein wirksam, sie ist imstande, den Krankheitsherd radikal zu entfernen. Am besten geht man mit schneidenden Instrumenten: Messer, Meißel und scharfem Löffel vor, aber auch mit Galvanokaustik, Diathermie und Elektrolyse kann man in geeigneten Fällen auf endonasalem Wege Erfolge erzielen. Nur in seltenen Ausnahmen bei großer Ausdehnung der krankhaften Veränderungen kann man sich zum Aufklappen der Nase oder zur Partschschen Operation gezwungen sehen.

Bei der Tuberkulose der Nebenhöhlen sind stets die äußeren Operationen indiziert. Die Strahlenbehandlung hat bei der Nasentuberkulose gute Resultate aufzuweisen, besonders bei flächenhaften, lupösen Prozessen im Naseninnern und bei der Nachbehandlung von operativen Eingriffen. Für die Röntgenbehandlung bei Schleimhautlupus wird die äußere Nase nach Kleinschmidt in ein rechtes und ein linkes dreieckiges Feld geteilt, nach Abdeckung der Augen wird der Hauptstrahl auf das vordere Ende der mittleren Muschel gerichtet. Wegen der Doppelbestrahlung des Nasenrückens muß man mit der Dosierung vorsichtig sein, auch die zu- und abführenden Lymphbahnen müssen von den Strahlen getroffen werden. Kleinschmidt berichtet über 28 Heilungen unter 40 Fällen.

Von der Radiumbestrahlung berichten Harmer und Oertel, von der Bestrahlung mit Kromayerlampe Cemach und Dedek und von künstlicher Höhensonne kombiniert mit Krysolgan Pfeiffer über günstige Erfolge. Die besten Resultate mit der Strahlentherapie werden bei Nasentuberkulose dann erreicht, wenn vorher größere Granulationen und Tumoren operativ entfernt werden.

In einigen Fällen kann man bei Nasentuberkulose mit der von Körner empfohlenen innerlichen Jodkalibehandlung Erfolge erzielen.

δ) Paratuberkulöse Erkrankungen der Nase.

Zum Schluß müssen wir noch einige krankhafte Veränderungen erörtern, die ohne tuberkulös zu sein doch in enger Beziehung zur Tuberkulose stehen oder stehen sollen.

Einen tuberkulösen Nasenkatarrh gibt es ebensowenig wie einen tuberkulösen Kehlkopfkatarrh, wohl aber gibt es Phthisiker, die eine ausgesprochene Disposition zu akuten Katarrhen der Nase haben. Diese Neigung kann in lokalen Veränderungen in der Nase ihren Grund haben oder in einer allgemeinen Herabsetzung der Widerstandsfähigkeit gegen Schädigungen, die gemeinhin als Erkältungen bezeichnet werden. Jeder akute Katarrh bedeutet aber für den Phthisiker eine Gefahr, da er die Temperatur häufig beeinflußt und das Allgemeinbefinden schädigt. Die Erfahrung lehrt außerdem, daß der akute Katarrh häufig eine Neigung zum Herabsteigen in den Rachen, den Kehlkopf, die Luftröhre und die Bronchien hat und dadurch leicht zu einem direkten Fortschreiten des tuberkulösen Lungenprozesses Veranlassung geben kann.

Der chronische Schwellungskatarrh der Nase ist beim Phthisiker nicht gleichgültig, er führt zur Nasenstenose mit ihren Folgen und kann dadurch ebenso wie die anderen zur Mundatmung führenden Nasenerkrankungen eine dauernde Schädigung der Lunge bedingen. W. C. Rivers hat eine Reihe von Untersuchungen angestellt, um festzustellen, ob Nasenerkrankungen als prädisponierendes Moment für Lungentuberkulose eine Rolle spielen. Er untersuchte 500 Phthisiker mit positivem Tuberkelbazillenbefund und 452 Nichttuberkulöse zur Kontrolle. Er fand bei 344 Phthisikern $= 68\%$ nichttuberkulöse endonasale Veränderungen, bei den Kontrollen $167 = 36\%$. Nasenverstopfung und Mundatmung fand er bei den Phthisikern in 41%, bei den Kontrollen in 21% der Fälle. Er schließt aus diesen Befunden, daß eine Behinderung der Nasenatmung ein wichtiges prädisponierendes Moment für die Entstehung der Lungentuberkulose sei, und rät dringend, so früh wie möglich eine zweckentsprechende operative Behandlung vorzunehmen.

Sehr interessant sind seine Befunde betreffs atrophischer Nasenkatarrhe bei Phthisikern. Eine einfache Rhinitis atrophica konnte er bei 15% der Phthisiker feststellen, während bei den gesunden Kontrollen nur 4% gefunden wurden. Ozäna war bei den 500 Phthisikern und bei den 452 Kontrollen je einmal. Diese Zahl ist so klein, daß sie weder für noch gegen den Zusammenhang zwischen Lungentuberkulose und Ozäna verwertet werden kann.

b) Syphilis.

Syphilitische Erkrankungen der Nase kommen in allen drei Stadien vor. Der **Primäraffekt** findet sich häufiger in der Nase, als man gemeinhin annimmt, er tritt entweder an der Haut des Naseneinganges oder auf der Schleimhaut der Nasenhöhle auf. Im ersten Falle unterscheidet er sich nicht von dem Ulcus durum der Genitalien. Ein tiefes, schmierig belegtes, von erhabenen, harten, häufig unterminierten Rändern umgebenes Geschwür mit geröteter Umgebung und Anschwellung der regionären Lymphdrüsen ist der regelmäßige Befund, der häufig der Diagnose erhebliche Schwierigkeiten bereiten kann. Namentlich ist eine Verwechslung mit einer zerfallenen bösartigen Neubildung sehr leicht möglich. Die indolenten, stark vergrößerten Lymphdrüsen und der mikroskopische Nachweis der Spirochaeta pallida dienen zur Sicherstellung der Diagnose, vor allen Dingen aber die weitere Beobachtung der Patienten, bei denen regelmäßig nach einiger Zeit sekundäre Erscheinungen mit positiver Wassermannreaktion auftreten. Der Primäraffekt der Nasenschleimhaut sitzt in den meisten Fällen, wahrscheinlich durch verunreinigte Finger übertragen, am vorderen Abschnitt des Septum. Er erscheint anfangs als einfache, unverdächtige Rhagade, erst das Auftreten von submaxillaren und submentalen Drüsenschwellungen, die Widerstandsfähigkeit gegen therapeutische Maßnahmen und die Beschaffenheit der Umgebung lenken auf die richtige Spur.

Im weiteren Verlauf sieht man auf der Schleimhaut ein flaches Ulkus mit etwas erhabenem, hartem Rande, schmierigem Belag und geröteter Umgebung, das eine ausgesprochene Tendenz zur Bildung fungöser Massen besitzen soll. Das Vorkommen des Primäraffektes in der Tiefe der Nasenhöhle ist bisher noch nicht beobachtet worden. Es kann aber wohl auch dort entstehen, namentlich wenn die Infektion durch unsaubere Instrumente hervorgerufen wird.

Auf der Schleimhaut ist die Diagnose recht schwierig, und erst beim Eintritt der späteren Erscheinungen mit Sicherheit zu stellen.

Sekundäre Erscheinungen in der Nase treten als Erythem oder als Kondylom auf. Das Erythem, das nach Lesser auf der Schleimhaut in der Form roter, runder Flecke sich bilden soll, ist in den meisten Fällen von dem einfachen Schnupfen kaum oder gar nicht zu unterscheiden, weil bereits nach kurzem Bestehen die roten Flecke konfluieren und einer allgemeinen Rötung der Schleimhaut weichen. Die Form des Erythems findet sich am häufigsten bei Säuglingen. Die Coryza neonatorum ist fast immer entweder auf eine syphilitische oder gonorrhoische Infektion zurückzuführen. Die letztere ist durch eine reichliche eitrige Absonderung und durch die charakteristischen intrazellulären Gonokokken gekennzeichnet. Das Erythem der Schleimhaut verschwindet regelmäßig, ohne irgendwelche dauernden Veränderungen zu hinterlassen.

Papulöse Erkrankungen findet man häufig auf der Haut des Naseneinganges, sie führen zur Rhagadenbildung, besonders im hinteren Winkel des Nasenloches, und sind kaum von den Primäraffekten zu unterscheiden. Auf der Schleimhaut kommen die Papeln nur ganz ausnahmsweise vor, wenn auch eine Reihe von Autoren sie sicher beobachtet haben will.

Besondere Symptome werden durch die sekundären Erkrankungen der Nase kaum hervorgerufen. Die Patienten klagen in der Mehrzahl der Fälle nur über „Schnupfen".

Praktisch von sehr viel größerer Bedeutung sind die **tertiären Erscheinungen** der Nasenschleimhaut. Das Gummi erscheint in der Nase entweder als diffuses Infiltrat, oder in Form eines mehr abgegrenzten Tumors. Nach kurzem Bestehen entwickelt sich eine zentrale Nekrose, die sich durch eine mehr gelbliche Färbung von der geröteten Umgebung unterscheidet. Der Zerfall schreitet fort, es kommt zu tiefen Geschwüren, die sich in den meisten Fällen bis auf das Skelett der Nase ausdehnen und zu weitgehenden Zerstörungen der Knochen und Knorpel führen können. Am Septum treten die tertiären syphilitischen Erscheinungen als mehr oder weniger ausgedehnte flache Infiltrate auf, die mitunter zu einer Veränderung der äußeren Nase durch Verbreiterung des Nasenrückens führen. Bei der engen Beziehung der Nasenschleimhaut zum Knochen und Knorpel kommt es zu einem Übergreifen des Prozesses auf das Septumskelett, es entsteht eine Periostitis oder eine Perichondritis gummosa mit nachfolgender Ulzeration, Nekrose des Knochens und Sequesterbildung. Im Beginn pflegen Schmerzen die Infiltration zu begleiten, ist die Einschmelzung erfolgt und ein Ulkus entstanden, so lassen die Schmerzen nach, es entstehen Fistelöffnungen und tiefe Geschwüre, an deren Grund man den freiliegenden rauhen Knochen fühlt. Charakteristisch für diese Form der Nasensyphilis ist ein außerordentlich intensiver Fötor, der sich für den geübten Untersucher von allen anderen Gerüchen, die der Nasenhöhle entströmen, ohne weiteres unterscheiden läßt. Gewöhnlich findet man Sequester verschiedener Größe, die entweder schon ganz gelöst oder noch mit der Umgebung verbunden sein können. Überläßt man einen derartigen Fall sich selbst, so kommt es allmählich zu einer vollständigen Lösung des sequestrierten Knochens, der ausgeschneuzt oder im Liegen nach dem Nasenrachen hin entleert wird. Es sind Fälle beschrieben, in denen durch Aspiration sequestrierter Knochenstücke Suffokationsanfälle, ja sogar der Erstickungstod eingetreten sein soll. Kommt es zur Vernarbung der so entstandenen Defekte, dann bildet sich gewöhnlich unter dem Einfluß des Narbenzuges eine Veränderung der äußeren Nasenform aus — Sattelnase oder nez en lorgnette.

Außer dem Septum können auch die Muscheln und der Nasenboden die gleichen Veränderungen aufweisen. Es kann auf diese Weise die ganze laterale Nasenwand verloren gehen und eine gemeinsame Höhle entstehen, die die beiden Nasenhälften, beide Kieferhöhlen, Keilbein und Siebbein umfaßt. In manchen Fällen entwickelt sich die Spätsyphilis am Nasenboden als Folge einer Periostitis gummosa des harten Gaumens. Auf diese Weise können Perforationen des Nasenbodens und dadurch eine offenstehende Kommunikation zwischen Mund- und Nasenhöhle zustande kommen und zu Störungen beim Sprechen und Schlucken Veranlassung geben. In seltenen Fällen findet man von dem Grund des Geschwürs und dem Rand der Perforation ausgehende Granulationen, die so groß werden können, daß sie den unteren Nasengang ausfüllen und den Verdacht auf einen malignen Tumor erwecken können.

Nicht selten bilden sich an Stelle der Defektbildungen Narben, die zum Verschluß des Naseneinganges, zu Verwachsungen der Nasenmuscheln mit dem Septum und zu Nasenstenose führen können.

Die Diagnose ist in den meisten Fällen nicht schwierig. Häufig kann man bereits aus der Entfernung durch den charakteristischen Geruch das Vorhandensein von Sequestern in der Nase erkennen. So charakteristisch auch das rhinoskopische Bild ist, so häufig werden doch die gummösen Infiltrate und Ulzerationen am Septum übersehen. Namentlich wenn sie sich in der Höhe des mittleren Nasenganges und der mittleren Muschel finden. Man sieht in derartigen Fällen in der Gegend des Tuberculum septi oder etwas unterhalb der Fissura olfactoria einen geröteten, gewöhnlich sich scharf absetzenden Schleimhautwulst, der den Anblick der oberhalb liegenden Ulzeration verdeckt. Nimmt man die Sondenuntersuchung zu Hilfe, so fühlt man oberhalb des Wulstes einen tiefen Substanzverlust und an dessen Grund den freiliegenden rauhen Knochen. Ist der Sequester ausgestoßen, so gleitet die Sonde durch das Septum hindurch in die andere Nasenseite hinein. Auffallend ist es, daß besonders große Defekte der Nasenscheidewand von Anfängern leicht übersehen werden.

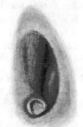

Abb. 30.
Zerfallenes Gummi am Septum cartilagineum.

Die Periostitis und Perichondritis specifica können eigentlich nur mit Tuberkulose verwechselt werden. Wie wir ausgeführt haben, sind die tuberkulösen und lupösen Skeletterkrankungen zunächst wenigstens auf das Septum cartilagineum beschränkt, während die syphilitischen die knöcherne Nasenscheidewand bevorzugen. Aber auch hier gibt es Ausnahmen, wie die nebenstehende Abb. 30 beweist. Erst bei längerem Bestehen greift der Lupus auch auf das knöcherne Skelett über und führt zu ausgedehnten Zerstörungen, die sich nur schwer von den syphilitischen, die bei weiterer Ausdehnung auch den knorpligen Septumabschnitt nicht verschonen, unterscheiden lassen. Sind Ulzerationen vorhanden, so kann die histologische Untersuchung entnommener Stücke des Geschwürsrandes zur Klarheit führen; allerdings kommen auch in den Gummiknötchen Riesenzellen vor. Sicherheit gibt der positive Nachweis von Tuberkelbazillen resp. der Spirochaeta pallida. Die Tuberkulinprobe und die Wassermannsche Reaktion müssen zur Sicherung der Diagnose herangezogen werden.

Die Unterscheidung von einem malignen Tumor wird auch durch die histologische Untersuchung eines exzidierten Gewebsstücks, durch die Wassermannreaktion und in seltenen Fällen ex juvantibus ermöglicht.

Die Therapie der tertiär syphilitischen Affektionen hat aus einer allgemeinen und einer lokalen Behandlung zu bestehen. Bei den gummösen

Infiltraten, der Periostitis und Perichondritis ist zunächst Jodkali in großen
Dosen zu verabfolgen, weil man nicht selten die Beobachtung macht, daß beim
Jodgebrauch Teile des Skeletts, die bereits nekrotisch zu sein scheinen, sich
erholen. Auch das Salvarsan, allein oder kombiniert mit Hg und J, ist bei der
Spätform der Nasensyphilis von günstigem Erfolge, namentlich wenn es sich
darum handelt, möglichst schnell dem Weiterschreiten des Prozesses entgegenzuwirken. Bei der lokalen Behandlung ist zunächst die Reinigung der Nase
entweder mit Spray oder mit Dusche oder auf mechanischem Wege auszuführen.
Vollständig gelöste Sequester müssen entfernt werden. Es empfiehlt sich aber
nicht, Knochenstücke, die noch an irgendeiner Stelle festsitzen, auf operativem
Wege zu beseitigen, weil sich mitunter noch Knochenteile als lebensfähig erweisen,
die bei der ersten Untersuchung als abgestorben imponierten. Sind durch
Vernarbung Veränderungen an der äußeren Nase zustande gekommen, so kann
man den Versuch plastischer Operationen machen, vorausgesetzt, daß
mindestens ein Jahr seit der Vernarbung der vorhandenen Ulzerationen verstrichen ist. Auch in diesem Falle empfiehlt es sich, vor der Ausführung des
operativen Eingriffes eine energische antisyphilitische Kur mit Hg, JK und
Salvarsan durchzuführen. Verwachsungen und Verengerungen sind auf operativem Wege zu beseitigen.

c) Sklerom.

Das Sklerom der oberen Luftwege wurde zuerst als besondere Erkrankung der Schleimhaut von Hebra im Jahre 1870 beschrieben und als Rhinosklerom bezeichnet. Die Ansicht, daß es sich um eine ausschließliche Erkrankung der Nase handle, wurde schon von
Schrötter widerlegt, der nachwies, daß die Krankheit nur in der Nase eine Lokalisation findet, und daß sie primär ebensogut in den übrigen Abschnitten der oberen Luftwege auftreten kann.
    Histologisch handelt es sich um ein kleinzelliges Infiltrat, aus dem sich Spindel-
zellen und derbes Bindegewebe entwickeln. Charakteristisch für das Sklerom sind bläschen-
förmige Zellen, die zuerst von Mikulicz beschrieben, als Mikuliczsche Zellen bezeichnet
werden. Es handelt sich bei ihnen mit größter Wahrscheinlichkeit um eine hydropische
Aufquellung epitheloider Zellen. Man findet außerdem Hyalinkörper, die als Produkte
einer hyalinen Degeneration aufzufassen sind. Das Infiltrat bei Sklerom unterscheidet
sich von den übrigen bisher besprochenen durch seine geringe Tendenz zur Ulzerationsbildung. Direkt aus der Infiltration heraus kommt es zur Bindegewebswucherung, und
zwar zu einer sehr derben, festen, die dem ganzen Prozeß den Namen gegeben hat. Durch
die mit der Bindegewebswucherung verbundene Schrumpfung kommen starke Veränderungen der Konfiguration der Teile zustande. Es kommt zu Verengerungen der Luftwege, die dadurch charakterisiert sind, daß ihre Wandungen sich fast knochenhart anfühlen.
Eingeschlossen von dem derben, neugebildeten Bindegewebe finden sich geringe Reste
des ursprünglichen Infiltrats. Nach Frisch und Pellizzari hat man den ganzen Prozeß
auf die Einwanderung eines kurzen, dicken, einem Kokkus ähnlichen Bazillus zurückgeführt, der eine große Ähnlichkeit mit dem Friedländerschen Pneumoniebazillus und
mit dem Abelschen Ozänabazillus besitzt. Von dem Friedländerschen unterscheidet
sich der Sklerombazillus durch seine geringere Virulenz, durch sein geringeres Vermögen,
Gärungsprozesse in Zuckerlösung zu erregen und nach Paltauf durch seinen Geruch und
die Fähigkeit, Milch zur Gerinnung zu bringen. Paltauf und Eiselsberg konnten den
Sklerombazillus in Reinkultur züchten. Stepanoff hat ihn Meerschweinchen ins Auge
geimpft und ihn aus dem zugrunde gegangenen Auge wieder gezüchtet. Die Anschauung
von Castex, daß der Sklerombazillus mit dem die Indigofermentation bewirkenden identisch sei, ist bisher nicht bewiesen. In den jüngeren Wucherungen findet man den Bazillus
in großen Mengen, in den älteren dagegen spärlicher, zumeist in den Zellen eingeschlossen,
in größerer Anzahl regelmäßig in den Mikuliczschen Zellen. Auch im Blut und im Ge-
webssaft sowie in den Zellen und in der interzellulären Substanz fand ihn Paltauf, Lemke
wies ihn im Nasensekret nach. Wegen der Ähnlichkeit des Verhaltens mit dem der Lepra-
bazillen hat man ihn als pathogen für das Sklerom angesprochen. Jedenfalls scheint er
die Ursache der hyalinen Degeneration und der Bildung der Mikuliczschen Zellen zu sein,
während seine ätiologische Bedeutung für die Entstehung der Infiltrate bisher noch nicht
einwandfrei nachgewiesen werden konnte. Es finden sich daher noch Autoren, die den
Sklerombazillus als parasitären Eindringling in das durch bisher noch unbekannte Mikroben
gebildete Granulationsgewebe ansehen.

Das Sklerom ist in seiner Verbreitung auf einzelne Hauptherde beschränkt. Vor allen Dingen liefern einige russische Gouvenements wie Minsk und Beßarabien, ferner Galizien, Mähren und Böhmen das Hauptkontingent für die Skleromerkrankungen. Durch die Arbeiten Gerbers sind auch in Deutschland in einigen ostpreußischen und schlesischen Bezirken endemische Skleromherde nachgewiesen, die wir wohl unzweifelhaft auf eine Einschleppung von den benachbarten russischen Grenzgebieten her zurückführen müssen. Die besser situierten, reinlicheren Bevölkerungskreise bleiben im allgemeinen vom Sklerom verschont. Nur die ärmere schmutzige Bevölkerung ist der Gefahr der Erkrankung ausgesetzt.

Ob das Sklerom als kontagiöse Erkrankung aufzufassen, ist bisher nicht sicher festgestellt. Wir werden aber gut tun, für die Schutzmaßregeln die Kontagiosität anzunehmen. Nur durch geeignete prophylaktische Maßnahmen können wir der weiteren Ausbreitung der Krankheit einen Riegel vorschieben. Am häufigsten erkrankt zunächst der Naseneingang. Von hier aus setzt sich der Prozeß auf die Oberlippe und die Nasenhöhle selbst fort. Es kann aber auch in jedem Abschnitt der oberen Luftwege der primäre Erkrankungsherd zur Beobachtung kommen.

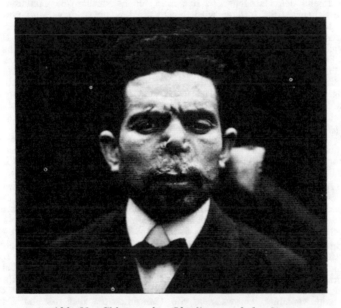

Abb. 31. Sklerom der Oberlippe und der Nase.

Die Frühformen der skleromatösen Erkrankung der Schleimhaut entziehen sich gewöhnlich der Beobachtung. Die Symptome sind sehr undeutliche, es handelt sich gewöhnlich nur um die Erscheinung eines einfachen Schnupfens mit vermehrter Sekretion, die dem Patienten nur wenig Beschwerden verursacht. Nach Pieniázek verläuft die Erkrankung zunächst unter dem Bilde eines chronischen Katarrhs mit Neigung zur Borkenbildung. Untersucht man das unter den Borken angesammelte Sekret, so gelingt gewöhnlich der Nachweis der Sklerombazillen. Es kommt dann zu mehr oder weniger ausgedehnten Infiltraten in der Schleimhaut oder zur Bildung mehr zirkumskripter anfangs weicher Tumoren, die sich allmählich durch interstitielle Bindegewebswucherung zu derben, harten Knoten zusammenziehen, und infolge des Narbenzuges zu Konfigurationsveränderungen in der Nase führen. Besonders am Nasenboden sieht man häufig weiße narbige Stränge, die einzelne vertiefte Felder, ähnlich wie bei einer kassettierten Decke, zwischen sich lassen. Gleichzeitig stellen sich gewöhnlich Veränderungen an der äußeren Haut der Nase ein. Die Haut ist nach Juffinger auffallend dünn und zart, fühlt sich aber knochenhart an. Die Nasenflügel sind verdickt, nüsternartig mit buckelförmigen Knoten besetzt, Veränderungen, die der Akne rosacea ähnliche Bilder entstehen lassen. In der Erscheinungsform erinnert das Sklerom der äußeren Nase bis zu einem gewissen Grade an das Rhinophym, eine Art Elephantiasis der Nase, bei der die Drüsen, Haarbälge und das Unterhautzellgewebe elephantiastisch verdickt erscheinen. Die Differentialdiagnose ist durch die Palpation zu stellen. Während beim Rhinophym

52*

die gebildeten Knoten stets weich bleiben, sind sie beim Sklerom hart und derb. Von der Nase schreitet der Prozeß auf die Oberlippe fort, die einer skrofulösen ähnlich wird und nur härter und stärker als diese bleibt. Die Lippe kann rüsselartig anschwellen. Die Haarbälge gehen fast regelmäßig zugrunde, so daß der Schnurrbart, soweit die Erkrankung reicht, ausfällt. Von der Lippe aus pflegt der Prozeß auf das Zahnfleisch, den harten Gaumen und die Wangenschleimhaut fortzukriechen. Ist der Prozeß in der Nase schon weiter vorgeschritten, so tritt die Geschwulstbildung und die Infiltration mehr in den Hintergrund. Man findet die Schleimhaut trocken, von Borken bedeckt, die einen unangenehmen, ozaenaähnlichen Fötor verbreiten. Auch auf die Nebenhöhlen kann das Sklerom übergreifen. So beschreibt Kaposi eine skleromatöse Erkrankung der Kieferhöhle. Fast ebenso häufig wie die Nase erkrankt der Nasenrachen primär. Gewöhnlich beginnt der Prozeß in den Choanen, an dem hinteren Ende des Septum und an den seitlichen Wänden des Kavum. Durch die Schrumpfung des neugebildeten Gewebes wird das Velum palatinum nach oben gezogen, und es kann eine feste Verwachsung des Gaumensegels mit der hinteren Pharynxwand und den Seitenwänden des Nasenrachens zustande kommen, die den Einblick in das Kavum erschwert oder unmöglich macht. Am Rachendach und auf der Oberfläche des Gaumensegels hat man bis haselnußgroße Tumoren beobachtet. Schreitet die Schrumpfung fort, so wird der Raum konzentrisch verengt und die Tubenmündung in der Regel verzogen. Greift die Infiltration auf die Mandelgegend und die vorderen Gaumenbögen über, so wird die Zunge, die meist frei bleibt, in die Höhe gezogen und unbeweglich. Ist die Schleimhaut des Isthmus geschrumpft, so wird das Öffnen des Mundes erschwert. Allmählich schwindet die knotige Infiltration ganz, der charakteristische Entzündungshof wird blasser, das Infiltrat wird weiß, von ungleichmäßigem Epithel bedeckt, endlich bleibt nur eine strahlige, an Syphilis erinnernde Narbe übrig. Bei der Schrumpfung des weichen Gaumens ist die Uvula in Mitleidenschaft gezogen. Sie verschwindet in der Narbe meist schon frühzeitig. Im Kehlkopf, der gleichfalls primär befallen sein kann, tritt zunächst eine Veränderung der hinteren Kehlkopfwand auf, es kommt weiter zu einer Infiltration der subglottischen Schleimhaut (Laryngitis subglottica hypertrophica), die fast regelmäßig doppelseitig ist. Durch die subglottische Schwellung und die Schrumpfung der Stimm- und Taschenlippen kommt es zur Stenose des Kehlkopfes, die sehr hochgradig sein kann. In manchen Fällen greift der Prozeß auf die Trachea über, die schon zeitig durch Infiltration und Narbenbildung verengt wird.

Die Symptome des Skleroms sind durch die Verengerung der Luftwege bedingt. Es kommt zu einer Behinderung, ja zur Aufhebung der normalen Atmung, zu Hörstörungen und Heiserkeit, während Husten und Schmerzen zu den Ausnahmen gehören. Der Prozeß zeigt einen außerordentlich chronischen Verlauf. Die Krankheit besitzt nur kurze Lebensdauer, sie heilt nicht selten unter Hinterlassung derber Narben spontan aus.

Die Diagnose ist bei gleichzeitiger Erkrankung der äußeren Haut leicht. Tritt der Prozeß ausschließlich an der Schleimhaut auf, so ist eine Verwechslung mit Syphilis möglich. Für die Unterscheidung wichtig ist die größere Schmerzhaftigkeit bei den syphilitischen Erkrankungen, ihre meist einseitige Entwicklung und der sehr viel raschere Verlauf mit Neigung zum Zerfall. Die Tumoren bei Sklerom sind außerdem in der Regel in der Schleimhaut verschieblich, während die Gummiknoten fest mit der Unterlage verwachsen sind. Eine sichere Differentialdiagnose wird bei frischen Fällen durch die histologische Untersuchung ermöglicht.

Therapeutisch ist das Sklerom nur schwer zu beeinflussen. Nur durch fortgesetzte Röntgenbestrahlung scheinen häufiger Erfolge erzielt zu werden. Außerdem sind die Stenosen der Luftwege durch operative Eingriffe und durch systematische Dilatationsbehandlung mit Metallbolzen nach vorheriger Tracheotomie zu behandeln. Eine rein symptomatische Behandlung kann die Patienten, wie Schrötter nachgewiesen hat, lange Zeit am Leben erhalten. Arsenbehandlung, auch Einspritzungen von Salvarsan haben bisher keine sicheren Heilungen herbeigeführt, ebensowenig wie die Anwendung des von Pawlowski in Kiew hergestellten Rhinosklerins.

d) Lepra.

Ätiologie. Die Lepra (Aussatz) wird durch den von Armauer Hansen entdeckten Bazillus hervorgerufen, der in seinem Verhalten große Ähnlichkeit mit dem Tuberkelbazillus besitzt. Er liegt gewöhnlich in rundlichen Haufen. Man findet ihn in den Geweben, im Auswurf und im Nasensekret. Er ist säurefest, läßt sich aber auch durch alle Anilinfarbstoffe färben. Seine Verwandtschaft mit den Tuberkelbazillen wird durch die positive Tuberkulinreaktion bei Leprakranken erwiesen. Der Aussatz ist eine unzweifelhaft kontagiöse Erkrankung, wie Bock durch sichere Beobachtungen festgestellt hat. Auch Lassar und Blaschko konnten die Kontagiosität der Lepra bei ihren Beobachtungen im Kreise Memel, auf den Sandwich-Inseln und auf Trinidad bestätigen.

Symptomatologie. Die Krankheit tritt in zwei Formen auf, der anästhetischen und der tuberösen, die im späteren Verlauf gewöhnlich nebeneinander zur Beobachtung kommen. Die anästhetische Form scheint ihre Eingangspforte in der äußeren Haut zu haben, während die tuberöse nach Sticker in den meisten Fällen in der Nase beginnt. Auch Goldschmidt betrachtet auf Grund seiner Beobachtungen in Madeira die Nase als Eingangspforte der Infektion.

In der Nase macht sich zunächst die Bildung knochenharter Borken bemerkbar. Danach stellt sich eine Schwellung der Schleimhaut ein, die einer tuberkulösen oder syphilitischen sehr ähnlich ist. Das lepröse Infiltrat besteht aus epitheloiden Zellen und aus Lymphozyten. Die fibrilläre Zwischensubstanz ist spärlich, die Rückbildung erfolgt gewöhnlich durch fettige Entartung. Ulzerationen entstehen nur durch eine sekundäre Infektion mit Entzündungserregern oder unter dem Einfluß von Verletzungen. Das Infiltrat, das in der Regel mit Absonderung eines schleimig-eitrigen, übelriechenden Sekretes verbunden ist, kann entweder zirkumskript oder diffus auftreten. Eigentliche Tumorbildung, wie sie in einem Falle von Gerber beobachtet wurde, gehört offenbar zu den Ausnahmen. Die Schwellung geht entweder direkt in eine Bindegewebswucherung mit narbiger Verziehung über, oder sie kann eitrig einschmelzen. Fast regelmäßig treten kleinere oder größere Perforationen des Septum in der Nähe des Naseneinganges auf. Auch die knöchernen Skeletteile der Nase sind der Zerstörung durch den leprösen Prozeß ausgesetzt. Die äußere Nasenform ist fast regelmäßig verändert.

Bei der Lepra tuberosa sehen wir knotige oder flächenförmige Infiltrationen der äußeren Nasenhaut. Bei den vorgeschritteneren Fällen ist die Lorgnettennase, die Rüsselnase, die platte Hakennase oder die abgegriffene Nase fast regelmäßig vorhanden. Durch diese Veränderungen der äußeren Nase und der Nasenhöhle kommt es schon frühzeitig zu Verengerungen, die zu einer vollständigen Stenose führen können.

Auch die Schleimhaut des Gaumens, des Zahnfleisches und des Rachens nimmt fast regelmäßig an den Veränderungen teil. Die Infiltrate bestehen meist aus kleinen, gehäuften Knötchen, zu denen sich vereinzelte, sehr harte Knoten von mehr weißlicher Farbe gesellen. Nach Moritz Schmidt können die Lepraknoten eine mehr bläulichgraue Färbung annehmen.

Im Kehlkopf ist der Kehldeckel am häufigsten von einem grauen, knotigen Infiltrat eingenommen. Nach mehr oder weniger langem Bestehen bilden sich Geschwüre, die spontan vernarben und Verengerungen herbeiführen.

Die **Diagnose** der Lepra in den oberen Luftwegen ist gewöhnlich durch die gleichzeitigen Veränderungen an der äußeren Haut leicht, namentlich in den Gegenden, in denen man mit dem Vorkommen der Lepra rechnen muß, es ist ähnlich wie beim Sklerom auf gewisse Gegenden beschränkt. In Deutschland kommt die Lepra endemisch nur im Kreise Memel vor, wohin sie von den russischen Ostseeprovinzen verschleppt sein dürfte. Man findet sie ferner in Island und Norwegen, wo sie durch geeignete Schutzmaßregeln stark im Rückgang begriffen ist, ferner an der schwedischen, finnischen und russischen Ostseeküste, in der Türkei und in den Balkanstaaten. Einzelne Fälle aber werden überall in Europa beobachtet, zum großen Teil bei Kranken, die zwecks ärztlicher Behandlung die großen Kulturzentren aufsuchen.

Das Aussehen der Kranken mit der Facies leonina, der knotigen Verdickung der Lippe, der Mißgestaltung der Nase, der knochenharten Beschaffenheit der Borken, das Fehlen der Augenbrauen und der Vibrissae, vor allem aber der Nachweis anästhetischer Stellen oder tuberöser Veränderungen in der äußeren Haut lassen ein Verkennen der Krankheit kaum zu. Auch die harten Knoten verschiedener Größe, die zum Teil geschwürig zerfallen, kreisrunde und narbige Stellen in den Gelenkgegenden, die zuerst von E. v. Bergmann beschrieben wurden, und Kontrakturen der Extremitäten stützen die Diagnose.

Die **Prognose** der Lepra ist im allgemeinen durchaus ungünstig, ob es gelingt, durch eine zeitige Lokalbehandlung der Nase die weitere Ausbreitung der Krankheit zu verhüten, ist nicht sicher. Heilungen sind bisher nicht beobachtet worden.

Die **Therapie** der oberen Luftwege wird in den meisten Fällen eine operative sein müssen, die die Entfernung der Knoten entweder mit schneidenden Instrumenten oder ihre Zerstörung durch Galvanokaustik, Diathermie oder Bestrahlung anzustreben hat. Bei Verengerungen des Kehlkopfes ist die Tracheotomie auszuführen. Sichere Heilungen sind, wie bereits erwähnt, noch nicht beobachtet, auch Versuche mit Salvarsan haben bisher keine einwandfreien Resultate ergeben.

2. Akute Infektionskrankheiten.

Die Nasenschleimhaut ist bei fast allen akuten Infektionskrankheiten beteiligt, bei Masern, Scharlach, Diphtherie, Keuchhusten, besonders bei Influenza und Erysipel gehören Nasenaffektionen zu den regelmäßigen

Vorkommnissen. In einer Reihe von Fällen sind einfache katarrhalische Reizungen der Schleimhaut vorhanden (s. Kap. I), in anderen finden sich tiefer greifende entzündliche Prozesse, in wieder anderen bilden sich phlegmonöse Entzündungen. Endlich äußert sich die Infektion in der Form von nekrotisierenden Entzündungen, die bis auf das Periost greifen können und zu Periostitis und Perichondritis führen. Der Nasenkatarrh steht mitunter im Vordergrunde des Bildes; anders stellen sich die Verhältnisse bei Untersuchungen am Sektionstisch. Bei fast allen an akuten Infektionskrankheiten Gestorbenen findet man bei der Untersuchung der Nebenhöhlen entzündliche Veränderungen, die sich teils als einfache katarrhalische, teils als schwere eitrige darstellen.

Die Art der Beteiligung der Nasenhöhle ist bei den einzelnen Infektionskrankheiten eine verschiedene. In einer Reihe der Fälle stellt sich die Erkrankung der oberen Luftwege als Initialsymptom ein, so daß man annehmen könnte, daß die Infektionserreger von der Nasenschleimhaut aus in den Organismus eindringen. In anderen Fällen erkranken die Nase und ihre Adnexe erst während des späteren Krankheitsverlaufes, so daß man gezwungen ist, eine Infektion durch Fortkriechen der Entzündung oder eine Infektion auf dem Lymph- oder Blutwege anzunehmen.

Frühzeitige Erkrankungen der Nasenschleimhaut werden vor allen Dingen bei Masern, bei Grippe und häufig auch beim Erysipel beobachtet.

a) Masern.

Man kann die Erkrankung der Nasenhöhle bei Kindern im Beginn einer akuten Infektionskrankheit geradezu als differentialdiagnostisch wichtiges Symptom bei Masern gegenüber den Rachenerkrankungen bei Scharlach bezeichnen. Während beim Scharlach der Beginn der Erkrankung fast immer mit Halsschmerzen und gleichzeitigen Störungen des Allgemeinbefindens einhergeht, tritt bei der Masernerkrankung zunächst eine akute Rhinitis, verbunden mit einem Bindehautkatarrh und mit trockenem Husten auf. Der initiale Nasenkatarrh unterscheidet sich klinisch zunächst in keiner Weise von einem gewöhnlichen Schnupfen. Das Vorkommen einer fleckigen Rötung, wie sie auf anderen Schleimhäuten, wie der des harten und weichen Gaumens, regelmäßig beobachtet wird, kommt auf der Nasenschleimhaut verhältnismäßig selten vor. In einem Fall konnte ich das Masernexanthem zuerst auf der Nasenschleimhaut feststellen. Die Nasenerscheinungen treten gewöhnlich sehr bald in den Hintergrund gegenüber den schweren Störungen des Allgemeinbefindens und den durch die Veränderungen der tieferen Luftwege hervorgerufenen Symptomen. Die Nebenhöhlen pflegen nur ganz ausnahmsweise bei Masern schwerere Erscheinungen zu bedingen, so daß hier nur selten Veranlassung zu therapeutischen Maßnahmen vorliegt.

b) Scharlach.

Anders stellen sich die Verhältnisse bei den Scharlachinfektionen. Preysing und nach ihm eine größere Anzahl anderer Autoren haben mit Recht die Aufmerksamkeit auf die Häufigkeit der Nebenhöhlenerkrankungen beim Scharlach gelenkt. In manchen Fällen ist der Verlauf so milde, daß sie kaum irgendwelche bemerkbaren Symptome hervorrufen, in anderen aber stellen sie so schwere Komplikationen dar, daß sie vollständig im Vordergrunde des Krankheitsbildes stehen. Die entzündlichen Prozesse bleiben nicht auf die Schleimhaut der Nebenhöhlen beschränkt, sie greifen mitunter mit außerordentlicher Schnelligkeit auch auf die Knochen, die Nachbarschaft der Nebenhöhlen, die Orbita und die Meningen über und verlangen sofortige energische Eingriffe. Am schwierigsten für den behandelnden Arzt liegen die Verhältnisse, wenn es sich um Scharlach ohne Exanthem handelt. Man kann dann sehr unangenehme Überraschungen durch plötzliche ödematöse Schwellungen des Augenlides, durch plötzliches Eintreten einer Protrusio bulbi erleben. Am häufigsten scheint das Siebbein zu erkranken, von dem aus dann ein Übergreifen einerseits auf die Orbita mit Ödem und Vortreibung des Augapfels, andererseits ein Fortschreiten nach dem Endokranium mit meningitischen Erscheinungen stattfinden kann. Auch die Stirnhöhle ist häufig der Sitz einer schweren eitrigen Entzündung beim Scharlach, von ihr aus können ebenfalls schwere Komplikationen zustande kommen. Verhältnismäßig seltener erscheint das Keilbein und die Kieferhöhle an den entzündlichen Prozessen beim Scharlachfieber beteiligt zu sein. Solange es sich um eine einfache eitrige Entzündung der Nebenhöhlen handelt, ist eine Lokalbehandlung, die den Eiterabfluß sicher stellt, am Platze. Vor allen Dingen sind Sprays mit schwachen Lösungen von Nebennierenextrakt empfehlenswert, da sie eine Abschwellung der Nasenschleimhaut herbeiführen und dadurch dem Eiter Abfluß gewähren. Sobald aber schwerere Komplikationen eintreten, ist eine ausgiebige chirurgische Behandlung notwendig. Es genügt dann in den meisten Fällen nicht, endonasal vorzugehen, breite Eröffnung der Höhlen, Ausräumung des Siebbeins, Aufmeißelung der Kiefer- und der Stirnhöhle ist dringend indiziert, um schwerere dauernde Schädigungen zu verhindern. In einer Reihe von Fällen scheint die Anwendung des polyvalenten Antistreptokokkenserum bei den eitrigen Prozessen der Nasennebenhöhlen, die ja meist durch eine sekundäre Infektion mit Streptokokken hervorgerufen zu sein scheinen, eine günstige Einwirkung gehabt zu haben.

c) Diphtherie und Rhinitis fibrinosa.

In manchen Epidemien erkrankt die Nase regelmäßig, in anderen seltener. Ihre Beteiligung verrät sich durch gelblichserösen oder mehr schmutzigen Ausfluß. Gleichzeitig macht sich am Naseneingang und an der Oberlippe eine entzündliche Reizung bemerkbar, die sich entweder in der Form eines Ekzems oder in schweren Fällen unter dem Bilde eines belegten Ulkus darstellt. Die Atmung ist durch die Schwellung der Schleimhaut regelmäßig behindert. Rhinoskopisch sieht man meist nur das vordere Ende der unteren Muschel und den untersten Abschnitt des Septum. Die Schleimhaut erscheint gerötet und geschwollen, von einer schmierigen Membran bedeckt, deren Entfernung stets einen Substanzverlust bedingt und zu mehr oder weniger starken Blutungen Veranlassung gibt. Die Nasendiphtherie ist prognostisch ungünstig, da sie ein Zeichen sehr schwerer Infektion ist und häufig auf dem Wege der Lymphgefäße zu schweren endokraniellen Komplikationen führt.

Klinisch von der echten Nasendiphtherie zu unterscheiden ist die Rhinitis fibrinosa, die in der überwiegenden Mehrzahl der Fälle ätiologisch mit der echten Diphtherie identisch ist. Die Rhinitis fibrinosa tritt als lokale Nasenerkrankung ein- oder doppelseitig auf. Das Allgemeinbefinden ist in den meisten Fällen gänzlich ungestört. Temperatursteigerungen und allgemeines Krankheitsgefühl fehlen. Mitunter klagen die Patienten über Kopfschmerzen, die aber weniger auf die Infektion als auf die Nasenverstopfung zu beziehen sind. Bei der rhinoskopischen Untersuchung findet man fast regelmäßig ein Ekzem des Naseneinganges, hervorgerufen durch die reichliche Sekretion aus der Nase. In den Nasenhöhlen selbst ist der ganze Zwischenraum zwischen Muschel und Septum von weißen, fibrinösen Massen ausgefüllt, die sich meist ziemlich leicht von der Schleimhaut abheben lassen und mitunter einen vollständigen Abdruck

der gesamten Nasenhöhle darstellen. Solange der fibrinöse Belag haftet, ist
der Einblick in die tieferen Teile der Nase unmöglich. Nach Entfernung der
Membran sieht man die Schleimhaut gerötet, häufig leicht blutend, nach kurzer
Zeit aufs neue mit fibrinösen Massen bedeckt. Der Verlauf der Rhinitis fibrinosa
kann sich über Wochen ausdehnen, immer aufs neue bilden sich die entweder
entfernten oder ausgeschneuzten Membranen. Bakteriologisch findet man in
frischen Fällen von Rhinitis fibrinosa regelmäßig den Löfflerschen Bazillus.
Tierversuche haben ergeben, daß man es mit vollvirulenten Bazillen zu tun hat.
Die Versuchstiere starben nach drei- bis viermal 24 Stunden unter dem gewöhnlichen Bilde der Infektion mit Diphtheriebazillen. Besteht die Krankheit längere
Zeit, so lassen sich meist Strepto- und Staphylokokken aus den Membranen
züchten, während der Diphtheriebazillus nur noch selten nachweisbar ist. Da die
Rhinitis fibrinosa nicht selten während einer Diphtherieepidemie zur Beobach-
tung kommt, und zwar in Familien, in denen einige Mitglieder an echter
Diphtherie erkrankt sind, so wird auch dadurch die Identität der Erkrankung
mit der Diphtherie sichergestellt. Wir müssen annehmen, daß die an Rhinitis
fibrinosa erkrankten Familienmitglieder eine gewisse Immunität gegen die
Infektion mit dem Löfflerschen Bazillus besitzen und müssen daher die
Rhinitis fibrinosa als eine abgeschwächte Nasendiphtherie auffassen. Die an
der genannten Affektion leidenden Patienten sind zweifellos Bazillenträger,
die imstande sind, andere Personen mit echter Diphtherie zu infizieren. Sie
sind daher nach Möglichkeit von anderen Personen, insbesondere von anderen
Kindern zu trennen, da sie sonst zur Verbreitung der Epidemie beitragen können.

Prinzipiell müßte man auch bei der Rhinitis fibrinosa möglichst frühzeitig
eine Behandlung mit Diphtherieserum in die Wege leiten. Es scheint aber,
als ob die Serumbehandlung in Fällen von Rhinitis fibrinosa keinen sichtbaren
Einfluß auf den Ablauf der Krankheit ausübt, wenigstens konnte Verfasser in
einer Reihe von Fällen weder eine schnellere Abstoßung der Membranen noch
eine Abkürzung des gesamten Krankheitsverlaufes konstatieren. Am geeignetsten scheint die Behandlung der erkrankten Schleimhaut mit austrocknenden Pulvern zu sein, insbesondere haben sich Einblasungen von Dermatol
recht gut bewährt.

d) Meningitis cerebrospinalis epidemica.

Bei der Meningitis cerebrospinalis epidemica hat man früher die Nase und
ihre Nebenhöhlen, insbesondere das Siebbein als Eingangspforte für die Infektion angesehen. Durch die Untersuchungen Westenhöffers und des Verfassers gelegentlich der Genickstarreepidemie in Oberschlesien 1905 ist es
aber nachgewiesen worden, daß die Nase fast immer frei ist, während die
Rachentonsille als Infektionspforte zu betrachten ist. Bei 100 vom Verfasser untersuchten Fällen war nur ein einziges Mal eine Siebbeinzelleneiterung
nachweisbar. In den übrigen 99 Fällen waren keinerlei pathologische Veränderungen in der Nase und ihren Adnexen vorhanden.

e) Pocken und Windpocken.

Auch bei den Pocken ist die Erkrankung der Nase nicht häufig. Nur selten
werden Pusteln auf der Nasenschleimhaut konstatiert, vielleicht weil bei der
Schwere der Erkrankung die rhinoskopische Untersuchung meistens unterlassen
wird. Bei Varizellen zeigen sich Bläschen auf der Nasenschleimhaut häufiger.

f) Typhus abdominalis und exanthematicus.

Beim Typhus kann man frühzeitig Rötung und Trockenheit der Nasenschleimhaut, Erosionen und Septumabszesse, die zu Perforationen führen,

beobachten. Bräunliche oder hämorrhagische Borken am Naseneingang gehören zu den häufigen Befunden. Es entsteht durch die Perichondritis des Septum Nasenbluten, das im Zusammenhang mit Typhus immer auf eine schwerere Erkrankung des Nasenskeletts hinweist. Ausgedehnte Nekrosen des Septumskeletts sind beim Typhus wiederholt beobachtet. Nasenveränderungen sind beim Typhus exanthematicus nicht beschrieben.

g) Keuchhusten.

Bei Keuchhusten ist Nasenbluten ein häufiges Vorkommnis; es tritt aber nicht als Folge einer tieferen Entzündung sondern als Wirkung der starken, durch die Hustenanfälle hervorgerufenen Stauung auf. Genau wie bei der einfachen Epistaxis ist der Sitz der Blutung fast immer vorn am Septum an dem als Locus Kiesselbachii bezeichneten Orte, es kommt zur Ruptur kleiner, varikös erweiterter Venen. Der dadurch bedingte Blutverlust kann ein recht erheblicher sein. Die Verschorfung der geplatzten Gefäße mit Chromsäure oder mit Galvanokaustik führt in den meisten Fällen zur dauernden Beseitigung der Komplikation.

Veränderungen der Nasenschleimhaut gehören zu den Seltenheiten, nur manchmal sieht man Suffusionen. Die Ansicht, daß der Keuchhusten als Reflex von der Nase ausgelöst werden könnte, ist durch klinische Beobachtungen bisher nicht bestätigt.

h) Influenza, Grippe.

Die Erkrankungen der Nasenschleimhaut bei Influenza unterscheiden sich im allgemeinen nicht von den gewöhnlichen Katarrhen. Sowohl die hyperplastische wie die atrophische Form kommt zur Beobachtung. Bei der ersteren erscheint die Nasenschleimhaut gerötet, die Muscheln geschwollen. Aus der Nase entleert sich im ersten Stadium ein spärliches Sekret, das im weiteren Verlauf reichlicher serös wird und endlich eine mehr dickflüssige, eitrige Beschaffenheit annimmt. Bei dem trockenen Influenzakatarrh ist die Schleimhaut gleichfalls gerötet, trocken glänzend, von zähem Sekret oder von grünlichen bis bräunlichen Borken bedeckt. Die Nasenerscheinungen treten aber fast immer gegen die allgemeinen Erscheinungen in den Hintergrund.

Wichtiger sind die entzündlichen Prozesse in den Nasennebenhöhlen, die entweder durch den Influenzabazillus selbst oder durch eine Mischinfektion mit Eiterkokken hervorgerufen werden. Es handelt sich zumeist um schwere akute Entzündungen der Kieferhöhle, der Stirnhöhle, der Siebbeinzellen und der Keilbeinhöhle, die mit Fieber, heftigen Schmerzen und reichlicher Sekretion einherzugehen pflegen und fast immer spontan ausheilen. Seltener setzen sich die entzündlichen Prozesse auf die Orbita oder das Endokranium fort; auch andere Komplikationen sind verhältnismäßig selten. Nicht allzu häufig gehen die akuten Influenzasinuitiden in eine chronische Eiterung über.

Im Beginn der akuten Erkrankung ist eine möglichst wenig reizende Lokaltherapie am Platze, die in Kopflichtbädern, Kokainsuprareninspray, Kataplasmen und innerlicher Darreichung von Chinin zu bestehen hat. Treten Komplikationen ein, so muß operativ eingegriffen werden. Die Schwere der Nebenhöhlenerkrankungen ist in den verschiedenen Epidemien eine sehr verschiedene gewesen. Während in den ersten Influenzaepidemien schwerere Nebenhöhlenerkrankungen zu den Ausnahmefällen gehörten, sind später, besonders im Jahre 1902, von der Stirnhöhle und dem Siebbein ausgehende Komplikationen in der Orbita häufiger beobachtet worden, und auch bei der Grippe des Jahres 1926/27 sind schwere Nebenhöhlenentzündungen häufig vorgekommen.

i) Erysipel.

Das Erysipel geht sehr häufig vom Naseneingang aus. Beim Vorhandensein von Rhagaden oder ekzematösen Erkrankungen des Introitus wandert der Streptococcus erysipelatis in die bestehenden Substanzverluste ein und führt zunächst zu einer Entzündung der Oberlippe und der Wange. Nicht selten setzt sich der Prozeß gleichzeitig auf die Schleimhaut der Nasenhöhle fort. Es kommt zu einer Rötung und Schwellung der Muscheln und des Septum und zu einer Beteiligung der Nebenhöhlen. Auch Blasenbildung auf der Schleimhaut wird beobachtet. In einem geringen Prozentsatz der Fälle bleibt es nicht bei der oberflächlichen Entzündung der Schleimhaut, der Prozeß greift in die Tiefe und führt zu einer Phlegmone am Septum mit Knorpelnekrose und Perforation, die lange Zeit zu Störungen des Allgemeinbefindens Veranlassung geben können. Von der Nase aus kann das Erysipel durch die Lymphbahnen auf die Meningen fortkriechen. Auch nach hinten nach dem Nasenrachen und der Pars oralis pharyngis greift der Prozeß über, er kann weiter auf das Mittelohr und den Kehlkopf fortschreiten. In anderen Fällen ist der Verlauf umgekehrt; die Entzündungserreger dringen von dem lymphatischen Rachenring — von den Gaumenmandeln oder der Rachenmandel aus — in den Organismus ein, es kommt zunächst zur Entwicklung eines Schleimhauterysipels, das sich weiter auf die Nasenhöhle, die Nebenhöhlen und auf den Naseneingang und die äußere Haut fortsetzen kann. Die Störungen des Allgemeinbefindens bei Beteiligung der Nase sind in den meisten Fällen sehr erhebliche; hohe Temperaturen begleiten die Erkrankung, heftige Kopfschmerzen, Benommenheit, schwere Prostration sind regelmäßige Symptome. Schwere Komplikationen sind bei den Nebenhöhlenerkrankungen bei Erysipel nicht selten.

Eine lokale Behandlung der Krankheit während ihres Verlaufs bietet meist wenig Nutzen. Nur eine regelmäßige Reinigung der Nase ist empfehlenswert. Die Anwendung von desinfizierenden Mitteln aber ist zu widerraten. In geeigneten Fällen scheint eine Serumbehandlung Erfolg zu versprechen. Bei der Prophylaxe des Erysipelas habituale spielt eine Behandlung des Naseneingangs eine wesentliche Rolle. Da erfahrungsgemäß die Infektionskeime von den Rhagaden aus eindringen, so muß man zunächst dahin streben, durch eine geeignete Salbenbehandlung das Ekzem zu beseitigen.

k) Gonorrhöe.

Eine eitrige Erkrankung der Nasenschleimhaut ist wiederholt bei Gonorrhöe beobachtet worden. Die Rhinitis gonorrhoica erscheint als eine hochgradige Entzündung der ganzen Schleimhaut mit eitriger Durchtränkung des Gewebes und Aufquellung der Epithelien. Das eitrige Sekret ist sehr reichlich, es wird gleichmäßig von der ganzen Schleimhautoberfläche abgesondert. Nur in den Eiterzellen sind Gonokokken nachweisbar. Der Naseneingang ist gerötet und mit Rhagaden versehen, die Oberlippe entzündlich geschwollen und häufig exkoriiert. Nicht selten verbreitet sich die Erkrankung auf die Konjunktiva und das Mittelohr. Während beim Erwachsenen die Rhinitis gonorrhoica selten vorkommt, finden wir sie sehr häufig bei Neugeborenen unter der Form, die als Blennorrhoea neonatorum oder Coryza neonatorum bezeichnet wird. Sie findet sich häufig gleichzeitig mit einer Conjunctivitis blennorrhoica. Die Infektion erfolgt durch das Vaginalsekret intra partum. Wenige Tage nach der Geburt stellt sich unter Niesen schleimig-eitriger Ausfluß aus der Nase ein, der die Haut des Naseneinganges und der Oberlippe stark reizt und zu entzündlichen Schwellungen führt. Die

Nasenschleimhaut ist stark geschwollen, die Atmung dadurch häufig so stark behindert, daß die Nahrungsaufnahme Schwierigkeiten macht. Vom einfachen Schnupfen ist die Coryza neonatorum durch die eitrige Absonderung, durch die Entzündung der äußeren Haut und durch das Vorhandensein des Gonokokkus unterschieden. Nur die bakteriologische Untersuchung und anderweitig vorhandene Symptome von Lues hereditaria lassen sie von syphilitischen Erkrankungen unterscheiden.

VIII. Erkrankungen der Nase und der Nebenhöhlen bei Blutkrankheiten.

Man findet bei der Leukämie höckerige, zirkumskripte Infiltrate am Septum, die weiche Konsistenz besitzen und sich mit der Sonde hin und her bewegen lassen. Eine Disposition zu Nasenblutungen ist eine häufige Begleiterscheinung der Leukämie, so daß Guilbert Weil eine besondere Form, die pseudoskorbutische beschrieben hat. Petechien von verschiedener Größe, die an einzelnen Stellen zu größeren Suggillationen zusammenfließen, werden dabei auf der ganzen Nasenschleimhaut beobachtet. In manchen Fällen tritt eine sehr profuse Epistaxis als erstes Symptom anscheinend bei voller Gesundheit auf. Wenn es sich nicht um einen Hypertoniker handelt, sollte man in derartigen Fällen nie die Blutuntersuchung versäumen. Die Infiltrate machen verschiedenartige Veränderungen durch. Sie können durch entzündliche Prozesse anschwellen und dadurch Störungen der Atmung bedingen. Auch ein Zerfall der Infiltrate mit Ulzerationsbildung gehört nicht zu den seltenen Vorkommnissen. K. M. Menzel konnte in zwei Fällen lymphatischer Form der Leukämie außer Veränderungen an der Muschel- und Septumschleimhaut auch ausgedehnte pathologische Prozesse an der Schleimhaut der Nebenhöhlen nachweisen, die intra vitam keine Symptome gemacht hatten. Die Schleimhaut ist stark geschwollen, glatt oder höckerig, in dem einen Fall stark ödematös, ihre Gefäße zeigen hyaline Degeneration. Während in einem Fall die Infiltration von der Oberfläche nach der Tiefe hin zunimmt, ist in dem anderen diese Zunahme nur an der Nebenhöhlenschleimhaut nachweisbar, während Septum- und Muschelschleimhaut das umgekehrte Verhalten zeigen. Blutungen waren in reichlichem Maß nachweisbar.

Bei der hämorrhagischen Diathese sind Petechien, größere Suggilationen und Blutungen auf die Oberfläche der Nasenschleimhaut nicht selten.

Bei einer Reihe von **Hauterkrankungen** werden Lokalisationen auch auf der Schleimhaut der Nase beobachtet, die aber im Zusammenhange mit den Krankheiten der Haut beschrieben werden und daher an dieser Stelle nicht genauer geschildert zu werden brauchen. Erwähnt sei nur, daß bei Herpes, bei Ekzem, bei Pemphigus, bei Urtikaria, Arzneiexanthemen und dem Lichen ruber Veränderungen auf der Schleimhaut festgestellt worden sind. Die Erkrankungen der äußeren Nase, wie Furunkulose, Erythem, Rhinophym und Akne rosacea gehören nicht eigentlich zu den Erkrankungen der oberen Luftwege.

IX. Erkrankungen der oberen Luftwege bei Tierseuchen.

1. Rotz (Malleus).

Ätiologie. Der Rotz kommt beim Menschen nur selten vor. Er wird ausschließlich vom Tier auf den Menschen übertragen. Infektionen von Mensch zu Mensch sind bisher nicht beobachtet. Er tritt daher fast ausschließlich bei Individuen auf, die beruflich mit der Pflege von Einhufern zu tun haben. Die Ursache der Krankheit ist ein tuberkelbazillus-ähnlicher Mikroorganismus, der auf Glyzerinagar gedeiht und auf Kartoffeln einen charakteristischen bräunlichen Überzug bildet, der später fuchsrot wird. Er ist leicht auf Meerschweinchen zu übertragen und ruft bei ihm nach Strauß Orchitis und Periorchitis mit käsigem Herde hervor. Aus dem Krankheitsherde läßt sich der Bazillus wiederum in Reinkultur züchten.

Symptomatologie. Der Rotz tritt beim Menschen in akuter und chronischer Form auf. Die erstere beginnt meist mit Knoten an den Händen, die später ulzerieren und zu einer allgemeinen Infektion mit Abszeßbildung führen können. In anderen Fällen kommt die Infektion von der Nase aus als erysipelatöse Röte an den Wangen unter Fieber zum Ausbruch. Es bilden sich Bläschen, die aufbrechen und ein dünnes, gelbliches Sekret entleeren. Daneben zeigen sich Knötchen, die zerfallen und sich mit Borken bedecken. Auch an der Nasenschleimhaut, besonders am Septum, im Rachen und im Kehlkopf bilden sich Knötchen, die ulzerieren und durch Schwellung zur Stenose führen können. Unter der Erscheinung allgemeiner Sepsis gehen die Patienten zugrunde. Die chronische Form entsteht meist mit multiplen Abszessen auf der äußeren Haut. Später sind Lokalisationen in den Schleimhäuten nicht selten. In der Nase bilden sich meist Krusten, nach deren Entfernung kleine Geschwüre sichtbar werden, die zu Septumperforationen führen. Die eigentliche Knötchenform wird seltener beobachtet. Im Pharynx und Larynx, sowie an der Zunge steht die Geschwürsbildung im Vordergrund des Bildes neben Infiltraten, die zerfallen und unter Narbenbildung heilen können. Magen, Darm und Drüsen werden in späteren Stadien gleichfalls befallen, während eine Lungenaffektion seltener auftritt.

Die **Diagnose** ist schwierig, weil man an die Möglichkeit einer Rotzerkrankung nicht denkt. Es kommt daher häufig zu Verwechslungen mit Tuberkulose oder Syphilis, bis schließlich durch die eigenartige Beschaffenheit der Geschwüre und die Erfolglosigkeit der therapeutischen Maßnahmen die Aufmerksamkeit auf die Möglichkeit einer Rotzinfektion gelenkt wird. Die bakteriologische Untersuchung und der Tierversuch führen dann regelmäßig schnell zum sicheren Nachweis der Krankheit. Das Mallein von Kahling und Hellmann ist bei Tieren ein gutes Hilfsmittel für die Diagnose. Beim Menschen ist es wegen der mit seiner Anwendung verbundenen Gefahr — es sind Fälle beschrieben, in denen durch das Mallein die Krankheit vom chronischen in das akute Stadium übergegangen ist — nicht verwertbar. Für die Diagnose kommt ferner die Agglutinationsreaktion und die Komplementablenkung in Betracht.

Die **Prognose** ist bei der akuten Form absolut schlecht. Bei der chronischen sollen nach Bollinger etwa 50% ausheilen.

Von größter Bedeutung ist die Prophylaxe, die erkrankten Tiere zu beseitigen, verdächtige und auch erkrankte Menschen streng zu isolieren hat.

Therapeutisch ist zunächst die chirurgische Behandlung durch Spaltung und Ätzung anzuwenden, daneben scheinen Arseninjektionen von Nutzen zu sein. Tuberkulin, Jodkali und Quecksilber sind von einigen Beobachtern empfohlen, die günstigen Resultate haben aber keine allgemeine Bestätigung gefunden.

2. Maul- und Klauenseuche.

Ätiologie. Die Maul- und Klauenseuche wird, wie Löffler festgestellt hat, durch einen Mikroorganismus hervorgerufen. Das einmalige Überstehen der Erkrankung soll Immunität herbeiführen. Die Übertragung vom Tier auf den Menschen ist sicher nachgewiesen, sie erfolgt entweder direkt, besonders auf das Pflegepersonal erkrankter Tiere, oder häufiger durch den Genuß roher Milch oder roher Milchprodukte.

Symptomatologie. Nach 3—4 tägiger Inkubation stellen sich gewöhnlich Temperatursteigerung und Darmstörungen ein. Gleichzeitig schießen zahlreiche, von milchig getrübter Flüssigkeit erfüllte Bläschen auf der Mund- und Rachenschleimhaut auf, die nach einiger Zeit platzen und oberflächliche, von fibrinösem Belag bedeckte, mit einem roten Entzündungshof umgebene Ulzerationen entstehen lassen. Gleichzeitige masernähnliche Exantheme oder bullöse Eruptionen an den Extremitäten, besonders an den Nägeln, werden häufiger beobachtet. Eine Schwellung der Zunge soll nach Siegel die häufigste Veränderung sein. Die Dauer der Krankheit schwankt von 8—10 Tagen bis zu mehreren Wochen.

Bei Erwachsenen ist die **Prognose** der Maul- und Klauenseuche günstig, bei Säuglingen führt sie nicht selten zum Tode. Am wesentlichsten bei der Maul- und Klauenseuche ist die **Prophylaxe,** die in genauer sanitätspolizeilicher Beobachtung der Molkereien und der Viehhaltungen zu bestehen hat. Besonders ist auf die Milch aus infizierten Stallungen zu achten, die nur im pasteurisierten oder sterilisierten Zustande in den Handel gebracht werden darf.

3. Milzbrand.

Erkrankungen der oberen Luftwege beim Milzbrand sind nicht häufig. Es sind aber Fälle beobachtet, in denen an den Tonsillen eine gangränöse Angina vorhanden war, die vollständig unter dem Bilde einer Diphtherie verlief, sich aber bakteriologisch als

Anthrax auswies. Die Nase ist nur selten befallen. Nur ein Karbunkel an der äußeren Nase oder der Oberlippe kann die Einbruchspforte des Milzbrandbazillus in den Organismus darstellen. F. G. A. Meyer lehnt die Tonsillen als Eintrittspforte der Anthraxbazillen ab, er führt die klinische Erkrankung der Mandeln auf eine sekundäre Infektion mit Strepto- oder Staphylokokken zurück, während Zia Nury Pascha und Haidar Bey die gangränöse Angina als Produkt der Milzbrandinfektion ansehen. Vor allen Dingen scheint ihnen das mit der Angina verbundene blasse Ödem, das sich ziemlich schnell ausbreitet und auf die äußere Haut und den Kehlkopf übergeht, als eine Manifestation der Milzbrandinfektion, die durch die mangelnde Temperatursteigerung vom Erysipel unterschieden wird. Die **Diagnose** wird durch die bakteriologische Untersuchung gestellt. Die **Prognose** ist durchaus ungünstig, da trotz aller therapeutischen Versuche der Tod meist innerhalb ganz kurzer Zeit eintritt.

4. Aktinomykose.

Die Strahlenpilzkrankheit, die beim Menschen von Juniska und Hummel, James Israel und Bollinger genau beschrieben worden ist, wird meist nicht vom Tier direkt, sondern durch Getreidegrannen auf den Menschen übertragen. Die Infektion geht gewöhnlich von kariösen Zähnen aus und setzt sich von dort auf die Lymphdrüsen, den Kiefer, die Lungen und den Darmkanal fort. Auch der Rachen, die Zunge, die Wangen und die Tonsillen dienen dem Strahlenpilz als Ansiedlungsorte. Es kommt zur Bildung von Pusteln, in denen sich die gelben Pilzkörner in charakteristischer Form finden. Es entwickeln sich zunächst Tumoren, die lange Zeit unverändert bleiben können, dann aber einschmelzen und dünnflüssigen, gelben Eiter entleeren.

Die **Diagnose** ist, solange die Knoten geschlossen sind, schwierig. Nach ihrer Eröffnung führen die gelben Körner und die mikroskopische Untersuchung zur Diagnose. Die **Prognose** ist bei den Affektionen der äußeren Haut, der Mundhöhle und des Oberkiefers, denen man operativ beikommen kann, nicht ungünstig, während die Erkrankungen der Lunge und der Knochen jeder therapeutischen Einwirkung Trotz bieten.

X. Die Fremdkörper der Nase.

In den oberen Luftwegen kommen die mannigfaltigsten Fremdkörper vor hauptsächlich bei Kindern und bei Geisteskranken, seltener bei vernünftigen Erwachsenen. Die Toleranz der Patienten gegen die Fremdkörper ist in manchen Fällen eine ganz außerordentliche. Jahre-, ja jahrzehntelang werden die Fremdkörper getragen, ohne daß irgendwelche Störungen des Allgemeinbefindens oder stärkere lokale Symptome hervorgerufen werden. Kinder und Geistesschwache stecken sich die verschiedensten Gegenstände selbst in die Nase; bei Erwachsenen geraten sie entweder mit der Inspirationsluft oder seltener durch Erbrechen, wieder in anderen Fällen durch Zufall in die Nasengänge hinein.

Bei den **Symptomen** müssen wir vor allen Dingen unterscheiden, ob es sich um frische Fälle von Fremdkörpern handelt, oder ob sich schon Folgezustände eingestellt haben. Bei den frischen Fällen stehen bei größeren Fremdkörpern die Symptome der Nasenstenose im Vordergrunde. Im weiteren Verlauf, mitunter nach wenigen Stunden, in anderen Fällen erst nach längerem Verweilen des Fremdkörpers in den Luftwegen kommt es zu entzündlichen Erscheinungen, die in der Nase unter dem Bilde des akuten Schnupfens zu verlaufen pflegen. Während anfangs eine mehr seröse, mitunter mit Blut gemischte Absonderung aus dem Nasenloch bemerkbar wird, stellt sich in anderen Fällen schon frühzeitig ein eitriger Katarrh ein, der auch durch die Einseitigkeit des Auftretens sofort den Verdacht auf das Vorhandensein eines Fremdkörpers lenkt. Sitzt das Corpus alienum schon seit längerer Zeit im Nasengang, so wird der Ausfluß regelmäßig überriechend, meist sehr reichlich und scharf, so daß ekzematöse Veränderungen am Naseneingang und der Oberlippe zu den regelmäßigen Begleiterscheinungen gehören. Bei einseitigen Eiterungen aus der Nase bei einem Kinde unter sieben Jahren, die länger als 14 Tage besteht, kann man fast mit absoluter Gewißheit darauf rechnen, bei der Untersuchung einen Fremdkörper zu finden. Bei Erwachsenen ist der genannte Symptomen-komplex weniger charakteristisch, weil bei den so häufigen Nebenhöhlen-erkrankungen gleichfalls der einseitige eitrige Katarrh im Vordergrunde des Krankheitsbildes steht.

Die Fremdkörper der Nasenhöhle pflegen bei längerem Verweilen durch Kalkniederschläge an ihrer Oberfläche, die von Gerber und Moure auf Bazillen-wirkung zurückgeführt werden, an Größe zuzunehmen. So kommt es zur Bil-dung der sog. Nasensteine, deren Kern regelmäßig aus einem harten Fremd-körper besteht. Die Form der Nasensteine pflegt sich der Konfiguration der Nasenhöhle selbst anzupassen. In die verschiedenen Buchten der Nasenhöhle ragen Fortsätze hinein, durch die die Steine selbst fixiert werden, während kleinere Fremdkörper und Steine mitunter auffällig beweglich sind, so daß man sich wundert, daß sie nicht beim Schneuzen oder Niesen herausbefördert werden.

Als Fremdkörper finden wir die merkwürdigsten Gegenstände. Der größten Beliebtheit bei den Kindern erfreuen sich alle Sorten Knöpfe, ferner Frucht-kerne, Bohnen, Erbsen, Kieselsteine, Glasperlen usw., aber auch weiche Gegen-stände wie Radiergummi, Weidenkätzchen, Briefmarken und Wattetampons, die meist als Erinnerungszeichen an früher überstandene operative Eingriffe zurückgeblieben sind. Lebende Tiere in der Nase sind selten; Skolopender und Forficulae (Ohrwürmer) sind wiederholt in der Nase beobachtet, das Vorkommen von Infusorien (Cercomonasarten) in den oberen Luftwegen erwähnt B. Fränkel. Häufiger findet man Dipterenlarven in der Nase; Musca vomitaria und carnaria legen ihre Eier in die Nase von schlafenden Menschen; auch Östruslarven, die in der Nase von Rehen und Hirschen häufig sind, sind beim Menschen beschrieben. Blutegel waren früher häufiger, da man sie gerne bei Gehirnentzündungen in oder an der Nase ansetzte. Auch infolge von Gewerbeschädigungen können sich Fremdkörper in der Nase entwickeln. So wird bei Arbeitern in Zementfabriken und bei solchen in Tuch-fabriken durch den der Inspirationsluft beigemengten Zementstaub und durch Tuchfasern die Bildung von Konkrementen bedingt. Besonderer Erwähnung bedürfen Geschosse, die während des Krieges sehr häufig in der Nase beobachtet worden sind, Infanteriegeschosse, Schrapnellkugeln und Granatsplitter habe ich nach Abheilung der Schußverletzungen gar nicht selten in der Nase und in den Nebenhöhlen festgestellt. Sie wurden genau wie andere Fremdkörper entfernt.

Die **Diagnose** begegnet in den meisten Fällen keinen Schwierigkeiten. Bei der Rhinoscopia anterior sehen wir im unteren oder mittleren Nasengange den Weg durch von Sekret bedeckte Massen verlegt. Tupfen wir das Sekret sorgfältig ab, so entdecken wir regelmäßig den Fremdkörper, dessen Natur dann durch Sondenuntersuchung festgestellt werden kann. Bei weichen Massen ist die Erkennung mit der Sonde schwieriger als bei harten. Meist aber ist auch im ersteren Falle bei genügender Aufmerksamkeit eine sichere Diagnose zu stellen. Gelangen wir mit der Inspektion nicht zum Ziele, so haben wir in der Röntgenuntersuchung ein Hilfsmittel, das uns bei metallischen Gegenständen oder bei weichen, mit Kalkablagerungen bedeckten Substanzen kaum jemals im Stiche lassen wird.

Bei der **Therapie** wollen wir unter möglichster Schonung der Umgebung und mit möglichst wenig Nebenverletzungen den Fremdkörper aus der Nasenhöhle entfernen. Wir werden deshalb zunächst einmal, um die Schwellung der um-gebenden Schleimhaut zu beseitigen, dann um die Manipulation für den Patienten möglichst unempfindlich zu machen, Kokain oder eines seiner Ersatzmittel, gemischt mit einem Nebennierenpräparat, auf die Schleimhaut entweder mittels eines Sprays oder einer Spritze bringen. Unbedingt zu verwerfen ist jeder Versuch, durch eine Nasendusche den Fremdkörper herauszubefördern, da wir bei den unter Druck wirkenden Flüssigkeiten Gefahr laufen würden, das Mittelohr zu infizieren und zu schweren Otitiden Veranlassung zu geben. Auch das Hineinschieben des Fremdkörpers in den Nasenrachen ist unbedingt zu vermeiden. Man soll regelmäßig bei der instrumentellen Entfernung das Corpus alienum nach dem Nasenloch hindrängen. Man geht deshalb mit einem flachen Instrument, das entweder hakenförmig oder löffelartig gebildet sein kann, hinter den Fremdkörper und schiebt ihn nach vorn, nachdem man ihn nötigenfalls zerkleinert hat. Sollte es einmal absolut nicht zu umgehen sein, einen in den Nasengang eingedrungenen Gegenstand nach dem Nasenrachen hinzudrängen, so geht man mit dem linken Zeigefinger in den Nasenrachen hinein, um ein Hinabfallen und die Aspiration in die tieferen Luftwege zu verhindern, oder man führt einen plattenförmigen oder siebartig gebildeten Spatel in den Mundrachen, um das herabfallende Objekt aufzufangen. Die Verwendung von zangen- oder pinzettenförmigen Instrumenten ist am besten ganz zu vermeiden, weil sie ein Hinabstoßen nach dem Nasenrachen hin fördert. Eine Nachbehandlung ist kaum jemals nötig. Die etwa auftretende Blutung steht in den meisten Fällen innerhalb kurzer Zeit, ohne daß es nötig wäre, Tampons einzulegen. Höchstens kann man ein austrocknendes und desinfizierendes Pulver, wie das Dermatol einblasen, oder bei stärkerer Reaktion 2—3mal täglich einen Spray mit Kokain und Nebennierenextrakt anwenden. Nach der Beseitigung der Ursache pflegt die begleitende Eiterung meist außerordentlich schnell zur vollständigen Ausheilung zu gelangen.

Auch in den **Nebenhöhlen** der Nase kommen Fremdkörper vor. Es handelt sich dabei gewöhnlich um Knochensplitter, abgebrochene Instrumente, Kanülen, Gummistopfen, Projektile, um pflanzliche Substanzen wie Stroh u. dgl. oder, allerdings höchst selten, um tierische Dinge wie Insektenlarven. In den meisten Fällen führen die in die Nebenhöhlen eingedrungenen Fremdkörper zu hartnäckigen Empyemen, deren Diagnose und Behandlung nach den für diese Erkrankungen üblichen Methoden zu stellen bzw. auszuführen ist.

XI. Mißbildungen der Nase.

Die häufigsten angeborenen Mißbildungen der Nase sind Spaltbildungen, die entwicklungsgeschichtlich mit den Kiemengängen im Zusammenhang stehen. Da sie im wesentlichen von chirurgischem Interesse sind, so bedürfen sie hier keiner eingehenderen Besprechung. Von größerer praktischer Bedeutung für den Rhinologen sind die angeborenen Verschlüsse, die sowohl am äußeren Nasenloch wie an den Choanen beobachtet werden. Nach Denker soll es sich bei der Atresie des äußeren Nasenloches nur ganz ausnahmsweise um eine angeborene Bildung handeln, in der überwiegenden Mehrzahl der Fälle soll der Verschluß der Nase durch Narbenbildung nach syphilitischen, tuberkulösen oder diphtherischen Ulzerationen entstehen. Angeborene Verschlüsse des äußeren Nasenloches kommen aber unzweifelhaft vor. Baurowitsch hat neun derartige Fälle zusammengestellt. Auch die Choanalatresien finden sich zweifellos kongenital. Sie pflegen sich gleichzeitig mit Asymmetrien der gesamten Schädelhälfte, besonders des Gaumens und mit fehlerhafter Zahnstellung zu entwickeln. Der Verschluß liegt gewöhnlich dicht vor der Choane in der Nasenhöhle. Er ist ein- oder doppelseitig, membranös oder knöchern, komplett oder partiell. Die Knochenplatte steht in Verbindung mit dem

horizontalen Teil des Gaumenbeines (Luschka) oder mit seinem vertikalen Fortsatz (Schrötter). Eine operative Behandlung beseitigt den Verschluß.

Mißbildungen der Nasennebenhöhlen sind selten. Es handelt sich dabei
um eine abnorme Weite oder um eine sehr unvollständige Entwicklung der
Höhle oder selbst um vollständiges Fehlen derselben.

Zähne in der Kieferhöhle kommen angeboren vor. Es handelt sich meist
um Schneide- oder Eckzähne, die an der normalen Stelle fehlen.

Ein vollständiger Defekt des Organs ist von Maisonneuve bei der Geburt
festgestellt worden.

Angiome, Angioma teleangiectodes, Nävi, Atherome, Dermoide, Enzephalozelen und ein Myom sind angeboren an der äußeren Nase beobachtet.

Mißbildungen der äußeren Nase, wie Schiefstellung, abnorme Größe, Höcker-
nase, hängende Nasenspitze usw. entwickeln sich meist erst zur Zeit der Pubertät.
Durch die Arbeiten von Jaques Joseph haben wir es gelernt, die starken
Entstellungen durch endonasale Eingriffe oder durch äußere Plastiken zu
beseitigen.

B. Erkrankungen des Rachens.

Die Untersuchung des Rachens.

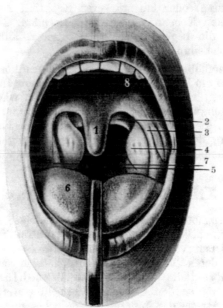

Abb. 32. Pharyngoskopisches Bild.
Spatel auf der Mitte der Zunge drückt als Hebel, dessen Hypomochlion etwa 1 cm über den unteren Schneide-
zähnen liegt, die Zunge nach vorne und unten. 1 Uvula, 2 hinterer, 3 vorderer Gaumenbogen, 4 Tonsille,
5 hintere Pharynxwand, 6 Zunge, 7 Plica triangularis, 8 Velum.

I. Der Rachenkatarrh.

1. Der akute Rachenkatarrh (Pharyngitis acuta).

Die Ätiologie des akuten Rachenkatarrhs entspricht im wesentlichen der des
akuten Nasenkatarrhs, so daß wir auf das S. 747—748 Gesagte verweisen, nur

in einigen Punkten bestehen Unterschiede, die durch die anatomischen Verhältnisse des Rachens bedingt sind.

Eine primäre akute Pharyngitis ist selten. Bei den nahen Beziehungen, in denen der Nasenrachen mit der Nase und ihren Adnexen, die Pars oralis pharyngis mit der Mundhöhle und die Pars laryngea mit dem Kehlkopf und der Speiseröhre steht, ist es nur selbstverständlich, daß akute katarrhalische Entzündungen der genannten Organe auf den Rachen übergreifen. Sehr viel häufiger als den primären akuten Rachenkatarrh sehen wir daher eine sekundäre Pharyngitis.

Noch ein zweites Moment spielt für die Ätiologie des akuten Rachenkatarrhs eine wichtige Rolle, das lymphatische Gewebe, das diffus in der ganzen Rachenschleimhaut verteilt ist und um die Rachenenge herum in besonderen Organen, den sog. Tonsillen oder Mandeln angeordnet erscheint. Die lymphatischen Bildungen sind sehr häufig (siehe Kapitel II S. 838 ff.) der Sitz oder die Eingangspforte von Infektionen, die sich als akute Katarrhe auf die Rachenschleimhaut fortsetzen.

Erkältung und Infektion oder beide Faktoren zusammen sind für die Entstehung des akuten Rachenkatarrhs von gleicher Bedeutung wie für den Schnupfen. Als Erreger kommt wie bei der Rhinitis acuta nicht ein bestimmter Mikroorganismus in Frage, eine ganze Reihe von verschiedenen Keimen kann die gleichen Krankheitserscheinungen auslösen. Die exsudative Diathese, die Anämie und die verschiedensten die Widerstandsfähigkeit des Organismus herabsetzenden Krankheiten schaffen einen günstigen Nährboden für das Zustandekommen der Infektion.

Auch als Frühsymptom bei akuten Infektionskrankheiten, besonders bei Grippe und Masern, ist die akute Pharyngitis häufig.

Die subjektiven Beschwerden sind wechselnd. Schmerzen fehlen bei der Pharyngitis retronasalis acuta oft vollständig; handelt es sich aber um eine Affektion des Mundrachens, so klagen die Kranken über Schluckbeschwerden von wechselnder Stärke, die bei der Beteiligung der Seitenstränge besonders beim Leerschlingen auftreten und gewöhnlich nach dem Ohr ausstrahlen. Bei stärkeren katarrhalischen Affektionen ist Reizhusten oder ein Kitzelgefühl, das Räuspern hervorruft, meist vorhanden. Über Parästhesien als Fremdkörpergefühl oder als Gefühl von „Schleim im Hals" wird oft geklagt. Atembeschwerden sind selten, sie finden sich nur bei starker ödematöser Schwellung des Zäpfchens.

Symptomatologie. Bei der Pharyngitis retronasalis sieht man bei der postrhinoskopischen Untersuchung die Schleimhaut des Nasenrachens geschwollen und gerötet, die Rachentonsille gerötet und von Sekret bedeckt. In vielen Fällen fließt hinter dem Velum palatinum auf der hinteren Rachenwand schleimig-eitriges Sekret herab. Häufig scheint die Absonderung hauptsächlich von der zentralen Partie der Rachentonsille, dem Recessus medius herzukommen, eine Erscheinung, die Tornwaldt als besonderes Krankheitsbild, die Bursitis acuta, beschrieben hat, die aber nur als Teilerscheinung des akuten oder chronischen Rachenkatarrhs aufgefaßt werden kann. Im weiteren Verlauf pflegt sich der Prozeß auf den Mundrachen fortzusetzen. Die Schleimhaut erscheint diffus gerötet, in anderen Fällen heben sich rote Flecke von der weniger geröteten Umgebung ab. In wieder anderen Fällen ist der Prozeß auf das lymphatische Gewebe beschränkt. Die Gaumenmandeln sind gerötet und geschwollen (Angina catarrhalis), die Granula auf der hinteren Pharynxwand zeigen die gleichen Veränderungen (Pharyngitis granulosa acuta), oder die Seitenstränge sind besonders verändert (Pharyngitis lateralis acuta). Die Uvula ist meist an dem entzündlichen Prozeß beteiligt, sie ist rot, nicht selten ödematös, sie kann so stark anschwellen, daß sie als blaßroter, halbdurchscheinender Tumor die Atmung behindert. Das Allgemeinbefinden ist gewöhnlich wenig gestört. Leichte Temperatursteigerungen sind häufig, stärkere über 38,5° sind selten, sie werden eigentlich nur bei Patienten mit empfindlichem Wärmezentrum beobachtet.

Der **Verlauf** des akuten Rachenkatarrhs ist fast immer ein günstiger. In wenigen Tagen lassen die Beschwerden nach, eine vollständige Restitutio ad integrum tritt mit und ohne Behandlung ein.

Komplikationen sind selten. Nur ein Fortkriechen des Prozesses auf das Ohr wird bei der Pharyngitis retronasalis acuta häufiger beobachtet. Auch auf die Mundhöhle pflegt sich der Prozeß fortzusetzen. Die Zunge ist regelmäßig weiß oder weißgelb belegt, die Papillen heben sich besonders an der Spitze und den Rändern als rote Flecke ab. Bei stärkerer Schwellung der Zunge sieht man an den Rändern Zahnabdrücke. Auch an der Zunge beobachtet man die katarrhalischen Veränderungen besonders im lymphatischen Gewebe am Zungengrund (Tonsillitis lingualis catarrhalis). Von hier aus kommt es häufig zu einer Beteiligung der oralen Fläche der Epiglottis.

Therapie. Bei den akuten Katarrhen des Rachens kann man sich therapeutisch abwartend verhalten. Schädlich wirkt dabei unzweifelhaft ein Zuviel. Stellen sich Allgemeinerscheinungen ein, wie Kopfschmerzen und Fieber, so sind Antifebrilia von Nutzen, namentlich wirken kleine Dosen Chinin außerordentlich günstig. Im ersten Stadium bei dem lästigen Trockenheitsgefühl sind Lösungen von Salmiak für den Patienten angenehm, auch Kautabletten oder Emser oder Wiesbadener Pastillen lindern häufig die Beschwerden. Umschläge wirken gleichfalls reizlindernd. Ob man Kataplasmen oder Prießnitzsche Umschläge oder eine Eiskravatte anwenden will, ist im wesentlichen von der Liebhaberei des Behandelnden und von dem Naturell des Patienten abhängig; ein prinzipieller Unterschied besteht nicht. Sind starke Entzündungserscheinungen mit Schluckbeschwerden vorhanden, so wählt man Eis, bei leichten Formen den feuchtwarmen Umschlag und bei der trockenen Form des Katarrhs Kataplasmen. Von Pinselungen und anderen lokaltherapeutischen Maßnahmen nimmt man besser Abstand. Vor allen Dingen empfiehlt es sich, stärkere Adstringenzien zu vermeiden, da sie bei akuten katarrhalischen Reizungen mitunter stärkere Beschwerden, insbesondere Ödeme auszulösen imstande sind. Bettruhe ist im allgemeinen nicht nötig. Nur bei Fiebererscheinungen, namentlich bei jugendlichen Individuen und bei alten Leuten, ist sie indiziert. Bei der Diät hat man dafür Sorge zu tragen, daß reizende Substanzen vermieden werden, dazu gehört in erster Linie Tabak und Alkohol. Staub und Rauch wirken gleichfalls als intensive Reize. Endlich rate man den Patienten, alle chemischen, thermischen und mechanischen Reize bei der Nahrungsaufnahme auszuschalten. Auf die Stimme hat die Pharyngitis acuta meist keinen Einfluß, nur bei stärker ausgeprägter Pharyngitis lateralis kommen Störungen der Gesangsstimme häufiger vor. Es ist deswegen empfehlenswert, namentlich da der entzündliche Prozeß häufig vom Rachen auf den Kehlkopf fortschreitet, Sängern und Rednern während eines akuten Rachenkatarrhs Stimmschonung aufzuerlegen.

2. Der chronische Rachenkatarrh (Pharyngitis chronica).

Die Pharyngitis chronica ist in den meisten Fällen keine für sich bestehende Krankheit. Sie tritt als Teilerscheinung einer chronischen katarrhalischen Affektion der oberen Luftwege in den meisten Fällen zugleich mit einer Rhinitis chronica und einer Laryngitis chronica auf. Die Ursachen, die pathologischen anatomischen Veränderungen und der Verlauf stimmen mit denen der Rhinitis chronica überein (siehe S. 753).

Symptomatologie. Auch im Rachen müssen wir zwei Formen unterscheiden, die hyperplastische und die atrophische. Besonders der hyperplastische Katarrh findet einen sehr geeigneten Boden im lymphatischen Rachenring, der aus der Rachenmandel, den Gaumenmandeln, der Zungentonsille und den bereits erwähnten Granulis der Rachenschleimhaut besteht. Im Nasenrachen findet man fast immer von der Nase fortgeleitete katarrhalische Veränderungen. Der hyperplastische Katarrh haftet namentlich bei Kindern in den Taschen der Rachenmandel und in dem lymphatischen Gewebe der Rosenmüllerschen Gruben. Auch beim Erwachsenen finden wir das lymphatische Gewebe des Nasenrachens fast regelmäßig beteiligt, wenn auch der Nachweis häufig erst bei sorgfältiger Sondenuntersuchung zu erbringen ist. Die Größe der Rachenmandel hängt von dem Entzündungszustande ab. Das Sekret haftet an verschiedenen Stellen, meist im Recessus medius, seltener in den Rec. pharyngeis. Häufig entstammt das Sekret z. T. dem hinteren Teile der Nase oder den Nebenhöhlen. Bei stärkerer Absonderung sieht man den Schleim in Streifen oder Klumpen an der hinteren Rachenwand. Er fließt an ihr herab und ist nicht selten die Veranlassung von stärkeren, besonders beim Liegen auftretenden Hustenanfällen. Ist die Entzündung des Nasenrachens stark, so stellen sich fast regelmäßig, bei dem akuten Katarrh häufiger als beim chronischen, Schwellungen der regionären Lymphdrüsen ein. Besonders sieht man die retropharyngealen und die submaxillaren Drüsen geschwollen. Durch eitrige Einschmelzung kommt es von ihnen aus zur Bildung von retropharyngealen oder submaxillaren Abszessen. Es handelt sich dabei fast regelmäßig um eine Infektion mit Strepto- oder Staphylokokken. Eine Verdickung der Tubenwülste gehört gleichfalls zu den häufigen Begleiterscheinungen des Nasenrachenkatarrhs. In der Regel tritt gleichzeitig eine stärkere Entzündung in den Rezessus auf, die die Ursache von Ohrensausen abgibt, das durch Behandlung des Tubenwulstes und der Rosenmüllerschen Gruben beseitigt werden kann.

Sehr viel häufiger ist der trockene chronische Katarrh des Nasenrachens. Bei ihm sind zwei Formen zu unterscheiden. Die eine ist die Fortsetzung der einfachen Rhinitis atrophica. Man sieht das Rachendach dicht hinter den Choanen von Borken bedeckt, die, falls es sich um eine Ozäna in der Nase handelt, den gleichen üblen Geruch wie das Nasensekret besitzen. Bei der zweiten Form, die zuerst von Tornwald ausführlich beschrieben wurde, handelt es sich um eine Entzündung der Rezessus der Rachenmandel. Gewöhnlich beobachtet man in diesem Falle einen Sekretstreifen, der sich nach unten symmetrisch verbreitert, während er nach oben nach dem Rezessus hin spitz zuläuft und bei der Eintrocknung eine etwa dreieckige Borke entstehen läßt.

Im Mundrachen ist der trockene Katarrh niemals primär, die die Schleimhaut bedeckenden Borken sind fast nie von dem an Ort und Stelle abgesonderten Sekret gebildet. Es handelt sich vielmehr um Sekrete, die entweder dem Nasenrachen, dem hinteren Teile der Nase oder der Keilbeinhöhle resp. den hinteren Siebbeinzellen entstammen und nach unten abgeflossen sind. Sie haften längere Zeit auf der Schleimhaut, trocknen dabei aus und bilden auf diese Weise entweder einen dünnen Überzug, der der Schleimhaut einen trockenen wie von einer dünnen Lackschicht herrührenden Glanz verleiht, oder dickere Borken, die entweder grünlich, graugrün oder durch Beimischung von Kohlenstaub schwärzlich aussehen. Hat man es mit Patienten zu tun, die beruflich mit Farbstoffen zu tun haben, so entstehen eigenartig gefärbte Borken. So sind namentlich in Farbstofffabriken rote, grüne und blaue Borken wiederholt beobachtet worden. Während das Sekret fast immer von den benachbarten Teilen,

namentlich aus dem Nasenrachen stammt, zeigt die darunterliegende Schleimhaut selbst anatomische Veränderungen. Sie ist dünn, glatt und besitzt mitunter durch eine stärkere Entwicklung des interstitiellen Bindegewebes eine
fast narbenartige Beschaffenheit - Fibrose der Schleimhaut. Die Zahl der Drüsen
ist vermindert, die Gefäße sind enger und spärlicher als in der normalen Schleimhaut. Auch das lymphatische Gewebe geht bei dem atrophierenden Katarrh
zum großen Teile zugrunde, so daß die Granula klein und spärlich werden und
auch ein Schwinden der Tonsillen nicht gerade selten ist. Nicht unerwähnt
kann es bleiben, daß eine Veränderung der Schleimhaut selbst nicht in allen
Fällen nachweisbar ist; ist in der Nase oder im Nasenrachen ein atrophierender
Katarrh vorhanden, durch den Borkenbildung auf der Schleimhaut der Pars
oralis pharyngis hervorgerufen wird, so kann sich doch im Mundrachen nach
Ablösung der Borken noch eine normale oder sogar eine hyperplastische Schleimhaut finden. Auf den Borken entwickeln sich, wie von Walb, Zarniko und
Schubert mitgeteilt ist, zuweilen Schimmelpilze, wie der Aspergillus funigatus
oder das Penicillium glaucum.

Das Velum palatinum nimmt an dem pathologischen Prozeß gewöhnlich
teil. Die Uvula ist häufig verdickt, ihre Follikel sind geschwollen. Nicht selten
erscheint das Zäpfchen stark verlängert, so daß Fälle bekannt sind, in denen
es bei ruhiger Atmung bis in den Kehlkopfeingang hineinhing. Diese Veränderung der Uvula, die früher häufig Veranlassung zu therapeutischen Maßnahmen
gegeben hat, ist nicht als Ursache, sondern als Folge des bestehenden Katarrhs
aufzufassen.

Das lymphatische Gewebe ist bei der Pharyngitis hypertrophica in
wechselnder Weise beteiligt. Bald sind es in erster Linie die Granula der hinteren
Pharynxwand, bald die Gaumenmandeln, die vergrößert erscheinen. Die vergrößerten Granula sind von Hirsekorngröße bis zum Durchmesser von etwa
1 cm beobachtet worden. Sie sind rund oder oval und mitunter so zahlreich,
daß man zunächst eine geschwollene Schleimhaut vor sich zu haben glaubt,
während man beim genauen Hinsehen die einzelnen durch schmale Streifen
normaler Schleimhaut voneinander getrennten Follikel erkennt. Diese Pharyngitis granulosa, die als besondere Krankheitsform beschrieben, wurde mit
Ätzmitteln und Galvanokaustik bekämpft. Erst später hat man erkannt,
daß die Pharyngitis granulosa eine Form der Pharyngitis hypertrophica chronica
mit besonderer Beteiligung des lymphatischen Gewebes ist. Besonders in der
Gegend der Seitenstränge sieht man häufig größere Granulationen, die durch
Konfluieren mehrerer kleiner entstanden sind. Als dicker Wulst springt der
Seitenstrang in derartigen Fällen hinter dem hinteren Gaumenbogen vor, durch
den er manchmal bei ruhiger Atmung vollständig verdeckt wird, erst bei Würge-
bewegungen oder bei Beiseitedrängen des Gaumenbogens wird er sichtbar.

Die Pharyngitis lateralis hyperplastica verursacht häufig Parästhesien
des Pharynx, d. h. Druckempfindung und Schmerzen beim Leerschlingen.
An den Gaumenmandeln und der Zungentonsille äußert sich der chronische
Katarrh durch Rötung und Schwellung mit Bildung von weißen, gelblich-
weißen oder gelben Pfröpfen in den Mandeltaschen. Die Pfröpfe ragen entweder
aus den Taschen der Tonsille heraus oder sie sind in der Tiefe verborgen und
erscheinen erst auf Druck, bei Sondenberührung oder beim Ansaugen. Diese
Mandelpfröpfe (Tonsillitis chronica) haben große praktische Bedeutung: sie
sind durch Zersetzungsvorgänge oft die Ursache von Foetor ex ore, der, was
Intensität und Unannehmlichkeit anbelangt, sehr wohl mit dem durch kariöse
Zähne bedingten, in Konkurrenz treten kann. Ferner bietet die Tonsillitis
chronica häufig Veranlassung zu rezidivierenden entzündlichen Prozessen in
den Mandeln und ihrer Umgebung, endlich können sie zur Allgemeininfektion,

des Körpers durch Eindringen pathogener Keime in die Lymphbahnen führen und dadurch Nephritis haemorrhagica, Endocarditis ulcerosa, Gelenkrheumatismus und anderes verursachen.

Die Beschwerden des chronischen Rachenkatarrhs sind von wechselnder Intensität. Kratzen, Stechen und Brennen sind seine häufigsten Symptome, in anderen Fällen wird besonders über Druckgefühl geklagt, das namentlich durch Mandelpfröpfe oder durch eine Schwellung der Zungentonsille ausgelöst wird; auch Cerumen im äußeren Gehörgang kann Druckgefühl im Rachen verursachen (Nervus auricularis vagi). In anderen Fällen ist das Gefühl der Verschleimung, das Räuspern bedingt, in wieder anderen die Trockenheit die Hauptbelästigung für den Kranken. Die Parästhesien werden verschieden geschildert, bald klagen die Patienten über eine im Hals auf- und absteigende Kugel (Globus hystericus), bald über das Gefühl eines Fremdkörpers — Haar, Borste oder Gräte. Schmerzen treten besonders beim Leerschlingen am häufigsten bei der Pharyngitis lateralis auf.

Die Parästhesien auch der Globus hystericus sind fast immer die Folge einer pathologischen Veränderung der Schleimhaut, man ist erst berechtigt, sie als rein „nervöse" Erscheinungen aufzufassen, wenn bei genauester Untersuchung mit Spatel, Spiegel und Sonde Gaumenmandeln, Zungentonsille, Granula und Seitenstränge sowie die hintere Wand gesund gefunden sind. Daß bei neurasthenischen Patienten kleine lokale Veränderungen stärkere Beschwerden auszulösen imstande sind, ist auch in anderen Organgruppen beobachtet worden, kann uns daher nicht überraschen. Mit Nervinis werden wir wenig helfen, während die Beseitigung der lokalen, häufig sehr geringen Störungen oft sehr schnell Heilung bringt.

Störungen der Stimme sind fast immer auf eine gleichzeitige Erkrankung des Kehlkopfes zu beziehen. Als Fernwirkungen vom Rachen werden Okzipital- und Aurikulotemporalneuralgien beschrieben. Auch Spasmen der Speiseröhre, Asthma und Migräne sind, wenn auch selten, Begleiterscheinungen des chronischen Rachenkatarrhs.

Die Pharyngitis sicca tritt häufig als Folge einer Nasenstenose auf, die Schleimhaut der Mundhöhle und des Rachens trocknet bei der Mundatmung durch die nicht gereinigte, nicht gewärmte und mit Wasserdampf nicht gesättigte Inspirationsluft aus.

Die **Therapie** der chronischen Pharyngitis gehört vielleicht zu den schwierigsten Aufgaben des Arztes. Sie darf nicht allein die lokalen Veränderungen berücksichtigen, sie muß vor allen Dingen die gesamte Lebensweise regeln, und dadurch sich wiederholende Schädigungen und Schädlichkeiten fernhalten (siehe S. 748, Behandlung der chronischen Rhinitis). Vor allen Dingen ist dem Alkohol- und Tabakmißbrauch genügende Beachtung zu schenken. Auch die Nase ist zu berücksichtigen. Wir haben gesehen, daß die Behinderung der Nasenatmung und Erkrankungen der Nase und ihrer Adnexe sehr häufig chronische Rachenkatarrhe bedingen; eine der wichtigsten Aufgaben ist es daher, die Nase, sei es durch medikamentöse, sei es durch operative Maßnahmen wegsam zu machen und krankhafte Veränderungen der Nasenschleimhaut und der Nasennebenhöhlen zu beseitigen.

Die Lokalbehandlung muß zunächst die Entfernung der als dauernder Reiz wirkenden Borken und Sekretmassen anstreben. Durch Ausspülung und Duschen mit Kochsalzlösung ($^1/_2$—1 $^0/_0$), Salmiaklösung (1 $^0/_0$) und Mineralsäuren oder ätherischen Ölen wird man zunächst die Reinigung versuchen. Bei festhaftenden Borken leistet Wasserstoffsuperoxyd mitunter Gutes, in anderen Fällen ist eine mechanische Entfernung der Krusten nach vorheriger Aufweichung durch Pinselung, Inhalation oder Spray nicht zu umgehen. Um eine richtige Lokalbehandlung einzuleiten, ist eine genaue lokale Untersuchung notwendig, insbesondere muß man der Rachenmandel und ihren Rezessus seine Aufmerksamkeit zuwenden. Hat man eine Erkrankung der Rachenmandel oder ihrer Taschen festgestellt, so kann man zunächst mit Ätzungen mit Lapis oder mit Lapis mitigatus vorgehen, oder man kann größere Reste der Rachenmandel operativ entfernen.   Schwellungen der Tuben werden gleichfalls mit Lapis mitigatus behandelt. Narbenstränge, die sich vom Tubenwulst zum Rachendach ziehen und die Rosenmüllerschen Gruben abschließen, werden stumpf durchtrennt.   Die Hauptsache bei bestehender Pharyngitis ist in vielen Fällen eine geeignete Behandlung der Nase nach den in den entsprechenden Kapiteln angeführten Prinzipien.   Bei der Pharyngitis sicca muß man zunächst die Borken entfernen, dann sind Jodlösungen zu lokalen Pinselungen empfehlenswert,. Ist Diabetes die Ursache der Pharyngitis sicca, so wird eine Lokalbehandlung in den meisten Fällen wirkungslos bleiben, während eine geeignete diätetische Behandlung des Grundleidens häufig in kurzer Zeit die lästigen Rachenbeschwerden beseitigt. Die Pars oralis pharyngis bedarf meist keiner besonderen Lokaltherapie, da ihre Veränderungen fast immer mit denen des Nasenrachens im Zusammenhang stehen. Die Granula der hinteren Rachenwand geben nur dann Veranlassung zu therapeutischen Eingriffen, wenn sie durch Sondenuntersuchung als besonders schmerzhaft oder als Hustenreiz auslösende Stellen nachgewiesen werden können. Ihre Behandlung besteht in Ätzungen mit Argentum nitricum, Acid. trichloraceticum, Galvanokaustik oder Elektrolyse oder in ihrer Abtragung. Die Seitenstränge sind, sobald Parästhesien entstehen, gleichfalls mit Ätzungen zu behandeln oder operativ zu beseitigen, man achte aber vorher auf das Vorhandensein abnormer Pulsation im Pharynx. Sind die Gaumenmandeln die Ursache des chronischen Katarrhs, so sind sie nach den im Kapitel „Erkrankungen des lymphatischen Ringes" auseinandergesetzten Prinzipien zu behandeln. Die Uvula wird, wie bereits oben erwähnt, nur selten ein Objekt für therapeutische Maßnahmen abgeben.

II. Erkrankungen des lymphatischen Rachenringes.

In der Schleimhaut des Rachens ist in ganzer Ausdennung reichliches lymphatisches Gewebe vorhanden. An einzelnen Stellen bildet es besondere Organe, welche als Tonsillen bezeichnet werden. Wir unterscheiden vier Mandeln: zwei Gaumenmandeln, eine Rachenmandel und eine Zungenmandel. In ihrem anatomischen Bau zeigen sie volle Übereinstimmung. In ein Bindegewebsstroma sind reichliche Noduli lymphatici eingelagert, die sich teils im Innern der Organe, teils unter dem Epithel als subepitheliale Knötchen finden. Die Oberfläche der Mandel ist durch Einsenkung der Schleimhaut vergrößert, es kommen dadurch Taschen zur Entwicklung, die für die Pathologie der Mandeln und für ihre physiologische Funktion von Bedeutung sind.

Die Ansicht, daß die Tonsillen oberflächlich gelagerte Lymphdrüsen sind, ist nicht richtig. Es fehlen ihnen die zuführenden Lymphgefäße. Der Lymphabfluß geht zentripetal zu den Glandulae jugulares und ihr Lymphkapillarnetz ist ein geschlossenes Kanalsystem (Schlemmer).

Die Funktion der Tonsillen ist bisher noch nicht vollständig erkannt.   Alles, was wir darüber wissen, beruht auf mehr oder weniger begründeten Hypothesen. Die Versuche, durch Injektion von Tonsillarextrakten die physiologische Funktion festzustellen, haben zu durchaus widersprechenden Resultaten geführt und sind daher praktisch nicht verwertbar. Man hat dem lymphatischen Rachenring die verschiedensten Funktionen zugeschrieben. Die Auffassung, daß ihnen eine digestive Aufgabe durch Produktion eines zuckerbildenden Ferments zukomme, ist unerwiesen. Auch eine stärker resorbierende Tätigkeit kann nicht als sicher angesehen werden. Unzweifelhaft ist von Stöhr nachgewiesen, daß durch das Epithel der Tonsillen eine dauernde Auswanderung von Lymphozyten stattfindet, die zum Teil als Speichelkörperchen anzusehen sind, zum Teil eliminiert werden. Diese Ausscheidung der Lymphozyten durch die Mandeln hat seit der Metschnikoffschen Entdeckung der Phagozytose insofern eine praktische Erklärung gefunden, als wir in dieser Lymphozytenauswanderung eine wirksame Schutzeinrichtung sehen können, die sich an einer Stelle findet, an der der Organismus besonders häufig Infektionen ausgesetzt ist. Frederici will in den Tonsillen eine Ausscheidungsstelle für Mikroorganismen sehen. Er führt hierfür zum Beweis an, daß in die Venen injizierte Farbstoffe bereits nach einem Tage in den aus den Tonsillen ausgewanderten Leukozyten nachgewiesen werden können. Nach Schönemann sind die Tonsillen als Schutzorgane und als Eingangspforte für Infektionen zu betrachten. Für die letztere Anschauung spricht die Beobachtung bei den akuten Infektionskrankheiten. Beim Scharlach, der Diphtherie, dem Gelenkrheumatismus und der Meningitis cerebrospinalis epidemica findet der Einbruch der pathogenen Keime wohl zweifellos durch den lymphatischen Rachenring statt. Auch für einzelne Fälle von Tuberkulose ist das Eindringen des Bazillus an dieser Stelle erwiesen. Experimentell ist das Eindringen von Farbstoffen und von Bacillus prodigiosus durch intakte Tonsillen nachgewiesen; dadurch ist die Ansicht, daß der lymphatische Rachenring häufig die Eingangspforte für Infektionen ist, bewiesen. Auch als blutbildendes Organ ist das adenoide Rachengewebe angesprochen worden und durch Beobachtung von Kernteilungen in den Leukozyten wahrscheinlich gemacht. Nach Wood sollen die Tonsillen die Funktion der Thymusdrüse übernehmen und beim Übergang dieser Funktion auf das Knochenmark Involutionsvorgänge durchmachen.

In neuerer Zeit sind eine Reihe von Arbeiten über die Funktion der Tonsillen erschienen, die aber auch noch keine endgültige Klärung der Frage gebracht haben. Otto Fleischmann nimmt auf Grund des Nachweises stark reduzierender Substanzen in den Tonsillen eine endokrine Funktion als wahrscheinlich an, während Ed. Richter, Amersbach und Koenigsfeld und Max Meyer diese Folgerung ablehnen zu müssen glauben, wenn sie auch eine innere Sekretion der Tonsillen für möglich halten. Meyer konnte die reduzierende Substanz in den Tonsillen und in den Lymphdrüsen als Ameisensäure feststellen, auf deren desinfizierende Wirkung in der Mundhöhle Richter hinweist. Nach diesem Autor stehen in den Mandeln den Leukozyten und Lymphozyten als morphologischen Oxydationsträgern die humoralen, durch die Richtersche Goldreaktion nachweisbaren Reduktionsstoffe gegenüber, so daß für Aeroben und Anaeroben Abwehrelemente vorhanden sind: Caldera kommt auf Grund seiner Untersuchungen zur Ablehnung einer inneren Sekretion der Mandeln, ebenso weist Schlemmer die Fleischmannsche Theorie der inneren Sekretion zurück. Eine zentrifugale Sekretion zur Mundhöhle als Abwehr gegen bakterielle Infektion ist nach Schlemmer nicht nachweisbar, er bestreitet sogar die Möglichkeit, daß pathogene Keime, ebenso wie andere, auf die Tonsillenoberfläche aufgetragene Substanzen, vom Mandelgewebe ferngehalten werden können.

Die Keimzentren im adenoiden Gewebe überhaupt und in den Mandeln im besonderen wurden als Bildungszentren von Lymphozyten angesehen; nach Hellmann sind sie Reaktionsherde gegen in das lymphatische Gewebe eingedrungene Reize.

Auf eine starke blutstillende Eigenschaft des Mandelgewebes weist Kelemen hin, die er als Folge des aus zerfallenen Leuko- und Lymphozyten gebildeten Thrombogens auffaßt.

1. Hyperplasie der Mandeln.

Die Hyperplasie der Mandeln ist eine Erkrankung des Kindesalters, wenn sie auch mitunter bei Erwachsenen und selbst im Greisenalter beobachtet wird. Sie kommt, wenn auch sehr selten, angeboren vor (Erdely, Edmund Meyer), in den meisten Fällen sind die Gaumenmandeln beim Neugeborenen zwischen den Gaumenbögen verborgen, ohne Krypten, nur mit epithelialen Grübchen und ungeordneten Anhäufungen lymphatischen Gewebes. Nach Pirquet entwickelt sich die Hypertrophie hauptsächlich in zwei Altersstufen: als Hypertrophia tonsillaris infantilis — Schmierinfektion — im Kindesalter mit dem Höhepunkt im 4. Lebensjahre und als Hypertrophia tonsillaris puerilis — Schulinfektion — mit der größten Zahl um das 10. Lebensjahr. Die letztere ist nach Pirquet mit geringeren Gefahren verbunden als die erstere.

Die Ursache der Hypertrophie der Mandeln ist 1. die Konstitution — die exsudative Diathese Czernys bzw. die lymphatische Diathese Finkelsteins —, 2. die Ernährung und 3. die Infektion. Die körperliche Veranlagung — die Konstitution — ist die Vorbedingung für das Zustandekommen der Hyperplasie, zu ihr müssen andere Faktoren, die Ernährung oder Infektionen hinzutreten, um die Vergrößerung der Mandeln entstehen zu lassen. Nach Czerny

entwickeln sich bei überreichlicher Ernährung die Tonsillen ebenso kräftig
wie das übrige lymphatische Gewebe, er sieht in der reichlichen Ernährung
die wesentliche Ursache der Mandelhypertrophie, eine Ansicht, die nach Finkel-
stein durch die Erfahrungen der Kriegs- und Nachkriegszeit, in der trotz mangelhafter Ernährung keine Abnahme der Mandelhypertrophien, ja nach Viggo
Schmidt sogar eine Zunahme nachweisbar war, als widerlegt angesehen werden
muß. Als häufigste Ursache kommen Infektionen in Frage.

Die durch die Veranlagung bedingte Empfänglichkeit für die verschiedenen
Infektionen macht sich besonders am lymphatischen Ring bemerkbar, die
häufigen Nasenkatarrhe greifen auf den Nasenrachen, besonders die Rachentonsille über, die während des entzündlichen Prozesses anschwillt, sich aber
nicht wieder vollständig zurückbildet, es bleibt eine dauernde Vergrößerung
bestehen, die auf eine Zunahme der lymphatischen Elemente und des interstitiellen Bindegewebes beruht, in einigen Fällen tritt die Vermehrung des
lymphatischen Gewebes, in anderen die Bindegewebswucherung mehr in den
Vordergrund. Die akuten Infektionskrankheiten: Grippe, Masern, Scharlach,
Diphtherie, Keuchhusten und rezidivierende Anginen wirken bei Individuen
mit exsudativer Diathese ebenso wie der einfache Katarrh. Die Vergrößerung
der Mandeln bedingt eine Disposition zu akuten Katarrhen und der akute
Katarrh führt zu einer Zunahme der Hyperplasie, so bildet sich ein Circulus
vitiosus.

Klimatische Verhältnisse, die man früher häufig als Ursache angesprochen
hat, spielen bei dem Zustandekommen der Schwellung anscheinend keine Rolle,
da die Mandelhyperplasie an der Meeresküste, in der Tiefebene, im Mittel-
und im Hochgebirge annähernd gleich häufig beobachtet wird. Unter normalen
Verhältnissen hat der lymphatische Rachenring verschiedene Funktionen zu
erfüllen, unter denen der Schutz gegen in den Organismus eindringende Mikroorganismen mit die erste Stelle einnimmt. Sind pathologische Veränderungen
des Rachenringes vorhanden, so geht die Schutzwirkung jedenfalls zum größten
Teil verloren, statt dessen wird durch hyperplastische und chronisch entzündlich
veränderte Mandeln die Infektionsgefahr gesteigert, vor allen Dingen, wenn
wir es mit einer weichen Hyperplasie des lymphatischen Gewebes zu tun haben,
während die mehr fibrösen Tonsillen dem Eindringen pathogener Keime größeren
Widerstand entgegenzusetzen scheinen. Aber auch bei der fibrösen Hyperplasie
ist die Infektionsgefahr sicherlich noch größer als bei normaler Entwicklung
der Organe. Blos sieht allerdings in der Tonsillenhyperplasie eine zweckmäßige
Abwehrmaßnahme des Organismus.

Eine Hyperplasie der Zungentonsille tritt im Kindesalter verhältnismäßig
selten auf, sie scheint sich erst nach der Pubertät häufiger zu entwickeln.

Pathologisch-anatomisch können wir zwei Hauptformen der Hyperplasie der Tonsillen
unterscheiden, eine derbe, mehr fibröse, bei der das interstitielle Bindegewebe, wahrscheinlich infolge häufiger Entzündungen stark vermehrt ist und eine mehr weiche, bei der die
lymphatischen Elemente stärker gewuchert sind.

In dem Bindegewebe der hyperplastischen Mandeln finden sich nicht gerade selten
Knochen- und Knorpeleinsprengungen, die von einigen Autoren als Folgen entzündlicher Prozesse aufgefaßt werden, mit größerer Wahrscheinlichkeit aber mit den Kiemengängen in Verbindung zu bringen sind. Auch echte Riesenzellentuberkel sind in den hyperplastischen Mandeln, besonders auch der Rachenmandel, häufiger nachgewiesen — ein
Beweis dafür, daß der Tuberkelbazillus durch den lymphatischen Rachenring eindringen
kann.

a) Die Hyperplasie der Rachenmandel (adenoide Vegetationen).

Die Hyperplasie der Rachentonsille (adenoide Vegetationen)
äußert ihre Wirkung besonders bei der Atmung, bei der Sprache und am Gehörorgan. Dazu kommen häufig noch Symptome in entfernten Organen, die von

Moritz Schmidt als Fernwirkungen bezeichnet wurden. Hat die Hyperplasie der Rachentonsille eine gewisse Größe erreicht, so wird die Nase als Atemweg verlegt. Gewöhnlich beobachten wir gleichzeitig, wohl als Folge von Stauungsvorgängen in der Nase, eine stärkere Schwellung der unteren Muscheln, insbesondere an ihren hinteren Enden. Die Patienten sind meist noch in der Lage, im wachen Zustande, bei einiger Energie durch die Nase zu atmen, nach kurzer Zeit aber lassen sie den Unterkiefer herabsinken, es kommt zur Mundatmung, die im Schlafe regelmäßig beobachtet wird. Da bei der Mundatmung die Einatmungsluft nicht genügend vorbereitet, d. h. nicht vorgewärmt, gereinigt und mit Wasserdampf gesättigt in die tieferen Luftwege eindringt, so kommt es durch die stärkere Verdunstung auf der Mund-, der Mundrachen- und Kehlkopfschleimhaut zu einer Austrocknung und im weiteren Verlauf zu chronisch-katarrhalischen Veränderungen in den oberen Luftwegen, die sich fast regelmäßig auf die Trachea und die Bronchien fortsetzen. Da gleichzeitig auch korpuskuläre Elemente, unter denen häufig pathogene Keime sind, in die Luftwege eindringen, so wird den verschiedensten Infektionen, insbesondere auch der Tuberkulose, der Weg geebnet; wir beobachten deshalb häufig bei der Mundatmung schwerere Erkrankungen des gesamten Respirationstraktes.

Von einer Reihe von Autoren werden die adenoiden Vegetationen nicht als Ursache der Veränderungen der oberen und tieferen Luftwege angesehen, sie werden beide als Symptome der bestehenden exsudativen Diathese aufgefaßt.

Nach Misch und Bloch ist Zahnkaries in enger Beziehung zur Mundatmung. Die Mundhöhle ist ausgetrocknet, der spärliche Speichel ist nicht imstande, zwischen den Zähnen steckengebliebene Speisereste fortzuspülen, es kommt zu Zersetzungen, die kariöse Prozesse an den Zähnen hervorrufen. Da die Zähne bei dem bei Mundatmern häufigen hohen Gaumen und bei dem kleinen Alveolarfortsatz sehr eng stehen, wird auch dadurch noch die Entwicklung der Zähne beeinträchtigt.

Gewöhnlich machen sich bei Kindern als Folge der Mundatmung Veränderungen am Gesichtsschädel bemerkbar, über deren Ursachen verschiedene Ansichten bestehen. Weil die adenoiden Vegetationen die häufigste Ursache der Nasenverstopfung sind, hat man diese Veränderungen in direkte ätiologische Beziehung zu ihnen gebracht und den eigenartigen Gesichtsausdruck der Mundatmer als Habitus adenoideus beschrieben, er ist aber nicht charakteristisch für die Nasenrachenwucherungen, sondern die mechanische Folge der Mundatmung überhaupt.

Während nach der Ansicht Körners und seiner Schüler die Inaktivitätsatrophie der Nase und der an den Kaumuskeln hängende, einen dauernden, namentlich zur Zeit des Zahnwechsels das Wachstum der Knochen stark beeinträchtigenden Druck ausübende Unterkiefer die Deformität des Gesichtsschädels bedingen soll, ist nach Siebenmann die Veränderung des Gaumens mit der Schädelform in Zusammenhang zu bringen. Nach Siebenmann und Buser soll die Leptoprosopie die Ursache der Nasenstenose sein.

In neuerer Zeit hat Franke die Frage neu bearbeitet, er lehnt die Körnersche Auffassung über das Zustandekommen des hohen Gaumens ab, weil es sich 1. nicht um eine krankhafte Wachstumsänderung eines normalen Gaumens, sondern um eine echte Hypoplasie handelt, und weil 2. die seitliche Druckwirkung der Wangenmuskeln so gering ist, daß sie gar nicht als ätiologisches Moment für die Veränderung der Gaumenform herangezogen werden kann. Die Landsbergersche Erklärung der Kieferform als Folge der Zahnentwicklung hat von Anfang an nur wenig Anhänger gefunden, sie ist auch von Franke widerlegt.

Am Thorax kommen bei Mundatmern Formveränderungen zustande, die als adenoider Typ des Brustkastens beschrieben werden. Durch die Tätigkeit der akzessorischen Atemmuskeln und durch den durch die Nasenstenose bedingten negativen Druck im Brustraum entsteht eine Erweiterung des oberen Thoraxabschnittes, während der untere verengt erscheint (B. Fränkel, M. Schmidt-Edmund Meyer). Nach Denker, Hofbauer u. a. soll eine Abflachung des Thorax, nach St. Clair Thomson eine Einbiegung der Rippen und des unteren Brustbeinendes bzw. bei vollständiger Verlegung des Nasenweges die Hühnerbrust beim „adenoiden Typ" häufig sein.

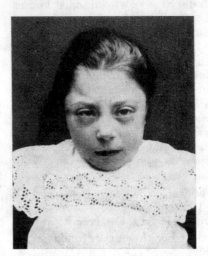

Abb. 33. Habitus adenoideus.

Die verschiedenen Beschreibungen der Thoraxform bei Nasenstenose sind wohl darauf zurückzuführen, daß ein Teil der Autoren die Fälle mit erschwerter Nasenatmung, ein anderer die mit reiner Mundatmung besonders berücksichtigt. Außer der rein mechanischen Wirkung der erschwerten Nasen- bzw. Mundatmung kommt nach Zarniko den häufigen Katarrhen, der Muskelschwäche, den endothorakalen Drüsen, in anderen Fällen der gleichzeitig vorhandenen Rachitis eine wesentliche Bedeutung für die Entwicklung der Thoraxform zu.

Durch die Veränderungen am Gaumen tritt eine Veränderung des Gesichtsausdrucks (Abb. 33) auf. Der äußere Augenwinkel ist nach unten gezogen, die Nasolabialfalte häufig verstrichen, der Mund halb geöffnet. Es entsteht dadurch der sog. Habitus adenoideus, der den Kindern äußerlich den Stempel geistiger Minderwertigkeit aufdrückt. Dazu

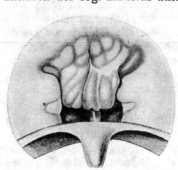

Abb. 34. Hyperplastische Rachenmandel. (Postrhinoskopisch.)

kommt, daß die kleinen Patienten häufig in ihrer Nachtruhe gestört sind, im Schlaf sinkt der Unterkiefer gerade wie in der Narkose nach hinten, der Zungengrund legt sich über den Kehlkopfeingang (Verschlucken der Zunge), die Atmung wird dadurch erschwert, die Kinder werden unruhig, werfen sich im Bett hin und her, schreien auf und erst wenn sie halb wach geworden sind und in diesem Zustande eine Schluckbewegung gemacht haben, wird der Kehlkopfeingang wieder frei, und die Atmung kann wieder ungestört vonstatten gehen. Da sich dieses Spiel in einer Nacht häufiger wiederholt, ist der Schlaf nicht ausruhend und erquickend, sondern die Patienten wachen morgens müde und abgespannt auf, sie können dem Unterricht nur schwer folgen. Die häufig gleichzeitigen Störungen im Gehörorgan, die zum Teil auf eine Fortleitung der katarrhalischen Affektion vom Nasenrachen auf die Tube, zum Teil auf eine mangelhafte Ventilation der Tube durch die vorgelagerten Wucherungen zurückzuführen sind und zum Teil eine Folge der exsudativen Diathese darstellen, erschweren die Anteilnahme der kleinen Patienten am Unterricht und als Folge werden die Kinder für geistig zurückgeblieben angesehen. Durch Verlegung der Nase wird ferner das Riechen und Schmecken beeinträchtigt.

Die Störung der Sprache tritt in der Form der toten Sprache auf. Die Schallwellen werden zum Teil von den weichen, den Nasenrachen ausfüllenden Massen absorbiert, zum Teil unregelmäßig reflektiert. Sie verlieren dadurch an Klangfülle. Da häufig die Bewegungen des Velum palatinum durch die Wucherungen im Nasenrachen mechanisch behindert sind, wird der Abschluß des Nasenrachens und der Nase gegen den Mund unvollkommen, und die Sprache bekommt dadurch noch einen offenen nasalen Beiklang. Auch Sprachstörungen wie Stottern und Stammeln werden häufig im Zusammenhang mit der Hyperplasie der Rachentonsille beobachtet.

Als Fernwirkungen der adenoiden Vegetationen werden häufig Appetitlosigkeit und Magenstörungen erwähnt, die z. T. sicherlich auf das Verschlucken der Sekrete, z. T. auf die konstitutionelle Veranlagung der Patienten bezogen werden muß. Dasselbe gilt für die Enuresis nocturna, den Pavor nocturnus, Asthma und Kopfschmerzen, wenn auch eine große Zahl von einwandfreien Beobachtern ein Verschwinden der genannten Störungen nach Entfernung der Rachenmandel sicher beobachtet haben und deshalb einen ätiologischen Zusammenhang zwischen ihnen annehmen zu müssen glauben. Auch Chorea, Epilepsie und Schwellung der Schilddrüse sind von einigen Autoren als Fernwirkungen von den adenoiden Vegetationen angesehen worden; ein Beweis für diese Anschauung ist aber namentlich bei der kleinen Zahl der mitgeteilten Fälle nicht erbracht.

Der bei der Hyperplasie der Rachentonsille beobachtete Husten kann entweder reflektorisch als nervöser Husten entstehen oder durch das in den Kehlkopf besonders beim Liegen herabfließende Sekret ausgelöst werden.

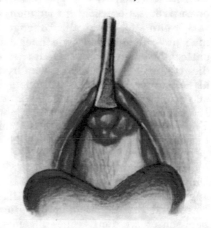

Abb. 35. Hyperplasie der Rachenmandel hinter dem angehobenen Gaumensegel direkt sichtbar.

Die **Diagnose** wird durch die Rhinoscopia anterior und posterior gestellt. Von vorn sieht man — bei Schwellung der Muscheln nach Anwendung eines Nebennierenpräparates — durch den unteren Nasengang hindurch die von Schleimhaut überzogenen adenoiden Wucherungen, die, wie der Lichtreflex zeigt, an den Bewegungen des Velum palatinum bei der Phonation teilnehmen. Im postrhinoskopischen Bilde erblickt man entweder ein zusammenhängendes adenoides Polster, das vom Rachendach und den obersten Abschnitten der hinteren Pharynxwand ausgeht, oder von der Schleimhaut des ganzen Nasenrachens einschließlich der Rosenmüllerschen Gruben und der beiden Tubenwülste entspringende stalaktitenartige Wucherungen, die den oberen Choanalrand und den freien Rand des Septum in verschiedenem Grade verdecken und bei stärkerer Entwicklung bis auf das Velum palatinum oder sogar bis in den Mundrachen hinabhängen können (Abb. 35). Das Verhältnis der Rachenmandel zu der Länge der Nasenscheidewand will Marg. Schönberger als Maßstab für die Größe der Pharynxtonsille benutzen. Gelingt die rhinöskopische Untersuchung nicht, so muß man den Nasenrachen mit dem Zeigefinger palpieren. Man fühlt dann das vom Rachendach herabhängende adenoide Gewebe, man muß sich nur vor einer Verwechslung mit dem vorspringenden Konstriktorenwulst hüten. Während die hyperplastische Rachentonsille das Rachendach selbst und den obersten Abschnitt der hinteren Pharynxwand einnimmt, ist der Konstriktorenwulst regelmäßig durch einen größeren Zwischenraum vom Rachendach getrennt.

Aus dem soeben Gesagten ergibt sich die verschiedene anatomische Grundlage des Krankheitsbildes. Entweder ist nur die eigentliche am Rachendach und dem obersten Abschnitt der hinteren Rachenwand aufsitzende Rachenmandel vergrößert, oder das gesamte lymphatische Gewebe des Nasenrachens nimmt an der Wucherung teil. Man hat diese Verschiedenheit auch in der Bezeichnung als Hyperplasie der Rachenmandel und als adenoide Vegetationen zum Ausdruck bringen wollen, da aber scharfe Grenzen zwischen den beiden Formen nicht bestehen, gebraucht man jetzt beide Namen als identisch.

In seltenen Fällen handelt es sich bei der Vergrößerung der Rachenmandel nicht um eine einfache Hyperplasie, sondern um Sarkom; das zunächst klinisch genau die gleichen Störungen hervorruft und sich pathologisch-anatomisch auch nur sehr schwer von der einfachen Hyperplasie unterscheiden läßt.

Die **Therapie** der Hyperplasie der Rachentonsille war früher stets eine operative. Es ist nicht zu leugnen, daß die Indikationsstellung eine sehr weite war, wenn auch nicht alle Laryngologen auf dem extremen Standpunkt Beckmanns standen, daß jede auch nur ganz gering vergrößerte Rachenmandel entfernt werden müsse. Heute ist ein Teil der Kinderärzte der Ansicht, daß die operative Entfernung der hyperplastischen Rachenmandel, die sie nur als Ausdruck einer konstitutionellen Diathese auffassen, zwecklos und deshalb zu verwerfen ist. Das Richtige liegt auch hier in der Mitte, die hyperplastische Rachenmandel, die keine Störungen bedingt, ist nicht das Objekt operativer Entfernung, sobald sie aber Störungen besonders in der Nase und dem Ohr hervorruft, muß sie entfernt werden, um schwerere Schädigungen des Patienten zu verhindern.

Selbstverständlich ist auch in diesen Fällen von der Operation allein keine Heilung zu erwarten, wenn auch häufig nach der Entfernung der Wucherungen augenfällige Besserungen des Allgemeinbefindens durch die Freilegung der Nase und die Beseitigung der durch die Mundatmung bedingten Störungen beobachtet werden. Eine allgemeine diätetische Beeinflussung des Gesamtorganismus muß gleichzeitig angestrebt und nach den Bd. 4, S. 514 ff. ausgeführten Gesichtspunkten angestrebt werden.

Der Eingriff selbst ist einfach, er wird am besten mit einem Ringmesser (Gottstein, Beckmann, Hartmann), mit einem Tonsillotom (Schütz-Passow) oder einer Rachenmandelzange (Kuhn-Manasse) ausgeführt. Mit den genannten Instrumenten läßt sich gleich Gutes erreichen, welches Instrument man bevorzugt, hängt hauptsächlich von der Gewöhnung des Operateurs ab.

Bei Kindern ist der Chloräthyl- oder Ätherrausch, den ich in den letzten Jahren fast immer anwende, zu empfehlen, weil er den Schock sehr wesentlich herabsetzt und die völlige Entfernung der Wucherungen erleichtert. Unangenehme Zwischenfälle, die ich früher bei der Verwendung des Bromäthyls, wenn auch nur sehr selten gesehen habe, habe ich nicht beobachtet. Bei größeren Kindern und Erwachsenen bevorzuge ich die Lokalanästhesie durch Einpinseln von Kokain. Eine direkte Wirkung des Eingriffs auf die Beseitigung der Mundatmung tritt in den meisten Fällen nicht ein. Es bedarf gewöhnlich längerer Zeit, bis die Patienten es gelernt haben, die freigewordene Nase als Atemweg zu benutzen. Mitunter gelingt es erst, den natürlichen Atemmechanismus herzustellen, wenn man durch dauernde erzieherische Einwirkung, eventuell unter Zuhilfenahme eines den Mund verschließenden Verbandes die Benutzung des natürlichen Atemweges erzwingt. In anderen Fällen ist eine zahnärztliche Behandlung zwecks Dehnung des Gaumens notwendig, um die Nasenatmung frei zu machen. Rezidive treten nach sorgfältiger Entfernung der Rachentonsille sehr selten auf. Stellen sie sich schnell ein, so muß man mit der Möglichkeit eines Lymphosarkoms im Nasenrachen rechnen, werden sie nach längerer Zeit beobachtet, so ist mit großer Wahrscheinlichkeit ein Rest der Rachentonsille stehen geblieben, der sich allmählich wieder zu seiner früheren Größe entwickelt hat. Der Eingriff selbst ist im allgemeinen als ungefährlich zu bezeichnen. Gewöhnlich tritt im ersten Augenblick eine etwas stärkere Blutung auf, die fast immer nach kurzer Zeit von selbst steht. Man muß nur die Vorsicht gebrauchen, vor der Operation auf das Vorhandensein abnormer Pulsation im Pharynx zu achten. Nachblutungen sind verhältnismäßig selten, sie beruhen fast immer darauf, daß Stücke hängen geblieben sind. Andere Komplikationen sind selten und meistens auf eine technisch nicht einwandsfrei ausgeführte Operation zu beziehen.

Bei allgemeiner lymphatischer Diathese wirkt die Bestrahlung mit künstlicher Höhensonne mitunter sehr günstig auch auf die Rachenwucherungen.

Von Medikamenten sind Jod, Eisen, Arsen und vor allen Dingen Kalkpräparate empfohlen worden, entweder einzeln oder kombiniert, wesentlichen Nutzen habe ich von dieser Behandlung eigentlich niemals gesehen.

b) Hyperplasie der Gaumenmandeln.

Die Größe der Mandeln ist wechselnd. Bei Kindern und Jugendlichen sind die Tonsillen relativ größer als bei Erwachsenen; sie machen oft nach der Pubertät Involutionsprozesse durch, so daß man mitunter bei Erwachsenen in der Fossa tonsillaris an Stelle der Mandeln diffus in die Schleimhaut eingelagertes lymphatisches Gewebe sieht, in anderen Fällen bleiben die Mandeln als mehr weniger großes Organ bis in das hohe Alter bestehen. Eine normale Größe der Mandeln anzugeben, ist kaum möglich. M. Mackenzie hält eine Tonsille für hyperplastisch, wenn sie eine durch den freien Rand des vorderen und den des hinteren Gaumenbogens gelegte Ebene überschreitet; da aber die Breite des vorderen Gaumenbogens individuellen Schwankungen unterliegt, ist auch diese Regel nicht ohne Ausnahme. Jedenfalls ist es unmöglich, eine scharfe Grenze zwischen normaler Größe und beginnender Hyperplasie zu ziehen, auch bei geringen Vergrößerungen ist es der individuellen Auffassung des Untersuchers überlassen, eine Hyperplasie oder noch normale Verhältnisse anzunehmen. In extremen Fällen reichen die hyperplastischen Tonsillen bis an die Uvula, ja sie können sich in der Mittellinie berühren. Nach Pirquet-Schönberger

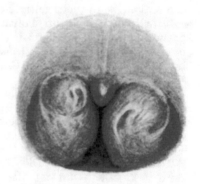

Abb. 36. Hyperplasia tonsillarum.

werden fünf verschiedene Größen der Mandeln, die mit verschiedenen Vokalen bezeichnet werden, unterschieden. Die U-Tonsillen sind in der Nische verborgen, O-Tonsillen erreichen den hinteren Gaumenbogen nicht, A-Tonsillen füllen die Tonsillarbucht aus, überschreiten aber ihre Grenzen nicht, E-Tonsillen überragen die Tonsillarbucht in horizontaler, vertikaler oder frontaler Richtung, I-Tonsillen berühren sich fast in der Mittellinie.

Symptome. Mäßige Hyperplasie der Mandeln macht oft gar keine subjektiven Beschwerden. Erst wenn sie eine gewisse Größe erreicht hat, macht sie sich den Patienten bemerkbar. Atemstörungen zeigen sich zunächst unter der Form des Schnarchens. Besonders beim Liegen verengen die Tonsillen den Isthmus faucium, das Velum hängt schlaff nach hinten, und wird beim Atmen im Schlaf in Schwingungen versetzt, die das schnarchende Geräusch machen. Sehr große Tonsillen können auch im wachen Zustand ein Atemhindernis abgeben, besonders dann, wenn plötzlich eine akute Schwellung zu einer bestehenden Hyperplasie hinzutritt und zu gegenseitiger Berührung in der Mittellinie führt.

Husten ist eine häufige Begleiterscheinung der Tonsillarhyperplasie. Er ist aber sehr selten direkt von den Mandeln auf reflektorischem Weg ausgelöst, meist ist er durch das herabfließende Sekret bedingt, oder die Folge gleichzeitiger katarrhalischer oder entzündlicher Veränderungen in den oberen oder tieferen Luftwegen. Asthmatische Anfälle werden auch bei Mandelhyperplasie beobachtet, meist beruhen sie ebenso wie die letztere auf der gleichen exsudativen Diathese, ein Zustandekommen des Asthma durch Reflex von der hyperplastischen Mandel aus ist zum mindesten zweifelhaft.

Die Sprache ist kloßig, als ob der Patient einen Fremdkörper im Munde habe. Dazu macht sich oft infolge der mangelhaften Bewegung des Velum palatinum ein offener nasaler Beiklang bemerkbar. Die Singstimme verliert an Wohlklang und an Umfang, besonders in der Höhe. Schlucken ist namentlich bei Kindern erschwert, Flüssigkeiten dringen mitunter in den Nasenrachen und die Nase ein. Hörstörungen sind meist die Folge gleichzeitig vorhandener Hyperplasie der Rachentonsille, wenn auch nach Waldeyer hyperplastische Gaumenmandeln einen direkten Einfluß auf die Tuben auszuüben in der Lage sind. Nasenbluten und Asthenopie sind als Stauungserscheinungen aufzufassen.

Praktisch am wichtigsten ist die Beziehung der hyperplastischen Gaumenmandeln zu den Infektionskrankheiten. Es steht außer Zweifel, daß hyperplastische Tonsillen besonders häufig an Angina lacunaris erkranken, daß sie, namentlich wenn gleichzeitig Mandelpfröpfe vorhanden sind, zur Peritonsillitis habitualis und auch zur Polyarthritis rheumatica führen. Aber auch andere pathogene Keime, wie der Löfflersche Bazillus und der Pneumokokkus, finden in den hyperplastischen Tonsillen günstigere Ansiedlungsbedingungen, sie können auch leichter in den Organismus eindringen als bei normal entwickelten Mandeln.

Die hyperplastischen Tonsillen erscheinen im pharyngoskopischen Bilde gewöhnlich als aus der Fossa tonsillaris hervorragende Tumoren. In manchen Fällen ist die Hyperplasie besonders im sagittalen Durchmesser entwickelt, so daß die Gaumenbögen aneinandergedrängt erscheinen, ohne daß ein erheblicher Teil der Tonsille aus der Fossa tonsillaris hervorzuragen braucht — E-Tonsillen Pirquets. Die Hyperplasie kann entweder diffus sein, oder sie kann zirkumskript an der Mandel auftreten. In letzteren Fällen ist mitunter ein größerer Abschnitt von der übrigen Masse des lymphatischen Gewebes abgetrennt, es bildet sich eine Tonsilla succenturiata, oder wenn sie gestielt aufsitzt, eine Tonsilla pendula. Seltener ist die Hyperplasie auf den unteren Abschnitt der Tonsille beschränkt, sie stellt dann einen bis zum Kehlkopf reichenden stumpfen Fortsatz dar. Die Oberfläche der hyperplastischen Mandel sieht glatt aus, oder sie ist mehr oder weniger zerklüftet. Eine Verwachsung der Mandel mit dem vorderen Gaumenbogen und der Plica triangularis gehört — namentlich nach häufigeren Mandelentzündungen — zu den häufigen Vorkommnissen.

Die **Diagnose** der Hyperplasie ist aus dem pharyngoskopischen Bilde ohne weiteres ersichtlich, nur maligne Tumoren, besonders Sarkome und Lymphosarkome, können mit ihr verwechselt werden. In zweifelhaften Fällen muß die histologische Untersuchung entfernter Stücke die Diagnose sichern.

Therapie. Sobald Störungen irgendwelcher Art als Folge der Tonsillarhyperplasie auftreten, ist die operative Beseitigung notwendig. Handelt es sich nur um Störungen der Atmung, so genügt die Abtragung des vorstehenden Stückes der Tonsille, die Tonsillotomie. Haben wir es aber mit rezidivierenden Anginen oder Peritonsillitiden zu tun, oder ist wiederholt Gelenkrheumatismus bei den Patienten beobachtet worden, dann genügt die Tonsillotomie nicht, weil von den pathologischen Veränderungen in den stehenbleibenden Stümpfen die gleichen Infektionen wie von der nichtgekappten Mandel ausgehen können. In diesen Fällen ist die Ausschälung — die Tonsillektomie — indiziert.

Die Tonsillotomie kann man entweder mit Pinzette und Messer oder mit einem Tonsillotom (Physik—Mackenzie oder Fahnenstock) ausführen. Sie wird am einfachsten in Lokalanästhesie gemacht. Stärkere Blutungen sind selten, meist steht die im ersten Augenblick profuse Hämorrhagie nach ganz kurzer Zeit. Eine stärkere Blutung sieht man, wenn man das Tonsillotom — besonders den Fahnenstock — unten zu stark nach außen gedrückt hat, infolge Verletzung der Arteria tonsillaris. Die Arterie tritt von außen und unten an die Tonsille heran; durchschneidet man sie in der fibrösen Kapsel, so kann sie sich in dem derben Bindegewebe nur schlecht zurückziehen und führt zu Blutungen, die eine Umstechung nötig machen. Bei weichen Hyperplasien blutet es manchmal aus dem Stumpf wie aus einem Schwamm, durch Kompression und Tamponnement gelingt die Blutstillung meist leicht.

In Fällen, in denen die Tonsillotomie und die Adenoidotomie gleichzeitig indiziert sind, kann man beide Eingriffe in einer Sitzung ausführen, die Tonsillotomie zuerst.

Die Tonsillektomie besprechen wir S. 858.

Die Nachbehandlung besteht in Bettruhe während der ersten Tage und Darreichung von flüssiger und breiiger, kühler, kalter oder lauwarmer, reizloser Kost. Eisblase oder kalte Umschläge sind in den ersten Tagen zu empfehlen, Mundspülungen (Wasserstoffsuperoxyd) sind gleichfalls zu gebrauchen, während Gurgelungen wegen der damit verbundenen Bewegungen der Rachenteile besser unterbleiben. Kontraindikationen gegen die Operation sind ungünstiges Allgemeinbefinden, das Stammen aus einer Bluterfamilie, abnorme Pulsation im Rachen, und das Vorhandensein eines akuten entzündlichen Prozesses. Auch in Familien, in denen gerade Infektionskrankheiten, besonders Diphtherie herrschen, sollte man keine Mandeloperationen vornehmen.

Eine allgemeine diätetische Behandlung ist ebenso wie nach Entfernung der adenoiden Vegetationen auch nach Mandeloperationen erforderlich.

c) Hyperplasie der Zungenmandel.

Die Zungentonsille wird meist erst nach der Pubertät hyperplastisch. Die Hyperplasie kann ein- oder doppelseitig auftreten. Ihre Symptome sind in vielen Fällen undeutlich. Mitunter klagen die Patienten nur über ein unangenehmes Druckgefühl oder über die Empfindung eines Fremdkörpers — Globus hystericus —. Am störendsten ist die Hyperplasie der Zungentonsille bei Sängern, bei denen sie die Aufrichtung des Kehldeckels und dadurch die freie Entfaltung der Stimme in der Höhenlage hindert. Bei der Spiegeluntersuchung sieht man auf dem Zungengrund ein- oder doppelseitig das höckrige adenoide Gewebe, in dem sich die Fossulae tonsillares und nicht selten Pfröpfe erkennen lassen. Erweiterte Venen, nicht selten Varizen, finden sich fast regelmäßig auf der Zungentonsille, sie besitzen bei der Entscheidung über die Frage eines operativen Eingriffs praktische Bedeutung. Besteht der Verdacht eines Abszesses, so muß man außer dem Kehlkopfspiegel die Palpation zur Sicherstellung der Diagnose verwenden. Bei geringen Hyperplasien ist eine lokale medikamentöse Behandlung mit Jod oder Silberpräparaten indiziert. Ist die Schwellung stärker, so können Ätzungen mit Argentum nitricum in Substanz, mit Trichloressigsäure oder mit Galvanokaustik zur Beseitigung der Beschwerden führen. Ist eine große Hyperplasie vorhanden, so ist die operative Entfernung der hyperplastischen Tonsille mit einem Tonsillotom oder mit der galvanokaustischen Schlinge unter Lokalanästhesie vorzunehmen.

2. Die akuten Mandelentzündungen.

Die akuten Entzündungen der Mandeln gehören zu den häufigsten Erkrankungen. A. Dietrich unterscheidet an den Mandeln 1. Entzündung mit Ausbreitung an der Oberfläche, dazu gehören a) katarrhalische Entzündungen einschließlich Angina lacunaris, b) die Tonsillitis herpetiformis, c) die pseudomembranösen Entzündungen, d) die verschorfend-membranösen Entzündungen (Diphtherie und Angina Vincenti); 2. Entzündungen mit Ausbreitung im Gewebe (Angina phlegmonosa, Tonsillitis und Peritonsillitis abscedens; 3. die schweren nekrotisierenden Entzündungen (Angina gangraenosa und einige Formen der

Angina Vincenti, zu denen wir noch die Angina monocytotica und agranulocytotica hinzufügen müssen.

a) Angina catarrhalis.

Die akuten Mandelentzündungen (Angina tonsillaris catarrhalis sive simplex) treten immer als Teilerscheinung eines akuten Rachenkatarrhs auf.

Symptome. Die Tonsillen erscheinen gerötet und geschwollen. Weiße Flecke
sind nur bei vorhandenen Mandelpfröpfen sichtbar. In den Mündungen der
Taschen sieht man so weißgelbliche rundliche Pfröpfe, die nach 1—3 Tagen
ausgestoßen werden. Die gleichen Veränderungen kann man an der Rachen-
und der Zungentonsille beobachten. Bei der akuten katarrhalischen Entzündung
der Rachenmandel pflegt reichlich Schleim abgesondert zu werden, der hinter
dem Velum in die Pars oralis pharyngis herunterfließt.

Die katarrhalische Angina beginnt meist mit Fieber, das bei jugendlichen
Individuen und bei leichtfiebernden Personen ziemlich heftig sein kann, meist
aber schnell abklingt. Schluckschmerzen sind regelmäßig vorhanden. Stechen
und Kitzeln im Halse gehören gleichfalls zu den regelmäßigen Symptomen.
Bei stärkerer Schwellung der Rachenmandel ist die Nase verstopft, Kopfschmerzen werden häufig ausgelöst.

Als **Ursache** für die akute katarrhalische Angina kommt fast immer eine
Infektion mit Mikroorganismen, meist Strepto- und Staphylokokken, in Betracht. Auch bei der sog. Erkältung spielen die Mikroorganismen regelmäßig
eine Rolle, wenn auch durch den Temperaturreiz ausgelöste Störungen an dem
Kapillarnetz als den Boden für die Infektion vorbereitendes Moment zu betrachten sind. Traumen durch Fremdkörper, durch Schlucken harter Bissen
oder durch instrumentelle Einwirkung können gleichfalls eine Angina auslösen.
Ein sicherer Einfluß der Jahreszeit auf die Entstehung der Angina ist nicht
nachweisbar, wenn auch ihre Zahl zur Zeit der Übergangsmonate im allgemeinen
zunimmt.

Komplikationen beobachtet man bei der einfachen Angina selten. Tubenkatarrh, ausnahmsweise eine Otitis media schließen sich mitunter an eine
katarrhalische Mandelentzündung an.

Der **Verlauf** ist regelmäßig günstig. In wenigen Tagen gehen die Erscheinungen zurück, die subjektiven Beschwerden verschwinden und die lokalen
Veränderungen sind nach kurzer Zeit nicht mehr sichtbar. Es kann jedoch
durch häufige Wiederholung der einfachen Angina eine chronische Tonsillitis
mit Hyperplasie der Mandeln entstehen.

Eine **lokale Behandlung** ist fast immer überflüssig. Nach wenigen Tagen
der Schonung und bei Vermeidung von Reizen verschwinden die entzündlichen
Erscheinungen.

b) Angina lacunaris.

Ätiologie. Unter dem klinischen Bilde der Angina lacunaris verläuft eine
ganze Reihe ätiologisch verschiedener Erkrankungen. Streptokokken, Staphylokokken, Pneumokokken, der Friedländersche Pneumobazillus und das Bacterium coli können die gleiche Form der Mandelentzündung hervorrufen, ohne
daß der Verlauf der Erkrankung einen Schluß auf den verursachenden Mikroorganismus zuließe. Auch der Diphtheriebazillus kann eine Entzündung bedingen, die klinisch vollständig dem Bilde der Angina lacunaris entspricht.
Bei vielen Diphtherieepidemien beobachtet man Fälle, in denen einzelne Mitglieder einer Familie an echter Diphtherie erkranken, während andere an einfacher Angina lacunaris leiden. Die bakteriologische Untersuchung derartiger

Anginafälle ergibt den vollvirulenten Diphtheriebazillus, man muß daher auch diese Fälle als echte Diphtherieinfektionen ansehen.

Symptome und Verlauf. Der Verlauf der Angina lacunaris ist der einer akuten Infektionskrankheit. Nach 3—7tägiger Inkubation erkranken die Patienten meist mit Schüttelfrost. Gleichzeitig oder kurze Zeit später treten Kopf- und Schluckschmerzen auf, seltener folgt der Schüttelfrost den Lokalsymptomen. Initiales Erbrechen und Konvulsionen werden bei Kindern nicht selten beobachtet. Die Temperatur steigt bei Kindern bis zu 40°, bei Erwachsenen bis etwa 39,5°. Das Fieber trägt meist den Charakter einer Kontinua mit geringen morgendlichen Remissionen. Nach 3—8 Tagen tritt entweder lytisch oder kritisch der Temperaturabfall ein. Das Allgemeinbefinden ist erheblich beeinträchtigt. Allgemeines Krankheitsgefühl, Schluck- und Kopfschmerzen und Abgeschlagenheit sind regelmäßig vorhanden. Der Appetit ist vermindert, der Schlaf gestört. Milzschwellung, die von Friedreich beobachtet wurde, kommt nur ausnahmsweise vor. Nach Baader ist die Milzschwellung bei der Angina ein fast regelmäßiger Befund, die als differentialdiagnostisch wichtiges Symptom gegenüber der Diphtherie, bei der eine Milzschwellung nur selten beobachtet wird, verwendet werden kann. Leberschwellung oder Nierenerscheinungen sieht man nicht gerade häufig. Die regionären Lymphdrüsen sind fast regelmäßig geschwollen und auf Druck schmerzhaft.

Die pharyngoskopische Untersuchung (Abb. 37) zeigt einen dicken Zungenbelag und entzündliche Erscheinungen auf der Mundschleimhaut. Die Tonsillen selbst sind gerötet und geschwollen, mitunter leicht ödematös. Aus den Taschen

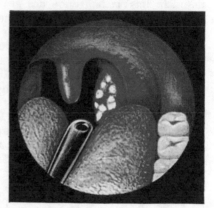

Abb. 37. Angina lacunaris.

treten Sekrettropfen aus, die nach unten fließen und mitunter größere, die Oberfläche der Mandeln bedeckende, weiße, weißgelbe oder gelbe pseudomembranöse Beläge bilden. Die Sprache ist bei der Angina lacunaris regelmäßig verändert; sie wird anginös. Das ist eine Mischung von Rhinolalia aperta und clausa. Die schwere Beweglichkeit des Gaumensegels und der Zunge tragen dazu bei, die Sprache noch undeutlicher zu machen. Gastrische Störungen gehören zu den regelmäßigen Begleiterscheinungen.

Im allgemeinen ist die **Prognose** der Angina lacunaris eine günstige. Falls keine Komplikationen eintreten, kommt es innerhalb 3—5 Tagen zu vollständiger Heilung, allerdings bleibt häufiger eine gewisse Mattigkeit wie nach dem Überstehen schwerer Infektionskrankheiten für einige Zeit zurück.

Diagnose. Ist die Oberfläche der Mandeln in größerer Ausdehnung von Sekretmassen bedeckt, so ist eine Verwechslung mit Diphtheriemembranen leicht möglich. Streicht man aber mit einer Sonde oder mit einem Wattebausch von unten nach oben über die Tonsillen, so ist die Unterscheidung von Pseudomembranen dadurch leicht, daß die Sekrete bei Angina sich ohne Epithelverletzung leicht abwischen lassen, während die festhaftenden Diphtheriemembranen nur mit Gewalt unter Bildung von Substanzverlusten entfernt werden können.

Anatomisch ist eine seröse Durchtränkung und Rundzelleninfiltration nachweisbar. Gleichzeitig tritt nach B. Fränkel eine Vermehrung des Lymph-

stromes mit Zunahme der Rundzellenauswanderung ein. Die in die Taschen
ergossenen Sekrete sind zäh und dickflüssig. Sie enthalten spärlichen Schleim,
zahlreiche Leukozyten und massenhafte Mikroorganismen. Die Fossulae füllen
sich mit Sekret, bei zunehmender Absonderung quillt das Sekret aus den Lakunen
hervor und verbreitet sich auf der Oberfläche. Ist das Sekret reicher an Fibrin,
so haftet es fester an der Oberfläche, namentlich in der Umgebung der Fossulae-
Angina fibrinosa. Durch die Lokalisation ist eine Unterscheidung von Diphtheriemembranen möglich. Eine sichere Differentialdiagnose kann aber nur
auf einer bakteriologischen Untersuchung beruhen.

Verlauf. Allmählich läßt die Sekretion nach. Die Sekretmassen werden
aus den Taschen herausgepreßt, dann verschwinden die subjektiven Beschwerden
und endlich bilden sich die Mandeln wieder vollständig zur Norm zurück.

Die gleichen Veränderungen kommen an der Rachen- und Zungenmandel
vor, werden aber häufig übersehen, weil die Veränderungen an den Gaumenmandeln im Vordergrunde des gesamten Symptomenkomplexes stehen.

Die isolierte **Angina der Rachenmandel (Angina retronasalis)** kommt
namentlich im Kindesalter häufiger vor, sie soll besonders als Folge der exsudativen Diathese auftreten. Die kleinen Patienten erkranken unter hohem Fieber
mit schwerer Störung des Allgemeinbefindens, während die lokalen Erscheinungen mehr im Hintergrunde bleiben. Die Schluckschmerzen sind fast immer
gering, während Nasenverstopfung und Behinderung der Sprache häufiger
beobachtet werden. Nach etwa drei Tagen fällt die Temperatur, häufig ohne
daß die Ursache der Erkrankung festgestellt wurde. Es passiert nicht selten,
daß Kinder plötzlich fieberhaft erkranken, und daß die genaueste Untersuchung
des ganzen Organismus keinerlei nennenswerte pathologische Veränderungen
erkennen läßt, auffallend ist bei der Inspektion der Pars oralis pharyngis das
reichliche Herabfließen von Schleim aus dem Nasenrachen, oder eine fleckförmige
Rötung am Gaumen und an der hinteren Pharynxwand. Untersucht man
in derartigen Fällen postrhinoskopisch, so zeigt die Rachenmandel genau die
gleichen Veränderungen wie die Gaumenmandel bei Angina. Man unterlasse es deshalb nie, bei fieberhaft erkrankten Kindern den Nasenrachen postrhinoskopisch zu untersuchen. In vielen Fällen wird
man beim ersten Einblick die Ursache für die schweren Störungen
des Allgemeinbefindens feststellen können.

Die **Zungenmandel** erkrankt isoliert fast nur bei Erwachsenen. Heftige
Schluckschmerzen und schwere Störungen des Allgemeinbefindens begleiten
diese Erkrankung regelmäßig. Nicht selten greift der Prozeß vom Zungengrund
über die Plicae glosso-epiglotticae und die Valleculae auf die orale Fläche der
Epiglottis über.

Die Beobachtung Feins, daß stets eine gleichzeitige Erkrankung der Mandeln
vorhanden ist, wird von anderen Autoren, besonders Goerke, bestritten,
auch der Verfasser hat sich von der Richtigkeit der Feinschen Auffassung
nicht überzeugen können. Die Anginosenlehre Feins, nach der die Tonsillar-
affektion nur eine Teilerscheinung einer Allgemeinerkrankung nicht tonsillärer
Genese sein soll, ist durch zahllose Beobachter widerlegt. Wir müssen in den
Mandeln die Eingangspforte der Infektion erblicken, von ihnen aus
erfolgt die Einwanderung der Krankheitserreger in den Organismus; die Angina
ist das Primäre, die sich anschließenden Lokalisationen in anderen Organen
oder Organgruppen sind als Komplikationen aufzufassen.

Zu den **Komplikationen** gehören in erster Linie die Lymphdrüsenschwellungen, die zu einer Erweichung und zur Bildung von Drüsenabszessen führen
können. Auch Mittelohrentzündungen werden oft beobachtet, am häufigsten
bei der Beteiligung der Rachenmandel. Wie bereits erwähnt, stellt die Erkran-

kung der Mandeln häufig nur eine erste Lokalisation der in den Organismus eingedrungenen Keime dar. Pyämie und septische Erscheinungen schließen sich mitunter an eine Angina an, Perikarditis, Myokarditis und Endokarditis sind wiederholt beobachtet worden. Auch Thrombosen und Venenentzündungen, schwere Laryngitiden und Pleuritiden, endlich Lungenentzündungen und Lungenabszesse sowie Nephritis sind als Komplikationen von Angina festgestellt worden. Auch die Perityphlitis scheint nicht selten auf eine Infektion von den Mandeln aus zurückführbar zu sein, ebenso wie die Meningitis cerebrospinalis epidemica nach den Untersuchungen von Westenhöffer und Edmund Meyer in der überwiegenden Mehrzahl der Fälle durch ein Eindringen der Meningokokken in die Rachentonsille zu entstehen scheint. Die Polyarthritis rheumatica muß in sehr vielen Fällen als eine von den Tonsillen ausgehende mit einer Angina lacunaris beginnende Streptokokkeninfektion aufgefaßt werden. Der Zusammenhang tritt am deutlichsten beim rezidivierenden Gelenkrheumatismus in die Erscheinung, bei dem durch eine Beseitigung der Mandeln die Einfallspforte für die Krankheitserreger verschlossen werden kann. Auf die Entzündung der Achillessehne als Komplikation bei Angina lacunaris hat v. Eicken im Anschluß an eine Schweizer Veröffentlichung aufmerksam gemacht.

Therapie. Eine lokale Behandlung der Angina lacunaris ist fast immer überflüssig. Vor allen Dingen sind Gurgelwässer nicht am Platze, weil sie nicht an die erkrankten Partien herankommen, durch die fortgesetzte Bewegung der entzündeten Teile aber dem Eindringen der Entzündungserreger in die Lymph- und Blutbahn die Wege ebnen. Bei allen ausgesprochenen Fällen von Angina lacunaris ist Bettruhe erforderlich. Eine Isolierung der Kranken, besonders das Fernhalten von Kindern ist wegen der Übertragbarkeit der Affektion durchaus zu empfehlen. Prießnitzsche Umschläge, das Auflegen einer Eiskravatte und das Schlucken von Eisstückchen leistet häufig durch Beseitigung der Schmerzen gute Dienste. Daneben sind Antifebrilia zu verwenden, unter denen das Chinin an erster Stelle genannt zu werden verdient. Dreimal täglich 0,3 beim Erwachsenen, 0,25 bei größeren und 0,1—0,15 bei kleineren Kindern läßt die Allgemeinerscheinungen in kurzer Zeit zurückgehen oder fast vollständig verschwinden. Bei schwerer Streptokokkenangina ist die Anwendung von Antistreptokokkenserum oder von Autovakzine von guter Wirkung. Eine Desinfektion des Krankenzimmers ist meist überflüssig, gründliche Reinigung und Lüftung des Raumes genügt fast regelmäßig.

Bei rezidivierenden Anginen ist eine chirurgische Behandlung, d. h. die Ausschälung der Mandeln (s. S. 114) indiziert. Bei Pyämie infolge von Angina haben Martens und Claus durch Unterbindung der Vena jugularis gute Resultate erzielt, letzterer bei gleichzeitiger Tonsillektomie.

c) Angina herpetica (Herpes pharyngis).

Ätiologie. Unter dem Bilde des Herpes pharyngis verlaufen mehrere ätiologisch durchaus verschiedene Krankheiten. In einer Reihe der Fälle handelt es sich um trophoneurotische Störungen, die in die Gruppe des Herpes zoster gehören. In anderen Fällen sind Reflexvorgänge vom Genital- und Intestinaltrakt als Ursache anzusehen. Bei einer dritten Gruppe handelt es sich um eine Infektionskrankheit, die häufig mit der Maul- und Klauenseuche in Verbindung steht, endlich kommen Fälle zur Beobachtung, die zum Erythema exsudativum multiforme zu rechnen sind.

Symptome, Verlauf. Der Verlauf des Herpes pharyngis entspricht im großen und ganzen dem der Angina lacunaris. Die Erkrankung setzt häufig mit Schüttelfrost, mit Störungen des Allgemeinbefindens, Kopf- und Hals-

schmerzen ein, Temperatursteigerungen bis 39⁰ sind fast immer vorhanden.
Pharyngoskopisch erscheint die Rachenschleimhaut gerötet. Auf der Schleimhaut sieht man stecknadelkopf- bis linsengroße kreisrunde, von einem geröteten
Hof umgebene Bläschen, die anfangs einen klaren, serösen Inhalt haben, der
sich bald trübt; die Blasen platzen, und es bleibt ein kreisrunder, von einem
dünnen, fibrinösen Belag bedeckter oberflächlicher Substanzverlust, der durch
Zusammenfließen mehrerer zu größeren oberflächlichen Exkoriationen führen
kann. Die Bläschen sind unregelmäßig auf den Gaumenmandeln, den Gaumenbögen, dem Velum palatinum, der hinteren Pharynxwand, der Zungentonsille,
dem Kehldeckel und der Nasenrachenschleimhaut verteilt. Bald stehen sie
einzeln, bald zu Gruppen angeordnet, in den als Herpes zoster anzusprechenden
Fällen dem Verlauf der Nerven (zweiter Trigeminusast) folgend. Die **Heilung**
geht gewöhnlich ziemlich rasch vor sich. In Ausnahmefällen treten Nachschübe
auf, die den Verlauf stark in die Länge ziehen, in wieder anderen Fällen ist
ein Verschwinden der Eruptionen und periodisches Wiederauftreten zu beobachten. Es kann dadurch ein verschleppter, über Wochen ausgedehnter

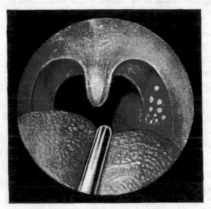
Abb. 38. Angina herpetica.

Verlauf zustande kommen, der mit dem
Schleimhautpemphigus eine gewisse Ähnlichkeit besitzt. Nach bakteriologischen
Untersuchungen handelt es sich bei dem
Pharynxherpes wohl kaum um eine bakterielle Erkrankung. In der überwiegenden Mehrzahl der Fälle dürfte die Resorption von toxischen Substanzen, besonders aus dem Darmkanal, die Veranlassung der Krankheit abgeben.

Die **Therapie** hat das Grundleiden,
vor allen Dingen die Störungen des
Intestinaltraktes zu berücksichtigen. Sind
keine Verdauungsstörungen vorhanden,
so wird man eine möglichst wenig reizende
Diät, indifferente Spülwässer und innerlich eine zweiprozentige Lösung von Kali

chloricum anwenden. Bei den trophoneurotischen Formen sind Arsen und
Antineuralgika zu empfehlen.

d) Angina Vincenti (Tonsillitis ulcero-membranacea).

Die **Plaut-Vincentsche** Angina beginnt meist bei Erwachsenen, besonders
Männern (**Tarnow**), mit leichtem Fieber, Schluckschmerzen und Mattigkeit.
Auf den Tonsillen sieht man einen schmierigen, häufig übelriechenden Belag,
der dem diphtherischen ähnlich ist. Wischt man den Belag ab, so erscheint ein
unregelmäßiges Geschwür, das auf den Gaumenbogen übergreift und bei oberflächlicher Betrachtung als syphilitisch angesprochen werden kann. In nicht
seltenen Fällen bleibt die Erkrankung nicht auf die Mandeln beschränkt, sie
kann auf Gaumenbögen, Zunge, Wangenschleimhaut, Kehlkopf übergreifen.
Chiari faßt deshalb die Angina Vincenti als Teilerscheinung einer Stomatitis
ulcero-membranacea auf. Charakteristisch für die Krankheit ist der **bakteriologische Befund**. **Plaut** und **Vincent** beschreiben einen fusiformen Bazillus
neben zahlreichen Spirillen. Der Bazillus ist 10—12 μ lang, in der Mitte verdickt, nach den Enden hin verjüngt. Vakuolen, die keine Färbung annehmen,
finden sich regelmäßig. Der Bazillus nimmt die **Gram**sche Färbung nicht an,
während die gleichzeitig vorhandenen Spirillen grampositiv sind. Ob letztere
mit der Spirilla buccalis identisch sind, ist nicht sicher erwiesen.

Der Verlauf ist meist günstig, Heilung erfolgt in wenigen Tagen. Nur selten kommt es zu einem etwas protrahierten Verlauf. In neuerer Zeit häufen sich die Veröffentlichungen von Fällen mit schwerem Verlaufe, auch letal endigende sind von verschiedenen Autoren publiziert worden.

Ob die Bazillen und Spirillen wirklich als Ursache der Erkrankung aufzufassen sind, ist zweifelhaft, ebenso unsicher ist es, ob es sich beim Bacillus fusiformis und der Spirille um ein gleichzeitiges Vorkommen verschiedener Mikroorganismen handelt, oder ob die beiden nur eine verschiedene Entwicklungsstufe desselben sind. Vincent hält den Bacillus fusiformis für pathogen, während Letulle Zweifel darüber äußert. Außer Zweifel ist es, daß die Zahl der Erkrankungen in den letzten Jahren außerordentlich zugenommen hat. Nach meiner Ansicht kann an der Pathogenität des Bazillus und der Spirillen kein Zweifel bestehen, namentlich die Befunde bei Kehlkopfphlegmonen (Schoetz) sind geeignet, diese Auffassung zu stützen.

Nach der allgemeinen Ansicht soll die Plaut-Vincentsche Angina epidemisch auftreten, aber nicht von Person zu Person übertragbar sein; dem widerspricht eine Beobachtung, die ich während des Krieges im Festungslazarett I Warschau gemacht habe; bei einer Epidemie von Plaut-Vincentscher Angina

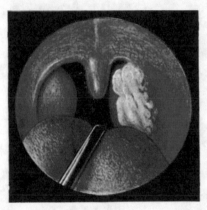 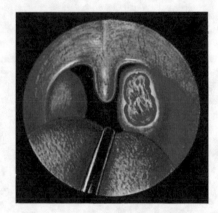

Abb. 39. Abb. 40.

Abb. 39 und 40. Angina Vincenti, mit Belag (Abb. 39) und nach Entfernung des Belages (Abb. 40).

war die Übertragung von Bett zu Bett deutlich feststellbar, so daß wohl eine Kontaktinfektion außer Zweifel ist.

Zur Behandlung sind alle möglichen Medikamente empfohlen worden, günstige Erfolge sind von Trypoflavin lokal und Salvarsan berichtet. Ich habe von Jodtinkturpinselungen lokal und von Kal. chloric. 2% innerlich bei leichten und mittelschweren Fällen gute Resultate gesehen.

e) Angina necrotica, gangraenosa, agranulocytotica und Monozytenangina.

Bei der Angina lacunaris haben wir es mit einer im wesentlichen oberflächlichen Entzündung zu tun, die sich hauptsächlich in dem Schleimhautüberzug der Taschen und ihrer Umgebung abspielt. In einer Reihe von Fällen bleibt es nicht bei dieser oberflächlichen Erkrankung, die Entzündung greift auf das eigentliche Mandelgewebe über, das je nach der Art des Erregers und der Schwere der Infektion in mehr oder weniger großer Ausdehnung nekrotisch wird. Haben wir Gelegenheit, den Beginn einer derartigen schweren Erkrankung zu untersuchen, so sehen wir meist in der Umgebung der Lakunen weißliche Einlagerungen. Die Infiltrate dehnen sich aus, sie konfluieren, sie greifen auf die Nachbarschaft: die Gaumenbögen, die Uvula, das Velum, die seitliche Pharynxwand über. Die Schleimhaut bietet zunächst ein trockenes, leicht trübes Aus-

sehen, es bildet sich im weiteren Verlauf ein dünner hauchförmiger Belag, der
an Dicke zunimmt, im Anfang weiß aussieht, bei schweren Fällen eine gelbliche,
braune oder schmieriggraue Farbe annimmt und mit der Unterlage fest zusammenhängt. Der Versuch, diese Beläge zu entfernen, ist meist vergeblich,
gelingt er, so entsteht ein mehr oder weniger tiefer, blutender Substanzverlust.

Kommt es zur Heilung, so stoßen sich die oberflächlichen Membranen und
die nekrotischen Massen ab, es entstehen Geschwüre, die zu Defekten im Rachen
führen, es kommt zu Perforationen der Gaumenbögen und des Velum, zum
Verlust des Zäpfchens und endlich zu ausgedehnten Narben im Rachen, die
Verziehungen und Formveränderungen bedingen.

Die häufigsten Erreger dieser schweren Formen der Angina sind Streptokokken und Diphtheriebazillen, der Plaut-Vincentsche Bacillus fusiformis
und Spirillen, Mischinfektionen gehören nicht zu den Ausnahmen. Es kommen
aber auch Fälle vor, bei denen es nicht gelingt, einen Erreger festzustellen.

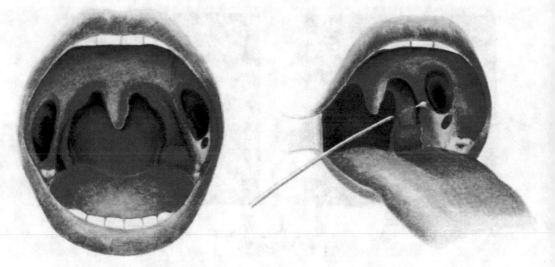

Abb. 41 und 42. Vernarbte Zerstörungen im Rachen nach gangränöser Scharlachangina.

Oft sind die schweren nekrotischen Anginen Komplikationen bei Infektionskrankheiten, besonders Scharlach, Diphtherie und Grippe. Ihre Prognose ist
ungünstig, sie führen zu schweren Herzkomplikationen, zu Nierenstörungen,
zu Endokarditis und Sepsis. Der Tod erfolgt in den meisten Fällen durch Herzschwäche. Auch ein Fortschreiten des Prozesses auf den Kehlkopf und die
tieferen Luftwege gehört nicht zu den Seltenheiten.

Die Therapie richtet sich nach dem bakteriologischen Befunde. Diphtherie-
und Antistreptokokkenserum oder Autovakzine scheinen mitunter zu wirken,
meist aber versagen auch diese Mittel bei den schweren Fällen; auch die Lokalbehandlung ist meist nur von geringem Nutzen.

Besondere Formen der schweren nekrotisierenden Mandelentzündung sind
von Werner Schultz und Ulrich Friedemann, unabhängig voneinander,
als Monozytenangina bzw. Angina agranulocytotica beschrieben worden. Im
Rachen handelt es sich bei der **Monozytenangina** um eine diphtherieähnliche,
oberflächliche nekrotisierende Entzündung der Mandeln. Charakteristisch für
diese Erkrankung ist das Blutbild, das eine enorme Zunahme der Monozyten
bis zu 78% zeigt. Starke Vergrößerung der Milz und der Leber sind regel-

mäßige Begleiterscheinungen. Auch Lymphdrüsenschwellungen kommen, wenn auch nicht regelmäßig, nicht nur regionär, sondern auch generalisiert vor. Alle diese Symptome blieben häufig noch lange Zeit nach dem Ablauf des akuten Prozesses nachweisbar. Ikterus wurde nach Werner Schultz niemals beobachtet.

Das Fieberstadium ist gegenüber der einfachen Angina lacunaris verlängert, in einem Falle (Baader) dauerte es insgesamt 38 Tage, davon sind allerdings 7 Tage auf eine komplizierende Otitis media zu beziehen, im allgemeinen scheint das Fieber etwa 14 Tage anzuhalten.

Die Krankheit scheint besonders jugendliche Personen zwischen 10 und 30 Jahren zu befallen, die alle syphilisfrei waren.

Nach Baader ist eine Bevorzugung eines Geschlechtes vor dem anderen für die Monozytenangina nicht festzustellen, während die Angina agranulocytotica nach den Mitteilungen von Elkeles und Leon fast ausschließlich beim weiblichen Geschlecht vorzukommen scheint.

Die Prognose der Monozytenangina ist nach Werner Schultz - Baader nicht ungünstig, alle von ihnen beobachteten Fälle kamen zur Heilung. Obduktionsbefunde liegen deshalb bisher nicht vor, man kann also nur annehmen, daß es sich um eine Systemerkrankung des lympho-monozytären Apparates handelt (Werner Schultz).

Die Therapie entspricht der der gewöhnlichen Mandelentzündungen.

Ein sehr viel schwereres Krankheitsbild bietet die **Angina agranulocytotica.** Bei ihr handelt es sich um eine plötzlich mit hohem Fieber einsetzende Erkrankung, die an den Tonsillen lokalisiert erscheint, aber auch auf das Zahnfleisch, die Zunge und den Kehlkopf übergreift und auch andere Schleimhäute, wie die der Genitalien in der Form von Geschwüren, Nekrosen, Gangrän, befallen kann. Brandiges Ödem der Haut ist in einem Falle beobachtet worden, während Hautblutungen und auch sonstige Zeichen einer hämorrhagischen Diathese regelmäßig vermißt werden. Milz und Leber sind häufig vergrößert, regionäre Drüsenschwellungen sind gering, können aber auch ganz fehlen. Ikterus ist fast regelmäßig vorhanden. Ich möchte hier eine eigene Beobachtung einfügen, die in manchen Punkten von den bisherigen Beobachtungen abweicht. Am 7. 4. 27 wurde ich zu einer 74 jährigen Dame gerufen, die zwei Tage vorher mit einer Temperatur von 39,3 erkrankt war. Die Untersuchung ergab in den ersten beiden Tagen eine Rötung des Rachens. Übrige Organe ohne Befund. Als ich Patientin zuerst sah, klagte sie über Schluckschmerzen und starke Speichelabsonderung. Temperatur abends 38,7, Puls 108. Organe ohne Befund. Die Gegend der rechten Tonsille gerötet, der rechte Seitenstrang nekrotisch. Rechte ary-epiglottische Falte gerötet, geschwollen, von nekrotischen schmierigen Fetzen bedeckt. Die von U. Friedemann vorgenommene Untersuchung bestätigte die ex aspectu gestellte Diagnose: Angina agranulocytotica. Im Abstrich keine Diphtheriebazillen, nur die gewöhnlichen Eitererreger. Nach durch die starke Speichelabsonderung und sehr starke Schluckschmerzen sehr unruhiger Nacht zeigte sich am 8. 4. die Nekrose des Seitenstrangs weiter ausgedehnt, auf der rechten Tonsille zwei nekrotische Stellen. Im Kehlkopf war die Nekrose auf die laryngeale Fläche der Epiglottis und auf beide aryepiglottischen Falten übergegangen. Drüsen unter dem rechten Kieferwinkel geschwollen. Abends war die Nekrose des Kehlkopfeingangs auch auf die Membrana interaryten. fortgeschritten. Puls 120, unregelmäßig. Temperatur 37,7. 9. 4. Nach durch Morphium ruhiger Nacht Temperatur 37,4, Puls 110. Die Nekrose der rechten Tonsille weiter ausgedehnt, der rechte Seitenstrang, die hintere Rachenwand und der ganze Larynxeingang nekrotisch. Vollständige Unmöglichkeit zu schlucken. Innere Organe und Urin ohne Befund. Am 10. 4.

nach ruhiger Nacht Temperatur 40,8, Puls 140. Benommenheit. Mittags 1 Uhr Exitus.

An den übrigen Schleimhäuten waren keine Veränderungen festzustellen. Bemerkenswert ist in diesem Fall der Beginn der Erkrankung am Seitenstrang und am Kehlkopfeingang, der rapide Verlauf und das vollständige Versagen aller therapeutischen Maßnahmen.

Ausschlaggebend ist auch in diesen Fällen die Blutuntersuchung. Sie ergibt eine hochgradige Veränderung der Gesamtleukozytenzahl mit besonderer Herabsetzung der Granulozyten. Die auch verminderten lymphoiden Zellen bilden 68—100% aller weißen Blutzellen (Leon). Bei der Sektion (Versé) fanden sich schwere Veränderungen des Knochenmarks, des Femur. Die weißen Elemente waren spärlich, Leukozyten und Myelozyten fehlten.

Klinisch wurden fast sämtliche Fälle zunächst als Diphtherie angesehen, die bakteriologische Untersuchung ergab stets das Fehlen des Löfflerschen Bazillus. Baader macht darauf aufmerksam, daß der typische diphtherische Mundgeruch nicht vorhanden ist. Einen spezifischen Erreger festzustellen, ist bisher nicht gelungen, auch ein epidemiologischer Zusammenhang mit anderen Infektionen konnte bisher nicht nachgewiesen werden. Eine Ausnahme machen nur die von Versé und Max Meyer veröffentlichten Fälle, die nach dem klinischen Bilde wahrscheinlich in diese Gruppe gehören, aber bei einer Grippeepidemie (1920) beobachtet wurden und massenhaft Streptokokken in den Herden erkennen ließen. Auf Grund der bisherigen Beobachtungen müssen wir die Spezifizität des Infektionserregers und nicht eine Konstitutionsanomalie als Ursache der Angina agranulocytotica annehmen, die zu schwerer Schädigung des Knochenmarks führt und damit im Zusammenhang die Widerstandsfähigkeit der Schleimhäute herabsetzt.

Die Prognose der Angina agranulocytotica ist nach den bisherigen Erfahrungen absolut ungünstig (U. Friedemann, Elkeles, W. Schultz, Alice Leon), alle Fälle kamen in kürzester Zeit ad exitum[1]).

Alle therapeutischen Maßnahmen versagten vollkommen.

3. Die chronischen Mandelentzündungen.

a) Angina leptothricia sive Pharyngomycosis benigna.

Die Angina leptothricia sive Pharyngomykosis benigna, die zuerst von B. Fränkel und Hartmann beschrieben wurde, ist eigentlich nicht zu den entzündlichen Erkrankungen der Mandeln zu rechnen. Bei normaler, nicht geröteter Schleimhaut sieht man auf den Mandeln, an den Seitensträngen, auf dem Zungengrund und auf der hinteren Pharynxwand weiße bis weißgelbliche, die umgebende Schleimhaut überragende, meist spitz zulaufende, der Unterlage fest anhaftende Pfröpfe. Auch auf den Wangenfalten, im Nasenrachen, besonders auf der Rachenmandel und den Tubenwülsten und in der Nase kommen die gleichen Veränderungen, wenn auch nur selten, vor. Die sog. mykotischen Pfröpfe unterscheiden sich von den gewöhnlichen Mandelpfröpfen durch ihren Sitz — sie sitzen an der Oberfläche der Schleimhaut und nicht in den Taschen der Mandeln — und durch ihr festes Haften an der Unterlage, von der Angina lacunaris durch das Fehlen jeglicher entzündlichen Erscheinung. Auf Grund der mikroskopischen Untersuchungen glaubte Fränkel in den Leptothrixfäden die Ursache der Krankheit gefunden zu haben; Sieben-

---

[1]) Am 19. X. 27 stellte U. Friedemann in der Berl. Med. Ges. 5 geheilte Fälle von Angina agranulocytotica vor, die er mit Röntgen-Bestrahlung der langen Röhrenknochen behandelt hatte.

mann hat aber nachgewiesen, daß bei der Pharyngomykosis benigna die Leptothrixfäden nur einen nebensächlichen Befund darstellen. Es handelt sich um eine Wucherung von verhornten Epithelien, um eine Hyperkeratose der Pharynxschleimhaut, bei der sich die Leptothrix sekundär ansiedelt. Die Pharyngomykose verursacht weder lokale Beschwerden noch Störungen des Allgemeinbefindens. Nur ausnahmsweise ruft sie Parästhesien hervor. Gewöhnlich werden die weißen Flecke zufällig vom Patienten selbst oder vom untersuchenden Arzt festgestellt.

Therapeutisch gehört die Pharyngomykose zu den widerstandsfähigsten Veränderungen der Schleimhaut. Weder Pinselungen noch selbst die operative Entfernung der Pfröpfe führen zu dauerndem Erfolg. Moritz Schmidt hat von jeder lokalen Therapie der gänzlich ungefährlichen Krankheit abgeraten.

b) Tonsillitis chronica.

Ätiologie. Die chronische Mandelentzündung ist durch eine veränderte Sekretion in den Taschen der Mandeln charakterisiert, entweder handelt es sich um eine vermehrte Absonderung von schleimig-eitrigen oder auch rein eitrigen Massen oder um eine qualitative Veränderung, es wird ein spärliches, zur Eindickung neigendes Sekret abgesondert, das in den Taschen stagniert und zur Bildung von Pfröpfen führt. Die Pfröpfe bestehen aus abgestoßenen Epithelien, Schleim, phosphorsaurem Kalk und ausgewanderten lymphoiden Zellen, sie enthalten regelmäßig die verschiedensten Bakterien, unter denen selbst pathogene Keime nicht selten beobachtet werden, auch die Leptothrix gehört zu den regelmäßigen Befunden. Die Konsistenz der Körner kann eine sehr verschiedene sein. Namentlich durch stärkere Ausscheidung von phosphorsaurem Kalk kann es zur Konkrementbildung, zu den sog. Mandelsteinen kommen, die sich bis zu sehr ansehnlicher Größe entwickeln können. Zu den extremsten Fällen gehört ein von Lange beschriebener, bei dem ein 24 g schwerer Mandelstein zu einer kleinapfelgroßen Geschwulst der Tonsille geführt hatte. Die Mandelpfröpfe sind gleichfalls von verschiedener Größe. Ihre Farbe ist meist gelblich, weißgelb oder schmutziggrau, werden sie zerdrückt, so verbreiten sie einen üblen, fauligen Geruch, der nicht selten auch als Ursache für einen Foetor ex ore anzusehen ist.

Die Tonsillitis chronica befällt häufig gleichmäßig beide Mandeln, sie kann aber auch einseitig vorkommen oder sich nur auf einzelne Abschnitte, wie den oberen Pol oder den hinter dem vorderen Gaumenbogen liegenden Teil der Tonsille beschränken.

Lokale Beschwerden können vollständig fehlen. Mitunter suchen die Patienten wegen ihres Foetors ex ore den Arzt auf, in anderen Fällen kommt es zu Parästhesien.

Symptome, Verlauf. Größere Pfröpfe verursachen regelmäßig Beschwerden, besonders ein Druckgefühl im Rachen, aber auch Neuralgien, die in der Regel als Fernwirkungen aufzufassen sind. Stechen oder Kitzeln im Ohr durch Vermittlung des Ramus auricularis vagi, Schluckschmerzen durch Reizung der pharyngealen Äste des Plexus pharyngeus oder Neuralgien in anderen Zweigen des Trigeminus werden von den Pfröpfen ausgelöst. Die Entzündung setzt sich auf die Rachenschleimhaut, auf die Nasenschleimhaut und die Tube, selbst auf die Conjunctiva bulbi fort.

Fast ausnahmslos sehen wir die Tonsillitis chronica bei den Kranken, die wegen Angina oder Peritonsillitis habitualis oder wegen eines rezidivierenden Gelenkrheumatismus unseren Rat in Anspruch nehmen.

Pharyngoskopisch sieht man eine diffuse oder umschriebene leichte Rötung der Tonsille. Die Pfröpfe selbst erkennt man häufig erst, wenn man unter Zuhilfenahme einer Hakensonde den vorderen Gaumenbogen beiseite zieht oder die einzelnen Mandeltaschen abtastet. Häufig kommen beim Lüften der Lakunen Pfröpfe zum Vorschein; beim Druck etwas lateral vom Rande des vorderen Gaumenbogens entleeren sie sich häufig in größeren Mengen, besonders aus dem oberen Pol.

Die Tonsille kann normale Größe haben, sie kann aber auch vergrößert sein. Besonders bei der Angina habitualis kommt es unter dem Einfluß der häufig wiederkehrenden Entzündungen zu einer geringeren oder stärkeren Hypertrophie.

Komplikationen. Die Bedeutung der chronischen Mandelentzündung liegt vor allen Dingen in der Häufigkeit der Komplikationen, von denen wir die Angina habitualis, die Peritonsillitis habitualis und den Gelenkrheumatismus schon erwähnt haben, nicht weniger wichtig sind Anschwellung der regionären Lymphdrüsen, Nephritis, Endokarditis und Sepsis, die gleichfalls als Komplikationen beobachtet werden. Nicht selten sehen wir auch Patienten mit periodisch auftretendem Fieber, für das jede andere nachweisbare Ursache fehlt. Häufig werden diese Kranken als tuberkuloseverdächtig behandelt, untersucht man die Mandeln sorgfältig mit Hakensonde unter Anwendung des Druckverfahrens, so entdeckt man die Pfröpfe und damit die Ursache der ganzen Störungen.

Therapie. Bei der einfachen chronischen Tonsillitis ohne Komplikationen kann man den Versuch machen, durch Ausquetschen der Mandeln mit einem Mandelquetscher, z. B. dem Hartmannschen, oder mit irgend einem anderen geeigneten stumpfen Instrument oder durch Auspinseln mit Lugolscher Lösung evtl. nach vorheriger Schlitzung der Mandeln die Pfröpfe zu beseitigen. Auch die Absaugung der Mandeln nach Prym kann versucht werden.

Bei der von v. Hoffmann angegebenen und von Moritz Schmidt empfohlenen Mandelschlitzung geht man mit einem Schielhäkchen in die Lakunen ein und zerreißt stumpf die die Taschen abschließende Schleimhautbrücke. Unzweckmäßig ist es, die Trennung mit scharfem Instrument zu machen, da es danach regelmäßig zu einer Wiedervereinigung der Schnittflächen kommt.

In den meisten Fällen führen die konservativen Behandlungsmethoden, die meist lange Zeit hindurch fortgesetzt werden müssen, nur zu vorübergehendem Erfolg. Will man die Krankheit radikal beseitigen und damit die Infektionspforte verschließen, so bleibt nur die operative Beseitigung der erkrankten Mandeln übrig. Die Tonsillotomie, d. h. die Abtragung des vorstehenden Teils der Tonsille erfüllt diese Indikation nicht, weil der in der Fossa tonsillaris zurückbleibende Stumpf dieselbe chronische Entzündung aufweist und daher immer noch zu Komplikationen Veranlassung geben kann; auch die partielle Exstirpation der Mandel, die von verschiedenen Autoren empfohlen worden ist, ist eine durchaus unzureichende Methode, will man ein sicheres Resultat erzielen, so bleibt nur die Tonsillektomie, d. h. die Ausschälung einer oder beider Mandeln, je nachdem es sich um eine ein- oder doppelseitige Erkrankung handelt.

Die Tonsillektomie wird am besten am sitzenden Patienten unter Lokalanästhesie ausgeführt. Nach Ablösung der Tonsille vom vorderen und hinteren Gaumenbogen wird zunächst der obere Pol ausgeschält, und dann die ganze Mandel am besten stumpf ausgelöst. Um sich möglichst gegen Blutungen zu schützen, empfiehlt Halle vorherige Unterbindung der im oberen Teil zuführenden Gefäße. Stärkere Blutungen bei der Operation sind nicht gerade selten, meist stehen sie aber auf Kompression oder nach Unterbindung oder Umstechung der blutenden Gefäße. Auch die lokale Anwendung von Clauden bringt die Blutung meist schnell zum Stehen. Nachblutungen kommen mitunter vor. Evtl. ist Einlegung eines Tampons mit nachfolgender Vernähung der Gaumenbögen notwendig. Der Heilungsverlauf ist meist ein glatter, die anfangs heftigen Schluckschmerzen verschwinden meist schon nach wenigen Tagen gänzlich. Gegen die postoperativen Schluckschmerzen tut Anästhesin sehr gute Dienste. Nicht unerwähnt muß bleiben, daß man mitunter nach der Operation bei Fällen von rezidivierendem Gelenkrheumatismus ein meist leichtes, kurze Zeit dauerndes Rezidiv beobachtet.

III. Phlegmonöse Entzündungen des Rachens.

1. Diffuse Phlegmone und Erysipel des Rachens.

Phlegmone und Erysipel des Rachens sind nicht streng voneinander zu trennen. Ätiologisch sind sie identisch, sind wir doch mit unseren jetzigen Hilfsmitteln nicht imstande, den Streptococcus erysipelatis von anderen Streptokokkenstämmen, wie wir sie bei der Phlegmone oft finden, zu unterscheiden. Auch klinisch ist das Krankheitsbild bei beiden Krankheitsformen sowohl in bezug auf die Allgemeinerscheinungen wie auf die lokalen Symptome das gleiche. Während auf der äußeren Haut die scharf begrenzte Rötung für Erysipel, ihr allmählicher Übergang in die Umgebung für Phlegmone als charakteristisch angesehen wird, fällt dieses Unterscheidungsmerkmal auf der Schleimhaut fort, da die Grenzen immer mehr oder minder verwaschen erscheinen. Mitunter bietet der Verlauf einen Anhaltspunkt dafür, ob man den Fall der einen oder der anderen Gruppe zuteilen soll; das Erysipel besitzt Neigung zum Wandern, die den Phlegmonen meistens fehlt.

Abszesse sind bei den Phlegmonen häufiger, kommen aber auch beim Rotlauf namentlich als retropharyngeale vor. Die entzündlichen Erscheinungen: seröse Durchtränkung, Rundzelleninfiltration und Ödem sind beim Erysipel oberflächlicher, vorwiegend auf die Mukosa und die obersten Schichten der Submukosa beschränkt, während bei den phlegmonösen Entzündungen auch das tiefer gelegene Bindegewebe derb infiltriert erscheint. Blasen treten beim Erysipel ebenso wie auf der äußeren Haut auf, fehlen aber bei der Phlegmone. Bei der weitgehenden, fast vollständigen, klinischen, bakteriologischen und pathologischen Identität hat die Trennung in zwei verschiedene Krankheiten keine Berechtigung, wir werden sie gemeinsam unter der Bezeichnung der „phlegmonösen Entzündungen" besprechen, und nur die Fälle als Erysipel bezeichnen, bei denen gleichzeitig eine analoge Erkrankung der äußeren Bedeckung vorhanden ist.

Ätiologie. Die Phlegmone des Rachens ist der Ausdruck einer bakteriellen Infektion, am häufigsten sind Streptokokken und Staphylococcus pyogenes aureus die Erreger, seltener findet man Pneumokokken, Diphtherie- und Influenzabazillen, ausnahmsweise den Bacillus fusiformis. Den letztgenannten Mikroorganismen kommt nur in Ausnahmefällen eine ätiologische Bedeutung zu, in der Mehrzahl der Fälle bereiten sie den Boden für eine Sekundärinfektion mit den eigentlichen Eitererregern.

Die Infektion der Rachenschleimhaut erfolgt gewöhnlich von oberflächlichen Schleimhautverletzungen, seltener von Operationswunden aus, erstere können bei Eintritt der Phlegmone schon verheilt sein, so daß es schwierig ist, sie zu erkennen. Die häufigste Einfallspforte für die Entzündungserreger liegt im lymphatischen Gewebe des Rachens, besonders chronisch katarrhalischen Veränderungen in den Tonsillen (Tonsillitis chronica). Die Mandelpfröpfe enthalten verschiedene, oft auch pathogene Keime, die beim Hinzutreten eines

Reizes Gelegenheit finden, in die Lymphspalten einzudringen und von dort aus Entzündungen in der Umgebung der Tonsillen — Peritonsillitis abscedens oder Phlegmone pharyngis — oder Infektion in entfernteren Organen zu veranlassen.

Katarrhalische Veränderungen der Nasenschleimhaut, eiterige Entzündungen der Nase und ihrer Nebenhöhlen können per continuitatem auf den Rachen übergehen. Eiterungen in entfernten Organen und Allgemeininfektionen, wie Pyämie, werden auf dem Lymph- oder Blutweg auf den Rachen übertragen, das Erysipel der äußeren Haut kann entweder nach Übergreifen auf die Nase direkt auf die Rachenschleimhaut kriechen, es können aber auch die Erreger auf dem Blutwege in die Schleimhaut gelangen. Endlich sind Fälle bekannt, in denen eine direkte Übertragung einer phlegmonösen Entzündung von einem Erysipelkranken auf sonst gesunde Individuen stattgefunden hat. Dieses primäre Erysipel ist aber selten, wenn auch Lasègue, Hiller u. a. es häufig beobachtet haben wollen[1]). Lasègue sieht sogar jede Angina bei Patienten über 60 Jahre als Erysipelinfektion an.

Symptome, Verlauf. Die diffuse phlegmonöse Entzündung setzt in der Regel mit Störungen des Allgemeinbefindens, hohem Fieber, Kopfschmerz, Schüttelfrost, Schluckbeschwerden und mitunter initialem Erbrechen ein. Die Lokalisation des Schmerzes ist in keiner Weise charakteristisch. Nur bei den retronasalen Entzündungen wird er zumeist in den Hinterkopf verlegt. Die Schleimhaut erscheint blaß- bis rosarot gefärbt, in anderen Fällen sieht sie mehr dunkelblaurot aus, sie ist meist feucht glänzend, am Velum, den Gaumenbögen und besonders der Uvula häufig ödematös. Blasenbildung kommt, wie bereits erwähnt — allerdings selten — beim Erysipel zur Beobachtung. Auffallende Trockenheit der Schleimhaut, wie Kronenberg sie beschrieben, scheint verhältnismäßig selten zu sein. Hauptsächlich treten die Erscheinungen in der Umgebung des lymphatischen Gewebes hervor. Wandert der Prozeß weiter, so konstatiert man an einer Stelle ein Fortschreiten der Rötung und Schwellung, während an anderen ein Abblassen und eine Abschwellung eintritt.

In anderen Fällen handelt es sich nicht um ein kontinuierliches Fortwandern der Entzündung, sondern um eine sprungweise Verbreitung, so gehört ein Überspringen von einer Seite auf die andere unter erneutem Fieberanstieg zu den häufigen Vorkommnissen.

Oberflächliche Nekrose an den Gaumenbögen und dem Velum sind selten, ich beobachtete kürzlich an beiden hinteren Gaumenbögen nach schwerer Pharynxphlegmone eine umschriebene Nekrose, die verhältnismäßig schnell heilte. Fälle von ausgedehnter Nekrose im Rachen sahen Versé und Max Meyer bei Grippe.

Bei Erkrankung der Pars oralis pharyngis sind Schluckschmerzen, Fehlschlucken, bedingt durch die Schwellung des Velum und der Uvula, und Störungen der Sprache (kloßige Sprache) die hauptsächlichen Klagen. Wandert die Entzündung weiter nach unten auf die Pars laryngea pharyngis, so entwickelt sich zunächst ein kollaterales Ödem, das zu Atembeschwerden, ja zum Erstickungstod führen kann, oder die Phlegmone greift auf den Larynx über.

Die regionären Lymphdrüsen sind regelmäßig geschwollen und schmerzhaft, nachfolgende Vereiterung ist nicht selten.

Von Komplikationen sind Endocarditis ulcerosa, Perikarditis, Myokarditis, Polyarthritis rheumatica, Nephritis, Laryngitis phlegmonosa, Pleuritis, Pneumonie, Lungenabszeß, Phlebitis, Thrombose und allgemeine Sepsis beobachtet.

---

[1]) Ich sah kürzlich ein sicher primäres Erysipel des Rachens bei einem Kollegen, der bei der Untersuchung von einem Patienten mit schwerer Streptokokkeninfektion des Rachens angepuckt worden war. Das Erysipel wandert auf die Nase, die Kieferhöhle und die Siebbeinzellen über, die wegen Protrusio bulbi mit Doppelbildern radikal operiert werden mußten, und führte schließlich zu einem Gesichtserysipel.

Retropharyngealabszesse nach Rachenphlegmone kommen infolge eitriger Einschmelzung der retropharyngealen Lymphdrüsen zustande.

Die **Prognose** der diffusen Rachenphlegmone ist immer zweifelhaft, ihre Gefahr liegt hauptsächlich in den toxischen Wirkungen, die durch Herzstörungen und Allgemeininfektion zum Tode führen, und in den lokalen Veränderungen, die durch Kehlkopfödem und Kehlkopfphlegmone den Erstickungstod herbeiführen. Auch bei anfangs leicht aussehenden Fällen können plötzlich schwere Komplikationen und ihre Folgen auftreten.

Die **Therapie** ist im Anfang antiphlogistisch, Eisblasen und Eispillen sind indiziert. Antifebrilia sind ohne Einfluß auf den Krankheitsverlauf, bei hohen, das Leben direkt bedrohenden Temperaturen kann man die Chininpräparate, Pyramidon und Aspirin nicht umgehen. Die lokale Anwendung der Antiseptika, auch des Panflavin (Spieß) ist nach meiner Erfahrung bei phlegmonösen Prozessen gänzlich unwirksam. Die Narkotika kann man bei den heftigen Schmerzen meist nicht entbehren. Ihre lokale Anwendung ist zwecklos, weder Anästhesin noch Orthoform in Pulver, Tabletten oder Emulsion, noch Kokain oder seine Ersatzpräparate erleichtern die Beschwerden. Bei vorhandener Indikation gebe man Morphium oder Pantopon als Injektion oder als Klysma in ausreichender Dosis, kleine Dosen sind unwirksam und schaden mehr als eine größere.

Der Ernährung ist besondere Aufmerksamkeit zu widmen, da die unerträglichen Schmerzen die Nahrungsaufnahme erschweren, ja unmöglich machen. Man versuche es zunächst mit eiskalten Flüssigkeiten und mit weichen, gelatinösen und breiigen Speisen. Ist die Zuführung der notwendigsten Nährstoffe per os nicht möglich, so gebe man Nährklistiere, vor allen Dingen muß man für ausreichende Flüssigkeitszufuhr — physiologische Kochsalzlösung oder Traubenzuckerlösung, der man die nötigen Medikamente wie Digitalis, Koffein usw. zusetzen kann — per clysma Sorge tragen.

In zahlreichen Fällen hat die Serumtherapie günstige Resultate ergeben, wenn auch die Beurteilung des Einflusses des Antistreptokokkenserums bei den Phlegmonen besonders schwierig ist, da sehr häufig spontan ohne jede therapeutische Beeinflussung vollständige Heilung beobachtet wird. Wenn nur vereinzelte Fälle zur Beobachtung kommen, so sind Schlüsse nicht gerechtfertigt, sieht man aber in einer ganzen Reihe schwerer Infektionen nach Anwendung des Serum einen schnellen günstigen Verlauf, so ist man berechtigt, ihn auf die spezifische Therapie zu beziehen. Ich habe durch Anwendung des polyvalenten Antistreptokokkenserums in einer ganzen Reihe von Fällen einen auffallend schnellen und günstigen Ablauf des Entzündungsprozesses beobachtet, während mich die lokale Behandlung der entzündeten Schleimhaut mit polyvalentem Serum völlig im Stich ließ.

Vor überflüssigen Inzisionen und Skarifikationen muß man sich bei den Phlegmonen hüten, da jeder Einschnitt und Einstich Lymphspalten eröffnet und auf diese Weise einer allgemeinen Infektion vorarbeitet. Nur bei ödematösen Schwellungen, die die Atmung erschweren, sind tiefe Einschnitte indiziert.

In schweren Fällen ist eine äußere chirurgische Behandlung nötig. In einem Fall von tiefer Pharynx- und Larynxphlegmone mit Abszeßbildung habe ich durch Freilegung von außen durch Pharyngotomia subhyoidea schnelle Heilung erzielt.

2. Zirkumskripte phlegmonöse Entzündungen im Rachen.

Die zirkumskripten Phlegmonen des Pharynx schließen sich am häufigsten an entzündliche Erkrankungen des lymphatischen Ringes an. Auch Zahnerkrankungen und Zahnoperationen, Affektionen des Ohres und des Kiefergelenks und Fremdkörper im Nasenrachen oder der Pars oralis pharyngis können zu phlegmonösen Prozessen führen.

a) Tonsillitis abscedens.

In den Mandeln selbst sind Abszesse selten. Sie treten bei Patienten mit Tonsillitis chronica auf. Meist sind sie multipel, im Parenchym der Tonsillen verteilt. Die einzelnen kleinen Herde fließen zu größeren zusammen, ohne daß Störungen des Allgemeinbefindens oder stärkere lokale entzündliche Prozesse sich bemerkbar machen. In seltenen Fällen bricht der Eiter nach der Oberfläche oder einer Mandeltasche durch. Der Inhalt derartiger mehr oder weniger großer Höhlen ist entweder ein dünnflüssiger oder ein mehr eingedickter, käsiger Eiter.

Pharyngoskopisch fehlen bei den lange bestehenden Abszessen alle entzündlichen Erscheinungen. In der blassen Schleimhaut sieht man eine graue, graugelbliche, oder gelbe, halbkugelige, von Schleimhaut überzogene Vorwölbung. Bei frisch entzündlichen Herden ist die Tonsille gerötet und geschwollen, mitunter ist die Schwellung ungleichmäßig mit einzelnen frischroten bis dunkelroten Vorwölbungen. Größere Abszesse zeigen deutliche Fluktuation. Die regionären Lymphdrüsen sind meist geschwollen. Störungen des Allgemeinbefindens sind, wenn überhaupt, nur in sehr geringem Grade vorhanden. Auch die subjektiven Beschwerden sind meist gering, nur über Schluckschmerzen verschiedener Intensität wird öfter geklagt.

Die **Therapie** ist eine chirurgische: Spaltung und Auslöffelung der Abszesse.

Wichtiger als die einmalige Beseitigung des vorhandenen Abszesses ist die Behandlung des Grundleidens, der Tonsillitis chronica, die, falls es sich um rezidivierende Abszesse handelt, nur durch die Ausschälung der Mandel — Tonsillektomie — beseitigt werden kann.

b) Peritonsillitis abscedens der Gaumentonsillen.

Sehr viel häufiger als die Abszeßbildung in der Mandel sind die peritonsillären Abszesse, die entweder im Anschluß an eine akute Mandelentzündung oder an eine Tonsillitis chronica zur Entwicklung kommen.

Nach Uffenorde „dringt die Anginainfektion primär oder sekundär durch die tieferen Schleimhautschichten vor und befällt als phlegmonöse Form die Submukosa. Die Entzündung überschreitet vornehmlich die Grenzen der Mandeln und dringt in das peritonsilläre Gewebe ein". Der Übergang auf das peritonsilläre Gewebe erfolgt fast ausnahmslos auf dem Lymphwege. Die Gaumenmandeln sind in ihrem lateralen Teil von einer derben, fibrösen Kapsel umgeben, die Bindegewebszüge in das lymphatische Gewebe hineinsendet. Güttich bestreitet im Gegensatz zu Trautmann, Zuckerkandl u. a. das Vorhandensein einer geschlossenen bindegewebigen Kapsel. Außerhalb der Kapsel zwischen ihr und dem Musculus constrictor phar. sup. liegt ein weitmaschiges, an Lymph- und Blutgefäßen reiches Bindegewebe, das besonders nach dem hinteren Gaumenbogen zu und in der Fossa supratonsillaris angeordnet ist. Entsprechend den anatomischen Verhältnissen findet sich der Abszeß am häufigsten an diesen beiden Stellen.

Symptome, Verlauf. Gewöhnlich am 3. oder 4. Tage, wenn die Erscheinungen der Angina lacunaris bereits im Ablaufen sind und die Schluckschmerzen nachgelassen haben, tritt plötzlich unter meist mäßiger Temperatursteigerung eine vermehrte Schmerzhaftigkeit bei jedem Schluckakt ein, die einen mehr stechenden, nach dem Ohr ausstrahlenden Charakter besitzt. Entwickelt sich die Peritonsillitis im Anschluß an eine Tonsillitis chronica, so setzt die Krankheit sofort mit diesen stechenden Schmerzen ein, die sich innerhalb weniger Stunden, mitunter im Zeitraum von 1—2 Tagen, zu außerordentlicher Höhe steigern. Die Schmerzen erreichen einen solchen Grad, daß die Kranken jede Schluckbewegung nach Möglichkeit vermeiden und Stellungen einzunehmen versuchen, bei denen der Speichel nach außen aus dem Munde abfließen kann.

Das pharyngoskopische Bild (Abb. 43 u. 44) zeigt im Beginn eine meist einseitige, selten doppelseitige, rosarote bis intensiv dunkelrote Färbung. Die Umgebung der Tonsillen, besonders das Velum palatinum und die Gaumenbögen sind sukkulent oder ödematös, die Uvula meist ödematös. Die Tonsille selbst ist gerötet und geschwollen, nach der Mittellinie vorgedrängt, so daß sie die geschwollene Uvula berührt. Entwickelt sich der Prozeß mehr nach dem vorderen Gaumenbogen hin, so ist die Vorwölbung des Velum sehr stark in die Augen fallend, die Tonsille erscheint etwas nach hinten gedrängt, während bei der Entstehung des Abszesses hinter der Tonsille die Verdrängung nach vorn und nach der Mitte hin stattfindet. An der Mandel selbst erkennt man mitunter

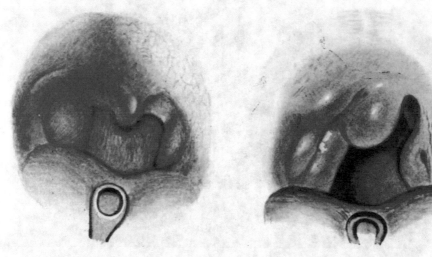

Abb. 43. Beginnende Peritonsillitis abscedens.   Abb. 44. Peritonsillitis dextra ant. et posterior.

noch die Reste der im Ablauf begriffenen Angina, aus den Taschen entleert sich eitriges Sekret. In anderen Fällen ist die ganze Oberfläche von einem dünnen, weißen, fibrinösen Belag bedeckt, in wieder anderen sieht man in den Taschen der Tonsille käsige Pfröpfe. Im weiteren Verlauf nimmt die Rötung und Schwellung und das Ödem der Uvula, der Gaumenbögen und des Velum zu. Nicht selten setzt sich das kollaterale Ödem auf die pharyngo- und aryepiglottischen Falten fort. Der Abszeß kann schon innerhalb der ersten 24 Stunden nachweisbar sein, häufiger stellt er sich erst am zweiten oder dritten Tage ein. Er findet sich entweder nach vorn und oben von der Tonsille im lockeren Bindegewebe oder in dem hinteren Gaumenbogen. Sich selbst überlassen bricht der Eiter spontan meist nach der Fossa supratonsillaris durch oder er senkt sich nach außen und führt zu einer Phlegmone des Halses oder nach dem Mediastinum. Nur in seltenen Fällen gehen die akuten Entzündungserscheinungen zurück, und es bleibt ein kalter Abszeß von unveränderter Größe mit mäßigen Schluckschmerzen.

Komplikationen sind im allgemeinen bei der Peritonsillitis so selten, daß man berechtigt ist, sie im Gegensatz zu E. Wessely als eine harmlose Erkrankung anzusehen. Kommt es einmal zu einer Verbreitung der Entzündung, so können bei der Nähe lebenswichtiger Organe wie des Kehlkopfs, der Luftröhre, der großen Gefäß- und Nervenstämme und der Bindegewebsräume, die nach unten mit dem Mediastinum, nach oben mit dem Schädelinnern in direkter Verbindung stehen, sehr ernste Komplikationen entstehen.

Das Spatium parapharyngeum (Abb. 45 u. 46), das für das Zustandekommen schwerer Komplikationen große Bedeutung besitzt, ist der an der

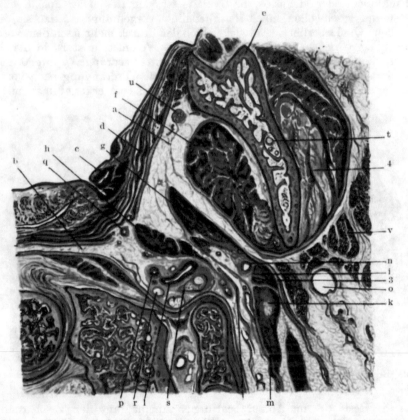

Abb. 45. Horizontalschnitt durch die seitliche Pharynxwand in Tonsillenhöhe.
(Nach E. Wessely, Zeitschr. f. Hals-, Nasen- u. Ohrenheilk. Bd. 9, S. 446.)
Mikrotomschnitt, Hämatoxylin-Eosin. Darstellung des Spatium paraphar. und retrophar.

1 Fascia phar., 2 Fascia praevertebralis, 3 Fascia parotidea, 4 Masseter, a Spatium paraphar. b Spatium retrophar., c Tonsille, d Musc. constrictor phar., e Mandibula, f M. pteryg. int., g M. styloglossus, h M. stylophar., i M. stylohyoid., k M. digastr., l Art. carot. int., m Vena jugul. int., n Art. carot. ext., o Vena fac. post., p Art. phar. ascend., q Art. pal. asc., r Gangl. cerv. sup., s Nerv. XII, X, XI, t Nerv. alv. int., u Nerv. ling., v Parotis.

Außenseite der Pharynxmuskulatur bzw. der Fascia pharyngea gelegene, von lockerem Bindegewebe ausgefüllte Raum, der sich kontinuierlich von der Schädelbasis bis zum Mediastinum erstreckt, und in einen seitlichen Abschnitt — Spatium parapharyngeum — und einen hinteren — Spatium retropharyngeum — zu trennen ist.

Das Spatium parapharyngeum wird begrenzt: medial von der Fascia pharyngea, lateral von der Fascia parotidea, hinten von der Fascia praevertebralis, vorne vom aufsteigenden Ast des Unterkiefers.

Durch den schräg von oben außen nach innen unten vom Proc. styloides zur Pharynxmuskulatur ziehenden Musc. stylopharyngeus wird der Raum in einen vorderen und einen hinteren Abschnitt geteilt. Der letztere, wesentlich geschützter liegende enthält die Carotis interna, die Vena jugularis, die Nervi

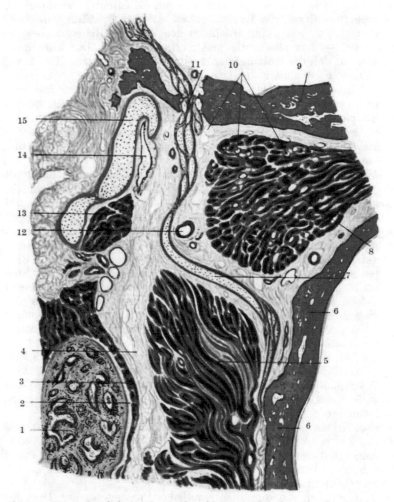

Abb. 46. Frontaler Schnitt durch den hinteren Teil des Gesichtsschädels.
(Nach E. Wessely, Zeitschr. f. Hals-, Nasen- u. Ohrenheilk. Bd. 9, S. 448.) Ebene gelegt durch Tonsille und Foramen ovale. Zur topographischen Darstellung des Spat. paraphar. (vorderer Anteil). Mikrotomschnitt, Hämatoxylin-Eosin, etwas schematisiert.

1 Tons palat., 2 Peritons. Gewebe (schematisiert), 3 M. constrict. phar., 4 Spatium paraphar. (pars anter.), 5 M. pteryg. int., 6 Mandibula, 7 Nerv. alv. inf., 8 M. pteryg. ext., 9 Os sphenoid., 10 Venen d. Plexus pteryg., 11 For. ovale, 12 Art. max. int., 13 M. levator veli palat., 14 Tuba Eustachii, 15 Tubenknorpel.

glosso-pharyngeus, vagus, hypoglossus und sympathicus. Der erstere zwischen Pharynxwand und Musc. pterygoid. bzw. dem aufsteigenden Unterkieferast gelegen, ist ein von lockerem Bindegewebe erfüllter Raum, der nach oben bis an die Schädelbasis reicht, mit dem Trigeminus in engen Beziehungen steht und von einem Venengeflecht durchzogen ist, das durch das Foramen ovale direkt mit dem Sinus cavernosus kommuniziert. Nach unten geht er in die Gefäßscheide und das Mediastinum über.

Auch die Lymphdrüsen spielen bei dem Zustandekommen von Komplikationen eine Rolle.

Komplikationen kommen zustande: 1. wenn die Infektion vom peritonsillären Bindegewebe aus durch die Lymphspalten auf das Spatium parapharyngeum direkt übergeht, 2. wenn eine Infektion des lockeren Bindegewebes durch die Lymphdrüsen — Lymphadenitis und Periadenitis mit Durchbruch — stattfindet, 3. wenn sich die Entzündung auf dem Blutwege verbreitet, 4. wenn sich verschiedene der genannten Infektionswege kombinieren.

Kollaterales Ödem tritt bei der Peritonsillitis abscedens fast regelmäßig auf, meist ist es auf die Gaumenbögen und die Uvula beschränkt, seltener greift es auf die pharyngo- und aryepiglottischen Falten über, und führt dann bei größerer Ausdehnung zur Dyspnoe. Nach Eröffnung des Abszesses, die bei Ödem des Kehlkopfeingangs unverzüglich vorzunehmen ist, verschwindet die ödematöse Schwellung sehr schnell.

Blutungen beruhen meist auf Arrosion der Gefäßwand durch die Entzündung, seltener auf einer Verletzung durch die Inzision. Nach dem Einschnitt blutet es zunächst ziemlich stark, nach kurzer Zeit steht die Blutung bei richtiger Schnittführung fast immer. Bei einem Fall, in dem Verfasser wegen Nachblutung konsultiert wurde, war der Schnitt zu weit nach außen, in einem anderen zu tief geführt. Auf Tamponade stand die Blutung. Eine Verletzung der großen Gefäße ist bei der Eröffnung des Abszesses nicht zu fürchten, da die Arteria pharyngea ascendens und die Karotis über 1 cm nach außen und hinten von der Tonsille liegen (Abb. 45) und durch die Schwellung des Gewebes bei phlegmonösen Entzündungen noch weiter abgedrängt werden. Bei abnormem Verlauf liegen die Gefäße dicht unter der Schleimhaut, die deutliche pulsatorische Bewegungen erkennen läßt. Man muß sich deshalb vor der Inzision davon überzeugen, daß keine abnorme Pulsation im Rachen vorhanden ist. Stärkere Blutungen bei Peritonsillitis sind jedenfalls selten. Newcomb hat 41 Fälle mit 23 Todesfällen aus der ganzen Literatur zusammengestellt, von denen 11 mit 7 Todesfällen sofort nach spontanem Durchbruch, 15 mit 8 Todesfällen sekundär, 7 mit 4 Todesfällen sofort, 8 mit 4 Todesfällen sekundär nach der Inzision auftraten.

Endocarditis ulcerosa und Mediastinitis (Treitel) und allgemeine septische Erkrankungen sind sehr selten Komplikationen der Peritonsillitis.

Bei dem spontanen Durchbruch des Eiters im Schlaf kann ein Erstickungsanfall eintreten. Todesfälle durch Überschwemmung der Luftwege mit Eiter sind nicht veröffentlicht.

Die Kieferklemme durch entzündliche Prozesse in der Umgebung des Lig. pterygomandibulare und des Kiefergelenks ist eine häufige Begleiterscheinung der Peritonsillitis; die Öffnung des Mundes ist kaum möglich. Die Kieferklemme verschwindet nach Entleerung des Eiters sehr rasch; bleibt sie nach der Inzision längere Zeit hindurch bestehen, so müssen wir an einen Abszeß in den bindegewebigen Septen und im Musc. pterygoideus denken (Wessely). Treten noch Reizerscheinungen am Trigeminus zur Kieferklemme hinzu, so ist eine Komplikation in der Nähe der Schädelbasis wahrscheinlich.

Endokranielle Komplikationen sind selten bei der Peritonsillitis. Wessely hat zwei eigene und acht aus der Literatur zusammengestellte Fälle veröffentlicht, bei denen es sich um mehr oder weniger ausgedehnte Meningitis basilaris handelte, viermal war außerdem eine Thrombose des Sinus cavernosus, dreimal ein Abszeß im Schläfenlappen, einmal ein extraduraler Abszeß, einmal ein großer Abszeß im Musc. pterygoideus mit periartikulärer Phlegmone und einmal eine eitrige Einschmelzung der Muskeln und der Gefäßscheide vorhanden.

Durch Injektionsversuche hat Wessely festgestellt, daß der Infektionsweg durch das Spatium parapharyngeum bis zur Schädelbasis und zwar bis zum Foramen ovale geht.

Die Prognose der Peritonsillitis ist im allgemeinen günstig, wenn man zeitig inzidiert. Sich selbst überlassen, kann der Abszeß durchbrechen und zur Aspiration von Eiter mit ihren Folgen führen, oder zu anderweitigen Komplikationen Veranlassung geben. Hat die Entzündung auf die Spalträume übergegriffen, so wird die Prognose ungünstig, sowohl bei der Ausdehnung nach unten auf das Mediastinum wie nach oben auf das Endokranium ist das Leben des Patienten auf das schwerste bedroht.

Die **Diagnose** bietet fast niemals Schwierigkeiten. Die livide Rötung und die ödematöse Schwellung des Velum und der Uvula, die Erkrankung der Tonsille, die behinderte Öffnung des Mundes und die heftigen, nach dem Ohr ausstrahlenden Schmerzen sind vollständig charakteristisch. Schwieriger ist es, den Sitz des Eiters festzustellen, wenn keine deutliche Fluktuation nachweisbar ist. Nach Moritz Schmidt soll man mit dem Sondenknopf die Umgebung der Tonsille abtasten; an der Stelle, an der der Patient über die heftigsten Schmerzen klagt, soll der Eiter mit größter Wahrscheinlichkeit zu finden sein. Handelt es sich um eine Peritonsillitis abscedens posterior, so muß man die Tonsille beiseite schieben, um den vorgewölbten Abszeß zu sehen.

Therapie. Im Beginn der Erkrankung ist eine antiphlogistische Behandlung mit Eisblase und Eispillen zu empfehlen. In einzelnen Fällen ganz zu Beginn leistet die von Home und Mackenzie empfohlene Tinctura resinae guajaci (2—3stündlich 10—20 Tropfen oder in Pastillenform zu 0,2) Gutes. Die Biersche Stauung und die Saugtherapie nach Prym soll nach Angabe einiger Autoren günstige Erfolge ergeben haben, während andere, zu denen der Verfasser gehört, von diesen Methoden bei der Peritonsillitis abscedens keinen Nutzen feststellen konnten. Ist eine stärkere Schwellung vorhanden, und sind die phlegmonösen Erscheinungen deutlich ausgebildet, so ist eine möglichst frühzeitige chirurgische Behandlung indiziert. Die frühzeitige Inzision, selbst wenn sie nicht zur Eiterentleerung führt, bewirkt eine Entspannung der Gewebe und dadurch fast sofortiges Nachlassen der Beschwerden. Die von Killian (Worms) und A. Meyer empfohlene stumpfe Eröffnung des Abszesses von der Fossa supratonsillaris aus hat sich nur wenige Freunde gewinnen können. Winkler hat zur Eröffnung des Abszesses die Tonsillektomie empfohlen, ich möchte aber vor der Ausführung der Operation bei bestehenden akuten Entzündungen dringend warnen.

Die Eröffnung des nach vorne eingestellten Abszesses ist einer der dankbarsten Eingriffe, befreit er doch den Patienten fast augenblicklich von schier unerträglichen Schmerzen. Man inzidiert nach vorheriger Bepinselung der Schleimhaut mit 20% Kokain und Suprarenin an der Stelle der Fluktuation; falls keine Fluktuation vorhanden ist, sticht man ein doppelschneidiges Skalpell genau in sagittaler Richtung ca. 1 cm nach außen und oben vom Rand des vorderen Gaumenbogens ein, dreht dann das Messer um 90°, um die Schnittränder zu spreizen und den Eiter langsam ausfließen zu lassen, dann erweitert man die Öffnung am besten stumpf, nach oben und unten. Die Gefahr, die großen Gefäße zu verletzen, ist sehr gering, wenn man darauf achtet, daß die Spitze des Skalpells nicht nach hinten und außen gerichtet ist und wenn man sich vor der Inzision von dem Fehlen abnormer Pulsation im Rachen überzeugt hat, da die großen Gefäße schon unter normalen Verhältnissen über 1 cm nach außen von der Inzisionsstelle liegen und durch die entzündliche Schwellung noch weiter abgedrängt werden.

Der nach hinten eingestellte Abszeß wird nach Beiseitedrängung der Tonsille an der Stelle der Fluktuation inzidiert. Als Nachbehandlung kann man einen kleinen Jodoformgazestreifen in den Schnitt einlegen, Kataplasmen außen anwenden und eine indifferente Mundspülung verordnen. Bei den ersten Anzeichen eines Übergreifens der Phlegmone auf die Spalträume oder den Kehlkopf sind ausgiebige Inzisionen von außen indiziert, bei Blutungen aus einem größeren Gefäß, die auf Tamponade nicht stehen, muß man die Karotis am Orte der Wahl unterbinden.

c) Peritonsillitis abscedens der Zungenmandel.

Die Peritonsillitis der Zungentonsille entwickelt sich — allerdings nicht gerade häufig — genau in gleicher Weise wie die der Gaumenmandeln, vielleicht kommt ätiologisch öfter ein Trauma durch Schlucken harter Substanzen — Knochenstückchen, Gräten usw. — in Betracht.

Die Allgemeinerscheinungen: hohes Fieber, Kopfschmerzen und Schluckbeschwerden stehen anfangs im Vordergrunde des Bildes. Der Zungengrund ist stark gerötet, geschwollen und ödematös, die Epiglottis dadurch nach hinten gedrängt. Die Schwellung kann sich über die glossoepiglottischen Falten auf die Valleculae und die Epiglottis fortsetzen. Durch die diffuse Schwellung ist häufig die Orientierung erschwert. Greift die Entzündung mehr in die Tiefe, so bildet sich ein Abszeß in der Zungenbasis und dem angrenzenden Gewebe.

Nach Killian (Worms) sind zwei Spalträume an der Zungenbasis der Sitz der Abszeßbildung, ein medianer zwischen den Mm. genioglossi und ein lateraler an der medialen Fläche des M. hypoglossus, der nach oben durch die in die Zunge eindringenden Bündel des M. hypoglossus, nach unter durch das große Zungenbeinhorn und die an ihm inserierender Muskeln begrenzt wird. Die Zunge wird unbeweglich und die Sprache kloßig. Die regionären Lymphdrüsen sind stets geschwollen und schmerzhaft. Die Schmerzen sind in der überwiegenden Mehrzahl der Fälle außerordentlich heftig, sie strahlen meist nach dem Ohr aus und machen die Nahrungsaufnahme unmöglich. Atembeschwerden infolge der Schwellung des Kehlkopfeinganges gehören zu den regelmäßigen Befunden.

Die Untersuchung zeigt eine diffuse Infiltration außen in der Gegend des Zungenbeines, bei der die größte Schmerzhaftigkeit in der Tiefe oberhalb des Knochens nachweisbar ist. Das Infiltrat läßt sich regelmäßig gegen die Submaxillardrüse abgrenzen und unterscheidet sich dadurch von der Angina Ludovici. Die Untersuchung mit dem Kehlkopfspiegel begegnet wegen der behinderten Öffnung des Mundes erheblichen Schwierigkeiten. Gelingt es, den Kehlkopfspiegel einzuführen, so sieht man den Zungengrund gerötet und geschwollen, den Kehldeckel nach hinten gedrängt, gleichfalls geschwollen, häufig ödematös und den Einblick in das Kehlkopfinnere verdeckend. Ödem des Kehlkopfeinganges gehört zu den häufigen Komplikationen. Die Fluktuation ist, falls überhaupt, nur bei bimanueller Palpation nachzuweisen. Im Beginn ist die Entstehung der Erkrankung am Zungengrunde meist deutlich, während bei vorgeschrittenen Phlegmonen die Feststellung des Ausgangspunktes der Entzündung häufig nicht mehr möglich ist.

Verlauf. Überläßt man den Prozeß sich selbst, so kommt es meist zu einem Fortschreiten der Phlegmone nach außen am Halse. Gleichzeitig treten meist Komplikationen seitens des Kehlkopfs auf, die Suffokationsanfälle auslösen, und, falls nicht schleunigst tracheotomiert wird, zum Erstickungstod führen.

Die antiphlogistische Behandlung ist fast immer erfolglos, nur im ersten Beginn kann man sie versuchen. Sobald stärkere Entzündungserscheinungen vorhanden sind, verliere man keine Zeit mit Eisblase, Eisschlucken usw., sondern man greife sofort zum Messer. Ist Fluktuation oberflächlich nachweisbar, so kann man den Abszeß vom Munde aus eröffnen, ist aber eine Infiltration außen am Halse nachweisbar, so sind nur ausgedehntere Eingriffe von außen indiziert, die allein einen ausreichenden Überblick über das Operationsfeld und eine sichere Blutstillung gewährleisten.

d) Peritonsillitis abscedens der Rachenmandel und Retropharyngealabszeß.

Auch von der Rachentonsille aus kann eine Angina auf dem Lymphwege auf die Nachbarschaft übergeleitet werden und zur Peritonsillitis retronasalis abscedens führen. Da diese Erkrankung fast ausschließlich im Kindesalter vorkommt, so wird sie häufig übersehen, da eine Inspektion des Nasenrachens infolge der entzündlichen Schwellung kaum ausführbar ist. Gelingt der Einblick, so sieht man das Rachendach und die hintere Rachenwand stark gerötet und geschwollen, häufig ödematös. Der Abszeß findet sich entweder seitlich am Rachendach oder an der hinteren Pharynxwand. In den meisten Fällen bricht er spontan durch, es kommt zur vorübergehenden Entleerung von Blut und Eiter durch Mund und Nase. In anderen Fällen senkt sich der Eiter an der hinteren Pharynxwand als Retropharyngealabszeß nach unten und außen.

Der Retropharyngealabszeß kommt entweder akut als Folge einer Vereiterung der seitlich und rückwärts vom Pharynx gelegenen Lymphdrüsen oder chronisch als Senkungsabszeß bei einer Erkrankung der Wirbelsäule oder der Schädelbasis zustande.

Nach Most treten die Lymphgefäßstämme durch die Mitte der hinteren Rachenwand und an der Umschlagstelle der hinteren zur seitlichen Rachenwand durch die Schleimhaut hindurch. Nach Durchbohrung der Pharynxmuskulatur gelangen sie in die Fascia buccopharyngea, unter der sie lateralwärts verlaufen. Sie durchziehen die retropharyngealen Drüsen und treten in die seitlichen, die ihrerseits mit den tiefen zervikalen Lymphdrüsen in Verbindung stehen. Ein Teil der Lymphgefäße tritt direkt zu den Drüsen an der Vena jugularis, wieder andere weiter lateralwärts zu den Glandulae cervicales laterales. Die von der seitlichen Rachenwand kommenden Lymphgefäße vereinigen sich mit den aus dem Naseninnern und der Tuba Eustachii kommenden, durchbohren die Pharynxmuskulatur, verbinden sich in der Fossa bucco-pharyngea mit den von der Mittellinie kommenden und endigen in der Glandula retropharyngea lateralis oder in den tiefen Zervikaldrüsen.

Der Retropharyngealabszeß entsteht infolge von entzündlichen Prozessen in der Schleimhaut der Nase, des Nasenrachens oder des Mundrachens. Durch den lymphatischen Rachenring, durch oberflächliche Schleimhautverletzungen oder durch die Ausführungsgänge der Drüsen wandern die Entzündungserreger in die Lymphbahnen ein, in denen sie bis zu den nächstgelegenen Lymphdrüsen vordringen. Ein Teil der Mikroorganismen wird in den Drüsen zurückgehalten und vernichtet. Andere rufen eine Entzündung der Drüsen und eine Periadenitis hervor, von der aus eine entzündliche Erkrankung mit eitriger Einschmelzung des umgebenden Bindegewebes zustande kommt. Unterhalb der Fascia bucco-pharyngea senkt sich der Eiter nach unten. Die Eingangspforte ist häufig, wenn der Abszeß entwickelt ist, nicht mehr deutlich zu erkennen. Bei den akuten Infektionskrankheiten, namentlich beim Erysipel und Scharlach, seltener bei Masern und Keuchhusten, findet sich ein Retropharyngealabszeß, auch an eine Angina lacunaris kann er sich anschließen. Bei Erkrankungen des Ohres, des Oberkiefers, der Orbita, der Zungenbasis, seltener der Gesichtshaut können die Entzündungserreger zu den retropharyngealen Drüsen vordringen und zum Retropharyngealabszeß führen. Daß er sich besonders im Kindesalter entwickelt, ist wohl darauf zurückzuführen, daß die retropharyngealen Lymphdrüsen in späteren Lebensjahren nach Haenel und Strübing verschwinden.

Die klinischen Symptome sind im Beginn der Erkrankung ziemlich undeutlich. Erst bei größeren Abszessen oder bei stärkerer Beteiligung des umgebenden Gewebes stellen sich Störungen der Nasenatmung ein. Senkt sich der Eiter nach unten zur Pars oralis pharyngis, so nehmen die Schluckbeschwerden zu, und die Nahrungsaufnahme wird, namentlich bei jüngeren Kindern, wesentlich erschwert. Senkt sich der Eiter noch weiter, so kann durch die Vorwölbung der hinteren Pharynxwand oder durch ein kollaterales Ödem des Kehlkopfeinganges die Atmung bis zu Erstickungsanfällen erschwert werden. Eine allgemeine septische Infektion oder eine Senkung nach dem Mediastinum posticum können direkte Lebensgefahr bedingen. Auch plötzlicher Durchbruch und Einfließen des Eiters in Kehlkopf und Luftröhre können zum Erstickungstod führen.

Die **Diagnose** des Retropharyngealabszesses ist leicht, wenn man nur an die Möglichkeit seines Vorhandenseins denkt. Namentlich bei den akuten Infektionskrankheiten im Kindesalter sollte man sich stets daran erinnern, daß Retropharyngealabszesse sehr viel häufiger vorkommen, als man gemeinhin annimmt. Bei allen Fällen von Schluckbeschwerden, bei denen die Besichtigung des Mundrachens keine genügende Aufklärung gibt, sollte man den Nasenrachen palpieren, um die Vorwölbung der hinteren Wand und ihre fluktuierende Schwellung festzustellen. Tritt der Prozeß unterhalb des Velum palatinum in die Erscheinung, so sieht man die hintere Rachenwand entweder in der Mitte oder mehr nach einer Seite hin vorgewölbt. Die Vorwölbung zeigt deutliche Fluktuation. Die den Abszeß überziehende Schleimhaut kann von normaler Farbe sein, sie kann aber auch mehr oder weniger gerötet oder ödematös durchscheinend aussehen. Bei der Palpation hüte man sich vor zu starkem Drücken, weil sonst leicht ein spontaner Durchbruch des Eiters und Aspiration erfolgen kann.

Die **Therapie** des Retropharyngealabszesses ist eine chirurgische, wir müssen daher auf die Lehrbücher der Chirurgie verweisen.

Die **chronischen Senkungsabszesse** sind in der überwiegenden Mehrzahl der Fälle die Folge einer tuberkulösen Erkrankung der Rachentonsille mit nachfolgender tuberkulöser Adenitis oder Periadenitis der retropharyngealen Drüsen, oder einer tuberkulösen oder gummösen Affektion der Halswirbelsäule oder der Schädelbasis. Der von den oberen Halswirbeln ausgehende Abszeß tritt als retropharyngealer resp. retroösophagealer in die Erscheinung. Er senkt sich im retroviszeralen Bindegewebe bis ins Mediastinum posticum bzw. zur Aorta und folgt dieser in ihrem weiteren Verlauf, oder er gelangt längs des Ösophagus, der Trachea und der Schilddrüse zur Subklavia und stellt sich oberhalb des Schlüsselbeines neben oder hinter dem Sternokleidomastoideus ein. In anderen Fällen folgt er dem Verlauf der Gefäße und Nerven zur Achselhöhle. Auch hier muß die Therapie eine rein chirurgische sein. Sie gehört daher nicht in den Rahmen unserer Betrachtungen.

3. Phlegmonöse Entzündungen des äußeren Halses.

kommen durch Infektion von Wunden an der äußeren Haut oder an der Schleimhaut der Mundhöhle oder des Rachens oder von den Zähnen zustande.

Phlegmonen des Halses nach Schußverletzungen waren im Kriege nicht selten, sehr häufig sahen wir sie nicht, da ein großer Teil der Halsschüsse durch Verletzung des Halsmarkes oder der großen Gefäße schnell zum Tode führte. Glatte Muskeldurchschüsse verursachen seltener Phlegmonen, wenn man von vornherein für genügenden Sekretabfluß sorgt. Bei Eröffnung des Pharynx, des Larynx und der Trachea oder bei Steckschüssen entstehen ausgedehntere Phlegmonen, die aber bei tiefen ausgiebigen Inzisionen heilen, wenn nicht anderweitige Komplikationen eintreten.

Meist schließen sich die Halsphlegmonen an entzündliche Prozesse der Mundhöhle, des Rachens, besonders der Tonsillen, des Ohres, des Ober- und Unterkiefers und der Schilddrüse oder an Fremdkörper im Pharynx oder Ösophagus an. Auf dem Lymphwege dringen die Eitererreger bis zu den nächsten Lymphdrüsen vor, es kommt, falls sie nicht unschädlich gemacht werden, zu einer

Lymphadenitis und Periadenitis, von der aus der Prozeß auf das lockere Bindegewebe der Spalträume des Halses fortschreitet und zur eitrigen Einschmelzung führt. Die Entstehung einer Halsphlegmone durch Verschleppung der Keime auf dem Blutwege von einer akuten Parametritis aus wurde einmal von Poulsen beobachtet.

Die Halsphlegmone beruht stets auf einer bakteriellen Infektion, man findet Strepto-, Staphylo- und Pneumokokken, seltener Influenza- und Diphtheriebazillen. Melchior fand sechsmal den Bacillus fusiformis, einmal allein, in den übrrigen fünf Fällen gemischt mit den gewöhnlichen Eitererregern.

Im Anschluß an Caries dentium, Periostitis alveolaris und Gingivitis entstehen Phlegmonen der Submaxillargegend. Bei den diffusen Entzündungen entwickelt sich unterhalb des Unterkiefers bis zum Zungenbein ein derbes, sehr druckempfindliches Exsudat, das eitrig einschmilzt, es kommt zum Abszeß, der häufiger nach außen als nach dem Pharynx oder in die Kapsel der Submaxillaris durchbricht.

In anderen Fällen entwickelt sich die Entzündung primär in der Kapsel der Glandula submaxillaris (Angina Ludovici). Ob die von den Zähnen, den Tonsillen oder der Mundschleimhaut aus eindringenden Bakterien — meist Streptokokken, seltener Staphylokokken oder eine Mischinfektion von Streptokokken und Bacterium coli — zunächst zu einer Entzündung der in der Kapsel liegenden Lymphdrüsen oder der Spalträume des Bindegewebes führen, ist nicht nachgewiesen. Bei weiterer Entwicklung der entzündlichen Schwellung der unter der derben Faszie liegenden Drüse entsteht ein sehr starker Druck, der Ödem der Umgebung: des Mundbodens, des Pharynx und des Larynx verursacht.

Das Allgemeinbefinden ist stets stark beeinträchtigt; initialer Schüttelfrost, hohe Temperaturen, Abgeschlagenheit und Kopfschmerzen, Schluckschmerzen und Behinderung der Mundöffnung, Atembeschwerden infolge von Kehlkopfödem, die sich zu Erstickungsanfällen steigern können, Schwellung des Mundbodens und ein starker Fötor begleiten die außerordentlich schmerzhafte Schwellung. Sich selbst überlassen kommt es entweder zum spontanen Durchbruch, der meist nach der Mundhöhle, dem Pharynx oder dem Sinus piriformis, selten nach außen erfolgt, oder zur allgemeinen Sepsis, dem früher fast regelmäßigen Ausgang.

Da man kaum mit dem spontanen Durchbruch des Eiters rechnen kann, muß man möglichst frühzeitig ausgiebige tiefe Inzisionen machen, die den Verlauf meist günstig gestalten.

Ein der Angina Ludovici ähnliches Bild kann durch Entzündungen der Submaxillaris infolge von Speichelsteinen hervorgerufen werden, die meist durch Kalkablagerung auf kleine in den Drüsenausführungsgang eingedrungene Fremdkörper entstehen. Kleine Speichelsteine machen gar keine Beschwerden, größere führen zu einer zystischen Erweiterung des Drüsenausführungsganges. Durch eine Infektion von der Mundhöhle aus entsteht eine Phlegmone des Mundbodens, die nach Eiterentleerung aus der natürlichen Öffnung des Ausführungsganges oder aus einer Perforationsöffnung zur Heilung kommt. Rezidive sind häufig, wenn nicht das Konkrement entfernt wird. Bei Durchbruch des Konkrements entwickelt sich eine echte Halsphlegmone. In seltenen Fällen führt auch die Entfernung des Konkrements nicht zur Heilung, es bilden sich Rezidive, die in einem von mir beobachteten Fall erst nach Exstirpation der Sublingualis aufhörten.

Submentalphlegmonen, die keine große Tendenz zum Weiterschreiten haben, gehen meist von Rhagaden an den Mundwinkeln oder von Ulzerationen der Lippen oder des Frenulum linguae aus.

Die Phlegmonen des Gefäßspaltes, die häufig bei Infektionskrankheiten, insbesondere Scharlach beobachtet werden, entwickeln sich aus einer Infektion der längs der großen Gefäße liegenden Glandulae cervicales profundae, die ihre Lymphstämme aus der Tonsillargegend, von der Nase und der Mundhöhle her bekommen.

Frühzeitige Inzisionen zur Verhütung schwerer Komplikationen sind bei allen Halsphlegmonen indiziert.

IV. Nervenerkrankungen des Rachens.

Die nervösen Störungen des Rachens sind entweder motorische oder sensible. Die motorischen können sich in Lähmungen oder in krampfartigen Zuckungen und Kontraktionen äußern.

1. Störungen der Motilität.

a) Lähmungen.

Unter den Lähmungen des Rachens sind diejenigen des Velum palatinum bei weitem am häufigsten. Sie können entweder auf peripherischen oder zentralen Ursachen beruhen. Bei den letzteren handelt es sich um eine Unterbrechung der Leitung zwischen der Medulla und der Rinde oder um eine Erkrankung der Medulla oblongata. Bei der peripherischen sind Störungen im peripherischen Verlauf der motorischen Äste vorhanden, gleichzeitig treten trophische Störungen in der Muskulatur zutage.

Die zentralen Lähmungen des Gaumensegels finden sich fast niemals isoliert. Am häufigsten sind sie kombiniert mit Zungen- und Lippenlähmung, wie bei der Bulbärparalyse. In anderen Fällen beobachtet man gleichzeitig eine Lähmung des Fazialis und des Rekurrens. Namentlich findet sich dieses Krankheitsbild bei der Syringomyelie und der multiplen Sklerose. Auch Tumoren im Zentralorgan können die gleichen Erscheinungen auslösen, ebenso wie syphilitische und tuberkulöse Herde. Verhältnismäßig selten beobachten wir Velumparesen bei apoplektischen Insulten. Bei Tabes sind Velumlähmungen nicht sehr häufig.

Die häufigste Ursache der ein- oder doppelseitigen Gaumensegellähmung ist die peripherische Neuritis, namentlich nach Infektionskrankheiten wie Diphtherie, Typhus, seltener Angina und Influenza.

Die Symptome der Lähmung des Gaumensegels sind bei einseitiger und doppelseitiger Erkrankung fast die gleichen, höchstens kann man graduelle Unterschiede feststellen. Das Velum palatinum hat die Aufgabe, den Mundrachen beim Schluckakt und beim Sprechen gegen den Nasenrachen abzuschließen; bleibt der Isthmus dauernd offen, so werden Flüssigkeiten und auch feste Bissen nach oben in den Nasenrachen eindringen und mitunter in die Nase oder selbst durch die Nase hindurch nach außen gelangen. Sind gleichzeitig die Schlundmuskeln, d. h. die Constrictores pharyngis gelähmt, so entsteht ein unüberwindliches Schluckhindernis. Die Bissen bleiben in der Höhe des Kehlkopfes stecken. Handelt es sich um eine isolierte Lähmung des Gaumens, so lernen es die Patienten in den meisten Fällen trotz der dauernd offenen Verbindung zwischen Mund- und Nasenrachen, die Bissen nach unten zu befördern und Nahrung aufzunehmen. Am schwersten sind die Störungen des Schluckaktes bei Säuglingen, bei denen die Nahrungsaufnahme bei einer Velumlähmung vollständig unmöglich wird. Ein Fehlschlucken in den Kehlkopf mit nachfolgender Schluckpneumonie stellt sich nur ein, wenn auch gleichzeitig die sensiblen Nerven des Pharynx und Larynx gelähmt sind.

Die Störung der Sprache zeigt den Charakter der Rhinolalia aperta. Die vom Kehlkopf aufsteigenden Schallwellen dringen unbehindert in den Nasenrachen und die Nasenhöhle ein und bekommen so einen offenen nasalen Beiklang.

Bei der pharyngoskopischen Untersuchung sieht man das Velum palatinum schlaff herabhängen. Bei der Phonation ist meist keinerlei Muskelkontraktion zu beobachten, vor allen Dingen ist der Levator veli palatini vollständig gelähmt, während vereinzelte Zuckungen im Tensor veli mitunter noch vorhanden sind. Bei der doppelseitigen Lähmung ist bei der Phonation keinerlei Kontraktion zu sehen. Bei einseitiger Velumlähmung werden die Gaumenbögen auf der gesunden Seite höher und spitzer als in der Ruhe, die entsprechende Velumhälfte zieht sich zusammen, sie wird nach oben in den Nasenrachen hineingehoben, und es kommt auf diese Weise ein einseitiger Abschluß, d. h. eine Verengerung des weiten Spaltes zwischen nasaler Velumfläche und hinterer Pharynxwand zustande. Die gelähmte Seite zeigt im Gegensatz hierzu keine aktive Muskeltätigkeit. Das Velum bleibt schlaff, es wird nicht gespannt, die Gaumenbögen verändern ihre Form nur insofern, als dies durch die Kontraktion der gesunden Seite bedingt ist. Man sieht infolgedessen die Raphe nicht gradlinig verlaufen, sie weist eine winklige Knickung auf, bei der der Scheitel des Winkels nach der gesunden Seite, die Öffnung nach der kranken gerichtet ist. Bei Beteiligung der Uvula krümmt sich das Zäpfchen nach der gesunden Seite hin, mitunter mit gleichzeitiger korkzieherartigen Drehung. Zu bemerken ist, daß korkzieherartige Windungen des Zäpfchens ebenso wie sein Schiefstand auch ohne Lähmungserscheinungen angeboren vorkommen. Auch Asymmetrien des Velum palatinum können unter Umständen bei oberflächlicher Betrachtung eine einseitige Lähmung vortäuschen. Man sieht in diesem Falle regelmäßig einen ganz normalen Ablauf der Muskelkontraktion, ein Beweis dafür, daß die Innervation in normaler Weise vor sich geht. Weitere Irrtümer können durch eine Art Zwangsstellung des Gaumensegels hervorgerufen werden. Drückt man mit dem Zungenspatel fest auf die Zunge, so sieht man mitunter nur eine unvollständige Kontraktion am Gaumen, die sofort einer vollständigen normalen Hebung Platz macht, wenn man den Spatel aus dem Munde entfernt und nun phonieren läßt. Zu beobachten ist ferner, daß auch eine angeborene Kürze des Gaumensegels die gleichen Erscheinungen wie die Parese hervorruft, ohne daß beim Spiele der Muskeln irgendeine Anomalie zu konstatieren wäre. Der Abschluß des Mundrachens gegen den Nasenrachen findet nicht statt, weil das angeborene kurze Velum sich nicht fest gegen den Konstriktorenwulst anlegen kann, obgleich der Levator und der Tensor veli palatini in durchaus normaler Weise arbeiten. In seltenen Fällen sieht man die gleichen Erscheinungen auch dann, wenn eine Muskelschwäche infolge allgemeiner Ernährungsstörungen vorhanden ist. Bei anämischen und chlorotischen Individuen, bei schweren kachektischen Zuständen infolge von konstitutionellen Erkrankungen, namentlich Tuberkulose und malignen Tumoren, ist die Muskeltätigkeit eine unvollständige und dadurch die Funktion des Velum palatinum gestört. Endlich kommen differentialdiagnostisch noch diejenigen Erkrankungen in Frage, die mechanisch die Bewegungen der Gaumenmuskeln behindern. Akute Entzündungen des Velum selbst, der Tonsillen oder des peritonsillären Gewebes führen zur Infiltration des Gaumensegels, die sich in Schluckstörungen bemerkbar macht. Flüssigkeiten werden in diesem Falle gleichfalls oft in die Nase hineingeschluckt, während bei der Sprache Störungen auftreten, die schon von vornherein das Vorhandensein einer Velumlähmung unwahrscheinlich machen. Die Sprache ist kloßig, mitunter allerdings auch mit einem offenen nasalen Beiklang. Die adenoiden Vegetationen des Nasenrachens können ebenfalls, wie bereits erwähnt, die Hebung des Velum palatinum mechanisch hindern. In diesen Fällen ist der Klang der Sprache verändert, sie hat den Charakter der toten Sprache.

Mit den Velumlähmungen gleichzeitig stellen sich bei den postdiphtherischen Störungen häufig Paresen in anderen Nervengebieten ein. Akkommodationslähmungen sind mit der Velumlähmung häufig kombiniert, ebenso die Lähmungen der Schlundschnürer. Letztere sind dadurch erkennbar, daß die Rachenschleimhaut beim Phonieren und Würgen keine Kontraktion aufweist. Sie bleibt glatt, es bilden sich keine Falten. Bei einseitiger Lähmung ist dieses Symptom auf die eine Pharynxhälfte beschränkt. Wir sehen in derartigen Fällen, wie von Oppenheim hervorgehoben, eine kulissenartige Verschiebung der Pharynxschleimhaut nach der gesunden Seite hin, die beim Phonationsakt gewöhnlich dann einsetzt, wenn der Patient mit der Tonbildung aufhört. Durch Steckenbleiben der Bissen am Zungengrunde oder über dem Kehldeckel werden Atembeschwerden ausgelöst. Die Störungen der Sprache treten in den Fällen noch deutlicher hervor, in denen auch die Zunge Lähmungserscheinungen aufweist. Bei einseitiger Lähmung des Geniohyoideus wird die Spitze der Zunge nach der kranken Seite hin aus dem Munde gestreckt. Bei doppelseitiger Lähmung ist ein Herausstrecken der Zunge überhaupt nicht mehr möglich. Es zeigen sich nur fibrilläre Muskelzuckungen an der Oberfläche. Die Sprache wird dadurch undeutlich, sie unterscheidet sich von der Aphasie dadurch, daß die Worte ausgesprochen werden können, daß sie aber infolge unvollständiger Artikulation undeutlich oder ganz unverständlich werden, während bei der Aphasie verkehrte Worte gesagt werden, die aber deutlich verständlich sind. Die Zungenlähmung bedingt außerdem eine Unmöglichkeit zu kauen, weil die Bissen nicht hin und her bewegt werden können. Die Unfähigkeit, die Zunge gegen den harten Gaumen anzulegen, hebt den Schluckakt auf, die Bissen bleiben im Munde liegen.

Die **Prognose** der zentralen Lähmungen ist im allgemeinen durchaus ungünstig. Höchstens bei den auf syphilitischer Basis beruhenden Paresen und Paralysen kann eine spezifische Behandlung die Funktion wieder herstellen, falls nicht eine Zerstörung der nervösen Elemente stattgefunden hat. Die Prognose der peripherischen Lähmungen ist eine wesentlich bessere. Die einfache Velumlähmung, wie sie nach den akuten Infektionskrankheiten am häufigsten zustande kommt, bildet sich in der Regel in einem Zeitraum von 3—6 Wochen spontan zurück. Meist lernen es die Patienten schon vor der vollständigen Wiederherstellung der Funktion, den Schluckakt in normaler Weise auszuführen, während die Störung der Sprache meist ebensolange besteht, wie die Funktion des Velum unvollständig ist. Durch Anwendung des elektrischen Stromes und durch Injektionen von Strychnin kann man den Ablauf des Prozesses anscheinend beschleunigen. Von einigen Autoren, besonders amerikanischen, ist in den letzten Jahren die Anwendung großer Dosen von Diphtherieserum bei den postdiphtherischen Lähmungen empfohlen worden.

Handelt es sich um eine Kombination einer Velumlähmung mit Schlucklähmung, so ist die Prognose sehr viel ungünstiger. Die Ernährung der meist dem Kindesalter angehörigen Patienten ist erschwert oder vollständig unmöglich. Die Gefahr der Schluckpneumonie ist bei Beteiligung des Laryngeus superior außerordentlich groß. Es kann dadurch eine direkte Lebensgefahr bedingt werden. Nur wenn es gelingt, durch künstliche Ernährung durch die Schlundsonde oder durch rektale Ernährung den Kräfteverfall zu vermeiden, kann man die Patienten so lange am Leben erhalten, bis die Lähmungserscheinungen zurückgehen und die spontane Ernährung wieder möglich ist. Am größten ist die Gefahr bei denjenigen Fällen, in denen gleichzeitig

Störungen am Herzen vorhanden sind, die durch die darniederliegende Ernährung fast regelmäßig zur Katastrophe führen. Säuglinge muß man bei der Velumlähmung mit dem Löffel füttern, weil das Saugen unmöglich ist. Bei zentralen Gaumensegellähmungen Erwachsener kann man nach dem Vorgang von Brünings den Schluckakt dadurch sicherstellen, daß man Hartparaffin in den Konstriktorenwulst einspritzt und dadurch den Isthmus faucium verengt. Bei hochgradigen Fällen muß man eine Prothese anwenden.

b) Krämpfe.

Tonische Krämpfe der Schlundmuskulatur werden besonders bei Hysterie und bei Lyssa beobachtet. Klonische treten bei Tic convulsif und bei chronischen Intoxikationen sowie bei zentralen Erkrankungen auf. Sprache und Schlucken sind wie bei den Lähmungen gestört. Dabei treten subjektiv und objektiv knackende Geräusche auf.

Bei der Therapie ist vor allen Dingen das Allgemeinbefinden zu berücksichtigen, daneben muß man eine genaue Untersuchung des Rachens, der Mundhöhle, besonders der Tonsillen und der Zähne vornehmen, von denen aus die Krampferscheinungen nicht selten ausgelöst werden.

2. Störungen der Sensibilität.

Die Störungen der Sensibilität äußern sich entweder in einer Herabsetzung oder Aufhebung, Hypästhesie oder Anästhesie, oder in einer Erhöhung, Hyperästhesie und Parästhesie des Rachens. Die Herabsetzung der Sensibilität kann sowohl auf zentraler wie auf peripherischer Ursache beruhen, Hysterie, Tumoren, Blutungen, multiple Sklerose, Tabes, Syringomyelie und Bulbärparalyse können die Sensibilität der Rachenschleimhaut herabsetzen oder aufheben. Unter den peripherischen Ursachen kommt die toxische Neuritis nach akuten Infektionskrankheiten, wie Diphtherie, und nach chronischen, wie Lepra, als Ursache in Frage. Geringgradige Hypästhesie des Pharynx ruft in den meisten Fällen keine besonderen Störungen hervor, nur die Herabsetzung der Reflexerregbarkeit kann zu Komplikationen führen; namentlich beobachtet man in derartigen Fällen häufiges Verschlucken mit den bereits erwähnten Folgen. Die genaue Untersuchung des Rachens mit der Sonde läßt die Störungen deutlich erkennen. Wir müssen bemerken, daß die Berührungsempfindlichkeit und auch die Reflexerregbarkeit beim normalen Menschen in ziemlich weiten Grenzen schwanken. Bei einer ganzen Reihe von Menschen wird die Sondenberührung zwar empfunden, aber erst stärkere Reize lösen eine reflektorische Kontraktion der Muskeln aus, ohne daß eine Lähmung der sensiblen Nerven nachweisbar wäre.

Die Prognose der Sensibilitätsherabsetzung hängt von ihrer Ursache ab. Von den zentralen Störungen ist eigentlich nur bei Hysterie und Lues cerebri eine Wiederherstellung der Funktion zu erwarten, während die peripherischen Lähmungen infolge von Neuritis fast immer spontan heilen.

Die Hyperästhesie des Pharynx ruft häufig Störungen hervor, die sich entweder als Schmerz oder als Druckempfindung bemerkbar machen, oder als Fremdkörpergefühl in die Erscheinung treten. Husten und Räuspern, Würge- und Brechbewegungen werden häufig durch die Überempfindlichkeit der Schleimhaut ausgelöst. Es ist außer Zweifel, daß allgemeine nervöse Störungen wie Neurasthenie und Hysterie als Ursache der Hyperästhesie und Parästhesie in vielen Fällen anzusprechen sind, wir dürfen uns aber nicht darauf beschränken, nur eine allgemeine nervöse Störung festzustellen, da die Erfahrung lehrt, daß in der überwiegenden Mehrzahl der Fälle für die Parästhesien lokale Ursachen im Pharynx vorhanden sind. Mandelpfröpfe, Schwellung der Seitenstränge, Hyperplasie der Zungentonsille führen sehr häufig zu unangenehmen Sensationen im Pharynx, wie zum sogen. Globus hystericus, sie kommen auch als Ursache des reflektorischen Hustens in Frage. Auch Veränderungen im äußeren Gehörgang, namentlich das Vorhandensein eines harten Zeruminalpfropfes führen zur Parästhesie im Rachen, zweifellos wohl durch eine Reizung des Nervus auricularis vagi.

Die Beseitigung der lokalen Ursachen führt fast regelmäßig in kurzer Zeit zum Verschwinden der Parästhesie und der Hyperästhesie. Auch eine einfache chronische Pharyngitis oder größere Granula der hinteren Pharynxwand rufen nicht selten die gleichen Störungen hervor.

Die Prognose ist bei derartigen Fällen durchaus günstig. Eine Lokaltherapie führt fast immer zum Ziel, während Parästhesien und Hyperästhesien, für die keine lokale Ursache nachweisbar ist, therapeutischen Maßnahmen häufig vollständig unzugänglich sind.

V. Fremdkörper im Rachen.

In der Pars oralis pharyngis bleiben kleine spitze Gegenstände häufig in den Mandeln, im Zungengrund und in den Vallekulis stecken. Sie durchbohren gelegentlich das Ligamentum glosso epiglotticum medium oder den Kehldeckel. Gräten, die besonders häufig beobachtet werden, können sich manchmal vollständig in die Tonsillen einspießen, so daß sie kaum die Schleimhautoberfläche überragen. Größere Fremdkörper, wie Zahnplatten, Knochenstücke, Knopfnadeln, Fleischklumpen bleiben tiefer im Sinus piriformis hängen. Längere Knochen findet man mitunter quer über dem Kehlkopfeingang.

Unter den **Symptomen** pflegt der Schluckschmerz im Vordergrunde des Bildes zu stehen, während Atembeschwerden nur bei größeren, den Kehlkopfeingang überlagernden Fremdkörpern oder bei Ödem entstehen. Auf die Angaben der Schmerzempfindung ist nicht viel zu geben, da häufig nach dem Herabschlingen fester Bissen eine Empfindlichkeit zurückbleibt, die bei dem Patienten das Gefühl eines Fremdkörpers hervorruft. Ist beim Schlingen ein Knochenstück oder eine Gräte über die Schleimhaut des Rachens hinweggeglitten und hat zu einer oberflächlichen Verletzung geführt, so bleibt mitunter stunden-, selbst tagelang ein Schmerz zurück. Man hat dann alle Mühe, den Patienten davon zu überzeugen, daß kein Fremdkörper mehr im Rachen vorhanden ist. Größere Beschwerden als die Fremdkörper selbst machen ungeschickte Extraktionsversuche. — Bei längerem Verweilen treten regelmäßige Entzündungserscheinungen auf, die zu Eiterungen und dadurch zur spontanen Ausstoßung des Fremdkörpers führen können. Die Ausdehnung der Eiterung und ihre Bedeutung für das Allgemeinbefinden hängen von der Beschaffenheit des geschluckten Gegenstandes ab. Handelt es sich um infizierte Gegenstände, so können schwere Komplikationen wie Tetanus oder schwere Phlegmonen hervorgerufen werden. Selten kommt es besonders bei spitzen dünnen Gegenständen zu einem Wandern des Fremdkörpers, das zu Blutungen durch Gefäßverletzung oder zu anderen Komplikationen je nach der Lage des Fremdkörpers führen kann.

Die **Diagnose** ist durch die Besichtigung und Betastung mittels Sonde oder palpierenden Fingers meist nicht übermäßig schwer. Das große Horn des Zungenbeines hat allerdings schon häufig Veranlassung zu Irrtümern gegeben. Kleinere, in den Tonsillen oder in der Zungentonsille steckende Fremdkörper, wie Gräten oder Glasstückchen, können außerordentlich schwierig zu erkennen sein. Man wird häufig erst nach vorheriger Kokainisierung des Patienten das Vorhandensein und den Sitz des Fremdkörpers durch den palpierenden Finger feststellen können. Schleimfäden sehen den Fischgräten oft außerordentlich ähnlich und können beim ersten Blick leicht als Fremdkörper gedeutet werden. Auf die Angabe des Patienten über den Sitz der Beschwerden im Rachen ist meist nicht viel zu geben, das Lokalisationsvermögen ist im Pharynx nur sehr wenig entwickelt; bezüglich der Körperseite stimmen die Angaben meist, während die Höhe des Sitzes häufig falsch empfunden wird. Ist die Diagnose einmal gestellt, so soll man den Fremdkörper mit möglichster Beschleunigung entfernen.

Lebende Tiere kommen mitunter im Rachen vor. Blutegel werden in Gegenden, in denen sie im Wasser leben, mit dem Trinkwasser geschluckt und gelangen so in den Rachen, in Spanien, Griechenland, Ungarn und Rußland sind diese Fälle häufiger als bei uns. Schon Halyabbas (gestorben 994 n. Chr. in Persien) hat ihr Vorkommen im Halse beobachtet und ihre Entfernung mit Pinzetten empfohlen. Die beste Methode zu ihrer Beseitigung ist Ausspritzung mit Salzwasser, da sie Salz schlecht vertragen und deshalb loslassen. Spulwürmer können durch Erbrechen in den Mund- oder Nasenrachen gelangen.

Parasiten in den Tonsillen sind sehr selten, von Dupuytren wurde eine Hydatidenblase, von Devaine ein Trichozephalus in der Mandel gefunden.

Im **Nasenrachen** sind Fremdkörper selten. Sie gelangen entweder durch Erbrechen oder von der Nase her bei ungeschickten Extraktionsversuchen hinein. Sehr viel seltener werden sie durch Fälle oder Stoß vom Munde aus in das Kavum hineingebracht. Die Diagnose ist häufig mit großen Schwierigkeiten verknüpft, weil meist nur die Symptome einer katarrhalischen Reizung des Nasenrachens ausgelöst werden, und weil bei der Untersuchung an das Vorhandensein eines Fremdkörpers nicht gedacht wird. Durch die postrhinoskopische Untersuchung oder durch den palpierenden Finger können wir fast regelmäßig zu einer sicheren Erkennung der Ursache der bestehenden Störung gelangen. Hat man den Fremdkörper festgestellt, so bietet die Entfernung nach Anlegung des Gaumenhakens unter Kokain meist keine Schwierigkeiten.

VI. Die Erkrankung des Rachens bei Infektionskrankheiten.

1. Die Erkrankungen des Rachens bei chronischen Infektionskrankheiten.

a) Tuberkulose und Lupus.

Die Rachentuberkulose kommt primär und sekundär vor. Erstere ist an der Schleimhaut selten, da die Mikroorganismen auf der glatten hinteren Wand von Schleim eingehüllt entweder verschluckt oder durch Räuspern oder Husten nach außen befördert werden. Sehr viel häufiger entwickelt sich eine primäre Tuberkulose im adenoiden Gewebe, den Gaumenmandeln, der Rachen- und Zungentonsille und den Granulis.

α) Tuberkulose des lymphatischen Rachenrings.

Häufigkeit. Virchow fand nur sehr selten eine Mandeltuberkulose, er schließt daraus auf eine Art von Immunität des Mandelgewebes. Straßmann veröffentlichte 1884 als erster positive Fälle von allerdings sekundärer Mandeltuberkulose; bei 21 Tonsillen Tuberkulöser wies er 13mal Tuberkulose nach,

Dmochowski sogar bei allen seinen 15 untersuchten Fällen. Schlenker und Krückmann stellten an Leichenmaterial die Häufigkeit einer primären Mandeltuberkulose bei Tuberkulose der Halsdrüsen fest. Die Meerschweinchen-Impfversuche Dieulafoys mit Stücken hyperplastischer Mandeln — 8 positive Ergebnisse unter 61 Fällen — sind nicht beweisend, weil sich die Tuberkelbazillen in den Taschen der Tonsillen befunden haben können. Die Resultate der histologischen Untersuchung an exzidierten Mandeln sind sehr verschieden: Broca fand unter 100 Fällen keine Tuberkulose, Pluder und Fischer bei 32 Fällen 15,63%, Lewin 5%, Lockard 5,9%, Logan Turner 6%, während Weller unter 8697 exstirpierten Tonsillen 204 = 2,23% feststellte, und Cramer an Leichenmaterial unter 48 Fällen 12,5% primäre Tuberkulose nachwies. Am häufigsten unter den Tonsillen wird die Rachenmandel primär tuberkulös. Ein Teil der mit der Atemluft mitgerissenen, in der Nase nicht zurückgehaltenen und unschädlich gemachten Bazillen wird auf der Rachentonsille niedergeschlagen und dringt in das lymphatische Gewebe ein, wo es günstige Bedingungen für seine Entwicklung findet. Freudenthal hat darauf hingewiesen, daß ein bestehender Retronasalkatarrh eine besondere Disposition für das Zustandekommen der primären Rachenmandeltuberkulose schafft.

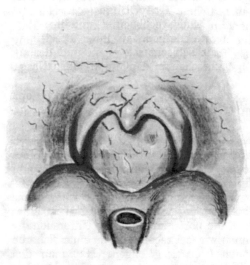

Abb. 47. Hochgradige Anämie des Rachens bei einer Patientin mit ausgedehnter Lungentuberkulose.
(Nach Edmund Meyer, Handb. der Hals-Nasen-Ohrenheilkunde, Bd. IV. Berlin: Julius Springer.)

Eine tuberkulöse Luftinfektion der Gaumenmandeln kommt nur bei Mundatmern zustande, in den meisten Fällen handelt es sich um eine Fütterungstuberkulose, wie die Versuche von Orth und Baumgarten und die Beobachtungen von Schlenker, Krückmann, Ruge und Sacaze beweisen. Ph. Mitchell führt die Mandeltuberkulose der Kinder auf den Genuß der Milch tuberkulöser Kühe zurück.

Nach Weller handelt es sich um eine Krypteninfektion mit submukösen Tuberkeln.

Eine tuberkulöse Infektion der Gaumenmandeln kann, wenn auch selten, auf dem Blut- oder Lymphwege von der Nase aus stattfinden, ohne daß die Nase selbst tuberkulös erkrankt zu sein braucht, da Tuberkelbazillen eine anscheinend gesunde Schleimhaut durchwandern können. Bei den Halslymphdrüsen beobachten wir häufig eine Tuberkulose, bei der die Eingangspforte in den oberen Luft- und Speisewegen, besonders dem lymphatischen Rachenring gesucht werden muß. Der umgekehrte Weg, eine Infektion der Tonsillen von den Halsdrüsen aus, ist niemals sicher festgestellt. Gottstein nimmt sie allerdings in einem Falle, Schlesinger in zwei Fällen als wahrscheinlich an. Eine aszendierende Tuberkulose der Lymphdrüsen haben Schlenker und Krückmann beschrieben. Für die Zungenmandel hat Dmochowski, für die Granula der hinteren Rachenwand Sokolowski das Vorkommen einer latenten primären Tuberkulose nachgewiesen.

Die primäre Mandeltuberkulose ist fast immer latent ohne klinische Erscheinungen, ihr Nachweis gelingt nur durch die histologische Untersuchung, trotzdem dürfen wir ihre Bedeutung für den Gesamtorganismus nicht unterschätzen. Die von den Tonsillen ausgehende deszendierende Infektion ergreift zunächst die Halslymphdrüsen und geht von diesen auf die Hilusdrüsen über, wie von Blumenfeld klinisch und von Weleminski experimentell nachgewiesen werden konnte. Most lehnt diesen Weg auf Grund anatomischer Erwägungen, Beitzke auf Grund pathologisch-anatomischer Versuche ab. Aage Plum fand bei 47 Fällen von Halsdrüsenschwellung in 21,3% Tuberkulose der ausgeschälten Gaumenmandeln in 15,5% Tuberkulose der Rachenmandel. Von der Rachenmandel aus kann sich eine Tuberkulose der retropharyngealen Lymphdrüsen und ein tuberkulöser Retropharyngealabszeß entwickeln. Durch

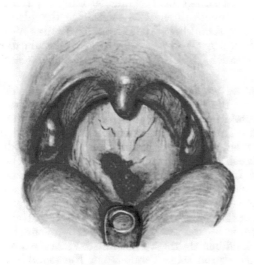 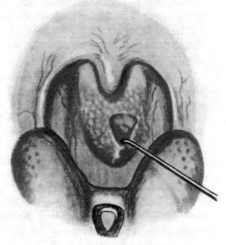

Abb. 48. Miliare Knötchen in einem Granulum der hinteren Pharynxwand. Im oberen Teil beginnende Ulzeration. Abb. 49. Ausgedehntes tuberkulöses Ulkus der hinteren Rachenwand mit weit unterminierten Rändern.

(Abb. 48 und 49 nach Edmund Meyer l. c.)

Aspiration bazillenhaltigen Sekrets kann sich eine sekundäre Lungentuberkulose, oder durch Eindringen in Tube und Pauke eine Infektion des Mittelohrs, die auch auf dem Blut- oder Lymphwege entstehen kann, entwickeln; auch ein Übergreifen der latenten Tuberkulose auf die Meningen ist nach Lermoyez und Seifert möglich.

Die sekundäre Miliartuberkulose mit diffus miliarer Eruption um die Follikel (Weller) wird auf dem Blutweg übertragen, häufiger ist die sekundäre Mandeltuberkulose durch Sputuminfektion (Straßmann).

Die Mandeltuberkulose ist am häufigsten bei Kindern und Jugendlichen, findet sich aber auch bei Erwachsenen. Weller will sie besonders bei Schwestern, Medizinstudierenden und Assistenten beobachtet haben, die viel mit Phthisikern zu tun haben. Da es sich um operativ gewonnenes Material handelt, kommen diese Resultate nicht für das primäre Vorkommen der Mandeltuberkulose in Frage, da ein primärer Herd in einem anderen Organ nicht ausgeschlossen werden kann. Nach Weller soll das weibliche Geschlecht bei der Mandeltuberkulose stark überwiegen.

β) Tuberkulose des Rachens.

Von der Rachentuberkulose zu unterscheiden sind die Pharynxveränderungen, die wir bei Tuberkulösen sehen. Akute und chronische Pharyngitis kommen bei Lungenkranken vor, sie haben aber nichts Charakteristisches. Auch die Anämie (Abb. 47) der Rachenschleimhaut, die sehr hochgradig sein kann, unterscheidet sich nicht von der bei sonst blutarmen oder kachektischen Individuen auftretenden.

Die zuerst von Isambert und Bernhard Fränkel beschriebene Tuberkulose des Rachens ist viel seltener als die des lymphatischen Rings. Seifert berechnet ihre Häufigkeit zur Phthise auf 0,7625—1,5%. Die Pharynxtuberkulose ist fast niemals primär — in der ganzen Literatur sind 19 Fälle veröffentlicht — sondern fast immer sekundär bei bestehender Lungen-, Kehlkopf-, Nasen-, Mundhöhlen- oder Hauttuberkulose. Das männliche Geschlecht überwiegt bei dieser Lokalisation der Krankheit, Rosenberg gibt das Verhältnis 6 Männer zu 1 Frau, Mygind 22,8% : 16,1%. Kein Alter bleibt von der Rachentuberkulose verschont, wenn auch nach Mygind das Jünglings- und Mannesalter bevorzugt ist.

Der **Verlauf** der Rachentuberkulose ist von dem immunbiologischen Verhalten des Organismus abhängig, die Rachentuberkulose ist nicht als Lokalerkrankung, sondern als Teil der Infektion des Gesamtorganismus zu werten. Ist der Organismus kräftig auch in der Bildung der Abwehrstoffe, so beobachten wir einen langsamen, mehr chronischen Verlauf, es kann auch zu einem Stillstand des Prozesses kommen. Plötzlich mitunter ohne nachweisbare Ursache, häufiger im Anschluß an eine akute Infektionskrankheit, besonders an Grippe, kommt es zu einem raschen Fortschreiten der Pharynxaffektion; unter allgemeinem Kräfteverfall tritt der Tod ein.

In anderen Fällen, namentlich bei gleichzeitiger Erkrankung der Haut, der Mundhöhle, seltener des Kehlkopfs — der früher als Lupus bezeichneten Form der Tuberkulose — ist der oft über Jahre ausgedehnte Verlauf durch seine geringe Neigung zum Zerfall und durch seine Tendenz zur Narbenbildung ausgezeichnet.

Bei alergischen Kranken ist der Verlauf schnell fortschreitend, zerstörend, der Allgemeinzustand verschlechtert sich zusehends, der Ernährungszustand geht zurück, nach kurzer Dauer stirbt der Patient allerdings nicht an seinem Rachenaffektion, sondern an der Wirkung der Allgemeininfektion.

Erscheinungsform. Die Tuberkulose tritt im Rachen als miliares Knötchen, als Infiltrat, als Ulzeration und als Tumor auf. Bei dem akuten Verlauf sehen wir häufig eine miliare Eruption am Velum, an der Uvula, den Gaumenbögen und der hinteren Rachenwand. Die Knötchen sind grau, graugelblich oder gelb, miliar oder submiliar, die umgebende Schleimhaut ist meist gerötet und geschwollen, bei anämischen Kranken ist die Reaktion gering. Die Tuberkel stehen einzeln oder in Gruppen zusammen, sie sind fast immer mit bloßem Auge sichtbar, im Nasenrachen aber sehr selten. Nach A. Meyer soll die miliare Form der Rachentuberkulose nicht häufig vorkommen, vielleicht ist die Erklärung für diese Ansicht darin zu suchen, daß wir die Patienten meist erst zu sehen bekommen, wenn durch den Zerfall der Knötchen Geschwüre entstanden sind.

Diffuse Infiltrate finden sich, wenn auch nicht häufig, an der hinteren Rachenwand, am Gaumensegel, am Zäpfchen und an den Gaumenbögen entweder als blaßrote höckerige Verdickungen oder als sulzig gelatinöse Schwellungen. Aus dem Zerfall der Infiltrate entstehen auch im Pharynx Geschwüre, die die charakteristischen Formen der tuberkulösen Ulzerationen zeigen: oberflächliche Lentikulargeschwüre mit ausgezacktem Rand, schlaffen Granulationen, mit von dünnflüssigem Eiter bedecktem Grund und Tuberkelknötchen in der Umgebung oder tiefere Geschwüre mit unterminierten Rändern.

Geschwüre im Nasenrachen fand Freudenthal an Lebenden 7 mal bei 52 Patienten, E. Fränkel 10mal bei 50 Leichen und Dmochowski 21mal bei 56 Sektionen, während die meisten Autoren, Moritz Schmidt, Seifert, Blumenfeld u. a. die Seltenheit der Geschwüre im Nasenrachen betonen. Für charakteristisch für das tuberkulöse Ulkus im Rachen hält Seifert die Neigung zur Ausdehnung in querer Richtung, nicht in der der Körperachse. Die Größe und Tiefe der Rachenulzera ist wechselnd, sie können klein sein, oder größere Abschnitte der Schleimhaut, ja die ganze hintere Pharynxwand einnehmen. Meist sind die Substanzverluste oberflächlich, seltener greifen sie in die Tiefe und führen am Velum zu Perforationen, an der Uvula zu Defekten und an der hinteren Wand zu Periostitis und Karies der Wirbel.

Granulo- und Fibrotuberkulom (Manasse) sind im Mundrachen nicht beobachtet, im Nasenrachen vom Hajek, Avellis u. a. beschrieben, nach Seifert sollen sie vom lymphatischen Gewebe aus entstehen.

Die sog. lupöse Form der Tuberkulose kommt fast nie primär vor, wenn auch einige Fälle von primärem Rachenlupus veröffentlicht sind, er tritt sekundär bei Erkrankung der Haut, der Nase und der Mundhöhle auf; die Übertragung erfolgt durch Kontaktinfektion, auf dem Blutwege (Thoma) oder durch die Lymphbahnen (Orwin). Prädilektionsstelle des Lupus sind Zäpfchen und Gaumensegel, hintere und seitliche Rachenwand, seltener erkranken die Gaumenbögen und der Nasenrachen. Die häufigste Form ist das mitunter erbsengroße Knötchen auf geröteter, geschwollener, meist trocken glänzender Schleimhaut oder kleinere Knoten auf anämischer Mukosa. In der Umgebung der Knötchen kommt es zu Bindegewebsbildung mit Narben oder zu einer durch starre Härte auffallenden Rundzelleninfiltration, die die Beweglichkeit der befallenen Teile, besonders des Velum und der Gaumenbögen beeinträchtigt.

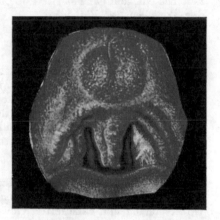

Abb. 50. Lupus des Pharynx.

Durch Zerfall der Infiltrate entstehen Geschwüre, die wenig Neigung zum Fortschreiten haben, sie können aber doch manchmal in die Tiefe greifen und dann bei der Vernarbung zu Formveränderungen der Rachengebilde führen. Ausgedehnte Verwachsungen sind beim Lupus aber viel seltener als bei Syphilis.

Beim Lupus hypertrophicus handelt es sich um papilläre Exkreszenzen auf der Schleimhaut, die nach Juffinger stets die Anfangserscheinungen des Lupus sein sollen.

Symptome. Bei der latenten Tuberkulose des lymphatischen Ringes fehlen die subjektiven Beschwerden vollständig, nur die Vergrößerung der Mandeln ruft manchmal Störungen beim Schlucken, Atmen und Sprechen hervor, die den S. 840 ff. besprochenen völlig gleichen.

Bei der infiltrierenden und ulzerierten Tuberkulose des Mundrachens stehen die Schmerzen beim Essen sowohl wie beim Leerschlingen im Vordergrund des Krankheitsbildes, während Schluckbeschwerden bei der Erkrankung des

Nasenrachens erst bei Beteiligung der Seitenwand und der Tubenwülste auftreten. Beim Lupus pharyngis fehlen Schmerzen häufig ganz.

Störungen der Sprache sind Folgen eines mangelnden Abschlusses des
Mundrachens gegen den Nasenrachen bei Bewegungsbeschränkung des Velum
und der Gaumenbögen durch starre Infiltrate oder bei größeren Perforationen
des Gaumensegels, während kleinere besonders an der Basis der Uvula den
Abschluß nicht hindern.

Blutungen aus tuberkulösen Rachengeschwüren sind selten, B. Fränkel
beobachtete einmal eine Hämorrhagie.

Husten, Fieber, Kräfteverfall sind im allgemeinen von den gleich-
zeitig vorhandenen Lungenveränderungen abhängig, wenn auch mitunter
Temperatursteigerung von großen Ulzerationen und der rasch zunehmende
Kräfteverfall von der Dysphagie ausgehen kann.

Die **Prognose** der primären Rachentuberkulose ist günstig, wenn die Möglichkeit besteht, den ganzen Herd operativ zu entfernen, wie es bei den Affektionen
der Tonsillen der Fall ist.

Die Prognose des Rachenlupus ist bei entsprechender Behandlung quoad
vitam günstig, quoad sanationem wegen der Häufigkeit der Narbenrezidive
zweifelhaft.

Die Vorhersage bei der eigentlichen Pharynxtuberkulose hängt von dem
Allgemeinbefinden des Patienten und von der Ausdehnung der gleichzeitig
vorhandenen Lungen- und Kehlkopfaffektion ab. Der neu auftretende Herd
im Rachen ist immer ungünstig für den Verlauf, wenn auch mitunter bei Patienten
mit guter Reaktivität ein Stillstand des Prozesses, ja sogar eine lokale Heilung
eintreten kann. Die Prognose der akuten Miliartuberkulose im Rachen ist,
da sie nur eine Lokalisation der allgemeinen Miliartuberkulose ist, absolut
infaust.

Die **Diagnose** ist in den meisten Fällen aus dem pharyngoskopischen Bild
zu stellen. In zweifelhaften Fällen ist der Bazillennachweis, die histologische
Untersuchung von exzidierten Gewebestücken, die Tuberkulinreaktion und vor
allen Dingen eine genaue Untersuchung der Lungen und des Kehlkopfes zur
Sicherstellung der Diagnose heranzuziehen. Um Wiederholungen zu vermeiden,
verweise ich auf das Kapitel: Kehlkopftuberkulose, S. 925.

Im Rachen ist der Herpes schwer von der akuten Miliartuberkulose zu
unterscheiden. Die Beobachtung der frisch aufschießenden Bläschen und des
Verlaufs klären das Krankheitsbild auf. Bei der Angina Vincenti, die allerdings
eher mit einem syphilitischen als mit einem tuberkulösen Geschwür verwechselt
werden kann, ist der Nachweis der fusiformen Bazillen und der Spirillen ein
sicheres Unterscheidungsmerkmal.

Großmann und Schlemmer weisen auf die Schwierigkeit der Unterscheidung von Rachentuberkulose und Lymphogranulomatose hin, der Nachweis von Rachentuberkeln und Tuberkelbazillen ist ein sicheres Unterscheidungsmerkmal, da sie sowohl wie die Muchschen Granula bei der Lymphogranulomatose fehlen.

Auch die latente Mandeltuberkulose ist nur histologisch zu erkennen.

Therapie. Um Wiederholungen zu vermeiden, verweise ich auch betreffs
der Behandlung auf das gleiche Kapitel bei der Kehlkopftuberkulose S. 929.

Nur einige für den Rachen besondere Methoden und Indikationen seien hier
besprochen, hierzu gehört in erster Linie die Therapie der Tuberkulose des
lymphatischen Rings. Die Tonsillae pharyngea sowohl wie die Palatinae sollen
exstirpiert werden, wenn tuberkulöse Prozesse in ihnen lokalisiert sind, ohne
auf die Umgebung überzugreifen. Sind die Gaumenbögen oder das Velum
miterkrankt, oder ist die immun-biologische Reaktivität des Organismus

ungenügend und ergibt die genaue klinische Beobachtung Störungen des Allgemeinbefindens, so soll von allen operativen Maßnahmen abgesehen und eine medikamentöse Behandlung eingeleitet werden.

Die Hyperplasie der Mandeln ist bei Tuberkulose gefährdeten Individuen eine Indikation für ihre Exstirpation, da erfahrungsgemäß den Tonsill. pharyng. et palat. bei der Tuberkuloseinfektion eine wichtige Rolle zugeteilt ist, während die Granula und das diffus eingelagerte lymphatische Gewebe von geringerer Bedeutung ist. Bei beginnender Lungenerkrankung wirkt die Operation oft günstig, weil durch Beseitigung der Rachenmandel die Nasenatmung frei und die Ursache für häufige Katarrhe beseitigt wird und weil durch die Entfernung der Gaumenmandeln die gleichzeitig vorhandenen Mandelpfröpfe, die Ursache der Infektion, entfernt werden. Freudenthal und Blumenfeld lehnen die prophylaktische Tonsillektomie bei Tuberkulose als unwirksam ab. Die Gefahr einer tuberkulösen Infektion der Wunde und des Aktivwerdens einer latenten Tuberkulose durch die Operation ist so gering, daß sie nicht zu rechnen ist.

Die Strahlentherapie hat bei den verschiedenen Formen der Rachentuberkulose sehr gute Resultate ergeben. Bei den Erkrankungen des Mundrachens fallen die technischen Schwierigkeiten, die für den Larynx und den Nasenrachen bestehen, fort. Bei geöffnetem Munde kann man die in diesem Teil des Schlundrohres lokalisierten Veränderungen der direkten Strahlenwirkung aussetzen, die Anwendung des Sonnenlichtes, der elektrischen Quarzund Quecksilberlampen, von Röntgen und Radium bietet keinerlei technische Schwierigkeit.

Die Schluckschmerzen bedürfen besonderer Berücksichtigung, sie werden genau nach den bei der Kehlkopftuberkulose zu besprechenden Methoden bekämpft.

b) Syphilis des Rachens.

Primäraffekte der Mund- und Rachenschleimhaut kommen häufiger vor, als gemeinhin angenommen wird. Sie stellen sich als flache Ulzerationen mit etwas erhabenem hartem Rande dar, zeigen meistens schmierigen Belag und eine gerötete Umgebung. Fungöse Granulationen sollen nach Sendziak und Gerber häufig bei den Primäraffekten beobachtet werden und Veranlassung zur Verwechslung mit malignen Neubildungen sein. Die Primäraffekte sitzen an den Lippen und den Tonsillen, seltener an den Wangen, am weichen Gaumen, der Zungentonsille und am Nasenrachen.

Sehr viel häufiger als den Primäraffekt beobachtet man **sekundäre Erkrankungen** der Mundhöhle und des Rachens unter der Form des Erythems oder der Condylomata lata. Das Erythem kann als zirkumskripter, runder, roter Fleck oder als ausgedehnte, scharf begrenzte Rötung an den Tonsillen und dem Gaumensegel auftreten, es verschwindet, ohne irgendwelche Folgen zu hinterlassen. Gleichzeitige Schwellung der regionären Lymphdrüsen ist die Regel. Die scharfe Grenze gegen die veränderte Schleimhaut unterscheidet das Erythem von der einfachen katarrhalischen Entzündung. Die Condylomata lata oder Plaques muqueuses erscheinen in der Form rundlicher, grauer, etwas durchscheinender, flacher Erhabenheiten auf der Schleimhaut der Wangen und der Zunge, auf den Tonsillen, den Gaumenbögen, dem Gaumensegel und dem Zungengrund. Sie sind von einem gewöhnlich scharf konturierten Entzündungshof umgeben. Meist bleiben sie längere Zeit hindurch unverändert. Dann kommt es zur Abstoßung des oberflächlich verdickten Epithels, es bilden sich Exkoriationen, so entstehen drei annähernd konzentrische Ringe, deren innerster von dem roten, des Epithels beraubten Ulkus gebildet ist, dann folgt ein grauer Ring, die Epithelverdickung, und endlich der rote reaktive Entzündungshof. In anderen Fällen kommt es zu ausgedehnteren Epithelnekrosen mit Bildung von schmutziggelblichen Flecken. Die Heilung geht ohne Narbenbildung vor sich. In manchen Fällen erscheint der freie Rand der Gaumenbögen leicht

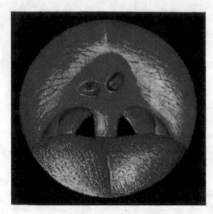

grau gefärbt und zackig, eine Folge eines auf der hinteren Fläche vorhandenen Plaque. Die regionären Lymphdrüsen sind regelmäßig geschwollen, nicht schmerzhaft. Subjektiv klagen die Patienten über Schluckschmerzen, Störungen des Allgemeinbefindens, namentlich Temperatursteigerungen fehlen fast immer.

Die **Diagnose** ist aus dem klinischen Bilde leicht, auch ohne Nachweis der Spirochaeta pallida oder positiven Ausfall der Wassermannschen Reaktion. Eine **Lokalbehandlung** ist in den meisten Fällen überflüssig. Die Allgemeinbehandlung führt zum Verschwinden der lokalen Erscheinungen. Nur bei stärkeren Schluckschmerzen oder bei starker Widerstandsfähigkeit der Halssymptome ist eine lokale

Abb. 51. Zerfallenes Gummi mit Perforation des Velum.

Behandlung indiziert. Am zweckmäßigsten ist eine Pinselung der Kondylome mit starker (30—50%iger) Chromsäurelösung. Auch ein Betupfen mit Chromsäure in Substanz ist in manchen Fällen von günstigem Einfluß.

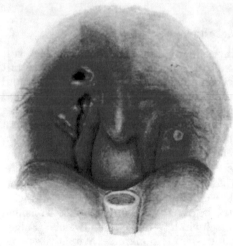

Die Plaques der Mundhöhle können mit der Leukoplakie verwechselt werden. Bei ihr fehlt die reaktive Entzündung in der Umgebung.

Auch die **tertiären Erscheinungen** kommen in der Rachenhöhle häufig vor. Sie treten entweder als scharf begrenztes Gummi auf, oder sie stellen diffuse, flache, nicht scharf begrenzte Infiltrate dar. In der Pars oralis pharyngis lokalisieren sie sich mit Vorliebe an den Tonsillen und den Seitensträngen. Besonders am letztgenannten Ort findet man sie zunächst als diffuses Infiltrat, das meist nach kurzer Zeit zerfällt und zu einem tiefen, scharf umrandeten und speckig belegten Ulkus führt, das eine Tendenz zum Weiterschreiten besitzt. Am Gaumensegel be-

Abb. 52. Zerfallenes Gummi der Mandel und der Gaumenbögen. (Nach Edmund Meyer l. c.)

obachtet man gleichfalls häufig gummöse Infiltrate (Abb. 51 u. 52). Sitzen sie auf der oralen Fläche, so ist ihre Erkennung leicht; schwieriger wird die Diagnose bei einer Lokalisation auf der nasalen Fläche. Bei der Pharyngoskopie erscheint in diesem Falle die Schleimhaut des Velum palatinum von rosaroter Farbe, etwas geschwollen und sukkulent (Abb. 53). Dem unerfahrenen Beobachter kann der ganze Prozeß als eine einfache katarrhalische Entzündung imponieren, dem geübten Auge aber fällt die eigenartige Färbung der Schleimhaut sofort auf. Man sollte es nie unterlassen, bei einer stärkeren Rötung des Velum palatinum die nasale Fläche einer genauen Inspektion zu unterziehen. Man sieht dann häufig das Gummi, das bereits im Zentrum zerfallen ist, und kann beizeiten, ehe ausgedehntere Zerstörungen zustande gekommen sind, durch geeignete therapeutische Maßnahmen eine vollständige Heilung erzielen. Auch am harten Gaumen kommen Gummigeschwülste und Periostitis gummosa vor, die beim Zerfall zur Perforation nach der Nase führen.

An der hinteren Wand des Nasenrachens und dem Rachendach sind diffuse gummöse Infiltrate, die eine ausgesprochene Tendenz zum Zerfall besitzen und zu ausgedehnten Ulzerationen führen können, häufig. Die mit scharf abfallenden, steilen Rändern versehenen, meist mit sog. speckigem Belag bedeckten Geschwüre sind regelmäßig in der Längsachse des Körpers eingestellt,

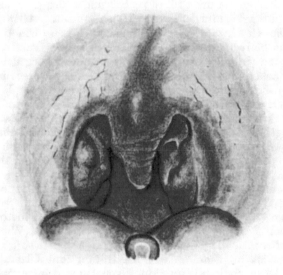

Abb. 53. Pharynx bei Lues III. Ulzeration auf der nasalen Fläche des Velum u. der Uvula.

der sagittale Durchmesser ist größer als der quere, ein Unterscheidungsmerkmal gegen die tuberkulösen Geschwüre (siehe S. 881).

Die subjektiven Beschwerden sind bei den genannten Lokalisationen von wechselnder Stärke. Mitunter klagen die Patienten schon frühzeitig über stärkere Schluckbeschwerden, die sie veranlassen, ärztliche Hilfe in Anspruch zu nehmen, in anderen Fällen sind die subjektiven Beschwerden gering, so daß der Patient erst spät den Arzt aufsucht.

Die **Prognose** ist bei zeitiger Einleitung einer spezifischen Behandlung fast immer günstig. Namentlich bei Jodkalimedikation oder bei der Anwendung von Salvarsan werden die Tumoren, ehe es zu irreparablen Zerstörungen kommt, resorbiert. Läßt man diesen Zeitpunkt ungenützt vorübergehen, so schreitet der Zerfall rasch fort, und es kommt zu ausgedehnten Zerstörungen der Schleimhaut, zu Verlusten der Uvula, zu Defektbildungen am Velum palatinum und zu Perforationen, die die Funktion dauernd stören. Aber auch diese Substanzverluste können unter dem Einfluß einer spezifischen Therapie zur Ausheilung kommen, allerdings unter Bildung ausgedehnter, eingezogener, strahliger Narben, die die ganze Konfiguration der Rachenhöhle verändern. Verziehungen und Verwachsungen der verschiedensten Art werden beobachtet. Diaphragmabildungen im Nasenrachen, in der Nähe des Velum und oberhalb des Kehlkopfeinganges kommen nicht selten vor. Mitunter bilden sich flächenhafte narbige Synechien zwischen dem Velum und der hinteren Pharynxwand und dadurch ein vollständiger Abschluß des Mundrachens gegen den Nasenrachen und die Nase. Gefördert wird diese Verwachsung durch myositische Veränderungen, die fast regelmäßig gleichzeitig mit dem Ulzerationsprozeß in der Pharynxmuskulatur bestehen. In manchen Fällen bleibt durch den Verlust der Uvula eine noch gerade für eine Sonde durchgängige Verbindung zwischen Mund- und Nasenrachen offen. Die Spätformen der Syphilis werden auch an der Zunge und an der Zungentonsille beobachtet. Auch hier kommen ausgedehnte Zerstörungen, ja ein Verlust eines großen Teiles der Zunge vor.

Die **Symptome** hängen von der Ausdehnung der Zerstörung und ihrer Lokalisation ab. Eine kleine Perforation des Gaumensegels dicht hinter dem Ansatz am harten Gaumen führt zu Störungen des Schluckaktes und der Sprache, während der Verlust der ganzen Uvula mitunter vollständig symptomlos verläuft. Die Geschwüre im Nasenrachen können, wie bereits erwähnt, lange Zeit latent bleiben, während Ulzerationen in der Pars oralis pharyngis fast regelmäßig zu Schluckschmerzen führen. Auch ausgedehntere Narbenbildungen und flächenhafte Verwachsungen des Velum mit der hinteren Rachenwand bedingen Störungen der Sprache, die den Charakter der Rhinolalia clausa bekommt. Durch die Unmöglichkeit, Luft durch die Nase zu blasen, kommt es zu größeren Sekretansammlungen in der Nase und im Nasenrachen.

Die charakteristische Form der Ulzeration läßt kaum einen Zweifel an der **Diagnose.** Als besonders charakteristisch für die retronasalen Ulzerationen ist ihre Ausdehnung in sagittaler Richtung beschrieben worden. Eine Verwechslung kann eigentlich nur mit einem zerfallenen malignen Tumor vorkommen. Die scharfen Ränder der Ulzeration, die scharfe Begrenzung und der fest anhaftende speckige Belag schließen aber auch hier jede Unsicherheit aus. Im Notfalle kann man durch eine Probeexzision und histologische Untersuchung zu einer sicheren Diagnose gelangen. Auch die Wassermannsche Reaktion ist differentialdiagnostisch zu verwerten[1]).

Die **Therapie** ist im Stadium der Infiltration und Ulzeration eine allgemeine. Große Dosen Jodkali, Anwendung von Hg und intravenöse Injektionen von Salvarsan führen meist schnell zur Heilung. Die Folgezustände wie Stenosen infolge von Verwachsungen machen chirurgische Eingriffe notwendig, die erst nach Ablauf des akuten Stadiums, am besten erst nach einer nochmaligen antisyphilitischen Kur ausgeführt werden dürfen.

c) Die übrigen chronischen Infektionskrankheiten.

α) Sklerom.

Das Sklerom der Schleimhaut findet sich im Nasenrachen und in der Pars oralis pharyngis. Die Knoten und Infiltrate sind meist an den Choanen, den hinteren Enden der Muskeln, dem Septum und den seitlichen Wänden des Kavum nachweisbar. Beim Eintritt des Schrumpfungsprozesses wird das Gaumensegel (Abb. 54) nach oben gezogen und so der Einblick in den Nasenrachen häufig erschwert oder unmöglich gemacht. Der Nasenrachen wird entweder konzentrisch oder von einer Seite her verengt und die Tubenmündung in der Regel verzogen. Im Velum palatinum finden sich Knoten und Infiltrate meist am Rande, zu beiden Seiten der Uvula oder am Ansatz des hinteren Gaumenbogens an der Schlundwand. Die hintere Pharynxwand ist seltener beteiligt. Durch das periphere Wachstum und die zentrale Schrumpfung bilden sich Falten im Schlunde und Verwachsungen des Gaumens mit der hinteren Pharynxwand. Ist die Mandelgegend und die Schleimhaut der Gaumenbögen beteiligt, so wird die Zunge in die Höhe gezogen und unbeweglich. Bei

---

[1]) In einem kürzlich von mir beobachteten Fall bot ein durch Radiumbestrahlung erzeugtes Geschwür mit Perforation des harten Gaumens ein Bild, das klinisch vollkommen wie Syphilis aussah und nur durch die Anamnese und den negativen Wassermann richtig gedeutet werden konnte.

narbiger Veränderung der Schleimhaut des Isthmus wird die Öffnung des Mundes erschwert. Als Endresultat bleibt eine strahlige, derbe, an Syphilis erinnernde Narbe übrig. Die Uvula geht schon frühzeitig in die Narbenmasse über. Hörstörungen, Veränderung des Atemtypus sind fast regelmäßig vorhanden, während Schmerzen nur bei Ulzerationsprozessen beobachtet werden. Die Diagnose ist leicht, wenn man an die Möglichkeit eines Skleroms denkt, vor allen Dingen dann, wenn es sich um Patienten handelt, die aus Skleromgegenden stammen.

β) Lepra der oberen Luftwege.

Auf der Schleimhaut des Gaumens, des Zahnfleisches und des Rachens treten fast regelmäßig gehäufte Knötchen auf, die stellenweise zu sehr harten, größeren Knoten von weißer Farbe konfluieren. Seltener wird eine bräunlichgraue Färbung der Rachenknoten beobachtet. Die anästhetische Form der Lepra im Rachen ist selten. Die Diagnose bietet, da fast regelmäßig charakteristische Veränderungen an der äußeren Haut vorhanden sind, keine Schwierigkeiten.

γ) Malleus.

Die chronische Form des Rotz mit Schwellung, Rötung und geringer Sekretion tritt häufiger auf, während die akute Form verhältnismäßig selten beobachtet wird. Im Pharynx sieht man ausgedehnte Infiltrate, die im weiteren Verlauf zu Ulzerationen und endlich zur Narbenbildung führen.

Diagnostisch sind häufig Schwierigkeiten vorhanden, da eine Verwechslung mit Tuberkulose und Syphilis leicht ist. Die Anamnese, die bakteriologische Untersuchung und die Überimpfung auf Meerschweinchen lassen die wahre Natur der Krankheit feststellen.

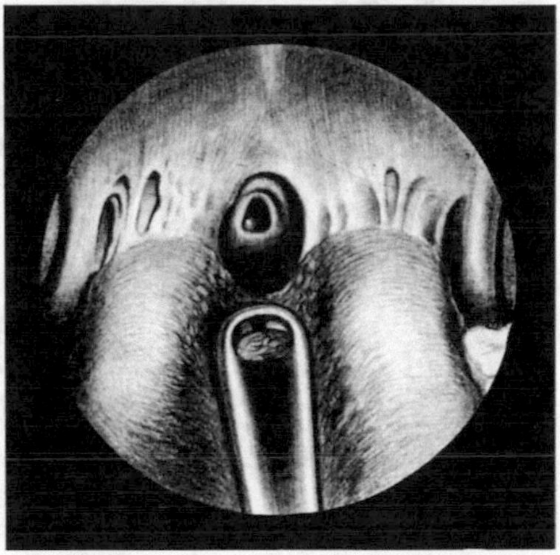

δ) Maul- und Klauenseuche.

Die Maul- und Klauenseuche wird entweder direkt von Tieren auf den Menschen übertragen, namentlich bei Personen, die beruflich mit der Pflege erkrankter Tiere beschäftigt sind, oder sie kommt durch tierische Produkte wie Milch oder Milchprodukte, die von kranken Tieren stammen, zustande. Nach einer Inkubation von 3—4 Tagen stellen sich bei hoher Temperatur Darmstörungen und eine starke Rötung der Mund- und Rachenschleimhaut ein. Gleichzeitig erscheinen zahlreiche Bläschen, die von milchig getrübter Flüssigkeit erfüllt, größer sind als Herpeseruptionen. Die Bläschen platzen und lassen oberfläch-

Abb. 54. Sklerom des Rachens mit starker Schrumpfung und Verwachsung; der Zungengrund ist an die Gaumenbögen herangezogen.

liche, von fibrinösem Belag bedeckte und von einem intensiv geröteten Hof umgebene Ulzerationen entstehen. Auf der äußeren Haut tritt gleichzeitig ein masernähnlicher oder Bläschenausschlag auf.

ε) Milzbrand.

Eine Erkrankung des Rachens bei Milzbrand ist selten, sie verläuft entweder unter dem Bilde einer gangränösen Angina oder eines Karbunkels an den Tonsillen.

ζ) Aktinomykose.

Von den Zähnen ausgehend verbreitet sich die Strahlenpilzkrankheit nach dem Rachen, der Zunge, den Wangen und den Tonsillen. Es bilden sich Pusteln, aus denen sich gelbe Pilzkörner in charakteristischer Form entleeren. Die regionären Lymphdrüsen sind regelmäßig gleichzeitig erkrankt.

2. Die Erkrankungen des Rachens bei akuten Infektionskrankheiten.

a) Diphtherie.

Die Erkrankungen des Rachens bei Diphtherie sind in Bd. I ausführlich besprochen, so daß wir sie an dieser Stelle übergehen können.

b) Scharlach.

Beim Scharlachfieber kommen Erkrankungen des Rachens fast regelmäßig entweder als oberflächliche, leichte oder als tiefergreifende schwere Angina zur Beobachtung, auch Angina gangraenosa, die, falls der Patient am Leben bleibt, zu ausgedehnten Zerstörungen im Rachen führen kann (Abb. 41 u. 42, S. 854), ist eine nicht gerade seltene Komplikation ebenso wie der Retropharyngeal-abszeß (siehe das Kapitel Scharlach in Bd. I).

c) Meningitis cerebrospinalis epidemica.

Bei der Genickstarre erkranken die oberen Luftwege selten sekundär, die Rachentonsille ist aber fast immer die Eingangspforte für den Meningokokkus (Westenhöfer, E. Meyer). Sie ist in frischen Fällen diffus oder mehr fleckförmig gerötet, mitunter werden Blutungen beobachtet. Die Pars oralis pharyngis ist seltener beteiligt, aber auch hier sieht man besonders am Velum und den vorderen Gaumenbögen rote, ziemlich scharf begrenzte, leicht erhabene Flecke, die gewöhnlich schon nach wenigen Tagen abblassen und, ohne Spuren zu hinterlassen, verschwinden.

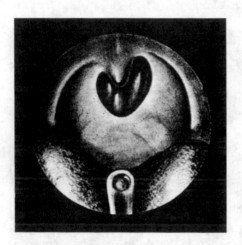

Abb. 55.
Ausgedehnte Verwachsung im Mundrachen nach Diphtherie.

d) Masern.

Bei den Masern tritt mitunter 24 bis 36 Stunden vor dem Exanthem auf der äußeren Haut ein charakteristischer fleckenförmiger Ausschlag auf dem weichen und harten Gaumen ein. Auf der Wangenschleimhaut beobachtete Koplick winzige, bläulichweiße Stippchen gegenüber den unteren Backenzähnen (s. Bd. 1).

e) Pocken.

Auf der Schleimhaut des Rachens werden charakteristische, mit einer Delle versehene Bläschen beobachtet. Die Bläschen platzen, es bilden sich fibrinös belegte Stellen, die mitunter zu größeren Flecken konfluieren und dann eine gewisse Ähnlichkeit mit diphtherischen Prozessen annehmen können. Bei der hämorrhagischen Form erscheint die ganze Schleimhaut des Mundes und des weichen Gaumens mit stecknadelkopf- bis erbsengroßen Ekchymosen übersät. Die Pusteln heilen auf der Schleimhaut unter Hinterlassung von Narben.

Bei **Windpocken** gehören Lokalisationen auf der Rachen- und Mundhöhlenschleimhaut nicht zu den seltenen Vorkommnissen.

f) Typhus.

Beim Typhus kommt es zunächst zu einer katarrhalischen Rötung der Schleimhaut und im weiteren Verlauf, wenn auch selten, zur Bildung von oberflächlichen, rundlichen Geschwüren, die besonders am Gaumen und den Gaumenbögen lokalisiert sind.

Beim **Typhus exanthematicus** gehört Rötung und Schwellung der Rachenschleimhaut mit Schluckschmerzen zu den häufigen Initialsymptomen. Ein

Exanthem auf der Mundschleimhaut, besonders eine fleckförmige Rötung auf der Wangenschleimhaut ist wiederholt beschrieben.

g) Keuchhusten.

Die oberen Luftwege zeigen meist nur die Erscheinungen eines akuten Katarrhs.

h) Influenza, Grippe.

Im Rachen und Nasenrachen zeigen sich bei der Grippe fast immer akute katarrhalische Veränderungen. Die Schleimhaut ist diffus gerötet und geschwollen, besonders an den Gaumenbögen, der Uvula und im Nasenrachen. Der lymphatische Ring ist meist unter dem Bilde der Angina follicularis beteiligt. Bei stärkeren Entzündungen sieht man in der Rachenschleimhaut mitunter zirkumskripte fibrinöse Infiltrate.

i) Erysipel.

Die Veränderungen beim Erysipel sind bereits bei den phlegmonösen Entzündungen ausführlich besprochen.

k) Mykosen.

α) Soor.

Soor wird durch den Soorpilz (Oidium lactis oder Saccharomyces albicans) hervorgerufen. Die Krankheit entwickelt sich besonders bei Säuglingen und Jugendlichen, wird aber auch bei schwerkranken Erwachsenen als Folge mangelhafter Mundpflege beobachtet, namentlich bei Typhus, Pneumonie, Grippe, Diabetes und Karzinom. Anfangs bilden sich auf der geröteten Schleimhaut weiße, rundliche, einzeln stehende, etwas erhabene, ziemlich fest haftende Flecke besonders an des Oberflächenepithels beraubten Schleimhautpartien. Die Myzelien dringen in die Epithelschicht, nach A. Heller sogar in das Bindegewebe und die Gefäße ein, in denen sie zu Thrombosen und von diesen aus zu Metastasen in inneren Organen (Gehirn [Zenker]) und Nieren [Schmorl]) Veranlassung geben.

Soor findet sich am häufigsten im Munde und an den Rachenorganen, er kann aber auch auf den Ösophagus und auf den Kehlkopf übergehen und sich sogar bis in die Bronchien hinein erstrecken.

Die Symptome des Soor sind bei der Lokalisation in Mund, Rachen und Speiseröhre Schluckschmerzen, die die Nahrungsaufnahme erschweren oder unmöglich machen; bei Ansiedlung des Soorpilzes im Kehlkopf wird die Atmung erschwert, selbst Erstickungsanfälle können auftreten. Auch Infektionen mit Eitererregern durch die durch Soor verletzten Schleimhäute sind beobachtet (Heller).

Die Prognose ist, da es sich meist um durch anderweitige Erkrankungen geschwächte Individuen handelt, ungünstig.

Die Diagnose wird ex aspectu und durch den Nachweis des Oidium lactis gestellt.

Die Behandlung besteht in der Hauptsache in der Prophylaxe durch sorgfältige Mundpflege bei Schwerkranken und kleinen Kindern. Bei ausgebildetem Soor haben mir Pinselungen mit Pyoktaninlösung $5^0/_0$ oder mit Boraxglyzerin gute Dienste geleistet.

β) Schimmelpilzmykosen.

Schimmelpilzmykosen sind in den oberen Luftwegen selten. Man findet sie eigentlich nur in der Nase und im Nasenrachen. Die weißen oder grauen

Schimmelrasen bestehen aus Aspergillus fumigatus und Penicillium glaucum. Die Borken bei Ozaena scheinen ein günstiger Nährboden für ihre Entwicklung zu sein.

Friedreich hat das Vorkommen von wahrscheinlich dem Magen entstammender Sarcina ventriculi in den oberen Luftwegen beschrieben. Es handelte sich um einen zufälligen Nebenbefund, durch den keine Störungen ausgelöst wurden.

Die sog. Pharyngomycosis benigna gehört, wie wir gesehen haben, nicht zu den Mykosen, sie ist eine Hyperkeratose.

3. Die Erkrankungen des Rachens bei Blutkrankheiten.

Bei den verschiedenen Formen der Leukämie findet man sehr häufig eine Beteiligung des Rachens und der Mundhöhle. Bei der akuten Leukämie beobachtet man sogar häufig die ersten Symptome in der Mundhöhle und im Rachen. Wenn sich zu ihnen noch Fieber und Blutungen hinzugesellen, so ist der charakteristische Symptomenkomplex vorhanden, der die Diagnose: akute Leukämie sehr wahrscheinlich macht. Gewöhnlich handelt es sich um eine schwere Stomatitis mit Neigung zu Blutungen, die auf Berührung oder auch spontan auftreten. Blutborken oder weißliche Membranen sieht man nicht gerade selten auf der aufgelockerten Schleimhaut. In anderen Fällen steht die Erkrankung der Tonsillen im Vordergrund des Bildes. Die Mandeln sind geschwollen und gerötet, von stinkenden Belägen bedeckt, es handelt sich um eine schwere nekrotisierende Angina. Atkins berichtet im Laryngoscope, Vol. 34, 1924, über zwei Fälle, in denen die akute Leukämie einen peritonsillären Abszeß vortäuschte.

Über die Monozytenangina und die Angina agranulocytotica haben wir an anderer Stelle ausführlich gesprochen (S. 853). Es handelt sich bei diesen Formen der Angina zweifellos um einen Zusammenhang mit einer Blutkrankheit; ob in diesen Fällen die Veränderung im hämatopoetischen System das Primäre, die Mandelerkrankung das Sekundäre ist, ob das Verhältnis umgekehrt ist oder ob beide Symptome gleichwertig auf eine Infektion zurückzuführen sind, ist bisher nicht sicher festgestellt.

Bei der chronischen lymphadenoiden Leukämie sind die Organe des lymphatischen Rachenrings, besonders die Tonsillen, häufig vergrößert, von einigen Autoren wird eine blasse, fast weiße Farbe der hyperplastischen Tonsillen bei chronischer Leukämie erwähnt.

Bei der Lymphogranulomatose fehlt eine deutliche Hyperplasie des lymphatischen Rings in den meisten Fällen, während bei der Lymphosarkomatose die Tonsillen mitunter zuerst erkranken.

Die aplastische Anämie (Ehrlich) führt gleichfalls zu pathologischen Veränderungen in den oberen Luftwegen, außer Schleimhautblutungen, die allerdings häufiger in der Nase als im Rachen beobachtet werden, führt sie zu ulzerösen Prozessen im Rachen, besonders an den Tonsillen.

Von den hämorrhagischen Diathesen macht sich Skorbut besonders häufig in der Mundhöhle und dem Rachen bemerkbar. Die Stomatitis scorbutica ist häufig das erste und charakteristische Merkmal der Erkrankung, während bei der Purpura haemorrhagica Schleimhautblutungen verhältnismäßig selten vorkommen.

VII. Geschwülste des Rachens.

1. Gutartige Geschwülste.

a) Gutartige Geschwülste des Mundrachens.

Kleine Tumoren des Mundrachens verursachen in den meisten Fällen keinerlei Erscheinungen. Sie werden oft als zufällige Nebenbefunde bei der pharyngoskopischen Untersuchung entdeckt. Die durch die größeren Geschwülste bedingten Störungen äußern sich in Beeinträchtigung der Sprache und in Erschwerung des Schluckaktes und der Atmung. Die Störungen der Sprache beruhen auf der Behinderung der Bewegungen des Gaumensegels. Die Sprache bekommt einen kloßigen Charakter und außerdem ein nasales Timbre. Durch Mitschwingen des Tumors kann ein schetterndes Nebengeräusch bedingt sein. Die Störungen der Atmung sind selten, sie entstehen nur bei ungewöhnlicher Größe der Geschwulst oder bei einem Sitz, der eine Verlegung des Kehlkopfeinganges verursacht. Es handelt sich infolgedessen besonders um in der Pars laryngea pharyngis inserierende Geschwülste. Langgestielte, bewegliche Polypen können durch Berührung der Epiglottis oder durch Herabhängen in das Kehlkopfinnere Suffokationsanfälle oder krampfhafte Hustenattacken auslösen.

Störungen des Schluckaktes veranlassen eigentlich nur die tief inserierenden gestielten Tumoren, die in den Anfang der Speiseröhre hineingeschluckt werden und ihr Lumen verlegen. Werden diese Geschwülste aus der Speiseröhre herausgewürgt,

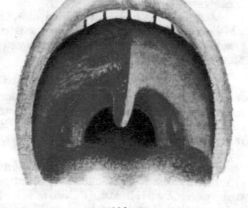

Abb. 56.
Naevus vasculosus palati mollis et duri.

so können sie zu einem plötzlichen Verschluß des Kehlkopfeinganges und dadurch zum Erstickungstod führen. Blutungen treten bei den Gefäßgeschwülsten auf.

Histologisch handelt es sich meist um lymphadenoide Geschwülste, die in ihrer Struktur vollständig der der Tonsillen entsprechen, sie finden sich namentlich seitlich neben den Gaumenmandeln als Tonsilla succenturiata und Tonsilla pendula.

Fibrome, Lipome, Lipomyxome, Osteome und Chondrome kommen auch im Rachen vor. Von den Gefäßgeschwülsten werden Angiome, Lymphangiome, Varizen und Aneurysmen beobachtet. Kavernöse Angiome finden sich nicht häufig, sie sitzen an der Uvula, den Gaumenbögen und der hinteren oder seitlichen Rachenwand.

Zu den Gefäßgeschwülsten müssen wir ferner den Naevus vasculosus des Rachens rechnen, der fast immer einseitig meist gleichzeitig mit einer analogen Veränderung der äußeren Haut oder des Kehlkopfs unter der Form starker Gefäßentwicklung zur Beobachtung kommt (Abb. 56). Bei den Aneurysmen sieht man fast regelmäßige Pulsationen an der seitlichen Pharynxwand, die sich deutlich von den mitgeteilten Pulsationen unterscheiden lassen. Bei den durch einen Aneurysmasack oder durch eine abnorm verlaufende Arterie

bedingten Pulsationen des Rachens erkennt man ein pulsierendes bis finger-
dickes Gefäß in der seitlichen Pharynxwand. Es handelt sich bei diesen
Pulsationen entweder um eine Verlagerung der Arteria pharyngea ascendens oder
der Karotis. In anderen Fällen schiebt sich ein Aneurysma der Karotis zwischen
den langen Halsmuskeln und der Schleimhaut medianwärts; es hebt sich bei der
pharyngoskopischen Untersuchung deutlich als pulsierender Sack von der
Umgebung ab. Die abnormen Pulsationen des Pharynx sind bei allen operativen
Eingriffen im Rachen zu berücksichtigen, sie können sonst verletzt werden
und zu letaler Blutung führen.

Zysten im weichen Gaumen sind selten, an den Mandeln findet man sie
als Retentionszysten häufiger. Papillome, Endotheliome, behaarte
Polypen, zahnhaltige und Dermoidzysten sieht man als angeborene
Neubildungen. Endlich sind, namentlich in Kropfgegenden, retroviszerale
Strumen nicht gerade selten. Sie stehen fast immer mit einem Strumalappen
in Verbindung, selten sind sie als wirklich akzessorische Kröpfe aufzufassen,
während versprengtes Schilddrüsengewebe auf dem Zungengrund in Geschwulst-
form vorkommt.

Als ganz seltene Geschwulst sei eine von Manasse beobachtete Meningo-
zele erwähnt, die im Mundrachen saß und zunächst als Senkungsabszeß angesehen wurde. Bei der Probepunktion wurde Zerebrospinalflüssigkeit in größerer
Menge entleert.

b) Gutartige Geschwülste des Nasenrachens.

Die gutartigen Geschwülste im Nasenrachen verlaufen häufig, wenigstens
solange sie klein sind, vollständig symptomlos. Werden sie größer, so stellen
sich genau wie bei der Hyperplasie der Rachentonsille Störungen der Atmung
und der Sprache ein, zu denen sich fast regelmäßig Komplikationen am Gehörorgan gesellen.

Am häufigsten sind Zysten am Rachendach, die als Retentionszysten durch Abschluß der Taschen der Rachenmandel entstehen. Außerdem findet man Schleimpolypen, Papillome, Fibrome und selten Enchondrome. Auf der
Grenze zwischen den gutartigen und bösartigen Geschwülsten steht der typische
Nasenrachenpolyp, der histologisch als derbes, an elastischen Elementen
reiches Fibrom aufzufassen ist, in dem sich stellenweise reichliche Rundzellen-
infiltrate und erweiterte Gefäße finden. Das Fibrom entspringt meistens vom
Rachendach, besonders von der Cartilago basilaris, seltener vom Foramen
lacerum und der Fossa pterygopalatina, noch seltener von der vorderen Fläche
der beiden ersten Halswirbel. Der typische Nasenrachenpolyp besitzt eine
außerordentliche Wachstumsenergie. Er dehnt sich nach allen Richtungen hin
aus und sendet Fortsätze in die Nase und die benachbarten Nebenhöhlen. Er
dringt fast nie in die Gewebe ein, zerstört sie aber durch Druck. Oberflächliche
Ulzerationen mit nachfolgenden Verwachsungen werden häufiger beobachtet.
Auch Blutungen aus der Geschwulst oder durch Druckusur der Gefäßwandung
sind häufig. Beim Eindringen des Tumors in die Orbita wird der Bulbus meist
nach vorn und unten verdrängt, es kommt zur Atrophie des Sehnerven und zur
vollständigen Erblindung. Von der Orbita aus wird häufig ein Fortsatz durch
die Fissura orbitalis inferior oder superior in die Schädelhöhle hineingeschickt.
Auch durch das Foramen lacerum kann das Fibrom in das Schädelinnere hineinwachsen. Es kommt zur Kompression der das Gehirn versorgenden Gefäße
und dadurch zu Ernährungsstörungen.

Die Nasenrachenfibrome finden sich fast nur bei Männern in der Pubertätszeit,
nach dem 25. Jahre sind sie selten. Eine spontane Rückbildung durch Resorption
oder durch Ausstoßung ist nach dem 25. Lebensjahre wiederholt beobachtet worden.

Die Symptome bestehen in Behinderung der Nasenatmung mit ihren Folgeerscheinungen, im weiteren Verlauf, je nach der Ausbreitung des Tumors, in einer Verbreiterung der Nasenwurzel und des ganzen Gesichtsschädels. Blutungen sind häufig. Die weiteren Symptome äußern sich am Auge, im Ohr und in zentralen Störungen je nach der Lokalisation und der Größe der Geschwulst. Die Diagnose ist durch die Inspektion fast immer sofort möglich.

Die Nasenrachenpolypen sind therapeutisch verschieden zu behandeln; sind sie klein, so kann man sie in Ruhe lassen und auf die spontane Involution warten. Man muß die Patienten dabei unter Augen behalten, um sofort einzugreifen, wenn die Geschwulst zu wachsen beginnt. Größere Tumoren, die Störungen machen, muß man entweder radikal operieren oder durch Elektrolyse, Galvanokaustik oder Strahlenbehandlung verkleinern. Die bei der Elektrolyse und der Galvanokaustik nicht selten auftretenden Blutungen sind meist leicht zu beherrschen.

Als Choanalrandpolypen bezeichnet Bensch Tumoren, die gestielt vom Rande der Choanen entspringen, makroskopisch einem einfachen Polypen sehr ähnlich sind, histologisch aus einem dichten, welligen Bindegewebsnetz mit stellenweiser Rundzelleninfiltration gebildet sind, das wenig Gefäße aufweist. Ein markhaltiger Röhrenknochen, der in die Substanz des Tumors ein strahliges Balkennetz hineinsendet, wird von verschiedenen Autoren beschrieben.

Osteome und Chondrome des Nasenrachens sind selten. Teratome sind an der Tube auf der nasalen Fläche des Velum und auf der Apophysis basilaris beobachtet worden. Sie enthalten Talg- und Schweißdrüsen, glatte Muskelfasern, Fett, Knorpel, Gefäße und Nerven. Papillome und Adenome, d. h. gutartige Epithelgeschwülste des Nasenrachens, finden sich außerordentlich selten. Tuberkulome des Nasenrachens s. S. 881.

c) Gutartige Neubildungen der Pars laryngea pharyngis.

Im Hypopharynx findet man gestielte Fibrome und Fibroide; Lipome und Fibrolipome, die sich durch fingerartige Fortsätze kennzeichnen, sind selten, ebenso Myome, lymphoide Geschwülste, Angiome und Lymphangiome.

2. Bösartige Geschwülste des Rachens.

a) Bösartige Geschwülste des Mundrachens.

Die malignen Neubildungen des Rachens verlaufen anfangs nicht selten fast unbemerkt, bis plötzlich die Aufmerksamkeit der Patienten durch Drüsenschwellungen außen am Halse geweckt wird. Erst bei einer gewissen Größe der Tumoren stellen sich Sprach- und Schluckstörungen ein. Die Schlingbeschwerden werden teils mechanisch durch die Größe der Geschwulst verursacht, teils sind sie durch Schmerzen infolge von Ulzerationsbildungen bedingt. Die Schmerzen werden lokal empfunden oder als stechend, nach dem Ohr ausstrahlend wahrgenommen. Gleichzeitig mit dem Zerfall pflegt eine faulige Zersetzung des Tumors einzutreten, der zu einem weithin wahrnehmbaren allen Desodorierungsversuchen widerstehenden Fötor führt. Blutungen aus den Geschwülsten sind häufig. Mitunter äußern sie sich nur in einer blutigen Färbung der Sekrete, in anderen Fällen — bei Arrosionen größerer Gefäße — kommt es zu unstillbaren Blutungen, die den Tod herbeiführen können.

Die malignen Tumoren entspringen mit Vorliebe vom lymphatischen Rachenring. Wir finden sie an den Gaumenmandeln, an der Rachentonsille und an der Zungenmandel in der Form von Sarkomen und Karzinomen. Das Karzinom entsteht in der Mehrzahl der Fälle als anfangs scharf abgegrenzter, später diffus in die Umgebung übergreifender Tumor der Tonsillargegend. Sarkome

(Abb. 57) sind anscheinend häufiger als Karzinome, meist sind es Rundzellensarkome, seltener Spindelzellentumoren, in denen manchmal quergestreifte Muskelfasern nachweisbar sind. Angio-, Melano- und Fibrosarkome kommen, wenn auch selten, im Rachen vor. Einen Fall von Sarcoma pendulum der Mandel beschreibt Link.

Die früher als Lymphosarkome oder Kundratsche Sarkome bezeichneten Geschwülste werden heute nicht mehr den malignen Tumoren zugerechnet, sondern als Teilerscheinung der Lymphogranulomatose angesehen, die an den Tonsillen nur selten ist.

Während bei den Sarkomen der Tumor im Rachen im Vordergrunde des Bildes steht, ist bei dem Karzinom die Drüsenschwellung das zuerst bemerkbare Symptom. Schon frühzeitig tritt bei den Karzinomen Geschwürsbildung auf. Es kommt dadurch häufig zu sekundären Infektionen, die, besonders wenn es sich um Tumoren der Tonsillen handelt, ein der Peritonsillitis abscedens sehr ähnelndes Bild entstehen lassen können. Der Sitz des Karzinoms ist die Tonsille, seltener der Seitenstrang. Am Velum palatinum und der Uvula kommen gleichfalls primäre Karzinome vor.

Bei den Rachensarkomen, besonders denen der Mandeln, wirkt Röntgenbestrahlung und Radium, sie verschwinden schnell und sicher, aber Rezidive stellen sich sehr häufig ein, mitunter sogar nach ganz kurzer Zeit. Das Rachenkarzinom ist durch die Strahlenbehandlung sehr viel weniger beeinflußbar.

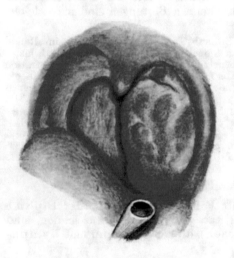

Abb. 57. Sarkom der linken Tonsille.

Möglichst frühzeitige operative Entfernung ist bei den Karzinomen indiziert.

b) Bösartige Geschwülste der Pars laryngea pharyngis.

Im Hypopharynx finden sich Karzinome nicht selten, Sarkome nur ganz ausnahmsweise. Sie entwickeln sich mit Vorliebe an der vorderen Pharynxwand, d. h. an der hinteren Fläche der Ringknorpelplatte, oder im Sinus piriformis. Durch ihren Sitz bleiben sie lange unbemerkt. Sie wachsen dann zuerst langsam, später plötzlich schneller nach unten, nach dem Ösophagus und nach oben nach dem Kehlkopfeingang hin. Häufig werden sie erst erkannt, wenn sie bereits den ganzen Kehlkopfeingang ergriffen haben. Nicht selten ist die erste sichtbare Erscheinung des tiefsitzenden Pharynxkarzinoms eine Unbeweglichkeit beider Stimmlippen, die durch Zerstörung der beiden Musculi postici zustande kommt. Auch echte Rekurrenslähmungen durch Druck auf den Nerven können schon frühzeitig das tiefsitzende Pharynxkarzinom begleiten. Bei den Karzinomen im Sinus piriformis werden die Kranken durch anfangs leichte, allmählich zunehmende Heiserkeit gestört, die sie zum Arzt führt. Frühzeitig stellen sich Drüsenschwellungen ein, die oft mit den großen Gefäßen verwachsen.

Die Diagnose des tiefsitzenden Pharynxkarzinoms wird am besten durch die Hypopharyngoskopie nach Eicken gestellt, bei der man durch eine in den

Kehlkopf eingeführte Sonde den Larynx von der Wirbelsäule abdrängt und mit dem Kehlkopfspiegel die Pars laryngea pharyngis besichtigt.

Prognostisch sind die tiefsitzenden Pharynxkarzinome sehr ungünstig. Auch bei radikaler operativer Beseitigung bleiben Rezidive selten aus. Von der Bestrahlung tiefsitzender Pharynxkarzinome habe ich bisher nicht viel Nutzen gesehen.

c) Bösartige Geschwülste des Nasenrachens.

Sarkome des Nasenrachens entwickeln sich entweder sekundär von der Nase aus, seltener primär am Rachendach von der Rachenmandel. Sie wachsen vom Nasenrachen nach der Nase und ihren Nebenhöhlen, nach unten nach dem Mundrachen, schließlich in das Schädelinnere hinein und führen durch endokranielle Komplikationen zum Tode.

Histologisch handelt es sich um Rundzellen- und Spindelzellen- sarkome. Betreffs der Lymphosarkome gilt das auf der vorhergehenden Seite Gesagte. Die Karzinome des Nasenrachens sind selten. Meistens handelt es sich um Zylinderzellenkrebse, selten um Epitheliome. Blutungen treten ebenso wie bei den Sarkomen des Nasenrachens, wenn auch seltener, auf.

Das Krankheitsbild der von der Fibrocartilago basilaris entspringenden retronasalen Sarkome entspricht so vollständig dem bei den Nasenrachen- polypen geschilderten Krankheitsbild, daß wir auf das entsprechende Kapitel verweisen (siehe S. 892).

Die **Diagnose** der malignen Tumoren des Nasenrachens ist nicht immer leicht, besonders ist die Unterscheidung eines Sarkoms der Rachenmandel von einer einfachen Hyperplasie durch die Postrhinoskopie kaum möglich; auch histologisch bietet sie große Schwierigkeiten. Häufig ist die richtige Diagnose erst durch das schnelle Eintreten von Rezidiven nach Entfernung der vermeintlichen hyperplastischen Rachentonsille gestellt worden. Bei größeren Tumoren ist die Diagnose auf Grund des Spiegelbefundes einfach, ein Zweifel betr. Gutartigkeit oder Bösartigkeit der Geschwulst wird durch die histologische Untersuchung beseitigt.

Therapeutisch kommt Diathermie, Strahlenbehandlung oder die chirurgische Entfernung des Tumors in Frage.

VIII. Blutungen aus dem Rachen.

Bei den Blutungen aus dem Mundrachen handelt es sich fast stets um post- operative Blutungen, namentlich nach der Operation der Gaumenmandeln. Verhältnismäßig selten führen Varizen oder gefäßreiche Fibrome zu größeren Blutverlusten, während häufiger eine geringe blutige Färbung der Sekrete bei diesen Geschwülsten beobachtet wird. Eigentlich nur nach Verletzungen bei der Nahrungsaufnahme entstehen Läsionen der erweiterten Gefäße am Zungengrund, aus denen stärkere Blutungen auftreten. Die anscheinenden Pharynxblutungen haben sehr häufig ihren Sitz an den Zähnen oder im Zahn- fleisch. Bei der Hämophilie und den verwandten Krankheiten kommen Blu- tungen aus der Pharynxschleimhaut vor, ebenso bei der Leukämie. Spontane Blutungen sind wiederholt bei der Peritonsillitis abscedens beobachtet worden, der Eiter arrodiert die Wandung der großen Gefäße, eine letale Blutung ist die Folge.

Auch die Blutungen aus dem Nasenrachen sind meist postoperativ; besonders nach der Entfernung der Rachenmandel; falls Gewebsreste hängen geblieben sind, beobachtet man länger dauernde Nachblutungen. Das Blut fließt entweder durch die Nase nach außen, oder es wird verschluckt und dann häufig durch einen Brechakt wieder entleert. Blutungen aus dem Nasenrachen treten weiter bei Tumoren, namentlich Nasenrachenpolypen und bösartigen Neubildungen auf.

In seltenen Fällen kommt es zu meist nicht sehr starken Blutungen aus varikös erweiterten Schleimhautgefäßen. Tritt eine stärkere Hämorrhagie auf, so kann sie zu einer Verwechslung mit einer Hämoptoe führen, das Blut fließt durch die Pars oralis pharyngis nach unten teils in den Kehlkopf und wird dann durch Husten nach außen entleert, teils fließt es in die Speiseröhre und gelangt in den Magen. Bei der postrhinoskopischen Untersuchung gelingt es fast immer, das blutende Gefäß zu sehen und auf diese Weise den Sitz der Hämorrhagie einwandfrei festzustellen. Durch Verschorfung des blutenden Gefäßes mit Chromsäure oder den galvanokaustischen Kuppelbrenner, am besten unter Verwendung eines selbsthaltenden Gaumenhakens ist dauernde Heilung zu erreichen. Ich habe in zwei Fällen bei einem Mädchen von 24 Jahren und bei einem jungen Mann von 20 Jahren eine anderweitig diagnostizierte „Lungenblutung" auf diese Weise beseitigen können. Eine Tamponade des Nasenrachens mittels Bellocschen Röhrchens oder durch einen elastischen, durch die Nase eingeführten Katheters ist nur ganz ausnahmsweise erforderlich, sie ist wegen der Gefahr einer Infektion des Mittelohrs möglichst zu vermeiden. Die Tampons im Nasenrachen müssen wegen der Infektionsgefahr für das Ohr nach höchstens 24 Stunden gewechselt werden.

Daß durch eine Blutung im hinteren Teil der Nase eine Nasenrachenblutung vorgetäuscht werden kann, haben wir im Kapitel Nasenbluten erwähnt.

IX. Angeborene Mißbildungen des Rachens.

Die angeborene Mißbildung des Mundrachens hängt mit den Kiemengängen zusammen. Aus der ersten Kiemenfurche zwischen dem ersten Kiemenbogen,

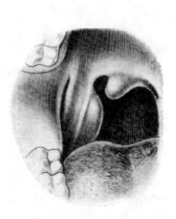

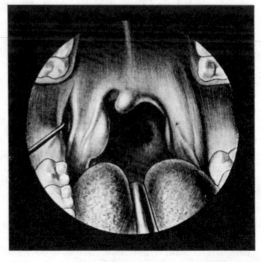

Abb. 58. Angeborene Fistel im   Abb. 59. Fistel im Rachen mit durch Haken
Rachen.   gespreizten Rändern.

dem Unterkiefer und dem zweiten Kiemenbogen entwickeln sich die Tuba Eustachii und das Ohr, ferner Fisteln (Abb. 58 u. 59), die von der Tonsille hinauf bis zur Tube führen. Derartige Fisteln können ein- oder doppelseitig vorhanden sein. Von der ersten Kiemenfurche herzuleiten sind ferner die kleinen Divertikel in der Gegend der Tube sowie Spaltbildungen im Recessus pharyngeus, in die ein Tubendivertikel mündet (Brösicke). Von der zweiten Kiemenfurche sind die Tonsillarbucht, der Recessus pharyngeus und die Rosenmüllerschen Gruben herzuleiten. Auf die zweite Kiemenfurche zu beziehen sind die seitlichen Divertikel des Nasenrachens sowie Taschenbildungen in der Mandelbucht selbst.

Von sonstigen angeborenen Veränderungen des Rachens sind die Spalten des harten und weichen Gaumens zu erwähnen.

Die Tonsillen fehlen mitunter ganz. In anderen Fällen kommen angeborene große Hyperplasien zur Beobachtung. Nebentonsillen (Tonsilla succenturiata) und gestielte Tonsillen (Tonsilla pendula) können gleichfalls angeboren sein.

C. Die Erkrankungen des Kehlkopfes.

Die Untersuchung des Kehlkopfes.

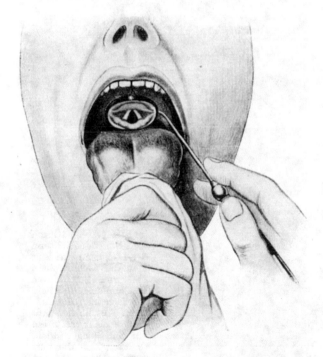

Abb. 60. Mund weit geöffnet; Zunge herausgestreckt, vom Patienten mit Taschentuch zwischen Daumen und Zeigefinger der rechten Hand festgehalten; der gewärmte Kehlkopfspiegel, vom linken Mundwinkel aus eingeführt, steht in einem Winkel von etwa 45° zur Horizontalen mit nach unten gerichteter Glasfläche so, daß Uvula und Velum durch den Spiegel nach oben und hinten gedrängt werden.

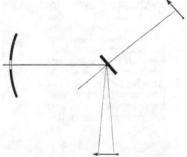

Abb. 61. Schema des Ganges der Lichtstrahlen. Die vom Reflektor ausgehenden Strahlen werden vom Kehlkopfspiegel gebrochen und nach unten geworfen; ein Teil der Strahlen wird total reflektiert, fällt auf den Spiegel und läßt das Kehlkopfbild entstehen, das oben so weit hinter dem Spiegel steht, wie der Kehlkopf unter ihm liegt; dadurch erscheinen die im Kehlkopf vorne liegenden Teile (Epiglottis, vordere Kommissur der Stimmlippen) im Kehlkopfspiegelbild oben, die hinten liegenden Teile (Aryknorpel, hintere Wand) unten. Umkehrung von rechts und links findet nicht statt.

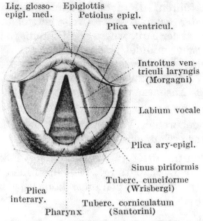

Lig. glosso-   Epiglottis
epigl. med.   Petiolus epigl.
                Plica ventricul.

Introitus ven-
triculi laryngis
(Morgagni)

Labium vocale

Plica ary-epigl.

Sinus piriformis
Tuberc. cuneiforme
(Wrisbergi)
Plica
interary.   Tuberc. corniculatum
    Pharynx   (Santorini)

Abb. 62. Laryngoskopisches Bild.

Abb. 63 und 64.
Schema der Einstellung
der einzelnen Teile des
Kehlkopfes: Abb. 63
durch Änderung der
Spiegelstellung: beim
Heben des Spiegelgrif-
fes und steilerer Stel-
lung des Spiegels er-
scheinen die vorderen
Abschnitte, durch Sen-
ken des Griffes und
horizontale Stellung
die hinteren Abschnitte

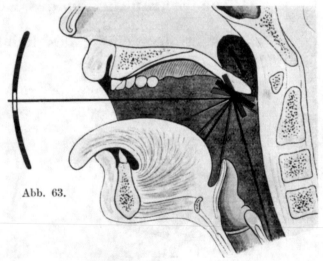

Abb. 63.

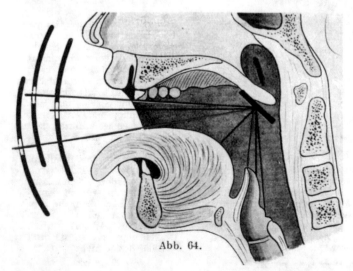

Abb. 64.

im Bilde; Abb. 64 durch
Änderung der Richtung
der Lichtstrahlen: läßt
man die Lichtstrahlen
mehr von oben auf den
Kehlkopfspiegel fallen,
so erscheinen die hin-
teren Abschnitte, läßt
man sie mehr von unten
auf den Spiegel fallen,
so erscheinen die vor-
deren Abschnitte im
Spiegelbilde.

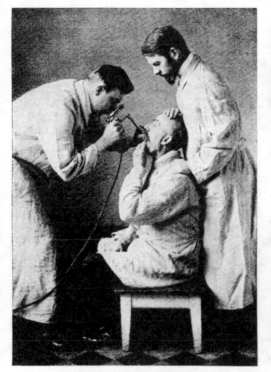

Abb. 65.

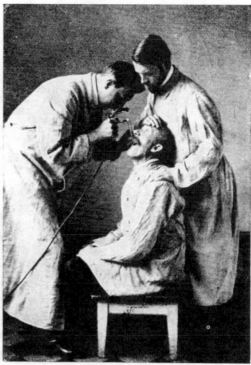

Abb. 66.

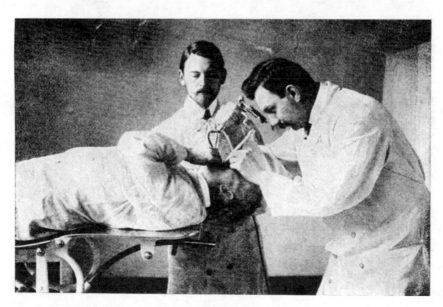

Abb. 67.

Abb. 65—69. Direkte Untersuchung des Kehlkopfes, der Luftröhre und der Bronchien am sitzenden Patienten. (Aus Brünings, Die direkten Untersuchungsmethoden.) Abb. 65: Einstellung der Epiglottis. Abb. 66: Das Rohr wird in den Kehlkopfeingang hineingeführt.

57*

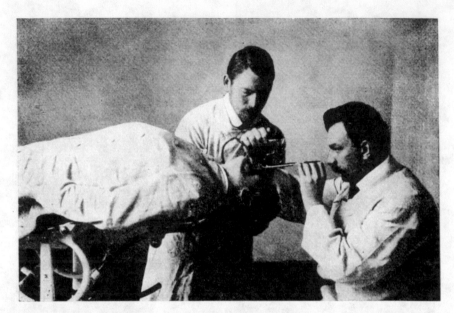

Abb. 68.

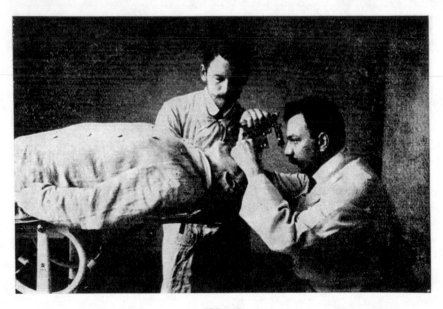

Abb. 69.

Abb. 67, 68 u. 69. Die direkte Untersuchung des Larynx, der Trachea und der Bronchien am liegenden Patienten. Abb. 67: Einführung des Außenrohres, Abb. 68: das Innenrohr wird in das Außenrohr hineingebracht, Abb. 69: Untersuchung in der Tiefe.
(Nach Brünings, Die direkten Untersuchungsmethoden.)

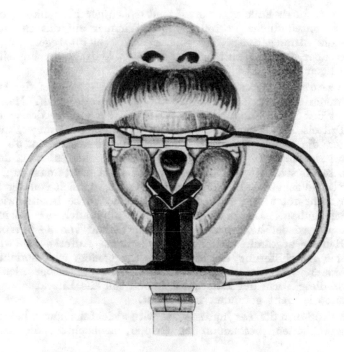

Abb. 70. Schwebelaryngoskopie nach Killian.

I. Der Kehlkopfkatarrh.

1. Der akute Kehlkopfkatarrh.

Der akute Katarrh des Kehlkopfes kann primär auftreten oder sich sekundär an akute Entzündungen der Nase und des Rachens (absteigender Katarrh), oder an katarrhalische Erkrankungen der Trachea und der Bronchien (aufsteigender Katarrh) anschließen. Die Stadien des akuten Kehlkopfkatarrhs entsprechen vollständig denen der Rhinitis und Pharyngitis acuta. Auch die Ursachen sind identisch mit denen des akuten Nasen- und Rachenkatarrhs. Als Ätiologie der Laryngitis kommt die Überanstrengung der Stimme durch lautes Schreien, besonders in Rauch und Staub, und der Mißbrauch von Alkohol und Tabak noch hinzu. So ist es erklärlich, daß der akute Katarrh des Kehlkopfes häufiger beim männlichen als beim weiblichen Geschlecht beobachtet wird.

Symptome, Verlauf. Im Beginn der Laryngitis acuta tritt meist ein Fremdkörpergefühl auf, das den Patienten zum Räuspern veranlaßt, ohne daß Sekret vorhanden zu sein pflegt. Mitunter steigert sich das Fremdkörpergefühl zu stechendem oder brennendem Schmerz. Gleichzeitig pflegt Heiserkeit vorhanden zu sein, die von leichtem Belegtsein der Stimme bis zu vollständiger Aphonie schwanken kann.

Die Schleimhaut ist regelmäßig mehr oder weniger intensiv gerötet. Bald zeigt sie in toto eine dunkelrote Farbe, bald erkennt man eine mehr fleckige Rötung, dabei ist sie geschwollen. Beide Seiten sind meist gleichmäßig an der Entzündung beteiligt, eine einseitige Affektion läßt den Verdacht einer konstitutionellen Erkrankung, Syphilis oder Tuberkulose, entstehen, wenn auch beim akuten Katarrh Fälle von vorwiegend einseitiger Erkrankung beobachtet werden. Der entzündliche Prozeß greift fast immer auf das submuköse Gewebe und die Muskulatur über, der Postikus bleibt regelmäßig frei, die Adduktoren aber werden insuffizient, die Glottis klafft daher mit elliptischem oder dreieckigem Spalt oder in Sanduhrform.

Bei den akuten Infektionskrankheiten, besonders bei der Influenza (Grippe), treten schwerere Formen der akuten Laryngitis auf. Man sieht die Schleimhaut der Stimmlippen diffus gerötet, an der Grenze des vorderen und mittleren Drittels oder in der Mitte hebt sich ein halbmondförmiger, meist scharf abgegrenzter, die Umgebung etwas überragender, weißer Fleck ab, der nach B. Fränkel als Folge eines fibrinösen Exsudates in der Substanz der Stimmlippen anzusehen sein dürfte. Im weiteren Verlauf sieht man zunächst vom Rande her eine Vaskularisation des weißen Fleckes, der sich von der Peripherie her immer mehr rötet und schließlich die gleiche Farbe besitzt wie die umgebende Schleimhaut. Erst nachher stellt sich allmählich der Normalzustand des Kehlkopfes wieder her, so daß bei einem Verlauf von 3—6 Wochen vollständige Heilung zustande kommt. Nach anderen Autoren sind die weißen Flecke durch Abschilferung des Epithels bedingt; dem widerspricht aber der weitere Verlauf. Eine anatomische Untersuchung ist bisher nicht möglich gewesen, da diese Form der Laryngitis, soweit mir die Literatur zugänglich ist, bei der Autopsie nicht gefunden worden ist.

Eine zweite Form der Laryngitis acuta wird gleichfalls häufig bei den akuten Infektionskrankheiten, besonders der Grippe, beobachtet, die Laryngitis sicca.

Laryngoskopisch erscheint bei der Laryngitis sicca die Kehlkopfschleimhaut gerötet und geschwollen, auffallend trocken. Auf den Stimmlippen, aber auch auf den Taschenfalten und der hinteren Kehlkopfwand sieht man zähes, grünliches Sekret, das sich beim Öffnen der Glottis in Fadenform von einer Stimmlippe zur anderen spannt. Das zähe Sekret besitzt Neigung zur Eintrocknung, so daß man zeitweise die Stimmlippen und die hintere Wand von grünlichen, fest anhaftenden Borken bedeckt sieht, die nur mit großer Anstrengung unter krampfhaften Hustenstößen von der Unterlage entfernt werden. Bei dem gewaltsamen Losreißen kommt es zu oberflächlichen Epithelverlusten und zum Austritt von geringen Mengen Blut, das dem Sekret eine mehr bräunliche oder rotbraune Farbe verleiht (Laryngitis haemorrhagica sicca).

Bei der trockenen Laryngitis gehören Atemstörungen zu den häufigen Erscheinungen. Wenn die Borken einen größeren Umfang angenommen haben, wird die Glottis verengt, es tritt lauter inspiratorischer Stridor auf, die Patienten werden unruhig, beginnen in Anfällen zu husten, die an Keuchhusten erinnern; erst wenn die Borken oft mit großer Anstrengung entfernt sind, kann die Atmung wieder in normaler Weise vor sich gehen. Auch die Stimmstörungen pflegen bei der Laryngitis sicca sehr intensiv zu sein. Vollständige Aphonie gehört bei dieser Form des akuten Kehlkopfkatarrhs zu den häufigen Vorkommnissen.

Bei den schweren Formen des akuten Kehlkopfkatarrhs beobachtet man auch Blutungen in die Substanz der Stimmlippen oder auf ihre Oberfläche, ohne daß eine Laryngitis sicca vorhanden zu sein braucht. Heftige Hustenstöße oder Überanstrengung der Stimme können als Ursache der Blutungen in Frage kommen. Aber auch ohne die genannten Störungen sieht man sie mitunter, namentlich wenn varikös erweiterte Gefäße oder Erkrankungen an den Gefäßwandungen vorhanden sind, oder wenn sich Stauungen als Folge von Veränderungen am Zirkulationsapparat finden. Bei den verschiedenen Formen der hämorrhagischen Diathese werden gleichfalls Blutungen in die

Kehlkopfschleimhaut oder auf ihre Oberfläche beobachtet ohne eigentliche katarrhalische Erscheinungen.

Besondere Erwähnung verdienen die Stimmlippenblutungen bei Sängern und bei anderen Personen, die berufsmäßig ihre Stimme ausgiebig gebrauchen. Man sieht bei ihnen mitunter nach größeren Stimmanstrengungen, z. B. nach der Durchführung einer größeren Gesangspartie die eine Stimmlippe, selten beide suffundiert, ohne daß irgendwelche Erscheinungen eines akuten Katarrhs vorhanden zu sein brauchen. Besonders häufig scheinen diese Blutungen bei Sängerinnen während der Menses einzutreten. Bei Stimmruhe gehen die Erscheinungen meist schnell zurück, durch Kataplasmen kann man die Resorption vielleicht noch etwas beschleunigen.

Bei Kindern tritt der akute Kehlkopfkatarrh mitunter als Laryngitis subglottica acuta, als sog. Pseudokrupp auf. Anscheinend gesunde Kinder, bei denen sich außer den Anzeichen der exsudativen Diathese keine Krankheitssymptome nachweisen lassen, erkranken plötzlich nachts, mitunter mit leichter Heiserkeit oder im Anschluß an einen einfachen Schnupfen oder leichten Husten. Sie werden im Schlaf unruhig, werfen sich hin und her, plötzlich stellt sich ein Erstickungsanfall mit lautem inspiratorischen Stridor und bellendem Husten ein, der Eltern und Umgebung alarmiert. Nach kurzer Zeit lassen die Erscheinungen nach, nach wenigen Stunden ist der Anfall überwunden, die kleinen Patienten schlafen wieder ruhig. Am nächsten Morgen ist bis auf leichte katarrhalische Symptome kaum noch etwas von der beunruhigenden Attacke wahrzunehmen. Eine Wiederholung der Anfälle ist häufig, Rezidive oft erst nach längerer Zeit sind die Regel.

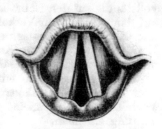

Abb. 71.
Laryngitis subglottica.

Die laryngoskopische Untersuchung, die allerdings nur in seltensten Fällen während oder kurz nach dem Anfall ausführbar ist, zeigt die Kehlkopfschleimhaut gerötet; unter den Stimmlippen ragen dunkelrote, das Lumen der Glottis verengende Wülste vor. Das Fehlen diphtherischer Membranen und fibrinöser Auflagerungen läßt diese Fälle von Pseudokrupp ohne weiteres von Diphtherie trennen, von der sie sich auch durch das plötzliche Einsetzen des Anfalls unterscheiden, während bei der Diphtherie eine langsame Zunahme der Atembeschwerden die Regel ist.

Die Laryngitis subglottica acuta (Abb. 71) kommt auch beim Erwachsenen vor. Ihre Symptome sind weniger stürmisch, weil eine Stenose des Kehlkopfes in dem weiten Kehlkopf des Erwachsenen nur sehr viel schwerer zustande kommt.

Lymphdrüsenschwellungen sind bei der Laryngitis acuta selten, sie sind fast immer ein Zeichen dafür, daß eine Infektion im Nasenrachen oder in einem anderen Abschnitt des lymphatischen Ringes vorhanden ist oder war.

Das Sekret ist in den Fällen der einfachen akuten Laryngitis meist glasig, erst im späteren Stadium durch Beimengung von abgestoßenen Epithelien mehr opak oder grünlich. Störungen des Allgemeinbefindens finden sich bei jugendlichen Individuen nicht gerade selten, namentlich kommen Temperatursteigerungen im Beginn häufig vor. Beim Erwachsenen ist Fieber bei Laryngitis acuta fast immer als Beweis dafür aufzufassen, daß wir es mit einer allgemeinen, im Kehlkopf lokalisierten Infektion, am häufigsten Grippe, zu tun haben.

Die **Diagnose** des akuten Kehlkopfkatarrhs ist laryngoskopisch immer ohne weiteres möglich. Bei Kindern mit Pseudokrupp sollte man stets die direkte Untersuchung ausführen, um Kehlkopfdiphtherie und Fremdkörper sicher auszuschließen. Man hüte sich jedoch davor, bei bestehender subglottischer Schwellung das Untersuchungsrohr durch die Glottis hindurchzuführen.

Die **Prognose** des akuten Kehlkopfkatarrhs ist durchaus günstig, fast immer kommt in kurzer Zeit eine vollständige Heilung zustande, nur bei den schwereren Formen bei Infektionskrankheiten wird eine Dauer der Krankheit von 3—6 Wochen beobachtet. Bei häufigen akuten Reizungen muß man mit der Möglichkeit der Entwicklung eines chronischen Katarrhs rechnen, man muß deshalb sein Augenmerk darauf richten, eine vollständige Ausheilung des akuten Anfalles herbeizuführen.

Die **Therapie** muß zunächst die Lebensweise des Kranken regeln, um alle Schädlichkeiten fernzuhalten, zu diesen gehören in erster Linie Aufenthalt und Arbeit in schlechter Luft, Staub und Rauch, Alkohol und Tabak und übermäßige Anstrengung der Stimme. Auch bei leichten akuten katarrhalischen Erkrankungen des Kehlkopfes der beruflich die Stimme verwendenden Patienten sollte man strenge Stimmschonung anempfehlen. Sänger, Schauspieler, Redner, Offiziere sollten während der Dauer des akuten Katarrhs möglichst vollständig auf den Gebrauch der Stimme verzichten und nur flüstern oder sich auf den schriftlichen Verkehr beschränken. Tabak, Alkohol und heiße Speisen und Getränke sind besser zu vermeiden. Die äußere Anwendung feuchtwarmer Umschläge oder von Kataplasmen wirkt im allgemeinen auf den Ablauf des akuten Katarrhs günstig. Namentlich bei dem trockenen Katarrh ist die Anwendung von Hitze entweder in der Form von Umschlägen (Leinsamen- oder Thermophor), elektrischem Heizkissen oder von Halslichtbädern von Vorteil. Auch allgemeine Schwitzbäder lassen häufig eine günstige Einwirkung erkennen.

Lokale Behandlung ist im allgemeinen zu widerraten. Vor allen Dingen ist die Anwendung von Adstringenzien fast immer schädlich, nicht selten sieht man nach ihrer Applikation stärkere Reizerscheinungen, selbst Ödeme auftreten. Gurgeln mit desinfizierenden Flüssigkeiten ist absolut wirkungslos, weil man gar nicht bis an die erkrankten Teile herankommt. Zweckmäßiger ist, besonders beim trockenen Kehlkopfkatarrh, die Anwendung einer Inhalation, der man lösende Mittel, wie Kochsalz, Salmiak mit oder ohne Glyzerin oder auch beruhigende Medikamente, wie Aqua amygdalarum amararum, namentlich bei stärkerem Hustenreiz, zusetzt. Auch die interne Darreichung der üblichen Resolvenzien: Ammonium hydrochloricum, Radix Ipecac., Liq. Ammonii anisatus, leistet Gutes. Jod innerlich in kleinen Dosen oder lokal als verdünnte Lugolsche Lösung ist bei der Laryngitis sicca vom Nutzen. Besteht stärkerer Hustenreiz, so setzt man zweckmäßig den Mixturen Narkotika wie Kodein oder Morphin hinzu. Bei Sängern und Rednern kann man, falls eine Schonung der Stimme nicht durchführbar ist, eine momentane Erleichterung durch Einträufeln von $^1/_4$—$^1/_2\,^0/_0$iger Protargollösung mit Zusatz von Kokain oder eines Nebennierenextraktes, von Mentholöl oder ähnlichen Mitteln schaffen. Die Darreichung von arsenhaltigen Mineralwässern oder von heißem Emser mit Milch sind durchaus zu widerraten, weil sie nur eine stärkere Hyperämie der Schleimhaut herbeiführen, größere Mengen lauwarmer Salzlösungen wie Emser, Obersalzbrunner usw. sind weniger nachteilig, nützen aber auch nicht viel.

2. Der chronische Kehlkopfkatarrh (Laryngitis chronica).

Ätiologie. Der chronische Katarrh des Kehlkopfes entwickelt sich entweder aus einer Laryngitis acuta oder, und das ist das häufigere, er stellt eine Teilerscheinung einer chronisch-katarrhalischen Erkrankung der oberen Luftwege dar. Außer den Schädlichkeiten, die auch die Pharyngitis chronica herbeiführen (s. S. 834), kommt beim Kehlkopf noch die dauernde, berufliche Überanstrengung der Stimme namentlich bei Sängern, Rednern, Lehrern, Offizieren, Pastoren als Ursache der chronischen Veränderung in Betracht. Besonders schädlich wirkt die falsche Intonation oder das Sprechen in falscher Stimmhöhe. Der Stimmwechsel ist gleichfalls häufig als Ursache für die chronische Laryngitis zu betrachten. Die in der Entwicklungszeit physiologisch stärkere Hyperämie der Schleimhaut verursacht eine größere Empfindlichkeit und dadurch eine Disposition zu chronisch-katarrhalischen Veränderungen. Auch Tabak- und Alkoholmißbrauch spielen beim chronischen Kehlkopfkatarrh eine große Rolle.

Symptomatologie. Beim chronischen Kehlkopfkatarrh müssen wir ebenso wie bei der chronischen Rhinitis und der chronischen Pharyngitis zwei Grundformen unterscheiden, die hyperplastische und die atrophische. Die anatomischen Veränderungen bei beiden Formen decken sich vollständig mit den Kapitel A. I. 2. S. 834 ff. besprochenen Veränderungen.

a) Laryngitis chronica hyperplastica.

Der chronische Kehlkopfkatarrh ist nicht immer leicht von der einfachen Hyperämie zu unterscheiden. Die Rötung und Schwellung der Schleimhaut beim chronischen Katarrh ist entweder diffus oder auf einzelne Abschnitte beschränkt. Manchmal sind die Stimmlippen von roter oder graurötlicher Farbe, in anderen Fällen ist der Kehldeckel mit den aryepiglottischen Falten besonders beteiligt, in wieder anderen sind die hintere Kehlkopfwand oder die Taschenfalten der Hauptsitz der Laryngitis chronica. Auf den Stimmlippen finden sich fast regelmäßig erweiterte, längsverlaufende Gefäße.

Die Sekretion ist vermehrt, glasig, mitunter leicht schaumig. Bei der Phonation sammelt sich der Schleim in der Form kleiner Klümpchen an den Knotenpunkten der schwingenden Stimmlippen.

Die Laryngitis chronica hyperplastica ist meist auf einzelne Stellen der Schleimhaut beschränkt. Die Epiglottis, die aryepiglottischen Falten oder Taschenfalten erscheinen häufig gerötet und geschwollen. An den letzteren kann auch nur die vordere Hälfte oder das vordere Drittel die entzündlichen Veränderungen erkennen lassen. Ist die Schwellung der Taschenfalten stärker, so liegt sie den Stimmlippen auf und verhindert die normale Stimmbildung. Die Schleimhaut der Seitenwand des Ventriculus Morgagni kann — allerdings selten — beim chronischen Katarrh anschwellen, und dann wulstartig aus dem Ventrikeleingang herausragen (Pseudoprolapsus ventriculi), weit häufiger sieht man diese Veränderung bei Tuberkulose, sie muß deshalb immer den Verdacht auf eine schwerere konstitutionelle Erkrankung erwecken. Die Stimmlippen sind beim chronischen Katarrh fast immer beteiligt, sie sind leicht gerötet oder schmutziggraurot mit einem Stich ins Gelbe, Braune oder Violette. Bei vorwiegend einseitiger Veränderung ist der Verdacht auf eine konstitutionelle Erkrankung gerade wie beim akuten Katarrh naheliegend. Die hintere Larynxwand ist zu chronisch-katarrhalischen Erkrankungen disponiert. Sie erscheint verdickt und rot. Die Schwellung kann so stark sein, daß sie mechanisch den Glottisschluß verhindert. Die Überkreuzung der Aryknorpel ist fast immer eine angeborene Anomalie, nicht eine Begleiterscheinung des chronischen Katarrhs.

Bei Kindern äußert sich die Laryngitis chronica häufig in der subglottischen Gegend (Laryngitis subglottica chronica). Akute Exazerbationen bei dieser Form des chronischen Katarrhs im Kindesalter sind, wie bereits beim

akuten Katarrh erwähnt, nicht selten mit wirklicher Gefahr für die Patienten
verbunden. Die Laryngitis subglottica chronica beim Erwachsenen ist fast
immer auf Sklerom, Syphilis oder Tuberkulose zu beziehen, sie kann auch
der Ausdruck einer Perichondritis cricoidea interna sein.

Die chronische Reizung der Schleimhaut führt in vielen Fällen zu einer
Wucherung des Epithels mit Verhornung der oberflächlichen Schichten und
epidermoidaler Umwandlung (Pachydermie). Namentlich an der hinteren
Kehlkopfwand und über den Processus vocales treten häufig pachydermische
Veränderungen auf, die als warzige oder zackige Exkreszenzen oder als diffuse
Verdickung an der hinteren Wand oder als schalenförmige Wülste (Abb. 72

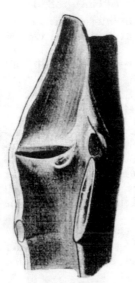

und 73) über den Processus vocales erscheinen.
Mikroskopisch sieht man bei diesen Pachydermien
über einem bindegewebigen Stroma, in dem Gefäße
und Drüsen reichlich entwickelt sind, eine sehr dicke
Schicht von Epithelien, die aus 60 und mehr Zell-
lagen bestehen kann. Die obersten Schichten sind
meist platt und verhornt. Häufig versteckt sich
hinter der Pachydermie der hinteren Kehlkopfwand
eine beginnende Tuberkulose, wie Manasse u. a.

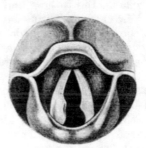

durch histologische Untersuchungen   nachgewiesen
haben.

Der Pachydermie nahe
verwandt sind Stimm-
lippenknötchen — auch
Säugerknötchen genannt —
namentlich bei Kindern und
Sängern. An der Grenze
des vorderen und mittleren
Drittels, selten etwas mehr
nach hinten sitzend, finden
sich meist symmetrisch,
subglottisch entspringende,
stecknadelkopfgroße, um-

Abb. 72.
Schalenförmiger Wulst
über dem l. Processus
vocalis.

Abb. 73.
Pachydermia laryngis.

schriebene Vorragungen, die aus Bindegewebe und verdicktem Epithel bestehen. Nicht selten finden wir in ihrem Innern eine vergrößerte Drüse.

β) Laryngitis chronica atrophica.

Der atrophierende chronische Kehlkopfkatarrh ist fast immer eine
Teilerscheinung der gleichen Affektion der gesamten Schleimhaut der oberen
Luftwege. Die Schleimhaut ist dünn, blaß, von schmutzig rötlichgelber Farbe.
Die Stimmlippen sind dünn, die Processus vocales treten deutlich hervor. Die
Taschenfalten erscheinen als schmale Wülste an der lateralen Kehlkopfwand.
Dadurch ist der Eingang in den Ventriculus Morgagni weit und der Einblick
in den Ventrikel frei. Die Schleimhaut ist trocken, das Sekret spärlich und
fadenziehend, zur Borkenbildung neigend. Es sammelt sich gewöhnlich auf
den Stimmlippen, in der Regio subglottica und auf der hinteren Kehlkopfwand an. Durch die Borken können Ulzerationen vorgetäuscht werden. Man
muß deshalb durch Inhalation oder Einspritzung öliger oder wässeriger Lösungen
zunächst die Krusten aus dem Kehlkopf entfernen, um ein klares laryngoskopisches Bild zu erhalten. Durch Zersetzung des quantitativ und qualitativ
veränderten Sekrets kommt es zu Fötor. Die Ozaena laryngis kommt eigentlich nur als Begleiterscheinung der Ozäna der Nase vor.

Eine Laryngitis haemorrhagica sicca chronica kommt in der gleichen Weise wie die L. haemorrhagica sicca acuta zustande.

Eine Beteiligung der Adduktoren gehört bei der Laryngitis chronica zum Krankheitsbild. Bei der hyperplastischen Form handelt es sich meist um eine chronisch entzündliche Rundzelleninfiltration der Muskeln, während bei der trockenen Laryngitis auch eine Atrophie der Muskeln zustande kommt. Auch hier ist eine Beteiligung des Postikus fast niemals beobachtet worden.

Heiserkeit ist beim chronischen Kehlkopfkatarrh ein regelmäßiges Symptom, ihr Grad ist in verschiedenen Fällen und bei ein und demselben Patienten zu verschiedenen Zeiten wechselnd. Die Heiserkeit beruht entweder auf einer Muskelschwäche, auf Verdickung der Stimmlippen oder der Taschenfalten, oder auf den pachydermischen Verdickungen der hinteren Wand. Auch die subglottische Anschwellung behindert die Schwingungsfähigkeit der Stimmlippen, endlich sind größere Sekretansammlungen und besonders Borkenbildung auf den Stimmlippen eine häufige Ursache der Stimmstörung. Bei geringeren Veränderungen ist die Stimme morgens klar, sie wird aber belegt oder heiser, sobald eine größere Stimmanstrengung notwendig wird. Die leichte Ermüdbarkeit der Stimme — Mogiphonie — bei Berufsrednern ist auch häufig die Folge einer chronischen Laryngitis. Drücken, Brennen und Kratzen im Halse ist häufig durch den chronischen Kehlkopfkatarrh bedingt, wenn auch die Entscheidung der Frage, ob die Beschwerden vom Rachen oder vom Kehlkopf ausgehen, nicht immer leicht ist. Husten wird häufig von der entzündeten Kehlkopfschleimhaut ausgelöst, namentlich wenn oberflächliche Epithelabschürfungen vorhanden sind. Atemstörungen entstehen nur bei stärkerer Borkenbildung, bei der Laryngitis chronica sicca und bei stärkerer subglottischer Schwellung. Schmerzen sind selten.

Die **Diagnose** des chronischen Kehlkopfkatarrhs wird mit dem Kehlkopfspiegel oder dem Autoskoprohr gestellt. Ist die chronisch-katarrhalische Veränderung erkannt, so müssen wir durch allgemeine Untersuchung festzustellen versuchen, ob der chronische Kehlkopfkatarrh als eine Teilerscheinung einer chronisch katarrhalischen Erkrankung der oberen Luftwege aufzufassen ist, oder ob er auf tuberkulöser oder syphilitischer Grundlage beruht, oder als Begleiterscheinung von Diabetes, Gicht usw. aufgetreten ist. Die Pachydermie der hinteren Wand und über den Processus vocales kann mitunter differentialdiagnostische Schwierigkeiten verursachen; in solchen Fällen muß die histologische Untersuchung zwecks Unterscheidung von Tuberkulose herangezogen werden.

Die **Prognose** des chronischen Kehlkopfkatarrhs ist quoad vitam günstig, quoad sanationem zweifelhaft. Sie hängt im wesentlichen von der Möglichkeit ab, die ursächlichen Schädlichkeiten zu vermeiden.

Dementsprechend muß die **Therapie** zunächst eine diätetische sein, die bezweckt, möglichst alle Reize von der Kehlkopfschleimhaut fernzuhalten. Die Behandlung der gleichzeitig vorhandenen Veränderungen in der Nase, namentlich die Beseitigung von Nasenstenosen und Nebenhöhlenerkrankungen ist daher Vorbedingung für die Heilung des chronischen Kehlkopfkatarrhs. Betreffs der allgemeinen Gesichtspunkte siehe das entsprechende Kapitel bei den Nasenerkrankungen S. 758.

Eine Lokalbehandlung ist fast regelmäßig indiziert. Die Medikamente müssen unter Leitung des Auges in den Kehlkopf gebracht werden. Bei der hypertrophischen Form der Laryngitis sind die Adstringenzien, besonders die Silbersalze, Argentum nitricum und Protargol zu empfehlen. Chlorzink in $1/_2-2^0/_0$iger Lösung, Sozojodolzink in $10-20^0/_0$iger Lösung leisten Gutes. Sind stärkere Reizerscheinungen vorhanden, so kann man durch Kalomel oder anästhesierende Einblasungen einwirken. Bei hartnäckiger Rötung und Schwellung sind konzentrierte Lösungen von Trichloressigsäure nach vorheriger Abtragung der Schleimhauthyperplasie von Nutzen. Bei der trockenen Laryngitis ist zunächst das zähe Sekret durch Inhalationen oder Sprays zu entfernen. Danach ist eine lokale Anwendung von Jod in der Form der Lugolschen oder Mannlschen Lösung indiziert. Umschläge und Kataplasmen sind wirkungslos und deshalb zu vermeiden. Innerlich kann man beim chronischen Kehlkopfkatarrh Apomorphin oder Salmiaklösungen unter Zusatz eines Narkotikum bei stärkerem Hustenreiz verordnen. Von wesentlichem Nutzen ist aber die interne Medikation im allgemeinen nicht, nur beim trockenen Katarrh kann die innerliche Darreichung eines Jodpräparates die Verflüssigung des Sekrets fördern.

Bei den pachydermischen Wülsten kann man zunächst die Adstringenzien versuchen bei gleichzeitiger Darreichung von Jod. Ist keine Einwirkung zu konstatieren, so ist eine chirurgische Entfernung der Wülste vorzunehmen. Die Insuffizienz der Muskeln wird durch den elektrischen Strom entweder perkutan oder endolaryngeal behandelt, oder es kann die Vibrationsmassage angewandt werden, endlich sind Stimmübungen, in geeigneter Weise ausgeführt, von günstigem Einfluß.

In den Fällen, in denen eine falsche Tonbildung oder das Sprechen in falscher Tonlage als Ursache für den chronischen Katarrh anzusehen sind, leisten systematische Stimmübungen häufig Überraschendes.

Von Bedeutung ist bei der Behandlung des chronischen Kehlkopfkatarrhs die Anwendung von Badekuren. Besonderer Beliebtheit erfreuen sich Ems, Soden, Salzbrunn, Reichenhall und Heustrichbad, d. h. alkalische, alkalisch-muriatische und Schwefelwässer. Die heißen Brunnen sind im allgemeinen nicht zu empfehlen, weil sie einerseits die Hyperämie der Schleimhaut steigern und andererseits die Empfindlichkeit der Patienten vermehren. Man sollte zum wenigsten als Nachkur nach Ems den Aufenthalt an der Nordsee oder im Hochgebirge zwecks Abhärtung verordnen. Günstig wirkt ohne Zweifel in vielen Fällen der Aufenthalt an der See, besonders der Nordsee oder im Walde. Die Reinheit der Luft, der Mangel an Staub und Feuchtigkeitsgehalt ist wohl hauptsächlich zur Erklärung der günstigen Einwirkung heranzuziehen.

II. Phlegmonöse Entzündungen, Ödem und Erysipel des Kehlkopfes.

1. Phlegmonöse Entzündungen.

α) Der zirkumskripte Kehlkopfabszeß.

Am Kehlkopfeingang, d. h. an der oberen Fläche des Kehldeckels, den aryepiglottischen Falten, den Ary- bzw. Santorinschen Knorpeln entwickelt sich nach Verletzung durch harte Bissen, durch Knochenstückchen und Fischgräten eine umschriebene phlegmonöse Entzündung, die zur Abszeßbildung führen kann. Nach Chiari sollen die zirkumskripten Abszesse im Kehlkopf nach Art eines Furunkels aus einer Schleimdrüse entstehen.

Der Abszeß macht recht heftige Schluckschmerzen. Allgemeinerscheinungen sind gering, nur bei größeren Eiteransammlungen beobachtet man Temperatursteigerungen und Frösteln.

Die Prognose ist gut, wenn auch Hansberg unter 22 Fällen einen Todesfall sah.

Die Diagnose ergibt der Kehlkopfspiegelbefund. Die gelblich durchscheinende, halbkugelige, von einem häufig ödematösen Reaktionshof umgebene Vorwölbung ist mit keiner anderen Krankheit zu verwechseln.

Die Therapie ist Eröffnung des Abszesses per vias naturales, nur bei größeren Eiteransammlungen mit Aspirationsgefahr oder nicht sicher auszuschließender Perichondritis ist Eröffnung von außen indiziert.

β) Diffuse Phlegmone und Erysipel.

Nach der ersten Veröffentlichung Bayles über das Oedème de la glotte ou angine laryngée oedémateuse wurden alle Kehlkopferkrankungen, die mit ödematöser Anschwellung verbunden sind, mit diesem Namen bezeichnet. Das Ödem ist aber keine Krankheit, sondern nur ein Symptom, das sich bei den verschiedensten pathologischen Zuständen entwickelt. Wir müssen die nicht entzündlichen Larynxödeme, die als Teilerscheinung eines allgemeinen Hydrops, als Stauungsödeme, und bei der Serumkrankheit als Ausdruck einer Idiosynkrasie auftreten, von den entzündlichen Ödemen, die A. Kuttner als Laryngitis submucosa bezeichnen will, trennen. Ruprecht unterscheidet zwei Formen, die Laryngitis submucosa erysipelatosa und die Laryngitis submucosa phlegmonosa, letztere trennt er in eine Laryngitis submucosa plastica, suppurativa und septica. Ich halte die Trennung in die zwei Formen für unzweckmäßig, und möchte die gesamten Formen der Laryngitis submucosa mit dem gemeinsamen Namen Phlegmone des Kehlkopfs bezeichnen. Eine Unterscheidung zwischen Phlegmone und Erysipel ist weder laryngoskopisch, noch anatomisch, noch bakteriologisch möglich, nur bei gleichzeitigem Hauterysipel kann man einen Fall in eine bestimmte Gruppe einordnen, selbst der klinische Verlauf, auf den Gerber den Hauptwert für die Differentialdiagnose legt, ist kein sicheres Unterscheidungsmerkmal. Der schnelle Wechsel des Kehlkopfbildes, Fortschreiten der Entzündung an einer Stelle, Abblassen der Rötung an einer anderen, Auftreten und wieder schnelles Verschwinden von Ödem soll charakteristisch für das Erysipel sein, dessen Hauptgefahr in der Dyspnoe liegen soll, während bei der Phlegmone häufiger eine allgemeine Sepsis zum Exitus führt. Aber auch diese Symptome sind nicht differentialdiagnostisch verwertbar, ein Patient mit Kehlkopfphlegmone kann suffokatorisch, ein Erysipelkranker septisch zugrunde gehen.

Die phlegmonöse Entzündung des Kehlkopfs beschränkt sich entweder auf das submuköse Gewebe oder sie greift auf das Perichondrium über und führt zur Perichondritis.

Die Phlegmone des Kehlkopfs entsteht fast immer sekundär im Anschluß an eine gleichartige Erkrankung der Nase, der Mundhöhle, des Rachens oder anderer Nachbarorgane, oder es handelt sich um durch Metastasen entstandene Prozesse bei einer allgemeinen Infektion oder bei einer Erkrankung entfernterer Organe.

Ätiologie. Die phlegmonösen Entzündungen des Kehlkopfs beruhen fast regelmäßig auf dem Eindringen von Mikroorganismen, unter denen die Streptokokken in erster Linie zu nennen sind, während die Staphylokokken verhältnismäßig selten als Erreger in Frage kommen. Auch Pneumokokken, Diphtheriebazillen und Influenzabazillen sind wiederholt in den Entzündungsprodukten nachgewiesen worden. In den meisten Fällen bahnen sie aber nur der sekundären Infektion mit den gewöhnlichen Eitererregern den Weg. Wir müssen in der überwiegenden Mehrzahl der Fälle die phlegmonösen Entzündungen als Mischinfektionen ansehen. Der Erysipelstreptokokkus findet sich gleichfalls häufig bei den phlegmonösen Entzündungen des Kehlkopfes. A. Kuttner hat als erster auf die Identität der phlegmonösen Kehlkopf-

entzündung mit dem Erysipel hingewiesen. Auch den Plaut-Vincentschen
Bazillus hat man wiederholt bei den Kehlkopfphlegmonen gefunden (Schoetz).

Chemische Agenzien spielen bei den phlegmonösen Entzündungen des
Larynx selten eine Rolle. Von praktischer Bedeutung ist eigentlich nur die
ödematöse Schwellung beim Jodgebrauch, die aber eigentlich nicht in die
Gruppe der phlegmonösen Entzündungen gehört.

Die **Phlegmone des Kehlkopfes** setzt fast regelmäßig mit Schüttelfrost,
Schluckschmerzen und höherer Temperatur ein. Kopfschmerzen und allgemeines Krankheitsgefühl werden fast niemals vermißt. Nimmt die Schwellung
des Kehlkopfes zu, so macht sich schon frühzeitig eine Atemstörung bemerkbar, die häufig in kurzer Zeit zu starken dyspnoischen Anfällen führt
und falls nicht sofortige ärztliche Hilfe zur Stelle ist, den Tod des Patienten
verursacht. Die Atemnot kann ganz plötzlich auftreten, sie kann sich aber
auch allmählich steigern.

Im laryngoskopischen Bilde ist die Schleimhaut des Kehlkopfeinganges stark gerötet und geschwollen. Der Kehldeckel von dunkelblauroter
Farbe ist auf das Vielfache seines normalen Volumens verdickt. Die aryepiglottischen Falten sind in dicke, unförmige Wülste verwandelt, die den Einblick in das Kehlkopfinnere verlegen. Die Aryknorpelgegend ist tumorartig
geschwollen. Eine ödematöse Durchtränkung des Kehlkopfeinganges, die
sich in einem mehr glasigen, halb durchscheinenden Aussehen der Wülste dokumentiert, findet sich außerordentlich häufig. Das Ödem kann sich ganz plötzlich entwickeln und dadurch plötzliche Erstickungsanfälle herbeiführen. Das
Kehlkopfbild wechselt bei den phlegmonösen Entzündungen sehr schnell. Der
entzündliche Prozeß zeigt eine Neigung zum Wandern, so daß innerhalb kurzer
Zeit verschiedene Abschnitte des Larynx vorwiegend beteiligt erscheinen.
Während am Kehlkopfeingang z. B. die Schwellung und Rötung nachläßt,
tritt sie im Kehlkopfinnern, besonders in der Regio subglottica auf. Die subglottische Schleimhaut wölbt sich in der Form dunkelroter, mitunter ödematöser Wülste in das Kehlkopfinnere hinein vor. Die Stimmlippen selbst sind
verhältnismäßig wenig beteiligt, sie erscheinen nur intensiv gerötet. Durch
die Laryngitis subglottica kommt es zu schneller Verengerung des Lumens
und dadurch zu Erstickungsanfällen, die auch eine direkte Lebensgefahr bedingen können.

Eine besondere Form der Entzündung des Kehlkopfs ist bei der Grippeepidemie 1919/1920 von Versé und Max Meyer beobachtet und veröffentlicht worden (s. Abb. 74). Charakterisiert war diese Erkrankung durch eine
Nekrose sowohl im Rachen wie im Kehlkopf, eine eigentliche Phlegmone mit
Eiterbildung ist bei den fünf mitgeteilten Fällen nicht zustande gekommen,
wahrscheinlich wegen des foudroyanten in wenigen Tagen zum Tode führenden
Verlaufs. In den nekrotischen Massen waren Streptokokken in größerer Menge
nachweisbar.

Das klinische Bild erinnerte durch die nekrotischen Beläge oberflächlich
an Diphtherie. Alle Fälle führten zum Herztod durch die Schwere der Infektion.
Möglichenfalls müssen wir diese Fälle als zugehörig zur Angina agranulocytotica
auffassen, bei der, wie wir oben (S. 853) gesehen haben, eine nekrotisierende
Entzündung des Kehlkopfs besonders des Kehlkopfeingangs schon frühzeitig
zustande kommt. Auffallend ist in diesen Fällen die geringe Reaktion in der
Umgebung der Schleimhautnekrosen. Über die Veränderungen des Blut-
bildes usw. siehe S. 856.

Die Trachealschleimhaut ist verhältnismäßig selten erkrankt, während
pneumonische Infiltrate bei schweren Phlegmonen des Kehlkopfes häufig
nachgewiesen werden können.

In den günstig verlaufenden seltenen Fällen gehen die Erscheinungen zurück. Die Rötung, Schwellung und die Ödeme verschwinden, es tritt eine vollständige Restitutio ad integrum auf. In den meisten Fällen ist die Prognose der Kehlkopfphlegmone zweifelhaft, in den schweren Fällen ungünstig, in den mit Agranulozytose einhergehenden absolut infaust.

In einigen Fällen kommt es zur Abszeßbildung in der Gegend der Epiglottis und der Aryknorpel, in anderen greift der Prozeß weiter in die Tiefe, es kommt zu einer Perichondritis laryngea.

Die **Perichondritis des Kehlkopfes** stellt sich im allgemeinen als sekundäre Infektion bei Schleimhautgeschwüren, Verletzungen und bei allgemeinen septischen und pyämischen Prozessen ein. In einer großen Anzahl der Fälle ist es

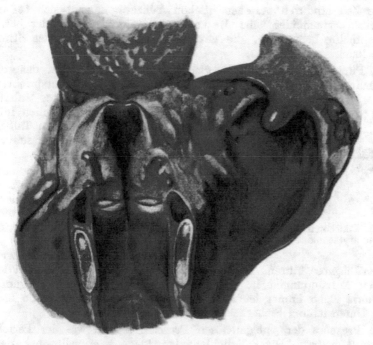

Abb. 74. Schwere nekrotisierende Kehlkopfentzündung bei Grippe.
Nach einem Präparat des pathol. Inst. d. Krankenhauses Charlottenburg-Westend.
(Arch. f. Laryngol. u. Rhinol. Bd. 34, S. 1.)

kaum möglich, den primären Sitz der Erkrankung aufzufinden, da die kleine oberflächliche Verletzung, an der die Infektion zustande gekommen ist, bereits längst abgeheilt sein kann, wenn die schwereren Erscheinungen sich einstellen. Wenn wir daher von einer idiopathischen Perichondritis des Kehlkopfes sprechen, so können wir damit nur zum Ausdruck bringen, daß sich die Eingangspforte unserer Erkenntnis entzogen hat.

Das laryngoskopische Bild hängt von dem Sitz der Perichondritis ab. Die Perichondritis epiglottidis (Abb. 75) unterscheidet sich laryngoskopisch kaum von der einfachen phlegmonösen Entzündung. Eine eigentliche Abszeßbildung kommt am Kehldeckel selten vor. Eine mehr oder weniger ausgedehnte Nekrose des Knorpels und Defektbildung ist der häufigste Ausgang. Der ganze freie Teil der Epiglottis kann auf diese Weise nekrotisch abgestoßen werden.

Die Perichondritis der Aryknorpel (Abb. 75) äußert sich in einer tumorartigen, kugligen Anschwellung der Arygegend. Die Schleimhaut sieht dunkelrot oder lividrot aus, häufig ist sie ödematös durchtränkt und dadurch halb durchscheinend. Abszeßbildung ist häufig. Die Schwellung wird stärker, die ödematöse Durchtränkung der Umgebung nimmt zu, die nach dem Ohr hin ausstrahlenden Schmerzen werden unerträglich. Es bildet sich ein Abszeß, in dem der Aryknorpel teilweise oder ganz nekrotisiert liegt. Wird der Abszeß nicht operativ eröffnet, so bricht er spontan durch, Blut und Eiter werden ausgehustet, häufig zugleich mit einem Knorpelstück. Gleichzeitig lassen die Beschwerden nach, der Kranke fühlt sich vollständig frei. Nach der Entfernung des Sequesters ist die Konfiguration der Arygegend verändert, ein tiefes, kraterförmiges, reichlich Eiter sezernierendes Geschwür bleibt längere Zeit hindurch bestehen. Schon frühzeitig macht sich bei der Perichondritis arytaenoidea eine Bewegungsbeschränkung der betreffenden Kehlkopfhälfte bemerkbar, die zur vollständigen Fixation der Stimmlippen führen kann.

Die Perichondritis des Ringknorpels bedingt ein Bild, das vollständig dem der Laryngitis subglottica phlegmonosa (Abb. 71, S. 903) entspricht, während

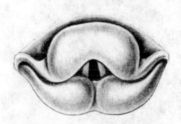

Abb. 75. Perichondritis epiglottidis et arytaenoidea duplex.

bei der Perichondritis des Schildknorpels die Schwellung gewöhnlich höher sitzt und zu einer Vorwölbung der Taschenfalten oder zu dem Bilde des Prolapsus ventriculi Veranlassung gibt.

Am leichtesten ist die **Diagnose** in den Fällen, in denen der Kehlkopfprozeß im Zusammenhang mit einem Erysipel der äußeren Haut oder des Pharynx auftritt; schwieriger sind die Verhältnisse bei den sog. idiopathischen Phlegmonen zu beurteilen, aber das Kehlkopfspiegelbild wird fast immer zu einer sicheren Diagnose führen. Bei den nekrotisierenden Formen und bei den phlegmonösen Entzündungen im Kindesalter ist die Differentialdiagnose gegen Diphtherie nicht immer leicht, in zweifelhaften Fällen muß die bakteriologische Untersuchung Sicherheit schaffen.

Die **Prognose** der phlegmonösen Prozesse sowohl wie der Perichondritis ist stets zweifelhaft. Die Plötzlichkeit der Ödeme kann selbst bei anscheinend leichten Fällen eine momentane Lebensgefahr bedingen. Man sollte deshalb bei allen phlegmonösen Entzündungen im Kehlkopf die Überführung in ein Krankenhaus anordnen, damit jederzeit ärztliche Hilfe zur Hand ist. Bei der Schwere der Infektion kommt es auch häufig zu plötzlichem Kollaps und Herztod durch Wirkung der Toxine.

Bei den schweren diffusen Phlegmonen ist jede **Therapie** meist erfolglos, mitunter scheint das polyvalente Antistreptokokkenserum von günstiger Wirkung zu sein, in anderen Fällen bleibt es völlig wirkungslos. Die antiphlogistische Behandlung nützt nur in leichten Fällen. Bei eintretender Atemnot ist die Tracheotomie indiziert, wenn Erscheinungen von Kehlkopfstenose vorhanden sind, tritt sie infolge von Herzschwäche ein, so hat die Operation keinerlei Nutzen.

Bei der Perichondritis sind Skarifikationen besonders bei stärkeren Ödemen und Inzisionen bei Abszedierung von Erfolg. In schweren Fällen ist nach dem Vorgehen von Hansberg die Laryngofissur mit Auskratzung und Knorpelresektion empfehlenswert.

Nach neueren Erfahrungen ist bei den Kehlkopfphlegmonen eine frühzeitige chirurgische Behandlung indiziert. In einem von mir mit E. Salomon (Steglitz) gemeinschaftlich beobachteten Fall von schwerer Phlegmone des Kehlkopfs und Rachens mit Neigung zur Abszeßbildung führte die breite Eröffnung von außen durch die Pharyngotomia subhyoidea, nachdem Inzisionen von innen nicht zum Stillstand des Prozesses geführt hatten, zu einer völligen Heilung.

2. Dekubitalgeschwüre am Kehlkopf.

Die Dekubitalgeschwüre (Abb. 76) am Kehlkopf sind selten, am häufigsten treten sie im Verlauf des Typhus abdominalis auf, sie können sich aber bei

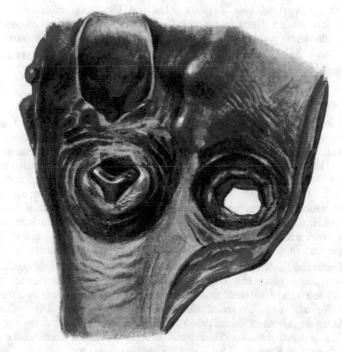

Abb. 76.
Dekubitalgeschwür der Hinterfläche der Ringknorpelplatte und hinteren Pharynxwand.
(Präparat des Pathologischen Instituts des Krankenhauses Charlottenburg-Westend.)

allen zur Kachexie führenden Krankheiten, z. B. Karzinomen entwickeln. Marschick hat mehrere Fälle bei Verkrümmung der Halswirbelsäule beobachtet.

Das Dekubitalgeschwür sitzt gewöhnlich auf der Hinterfläche der Ringknorpelplatte, man sieht auf ihr ein Ulkus von verschiedener Größe, auf dessen Grund gewöhnlich der Knorpel freiliegt, der Knorpel kann nekrotisieren. Wenn der Patient am Leben bleibt, kommt es zur Ausstoßung eines Sequesters und, falls der die Gelenkfläche für das Crico-arytaenoid-Gelenk tragende Teil des Knorpels ausgestoßen wird, zu einem plötzlichen schweren Erstickungsanfall durch Nachvornesinken der ihrer Stütze auf der Ringknorpelplatte beraubten Aryknorpel mit Juxtopposition der Stimmlippen. Ist nicht sofortige ärztliche Hilfe zur Tracheotomie zur Stelle, so erfolgt Erstickungstod.

In anderen Fällen kann es zu einer sehr starken Vorwölbung der hinteren Kehlkopfwand infolge von Abszeßbildung auf der Vorderfläche der Ringknorpelplatte kommen. Ein Fall von Durchbruch nach dem Kehlkopf mit Bildung einer Pharyngolaryngealfistel ist in der Literatur nicht bekannt, aber theoretisch möglich.

Genau der Ulzeration auf der hinteren Ringknorpelplatte gegenüber auf der hinteren Pharynxwand findet man ein Geschwür, das in Größe und Form dem oben beschriebenen völlig gleicht und die Weichteile durchsetzend die Wirbelsäule freilegt.

Die Dekubitalgeschwüre entziehen sich intra vitam häufig der Diagnose, da sie symptomenlos sogar ohne Schluckschmerzen wie in dem abgebildeten Fall, verlaufen können, und da bei den kachektischen Kranken, um die es sich immer handelt, die Hypopharyngoskopie kaum ausführbar ist. Bei den Geschwüren im Verlauf von Typhus wird die Diagnose meist erst durch den plötzlich auftretenden Erstickungsanfall gestellt. In der überwiegenden Mehrzahl der Fälle wird das Leiden erst auf dem Sektionstisch erkannt.

Außer der Tracheotomie bei Erstickungsgefahr ist therapeutisch beim Dekubitalgeschwür nichts zu erreichen.

3. Ödeme des Kehlkopfes.

Ätiologie. Das entzündliche Ödem des Kehlkopfs bei der Larynxphlegmone haben wir schon besprochen, bei anderen infiltrierenden Prozessen besonders tuberkulösen und bei in die Tiefe greifenden Ulzerationen entsteht es häufig als kollaterales Ödem. Auch bei Entzündungen in benachbarten Organen bei Peritonsillitis, bei Erkrankungen der Zungengegend, und bei tiefen Halsphlegmonen entwickelt sich ein Ödem am Kehlkopfeingang. Die traumatischen Ödeme sind zweifellos zu den entzündlichen zu rechnen, während die durch Insektenstiche hervorgerufenen auf den Reiz der bei dem Stich eingeimpften Säure zu beziehen sind. Die nicht entzündlichen Ödeme als Stauungsödeme sieht man bei Herzfehlern und Nephritis als Teilerscheinung eines allgemeinen Hydrops.

Die ödematöse Schwellung kann größere Abschnitte der Kehlkopfschleimhaut befallen, sie kann aber auch umschrieben auftreten. Bei einem Nephritiker beobachtete ich eine halbdurchscheinende tumorartige Anschwellung von über Bohnengröße, die den Eindruck eines Myxoms machte. Die mikroskopische Untersuchung ergab eine ödematös durchtränkte Schleimhaut. Zu den Idiosynkrasien gehört das Jodödem und das bei einigen Individuen nach dem Genuß bestimmter Speisen, wie Eiern, Krebsen usw. auftretende Ödem. Auch nach der Injektion von Ruhrserum sah ich bei einem Kollegen ein Larynxödem, das zu bedrohlichen Suffokationsanfällen führte. Daß es sich auch bei dem Jodödem um eine Idiosynkrasie handelt, geht schon daraus hervor, daß es sich nicht selten schon nach den ersten kleinen Dosen einstellt, in anderen Fällen wird das Mittel zunächst gut vertragen, plötzlich ohne nachweisbare Ursache tritt das Ödem auf; endlich sind Fälle mitgeteilt, in denen sich das Ödem erst nach Aussetzen der Medikation entwickelt. Wird das Jod wegen Syphilis gegeben, so müssen wir berücksichtigen, daß bei Lues Kehlkopfödeme auch ohne daß ein Medikament verabreicht wird, entstehen können. Man darf deshalb nicht jedes beim Jodgebrauch auftretende Ödem als Jodwirkung ansprechen.

Über das sanguinolent-gelatinöse Ödem bei Milzbrand siehe S. 828.

Prognostisch müssen wir es je nach den ursächlichen Verhältnissen sehr verschieden beurteilen: in manchen Fällen tötet ein akutes entzündliches Ödem einen vorher anscheinend ganz gesunden Menschen. In anderen Fällen, namentlich den mehr chronisch verlaufenden, handelt es sich um eine lokale, wenig bedeutungsvolle Erkrankung.

Die **Diagnose** ergibt der Kehlkopfspiegel. Schwieriger ist die Feststellung der Ursache, die häufig nur durch genaue Aufnahme der Anamnese und ganz genaue Untersuchung des Kranken eruiert werden kann.

Die **Behandlung** richtet sich nach der Ursache. Lokal ist nur bei beginnenden Atembeschwerden einzugreifen, bei denen tiefe Skarifikationen mitunter gute Wirkung haben. Bei stärkerer Atemnot ist die Tracheotomie ohne Verzug auszuführen.

4. Entzündung der Articulatio cricoarytaenoidea.

Bei den tiefen Entzündungen der Kehlkopfschleimhaut, namentlich bei der Perichondritis arytaenoidea und cricoidea bleiben die Gelenke des Kehlkopfes nur selten vollständig frei. Es kommt zu einer Entzündung der Articulatio cricoarytaenoidea, die, wie bereits erwähnt, zunächst eine Bewegungsbeschränkung, im weiteren Verlauf eine vollkommene Fixation der entsprechenden Kehlkopfhälfte bedingt. Nicht immer leicht von dieser Form der Arthritis sind diejenigen entzündlichen Gelenkaffektionen zu unterscheiden, die bei Polyarthritis rheumatica, bei syphilitischen, pyämischen und gonorrhoischen Affektionen vorkommen. Auch bei der Arthritis urica kann das Cricoarytaenoidgelenk beteiligt sein. Man findet dann gichtische Ablagerungen im Gelenk und seiner Umgebung. Schluckschmerzen, Bewegungsbeschränkungen der entsprechenden Kehlkopfhälfte, verbunden mitunter mit Stimmstörungen, können als Folgezustände beobachtet werden. Nach der Ausheilung der genannten Gelenkaffektionen kommt es meist zu einer Ankylose, die eine Verwechslung mit einer Rekurrenslähmung veranlassen kann.

Die Therapie hat die Grundkrankheit zu berücksichtigen, eine Lokalbehandlung ist zwecklos.

III. Kehlkopferkrankungen bei chronischen und akuten Infektionskrankheiten.

1. Erkrankungen bei chronischen Infektionskrankheiten.

a) Tuberkulose.

Infektionsweg. Die oberen Luftwege können auf verschiedene Weise tuberkulös infiziert werden, die Keime können von außen mit der Inspirationsluft durch Staub (Cornet u. a.) oder durch Tröpfchen (Flügge, B. Fränkel) durch die Nase bzw. bei Mundatmern durch den Mund in den Rachen, den Kehlkopf und die tieferen Luftwege gelangen — Einatmungsinfektion —, sie können mit den Speisen in den Rachen eingeführt — Fütterungsinfektion — durch infizierte Finger oder Gebrauchsgegenstände in die Schleimhaut eingeimpft werden — Impfinfektion —, oder dem Organismus selbst entstammen und entweder mit dem Sputum aus der Lunge in den Kehlkopf gelangen oder auf dem Blut- oder Lymphwege von anderen Organen, besonders den Hilusdrüsen, in die Schleimhaut der oberen Luftwege verschleppt werden. Endlich kann eine Kontaktinfektion von benachbarten Organen besonders der Haut zur tuberkulösen Erkrankung der oberen Luftwege führen.

Die primäre Tuberkulose der Nase (S. 809) und des Rachens (S. 878) haben wir besprochen. Ein Primärkomplex im Kehlkopf gehört zu den größten Seltenheiten, weil die Krankheitserreger, ehe sie in den Kehlkopf gelangen, fast immer von den Schutzeinrichtungen des Organismus unschädlich gemacht werden. Dringen sie bis in den Larynx vor, so finden sie auch nur selten Gelegenheit, sich anzusiedeln; nur wenn oberflächliche oder größere Substanzverluste ihnen

den Eintritt in das submuköse Gewebe ermöglichen, können sie sich entwickeln
und zu tuberkulösen Affektionen im Kehlkopf führen. Nach E. Fränkel
können sie die intakte Schleimhaut durchwandern, in den meisten Fällen dürften
ganz oberflächliche Epithelverletzungen, die nach Albrechts Versuchen für
das Zustandekommen einer tuberkulösen Erkrankung beim Einreiben von
Kulturen genügen, das Eindringen ermöglichen.

Die primäre Kehlkopftuberkulose ist den Laryngologen schon lange
bekannt, von den Pathologen aber geleugnet worden, bis sie durch die Sektionsbefunde von Heller bestätigt wurde.

In der überwiegenden Mehrzahl der Fälle erkrankt der Kehlkopf sekundär
bei bestehender Lungentuberkulose oder seltener von einer Haut-, Nasen- oder
Rachenaffektion aus. In den meisten Fällen handelt es sich im Larynx um
eine Sputuminfektion; der bazillenhaltige Auswurf wird aus der Lunge nach
oben befördert, er bleibt häufig längere Zeit auf der hinteren Wand liegen (Ver-
weilinfektion Killians). Auch durch die Drüsenausführungsgänge (Heryng,
Moritz Schmidt) gelangen die Bazillen in die Tiefe, wo sie günstige Ent-
wicklungsbedingungen finden.

Der Allgemeinzustand ist für das Zustandekommen der Kehlkopftuberkulose
von größter Bedeutung; geschwächte, unterernährte, anämische Individuen
sind empfänglicher als kräftige, in gutem Ernährungszustand. Ein Beweis
dafür ist die Zunahme der Kehlkopftuberkulose nach dem Kriege. Alle den
Organismus schwächenden Schädlichkeiten steigern die Empfänglichkeit für
die Larynxinfektion, namentlich Überstehen schwerer Krankheiten, Überarbeitung, Exzesse in Baccho et Venere, sowie ungünstige hygienische Verhältnisse, besonders in den Wohnungen.

Wir können die Tuberkulose der oberen Luftwege nicht als
lokale Erkrankung betrachten, wir müssen sie in Zusammenhang bringen mit dem Ablauf der Infektion des Gesamtorganismus und dem immunbiologischen Kräfteverhältnis (v. Hayek).
Ist der Organismus infolge erworbener Immunität in Gleichgewichtslage
(Petruschky, Ranke u. a.), so bleibt die tuberkulöse Erkrankung stationär,
lassen die Abwehrkräfte nach, so greift sie in dem schon befallenen Organismus
weiter um sich und geht auf bisher gesunde Organe über. Nach Bumba ist
jede neue Lokalisation auf eine Störung des Gleichgewichts zu ungunsten
der Abwehrkräfte zurückzuführen. Warum aber im einzelnen Fall der Kehlkopf erkrankt, im anderen ein anderes Organ, wissen wir nicht, der Begriff der
ererbten oder erworbenen Disposition trägt auch nicht viel zur Erklärung bei.

Die Verteilung der Lymphgefäße (Blumenfeld) in der Umgebung der
Glottis erklärt, warum gerade an dieser Stelle tuberkulöse Veränderungen häufig
sind, nicht aber warum der Kehlkopf überhaupt befallen wird, auch die örtliche
Steigerung der Azidose des Gewebssaftes, die Schade als Ursache für die häufig
bei Mischinfektionen auftretende Verschlimmerung der Tuberkulose ansieht,
begründet nicht die beginnende Erkrankung. Lokale entzündliche und katarrhalische Erscheinungen im Kehlkopf können bei einem Lungenkranken zu
einer Lokalisation im Larynx führen (Killian), aber ein entzündlicher Prozeß
geht nur selten dem Beginn der Tuberkulose voraus.

Die Tuberkulose der oberen Luftwege tritt klinisch in zwei verschiedenen Formen auf, die pathologisch-anatomisch und ätiologisch identisch
sind. Sie unterscheiden sich aber in ihrer Erscheinung und ihrem Verlauf.
Während die eigentliche Tuberkulose schnell verläuft und zerstört, zeigt
die als Lupus bezeichnete Form nur eine geringe Neigung zur Zerstörung
und einen exquisit chronischen Verlauf.

Die tuberkulösen Veränderungen im Kehlkopf lassen sich anatomisch auf fünf Grundformen zurückführen: miliare Knötchen, Infiltration, Tumor, Ulzeration und Perichondritis. Manasse betrachtet die miliaren Knötchen als Teilerscheinung der Infiltration. Die Einteilung der Kehlkopftuberkulose in eine exsudative und in eine produktive Form, die Rikmann nach Analogie der Aschoffschen Unterscheidung der Lungentuberkulose vorschlägt, ist, wie Manasse richtig sagt, unzweckmäßig, weil namentlich mikroskopisch die Trennung der beiden Formen und ihrer Übergänge unmöglich ist.

Pathologische Anatomie. Die in das Gewebe eingedrungenen Bazillen reizen die Gewebs-, die bindegewebigen und epithelialen Zellen zur Proliferation, so entstehen die meist subepithelial, aber auch mehr in der Tiefe sitzenden Tuberkel mit sog. Epitheloid- und Langhansschen Riesenzellen (Abb. 77). Die Knötchen sind rund oder länglich, einzeln oder in Gruppen vereinigt, nicht selten konfluieren mehrere, was an mehreren Riesenzellen zu erkennen ist. Verfettung und Verkäsung ist bei frischen Tuberkeln sehr selten, bei älteren die Regel. In manchen Fällen findet man Haufen von Lymphozyten ohne Riesenzellen

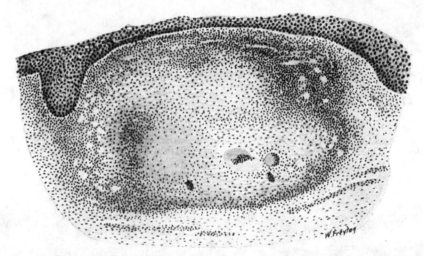

Abb. 77. Stimmband mit subepithelialem Tuberkel. (Nach Manasse.)

und ohne Verkäsung, die v. Recklinghausen und Manasse als Lymphome bezeichnen. Besondere Beziehungen der Tuberkel zu den Drüsen und Gefäßen konnten weder E. Fränkel noch Manasse nachweisen, während Heryng die Einwanderung der Bazillen durch die Drüsenausführungsgänge mit primärer interazinöser oder intraazinöser Erkrankung häufig beobachtet haben will. Eine Periglandulitis ist nach Manasse häufiger. An den Gefäßen beschreiben Heinze und Schech zirkuläre Rundzellenanhäufung oder wirkliche Tuberkelbildung an der Adventitia. In den Muskeln finden sich nur selten Tuberkel, während Degenerationsvorgänge an den Fasern von E. Fränkel und Manasse beschrieben werden. Letzterer faßt die Muskeldegeneration als toxische Einwirkung der Stoffwechselprodukte der Bakterien auf, weil sie nicht nur in der Nachbarschaft der tuberkulösen Herde, sondern auch in weiterer Entfernung von ihnen gefunden werden.

Die Tuberkel wirken im Bindegewebe als Reiz, es sammeln sich in ihrer Umgebung meist kleine, seltener größere, mit runden gelappten oder doppelten Kernen versehene Lymphozyten, es entsteht ein Infiltrat, das den ganzen Raum zwischen Epithel und Knorpel einnehmen kann und makroskopisch durch Volumenzunahme und Rötung zu erkennen ist (Abb. 78). Verfettung und Verkäsung findet man gewöhnlich an den älteren zentralen Abschnitten, während die frischeren, mehr in der Peripherie gelegenen, keine Degenerationsvorgänge erkennen lassen. In anderen Fällen, bei den lupösen Erkrankungen, tritt an die Stelle der Rundzelleninfiltration eine Bindegewebswucherung, die zur Abkapselung der Herde durch Narbenbildung führt.

Ödeme sind nach Manasse regelmäßige Begleiterscheinungen des tuberkulösen Infiltrates. Außer der makroskopisch sichtbaren ödematösen Durchtränkung unterscheidet er mikroskopisch ein „grobmaschiges Ödem" (Abb. 78), b i dem erweiterte Lymphspalten und größere Lymphgefäße durch Flüssigkeit stark dilatiert sind von einem „feinmaschigen", bei dem die Bindegewebsfasern auseinandergedrängt erscheinen. Ein parenchymatöses Ödem ist selten.

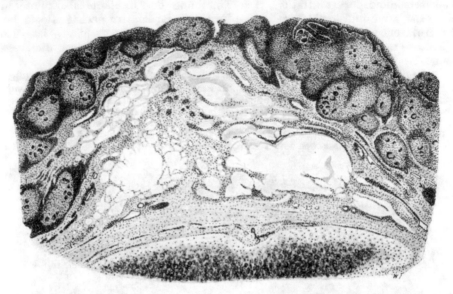

Abb. 78. Stadium der Infiltration mit reichlicher Tuberkelbildung, oben kleiner Epitheldefekt, kleines Ulkus. Zwischen Perichondrum und Tuberkelzone grobmaschiges Ödem. Schnitt durch die Epiglottis. (Nach Manasse.)

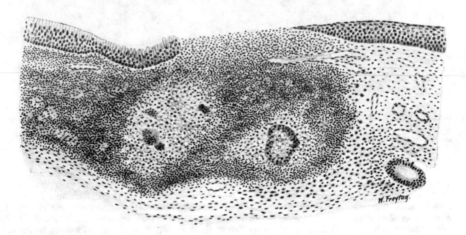

Abb. 79. Taschenband; frisches tuberkulöses Ulkus, rechts am Rande metaplastisch entstandenes Plattenepithel, links normales Zylinderepithel. (Nach Manasse.)

Das subepitheliale Infiltrat reizt das darüber liegende Plattenepithel zur Wucherung, es entwickelt sich eine diffuse Pachydermie oder papillomatöse Exkreszenzen, während das Zylinderepithel zunächst in Plattenepithel umgewandelt (Abb. 79) wird, das den gleichen Veränderungen unterliegt wie das genuine Plattenepithel. Außer der Oberflächenwucherung mit Verhornung sieht man ein Wachsen des Epithels auch in die Tiefe, so daß man abgeschnürte und mit der Oberfläche zusammenhängende Epithelzapfen in der Tiefe findet, die ein Karzinom vortäuschen können.

Das Tuberkulom ist fast immer deutlich vom Infiltrat zu unterscheiden. Nach Manasse erscheint es in zwei Formen. Das Fibrotuberkulom besteht aus Bindegewebe mit eingelagerten Tuberkeln, während das Granulotuberkulom außer den Tuberkeln fast ausschließlich Granulationsgewebe enthält. Verkäsung ist in den Tuberkulomen selten.

Die Geschwüre können auf verschiedene Weise entstehen.

1. Die subepithelialen Tuberkel verkäsen und zerfallen, die darüber liegende Epitheldecke wird eingeschmolzen, es bildet sich ein zunächst oberflächliches Ulkus, das sich häufig unter dem Einfluß einer Sekundärinfektion mit Entzündungserregern nach der Breite und Tiefe ausdehnt.

In anderen Fällen schießen in der Umgebung des Geschwüres frische Knötchen auf, die zerfallen. Die Ulkuskula konfluieren mit dem vorhandenen Geschwür, das sich nach der Fläche hin ausbreitet, eine buchtiges Aussehen bekommt, häufig unterminierte Ränder besitzt und auf seinem Grund schlaffe Granulationen aufweist oder von spärlichem, dünnflüssigem, wenig Tuberkelbazillen enthaltenden Eiter bedeckt ist.

2. Bei großen tiefgreifenden Infiltrationen entsteht durch zentrale Verkäsung beim Durchbruch ein tiefes kraterförmiges Ulkus, das bis in die Muskulatur, ja bis an das Perichondrium reichen kann.

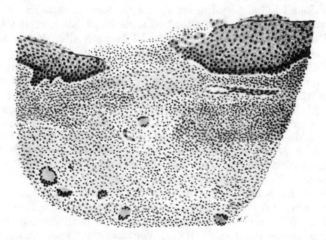

Abb. 80. Kleines tuberkulöses Ulkus der Epiglottis mit abgeschrägten, unterminierten Rändern. (Nach Manasse.)

3. Entstehen Geschwüre nach Manasse dadurch, daß das nach der Oberfläche hin wuchernde tuberkulöse Gewebe die Epitheldecke unterminiert und sie schließlich durchbricht, ohne daß Degenerationsvorgänge im tuberkulösen Gewebe nachweisbar wären. Epithelmetaplasien in der Umgebung der Geschwüre sind häufig, ebenso pachydermische Veränderungen (Abb. 80).

Nichtspezifische Geschwüre können im Kehlkopf Tuberkulöser vorkommen, sind aber selten; sie sowohl wie die syphilitischen und karzinomatösen laufen aber immer Gefahr, sekundär tuberkulös infiziert zu werden.

Greifen die Geschwüre in die Tiefe, so kommt es zur Perichondritis. Die Knorpelhaut wird so stark von Rundzellen durchsetzt, daß das Bild von Granulationsgewebe mit Degenerationssymptomen erscheint. Im weiteren Verlauf kommt es zur Chondritis mit feinkörniger Trübung der Interzellularsubstanz, Zellentartung, Erweichung und Zerfall oder zur Nekrose und Sequesterbildung. Am Septumknorpel sieht man meist das Eindringen des tuberkulösen Gewebes in den Knorpel mit Erweichung und Resorption (Manasse, Hosomi), während an den Kehlkopfknorpeln Nekrose, Sequesterbildung und totale oder partielle Ausstoßung die Regel ist. Die Perichondritis kann entweder rein tuberkulöser Natur sein oder auf einer Mischinfektion mit den gewöhnlichen Entzündungserregern beruhen.

Die Angaben über die Häufigkeit der Kehlkopftuberkulose im Verhältnis zu den Lungenerkrankungen schwankt in den weitesten Grenzen von 13,8 % bei Willigk bis zu 97 % bei Schäffer. Die Verschiedenheiten

beruhen zum Teil auf der Beschaffenheit des verwendeten Materials, zum bei
weitem größten auf der subjektiven Auffassung des Beobachters. Wenn man
jeden Larynxkatarrh bei einem Tuberkulösen als beginnende Tuberkulose
ansieht, so muß man zu sehr großen Zahlen kommen. St. Clair Thomson
will seit 1916 eine deutliche prozentuale Abnahme der Kehlkopftuberkulose
festgestellt haben, während Schröder und Wirth und Tegtmeyer eine
Zunahme nachweisen, die auch von mir an meinem Material absolut und prozentual beobachtet ist. Finder berechnet die relative Häufigkeit auf 20%
bei einem aus allen drei Stadien etwa gleichmäßig gemischten Material. Ich
bin bei meinen Patienten zu dem gleichen Prozentsatz gekommen. Männer
erkranken sehr viel häufiger an Larynxtuberkulose als Frauen, nach Brauch
waren unter 446 Fällen der Freiburger laryngologischen Klinik $^2/_3$ Männer
und $^1/_3$ Frauen, auch in den älteren Statistiken findet sich annähernd das gleiche
Verhältnis (82,7:17,8 bei Heinze, 70:30 bei Lublinski).

Das Alter zwischen 20 und 40 Jahren stellt die größte Zahl von Larynx-
phthise, vor dem 14. Lebensjahre ist sie sehr selten, aber auch im Kindesalter
kommt sie vor, auch das Greisenalter bleibt nicht gänzlich verschont. Rhein-
dorff sah Kehlkopftuberkulose bei einem 13 Monate alten Kind, der Verfasser
bei einem über 70jährigen Kollegen.

Die Kehlkopftuberkulose tritt im Anfang einseitig auf, im weiteren Verlauf
ergreift sie auch die andere Larynxhälfte. Nach Türck und Friedrich soll
die Kehlkopferkrankung auf der Seite der erkrankten Lunge beginnen. R. Pfeiffer und Kerkunoff wollen aus dieser Gleichseitigkeit auf eine
gleichzeitige oder kurz hintereinander erfolgte Infektion beider Organe auf dem
Lymphwege schließen. Dieser Schluß ist nicht möglich, da die Prämisse zum
mindesten nicht feststeht; Verfasser konnte sich an seinem Material nicht
von der regelmäßigen oder auch nur überwiegend häufigen Gleichseitigkeit
der Lungen- und Kehlkopfaffektion überzeugen.

Die Blässe der Kehlkopfschleimhaut ist sicher kein charakteristisches
Zeichen für eine beginnende Larynxtuberkulose, denn sie findet sich nicht
nur in gleicher Weise bei der Anämie, sondern auch nach starken Blutverlusten,
bei heruntergekommenen Syphilitikern, Karzinomkranken, Nephritikern u. a.
Auch die blasse Farbe der Epiglottis bei sonst normal gefärbter Schleimhaut
ist nicht pathognomisch (Moritz Schmidt).

Die erste Lokalisation der Tuberkulose im Kehlkopf ist meist an
der hinteren Kehlkopfwand, an den Stimmlippen oder an der Seitenwand
des Ventrikels bzw. der Unterfläche der Taschenfalte. Nach Brauch erkranken die Stimmlippen am häufigsten, dann die Hinterwand, seltener Aryknorpel, Taschenfalten und Kehldeckel, am seltensten die aryepiglottischen
Falten und die vordere Kommissur. Nach meiner Erfahrung ist der Beginn an
der Hinterwand häufiger als an der Stimmlippe.

Bei der lupösen Form erkrankt zunächst der Kehldeckel, danach die aryepiglottischen Falten, die Arygegend und die Regio arytaenoidea. Seltener
schreitet der Prozeß von der Epiglottis auf die Taschenfalten fort; die Stimmlippen selbst bleiben meist frei, während die subglottische Gegend oft beteiligt ist.

Das tuberkulöse Infiltrat kann an allen Stellen der Kehlkopfschleimhaut beobachtet werden; an den Taschen- und aryepiglottischen Falten, an
der hinteren Wand, an den Stimmlippen, an der Seitenwand des Ventrikels
und der Epiglottis, in der Regio subglottica und am Petiolus epiglottidis findet
es sich in diffuser oder zirkumskripter Form. An denjenigen Abschnitten,
an denen die Infiltrate wenig mechanischen Insulten ausgesetzt sind, halten
sie sich lange Zeit hindurch unverändert, während sie am Kehldeckel, an den
Stimmlippen und besonders über den Processus vocales schon nach kurzer

Zeit zerfallen und dadurch zu mehr oder weniger ausgedehnten Ulzerationen
Veranlassung geben. Der Kehldeckel ist häufig infiltriert, er erscheint dann
stark bis auf das Vierfache seines normalen Volumens verdickt und besonders
am freien Rand ödematös. Ulzerationen am freien Rande und auf der laryngealen
Fläche (Abb. 84) bilden sich außerordentlich häufig. Beim Tiefergreifen kommt
es zur Perichondritis mit nachfolgender Knorpelnekrose und Defektbildung. Die
Taschenfalten sind in ganzer Ausdehnung oder umschrieben geschwollen. Die
diffus infiltrierte Taschenfalte ist gerötet und
geschwollen, sie verdeckt die Stimmlippe bei
der Phonation und Respiration. Mitunter erscheint beim Phonieren noch ein schmaler Saum
der Stimmlippe im laryngoskopischen Bilde. Ist
die untere Fläche der Taschenfalten allein infiltriert, so ragt ein Schleimhautwulst aus der Ven-
trikelöffnung zwischen Taschenfalten und Stimmlippen heraus, der als Pseudoprolaps des Ventrikels

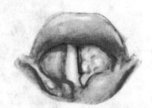

beschrieben ist. Durch eine Infiltration der lateralen Ventrikelwand odes des seitlichen Abschnittes
der Stimmlippenschleimhaut oder durch eine Peri-

Abb. 81.
Infiltration der l. Taschenfalte.
Birnförmiges Infiltrat der l.
Aryepiglottisfalte.

chondritis cricoidea oder thyreoidea interna kann
das gleiche laryngoskopische Bild entstehen. An den aryepiglottischen Falten
bildet sich durch das Infiltrat eine birnen- oder keulenförmige Anschwellung
mit dem dicken Ende über dem Santorinischen Knorpel (Abb. 81). Regelmäßig findet man gleichzeitig eine Perichondritis arytaenoidea (Abb. 82). An der
hinteren Wand tritt das Infiltrat in der Form eines höckrigen, breitbasig, entweder symmetrisch oder mehr einseitig aufsitzenden Tumors auf, der bei stärkerer
Entwicklung ein mechanisches Hindernis für den Glottisschluß abgeben kann.
Das Epithel über dem Infiltrat ist pachydermisch
verdickt. In anderen Fällen erscheint die tuberkulöse
Infiltration der hinteren Kehlkopfwand mehr unter
dem Bilde des papillomatösen Tumors. An den
Stimmlippen ist die Infiltration diffus als walzenför-
mige Schwellung (Abb. 82), oder mehr zirkumskript,
tumorartig oder ohne scharfe Grenze in die Umgebung übergehend. Bei starken Schwellungen,
an denen die laterale Wand des Ventrikels beteiligt
ist, kann die Grenze zwischen Taschen- und Stimm-

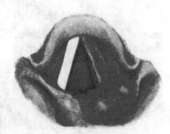

lippen verstrichen sein, oder nur noch in der Form
einer seichten Furche hervortreten. Von dieser
Furche aus entwickelt sich durch die Anlagerung
der anderen Stimmlippen beim Glottisschluß ein
Längsgeschwür (Abb. 82 und 83), das so tief werden

Abb. 82.
Tuberkulose des Kehlkopfes. L.
Stimmlippe walzenförmig mit
Längsgeschwür; beginnende
Perichondritis arytaenoidea
sinistra.

kann, daß sich der freie Rand der anderen Stimm-
lippe zwischen die beiden Lefzen der Ulzeration einlegt (Lippengeschwür
Biefels) oder zur vollständigen Zerstörung der Stimmlippe führt, von der
nur das elastische Gewebe erhalten bleibt.

Tuberkulome kommen im Kehlkopf als Fibrotuberkulome, an der hinteren Wand und den Taschenfalten, als Granulotuberkulom, wenn auch selten
in der Stimmlippe vor.

Die Ulzerationen (Abb. 82—86) haben bestimmte Prädilektionsstellen. Zu
diesen gehört zunächst die hintere Larynxwand, an der sie gewöhnlich eine
größere Ausdehnung besitzen, als es im laryngoskopischen Bilde scheint. Über
den Processus vocales der Stimmlippen sehen wir gleichzeitig häufig Geschwüre,

die entweder mit dem Ulkus der hinteren Wand in Verbindung stehen, oder sich isoliert, wahrscheinlich durch die bei jeder Phonation hervorgerufenen mechani-

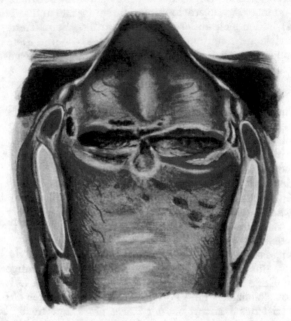

Abb. 83. Längsgeschwür der linken Stimmlippe. Geschwüre über dem rechten Proc. vocalis und beiden Äryknorpeln. Ulzeration der gesamten Ventrikelschleimhaut, der vorderen Kommissur und der linken Taschenfalte.

schen Insulte, entwickeln. Oberflächliche Lentikulargeschwüre und ausgedehnte Substanzverluste auf der Oberfläche sieht man häufig auf den Stimmlippen. Am Kehldeckel und den Taschenfalten, ebenso auf der subglottischen Schleimhaut finden sich gleichfalls mehr oder weniger ausgedehnte Substanzverluste.

Die lupösen Infiltrate bleiben im Kehlkopf sehr lange unverändert, sie neigen sehr viel weniger zum geschwürigen Zerfall als die tuberkulösen, da sie oft zu einer reaktiven Bindegewebswucherung, nicht zu einer Rundzelleninfiltration in der Umgebung führen (siehe S. 917). Häufig beobachtet man an einer Stelle der lupösen Erkrankung Neigung zur Heilung mit Narbenbildung, während an einer anderen ein Fortschreiten des Infiltrats zu konstatieren ist. Seltener als bei der Tuberkulose sieht man eine Beteiligung des Perichondrium

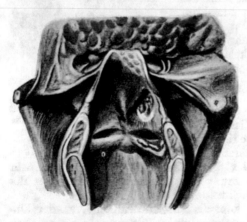

Abb. 84. Geschwür am freien Rand des Kehldeckels rechts und auf der laryngealen Fläche. Tiefes Ulkus der rechten Stimmlippe.

mit Zerstörung des Knorpels. Tritt eine Perichondritis auf, so kommt es im weiteren Verlaufe fast regelmäßig zu einer Narbenstenose des Kehlkopfes.

Miliare Knötchen kann man sowohl mit dem gewöhnlichen Kehlkopfspiegel wie auch ganz besonders bei Anwendung des Hirschbergschen Prismas
oder des Brüningsschen Vergrößerungsspiegels in der Kehlkopfschleimhaut
erkennen. Besonders häufig treten sie einzeln oder zu Gruppen vereint am
Kehldeckel, an den aryepiglottischen Falten und den Taschenfalten auf. Sie
werden nur selten resorbiert, meist zerfallen sie zu Ulkuskulis, die durch
Einschmelzung der dazwischen liegenden entzündeten Schleimhaut zu größeren
Geschwüren führen. Auch in der Regio subglottica und dem Anfangsteil der
Trachea beobachtet man nicht selten Tuberkelknötchen. Auffallend ist es,
daß sie bei der Sektion häufiger gesehen werden als im klinischen Bilde, dies

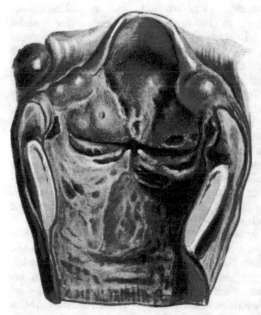

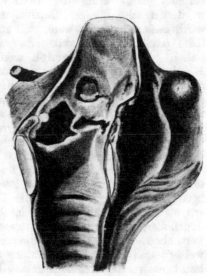

Abb. 85. Ausgedehnte Tuberkulose des ganzen
Kehlkopfs mit Infiltration, Ulzeration,
Ödem und Perichondritis.

Abb. 86. Tiefes Geschwür der laryngealen
Fläche des Kehldeckels und der Stimmlippen. Der l. Aryknorpel ist durch Perichondritis verloren gegangen, an seiner
Stelle tiefes kraterförmiges Geschwür.

dürfte darauf zurückzuführen sein, daß diese Veränderungen häufig erst sub
finem vitae in der subglottischen und Trachealschleimhaut zur Entwicklung
kommen.

Perichondritiden unterscheiden sich, wie bereits erwähnt, in keiner
Weise von den bei den akuten entzündlichen Prozessen entstehenden Knorpel-
hautentzündungen. Wir verweisen deshalb auf das vorhergehende Kapitel
(S. 911). Bei den Perichondritiden im Verlauf der Kehlkopftuberkulose handelt
es sich fast regelmäßig um eine Mischinfektion, bei der den gewöhnlichen Entzündungserregern durch das tuberkulöse Ulkus die Eingangspforte geöffnet wird
(Abb. 82, 85 u. 86).

Symptome. Die Beschwerden bei beginnender Tuberkulose — die prä-
monitorischen Erscheinungen (Finder) — sind in den meisten Fällen ziemlich
undeutlich. Parästhesien, besonders ein Gefühl von Schleim im Halse, das

zum häufigen Räuspern Veranlassung gibt, leichte Ermüdbarkeit und Klang-
losigkeit der Stimme lassen zunächst keinen sicheren Schluß auf das Vorhandensein einer spezifischen Kehlkopfaffektion zu. Die häufig schon frühzeitig auftretende Heiserkeit kann auch nur als Folge der hochgradigen Anämie und
der dadurch bedingten Muskelschwäche zustande kommen. Kommt es im
weiteren Verlauf zu ausgedehnteren Veränderungen im Kehlkopf, so werden
die Symptome sehr viel deutlicher, ja sie können schließlich das gesamte Krankheitsbild beherrschen. Stimmstörungen finden sich in verschiedener Form,
vom leichten Belegtsein der Stimme bis zur vollständigen Aphonie, in Fällen
ausgedehnter Zerstörung der Stimmlippen, doppelseitiger Perichondritis arytaenoidea mit Unmöglichkeit des Glottisschlusses, oder — wenn auch selten —
einer doppelseitigen Rekurrenslähmung. Hustenreiz ist verhältnismäßig
selten auf den Kehlkopf zu beziehen, er ist meistens die Folge der gleichzeitigen Erkrankung der tieferen Luftwege, jedoch kommen Fälle vor,
in denen sehr lästiger Reizhusten von der Kehlkopfschleimhaut ausgelöst
wird, besonders dann, wenn sich gestielte Tumoren oder im Luftstrom bewegliche papillomatöse Exkreszenzen an der hinteren Kehlkopfwand entwickelt
haben. Atembeschwerden werden bei den vorgeschrittenen Fällen von
Kehlkopftuberkulose häufig beobachtet. Sie können dadurch bedingt sein,
daß sich die Glottis bei doppelseitiger Perichondritis nur unvollständig öffnet,
sie können als Folge von Infiltraten am Kehlkopfeingang oder im Kehlkopfinnern,
namentlich in der Regio subglottica auftreten, sie können durch ausgedehnte
Zerstörungen des Lungenparenchyms bedingt sein, auch Ödem des Kehlkopfeingangs oder der Glottis und große Granulationen und papillomatöse Exkreszenzen an der Hinterwand oder den Stimmlippen führen zur Stenose.

Die Unterscheidung, ob die bestehende Atemnot vom Kehlkopf oder von
den tieferen Luftwegen ausgeht, ist einerseits durch die laryngoskopische Untersuchung, andererseits durch die Beobachtung der Atmung möglich. Haben
wir es mit einer Atemstörung infolge von Larynxstenose zu tun, so ist ein
deutlicher, vorwiegend inspiratorischer Stridor zu konstatieren. Die Patienten
versuchen es, durch Hintenüberneigen des Kopfes das Kehlkopflumen zu erweitern und dadurch die Atmung zu erleichtern. Die Zahl der Atemzüge ist
herabgesetzt, der Kehlkopf in das Jugulum hinabgezogen, die auxiliären Atemmuskeln krampfhaft kontrahiert. Bei der durch Zerstörung des Lungengewebes bedingten Atemnot ist die Atemfrequenz erhöht. Die Atemzüge
sind oberflächlich, Stridor ist nicht vorhanden. Die Hilfsmuskeln sind gleichfalls in angestrengter Tätigkeit. Eine präinspiratorische Aufblasung der Nasenflügel wird fast regelmäßig beobachtet.

Von besonderer Wichtigkeit sind die Schmerzen. Handelt es sich um
eine Erkrankung des Kehlkopfinnern, so sind Schmerzen weder beim Schlucken
noch beim Sprechen in nennenswerter Weise vorhanden, greift aber der Prozeß
auf den Kehlkopfeingang über, haben wir Ulzerationen und Infiltrate an der
Epiglottis, den aryepiglottischen Falten, oder an der Hinterfläche der Ringknorpelplatte, oder ist eine Perichondritis arytenoidea vorhanden, so treten
heftige Schluckstörungen auf, die die Patienten am Genuß fester und flüssiger
warmer Speisen vollständig hindern, während kühle, weich-breiige Nahrung
geschluckt werden kann. Die Dysphagie kann so hohe Grade erreichen, die
stechenden, nach dem Ohr ausstrahlenden Schmerzen können so intensiv werden,
daß die Patienten jeden Schluckakt vermeiden und durch die vollständig darniederliegende Nahrungsaufnahme in kürzester Zeit ihrem Ende entgegen-
geführt werden.

Die beim Husten und Sprechen auftretenden Schmerzen sind zum Teil
auf die Bewegungen der infiltrierten und ulzerierten Schleimhaut, zum Teil

auf pleuritische Reizung und die Erschütterung der Körpermuskulatur zu beziehen.

Der Auswurf entstammt meist den tieferen Luftwegen. Das im Kehlkopf gebildete Sekret ist spärlich, dünnflüssig, graugrün, eitrig, bei Ulzerationen mitunter etwas blutig. Größere Mengen Blut kommen stets aus der Lunge, ganz ausnahmsweise kann beim Durchbruch eines perichondritischen Abszesses eine größere Menge Blut und Eiter mit nekrotischen Gewebsfetzen oder mit einem Knorpelsequester aus dem Larynx ausgehustet werden. Auch beim Abreißen einer Granulation durch starken Husten kann eine größere Menge Blut ausgeworfen werden. Bei Erkrankung des Kehlkopfeingangs entleeren die Kranken oft eine größere Menge Speichel mit Schleim, weil sie der Schmerzen wegen möglichst jeden Schluckakt vermeiden.

Das Fieber ist nur in geringem Maße von der Kehlkopferkrankung beeinflußt, es hängt ebenso wie die nächtlichen Schweiße fast ausschließlich von dem Lungenprozeß ab.

Die **Diagnose** der sekundären Kehlkopftuberkulose ist bei vorgeschrittenen Fällen fast immer leicht, da außer dem laryngoskopischen Befund bei der gewöhnlichen Tuberkulose die nachweisbare Lungenaffektion, bei der lupösen Form das Vorhandensein der Hauterkrankung sichere Anhaltspunkte ergeben. Schwierigkeiten machen die primären Kehlkopferscheinungen und die beginnenden sekundären Tuberkulosen, da die Befunde häufig nicht charakteristisch sind.

Die Form der Geschwüre im Kehlkopf ist oft charakteristisch, die tuberkulösen sind buchtig, mit flachen, allmählich abfallenden, häufig unterminierten Rändern, der Geschwürsgrund ist von dünnflüssigem, eitrigem Sekret bedeckt. Auf dem Grund und am Rand finden sich oft Granulationen und papillomatöse Exkreszenzen. Tuberkelknötchen in der Umgebung sichern die Diagnose. Die spätsyphilitischen sind steil und scharf umrandet, im Grunde von fest anhaftendem speckigen Belag bedeckt. Die reaktive Rötung ist in der Umgebung der tuberkulösen Ulzerationen gering, bei den syphilitischen intensiv.

Die Lokalisation der Veränderungen im Kehlkopf ist nicht charakteristisch, da der Beginn der Tuberkulose im hinteren Kehlkopfabschnitt häufig vorkommt, während bei den lupösen Erkrankungen gerade die Epiglottis und der vordere Larynxabschnitt besonders häufig verändert erscheint.

In allen zweifelhaften Fällen ist eine genaue Lungenuntersuchung unter Anwendung aller diagnostischen Hilfsmittel vorzunehmen, anderseits sollte auch bei jedem Fall von Lungentuberkulose von Zeit zu Zeit eine Kehlkopfspiegeluntersuchung ausgeführt werden, um schon die ersten Anzeichen einer beginnenden Kehlkopfkomplikation festzustellen. Auch die Sputumuntersuchung darf nicht unterlassen werden, wenn auch ein positiver Lungen- und Sputumbefund kein absoluter Beweis für die tuberkulöse Natur der Kehlkopfveränderung ist, da ein Phthisiker im Larynx an Syphilis oder Karzinom, an Influenzalaryngitis oder Laryngitis sicca erkrankt sein kann.

Auch die von B. Fränkel empfohlene Untersuchung des Geschwürssekrets auf Bazillen ist nicht beweisend, der negative Befund ist wegen des sehr spärlichen Vorkommens von Bazillen diagnostisch nicht verwertbar, und auch das positive Ergebnis spricht nicht sicher für die tuberkulöse Natur der Erkrankung, weil die Bazillen entweder von außen oder mit dem Sputum in den Geschwürseiter gelangt sein können. Praktisch wichtiger als die Untersuchung des Abstrichs ist der histologische Befund eines vom Geschwürsrand oder aus der Tiefe eines Infiltrats entnommenen Gewebsstückes (Stückchendiagnose). Aber auch die mikroskopische Untersuchung schützt nicht absolut vor Irrtümern, da die Unterscheidung von Tuberkulose und Syphilis, von Tuberkulose und Karzinom und von Tuberkulose und einfacher Pachydermie mitunter selbst für den erfahrenen Untersucher mit sehr großen Schwierigkeiten verbunden sein kann.

Für die Sicherstellung der Kehlkopfdiagnose besitzen wir im Tuberkulin ein wichtiges Hilfsmittel. Die Ophthalmoreaktion und die kutane Reaktion nach Pirquet sind für unsere Zwecke nicht verwendbar, weil sie zwar das Vorhandensein eines tuberkulösen Herdes im Organismus anzeigen, aber über die Natur der Kehlkopfaffektion keinen Aufschluß geben. Für uns kommt nur die probatorische Subkutaninjektion mit Alttuberkulin in Frage, weil die im Larynx auftretende Lokalreaktion die tuberkulösen Veränderungen bei laryngoskopischer Untersuchung erkennen läßt. Blumenfeld hält die Tuberkulinreaktion für wenig beweisend, weil „der tuberkulöse Kehlkopf schon von selbst besonders bei irgend vorgeschrittener Erkrankung an verschiedenen Tagen und zu verschiedenen Tageszeiten ein recht erheblich verschiedenes Aussehen zeigt". Meines Erachtens ist dieser Einwand nicht stichhaltig, da man in zweifelhaften Fällen aus der sich bei wiederholter Tuberkulineinspritzung regelmäßig wiederholenden lokalen Reaktion sichere diagnostische Schlüsse ziehen kann.

Die Röntgenaufnahme des Kehlkopfes ist diagnostisch bisher nicht verwertbar, obgleich Thost die frühzeitige, röntgenologisch nachweisbare Verkalkung der Knorpel für pathognomisch ansieht.

Wenn auch das laryngoskopische Bild in sehr vielen Fällen zu einer sicheren Diagnose führt, so gibt es andere, in denen differentialdiagnostische Schwierigkeiten bestehen. Die einfache Pachydermie bei chronischer Laryngitis ist nur durch die histologische Untersuchung und durch die Tuberkulinreaktion von der beginnenden Tuberkulose der Hinterwand zu unterscheiden. Lentikulärgeschwüre der Stimmlippen sehen den bei der Influenzalaryngitis auftretenden halbmondförmigen, scharf gegen die Umgebung abgegrenzten, von einem Reaktionshof umgebenen weißen Flecken an der Grenze des vorderen und mittleren Drittels oder in der Mitte der Stimmlippen sehr ähnlich. Während die fibrinösen Einlagerungen in die Schleimhaut bei der Influenzalaryngitis über die Umgebung hervorragen, liegen die Geschwüre tiefer als das umgebende Epithel. In zweifelhaften Fällen kann man nach A. Rosenberg und Kahler eine 20%ige Fluoreszinlösung einspritzen, die den Geschwürsgrund gelbgrün färbt, während die vom intakten Epithel überzogene Schleimhaut nur vorübergehend ein gelbliches Aussehen bekommt.

Die Laryngitis sicca kann zu Fehldiagnosen führen, besonders wenn sie sich bei Phthisikern oder bei Diabetikern entwickelt, bei denen sie sowohl wie Kehlkopftuberkulose, häufiger auch beide kombiniert vorkommen. Nach Abweichung der Borken, durch Einträufelungen oder Inhalationen von schwacher Kochsalz- oder Sodalösung, von öligen Flüssigkeiten oder Wasserstoffsuperoxyd übersieht man die Schleimhaut und erkennt die vorhandenen tuberkulösen Veränderungen.

Am schwierigsten ist die Unterscheidung von Syphilis und Tuberkulose. Wir haben die Hauptunterscheidungsmerkmale schon besprochen, zu bemerken ist nur noch, daß die Wassermannsche Reaktion und der Nachweis der Spirochaeta pallida nicht vergessen werden darf. Auch die Untersuchung auf Anzeichen vorhandener oder überstandener Syphilis und eine genaue Anamnese muß zur Klärung in zweifelhaften Fällen herangezogen werden.

Tuberkulose und Karzinom sind meist nicht schwer zu unterscheiden. Das einseitige Auftreten, die frühzeitige Bewegungsbeschränkung der befallenen Stimmlippe (Semon), die oft grauweiße Färbung und das Fehlen von Entzündungserscheinungen sind für das Karzinom wichtige Merkmale. In zweifelhaften Fällen muß die Stückchendiagnose Klarheit schaffen. Wir dürfen aber nicht außer acht lassen, daß Tuberkulose und Syphilis, Tuberkulose und Karzinom, und Tuberkulose, Syphilis und Karzinom im Kehlkopf gleichzeitig vorkommen können.

Sklerom und Lepra sind bei uns so selten, daß sie hier nur der Vollständigkeit halber erwähnt werden müssen, sie sind bei Berücksichtigung des klinischen Bildes und des histologischen Befundes unschwer zu unterscheiden. Bei den akuten Phlegmonen und Perichondritiden muß die Entstehung und der Verlauf bei der Diagnose berücksichtigt werden.

Die Kehlkopftuberkulose ist, wie wir wiederholt ausgesprochen haben, keine lokale Erkrankung, sie steht in engster Beziehung zum Ablauf der Infektion des Organismus mit dem Tuberkelbazillus.

Wenn wir die **Prognose** der Larynxerkrankung stellen sollen, so müssen wir zuerst das immunbiologische Kräfteverhältnis des Organismus in Rechnung ziehen, über das wir durch die Pirquetsche Reaktion, die Blutkörperchensenkungsgeschwindigkeit usw. Auskunft bekommen können. Haben wir es mit einem träge reagierenden, anergischen Individuum zu tun, so ist die Prognose ungünstiger, ist eine kräftige Reaktivität vorhanden, so sind die Aussichten günstiger, weil wir viel energischer therapeutisch vorgehen können. Für die allgemeine Prognose der Kehlkopftuberkulose ist das Allgemeinbefinden: Ernährungszustand, Temperaturverlauf, Lungenbefund und der Zustand des Herzens von größter Bedeutung.

Die Prognose der Kehlkopftuberkulose galt früher als absolut ungünstig, erst seit den Veröffentlichungen von Moritz Schmidt, Heryng und H. Krause haben sich unsere Anschauungen in dieser Beziehung ebenso geändert, wie die über die Heilbarkeit der Tuberkulose überhaupt, wir haben gelernt, daß wir bei systematisch durchgeführter, dem Allgemeinbefinden der Kranken Rechnung tragender Behandlung einen erheblichen Prozentsatz der Fälle zur klinischen Heilung im Kehlkopf bringen können. In seltenen Fällen kann ein Lentikulärgeschwür spontan heilen, etwas häufiger sieht man eine Besserung bzw. eine Heilung im Kehlkopf nach einer Verbesserung der äußeren Lebensbedingungen. Aus diesen Beobachtungen glaubte man schließen zu dürfen, daß in den meisten Fällen ein Heilstättenaufenthalt genüge, um auch ohne lokale Behandlung den Larynx zu heilen. Leider ist diese Ansicht nicht durch die Tatsachen bewiesen. Wollen wir im Kehlkopf Erfolge haben, so muß eine sorgfältige fachärztliche Behandlung die Allgemeintherapie unterstützen. In zahlreichen Heilstätten ist dieser berechtigten Forderung durch Anstellung fachärztlich vorgebildeter Assistenten oder durch Zusammenarbeit mit Laryngologen Rechnung getragen.

Die örtliche Prognose ist nur bis zu einem gewissen Grad von dem Zustand der Lunge abhängig, selbst bei schweren Lungenaffektionen kann eine Larynxtuberkulose heilen und bis an das Ende geheilt bleiben. Aber das sind nur Ausnahmen, im allgemeinen zeigt die Kehlkopftuberkulose bei Patienten mit ausgedehnter Lungenerkrankung eine ausgesprochene Tendenz zum Fortschreiten und zum Zerfall. Nicht ohne Einfluß auf die Prognose ist ihre Erscheinungsform im Kehlkopf: infiltrierende Prozesse und proliferierende Tumoren — Blumenfelds exstruktive Tuberkulose — sind im allgemeinen günstiger zu beurteilen als Ulzerationen mit schnell fortschreitendem Zerfall — destruktive Tuberkulose.

Am ungünstigsten ist der Verlauf der Larynxtuberkulose bei Mischinfektionen, deren Bedeutung Spieß in jüngster Zeit wieder betont hat. Zu ihrem Nachweis empfiehlt er das interferometrische Verfahren.

Im allgemeinen soll man die Prognose sehr vorsichtig stellen, am besten erst nach sorgfältiger, wenn möglich klinischer Beobachtung des Allgemeinbefindens, der immun-biologischen Reaktion und des lokalen Verlaufs. Trotzdem ist man vor Überraschungen nicht sicher, sieht man doch mitunter eine schnelle Verschlechterung eines anfangs ziemlich günstig erscheinenden Kehlkopf- prozesses, während andere Fälle viel gutartiger verlaufen als man anfangs zu glauben berechtigt schien.

Zu einem Verzweifeln selbst bei mittelschweren Fällen von Kehlkopf- tuberkulose liegt keine Veranlassung vor. Eine systematisch durchgeführte Lokalbehandlung, verbunden mit spezifischer Allgemeintherapie und geeigneten diätetisch-hygienischen Maßnahmen ist wohl imstande, selbst in schweren Fällen günstige Resultate zu zeitigen. Die Anschauung, daß die äußeren Ver- hältnisse dabei eine ausschlaggebende Rolle spielen, ist durchaus nicht immer zutreffend. Ich selbst habe bei einer ganzen Reihe von poliklinischen Patienten Heilungen eintreten sehen, die mich selbst im höchsten Maße in Erstaunen setzten (Abb. 86).

Die Prognose der lupösen Form der Kehlkopftuberkulose ist viel günstiger als die der eigentlichen Tuberkulose, sie verläuft gutartig mit keiner oder geringer Neigung zum Fortschreiten und zum Zerstören. Ihre Neigung zur Narben- bildung und zur Abkapselung der Knötchen führt mitunter zur Spontanheilung

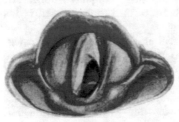

Abb. 87.
Vernarbte Kehlkopftuberkulose. Narbige Verwachsung der Stimm- lippen nach Galvanokaustik.

oder unterstützt zum wenigsten die Wirkung der therapeutischen Maßnahmen. Dauerheilungen sind trotzdem selten, da Rezidive von den in die Narben eingeschlossenen Knötchen entstehen. In anderen Fällen verliert sich ohne nachweis- bare Ursache oder im Anschluß an eine akute, das Allgemeinbefinden schwächende Infektions- krankheit der gutartige Charakter, es entsteht eine Lungentuberkulose mit einer zerstörenden Larynxaffektion.

Bei der Heilung müssen wir die örtliche und die allgemeine unterscheiden. Letztere ist natürlich nur dann anzunehmen, wenn auch die Lungen ausgeheilt sind. Eine Statistik der Tuberkuloseheilungen aufzustellen, ist außerordentlich schwierig. Einerseits, weil das Material, das in den Heil- stätten zur Verfügung steht, doch nur ein verhältnismäßig kleines ist, anderer- seits weil das fluktuierende Material in der Großstadt nur in seltenen Fällen eine fortgesetzte, längere Beobachtung ermöglicht.

Ein Einfluß der akuten Infektionskrankheiten auf den Verlauf der Kehlkopftuberkulose ist fast regelmäßig zu konstatieren, namentlich sieht man, daß die Influenzainfektion einen außerordentlich ungünstigen Einfluß ausübt, und zu schnellem Fortschreiten der Krankheit führt. Das gleiche wie für die Influenza gilt für Erysipel und für Typhus. Allerdings liegen auch Beobachtungen vor, nach denen gerade durch das Überstehen akuter Infektionskrankheiten tuberkulöse Kehlkopferkrankungen zur Ausheilung gekommen sind. Derartige Fälle wurden von Schäfer, Rumpff und Kaufmann beschrieben. Im all- gemeinen aber ist zweifellos ein ungünstiger Einfluß der akuten Infektions- krankheiten auf die Kehlkopftuberkulose zu verzeichnen.

Besonders zu berücksichtigen ist die Frage der Tuberkulose bei Schwanger- schaft. Dasselbe, was für die Lungenaffektionen in dieser Beziehung gilt, trifft in erhöhtem Maße bei der Tuberkulose im Halse zu. In vielen Fällen sieht man, daß gleichzeitig mit der Gravidität eine latente Larynx- tuberkulose manifest wird, oder daß ein schnelles Fortschreiten des örtlichen tuberkulösen Prozesses im Kehlkopf eintritt, und daß im Puerperium ein schneller Zerfall der Infiltrate vor sich geht, so daß in sehr vielen Fällen der

Tod als direkte Einwirkung der Gravidität auf die Tuberkulose zu beobachten ist. Da auch in diesen Fällen fast immer schwächliche, nicht lebensfähige Kinder zur Welt kommen, so ist eine Unterbrechung der Gravidität in Fällen fortschreitender Lungen- oder Kehlkopftuberkulose dringend indiziert.

Die **Prophylaxe** der Tuberkulose überhaupt ist auch das beste Mittel gegen die Tuberkulose des Kehlkopfs. Um Wiederholungen zu vermeiden, verweise ich auf das entsprechende Kapitel Staehelin, Lungentuberkulose, im zweiten Teil dieses Bandes.

Eine besondere Prophylaxe für den Kehlkopf kann sich nur auf Fernhalten von Schädlichkeiten bei larynxtuberkulosegefährdeten Patienten beziehen. Eine Überanstrengung der Stimme durch eine falsche Sprechmethode wirkt als Reiz auf die Kehlkopfschleimhaut, sie führt zu chronisch-katarrhalischen Veränderungen und schafft dadurch eine lokale Disposition für die Ansiedlung der Tuberkulose. Systematische Ausbildung der Stimme und der Atmung durch Gesangsunterricht sind ein gutes prophylaktisches Mittel. Auch der Mißbrauch von Tabak und Alkohol, der Aufenthalt in Staub und Rauch, das Einatmen von reizenden gas- und staubförmigen Stoffen schädigt die Schleimhaut der oberen Luftwege, die dadurch für die Infektion mit Tuberkulosebazillen empfänglicher wird, die Fernhaltung dieser Schädlichkeiten, soweit es irgend angängig ist, muß deshalb angestrebt werden; auch bei der Ernährung müssen alle mechanisch, chemisch und thermisch reizenden Speisen und Getränke von den kehlkopfgefährdeten Kranken ferngehalten werden.

Die **Behandlung** der Kehlkopftuberkulose hat zwei Indikationen zu erfüllen: 1. das Allgemeinbefinden zu heben, 2. die lokalen Erscheinungen möglichst zu beseitigen. Die Allgemeinbehandlung ist genau nach den Gesichtspunkten, die bei der Therapie der Lungentuberkulose zu berücksichtigen sind, zu leiten. Durch die Beteiligung des Kehlkopfes werden aber einige besondere Maßnahmen erforderlich, die das Stimmorgan vor weiteren Schädigungen bewahren sollen.

Zu den schädlichen Reizen bei der Kehlkopftuberkulose gehört vor allen Dingen das Sprechen. Die Bewegung und Anspannung der Stimmlippen beim Phonieren wirkt als Reiz auf die Larynxschleimhaut. Die von Schmidt, Semon u. a. empfohlene Schweigekur ist voll berechtigt. Trotzdem muß man in den Fällen auf die strikte Befolgung des Sprechverbots verzichten, in denen sie mit schweren sozialen und geschäftlichen Schädigungen verbunden ist. Auch psychische Depressionen sind als Folge des erzwungenen Schweigens wiederholt beobachtet worden. Besser als in der gewohnten Umgebung läßt sich das Sprechverbot bei klinischer oder Heilstättenbehandlung durchführen. Eine Heilstättenbehandlung ist auch bei Beteiligung des Kehlkopfes zu empfehlen. Es ist kein Zweifel, daß die geregelte Lebensführung in einer diätetisch hygienisch gut eingerichteten und beaufsichtigten Anstalt auch die günstigsten Bedingungen für die Heilung der Larynxtuberkulose schafft. Voraussetzung für den günstigen Erfolg ist die Möglichkeit, die lokale Behandlung des erkrankten Kehlkopfs systematisch durchzuführen, es genügt nicht Mentholöleinspritzungen in den Kehlkopf zu machen; nicht nur alle Hilfsmittel für die Behandlung, sondern auch ein Facharzt, der sie anzuwenden versteht, müssen vorhanden sein.

Der Erfolg der Behandlung ist weder an ein bestimmtes Klima noch an eine bestimmte Höhenlage gebunden, in der norddeutschen Tiefebene wie im Mittelgebirge, an der See wie im Hochgebirge sieht man gute Resultate, in den Höhenkurorten wie Davos und Leysin, die man früher wegen der Lufttrockenheit und wegen schnellen Temperaturwechsels für ungeeignet hielt, sieht man Larynxtuberkulose heilen. Wenig geeignet ist das Höhenklima, besonders das Oberengadin bei ulzerösem Zerfall, und bei Trockenheit der Schleimhäute wegen der stark austrocknenden Wirkung der Luft und wegen der im Engadin endemisch auftretenden Angina.

Bei der Auswahl der Kurorte muß man ebenso die Staubfreiheit und die geschützte Lage berücksichtigen wie die materiellen Verhältnisse des Kranken.

Patienten, die finanziell nicht in der Lage sind, sich auf der Reise dieselben Bequemlichkeiten, die gleich gute Ernährung zu schaffen, wie zu Hause, läßt man besser in ihrer gewohnten Umgebung.

Mineralwasserkuren sind bei Kehlkopftuberkulose von geringer Bedeutung, sie wirken eigentlich nur auf die Verdauung, dadurch auf das Allgemeinbefinden und die Sekretion; eine direkte Einwirkung auf den erkrankten Kehlkopf kommt weder den Trink- noch den Inhalationskuren zu, sie sind höchstens ein Unterstützungsmittel bei der Behandlung.

Die Ernährung ist nach denselben Gesichtspunkten zu regeln wie bei der Lungentuberkulose, sie bedarf besonderer Sorgfalt bei Schluckschmerzen infolge Beteiligung des Kehlkopfeingangs. Feste Speisen können in diesen Fällen fast gar nicht geschluckt werden, aber auch Flüssigkeiten, besonders Milch, werden oft nicht vertragen, weil sie bei der starren Schwellung des Kehlkopfeingangs in das Larynxinnere fließen und unerträgliche Hustenanfälle auslösen. Kühle Speisen von festweicher Konsistenz, weicher Brei, legierte und schleimige Suppen ohne Körner und ohne alles Gewürz, ohne Salz und Zucker werden am besten geschluckt. Eier, namentlich geschlagen und als Rührei, und Gelees werden gut genommen, man kann sie als Vehikel für Nahrungs-, Genuß- und Heilmittel verwenden.

Unter den allgemeinen Methoden müssen wir an erster Stelle die spezifische Behandlung der Tuberkulose der oberen Luftwege besprechen. Ihre Grundlagen sind an anderer Stelle dieses Buches auseinandergesetzt. Es genügt deshalb, darauf hinzuweisen, daß der immunbiologische Zustand des Organismus für die Einleitung der spezifischen Behandlung ebenso wie für die Lokaltherapie ausschlaggebend sein muß. Welches der empfohlenen Tuberkuline man anwendet, erscheint mir ziemlich gleichgültig, Blumenfeld empfiehlt die Partialantigene nach Deyke-Much, Weleminsky und Krasa berichten über die Wirkung des Tuberkulomuzin Günstiges, Verfasser sah von der sensibilisierten Tuberkulinemulsion Fritz Meyers und vom Kochschen Tuberkulin gute Erfolge, während er mit dem Friedmannschen Tuberkuloseheilmittel weder bei der infiltrierenden noch bei der ulzerierenden Kehlkopftuberkulose Besserungen erzielen konnte. Hajek konnte sich von einer günstigen Wirkung des Tuberkulin bei Kehlkopfaffektionen nicht überzeugen. Verfasser sah die besten Resultate ebenso wie andere Autoren bei der Kombination der spezifischen Behandlung mit der operativen Lokaltherapie.

Von den unspezifischen Reizmitteln werden vor allen Dingen die Goldpräparate in der Therapie der Kehlkopftuberkulose verwendet. Das von Spieß eingeführte Goldkantharidin ist von Feldt durch das weniger giftige Krysolgan, ein Natronsalz einer Aminoaurophenolkarbonsäure ersetzt, das in 20% Lösung in Dosen von 0,01 langsam steigend bis 0,1 oder 0,2 intravenös eingespritzt wird (Meyer, Schröder, Schellenberg, Wever, Junker, Krause, Kreutzer, Finder u. a.). Die besten Resultate sollen nach Spieß und Reuter bei kombinierter Gold-Tuberkulinbehandlung, nach Finder und Kreutzer bei Anwendung von Krysolgan zusammen mit endolaryngealen, chirurgischen Maßnahmen und nach Spieß und Beck u. a. durch Krysolgan-Röntgenbestrahlung erreicht werden. In neuester Zeit machte Kohrs auf das Vorkommen einer Krysolganstomatitis mit Exanthem aufmerksam und Heubner rät zu größter Vorsicht bei der Anwendung des von ihm als Kapillargift

angesehenen Mittels. Wir sind deshalb zu der Ansicht gekommen, daß sehr
viel kleinere Dosen als die früher üblichen benutzt werden sollten. Mollgards
Sanokrysin ist bei der Kehlkopftuberkulose noch nicht erprobt, ebensowenig
die von Finkler und Gräfin von der Linden empfohlenen Kupfersalze
und Portmanns Zeriumverbindungen.

Von interner Darreichung von Medikamenten ist keine Einwirkung auf
die Kehlkopftuberkulose zu erwarten, nur Arsen und Kalkpräparate unterstützen manchmal die übrigen therapeutischen Maßnahmen. Das Jod, das
nach Körner u. a. eine gute Wirkung auf tuberkulöse Prozesse ausüben soll,
muß bei Kehlkopferkrankung wegen der Gefahr eines Jodödems nur mit allergrößter Vorsicht angewendet werden.

Einzelne Symptome der Kehlkopftuberkulose erfordern eine medikamentöse
Behandlung, vor allen Dingen können wir bei heftigen Schmerzen die Narkotika
nicht missen.

Die Strahlenbehandlung der Tuberkulose hat sich in neuester Zeit eine
feste Stellung erobert. An dieser Stelle soll zunächst nur die allgemeine Anwendung der Strahlen besprochen werden, die lokale wird später ausführlicher
zu erörtern sein. Die Allgemeinbestrahlungen des Körpers werden ebenso
angewendet wie bei Lungenkranken. Natürliche und künstliche Höhensonne,
universelle Kohlenbogenlichtbäder nach Finsen und die Kromayersche
Quarzlampe haben auf den Allgemeinzustand einen günstigen Einfluß, ihre
Einwirkung auf den Verlauf der tuberkulösen Affektion der oberen Luftwege
wird von den meisten Beobachtern nicht geleugnet, sie kommt aber erst zur
vollen Auswirkung, wenn gleichzeitig eine zweckentsprechende, den Indikationen
des einzelnen Falles Rechnung tragende Lokaltherapie durchgeführt wird.

Die lokale Behandlung des tuberkulösen Larynx ist von allergrößter
Wichtigkeit, sie stellt an den behandelnden Arzt die größten Anforderungen,
weil er nicht nur die örtlichen Veränderungen, sondern auch den Allgemeinzustand des Kranken berücksichtigen muß. Nur bei Patienten mit kräftiger
Reaktivität dürfen wir energischere Eingriffe im Larynx ausführen, bei anergischen, bei kachektischen, bei fiebernden Individuen und bei rasch fortschreitendem Lungenprczeß müssen wir erst den Allgemeinzustand zu heben versuchen,
ehe wir die Lokalisation im Kehlkopf mit kräftigen Maßnahmen bekämpfen.

Die medikamentöse Behandlung der ulzerösen Kehlkopftuberkulose
ist nur in den für die chirurgische Behandlung unzugänglichen Fällen indiziert.
Von den zahllosen empfohlenen Heilmitteln erwähne ich nur das von A. Rosenberg 1888 in die Therapie eingeführte Menthol, das in 10—20%iger öliger
Lösung in den Kehlkopf eingespritzt bei Ulzerationen schmerzlindernd und
Granulationsbildung anregend wirkt, aber fast niemals zur Heilung führt.
Von den chemischen Ätzmitteln sind die von H. Krause empfohlene Milchsäure
oder eine Phenolverbindung (Phenol. sulforicinicum, Ortho- oder Paraphenol)
im Gebrauch. Sie werden bei Ulzerationen in die kokainisierte Geschwürsfläche
eingerieben, bewirken eine Reinigung des Geschwürs, regen die Granulationsbildung an, und führen, wenn auch selten, zur Heilung. Bei der Nachbehandlung nach operativen Eingriffen leisten sie mitunter gute Dienste. Sie
sollen aber auch nur bei leidlichem Allgemeinzustand des Patienten angewendet werden.

Anästhesin und Orthoform in Pulverform oder als Emulsion leisten besonders
bei Schluckbeschwerden gute Dienste Die von Spieß empfohlene submuköse
Anwendung einer 2—5%igen Novokainlösung zu Heilzwecken hat die anfangs
gehegten Erwartungen nicht erfüllt.

Mit Umschlägen am Hals ist im allgemeinen nicht viel zu erreichen, die
Eisblase wirkt bei stärkeren entzündlichen Reizungen lindernd und beruhigend,

Prießnitzsche Umschläge, Kataplasmen, kalte Kompressen und Alkohol-
umschläge sind den Kranken angenehm.

Die von Grabower, Polyak, Isemer u. a. empfohlene Stauung und die
Kuhnsche Maske sind bei Schluckschmerzen von guter Wirkung, während
ich von ihnen keine Wirkung auf den Verlauf der Kehlkopfaffektion gesehen
habe.

Unter den lokalen physikalischen Behandlungsmethoden der oberen Luftwege nimmt die Strahlentherapie den ersten Platz ein. Die Sonnenbestrah-
lung, die Jessen und Kunwaldt empfehlen, ist in unserem Klima wegen der
unregelmäßigen Insolation und wegen der mangelhaften Technik nicht gut
anwendbar. Kowler berichtet über günstige Resultate, die er unter Anwendung
eines von ihm angegebenen Fixierungsapparates mit der Heliotherapie erzielt
hat. Brünings konnte experimentell keine Wirkung der Sonnenstrahlen feststellen. Der Wert der Sonnenstrahlen, der künstlichen Höhensonne und der
Kromayerschen Quarzlampe liegt nicht in ihrer lokalen Anwendung im Kehlkopf, sondern in ihrer Einwirkung auf den gesamten Organismus bei äußerer
Bestrahlung. Für die Röntgenstrahlen kommt bei der Kehlkopftuberkulose
nur die perkutane Anwendung in Frage. Kleinschmidt teilt die Vorderseite
des Halses in zwei 10 cm große Felder, deren jedes an einem Tage 10 X durch
ein 4 cm Aluminiumfilter bei Röhrenhärte B.W. 6 erhalten. Mit 14tägigen
Pausen erhält jede Halsseite 6mal 10 X. Beck, Kander, Buchholz, Zange,
E. Meyer u. a. haben mit dem Zweifelderverfahren gute Resultate erzielt.
Weiß empfiehlt wegen der Gefahr der Strahlenüberschneidung anstatt der
zwei seitlichen Felder ein vorderes Feld. Die Frage der Dosierung der Röntgenstrahlen für den Kehlkopf ist noch nicht gelöst, am zweckmäßigsten erscheint
es, kleine Einzeldosen von 20, 30% der H.E.D. (Amersbach) zu verwenden.
Nach den Untersuchungen Leichers handelt es sich bei der Röntgenstrahlen-
behandlung um eine unspezifische, der Proteinkörpertherapie gleichwertige
Reiztherapie. Für die Röntgenbehandlung geeignet sind die Infiltrate der
hinteren Wand, Infiltrate und Geschwüre der Stimmlippen, weniger gut sind
die Resultate bei anderweitiger Lokalisation; am ungünstigsten liegen die
Verhältnisse bei Erkrankung der Knorpel, die man am besten als Kontraindikation
ansieht (Marschick).

Die Röntgenbehandlung soll nicht die anderen therapeutischen Methoden
ersetzen, in Verbindung mit ihnen ergibt sie die besten Resultate. Notwendige
operative Eingriffe werden am besten vor der Bestrahlung ausgeführt, da nach
der Anwendung der Strahlen wenigstens 3 Monate lang von allen endolaryngealen
Eingriffen wegen der Gefahr starker Reaktionen Abstand genommen werden
muß. Nach Spieß, Beck u. a. soll die Krysolganbehandlung die Wirkung
der Strahlentherapie steigern, weil das im Gewebe abgelagerte Gold zur Sekundär-
strahlung angeregt wird. Bei der Einleitung der Strahlenbehandlung müssen
wir den Lungenbefund berücksichtigen, bei geschlossener Lungentuberkulose
hält Kander die Larynxaffektion für heilbar, bei mäßig offener für besserungs-
fähig, bei starker ist die Bestrahlung wirkungslos.

An Stelle der Röntgenstrahlen verwenden Oertel und Harmer bei Nasenlupus, Polyak und Albanus bei Kehlkopftuberkulose Radium.

Die lokale Behandlung des Kehlkopfs ist in der überwiegenden Mehrzahl der Fälle eine chirurgische. Sobald schwerere Veränderungen im Kehlkopf
vorhanden sind, tritt die operative Behandlung der erkrankten Teile mit
schneidenden Instrumenten, mit Galvanokaustik oder mit Kaltkaustik (Diathermie) in ihr Recht. Welche der genannten Methoden man im einzelnen
Fall wählt, hängt vom Lokalbefund und von der Auffassung des Operateurs ab.
Ich stehe auf dem Standpunkt, daß zirkumskripte Infiltrate blutig entfernt

werden sollen, während diffuse, nicht scharf abgegrenzte Prozesse mit den unblutigen Methoden — dem galvanokaustischen Tiefenstich zu zerstören sind. Geschwüre werden am besten mit dem Flachbrenner verschorft. Daß operative Eingriffe nur bei gut reagierenden, nicht fiebernden Kranken mit verhältnismäßig günstigem Lungenbefund gemacht werden dürfen, haben wir schon erwähnt.

Einzelne Symptome bedürfen besonderer Berücksichtigung. Dazu gehören vor allen Dingen die Schluckschmerzen, die man entweder durch Verschorfung der Geschwürsflächen beseitigen oder durch Anwendung von Anästhetizis vorübergehend soweit lindern kann, daß die Nahrungsaufnahme möglich wird. Anästhesin oder Orthoform in Substanz oder als Emulsion wirken besser als Morphium oder Kokain bei lokaler Anwendung. Die Narkotika per os oder subkutan sollten nur dann verabreicht werden, wenn die übrigen Maßnahmen versagen. In einer Reihe von Fällen wirken die Grabowersche Staubinde, die Röntgenbestrahlung oder eine Tuberkulinkur günstig auf die Schluckschmerzen. In schweren Fällen, besonders bei ausgedehnteren Erkrankungen des Kehlkopfeinganges, wirkt eine Alkoholinjektion an den Nervus laryngeus superior oder die Neurektomie (Rudolf Hoffmann) gut. Bei Erscheinungen von Kehlkopfstenose — Stridor inspiratorius, Tiefstand des Kehlkopfs, Einziehung des Jugulum und der Interkostalräume und Anspannung der Auxiliärmuskeln — ist möglichst zeitig die Tracheotomie zu machen, weder die Intubation noch endolaryngeale Eingriffe können sie ersetzen. Sie ist aber nur bei Atemnot indiziert, als kurative Methode zur Ruhigstellung des schwer erkrankten Kehlkopfs (Moritz Schmidt) hat sie die zuerst gehegten Hoffnungen nicht erfüllt. Von Leichsenring ist in neuester Zeit eine Leitungsunterbrechung am Nervus recurrens durch Injektion oder Neurotomie zwecks Ruhigstellung des Kehlkopfs vorgeschlagen. Gegen diese Methode sind aber berechtigte Bedenken geäußert.

Die äußeren Operationen Laryngofissur und partielle oder totale Kehlkopfexstirpation sind häufiger ausgeführt worden. Trotz der günstigen Resultate, die von Gluck und Sörensen mit diesen Methoden erreicht sind, haben sie sich noch nicht das Bürgerrecht bei der Behandlung der Larynxtuberkulose erworben, ihre Gefahren sind bei der bestehenden Lungenaffektion und den in den meisten Fällen ohnehin schon geschwächten Kranken zu groß.

b) Syphilis des Kehlkopfes.

Vorkommen und Erscheinungsformen. Primäre syphilitische Erkrankungen im Kehlkopf sind bisher nicht beobachtet worden, nur ein Fall eines Primäraffektes an der oralen Fläche der Epiglottis findet sich in der gesamten Literatur. Auch die sekundären Erkrankungen sind im Kehlkopf selten. Das Erythem findet sich in Form runder, roter Flecke oder scharf begrenzter, umfangreicher Rötung, es unterscheidet sich laryngoskopisch kaum von akuten oder chronischen Kehlkopfkatarrhen, nur die gleichzeitig auftretenden Drüsenschwellungen und analoge Veränderungen im Rachen führen zur Diagnose. Kondylome finden sich gleichfalls im Kehlkopf, wenn auch sehr viel seltener als auf der Pharynxschleimhaut. Sie lokalisieren sich mit Vorliebe auf der Epiglottis, den Stimmlippen und der hinteren Larynxwand unter der Form zartweißer Flecken, die häufig einer zirkumskripten Schwellung aufsitzen. Die Condylomata lata des Kehlkopfes bieten so wenig Charakteristisches, daß ihre Diagnose eigentlich nur dann möglich ist, wenn die gleichen Veränderungen im Rachen, an den Gaumenmandeln und der Zungentonsille vorhanden sind.

Sehr viel häufiger sind die Spätformen der Syphilis im Kehlkopf. Sie können als Gummigeschwülste an allen Stellen der Kehlkopfschleimhaut auftreten. Am Kehldeckel, an den aryepiglottischen Falten, den Taschen-falten, den Stimmlippen, der subglottischen Schleimhaut und in der Trachea sieht man sie als meist scharf begrenzte, von geröteter Schleimhaut überzogene Tumoren, die gewöhnlich schon nach kurzer Zeit zerfallen und große, scharf umrandete, mit steil abfallenden Rändern und speckigem Belag versehene Geschwüre entstehen lassen. Häufig steht die Ulzeration so sehr im Vorder-grunde des gesamten Bildes, daß man von der ursprünglich vorhandenen Ge-schwulst fast nichts mehr erkennen kann. Greift die Ulzeration mehr in die Tiefe, so entstehen Perichondritiden (Abb. 88) mit ausgedehnter Knorpelnekrose. In seltenen Fällen kön-nen sich Perichondritiden ohne Geschwürsbildung ent-wickeln — Perichondritis gummosa.

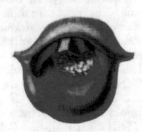

Abb. 88. Perichondritis arytaenoidea gummosa.

Die **Symptome** der Kehlkopfsyphilis hängen von der Größe und dem Sitz der Gummigeschwulst ab. Ist sie auf den Kehlkopfeingang beschränkt, so sind meist Schluckschmerzen vorhanden. Ist das Kehl-kopfinnere erkrankt, so kommt es schon frühzeitig zu Störungen der Stimme und der Atmung. Handelt es sich um eine ausgedehntere Perichondritis mit Knorpelnekrose, so kann plötzlich ein schwerer Suf-fokationsfall eintreten, namentlich wenn es sich um eine Knorpelhautentzündung der Ringknorpelplatte handelt. Durch die Sequesterbildung am Krikoarytaenoidgelenk kann es plötzlich zu einem Vorn-übersinken der Aryknorpel kommen, die Stimmlippen rücken an die Mittel-linie heran und ein plötzlicher Erstickungstod ist die Folge, falls nicht sofortige operative Hilfe möglich ist. Kommen die Prozesse zur Ausheilung, so entwickeln sich ausgedehnte narbige Verengerungen des Kehlkopfes, die zu dauernden Atemstörungen führen. Eine ganze Reihe von Fällen, bei denen es gelingt, die momentane Lebensgefahr durch Ausführung der Tracheotomie zu beseitigen, müssen dauernd die Kanüle tragen, um vor dem Erstickungstod bewahrt zu bleiben, oder einer langen Dilata-tions- oder operativen Behandlung unterworfen werden, um wieder einen wegsamen Kehlkopf zu bekommen.

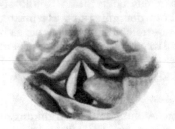

Abb. 89. Abgelaufene Perichon-dritis arytaenoidea syphilitica sinistra. Der Aryknorpel ist vorne übergefallen.

Die **Diagnose** der syphilitischen Kehlkopf-erkrankungen ist mitunter außerordentlich schwierig. Man muß die Untersuchung des gesamten Organismus des Patienten, die bak-teriologische Untersuchung der Sekrete, die Tuberkulinreaktion, die Wassermannsche Blutuntersuchung und die histologische Stück-chenprüfung zu Hilfe nehmen, um die Differentialdiagnose gegen Tuberkulose, Lupus und Karzinom sicher zu stellen. Man muß aber berücksichtigen, daß auch Mischformen von Syphilis und Tuberkulose im Kehlkopf nicht zu den übermäßigen Seltenheiten gehören, daß alle Stadien der Syphilis zusammen mit tuberkulösen Erkrankungen vorkommen, und daß auch Karzinome in alten syphilitischen Narben im Kehlkopf häufiger beobachtet werden.

Die **Therapie** der Kehlkopfsyphilis ist die allgemeine antisyphilitische Kur. Eine lokale Behandlung des Kehlkopfs ist gewöhnlich nicht nötig, da die laryngealen Erscheinungen meist gut auf die gebräuchlichen Mittel, Salvarsan, Hg-Präparate und J reagieren, besonders günstig ist die Einwirkung großer Jodkalidosen auf die Spätformen.

Bei den ersten Anzeichen einer Verengerung zögere man nicht mit der Tracheotomie und schließe sofort eine energische Allgemeinkur an. Während der Behandlung ist eine ständige Überwachung des Kehlkopfs unerläßlich, wenn man das Zustandekommen von Narbenstenosen, die ein andauerndes Kanületragen bedingen würden, verhindern will; während der Heilung der Kehlkopfgeschwüre ist die Dilatationsbehandlung mit Bougies, Schrötterschen Zinnbolzen und O'Dwyerschen Tuben jedenfalls aussichtsreicher als nach dem Zustandekommen einer Narbenstenose. Eine chirurgische Behandlung —Exzision der Narben, Trennung von Verwachsungen usw. — per vias naturales oder nach Eröffnung des Kehlkopfes von außen ist nach der Entstehung von Verengerungen meist unerläßlich.

Man sollte es nie unterlassen, der Trachea die nötige Aufmerksamkeit zu schenken, da sich häufig Narbenstenosen in derselben bilden.

c) Übrige chronische Infektionskrankheiten.

α) Das Sklerom. Über histologische Veränderungen und bakteriologische Befunde bei Sklerom s. S. 818. Im Kehlkopf stellt sich zunächst eine Eiterung der Schleimhaut ein, besonders mit Veränderungen an der hinteren Wand (Stoercks Fissur) und subglottischer Schwellung. Im weiteren Verlauf steht die Laryngitis subglottica gewöhnlich im Vordergrunde des Bildes. Die subglottische Schleimhaut ist tumorartig verdickt, sie ragt weit in das Lumen hinein. Fast immer kommt es zu Borkenbildung, die die ohnehin vorhandene Verengerung des Kehlkopflumens noch steigert. Gleichzeitig macht sich ein fader Geruch bei der Exspiration bemerkbar. Die Stimme wird heiser, die Atmung hochgradig erschwert, so daß ein lauter Stridor inspiratorius dauernd bei den Patienten vorhanden ist. Mit dem Eintritt der Schrumpfung durch das interstitielle Bindegewebswachstum kommt es zu dauernden Verengerungen des Lumens und zu Verziehungen im Kehlkopfinnern, die ein dauerndes Atemhindernis bedingen. Während man früher auf Dilatationsbehandlung der entwickelten Stenose angewiesen war, scheinen wir jetzt in der Röntgenbestrahlung ein Mittel zu besitzen, das zur Ausheilung der skleromatösen Prozesse ohne Narbenbildung zu führen imstande ist. Alle übrigen früher angegebenen Behandlungsmethoden haben vollständig versagt.

Die Diagnose wird durch das klinische Bild und den histologischen und bakteriologischen Befund gestellt. Differentialdiagnostisch kommt Laryngitis subglottica, Ozaena des Kehlkopfes und endlich, namentlich bei Narbenstenose, Syphilis in Frage. Im letzteren Fall ist die Wassermannsche Reaktion, in den zuerst genannten die histologische und bakteriologische Untersuchung, sowie die Beobachtung des Verlaufs maßgebend.

β) Lepra. Im Kehlkopf wird zunächst der Kehldeckel in einer klein-knotigen, dem Lupus sehr ähnlichen Form befallen, auch das Kehlkopfinnere kann in mehr oder weniger ausgedehnter Weise von leprösen Infiltraten eingenommen sein, die schon frühzeitig zu umfangreichen, das Lumen verengenden Geschwülsten führen. Nach mehr oder weniger langem Bestehen bilden sich Geschwüre, die meist unter Hinterlassung von narbigen Verengerungen zur Ausheilung kommen. Von Lupus und Tuberkulose sowie von syphilitischen Prozessen unterscheidet sich die Lepra durch die Form des Infiltrats, vor allen Dingen aber durch den vollständig schmerzlosen Verlauf, der als eine Folge der auch in anderen Organen vorhandenen Nervenveränderungen aufzufassen ist. Außer der frühzeitigen Ausführung des Luftröhrenschnittes zur Beseitigung der Stenoserscheinungen besitzen wir keine wirksamen therapeutischen Mittel.

2. Kehlkopfveränderungen bei akuten Infektionskrankheiten.

a) Diphtherie. Die Diphtherie des Kehlkopfes tritt meist sekundär bei bereits bestehender Rachendiphtherie auf, sie kann auch primär entstehen und erst später den Rachen ergreifen (aszendierender Krupp).

Im Verlauf der Rachendiphtherie treten manchmal unter gleichzeitiger erneuter Temperatursteigerung, zuweilen ohne nachweisbare Veränderung des Allgemeinbefindens Heiserkeit und Atembeschwerden auf. Im laryngoskopischen Bilde sieht man in derartigen Fällen eine entzündliche Rötung und Schwellung der Kehlkopfschleimhaut. Auf der hinteren Kehlkopfwand und den Stimmlippen, d. h. auf denjenigen Abschnitten der Kehlkopfschleimhaut, die von Plattenepithel bedeckt sind, bilden sich fest anhaftende diphtherische Membranen, während sich auf den mit flimmerndem Zylinderepithel bedeckten

Partien einfache fibrinöse, leicht abziehbare Auflagerungen finden. Ausgedehnte Ulzerationen gehören im Kehlkopf zu den selteneren Vorkommnissen, wenn auch unzweifelhaft Fälle beobachtet werden, bei denen es infolge von Kehlkopfdiphtherie zu Perichondritiden und ausgedehnten Zerstörungen, die bei der Heilung zu narbigen Stenosen Veranlassung geben, kommen kann. In Rußland und Galizien scheinen diese schweren Mischinfektionen häufiger vorzukommen als bei uns, wahrscheinlich infolge mangelhafter Beobachtung der beginnenden Erkrankungsfälle. Alle Fälle von schweren dauernden Kehlkopfveränderungen nach Diphtherie, die ich zu sehen Gelegenheit hatte, stammten aus den genannten Ländern, mit Ausnahme derjenigen, bei denen sich die Verengerung des Kehlkopfes als Folge einer nicht lege artis ausgeführten Tracheotomie entwickelt hatte. Ist eine Krikotomie oder Krikotracheotomie gemacht, liegt infolgedessen die Kanüle nicht in der Trachea sondern im subglottischen Raum, so kommt es fast immer zu starker Granulationsbildung, die das Dekanülement erschwert.

Die Symptome der Kehlkopfdiphtherie sind Heiserkeit, die sich zur vollständigen Aphonie steigern kann, bellender Husten und Atemnot. Die Atemnot steigert sich gewöhnlich allmählich, sie kann aber auch ganz plötzlich auftreten. Sie kann dauernd sein, sie kann sich aber auch anfallsweise einstellen und von Zeiten mit freier Atmung unterbrochen werden. Im letzteren Falle ist die Verengerung auf umfangreiche Membranbildung zurückzuführen. Nach dem Aushusten der Membran wird der Kehlkopf wieder wegsam und die Atmung frei. Die kontinuierliche Atemnot ist die Folge der entzündlichen Schwellung der Schleimhaut selbst. Die Folgezustände und die Komplikationen der Kehlkopfdiphtherie sind vollständig mit denen bei der Diphtheria faucium identisch.

Die sichere Diagnose der Kehlkopfdiphtherie ist auf Grund der direkten Laryngoskopie meist ohne weiteres möglich, falls diphtherische Prozesse im Rachen vorhanden sind. Schwierigkeiten bietet die primäre Kehlkopfdiphtherie, deren richtige Deutung häufig nur unter Zuhilfenahme der bakteriologischen Untersuchung möglich ist.

Bei der Therapie handelt es sich fast ausschließlich um Serumbehandlung. Eine Lokalbehandlung ist nur bei bestehender Stenose zu empfehlen, es ist möglichst frühzeitig die Tracheotomie oder die Intubation auszuführen. Welcher von beiden Methoden im einzelnen Falle der Vorzug zu geben ist, hängt zum Teil von der technischen Ausbildung des Arztes ab. In schweren Fällen aber, in denen eine ausgesprochene Tendenz zum Tieferwandern des diphtherischen Prozesses vorhanden ist, ist die Tracheotomie der Intubation entschieden vorzuziehen (vgl. Bd. 1 dieses Handbuches). Die Kehlkopfstenose nach Diphtherie infolge von Narben wird durch Diszision bzw. Exzision der Narben und nachfolgende Dilatationsbehandlung beseitigt. Handelt es sich um erschwertes Dekanülement mit im Kehlkopf liegender Kanüle, so ist zunächst die tiefe Tracheotomie zu machen, dann werden die Granulationen an der oberen Wunde entfernt. Meist genügen diese Maßnahmen, um den natürlichen Atemweg wieder gangbar zu machen, seltener ist es nötig, noch für einige Zeit zu intubieren.

b) Typhus abdominalis und exanthematicus. Die Beteiligung der oberen Luftwege bei typhösen Erkrankungen ist wohl in der überwiegenden Mehrzahl der Fälle auf eine Einwirkung des Typhusbazillus zurückzuführen. Man findet allerdings in den Geschwüren auch regelmäßig den Staphylococcus pyogenes albus und aureus und Streptokokken.

Katarrhalische Affektionen der Kehlkopfschleimhaut finden sich beim Typhus häufig unter der Form einer fleckförmigen Rötung, auch Epithelverdickungen gehören zu den häufigen Befunden. Ferner sieht man mitunter membranöse Entzündungen im Kehlkopf während eines Typhus. Es ist nicht ausgeschlossen, daß es sich dabei um eine Komplikation mit echter Diphtherie handelt.

Die katarrhalischen Larynxveränderungen stellen sich meist frühzeitig ein, während die schwereren Affektionen, besonders die Perichondritis in der zweiten oder dritten Woche entstehen oder noch später, mitunter erst in der Rekonvaleszenz in die Erscheinung treten.

Bei dem sogenannten Laryngotyphus scheint das lymphatische Gewebe der Kehlkopfschleimhaut in derselben Weise zu erkranken, wie die Peyerschen Plaques in der Darmschleimhaut. Es entsteht eine Nekrose und nach Abstoßung des nekrotischen Gewebes eine Ulzeration. Diese Form der Kehlkopferkrankung ist natürlich nur an denjenigen Stellen möglich, an denen sich lymphatisches Gewebe findet, wie an der hinteren Wand, an den Taschenlippen und an der laryngealen Fläche der Epiglottis. An anderen Stellen, namentlich auf der hinteren Fläche der Aryknorpel und der Ringknorpelplatte müssen wir die Erklärung Rühles, daß es sich um Dekubitalgeschwüre handelt, als wahrscheinlich annehmen. Durch die Geschwürsbildung wird sekundärer Infektion vorgearbeitet, es kommt zur Perichondritis phlegmonosa und zu Abszessen. Die Perichondritis bei Typhus besitzt große praktische Bedeutung. Da sie meist die Ringknorpelplatte und einen oder beide Aryknorpel befällt, so kommt es bei der Ausstoßung der nekrotischen Knorpelstücke zu einem plötzlichen Erstickungsanfall, weil die Aryknorpel ihrer Befestigung verlustig gehen, vornüber sinken und dadurch eine Juxtaposition der Stimmlippen entsteht. Ist nicht sofortige Hilfe zur Stelle, so tritt plötzlicher Erstickungstod ein. Da die subjektiven Beschwerden im Halse beim Typhus meist nur sehr gering sind, besonders Schmerzen häufig vollständig fehlen, so kann der plötzliche Erstickungsanfall in der Rekonvaleszenz gänzlich unerwartet eintreten, man sollte es sich deshalb zum Gesetz machen, in jedem Falle von Typhus abdominalis und exanthematicus den Kehlkopf genau zu beobachten.

Über das Dekubitalgeschwür der Ringknorpelplatte und ihren Verlauf siehe S. 913.

Myopathische Lähmungen im Kehlkopf sind häufig beschrieben, auch Fälle von Rekurrenslähmungen sind von Landgraf u. a. bei Typhus mitgeteilt. Sie werden auf Pleuropneumonie, auf Beteiligung der Mediastinalpleura, auf Drüsenschwellungen und endlich auf eine toxische Neuritis zurückgeführt.

Die Prognose der einfachen katarrhalischen Veränderungen im Kehlkopf beim Typhus abdominalis ist günstig, auch die einfachen Geschwüre heilen meist spontan in kurzer Zeit, ohne Störungen zu hinterlassen. Bei schweren Larynxaffektionen ist die Prognose infaust. Türck gibt 50% Mortalität bei tracheotomierten Typhuskranken an. Bei den mit dem Leben davonkommenden bleibt häufig nach der Perichondritis eine Kehlkopfstenose übrig, die zum dauernden Tragen der Kanüle zwingt oder durch operative Eingriffe beseitigt werden muß.

Die Diagnose ist bei der Kehlkopfspiegeluntersuchung leicht. Die Therapie bezieht sich eigentlich nur auf die Abwendung der drohenden Erstickungsgefahr durch frühzeitige Tracheotomie oder durch Stichelung bestehender Ödeme.

c) Beim **Typhus exanthematicus** (Fleckfieber) beobachtet man eine Laryngitis mit Heiserkeit häufig als Frühsymptom. Seltener als beim Typhus abdominalis entwickeln sich ulzeröse Prozesse in der Gegend der Aryknorpel, die zur Perichondritis arytenoidea und cricoidea führen können. Starke ödematöse

Schwellungen, die zur Larynxstenose führten und die sofortige Tracheotomie nötig machten, sind beschrieben. Nach Jochmann hatte die Aspiration putrider Massen bei Durchbruch perichondritischer Abszesse zuweilen Lungengangrän zur Folge.

d) Scharlach. Der Scharlachprozeß greift nur selten auf den Kehlkopf über. Von Catti und Bussenius sind rote, etwas erhabene Flecke auf der laryngealen Fläche der Epiglottis beobachtet, auch nekrotische Prozesse an der Schleimhaut werden beschrieben. Akutes und subakutes Larynxödem im Verlauf des Scharlachfiebers ist fast immer als Folge einer bestehenden Nephritis aufzufassen. Die Scharlachangina besitzt nach übereinstimmender Annahme aller Autoren nur eine sehr geringe Tendenz zum Fortschreiten auf den Kehlkopf. Lokaltherapeutisch kommt eigentlich nur die Behandlung der Kehlkopfstenose bei Ödem durch Tracheotomie in Frage.

e) Masern. Bei den Masern findet man im Kehlkopf fast regelmäßig einfache katarrhalische Veränderungen, die sich häufig in der Regio subglottica lokalisieren und dadurch zur Erscheinung des Pseudokrupp Veranlassung geben können. Schwerere submuköse Entzündungen und Perichondritis beobachtet man selten.

Eine eigenartige Form der Kehlkopferkrankung bei Masern beobachtete Gerhardt bei einem 13 Monate alten Kinde, bei dem sich fibrinöse Ausscheidungen am Rande der Stimmlippen und an den Taschenfalten zeigten, die ganz aus Diplokokken, Streptokokken und kurzen Stäbchen bestanden. Auch Schmidt hat einen Fall von fibrinösen Auflagerungen auf der Kehlkopfschleimhaut bei Masern festgestellt, in dem noch 4 Wochen nach Ablauf der Erkrankung Auflagerungen vorhanden waren.

f) Keuchhusten. Bei keuchhustenkranken Kindern findet man im Kehlkopf die Erscheinungen des akuten Katarrhs. Der Stridor, der im Stadium convulsivum entsteht, ist zweifellos auf einen Krampf der Adduktoren zurückzuführen. Eine organische Veränderung am Rekurrens ist bisher nicht nachgewiesen worden. Wir müssen den Spasmus wohl auf eine erhöhte Reflexerregbarkeit der Schleimhaut der oberen Luftwege beziehen. Blutungen unter die Schleimhaut sind Folgen der Anstrengung bei Husten und Würgen. Zu freier Ausscheidung des Blutes auf die Oberfläche der Schleimhaut kommt es fast nie.

g) Influenza (Grippe). Eine Laryngitis acuta ist ständige Begleiterscheinung der Influenza. In einer größeren Reihe von Fällen kommt es aber zu schwereren Erkrankungen der Kehlkopfschleimhaut, die namentlich in zwei Formen auftreten: 1. als Laryngitis sicca oder Laryngitis haemorrhagica sicca oder 2. in der Form von zirkumskripten fibrinösen Infiltraten an den Stimmlippen, wie wir es S. 902 beschrieben haben. Perichondritiden des Kehlkopfskeletts kommen gleichfalls bei Influenza vor. Ödeme der Larynxschleimhaut treten bei allen schwereren entzündlichen Prozessen auch bei Influenza auf.

Rekurrenslähmungen werden gleichfalls als Komplikation der Influenza beschrieben, sie sind wohl als peripherische Neuritis zu erklären. Auch Postikuslähmungen und Lähmung des Nervus laryngeus superior treten als Folge von Influenzaerkrankungen auf.

In der letzten Grippeepidemie Anfang 1927 habe ich bei mit Pneumonie bzw. Pleuraempyem komplizierten Fällen Soor des Kehlkopfs mit Lokalisation am Kehldeckel und den aryepiglottischen Falten zweimal zu beobachten Gelegenheit gehabt.

h) Pocken. Die Kehlkopferkrankungen bei den Pocken treten im allgemeinen im Vergleich zu den Allgemeinerscheinungen vollständig in den Hintergrund. Pusteln finden sich sowohl im Kehlkopf selbst wie am freien Rande der Epiglottis, wie es das Vorkommen der Narben beweist, und wie es v. Schrötter an Pockenkranken beobachten konnte. Auch

Perichondritis soll bei Pocken beobachtet sein. Bei den Windpocken kommt es gleichfalls zur Bläscheneruption auf der Kehlkopfschleimhaut.

i) Erysipel (s. Phlegmonen des Kehlkopfes).

k) Beriberi. Bei Beriberi kommen ödematöse Schwellungen des Larynx zur Beobachtung, die sich in keiner Weise von sonstigen Kehlkopfödemen unterscheiden. Nach Kanasugi handelt es sich dabei um Stauungsödeme infolge von Herzschwäche, oder um die Folge von Endarteriitis. Lähmungen, die entweder den Postikus oder den Rekurrens betreffen und auf eine Polyneuritis oder eine toxische Degeneration des Nerven zurückzuführen sind, kommen mitunter vor. Ein Druck auf den Rekurrens durch Vergrößerung des Herzens oder eine exsudative Perikarditis ist gleichfalls beobachtet worden.

l) Bei Meningitis cerebrospinalis epidemica kommen keinerlei charakteristische Veränderungen des Kehlkopfes vor.

3. Kehlkopfveränderungen bei Tierseuchen.

a) Rotz (s. S. 827).

b) Milzbrand. Bei Milzbrand beobachtet man ein sanguinolent-gelatinöses Ödem, das sich schnell ausbreitet und den Kehlkopf und die äußere Haut befällt. Durch das Fehlen jeglicher Temperatursteigerung unterscheidet es sich vom Erysipel. Eine genaue Diagnose kann nur auf Grund des bakteriologischen Befundes und fortgesetzter klinischer Beobachtung gestellt werden.

c) Aktinomykose. Aktinomykose des Kehlkopfinnern ist kaum beobachtet worden, während eine Erkrankung auf der Außenfläche des Schild- und Ringknorpels häufiger festgestellt ist. Die Infiltration schreitet nach der Oberfläche hin fort. Die von außen fühlbare Schwellung ist außerordentlich hart, meist wenig schmerzhaft und schon frühzeitig mit der Haut verwachsen. Die Diagnose ist nur möglich, wenn gleichzeitig andere Aktinomyzesherde vorhanden sind, oder wenn sich Fisteln bilden, aus denen strahlenpilzhaltiger Eiter entleert wird. Die Behandlung ist eine chirurgische. Gleichzeitige Jodmedikation soll die Heilung beschleunigen.

d) Trichinose. Die Trichinen siedeln sich mit Vorliebe in den Kehlkopfmuskeln an. Die typischen Erscheinungen der allgemeinen Erkrankung, der gedunsene Kopf und die Schmerzhaftigkeit der eigentümlich harten, willkürlichen Muskeln führen auf die Diagnose der Kehlkopferkrankung. Stephan Mackenzie beschreibt einen Fall von Larynxtrichinose, der unter dem Bild einer Angina Ludovici verlief und erst bei der Autopsie erkannt wurde.

Eingekapselte Trichinen im Kehlkopf sind wiederholt beobachtet worden.

IV. Kehlkopfveränderungen bei Blutkrankheiten.

Bei der Leukämie erscheinen die Larynxveränderungen hauptsächlich in der Form von Infiltraten. Sie sitzen an der Epiglottis, den aryepiglottischen Falten, den Taschenfalten und in der Regio subglottica und der Trachea. Die Stimmlippen selbst sind nur selten beteiligt. Die Schwellung kann so stark werden, daß sie wie Morawitz mitteilt, zu Erstickungsanfällen führt. Seltener bilden sich Ulzerationen, sie kommen aber vor, wie Gimplinger in der Monatsschrift f. Ohrenheilk. u. Laryngo-Rhinol. Jg. 58, berichtet, er sah ausgedehnte infiltrativ ulzeröse Veränderungen im Larynx bei einem Fall von akuter Myeloblastenleukämie. Von den Geschwüren aus kann es zu einer Sekundärinfektion kommen.

Auch bei der agranulozytotischen Angina kann sich eine Laryngitis necrotica entwickeln.

Die Diagnose ist in den meisten Fällen schon gestellt, wenn sich die Veränderungen im Kehlkopf zeigen. In noch zweifelhaften darf die Blutuntersuchung nicht verabsäumt werden. Sie führt zur sicheren Erkennung der Art der Erkrankung.

Die Prognose dieser Fälle ist absolut ungünstig. Die Therapie siehe dieses Handbuch, 2. Aufl., Bd. 4, I. (P. Morawitz und Deneke). Bei Kehlkopfstenose ist die Tracheotomie zu machen, die aber kaum imstande ist, das Leben zu verlängern. Von einer Lokalbehandlung ist kein Erfolg zu erwarten.

V. Kehlkopfveränderungen bei Hautkrankheiten.

a) Herpes. Während der Herpes auf der Mundrachenschleimhaut häufig entsteht, geht er nur selten auf den Kehlkopf über. Das Kehlkopfinnere bleibt eigentlich stets verschont, der Kehlkopfeingang, die Epiglottis, die aryepiglottischen Falten, die Aryknorpel und auch die Taschenfalten lassen häufiger eine Herpeseruption erkennen.

Auf der geröteten Schleimhaut sieht man stecknadelkopfgroße Bläschen, die von einem intensiv roten Entzündungshof umgeben sind. Nach ganz kurzer Zeit trübt sich der anfangs wasserklare Inhalt, die Bläschen platzen, das abgehobene Epithel liegt als flottierender Fetzen auf dem kleinen Substanzverlust, der sich meist mit einem weißen fibrinösen Belag bedeckt, auf. Es gelingt nur selten, ein frisches Bläschen mit dem Kehlkopfspiegel zu sehen. Meist sieht man die kreisrunden fibrinösen Auflagerungen mit ihrem geröteten Hof. Nach wenigen Tagen stoßen sich die Beläge ab, die Rötung läßt nach, die Heilung erfolgt ohne Narbenbildung. Nachschübe gehören nicht zu den Seltenheiten. Mitunter entwickelt sich ein chronischer Schleimhautherpes.

b) Der Pemphigus der Schleimhaut kommt gleichfalls im Kehlkopf vor. Er ist in der klinischen Erscheinung dem Herpes sehr ähnlich, nur handelt es sich meist um et was größere Bläschen mit häufigen Nachschüben. An der Epiglottis bilden sich infolge von Zusammenfließen mehrerer Bläschen Pseudomembranen. Ein Teil der Substanzverluste heilt ohne Narbenbildung. In anderen Fällen nimmt der Kehldeckel unter dem Einfluß des Pemphigus eine eigenartige Form an. Er wird dünner und kürzer. als ob ein langsames Abschmelzen einträte. Charakteristisch für den Pemphigus ist der Wechsel des Befundes. Stellen, die eben noch von einem weißlichen Belag bedeckt erschienen, lassen kurze Zeit später nur noch eine leichte Rötung erkennen oder sie sehen sogar schon wieder vollständig normal aus, während an anderen Stellen frische Bläschen entstanden sind.

Die Diagnose des Pemphigus kann unter Umständen große Schwierigkeiten bieten und nur nach langer Beobachtung gestellt werden, falls nicht Veränderungen auf der äußeren Haut nachweisbar sind. Eine Lokaltherapie ist vollständig zwecklos. In einigen Fällen scheinen Arsenikpräparate eine günstige Wirkung zu entfalten.

c) Urtikaria kommt im Kehlkopf verhältnismäßig selten vor. Sie stellt sich als zirkumskripte ödematöse Anschwellung der Schleimhaut dar. Plötzliche Erstickungsanfälle lassen von vornherein auf ein Glottisödem schließen. Nach gewissen Speisen, Krebsen, Erdbeeren, Fischen, Muscheln, ausnahmsweise nach Eiergenuß, auch nach Medikamenten wie Opium, Jodkali, Chinin und Salizyl bilden sich diese in die Urtikariagruppe einzuordnenden akuten ödematösen Schwellungen der Schleimhaut aus, die mitunter die Ausführung der Tracheotomie notwendig gemacht haben. Eine besondere Lokalbehandlung ist zwecklos.

Nach den neueren Forschungen sind sie in die Gruppe der Idiosynkrasien einzuordnen (s. Bd. IV).

VI. Geschwülste des Kehlkopfes.

1. Gutartige Geschwülste des Kehlkopfes.

Die gutartigen Kehlkopfgeschwülste, sogenannte Polypen, kommen häufig vor. Ihre Erscheinungen hängen von ihrem Sitz und ihrer Größe ab. Kleine Geschwülste am Kehlkopfeingang oder den Taschenfalten machen keinerlei Erscheinungen, während die gleichen Bildungen an den Stimmlippen schon frühzeitig Stimmstörungen hervorrufen, namentlich wenn sie am freien Rande sitzen und dadurch den Glottisschluß verhindern. Ganz im Beginn sind die Kranken imstande, den Widerstand beim Glottisschluß durch stärkere Muskeltätigkeit zu überwinden, nach einiger Zeit aber, einerseits durch das Wachstum der Geschwulst, andererseits durch Erschlaffung der Muskulatur, bleibt der vollständige Glottisschluß aus und die Stimme wird heiser. Breitbasig aufsitzende Geschwüre führen früher zu Stimmstörungen als gestielte. Selbst größere gestielte Polypen, die subglottisch inserieren, klappen bei der Phonation nach unten und behindern dadurch die Stimmbildung nicht, während schon kleine Knötchen Heiserkeit und namentlich Störungen der Gesangsstimme verursachen. Aber auch hierbei gibt es Ausnahmen, ich habe jetzt einen bekannten Sänger in Behandlung, der trotz eines kleinerbsengroßen, breitbasig aufsitzenden Fibroms der Oberfläche der linken Stimmlippe dicht hinter der vorderen Kommissur in der Lage ist, die größten Opernpartien ohne besondere Anstrengung durchzuführen. Die Heiserkeit kann auch dadurch zustande kommen, daß die den Stimmlippen aufliegenden Geschwülste ihre Schwingungsfähigkeit beeinträchtigen. Eine häufige Form der Stimmstörung bei Kehlkopfpolypen ist die Diphthongie, die dadurch zustande kommt, daß einmal die Stimmlippen in toto schwingen, und daß außerdem die beiden durch den Polypen geteilten Abschnitte der Glottis noch gesonderte Schwingungen ausführen. In anderen Fällen kommt es mehr zu einem Umschlagen der Stimme ins Falsett, selten zu einem unwillkürlichen Trillern.

Störungen der Atmung werden verhältnismäßig selten durch Kehlkopfpolypen bedingt. In früheren Zeiten vor der allgemeinen Verbreitung der Laryngoskopie wurden die Geschwülste häufiger so groß, daß sie den Atemweg verengten, heute suchen die Patienten meistens schon frühzeitig ärztliche Hilfe auf, die Polypen werden erkannt und entfernt, ehe eine nennenswerte Beeinträchtigung der Atmung zustande kommt. Die Atemstörungen können entweder direkt durch die Verengerung des Kehlkopflumens bedingt sein, oder sie können dadurch veranlaßt werden, daß der bewegliche Polyp wie ein Fremdkörper wirkt und einen Krampf der Kehlkopfmuskeln herbeiführt. Handelt es sich um bewegliche gestielte Tumoren, so ist die letztere Form der Atemstörung die bei weitem häufigere.

Schmerzen kommen bei gutartigen Kehlkopfgeschwülsten fast nie zur Beobachtung, während Parästhesien, das Gefühl von Schleim oder eines Fremdkörpers im Kehlkopf, das zu dauerndem Räuspern führt, häufiger vorhanden ist. Blutungen stellen sich nur bei den gefäßreichen Geschwülsten ein.

Die **Diagnose** der Kehlkopfpolypen ist bei direkter und indirekter Besichtigung des Larynx ohne weiteres klar. Man kann nur im Zweifel sein, ob es sich um eine gut- oder bösartige Neubildung handelt. Die ersteren sitzen dem Muttergewebe auf, während die bösartigen fast regelmäßig das normale Gewebe infiltrieren. Die Neigung zum Zerfall und das Vorhandensein von Ulzerationen sprechen für einen malignen Tumor. Allerdings kommen auch bei gutartigen Geschwülsten Dekubitalgeschwüre vor. Drüsenanschwellungen und Beeinträchtigung des Allgemeinbefindens sind Zeichen der bösartigen Natur der Geschwulst. In zweifelhaften Fällen muß die Stückchenuntersuchung nach Probeexzision Aufschluß geben. Bei der **Ätiologie** ist das Alter und das Geschlecht der Patienten, sowie unmäßige und unzweckmäßige Verwendung der Stimme zu berücksichtigen. Auch chronische Entzündungsprozesse spielen ebenso wie äußere Reize (Staub, Rauch, Alkohol und Tabak) eine wichtige Rolle. Die **Prognose** der gutartigen Geschwülste ist im allgemeinen eine günstige.

a) Fibrom.

Das Fibrom (Abb. 90 u. 91) ist die häufigste gutartige Neubildung im Kehlkopf. Es ist hirsekorn- bis pflaumengroß, meist solitär. Es besitzt glatte Oberfläche, intakten Schleimhautüberzug und grauweiße bis rötliche Färbung. Bei reichlicher Gefäßentwicklung erscheint es dunkelrot. Drüsen und Retentionszysten finden sich im Fibrom nicht selten. Auch Degenerationsvorgänge, namentlich amyloide Degeneration, werden häufiger beobachtet.

Das Fibrom entspringt meist vom freien Rande, seltener von der Oberfläche der Stimmlippen, häufiger an ihrer vorderen Hälfte. An den Taschenfalten, dem Kehldeckel und der hinteren Wand sieht man es selten. Zu den Fibromen muß man die Sängerknötchen rechnen, die entweder als Entzündungsprodukte bei chronisch-katarrhalischen Reizungen oder als wirkliche Neubildungen mit Epithelverdickung auftreten und nicht selten einer veränderten Drüse ihre Entstehung verdanken. Sie sitzen meist an den Schwingungsknoten der Stimmlippen und gehören entweder zu den Fibromen oder zu den Papillomen, sie sind häufig die Folge eines falschen Stimmansatzes.

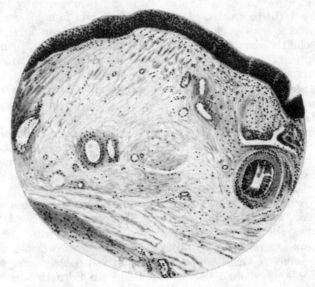

Abb. 90.   Schnitt durch ein Fibrom der Stimmlippe mit Zystenbildung.

Bei Kindern treten sie als Teilerscheinung der exsudativen Diathese auf. Mitunter beobachtet man sine ödematöse Durchtränkung des Fibroms. Es ähnelt dann in seiner Erscheinungsform dem Myxom.

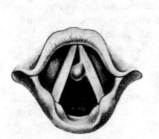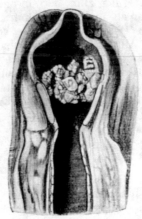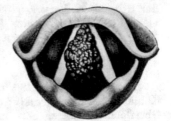

Abb. 91. Fibrom der l. Stimmlippe.

Abb. 92. Papillome in einem kindl. Kehlkopf, die zum Erstickungstod führten.

Abb. 93.   Papillome des Kehlkopfs.

b) Papillom.

Papillome (Abb. 92 u. 93) des Kehlkopfes kommen häufig multipel, bei Kindern auch angeboren, aber auch bei Erwachsenen in allen Lebensaltern vor. Man unterscheidet kleine, hanfkorn- bis erbsengroße Knötchen, hahnen-

kammartige Geschwülste und blumenkohlartige Gewächse. Sie bestehen histo-
logisch (Abb. 94) aus einem Arterie und Vene führenden bindegewebigen
Stroma, das mit verdicktem, in den obersten Schichten häufig verhorntem
Epithel bedeckt ist. Die Papillome sitzen in der überwiegenden Mehrzahl der

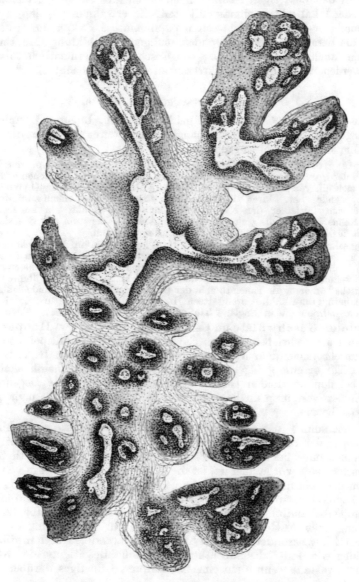

Abb. 94. Schnitt durch Papilloma laryngis.
Im oberen Teil Papillen mehr längs, im unteren mehr quer getroffen.

Fälle an den Stimmlippen. Sie können aber auch an allen übrigen Teilen der
Kehlkopfschleimhaut inserieren, am seltensten auf der hinteren Larynxwand.
Ihre Farbe ist zwischen glänzendem Weiß und intensivem Rot, ihre Oberfläche
kleinhöckrig bis großlappig, ihre Basis meist breit. Im kindlichen Alter rufen

sie häufig Stenoseerscheinungen hervor. Heiserkeit und Atembeschwerden begleiten sie fast regelmäßig.

Die Papillome gehören histologisch und klinisch zweifellos zu den gutartigen Geschwülsten, da sie niemals das umgebende Gewebe zerstören. Sie ähneln aber den bösartigen Neubildungen durch ihre Neigung zu Rezidiven, die entweder lokal oder regionär auftreten. Zu erwähnen ist, daß in der Umgebung maligner Tumoren nicht selten papillomatöse Exkreszenzen beobachtet werden, die dem Reiz der wachsenden malignen Neubildung ihre Entstehung verdanken; auch in der Umgebung von Geschwüren, namentlich tuberkulöser Natur, werden papillomatöse Exkreszenzen häufig beobachtet.

c) Andere gutartige Geschwülste.

Zu den selteneren Geschwülsten gehören **Zysten, Lipome, Lymphome** und die **Gefäßgeschwülste,** die als Lymphangiome und unter der Form des Angioma cavernosum im Kehlkopf vorkommen.

Versprengte Schilddrüsenkeime kommen gleichfalls in den oberen Luftwegen vor. Nach der Pubertät sind derartige Fälle beschrieben worden, bei denen es zweifelhaft ist, ob es sich um versprengte Keime oder um ein Hineinwachsen der Thyreoidea in den Kehlkopf gehandelt hat. Durch die Beobachtung eines Falles bei einem zwei Monate alten Kinde ist vom Verfasser der Nachweis erbracht, daß es sich um angeborene, versprengte Keime handelt, die sich gleichzeitig mit dem Wachstum der Schilddrüse auch im Innern des Kehlkopfes zu größeren Tumoren entwickeln.

Zu den selteneren Geschwülsten gehören die **Adenome,** die am Kehldeckel vorkommen und sich zu großen Geschwülsten auswachsen können, wie ein von Rau (Santa Maria, Brasilien) beobachteter Fall es beweist. Auch **Lipome** im Kehlkopf kommen nur außerordentlich selten vor. Laryngoskopisch den gutartigen Neubildungen ähnlich verhalten sich **gichtische Tumoren,** die namentlich in der Gegend des Krikoarytänoidgelenks, des Processus vocalis und am Kehldeckelrand sitzen. In der deutschen Literatur sind sie nur selten beschrieben, während sie in England häufiger beobachtet zu werden scheinen.

Amyloide Geschwülste im Kehlkopf sind von Burow, Hooper, Kraus, Manasse u. a. beschrieben worden. Sie sind einzeln oder multipel, von weißlichgelbem durchscheinendem Aussehen, nur in einem Fall von H. v. Schrötter hatte der Tumor eine goldgelbe Farbe. Mit großer Wahrscheinlichkeit handelt es sich bei den amyloiden Geschwülsten um eine amyloide Degeneration in einem Tumor von ursprünglich anderem histologischen Bau, namentlich um entartete Fibrome.

Die **Behandlung** der gutartigen Geschwülste ist stets eine chirurgische. Sie werden in der Regel auf endolaryngealem Wege entfernt. Nur bei bestehender Atemnot oder bei stärkerer Blutungsgefahr, wie sie namentlich bei den Gefäßgeschwülsten vorhanden ist, ist die Eröffnung der Luftwege von außen in der Form der präliminaren Tracheotomie oder der Kehlkopfspaltung indiziert. Bei den Papillomen sind in neuerer Zeit von Polyak in Budapest durch Radium- oder Röntgenbehandlung günstige Erfolge erzielt worden; ich habe die Röntgenbestrahlung nach Entfernung der Geschwülste zur Vermeidung der Rezidive mit gutem Erfolg besonders auch bei Kindern angewendet. Durch medikamentöse Behandlung wie Jod- oder Arsentherapie ist eine Beseitigung der Neubildung kaum zu erwarten, wenn auch einzelne Autoren Günstiges darüber berichten.

2. Bösartige Kehlkopfgeschwülste.

Im Kehlkopf kommen Sarkome und Karzinome vor. Beide Formen treten meist primär in die Erscheinung, seltener entwickeln sie sich sekundär im Anschluß an bösartige Neubildungen der umgebenden Organe, insbesondere des Sinus piriformis, der Schilddrüse und der Speiseröhre. Metastatisch beobachtet man sie nur selten. In der überwiegenden Mehrzahl der Fälle findet man sie beim männlichen Geschlecht, und zwar zwischen 40 und 70 Jahren; sie kommen aber auch bei jüngeren Individuen vor, ich habe bei einem 24jährigen Mann wegen eines Larynxkarzinoms die Kehlkopfexstirpation machen müssen.

a) Karzinom.

Die **Karzinome** sind meist Plattenepithelkrebse mit starker Verhornung. Zylinderzellenkrebse und alveoläre Karzinome sind seltener.

Ihren Ausgang nehmen die Karzinome fast regelmäßig von den Stimmlippen, und zwar in den meisten Fällen von ihrer vorderen Hälfte. Solange die Tumoren auf den eigentlichen Kehlkopfinnenraum, d. h. die Stimmlippen beschränkt sind, sind sie lokale Erkrankungen ohne Beteiligung der regionären

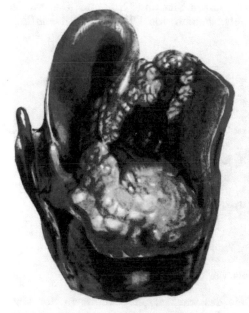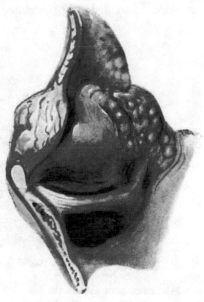

Abb. 95. Karzinom des Sinus piriformis rechts auf Kehlkopf und Pars laryngea übergewachsen. (Operationspräparat.)   Abb. 96. Dasselbe Präparat nach Eröffnung des Kehlkopfs.

Lymphdrüsen, greifen sie aber auf den oberen Abschnitt des Kehlkopfes, Ventriculus Morgagni und die Taschenfalten über, oder beteiligt sich der Kehlkopfeingang oder die Regio subglottica an der Neubildung, so stellen sich fast augenblicklich Erkrankungen der regionären Lymphdrüsen ein, es kommt gleichzeitig zu einer Verbreitung des Tumors, entweder per continuitatem oder durch Metastasenbildung.

Die **Symptome des Karzinoms** hängen von seinem Sitz und seiner Größe ab. Im Beginn handelt es sich um Fremdkörpergefühl, das zum Räuspern Veranlassung gibt und um ein leichtes Belegtsein der Stimme, das allmählich an Intensität zunimmt und zur Heiserkeit führt. In diesem Stadium kann der Tumor sich lange Zeit halten. Er zeigt nur wenig Tendenz zum Wachstum und die subjektiven und objektiven Störungen bleiben gering. Es sind sicher beobachtete Fälle bekannt, in denen der maligne Tumor viele Jahre unverändert im Kehlkopf bestanden hat; die längste Beobachtungszeit eines festgestellten Larynxkarzinoms belief sich in einem Fall von Fein auf $8^{1}/_{2}$ Jahre.

Ganz plötzlich — häufig ohne irgendeine nachweisbare Ursache — kommt es zu einem schnelleren Wachstum der Geschwulst, die zunächst die Regio subglottica ergreift, auf die andere Seite übergeht und gleichzeitig ein Fortwuchern auf die Taschenfalten und den Kehlkopfeingang erkennen läßt. Die Drüsen beteiligen sich, es kommt zum Zerfall der Geschwulst und schnell entwickelt sich eine Kachexie, die, falls nicht vorher durch Atemstörungen oder Beeinträchtigung der Nahrungsaufnahme eine Katastrophe eingetreten ist, zum Tode führt.

Laryngoskopischer Befund. Mit dem Spiegel sieht man im Kehlkopf eine höckrige Geschwulst, die nicht der Oberfläche aufsitzt, sondern das Gewebe infiltriert. Nur in ganz seltenen Fällen tritt das Karzinom als gestielte polypenartige Neubildung auf, die laryngoskopisch nicht von einem gestielten Fibrom zu unterscheiden ist. Das Spiegelbild ist je nach Sitz und Größe der Geschwulst verschieden, auch das Vorhandensein oder Fehlen von Ulzerationen beeinflußt

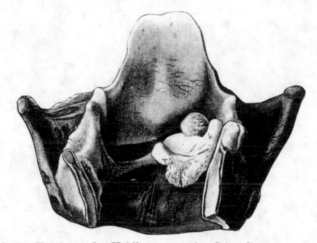

Abb. 97. Karzinom des Kehlkopts von der Stimmlippe ausgehend.

es. Mitunter kommt es durch den Reiz des wachsenden Tumors in der Umgebung zur Bildung von papillomatösen Exkreszenzen oder zu einer diffusen Pachydermie, die die Erkennung der Natur der Erkrankung sehr erschweren können.

Diagnose. Bei fortgeschrittenen Fällen ist das Kehlkopfbild meist durchaus charakteristisch, im Beginn aber häufig nicht eindeutig, man sieht eine Stimmlippe in mehr oder weniger großer Ausdehnung infiltriert, das Infiltrat ist höckrig, nicht scharf gegen die Umgebung abgegrenzt.

Die übrigen Erscheinungen, wie nach dem Ohr ausstrahlende Schmerzen oder die Bewegungsbeschränkung der entsprechenden Kehlkopfhälfte sind keine sicheren differentialdiagnostischen Symptome, weil einerseits stechende Schmerzen nach dem Ohr auch bei einfachen Pachydermien beobachtet werden, weil bei ihnen gleichfalls Abduktionsbeschränkungen der Stimmlippen vorkommen und weil endlich bei Karzinom, namentlich in der vorderen Hälfte der Stimmlippen, jegliche Bewegungsbeschränkung fehlen kann.

Das primäre Karzinom der Epiglottis entspringt meist vom freien Rande. Es zeigt gewöhnlich schon frühzeitig die Tendenz zum Zerfall. Die aus dem Ventrikel herauswachsenden Karzinome sind meist Drüsenkrebse, die sich durch ihr schnelles Wachstum, ihre Neigung zu Drüsenmetastasen und Zerfall auszeichnen.

Die **Diagnose des Karzinoms** wird nur durch die histologische Untersuchung exzidierter Gewebsstücke sicher zu stellen sein. In zweifelhaften Fällen ist eine mehrmalige Probeexzision erforderlich. Aber auch die
Stückchendiagnose ist nicht absolut sicher. Die erste Vorbedingung eines
sicheren Resultats ist die richtige Herausnahme der zur Untersuchung bestimmten Gewebsteile. Sie müssen aus dem Tumor selbst und nicht aus seiner
Umgebung entnommen sein. Selbst bei lege artis vorgenommener Exzision
ist man nicht vor Fehldiagnosen gesichert. Die Unterscheidung von Karzinom
und Pachydermie kann selbst für einen geübten Untersucher an den immerhin
kleinen Stücken schwierig sein, wie in einem von mir beobachteter Fall eines
62jährigen Mannes, bei dem die erste Untersuchung eine Pachydermie ergeben hatte und erst durch eine zweite Exzision die maligne Natur der Neubildung erwiesen werden konnte. Auch eine Verwechslung mit einer gutartigen

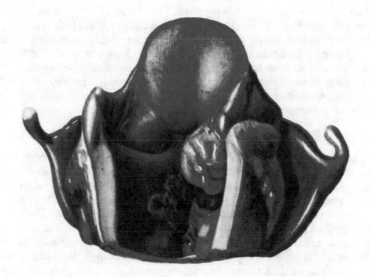

Abb. 98. Vorgeschrittenes Sarkom des Kehlkopfs.

Neubildung ist möglich. Bei einem 52jährigen Mann war mehrfach eine Geschwulst aus dem Kehlkopf entfernt, die „fibromatösen Bau" zeigte. Erst
nach Entfernung einer den Kehlkopfeingang ausfüllenden Geschwulst, die
mikroskopisch durchaus gutartig erschien, sah ich an der rechten Stimmlippe
einen nach links übergreifenden, in die Regio subglottica und den Ventriculus
Morgagni hineinwachsenden blassen, höckrigen Tumor, der klinisch und histologisch als Karzinom zu erkennen war. Daß durch in die Tiefe wuchernde
Epithelzapfen bei Tuberkulose ein an Krebs erinnerndes mikroskopisches Bild
entstehen kann, haben wir S. 918 schon gesehen.

Die **Behandlung des Karzinoms** besteht in der möglichst frühzeitigen Entfernung der Geschwulst, entweder bei zirkumskripten kleinen Tumoren durch
Laryngofissur oder bei größeren durch partielle oder totale Laryngektomie.
Bei den primären Geschwülsten der Epiglottis ist die Laryngotomia subhyoidea
auszuführen. Die **Prognose des Karzinoms** ist bei frühzeitiger richtiger Diagnose
durch die Vervollkommnung der Operationsmethoden eine sehr viel günstigere
als früher. Auch die Resultate der Kehlkopfexstirpation sind dank den Arbeiten
von Gluck und Sörensen sowohl in bezug auf die Operationsgefahren, wie

auf die Vermeidung von Rezidiven in den letzten Jahren sehr viel günstiger geworden.

Die Strahlenbehandlung des Kehlkopfkrebses hat mich stets im Stich gelassen, während von einigen Autoren günstigere Resultate mitgeteilt worden sind; nach der Entfernung der Geschwulst zur Vermeidung von Rezidiven scheint sie aber Gutes zu leisten.

b) Sarkom.

Das **Sarkom** des Kehlkopfs ist selten. Spindelzellensarkome sind häufiger als Rund- und Riesenzellengeschwülste. Mischformen, wie Fibro-, Angio-, Melano- und Chondrosarkome sind gleichfalls beschrieben. Im Beginn handelt es sich fast immer um umschriebene Geschwülste an den Stimmlippen. Sie wachsen häufig nach der Oberfläche hin und bilden dadurch polypenartige Geschwülste. Infiltrations-, Ödem- und Geschwürsbildung sind seltener als bei Karzinom. Auch beim Sarkom besteht häufig anfänglich nur eine lokale Affektion, bis plötzlich unter dem Einfluß äußerer Reize oder auch ohne nachweisbare Ursache ein schnelles Wachstum mit Neigung zum Zerfall und zu Drüsenmetastasen sich entwickelt. In einem von mir operierten Falle war eine sekundäre Beteiligung der ganzen regionären Lymphdrüsen und der Schilddrüse nachweisbar. Prognose und Therapie decken sich mit den für das Karzinom gemachten Ausführungen.

c) Chondrom.

Die **Chondrome des Kehlkopfs** (Fibrochondrome, Melanochondrome und Chondrosarkome) kommen verhältnismäßig selten vor. Meist sieht man Verkalkungen, fettige und gallertartige Degeneration. Auch Zysten kommen in den Chondromen häufiger vor. Sie lokalisieren sich im Schildknorpel, seltener im Ringknorpel und der Epiglottis, fast nie in den Aryknorpeln. Die Geschwulst kann einseitig und doppelseitig auftreten und erhebliche Ausdehnung erreichen. Atemstörungen und Schluckbeschwerden, letztere namentlich beim Sitz des Chondroms an der Ringknorpelplatte, sind die regelmäßigen Begleiterscheinungen. Die Schleimhaut über dem Chondrom ist regelmäßig intakt, gespannt und dünn. Die Diagnose basiert auf dem Zusammenhang der Geschwulst mit dem Knorpelskelett, auf ihrer derben Konsistenz und dem Fehlen von Drüsenschwellungen. Am schwierigsten ist die Diagnose bei den vom Schildknorpel ausgehenden, in den Ventrikel hineinwachsenden Chondromen. Die Prognose ist in den meisten Fällen nicht ungünstig, die Therapie eine chirurgische. Entweder muß eine partielle oder eine totale Kehlkopfresektion ausgeführt werden.

VII. Nervenerkrankungen des Kehlkopfes.

1. Störungen der Motilität.

a) Myopathische Lähmung.

Wir unterscheiden im Kehlkopf myopathische und neuropathische Lähmungen.

Die myopathischen Lähmungen kommen am häufigsten als Begleiterscheinungen akut und chronisch-katarrhalischer Kehlkopfaffektionen zustande. Es handelt sich bei ihnen um eine Rundzelleninfiltration der Muskulatur und dadurch bedingte unvollständige Kontraktion. Die myopathischen Paresen kommen außerdem als Folge- und Begleiterscheinung von Schwächezuständen zur Beobachtung, man sieht sie bei Anämie und Chlorose. Auch die einfache Stimmschwäche bei Tuberkulose ist in vielen Fällen als Folge der bestehenden Anämie anzusehen, eigentlich entzündliche Veränderungen in den Kehlkopfmuskeln lassen sich bei diesen Formen nicht nachweisen. Auch die leichte Ermüdbarkeit der Stimme, die Mogiphonie Fränkels ist eine myopathische Störung, die häufig auf falschen Stimmansatz, Überanstrengung der Stimme und fehlerhafte Atmung zurückgeführt werden kann. Nicht zu verwechseln mit dieser auf myopathischer Grundlage beruhenden Stimmstörung sind die durch mechanische Hindernisse hervorgerufenen. Infiltrate, Tumoren, Narben an den Stimmlippen selbst und an der hinteren Kehlkopfwand können den normalen Glottisschluß verhindern bei vollständig normal arbeitender Muskulatur. Große Ähnlichkeit mit den myopathischen Lähmungen haben die sogen. hysterischen oder nervösen Lähmungen, sowie die von Gutzmann beschriebene habituelle Stimmbandlähmung. Charakteristisch für die myopathischen Kehlkopflähmungen ist die Erkrankung der Adduktoren. Während bei den nervösen Lähmungen stets der Abduktor in erster Linie leidet, arbeitet bei den erstgenannten der Musculus crico-arytaenoideus posticus fast ausnahmslos in normaler Weise.

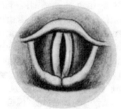 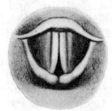 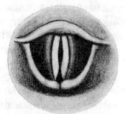

Abb. 99. Parese des Musculus vocalis. Abb. 100. Parese des M. interarytaenoideus. Abb. 101. Parese des Vokalis u. Transversus.

Die **Symptome** der myopathischen Lähmung bestehen in einer Stimmstörung, die vom einfachen Belegtsein bis zur vollständigen Aphonie alle Zwischenstufen durchmachen kann. Subjektive Beschwerden können dabei vollständig fehlen. Mitunter haben die Patienten das Gefühl von Schleimansammlung auf den Stimmlippen, das sie zum Räuspern und Husten veranlaßt. In anderen Fällen fehlen auch diese Beschwerden vollständig, so daß nur die Heiserkeit den Patienten auf seine Kehlkopfaffektion aufmerksam macht.

Das **laryngoskopische Bild** hängt von den erkrankten Muskeln ab. Am häufigsten ist der Musculus vocalis (Abb. 99) in seiner Funktion gestört. Dadurch wird die Stimmlippe nicht in normaler Weise angespannt, ihr freier Rand bleibt exkaviert, die Glottis klafft bei der Phonation in den vorderen zwei Dritteln, d. h. von der Spitze der Processus vocalis bis zur vorderen Kommissur mit einem elliptischen Spalt. Bei Insuffizienz des Musculus interarytaenoideus (Abb. 100) wird die Aneinanderlagerung der beiden Aryknorpel unvollständig. Die Glottis schließt in den vorderen zwei Dritteln, während der hintere Teil, der dem Processus vocalis entspricht, mit einem dreieckigen Spalt klafft. Bei Ausfall des Musculus cricoarytaenoideus lateralis wird der Processus vocalis nicht nach innen gedreht, es bleibt daher meist ein ansehnlicher Spalt im hinteren Drittel der Glottis. Die laryngoskopischen Bilder bei den myopathischen Lähmungen sind in der überwiegenden Mehrzahl der Fälle aber nicht so einfach, wie wir es soeben geschildert haben. Da es sich fast niemals um den Ausfall eines einzigen Muskels handelt, sondern meist um eine Beteiligung sämtlicher oder wenigstens einiger der inneren Kehlkopfmuskeln, so nimmt auch der Glottisspalt eine etwas kompliziertere Form (Abb. 101) an. Handelt es sich z. B. um eine Lähmung des Vokalis und des Interarytaenoideus, so kommt die Sanduhrform der Glottis zustande. Sind sämtliche Adduktoren in ihrer Funktion beeinträchtigt, so klafft die Stimmritze in ganzer Ausdehnung mit einem nach hinten breiter werdenden dreieckigen Spalt.

Die **funktionellen Lähmungen** rufen genau dasselbe laryngoskopische Bild hervor wie die einfachen myopathischen. Paresen aller oder einzelner Verengerer sieht man sehr häufig. Bei der Aphonia nervosa kann jede Tonbildung im Kehlkopf fehlen. Wir beobachten bei dieser Erkrankung Stimmstörungen, wie sie bei der einfachen katarrhalischen Parese fast niemals zustande kommen. Höchstens bei der Laryngitis sicca mit sehr starker Borkenbildung entsteht gleichfalls eine vollständige Aphonie, die aber sofort verschwindet, wenn die Borken aus dem Kehlkopf entfernt sind. Auch bei Patienten, die infolge überstandener schwerer Erkrankung stark geschwächt sind und nicht über die nötige Kraft des Anblasestromes verfügen, kommen derartige vollständige Aphonien vor. Laryngoskopiert man die Fälle von funktioneller Lähmung, so sieht man mitunter einen vollständigen Ausfall der Adduktionsbewegung. In anderen Fällen werden zwar die Stimmlippen der Mittellinie genähert, ein Ton kann aber doch nicht gebildet werden, weil das Phonationszentrum nicht funktioniert oder weil durch Spasmen die Schwingungsfähigkeit der Stimmlippen aufgehoben ist. Während bei der willkürlichen Tonbildung die Stimme vollständig versagt, kommt es bei reflektorischem Glottisschluß zur Bildung eines lauten Tones, die Patienten sprechen vollständig tonlos, während sie laut und weithin hörbar husten. Lenkt man die Aufmerksamkeit der Patienten ab, wie es bei der Kehlkopfuntersuchung zuweilen der Fall ist, so wird häufig ein Ton zustande kommen, der nach der Entfernung des Kehlkopfspiegels aus dem Rachen sofort wieder verschwindet. Bei den schwersten Graden der funktione len Aphonie kommt es zum vollständigen Verlust der Sprache. Die Patienten können dann nicht einmal mehr flüstern (Apsithyrie).

Die **Diagnose** der hysterischen Aphonie sollte man nur in denjenigen Fällen stellen, in denen auch anderweitige nervöse Symptome, wie Kopfweh, Herzklopfen, Neuralgie vorhanden sind. Auch bei Erkrankungen in anderen Organsystemen kann eine Aphonia nervosa entstehen, ebenso bei der traumatischen Neurasthenie. Von dieser Form der Aphonia nervosa unterscheidet Gutzmann die habituellen Stimmbandlähmungen, die er namentlich im Kindesalter wiederholt zu beobachten Gelegenheit hatte. Er faßt die habituellen Stimmbandlähmungen als Verlust der normalen Stimmvorstellung auf und will beobachtet haben, daß häufig im Anschluß an wirkliche myopathische Paresen eine derartige habituelle Lähmung zur Entwicklung gekommen ist. In früherer Zeit wurden alle diese Fälle in die Gruppe der hysterischen Erkrankungen einrangiert, wenn auch sonst alle nervösen Stigmata fehlten. Die Diagnose der genannten Stimmstörungen ist fast immer mit dem Kehlkopfspiegel sofort möglich. Ist ein Mißverhältnis zwischen den lokalen Veränderungen der Schleimhaut und der Stimmstörung vorhanden, so muß eine genaue Untersuchung des Patienten vorgenommen werden, um anderweitig vorhandene nervöse Symptome festzustellen. Man darf aber nicht vergessen, daß mitunter auch neurotische Symptome bei nicht neuropathisch Belasteten vorkommen. Vermutet man eine zentrale Störung, so muß man vor allen Dingen die übrigen zentralen Funktionen genau prüfen. Nur auf diese Weise kann man, namentlich in den Fällen traumatischer Neurosen, wirklich vorhandene Lähmungen von simulierten unterscheiden.

Besonders häufig waren die funktionellen Kehlkopflähmungen im Kriege; die schweren seelischen Erschütterungen, denen die zum Teil körperlich den Anstrengungen des Kriegsdienstes nicht Gewachsenen ausgesetzt waren, bereiteten naturgemäß den Boden für psychogene Störungen vor. Kein Wunder also, wenn die häufig schweren Insulte wie Granateinschläge, Verschüttungen, Einatmung giftiger Gase usw. neben anderen funktionellen Störungen zur sog. Kriegsaphonie führten. Klinisch unterscheiden sie sich in keiner Weise von den uns schon früher bekannten funktionellen Lähmungen, auch prognostisch waren sie im allgemeinen günstig zu beurteilen; die bereits vorne in geeigneter Weise Behandelten heilten fast ausnahmslos, waren sie aber erst in die Heimat zurück befördert, so war die Heilung sehr viel schwieriger; ja eine Reihe von Fällen blieb völlig refraktär.

Die **Behandlung** der myopathischen Lähmungen hat die lokalen Ursachen, d. h. die katarrhalischen Veränderungen zu berücksichtigen. Daneben sind der induzierte und der konstante Strom und die Vibrationsmassage, sowie systematische Stimmübungen von Nutzen. Bei der akuten Laryngitis gehen die Stimmstörungen fast immer innerhalb kurzer Zeit von selbst zurück, ohne daß eine besondere Lokalbehandlung notwendig wäre. Bei den funktionellen Lähmungen ist das Allgemeinbefinden zu berücksichtigen. Allgemein kräftigende diätetische Maßnahmen, in geeigneten Fällen Kaltwasserkuren oder Sanatoriumsaufenthalt wirken günstig. Auch bei der hysterischen Lähmung ist der galvanische Strom, die Elektromassage und Suggestionsbehandlung mit und ohne Hypnose zu empfehlen.

b) Die neuropathische Lähmung [1]).

Ätiologie. Die neuropathische Lähmung in den oberen Luftwegen kann eine peripherische oder zentrale sein. Bei der letzteren sind die Fasern von der Medulla bis zur Rinde oder diese allein betroffen. Die peripherische Lähmung ist eine Erkrankung des ersten Neuron, die zentrale eine solche der Leitung in den sekundären Neuronen. Die zentralen Kehlkopflähmungen treten als Folge von Tumoren, besonders von Gummigeschwülsten, von multipler Sklerose, amyotrophischer Lateralsklerose und Tabes auf, auch der Hitzschlag kann, wie ich jüngst zu beobachten Gelegenheit hatte, eine Kehlkopflähmung herbeiführen.

Bei einem 41 jährigen Herrn stellte sich 6 Wochen nach einem Hitzschlag eine rechtsseitige Velum- und Rekurrenslähmung und Lähmung des rechten Musculus Kukullaris ein, die nach 6wöchigem Bestehen völlig zurückgingen.

Bei den peripherischen Lähmungen handelt es sich um Schädigungen des Nervus recurrens in seinem Verlauf. Beim Austritt aus dem Gehirn können entzündliche Prozesse oder Tumoren der Hirnbasis, der Knochen oder des Periosts den Nerven komprimieren, im ferneren Verlauf können Tumoren oder entzündliche Prozesse die Leitungsfähigkeit des Nerven beeinträchtigen, endlich kommen die zu Neuritiden führenden Infektionskrankheiten und Vergiftungen als Ursache der Rekurrenslähmung in Betracht.

Anatomisches. Um die Lähmungen des Kehlkopfes zu verstehen, muß man zunächst die anatomischen Verhältnisse berücksichtigen. Sämtliche inneren Kehlkopfmuskeln mit Ausnahme des Cricothyreoideus anticus, der vom Ramus externus des Laryngeus superior versorgt wird, erhalten ihre motorische Innervation vom Laryngeus inferior sive recurrens. Der Nervus sympathicus ist an der Innervation des Kehlkopfes nach den Untersuchungen von Großmann und Paul Schulz, denen die Ansicht von Onodi entgegensteht, nicht beteiligt. Der Laryngeus inferior zweigt sich rechts in der Höhe der oberen Thoraxapertur vom Vagus ab, schiebt sich zwischen Pleura costalis der Lungenspitze und der Arteria subclavia hindurch und steigt, nachdem er sich mit der Karotis gekreuzt hat,

---

[1]) Vgl. auch Bd. 5.

in der Furche zwischen Luft- und Speiseröhre nach oben. Der linke Rekurrens entspringt erst in der Brusthöhle, schlägt sich um den Aortenbogen herum und zieht dann ebenfalls in der Furche zwischen Luft- und Speiseröhre bis zum Gelenk zwischen Schild- und Ringknorpel, wo er sich in seine Zweige teilt.

α) Lähmung des Laryngeus superior.

Von den Ästen des Vagus erkrankt der Ramus externus des Laryngeus superior selten allein, da ihn Schädlichkeiten nur auf einer verhältnismäßig kurzen Strecke isoliert treffen können. Tumoren, Gummigeschwülste und Verletzungen kommen an dieser Stelle verhältnismäßig selten zur Beobachtung. In den meisten Fällen ist durch gleichzeitige Veränderung am Ramus internus eine einseitige Störung der sensiblen Innervation des Kehlkopfeinganges, unter Umständen auch eine einseitige Anästhesie der gesamten Kehlkopfschleimhaut festzustellen. Ist der Ramus externus isoliert gelähmt, so tritt eine mangelhafte Spannung der Stimmlippe auf, die Glottis wird unregelmäßig, mehr oder weniger geschlängelt. Die Symptome sind: Unvermögen, hohe Töne zu bilden und schnell eintretende Ermüdung bei der Phonation. Nach einigen Autoren soll die gelähmte Seite tiefer stehen als die gesunde, die Annäherung des Schildknorpels an den Ringknorpel auf der gelähmten Seite eine unvollständige sein.

Die **Therapie** besteht in der Anwendung des elektrischen Stromes, der Massage, in Einspritzungen von Strychnin und bei syphilitischer Ätiologie in einer antisyphilitischen Kur.

β) Rekurrenslähmung.

Bei der Rekurrenslähmung spielen die Infektionskrankheiten und Intoxikationen eine wichtige ursächliche Rolle. Entzündliche Prozesse in der Nachbarschaft und wachsende Geschwülste, Lymphdrüsenschwellungen und Erkrankungen der Schilddrüse üben häufig einen Druck auf den Nerven aus, der seine Leitungsfähigkeit beeinträchtigt. Der rechte Rekurrens wird außerdem durch pleuritische Schwarten an der Spitze einer tuberkulösen Lunge geschädigt, sehr viel seltener durch ein Aneurysma der Subklavia oder der Carotis communis. Der linke Rekurrens wird durch Pleuraexsudate, durch pleuritische Verdickungen am Lungenhilus und durch perikarditische Exsudate komprimiert. Intrathorakische Tumoren, Ösophaguskarzinome und Gummigeschwülste sind gleichfalls ätiologisch von Bedeutung. Tuberkulöse Hilusdrüsen und Pneumothorax werden als Ursachen der Rekurrenslähmung beobachtet, auch die Herzveränderungen bei Mitralinsuffizienz kommen ätiologisch in Betracht. Am häufigsten wird die linksseitige Rekurrenslähmung durch ein Aortenaneurysma bedingt. Traube hat als erster darauf hingewiesen, daß die linksseitige Rekurrenslähmung oft als erstes Symptom eines Aortenaneurysma beobachtet werden kann.

Bei der Lähmung des Nervus recurrens müssen wir drei Stadien unterscheiden. Zunächst kommt es zu einer Lähmung des Cricoarytaenoideus posticus. Die Adduktion der Stimmlippen geht in durchaus normaler Weise vor sich, bei der Phonation wird eine normale Glottis gebildet. Bei ruhiger Inspiration geht die gelähmte Stimmlippe bis zur Gleichgewichtsstellung, der sog. Kadaverposition, nach außen, bei tiefer Atmung erfolgt aber keine vollständige Abduktion der Stimmlippe. Im zweiten Stadium steht die Stimmlippe bei Phonation und Respiration unbeweglich in Medianstellung durch Kontraktur der Adduktoren. Im dritten Stadium endlich sind auch die Adduktoren gelähmt, die Stimmlippe rückt infolgedessen bis zur Kadaverstellung nach außen und zeigt weder Ad- noch Abduktionsbewegungen. Ihr freier Rand ist exkaviert.

Die Erklärung dieser verschiedenen Stellungen der Stimmlippe bei neuropathischer Lähmung ist nicht ganz einfach. H. Krause glaubte auf Grund seiner Tierversuche, daß die Medianstellung der Stimmlippe auf tonischen Reizen beruhe, durch die bei gleich starker Innervation die sehr viel kräftigeren Adduktoren den schwächeren Postikus überwinden. Die Erklärung Wagners, daß die Medianstellung auf den Cricothyreoideus anticus zu beziehen sei, entspricht nach den Tierversuchen nicht den Tatsachen. Wagner und Großmann betrachten die Medianstellung als Folge einer Rekurrenslähmung. Sie beziehen die Fixation der Stimmlippen in dieser Stellung auf den vom Laryngeus superior versorgten Cricothyreoideus anticus und erklären die Kadaverposition durch Fortschreiten des Lähmungsprozesses vom Rekurrens auf den Laryngeus superior. Zahlreiche Tierexperimente haben es aber sichergestellt, daß die Kadaverstellung bei vollständig gesundem Antikus zustandegekommen war, während sich im Postikus Degenerationserscheinungen nachweisen ließen. Als Erklärung für das eigenartige Verhalten der Kehlkopfmuskeln bei neuropathischen Lähmungen ist auch heute noch das Rosenbach-Semonsche Gesetz zu betrachten, das besagt, daß bei allen organischen, den Nervus recurrens in seinem zentralen oder peripherischen Verlauf treffenden Schädigungen zuerst diejenigen Fasern ihre Tätigkeit einstellen, die den Cricoarytaenoideus posticus versorgen und daß erst bei längerer Dauer der Lähmung auch die Fasern erkranken, die die Adduktoren innervieren. Semon und Horsley konnten nachweisen, daß der Postikus bei Durchschneidung des Rekurrens oder nach Herausnahme des Kehlkopfes seine Erregbarkeit gegen Reize wesentlich früher einbüßt als die Verengerer. Man erklärte dieses eigenartige Verhalten des Postikus durch seine oberflächliche Lage und durch die dauernde Tätigkeit des Muskels während des Lebens. Letztere Erklärung ist aber nicht stichhaltig, da es durch die Untersuchungen von Kuttner und Katzenstein festgestellt ist, daß die gesamten inneren Kehlkopfmuskeln dauernd innerviert werden. Nach Grabower soll in den anatomischen Verhältnissen die Erklärung für die größere Hinfälligkeit des Postikus zu suchen sein. Er hat festgestellt, daß die Endausbreitung der Nerven im Postikus und den Adduktoren erhebliche Differenzen aufweist. Er fand den Innervationsstamm für den Postikus einseitig gefiedert und das untere Drittel und einen großen Teil der Medianpartie des Muskels nervenfrei. Die Verästlung der Hauptzweige erfolgt beim Postikus dicht unter der Muskel-oberfläche. Bei den Adduktoren sind größere Innervationslücken nicht vorhanden. Der Nervenstamm löst sich erst in der Tiefe in seine Zweige auf. Außerdem ist der Postikus der relativ und absolut nervenärmste unter den vom Rekurrens versorgten Muskeln.

Nach der Ansicht von Semon soll die Medianstellung auf eine sekundäre Kontraktur der Verengerer zurückzuführen sein. Für eine Reihe von Fällen trifft diese Annahme zu. In denjenigen Fällen aber, in denen sich aus der Medianstellung die Kadaverposition entwickelt, ist die Kontrakturhypothese nicht haltbar, da erfahrungsgemäß bei der Kontraktur von Muskeln eine Schrumpfung entsteht, die eine Veränderung der Stellung im weiteren Verlauf unmöglich macht. Bis zu einem gewissen Grade müssen wir für die Entstehung der Medianstellung den Antikus verantwortlich machen, der die gelähmten Stimmlippen für einige Zeit an die Mittellinie heranzieht. Erst nach Ermüdung dieses Muskels kommt die Gleichgewichtslage zustande. Broeckart sieht in dem Ausfall des Postikus nicht eine isolierte Lähmung, er meint, daß die die Öffner und Schließer versorgenden Nervenfasern in gleicher Weise in ihrer Tätigkeit beeinträchtigt werden. Da beide Muskelgruppen einen gleichmäßigen Teil ihrer Kraft einbüßen, so bleibt den Adduktoren infolge ihrer größeren Muskelmasse noch ein Teil funktionsfähiger Substanz erhalten, der eine Adduktionsbewegung ermöglicht, wenn bereits der Abduktor vollständig funktionsunfähig geworden ist. Grabower, der diese Anschauung Broeckarts, daß eine gleichmäßige Schädigung der Ad- und Abduktoren stattfindet, akzeptiert, erklärt das Zustandekommen der früheren Lähmung des Postikus durch die von ihm festgestellte absolute und relative Nervenarmut des Glottisöffners. Durch das Semon-Rosenbachsche Gesetz lassen sich alle bisher bekannten Fälle von Rekurrenslähmung erklären. Nur in einem von Saundby und Hewetson 1904 veröffentlichten Falle weichen die klinischen Beobachtungen von der Regel ab.

Der laryngoskopische Befund bei der Rekurrenslähmung hängt von ihrem Stadium ab. Zunächst sieht man, daß sich die Stimmlippe der gelähmten Seite bei tiefer Inspiration nicht so weit nach außen bewegt wie die gesunde, sie geht nur bis zur Kadaverstellung, überschreitet diese aber nicht. Im zweiten Stadium steht die Stimmlippe der gelähmten Seite der Medianlinie (Abb. 102) angenähert. Untersucht man bei der Phonation, so sieht man ein vollständig normales Kehlkopfbild. Geht der Patient zur

Inspiration über, so bleibt die gelähmte Seite unbeweglich stehen, während die gesunde in durchaus normaler Weise abduziert wird. Die Glottis zeigt infolgedessen bei tiefer Inspiration die Gestalt eines rechtwinkligen Dreiecks, dessen rechter Winkel dem Aryknorpel der gelähmten Seite entspricht. Während die Stimmlippe selbst vollständig unbeweglich bleibt, beobachtet man am Ary-knorpel zuckende und drehende Bewegungen, die auf die Tätigkeit des von beiden Rekurrentes versorgten Musculus interarytaenoideus bezogen werden müssen. An der Epiglottis treten bei einseitigen Lähmungen Flexions- und Rotationsbewegungen nach der gesunden Seite hin auf, die durch den Musculus aryepiglotticus bedingt sind. Die subjektiven Beschwerden sind im ersten Stadium der Lähmung sehr gering. Die Sprechstimme ist annähernd normal, nur ihre Modulationsfähigkeit ist beeinträchtigt, sobald auch der Musculus vocalis an der Lähmung teilnimmt. Handelt es sich um eine reine Postikus-lähmung, so kann sogar Singen und lautes Sprechen in unveränderter Weise vor sich gehen. Die Atmung erfolgt in der Ruhe in durchaus normaler Weise. Auch bei körperlichen Anstrengungen genügt die Weite der Glottis vollständig, so daß bei einseitiger Postikuslähmung höchstens bei Kindern, die ohnehin einen engen Kehlkopf haben, Atemstörungen auftreten.

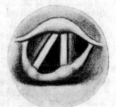 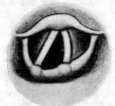 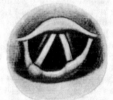

Abb. 102.	Abb. 103.	Abb. 104.
Postikuslähmung rechts bei Respiration.	Beginnende Rekurrenslähmung. Rechte Stimmlippe steht der Mittellinie angenähert mit exkaviertem Rand.	Rekurrenslähmung rechts. Kadaverposition.

Im dritten Stadium der Rekurrenslähmung (Abb. 103 u. 104) steht die Stimmlippe der gelähmten Seite unbeweglich in Kadaverposition. Ihr freier Rand verläuft bogenförmig, er wird auch bei der Phonation nicht gestreckt. Die gelähmte Lippe erscheint kürzer als die gesunde, da der Aryknorpel etwas nach vornüber geneigt steht. Sie ist schmäler, weil sie zum Teil unter der Taschenfalte liegt, oder bei länger bestehender Lähmung atrophisch ist. Bei der Respiration zeigt die Glottis die Gestalt eines ungleichseitigen Dreiecks, dessen stumpfer Basiswinkel der gelähmten Seite entspricht. Bei der Phonation bleibt die gelähmte Seite bis auf zuckende und rotierende Bewegungen am Aryknorpel vollständig unbeweglich. Bei frischen Lähmungen wird die gesunde Stimm-lippe bis an die Mittellinie adduziert, überschreitet diese aber nicht. Es bleibt infolgedessen ein weiter Glottisspalt bei der Phonation. Bei längerem Bestehen überschreitet die gesunde Stimmlippe die Mittellinie, sie legt sich gegen die gelähmte, und es kommt infolgedessen zu einem annähernd normalen Glottis-schluß bei schief stehender Stimmritze. Auf diese Weise ist es zu erklären, daß im Beginn der Rekurrenslähmung Heiserkeit bis vollständige Aphonie ent-steht, die sich allmählich bessert und eine fast normale Sprechstimme zustande kommen läßt, es bleibt aber eine gewisse Monotonie, leichte Ermüdbarkeit der Stimme und in selteneren Fällen infolge der verschiedenen Spannung der beiden Stimmlippen eine Diphthongie. Charakteristisch für die Stimmstörung bei der

Rekurrenslähmung ist die **phonatorische Luftverschwendung** infolge Entweichens der Luft durch mangelhaften Glottisschluß. Der **Stimmfremitus** an den Schildknorpelplatten soll an der gelähmten Seite schwächer sein als an der gesunden. **Atemstörungen** kommen bei einseitiger Rekurrenslähmung nicht vor, da die Stimmritze weit genug ist, um auch bei körperlichen Anstrengungen ein genügendes Quantum Luft in die tieferen Luftwege eindringen zu lassen. Nach Massei sollen **Sensibilitätsstörungen** am Kehlkopf regelmäßig bei Rekurrenslähmung nachweisbar sein, eine Anschauung, die nach den Untersuchungen von Kuttner und dem Verfasser nicht den Tatsachen entspricht.

Bei der **doppelseitigen Postikuslähmung** (Abb. 105) stehen die beiden Stimmlippen der Mittellinie angenähert unbeweglich. Untersucht man bei der Phonation, so erhält man ein normales Kehlkopfbild. Bei der Inspiration ist keine Abduktionsbewegung zu konstatieren. Man sieht sogar mitunter bei der Inspiration eine deutliche Verengerung der Glottis, die von Gerhardt als Ansaugung der Stimmlippen infolge des in der Trachea entstehenden negativen Druckes erklärt wird. Nach Burger ist dieses Symptom als aktive Adduktionsbewegung durch den zentralen Atmungsreiz zu erklären. Der Glottisspalt mißt bei doppelseitiger Postikuslähmung an seiner weitesten Stelle etwa $1/2-1$ mm.

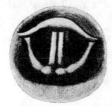

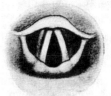

Abb. 105.
Postikuslähmung, doppelseitig.

Abb. 106.
Rekurrenslähmung, doppelseitig
bei Respiration.

Atemstörungen sind daher regelmäßig vorhanden. Bei länger dauernder doppelseitiger Postikuslähmung haben es die Patienten häufig gelernt, sich in der Ruhe mit ihrer Atmung den bestehenden Verhältnissen anzupassen. Durch Vertiefung und Verlängerung der einzelnen Atemzüge kann das Sauerstoffbedürfnis befriedigt werden. Sobald aber die geringste körperliche Bewegung ausgeführt wird, treten dyspnoische Erscheinungen auf, die sich durch lauten, inspiratorischen Stridor bemerkbar machen. Suffokationsanfälle, die den Tod veranlassen können, kommen häufiger vor.

Die **Stimme** des Kranken ist klar. Die Sprache wird aber abgesetzt, weil die Patienten häufig im Sprechen einhalten müssen, um zu atmen.

Die **doppelseitige Rekurrenslähmung** (Abb. 106) ist im ganzen selten. Bei zentralen Störungen, besonders Tabes und bei malignen Tumoren der Pars laryngea pharyngis und der Speiseröhre kommt sie vor. **Laryngoskopisch** stehen beide Stimmlippen in Kadaverstellung mit exkaviertem Rand unbeweglich. Die Glottis hat die Gestalt eines gleichschenkligen Dreiecks mit großen Basiswinkeln. Ein Glottisschluß bei Phonationsversuchen kommt nicht zustande, die Stimmlippen bleiben unbeweglich. Auch die zuckenden Bewegungen an den Aryknorpeln fallen bei doppelseitiger Rekurrenslähmung fort. **Atemstörungen** sind fast nie vorhanden, da die Weite der Glottis auch größerem Sauerstoffbedürfnis genügt. Die **Stimme** fehlt vollständig, die Patienten sind aphonisch, sie können nur flüstern. Husten ist unmöglich, so daß die Sekrete aus den tieferen Luftwegen gar nicht oder nur schwer herausbefördert werden können.

Die Diagnose der Rekurrenslähmung ist mit dem Kehlkopfspiegel fast immer leicht. Zwangsbewegungen der Stimmlippen bei ängstlichen Patienten können mitunter eine beginnende Postikuslähmung vortäuschen. Der physiologische Schiefstand der Glottis, der durch die verschiedene Wölbung und Länge der beiden Schildknorpelplatten bedingt ist, kann ein der Rekurrenslähmung ähnliches Bild veranlassen. Durch Kokainisierung und wiederholte Untersuchung kann man sich vor Fehldiagnosen schützen. Schwieriger kann die Differentialdiagnose zwischen Rekurrenslähmung und Ankylose im Krikoarytänoidgelenk sein, wie sie nach rheumatischen Affektionen oder nach entzündlichen Prozessen in der Umgebung des Gelenks zustande kommen kann. Nur durch die Sonde kann man die Verödung des Krikoarytänoidgelenks feststellen. Abgelaufene oder vorhandene Perichondritiden oder Narben werden nur selten Veranlassung zu Verwechslungen mit der Rekurrenslähmung geben, da man regelmäßig Veränderungen an der äußeren Kontur des Kehlkopfes nachweisen kann. Tiefsitzende Pharynxtumoren, die die beiden musc. Postici zerstört haben, können das Bild einer doppelseitigen Postikuslähmung veranlassen. Haben wir die Rekurrenslähmung diagnostiziert, so bleibt noch die Feststellung ihrer Ursache übrig. Eine genaue Untersuchung des äußeren Halses auf etwa vorhandene Tumoren, der Brustorgane, unter Zuhilfenahme der Röntgenuntersuchung und des gesamten Nervensystems muß die Ursache der Lähmung klarstellen.

Die Prognose der Rekurrenslähmung ist von der Grunderkrankung abhängig. Nur die doppelseitige Postikuslähmung kann direkt das Leben bedrohen. Die übrigen Formen sind für das Allgemeinbefinden meist ziemlich belanglos. Eine Heilung ist allerdings nur selten zu erzielen, da die in den Muskeln eingetretenen Degenerationserscheinungen bei längerem Bestehen irreparabel werden. Nur die akuten rheumatischen Lähmungen und die traumatischen lassen eine verhältnismäßig günstige Vorhersage zu. Kommt eine Rekurrenslähmung zur Heilung, so tritt die gelähmte Stimmlippe zunächst aus der Kadaverstellung an die Mittellinie heran, und erst allmählich entwickelt sich wieder eine normale Ab- und Adduktion.

Die Behandlung der Rekurrenslähmung hat zunächst die Ätiologie zu berücksichtigen. Lokaltherapeutische Eingriffe sind meist überflüssig. Die Anwendung der Elektrizität und Massage ist fast nie von Erfolg begleitet. Nur bei einseitiger Rekurrenslähmung kann man durch Galvanisation die vikariierende Tätigkeit der gesunden Stimmlippe unterstützen und dadurch die Stimme mitunter bessern. Bei doppelseitiger Postikuslähmung mit Atembeschwerden sollte man möglichst frühzeitig die Tracheotomie ausführen, um die Erstickungsgefahr zu beseitigen. Die Intubation ist entschieden zu widerraten. Grabower und Martens haben bei einem Falle von doppelseitiger Postikuslähmung die beiden Rami externi der Laryngei superiores durchtrennt und dadurch eine Erweiterung der Glottis erreicht. Der Vorschlag, bei doppelseitiger Postikuslähmung eine Stimmlippe zu exstirpieren, wie man es bei Pferden macht, hat sich nicht in die Praxis einführen können, weil die meisten Patienten sich vor dem dauernden Verlust der Stimme scheuen. Diese Furcht ist unbegründet, da sich nach den Untersuchungen von Citelli u. a. fast regelmäßig eine Narbe an der Stelle der Stimmlippe entwickelt, die die Stimmbildung ermöglicht, dafür aber das Resultat der Operation für die Atmung in Frage stellt. Es ist deswegen zweckmäßiger die Tracheotomie auszuführen und eine Ventilkanüle einzulegen, die die Einatmung durch die Kanüle gestattet, während bei der Ausatmung die Luft in den Kehlkopf geleitet wird und so lautes Sprechen gestattet.

Zur Beseitigung der Heiserkeit bzw. Aphonie bei einseitiger Rekurrenslähmung, d. h. bei Kadaverstellung, hat Brünings eine Paraffininjektion in die gelähmte Stimmlippe empfohlen.

c) Hyperkinesen (Krämpfe).

Die Hyperkinesen des Kehlkopfes äußern sich als Laryngismus stridulus der Kinder, als Kehlkopfkrämpfe bei Erwachsenen, als Dysphonia spastica oder als nervöser Husten. Der Laryngismus stridulus, der Stimmritzenkrampf der Säuglinge, tritt meist ohne irgendwelche Prodrome auf. Ein lauter, tönender, inspiratorischer Stridor erschreckt plötzlich die Umgebung. Die Kinder werden unruhig, sie werfen sich nach hinten über, in manchen Fällen werden sie zyanotisch, steif. Die Apnoe kann einen Augenblick dauern, in anderen Fällen sogar einige Minuten. Die Pupillen sind eng, die Haut blaß, die Umgebung des Mundes und die Hände bläulich. Kalter Schweiß bedeckt den Kopf, die Daumen werden eingeschlagen, Zuckungen an Händen und Füßen sind nicht selten. Die ersten Atemzüge nach dem Anfall sind häufig noch tönend. Nach kurzer Zeit ist das Aussehen der Kinder wieder normal, nur eine gewisse Mattigkeit bleibt zurück, mitunter auch eine längere Zeit anhaltende, geringe Sprachstörung. Die Anfälle können sich in kurzen Pausen wiederholen, oder auch in monatelangen Zwischenräumen auftreten. Gleichzeitig einsetzende Zuckungen an Händen und Füßen sind nach Semon auf ein Übergreifen des Reizes vom Kehlkopfzentrum auf die benachbarten zu erklären. Selten tritt während des Anfalles der Tod ein. Häufiger im Beginn des Anfalles, so daß man ihn nicht als Folge einer Erstickung, sondern als zentral bedingten Herztod auffassen muß.

Die Ursache des Laryngismus stridulus ist fast immer Rachitis oder Verdauungsstörung. Die von den Laien am häufigsten als Ursache angesprochene Dentition kommt — wenn überhaupt — nur ausnahmsweise als ursächliches Moment in Frage. Fast regelmäßig findet man bei den am Stimmritzenkrampf leidenden Kindern Zeichen schwerer Rachitis, Erweichung des Hinterhauptbeines (Kraniotabes), Auftreibung der Epiphysen und rachitischen Rosenkranz. In manchen Fällen ist der Stimmritzenkrampf der Anfang einer Eklampsie, die auf Darmstörungen oder, allerdings seltener, auf Darmparasiten zu beziehen ist. Die Thymusdrüse und verkäste Bronchialdrüsen, die gleichfalls als Ursachen für den Stimmritzenkrampf aufgeführt werden, kommen beim Laryngismus stridulus verhältnismäßig selten in Frage, bei den auf diese Weise bedingten Atemstörungen handelt es sich meistens um eine Kompression der Trachea resp. der Bronchien. Differentialdiagnostisch ist die Eklampsie zu berücksichtigen, bei der in der Regel allgemeine Krämpfe und Schaum vor dem geschlossenen Munde beobachtet wird, während die Atmung fast nie eine vollständige Unterbrechung zeigt. Beim Krupp ist die Stimme rauh, die Inspiration kann auch tönend sein, der Ton ist aber in den meisten Fällen nicht so hell und laut. Der Keuchhusten hat in dem inspiratorischen Stridor große Ähnlichkeit mit dem Stimmritzenkrampf. Er unterscheidet sich aber durch den Zusammenhang des Spasmus mit dem Hustenanfall und durch den Krankheitsverlauf von dem ersteren. Bei der doppelseitigen Postikuslähmung ist die Dyspnoe andauernder und steigert sich bei Bewegungen.

Therapeutisch ist vor allen Dingen die Ursache zu berücksichtigen. Zunächst ist der Darmfunktion die nötige Aufmerksamkeit zu schenken. Bei der Rachitis kommt in erster Linie die Ernährung, daneben die medikamentöse und Lichtbehandlung in Frage. Unter den Arzneimitteln sind die Brompräparate am geeignetsten, auch die Narkotika sind unter Umständen nicht zu vermeiden. Während des Anfalles sind alle Arzneimittel wirkungslos. Höchstens könnte man durch Anwendung von Hautreizen oder durch Einführung des Zeigefingers bis hinter den Zungengrund und Herausdrängen der Zunge den Kehlkopfeingang freimachen. Demme hat während des Anfalles intubiert und künstliche Atmung gemacht. Kürt empfiehlt eine Reizung des Trigeminus durch Berührung der Konjunktiva oder Nasenätzung.

Der Kehlkopfkrampf bei Erwachsenen tritt nur als Spasmus der Verengerer auf, eine spastische Kontraktion der Erweiterer ist nur einmal in der Literatur beschrieben. Am häufigsten sind Hysterie und Neurasthenie die Ursache, außerdem beobachtet man ihn bei Epilepsie, Tetanus, Hydrophobie, Chorea, Tetanie und mediastinalen Geschwülsten. Auch Fremdkörper und als Fremdkörper wirkende Polypen können einen Stimmritzenkrampf auslösen. Als Fremdkörper wirken mitunter auch in den Kehlkopf eingebrachte Medikamente. Das Einblasen von Pulver, die Berührung der Kehlkopfschleimhaut beim Pinseln und das Einspritzen von Flüssigkeiten lösen nicht selten einen Krampf aus, der für den Patienten mit starkem Angstgefühl verbunden ist; der Patient wird unruhig, er greift angstvoll mit beiden Händen um sich, einzelne tönende Inspirationen folgen, nach wenigen Augenblicken, besonders, wenn man dem Patienten beruhigend zuredet, oder wenn man ihn veranlaßt, einige Schluck kalten Wassers zu trinken, läßt der Krampf nach, die Atmung wird frei und ruhig. Fälle, bei denen ein tödlicher Erstickungsanfall durch Einbringen von Medikamenten in den Kehlkopf zustande gekommen wäre, sind nicht bekannt, während durch Tumoren und Fremdkörper zur Erstickung führende Kehlkopfkrämpfe ausgelöst werden können.

Die Dysphonia spastica, der phonatorische Kehlkopfkrampf, entsteht durch eine plötzliche krampfhafte Kontraktion der Adduktoren im Moment der Phonation. Die Stimmlippen werden fest an- oder übereinander gepreßt. Auch die Taschenfalten nähern sich der Mittellinie, lagern sich aneinander und verdecken die Stimmlippen fast vollständig. Hört der Phonationsversuch auf, so werden die Stimmlippen abduziert und die Atmung geht in durchaus normaler Weise vor sich. In leichten Fällen werden die Vokale doppelt ausgesprochen, die Diphthonge werden in ihre Bestandteile zerlegt. Es entsteht dadurch eine gewisse Ähnlichkeit mit dem Stottern. Eine Steigerung der Dysphonia spastica zur vollständigen Aphonie ist selten. Mitunter schließt sich eine Dyspnoea spastica an die Dysphonie an. Es bleibt dann nach dem Aufhören des Phonationsversuches noch eine Weile der Glottisschluß bestehen. Mitunter setzt der Krampf mit einem starken Hustenanfall, ähnlich wie bei der tabischen Larynxkrise ein. Der einzelne Anfall des Kehlkopfkrampfes gibt nur selten Veranlassung zur Behandlung. Meist ist es notwendig, das Allgemeinbefinden zu behandeln und diejenigen Stellen in der Nase, dem Nasenrachen und dem Digestionstrakt zu beobachten, die für die Auslösung von Reflexen erfahrungsgemäß in Frage kommen. Endlich ist durch eine geeignete Übungstherapie in zahlreichen Fällen ein gutes Resultat bei der Dysphonia spastica zu erzielen.

d) Die Parakinesen.

Unter Parakinesen versteht man nervöse Störungen, die die Bewegungen in verkehrter Richtung oder in veränderter, nicht normaler Weise, wenn auch in gewollter Richtung verlaufen lassen. Zu der ersteren Gruppe gehören die perverse Aktion der Stimmlippen und die Ataxie, zur zweiten die rhythmischen und zitternden Bewegungen der Stimmlippen, das unvollständige Mutieren und die Mogiphonie. Die perverse Aktion der Stimmlippen ähnelt in gewisser Beziehung der Dyspnoea spastica, nur mit dem Unterschied, daß bei der Absicht, einen Ton anzugeben, die Stimmlippen auseinanderweichen, während sie bei der Einatmung der Mittellinie angenähert, krampfhaft aneinandergelegt werden, so daß Erstickungsanfälle entstehen. Mit der Dyspnoea spastica ist meist auch eine Aphonia spastica verbunden, die bei der perversen Aktion der Stimmlippen regelmäßig fehlt. Eine perverse Aktion der Stimmlippen sieht man nicht gerade selten beim Beginn der Kehlkopfuntersuchung. Es handelt sich dabei um eine Art Zwangsstellung, die fast immer nach wenigen Augenblicken von selbst verschwindet. Hält sie etwas länger an, so muß man, um sie von der eigentlichen perversen Aktion zu unterscheiden, eine Kokainisierung der Pharynxschleimhaut vornehmen, die sofort zu einer normalen Bewegung des Kehlkopfes führt. Die perverse Aktion der Stimmlippen beruht fast immer auf einer funktionellen Störung, sie kann aber zu so heftigen Erstickungsanfällen führen, daß die Tracheotomie notwendig wird.

Die Ataxie der Stimmlippen kommt nach Cruveilhier und Féréol besonders bei der Tabes vor. Die Sprache ist dabei durch eigenartiges Seufzen unterbrochen. Einige Worte werden gewöhnlich in normaler Weise exspiratorisch gesagt, der Patient fährt dann aber fort, inspiratorisch zu sprechen. Nach Krause, der die ataktischen Bewegungen im Kehlkopf zuerst laryngoskopisch beobachtete, handelt es sich um ruckweise Bewegungen mit Stehenbleiben der Stimmlippen auf halbem Wege. Die Abduktions- und Adduktionsstellung der Stimmlippen ist normal, der Ablauf der Bewegung selbst ist unregelmäßig. Die Bewegung wird eingeleitet, dann plötzlich unterbrochen, als ob die Stimmlippen festgehalten würden, mitunter werden die Stimmlippen vorübergehend in entgegengesetzter Richtung bewegt und erst dann kommt der normale Ablauf der ursprünglich eingeleiteten Bewegung zustande. Bei der Phonation gehen die Stimmlippen ruckweise aneinander, sie schnellen beim Aufhören der Intonierung wieder von der Mittellinie fort. Ehe sie aber in die ruhige Stellung einrücken, machen sie noch einige zuckende Ad- und Abduktionen. Vorübergehende Fixation in Median- und Kadaverposition, auch Mittelstellungen zwischen diesen beiden werden beobachtet. Die ganzen soeben beschriebenen Bewegungen treten fast nur bei der willkürlichen Innervation des Kehlkopfes auf, während sie bei ruhiger Atmung vollständig verschwinden können. Den ataktischen Bewegungen ähnlich sind die rhythmischen zitternden Bewegungen des Kehlkopfes. Sie unterscheiden sich von den zuerst genannten durch die mehr oder weniger große Regelmäßigkeit. Den Übergang zwischen beiden Formen stellen die choreatischen Bewegungsstörungen dar.

Die Störungen der Stimme und Sprache bei Chorea bestehen in ungenügender Kraft und mangelnder Ausdauer, die auf fehlender Koordination der Bewegung und Schwäche der Muskeln beruht. Ein gesungener Ton kann nicht längere Zeit hintereinander gehalten werden. Das Aussprechen mehrerer Worte hintereinander ist unmöglich, einzelne Silben oder Buchstaben werden verschluckt, der Patient eilt zur nächsten Inspiration. Die mit dem Kehlkopfspiegel sichtbaren Zuckungen der Stimmlippen erfolgen als Mitbewegungen bei Zuckungen der Halsmuskeln oder der Muskeln des Gesichts und der Zunge.

Regelmäßige rhythmische Zuckungen werden bei verschiedenen Erkrankungen beobachtet; einmal sieht man sie bei Hysterie, in anderen Fällen werden sie durch zentrale Herde ausgelöst, so bei Syphilis im Gehirn, bei Tumoren im Groß- oder Kleinhirn, die Pons und Medulla komprimieren, auch bei Paramyoklonus sind krampfartige Zuckungen des Kehlkopfes und des Zwerchfells beobachtet worden. Beim Paramyoklonus bleiben im Gegensatz zu anderen ähnlichen Erkrankungen die Gesichtsmuskeln frei und willkürliche Bewegungen können in normaler Weise ausgeführt werden. Bei Athetose

kommen rhythmische Zungengrund- und Kehlkopfbewegungen vor, die eine
eigenartige skandierende Sprache bedingen. Zitternde Bewegungen der Stimmlippen beobachtet man bei Paralysis agitans, Chorea, multipler Sklerose, selten
bei Hysterie und toxischen Nervenerkrankungen.

Bei der Paralysis agitans ist der Glottisschluß nach Friedrich Müller
und Rosenberg normal. Die Abduktion erfolgt in zwei oder drei Absätzen,
denen mehrere kleine Zuckungen folgen. Bei ruhiger Atmung kommen zeitweise einige rhythmische Bewegungen vor, auf die der zitternde Charakter der
Sprache zurückzuführen ist. Im weiteren Verlauf der Paralysis agitans macht
sich auch im Kehlkopf die sekundäre Rigidität der Muskeln bemerkbar, die die
Sprache fast unverständlich werden läßt. Die Stimmlippen führen bei der
Phonation nicht sofort die Adduktionsbewegung aus und sie verharren nicht lange
in der Phonationsstellung. Die Abwechlung zwischen Spannung und Erschlaffung läßt wechselnde Tonhöhe bei sonst monotoner Sprache entstehen. Bei der
multiplen Sklerose ist auch an den Stimmlippen ein intensives Zittern zu
konstatieren. Abwechselnde Spannung und Erschlaffung, fibrilläre Zuckungen
oder oszillierende Bewegungen sind mit dem Kehlkopfspiegel zu sehen. Die
Sprache ist deutlich skandierend mit gleichlangen Pausen und beständig wechselndem Rhythmus. Beim Lachen und Weinen beobachtet man jauchzende
Inspirationen, die Worte werden ausgestoßen, die Stimme ist tief. Bei Hysterie
sind Zitterbewegungen selten. Sie sind von Baginsky als Nystagmus der
Stimmlippen beschrieben, Schultzen faßt sie als Folge der hysterischen
Tachypnoe auf. Bei Blei-, Quecksilber- und Alkoholvergiftung wird
auch Kehlkopfzittern beobachtet.

Die **Diagnose** der oben genannten Veränderungen ist nur durch eine gleichzeitige genaue Nervenuntersuchung möglich, da die Kehlkopfbefunde sich bei
verschiedenen Nervenerkrankungen so sehr ähneln, daß sie für die Differentialdiagnose nicht verwertbar sind. Die **Prognose** hängt von dem Grundleiden
ab. Bei der **Therapie** kommt eigentlich nur die Allgemeinbehandlung in Frage,
irgendwelche lokaltherapeutischen Maßnahmen sind vollständig wirkungslos.

Bei dem verlängerten Mutieren der Stimme bleibt die Stimme hoch.
Es bildet sich die sogenannte Eunuchenstimme, oder die Umbildung ist nicht
ganz vollständig. Einzelne Töne in der richtigen Männerstimme wechseln
mit solchen in der hohen Stimmlage ab, die Stimme „schnappt über". Während
des Stimmwechsels ist dies ein natürliches Vorkommnis. Setzt sich dieser
physiologische Vorgang aber längere Zeit fort, so spricht man von einem verlängerten und nicht vollständigen Mutieren. Laryngoskopisch erhält man
dabei einen vollständig normalen Befund. Selten sieht man neben chronisch-
katarrhalischen Veränderungen ein stärkeres Vibrieren der Stimmlippen infolge
mangelhafter Spannung. Die Prognose dieses Zustandes ist im allgemeinen
durchaus günstig, meist kommt es spontan, wenn auch erst spät, zur Bildung der
normalen tiefen Stimme. In anderen Fällen gelangt man durch eine geeignete
Übungstherapie in kurzer Zeit zum Ziel. Unterstützen kann man diesen
Erfolg durch Behandlung des begleitenden Katarrhs und durch Kräftigung
der Muskeln durch Elektrizität und Massage.

Die von B. Fränkel als Mogiphonie beschriebene leichte Ermüdbarkeit
der Stimme bei ihrer beruflichen Anwendung, die meist mit einem Schmerzgefühl
im Halse verbunden ist, ist wohl als Beschäftigungsneurose analog dem
Schreibkrampf aufzufassen. Von ihr zu trennen ist die Phonasthenie, die
Stimmschwäche, die als Begleiterscheinung verschiedener Krankheiten des
Stimmorgans, als Ausdruck einer bestehenden Funktionsschwäche der Muskeln
nicht nur beim beruflichen Gebrauch des Stimmorgans zustandekommt. Massage,

systematische Übung und Beseitigung des falschen Stimmansatzes sind die besten Mittel gegen die Phonasthenie.

Erkrankungen der vasomotorischen Nerven sind im Kehlkopf verhältnismäßig selten. Man beobachtet sie mitunter bei der Kehlkopfspiegeluntersuchung. Man sieht dann die Stimmlippen rot oder dunkelrot, genau wie bei der Schamröte der äußeren Haut. Auch die stärkeren mit Schwellung und Rötung einhergehenden vasomotorischen Störungen kommen im Kehlkopf gleichzeitig mit analogen Prozessen der äußeren Bedeckung zur Beobachtung. So sieht man bei der Urtikaria und beim Erythema exsudativum multiforme mitunter Lokalisationen auf der Schleimhaut. Meist handelt es sich bei diesen Dingen um eine Idiosynkrasie, bei der die Kehlkopfschleimhaut Shock oder Empfangsorgan ist.

2. Störungen der Sensibilität.

a) Anästhesie und Hypästhesie.

Eine Herabsetzung oder Aufhebung der Sensibilität im Kehlkopf entsteht auf zentraler oder peripherischer Grundlage. Bei den zentralen Sensibilitätsstörungen handelt es sich meist um doppelseitige Veränderungen auf hysterischer Basis, während bei den peripherischen Veränderungen organische Läsionen des Laryngeus superior durch Tumoren oder Neuritis vorhanden sind.

Die ein- oder doppelseitige Anästhesie des Kehlkopfeinganges, die man durch Sondenuntersuchung feststellen kann, ist wegen der Gefahr der Aspirationspneumonie von eminenter praktischer Bedeutung.

b) Hyperästhesie und Parästhesie.

Die Hyperästhesie des Kehlkopfs beruht in den meisten Fällen auf katarrhalischen Veränderungen der Schleimhaut, sie äußert sich in Hustenreiz, Kratzen und Empfindlichkeit gegen Temperaturunterschiede und Staub.

Auch die Parästhesien treten meist als Folgezustände von Kehlkopferkrankungen unter dem Bilde von Fremdkörpergefühl auf.

VIII. Fremdkörper in Kehlkopf, Luftröhre und Bronchien.

Fremdkörper im Kehlkopfe sind verhältnismäßig selten. Meist dringen sie in den Larynx ein, wenn während des Essens oder während ein härterer Gegenstand in der Mundhöhle liegt, plötzlich eine tiefe Inspirationsbewegung gemacht wird. Dementsprechend handelt es sich meist um Knochenstückchen, Gräten, Nadeln oder Nägel, aber auch andere Dinge wie Knöpfe, Schnallen usw. sind aus dem Kehlkopf entfernt worden.

Lebende Tiere als Fremdkörper im Kehlkopf sind selten, es sind aber Fälle bekannt, in denen mit dem Trinkwasser geschluckte Blutegel sich im Kehlkopf oder am Kehlkopfeingang festgebissen haben. Auch Spulwürmer, die entweder durch Erbrechen oder durch Überwandern aus dem Intestinaltrakt in den Kehlkopf gelangt sind, haben wiederholt zu Erstickungsanfällen und zum Erstickungstod geführt.

Echinokokkusblasen sind in den oberen Luftwegen außerordentlich selten.

Nach der Aspiration pflegt, falls nicht ein vollständiger Abschluß des Larynx und dadurch der Erstickungstod eintritt, zunächst ein starker, krampfartiger Husten aufzutreten, der mehr oder weniger lange andauern und zu einem Suffokationsanfall führen kann, blutiger Auswurf ist im Beginn sehr häufig. Nach einiger Zeit beruhigt sich der Patient, der Husten läßt nach, ein stechender Schmerz, der nicht selten nach dem Ohr ausstrahlt, bleibt bestehen. Nur bei stärkeren Bewegungen, durch die eine Lageveränderung des eingedrungenen Gegenstandes herbeigeführt wird, stellt sich aufs neue der krampfhafte Husten ein. Handelt es sich um größere Objekte, die das Lumen des Larynx in erheblicher Weise verengen, so machen sich deutliche Atemstörungen bemerkbar, die namentlich durch einen Stridor inspiratorius und Ansaugen des Kehlkopfes nach unten bei der Einatmung charakterisiert sind. Die Diagnose wird gewöhnlich dadurch erleichtert, daß die Patienten schon mit der Angabe zum Arzt kommen, daß ihnen etwas „in die falsche Kehle" geraten sei. Zugleich pflegen sie über Beschaffenheit und Größe des aspirierten Gegenstandes Mitteilung zu machen. Die Spiegeluntersuchung begegnet mitunter großen Schwierigkeiten, weil die Empfindlichkeit und Unruhe der Patienten die Untersuchung ausschließt und weil die vermehrte Schleimabsonderung das Bild verdeckt. Durch Kokainisierung kann man häufig schneller zum Ziele kommen, in anderen Fällen ist der Ersatz des Spiegels durch das Autoskoprohr von Nutzen. Auch die Beschaffenheit des Fremdkörpers selbst kann seine Erkennung erschweren. Durchsichtige Gegenstände, z. B. Glasstückchen, können der Entdeckung erhebliche Schwierigkeiten bereiten, mitunter wird nur die reaktive Entzündung der Umgebung auf den Sitz des Fremdkörpers hinweisen.

Bei den im Kehlkopf sitzenden Fremdkörpern soll man, wenn die Atemnot nicht zu groß ist, immer zuerst den Versuch der Entfernung auf dem natürlichen Wege machen. Das geeignete Instrument ist eine stumpfe Zange, mit der man den Fremdkörper faßt, in anderen Fällen sind spitze oder stumpfe Haken, die man sich zur Not durch Zurechtbiegen eines Drahtes improvisieren kann, geeigneter. Besondere Vorsicht erfordern zerbrechliche Gegenstände, die beim Zufassen mit greifenden Instrumenten zerstückelt werden und dann in die tieferen Luftwege hinabfallen. Bei stärkerer Atemnot und fest eingekeilten, das Kehlkopflumen stark verengenden Fremdkörpern muß man zunächst zur Beseitigung der Lebensgefahr die Tracheotomie ausführen, um dann entweder von der Tracheotomiewunde aus oder von oben her durch die Mundhöhle die Extraktion zu bewerkstelligen.

Besonders schwierig gestalten sich die Verhältnisse, wenn die Fremdkörper nicht im Kehlkopfe verblieben sind, sondern durch den Kehlkopf hindurch in die tieferen Luftwege, in die Trachea und ihre Verzweigungen aspiriert sind. In früheren Zeiten gingen die Patienten fast regelmäßig an den Folgen der aspirierten Fremdkörper zugrunde. Durch die Killiansche Bronchoskopie und die Röntgenuntersuchung ist die Feststellung eines Fremdkörpers, seine genaue Lokalisation und dadurch seine Entfernung auf dem natürlichen Wege möglich geworden, unzähligen Kranken ist dadurch die Gesundheit wiedergegeben, ja das Leben gerettet worden. Auch heute noch geht leider eine große Zahl von Patienten an unerkannten Fremdkörpern zugrunde, wenn auch durch die Verbesserung unserer diagnostischen und therapeutischen Hilfsmittel von Jahr zu Jahr die Zahl kleiner wird.

Der Mechanismus des Eindringens von Fremdkörpern in die Luftwege ist gewöhnlich so, daß bei einer tiefen, plötzlichen Inspiration durch die weitgeöffnete Glottis der Gegenstand hindurchgleitet, daß er der Schwere nach durch die Trachea, die sich gleichfalls bei der Inspiration erweitert, hindurchfällt, und daß er dann zunächst in einen der Hauptbronchien gelangt. In der überwiegenden Mehrzahl der Fälle ist der rechte Bronchus der Sitz des Fremdkörpers, weil die Achse des rechten Bronchus in der Verlängerung der Achse der Luftröhre verläuft, während der linke durch seine Lage zum Aortenbogen unter einem spitzeren Winkel von der Trachea abgeht und dadurch dem eindringenden Fremdkörper einen größeren Widerstand entgegensetzt. — Auch das Lumen der Bronchien erweitert sich bei der Inspiration und verengt sich bei der Exspiration. Dementsprechend dringen die Fremdkörper bei der Einatmung mehr in die Tiefe und sie bleiben nachher fest an derjenigen Stelle liegen, die sie nach der Größe ihres Durchmessers bei der Inspiration noch eben erreichen können. Man sollte nun meinen, daß ebenso wie das Eindringen mit dem Luftstrom nun auch die Herausbeförderung durch den Exspirationsdruck stattfinden müsse. Dem ist aber nicht so, weil sich die Bronchien und der Kehlkopf bei der Exspiration verengen, und weil beim Anschlagen eines Fremdkörpers an die subglottische Schleimhaut ein krampfhafter spastischer Glottisschluß eintritt. Trotzdem wird ein nicht unerheblicher Prozentsatz von Fremdkörpern direkt nach der Aspiration unter heftigen Hustenstößen sofort wiederherausbefördert, andere werden sogar noch nach längerer Zeit auf dem natürlichen Wege wieder ausgestoßen, namentlich bei Wattebäuschen ist dies häufiger beobachtet worden, die sich mit Sekret vollsaugen und dann in dem als Vehikel dienenden vermehrten Sekret wieder nach oben befördert werden können. Fremdkörperverdächtige Patienten sind zunächst darauf zu untersuchen, ob der Ösophagus oder der Bronchialbaum als Sitz in Frage kommt. Im Ösophagus sitzende, verschluckte Fremdkörper erzeugen fast niemals Husten und niemals Atemnot. Die Klagen der Patienten beziehen sich in derartigen Fällen meist auf ein unangenehmes Druckgefühl im Halse oder in der Brust, das namentlich beim Schlucken fester Bissen zustande kommt und bei großen Fremdkörpern sogar das Herabschlingen fester Bissen unmöglich machen kann.

Ein Fremdkörper im Bronchialbaum ist im Gegensatz hierzu fast niemals die Ursache von Schmerzempfindungen, er beeinträchtigt das Schlucken nicht, dagegen wird fast regelmäßig im Beginn ein starker Hustenanfall beobachtet, der zur Herausbeförderung von häufig mit Blut untermischtem Sekret führt. In manchen Fällen kann es bei einem Initialhustenanfall bleiben, in anderen Fällen bleiben der Husten und die Atemnot längere Zeit bestehen. Fast regelmäßig schließt sich an den initialen Hustenanfall besonders bei größeren Fremdkörpern Erstickungsgefühl, nicht selten ausgesprochene Zyanose an. Der Anfall kann stundenlang anhalten, oder er kann sich in bestimmten Zeitabständen wiederholen. Fast regelmäßig aber tritt nach 24 Stunden eine Beruhigung ein, die von einer vollständigen Beschwerdelosigkeit gefolgt sein kann, bis sich nach mehr oder weniger langer Zeit reaktive Entzündungserscheinungen bemerkbar machen.

Von Wichtigkeit für die **Diagnose** der Fremdkörper ist eine möglichst genaue Anamnese, die sich nicht darauf beschränken soll, die Aspiration des Fremdkörpers überhaupt festzustellen, sondern möglichst auch über Größe und äußere Beschaffenheit des aspirierten Gegenstandes Klarheit schafft. Brünings macht nicht mit Unrecht darauf aufmerksam, daß es von großem Werte ist, einen dem aspirierten Gegenstande möglichst ähnlichen zu beschaffen, weil durch seine Betrachtung, durch die Feststellung von Spitzen, Haken, scharfen Kanten wesentliche Anhaltspunkte über die Lage und den Sitz gewonnen werden können. Auch die Substanz, aus welcher der Fremdkörper besteht, ist von Wichtigkeit, weil von ihr die Möglichkeit seiner röntgenologischen Feststellung abhängt. Handelt es sich um metallische Gegenstände, so können wir mit Sicherheit auf einen Nachweis auf der Röntgenplatte rechnen.

Ist einmal durch die Anamnese die Möglichkeit der Aspiration eines Fremdkörpers erwiesen, so muß zunächst eine genaue Inspektion des Thorax vorgenommen werden. Handelt es sich um größere Gegenstände, die in einem der Hauptbronchien liegen, so bleibt die entsprechende Thoraxhälfte bei der Inspiration deutlich zurück, schon bei der einfachen Betrachtung können wir dies feststellen. Begegnet die Untersuchung am stehenden Patienten Schwierigkeiten, so legen wir den Patienten flach auf einen Tisch, stellen uns hinter seinen Kopf und legen einen Stock über den Thorax. Wir können dann an dem langen Hebelarm, der durch den Stock gebildet ist, auch geringe Exkursionsunterschiede ohne Schwierigkeiten unterscheiden (Brünings). Ist nur eine teilweise Verlegung eines Hauptbronchus zustande gekommen, so ist meist ein deutlicher Stridor bei der Auskultation nachweisbar, ein Stridor, der am stärksten an der Stelle des Sitzes des Fremdkörpers ist, sich aber meist weiter nach unten deutlich feststellen läßt. Handelt es sich um kleinere Fremdkörper, die keine wesentliche Verengerung des Lumens bedingen, so können die genannten Erscheinungen fast völlig fehlen, man kann dann großen Schwierigkeiten bei der Untersuchung begegnen. In allen diesen Fällen müssen wir außer der Inspektion, der Perkussion und Auskultation des Thorax auch die Röntgenuntersuchung zu Hilfe nehmen, bei der wir auch feinere Fremdkörper, wie Nadeln usw., häufiger feststellen können. Ist aber auch die Röntgenuntersuchung ergebnislos gewesen, dann müssen wir zur direkten Inspektion der Bronchialverzweigungen durch die bronchoskopische Untersuchung schreiten. Die Anschauung, daß man besser in derartigen Fällen einen abwartenden Standpunkt einnimmt, ist entschieden zu verwerfen. Die bronchoskopische Untersuchung ist eine so schnelle und ungefährliche Manipulation, daß wir sie, ohne den Patienten unnützen Gefahren auszusetzen, anwenden können. Es ist jedenfalls richtiger, einmal unnütz das Bronchoskop eingeführt zu haben, als die Gefahr einer sekundären Entzündung der Lunge heraufzubeschwören.

Sitzt ein Fremdkörper bereits längere Zeit in den Bronchien, so entsteht eine Bronchitis, die anfangs auf die unmittelbare Umgebung beschränkt ist. Es stellen sich von neuem Hustenanfälle ein, die in der ersten Zeit fast ausschließlich bei Körperbewegungen auftreten, sich später aber auch in der Ruhe bemerkbar machen. Die bronchitischen Symptome erscheinen zunächst in dem entsprechenden Lungenlappen, können sich aber auch über die ganze Lunge verbreiten. Der anfangs schleimige Auswurf wird eitrig, schließlich putride. Die Schnelligkeit, mit der diese Entwicklung vor sich geht, ist einerseits von der Größe des Fremdkörpers, d. h. von der Ausdehnung der Stenosierung abhängig, andererseits von seiner Beschaffenheit; infizierte Gegenstände, wie Knochenstücke, führen schneller zu putridem Sekret. Im weiteren Verlauf entwickeln sich Bronchektasien mit massenhaftem, stinkendem Sekret. Weiter greift dann der Prozeß von den Bronchien auf das Lungengewebe über. Es kommt zu pneumonischen Infiltraten um die befallenen Bronchien herum, zu Pleuritiden und endlich zur Entwicklung einer Lungengangrän.

Nur selten bleiben die Fremdkörper beweglich, sie werden dann mit dem Luftstrom hin und her bewegt, schlagen bei forcierten Exspirationsbewegungen, wie bei den Hustenstößen, gegen die sich krampfhaft schließende Glottis von unten her an und verursachen dadurch ein klappendes Geräusch, das mitunter schon aus weiter Entfernung auf die richtige Diagnose führt. In allen genannten Fällen ist die Sicherstellung der aus den übrigen physikalischen Methoden nur mit Wahrscheinlichkeit zu entnehmenden Diagnose durch die bronchoskopische Untersuchung möglich, die uns in den Stand setzt, nicht nur die Hauptbronchien genau zu besichtigen, sondern auch unseren Blick bis in die Bronchien 2. und 3. Ordnung, ja selbst bis in die feinen Bronchien hinein zu schicken.

Die Entfernung des Fremdkörpers erfolgt gleichfalls auf bronchoskopischem Wege per vias naturales, in seltenen Fällen nach vorheriger Tracheotomie durch die Bronchoscopia inferior.

IX. Angeborene Mißbildungen des Kehlkopfes.

Ausgedehnte Defekte des Larynx und der Trachea schließen die Lebensfähigkeit des Kindes aus und interessieren daher nur den pathologischen Anatomen. Spaltbildungen am Ringknorpel und an der Epiglottis sind als Hemmungsbildungen aufzufassen. Der Sinus piriformis kann der Sitz einer angeborenen Anomalie sein, er kann entweder eine ungewöhnliche Größe besitzen oder durch eigenartige Faltenbildung in mehrere Abschnitte zerlegt sein. Am häufigsten findet man als angeborene Anomalie des Kehlkopfes eine Diaphragmabildung, die subglottisch inseriert, nach hinten mit einem ziemlich scharf zulaufenden halbmondförmigen Rand abschließt und im vordersten Abschnitt eine ziemliche Dicke (8—15 mm) besitzen kann. Die angeborenen Membranen des Kehlkopfes finden sich auffälligerweise mitunter bei mehreren Mitgliedern einer Familie.

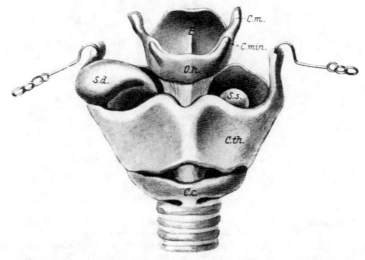

Abb. 107. Kehlkopf mit Laryngocele ventricularis externa duplex von vorn gesehen.
C.c. Ringknorpel, C.th. Schildknorpel, C.m. Cornu maius, C.min. Cornu minus des Zungenbeins, E. Epiglottis, O.h. Zungenbein, S.d. der den oberen Rand der Schildknorpelplatte überragende r. Ventrikelsack mit Watte austamponiert, S.s. der l. Ventrikelsack, der nur wenig den Schildknorpelrand überragt.

v. Hansemann will die Diaphragmen auf frühzeitige endouterine Entzündungen beziehen, nach anderen Autoren soll es sich bei den Kehlkopfmembranen um eine Hemmungsbildung handeln.

Therapeutisch ist die Spaltung der Membran resp. ihre Exzision vorzunehmen, meist gelingt dieser Eingriff endolaryngeal unter Leitung des Kehlkopfspiegels oder des Autoskops, wenn man durch Einlegen einer Sperrvorrichtung oder durch lange Zeit hindurch fortgesetzte Bougierung die Wiederverwachsung verhindert. In einem Fall, bei dem ich in der Kindheit die Spaltung der Membran vorgenommen und freie Atmung erreicht hatte, mußte ich wegen der Eunuchenstimme eine Entfernung der Narbe durch Laryngofissur vornehmen.

Als angeborene Bildung müssen wir ferner die von Virchow als Laryngocele ventricularis beschriebene Anomalie ansehen, die eine Erweiterung des Appendix Ventriculi Morgagni darstellt. Sie entspricht in ihrer Bildung vollständig den Luftsäcken der anthropoiden Affen und ist als Theromorphie aufzufassen (Abb. 107).

Die Laryngocele ventricularis kommt in drei Formen vor: 1. als Laryngocele ventricularis externa, 2. als Laryngocele ventricularis interna und 3. als Laryngocele ventricularis externa et interna. Bei 1. handelt es sich um eine Erweiterung der Appendix ventriculi Morgagni, die zunächst die Membrana thyreohyoidea vorwölbt, sie bei stärkerer Entwicklung weit ausstülpt oder durchbricht und schließlich unter der Haut des Halses als Anschwellung, die sich bei forcierter Exspiration oder beim Pressen ausdehnt, sichtbar wird. Die Laryngocele interna

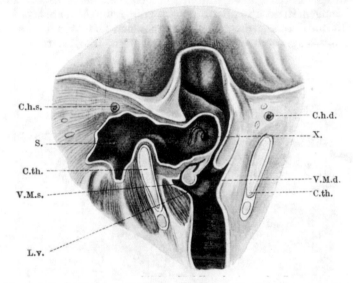

Abb. 108. Frontalschnitt durch menschlichen Kehlkopf mit großer Laryngocele ventricularis externa et interna. (Nach C. Benda.)

C.h.s. linkes, C.h.d. rechtes großes Zungenbeinhorn, C.th. Schildknorpel, L.v. Stimmlippe, V.M.s. linker, V.M.d. rechter morgagnischer Ventrikel, S. Luftsack, X. ein in den Verbindungsgang des Sackes mit dem Ventrikel eingeführter Draht.

Abb. 107 u. 108 aus Edmund Meyer, Über die Luftsäcke der Affen und die Kehlkopfdivertikel des Menschen. (Arch. f. Laryngol. u. Rhinol. Bd. 12. 1902.)

dehnt sich nach dem Kehlkopfinnern, in die Taschenfalte hinein aus, sie kann zu einem Atemhindernis führen oder sogar die Ursache des Erstickungstodes werden. Bei 3. entwickelt sich die Laryngozele sowohl nach außen wie nach innen.

Von angeborenen Tumoren des Kehlkopfes kommen multiple Papillome, Zysten und versprengte Schilddrüsenkeime vor.

Literatur.
I. Akuter Nasenkatarrh.

Nur die in meinem Kapitel benutzten Arbeiten sind angeführt. Für die ältere Literatur wird auf Heymanns Handb. d. Laryngol. u. Rhinol., für die neuere auf das jetzt erscheinende Handb. d. Hals-, Nasen- u. Ohrenheilk. (Berlin: Julius Springer) verwiesen.

Genaue Literaturangaben bei: Gerber: Die Rhinitis acuta. Heymanns Handb. d. Laryngol. u. Rhinol. Bd. 3. Wien 1900. — Klestadt, W.: Die akute Rhinitis. Handb. d. Hals-, Nasen- u. Ohrenheilk. Bd. 2, II, S. 550. Berlin 1926.

Allen, R. W.: The common cold its pathology and treatment. Lancet 1908. — Beckmann, H.: Die akuten Entzündungen der Rachenmandel. Berlin. klin. Wochenschr.

1902. — Caldera und Desderi: Sulle modificacioni della flora batterica nasale in rapporto all'ambiente. Arch. ital. di otol., rinol. e laringol. Vol. 30. 1919. — Dold, H.: Beitrag zur Ätiologie des Schnupfens. Münch. med. Wochenschr. 1917. — Fermi-Brettschneider, A.: Studio sulla natura e sull'etiologia della rinite catarrhale semplici. Arch. ital. di otol., rinol. e laringol. Vol. 3, 1895. Vol. 4. 1896 — Fränkel, B.: Die Krankheiten der Nase. v. Ziemssens Handb. d. spez. Pathol. u. Therap. Bd. 4, I. Leipzig 1876. — Kruse: Die Erreger von Husten und Schnupfen. Münch. med. Wochenschr. 1914. — Lermoyez und Wurtz: Ann. des mat. des oreilles 1893. — Malato: Sui microorganismi patogeni esistenti nelle cavità nasali etc. Arch. ital. di otol., rinol. e laringol. Vol. 6. 1897. — Malato-Calvino: Sul potere attenuante e microbiocida delle mucosa. Arch. ital. di otol., rinol. e laringol. Vol. 8. 1899. — Marx, H.: Untersuchungen zur Bakteriologie der Nase. Zeitschr. f. Hals-, Nasen- u. Ohrenheilk. Bd. 72. 1915. — Sticker: Erkältungskrankheiten und Kälteschäden und ihre Verhütung und Heilung. Berlin: Julius Springer 1916. — Suchannek: Korresp.-Blatt f. Schweizer Ärzte 1893 und Internat. Zentralbl. f. Laryngol. 1893. — Thomson and Hewlett: The fate of microorganisme in inspirea air. Lancet. 11. Jan. 1896 and Brit. med. journ. 1896. — Dieselben: Microorganisme in the healthy nose. Brit. med. journ. 1895. — Thost: Die Gicht in den oberen Luftwegen. Arch. f. Laryngol. Bd. 26. — Tunnicleff, Ruth: An anaerobic organism associated with acute rhinitis. Journ. of the Americ. med. assoc. 1913. — Viollet: Untersuchungen über die Abwehrmittel des Organismus gegen Infektion der Luftwege und der Nase. Thèse de Paris. 1900. Ref. Zentralbl. f. Laryngol. 1902.

2 a u. b) Chronischer Katarrh der Nase.

Ausführliche Literaturangabe: Vogel, K.: Rhinitis chronica spl. und hyperplastica. Handb. d. Hals-, Nasen- u. Ohrenheilk. Bd. 2, II, S. 592ff. — Lautenschläger, A.: Die Rhinitis atrophicans. Ebenda. S. 654ff.

Abel: Die Ätiologie der Ozäna. Zeitschr. f. Hyg. u. Infektionskrankh. Bd. 21. — Alexander, Artur: Über das Wesen der Ozäna. Arch. f. Laryngol. Bd. 22. 1909. — Derselbe: Die Beziehungen der Ozäna zur Lungentuberkulose. Arch. f. Laryngol. Bd. 14 u. 22. — Derselbe: Fall von Ozaena trachealis. Verhandl. d. Berlin. laryngol. Ges. Januar 1910. — Derselbe: Serodiagnostische Untersuchungen zur Frage der Beziehungen zwischen Ozäna und Syphilis. Zeitschr. f. Laryngol., Rhinol. u. ihre Grenzgeb. Bd. 1. 1909. — Derselbe: Sammelreferat. Zentralbl. f. Laryngol. Bd. 28. — Derselbe: Fälle von Ozaena nasalis. Verhandl. d. Berlin. laryngol. Ges. Januar 1911. — Amersbach: Therapie der Ozäna. Klin. Wochenschr. Bd. 1. 1922. — Derselbe: Untersuchungen über die ätiologische und therapeutische Bedeutung des Coccobacillus foetidus ozaenae. Arch. f. Laryngol. Bd. 31. — Armengaud: Fréquence de la rhinitis hypertrophica chez les anciens tuberculeux. Arch. internat. de laryngol., oto-rhinol. et broncho-oesophagoscopie. 1920. — Derselbe: Rôle des maladies générales dans l'étiologie des rhinites hypertrophiques etc. Ref. Zentralbl. f. Hals-, Nasen- u. Ohrenheilk. Bd. 2. — Bilancioni: Diffuse papilläre Hypertrophie des ganzen unteren Abschnittes der Nasenschleimhaut. Arch. ital. di otol., rinol. e laringol. 1921. — Brünings: Über eine neue operative Behandlungsmethode der Ozäna. Med. Klinik. 1920. — Fränkel, B.: Ziemssens Handb. Bd. 4. 1876. — Derselbe: Sitzung d. Berlin. laryngol. Ges. 1907. — Galloti: Beiträge zum ätiologischen Studium der Ozäna. Arch. ital. di otol., rinol. e laringol. Vol. 27. 1920. Ref. Zentralbl. f. Laryngol. Bd. 36. — Gottstein: Über Ozäna und eine einfache Behandlungsmethode derselben. Berlin. klin. Wochenschr. 1878. — Grünwald, L.: Die Lehre von den Naseneiterungen. Leipzig 1893. — Derselbe: Der heutige Stand der Ozänafrage. Arch. f. Laryngol. Bd. 13. — Hajek: Pathologie und Therapie der entzündlichen Erkrankungen der Nebenhöhlen. Leipzig-Wien 1909. — Halle: Die operative Therapie der Ozäna. Arch. f. Laryngol. Bd. 33. 1920. — Hinsberg: Zur operativen Behandlung der Ozäna. Monatsschr. f. Ohrenheilk. u. Laryngo-Rhinol. Bd. 21. 1921. — Hopmann: Über Messungen des Tiefendurchmessers usw. Arch. f. Laryngol. Bd. 1. — Hofer: Verhandl. d. Berlin. laryngol. Ges. 1916. — Lautenschläger, A.: Die Rhinitis atrophicans. Handb. d. Hals-, Nasen- u. Ohrenheilk. Bd. 2, II. S. 654ff. — Oppikofer: Beiträge zur normalen und pathologischen Anatomie der Nase und ihrer Nebenhöhlen. Arch. f. Laryngol. Bd. 19. 1906. — Derselbe: Schleimhaut eiternder Nebenhöhlen. Arch. f. Laryngol. Bd. 21. 1908. — Perey: Die Ozäna, eine infektiöse und kontagiöse Krankheit. Berlin. klin. Wochenschr. 1913. — Schmidt, Moritz und Edmund Meyer: Die Krankheiten der oberen Luftwege. 4. Aufl. Berlin 1909. — Seifert, O.: Rhinitis hyperplastica oedematosa. Zeitschr. f. Ohrenheilk. Bd. 75. — Derselbe: Die Gewerbekrankheiten der Nase und der Mundhöhle. Haugs Samml. Bd. 1. 1895. — Stock: Die Gefährlichkeit der Hg-Dämpfe. Zeitschr. f. angew. Chem. Jg. 39, Nr. 15. — Wittmaack: Münch. med. Wochenschrift. 1903. — Zuckerkandl: Normale und pathologische Anatomie der Nasenhöhle usw. Wien 1882.

2c. Rhinitis sicca anterior. Ulcus septum perforans.
Gewerbliche Schädigungen des Septums.

Genaue Literatur bei Passow, A.: Die Erkrankungen der Nasenscheidewand. Handb. d. Hals-, Nasen- u. Ohrenheilk. Bd. 2, II, S. 509.

Bamberger: Über Septumperforation der Chromarbeiter. Münch. med. Wochenschr. 1902. Nr. 51. — Hajek: Das perforierende Geschwür der Nasenscheidewand. Arch. f. pathol. Anat. Bd. 120, H. 3. — Herrmann: Die Erkrankungen der in Chromfabriken beschäftigten Arbeiter. Münch. med. Wochenschr. 1901. Nr. 4. — Jessop: Simple perforating ulcus of septum nose. Lancet. 28. April 1888 — Menzel: Berufliche Erkrankungen der Stockdrechsler. Arch. f. Laryngol. Bd. 29. — Merry: Idiopathic perforation of the bones of the nasal septum. Lancet Nr. 4, 1888. — Mitchell: Perforation of the septum. New. York med. journ. a. med. record. Jan. 1890. — Natanson und Lipskeroff: Über Perforationen der knorpeligen Nasenscheidewand bei Kokainschnupfern. Zeitschr. f. Hals-, Nasen- u. Ohrenheilk. Bd. 7. 1924. — Poincaré: Traite d'hygiène industr. Paris 1886. — Ribary: Klinisch-anatomische Beiträge zur Rhinitis sicca anterior. Arch. f. Laryngol. Bd. 4. 1896. — Richardson: Perforation of the septum narium. Ann. of otol., rhinol. a. laryngol. Febr. 1902. — Röpke: Berufskrankheiten des Ohres und der oberen Luftwege. Wiesbaden 1902. — Rosenfeld: Über Perforation des Septum narium. Verhandl. d. Ges. d. Naturf. u. Ärzte Heidelberg 1889. — Roßbach: Über Ulcus rotundum septi nasi cartil. Korresp.-Blatt d. allg. ärztl. Ver. f. Thüringen. 1889. — Roy, Th.: Perforations idiopathiques de la cloison nasale. Rev. de laryngol., d'otol. et de rhinol. Tom. 44. p. 1923. — Rudloff: Über die Perforation der Nasenscheidewand bei Chromarbeitern. Verhandl. d. dtsch. otol. Ges. 1900. — Derselbe: Monatsschr. f. Ohrenheilk. u. Laryngo-Rhinol. 1903. — Rupp: Perforation of the nasal septum. New York med. journ. a. med. record. Dez. 1894. — Seifert: Die Gewerbekrankheiten der Nase und Mundrachenhöhle. Klin. Vortr. von Haug. Bd. 1, H. 7—19. — Sommerfeld: Hygiene der Steinmetzen und der Porzellanarbeiter. Weils Handb. d. Hyg. Bd. 8. 1897. — Derselbe: Die Berufskrankheiten der Porzellanarbeiter. Dtsch. Vierteljahrsschr. f. öffentl. Gesundheitspflege Bd. 25. 1893 und Handb. d. Gewerbekrankh. Bd. 1. 1898. — Suchannek: Über Ulcus septi narium simplex perforans. Korresp.-Blatt f. Schweiz. Ärzte. Bd. 23. 1893. — Thudichum: On ulceration and perforation of the nasal septum. Lancet. 1890. — Weichselbaum: Das perforierende Geschwür der Nasenscheidewand. Allg. Wien. med. Zeit. 1882. — Wodtke: Über Gesundheitsschädigungen in Fabriken von Sicherheitszündhölzern durch doppeltchromsaures Kali. Vierteljahrsschr. f. gerichtl. Med. u. öffentl. Sanitätswesen. Bd. 18, H. 2. 1899. — Wutzdorff: Die in Chromfabriken beobachteten Gesundheitsschädigungen usw. Arb. a. d. Reichs-Gesundheitsamt. Bd. 13. 1897. — Zarniko: Die Krankheiten der Nase. Berlin 1910. — Zimmer: Zur Kasuistik des Ulcus septum perforans. Diss. Greifswald 1890. — Zuckerkandl: Normale und pathologische Anatomie der Nasenhöhle. 1882.

II. Nasennebenhöhlen.

Ausführliche Literaturangaben finden sich im Handbuch der Hals-, Nasen- und Ohrenheilkunde. Bd. 2, II bei: Beck, K.: Erkrankungen der Nase und der Nebenhöhlen im Kindesalter, S. 997. — Brüggemann: Die entzündlichen Erkrankungen des Stirnhöhle. S. 835. — Burger, H.: Endokranielle Komplikationen der Nebenhöhlenentzündungen. S. 944. — Denker, A.: Die entzündlichen Erkrankungen der Nebenhöhlen. S. 673. — Hajek, Markus: Siebbeinzellen und Keilbeinhöhle. S. 893. — Marx, H.: Die orbitalen Kompl. bei Nebenhöhlenentzündungen. S. 981. — Nüßmann, Th.: Die entzündlichen Erkrankungen der Kieferhöhle. S. 731.

Alexander, A. und Edm. Meyer: Schmidt-Meyer, Lehrbuch. 4. Aufl. S. 293. — Baumgarten: Sehstörungen bei Affektionen der Nase. Monatsschr. f. Ohrenheilk. u. Laryngo-Rhinol. Bd. 45. — Bennewitz: Zur Diagnose und Therapie des akuten und habituellen Schnupfens. Zeitschr. f. Laryngol., Rhinol. u. ihre Grenzgeb. Bd. 10. — Birch-Hirschfeld: Die Krankheiten der Orbita. Graefe-Saemisch. Handb. d. Augenkrankh. 2. Aufl. Bd. 19. — Derselbe: Die Veränderungen des Sehnerven bei Orbitalerkrankungen. Ber. d. Vers. d. ophthal. Ges. 1910. — Denker: Kieferhöhleneiterung und Ischias. Zeitschr. f. Ohrenheilk. Bd. 75. — Dmochowski: Arch. f. Laryngol. u. Rhinol. Bd. 3. — Embleton: Sphenoid empyema and epidem. cerebrospin. fever. Brit. med. journ. 1920. — Embleton and Peters: Cerebrospin. fever and the sphenoid. sinus. Lancet. 12. Mai 1915. — v. Eicken: Verhandl. d. Ver. dtsch. Laryngol. 1908. — Derselbe: Oto-laryngol. Ges. Berlin. 10. Okt. 1923. — Gerber: Die Komplikationen der Stirnhöhlenentzündung. Berlin 1909. — Derselbe: Meningitis nach larvierter Nebenhöhleneiterung. Zeitschr. f. Ohrenheilk. Bd. 63. 1911. — Grünwald: Die Lehre von den Naseneiterungen. 2. Aufl. 1895. — Derselbe: Die Lymphgefäße der Nebenhöhlen der Nase. Arch. f. Laryngol. Bd. 23. — Gutmann: Beiträge zu den Erkrankungen des Auges in ihren Beziehungen zu den Nebenhöhlenempyemen. Zeitschr. f. Augenheilk. Bd. 15. — Hajek: Pathologie und Therapie der entzündlichen Erkrankungen der Nebenhöhlen der Nase. 4. Aufl. 1905. — Derselbe: Beiträge zum Studium des Infektionsweges bei rhinogenen Gehirnkomplikationen. Arch. f. Laryngol. Bd. 18. 1906. — Derselbe: Die Behandlung der Empyeme der Nasennebenhöhlen. Kongr. Budapest 1909. — Harke: Beiträge zur Pathologie der oberen Atmungswege. 1895. — Henrici: Zeitschr. f. Laryngol., Rhinol. u. ihre Grenzgeb. Bd. 2. — Heryng: Berlin. klin. Wochenschr. 1889. — v. d. Hoeve: Vergrößerung des blinden Flecks. Arch. f. Augenheilk. Bd. 67. — Killian, G.: Münch. med. Wochenschr. 1896. Nr. 31. — Derselbe: Die Erkrankungen der Nebenhöhlen der Nase. Heymanns Handb. Bd. 3, II. — Kuhnt: Die entzündlichen Erkrankungen der Stirnhöhle. Wiesbaden 1895. — Derselbe: Die Beziehungen der Erkrankungen der Nase usw. zu denen des Auges. Dtsch. med. Wochenschr. 1908. — Leber: Beobachtungen über Empyem des Sinus frontalis. v. Graefes Arch. f. Ophth. Bd. 26, II. — Manasse: Die pathologische Anatomie der Nebenhöhleneiterung. Zeitschr. f. Hals-, Nasen- und Ohrenheilk. Bd. 4, H. 4. 1923. — Derselbe: Über die akute Osteomyelitis des Gesichtsschädels bei akuten Nebenhöhleneiterungen. Zentralbl. f. allg. Pathol. u. pathol. Anat. Bd. 33, Sonderband. 1923. — Derselbe: Orbitale und zerebrale Komplikationen. Verhandl. d. Ver. dtsch. Laryngol. 1913. — Meyer, Artur: Laryngol. Ges. Berlin. Sitzung vom 6. Juni 1901. — Meyer, Edmund: Klin. Jahrb. Bd. 15. 1906. — Onodi: Der Sehnerv und die Nebenhöhlen der Nase. Wien 1907. — Derselbe: Die Sehstörungen und Erblindungen nasalen Ursprungs. Arch. f. Laryngol. Bd. 17. — Derselbe: Die entzündlichen Erkrankungen der Stirnhöhle. Wiesbaden 1895. — Derselbe: Die Beziehungen der Erkrankungen der Nase zu denen des Auges. Dtsch. med. Wochenschr. 1908. — Oppikofer: Arch. f. Laryngol. Bd. 19. S. 28. — Ritter: Encephalocele intraethmoidalis. Arch. f. Ohren-, Nasen- u. Kehlkopfkrankh. Bd. 101. 1913. — Sandfort: Transact. of the ophthal. soc. London. Vol. 14. — Seifert: Zur Diagnose und Therapie der Erkrankungen der Nebenhöhlen. Physikal. med. Ges. Würzburg. April 1899. — Derselbe: Diagnose und Behandlung der Sinusaffektionen. New York med. journ. a. med. record. 1900. — Derselbe: Zur Durchleuchtung der Nasennebenhöhlen. Zeitschr. f. Laryngol., Rhinol. u. ihre Grenzgeb. Bd. 18. 1917. — Sondermann: Vortr. in d. Ges. dtsch. Naturf. u. Ärzte. 1904.— Derselbe: Neue Methoden zur Diagnose und Therapie der Nasenerkrankungen. Münch. med. Wochenschr. 1905. Nr. 1. — Stenger: Endonasale Behandlung von Augenerkrankungen. Dtsch. med. Wochenschr. 1912. — Stepp: Über die Bedeutung von Eiterungen der Nebenhöhlen der Nase als Ursache von Erkrankungen der tieferen Luftwege. Dtsch. med. Wochenschr. 1921. — Uffenorde: Erkrankungen des Siebbeins. Jena 1907. — Derselbe: Komplizierte Fälle von Nasennebenhöhleneiterungen. Zeitschr. f. Laryngol., Rhinol. u. ihre Grenzgeb. 1911. — Vohsen: Berlin. klin. Wochenschr. 1890. — Derselbe: Verhandl. d. intern. Laryngol.-Kongr. Wien 1904. — Derselbe: Methodik der Durchleuchtung. Berlin. klin. Wochenschr. 1908. Nr. 28. — Wertheim: Arch. f. Laryngol. Bd. 11. 1901. — Ziem: Monatsschr. f. Ohrenheilk. u. Laryngo-Rhinol. 1886 und 1897. — Derselbe: Iritis bei Eiterungen der Nase und ihrer Nebenhöhlen. Zentralbl. f. Augenheilk. 1887. — Derselbe: Wien. klin. Wochenschr. 1892. S. 418. — Zuckerkandl: Normale und pathologische Anatomie der Nasenhöhle. 1893.

III. Erkrankungen der Nasenscheidewand.

Genauere Literatur bei: Passow: Die Erkrankungen der Nasenscheidewand. Handb. d. Hals-, Nasen- u. Ohrenheilk. Bd. 2, II, S. 509. — Zuckerkandl: Normale und pathologische Anatomie der Nasenhöhle. 1882.

Bergeat: Monatsschr. f. Ohrenheilk. u. Laryngo-Rhinol. 1896. — Boenninghaus: Über die Beseitigung schwerer Verbiegungen der Nasenscheidewand. Arch. f. Laryngol. Bd. 9. — Brünings: Beiträge zur submukösen Septumresektion. Ver. D. Laryngol. 1908. Freer: Zum Aufsatz von M. Weil: Über die submuköse Resektion an der Nasenscheidewand. Arch. f. Laryngol. Bd. 16. — Derselbe: Die submuköse Resektion der Nasenscheidewand nach eigener Methode. Arch. f. Laryngol. Bd. 18. Mit Ergänzungen Bd. 20. — Katz: Die Krankheiten der Nasenscheidewand. C. Kabitzsch 1908. — Killian: Die submuköse Fensterresektion der Nasenscheidewand. Arch. f. Laryngol. Bd. 16 und Beitr. z. Anat., Physiol., Pathol. u. Therap. d. Ohres usw. Bd. 1, H. 3. — Körner: Untersuchung über die Wachstumsstörung und Mißgestaltung des Nasengerüstes infolge von Behinderung der Nasenatmung. Leipzig 1891. — Derselbe: Anatomie und klinische Beiträge zu den Deviationen des vorderen Abschnittes der Nasenscheidewand. Arch. f. Laryngol. Bd. 14. — Landsberger: Das Wachstum der Nase und die Deviation des Septums. Arch. f. Anat. u. Physiol. 1915. Anat. Abt. und ebenda 1917. — Meyer, Edm.: Schmidt-Meyer, Lehrb.

4. Aufl. — Muck: Zum Entstehungsmodus der Septumdeviation. Arch. f. Laryngol. Bd. 20. — Zarniko: Die Krankheiten der Nase. Berlin 1910.

IV. Nasenbluten.

Genauere Literaturangaben: Passow: Die Erkrankungen der Nasenscheidewand. Handb. d. Hals-, Nasen- u. Ohrenheilk. Bd. 2, II. — Rosenberg, A.: Das Nasenbluten. Heymanns Handb. Bd. 3.

Boenninghaus: Über das habituelle, nicht aus der Nasenscheidewand stammende Nasenbluten. Dtsch. med. Wochenschr. 1923. — Brown, H.: Influenza und Epistaxis. Brit. med. journ. Febr. 1907. — Denker-Brüning: Lehrbuch der Krankheiten des Ohres und der Luftwege. Jena. — Hartmann: Über Nasenblutungen usw. Zeitschr. f. Ohrenheilk. Bd. 2. 1881. — Hirsch: Über die Stillung schwerer Nasenblutens mit chir. Diathermie. Zentralbl. f. Hals-, Nasen- u. Ohrenheilk. Bd. 7. — Kiesselbach: Über spontane Nasenblutungen. Berlin. klin. Wochenschr. 1884. Nr. 24. — Nuñez, Hurtado: Das Nasenbluten als larvierte Form der Malaria. Med. prat. Ref. Zentralbl. f. Hals-, Nasen- u. Ohrenheilk. Bd. 2, H. 6. — Passow-Claus: Operationen am Gehörorgan, an den Tonsillen und in der Nase. Leipzig 1923. — Schech: Die Krankheiten der Mundhöhle usw. 1896. — Schmidt, M. und Edmund Meyer: Die Krankheiten der oberen Luftwege. 4. Aufl. 1911. — Zarniko: Die Krankheiten der Nase. 1910. — Zuckerkandl: Normale und pathologische Anatomie der Nasenhöhle usw. 1882.

V. 3. Nasale Reflexneurosen und Idiosynkrasien.

Doerr: Dieses Handbuch. Bd. 4. 2. Aufl. S. 493 (genaues Literaturverzeichnis).

Brügelmann: Das Asthma, sein Wesen und seine Behandlung. 4. Aufl. 1905. — Denker: Zur Behandlung des Heufiebers. Münch. med. Wochenschr. 1905. — Dunbar: Zur Ursache und speziellen Heilung des Heufiebers. 1903. — Derselbe: Dtsch. med. Wochenschr. 1903. — Derselbe: Berlin. klin. Wochenschr. 1903. — Derselbe: Berlin. klin. Wochenschr. 1905. — Fließ, W.: Neue Beiträge zur Klinik und Therapie der nasalen Reflexneurose. 1893. — Derselbe: Die Beziehungen zwischen Nase und weiblichen Geschlechtsorganen. 1897. — Fränkel, B.: Der Eisenbahnschnupfen. Arch. f. Laryngol. 1895. — Derselbe: Kokainprobe bei Reflexneurosen. Berlin. klin. Wochenschr. 1885. — Hack: Über die operative Behandlung bestimmter Formen der Migräne, Asthma, Heufieber usw. Wiesbaden 1884. — Derselbe: Reflexneurosen und Nasenleiden. Berlin. klin. Wochenschr. 1882. — Jurasz: Die nasalen Reflexneurosen. Heymans Handb. Bd. 3. — Koblanck: Über nasale Reflexe. Dtsch. med. Wochenschr. 1908. — Kuttner, A.: Die nasalen Reflexneurosen. 1904. — Lewy, B.: Über einen auffälligen Befund an den Nerven der Nasenschleimhaut bei nasaler Reflexneurose. Arch. f. Laryngol. 1902. — Schiff: Über die Beziehungen zwischen Nase und weiblichen Sexualorganen. Wien. klin. Wochenschrift. 1901. — Siegel, W.: Das Asthma. Jena: Gustav Fischer 1912. — Weichardt: Zur Heufieberfrage. Berlin. klin. Wochenschr. 1907. — Widakovich: Über das Verhalten der markhaltigen Nerven bei nasalen Reflexneurosen. Monatsschr. f. Ohrenheilk. u. Laryngo-Rhinol. 1905. — Wolff-Eisner: Das Heufieber usw. 1906.

VI. Neubildungen der Nase.

1. Gutartige Neubildungen der Nase.

Ältere Literatur bei: Heymann: Heymanns Handbuch. Bd. 3. — Zarniko: Die Krankheiten der Nase usw. Berlin 1910.

Alexander, A.: Die Nasenpolypen und ihre Beziehungen zu den Nebenhöhlenerkrankungen. Arch. f. Laryngol. 1896. — Derselbe: Zur Anatomie der blutenden Septumpolypen. — Bertoin: Angiomes des fosses nas. non implantés sur la cloison. Rev. de laryngol., d'otol. et de rhinol. 1923. — Bilancioni: Vit. pol. cistico del naso in una bambina di anni. Arch. ital. di otol., rhinol. e laringol. 1923. — Braun: Angiomatöser Tumor der linken Nasenhälfte. Monatsschr. f. Ohrenheilk. u. Laryngo-Rhinol. 1923. — Canuyt: La polypose nas. deform. et recidiv. des jeunes. Oto-rhino-laringol. intern. 1923 und Rev. de laryngol., d'otol. et de rhinol. 1924. — Cardone: Polip-nas. congenito. Boll. d. malatt. dell' orecchio, della gola e del naso. 1889. — Cemach: Fibroangioma septi nasi. Monatsschr. f. Ohrenheilk. u. Laryngo-Rhinol. 1923. — Constantinescu: Kératome d. septum. Rev. de laryngol., d'otol. et de rhinol. 1924. — Durand: Les papill. des fosses nas. Ann. des maladies del otol. 1924. — Feuchtinger: Polyposis nasi aus der Kieferhöhle stammend. Monatsschr. f. Ohrenheilk. u. Laryngo-Rhinol. 1924. — Hajek: Über die Entwicklung der Lehre von den Nasenpolypen. Monatsschr. f. Ohrenheilk. u. Laryngo-Rhinol. 1924. — Heymann, P.: Zur Lehre von den blutenden Geschwüren der

Nasenscheidewand. Arch. f. Laryngol. 1894. — Hirsch, O.: Über die chronische katarrhalische Kieferhöhlenentzündung und ihre Beziehung zu den Nasenpolypen. Monatsschr. f. Ohrenheilk. u. Laryngo-Rhinol. 1922 u. 1924. — Derselbe: Über die Entstehung der Nasenpolypen. Zeitschr. f. Hals-, Nasen- u. Ohrenheilk. 1923. — Derselbe: Nasenpolypen. Klin. Wochenschr. 1923. — Derselbe: Wien. klin. Wochenschr. 1923. — Holmgren: Amyloider Tumor in Gaumen und Nase. Hygiea. 1923. — Hopmann: Zur Nomenklatur der Nasenschleimhautgeschwülste. Wien. med. Wochenschr. 1883. — Derselbe: Die papillären Geschwülste der Nasenschleimhaut. Virchows Arch. f. pathol. Anat. u. Physiol. 1883. — Derselbe: Über Nasenpolypen. Monatsschr. f. Ohrenheilk. u. Laryngo-Rhinol. 1885. — Derselbe: Was ist man berechtigt Nasenpolyp zu nennen? Monatsschr. f. Ohrenheilk. u. Laryngo-Rhinol. 1887. — Derselbe: Über Warzengeschwulst der Respirationsschleimhaut. Volkmanns Samml. 1888. — Kalischer: Über die Nerven der Nasenpolypen. Arch. f. Laryngol. 1895. — Krakauer: Nasenschleimpolyp bei einem $4^1/_2$ Wochen alten Kind. Dtsch. med. Wochenschr. 1885. — Le Roy: Pol. muq. congén. France méd. 1891. — Lewy, B.: Über hyaline Ablagerungen in Nasenpolypen. Berlin. laryngol. Ges. 1901. — Meyer, Max: Die Polypen der Nase. Ergebn. d. ges. Med. Bd. 8. 1926. — Moore: Recurr. nas. polyp. in an. inf. aged 4 months. Proc. of the roy. soc. of med. 1924. — Okada: Beiträge zur Pathologie der sog. Schleimpolypen der Nase. Arch. f. Laryngol. 1898. — Pomus: Osteoangiofibrom der Nase. Oto-rhino-laryngol. Ges. Moskau. 1923. — Powell: Case of fibr. of the nose. Proc. of the roy. soc. of med. 1923. — Rupp: Nasal polyp. in femal infant 4 weeks old. New York med. journ. a. med. record. 1896. — Schadewaldt: Die blutenden Polypen der Nasenscheidewand. Arch. f. Laryngol. 1894. — Scheier: Beitrag zu den blutenden Polypen der Nasenscheidewand. Arch. f. Laryngol. 1894. — Uffenorde: Die Erkrankungen des Siebbeins. Jena 1917. — Derselbe: Die verschiedenen Entzündungsformen der Nasennebenhöhlenschleimhaut und ihre Behandlung. Zeitschr. f. Hals-, Nasen- u. Ohrenheilk. 1923. — Derselbe: Monatsschr. f. Ohrenheilk. 1925. — Weiß: Haemangioma nasi. Monatsschr. f. Ohrenheilk. u. Laryngo-Rhinol. 1923. — Will: Beitrag zur Nasenpolypenfrage. Monatsschr. f. Ohrenheilk. u. Laryngo-Rhinol. 1923. — Wood, G. B.: Extr. large nas. polyp. Ann. of otol., rhinol. a. laryngol. 1923. — Zuckerkandl: Anatomie der Nasenhöhle. 1882.

2. Bösartige Geschwülste der Nase.

Arany: Maligne Chordome des Kavum. Prensa méd. argentina. 1923. — Berger, L.: Luc et Richard: L'esthésio-neuroepithéliome olfactif. Bull. de l'assoc. franç. pour l'étude du cancer. 1924. — Caliceti: Étude de quelques endothél. d. nez. Oto-rhino-laryngol. internat. 1923. — Campo: Myxo-sarcoma congenito del nasi. Atti d. clin. oto-rhino-laringo d. r. univ. di Roma. 1924. — Dujardin: Goris père et Goris fils: Quelques cas de tumeurs malignes des cav. buccale et nasale traités par la radiumpuncture. Scalpel. 1923. — Glas: Zur Pathologie und Diagnose der malignen Tumoren der Nase und des Nasenrachens. Wien. med. Wochenschr. 1923. — Hofer, G.: Fall von Karzinom des linken Siebbeins. Monatsschr. f. Ohrenheilk. u. Laryngo-Rhinol. 1924. — Holmgren: Oberkieferkrebs. Hygiea. 1924. — Knick: Maligne Tumoren der Nase. Klin. Wochenschr. 1923. — Lannois et Jacod: S. un cas de sarcome nucl. d. nez. Rev. de laryngol., d'otol. et de rhinol. 1923. — Meyer, Max: Über das Karzinom des Siebbeins. Zeitschr. f. Hals-, Nasen- u. Ohrenheilk. 1922. — Saxén, Arno: Über die pathologische Anatomie der von der Nasenkavität und der Kieferhöhle ausgehenden Karzinome und Papillome. Acta otolaringol. 1924.

VII. 1. Erkrankungen der Nase bei chronischen Infektionskrankheiten.

a) Tuberkulose und Lupus.

Die allgemeinen Arbeiten s. Kap. Kehlkopftuberkulose S. 978 und Tuberkulose der Mandeln und des Rachens S. 975 ff. — Die ältere Literatur: Gerber: Heymanns Handbuch. Bd. 3. — Neuere Literatur: Blumenfeld: Handbuch der Tuberkulose. Bd. 3. 1923. — Derselbe: Klinik der Tuberkulose der oberen Luftwege. Zeitschr. f. Laryngol., Rhinol. u. ihre Grenzgeb. 1926. — Meyer, Edmund: Tuberkulose der oberen Luftwege. Handb. f. Hals-, Nasen- u. Ohrenheilk. Berlin: Julius Springer.|

Albanus: Konservative Behandlung des Nasenlupus und -tuberkulose. Ver. nieders. Hals-, Nasen- u. Ohrenärzte Hamburg. 1924. — Derselbe: Die Strahlentherapie der oberen Luftwege. Handb. d. Chirurgie d. Ohres usw. Bd. 1. 1922. — Alexander, A.: Die Beziehungen der Ozäna zur Lungentuberkulose. Arch. f. Laryngol. 1894. — Amersbach: Die Röntgentherapie bei Ohren-, Nasen- und Kehlkopfkrankheiten Handb d. Röntgentherap. Bd. 3. 1925. — Derselbe: Strahlentherapie der oberen Luftwege usw. Strahlentherapie. Bd. 19. 1922. — Beese: Zur Behandlung der tuberkulösen Geschwüre und Geschwülste der Nasenscheidewand. Zeitschr. f. Hals-, Nasen- u. Ohrenheilk. Bd. 57.

— Bloch: Zur Ätiologie und Pathologie des Lupus vulgaris. Zeitschr. f. Hals-, Nasen-u. Ohrenheilk. 1886. — Bourgeois, H. et M. Bouchet: Tubercul. osseuse d. fosses. nas. à forme de tumeurs expans. Ann. des maladies de l'oreille etc. Tom. 4. — Brock, W.: Der derzeitige Stand der Lehre von der Tuberkulose des Ohres und der Nase. Zentralbl. f. d. ges. Tuberkuloseforsch. 1923. — Canuyt et Terracol: Lupus d. fosses nas. Bull. de la soc. franc. de dermatol. 1924. — Chiari: Die Krankheiten der Nase. 1912. — Derselbe: Über Tuberkulome der Nasenschleimhaut. Arch. f. Laryngol. 1894. — Collet: La tubercul. d. larynx. d. phar. et d. nez. Paris 1913. — Dörner: Über Tuberkulose der Nasennebenhöhlen. Arch. f. Laryngol. Bd. 27. — Fernet et P. Laurens: Trait. d. lup. d. nez. Bull. d'oto-rhino-laryngol. 1921. — Finder, G.: Über Tuberkulose des Siebbeinlabyrinths. Charité-Ann. 1911. — Fischl, R.: Die Tuberkulose im Säuglingsalter. Arch. f. Kinderheilk. 1922. — Ghon und Terplan: Zur Kenntnis der Nasentuberkulose. Zeitschr. f. Laryngol., Rhinol. u. ihre Grenzgeb. 1922. — Glas: Therapie der Tuberkulose der oberen Luftwege. Handb. d. ges. Tuberkulosetherap. Wien 1923. — Derselbe: Tuberkulose der linken Nase. — Görke: Zur Pathologie und Diagnose der Nasentuberkulose. Arch. f. Laryngol. 1899. — Guyot: Tumorartige Tuberkulose der Nase und der Kieferhöhle. Verhandl. d. südd. Laryngol. 1908. — Haßlauer: Tumoren der Nasenscheidewand. Arch. f. Laryngol. 1900. — Heiberg und Strandberg: Mikroskopische Untersuchungen von der Nasenschleimhaut von Lupus vulgaris-Kranken usw. Zeitschr. f. Laryngol., Rhinol. u. ihre Grenzgeb. 1922. — Dieselben: Eigentümlichkeiten beim pathologisch-anatomischen Bild des frühzeitig diagnostizierten Lupus auf der Nasenschleimhaut. Zeitschr. f. Laryngol., Rhinol. u. ihre Grenzgeb. 1920. — Hosomi: Mikroskopische Untersuchungen von der Tuberkulose der Nasenscheidewand. Beitr. z. Anat., Physiol., Pathol. u. Therapie d. Ohres, d. Nase u. d. Halses. Bd. 20. 1924. — Killian, G.: Die durch Tuberkelbazillen hervorgerufenen Erkrankungen der oberen Luft- und Speisewege. Zeitschr. f. ärztl. Fortbild. 1922. — Derselbe: Krankheiten der Stirnhöhle. Heymanns Handb. Bd. 3. — Kurzak: Die Tuberkulose des Keilbeins usw. Zeitschr. f. Tuberkul. 1921. — Lange: Untersuchungen über orale, konjunktivale und nasale Infektion mit Tuberkelbazillen. Zeitschr. f. Hyg. u. Infektionskrankh. 1924. — Manasse, P.: Die pathologische Anatomie der Tuberkulose der oberen Luftwege. Zeitschr. f. Laryngol., Rhinol. u. ihre Grenzgeb. 1926. — Mygind, Holger: Lupus cavi nasi. Arch. f. Laryngol. Bd. 17. — Pantopidan: Zur Ätiologie des Lupus. Arch. f. Laryngol. 1882. — Pfeiffer, W.: Über den derzeitigen Stand der Tuberkulose der oberen Luftwege. Zentralbl. f. d. ges. Tuberkuloseforsch. Bd. 18. 1922. — Raymond: Etude sur la tubercul. et l'obstruction nasale. Oto-rhino laryngol. internat. 1924. — Rivers, W. C.: Nasal sinusitis in phthisis. Lancet. Tom. 205. 1923. — Rockenbach: Über Nasentuberkulose. Arch. f. Laryngol. Bd. 24. — Scheibe: Tumorförmige Tuberkulose des Siebbeins. Laryngo - otol. Ges. München. 1910. — Senator, Max: Über Schleimhautlupus der oberen Luftwege. Berlin. klin. Wochenschr. 1906. — Strandberg, Ove: Treatment of rhino-laryngo. tubercul. by Finsen light baths and its results. Journ. of laryngol. a. otol. Vol. 39. 1924. — Stupka: Die Therapie der Nasentuberkulose. Zeitschr. f. Laryngol., Rhinol. u. ihre Grenzgeb. 1922. — Thost: Strahlenbehandlung in Denker-Kahler, Handb. 1924/25. — Walb: Über den Schleimhautlupus der Nase. Dtsch. med. Wochenschr. 1913. — Wessely, E. D.: Behandlung der Tuberkulose der oberen Luftwege usw. Monatsschr. f. Ohrenheilk.. u. Laryngo-Rhinol. 1923. — Wichmann: Radiotherapie der Nasentuberkulose. Ver. niedersächs. Ohren-, Nasen- u. Halsärzte Hamburg. 1924. — Yates, A. Lowndes: Nasal sinusitis in phthisis. Lancet. Vol. 205. 1923. — Young, St.: Nasal tubercul. Journ. of laryngol. a. otol. 1924.

b) Syphilis.

Bonnet-Roy: A propos de la syphilis nasale. Paris méd. 1924. — Christoph, C. H.: Intranasal syphilis. Ann. of otol., rhinol. a. laryngol. 1924. — Delic: Un cas de meningisme avec iridocyclite syphil. héréditaire et coryza spécifique. Ann. des maladies de l'oreille etc. 1924. — Gaillard, Réné et Pitre: Formes particulaires de syphil. nas. ostéite nasocranienne de Fournier. Ann. des maladies de l'oreille etc. 1924. — Gerber: Syphilis der Nase und des Halses. Berlin 1905. — Derselbe: Syphilis der Nase. 1910. — Derselbe: Heymanns Handb. Bd. 3. — Hudelo et Purrot: Lèpre gommense du nez. Bull. de l'acad. de méd. 1924. — Novak: Kondylome der Nase. Ref. Zentralbl. f. Hals-, Nasen-u. Ohrenheilk. 1923. — Schwartz, Ellis H.: Gumma of nasal septum. New York med. journ. a. med. record. 1923.

c) Sklerom.

Arco, Leao A. E., de: Réactions serologiques dans le rhinoscleroma. Cpt. rend. des séances de la soc. de biol. 1924. — Barraud, M. A.: Considérations sur le rhinosclerome. Arch. internat. de laryngol., otol-rhinol. et broncho-oesophagoscopie. 1923. — Belun, M.:

Über Frühdiagnose und Röntgenbestrahlung des Rhinosklerom. Zeitschr. f. Hals-, Nasen-
u. Ohrenheilk. 1924. — Castex: Sklerom. Rev. de laryngol., d'otol. et de rhinol. 1894. —
Cisler, Jos.: Sklerom in der Tschechoslowakei. Casopis lekaruv ceskych. 1923. Ref.
Zentralbl. — Dobrzanski: Skleromfälle usw. Polski prycylad oto-laryngol. 1924. Ref.
Zentralbl. — Eisner, E. und Erich Katzschmann: Über einen seltenen Fall von
Sklerom und seine Heilung durch Röntgenstrahlen. Zeitschr. f. Laryngol., Rhinol. u. ihre
Grenzgeb. 1924. — Forbes, H. H.: Rhinosklerom. Laryngoscope. 1923. — v. Fritsch:
Zur Ätiologie des Rhinoskleroms. Wien. med. Wochenschr. 1882. — Frotzl: Behand-
lung des Rhinoskleroms mit Radium. Ref. Zentralbl. 1924. — Genz: Histologische Präp.
von Rhinosklerom. Monatsschr. f. Ohrenheilk. u. Laryngo-Rhinol. 1923. — Gerber:
Sklerom. Volkmanns Samml. 1905. — Derselbe: Arch. f. Laryngol. 1907. — Derselbe:
Berlin. klin. Wochenschr. 1903. — Derselbe: Arch. f. Laryngol. 1904. — Hinsberg:
Klin. Wochenschr. 1924. — Juffinger: Sklerom. 1892. — Kaposi: Sklerom. Arch.
f. Dermatol. u. Syphilis. 1898. — Kraus, Alfred: Weitere tierexperimentelle
Untersuchungen mit Sklerom. Arch. f. Dermatol. u. Syphilis. 1924. — Linck: Rhino-
skleratomatose der oberen Luftwege. Vers. D. Ges. d. Hals-, Nasen- u. Ohrenärzte Kissingen
1923. — Machado, Renato: Arch. internat. de lar. 1922. — Mikulicz: Über das Rhinosklerom. Arch. f. klin. Chirurg. 1877. — Paltauf: Sklerom. Kongr. d. Ges. d. Ärzte
Wiens. 1886. — Derselbe: Wien. klin. Wochenschr. 1890, 1891, 1892. — Pawlowski:
Sklerom. Dtsch. med. Wochenschr. 1894. — Pick, Friedel: Über Sklerom. Ver. d. Hals-,
Nasen- u. Ohrenärzte d. Tschechoslowakei. Rep. Prag. 1923. — Pieniázek: Das Rhinosklerom. Heymanns Handb. Bd. 3. — Quast: Bakteriologische und serologische Untersuchungen über Rhinosklerom. Klin. Wochenschr. 1924. — Stepanow: Über das Vorkommen der sog. hyalinen Knorpel usw. Monatsschr. f. Ohrenheilk. u. Laryngo-Rhinol.
1891. — Derselbe: Zur pathologischen Anatomie und Histologie des Skleroms. Monatsschr. f. Ohrenheilk. u. Laryngo-Rhinol. 1894. — Urechia, C. J. et N. Popolitza:
L'inoculation experiment. du rhinosklerome par la voie sousdurale. Encéphale. 1923.

d) Lepra.

Bergengrün: Heymanns Handb. Bd. 3. — Derselbe: Arch. f. Laryngol. 1902. —
v. Bergmann, A.: Die Lepra. Dtsch. Chirurg. 1897. — v. Bergmann, E.: Die Lepra
in Livland. Petersb. med. Wochenschr. 1869. — Blaschko: Die Lepra in Deutschland.
Verhandl. d. internat. wiss. Lepra-Konferenz. Berlin 1897. — Gerber: Lepra. Arch. f.
Laryngol. 1902. — Goldschmidt, J.: Lepra auf Madeira. Berlin. klin. Wochenschr.
1884. — Derselbe: Der nasale Ursprung der Lepra. Dtsch. med. Wochenschr. 1899. —
Sticker: Lepra. Münch. med. Wochenschr. 1897 und Verhandl. d. internat. Leprakonferenz.
Berlin 1877.

VII. 2. Erkrankungen der Nase bei akuten Infektionskrankheiten.

Die Literatur der akuten Infektionskrankheiten s. dieses Handbuch Bd. 1, I und II.
Außerdem:

Scharlach. Nobécourt: Rhinites et rhinopharyngites dans la scarlatine des enfants.
Journ. des praticiens. 1923. — Salomonsen, K. E.: Komplikationen von seiten der Orbita
bei Skarlatinapatienten mit Nebenhöhlenerkrankung. Dän.-oto-laryngol. Ges. 1921.
Ref. Zentralbl. Bd. 1.

Diphtherie. Behm: Über Diphtherie der Nase und ihrer Nebenhöhlen. Zeitschr. f.
Hals-, Nasen- u. Ohrenheilk. 1924. — Blöhdorn, K. und H. Völckers: Ausgew. Kap. 6:
Über Nasendiphtherie. Med. Klink. 1924. — Gerber und Podack: Über die Beziehungen
der sog. primären Rhin. fibrin. und der sog. Pseudodiphtheriebazillen zum Klebs-Löffler-
schen Diphtheriebazillus. Dtsch. Arch. f. klin. Med. Bd. 54. — Göppert, Friedr.: Bei-
träge zur Kenntnis der Nasendiphtherie. Monatsschr. f. Kinderheilk. 1923. — Hütten,
F. v. d.: Über Diphtherie der Nasennebenhöhlen. Zeitschr. f. Hals-, Nasen- u. Ohrenheilk.
1924. — Kretschmann: Diphtherie der Nase und ihrer Nebenhöhlen. Zeitschr. f. Hals-,
Nasen- u. Ohrenheilk. 1922. — Schugt: Zur Frage der Nasendiphtherie bei Säuglingen.
Münch. med. Wochenschr. 1923.

Typhus. Kaplan: Komplikationen der Nase und des Halses im Verlauf von Typhus
abdominalis, rekurrens und exanthematikus. Ref. Zentralbl. 1924.

Influenza. Fränkel, B.: Über Erkrankungen der oberen Luftwege im Gefolge der
Influenza. Verhandl. d. Berlin. laryngol. Ges. 1890. — Laurens, G.: Considérations sur
les sinusites aigues grippales. Bull. de l'acad. de méd. 1923. — Suchannek: Pathologisch-
anatomisch. über Rhinitis acuta, speziell Influenzarhinitis. Monatsschr. f. Ohrenheilk. u.
Laryngo-Rhinol. 1901.

Meningitis. Meyer, Edmund: Bericht über rhino-laryngologische Beobachtungen
über die Genickstarreepidemie 1905. Klin. Jahrb. 1906. — Westenhöfer: Pathologisch-
anatomische Ergebnisse der oberschlesischen Genickstarreepidemie 1905. Klin. Jahrb.

1906. — Derselbe: Berlin. klin. Wochenschr. 1905. — Derselbe: Dtsch. med. Wochenschr. 1906.
   Gelenkrheumatismus. Watson: W. P.: Rheumatoid arthritis dued to infection of the nasal accessory sinus. Brit. med. journ. 1922.

VIII. Erkrankungen der Nase und der Nebenhöhlen bei Blutkrankheiten.

Leukämie. Menzel, K. M.: Veränderungen der Schleimhaut der Nasennebenhöhlen bei Leukämie. Zeitschr. f. Hals-, Nasen- u. Ohrenheilk. Bd. 9, S. 1. — Safranek: Über Veränderungen der oberen Luftwege bei Leukämie. Monatsschr. f. Ohrenheilk. u. Laryngo-Rhinol. 1913. — Sternberg, H.: Monatsschr. f. Ohrenheilk. u. Laryngo-Rhinol. 1921.

IX. Erkrankungen der oberen Luftwege bei Tierseuchen.

Literatur s. Lommel: Zoonosen. Dieses Handbuch Bd. 1, II, S. 1447/48.

1. Rotz (Malleus).

Bollinger: Rotz. Ziemssens Handb. d. spez. Pathol. Bd. 3. 1876. — Katz: Die Erkrankungen der Nasenscheidewand und ihre Behandlung. Würzburg 1908. — Landgraf: Rotz. Heymanns Handb. Bd. 3. — Löffler: Rotz. Arb. a. d. Kaiserl. Reichsgesundheitsamte. Bd. 1. 1882.

2. Maul- und Klauenseuche.

Ebstein: Maul- und Klauenseuche beim Menschen. Dtsch. med. Wochenschr. 1896. — Garré: Zoonosen. Pentzoldt-Stintzings Handb. d. ges. Therapie. 1909. — Löffler und Frosch: Summarischer Bericht über die Maul- und Klauenseuche. — v. Mikulicz und Kümmel: Die Krankheiten des Mundes. 1909. — Siegel: Die Mundseuche. Arch. f. Laryngol. Bd. 3.

3. Milzbrand.

Literatur dieses Handb. Bd. 1, II., S. 1449.

4. Aktinomykose.

Literatur dieses Handb. Bd. 1, II., S. 1447.

II. Erkrankungen des lymphatischen Rings.

1. Physiologie und Hyperplasie.

Amersbach und Koenigsfeld: Zur Frage der inneren Sekretion der Tonsillen. Zeitschr. f. Hals-, Nasen u. Ohrenheilk. Bd. 1. 1922. — Beckmann, H.: Die akuten Entzündungen der Rachenmandel. Berlin. klin. Wochenschr. 1902. — Billings, F.: Chronic. focal infection and their etiol. relations to arthritis and nephritis. Arch. of internat med. 1912. — Caldera, Ciro: Über die vermutete Funktion der inneren Sekretion der Gaumenmandeln. Zeitschr. f. Hals-, Nasen- u. Ohrenheilk. Bd. 2. 1922. — Derselbe: Physiologie der Gaumenmandeln. Internat. Zentralbl. f. Ohrenheilk. 1912. — Czerny: Monatsschr. f. Kinderheilk. 1912. — Czerny-Keller: Handb. d. Kinderheilk. — Dietrich, A.: Die Entzündungen der Gaumenmandeln. Münch. med. Wochenschr. Jg. 69. 1922. — Erdely: Jahrb. f. Kinderheilk. 1911. — Fein, Joh.: Bemerkungen zum Tonsillarproblem. Wien. klin. Wochenschr. 1922. — Derselbe: Die Tonsillen als Eintrittspforte für Infektionen und die Indikationen für die radikale Tonsillenoperation. Med. Klinik. Jg. 19. 1923. — Derselbe: Die Anginosen. 1921. — Fleischmann, Otto: Zur Tonsillenfrage. Zeitschr. f. Hals-, Nasen- u. Ohrenheilk. Bd. 2. 1922. — Fränkel, B.: Die infektiöse Natur der Tonsillitis lacunaris. Arch. f. Laryngol. Bd. 4. — Gamaléia, N. et F. Claude: Recherches sur le rôle endocrinien des amygdales et des végétations adénoïdes. Rev. de laryngol., d'otol et de rhinol. Jg. 45. 1924. — Goerke, Max: Tonsillen und Allgemeinerkrankungen. Klin. Wochenschr. Bd. 1. 1922. — Heiberg, K. A.: Das Aussehen und die Funktion des adenoiden Gewebes. Virchows Arch. f. pathol. Anat. u. Physiol. Bd. 240. 1922. — Imhofer: Zur Pathologie der Gaumenmandeln. Prag. med. Wochenschr. 1913. — Kahler: Über das Tonsillarproblem. Klin. Wochenschr. Jg. 3. 1924. — Kélémen, Andreas: Gestielte akzessorische Tonsillen. Zeitschr. f. Laryngol. Bd. 12. 1924. — Derselbe: Blutstillung durch Tonsillarsubstanz. Zeitschr. f. Hals-, Nasen- u. Ohrenheilk. Bd. 4. 1923. — Kessel: Bemerkungen zur physiologischen Funktion der Mandeln. Med. Korresp.-Blatt f. Württ. Bd. 93. 1923. — Klotz: Dieses Handbuch. 2. Aufl. Bd. 4, II. 1926. — Körner: Untersuchungen über Wachstumsstörungen usw. Leipzig 1891. — Lewinstein, O.: Über eine neue pathologische Tonsill. Arch. f. Laryngol. 1912. — Martens, M.: Venenunterbindung. Langenbecks Arch. 1921. — Derselbe: Über Pyämie nach Angina. Dtsch. med. Wochenschr. 1927. — Meyer, Max: Die reduzierende Substanz der Tonsillen und Lymphdrüsen. Zeitschr. f. Hals-, Nasen- u. Ohrenheilk. Bd. 1. 1922. — Derselbe: Kurze Entgegnung usw. Ebenda. — Pirquet: Zeitschr. f. Kinderheilk. 1925. — Renn: Zur Funktionsfrage der Gaumenmandeln. Beitr. z. pathol. Anat. u. z. allg. Pathol. 1912. — Richter, Ed.: Die biologische Einstellung der reduzierenden Substanzen. Zeitschr. f. Hals-, Nasen- u. Ohrenheilk. Bd. 1, S. 493. 1912. — Derselbe: Zur Physiologie der Tonsillen. Ebenda. 1922. S. 517. — Röder, H.: Erweiterte Gesichtspunkte zur Pathologie und Therapie des lymphatischen Rachenringes. Verhandl. d. Kongr. f. inn. Med. 1912. — Schlemmer, Fritz: Weitere Bemerkungen zum Tonsillarproblem. Wien. klin. Wochenschr. 1922. — Derselbe: Über interne Komplikationen nach Tonsillektomie. Wien. klin. Wochenschr. Bd. 36. 1923. — Derselbe: Anatomische und physiologische Vorbemerkungen. Zeitschr. f. Hals-, Nasen- u. Ohrenheilk. Bd. 4. 1923. — Schmidt, V.: Acta laryng. 1924. — Schönberger, Marg.: Zeitschr. f. Kinderheilk. 1925. — Siebenmann: Über adenoiden Habitus und Leptoprosopie usw. Münch. med. Wochenschr. 1897. — Zimmermann, S. E.: Zur Frage über die Struktur der Mandeln des Menschen. Ref. Zentralbl. f. Hals-, Nasen- u. Ohrenheilk. Bd. 2. 1923.

2. Die akuten Mandelentzündungen.

d) Angina Vincenti.

Beck, O. und Wilh. Kerl: Die Angina necrotica (Plaut-Vincent) und ihre Differentialdiagnose. Wien und Leipzig: Moritz Perles 1924. — Bouchet: Sur le traitement des angines de Vincent à allure grave. Journ. de méd. de Paris. Jg. 42. 1923. — Buschmann: Behandlung der Angina Plaut-Vincent mit Trypaflavin. Dtsch. med. Wochenschr. Jg. 49. — Constant: Diphtherie et angine de Vincent. Rev. méd. de l'est. Tom. 51. Kassowitz: Plaut-Vincentsche Infektion mit Lokalisation an der Zunge, der Wangenschleimhaut usw. Klin. Wochenschr. Jg. 2. — Peter, Franz: Eosinophilie bei Angina Plaut-Vincent. — Tarnow, Otto Siegfried: Über Angina Plaut-Vincent mit besonderer Berücksichtigung des Blutbefundes. Berlin. med. Klinik. 1921.

e) Angina necrotica usw.

Baader, Ernst: Die Monozytenangina. — Bartz: Angina agranulocytotica. Münch. med. Wochenschr. Jg. 71 und Klin. Wochenschr. Jg. 3. — Elkeles, Gerhard: Med. Klinik. Jg. 20. — Friedemann, Ulrich: Med. Klinik. Jg. 19. — Lauter: Med. Klinik. Jg. 20. de Lavargue et Pelod: Drei Fälle von akuter Angina mit vorübergehender Mononukleose. Bull. et mém. de la soc. méd. des hôp. de Paris. Jg. 39. — Leon, Alice: Über gangräneszierende Prozesse mit Defekt des Granulozytensystems (Agranulozytosen). Dtsch. Arch. f. klin. Med. Bd. 143. 1923. — Marchand: Dtsch. Arch. f. klin. Med. 1913. — Schultz, Werner: Gaumenmandeln. Berlin: Julius Springer 1926. — Türck: Wien. klin. Wochenschr. 1907.

III. Phlegmone des Rachens.

Gaudin: Presse oto-laryngol. belge. 1908. Nr. 5. — Güttich: Zeitschr. f. Laryngol., Rhinol. u. ihre Grenzgeb. 1913. — Hiller: Berlin. klin. Wochenschr. 1874. Nr. 48. — Killian, J. A.: Zur Behandlung der Angina phlegmonosa s. Peritonsillitis absced. Münch. med. Wochenschr. 1896. Nr. 30. — Derselbe: 12. Vers. süddeutsch. Laryngol. Heidelberg 1905. — Kronenberg: Heymanns Handb. Bd. 2. — Lasègue: Traité des angines. Paris 1868. — Mackenzie, M.: Krankheiten des Halses usw. Deutsch von F. Semon. Berlin: Hirschwald 1880. — Meyer, A.: Die Eröffnung der peritonsillären Abszesse. Berlin. klin. Wochenschr. 1907. Nr. 41. — Meyer, Edmund: Die phlegmonösen Entzündungen der oberen Luftwege. Handb. d. Chir. d. oberen Luftwege. 3. Aufl. Kurt Kabitzsch 1927. — Meyer, Max: Arch. f. Laryngol. Bd. 34. 1921. — Most, A.: Die Topographie des Gefäßapparates des Kopfes und des Halses. Berlin 1906. — Newcomb, S. E.: 30. Jahresvers. d. Americ. Laryngol. assoc. Ref. Zentralbl. f. Laryngol. Bd. 25. — Polyak: Arch. f. Laryngol. Bd. 18. — Prym: Münch. med. Wochenschr. 1905. — Schmidt, Moritz und Edmund Meyer: Krankheiten der oberen Luftwege. 4. Aufl. 1909. — van Sterson: Diss. Leiden 1907. — Treitel: Über das Wesen und die Bedeutung chronischer Tonsillarabszesse. Dtsch. med. Wochenschr. 1898. — Uffenorde: Zeitschr. f. Hals-, Nasen- u. Ohrenheilk. 1925. — Versé: Berlin. klin. Wochenschr. 1920. — Wessely, E.: Die endokraniellen Komplikationen nach Peritonsillitis. Zeitschr. f. Hals-, Nasen- u. Ohrenheilk. 1925.

VI. 1. Rachenerkrankungen bei chronischen Infektionskrankheiten.

a) Tuberkulose der Mandeln und des Rachens.

Siehe Nasentuberkulose und Kehlkopftuberkulose. Dieser Bd. S. 234, 971, 978. — Ältere Literatur: Heymanns Handb. Bd. 2. — Neuere Literatur: Blumenfeld: Handb. d. Tuberkulose Bd. 3. 1923. — Derselbe: Klinik der Tuberkulose der oberen Luftwege. Zeitschr.

f. Laryngol., Rhinol. u. ihre Grenzgeb. 1926. — Meyer, Edmund: Tuberkulose der oberen
Luftwege. Handb. f. Hals-, Nasen- u. Ohrenheilk. Berlin: Julius Springer.

Achard, C.: Tubercul. mil. aigue du phar. Journ. des praticiens. Jg. 37. 1923. —
Agazzi, B.: Sopra un caso di grave lesione tubercul. della lingua. Osp. Magg. (Milano)
1922. — Amersbach: Zur Frage der physiologischen Bedeutung der Tonsillen. Arch. f.
Laryngol. u. Rhinol. Bd. 29. — Bassenko: Benigne tuberkulöse Affektionen des Gaumens
und der lateralen Pharynxgebilde. Moskauer laryngol. Ges. 1923. — Derselbe: Tuberkulöse Dysphagie. Ebenda. — Baumgarten: Übertragung der Tuberkulose durch die
Nahrung. Zeitschr. f. klin. Med. 1884. — Beitzke: Über den Weg der Tuberkelbazillen
von der Mund- und Rachenhöhle zu den Lungen. Virchows Arch. f. pathol. Anat. u.
Physiol. Bd. 184. — Derselbe: Über den Verlauf der Impftuberkulose bei Meerschweinchen.
Berlin. klin. Wochenschr. 1907. — Bertini, R.: Sur un cas de tubercul. linguale en
apparence primit. chez un syphil. Journ. de méd. de Lyon. 1922. — Blamontier: La
tubercul. papillomateuse de la langue. Arch. internat. de laryngol., oto-rhinol. et broncho-
oesophagoscopie. 1922. — Blumenfeld: Adenoider Schlundring und endothorakale Drüsen.
Zeitschr. f. Laryngol., Rhinol. u. ihre Grenzgeb. Bd. 1. 1909. — Brindel: Result. de
l'examen histol. de 64 végét. adén. Rev. de laryngol., d'otol. et de rhinol. 1896. — Bull:
Lupus phar. Klin. Aarbog. Christiania 1886. — Cemach: Tuberkulöse Meningitis im
Anschluß an Adenotomie. Monatsschr. f. Ohrenheilk. u. Laryngo-Rhinol. Bd. 59. 1925. —
Chamberlain: Nasal tubercul. Ann. of otol., rhinol. a. laryngol. 1922. — Cohnheim:
Die Tuberkulose vom Standpunkt der Infektionslehre. 1880. — Cornil: Tubercul. larvée
des 3 amygd. Bull. méd. 1895. — Derselbe: Über larvierte Tonsillentuberkulose. Klin.
Rundschau. 1895. — Coulet: Un cas de syph. à type lupique etc. Oto-rhino-laryngol.
internat. Tom. 8 et Ann. des maladies de l'oreille. Tom. 43. 1923. — Dieulafoy: Tubercul.
larvée des 3 amygd. Bull. de l'acad. de méd. 1895 et Mercr. méd. 1895. — Derselbe:
De la tubercul. larvée des 3 amygd. Bull. de l'acad. de méd. Tom. 23. 1895. — Ditt-
rich, E. W.: Tubercul. of mucosa of hard palate. Arch. of diagn. 1911. — Dmochowski:
Über sekundäre Affektionen der Nasenrachenhöhle bei Phthisikern. Beitr. z. pathol. Anat.
u. z. allg. Pathol. Bd. 16. 1894 und Polska gazeta lekarska. 1894. — Derselbe: Über
sekundäre Erkrankungen der Mandeln usw. bei Schwindsüchtigen. Beitr. z. pathol. Anat.
u. z. allg. Pathol. Bd. 10. 1891 und Polska gazeta lekarska 1889. — Dobrowolski: Die
primäre Pharynxtuberkulose. Medycyna. Ref. Zentralbl. f. Laryngol. 1912. — Doutre-
lepont: Über Haut- und Schleimhauttuberkulose. Dtsch. med. Wochenschr. 1892. —
Fernandès: Lupus des muqueuses phar. et pal. Oto-rhino-laryngol. internat. Tom. 8.
1923. — Finder: Entfernung des größten Teils des weichen Gaumens wegen Tuberkulose.
Berlin. oto-laryngol. Ges. 1922. — Fischer, P.: Tonsill. und Tuberkulose. Münch. med.
Wochenschr. Jg. 70. 1923. — Fränkel, B.: Über die Miliartuberkulose des Pharynx.
Berlin. klin. Wochenschr. 1876. — Derselbe: Pharynxkrankheiten. Eulenburgs Realenzyklopädie. 1888. — Fränkel, E.: Anatomie und Klinik zur Lehre von den Erkrankungen
des Nasenrachenraumes und Gehörorgans bei Lungenschwindsüchtigen. Zeitschr. f. Ohren-
heilk. u. f. Krankh. d. Luftwege. Bd. 10. 1881. — Freudenthal: Klinische Beiträge zur
Ätiologie der Lungentuberkulose. Arch. f. Laryngol. u. Rhinol. 1896. — Gamaleia et
Morlot: Trait. des lésions tubercul. bucco-phar. Paris méd. 1923. — Goodale: Über
die Absorption von Fremdkörpern von den Gaumenmandeln usw. Arch. f. Laryngol. u.
Rhinol. Bd. 7. — Gottstein: Pharynx- und Gaumentonsillen als primitive Eingangs-
pforten der Tuberkulose. Berlin. klin. Wochenschr. 1896. — Greene, J. B.: The electro-
cautery in the treatment of lar. and phar. tubercul. Americ. review of tubercul. Vol. 10.
1923. — Handfield-Jones, R. M.: Tubercul. affections of the tongue. Lancet 1923. —
Harrison, W. J.: Diathermy in lupus of soft pal. and fauces. Brit. med. journ. 1923. —
Hausmann: Über die Tuberkulose der Mundschleimhaut. Virchows Arch. f. pathol.
Anat. u. Physiol. Bd. 103. 1886. — Hendelsohn: Verhalten des Mandelgewebes gegen
aufgeblasene pulverförmige Substanzen. Arch. f. Laryngol. u. Rhinol. Bd. 8. — Henke:
Neue experimentelle Feststellungen über die physiologische Bedeutung der Tonsillen.
Arch. f. Laryngol. u. Rhinol. Bd. 28. — Howarth, W.: Extens. lupus of palate, phar.
and lar. Proc. of the roy. soc. of med. Vol. 16. 1923. — Imhofer: Ein Fall von Tuber-
kulose der hinteren Rachenwand. Monatsschr. f. Ohrenheilk. u. Laryngo-Rhinol. 1912. —
Derselbe: Zur Pathologie der Gaumenmandeln. Prag. med. Wochenschr. 1913. — Isam-
bert: De la tubercul. miliaire aigue phar. laryng. Paris 1871. — Derselbe: Nouv. faits
de la tubercul. miliaire de la gorge. Paris 1876. — Ivacéire, Ivo und Max Pinner: Zur
Frage der tuberkulösen Infektion im Schulalter. Zeitschr. f. Tuberkul. Bd. 35. 1922. —
Koch, J. und W. Baumgarten: Die experimentelle Erzeugung der Halslymphdrüsen-
tuberkulose usw. Dtsch. med. Wochenschr. 1922. — Koschier: Über Nasentuberkulose.
Wien. klin. Wochenschr. 1895. — Krückmann: Über die Beziehungen der Tuberkulose
der Halslymphdrüsen zu den Tonsillen. Virchows Arch. f. pathol. Anat. u. Physiol. Bd. 130.
1894. — Lermoyez: Les vég. adén. tubercul. Presse méd. 1895. — Derselbe: Des
véget. adén. tubercul. d. phar. Mercr. méd. 1894 et Presse méd. 1895; Bull. et mém. de

a soc. méd. des hôp. de Paris 1894; Presse méd. et Rev. de laryngol., d'otol. et de rhinol. 1896. — Levy, Prosper: Über den Lupus der oberen Luftwege. Zeitschr. f. Ohrenheilk. u. f. Krankh. d. Luftwege. 1908. — Lewin: Über Tuberkulose der Rachenmandel. Arch. f. Laryngol. u. Rhinol. Bd. 9. 1900. — Lublinski: Über Tuberkulose des Pharynx. Dtsch. med. Wochenschr. 1885. — Derselbe: Tuberkulose der Tonsillen. Monatsschr. f. Ohrenheilk. u. Laryngo-Rhinol. 1887. — Marx, H.: Ein Fall von primärer Pharynx-tuberkulose bei einem Kinde mit Ausgang in Heilung. Acta oto-laryngol. Vol. 5. 1923. — Menzel: Tuberkulose der hinteren Rachenwand. Wien. laryngol. Ges. 6. Dez. 1911. — Mullin, W. V.: An analysis of some cases of tubercles in the tons. Journ. of the Americ. med. assoc. 1923. — Orth: Experimentelle Untersuchungen über Fütterungstuberkulose. Virchows Arch. f. pathol. Anat. u. Physiol. Bd. 76. 1879. — Patterson, N. and G. C. Cath-cart: Tuberculoma of the phar. Proc. of the roy. soc. of med. Vol. 16. 1923. — Piffl: Hypertrophie und Tuberkulose der Rachenmandel. Zeitschr. f. Heilk. Bd. 20. — Pluder: Zwei bemerkenswerte Fälle von Tuberkulose der obersten Atemwege. Arch. f. Laryngol. u. Rhinol. Bd. 4. — Pluder und Fischer: Tuberkulose der Rachenmandelhypertrophie. Arch. f. Laryngol. u. Rhinol. Bd. 4. — Plum, Aage: Tonsillartuberculosis its frequency and its relation to the tubercul. of the cervical glands. Acta oto-laryngol. Vol. 8. 1925. — Raudnitz: Zur Ätiologie des Lupus vulgaris. Vierteljahrsschr. f. Dermatol. 1882. — Renn: Zur Funktionsfrage der Gaumenmandel. Beitr. z. pathol. Anat. u. z. allg. Pathol. 1912. — Rice: Zur Funktionsfrage der Gaumenmandel. Beitr. z. pathol. Anat. u. z. allg. Pathol. 1912. — Röder, H.: Erweiterte Gesichtspunkte zur Pathologie und Therapie des lymphatischen Rachenringes. Verhandl. d. dtsch. Kongr. f. inn. Med. 1912. — Ruge: Tuberkulose der Tonsillen. Virchows Arch. f. pathol. Anat. u. Physiol. Bd. 144. 1896. — Sacaze: Amygd. lat. caséeuse de nat. tubercul. (foyer primitif). Arch. génér. de méd. 1894. — Scharfstein: Tubercul. tonsill. usw. Monatsschr. f. Ohrenheilk. u. Laryngo-Rhinol. Jg. 58. — Schilling: Tuberkulöser Tumor des Rachendaches. Verhandl. d. Ver. süddtsch. Laryngol. Bd. 2. — Schlenker: Untersuchungen über die Entstehung der Tuberkulose der Halslymphdrüsen, besonders über ihre Beziehung zur Tuberkulose der Tonsillen. Virchows Arch. f. pathol. Anat. u. Physiol. Bd. 134. 1893. — Derselbe: Beitr. z. pathol. Anat. u. z. allg. Pathol. Bd. 134. — Schlesinger: Tuberkulose der Tonsillen bei Kindern. Berlin. klin. Wochenschr. 1896. — Schnitzler, Zur Kenntnis der Miliar-tuberkulose, des Kehlkopfs und des Rachens. Wien. med. Presse. 1881. — Schönemann: Zur Physiologie und Pathologie der Tonsillen. Arch. f. Laryngol. u. Rhinol. Bd. 22. — Seifert: Tuberkulose der Tonsillen. Heymanns Handb. Bd. 2. Literatur. — Sergent, E. et H. Durand: Contrib. à l'étude clin. et histol. de la tubercul. miliaire aigue du phar. Rev. de la tubercul. Tom. 4. 1923. — Souláková: Tubercul. phar. Ref. Zentralbl. f. Hals-, Nasen- u. Ohrenheilk. Bd. 4, S. 102. 1923. — Suchannek: Beiträge zur normalen und pathologischen Anatomie des Rachengewölbes. Beitr. z. pathol. Anat. u. z. allg. Pathol. 1888. — Stöhr: Zur Physiologie der Tonsillen. Biol. Zentralbl. 1882/83. — Straßmann: Tuberkulose der Tonsillen. Virchows Arch. f. pathol. Anat. u. Physiol. Bd. 96. — Traut-mann: Anatomische, pathologische und klinische Studien über Hyperplasie der Rachen-tonsille. Berlin 1886. — Taddei: Di un ascesso freddo primitivo della lingua. Policlinico, sez. prat. 1922. — Turner, A. L.: Cases of lupus etc. of the fauces and phar. treated with diathermy. Journ. of laryngol. a. otol. Vol. 38. 1923. — Weleminski: Zur Pathogenese der Lungentuberkulose. Berlin. klin. Wochenschr. 1905 u. 1907. — Weller, C. V.: Tonsillartuberkul. Arch. of internal med. Chicago 1921. — Winslow, T. R.: A case of primary tubercul. of the fauces etc. Laryngoscope. 1909. — Wohlauer: Über Pharynx-tuberkulose. Diss. Berlin 1890. — Wotzilka: Tuberkulöse Hilusdrüsen und Rachen-mandelvergrößerung. Verhandl. d. Ver. d. Hals-Nasen-Ohrenärzte d. tschechoslowakisch. Republik. Prag 1923. — Derselbe: Tuberkulöse Hilusdrüsen und Rachenmandelhyperplasie Monatsschr. f. Ohrenheilk. u. Laryngo-Rhinol. Jg. 58. 1924. — Wroblewski: Über Pharynxtuberkulose. Polska gazeta lekarska. 1887. — Zarniko: Tuberkulöse Rachen-geschwüre. Münch. med. Wochenschr. 1894.

b) Syphilis.

Ältere Literatur: Gerber: Syphilis der Nase und des Halses. Berlin 1905. — Hop-mann: Syphilis des Rachens. Heymanns Handb. Bd. 2. — Lesser, Edmund: Lehr-buch der Geschlechtskrankheiten, außerdem Lehrbücher der Halskrankheiten.

Flodquist, L.: Luetische Affektionen der Tonsillen usw. Hygiea. Bd. 86. 1924. — Glas, E.: Initialsklerose. Monatsschr. f. Ohrenheilk. u. Laryngo-Rhinol. Jg. 57. 1923. — Menzel: Primäraffekt. Monatsschr. f. Ohrenheilk. u. Laryngo-Rhinol. Jg. 58. 1924. — Sack: Primäraffekt. Oto-laryngol. Ges. Moskau. Ref. Zentralbl. 1924.

c) Die übrigen chronischen Infektionskrankheiten.

Literatur bei den entsprechenden Kapiteln der Nasenkrankheiten siehe S. 972 u. 973.

VI. 2. Rachenerkrankungen bei akuten Infektionskrankheiten.

Literatur bei den entsprechenden Kapiteln der Nasenkrankheiten s. S. 973. — Brauer: Flecktyphus. Würzburg 1915. — Jochmann: Lehrbuch. 2. Aufl. 1924.

3. Rachenerkrankungen bei Blutkrankheiten.

Literatur siehe Nasenkrankheiten S. 974.

VII. Geschwülste des Rachens.

1. Gutartige Geschwülste.

Beck, Karl: Zur Kenntnis der Bindegewebsmischgeschwülste. Beitr. z. Anat., Physiol., Pathol. u. Therapie d. Ohres, d. Nase u. d. Halses. Bd. 21. 1924. — Caliceti, P.: Tumori benigni delle tonsille palatine. Boll. d. malatt. dell' orecchio, della gola e del naso. Jg. 41. Dietrich, A.: Einige Tumoren der Tonsillen und des Rachens. Zeitschr. f. Laryngol., Rhinol. u. ihre Grenzgeb. Bd. 12. — Hanszel: Gestielter Tumor der rechten Tonsille. Monatsschr. f. Ohrenheilk. u. Laryngo-Rhinol. Jg. 57. — Derselbe: Zystopapillom. Ebenda. — Harper, S.: Dermoid of the tonsil. Journ. of laryngol. a. otol. Vol. 39. — Heryng: Über gutartige Pharynxgeschwülste. Internat. klin. Rundschau. 1890. — Proetz, A. W.: Gestielter zystischer Tonsillentumor. Ann. of. otol., rhinol. a. laryngol. Vol. 32. — Tilley, Herbert: Gestielter Tonsillentumor. Mandelgewebe. Proc. of the roy. soc. of med. Vol. 16. — Thinner: Monatsschr. f. Ohrenheilk. u. Laryngo-Rhinol. Jg. 58.

2. Bösartige Geschwülste.

Beetz, O.: Karzinom des Epipharynx, der Tonsille und des Ohres bei einem sieben-jährigen Kind. Monatsschr. f. Ohrenheilk. u. Laryngo-Rhinol. Bd. 57. — Glas, Tonsillen-sarkom. Monatsschr. f. Ohrenheilk. u. Laryngo-Rhinol. Bd. 57. — Derselbe: Ebenda. Bd. 58. — Göbell: Tonsillensarkom. Dtsch. med. Wochenschr. Jg. 50. — Linck: Sarcoma pendulum der Gaumenmandel. Verhandl. d. Ges. dtsch. Hals-, Nasen- u. Ohren-ärzte. 1923. — Sullivan, R.: Sarcoma of the tonsil. Laryngoscope. Bd. 34.

II. Phlegmonöse Entzündungen des Kehlkopfs usw.

1. Phlegmonöse Entzündungen.

Chiari, N.: Dtsch. Chirurg. Bd. 19. — Gerber: Infektiöse Phlegmone und Erysipel laryngol. Heymanns Handb. Bd. 1. — Hajek: Entzündung des submukösen Gewebes usw. Dtsch. Chirurg. Bd. 1. Wien 1898. — Hansberg: Die Laryngofissur. Handb. d. Chirurg. d. Halses, d. Nase u. d. Ohres. Bd. 4. — Kuttner, A.: Larynxödem und submuköse Laryngitis. Berlin: Georg Rinner 1895. — Meyer, Edmund: Die phlegmonösen Ent-zündungen der oberen Luftwege im Handb. d. Chir. der oberen Luftwege. III. Aufl. Kurt Kabitzsch Leipzig 1927. — Meyer, Max: Arch. f. Laryngol. Bd. 34. 1921. — Ruprecht: Zur Kenntnis der Laryngitis submucosa acuta. Monatsschr. f. Ohrenheilk. u. Laryngo-Rhinol. 1905. — Versé: Berlin. klin. Wochenschr. Nr. 10.

2. Dekubitalgeschwüre.

Marschik: W. klin. Wochenschr. 1919. S. 1125. — Meyer, Edmund: Zeitschr. f. Hals- Nasen- u. Ohrenheilk. Bd. I. 129.

4. Arthritis.

Fulds, S. O.: Metastatic lar. arthritis. Ann. of otol., rhinol. a. laryngol. Vol. 32. 1923. — Hordt, Chr.: Arthritis crico aryt. gonorrhoica. Ref.: Zentralbl. f. Hals-, Nasen- u. Ohrenheilk. 1924. — Ismet, Bahri: Un cas d'arthrite aigue crico-aryt. unilatérale post-grippale. Rev. de laryngol., d'otol. et de rhinol. Jg. 44. 1923. — Pirilla: Arthritis gonorrhoica artic. crico-arit. Ref. Zentralbl. f. Hals-, Nasen- u. Ohrenheilk. 1924.

III. 1. Erkrankungen des Kehlkopfs bei chronischen Infektionskrankheiten.

Die ältere Literatur ist in den Kapiteln von Heymanns Handbuch zusammengestellt: Gerber, P. H.: Tuberkulose und Lupus der Nase. Bd. 3, II. — Schech: Die tuber-kulösen Erkrankungen des Kehlkopfes und der Luftröhre. Bd. 1, II. — Seifert, Otto: Die Tuberkulose und Lupus des Nasenrachens. — Derselbe: Tuberkulose des Rachens. — Derselbe: Tuberkulose der Tonsillen. — Derselbe: Lupus des Rachens. Bd. 2.

Die neuere Literatur haben zusammengestellt: Blumenfeld, Felix: Obere Luftwege im Handb. d. Tuberkul. Bd. 3. 1923. — Derselbe: Klinik der Tuberkulose der oberen Luftwege. Zeitschr. f. Hals-, Nasen- u. Ohrenheilk. Bd. 15. 1926. — Brühl, Th.: Tuber-kulose der oberen Luftwege. Jahresber. über d. ges. Tuberkuloseforsch. 1924. —

Bumba, Josef: Die Kehlkopftuberkulose vom Standpunkt der immunbiologischen Forschung. Zeitschr. f. Laryngol., Rhinol. u. ihre Grenzgeb. Bd. 13. 1924. — Manasse, Paul: Pathologische Anatomie der Tuberkulose der oberen Luftwege. Zeitschr. f. Hals-, Nasen- u. Ohrenheilk. Bd. 15. 1926. — Meyer, Edmund: Die Tuberkulose der oberen Luftwege. Handb. d. Hals-, Nasen- u. Ohrenheilk. Berlin: Julius Springer. — Minnigerode, W.: Die physikalische Behandlungsmethode der Kehlkopftuberkulose. Sammelref. Zentralbl. f. Hals-, Nasen- u. Ohrenheilk. Bd. 9, H. 10. 1926. — Pfeiffer, Willy: Sammelref. im Zentralbl. f. d. ges. Tuberkuloseforsch. Bd. 18. 1922. — Ramdohr: Sammelref. in Pathologie und Therapie der Kehlkopftuberkulose. Internat. Zentralbl. f. Ohrenheilk. Bd. 25. 1925. — Stupka: Die Therapie der Nasentuberkulose. Zeitschr. f. Laryngol., Rhinol. u. ihre Grenzgeb. Bd. 10. 1921. — Suchannek: Über Skrofulose, Halle 1896.

Benutzt sind ferner die Lehrbücher von: Chiari, Denker-Brünings, Fränkel, B., Heryng, Jurasz, Körner, Mackenzie, M. und Felix Semon, Onodi, Réthi, Rosenberg, A., Schech, Schmidt, Moritz und Edmund Meyer, Schrötter, Stoerck, Türck, Voltolini, Zarniko.

III. 2. Erkrankungen bei akuten Infektionskrankheiten.

Literatur siehe Bd. 1 dieses Handbuchs.

IV. Erkrankungen bei Blutkrankheiten.

Literatur siehe bei Rachenerkrankungen S. 974 bei Angina necrotica.
Gimplinger: Monatsschr. f. Ohrenheilk. u. Laryngo-Rhinol. Jg. 58.

V. Erkrankungen bei Hautkrankheiten.

Urtikaria und Pemphigus.

Freudenthal, W.: A case of urticaria of the trachea. Laryngoscope. Vol. 34. 1924. — Glas: Isolierter Pemphigus der Mund-, Hypopharynx und Larynxschleimhaut. Monatsschrift f. Ohrenheilk. u. Laryngo-Rhinol. Jg. 58. 1924. — Menzel: Isolierter Pemphigus vulgaris der Schleimhaut usw. Monatsschr. f. Ohrenheilk. u. Laryngo-Rhinol. Jg. 57. 1923.

VI. Geschwülste.

1. Gutartige Tumoren.

Barrand: Tum. amyl. du larynx. Oto-rhino-laryngol. internat. Tome 8. 1924. — Benjamins, C. E.: Two cases of cyst in the larynx. Acta oto-laryngol. Vol. 6 (24). — Donahni, John L.: Cysts of epiglottis. Laryngoscope. Vol. 34. 1924. — Feldstein, E.: Nodules vocaux. Journ. des praticiens. Jg. 38. — Gradenigo: Sopra un caso die tiroide intralar. e intratrach. Arch. ital. di otol., rinol. e laringol. Vol. 35. 1924. — Wegelin: Über Strumen im Larynx und in der Trachea. Klin. Wochenschr. Jg. 2. 1923.

2. Bösartige Geschwülste.

Genaue Literaturangaben im Handbuch f. Hals-, Nasen- u. Ohrenheilk. Berlin: Jul. Springer.

VII. Nervenerkrankungen.

1. Lähmungen und Innervation.

Bar, Louis: Du diagnostic different. des paralys. voc. et des arthropathies et ankyloses de l'artic. crico-aryt. Rev. de laryngol., d'otol. et de rhinol. Jg. 45. 1924. — Bellucci, L.: Localizazzione dei centri corticali per movimenti lar. Siena: S. Bernardino. 1924. — Campo, Francesco: Influenza del simpatico cervicale sulla laringe. Atti d. clin. oto-rino-laringol. di Roma med. — Douglas, Beaman: Laryngeal epilepsy. Ann. of otol., rhinol. a. laryngol. Vol. 33, p. 24. — Ferreri, Gherardo: Emiplegie lar. semplici e associata ad atrofia. Atti d. clin. oto-rino-laringol. di Roma univ. Jg. 22. 1924. — Kompanejetz: Über Postikuslähmungen nach Typhus exanthem. und Typhus recurrens. Zeitschr. f. Hals-, Nasen- u. Ohrenheilk. Bd. 7. 1924. — d'Onofrio, Francesco: Esperimenti e considerazioni sull. influenza del simpatico pericarotideo sulla laringe. Arch. ital. di otol., rinol. e laringol. Vol. 35. 1924. — Derselbe: Publ. d. R. clin. oto-rino-laringol. d. R. univ. di Napoli 1924. — Stupka: Experimentelle Beiträge zu den Atembewegungen des Hundekehlkopfes. Klin. Wochenschr. Jg. 3. und Zeitschr. f. Hals-, Nasen- u. Ohrenheilk. Bd. 9.

2. Sensibilität.

Ventra, Carmelo: Un caso raro die anestesia lar. trach. Ann. di manicomio prov. di Perugia. Jg. 37. Ref.: Zentralbl. f. Hals-, Nasen- u. Ohrenheilk. 1924.

VIII. Fremdkörper.

Literatur: Handb. f. Hals-, Nasen- u. Ohrenheilk. Bd. 1. Berlin: Julius Springer.

IX. Mißbildungen des Kehlkopfs.

Literatur: Handb. f. Hals-, Nasen- u. Ohrenheilk. Bd. 1. Berlin: Julius Springer.

Donadei: Un caso di laringocele extralaringeo congenito. Arch. ital. di otol., rinol. e laringol. Vol. 35. 1924. — Haslinger, F.: Kongenitaler, spaltförmiger Defekt der Ringknorpelplatte. Monatsschr. f. Ohrenheilk. u. Laryngo-Rhinol. Jg. 58. — Kistner: Pneumatocele and pyocele of the sacc. vent. lar. Ann. of otol., rhinol. a. laryngol. Vol. 33. 1924. — Meyer, Edmund: Über die Luftsäcke der Affen uud die Kehlkopfdivertikel des Menschen. Arch. f. Laryngol. u. Rhinol. Bd. 12. 1902. — Veras, Solon: Laryngocele inf. chez un enfants. de 11 ans. Arch. de méd. des enfants. Tome 27. 1924. — Wichels, Paul und Hermann Böhlau: Zur Pathogenese der medianen Laryngocele und der medianen Aerocele am Hals bei Larynxtuberkulose. Virchows Arch. f. pathol. Anat. u. Physiol. Bd. 252. 1924.

C. A.-Aktiengesellschaft
Schweizergasse 20
ZÜRICH 1

Gebrauchsanweisung

Nach den Erfahrungen von Dr. Schär und Dr. Gähwyler sollen die Vi-Pon-Injektionen am besten täglich gemacht werden oder wenigstens mit regelmäßigen Intervallen. Für die meisten Fälle genügen 5 bis 10 Ampullen zu 2 cm³. Bei Krebskrankheiten kann Vi-Pon täglich monatelang gegeben werden. Eine Überdosierung ist ausgeschlossen, da Vi-Pon kein Reizmittel ist, sondern nur zur Zellauffüllung dient. In manchen Fällen äußert sich das Optimum der erreichten Zellauffüllung in erhöhter Munterkeit und Unternehmungslust, so daß Schlaftiefe und Schlafbedürfnis vermindert werden.

Die Injektion muß subkutan tief ins Fettgewebe erfolgen, am besten in Streckseiten oder glutäal, mit einer nicht zu dicken Kanüle, etwa Nr. 12 bis 14. An der Stichstelle kommt es in vielen Fällen zu schwach brennenden Empfindungen während einiger Minuten. In den seltenen Fällen, wo starke Schmerzen auftreten, helfen heiße Kompressen.

Die Spritzen dürfen vor Gebrauch nicht mit Alkohol oder sonstigen Desinfektionsmitteln gereinigt werden, um jeden Kontakt der Lipoidlösung mit Alkohol zu vermeiden.

Die Ampullen sollen nach Entnahme aus der Packung dem Licht nicht längere Zeit ausgesetzt werden wegen Entladungsmöglichkeit.

Vi-Pon A: Für alle Formen von konstitutioneller Schwäche, Rekonvaleszenz, bei akuten und chronischen Krankheiten, vor und nach Operationen, für jede Art von Neurasthenie und für die Müdigkeit des Alters.
Bei Kindern in der gleichen Dosierung zur besseren Abwehr akuter Infektionen und sog. Erkältungskrankheiten.

Vi-Pon B: Für chron. Infektionen aller Art, wie Tuberkulose, Lues und Lepra, die eine vermehrte Cholesterin-Zufuhr brauchen.

Vi-Pon C: Phosphatid-Lipoide ohne Cholesterin zur Krebsprophylaxe, bei hereditärer Belastung und Stoffwechselstörungen zur Kräftigung des Grundgewebes und der Blutdrüsen.

PREISLISTE für Ärzte:	Vi-Pon A Vi-Pon B Vi-Pon C	10 Ampullen zu 2 cm³ **Fr. 24.—**

Für Groß- od. Spitalpackungen zu 25, 50 u. 100 Stück Spezialofferte einholen.

C. A.-AKTIENGESELLSCHAFT
Schweizergasse 20   Zürich 1   Telefon 39.980

Printed in the United States
By Bookmasters